Thews/Mutschler/Vaupel

Anatomie, Physiologie, Pathophysiologie des Menschen

Anatomie Physiologie Pathophysiologie des Menschen

Von

Professor Dr. rer. nat. Dr. med. Gerhard Thews

Direktor des Instituts für Physiologie und Pathophysiologie
der Universität Mainz

Professor Dr. rer. nat. Dr. med. Ernst Mutschler

Direktor des Pharmakologischen Instituts für Naturwissenschaftler
der Universität Frankfurt/Main

Professor Dr. med. Peter Vaupel, M. A./Univ. Harvard

Leiter des Bereiches Pathophysiologie am Institut für Physiologie und Pathophysiologie
der Universität Mainz

4., durchgesehene Auflage
501 Abbildungen, 99 Tabellen

WVG

Wissenschaftliche Verlagsgesellschaft mbH Stuttgart 1991

Ein Markenzeichen kann warenzeichenrechtlich geschützt sein, auch wenn ein Hinweis auf etwa bestehende Schutzrechte fehlt.

CIP-Titelaufnahme der Deutschen Bibliothek

Thews, Gerhard:
Anatomie, Physiologie, Pathophysiologie des Menschen / von Gerhard Thews; Ernst Mutschler; Peter Vaupel. – 4., durchges. Aufl. – Stuttgart: Wiss. Verl.-Ges., 1991
ISBN 3-8047-1148-0
NE: Mutschler, Ernst; Vaupel, Peter.

Printed in Germany

Satz und Druck: W. Kohlhammer Druckerei GmbH + Co., Stuttgart
Einbandgestaltung: Hans Hug, Stuttgart

Vorwort zur vierten Auflage

Die dritte, völlig neu bearbeitete und erweiterte Auflage der „Anatomie, Physiologie, Pathophysiologie des Menschen“ ist bei der Leserschaft auf eine ungewöhnlich starke Resonanz gestoßen. So war es erforderlich, in relativ kurzem zeitlichen Abstand eine neue Auflage herauszugeben. Wir haben uns dabei auf kleinere Korrekturen beschränkt und nur an wenigen Stellen textliche Veränderungen vorgenommen. Die Autoren wünschen sich, daß die integrierte Darstellung der drei medizinischen Basisfächer auch weiterhin ihren Platz als nützliches Lehrbuch und Nachschlagwerk behauptet.

August 1990 G. Thews E. Mutschler P. Vaupel

Vorwort zur dritten Auflage

Neun Jahre nach dem ersten Erscheinen der auch ins Englische und Spanische übersetzten „Anatomie, Physiologie, Pathophysiologie des Menschen“ liegt nunmehr eine völlig neu bearbeitete und erweiterte Fassung des inzwischen weit verbreiteten Lehrbuches vor. Dabei wurde die Konzeption einer fächerübergreifenden Darstellung, die allgemein ein positives Echo gefunden hat, nicht verändert. Eine gründliche Bearbeitung erschien jedoch erforderlich, um einerseits den Inhalt dem heutigen Erkenntnisstand anzupassen und andererseits die zahlreichen Anregungen aus dem Kreis der Leser zu berücksichtigen.
Fast alle Kapitel des Speziellen Teils haben eine erhebliche Erweiterung erfahren. Außerdem wurden Abschnitte über den Bewegungsapparat, die Arbeitsphysiologie, die Schmerzkontrolle, die Reiz- und Wärmewirkung des elektrischen Stroms, über Bewußtsein und Sprache sowie über Lernen und Gedächtnis neu aufgenommen. Der rasche Fortschritt auf dem Gebiet der Immunologie mußte sowohl bei der Erläuterung der physiologischen Abwehrmechanismen als auch bei der Darstellung der Pathogenese einschlägiger Krankheiten ebenfalls berücksichtigt werden.
Aus diesen Gründen war eine nicht unbeträchtliche Zunahme des Buchumfangs unvermeidlich. Für Leser der ursprünglich ins Auge gefaßten Zielgruppen bietet dies jedoch den Vorteil, sich über den heutigen Stand des Wissens in den drei Disziplinen genauer informieren zu können. Zugleich eröffnet sich aber auch die Möglichkeit, das Lehrbuch bei anderen Ausbildungsgängen zu nutzen, in denen Kenntnisse über die naturwissenschaftlichen Grundlagen der Medizin benötigt werden.
Die didaktischen Ziele des Lehrbuches, wie sie im Vorwort zur ersten Auflage niedergelegt sind, haben sich nicht verändert. Diesen Zielen dient nicht nur eine klar gegliederte textliche Darstellung in verständlicher Sprache, um die wir uns bemüht haben, sondern auch ein reichhaltiges Bildmaterial. Die nunmehr 501 Abbildungen wurden zum Teil neu entworfen und insgesamt unter einheitlichen Gesichtspunkten graphisch bearbeitet. Das neue Layout in zweispaltigem Satz unterstützt unsere didaktischen Intentionen.
Wir danken dem Verlag für wertvolle Anregungen und für die großzügige Unterstützung unserer Arbeit. Unser Dank gilt aber auch den an der Herstellung beteiligten Mitarbeitern sowie Frau I. Menzel und Frau H. Rahn, die zum Gelingen des Buches beigetragen haben. Wir hoffen, daß auch die dritte Auflage des Lehrbuches wieder eine positive Resonanz im Kreis der Leser findet.

Januar 1989 G. Thews E. Mutschler P. Vaupel

Vorwort zur ersten Auflage

Dieses Lehrbuch enthält eine integrierte Darstellung der Anatomie, Physiologie und Pathophysiologie des Menschen. Dabei werden der Bau sowie die normale und die krankhaft veränderte Funktion der Gewebe bzw. Organe nicht – wie bisher üblich – getrennt, sondern in enger Verknüpfung miteinander behandelt. Diese fächerübergreifende Form der Darstellung soll dem Leser einen sinnvollen Zugang zu den medizinischen Grundlagenwissenschaften eröffnen und zugleich das Verständnis für die Zusammenhänge fördern.

Die genannten didaktischen Ziele erfordern einen besonderen, von den konventionellen Einführungen abweichenden Aufbau des Lehrbuches: In einem Allgemeinen Teil werden die Grundlagen der Zell- und Gewebelehre, die Grundbegriffe der Pathologie sowie die für verschiedene Zellfunktionen wichtigen Transport- und Erregungsprozesse dargestellt. Dieser Teil behandelt nicht nur die allgemeinen Aspekte, die für die nachfolgenden Kapitel von Bedeutung sind, sondern soll gleichzeitig auch der Einführung in die medizinische Terminologie dienen.

Im Speziellen Teil werden dann der Bau, die Funktionen und die Funktionsstörungen der einzelnen Organe erläutert, wobei – der Zielsetzung des Buches entsprechend – anatomische Gesichtspunkte nur insoweit behandelt sind, als sie dem Verständnis der Organfunktionen dienen. Insbesondere mußte die spezielle Anatomie des Bewegungsapparates, des Gefäßsystems und des peripheren Nervensystems unberücksichtigt bleiben. Die Physiologische Chemie gehört nicht zum Gegenstand des Lehrbuches, zahlreiche biochemische Hinweise sollen jedoch den Anschluß an die einschlägigen Darstellungen erleichtern.

Dieses Lehrbuch wendet sich in erster Linie an Studierende der Pharmazie, der Biologie und anderer naturwissenschaftlicher Disziplinen. Insbesondere dem Pharmaziestudenten bietet es den vollständigen Wissensstoff, der für die Fächerkombination Anatomie, Physiologie und Pathophysiologie im Gegenstandskatalog des zentralen Prüfungsinstitutes (IMPP) gefordert wird. Darüber hinaus enthält das Buch noch zahlreiche weitere Informationen, die es zum Nachschlagewerk geeignet machen. Die Autoren sind davon überzeugt, daß es auch für im Beruf stehende Pharmazeuten und Naturwissenschaftler anderer Fachrichtungen, soweit sie an den medizinischen Grundlagen von ihrer beruflichen Tätigkeit her interessiert sind, von Nutzen sein wird. Im Hinblick auf diese Lesergruppen werden gewisse naturwissenschaftliche, insbesondere chemische Vorkenntnisse vorausgesetzt; dagegen haben sich die Autoren bemüht, alle im Text vorkommenden medizinischen Begriffe zu erläutern. Diesem Ziel dient auch eine Tabelle zur Erklärung einiger wichtiger medizinischer Fachausdrücke. Ein Kapitel über Maßeinheiten wurde insbesondere deswegen aufgenommen, weil die Umstellung auf das Internationale System der Einheiten (SI-System) in der Medizin noch nicht abgeschlossen und daher vielfach die Umrechnung zwischen neuen und konventionellen Einheiten erforderlich ist.

Bei der Gestaltung des Lehrbuches haben wir besonderen Wert auf informative Abbildungen, einen klaren Duktus, eine übersichtliche Gliederung und die drucktechnische Hervorhebung wichtiger Begriffe gelegt. Dem Verlag und seinen Mitarbeitern danken wir dafür, daß uns bei der Realisierung dieser Vorstellung jede nur mögliche Unterstützung gewährt wurde. Unser Dank gilt auch Herrn Schlich und Frau Günther für die Gestaltung der Abbildungen sowie Frau Menzel und Frau Krüger für die Reinschrift des Manuskriptes. An unsere Leser richten wir die Bitte, uns durch Anregungen und kritische Stellungnahmen bei der Weiterentwicklung des neuen fächerintegrierenden Lehrbuches zu unterstützen.

August 1979 G. Thews E. Mutschler P. Vaupel

Inhaltsverzeichnis

6. Blut und Abwehrfunktionen 81

16. Nervensystem 421

17. Sinnesorgane 495

1 Morphologie und Funktion der Zelle

Zellen sind die kleinsten selbständigen Funktionseinheiten des Organismus. Sie sind aufgrund ihres Stoffwechsels befähigt, ihre eigene *Struktur* aufrechtzuerhalten und *Arbeit* zu leisten. Weiterhin besitzen sie die Fähigkeit zu *Wachstum* und *Vermehrung*. Größe, Form und Struktur der Zellen sind vielfältig und stehen in unmittelbarer Beziehung zu ihrer Funktion.

Obwohl alle Zellen einen prinzipiell gemeinsamen Bauplan aufweisen, ist es wegen des hohen Grades der Zelldifferenzierung nicht möglich, eine „typische“ Zelle zu beschreiben. Die zellulären Funktionseinheiten: Zellmembram, Zytoplasma, Zellorganellen und Zellkern sind jedoch allen Zellen gemeinsam (s. Abb. 1–1).

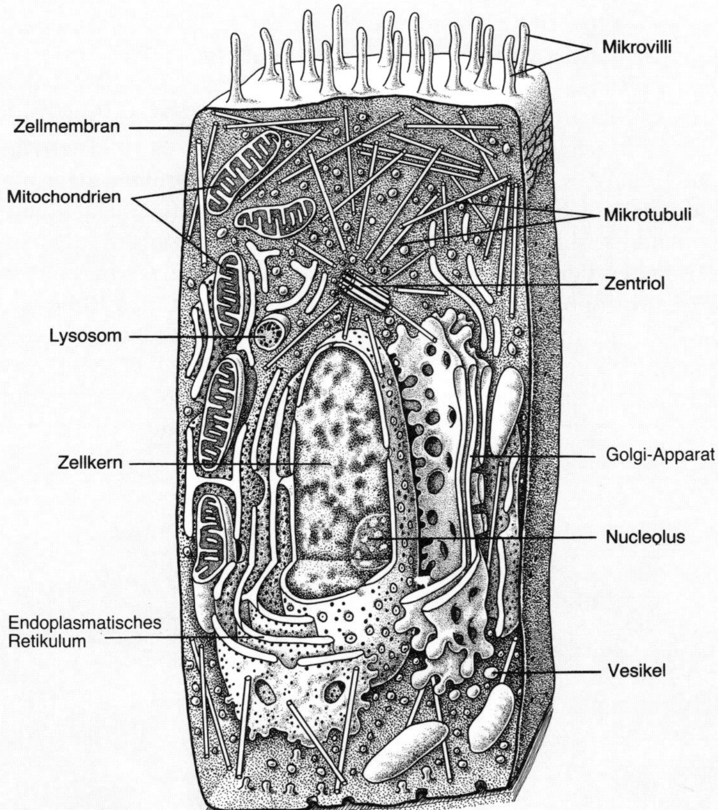

Abb. 1–1. Ultrastruktur einer Zelle in schematischer Darstellung, modifiziert nach Krstić

1.1 Bestandteile der Zelle

1.1.1 Zellmembram und Zytoplasma

Bau und Funktion der Zellmembran. Die Zellmembran *(Plasmalemm),* die den Zelleib umschließt, hat eine Dicke von 7–10 nm. Sie ist in einigen Fällen glatt, in anderen tief gefaltet. Obwohl die Membranen der verschiedenen Zellen unterschiedliche Strukturen und funktionelle Eigenschaften aufweisen, besitzen sie doch bestimmte, allen gemeinsame Charakteristika. Die Zellmembran besteht nach heutiger Kenntnis aus einer weitgehend flüssigen, bimolekularen Lipidschicht, die von globulären Proteinen mosaikartig – vollständig oder unvollständig – durchsetzt wird *(integrale Proteine).* Ein Teil der Proteine liegt der Außen- oder Innenseite der Lipidschicht an *(assoziierte oder periphere Proteine).* Die Membranproteine sollen nach dieser Vorstellung wie kleine Inseln in der Lipiddoppelschicht schwimmen und dabei ein Mosaik bilden (**Fluid-Mosaik-Modell;** s. Abb. 1–2). In der Lipiddoppelschicht, die vor allem aus Phospholipiden aufgebaut ist, sind die hydrophilen Gruppen nach beiden Seiten der Membran ausgerichtet. Die nichtpolaren, hydrophoben Enden der Lipidmoleküle weisen jeweils ins Innere der Membran. Neben den Phospholipiden gehören weiterhin Glykolipide und Cholesterin zu den Zellmembranlipiden.

Zweiwertige Ionen, vor allem Ca^{2+}, scheinen beim Aufbau der Zellmembran ebenfalls eine wichtige Rolle zu spielen, da ihre Entfernung zu einer Entstabilisierung der Membran führt.

Zellmembranen sind in ihrer Struktur nicht unveränderlich festgelegt, sondern ständigen Ein- und Umbauvorgängen unterworfen. Es ist sogar möglich, daß Membranbestandteile verschiedener Organellen in das Plasmalemm übergehen und dabei ihre Funktion wechseln.

Unter den vielfältigen **Eigenschaften der Zellmembran** kommt ihrer selektiven Durchlässigkeit *(Permeabilität,* s. S. 52 f.) für bestimmte Stoffe besondere Bedeutung zu. Für einzelne, insbesondere große Moleküle stellen die Zellmembranen *Diffusionsbarrieren* dar, für andere ermöglichen sie einen ständigen Austausch zwischen dem Zellinneren und dem Außenraum (Extrazellularraum). Die „Auswahlfunktion" beim Stoffaustausch beruht zum Teil auf Carrier- und Porenmechanismen (s. S. 53 und 61 f.), an denen die integralen Membranproteine beteiligt sind. Veränderungen der *Membranpermeabilität* spielen bei der Erregungsbildung, -leitung und -übertragung eine wichtige Rolle (s. Kapitel 5).

Die unterschiedlichen Leistungen verschiedener Membransysteme beruhen weitgehend auf Unterschieden ihrer Membranproteine. Einige Proteine repräsentieren auch die *Enzyme,* die in den Zell-

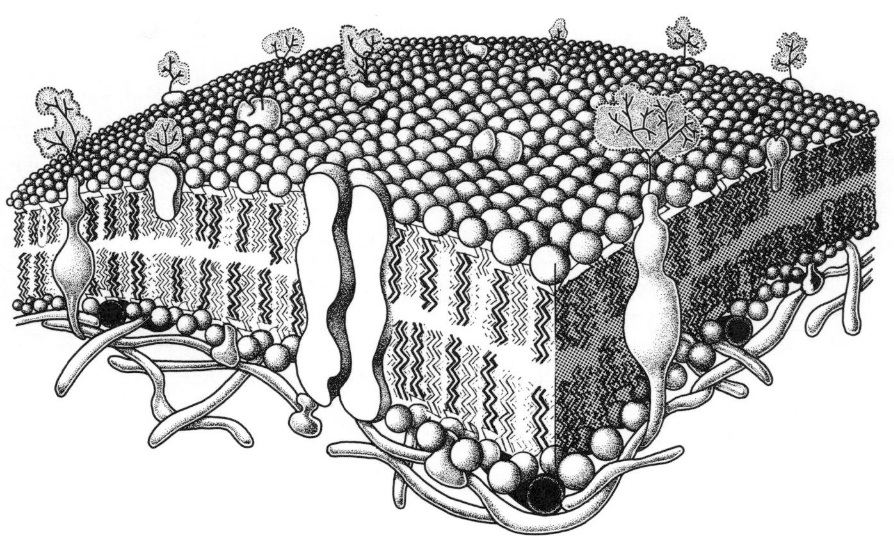

Abb. 1–2. Aufbau der Zellmembran; Lipiddoppelschicht mit eingelagerten Proteinen; Kohlenhydratanteile mit Rezeptorfunktion treten aus der äußeren Oberfläche hervor

membranen lokalisiert sind („membranständige Enzyme“).

Zellmembranen bilden weiterhin die strukturelle Basis der gewebespezifischen *Rezeptoren* für Hormone und zur Erkennung fremder Zellen. Ein Teil der Lipide und Proteine der Zellmembran besitzt einen Kohlenhydratanteil (Glykolipide bzw. Glykoproteine), der stets zur Außenseite der Membran orientiert ist (s. Abb. 1–2) und eine gewisse *Asymmetrie* der Zellmembran bedingt. Die Oberfläche der Zellmembran kann so dicht mit Zuckerketten besetzt sein, daß eine geschlossene Schicht entsteht, die man als *Glykokalyx* (s. u.) bezeichnet. Zuckerreste, die als „verzweigte Antennen“ bis zu 20 nm in den extrazellulären Raum ragen, stellen u. a. die morphologischen Korrelate der *Blutgruppen-Antigene* (s. S. 122 f.) und der *Transplantations-Antigene* (HLA-Antigene der weißen Blutkörperchen und vieler Körperzellen, s. S. 120) dar. Mit Hilfe der exponierten Kohlenhydratreste sind Zellen weiterhin in der Lage, andere Zellen zu erkennen bzw. sich an andere Zellen anzulagern (Adhäsionsfähigkeit).

Zellhüllen. Zahlreiche Zellarten haben die Fähigkeit, Zellhüllen an ihrer Oberfläche abzuscheiden. Die aus Glykoproteinen und/oder Glykolipiden bestehende **Glykokalyx** schützt und stabilisiert die Zellmembran. Verwandt mit der Glykokalyx ist der **Surfactant,** der die gesamte Alveolaroberfläche der Lunge bedeckt (s. S. 226). Auch die **Basallamina,** eine Abgrenzung von Epithelien gegen das darunterliegende Bindegewebe, und die **Cuticula,** die als halbfeste Masse ausgeschieden wird und an der Außenwand der Zellen erstarrt, stellen besondere Zellhüllen dar.

Oberflächenvergrößerungen der Zellmembran. Die Zellmembran kann durch Ausstülpungen oder Einfaltungen der Zelloberfläche vergrößert werden. **Mikrovilli** sind fingerförmige, bis zu 1 µm lange Ausstülpungen. Bei resorbierenden Zellen (z. B. Epithel des Dünndarms, s. S. 284) bilden die Mikrovilli einen dichten Rasen (Bürstensaum). Mikrovilli enthalten reichlich Enzyme und bewirken eine etwa 20- bis 50fache Vergrößerung der resorbierenden Oberfläche.

Einstülpungen des Plasmalemms finden sich an der Basis von Zellen, die an Flüssigkeits- und Elektrolytverschiebungen beteiligt sind.

Interzelluläre Verbindungen. In Zellverbänden bestehen zwischen den einzelnen Zellen interzelluläre Verbindungen. Die *„gap junctions“* oder *Nexus* stellen Haftstellen zwischen benachbarten Zellen dar, wobei die Zellmembranen durch einen ca. 3 nm engen Spalt getrennt sind. Sie koordinieren die Aktivität benachbarter Zellen und schließen Zellen dadurch zu größeren Funktionseinheiten zusammen, daß sie den Stofftransport von Zelle zu Zelle sowie die Übertragung elektrischer Potentialänderungen erleichtern (z. B. bei der Herzmuskulatur oder der glatten Muskulatur).

Bei der *„tight junction“* oder Zonula occludens handelt es sich um punktförmige Verschmelzungen von äußeren Schichten der Zellmembran zweier gegenüberliegender Zellen. Der Interzellularraum ist an der Stelle der Verbindung unterbrochen, wodurch ein Substanztransport durch die Interzellularspalten behindert wird.

Wird in einer eng umschriebenen Kontaktzone mit einer Ausdehnung von 0,3–0,5 µm der etwa 30 nm weite Interzellularspalt durch Glykoproteine ausgefüllt, spricht man von einem *Desmosom* oder einer Macula adhaerens. Die sich gegenüberliegenden Zellmembranen sind im Bereich der Kontaktzone verdickt, und unter der Zellmembran ist das Zytoplasma verdichtet. In diese Verdichtungen strahlen Zellfilamente (Tonofibrillen, s. S. 7) ein. Desmosomen erfüllen mechanische Funktionen dadurch, daß sie benachbarte Zellen miteinander verankern (z. B. im Stratum spinosum der Epidermis, s. S. 606).

Zytoplasma. Der Teil des Zellinhaltes, der nicht vom Kern eingenommen wird, heißt Zytoplasma. Die transparente, mehr oder weniger homogene *Matrix* (Grundsubstanz-Material) des Zytoplasmas ist das *Hyaloplasma* (Protoplasma), in das die Zellorganellen und die Zytoplasmaeinschlüsse eingebettet sind.

1.1.2 Zellorganellen

Zellorganellen sind spezifisch gebaute Strukturelemente der Zellen, die spezielle Funktionen erfüllen.

Endoplasmatisches Retikulum. Das Zytoplasma nahezu aller Zellen enthält intrazelluläre Membranen *(Zytomembranen),* die ein dreidimensionales System kommunizierender Hohlräume bilden und stellenweise zu Zisternen erweitert sind. Die Membranen dieses Hohlraumsystems, das man als *endoplasmatisches Retikulum* bezeichnet, gehen in das Plasmalemm und in die äußere Kernmembran (s. S. 8) über. Besonders auffällige Strukturen des endoplasmatischen Retikulums sind paarweise angeordnete Lamellen. Die endoplasmatischen Zytomembranen anastomosieren miteinander und ergeben daher im Schnittprofil das Bild eines kompliziert gebauten Labyrinths (s. Abb. 1–3). Der kleinste Abstand der gegenüberliegenden Membranen beträgt 30–50 nm. Die Membranen des endoplasmatischen Retikulums trennen das Hyaloplasma und das in den Hohlräumen des endoplasmatischen Retikulums liegende *Retikulumplasma.*

Man unterscheidet eine ungranulierte oder glatte von einer granulierten oder rauhen Form des endo-

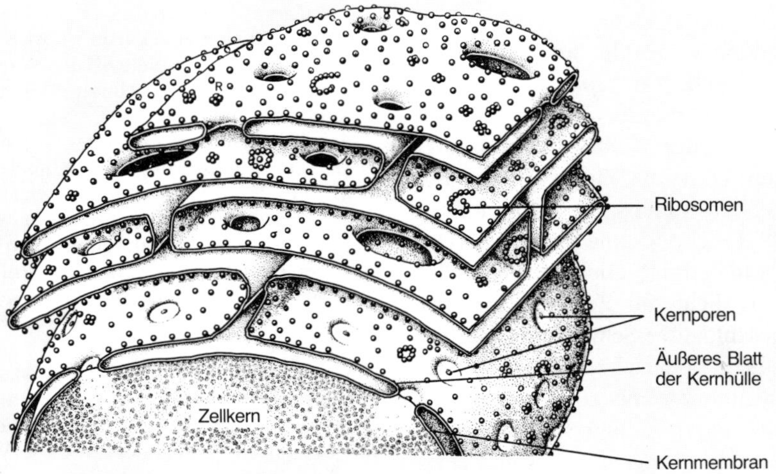

Abb. 1–3. Rauhes endoplasmatisches Retikulum, nach Krstić

plasmatischen Retikulums. In der Regel kommen beide Formen in derselben Zelle vor und kommunizieren miteinander.

Das **glatte endoplasmatische Retikulum** ist im Vergleich zum rauhen endoplasmatischen Retikulum relativ selten zisternenartig erweitert. Man findet es besonders stark ausgeprägt in Zellen, die *Lipide* oder *Steroidhormone synthetisieren.* Die an die Membranen des glatten endoplasmatischen Retikulums gebundenen zahlreichen Enzyme sind für die Umwandlung von Fremdstoffen *(Biotransformation)* von größter Bedeutung. Von besonderem Interesse ist es, daß diese Enzyme unter dem Einfluß bestimmter Stoffe (z. B. Arzneimittel) vermehrt gebildet werden können. Man bezeichnet einen solchen Vorgang als *Enzyminduktion.* Diese kann Ursache einer Gewöhnung sein. Im quergestreiften Muskelgewebe dient das glatte endoplasmatische Retikulum als Ca^{2+}-Speicher und wird in diesem Fall *sarkoplasmatisches Retikulum* genannt (s. S. 400).

Die Membranen des **rauhen endoplasmatischen Retikulums** sind an der Außenseite dicht mit zahlreichen Partikeln, den *Ribosomen* (s. S. 6) besetzt. Die rauhe Form des endoplasmatischen Retikulums findet sich vor allem in Zellen mit intensiver *Proteinsynthese,* die an das Vorhandensein der Ribosomen gekoppelt ist (s. S. 14).

Golgi-Apparat. In Kernnähe findet man charakteristisch strukturierte Systeme aus Doppelmembranen. Sie liegen in Stapeln von 5 bis 10 dicht gepackt aufeinander. Einen Stapel solcher Doppelmembranen bezeichnet man als *Diktyosom.* Vom Rand der einzelnen Doppelmembranen, die platten Säckchen gleichen, schnüren sich kleinere oder größere, substanzgefüllte Bläschen *(Golgi-Vesikel* oder *Golgi-Vakuolen)* ab. *Die Gesamtheit aller Diktyosomen einer Zelle wird Golgi-Apparat genannt* (s. Abb. 1–4). Der Golgi-Apparat ist vor allem in sekretbildenden Zellen gut entwickelt. Er ist an der Synthese und Ausscheidung proteinhaltiger Sekrete sowie an der Produktion von Lysosomen (s. S. 7) beteiligt. In den Diktyosomen werden Proteine mit Polysacchariden zu Glykoproteinen verknüpft, die anschließend portionsweise mit den Golgi-Vesikeln abgeschnürt und aus der Zelle ausgeschleust werden (vgl. Exozytose, S. 20).

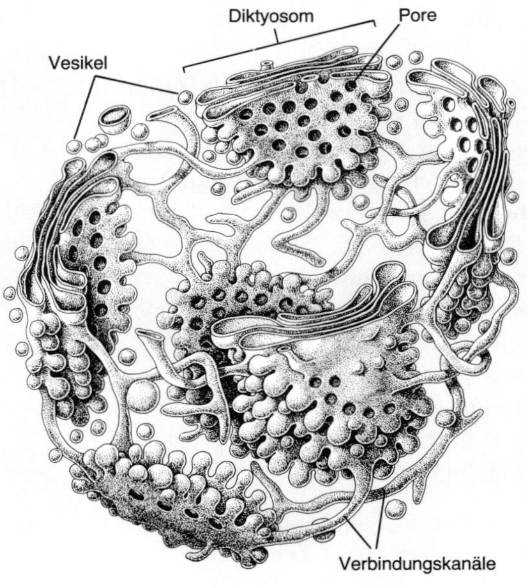

Abb. 1–4. Golgi-Apparat, nach Krstić

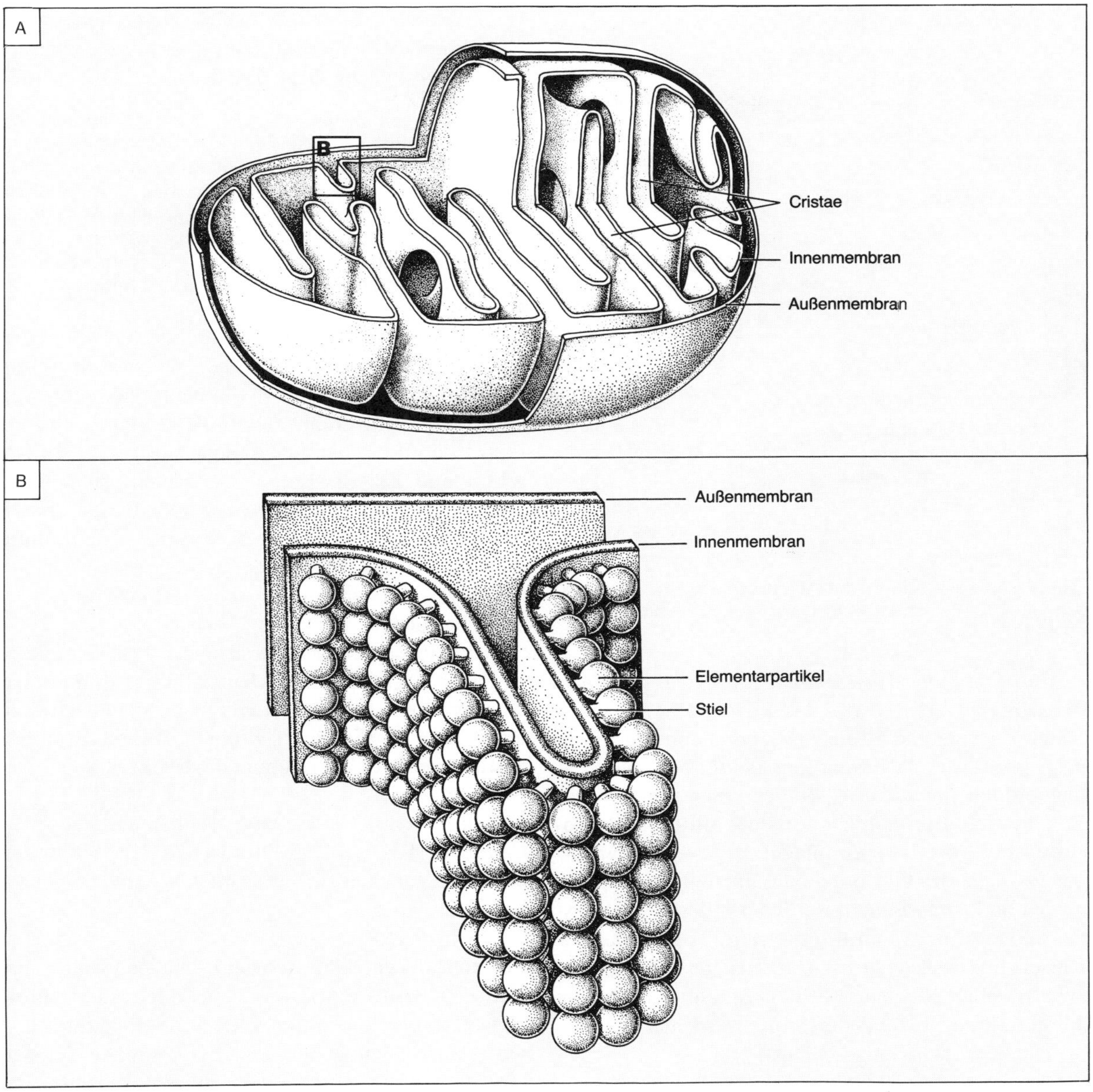

Abb. 1–5. *A* Mitochondrium in schematischer Darstellung; *B* Vergrößerter Ausschnitt einer Crista mit Elementarpartikeln, nach Krstić

Mitochondrien. Die Mitochondrien (s. Abb. 1–5) weisen die Form von Stäbchen oder von Rotationsellipsoiden auf. Ihre Länge schwankt zwischen 0,5 und 5,0 µm, ihr Durchmesser zwischen 0,2 und 1,0 µm. Sie bestehen aus einer äußeren und inneren Membran. Die innere Membran bildet häufig quer zur mitochondrialen Längsachse verlaufende Falten *(Cristae)* oder – seltener – fingerförmige Einstülpungen *(Tubuli),* die die innere Oberfläche erheblich vergrößern. Man unterscheidet deshalb Mitochondrien vom Crista-Typ und solche vom Tubulus-Typ.

Die Innenmembran trennt zwei *intramitochondriale Räume* voneinander ab: Der Raum zwischen der äußeren und inneren Membran wird als *Intermembranraum* bezeichnet; der Raum, der von der Innenmembran umschlossen wird, enthält gelöste Proteine, Lipide, Desoxyribonucleinsäure (DNA), Ribonucleinsäure (RNA) und Granula unterschiedlichster Form in einer Grundsubstaz *(Matrix).*

An der zur Matrix gerichteten Seite der Innenmembran läßt sich ein gleichmäßiger Besatz mit charakteristischen Partikeln (sog. *Elementarpartikeln*) feststellen, die durch dünne Stiele mit der Innenmembran verbunden sind. Die Köpfe dieser Strukturen (Durchmesser 8–10 nm) werden durch die Moleküle des Enzyms ATPase (s. S. 6) gebildet.

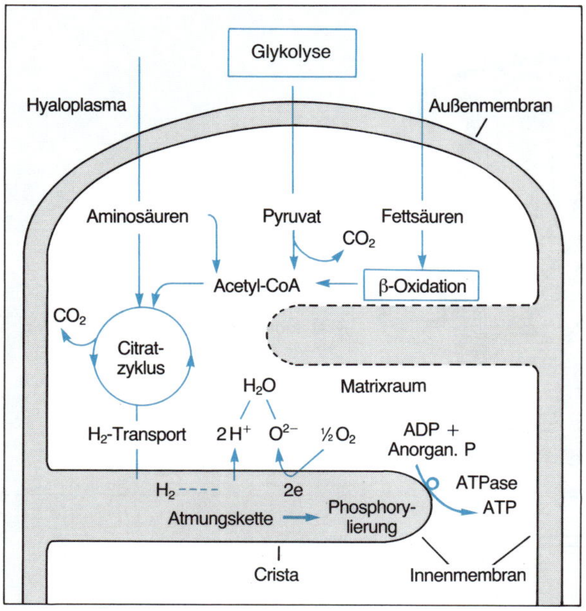

Abb. 1–6. Lokalisation der Stoffwechselprozesse in den Mitochondrien (vereinfachte Darstellung in Anlehnung an Grote)

Mitochondrien stellen separate Räume für den Energiestoffwechsel dar (s. a. S. 252). Die hierfür erforderlichen Enzyme und Coenzyme sind in den Mitochondrienstrukturen nach funktionellen Gesichtspunkten angeordnet *(„geordnete Multienzymsysteme")*. Die Lokalisation der mitochondrialen Stoffwechselprozesse ist in Abb. 1–6 vereinfacht dargestellt: *Pyruvat*, das im Zuge des Glucoseabbaus entsteht, sowie *Fettsäuren* und *Aminosäuren* werden aus dem Hyaloplasma in den Matrixraum transportiert. Hier findet die Umsetzung in *Acetyl-CoA* statt, das dann im *Citratzyklus* weiter abgebaut wird. Die beim Abbau der Aminosäuren entstehenden Stoffe werden z. T. direkt in den Citratzyklus eingeschleust.

Die im Citratzyklus gebildeten Verbindungen *$NADH_2$* und *Succinat* gelangen durch Diffusion in die Innenmembran, wo sie durch den *Enzymkomplex der Atmungskette* (Ubichinon und Cytochromsystem) dehydriert werden. Dabei entstehen jeweils *2 Wasserstoffionen* und *2 Elektronen*. Nach Übertragung der Elektronen auf den molekularen Sauerstoff reagiert dessen reduzierte Form mit den Wasserstoffionen unter Bildung von Wasser. Die während des Wasserstoff- und Elektronentransportes in der Atmungskette freiwerdende *Energie* dient z. T. zur *Synthese von Adenosintriphosphat* (ATP). Dieser Prozeß findet unter Mitwirkung des *Enzyms ATPase* ebenfalls an der Innenmembran statt *(Atmungskettenphosphorylierung)*.

Die *Zahl* der Mitochondrien ist je nach Art der Zelle sehr verschieden. Stoffwechselintensive Zellen (z. B. Herzmuskelzellen) weisen eine hohe Mitochondriendichte auf, während in stoffwechselarmen Zellen nur einzelne Mitochondrien enthalten sind.

Mitochondrien besitzen darüber hinaus eigenständige Desoxyribonucleinsäure (DNA) und Ribonucleinsäure (RNA). Im Gegensatz zur DNA des Zellkerns hat die mitochondriale DNA – wie die DNA der Bakterien – eine zyklische Struktur. Die Anwesenheit von Nucleinsäuren weist darauf hin, daß die Mitochondrien ein *eigenes genetisches System* besitzen. Sie sind damit zu eigener Proteinsynthese befähigt und vermehren sich ausschließlich durch Teilung.

Ribosomen. Die Ribosomen sind kugelige oder ellipsoide, 10–20 nm große Partikel, die sowohl frei im Zytoplasma als auch an Zytomembranen gebunden vorliegen (vgl. rauhes endoplasmatisches Retikulum). Sie bilden häufig Aggregate in Form von Rosetten und Ketten. Diese Ribosomenverbände bezeichnet man als *Polyribosomen* oder *Polysomen*. In diesen Komplexen sind die Ribosomen durch unterschiedlich lange Filamente (Durchmesser 1,0–1,5 nm) verknüpft, die aus messenger-RNA (mRNA, s. S. 14) bestehen.

Die Ribosomen setzen sich aus zwei Untereinheiten zusammen. Die kleinere Untereinheit hat eine Sedimentationskonstante von 30, die größere eine von 50 S (Svedberg-Einheiten). Der Komplex aus den beiden Untereinheiten wird durch Mg^{2+} stabilisiert.

Ribosomen bestehen hauptsächlich aus *ribosomaler RNA* (rRNA, s. S. 15) und *Proteinen*. Sie stellen die Zellorganellen für die *Proteinbiosynthese* dar (s. S. 14).

Zentriolen (Zentralkörperchen). Die Zentriolen sind kleine (0,3–0,5 nm), rundliche oder stäbchenförmige Gebilde, die häufig von einer verdichteten Zytoplasmazone umgeben und in Kernnähe gelegen sind. Jede Zelle weist ein Zentriolenpaar *(Diplosom)* auf, in dem die beiden Zentriolen in Form eines L senkrecht zueinander liegen. Jedes Zentriol wird aus neun, im Querschnitt kreisförmig angeordneten Gruppen von je drei dichtgepackten *Mikrotubuli* (s. S. 7) gebildet. Diese bestehen aus dem Protein Tubulin, das mit Actin (s. S. 401) chemisch verwandt ist.

Zentriolen spielen eine wichtige Rolle während der *Zellteilung* (s. S. 11). Auf Grund ihres Gehaltes an DNA verdoppeln sich die Zentriolen während der Zellteilung, gleichzeitig bilden sie die Mikrotubuli des Spindelapparates.

Zilien. Wimpernartige Zellfortsätze, die teils rhythmische Bewegungen ausführen *(Kinozilien)*, teils als Sinneshaare fungieren *(Stereozilien)*, finden sich als besondere Strukturelemente an vielen Zellen.

Die **Kinozilien** oder Flimmerhaare sind an ihrer Basis in Zellorganellen verankert, die aus neun Dreiergruppen von Mikrotubuli aufgebaut sind. Die Strukturelemente an der Basis der Flimmerhaare entsprechen einem Zentriol und werden *Basalkörperchen* oder *Kinetosom* genannt. In dem Teil der Zilie, der über die Zelloberfläche herausragt, dem *Zilienschaft,* findet man nur noch neun Zweiergruppen von Mikrotubuli, die ein charakteristisches Paar von zwei zentralen Mikrotubuli umschließen. Von den peripheren Mikrotubuli gehen armartige Fortsätze aus, die ins Zentrum der Zilie gerichtet sind.

Die *Kinozilienbewegung* setzt sich aus einem schnellen Schlag und einer langsamen Rückholbewegung zusammen. Die Bewegung ist koordiniert und läuft in Wellen über die Zelloberfläche (vgl. Wellen eines wogenden Kornfeldes). Diesen Schlagrhythmus nennt man metachron; die Schlagfrequenz erreicht Werte bis zu 25 Schläge/s.

Stereozilien sind 5–7 μm lange Mikrovilli, die im Gegensatz zu den Kinozilien keine aktiven Bewegungen ausführen können. Sie kommen auf den Sinneszellen des Innenohrs (s. S. 507), den Riechzellen (s. S. 503) sowie an den Stäbchen und Zapfen der Netzhaut (s. S. 517) vor und besitzen im Prinzip die gleiche Struktur wie die Kinozilien.

Lysosomen und Peroxysomen. *Lysosomen* sind 0,25–0,50 μm große, von einer Zytomembran umschlossene Körperchen, die durch ihren Gehalt an zahlreichen Enzymen charakterisiert sind. Die lysosomalen Enzyme sind zumeist *Hydrolasen* (Phosphatasen, Esterasen, Lipasen u. a.) mit einem Wirkungsoptimum im sauren pH-Bereich.

Lysosomen spielen eine wichtige Rolle beim Abbau von zellfremden und zelleigenen Stoffen, die in die Lysosomen gelangt sind. Normalerweise schützt die Lysosomenmembran die Zelle vor einer Einwirkung dieser Enzyme. Eine Freisetzung der lysosomalen Enzyme nach einer Zerstörung oder gesteigerten Durchlässigkeit der Lysosomenmembran und eine anschließende Aktivierung kann u. U. zu einer schweren Schädigung bzw. zum Absterben der Zelle, zur sog. *Autolyse,* führen.

Der intrazelluläre Abbau von Substanzen durch die lysosomalen Enzyme kann Material exogener oder endogener Herkunft betreffen. Der Abbau exogenen Materials wird als *Heterophagie,* der des endogenen Materials als *Autophagie* bezeichnet. Die physiologische Bedeutung der Autophagie besteht wahrscheinlich im intrazellulären Abbau nicht mehr funktionsfähiger Teile des Zytoplasmas.

Peroxysomen sind bis zu 0,5 μm große Partikel, die ebenfalls von einer Zytomembran umschlossen sind. Sie sind nur sehr schwer von kleinen Lysosomen zu unterscheiden und enthalten Enzyme, die Wasserstoffperoxid bilden und spalten können. Ihre Funktion liegt möglicherweise in der Entgiftung von Produkten des Intermediärstoffwechsels. Die Peroxysomen werden mit den Lysosomen häufig unter der Bezeichnung *Zytosomen* zusammengefaßt.

1.1.3 Metaplasma

Als Metaplasma bezeichnet man spezifische *fibrilläre* und *mikrotubuläre zytoplasmatische Strukturen,* die im Laufe der Zelldifferenzierung entstanden sind.

Mikrotubuli. Mikrotubuli sind unterschiedlich lange, über das gesamte Zytoplasma verteilte, *röhrenförmige Gebilde* mit einem Außendurchmesser von etwa 20–30 nm. Ihre Wand besteht aus 12–13 parallelen Protofilamenten, die aus globulären Proteinmolekülen aufgebaut sind. *„Stabile" Mikrotubuli* sind immer in der Zelle vorhanden und tragen entweder zur Erhaltung der Zellform bei *(dynamisches Zytoskelet),* oder sie finden sich in den Kinozilien (s. o.), in der Spermienflagelle (s. S. 583) oder in den Zentriolen. Mikrotubuli sind wahrscheinlich auch an intrazellulären Transportvorgängen beteiligt. In einer *„labilen" Form* kommen die Mikrotubuli während der Zellteilung vor, nach deren Abschluß sie wieder verschwinden. Die pflanzlichen Alkaloide Colchicin, Vincristin und Vinblastin verhindern den Aufbau der „labilen" Mikrotubuli aus den Proteinuntereinheiten, wodurch die Mitose (s. S. 11) arretiert wird.

Mikrofilamente. Mikrofilamente sind *solide, fadenförmige Strukturen,* deren Durchmesser etwa 5–15 nm beträgt. Sie zeigen die Tendenz, sich zu kleinen Bündeln zusammenzulagern. Solche Filamentbündel bezeichnet man als *Fibrillen,* die in verschiedenen Zellarten vorkommen können: in Epithelzellen (Tonofibrillen), in Nervenzellen (Neurofibrillen), in Gliazellen (Gliafibrillen) und in Muskelzellen (Myofibrillen).

1.1.4 Paraplasma

Unter Paraplasma versteht man *lichtmikroskopisch sichtbare Zelleinlagerungen,* die als Produkte des Zellstoffwechsels entstehen oder von der Zelle aufgenommen werden.

Paraplasmatische Stoffwechselprodukte. Hierzu gehören

□ Glykogen, die Speicherform der Glucose,

□ Lipide (Neutralfette und Lipoide),

□ paraplasmatische Proteine.

Glykogen wird in vielen Zellen abgelagert (z. B. in Leber- und Muskelzellen sowie in den Epithelzellen der Mund- und Vaginalschleimhaut). Die Glykogenpartikel liegen entweder isoliert im Zytoplasma oder kommen in Form von sog. Glykogenrosetten vor. *Lipide* werden nicht nur im Fettgewebe, sondern auch in Form kleiner Tröpfchen in vielen anderen Zellen gespeichert. Verfettungen des Zytoplasmas treten sowohl bei übermäßiger Nahrungszufuhr als auch bei Sauerstoffmangel und toxischen Schädigungen des Gewebes auf. Die seltene *Proteinspeicherung* erfolgt in Form kristalliner Einschlüsse, z. B. in Leberzellen und in den Leydigschen Zwischenzellen des Hodens (s. S. 582).

Zellpigmente. Pigmente sind paraplasmatische Substanzen, die Zellen eine typische Farbe verleihen. Sie liegen häufig in Körnchenform vor. Nach ihrer Herkunft werden *exogene* (von außen stammende) und *endogene* (im Körper entstandene) *Pigmente* unterschieden.

Zu den **exogenen Pigmenten** zählen Kohle-, Metall- und Steinstaub sowie unlösliche Farbstoffe (Tusche, Zinnober u. a.), die lokal oder in den Organen des Retikuloendothelialen Systems (s. S. 25) phagozytiert und anschließend gespeichert werden.

Zu den **endogenen Pigmenten** gehören die *eisenhaltigen Abbauprodukte des Hämoglobins und Myoglobins,* die nach Zerstörung von Erythrozyten bzw. nach ausgedehnten Muskelzerstörungen intrazellulär abgelagert werden können (z. B. *Hämosiderin* und *Ferritin).*

Eisenfreie Abbauprodukte des Hämoglobins sind das *Hämatoidin,* das außerhalb der Zellen im Zentrum größerer Blutergüsse (Hämatome) entsteht, die *Porphyrine* (s. S. 295) und die *Gallenfarbstoffe* (s. S. 296).

Melanine sind braune bis schwarze Pigmente, die in speziellen Zellen, den Melanozyten, synthetisiert werden. Sie stellen Oxidationsprodukte des Tyrosins dar. Einen totalen, genetisch bedingten Pigmentmangel der Haut, der Haare und der Augen nennt man *Albinismus.* Lokale Depigmentierungen der Haut kennzeichnen das Krankheitsbild der *Vitiligo.*

Lipofuszine sind gelblich-braune, lipidhaltige Pigmente. Sie werden als Alters- bzw. Abnutzungspigmente angesehen. Lipofuszingranula sind besonders häufig in Zellen von hochdifferenzierten Organen mit Dauerleistung (Herzmuskel, Leber, Gehirn) zu finden. Sie stellen wahrscheinlich Reste der Abbauvorgänge in ehemaligen Lysosomen dar.

1.1.5 Zellkern (Nucleus)

Alle menschlichen Zellen mit Ausnahme der reifen roten Blutkörperchen besitzen einen Zellkern. Er weist in der Regel eine kugelige oder ellipsoide Form auf. Manche besonders aktiven Zellen haben zwei oder mehr Kerne, die häufig von unregelmäßiger Gestalt sind. Die Kerngröße ist in der Regel der Zellgröße angepaßt (Kern-Plasma-Relation).

Der Zellkern bildet mit dem Zytoplasma eine Funktionseinheit und ist das *Steuerungszentrum des Zellstoffwechsels* sowie der *Träger der genetischen Information,* die in den Chromosomen (s. S. 9) lokalisiert ist.

Kernhülle. Je nach dem Funktionszustand der Zelle ändern sich die Form und die Funktion des Zellkerns sowie die der Chromosomen. In der Zeit, in der keine Kernteilung stattfindet (Teilungsruhe), hat der Kern ein charakteristisches morphologisches Bild. Er ist von einer zweifachen Zytomembran umgeben, deren inneres Blatt die **Kernmembran** darstellt. Das äußere, mit Ribosomen besetzte Blatt gehört zum rauhen endoplasmatischen Retikulum. Beide Membranen bilden die *Kernhülle.* Zwischen den beiden Membranen liegt der schmale *perinukleäre Raum,* der an mehreren Stellen mit den Innenräumen des endoplasmatischen Retikulums kommuniziert.

Die Kernhülle ist von zahlreichen Poren *(Kernporen)* durchsetzt, die einen mittleren Durchmesser von etwa 60 nm aufweisen und 10–20% der Kernoberfläche einnehmen. An diesen Poren sind die innere und äußere Membran der Kernhülle miteinander verschmolzen (s. Abb. 1–3) und bilden das *Kernporen-Diaphragma.* Die im Kern synthetisierte Ribonucleinsäure (RNA) gelangt durch diese Kernporen ins Zytoplasma. Umgekehrt ist auch ein Stofftransport vom Zytoplasma ins Kerninnere *(Karyoplasma)* möglich.

Karyoplasma. Im Kerninnenraum finden sich ein oder mehrere *Kernkörperchen (Nucleoli), Kerneinschlüsse* (z. B. Glykogen, Lipide, Proteine) und die *Karyolymphe* (Kernsaft), in die die *Chromosomen* eingebettet sind.

Die von keiner Membran umschlossenen **Nucleoli** bestehen aus einer amorphen Matrix, die aus Proteinen und dünnen Filamenten aufgebaut ist, sowie aus granulären Partikeln, die den zytoplasmatischen Ribosomen ähneln und reichlich RNA enthalten. Der

Nucleolus hat die Aufgabe, RNA zu bilden, die für die Proteinsynthese im Zytoplasma benötigt wird (s. S. 14).

Die *Karyolymphe,* die das Innere des Zellkerns ausfüllt, enthält im wesentlichen Nucleotide, Metabolite des Kohlenhydratstoffwechsels und Enzyme.

Bau der Chromosomen. Während der Teilungsruhe im sog. *Interphasenkern* liegen die Chromosomen als lange, dünne, vielfach gewundene Fäden vor, die ein Netzwerk innerhalb des Zellkerns bilden *(Chromatingerüst).* Alle Bestandteile des Zellkerns, die chromosomaler Natur sind, werden unter dem Begriff **Chromatin** zusammengefaßt. Im Interphasenkern lassen sich zwei Chromatinarten unterscheiden, das *Heterochromatin,* das Abschnitten stärkerer Spiralisierung entspricht, und das *Euchromatin,* das den geöffneten entspiralisierten Abschnitt des Chromosoms enthält. Große heterochromatische Areale bezeichnet man als *Chromozentren.*

Während der Zellteilung werden die Chromosomen sichtbar und erscheinen als hakenförmige Gebilde mit einer *primären Einschnürung (Zentromer).* Von dieser gehen zwei unterschiedlich lange *Chromosomenschenkel* aus. Die Lage des Zentromers und die unterschiedlichen Abknickungsgrade der Schenkel sind für jedes einzelne Chromosom charakteristisch und werden zur Klassifizierung herangezogen (s.u.).

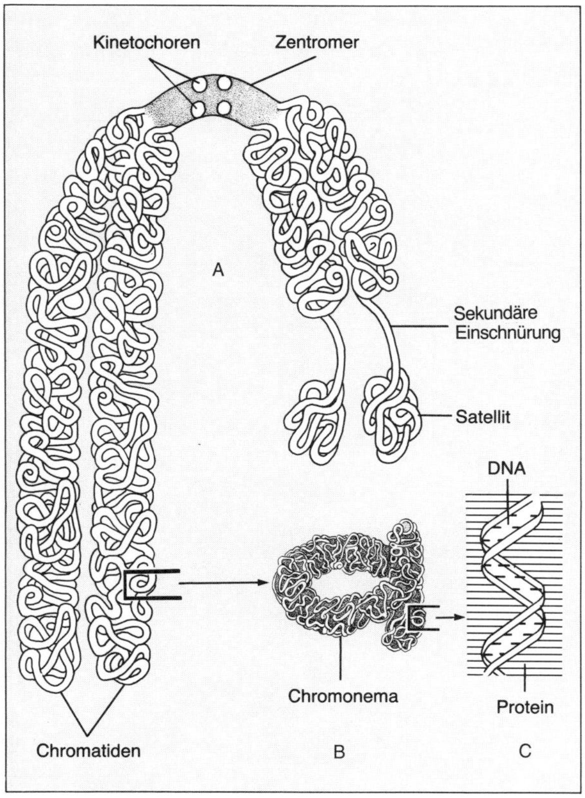

Abb. 1–7. *A* Chromosom, Unterteilung der Schenkel in jeweils zwei Chromatiden; *B* Vergrößerter Ausschnitt eines Längselementes (Chromonema); *C* DNA-Doppelhelix als Teilstruktur von B, nach Hadorn und Wehner

Zentral im Zentromer befinden sich die *Kinetochoren,* an denen während der Zellteilung Mikrotubuli des Teilungsapparates (s. S. 12) ansetzen. Einzelne Chromosomen zeigen auch noch *sekundäre Einschnürungen,* an denen sich kürzere Bestandteile befinden, die man als *Satelliten* bezeichnet.

Vor einer Kernteilung werden die beiden Chromosomenschenkel verdoppelt (s. Abb. 1–7). Die spiralig gewundenen Untereinheiten, die durch die Verdoppelung entstehen, werden **Chromatiden** genannt. Sie sind durch das Zentromer miteinander verbunden. Jede Chromatide kann ihrerseits noch weiter in Längselemente unterteilt werden. Eine solche Struktureinheit wird als *Chromonema* bezeichnet. In diesen Untereinheiten liegt die DNA-Doppelhelix, von Histon- und Nichthistonproteinen schraubenartig umwunden, vor. Chromosomenorte, an denen die Windungen der Chromatiden knötchenförmig gestaucht sind, treten als *Chromomeren* in Erscheinung. Die Anordnung dieser Chromomeren ist für jedes Chromosom charakteristisch.

Chromosomensatz. Die Anzahl der Chromosomen in einer Zelle, der sog. Chromosomensatz, ist *speziesspezifisch* und *zahlenkonstant.* Die Tochterzellen erhalten demnach die gleiche Zahl an Chromosomen wie die Zelle, aus der sie durch Zellteilung entstanden sind. Chromosomen lassen sich nach bestimmten Eigenschaften (Größe, Form und Lage des Zentromers) „katalogisieren", wodurch ihre Klassifizierung in sog. *Chromosomenkarten* möglich wird (Denver-Klassifikation). Seit 1970 verwendet man zur Klassifikation der Chromosmen sog. Bänderungsmethoden, welche eine sehr genaue Analyse der Chromosomenstruktur erlauben. Hierbei werden Querbändermuster dargestellt, die für jedes Chromosom spezifisch sind (s. Abb. 1–8).

Die **diploide** menschliche Körperzelle, d. h. die Zelle mit dem kompletten Chromosomensatz, enthält *46 Chromosomen.* Bei beiden Geschlechtern enthält der diploide Chromosomensatz 22 Paare einander in Größe und Form entsprechender *„homologer" Chromosomen (Autosomen)* und ein Paar *Heterosomen,* die die *Geschlechtschromosomen* darstellen. In männlich bestimmten Zellen liegen ein großes (X) und ein kleines Geschlechtschromosom (Y) vor. Zellen des weiblichen Geschlechts weisen dagegen zwei gleichartige, große Geschlechtschromosomen (XX) auf.

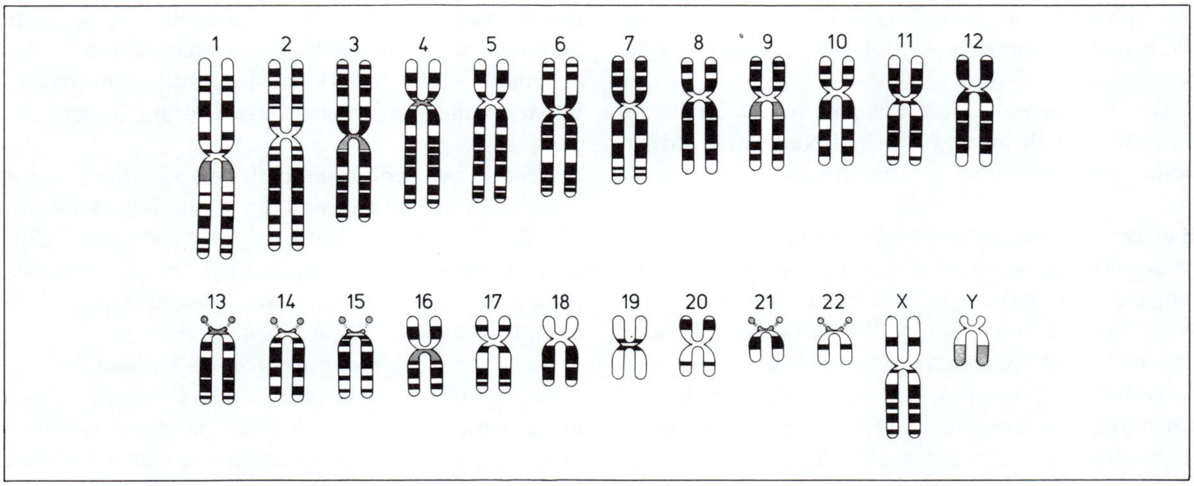

Abb. 1–8. Chromosomensatz des Menschen (diploider Autosomensatz und zwei Geschlechtschromosomen)

Von den beiden X-Chromosomen der weiblichen Zelle ist im Interphasenkern nur eines entspiralisiert, das andere liegt spiralisiert als Heterochromatin vor. Letzteres bildet ein großes Chromozentrum, das sog. *Sex-Chromatin (Geschlechtschromatin)* und liegt meist der Kernmembran innen an *(Barr-Körperchen)*. In den vielgestaltigen Kernen der Granulozyten wird es dagegen in Form trommelschlegelförmiger Anhängsel nach außen vorgestülpt („drumsticks"). Die Anzahl der Barr-Körperchen entspricht der um eins verminderten Anzahl der X-Chromosomen.

Genetische Information. Träger der genetischen Information und damit wichtigster Bestandteil der Chromosomen ist die **Desoxyribonucleinsäure (DNA),** auf der alle Gene, d. h. DNA-Abschnitte, die ein Protein (z. B. ein Enzym) kodieren, lokalisiert sind. Die *Bauelemente der DNA* werden als *Nucleotide* bezeichnet. Sie bestehen aus drei Komponenten:

- ☐ einem *Phosphorsäurerest,*
- ☐ der Pentose *Desoxyribose,*
- ☐ einer *Purin-* (Adenin oder Guanin) oder *Pyrimidinbase* (Thymin oder Cytosin).

Desoxyribose und je eine Base bilden zusammen ein *Nucleosid*. Die einzelnen Nucleoside werden durch Phosphorsäure (in Diesterbindung) zu langen Ketten (Makromolekülen) verknüpft. Nach dem vielfach bestätigten Strukturmodell der DNA nach Watson und Crick bilden zwei solcher Nucleotidketten eine *Doppelhelix* (s. Abb. 1–9). In dieser liegen spezifische Basenpaare, verbunden durch Wasserstoffbrükken, einander gegenüber. *In der DNA sind jeweils die Basen Adenin mit Thymin und Guanin mit Cytosin gepaart.* Damit bestimmt jede der Basen den entsprechenden Paarling, so daß ein Strang die vollständige Sequenz der Basen im anderen Strang festlegt.

Durch die freie Wähl- und Kombinierbarkeit der einzelnen Basenpaare kann eine fast unendlich große Zahl spezifischer Makromoleküle aufgebaut werden. *In der Nucleotid- bzw. Basensequenz der DNA ist die Information der Erbsubstanz enthalten. Drei* aufeinanderfolgende *Basen* kodieren eine bestimmte *Aminosäure* (sog. Triple Code). Dementsprechend ist durch die *Nucleotidsequenz eines Gens* die *Aminosäuresequenz* eines entsprechenden *Proteins* festgelegt.

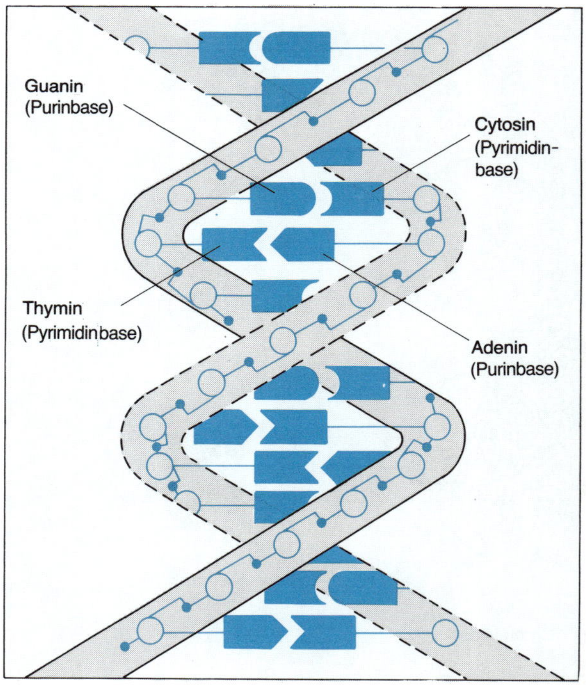

Abb. 1–9. Ausschnitt aus einer DNA-Doppelhelix mit paarweiser Anordnung der Basen in schematischer Darstellung. Die Basensequenz enthält die Information der Erbsubstanz

Mutation. Zufällig entstandene, bleibende Veränderungen des Erbgutes nennt man Mutationen. Sie treten meistens spontan auf und kommen sowohl in Körperzellen *(somatische Mutationen)* als auch in *Keimzellen* vor. Somatische Mutationen sind an der Zellalterung (s. S. 16) und an der Bildung von Tumoren beteiligt. Mutationen in Keimzellen werden auf die Nachkommen übertragen.

Die **Ursachen** der Mutationen sind nur teilweise bekannt. Strahleneinwirkungen, Pharmaka, Chemikalien stehen dabei an erster Stelle. Stärkere Veränderungen bedingen häufig den Tod des betroffenen Organismus *(Letalmutation)*. Oft haben aber auch *nicht-letale Mutationen* nachteilige Folgen, da sie die Überlebens- und Vermehrungsaussicht der Mutante einschränken können. Im Zusammenwirken mit der Selektion stellt andererseits die Mutation den wesentlichsten Mechanismus der *Evolution* dar.

Nach der Art der Veränderungen unterscheidet man verschiedene Mutationstypen:

- □ *Numerische Chromosomenmutationen* (Chromosomenzahlmutationen) sind durch Änderung der Chromosomenzahl charakterisiert (pathologische Auswirkungen, s. S. 47),
- □ *Strukturelle Chromosomenmutationen* liegen bei einer Abweichung vom normalen Chromosomenbau vor (Chromosomenbrüche),
- □ *Genmutationen* sind Veränderungen im molekularen Aufbau der DNA (Austausch und/oder Änderung der Zahl von Nucleotidpaaren).

1.2 Zellteilung

Durch Zellteilungen

- □ werden die männlichen und weiblichen Geschlechtszellen auf den Befruchtungsvorgang vorbereitet,
- □ wachsen aus der befruchteten Eizelle die Gewebe und Organe,
- □ werden Gewebedefekte durch Regeneration (s. S. 37 f.) beseitigt.

1.2.1 Mitose

Die häufigste Art der Zellteilung ist die Mitose, eine Kern- und Zytoplasmateilung, bei der das Kernmaterial erbgleich an die Tochterzellen weitergegeben wird.

Replikation der Desoxyribonucleinsäure. Voraussetzung für die Mitose ist die **identische Verdopplung der DNA** in den Chromosomen. Sie findet schon vor der eigentlichen Mitose im Interphasenkern, d. h. in der Phase zwischen zwei Mitosen, statt. Die beiden Polynucleotide, die die DNA-Doppelspirale bilden, werden zunächst voneinander getrennt (s. Abb. 1–10). An die hierdurch freiwerdenden Basen beider Ketten lagern sich, der spezifischen Basenpaarung entsprechend (Thymin zu Adenin, Cytosin zu Guanin), neue Nucleotide an, die enzymatisch zu einer Kette verbunden werden. Jede ursprüngliche Polynucleotidkette bildet so mit einer neu hinzugekommenen wieder eine Doppelspirale. Es entstehen zwei DNA-Doppelstränge, die dem ursprünglichen Strang völlig gleich sind *(identische Verdopplung = Replikation = Autoreduplikation)*.

Den Replikationsvorgang der DNA kann man mit einem Reißverschluß vergleichen, der geöffnet wird, während sich gleichzeitig an jede Hälfte eine neue anlagert, so daß schließlich zwei neue Reißverschlüsse entstehen. Neue DNA kann also nur gebildet werden, wenn schon ein Poly-

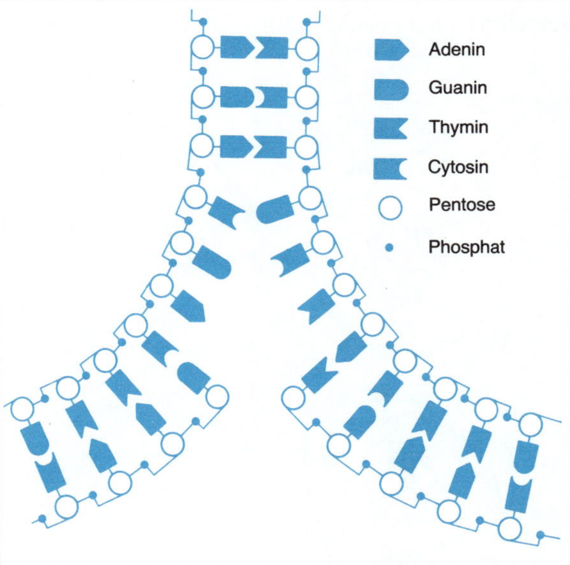

Abb. 1–10. Replikation der Desoxyribonucleinsäure. Trennung der beiden Polynucleotidketten und Anlagerung neuer Nucleotide nach Maßgabe der spezifischen Basenpaarung

nucleotid vorhanden ist. Eine Trennung der beiden Ketten der Doppelspirale zur Replikation setzt eine Entspiralisierung voraus.

Ablauf der mitotischen Zellteilung. Nachdem in der Interphase die DNA im Zellkern verdoppelt und ausreichend Substrat zur Energiegewinnung bereitgestellt wurde, tritt die Zelle nach einer Volumenzunahme zunächst in die sog. **Prophase** ein (s. Abb. 1–11). *In dieser Phase werden die Chromosomen als knäuelförmig zusammengefügte Strukturen sichtbar.* Sie verkürzen und verdichten sich durch Spiralisierung zunehmend. Ein deutlicher Längsspalt in den Chromosomen trennt die beiden Hälften, die Chromatiden, voneinander ab. Der *Nucleolus löst sich auf,* der Golgi-Apparat verschwindet allmählich. Die beiden Zentriolen (s. S. 6) rücken auseinander und wandern zu den Zellpolen. Gleichzeitig werden die mikrotubulären Strukturen des Spindelapparates ausgebildet, die den „labilen" Mikrotubuli (s. S. 7) zugerechnet werden. Der Spindelapparat vermittelt die Bewegung der Chromosomen während der Zellteilung. *Die Prophase endet mit der Auflösung der Kernmembran.*

Mit der *Ausbildung der Spindelfasern* ordnen sich die hakenförmigen Chromosomen während der **Metaphase** in der Mittelebene *(Äquatorialebene)* zwischen den beiden Spindelpolen an. Sie erreichen dabei ihre maximale Dicke und bilden eine sternförmige Figur *(Monaster).* Nach vollständiger Ausbildung der Teilungsspindel unterscheidet man durchgehende Zentralfasern, die beide Pole miteinander verbinden, und Chromosomenfasern, die an die Kinetochoren der primären Einschnürung herantreten.

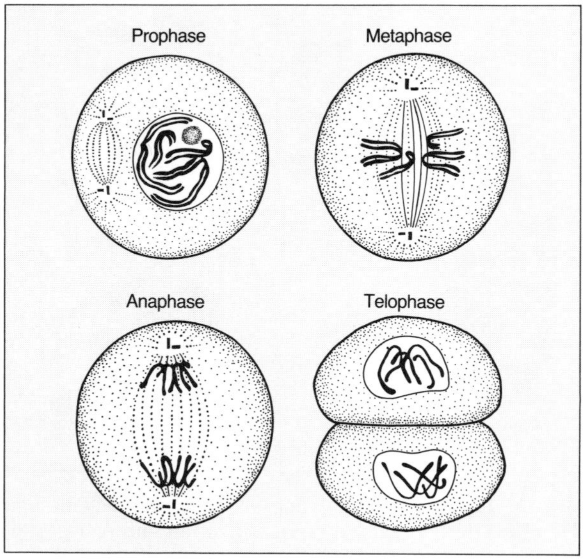

Abb. 1–11. Mitotische Zellteilung

Die **Anaphase** beginnt mit der Spaltung der Zentromer-Region. Danach werden die „Chromosomenhälften", die Chromatiden, durch die am Zentromer ansetzenden Fasern des Spindelapparates zu den entgegengesetzten Polen bewegt. Es entstehen dabei *zwei* sternförmige Figuren *(Diaster).* Bei dieser Bewegung ist die Zentromer-Region auf die Pole gerichtet, wodurch sich die Chromatiden in der Anaphase V-förmig anordnen.

In der **Telophase** gruppieren sich die Chromatiden um die beiden Pole. Sie entspiralisieren anschließend wieder und verlieren dabei ihre deutliche Gestalt. Kernmembran und Nukleolen werden neu gebildet. Schließlich entstehen zwei neue Interphasenkerne.

In Verbindung mit der Kernteilung setzt die *Zellteilung* oder *Zytokinese* ein, die oft bereits in der späten Anaphase beginnt. Hierbei schnürt sich die Zellmembran gewöhnlich von der Peripherie her ringförmig ein, um die beiden Tochterzellen abzugrenzen. *Die Teilung des Zelleibes wird in der Telophase abgeschlossen.* Eine Zellteilung nach einer Kernteilung ist jedoch nicht in allen Fällen obligatorisch.

An die Telophase schließt sich die **Rekonstruktionsphase** an, während der die Spindelfasern wieder verschwinden. Die beiden Tochterzellen nehmen dabei die für die betreffende Zellart typische Gestalt an.

Als *Dauer der Mitose* werden gewöhnlich etwa 1–2 Stunden angegeben. Von den einzelnen Mitosestadien beanspruchen die Pro- und Telophase eine etwas längere Zeit. Meta- und Anaphase laufen dagegen sehr schnell ab.

Zellzyklus. *Der Zellzyklus setzt sich aus der Mitosephase und der Interphase* (Zeit zwischen zwei Zellteilungen) *zusammen* (s. Abb. 1–12).

Nach der Mitosephase tritt die Zelle zunächst in die *präsynthetische Wachstumsphase* (G_1) ein, während der eine Verdoppelung der Zellmasse und die Synthese spezieller Proteine stattfindet. In die G_1-Phase fallen die für eine weitere Zellteilung und Zelldifferenzierung entscheidenden Regulationsprozesse. In den meisten Zellen schwankt die Dauer der G_1-Phase zwischen 10 Stunden und Hunderten von Tagen; sie bestimmt im wesentlichen die Zellzykluszeit. In der nachfolgenden *Synthesephase (S-Phase),* deren Dauer etwa 6–10 Stunden beträgt, werden die beiden Polynucleotide der DNA-Doppelspirale voneinander getrennt und danach verdoppelt (identische Replikation, s. o.). An die S-Phase schließt sich die etwa 4–5 Stunden dauernde *postsynthetische Wachstumsphase* (G_2*-Phase*) an. In ihr liegen die Chromosomen bereits in Form von Chromatiden vor.

Teilungsfähige Zellen können auch vorüberge-

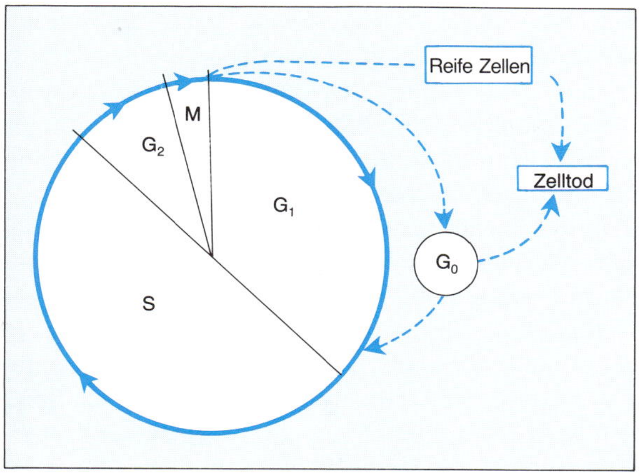

Abb. 1–12. Zellzyklus in schematischer Darstellung. M Mitosephase; G_1 präsynthetische Wachstumsphase; S Synthesephase; G_2 postsynthetische Wachstumsphase; G_0 zytokinetische Ruhephase (Zellen, die ihre Teilungsaktivität verloren haben, können wieder in den Zellzyklus eingeschleust werden)

hend oder für immer in eine *zytokinetische Ruhephase (G_0-Phase)* eintreten. Hierauf beruht der Verlust der Teilungsaktivität bei manchen Zelltypen. Durch Stimulation können Zellen aus der G_0-Phase wieder in die G_1-Phase und damit in den Zellzyklus eingeführt werden.

1.2.2 Endomitose und Amitose

Endomitose. *Bei der Endomitose wird der beschriebene Ablauf der mitotischen Teilung in der frühen Prophase abgebrochen, ohne daß die Kernmembran aufgelöst oder ein Spindelapparat ausgebildet wird.* Die Tochterchromosomen bleiben somit im Mutterkern. Als Ergebnis dieses Vorganges entstehen **polyploide Zellkerne,** d. h. ein diploider Chromosomensatz (2 n) geht z. B. in einen tetraploiden Satz (4 n) über. Durch weitere Endomitosen können noch höhere Polyploidiegrade erreicht werden. Endomitosen treten bevorzugt bei funktioneller Mehrbelastung hochdifferenzierter Zellen auf. Viele Leberzellen und die Knochenmarksriesenzellen sind polyploid.

Amitose. *Eine direkte Durchschnürung des Zellkerns, ohne daß Chromosomen und Spindelapparat in Erscheinung treten, wird Amitose genannt.* Eine Zytokinese bleibt meistens aus. Unklar ist bis heute, ob bei dieser Art der Kernteilung die Chromosomen gleichwertig verteilt werden. Mehrkernige Zellen kommen im allgemeinen durch amitotische Zellteilung ohne Zytoplasmadurchschnürung zustande. Amitosen beobachtet man in hochdifferenzierten Zellen (Leber, Herzmuskel, Niere u. a.).

1.2.3 Meiose

Die Meiose ist eine besondere Form der Zellteilung, die nur bei Geschlechtszellen (Gameten, s. S. 383 bzw. 589) *auftritt. Hierbei wird der diploide Chromosomensatz (2 n) auf eine haploide Zahl (n) reduziert.* Man bezeichnet deshalb die Meiose auch als **Reduktionsteilung.** Ohne diese Reduktion würde sich die Chromosomenzahl bei jeder Befruchtung verdoppeln. Bei der Verschmelzung der Kerne der Geschlechtszellen während der Befruchtung (s. S. 597) entsteht wieder ein diploider Chromosomensatz.

Die Reduktionsteilung umfaßt *zwei Teilungsschritte,* die *erste Reifeteilung (eigentliche Reduktionsteilung),* während der die Chromosomenzahl vom diploiden auf den haploiden Satz reduziert wird,

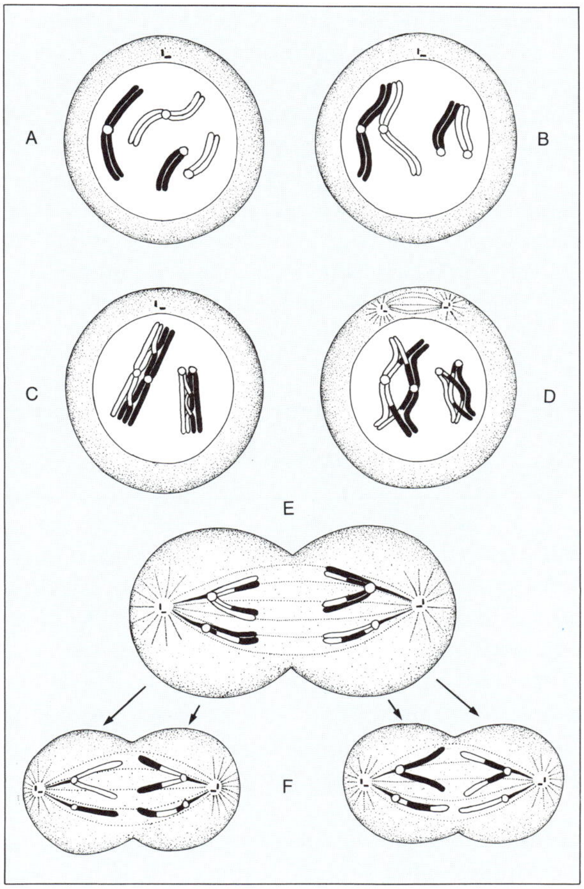

Abb. 1–13. Phasen der Meiose. *A* Beginn der Prophase der ersten Reifeteilung (die hellen bzw. dunklen Chromosomen enthalten das väterliche bzw. mütterliche Erbgut); *B* Chromosomenpaarung; *C* Tetraden im Genaustausch (crossing over); *D* Beginn der Metaphase; *E* Anaphase der ersten Reifeteilung (vollständige Trennung in je zwei homologe Chromosomenpaare); *F* Anaphase der zweiten Reifeteilung (Reduktion auf den haploiden Chromosomensatz)

und die *zweite Reifeteilung (Äquationsteilung),* bei der eine mitotische Teilung des haploiden Chromosomensatzes erfolgt.

Erste Reifeteilung. *Im Gegensatz zu der mitotischen Prophase beansprucht die* **Prophase** *der ersten Reifeteilung eine längere Zeit.* Zunächst liegen Knäuel einzelner feiner, verschlungener Chromosomenfäden vor, die sich später unter schraubigem Aufrollen verkürzen (s. Abb. 1–13). Danach lagern sich die homologen Chromosomen, d. h. Chromosomen mit identischem Chromomerenmuster und vergleichbaren genetischen Informationen, aneinander: *die Chromosomen paaren sich.* Hierbei erfolgt eine Parallelanlagerung in der Form, daß einander entsprechende Abschnitte genau nebeneinander liegen. Da jedes Chromosom zu diesem Zeitpunkt schon längsgeteilt ist, bilden die vier Chromatiden der Chromosomenpaare eine *Tetrade* aus je zwei Chromatiden mit väterlichem bzw. mütterlichem Erbgut. Nachfolgend wird die Paarung wieder gelöst, wobei sich jedoch Chromatidenabschnitte mit besonders fester Haftung oder Abschnitte mit Überkreuzungsstellen *(Chiasmata)* nur verzögert trennen. An den Chiasmata können die Chromatiden auseinanderbrechen und wieder miteinander verschmelzen, wodurch ein Genaustausch zwischen väterlichen und mütterlichen homologen Chromosomen zustande kommt *(crossing over).* Dieser Austausch, der nach Zufallsgesetzen erfolgt, führt somit zu einer Rekombination, d. h zu einer Neuordnung der Gene auf den Chromosomen. Im letzten Stadium der Prophase verkürzen sich die Chromosomen weiter, und die Kernmembran sowie der Nucleolus lösen sich auf.

In der nachfolgenden **Metaphase** der Meiose ordnen sich die Chromosomen nicht wie bei der Mitose einzeln, sondern in Form von homologen Chromosomenpaaren in der Äquatorialebene der Zelle an. In der **Anaphase** trennen sich die homologen Chromosomenpaare und werden je zur Hälfte von den Spindelfasern des Zellteilungsapparates zu einem der beiden Zellpole gezogen. In der nachfolgenden **Telophase** erfolgt die Teilung in zwei Tochterzellen.

Zweite Reifeteilung. Auf die erste Reifeteilung folgt zunächst eine sehr kurze *Interphase,* in der keine DNA-Replikation stattfindet. Dann schließt sich eine *mitotische Teilung,* die zweite Reifeteilung, an. Die bis dahin aufgeschobene Trennung der Chromatiden wird jetzt nachgeholt.

Nach Abschluß der Meiose sind aus einem diploiden Kern vier haploide Kerne entstanden. Erst durch die Verschmelzung von zwei haploiden Kernen während der Befruchtung wird wieder der diploide Chromosomensatz erreicht.

1.3 Proteinbiosynthese

Zur Bereitstellung von *Funktionsproteinen* (Enzymen), von *Strukturproteinen* und von sog. *exportablen Proteinen* (Sekreten, Vorstufen von Bindegewebsfibrillen u. a.) laufen in vielen Zellen ständig Proteinbiosynthesen ab (s. Abb. 1–14). *Die Informationsübertragung für diese Syntheseleistung erfolgt durch die Gene, deren DNA-Basensequenz die Aminosäurensequenz der Proteine bestimmt.*

Transkription. Obwohl die DNA die Information für die Synthese aller Proteine enthält, ist sie nicht die direkte Matrize für die Proteinsynthese. Die genetische Information der DNA muß vielmehr zunächst auf eine Ribonucleinsäure (RNA) übertragen werden, die an Stelle von Thymin *Uracil* und an Stelle von Desoxyribose *Ribose* enthält.

Die Überschreibung der in der Basensequenz der DNA vorliegenden genetischen Information in eine komplementäre Nucleotidsequenz einer RNA wird als Transkription bezeichnet. Diese RNA stellt somit eine „Arbeitskopie" des Gens dar; sie wird **messenger-** oder **Matrizen-RNA (mRNA)** genannt.

Die Transkription wird durch ein Enzym, die *RNA-Polymerase* oder *Transkriptase,* katalysiert. Dabei erfolgt unter dem Einfluß dieses Enzyms an einem bestimmten entspiralisierten DNA-Abschnitt, dem *Promotor,* entsprechend dessen Nucleotidsequenz die Synthese der komplementären, in der Regel einsträngigen mRNA. Unmittelbar danach löst sich die neugebildete mRNA vom DNA-Strang ab, wodurch ein „transportables Informationssystem" entsteht, das die Anweisung für die Synthese eines bestimmten Proteins enthält.

Translation. Bei der Translation wird die auf die mRNA übertragene Geninformation zur Synthese eines speziellen Proteins benutzt.

Ort der zellulären Proteinsynthese sind die **Riboso-**

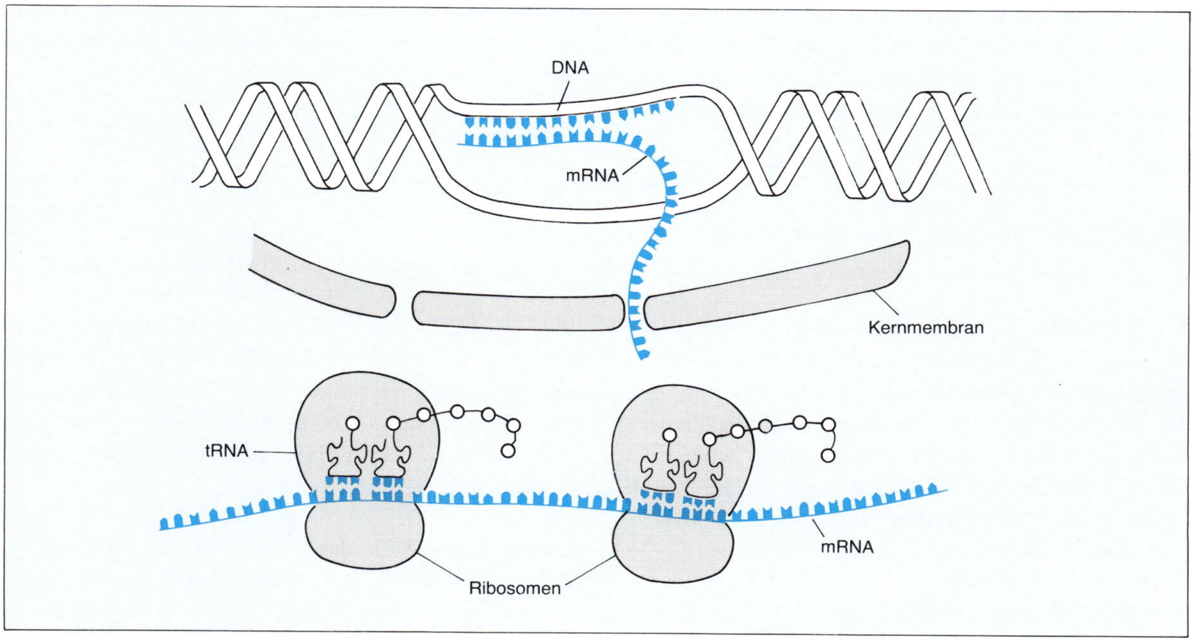

Abb. 1–14. Proteinbiosynthese in schematischer Darstellung. Oben: Transkription im Zellkern (Übertragung der genetischen Information auf die messenger-RNA, die anschließend aus dem Zellkern ausgeschleust wird); unten: Translation in den Ribosomen (Ablesen der kodierten Aminosäurensequenz mit Hilfe der transfer-RNA und anschließende Proteinsynthese)

men (s. S. 6), die vorwiegend aus nichtspezifischer *ribosomaler RNA (rRNA)* und aus Proteinen bestehen. Mehrere Ribosomen werden durch die informationsübertragende mRNA zu *Polyribosomen* bzw. *Polysomen* verbunden. Wie die mRNA liegt die rRNA in Form von Einzelsträngen vor und wird komplementär zu einem DNA-Strang synthetisiert. Die rRNA ist nicht nur Strukturbestandteil der Ribosomen, sondern auch für die Wechselwirkung mit der mRNA verantwortlich.

Bei der Proteinsynthese erfolgt die Anlagerung aktivierter Aminosäuren an das Ribosom mit Hilfe der transfer-RNA (tRNA). Bei dieser handelt es sich um eine einsträngige Ribonucleinsäure, bei der komplementäre Basen einander gegenüberliegen und durch Wasserstoffbrücken verbunden sind, wodurch ein Kleeblatt-artiges Gebilde entsteht (s. Abb. 1–15). Für jede Aminosäure existieren spezifische tRNA-Moleküle.

Auf der mRNA liegt die Information für die Aminosäurensequenz in der Form fest, daß jeweils drei Basen (ein sog. *Basentriplett* oder *Codon)* eine Aminosäure kodieren. Das komplementäre Gegenstück auf der tRNA ist das *Anticodon,* das in einem „Passungsvorgang" nach dem passenden Codon auf der mRNA sucht. Beim Ablesen der Matrize werden die Aminosäuren miteinander verknüpft und danach von der mRNA getrennt. Eine mRNA kann etwa 10mal zur Translation wiederverwendet werden, bevor sie durch neu synthetisierte mRNA ersetzt wird.

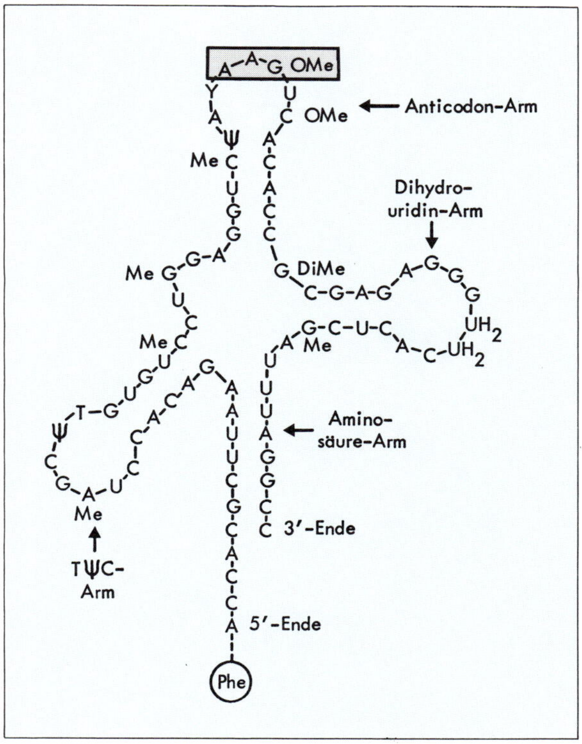

Abb. 1–15. Transfer-RNA. Die einsträngige Ribonucleinsäure ist Kleeblatt-artig angeordnet

Da bei der Entwicklung eines Organismus je nach den Erfordernissen der biologischen Funktion bestimmte Gene zu bestimmten Zeiten aktiv werden müssen, andere dagegen inaktiv bleiben, existieren *Regulationsmechanismen*, die die Genaktivität steuern. (Bezüglich weiterer Einzelheiten siehe Lehrbücher der Biochemie.)

1.4 Altern und Tod der Zelle

Das Altern der Zellen, ein Prozeß irreversibler Veränderungen der lebenden Substanz, scheint vor allem durch *Modifikationen der genetischen Information* bestimmt zu sein. Gealterte und anschließend sterbende Zellen werden häufig durch mitotische Zellteilung gleichwertig ersetzt. Nur für bestimmte Zellen (z. B. Nervenzellen) eines Individuums ist eine adäquate Restitution nicht möglich.

Charakteristische Veränderungen. Die Alterung setzt mit Zustandsänderungen der Zellkolloide infolge eines Wasserverlustes ein. Verfettung und Vakuolenbildung im Zytoplasma sind Zeichen eines gestörten Stoffwechsels. Auch eine Ablagerung endogenen Pigments (z. B. Lipofuszin, s. S. 8) ist bei vielen alternden Zellen festzustellen.

Die zum Tode der Zellen führenden Veränderungen manifestieren sich besonders deutlich im Zellkern. Er faltet sich ein, wobei das Chromatingerüst dichter wird *(Kernpyknose)*. Anschließend lösen sich die Kernmembran und die Chromosomen auf *(Karyolyse)*, oder sie zerfallen in kleinste Fragmente *(Karyorrhexis)*, die über die gesamte Zelle verteilt werden.

Nachweis des Zelltodes. Tote Zellen, die zunächst noch keine deutlichen morphologischen Veränderungen zeigen, sind vielfach an ihrem Verhalten gegenüber *Vitalfarbstoffen* zu erkennen. Das *Zytoplasma* läßt sich in diesem Fall z. B. mit Trypanblau sofort diffus anfärben, während lebende Zellen keine momentane Farbstoffaufnahme zeigen. *Kerne* toter Zellen färben sich im Gegensatz zu denen vitaler Zellen mit Neutralrot an. Auch fluoreszenzmikroskopisch (z. B. mit Hilfe von Acridinorange) lassen sich lebende von toten Zellen unterscheiden.

2 Aufbau der Gewebe

Gewebe sind Verbände von Zellen, die gemeinsame Aufgaben zu erfüllen haben. Mehrere Gewebe bilden ein **Organ,** das zusätzlich von Nerven und Gefäßen versorgt wird, die im sog. *Stroma* der Organe, d. h. im bindegewebigen Gerüst liegen. Die spezifischen, für die Organfunktion zuständigen Zellen werden unter der Bezeichnung *Parenchym* zusammengefaßt. Nach morphologischen und funktionellen Gesichtspunkten unterscheidet man vier große Gewebegruppen:

- ☐ *Epithelgewebe,*
- ☐ *Binde- und Stützgewebe,*
- ☐ *Muskelgewebe,*
- ☐ *Nervengewebe.*

2.1 Entwicklung der Gewebe

Entwicklung der Keimblätter (s. Abb. 2–1). Die Entwicklung der Gewebe beginnt mit der Befruchtung (s. Abb. 2–1, A). Bei der Vereinigung eines Spermiums mit einer Eizelle entsteht die **Zygote** (erste Zelle) des neuen Organismus (s. Abb. 2–1, B). Durch eine mitotische Zellteilung (s. S. 11) werden aus der Zygote zwei **Blastomeren** (Tochterzellen, s. Abb. 2–1, C) gebildet, die sich anschließend in schneller Folge weiterteilen. Die einzelnen Blastomeren ordnen sich in Form einer **Morula** (Maulbeere) an (s. Abb. 2–1, D). Aus den zentralen Zellen der Morula entsteht der **Embryoblast** (Embryonalanlage), während die äußere Zellschicht, der **Trophoblast,** in Verbindung mit mütterlichem Gewebe des Uterus der Ernährung des Embryos dient (s. Abb. 2–1, E). Aus dem Trophoblasten bildet sich das *Chorionepithel* (s. Plazenta-Entwicklung S. 598). Durch eine allmähliche Flüssigkeitsaufnahme zwischen Embryoblast und Trophoblast entsteht die sog. **Blastozyste** (Keimblase, s. Abb. 2–1, F). Etwa eine Woche nach der Befruchtung treten im Embryoblasten Interzellularspalten auf, die später zu einem Hohlraum, der *Amnionhöhle,* konfluieren (s. Abb. 2–1, G). Auf der Seite des Trophoblasten wird der neugebildete Hohlraum von großen, flachen Zellen, dem sog. *Amnionepithel,* ausgekleidet, das vermutlich vom Trophoblasten abstammt. Die hochprismatischen Zellen des Embryoblasten, die die Amnionhöhle gegen die Blastozystenhöhle *(Blastocoel)* abgrenzen, dienen als Anlage für das *äußere Keimblatt,* das **Ektoderm.**

Unterhalb der Zellen des Ektoderms entsteht durch einen Vorgang, den man *Delamination* nennt, eine Lage kubischer Zellen, die das *innere Keimblatt* oder **Entoderm** bilden. Beide Keimblätter zusammen stellen die *zweiblättrige Keimscheibe* dar.

Nach weiterer Proliferation des Entoderms kleiden die neu entstandenen Zellen einen weiteren Hohlraum, den sog. *Dottersack,* aus (s. Abb. 2–1, H). Der Raum zwischen dem Trophoblasten außen und der Amnionhöhle sowie dem Dottersack innen wird durch lockeres, netzförmiges Gewebe ausgefüllt. In diesem entstehen bald große Hohlräume *(extraembryonales Zölom),* die sich später zur *Chorionhöhle* ausweiten. Letztere verschwindet am Ende des 3. Schwangerschaftsmonats wieder, da ihre Wände miteinander verwachsen (Obliteration).

In der 3. Entwicklungswoche wandern einige Ektodermzellen in den Raum zwischen Ektoderm und Entoderm ein und bilden das *mittlere Keimblatt, das* **Mesoderm.** Aus der zweiblättrigen Keimscheibe ist damit eine *dreiblättrige* geworden (s. Abb. 2–1, I).

Embryonalentwicklung. *Den Zeitraum zwischen der 4. und 8. Entwicklungswoche bezeichnet man als Embryonalperiode.* In dieser Zeit entwickeln sich aus den drei Keimblättern die Gewebe der einzelnen Organe.

Aus dem *Ektoderm* gehen das Epithel der Haut mit den Hautanhangsgebilden, der Anfangs- und Endteil des Magen-Darm-Kanals, das gesamte Nervensystem, das Sinnesepithel von Ohr, Nase und

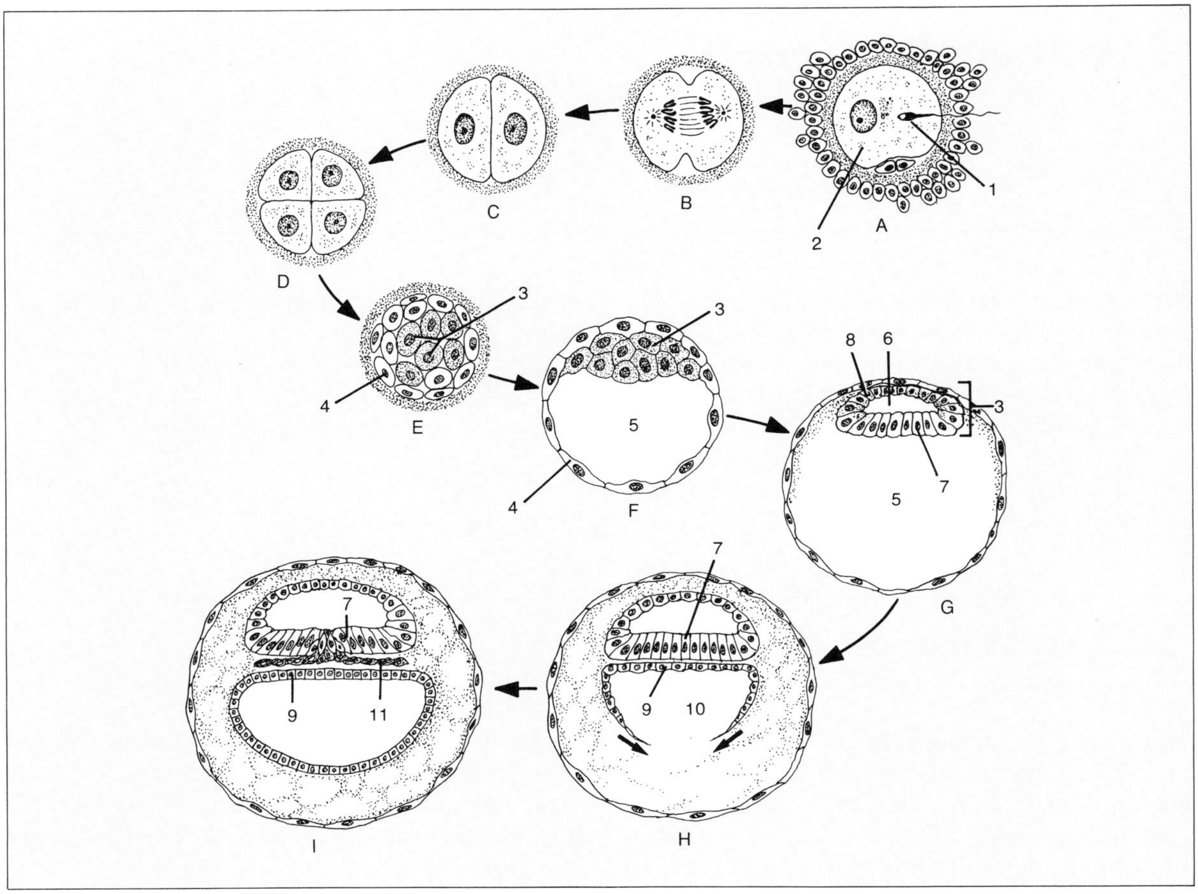

Abb. 2–1. Schematische Darstellung der Keimblattentwicklung, modifiziert nach Krstić. *A* Befruchtung (1 Spermium, 2 Eizelle); *B* Zygote; *C* Blastomeren; *D* Morulastadium; *E* Morula mit Embryoblast (3) und Trophoblast (4); *F* Blastozyste mit Blastozystenhöhle (5); *G* Entwicklung der Amnionhöhle (6) mit Ektoderm (7) und Amnionepithel (8); *H* Ausbildung des Dottersacks (10) durch das Entoderm (9); *I* Entstehung der dreiblättrigen Keimscheibe durch Bildung des Mesoderms (11)

Auge, der Zahnschmelz, die Milchdrüsen und die Hypophyse hervor.

Vom *Mesoderm* stammen folgende Gewebe ab: Bindegewebe, Knorpel und Knochen, quergestreifte und glatte Muskulatur, Blut- und Lymphgefäße, das Herz, die Nieren und die Keimdrüsen mit den dazugehörigen Epithelien der Ausführungsgänge, die Nebennierenrinde, die Milz sowie die Zellen des Blutes und der Lymphe.

Aus dem *Entoderm* entstehen das Epithel des Darmrohres (mit Ausnahme kleinerer Abschnitte am Anfang und Ende), die vom Darmepithel „ausgestülpten" Drüsen (Schilddrüse, Nebenschilddrüsen, Thymus, Leber und Bauchspeicheldrüse), die Tonsillen (Mandeln) sowie das Epithel der Atmungsorgane, des Kehlkopfs, der Harnblase, der Harnröhre und des Mittelohrs.

Differenzierung. Die physiologischen Funktionen der Gewebe können die Zellen erst nach einer *Spezialisierung (Differenzierung)* erfüllen. *Der Differenzierungsgrad eines Gewebes und seine Regenerationsfähigkeit* (Ausgleich von Zellverlusten durch Zellneubildung) *stehen in einem reziproken Verhältnis zueinander.* Bei hochdifferenzierten Geweben geht die Regenerationsfähigkeit praktisch verloren (z. B. Nervengewebe, Herzmuskel). *Der funktionell unzureichende Ersatz verlorengegangenen Gewebes erfolgt durch bindegewebige Narben.*

2.2 Epithelgewebe

Epithelgewebe, die von allen drei Keimblättern gebildet werden können, bedecken innere und äußere Oberflächen des Körpers **(Oberfächen- oder Deckepithelien).** *Sie sind zur Abgabe* **(Drüsenepithel)** *oder Aufnahme von Stoffen* **(Resorptionsepithel)** *befähigt oder vermitteln Sinneseindrücke* **(Sinnesepithel).**

2.2.1 Oberflächen- oder Deckepithelien

Charakteristika und Einteilung. *Oberflächenepithelien kleiden die äußeren und inneren Oberflächen des Körpers aus.* Sie stellen geschlossene Zellverbände ohne Blutgefäßversorgung dar, d. h. sie werden ausschließlich von anderen Geweben her durch Diffusion ernährt. *Charakteristisch für alle Oberflächenepithelien ist eine Basallamina, die das Epithel gegen das darunterliegende Bindegewebe abgrenzt.* Diese ist Teil einer 0,5–1,5 µm dicken *Basalmembran,* die außerdem aus Bindegewebsgrundsubstanz und Retikulinfasern besteht.

Die Oberfächenepithelien werden nach der Anordnung oder *Schichtung der Zellen* und nach der *Form der Epithelzellen* klassifiziert. Weiterhin kann zur Charakterisierung der Epithelien die Struktur der freien Zelloberfläche herangezogen werden (s. Abb. 2–2).

Nach der Schichtung oder Reihung der Epithelzellen teilt man diese in einschichtige, mehrreihige und mehrschichtige Epithelien ein. Das *einschichtige Epithel* besteht lediglich aus einer Zellage. Im *mehrreihigen Epithel* berühren alle Zellen die Basallamina, reichen aber nicht alle bis zur Epitheloberfläche. Bei *mehrschichtigen Epithelien* liegt eine Zellschicht über der anderen. Nur die basal liegenden Zellen kommen hierbei in Kontakt mit der Basallamina, während die höheren Zellschichten keine Beziehung zu ihr haben. Bei mehrschichtigen Plattenepithelien ist eine *Verhornung* der Oberfläche möglich.

Nach der Form der Epithelzellen unterscheidet man platte, isoprismatische (kubische) und hochprismatische (Zylinder-)Epithelien.

Einschichtiges Plattenepithel. Die Zellen des einschichtigen Plattenepithels sind flach und miteinander verzahnt. Der kernhaltige Abschnitt der Zellen wölbt sich häufig vor. Als *Endothel* bezeichnet man ein einschichtiges Plattenepithel, das die Blut- und Lymphgefäße und die Herzinnenräume auskleidet. Das einschichtige Plattenepithel an der Oberfläche der serösen Häute (Peritoneum, s. S. 291; Perikard, s. S. 135) wird auch *Mesothel* genannt. Ein einschichtiges Plattenepithel bedeckt ferner die hintere Hornhautfläche und kleidet die Lungenalveolen aus.

Einschichtiges isoprismatisches Epithel. Einschichtige isoprismatische Epithelien finden sich vor allem an Oberflächen, an denen *Resorptions-* und *Sekretionsvorgänge* ablaufen. Das einschichtige isoprismatische Epithel kommt in verschiedenen Abschnitten der Nierenkanälchen, in Drüsen und Drüsenausführungsgängen und als Pigmentepithel der Netzhaut vor.

Einschichtiges hochprismatisches Epithel. *Das einschichtige hochprismatische Epithel ist im menschlichen Körper weit verbreitet.* Es kommt an Stellen vor, die sekretorisch und resorptiv tätig sind (z. B. im Magen-Darm-Kanal vom Mageneinang bis zum Enddarm, in den Sammelrohren der Niere). Mit *Kinozilien* (s. S. 7) besetzte einschichtige hochprismatische Epithelien kleiden u. a. die Eileiter der Frau und die Gallenblase aus.

Mehrreihiges hochprismatisches Epithel. Mehrreihige hochprismatische Epithelien sind auf die Luftwege, auf Teile des Urogenitalsystems und einige Drüsenausführungsgänge beschränkt. Häufig weisen die freien Zelloberflächen als besondere Differenzierungen *Stereozilien* auf. Diese sind z. B. ein wichtiges Merkmal der Zylinderzellen im Nebenhodengang. Ein *Kinozilien*-Besatz ist charakteristisch für die Epithelien der Luftwege von der Nasenhöhle bis zu den Bronchien.

Übergangsepithel. Das Übergangsepithel stellt eine Sonderform des mehrreihigen, hochprismatischen Epithels dar, das *nur in den ableitenden Harnwegen vorkommt.* Es kann sich unterschiedlichen Dehnungsverhältnissen anpassen: Bei Füllung des Organs vermindert sich die Zahl der Zellreihen, im leeren Zustand nimmt sie zu.

Mehrschichtiges hochprismatisches Epithel. Das mehrschichtige hochprismatische Epithel ist wenig verbreitet. Es kommt nur am hinteren Ende des Nasenvorhofes, am Gaumen, am Kehlkopfdeckel sowie an bestimmten Abschnitten der Bindehaut des Auges und der Harnröhre vor.

Mehrschichtiges Plattenepithel. An mechanisch stärker beanspruchten Stellen findet man das mehrschichtige Plattenepithel der *Schleimhaut* als *Schutzepithel.* An inneren Oberflächen (Mundhöhle, Speiseröhre, Vagina und Anus) und an der Vorderfläche der Hornhaut ist das mehrschichtige Plattenepithel *unverhornt.*

Mehrschichtiges *verhorntes* Plattenepithel bildet die Epidermis, die oberste Schicht der Haut. Es schützt den Organismus vor physikalischen und chemischen Noxen und verhindert ein Austrocknen der Haut.

2.2.2 Drüsenepithelien

Drüsen oder Glandulae sind Verbände hochdifferenzierter Epithelzellen, die ihre Syntheseprodukte ent-

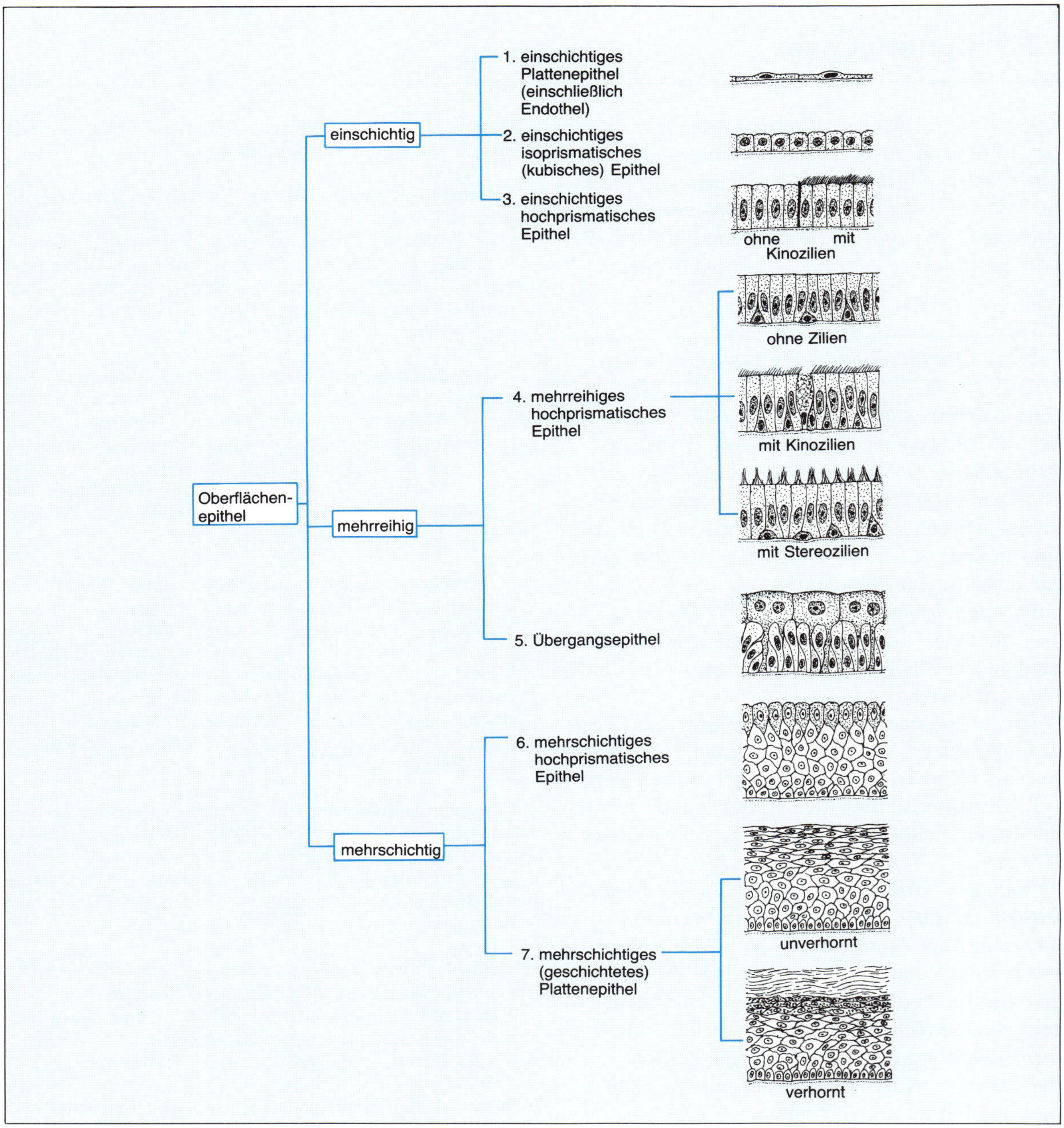

Abb. 2–2. Einteilung der Oberflächenepithelien, nach Krstić

weder über einen Ausführungsgang an eine freie Oberfläche (exokrine Drüsen) oder direkt ins Blut (endokrine oder innersekretorische Drüsen) abgeben.

Sekretion. Zur Sekretion, d. h. zur Synthese spezifischer Produkte und deren Abgabe, sind viele Zellen befähigt. *Eiweißhaltige Sekrete* werden an den Ribosomen des rauhen endoplasmatischen Retikulums (s. S. 3) synthetisiert und in den Spalten dieser Membransysteme gespeichert. Sie gelangen zum Golgi-Apparat (s. S. 4), wo eine Konzentrierung des Sekretes erfolgt. *Eiweißfreies Sekret* wird entweder im glatten endoplasmatischen Retikulum oder direkt im Golgi-Apparat gebildet.

Je nach Art der Sekretabgabe unterscheidet man eine merokrine (ekkrine), apokrine und holokrine Sekretion.

Bei der **merokrinen Sekretion** erfolgt die Stoffabgabe durch *Exozytose* ohne nennenswerte Membran- oder Zytoplasmaverluste. Hierbei lagern sich zunächst von einer Membran umschlossene Sekretbläschen der Innenfläche der Zellmembran an. An der

Berührungsstelle mit der Membran wird die Hülle der Sekretbläschen in die Zellmembran eingebaut und dadurch eine Öffnung zum Extrazellularraum hergestellt. Man findet diesen Sekretionsmechanismus vor allem bei Drüsen mit hoher Sekretionsleistung (Speicheldrüsen, Drüsen des Genitaltraktes, allen endokrinen Drüsen). Verwandt mit dieser Sekretionsart ist die Abgabe großer Schleimmengen durch die Becherzellen (z. B. im Darm- und Gallenblasenepithel oder in den Epithelien der Atemwege), wobei die lumenständige Zellmembran zerreißt.

Bei der **apokrinen Sekretion** werden zusammen mit dem Sekret auch Teile des Zytoplasmas abgeschnürt, d. h. es gehen Zytoplasmaanteile verloren, die anschließend wieder ersetzt werden müssen. Ein apokriner Sekretionsmechanismus liegt bei der Abgabe der Muttermilch durch die Milchdrüse vor.

Bei der **holokrinen Sekretion** geht die Stoffabgabe mit einem Zelluntergang einher. Die gesamte Zelle wird hierbei von Sekret ausgefüllt. Holokrine Sekretion erfolgt vor allem in den Talgdrüsen der Haut.

Endokrine Drüsen. *Sie besitzen* – wie bereit erwähnt – *keinen Ausführungsgang und geben ihre Produkte (Hormone) direkt an den Blutkreislauf ab.* Sie weisen daher eine reiche Blutversorgung auf; wie exokrine Drüsen können sie Hohlräume (Follikel) bilden, in denen vorübergehend Hormone gespeichert werden und aus denen das gespeicherte Hormon im Bedarfsfall wieder freigesetzt werden kann.

Endokrine Drüsen entstehen aus allen Keimblättern, denn auch Bindegewebszellen können Vorläufer für innersekretorische Drüsen sein (z. B. Thekazellen des Eierstockes, s. S. 591; Leydigsche Zwischenzellen des Hoden, s. S. 582). Zwischen den einzelnen Hormondrüsen bestehen erhebliche morphologische und funktionelle Unterschiede; ihre Besprechung erfolgt im Kapitel 18.

Exokrine Drüsen. *Nach ihrer Oberflächenbeziehung lassen sich exokrine Drüsen in endoepitheliale und exoepitheliale Drüsen einteilen.* Bei den **endoepithelialen Drüsen** handelt es sich um sezernierende Einzelzellen oder Zellgruppen im Oberflächenepithel (z. B. Becherzellen des Dünndarmepithels und des Epithels der Luftwege, die über eine merokrine Sekretion Schleim ausscheiden). Eine zweite Gruppe bilden die **exoepithelialen Drüsen,** die nach Differenzierung bestimmter Zellen des Oberflächenepithels durch mitotische Teilung (s. S. 11) Sprossen bilden. Der Ausführungsgang dieser Zellknospen bleibt mit der Oberfläche in Verbindung.

Nach der Form teilt man die exoepithelialen Drüsen in einfache, verzweigte und zusammengesetzte Drüsen ein (s. Abb. 2–3). Bei den verzweigten Drüsen münden mehrere Einzeldrüsen in einen Ausführungsgang. Bei zusammengesetzten Drüsen zweigt sich der Hauptausführungsgang in mehrere kleine Ausführungsgänge auf.

Nach der Gestalt des sezernierenden Drüsenanteils, der sog. Drüsenendstücke, unterscheidet man weiterhin azinöse (beerenförmige), alveoläre (säckchenförmige) und tubulöse (röhrenförmige) Endstücke. Mischformen sind die tubulo-azinösen und die tubulo-alveolären Drüsen (s. Abb. 2–3). Die Drüsenendstücke bestehen aus Drüsenzellen, die von einer Basalmembran umgeben sind. In zahlreichen Drüsen findet man zwischen Basalmembran und Drüsenzellen sog. *Myoepithelzellen,* die kontraktile Filamente enthalten und teilweise verzweigt sind. Sie fördern wahrscheinlich den Sekrettransport.

Die exoepithelialen Drüsen können ferner auf Grund der chemischen Beschaffenheit ihres Sekrets unterschieden werden. **Seröse Drüsen** bilden ein eiweißreiches, dünnflüssiges Sekret (z. B. Ohrspeicheldrüse, Bauchspeicheldrüse, Tränendrüse). Die Drüsenzellen sind isoprismatisch und haben einen zentral liegenden runden Kern. Das Drüsenlumen ist meist eng.

Muköse Drüsen produzieren einen zähflüssigen Schleim *(Muzin).* Diese Drüsenzellen sind flacher als die der serösen Drüsen. Die häufig platten Zellkerne

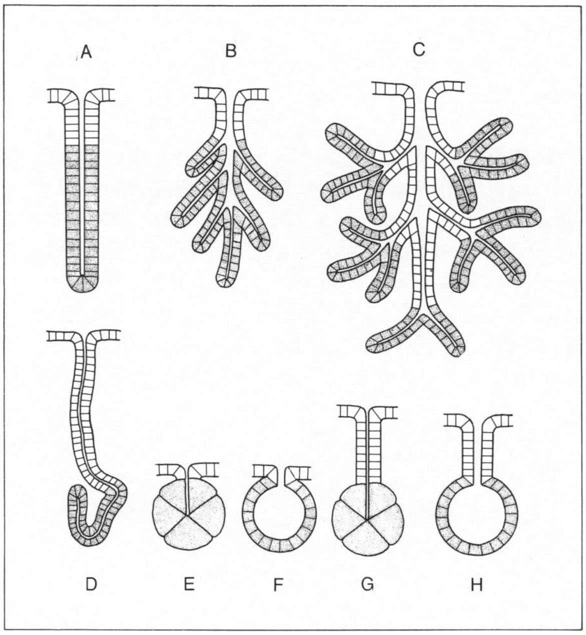

Abb. 2–3. Einteilung der exokrinen Drüsen in schematischer Darstellung. *A* einfache Drüse; *B* verzweigte Drüse; *C* zusammengesetzte Drüse; *D* tubulöse Drüse; *E* azinöse Drüse; *F* alveoläre Drüse; *G* tubulo-azinöse Drüse; *H* tubulo-alveoläre Drüse

Aufbau der Gewebe 2

liegen basal, das Drüsenlumen ist weit (z. B. in Gaumendrüsen).

In **gemischten Drüsen** kommen in den Drüsenendstücken sowohl seröse als auch muköse Zellen vor. Gemischte Drüsen sind z. B. die Speicheldrüsen des Mundbodens. In diesen Drüsen sitzen die serösen Drüsenzellen den mukösen Endstücken kappenförmig auf.

Bei **seromukösen Drüsen** (früher mukoiden Drüsen) sind die Endstücke sowohl zur serösen als auch zur mukösen Sekretion befähigt. Eine Abgrenzung gegenüber mukösen Drüsen ist oft schwierig. Zu den seromukösen Drüsen zählen u. a. die Drüsen der Speiseröhre, des Mageneingangs und des Magenausgangs.

2.2.3 Sinnesepithelien

Die hochspezialisierten Sinnespithelien, die Sinneseindrücke vermitteln, werden bei den Sinnesorganen behandelt (s. Kap. 17).

2.3 Bestandteile des Binde- und Stützgewebes

Für das Binde- und Stützgewebe, das sich fast ausschließlich aus dem mittleren Keimblatt (Mesoderm) entwickelt, ist der hohe Gehalt an *geformten* und *ungeformten Interzellularsubstanzen* charakteristisch. *Bindegewebszellen* treten demgegenüber mehr oder minder zurück. Der Bau dieser Gewebe ist jeweils den mechanischen Erfordernissen angepaßt.

Die Bestandteile des Binde- und Stützgewebes können anhand des lockeren faserigen Bindegewebes besonders gut dargestellt werden (s. Abb. 2–4).

2.3.1 Zelluläre Bestandteile

Man unterscheidet fixe (ortsständige) und mobile (freie) Bindegewebszellen.

Fixe Bindegewebszellen. Hierbei handelt es sich um Fibroblasten und Fibrozyten. Die **Fibroblasten** sind junge, noch nicht ausgereifte, abgeflachte Zellen mit einigen Fortsätzen, die *Interzellularsubstanz* bilden können. Weiterhin sind sie an der *Regeneration* (s. S. 37f.) vieler Gewebe beteiligt. Im Gegensatz zum Fibroblasten sind bei den **Fibrozyten** einzelne Zellorganellen weniger gut entwickelt. Dünne Zellausläufer verbinden die Fibrozyten zu einem dreidimensionalen Netz. Der Fibrozyt stellt eine im Vergleich zum Fibroblasten reifere, ruhende Zelle dar; seine Fähigkeit, Interzellularsubstanzen zu synthetisieren, ist eingeschränkt. Unter bestimmten Bedingungen können sich jedoch Fibrozyten wieder in Fibroblasten umwandeln und deren Aufgaben voll erfüllen. Verwandt mit den Fibrozyten sind die *undifferenzierten Retikulumzellen.*

Mobile Bindegewebszellen. Sie finden sich häufig im *retikulären Gewebe der lymphatischen Organe* (Lymphknoten, Milz, Tonsillen, Thymus, Lymphfollikel der Ileumschleimhaut und des Wurmfortsatzes, s. S. 285) und des *blutbildenden Knochenmarks* sowie im *lockeren Bindegewebe.* Zu diesen Zellen gehören *Histiozyten (Makrophagen), Monozyten, Plasmazellen, Lymphozyten, eosinophile Granulozyten, basophile Mastzellen und neutrophile Granulozyten.* Außer den Mastzellen sind alle genannten Zellen an den Abwehrmechanismen des menschlichen Körpers beteiligt und werden dort ausführlich behandelt (s. S. 110ff.).

Mastzellen, die weit verbreitet im lockeren Bindegewebe und dort vor allem in der Nähe kleiner Ge-

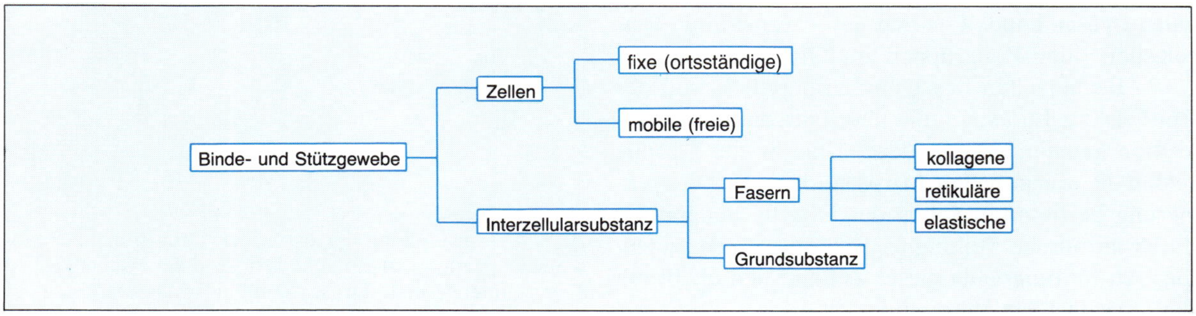

Abb. 2–4. Bestandteile des Binde- und Stützgewebes, nach Bucher

fäße vorkommen, sind relativ große Zellen (Durchmesser bis zu 20 µm) mit dicht gepackten basophilen Granula im Zytoplasma. Die Granula enthalten u. a. *Heparin* und *Histamin*. Die physiologische Funktion der Mastzellen ist bis heute nicht sicher bekannt.

2.3.2 Interzellularsubstanz

Zu der Interzellularsubstanz des Binde- und Stützgewebes rechnet man die amorphe Grundsubstanz und die Fasern.

Amorphe Grundsubstanz. Die amorphe Grundsubstanz wird von Bindegewebszellen *(Fibroblasten)* gebildet. Sie besteht im wesentlichen aus *Proteoglykanen*, d. h. aus Verbindungen, bei denen der Glykan-(Polysaccharid-)Anteil quantitativ größer ist als der Proteinanteil.

Der Polysaccharidanteil der Proteoglykane weist einen regelmäßigen Bau aus Aminozuckern und D-Glucuronsäure bzw. D-Galaktose auf und wird *Glykosaminglykan* genannt. Es sind acht verschiedene Typen bekannt, die sich hinsichtlich ihres Sulfat- bzw. ihres Acetatgehaltes unterscheiden: Hyaluronat, Chondroitin, Chondroitin-4-sulfat, Chondroitin-6-sulfat, Dermatansulfat, Keratansulfat, Heparin und Heparansulfat.

Die Glykosaminglykane liegen im Gewebe kovalent an bestimmte Proteine gebunden vor. Dadurch entstehen Makromoleküle mit einem Molekulargewicht von mehreren Millionen, die zur Bindung von Gewebswasser und Kationen befähigt sind und der Grundsubstanz visköse bis feste Eigenschaften verleihen. Durch Verflechtung der Makromoleküle untereinander und durch ihre Wechselwirkung mit Fibrillen wirken sie als Permeabilitätsbarriere.

Geformte Interzellularsubstanzen. Hierbei handelt es sich um die **Bindegewebsfasern.** Aufgrund von Strukturbesonderheiten und bestimmten chemischen und physikalischen Eigenschaften unterscheidet man drei Arten von Fasern: *Kollagenfasern, Retikulinfasern und elastische Fasern.*

Die **Kollagenfasern** kommen nahezu überall im Körper vor. Sie sind ausgesprochen zugfest und weisen einen Durchmesser von 1–10 µm auf. Ihre Bezeichnung haben die Kollagenfasern daher erhalten, daß sie beim Kochen quellen und Leim (griech. Kolla) ergeben.

Die kollagenen Fasern bestehen aus dem Skleroprotein *Kollagen*, das bei seinem Aufbau zahlreiche Zwischenstufen durchläuft. Im Fibroblasten werden zunächst Polypeptidketten mit einem hohen Gehalt an Prolin, Hydroxyprolin und Hydroxylysin synthetisiert. Jeweils drei helixartig umeinander gewundene Polypeptidketten bilden *Tropokollagenmoleküle*, die von der Zelle in den Interzellularraum ausgeschieden werden. Dort erfolgt eine Parallelanlagerung zu *Protofibrillen (Prokollagenfibrillen)*. Mehrere Protofibrillen lagern sich zu einer *Mikrofibrille* zusammen. Mehrere Mikrofibrillen aggregieren zu *Kollagenfibrillen* und diese wiederum zu *Kollagenfasern*. Viele Kollagenfasern bilden jeweils ein *Faserbündel*.

Im Gegensatz zu den Kollagenfasern sind die **Retikulinfasern** *(Gitterfasern)* dünner und netzartig angeordnet. Sie sind *biegungselastisch* und kommen u. a. in lymphatischen Organen und im blutbildenden Knochenmark vor. Retikulinfasern stellen einen wesentlichen Bestandteil der Basalmembran dar. Biochemisch und morphologisch gibt es zwischen Kollagenfasern und Retikulinfasern fließende Übergänge.

Die **elastischen Fasern** sind verzweigt und bilden dreidimensionale Netze. Im Gegensatz zu den undehnbaren Kollagenfasern sind sie stark *dehnbar*. *Elastin* ist das wichtigste Protein der elastischen Fasern. Es kommt in fast allen Bindegeweben vor. Die herznahen Arterien und die Lunge weisen den höchsten Gehalt auf. Von den Bindegewebszellen wird die Vorstufe *Proelastin* synthetisiert, das nach Sekretion in den Extrazellularraum zu Elastin aggregiert.

2.4 Formen des Bindegewebes (s. Abb. 2–5)

2.4.1 Mesenchym und Gallertgewebe

Mesenchym. Als Mesenchym, das sich vor allem vom Mesoderm ableitet, wird das *embryonale Bindegewebe* bezeichnet, das ausschließlich während der intrauterinen Entwicklung vorkommt. Abkömmlinge des Mesenchyms sind die Zellen des Binde- und Stützgewebes sowie die glatten Muskelzellen. Die embryonalen Bindegewebszellen stehen durch feine Zellausläufer miteinander in Verbindung, wodurch ein dreidimensionales Netz entsteht (s. Abb. 2–6). Eine wäßrige Lösung von Salzen und Eiweißkörpern füllt das interzelluläre Maschenwerk aus. Fasern werden von den Mesenchymzellen, die sich durch eine lebhafte mitotische Teilungsaktivität auszeichnen, nicht gebildet.

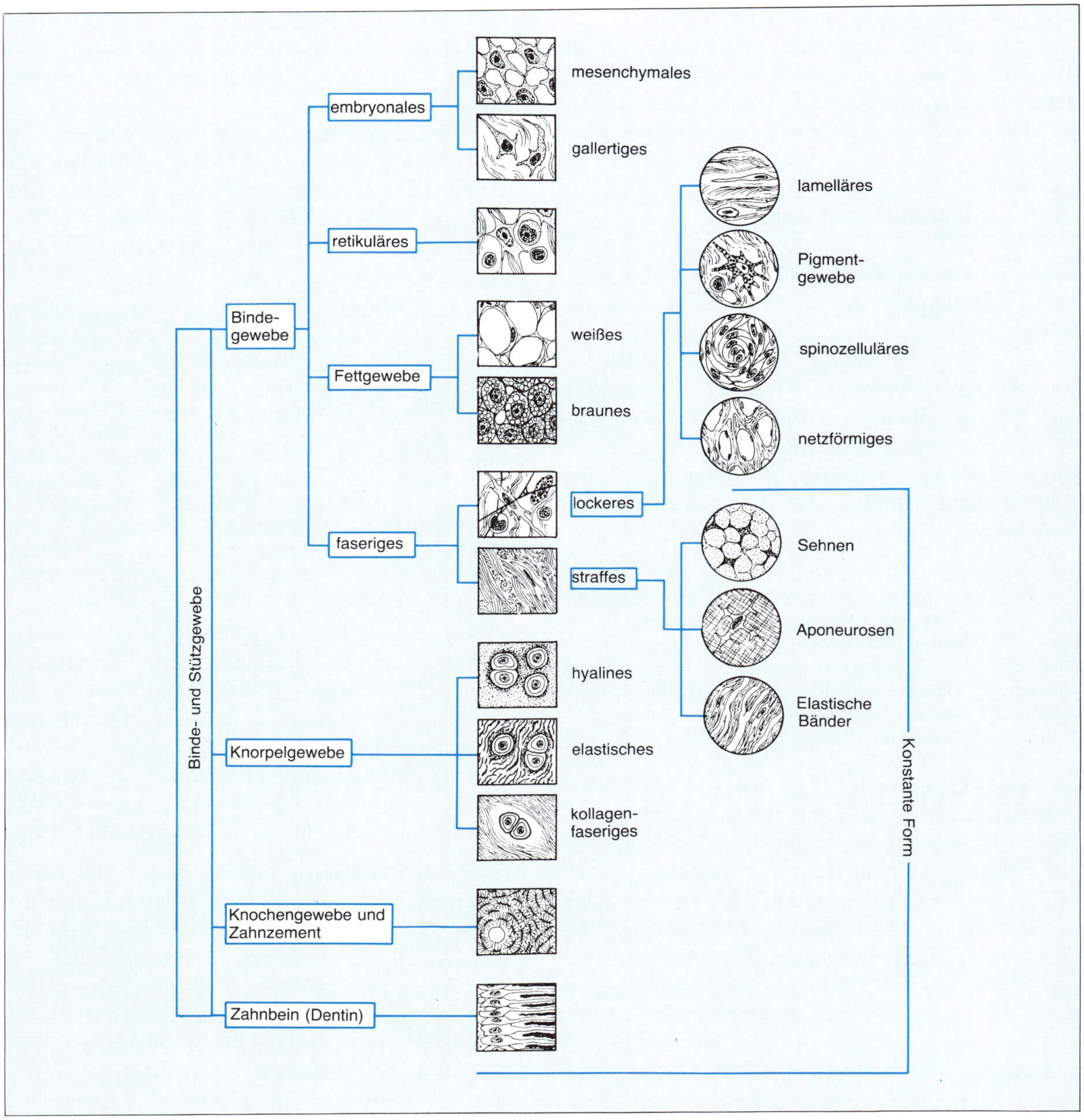

Abb. 2–5. Einteilung des Binde- und Stützgewebes, nach Krstić

Gallertgewebe. Mit dem Mesenchym verwandt ist das Gallertgewebe (gallertartige Bindegewebe), das ebenfalls nur vorübergehend angelegt wird. Die Zellen dieses Gewebes sind wie die des Mesenchyms verzweigt. In den Zwischenzellräumen finden sich Faserbündel, die in eine Proteoglykan-reiche Grundsubstanz eingebettet sind. Der ausgeprägten Wasserbindungsfähigkeit der Grundsubstanz verdankt das Gallertgewebe, das in der *Nabelschnur* anzutreffen ist, seine typische gallertartige Eigenschaft. Die *Zahnpulpa* des Erwachsenen gleicht in ihrem Feinbau dem Gallertgewebe.

2.4.2 Retikuläres Bindegewebe

Das retikuläre Bindegewebe stellt das Grundgerüst der lymphatischen Organe (s. S. 106) und des Knochenmarks dar. Es ähnelt dem embryonalen Bindegewebe und setzt sich aus *Retikulumzellen* und *Retikulinfasern* zusammen (s. Abb. 2–7). Der netzartige Zellverband („Zellschwamm“) wird durch das Fasergerüst der Retikulinfasern versteift. In den Lücken zwischen den Retikulumzellen finden sich Gewebsflüssigkeit und freie Zellen, die eng mit der Blut- und Lymphbahn in Verbindung stehen.

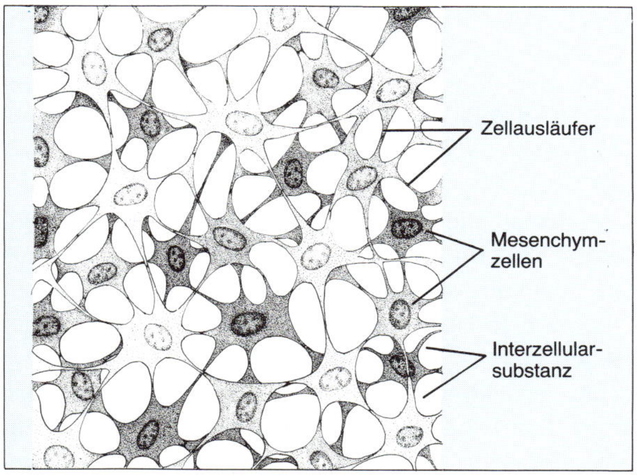

Abb. 2–6. Mesenchym

Retikulumzellen. Die Retikulumzellen sind Zellen, die sich in verschiedener Richtung differenzieren können *(pluripotente Zellen).*

Fibroblastische Retikulumzellen bilden Retikulinfasern, die sich zum Teil den Zellen anlagern. Eine zweite Zellgruppe ist an den *spezifischen Abwehrmechanismen* durch die T- und B-Lymphozyten beteiligt (s. S. 114 u. 117). Eine dritte Gruppe kann *phagozytieren* und *speichern.* Dabei lösen sich die Zellen aus dem Verband und bewegen sich durch die Interzellularräume amöboid fort (Umwandlung von Retikulumzellen in Phagozyten oder Makrophagen).

Retikuloendotheliales System. Es handelt sich hierbei um ein über den gesamten Organismus verbreitetes System von Zellen, deren Hauptaufgabe die Phagozytose (s. S. 111) und Speicherung ist. Die Zellen des Retikuloendothelialen Systems (RES; syn. Retikulohistiozytären Systems, RHS), die eine Funktionsgemeinschaft bilden, sind mesenchymaler Herkunft.

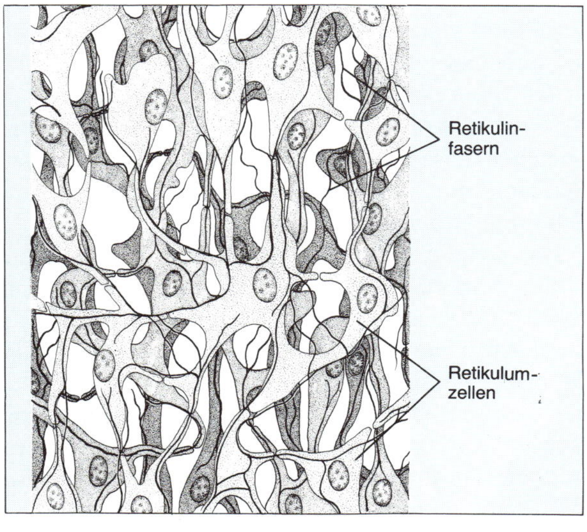

Abb. 2–7. Retikuläres Bindegewebe

Im einzelnen gehören zu diesem System:

- *die phagozytoseaktiven Retikulumzellen des retikulären Bindegewebes,*
- *die von Kupfferschen Sternzellen in der Wand der Lebersinusoide* (s. S. 293),
- *die Hortega-Zellen (Mikroglia) des Zentralnervensystems* (s. S. 34),
- *die Histiozyten* (Gewebe-Makrophagen, s. S. 22),
- *die Monozyten* (Blut-Makrophagen, s. S. 105).

2.4.3 Fettgewebe

Fettgewebe, das fast überall im Körper vorkommt, kann als *Sonderform des retikulären Bindegewebes* aufgefaßt werden (Fettspeicherform des retikulären Bindegewebes). Das Fett liegt im Zytoplasma der Fettzellen, die von Retikulinfasern umgeben sind. Man unterscheidet zwei Arten, das *weiße* und das *braune Fettgewebe.*

Weißes Fettgewebe. Dieses besteht aus Fettzellen (Durchmesser bis zu 100 µm), die jeweils nur einen großen Fetttropfen (vor allem Neutralfette) enthalten. Kern- und Zytoplasma sind in diesen sog. *Lipozyten* an den Rand gedrängt.

Das weiße Fettgewebe läßt sich nach funktionellen Gesichtspunkten in Baufett und Speicherfett unterteilen. Das **Baufett** hat mehrere Aufgaben zu erfüllen. Es dient zur Erhaltung der Organlage (z. B. Nierenlager), als Polstermaterial (z. B. Gesäß, Wange) und als Gewebeersatz (z. B. bei der Rückbildung des Thymus und des blutbildenden Knochenmarks) und wird erst in fortgeschrittenen Hungerzuständen mobilisiert. Das **Speicherfett** dient als Energiespeicher und als thermischer Isolator. Man findet Speicherfett vor allem im Unterhautbindegewebe und in der Bauchhöhle.

Braunes Fettgewebe. Dieses kommt fast ausschließlich beim *Neugeborenen* vor. Die Fettzellen sind bei diesem Fettgewebetyp klein, polymorph (vielgestaltig) und enthalten neben zahlreichen Mitochondrien immer mehrere kleine Fetttropfen. Die Färbung des Gewebes ist durch den Gehalt an exogenen, fettlöslichen Farbstoffen (z. B. Carotinoiden) bedingt. Es ist reich mit sympathischen Nervenfasern (s. S. 470) versorgt und dient der *zitterfreien Wärmebildung des Neugeborenen* (s. S. 371).

2.4.4 Faseriges Bindegewebe

Lockeres faseriges Bindegewebe. Dieses im Körper weit verbreitete Gewebe füllt Lücken aus, umhüllt Gefäße oder Nerven und verbindet verschiedene Organe und Organteile.

Sonderformen des lockeren faserigen Bindegewebes sind das

- *Pigmentgewebe,* das in der Regenbogen- und Aderhaut des Auges, in den weichen Hirnhäuten und in der Haut des Genitalbereiches vorkommt; die pigmenttragenden Zellen dieses Gewebes werden *Melanozyten* genannt,
- *spinozelluläre Bindegewebe,* ein zellreiches Bindegewebe mit engen Interzellularspalten, welches das Stroma verschiedener Organe bildet,
- *netzförmige Bindegewebe,* das z. B. in den Netzen der Bauchhöhle vorkommt,
- *lamelläre Bindegewebe,* in dem die Faserbündel in Lamellen angeordnet verlaufen und Muskeln und Nerven umhüllen.

Straffes faseriges Bindegewebe. Dieser Bindegewebstyp mit wenig freien Bindegewebszellen zeichnet sich durch eine hohe mechanische Widerstandsfähigkeit und durch eine geringe Stoffwechselaktivität aus. *Man unterscheidet geflechtartiges und gerichtetes straffes faseriges Bindegewebe.*

Geflecht- oder **filzartiges straffes Bindegewebe** findet man in der Sklera des Auges (s. S. 516), der harten Hirnhaut sowie in den Kapseln verschiedener Organe (Hoden, Milz, Niere, Leber u. a.) und der Gelenke.

Das **gerichtete straffe Bindegewebe** entwickelt sich unter dem Einfluß von Zugkräften. Die Kollagenfasern verlaufen hierbei nach einem festgelegten Muster. Man findet es in *Sehnen,* die die Zugwirkung von Muskeln auf die Knochen übertragen, in *Aponeurosen* (flächenhaften Sehnen), in *Faszien* (Hüllen der einzelnen Muskeln und Muskelgruppen) sowie in *Bändern* (Verbindungen zwischen Knochenteilen).

Hilfseinrichtungen der Sehnen sind *Sehnenscheiden* und *Schleimbeutel,* die eine gegenseitige Verschieblichkeit von eng aneinanderliegenden Strukturen erleichtern. Sie weisen eine derbe Außenhülle und eine lockere Innenschicht auf. Letztere sondert eine Flüssigkeit, die *Synovialflüssigkeit,* ab, durch die ein reibungsfreies Gleiten ermöglicht wird.

2.5 Formen des Stützgewebes

Zum Stützgewebe (s. Abb. 2–5) gehören Chordagewebe, Knorpel, Knochen, Zahnzement und Zahnbein. Diese Gewebe enthalten kollagene Fasern in einer besonders ausgebildeten Grundsubstanz.

2.5.1 Chorda- und Knorpelgewebe

Chordagewebe. Chordagewebe wird beim Menschen nur während der Embryonalentwicklung angelegt. Die Zellen dieses Gewebes, die *Chordazellen,* sind sternförmig und treten durch Zellausläufer miteinander in Verbindung. Zwischen den Chordazellen befindet sich eine schleimige Interzellularsubstanz. Reste von Chordagewebe kommen vermutlich noch in den Gallertkernen (Nuclei pulposi) der Zwischenwirbelscheiben („Bandscheiben") vor.

Entwicklung und Aufbau des Knorpelgewebes. *Das Knorpelgewebe differenziert sich aus dem Mesenchym,* wobei zunächst durch Vermehrung der Interzellularsubstanz die Zellen abgerundet und plattgedrückt werden. In dieser Entwicklungsphase werden die Knorpelzellen als *Chondroblasten* bezeichnet. Diese wachsen weiter und differenzieren sich zu reifen Knorpelzellen *(Chondrozyten),* die Tropokollagen und große Mengen Proteoglykan-haltiger Grundsubstanz bilden. Der Knorpel wächst durch Zunahme der Grundsubstanz, wobei sich die Zellen teilen und gleichzeitig auseinanderrücken. Man bezeichnet diese Art des Knorpelwachstums als *interstitielles Wachstum.* Außer an den Gelenken ist der Knorpel von Bindegewebe, dem *Perichondrium,* umgeben, das reich an Gefäßen und Nerven ist. Vom Perichondrium aus kann Knorpel neu gebildet werden *(appositionelles Wachstum).*

Die Chondrozyten liegen gewöhnlich in kleinen Gruppen in einer sog. *Knorpelhöhle,* die von einer Zone faserfreier Grundsubstanz umgeben ist. Durch diese Anordnung entstehen Zellnester, die man als *Chondrone* bezeichnet.

Da es sich beim ausdifferenzierten Knorpel, der eine hohe Druckelastizität aufweist, um ein bradytrophes (umsatzarmes) Gewebe handelt, kann die Ernährung ausschließlich durch Diffusion erfolgen. Blutgefäße sind nicht vorhanden.

Aufgrund morphologischer Unterschiede, die den Gehalt an Fasern und Knorpelgrundsubstanz betreffen, lassen sich drei Knorpelarten unterscheiden: hyaliner, elastischer und Faser-Knorpel (s. Abb. 2–8).

Hyaliner Knorpel. Dieser ist die am weitesten verbreitete Art des Knorpelgewebes. Man findet ihn im embryonalen Skelet, an den Rippen, in Gelenken, in Nase, Kehlkopf, Luftröhre und Bronchien. Die Interzellularsubstanz des hyalinen Knorpels besteht aus vielen kollagenen Fasern, die in die amorphe Grundsubstanz eingebettet sind und von dieser vollständig verdeckt (maskiert) werden (s. Abb. 2–8).

Mit zunehmendem Alter verringert sich der Wassergehalt des hyalinen Knorpels. Gleichzeitig nimmt die Substratversorgung zentraler Anteile ab, wodurch degenerative Prozesse ausgelöst werden können (Abnahme der Grundsubstanz mit Demaskierung kollagener Fasern und Verknöcherung). Geschädigtes hyalines Knorpelgewebe regeneriert nur, wenn das Perichondrium erhalten ist.

Elastischer Knorpel. Dieser enthält zusätzlich zu den Strukturen des hyalinen Knorpels elastische Fasernetze, die nicht maskiert sind und dem Knorpel ein gelbliches Aussehen geben. Die Chondrone sind kleiner und zellärmer als jene des hyalinen Knorpels (s. Abb. 2–8).

Elastischer Knorpel ist weit weniger verbreitet als hyaliner Knorpel. Man findet ihn in der Ohrmuschel, im äußeren Gehörgang, in der Tuba auditiva (Ohrtrompete) und in einigen Kehlkopfknorpeln. Elastischer Knorpel verknöchert nicht und ist nicht regenerationsfähig.

Faserknorpel. Bei dieser Form des Knorpels besteht die Interzellularsubstanz aus dichtgepackten Kollagenfasern und wenig amorpher Grundsubstanz. Die Chondrone sind gewöhnlich zellarm und klein (s. Abb. 2–8). Faserknorpel kommt in den Zwischenwirbelscheiben, in der Schambeinfuge und in Gelenkscheiben (*Menisci* und *Disci*) vor. Er ist von allen Knorpelarten am widerstandsfähigsten.

2.5.2 Knochengewebe

Aufbau des Knochengewebes. Das aus dem Mesenchym entstehende Knochengewebe ist zusammen mit dem Zahnbein (Dentin) das am höchsten differenzierte Stützgewebe. Die Festigkeit des Knochens gegen Druck, Zug, Biegung und Torsion beruht auf der *Einlagerung von anorganischen Bestandteilen* in die organische Interzellularsubstanz. Es handelt sich hierbei in erster Linie um Hydroxylapatit $Ca_{10}(PO_4)_6(OH)_2$. Daneben finden sich noch Fluorapatit, Carbonatapatit, Calciumcarbonat und Magnesiumcarbonat. Die chemische Analyse des Knochens ergibt folgende Durchschnittswerte: 65% anorganische Bestandteile, 25% organische Bestandteile und 10% Wasser. Da das Knochengewebe den größten Anteil des im Organismus vorkommenden *Calciums* und *Phosphats* enthält, stellt es ein Speicherorgan für diese Stoffe dar, deren Übertritt in das Blut durch Hormone gesteuert wird. Bei Nichtbelastung des Knochens, z. B. im Gipsverband oder in der Schwerelosigkeit, kommt es zu deutlichen Calciumverlusten des Skelets.

Die organischen Bestandteile des Knochens bestehen zu 95% aus Kollagenfasern und zu etwa 5% aus amorpher Interzellularsubstanz.

In *Lakunen* (Höhlen) der verkalkten Knochengrundsubstanz liegen einzeln die **Osteozyten** (Knochenzellen). Die pflaumenkernförmigen Zellen besitzen zahlreiche dünne, in alle Richtungen des Raumes ausstrahlende Zytoplasmafortsätze, mit denen sie mit anderen Osteozyten in Verbindung treten.

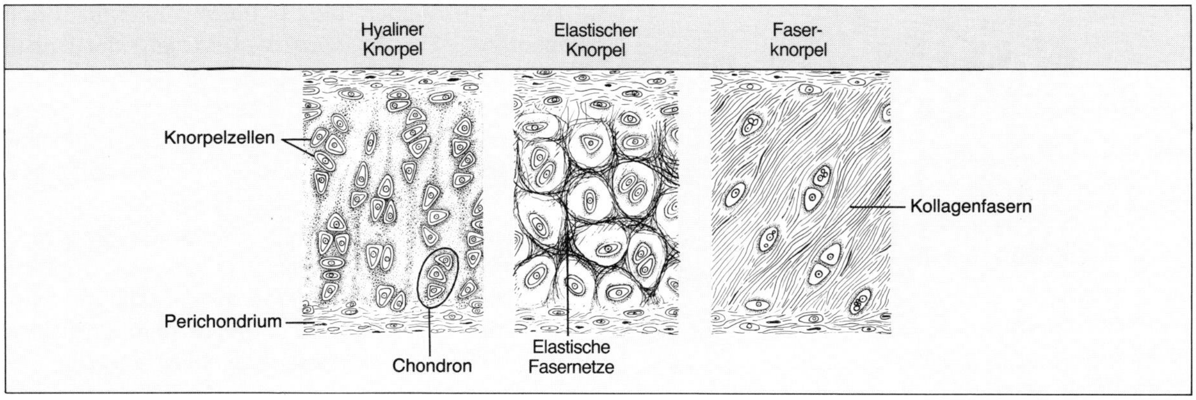

Abb. 2–8. Knorpelgewebe.

Geflechtknochen. Nach der Art der Anordnung der Kollagenfibrillen unterscheidet man Geflechtknochen und Lamellenknochen. *Im Geflechtknochen verlaufen die Kollagenfasern ohne besondere Orientierung zu den ernährenden Gefäßen.* Diese Knochenart kommt beim Menschen während der Knochenentwicklung, der Knochenbruchheilung, an den Ansatzstellen von Sehnen und Bändern sowie an bestimmten Stellen des Schädelknochens vor. Im allgemeinen wird der Geflechtknochen in den ersten Lebensjahren durch den funktionell höher strukturierten Lamellenknochen ersetzt. Dabei bauen *Osteoklasten* (s. S. 29) den vorhandenen Knochen allmählich ab, während *Osteoblasten* (s. S. 29) den nachfolgenden Lamellenknochen aufbauen.

Lamellenknochen. *Der Lamellenknochen ist durch einen schichten- bzw. schalenartigen Aufbau helikal verlaufender, parallel angeordneter Kollagenfaserbündel mit einer entsprechenden Parallelausrichtung der Apatitkristalle charakterisiert.* Die einzelnen Schichten oder Schalen bestehen aus 3–10 µm dikken Bauelementen, den **Lamellen.** Die Richtung des Faserverlaufes wechselt normalerweise von Lamelle zu Lamelle. Fasern benachbarter Lamellen verbinden sich miteinander und festigen dadurch den lamellären Zusammenhalt. In kleinen Knochenlakunen zwischen den Lamellen liegen gewöhnlich die *Osteozyten.*

Die Struktur des Lamellenknochens läßt sich am besten für die Wände der Röhrenknochen, die *Kompakta* oder *Kortikalis,* beschreiben (s. Abb. 2–9). Die Lamellen, die einen Knochen nach außen und beim Röhrenknochen auch nach innen zum Markraum hin abgrenzen, werden als *Generallamellen* bezeichnet. Die äußeren Generallamellen liegen unter dem *Periost* (Knochenhaut), das sich aus einer inneren, sehr zellreichen und einer äußeren, straffen Bindegewebsschicht zusammensetzt.

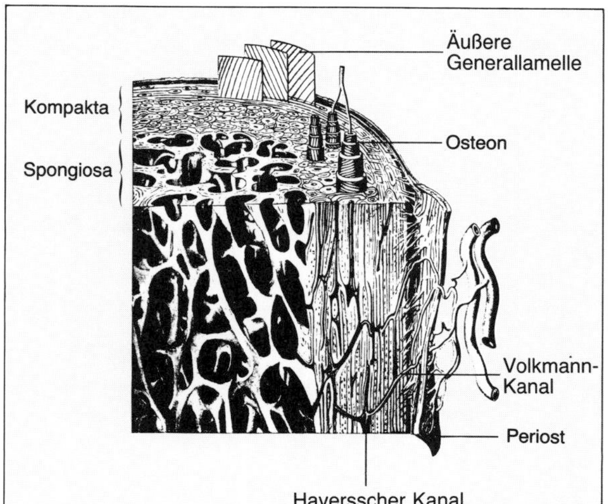

Abb. 2–9. Struktur des Lamellenknochens, nach Benninghoff und Goerttler

Die *inneren Generallamellen* liegen zur Markhöhle hin über dem *Endost,* einem dünnen Bindegewebshäutchen, welches das Knochengewebe gegen den Markraum abgrenzt. Die inneren Knochenlamellen gehen an zahlreichen Stellen in die *Spongiosa* über (s. u.).

Für die mittlere Schicht der Kompakta sind *Speziallamellen* oder *Haversssche Lamellen* kennzeichnend. Mehrere Speziallamellen, die sich konzentrisch um einen *Zentralkanal* oder *Haversschen Kanal* anordnen, bilden ein **Osteon** oder *Haverssches System.* Osteone finden sich hauptsächlich an den *Diaphysen* (Mittelstücken der Röhrenknochen). Der Zentralkanal (Durchmesser 20–100 µm) enthält Gefäße, Nerven und lockeres Bindegewebe. Von hier aus erfolgt die Ernährung der Osteozyten durch Diffusion. Die Lücken zwischen den einzelnen Osteonen sind von *Schaltlamellen* ausgefüllt. Es handelt sich hierbei um Reste früherer Osteonanlagen. Jedes Osteon grenzt sich von seiner Umgebung durch eine sog. *Zementlinie (Kittstreifen)* ab, die im wesentlichen aus amorpher Grundsubstanz besteht.

Lamellenbruchstücke kommen nicht nur im Bereich der Schaltlamellen vor, sondern auch in der Spongiosa der *Epiphysen* (gelenknahen Endstücke der Röhrenknochen) und der platten und kurzen Knochen.

Versorgt werden die Blutgefäße der Zentralkanäle des Knochenmarks von größeren Gefäßen, die, vom Periost ausgehend, durch quergerichtete, d. h. radiär angeordnete Versorgungskanäle, die *Volkmann-Kanäle,* verlaufen.

Die **Spongiosa** besteht aus einem Schwammwerk feiner Knochenbälkchen, in dessen Maschen sich das blutbildende Knochenmark befindet. Die Knochenbälkchen der Spongiosa können entsprechend der Druck- und Zugbelastung in Form von Trajektorien angeordnet sein. Im *Mittelstück (Schaft)* der langen Röhrenknochen fehlen die Spongiosabälkchen fast vollkommen. Es entsteht eine einheitliche Höhle, die *Markhöhle,* die beim Erwachsenen das gelbe, aus Fettgewebe bestehende Knochenmark ausfüllt.

Knochenentwicklung. *Während der Knochenentwicklung entsteht Knochengewebe durch direkte (primäre oder desmale) sowie durch indirekte (sekundäre oder chondrale) Ossifikation (Verknöcherung). In beiden Fällen wird zunächst Geflechtknochen angelegt, der mit wenigen Ausnahmen später durch Lamellenknochen ersetzt wird* (s. Abb. 2–10).

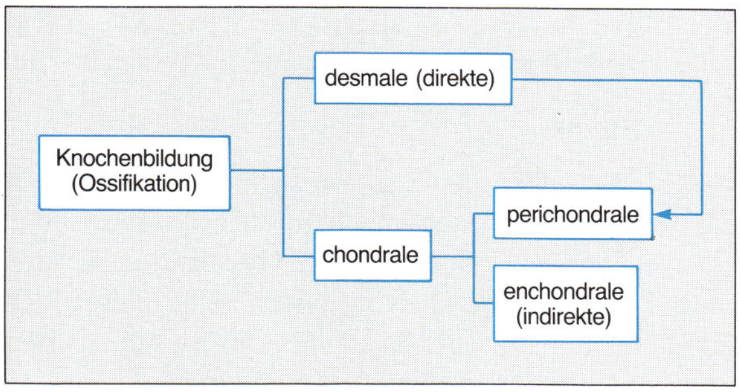

Abb. 2–10. Schema der Knochenentwicklung

Bei der **desmalen Ossifikation** differenzieren sich Mesenchymzellen zu *Osteoblasten* (Knochenbildungszellen), die zunächst eine unverkalkte Grund- oder Interzellularsubstanz, das *Osteoid,* ausscheiden, in das sie dann selbst zunehmend eingemauert und damit zu *Osteozyten* werden. Durch allmähliche Einlagerung von Kalksalzen wird das Osteoid schließlich zu einer Hartsubstanz. Auf diese Weise entwickeln sich die sog. *Deck- oder Bindegewebsknochen* des Schädeldaches, des Gesichts und des Schlüsselbeins.

Im wachsenden Organismus laufen parallel zu den Aufbauvorgängen auch Abbauprozesse ab, um eine fortlaufende übermäßige Verdickung des Knochens zu verhindern. Während an der Oberfläche der gebildeten Knochenbälkchen sich neugebildete Osteoblasten anordnen und zu einem weiteren Dickenwachstum des Knochens führen *(appositionelles Wachstum),* bauen aus dem Mesenchym hervorgehende mehrkernige Riesenzellen (Durchmesser bis zu 100 μm) den Knochen auf der gegenüberliegenden Seite enzymatisch ab. Diese mehrkernigen Riesenzellen, die *Osteoklasten,* sind amöboid beweglich und weisen einen Mikrovillisaum auf. Ihre Abbauleistung ist beträchtlich, sie entspricht der Aufbauleistung von etwa 100 Osteoblasten. Eine Aktivierung der Osteoklasten erfolgt durch das Parathormon der Nebenschilddrüsen (s. S. 550).

Bei der **chondralen Ossifikation** entsteht zunächst aus dem Mesenchym ein vorgeformtes „Modell" des späteren Knochens aus hyalinem Knorpel, der mit fortschreitender Entwicklung allmählich abgebaut und im gleichen Umfang durch Knochengewebe ersetzt wird. Die Verknöcherung nimmt von sog. *Ossifikationspunkten* ihren Ausgang. Die auf diese Weise entstandenen Knochenkerne können beim Kind zur röntgenologischen Altersbestimmung des Skelets herangezogen werden. Der Ersatz der ursprünglichen knorpeligen Skeletstücke durch knöcherne Strukturen erfolgt bei Röhrenknochen anders als bei kurzen und platten Knochen. Bei letzteren werden die „Knorpelmodelle" zunächst von innen her durch Knochen ersetzt *(enchondrale Ossifikation),* während bei den knorpeligen Vorläufern der späteren Röhrenknochen auch außen auf der Knorpeloberfläche des Schaftes Knochen entsteht *(perichondrale Ossifikation).*

Bei der enchondralen Ossifikation wird Knorpel abgebaut und durch neugebildeten Geflechtknochen ersetzt. Zunächst kommt es zu einer Vergrößerung der Knorpelzellen, die anschließend teilweise zugrunde gehen. In die verbleibende Grundsubstanz werden Kalksalze eingelagert. Im weiteren Verlauf wachsen in diese Bereiche Blutgefäß- und Bindegewebsknospen ein. Einige Mesenchymzellen differenzieren sich zu knorpelabbauenden Zellen, den *Chondroklasten.* Durch die knorpelauflösende Wirkung der Chondroklasten bilden sich Hohlräume, in die Mesenchymzellen vordringen und sich in Osteoblasten umwandeln, welche wiederum Osteoid absondern. Nach der Mineralisation entsteht der enchondrale Knochen. Später wird der so entstandene Geflechtknochen in Lamellenknochen umgewandelt.

Eine enchondrale Ossifikation findet man in der Umbauzone (Wachstumsfuge oder Epiphysenfuge) zwischen Epiphyse und Diaphyse bis zum Abschluß des Längenwachstums (16.–23. Lebensjahr).

Die perichondrale Ossifikation geht von Osteoblasten aus, die sich aus Mesenchymzellen des Perichondriums differenzieren. Sie führt zu einer den Schaft der Röhrenknochen umgebenden Knochenmanschette, die desmales Knochengewebe darstellt. Das Perichondrium wird nach der Ossifikation zum Periost.

Das weitere Dickenwachstum des Knochens erfolgt durch Anlagerung neuer, direkt entstandener Knochenschichten unmittelbar unter dem Periost. Damit die perichondrale Manschette nicht ständig dicker wird, lösen Osteoklasten von innen her Knochensubstanz auf und vergrößern dadurch die Markhöhle.

Regeneration des Knochengewebes. Nach einer Knochenfraktur (Knochenbruch) proliferieren Zellen des Periosts und der Zentralkanäle sowie retikuläre Zellen des Knochenmarks und bilden zunächst den bindegewebigen *Kallus.* Bei guter Fixation der Bruchenden entsteht anschließend ein faseriges Osteoid, das später verkalkt. Bei unzureichender Fixation der Bruchenden bildet sich dagegen aus dem Kallus zunächst Knorpelgewebe, welches später durch Knochen ersetzt wird.

2.5.3 Zahnzement und Dentin

Die beiden Zahnbestandteile Zement und Dentin (Zahnbein) stehen dem Knochengewebe nahe, enthal-

ten aber – verglichen mit diesem – mehr anorganische Substanzen.

Zahnzement. Zahnzement findet sich an der Zahnwurzel und gleicht in seiner Entstehung und in seinem Aufbau einem Geflechtknochen. Wie beim Knochen enthält die Grundsubstanz des Zements kollagene Fasern. Im Bereich des Zahnhalses schwindet die Zementschicht. (Die Zahnkrone ist von *Zahnschmelz,* der härtesten Substanz des menschlichen Körpers, überzogen. Er wird vom sog. Schmelzorgan von außen nach innen abgelagert und ist ektodermaler Herkunft.)

Dentin. Das Dentin wird von zylindrischen Zellen, die sich aus Mesenchymzellen differenzieren, den *Odontoblasten,* gebildet. Im Gegensatz zu den Osteozyten sind die Odontoblasten nicht in die Hartsubstanz eingemauert, da sie das Dentin nur in einer Richtung zum Zahnschmelz hin abgeben.

2.6 Muskelgewebe

In den Zellen des Muskelgewebes, den Muskelfasern, sind metaplastische Strukturen *(Myofibrillen)* enthalten, welche die Grundlage für die auffälligste Eigenschaft dieses Gewebes bilden: die *Kontraktilität.* Auf Grund ihrer Sonderstellung werden für einzelne Bestandteile der Muskelzellen besondere Bezeichnungen gewählt: Das Zytoplasma wird als *Sarkoplasma,* das endoplasmatische Retikulum als *sarkoplasmatisches Retikulum,* die Mitochondrien als *Sarkosomen* und die Zellmembran als *Sarkolemm* bezeichnet.

Nach morphologischen und funktionellen Gesichtspunkten unterscheidet man *glatte* und *quergestreifte Muskulatur.*

Glatte Muskulatur. Man findet glatte Muskulatur im Bereich des Magen-Darm-Traktes, in den Luftwegen, in den Blut- und Lymphgefäßen, in einigen Organen des Urogenitaltraktes, im Auge sowie an den Haarbälgen. Glatte Muskulatur, die von vegetativen Nervenfasern (s. S. 470) versorgt wird, ist vor allem am Wandaufbau der Hohlorgane beteiligt. (Einzelheiten bezüglich Bau und Funktion der glatten Muskelzellen s. S. 411.)

Quergestreifte Muskulatur. Zur quergestreiften Muskulatur zählen die Muskeln des Bewegungsapparates *(Skeletmuskulatur),* des Gesichts, der Zunge, des Kehlkopfs, des Schlundes und der oberen Speiseröhre, des Augapfels, des Mittelohrs, des Beckenbodens und das Zwerchfell. Die Muskeln dieser Gruppe sind vom somatischen Nervensystem (s. S. 441 ff.) versorgt und können zum größten Teil willkürlich innerviert werden.

Die *Herzmuskulatur* gehört ebenfalls zu den quergestreiften Muskeln. Sie wird im Gegensatz zu den Muskeln der vorgenannten Gruppe von Fasern des vegetativen Nervensystems versorgt.

Der mikroskopische Feinbau der Skelet- und Herzmuskulatur ist auf S. 400 bzw. S. 138 beschrieben.

2.7 Nervengewebe

Das Nervengewebe entwickelt sich aus dem Ektoderm. Es ist aus den *Nervenzellen* und aus der *Neuroglia,* einem ektodermalen „Stützgewebe“, aufgebaut und findet sich sowohl im *Zentralnervensystem* (Gehirn und Rückenmark, s. S. 425 ff.) als auch im peripheren Nervensystem (s. S. 421 ff.).

2.7.1 Nervenzellen

Jede Nervenzelle besitzt wie alle anderen Zellen eine *Zellmembran,* die den Zellinhalt umschließt. Der typische Aufbau einer Nervenzelle ist in Abb. 2–11 schematisch dargestellt. Neben einem *Zelleib (Soma* oder *Perikaryon)* mit dem Zellkern weist sie meist mehrere *Zellfortsätze* auf. Der Fortsatz, mit dem die Nervenzelle Erregungen (s. S. 59) zu anderen Zellen leitet, wird als *Neurit* oder *Nervenfaser* bezeichnet. Die übrigen Zellfortsätze, an denen z. T. die Nervenfasern anderer Neurone enden, werden *Dendriten* (griech. Dendron = Baum) genannt. Einen Eindruck von der Vielgestaltigkeit der Dendritenstruktur vermittelt Abb. 2–12.

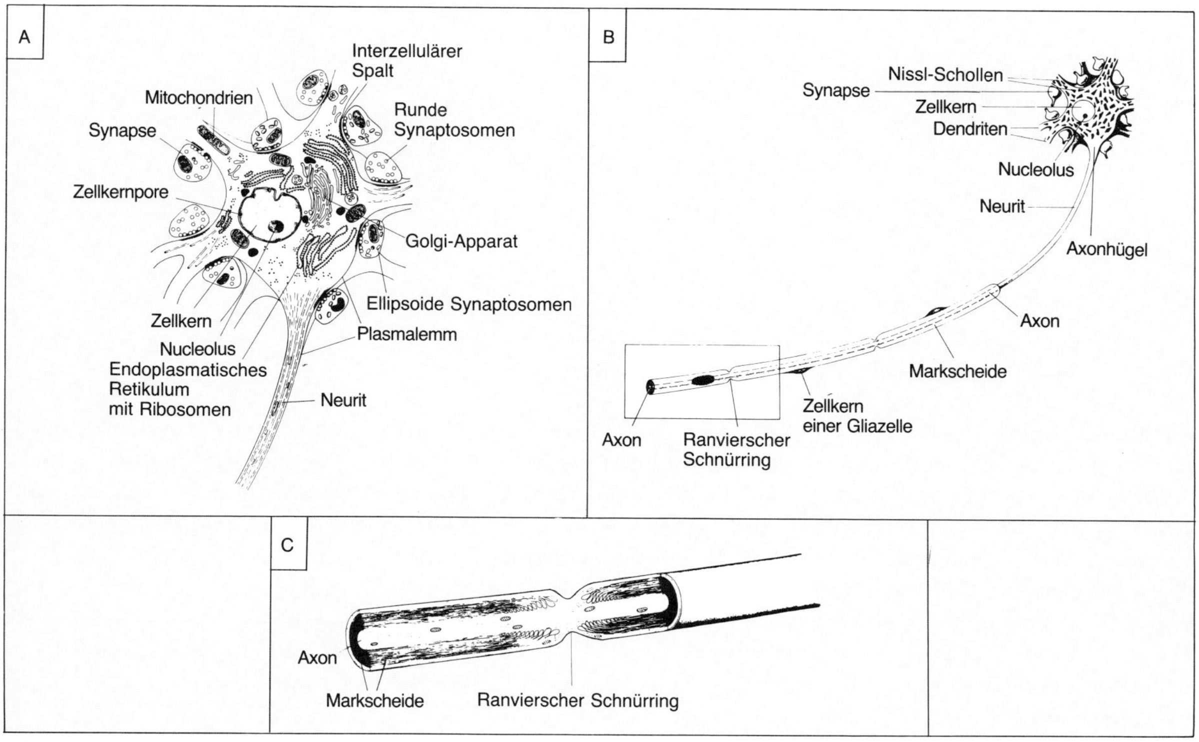

Abb. 2–11. Schema eines Neurons, nach Kretschmann. *A* Elektronenmikroskopische Darstellung; *B* Lichtmikroskopische Darstellung; *C* Ausschnitt aus *B*

Aufbau des Zellsomas. Der Zelleib eines Neurons (Durchmesser 5–100 μm) weist einen meist mittelständigen hellen Kern mit deutlich sichtbarem Nucleolus und in Kernnähe einen gut entwickelten Golgi-Apparat auf. Das rauhe endoplasmatische Retikulum ist ebenfalls stark ausgebildet. Gruppen von parallelen Doppellamellen des endoplasmatischen Retikulums bilden die charakteristischen *Nissl-Schollen* (s. Abb. 2–11, B). Diese sind im gesamten Zytoplasma und im Anfangsteil der Dendriten reichlich vertreten. Der Neurit und der Teil des Zelleibes, aus dem der Neurit entspringt (Ursprungskegel oder Axonhügel), ist frei von Nissl-Schollen. Als weitere charakteristische Bestandteile lassen sich im Soma und in den Zellfortsätzen zahlreiche *Neurotubuli* und *Neurofilamente* nachweisen, die gemeinsam die *Neurofibrillen* bilden, deren funktionelle Bedeutung weitgehend unbekannt ist. Die Mitochondrien-reichen Nervenzellen besitzen keine Zentriolen und haben somit ihre Teilungsfähigkeit vollständig verloren. Aus diesem Grund können abgestorbene Nervenzellen nicht ersetzt werden.

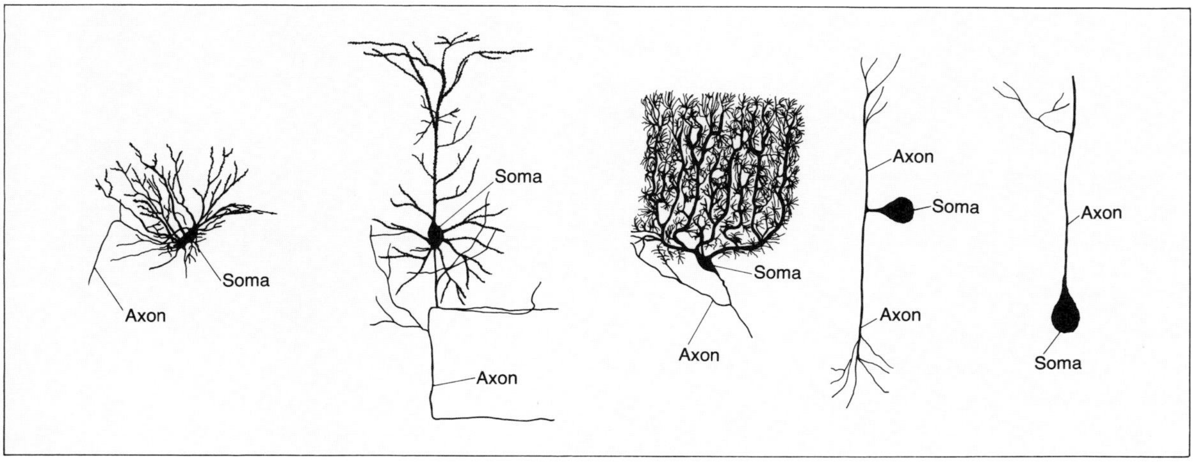

Abb. 2–12. Neurone mit verschiedenen Dendritenstrukturen, nach Ramon y Cajal

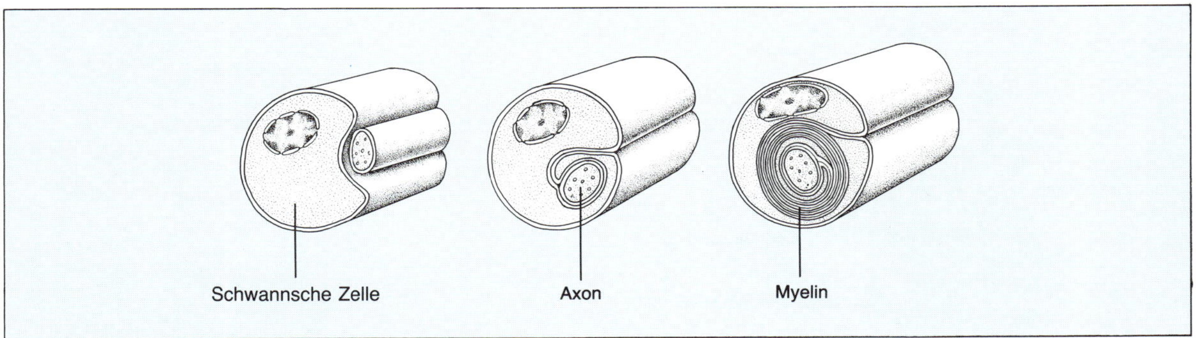

Abb. 2–13. Markscheidenbildung einer peripheren Nervenfaser

Aufbau der Nervenfaser. *Eine Nervenfaser besteht aus einem Axon* (Achsenzylinder), das von einer Zellmembran umschlossen wird, *und der Gliahülle.* Diese wird im Zentralnervensystem von Zytoplasmaausläufern der *Oligodendrogliazellen* (s. S. 34) gebildet. Bei peripheren Nervenfasern ist der Achsenzylinder von *Schwannschen Zellen* (s. S. 33) umhüllt. Man unterscheidet bei peripheren Nervenfasern zwei Arten von Umhüllungen, die für den Vorgang der Erregungsleitung (s. S. 64ff.) von Bedeutung sind. Bei den *dünnen marklosen* (unmyelinisierten) Fasern sind die Axone lediglich in Schwannsche Zellen eingebettet. Bei den *dicken markhaltigen* Nervenfasern besteht die Hülle aus einer großen Zahl von Lamellen aus Lipiden und Proteinen, die als spiralförmige Umwicklungen des Axons durch die Schwannsche Zelle aufzufassen sind (s. Abb. 2–13). Die Lamellensubstanz wird als *Myelin* und die gesamte Hülle dementsprechend als *Myelinscheide* oder auch als *Markscheide* bezeichnet.

Neurosekretorische Nervenzellen. Nervenzellen, die auf Reize mit Hormonbildung und -abgabe reagieren, werden neurosekretorische Nervenzellen genannt. Sie liegen vor allem im Bereich des Hypothalamus (Nucleus supraopticus und Nucleus paraventricularis, s. S. 539). Die entsprechenden Zellsomata synthetisieren die Hormone *Oxytocin* und *Adiuretin* (s. S. 539), die durch distal gerichtete Strömung des Axoplasmas zu den Endigungen der Axone im Hypophysenhinterlappen transportiert werden.

2.7.2 Aufbau der Nerven

Die meisten Nervenfasern verlaufen in Bündeln, die man im Zentralnervensystem als *Fasciculi* (Stränge), in der Peripherie als *Nerven* bezeichnet.

Nervenfasern werden von der Basallamina um die Schwannschen Zellen gegen das jede einzelne Nervenfaser umschließende Bindegewebe *(Endoneurium)* abgegrenzt (s. Abb. 2–14). Straffes Bindegewebe *(Perineurium)* schließt einige Nervenfasern zu dünneren Bündeln zusammen, die wiederum von lockerem Bindegewebe *(Epineurium)* zu Nerven vereinigt werden.

2.7.3 Degeneration und Regeneration von Nervenfasern

Nach Durchtrennung von peripheren Nervenfasern ist eine Wiedervereinigung möglich, wenn die beiden Stümpfe nicht zu weit voneinander entfernt sind oder operativ vereinigt werden. *Während vom Zelleib abgetrennte Abschnitte degenerieren, bleiben die Schwannschen Zellen erhalten.* Schon wenige Tage nach der Durchtrennung wachsen aus den beiden Stumpfenden durch Teilung entstandene Schwannsche Zellen aufeinander zu und überbrücken die Lücke. Das aus dem somanahen Stumpf pro Tag

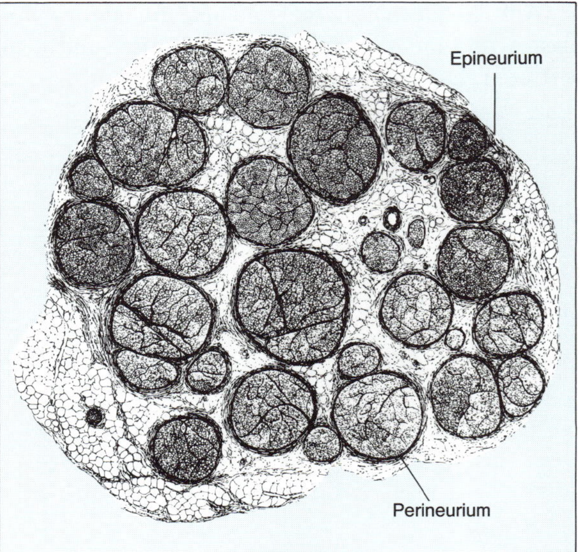

Abb. 2–14. Querschnitt durch einen peripheren Nerven, nach Bargmann

etwa 1–2 mm vorwachsende Axon benutzt diese Zellbrücke als „Leitschiene". Gleichzeitig wird dabei das Axon markhaltiger Nervenfasern mit einer Markscheide versehen. Bis zur vollständigen Regeneration können mehrere Monate vergehen.

Schiebt sich Bindegewebe zwischen die beiden Stümpfe, so daß die Gliabänder die Lücke nicht überbrücken können, bilden die auswachsenden Axone und die Schwannschen Zellen ein Knäuel, das sog. *Amputationsneurom.*

Regenerationen der Nervenfasern des Zentralnervensystems finden praktisch nicht statt. Defekte werden hier durch wuchernde Gliazellen ausgefüllt.

2.7.4 Neuroglia

Die Zellen der Neuroglia („Nervenkitt") erfüllen wichtige Funktionen im Nervensystem. Ihre Aufgaben können stichwortartig folgendermaßen charakterisiert werden:

- *Hüll- und Stützfunktionen,*
- *Isolierungsfunktionen,*
- *Kontrolle des Extrazellularraums* und
- *Stoffwechselfunktionen.*

Gliazellen behalten während des gesamten Lebens ihre Teilungsfähigkeit.

Glia des peripheren Nervensystems. Zur Glia des peripheren Nervensystems gehören die *Schwannschen Zellen* und die *Mantelzellen.* Die Funktion der Schwannschen Zellen wurde im vorherigen Abschnitt bereits erläutert. Die Mantelzellen umgeben die Nervenzellen der Spinalganglien (s. S. 421) und der vegetativen Ganglien (s. S. 470).

Glia des Zentralnervensystems. In Gehirn und Rückenmark wird nur knapp die Hälfte des Volumens von Neuronen eingenommen; den Raum zwischen ihnen füllen Gliazellen aus. *Zur Glia des ZNS gehören Astrozyten (Makroglia), Oligodendrogliazellen und Ependymzellen.*

Astrozyten (Makroglia), die größten Gliazellen, sind reich an Zellfortsätzen, die einerseits mit Nervenzellen, andererseits mit den Blutkapillaren in Kontakt stehen (s. Abb. 2–15). Die den Kapillaren anliegenden Astrozytenfortsätze enden in fußartigen Verbreiterungen, die etwa 80% der Kapillaroberfläche bedecken. Die Makroglia dient zunächst als *Stützgewebe* und kann Nervenzelldefekte des Gehirns durch

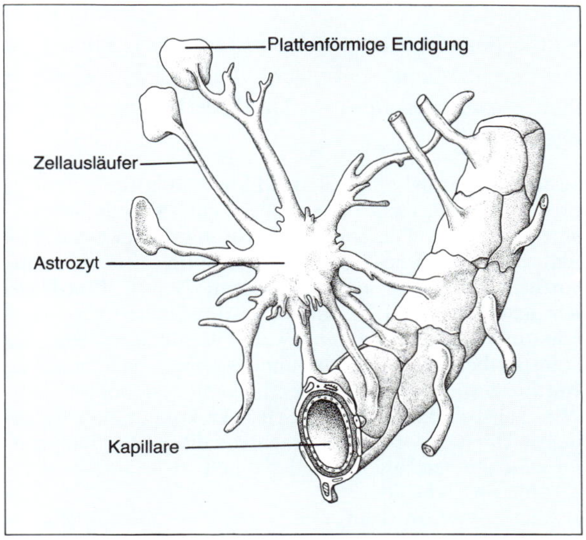

Abb. 2–15. Astrozyt mit Zellausläufern, die mit einer Kapillare in Kontakt treten; modifiziert nach Krstić

Narbenbildung decken. Weiterhin sind die Astrozyten an der *Kontrolle des Extrazellularraumes* beteiligt, wodurch eine gewisse Konstanz des Ionenmilieus erreicht wird.

Die Astrozyten haben darüber hinaus die Aufgabe, das Nervengewebe gegen die Oberflächen des

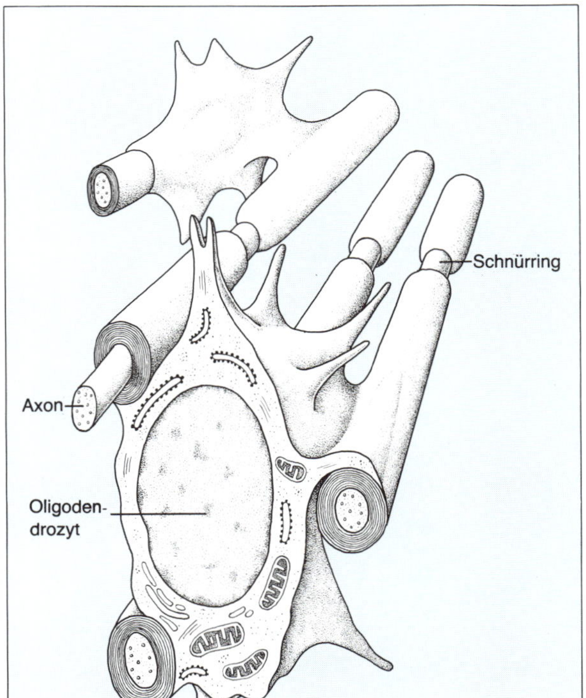

Abb. 2–16. Oligodendrogliazelle, deren blattförmige Zellausläufer im Zentralnervensystem die Markscheiden bilden; modifiziert nach Krstić

Aufbau der Gewebe 2

Gehirns und des Rückenmarks und gegen die Blutgefäße abzugrenzen *(Isolationsfunktion)*. Dies wird dadurch erreicht, daß sich viele „Astrozytenfüßchen" zu *membranartigen Gebilden* eng aneinanderlagern.

Bestimmte Stoffe können in den Extrazellularraum des Gehirns überhaupt nicht oder weniger gut als in andere Organe eindringen. Diejenigen Strukturen, die für diese Verhinderung oder Verlangsamung des Stoffeintrittes verantwortlich sind, faßt man unter dem Begriff **Blut-Hirn-Schranke** zusammen. Sie kann u. a. den Übertritt von Arzneimitteln in das Nervengewebe verhindern. Die der Transportbeschränkung zugrundeliegenden Mechanismen sind im einzelnen nicht näher bekannt. Als morphologisches Substrat der Blut-Hirn-Schranke kommt in erster Linie das Gefäßendothel in Betracht, da die Interzellularspalten zwischen den Endothelzellen durch „tight junctions" (s. S. 3) überbrückt sind.

Auch zwischen Blut und Liquor cerebrospinalis (s. S. 434) ist der Austausch vieler Stoffe verlangsamt oder nahezu unmöglich. In Analogie zur Blut-Hirn-Schranke spricht man von der **Blut-Liquor-Schranke.**

Oligodendrogliazellen sind klein, ihre Fortsätze spärlicher und kürzer als die der Astrozyten. Sie bilden die Markscheiden der Axone im Zentralnervensystem (s. Abb. 2–16). Als sog. Satellitenzellen liegen mehrere von ihnen unmittelbar den Nervenzellen an.

Das **Ependym** bildet eine Lage einschichtiger kubischer bis prismatischer Zellen, welche die Hohlräume des Gehirns und Rückenmarks auskleiden. Die meisten Ependymzellen besitzen auf ihrer Oberfläche neben Mikrovilli auch Kinozilien. Als Sonderform der Ependymzellen sind die *Epithelzellen der Plexus chorioidei* (s. S. 434) anzusehen.

Als **Mesoglia (Mikroglia** oder **Hortega-Zellen)** bezeichnet man phagozytoseaktive Zellen, die aus dem Mesenchym stammen und amöboid ins Hirngewebe eingewandert sind. Die Hortega-Zellen zählen zu den *Makrophagen* und gehören nicht zur Gruppe der Neurogliazellen.

3 Grundzüge der Pathologie

Begriffsbestimmungen. Pathologie ist die Lehre von den Funktionsstörungen *(Pathophysiologie)* und den krankhaften Veränderungen der Organe und Gewebe *(pathologische Anatomie)* sowie deren Ursachen *(Krankheitslehre)*.

Unter einer **Krankheit** versteht man eine *Störung der körperlichen, geistigen oder seelischen Gesundheit.*

Gesundheit selbst ist schwer zu definieren. Die Definition der Weltgesundheitsorganisation (WHO): „*Gesundheit* ist der *Zustand völligen körperlichen, seelischen und sozialen Wohlbefindens*", ist sicher im Sinne einer Idealvorstellung zu weit gefaßt. Andererseits erscheint die vielfach verwendete Definition der Gesundheit als „Fähigkeit des Organismus, auf Umwelteinflüsse adäquat zu reagieren und die Homöostase aufrechtzuerhalten", zu somatisch bezogen und damit zu eng.

Als **Ätiologie** wird die Lehre von den *Krankheitsursachen,* als **Pathogenese** die *Entstehung und der Verlauf* der Krankheit bezeichnet.

Man unterscheidet *endogene* und *exogene* Krankheitsursachen. Erstere sind vor allem durch *Veränderungen der Erbinformation* (Chromosomenaberrationen, s. S. 47, Mutationen) bedingt. Zu den exogenen Krankheitsursachen gehören *Verletzungen* (Traumen), *chemische* und/oder *physikalische Schädigungen* (Gifte, Hitze, Kälte, Strahlung, Schädigung durch elektrischen Strom), *belebte* bzw. *vermehrungsfähige Krankheitserreger* (Viren, Bakterien, Pilze, Protozoen, Würmer), *Störungen der Sauerstoffzufuhr* oder *-verwertung* (Hypoxydosen) sowie *psychosoziale Schäden.*

Heilen Krankheiten, ohne einen *Schaden* zu hinterlassen, aus, spricht man von einer *restitutio ad integrum* (Wiederherstellung des früheren unversehrten Zustandes). Bleibt jedoch ein *Defekt* zurück, kommt es zu einem **Leiden.**

Akute Krankheiten sind durch *raschen Beginn* sowie *kurzen Verlauf,* **chronische Krankheiten** durch *schleichenden Beginn* und *langwierigen Verlauf* gekennzeichnet.

Unter einem **Rezidiv** versteht man das *erneute Auftreten* einer Erkrankung nach vorausgegangener Heilung.

Disposition ist die angeborene oder erworbene, ständige oder vorübergehende *Anfälligkeit in bezug auf eine bestimmte Erkrankung.*

Verschiedene *Lebensalter* disponieren zu gewissen Krankheiten (**Altersdisposition**). So bekommen Kinder häufig verschiedene Infektionskrankheiten (z. B. Windpocken, Masern u. a.). Im höheren Lebensalter findet man vermehrt Patienten mit Zuckerkrankheit (Diabetes mellitus), degenerativen Gelenkerkrankungen (Arthrosen), Gefäßveränderungen oder Geschwülsten (Tumoren).

Gallensteinleiden (Cholelithiasis) und Gallenblasenentzündungen treten häufiger bei *Frauen,* Gicht und Magengeschwüre häufiger bei *Männern* auf (**Geschlechtsdisposition**).

Bereits *bestehende Krankheiten* können das Auftreten zusätzlicher Erkrankungen begünstigen. So erkranken beispielsweise Zuckerkranke verhältnismäßig oft an Infekten.

Unter dem Begriff **Resistenz** werden *sämtliche Abwehr-* bzw. *Schutzmechanismen* des Organismus *gegen schädliche äußere und innere Einflüsse* zusammengefaßt.

Die *Haut* beispielsweise schützt die Körperoberfläche gegen mechanische und thermische Einwirkungen sowie gegen Austrocknung.

Schleimhäute produzieren Schleim und bilden dadurch eine Schutzschicht. Außerdem sind bestimmte Schleimhäute zur Sekretion von Antikörpern befähigt.

Phagozyten nehmen Fremdstoffe und Mikroorganismen in das Zellinnere auf.

Das *Immunsystem* (s. S. 113ff.) befähigt den Organismus zur spezifischen Resistenz gegen bestimmte Erkrankungen.

Tod (allgemeiner Tod, Exitus letalis) ist das *endgültige Versagen aller lebenserhaltender Vorgänge,* d. h. der nicht mehr zu beseitigende Stillstand von Atmung und Kreislauf sowie der irreversible Ausfall der Hirntätigkeit.

Da es heute möglich ist, Atmung und Kreislauf auch bei fehlender Hirntätigkeit künstlich aufrechtzuerhalten, zum menschlichen Leben aber unabdingbar zentralnervöse Funktionen gehören, wird heute der *Hirntod* mit dem Tod des Menschen gleichgesetzt.

Sichere Zeichen des allgemeinen Todes sind die *Totenflecken* (Livores), die *Leichenstarre* (Totenstarre, Rigor mortis) sowie *Autolyse* und *Fäulnis.*

Zur Diagnose eines *Hirntodes* müssen klinisch-neurologisch der Ausfall der Hirnfunktionen (Vorliegen eines tiefen Komas, Fehlen aller Reflexe), das Sistieren der Hirnströme (Nullinie im Elekroenzephalogramm, s. S. 145) sowie fehlende Hirndurchblutung (zerebraler Zirkulationsstillstand) nachgewiesen sein.

3.1 Regressive Veränderungen

3.1.1 Atrophie

Unter einer Atrophie versteht man eine *Rückbildung von Organen, Geweben* oder *Zellen.* Die ursprüngliche Form der Gewebe bleibt dabei erhalten oder wird abgewandelt. An die Stelle des verlorengegangenen Parenchyms kann Bindegewebe oder noch häufiger Fettgewebe treten. Sofern die Zellzahl konstant bleibt, die einzelnen Zellen aber verkleinert sind, liegt eine *einfache Atrophie,* nimmt die Zellzahl dagegen ab, eine *numerische* (hypoplastische) *Atrophie* vor.

Altersatrophie. Von der *genetisch fixierten* Altersatrophie sind prinzipiell alle Organe betroffen. Besonders stark atrophieren das Gehirn, die Leber, das Herz und die Haut. Mit zunehmendem Alter findet man in atrophischen Organen vermehrt *Lipofuszin,* das die typisch braune Farbe der Gewebe bedingt.

Involution. Findet eine *Organrückbildung* bereits *vor dem höheren Alter* (Senium) statt, da die Organe nicht mehr oder nicht mehr in vollem Umfang benötigt werden, spricht man von Involution. Eine solche Involution findet man u. a. beim Thymus (s. S. 117), dem lymphatischen Gewebe und den Ovarien (Eierstöcken).

Beim Thymus erfolgt die fast vollständige Involution während der Pubertät, das atrophierte Parenchym wird durch Fettgewebe ersetzt. Beim lymphatischen Gewebe, das im Alter von 2–3 Jahren am stärksten ausgebildet ist, beginnt eine starke, allerdings (z. B. bei Infektionen) reversible Rückbildung ab dem 3. Lebensjahrzehnt. Involution der Ovarien, die dabei bindegewebig umgebaut werden, führt zum Aufhören der Regelblutungen.

Druckatrophie. Sofern auf ein Gewebe länger anhaltender Druck ausgeübt wird, kommt es zur Druckatrophie. So findet man bei einem Harnrückstau einen Parenchymschwund der Niere mit gleichzeitiger Erweiterung des Nierenbeckens (Hydronephrose). Hirntumoren oder vermehrte Bildung von Gehirn-Rückenmarksflüssigkeit (Liquor cerebrospinalis) bewirken eine Druckatrophie des Gehirns. Ein Aortenaneurysma (Aussackung der Hauptschlagader) kann an der Wirbelsäule eine Knochenatrophie auslösen.

Inaktivitätsatrophie. Sofern ein Organ nicht regelmäßig beansprucht wird, tritt eine (reversible) Inaktivitätsatrophie auf. So findet man Muskelatrophien bei Lähmungen (z. B. infolge spinaler Kinderlähmung), nach längerer Bettruhe oder Ruhigstellung (z. B. durch Gipsverband).

3.1.2 Zellschädigung, Zelltod und Nekrose

Nach exogen oder endogen bedingter *Zellschädigung* wird die Zellfunktion bzw. der Zellstoffwechsel quantitativ und/oder qualitativ verändert (z. B. Zellverfettung durch Sauerstoffmangel). Sofern die Schädigung ein bestimmtes Maß nicht überschreitet, besteht die Möglichkeit einer vollständigen Wiederherstellung (Restitution) oder einer Einstellung auf ein neues Gleichgewicht (Verschiebung des Sollwertes der Homöostase). Bei zu starker Zellschädigung kommt es dagegen zu irreversiblen Veränderungen (z. B. Auflösung der Mitochondrienmembranen, Proteindenaturierung usw.) und danach zum *Zelltod.* Stirbt auf diese Weise ein Teil des lebenden Organismus ab, strömt relativ rasch Flüssigkeit aus dem benachbarten Gewebe in das abgestorbene Gebiet ein, wodurch die toten Strukturen charakteristischen Veränderungen unterworfen sind. Derart veränderte tote Zellen bzw. Organ- oder Gewebeteile werden als *Nekrose* bezeichnet. Bei einer *partiellen* Nekrose sind nur die Parenchymzellen, bei einer *totalen* Nekrose Parenchym- und Mesenchymzellen nekrotisch. Sofern das Parenchym zur Regeneration (s. S. 37 f.) befähigt ist, heilen Partialnekrosen ohne Defekt aus. Totalnekrosen werden dagegen durch sog. Granulationsgewebe ersetzt, es entsteht eine *Narbe.* Als *Ursachen* von Nekrosen sind traumatische Gewebszertrümmerung, Sauerstoffmangel, Infektionen mit Mikroorganismen, Vergiftungen sowie physikalische Schädigungen (Strahlenschäden, Verbrennungen) zu nennen. Je nach Konsistenz unterscheidet man *Ko-*

agulationsnekrosen (fest bis bröcklig) und *Kolliquationsnekrosen* (weich bis flüssig).

Sonderformen von Nekrosen. Als **Infarkt** bezeichnet man eine Nekrose, die durch einen arteriellen Gefäßverschluß zustandekommt (s. S. 212). Ein Verschluß einer Extremitätenarterie kann zum sog. *Brand (Gangrän)* führen. Dieser Ausdruck beruht darauf, daß bei der Autolyse von nekrotischem Gewebe Hämoglobin zersetzt wird und das betroffene Gebiet eine braun-schwarze Verfärbung annimmt. Man unterscheidet zwischen bakterienfreiem trockenem Brand *(Mumifikation)* und mit Fäulniserregern infiziertem feuchtem Brand (*feuchte Gangrän* = Gangrän im engeren Sinn).

3.2 Progressive Veränderungen

3.2.1 Hypertrophie

Werden Gewebe oder Organe längere Zeit anhaltend oder wiederholt über das normale Maß hinaus beansprucht, so vergrößern sich durch Zunahme von Zellorganellen die Einzelzellen: Das Organ hypertrophiert. Wird wieder weniger Leistung verlangt, bildet sich die Hypertrophie zurück. Typische Beispiele für eine Hypertrophie sind

- ☐ die Linksherzhypertrophie beim Bluthochdruck, wobei das Herz gegen einen erhöhten peripheren Widerstand arbeiten muß,
- ☐ die Rechtsherzhypertrophie bei chronischen Lungenerkrankungen mit einer Druckerhöhung im kleinen Kreislauf,
- ☐ die Harnblasenhypertrophie bei Harnentleerungsstörungen (z. B. einer Verengung der Harnröhre infolge einer Vergrößerung der Vorsteherdrüse).

Hypertrophierte Organe sind zur erhöhten Leistung befähigt, besitzen aber dafür vielfach eine verringerte Leistungsreserve.

3.2.2 Hyperplasie

Bei einer Hyperplasie (numerischen Hypertrophie) nimmt die *Zellzahl* von Organen und damit auch die Organgröße zu. Zu nennen sind hier u. a. die Hyperplasie der

- ☐ Schilddrüse (Kropfbildung) bei längerdauerndem Anstieg des Thyreotropin-Blutspiegels (s. S. 548),
- ☐ Hypophyse während der Schwangerschaft,
- ☐ Niere, wenn die andere Niere operativ entfernt wurde oder ihre Funktion einstellte (Schrumpfniere),
- ☐ Nebenschilddrüsen bei Niereninsuffizienz mit Erniedrigung des ionisierten Calciums im Serum (s. S. 552),
- ☐ Basalzellschicht in der Epidermis (s. S. 606 f.) nach ständigen mechanischen Reizen oder chronischen Entzündungen.

3.2.3 Regeneration

Regenerative Zellteilung. Regeneration bedeutet die *Wiederherstellung* bzw. den *gleichwertigen Ersatz* von zugrundegegangenen Zellen oder Geweben. Ein solcher Ersatz ist nur möglich bei Geweben mit Zellen, die zeitlebens die Fähigkeit zur Teilung behalten (z. B. Zellen des Stratum germinativum der Epidermis, Knochenmarkstammzellen), oder mit Zellen, die zwar unter normalen physiologischen Bedingungen ihre Teilungsfähigkeit verloren haben, unter pathologischen Verhältnissen diese aber nach vorheriger Entdifferenzierung wiedererlangen können (z. B. Leberzellen). Eine Regeneration findet *nicht* statt bei Geweben mit nicht mehr teilungsfähigen Zellen, zu denen die Nervenzellen und die Muskelzellen gehören.

Regulation der Regeneration. Diese unterliegt einmal einem tageszeitlichen Rhythmus, dessen Mechanismus noch weitgehend ungeklärt ist; daneben sind hormonale Steuerungsmechanismen daran beteiligt (vgl. Hormonausschüttung und Uterusschleimhautveränderungen während des menstruellen Zyklus). Zu den Stoffen, welche die Zellteilung in der Weise steuern, daß sich ein Gleichgewicht zwischen Zelltod und Zellneubildung einstellt, gehören die **Wachstumsfaktoren** (z. B. Epidermal Growth Factor, EGF; Platelet-derived Growth Factor, PDGF). Es handelt sich hierbei um Substanzen, die nach Bindung an spezifische Rezeptoren in der Zielzelle eine Zellteilung auslösen. Wie bei anderen biologischen Prozessen wirkt sich auch bei der Regeneration eine Temperaturerhöhung fördernd aus (schnellere Heilung von Wunden in heißen Gegenden bzw. im Sommer).

Physiologische Regeneration. Bei der physiologischen Regeneration (Zellmauserung) werden die durch *Verschleiß* verlorengegangenen Zellen durch neue ersetzt. Je nach Differenzierungsgrad der Zellen ist dabei die Regenerationsfähigkeit sehr verschieden. Wie bereits erwähnt, nimmt sie mit zunehmender Differenzierung der Zellen und der dadurch bedingten verlängerten Lebensdauer ab, während umgekehrt kurzlebende Zellen eine gesteigerte mitotische Aktivität aufweisen. Bei *Wechselgeweben* (z. B. Darmschleimhaut oder Epidermis) sind die Zellen in den tieferliegenden Schichten weniger differenziert als in den äußeren. Zellneubildung und Zelldifferenzierung sind damit *örtlich getrennt.* Voraussetzung hierfür ist eine sog. *inäquale Zellteilung,* bei der die eine Zelle mit erhaltener Teilungsfähigkeit am Bildungsort verbleibt, während die andere sich davon entfernt und weiter differenziert.

Eine *zeitliche Trennung* von Zellneubildung und Zelldifferenzierung beobachtet man z. B. in der Uterusschleimhaut. Die Zellbildung und damit der Neuaufbau der Schleimhaut nach der Menstruation erfolgt in der Proliferationsphase, die Differenzierung in der sich anschließenden Sekretionsphase (s. S. 592f.).

Reparative (pathologische) Regeneration. Werden größere, durch pathologische Vorgänge entstandene Zellverluste oder Gewebsdefekte ersetzt, spricht man von einer reparativen (pathologischen) Regeneration. Sofern das Gefäß-Bindegewebe-System und die Basalmembran intakt bleiben und nur Epithelien zerstört werden, ist eine vollständige Wiederherstellung (restitutio ad integrum) möglich. Bei einer *tiefergreifenden Zerstörung* bildet sich dagegen eine *Narbe* (s. u.).

Wundheilung. Als Wunde wird ein – meist durch Verletzung entstandener – *Defekt des Deckgewebes* oder eine mit Gewebsverlust einhergehende *Gewebstrennung* bezeichnet. Je nach Verletzungsart unterscheidet man

- ☐ Schnitt- und Rißwunden,
- ☐ Quetschwunden,
- ☐ Stichwunden,
- ☐ Schußwunden.

Die nach Entstehung der Wunde einsetzende Wundheilung wird in drei Phasen unterteilt:
1. *exsudative Phase,*
2. *proliferative Phase,*
3. *Narbenbildung.*

Ein erster *provisorischer Wundverschluß* wird dadurch erreicht, daß das im Bereich der Wunde austretende Blut gerinnt. Danach dringen Granulozyten (s. S. 104f.) und Serum in das Wundgebiet ein (exsudative Phase). In der proliferativen Phase sprossen Kapillaren und wandern Fibroblasten, Histiozyten und andere Zellen in das Gerinnsel ein (Bildung eines *Granulationsgewebes*). In der Phase der Narbenbildung schließlich bilden sich die Kapillaren zurück, und der Defekt wird mit faserreichem Bindegewebe ausgefüllt. Das letztlich vorhandene Narbengewebe ist kapillar- und zellarm. Haare fehlen, da sie zu einer Regeneration nicht befähigt sind.

Eine besondere Form der Wundheilung ist die *Frakturheilung* nach Knochenbrüchen, bei der sich ein *Kallus* bildet. Die dabei ablaufenden Vorgänge ähneln denen einer Wundheilung (Blutgerinnung im Frakturspalt, Einwanderung von Fibroblasten und Histiozyten, Kapillarsprossung, bindegewebige Verbindung zwischen den Frakturenden, Umwandlung von Bindegewebszellen in Osteoblasten, Umbau in endgültigen Knochen).

Komplikationen der Wundheilung treten ein, wenn *Infektionen* oder im Wundbereich vorhandene *Fremdkörper* die Heilung beeinträchtigen. Beim Fehlen von Granulozyten (Agranulozytose) oder mangelhafter Funktion der Granulozyten ist eine Bildung des Granulationsgewebes nicht oder nur unvollständig möglich, eine Heilung wird dadurch stark verzögert oder unmöglich.

3.2.4 Heterotopie

Eine Heterotopie liegt vor, wenn ein Gewebe an einer Stelle auftritt, an der es normalerweise nicht vorkommt.

Bei der **Aberration** handelt es sich um die Ausbildung von Fremdgewebe aus während der Embryonalentwicklung versprengten Zellkomplexen (z. B. Magenschleimhaut in der Speiseröhre).

Bei der **Prosoplasie** liegt eine mechanische oder entzündlich bedingte Gewebeveränderung vor. So kann sich z. B. ein unverhorntes Plattenepithel im Rahmen einer Entzündung in ein verhorntes Plattenepithel umwandeln *(Leukoplakie).*

Unter einer **Metaplasie** versteht man die Umwandlung einer differenzierten Zellart in eine andere. Dies ist nicht direkt, sondern nur indirekt über eine vorausgehende Entdifferenzierung mit anschließender Fehldifferenzierung möglich (z. B. Umwandlung von Zylinderepithel in Plattenepithel).

3.3 Entzündung

Auf schädliche Einflüsse (Noxen) der verschiedensten Art – chemische oder physikalische Noxen, Traumen, Infektionen mit Mikroorganismen oder Parasiten – reagiert das Gefäßbindegewebe *gleichförmig* am Ort der Schädigung mit einer Entzündung. Als Symptome der entzündlichen Reaktion beobachtet man

- ☐ Rötung *(Rubor),*
- ☐ Schwellung *(Tumor),*
- ☐ Überwärmung *(Calor),*
- ☐ Schmerz *(Dolor),*
- ☐ gestörte Funktion *(Functio laesa).*

Diese *Symtome* sind die *Folge* der sich aus der Gewebeschädigung ergebenden *Störung* der *Durchblutung in der terminalen Strombahn* sowie des *Austritts von Blutplasma* (Exsudation) in den extravaskulären Raum infolge einer Erhöhung der Kapillarpermeabilität. Dies beruht darauf, daß aus dem geschädigten Gebiet *vasoaktive* Stoffe (Mediatoren, s. S. 40) freigesetzt werden, die eine verstärkte Durchblutung *(Hyperämie)* bewirken.

Nach diesen Reaktionen kann durch Beseitigung der Noxe (z. B. durch Abtransport von Toxinen) oder durch Beendigung der schädlichen Einwirkung die Entzündung abklingen. Vielfach schließt sich jedoch an die regionale Durchblutungsstörung und die Exsudation eine *Emigration* (Auswanderung) von Blutzellen (z. B. Granulozyten, Makrophagen) in den extravaskulären Raum sowie eine *Proliferation* (Vermehrung) von Histiozyten und Fibroblasten an. Auch diese Vorgänge dienen der Bekämpfung der Schädigung sowie der Wiederherstellung der Homöostase. In Abb. 3–1 sind die geschilderten Vorgänge schematisch zusammengefaßt.

3.3.1 Akute und chronische Entzündungen

Nach dem zeitlichen Ablauf unterscheidet man *perakute, akute, subakute* und *chronische* Entzündungen.

Bei einer perakuten Entzündung verläuft die entzündliche Reaktion besonders heftig und dauert nur sehr kurz, da meist rasch der Tod eintritt. Bei den akuten Entzündungen ist die Reaktion des Organismus ebenfalls stark und der Ablauf zeitlich begrenzt. Sofern das erste Stadium überlebt wird, heilen akute Entzündungen häufig vollständig aus (restitutio ad

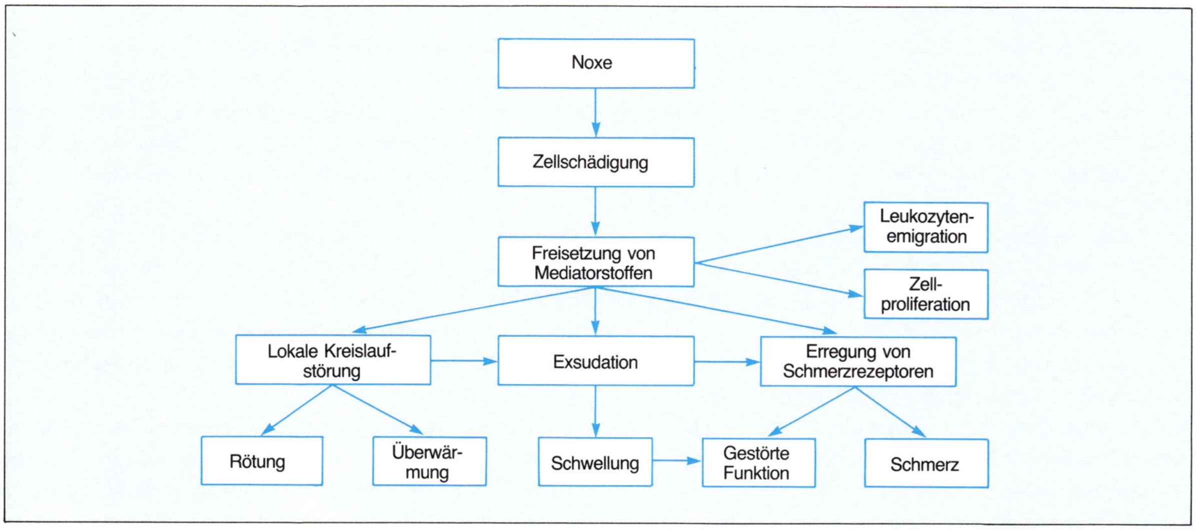

Abb. 3–1. Pathogenese und Symptome der Entzündung

Grundzüge der Pathologie 3

integrum). Bei chronischen Entzündungen unterscheidet man zwei Formen:

- □ solche, die sich aus einer akuten Entzündung entwickeln und bei denen die anfänglichen Abwehrreaktionen nicht in der Lage sind, die Schädigung zu beseitigen, oder bei denen die Schädigung anhält,
- □ primär chronische Entzündungen, die von vornherein sich langsam entwickeln und lange andauern.

Subakute (subchronische) Entzündungen stehen zwischen der akuten und chronischen Verlaufsform.

3.3.2 Mediatorstoffe

Die entzündlichen Reaktionen werden größtenteils durch sog. Mediatorstoffe hervorgerufen, die durch die Gewebeschädigung freigesetzt werden. Sie werden im Kap. 18 behandelt.

3.3.3 Entzündungsformen

Exsudative Entzündungen. Bei der exsudativen Entzündung steht der *Austritt von Flüssigkeit und Zellen* aus der Blutbahn in das Gewebe (Exsudation) im Vordergrund. Entsprechend der Exsudatzusammensetzung unterscheidet man eine seröse, serös-schleimige, fibrinöse, eitrige und hämorrhagische Form.

Seröse Entzündungen sind durch die Bildung einer *eiweißreichen* Flüssigkeit charakterisiert. Das seröse Exsudat entspricht ungefähr der Zusammensetzung des Serums. Seröse Entzündungen findet man in Körperhöhlen in Form des *serösen Ergusses* (z. B. feuchte Rippenfellentzündung = Pleuritis serosa), an Schleimhäuten als akut entzündliche *Katarrhe* (z. B. Schnupfen) und bei anderen Geweben in Form eines *lokalen Ödems* (z. B. Quaddelbildung in der Haut nach Insektenstich). Rein seröse Entzündungen heilen in der Regel ohne Schaden ab. Bei längerbestehendem Ödem kann es jedoch zu einer verstärkten Kollagenablagerung und damit zur Sklerose (Gewebsverhärtung) kommen.

Seröse Entzündungen der Schleimhäute sind oft von einer vermehrten Schleimproduktion des schleimproduzierenden Epithels begleitet. Diese **serös-schleimigen Entzündungen** äußern sich als *seromuköse Katarrhe.*

Die **fibrinöse Entzündung** ist durch *Plasmaaustritt* und nachfolgende *Fibrinausfällung* gekennzeichnet. Man findet fibrinöse Entzündungen im Bereich von serösen Häuten z. B. als Peritonitis fibrinosa (fibrinöse Bauchfellentzündung). Dabei besteht die Gefahr der *Verklebung* (z. B. bei der Peritonitis Verklebung der Darmschlingen). Die fibrinöse Entzündung der Schleimhäute beginnt mit einer Schädigung der Oberfläche. In den Epitheldefekt strömt Plasma ein, das gerinnt und grauweiße bis graugelbliche Beläge (Pseudomembranen) bildet.

Eine **eitrige Entzündung** liegt dann vor, wenn im Exsudat zahlreiche *Leukozyten* enthalten und teilweise durch Verfettung zugrundegegangen sind. Eitrige Entzündungen werden vor allem durch eitererregende (pyogene) Bakterien (Strepto-, Staphylo-, Pneumo-, Meningo-, Gonokokken) hervorgerufen. Sonderformen der eitrigen Entzündung sind die Phlegmone, der Abszeß, das Empyem, der eitrige Katarrh und die Gangrän.

Eine **Phlegmone** ist eine diffuse, flächenhafte, sich rasch ausbreitende eitrige Entzündung ohne Abkapselung. Ausgelöst wird eine Phlegmone in der Regel durch Streptokokken, die durch Absonderung von *Hyaluronidase* (spreading factor) unter Auflösung der Grundsubstanz schnell vordringen können.

Beim **Abszeß** handelt es sich um eine Eiteransammlung in einem durch Einschmelzung einer Nekrose entstandenen Hohlraum. Ätiologisch kommen insbesondere Staphylokokken in Betracht. Im Eiter schwimmende nekrotische Gewebebestandteile werden als Sequester bezeichnet. Eine besondere Form eines Abszesses ist der *Furunkel,* der im Bereich der Haar- und Talgdrüsenfollikel entsteht. Mehrere, miteinander konfluierende Furunkel nennt man *Karbunkel.*

Ein **Empyem** ist eine Eiteransammlung in vorgebildeten Hohlräumen, wie z. B. der Gallenblase, der Kieferhöhlen, des Wurmfortsatzes, des Herzbeutels, der Bauchhöhle oder des Pleuraspaltes (s. S. 220).

Entsteht durch Fäulnisbakterien in nekrotischen Bereichen eine übelriechende, faulige, eitrige Entzündung, spricht man von einer **Gangrän** (vgl. S. 37).

Eine **hämorrhagische Entzündung** liegt vor, wenn die Kapillarschädigung so stark ist, daß auch *Erythrozyten* in großer Zahl in das entzündete Gebiet austreten. Als Ursachen sind allergische Reaktionen, bakterielle Toxine oder Arzneimittel zu nennen.

Proliferative Entzündungen. Bei proliferativen entzündlichen Reaktionen steht die Proliferation von Fibroblasten, die Bindegewebe produzieren, im Vordergrund. Daneben findet man in dem Enzündungsgebiet vermehrt Makrophagen, Lymphozyten und Plasmazellen.

Anders als beim Granulationsgewebe (s. S. 38) sprossen jedoch nur wenige Kapillaren ein. Für die weitere Entwicklung einer solchen entzündlichen Reaktion bestehen verschiedene Möglichkeiten. Werden kleinere Schäden durch Proliferation der überlebenden Zellen im Sinne einer Regeneration beseitigt, heilt der Schaden in der Regel defektfrei aus. Sofern jedoch ein fibrinöses Exsudat nicht wieder aufgelöst bzw. resorbiert werden kann, kommt es zur Vermehrung von Fibroblasten, damit zur Bildung von Bindegewebe und schließlich unter Entstehung einer Narbe zur Defektheilung.

Besonders schwerwiegend sind proliferative Entzündungen, bei denen sich der Prozeß verselbständigt und das infiltrierte Gewebe von den proliferierenden Fibroblasten zerstört wird. Ein typisches Beispiel einer solchen Entzündung ist die *rheumatoide Arthritis* (Gelenkentzündung), bei der es sich um eine *Autoimmunkrankheit* handelt (s. S. 416f.).

Granulomatöse entzündliche Reaktionen. Bei der granulomatösen Entzündung, die bis zu einem gewissen Grad als Sonderform einer proliferativen entzündlichen Reaktion angesehen werden kann, ist die Entstehung kleiner Knötchen, der *Granulome,* charakteristisch. Die Größe der Knötchen ist dabei sehr unterschiedlich, ihre Durchmesser variieren von weniger als einem bis zu mehreren Millimetern. Im Innern der Granulome befinden sich zahlreiche Makrophagen; die äußere Hülle bilden Lymphozyten und Plasmazellen. Bei verschiedenen Erkrankungen treten Granulome mit zusätzlichen spezifischen Strukturmerkmalen auf, die eine Unterscheidung nach verschiedenen Typen zulassen (Granulome vom Sarkoidose-, Tuberkulose- und Pseudotuberkulose-Typ sowie rheumatische Granulome).

Die *Sarkoidose (Morbus Boeck)* ist eine mit Granulombildung einhergehende Erkrankung unbekannter Ätiologie, die in ihrer chronischen Verlaufsform vor allem die Lungen befällt und dort zu einer Fibrose (Bindegewebsvermehrung) der Lungen führt. Granulome vom Sarkoidose-Typ sind gefäßlos und enthalten zahlreiche epitheloide Zellen.

Granulome vom *Tuberkulose-Typ* ähneln denen des Sarkoidose-Typs, enthalten jedoch im Innern eine zentrale Nekrose. Derartige tuberkulöse Granulome – auch Tuberkel genannt – enthalten meist virulente Tuberkelbakterien. Bei Resistenzschwäche besteht die Gefahr eines Wiederaufflammens der Infektion.

Bei den Granulomen vom *Pseudotuberkulose-Typ* handelt es sich meist um entzündliche Vorgänge in Lymphknoten mit Bildung eines im Innern gelegenen, sehr kleinen Abszesses, der von Epitheloidzellen (epitheloid umgewandelten Histiozyten bzw. Makrophagen) umgeben ist.

Rheumatische Granulome (sog. Aschoffsche Knötchen) findet man am häufigsten im Rahmen einer rheumatischen Herzmuskelentzündung. Um einen zentralen nekrotischen Bezirk herum liegen große und z. T. mehrkernige Histiozyten und außen Lymphozyten.

3.4 Tumoren

3.4.1 Grundbegriffe der Tumorpathologie

Gutartige und bösartige Tumoren. *Tumoren* (Geschwülste) *entstehen durch überschießendes Wachstum körpereigener Zellen,* die *autonom,* d. h. unabhängig von übergeordneten Regulationssystemen des Organismus, und *progressiv,* d. h. auch nach Beendigung des auslösenden Reizes, wachsen. Nach ihrer Prognose unterscheidet man

- □ *gutartige* (benigne), das Leben des Geschwulstträgers nur in Ausnahmefällen bedrohende Tumoren,
- □ *bösartige* (maligne) Tumoren, die – unbehandelt – in der Regel zum Tode des Betroffenen führen,
- □ *semimaligne* Tumoren, die eine Zwischenstellung zwischen den beiden obengenannten Gruppen einnehmen.

Gutartige Tumoren sind durch *langsames, expansives* (verdrängendes) *Wachstum* sowie *fehlenden* oder *allenfalls geringen Differenzierungsverlust* gekennzeichnet. Die Zellteilungsrate ist somit niedrig, das Tumorgewebe unterscheidet sich vom Muttergewebe (Gewebe, dem die Geschwulstzellen vor ihrer Entartung angehörten) nur wenig und ist zur ursprünglichen Funktion noch weitgehend befähigt. Die Geschwulst verdrängt zwar das umgebende Gewebe, infiltriert aber nicht, d. h., sie wächst nicht in dieses hinein.

Bösartige Geschwülste zeichnen sich dagegen meist durch *schnelles Wachstum* mit *hoher Zellteilungsrate* aus. Zytologisch findet man *Zellatypien* (Abweichung vom normalen Zellbau) und *Zellpolymorphien* (Vielgestaltigkeit der Zellen), das Zytoplasma weist einen hohen Gehalt an Ribonucleinsäuren auf. Die Kern-Plasma-Relation ist zugunsten des Kernes verschoben. Außerdem färben sich die Kerne meist stark an *(Hyperchromasie)* und weisen große, oft multiple Nucleoli auf. Bösartige Geschwülste sind ferner *entdifferenziert.* Der Grad der Entdifferenzierung sagt dabei etwas über die Malignität (Bösartigkeit) aus: *Je entdifferenzierter ein Tumorgewebe, desto maligner ist es.*

Im Gegensatz zu benignen Tumoren wachsen maligne Geschwülste *invasiv* und *destruierend.* Das bedeutet, daß der maligne Tumor sich nicht an Gewebsgrenzen hält, sondern in Organe und Gefäße einbricht und bei diesem Wachstum das ursprüngliche Gewebe zerstört. Außerdem bildet er häufig an anderen Stellen des Organismus *Tochtergeschwülste,* die man als **Metastasen** bezeichnet.

Von den genannten Eigenschaften sind schnelles Wachstum, Atypie und Polymorphie der Zellen sowie Differenzierungsverlust *unsichere,* das invasive und destruierende Wachstum sowie die Metastasierung dagegen *sichere Zeichen* der Malignität.

In Tab. 3–1 sind die wesentlichsten Unterscheidungsmerkmale benigner und maligner Tumoren zusammengestellt.

Phasen der Tumorentwicklung. Ebenso wie die Ätiologie (s. u.) ist auch die Pathogenese der Tumoren nur teilweise bekannt. Man kann jedoch davon ausgehen, daß die *Krebsbildung in mindestens zwei Stufen abläuft.* In der ersten Stufe, der *Initiierungsphase,* erfolgt die eigentliche Geschwulstanlage, d. h. die irreversible Umwandlung von Körperzellen in Krebszellen durch *Änderung der genetischen Information.*

Erst nach einer längeren Latenz wird dann in der *Promotions-* oder *Realisationsphase* der eigentliche Tumor gebildet. *Promotoren* (s. S. 43) können dabei die Realisationsphase beschleunigen. Ferner wirken alle *chronischen Reize,* die eine starke und langanhaltende Zellregeneration auslösen, als *Realisationsfaktoren.* So ist es zu verstehen, daß z. B. chronische Entzündungen die Tumorentwicklung begünstigen.

In bestimmten Fällen läßt sich histologisch eine Geschwulstanlage schon *vor* Realisierung zum manifesten Tumor diagnostizieren. Dies ist z. B. bei der *Früherkennung des Gebärmutterhalskrebses* der Frau von ausschlaggebender Bedeutung.

Als **Präkanzerosen** werden Veränderungen bezeichnet, aus denen sich entweder statistisch häufiger als normal *(relative Präkanzerose)* oder bei Weiterbestehen der Noxe stets *(absolute Präkanzerose)* bösartige Tumoren entwickeln.

Ursachen der Tumorentstehung. Die Ätiologie ist uneinheitlich und, wie erwähnt, im einzelnen noch keinesfalls geklärt.

Als **endogene Ursachen** sind neben erblicher Disposition sowie autosomal-dominant vererbten Mutationen (z. B. Wilms-Tumor bei Kleinkindern) endokrine Fehlsteuerungen zu nennen (z. B. Förderung des Wachstums von Prostatakarzinomen durch Androgene).

Als **exogene Ursachen** kommen *ionisierende Strahlen, chemische Karzinogene* und *onkogene Viren* in Frage.

Daß **kurzwellige ionisierende Strahlen** beim Menschen Tumoren auslösen können, wurde durch die in der Anfangszeit der Röntgenologie häufig entstandenen Hautkarzinome, Weichteilsarkome und Leukosen (s. S. 108f.) deutlich. Bei den Überlebenden nach dem Atombombenabwurf auf Hiroshima und Nagasaki wurden 18mal häufiger Leukosen als bei Vergleichsgruppen beobachtet. Die karzinogene Wirkung radioaktiver Substanzen wurde bei Arbeitern im Uranbergbau (Schneeberger Lungenkrebs), Leuchtzifferblatt-Malern (Kiefer- und Knochentumoren) sowie Patienten, die kolloidales Thorium als Röntgenkontrastmittel erhalten hatten (Nieren-, Leber- und Milztumoren), beobachtet. Es kann als gesichert gelten, daß kurzwellige Strahlen im Organismus hochreaktive Radikale erzeugen, die durch DNA-Veränderungen in den Chromosomen krebserzeugend wirken.

Tab. 3–1. Unterscheidungsmerkmale gutartiger und bösartiger Tumoren

Merkmal	gutartig	bösartig
Wachstum	langsam	schnell
Wachstumstyp	expansiv	infiltrierend (invasiv, destruierend)
Begrenzung	scharf	unscharf
Metastasierung	nein	ja
Differenzierung	weitgehend ausdifferenziert	wenig differenziert
Histologie	Unterschied zum Muttergewebe gering	Mitosen vermehrt, Atypie und Polymorphie der Zellen, Hyperchromasie

Chemische Karzinogene (Kanzerogene) sind Substanzen, die eine *Umwandlung von normalen Zellen in Tumorzellen* durch Veränderung der DNA und damit die *Initiierung eines Tumors* bewirken. Die karzinogene Wirkung kann somit auch als *mutagener* (genotoxischer) Effekt interpretiert werden. Da eine *Wirkungskumulation* stattfindet, bestimmt die *Gesamtzeit des Kontakts* mit karzinogenen Substanzen die Wahrscheinlichkeit der Krebsentstehung. Es ist charakteristisch, daß die durch Karzinogene ausgelösten Veränderungen – wie nach Strahlenexposition – erst nach einer längeren Latenzperiode manifest werden.

Viele karzinogene Verbindungen sind *nicht selbst* wirksam, sondern werden erst durch Biotransformation in den eigentlichen krebserzeugenden Stoff, das **ultimale Karzinogen,** umgewandelt. Man bezeichnet solche Verbindungen als **Präkanzerogene** oder **sekundäre Kanzerogene.** Ein typisches Beispiel hierfür sind die polycyclischen aromatischen Kohlenwasserstoffe (s. u.), wie z. B. *Benzo(a)pyren,* die durch Biotransformation zu *kanzerogenen Epoxiden* und anderen, nicht kanzerogenen Metaboliten umgewandelt werden.

Primäre Karzinogene (z. B. Lost oder Stickstofflost, s. u.) wirken dagegen selbst, d. h. ohne metabolische Aktivierung, krebserzeugend.

Als *karzinogene Substanzgruppen* sind zu nennen

- ☐ polycyclische aromatische Kohlenwasserstoffe,
- ☐ aromatische Amine (z. B. Benzidin, β-Naphthylamin),
- ☐ N-Nitroso-Verbindungen (z. B. Dimethylnitrosamin),
- ☐ alkylierende Substanzen (z. B. Lost- und N-Lost-Derivate, Epoxide, Alkylsulfonsäureester),
- ☐ einige Naturstoffe (z. B. Aflatoxine, Pyrrolizidin-Alkaloide, Aristolochiasäure),
- ☐ verschiedene anorganische Substanzen (z. B. Cadmium, Chrom, Mangan, Arsen, Asbest).

Promotoren sind Stoffe, die selbst keine DNA-Veränderung auslösen, d. h. *keine* Tumorinitiierung bewirken, die aber die *Proliferation der Tumorzellen* fördern.

Zu den Promotoren gehören u. a. *Phorbolester des Crotonöls;* auch *Dioxinen* wird eine Promotorfunktion zugeschrieben. Bestimmte *Hormone,* z. B. Oestrogene beim hormonsensiblen Brustkrebs, können ebenfalls das Tumorwachstum beschleunigen.

Kokarzinogene sind (nach neuerer Definition) Verbindungen, die den karzinogenen Effekt eines Karzinogens im engeren Sinn erhöhen. So können z. B. Verbindungen, die durch sog. *Enzyminduktion* eine verstärkte Umwandlung von Präkanzerogenen in ultimale Kanzerogene bewirken, die Krebsentstehung fördern. Es sei noch darauf hingewiesen, daß in einem Teil der Literatur die Begriffe Promotoren und

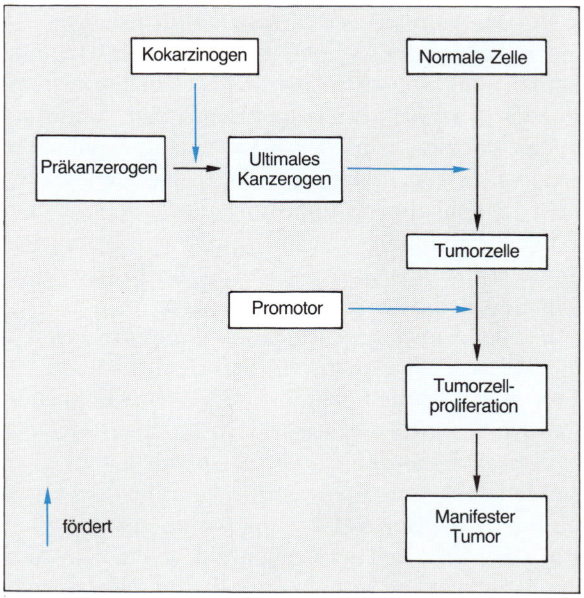

Abb. 3–2. Chemische Karzinogenese in schematischer Darstellung

Kokarzinogene *synonym* gebraucht werden. In Abb. 3–2 sind die Vorgänge bei der chemischen Karzinogenese nochmals schematisch dargestellt.

Bei den **onkogenen (tumorerzeugenden) Viren** unterscheidet man DNA- und RNA-Viren. Bei den DNA-Viren dringt Virus-DNA in den Zellkern ein und wird in das Zellgenom eingebaut. Damit ist eine normale Zelle in eine Geschwulstzelle umgewandelt. Onkogene RNA-Viren gelangen nur in das Zytoplasma, wo ihre Replikation erfolgt, ohne daß die Zelle zugrunde geht.

Während bei Tieren die tumorerzeugende Wirkung von Viren eindeutig nachgewiesen ist (Virussarkome beim Huhn, virusbedingte Leukämien und Mammakarzinome bei der Maus), ist beim Menschen der Nachweis einer virusbedingten Tumorgenese nur in wenigen Fällen gelungen.

Onkogene. Die Umwandlung einer normalen Körperzelle in eine Krebszelle wird heute mit sog. *Onkogenen* (Krebsgenen) in Verbindung gebracht. Jede Körperzelle besitzt sog. (Proto-)Onkogene, die an der Zellteilung und an der Wachstumsregulation beteiligt sind. Kanzerogene, onkogene Viren oder Mutationen verstärken oder stören die Expression der Onkogene, wodurch aus der Normalzelle eine Krebszelle entstehen kann. Entartete Zellen produzieren dann selbst eigene *Wachstumsfaktoren* und entziehen sich dadurch jeder Wachstumskontrolle.

Metastasierungswege. Die Metastasierung erfolgt vor allem auf dem **Lymphweg** *(lymphogen)* oder auf dem **Blutweg** *(hämatogen). Daneben besteht die Gefahr einer direkten* Metastasierung innerhalb seröser Höhlen oder in Ausführungsgängen *(Metastasierung per continuitatem).*

Bei der *lymphogenen Metastasierung* gelangen Tumorzellen mit der Lymphe in die regionalen Lymphknoten und werden in diesen festgehalten. Sofern sie sich dort vermehren und damit eine Metastase bilden können, wird der betroffene Lymphknoten zerstört. Dabei gelangen wiederum Tumorzellen über Lymphbahnen in nachfolgende Lymphknoten. Schließlich kommt es nach Eintritt der Lymphe in die obere Hohlvene und damit in das Blut zu einer hämatogenen Streuung in die Lungen.

Bei der *hämatogenen Metastasierung* brechen Tumorzellen nach Zerstörung der Gefäßwand in das Lumen ein, werden dann mit dem Blut transportiert und bleiben schließlich an der Wand eines Gefäßes hängen. Die meisten der verschleppten Tumorzellen werden dabei durch Abwehrmechanismen des Organismus (z. B. durch T-Lymphozyten, s. S. 117) zerstört. Sofern den Tumorzellen jedoch eine Invasion in die Gefäßwand bzw. in die nähere Umgebung gelingt, bildet sich eine Metastase. Da Gefäßwände von Venen wesentlich leichter zerstört werden als die von Arterien, geht die Metastasierung in der Regel vom *venösen* System aus. Je nach Sitz des Primärtumors ergeben sich *typische Metastasierungsmuster*, die im wesentlichen darauf beruhen, daß verschleppte Tumorzellen in dem jeweils nachfolgenden Kapillargebiet festgehalten werden. Bei einem Lungentumor z. B. gelangen Tumorzellen in die Lungenvenen und von dort über das linke Herz in den großen Kreislauf. Als Folge davon findet man Tochtermetastasen u. a. in der Leber oder in den Knochen. Erfolgt im Bereich der Tochtermetastasen erneut ein Gefäßeinbruch, können Enkelmetastasen wieder im Bereich der Lunge auftreten.

Tumormarker. Tumorzellen können – wie Embryonalzellen – bestimmte Proteine bilden, die als sog. *Tumormarker* für die *Tumordiagnostik* bedeutsam sind (z. B. α_1-Fetoprotein, karzinoembryonales Antigen).

Folgen der Tumorbildung. Wächst ein Tumor so schnell, daß die ernährenden Gefäße nicht rasch genug mitwachsen können, oder wird das ernährende Gefäß durch einwachsende Tumorzellen verlegt, entwickelt sich eine *Tumornekrose*, die zu *Sekundärinfektionen* neigt. Durch den Zerfall des nekrotischen Gewebes gelangen ferner pathologische Eiweißbruchstücke in den Kreislauf, die den Gesamtorganismus schädigen können.

Als Folgen der Bildung maligner Tumoren sind zu nennen

- □ der bereits erwähnte Gewebezerfall mit Sekundärinfektion,
- □ Gefäßwandzerstörung mit der Gefahr schwerer Blutungen,
- □ Perforation (Durchbruch) des Tumors in seröse Höhlen mit anschließender Infektion (z. B. Peritonitis) sowie
- □ Verlegung wichtiger Hohlorgane (z. B. des Magens, des Darms oder der Bronchien).

Daneben findet man als *Allgemeinwirkungen* des Tumors Gewichtsabnahme, Fieber, Leuko- und Thrombozytose (Erhöhung der Leukozyten- und Thrombozytenzahl). Anämie (s. S. 98 ff.) sowie Stoffwechsel-, Nieren- und Herz-Kreislauf-Störungen.

3.4.2 Einteilung der Tumoren

In der Pathologie ist es üblich, die Geschwülste nach ihrer Abstammung einzuteilen. Man unterscheidet demnach *mesenchymale, epitheliale* und *neurogene Tumoren.* Zusätzlich erfolgt die schon oben erwähnte Unterteilung in gutartige und bösartige Geschwülste.

Mesenchymale Tumoren. Hierunter fallen Tumoren des Binde-, Fett-, Knorpel- und Knochengewebes sowie der Muskulatur. Man findet sie bei Patienten jeden Alters, z. T. jedoch besonders häufig bei Jugendlichen.

Zu den **gutartigen mesenchymalen Tumoren** zählen *Fibrome, Lipome, Chondrome, Osteome* und *Myome.* Die Bezeichnung leitet sich dabei vom Muttergewebe ab, aus dem die Tumoren hervorgehen.

Fibrome sind Geschwülste des *fibrillären Bindegewebes,* die entweder viele Fasern und wenige Kerne (Fibroma durum) oder viele Kerne und wenig Fasern (Fibroma molle) enthalten. Sie sind meist grauweiß, kugelig und bestehen aus Fibrozyten, Fibrillen und Grundsubstanz.

Die dem *Fettgewebe* entstammenden **Lipome** kommen häufig in der Subkutis entweder einzeln oder multipel vor. Sie weisen einen lappenförmigen, mitunter auch traubenförmigen Bau auf und sind von einer dünnen Kapsel umgeben. Ihre Farbe ist gelb, die Konsistenz meist weich. Histologisch unterscheiden sie sich kaum von normalem Fettgewebe.

Chondrome entwickeln sich aus *Knorpelgewebe.* Die kugeligen oder knolligen, harten und scharfbegrenzten, von einer Kapsel umgebenen, bläulich-glasigen Geschwülste, die oft sehr langsam wachsen, zeigen eine felderförmige Schnittfläche und bestehen wie hyalines Knorpelgewebe aus Knorpelzellen und hyaliner Grundsubstanz. Da Chondrome häufig regressiven Veränderungen unterliegen, findet man Nekrosen, ferner Verkalkungen und Verknöcherungen. Oft sind sie Ursache für Spontanfrakturen von Fingern.

Bei den gutartigen *Knochentumoren,* den **Osteomen,** sind zu nennen das

- ☐ *Osteoma spongiosum,* das im Inneren schwammige Knochen- und Markräume enthält,
- ☐ *Osteoma durum* (eburneum), das fast nur aus Knochengewebe besteht, und
- ☐ *Osteoma medullosum,* in dem das Knochenmark überwiegt.

Die Geschwülste entwickeln sich wie normaler Knochen aus Bindegewebe oder Knorpel.

Myome (Muskeltumoren) kommen fast ausschließlich in der *glatten Muskulatur* vor. Man findet sie einzeln oder häufiger multipel vor allem in der Gebärmutter *(Uterus myomatosus),* ferner in der Speiseröhre, dem Magen und Dünndarm. Sie sind in der Regel kugelig, scharf begrenzt und von einer Kapsel umgeben. Die Konsistenz ist derb, die Farbe blauweiß. Mikroskopisch findet man neben Bündeln glatter Muskulatur unterschiedlich viel Bindegewebe (Übergang vom Myom zum *Fibromyom*). Nicht selten beobachtet man infolge Gefäßkompression durch den wachsenden Tumor sekundäre Veränderungen im Tumorinnern, z. B. Nekrosen und Blutungen.

Zu den **bösartigen mesenchymalen Tumoren,** die als **Sarkome** bezeichnet werden, zählen:

- ☐ **Fibrosarkome,** die vom fibrillären Bindegewebe,
- ☐ **Retikulum- und Lymphosarkome,** die vom Retikulum- und Lymphgewebe,
- ☐ **Liposarkome,** die vom Fettgewebe,
- ☐ **Chondrosarkome,** die vom Knorpel,
- ☐ **Osteosarkome,** die vom Knochengewebe, und
- ☐ **Myosarkome,** die vom Muskelgewebe

ausgehen. Meist sind die Sarkome *stark entdifferenziert,* so daß nur noch wenig Ähnlichkeit mit dem Muttergewebe zu erkennen ist. Nach dem Grad der Entdiffenzierung können dann bei den einzelnen Sarkomen vielfach noch verschiedene Typen unterschieden werden. Z. B. gehört zu den Sarkomen des Bindesgewebes das relativ hoch differenzierte *Fibrosarkom,* das makroskopisch weißlich, fleischähnlich erscheint und bei dem mikroskopisch Geschwulstzellen gefunden werden, die Bindegewebszellen gleichen und die reichlich kollagene Fasern bilden. Weniger differenziert ist das *Spindelzellsarkom* mit verschieden langen, spindeligen Zellen, die keine Fasern mehr bilden. Undifferenzierte Sarkome sind das *polymorphzellige Sarkom* mit teils spindelförmigen, teils rundlichen Zellen sowie das *Rundzellsarkom* mit runden, undifferenzierten Zellen und weicher Konsistenz. Ähnliche Differenzierungsunterschiede sieht man auch bei den aus anderen Muttergeweben hervorgehenden Sarkomen. So ist beispielsweise beim hochdifferenzierten *Osteosarkom* die Fähigkeit noch erhalten, Osteoid mit wechselnder Verkalkung zu bilden.

Epitheliale Tumoren. Die Grundstörung bei den epithelialen Tumoren liegt darin, daß die *normale Wachstumshemmung* der Tochterzellen *verlorengegangen* ist und dadurch ein hemmungsloses Wachstum auftritt.

Die häufigsten **gutartigen epithelialen Tumoren** sind die vom Drüsenepithel ausgehenden **Adenome.** Sofern diese sich aus exokrinen Drüsen entwickeln, wachsen sie langsam und expansiv, sind von einer Kapsel umgeben und in der Regel knotenförmig. Enthält das Bindegewebe im Tumor reichlich Fasern, spricht man von *Fibroadenomen* und bei Adenomen mit zystischer Erweiterung der Drüsen von *Adenokystomen.* Adenome der endokrinen Drüsen gleichen in ihrer Struktur weitgehend dem Muttergewebe.

Bösartige epitheliale Tumoren werden als **Karzinome** bezeichnet. Hierbei sind *Plattenepithel-* und *Adenokarzinome* zu nennen.

Plattenepithelkarzinome, die von der Haut oder Schleimhaut ausgehen können, wachsen zunächst in Form eines derben Knötchens, jedoch entsteht sehr rasch wegen der Störung der Blutversorgung und der dadurch bedingten Nekrosen ein Geschwür mit derbem Rand. Verhältnismäßig differenziert sind die *verhornten Plattenepithelkarzinome* mit meist langsamem Wachstum und geringer Tendenz zur Bildung von Metastasen. Bereits stärkere Entdifferenzierung weisen die *nichtverhornenden Plattenepithelkarzinome* auf, bei denen die Interzellularbrücken fehlen, eine Zellschichtung aber noch einigermaßen erkennbar ist. Die am stärksten entdifferenzierten Karzinome schließlich sind von entsprechend entdifferenzierten Sarkomen praktisch nicht mehr zu unterscheiden.

Adenokarzinome, die aus den verschiedenen exokrinen und endokrinen Drüsen entstehen, wachsen einerseits *exophytisch,* d. h. in die Lichtung hinein, zum anderen aber *infiltrierend* und *destruierend* in die Tiefe. Wie bei den Plattenepithelkarzinomen entstehen bald durch mangelnde Durchblutung Nekrosen, die geschwürig zerfallen. Man findet dann das typische zentrale, schüsselförmige *Karzinomulkus* (Geschwür) mit wallartigem, derbem Rand. Wie alle anderen bösartigen Tumoren sind auch die Adenokarzinome verschieden stark entdifferenziert. Dementsprechend werden verschiedene Formen, z. B. das *Carcinoma adenomatosum* und das *Carcinoma solidum,* bei dem nur noch solide Zellstränge gebildet werden, unterschieden.

Tumoren des Nervensystems. Die Tumoren des Nervensystems kommen im Zentralnervensystem und dort insbesondere im Bereich des Gehirns vor. Wegen der fehlenden Ausdehnungsmöglichkeit durch die Lokalisation innerhalb der Schädelhöhle wird Hirngewebe durch das Tumorgewebe verdrängt und geschädigt. Außerdem kommt es häufig zu einer *Erhöhung des intrakraniellen Drucks* (Schädelinnendrucks) mit entsprechenden *Hirndruckzeichen,* wie Kopfschmerzen, Benommenheit, Atemstörungen, Gesichtsfeldeinschränkung, Augenmuskellähmungen usw. Selbst – vom histologischen Standpunkt aus betrachtet – relativ gutartige Gehirntumoren müssen – biologisch gesehen – als *maligne* bezeichnet werden, da sie alle *lebensbedrohlich* sind.

Insbesondere werden folgende wichtige hirneigene Tumoren unterschieden:

□ die *Gliome,*

□ das *Glioblastom,*

□ das *Medulloblastom.*

Daneben gibt es von Hirnnerven ausgehende Geschwülste, sog. *Neurinome.*

Unter dem Begriff **Gliome** faßt man Geschwülste, die sich aus *Gliagewebe* (s. S. 33 ff.) entwickeln, zusammen. Die beiden Hauptformen, die *Astrozytome* und die *Oligodendrogliome,* treten bevorzugt im mittleren Lebensalter auf und sind durch relativ langsames Wachstum gekennzeichnet. Die von Astrozyten (s. S. 33) ausgehenden Astrozytome besitzen meist zahlreiche Fasern und sind daher von harter Konsistenz. Oligodendrogliome, von Oligodendroglia-Zellen (s. S. 34) gebildet, sind dagegen zellreich und faserarm und zeigen zu etwa 20% Verkalkungen.

Das (multiforme) **Glioblastom,** der häufigste Hirntumor, geht ebenfalls von der *Glia* aus. Die besonders bösartige Geschwulst findet man gehäuft zwischen dem 40. und 60. Lebensjahr. Vielfach breitet sie sich schmetterlingsförmig über den Balken (s. S. 431) in beide Großhirnhemisphären aus. Mikroskopisch beobachtet man vielgestaltige Tumorzellen sowie ausgedehnte Nekrosen, die von einem Saum von Tumorzellen umgeben sind.

Das **Medulloblastom** ist eine maligne Geschwulst des Kindes- und Jugendalters und macht etwa 20% der Hirntumoren bei Jugendlichen aus. Man findet es vor allem im *Kleinhirn* und in der *Brücke* (s. S. 426). Die zahlreichen kleinen, oft in Form von Pseudorosetten angeordneten Zellen erinnern an Elemente der embryonalen Gehirnentwicklung (Medulloblasten).

Neurinome, die nicht mit Neuromen (s. S. 33) verwechselt werden dürfen, gehen von Schwannschen Zellen aus. Sie werden meist zwischen dem 30. und 50. Lebensjahr manifest. Man findet die spindelförmigen bis knolligen, gefäßreichen Gebilde an den Hirnnerven, vor allem als sog. *Akustikusneurinom (Kleinhirnbrückenwinkeltumor)* am Nervus statoacusticus (s. S. 427). Entsprechend ihrer Lokalisation lösen die Neurinome Ausfallerscheinungen oder Reizungen der befallenen Hirnnerven aus.

Enthalten die Tumoren vermehrt kollagene Fasern, spricht man von *Neurofibromen.* Multiple Neurofibrome sind das Charakteristikum der *von Recklinghausenschen-Erkrankung (Neurofibromatose).*

Unter **Meningeomen** versteht man von der weichen Hirnhaut ausgehende, verhältnismäßig gutartige Tumoren, die nicht zu den hirneigenen Geschwülsten im engeren Sinn gerechnet werden. Sie wachsen langsam von der Oberfläche aus gegen das Gehirn, wobei sie es verdrängen, vor. Teilweise durchdringen sie auch das knöcherne Schädeldach. Die vielfach knolligen Tumoren sind gefäßreich und häufig im Inneren verkalkt.

3.5 Entwicklungsstörungen (Kyematopathien)

Entsprechend den verschiedenen Entwicklungsstadien (vgl. Tab. 3–2) unterscheidet man folgende Störungen:

□ *Gametopathien,*

□ *Blastopathien,*

□ *Embryopathien,*

□ *Fetopathien.*

3.5.1 Gametopathien

Bei den Gametopathien handelt es sich um *Störungen der Keimzellen vor der Befruchtung.* Dabei liegt ein *Chromosomenverlust* oder *-gewinn (numerische Chromosomenaberration)* während der Meiose infolge einer Non-disjunction (Nichttrennung) von Chromosomenpaaren vor. Handelt es sich dabei um Geschlechtschromosomen, spricht man von einer *gonosomalen* Aberration. Sind andere Chromosomen betroffen, liegt eine *autosomale* Störung vor.

Bei der Meiose von Keimzellen muß, damit nach Vereinigung einer männlichen und einer weiblichen Keimzelle die Chromosomenzahl konstant bleibt, wie bereits auf S. 13 ff. erwähnt, der Chromosomenbestand halbiert werden. Trennt sich ein Chromosomenpaar nicht (Non-disjunction), enthält die eine Tochterzelle ein Chromosom zuviel, die andere eines zu wenig. Bei der Vereinigung solcher Zellen entsteht somit eine Chromosomenaberration. Bezogen auf das betroffene Chromosomenpaar, spricht man von *Mono-* oder *Trisomie.* Sofern die Chromosomenaberration bzw. Non-disjunction erst nach der Befruchtung auftritt, bilden sich Zellmosaike, d. h. der betroffene Organismus enthält Zellen unterschiedlicher Chromosomenzahl und -zusammensetzung.

Bei Chromosomenanomalien besteht eine hohe *Fehlgeburtsrate.* Ungefähr ein Drittel der Spontanaborte ist hierauf zurückzuführen. Nahezu alle Gametopathien führen zu *Schwachsinn.*

Die wichtigste **autosomale numerische Aberration** ist die *Trisomie* des Chromosomenpaares 21, das sogenannte *Down-Syndrom* (Mongolismus). Die bereits während der Embryogenese beginnende und sich später fortsetzende Fehlentwicklung äußert sich nach der Geburt in Schwachsinn, schräger Augenstellung, tiefsitzenden, hypoplastischen (zu schwach entwikkelten) Ohrmuscheln, einer sogenannten Affenfurche der Hände, Minderwuchs sowie Brachyzephalie (Kurzschädel) mit Sattelnase. Häufig findet man Mißbildungen in Form von Herzfehlern, Gesichtsspalten usw. Die *Gefahr der Geburt eines mongoloiden Kindes hängt vom Alter der Mutter ab:* Je älter die Mutter, desto häufiger wird ein mongoloides Kind geboren (bei 20jährigen 0,6‰, bei 30jährigen 1‰ und bei 40jährigen 1%). Deshalb ist eine pränatale (vor der Geburt erfolgende) zytologische Diagnostik im Fruchtwasser von älteren Schwangeren dringend geboten.

Zu den **gonosomalen numerischen Aberrationen** gehören die

□ *Trisomie XXY* (Klinefelter-Syndrom) und

□ *Monosomie XO* (Ullrich-Turner-Syndrom).

Tab. 3–2. Entwicklungsstörungen in verschiedenen Entwicklungsperioden

Periode	Zeitpunkt	biologische Vorgänge	Entwicklungsstörungen
Gametogenese	vor der Konzeption	Entwicklung der männlichen und weiblichen Keimzellen	Chromosomenaberrationen (z. B. Trisomie 21)
Blastogenese	0.–18. Tag	Erste Teilung der Zygote, Entwicklung der Blastula, Differenzierung in Embryoblast und Trophoblast	Keimtod; symmetrische und asymmetrische Doppelmißbildungen
Embryogenese	18. Tag–8. Woche	Bildung der Organe und Organsysteme, Organdifferenzierung; Anschluß an mütterlichen Kreislauf, Ausdifferenzierung der Plazenta	Einzelmißbildungen, z. B. Dysraphien, Herz- und Gefäßanomalien; Schäden durch Virusinfektionen, z. B. Röteln-Embryopathie
Fetogenese	8. Woche–Geburt	weiteres Wachstum, Abschluß der Organdifferenzierung, Ausreifung	Schädigung durch Infektionen, z. B. durch Spirochäten, Toxoplasmen; Morbus haemolyticus neonatorum

Das **Klinefelter-Syndrom** findet man zu etwa 0,25% in der Gesamtbevölkerung. Die Patienten weisen eine Hodenhypoplasie (Unterentwicklung der Hoden), Gynäkomastie (weibliche Brustentwicklung bei Männern) sowie eunuchoide Gestalt auf. Schwachsinn ist häufig.

Beim **Ullrich-Turner-Syndrom,** das bei 0,3 bis 0,5% der weiblichen Neugeborenen auftritt, beobachtet man eine Gonadendysgenesie (Fehlanlage der Keimdrüsen), als deren Folge sich auch die sekundären Geschlechtsmerkmale nicht ausbilden können. Weitere Symptome sind Minderwuchs, Pterygium colli (seitliche Hautfalten am Hals) und schwach entwickelter Unterkiefer.

3.5.2 Blastopathien

Als Blastopathien bezeichnet man *Entwicklungsstörungen während der Blastogenese,* d. h. von der Konzeption bis zum 18. Schwangerschaftstag. Schwere Schäden während der Blastogenese führen zum *Keimtod.* Geringgradigere Schäden können ohne Defekt ausheilen, da die zu diesem Zeitpunkt noch wenig differenzierten Zellen in hohem Maße regenerationsfähig sind. Blastopathien im Sinne einer Defektbildung äußern sich jedoch häufig in Form von *Doppelmißbildungen,* die durch partielle Trennung der ersten Tochterzellen einer Zygote oder von Zellgruppen im frühen Entwicklungsstadium entstehen. Sofern sich daraus eine *symmetrische Doppelmißbildung* entwickelt, sind beide Individuen gleich *(Siamesische Zwillinge);* die Bezeichnung erfolgt nach dem verbindenden Körperteil (z. B. Thorakopagus = Doppelmißbildung mit Verwachsung am Brustkorb). Bei *asymmetrischen* Doppelmißbildungen entwickelt sich u. U. die eine Anlage normal, die andere dagegen nur rudimentär.

3.5.3 Embryopathien

Da während der Embryogenese die Organe angelegt werden und die Blasteme sich zu unterschiedlichen Zeitpunkten ausdifferenzieren, hängt der *Schaden vom Zeitpunkt der Schädigung* ab. Ist das betroffene Blastem noch undifferenziert und wirkt sich der Schaden nicht letal aus, besteht die Möglichkeit zur restitutio ad integrum. Trifft die Schädigung dagegen ein Blastem, das sich in der Differenzierungsphase befindet, so entsteht als typische Embryopathie eine *Einzelmißbildung.* Ist die Differenzierung abgeschlossen, können Schädigungen keine Mißbildungen mehr auslösen. Der Zeitraum, in dem eine Noxe eine Mißbildung hervorrufen kann, wird als *kritische (sensible) Phase* bezeichnet. Eine bestimmte Mißbil-

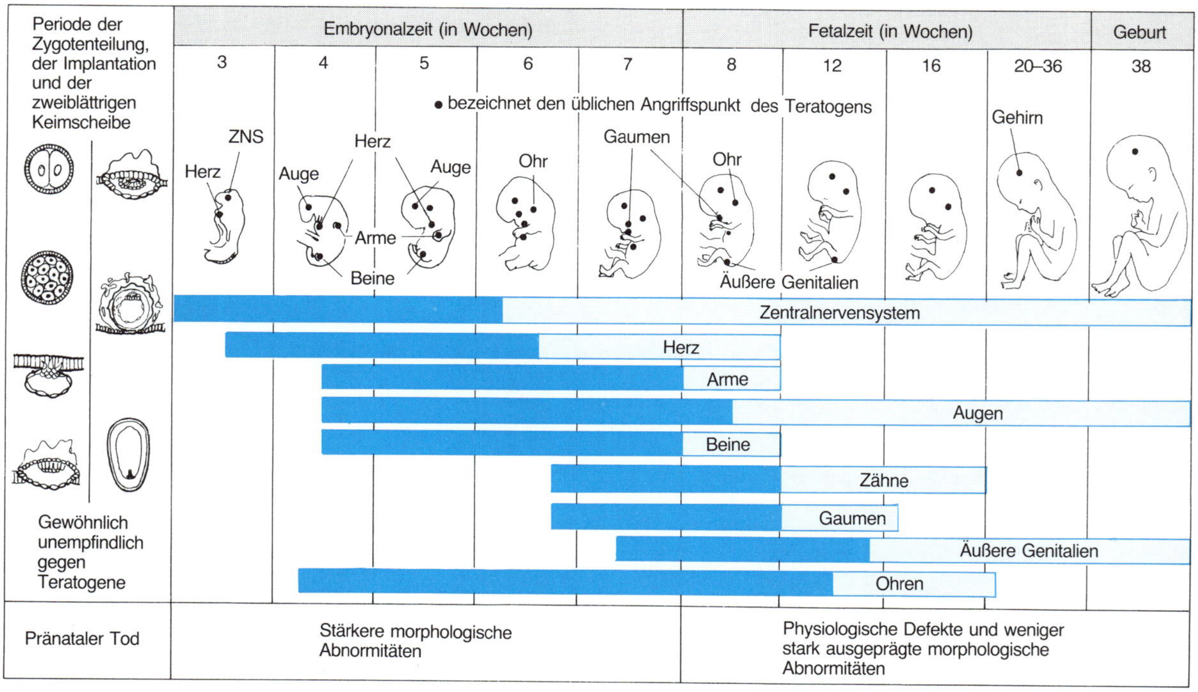

Abb. 3–3. Schematische Darstellung der Entwicklungsperioden, in denen der menschliche Embryo bzw. Fetus durch Teratogene gefährdet ist, nach Ariens, Mutschler, Simonis. Dunkelblaue Felder bezeichnen Perioden hoher Gefährdung, hellblaue Felder Perioden weniger starker Empfindlichkeit

dung kann somit nur in einem speziellen Zeitraum ausgelöst werden. Ihre Art hängt somit weniger von der auslösenden Noxe als von der Entwicklungsphase des Embryos ab. Die größte Gefahr von Mißbildungen besteht zwischen der 4. und 8. Schwangerschaftswoche. In Abb. 3–3 sind die Entwicklungsperioden, in denen der menschliche Embryo bzw. Fetus besonders gefährdet ist, schematisch dargestellt.

Zu den Mißbildungen, die bei früh einsetzenden Noxen entstehen, gehören die *Dysraphien* (Spaltbildungen). Hier sind u. a. die *Spaltbildungen der Wirbelsäule* (Spina bifida) mit den verschiedenen Unterformen, z. B. Spina bifida occulta (mit Haut bedeckter Wirbelspalt ohne Vortreten von Rückenmark oder dessen Häuten) und die Spina bifida aperta (offener Wirbelspalt) zu nennen. Kommt es dabei zu einem Vortreten von Rückenmarkshäuten, spricht man von einer Meningozele, sind Rückenmark und Rückenmarkshäute vorgefallen, von einer Meningomyelozele.

Zu den zu einem späteren Zeitpunkt ausgelösten Mißbildungen gehören vor allem die *Herz-* und *Gefäßanomalien,* die wie die Dysraphien etwa 40% aller Mißbildungen ausmachen. Weitere Arten von Mißbildungen sind in Tab. 3–3 zusammengestellt.

Als *Ursachen* der Embryopathien sind neben genetischen Faktoren Virusinfektionen, ionisierende Strahlen, Diabetes mellitus sowie chemische Substanzen zu nennen.

Die wichtigste durch eine Virusinfektion ausgelöste Embryopathie ist die *Embryopathia rubeolosa* **(Röteln-Embryopathie).** Dieses durch Röteln-Infektion der Mutter bedingte Mißbildungssyndrom besteht in einer Linsentrübung, Mikrophthalmie (Verkleinerung der Augäpfel), Innenohrschädigung und Herzfehlern.

Während schwere Strahlenschäden zum Absterben der Frucht führen, besteht bei der Einwirkung geringerer Strahlendosen, z. B. bei Röntgenuntersuchungen, die Gefahr von Augenmißbildungen, Dysraphien und Mikrozephalie (Kopfverkleinerung). Eine Strahlenexposition von Schwangeren ist daher soweit wie möglich zu vermeiden.

Bei Frauen mit *Diabetes mellitus* ist das Mißbildungsrisiko im Vergleich mit stoffwechselgesunden Schwangeren infolge ungenügender Sauerstoff- und Substratversorgung auf das Doppelte bis Dreifache trotz der medikamentösen Therapie mit Insulin erhöht. Dagegen konnte die Abortrate auf den normalen Wert gesenkt werden.

Von besonderer Bedeutung für die Entstehung von Embryopathien sind **Teratogene,** d. h. Mißbildungen hervorrufende chemische Substanzen. Hierzu gehören auch bestimmte *Pharmaka,* z. B. *Zytostatika*, und *Alkohol.* Weltweites Interesse erlangte dieses Problem durch die *Thalidomid-Katastrophe* in den Jahren 1960/61. Einnahme des Schlafmittels Thalidomid durch Schwangere in der sensiblen Phase hatte zu gehäuften Geburten von Kindern mit *Mißbildungen der Extremitäten,* der Ohren und des Herzens geführt.

Tab. 3–3. Einzelmißbildungen (außer Dysraphien)

Art der Mißbildung	Charakteristika	Beispiele
Agenesie	Organanlage fehlt völlig	Fehlen von Teilen des Ösophagus, fehlende Anlage der Brustdrüse
Aplasie	Organanlage vorhanden, Weiterentwicklung bleibt aus	aplastische Zwergniere
Hypoplasie	Organanlage vorhanden, aber keine volle Weiterentwicklung	hypoplastische Zwergniere mit verminderter Papillenzahl
Atresie	Sonderform der Aplasie; Fehlen einer Lichtung (Lumen entwickelt sich nicht) oder einer Körperöffnung	Darm-, Gallengangatresie; Atresie des Anus
Dysplasie	Fehlentwicklung eines Organes	Zystennieren (zystische Erweiterung der Tubuli)
Stenose	Verengung eines Hohlorgans	Ösophagus-, Darmstenose
Dysmelie	Fehlerhafte Entwicklung der Extremitäten	durch Thalidomid ausgelöste Dysmelien
Verschmelzung paariger Organe	–	Hufeisenniere

3.5.4 Fetopathien

Da bei der Fetogenese die Organentwicklung bereits abgeschlossen ist, treffen Schädigungen während dieser Zeit nur noch bereits differenzierte Strukturen. Bei diesen Schädigungen handelt es sich neben endokrinen Störungen (z. B. Schilddrüsenhormonmangel, s. S. 548) oder Rhesusfaktor-Inkompatibilität (s. S. 124) vor allem um *Infektionen mit Protozoen und Bakterien.* Auf Infektionen reagiert der Fetus mit primitiven mesenchymalen Abwehrreaktionen (z. B. Phagozytose der Erreger), erst am Ende der Schwangerschaft treten zusätzlich typische Entzündungszeichen auf.

Unter den Protozoeninfektionen des Feten besitzt die **Toxoplasmose** besondere Bedeutung. Toxoplasma gondii ist ein weitverbreitetes Protozoon, das viele Vögel und Säuger infiziert, aber nicht immer Krankheiten bei ihnen hervorruft. Der Mensch ist relativ resistent. Beim Erwachsenen werden nur selten schwere Verlaufsformen beobachtet. Erfolgt jedoch während der Schwangerschaft eine Infektion der Mutter, so können beim Kind durch diaplazentare Übertragung der Toxoplasmen irreparable Schäden (Hydrozephalus, Ablagerungen von Kalksalzen im Gehirn, Erblindung als Zeichen einer abgelaufenen Hirnentzündung) auftreten.

Eine vor Einführung der Penicillin-Therapie wichtige, heute nur noch selten auftretende bakteriell bedingte Fetopathie ist die **Lues connata** (konnatale Syphilis). Die durch Treponema pallidum hervorgerufene Erkrankung äußert sich nach der Geburt in Hautausschlägen, Knorpel- und Knochenentzündung, Zahnschäden, Innenohrstörungen und einer Reihe weiterer, sehr unterschiedlicher Symptome.

4 Transport- und Regelprozesse

4.1 Gesetzmäßigkeiten des Stoff- und Flüssigkeitstransportes

Die Funktionen der Zellen und Gewebe – Stoffwechsel, Reproduktion, Wachstum, Regeneration, Kontraktion, Sekretion und Erregbarkeit – erfordern einen ständigen Transport von Stoffen und Flüssigkeit innerhalb des Organismus. Sauerstoff und Nährstoffe müssen laufend den Zellen zugeführt, Kohlendioxid und andere Stoffwechselendprodukte an die Umgebung abgegeben werden. Voraussetzung für den kontrollierten Ablauf der Stoffwechsel- und Erregungsprozesse sind ferner bestimmte Ionenkonzentrationen innerhalb der Zellen, die durch spezifische Transportsysteme der Zellmembran aufrechterhalten werden. In Abhängigkeit von der Flüssigkeitsaufnahme und -ausscheidung vollzieht sich schließlich der Flüssigkeitstransport im Organismus in enger Kopplung an den Stoffaustausch.

Größere Wegstrecken innerhalb des Körpers werden in der Regel durch *konvektiven Transport* überwunden, wobei glatte oder quergestreifte Muskulatur die Transportarbeit leistet. Diese Transportprozesse, zu denen der Blutkreislauf, der Lymphtransport, die Lungenbelüftung, die Darmpassage sowie die Harnblasen- und Gallenblasenentleerung gehören, werden bei den entsprechenden Organsystemen behandelt. Im Gegensatz hierzu vollziehen sich die *spezifischen Transportprozesse*, die der differenzierten Verteilung von Stoffen und Flüssigkeiten dienen, im mikroskopischen Bereich an Kapillaren und Zellmembranen. Dabei unterscheidet man unter energetischen Aspekten

- ☐ *passive Transportprozesse* (Diffusion, erleichterte Diffusion, Osmose und Filtration),
- ☐ *aktive Transportprozesse* (endergonische Membrantransporte).

4.1.1 Stofftransport

Freie Diffusion. Unter Diffusion versteht man den *Transport gelöster Teilchen auf Grund ihrer thermokinetischen Energie.* Voraussetzung für den Ablauf einer gerichteten Teilchenbewegung ist dabei das Bestehen eines *Konzentrationsgradienten,* d. h. einer Konzentrationsdifferenz pro Wegeinheit. Die gelösten Teilchen kollidieren auf Grund der Brownschen Molekularbewegung nach statistischen Gesetzen miteinander, wobei jedoch die Zahl der Zusammenstöße in Richtung der abnehmenden Konzentration geringer ist als in allen anderen Richtungen des Raumes. Auf diese Weise findet eine *Teilchenbewegung vom Ort der höheren zum Ort der niederen Konzentration* solange statt, bis ein Konzentrationsausgleich erreicht ist.

Quantitativ wird dieser Vorgang durch das **Ficksche Diffusionsgesetz** beschrieben. Es besagt, daß der Diffusionsstrom (Teilchenfluß) $\dot{m}$ der Konzentrationsdifferenz ΔC und der Austauschfläche F direkt proportional und dem Diffusionsweg Δx umgekehrt proportional ist:

$$\dot{m} = - D \cdot F \cdot \frac{\Delta C}{\Delta x} \quad . \tag{1}$$

Der Proportionalitätsfaktor D ist eine vom Diffusionsmedium, von der Art der diffundierenden Teilchen und von der Temperatur abhängige Konstante, die man als *Diffusionskoeffizient* bezeichnet. Sie wird in der Regel in der Einheit cm^2/s angegeben (s. Tab. 4–1).

Ein typisches Beispiel für einen Transportprozeß, der nach den Gesetzmäßigkeiten der freien Diffusion abläuft, ist der *Austausch der Atemgase* Sauerstoff und Kohlendioxid (s. Kap. 9). Für diese Gase, die in den Flüssigkeiten der Zellen und des extrazellulären Raumes in gelöster Form transportiert werden, stellen die Zellorganellen praktisch keine zusätzlichen Diffusionshindernisse dar. Daher folgt der O_2- bzw. CO_2-Diffusionsstrom in der Lunge und in den anderen Organen stets auf direktem Wege der Richtung der abnehmenden Konzentration; die einzelnen Gewebe stellen also für die Atemgase weitgehend homogene Diffusionsräume dar, die sich lediglich in ihren Diffusionskoeffizienten ein wenig voneinander unterscheiden (s. Tab. 4–1).

Diffusion durch Membranen. Zellmembranen sind durchlässig für gelöste Gase, für Ionen, für kleinere hydrophile Moleküle, wie z. B. Zucker, Aminosäuren und Nucleotide, sowie für lipophile Stoffe. In allen Fällen – mit Ausnahme der Gase – stellen jedoch die Membranen ein mehr oder weniger großes *Hindernis für den Diffusionsprozeß* dar. Ein solcher von der jeweiligen Konzentrationsdifferenz angetriebener Transport durch eine Membran, die einen Diffusionswiderstand bildet, wird gewöhnlich als **Permeation** bezeichnet. Da die diffusionsbestimmenden Membrangrößen (Diffusionskoeffizient D und Diffusionsweg Δx) vielfach nicht mit ausreichender Genauigkeit bekannt sind, faßt man sie zu einer neuen Konstanten $P = D/\Delta x$ zusammen. Die Diffusionsgleichung (1) erhält dann für Nicht-Elektrolyte die Form:

$$\dot{m} = -P \cdot F \cdot \Delta C \qquad (2)$$

P wird als *Permeationskoeffizient* bezeichnet und in cm/s angegeben. Gleichung (2) besagt, daß der Teilchenstrom von der Größe der Membranfläche und der Differenz der Substanzkonzentrationen abhängt (s. Abb. 4–1).

Ionen und kleine hydrophile Moleküle passieren die Membran durch **Poren**, die von den eingelagerten *Membranproteinen* (s. S. 2) gebildet werden. Solch ein Protein wird von einem größenordnungsmäßig 1 nm weiten, wassergefüllten *Kanal* durchzogen, durch welchen die kleinen Moleküle diffundieren können. Für den Fall, daß sie dabei nicht mit dem Kanalprotein in chemische Wechselwirkung treten, hängt die Permeationsgeschwindigkeit im wesentlichen von den jeweiligen *Moleküldurchmessern*

Tab. 4–1. Diffusionskoeffizienten D für verschiedene biologische Medien bei 37°C

Diffundierende Substanz	Diffusions-medium	D (cm^2/s)
O_2	Blutplasma	$2{,}2 \cdot 10^{-5}$
	Hirnrinde	$1{,}6 \cdot 10^{-5}$
	Muskulatur	$1{,}2 \cdot 10^{-5}$
	Erythrozyt	$0{,}8 \cdot 10^{-5}$
CO_2	Blutplasma	$1{,}9 \cdot 10^{-5}$
	Hirnrinde	$1{,}5 \cdot 10^{-5}$
	Muskulatur	$1{,}2 \cdot 10^{-5}$
	Erythrozyt	$0{,}8 \cdot 10^{-5}$
Glucose	Bindegewebe	$2{,}0 \cdot 10^{-6}$

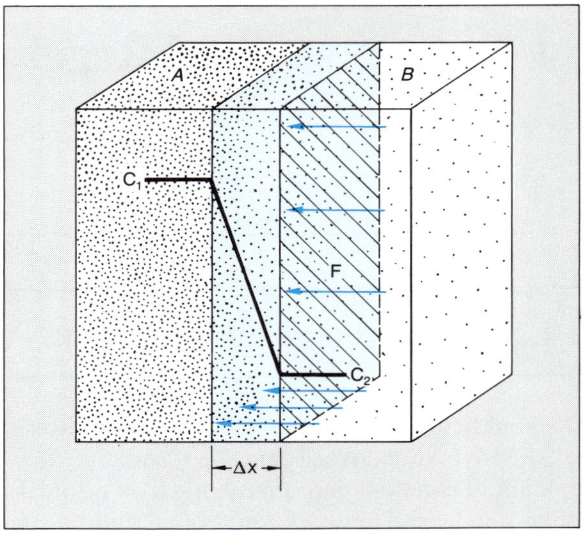

Abb. 4–1. Schema zur Erläuterung der den Diffusionsprozeß bestimmenden Größen. Zwei Räume (A und B) sind durch eine ebene Schicht mit großem Diffusionswiderstand (Fläche F, Dicke Δx) voneinander getrennt. Der Teilchenstrom (Pfeilrichtung) ist der Konzentrationsdifferenz $C_1 - C_2$ proportional

sowie von der *Weite der Poren* und ihrer *Dichte* in der Membran ab.

Neben der Molekülgröße ist die **Lipidlöslichkeit** einer Substanz für ihre Membranpermeabilität von Bedeutung. *Lipidlösliche Stoffe,* aber auch kleine *polare Moleküle* (Ethanol, Harnstoff) können relativ leicht in die Lipiddoppelschicht der Membran (s. S. 2) eindringen und besitzen daher ein gutes Permeationsvermögen. In einer homologen Reihe kleiner Moleküle erhöht eine (lipophile) CH_2-Gruppe die Permeabilität etwa um den Faktor 2. Arzneistoffe mit einem intrazellulären Angriffsort müssen, damit sie schnell in die Zellen gelangen können, bis zu einem gewissen Grade lipophil sein.

Selektive Membranpermeabilität. Eine Reihe von Stoffen ist in der Lage, die Zellmembranen relativ leicht zu passieren, ohne daß dies auf Grund ihrer Molekülgröße oder ihrer Lipidlöslichkeit zu erwarten wäre. In diesen Fällen wird der beschleunigte Transport auf *Wechselwirkungen der Substratmoleküle mit den Membranproteinen* zurückgeführt. Man nimmt heute an, daß die Wände der Proteinkanäle mit *Ladungen* und *Bindungsstellen* besetzt sind, die sich in *ständiger pulsierender Bewegung* befinden. Aufgrund dieses dynamischen Verhaltens der Proteine könnten die Substratmoleküle während der Kanalpassage durch *schnell wechselnde Bindungen* vorangetrieben werden. (Transportproteine dieser Art werden manchmal auch als *Carrier,* s. S. 53, bezeichnet.) Sofern ein solcher Transport nur bis zum Konzentrationsausgleich führt, handelt es sich um einen rein *passiven Vorgang,* der allein durch die thermokinetische Energie der Substratmoleküle unterhalten wird und keine zusätzliche chemische Energie benötigt.

Derartige Transportprozesse, die früher als erleichterte Diffusion (s. u.) bezeichnet wurden, weisen eine Reihe von Charakteristika auf, durch die sie sich von der einfachen Diffusion unterscheiden:

- *Strukturspezifität,* d. h. die Affinität zum Transportsystem ist in hohem Maße von der Struktur und Konfiguration des Substrates abhängig,
- *Hemmbarkeit,* d. h. Hemmstoffe (Inhibitoren) können das Transportsystem besetzen und damit den Substrattransport verhindern,
- *Sättigung des Transportsystems,* d. h. bei hoher Substratkonzentration auf einer Seite der Membran werden alle vorhandenen Bindungsstellen für den Transport voll beansprucht, so daß eine weitere Konzentrationserhöhung zu keiner Steigerung der Transportrate führt.

Die *Kinetik des selektiven Transports* läßt sich für den Fall, daß die Substratkonzentration auf einer Seite der Membran, z. B. im Zellinneren, zu vernachlässigen ist, durch eine Beziehung beschreiben, die der *Michaelis-Menten-Gleichung* für unidirektionale Enzymreaktionen analog ist. Wird die äußere Substratkonzentration mit C bezeichnet, so gilt für den Substratstrom $\dot{m}$, d. h. für die Zelle transportierte Substratmenge pro Zeiteinheit:

$$(3) \qquad \dot{m} = \dot{m}_{max} \frac{C}{C + K_m} \quad .$$

Hierin bedeuten $\dot{m}_{max}$ den maximalen Substratstrom und K_m die äußere Substratkonzentration bei halbmaximaler Transportrate ($\dot{m}_{max}/2$), entsprechend der Michaelis-Konstanten. Man erkennt, daß sich $\dot{m}$ bei großen Substratkonzentrationen dem Maximalwert $\dot{m}_{max}$ nähert, d. h. Gleichung (3) eine Sättigungskinetik beschreibt. Als Beispiel für einen Transportvorgang mit einer solchen Kinetik ist in Abb. 4–2 der Einstrom von D-Glucose in einen Erythrozyten in Abhängigkeit von der äußeren Glucosekonzentration dargestellt, wobei im Zellinneren eine vernachlässigbar kleine Glucosekonzentration vorliegt.

Erleichterte Diffusion. Den bevorzugten Transport einiger Substanzen durch Zellmembranen hat man früher auf die Mitwirkung *beweglicher Transportvermittler,* sog. *Carrier,* zurückgeführt. Heute weiß man, daß diese Aufgabe von den *ortsfesten Membranproteinen* erfüllt wird (s. o.). Bewegliche Transportvermittler sind jedoch in bestimmten Fällen an *intrazellulären Transportvorgängen* beteiligt. Beispielsweise *beschleunigen die Hämoglobinmoleküle den Sauerstofftransport in den Erythrozyten:* Sauerstoff, der in den Erythrozyten eintritt, wird an oberflächennahe Hämoglobinmoleküle angelagert. Diese sauerstoffbeladenen Moleküle diffundieren nun zum Zentrum der Zelle und transportieren auf diese Weise den Sauerstoff in die inneren Zellregionen (s. Abb. 9–17, S. 229). Da sich dieser Prozeß der freien Diffusion überlagert, spricht man von einer *erleichterten Diffusion (facilitated diffusion).*

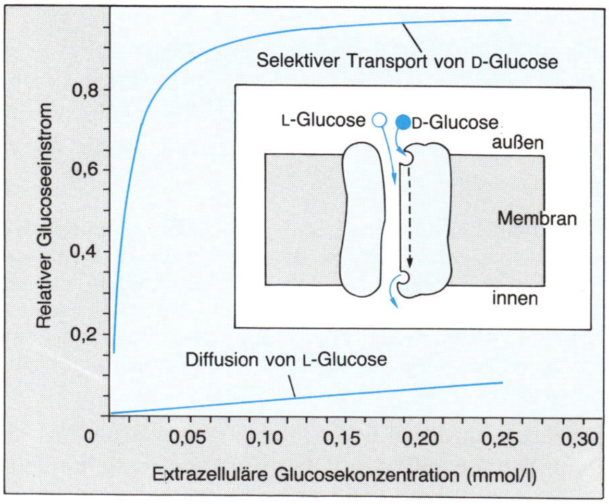

Abb. 4–2. Einstrom von D-Glucose (selektiver Transport) und L-Glucose (freie Diffusion) in den Erythrozyten in Abhängigkeit von der Außenkonzentration bei vernachlässigbar kleiner Innenkonzentration. Der selektive Transport ist auf Wechselwirkungen der D-Glucose mit Membranproteinen (s. Innenbild) zurückzuführen und zeigt eine Sättigungscharakteristik

Aktiver Transport. Zellen besitzen die Fähigkeit, in ihrem Inneren Substanzkonzentrationen aufrechtzuerhalten, die stark von den Konzentrationen dieser Substanzen in der extrazellulären Flüssigkeit abweichen. Solche *thermodynamischen Ungleichgewichte zwischen dem intra- und dem extrazellulären Raum,* die für die Funktionsfähigkeit der Zellen von entscheidender Bedeutung sind, bestehen insbesondere für bestimmte *Ionen.* Sie werden durch aktive Transportleistungen der Zellmembranen aufrechterhalten.

Unter *aktivem Transport* versteht man die Beförderung einer Substanz durch die Zellmembran mit Hilfe eines Transportsystems, wobei die hierfür benötigte *Energie aus dem Zellstoffwechsel* zur Verfügung gestellt wird. Ein solcher Transportprozeß ist in der Lage, eine Substanz auch *gegen ein Konzentrationsgefälle* durch die Membran zu befördern *(Bergauftransport).* Die hierfür zuständigen Transportsysteme sind wiederum *spezialisierte Proteine* der Zellmembran. Im Unterschied zu den passiven Permeationsprozessen wird jedoch die Transportarbeit nicht von der thermokinetischen Energie der transportierten Ionen oder Moleküle, sondern von der *Stoffwechselenergie* geleistet.

Kühlt man beispielsweise Blut auf 2°C ab, wodurch der Stoffwechsel gehemmt wird, so verlieren die Erythrozyten K^+-Ionen und nehmen Na^+-Ionen aus dem Blutplasma auf, bis ein Verteilungsgleichgewicht erreicht ist. Bei nachfolgender Erwärmung des Blutes setzt der aktive Transport wieder ein, und die Erythrozyten reichern sich unter Abgabe von Na^+-Ionen mit K^+-Ionen an.

Einzelheiten des aktiven Transportes werden im Zusammenhang mit den Organfunktionen behandelt. Es sei nur darauf hingewiesen, daß bestimmte Membranproteine auch *mehrere verschiedene Ionen- bzw. Molekülarten* gleichzeitig durch die Membran transportieren können. Erfolgt der gekoppelte Transport von zwei Stoffen in dieselbe Richtung, so spricht man von einem *Symport* oder *Kotransport;* handelt es sich um einen Transport in entgegengesetzte Richtungen, so bezeichnet man ihn als *Antiport* oder *Gegentransport.*

Beispiele für solche gemeinsamen Transportsysteme bieten die Resorptionsprozesse im Dünndarm (s. S. 300) und in der Niere (s. S. 332), bei denen u. a. der Transport organischer Substanzen (Glucose, Aminosäuren) an den aktiven Na^+-Transport gekoppelt ist.

4.1.2 Flüssigkeitstransport

Osmose. Unter Osmose versteht man einen *Lösungsmitteltransport durch eine semipermeable Membran,* die zwei Lösungen unterschiedlicher Teilchenkonzentration trennt. Dabei wandern die Lösungsmittelmoleküle durch die für gelöste Teilchen undurchlässige Membran *in die Richtung der höheren Teilchenkonzentration,* bis ein Konzentrationsausgleich erreicht ist.

Zur Quantifizierung der osmotischen Verhältnisse in den Flüssigkeitsräumen des Organismus verwendet man in der Regel den **osmotischen Druck**, der folgendermaßen definiert ist: In einem osmotischen System, das keine Volumenzunahme auf der Seite der höheren Teilchenkonzentration zuläßt, steigt der hydrostatische Druck mit dem Einstrom des Lösungsmittels bis zu einem Gleichgewichtswert an. Der hydrostatische *Gleichgewichtsdruck,* der sich in einem solchen System mit einer Lösung der Teilchenkonzentration C auf der einen und Wasser auf der anderen Seite der Membran einstellt, wird als osmotischer Druck π bezeichnet. Er ist *der jeweiligen Teilchenkonzentration proportional:*

(4) $$\pi = R \cdot T \cdot C \quad .$$

Hierin bedeuten R die allgemeine Gaskonstante und T die absolute Temperatur. Die wäßrige Lösung eines Nichtelektrolyten, z. B. Glucose, in einer *Konzentration von 1 mol/l* weist gegenüber Wasser einen *osmotischen Druck von 22,4 atm* (2262 kPa) auf. In Vielkomponenten-Lösungen, wie sie biologische Flüssigkeiten darstellen, ist der osmotische Druck der *Gesamtkonzentration aller gelösten Teilchen* proportional. Diese osmotische Wirkkonzentration wird als **Osmolarität** bezeichnet und in der Einheit osmol/l angegeben.

Zellmembranen sind für kleinmolekulare Substanzen, u. a. für bestimmte Ionen, Harnstoff sowie Glucose, durchgängig und stellen aus diesem Grunde keine idealen semipermeablen Membranen dar. Allerdings besitzen sie eine *höhere Permeabilität für Wasser* als für alle gelösten Teilchen. Dies hat zur Folge, daß in der Regel ein Stoffaustausch durch eine Membran von einem entsprechenden osmotisch bedingten Wasserstrom begleitet ist, wodurch sofort ein Ausgleich der osmotischen Drücke zwischen dem intra- und dem extrazellulären Raum eintritt. Eine Ausnahme bilden bestimmte Epithelmembranen in den Tubuli der Niere (aufsteigender Teil der Henleschen Schleife), die für Wasser praktisch impermeabel sind und aufgrund dieser Eigenschaft einen entscheidenden Beitrag zur Konzentrierung des Harns leisten (s. S. 330).

Die *osmotische Konzentration in der extrazellulären Flüssigkeit* wird durch besondere Regelmechanismen *konstant gehalten* (s. S. 355), wodurch infolge der großen Wasserpermeabilität der Zellmembran auch ein *konstanter osmotischer Druck innerhalb der Zellen* gewährleistet ist. Kommt es bei Störungen des Wasserhaushaltes zu Veränderungen des extrazellulären osmotischen Druckes, so treten *Wasserverschiebungen* zwischen dem extra- und dem intrazellulären Raum ein, bis jeweils der osmotische Druckausgleich erreicht ist (s. S. 352f.). Bei einer *extrazellulären Hypertonie* (erhöhtem osmotischem Druck) strömt Wasser aus den Zellen ab, während sie bei einer *extrazellulären Hypotonie* (erniedrigtem osmotischem Druck) Wasser aus der Umgebung aufnehmen.

Kapillarwände sind wegen der relativ großen Poren ihrer Basalmembranen für kleinmolekulare Stoffe permeabel. Als semipermeable Membranen wirken sie nur für die im Plasma gelösten *Proteine,* die ein Molekulargewicht von mehr als 60000 haben.

Tab. 4–2. Filtrationskoeffizient K_F für verschiedene biologische und künstliche Membranen bei 22°C, nach Bader

Membran	K_F (cm · s^{-1} · mm Hg^{-1})
Zellmembranen	
Fibroblasten	0,1 –0,2
Leukozyten	0,05–0,2
Erythrozyten	0,9 –1,2
Kapillarmembranen	
Muskel	3,5
Mesenterium	70 – 100
Glomerulus	400 – 800
Künstliche Membranen	
Dialysemembranen	150 – 250
Cellophan	500 –1300

Daher beeinflussen im Bereich der Kapillaren nur die Plasmaproteine, insbesondere die Albumine, die Wasserverteilung zwischen dem Plasma und der extravasalen (außerhalb der Gefäße lokalisierten) Flüssigkeit (sog. *kolloidosmotischer Druck*, s. S. 186).

Filtration. Bei der Filtration wird unter dem Einfluß einer *hydrostatischen Druckdifferenz* ΔP Flüssigkeit durch ein Porenfilter gepreßt und dabei von grobdispersen Teilchen befreit. Der Volumenfluß $\dot{V}$ bei einem solchen Filtrationsprozeß durch eine Porenmembran der Fläche F beträgt:

(5) $$\dot{V} = K_F \cdot F \cdot \Delta P \quad .$$

Der Proportionalitätsfaktor K_F wird als *Filtrationskoeffizient* bezeichnet und stellt ein Maß für die Filtereigenschaften der jeweiligen Membran (Größe und Anzahl der Poren) dar (s. Tab. 4–2).

Bei den Filtrationsprozessen im Organismus werden nicht nur grobdisperse Teilchen – wie etwa Blutzellen an den Kapillarwänden – zurückgehalten, sondern auch *gelöste Moleküle nach Maßgabe ihrer Größe voneinander getrennt.* Einen solchen Vorgang bezeichnet man als **Ultrafiltration.** Wie bereits erwähnt, sind die Kapillarwände für kleinmolekulare Stoffe permeabel, für Plasmaproteine dagegen weitgehend impermeabel, so daß hier ein Siebeffekt eintritt. Berücksichtigt man, daß dem Flüssigkeitstransport durch die Kapillarwand unter dem Einfluß der *hydrostatischen Druckdifferenz* ΔP die *kolloidosmotische Druckdifferenz* $\Delta \pi$ entgegenwirkt, so läßt sich der Volumenfluß $\dot{V}$ aus

(6) $$\dot{V} = K_F \cdot F \cdot (\Delta P - \Delta \pi)$$

berechnen. Diese Beziehung bildet die Grundlage für die Beurteilung des *Wassertransportes im Bereich der Gewebekapillaren* und der *Ultrafiltration durch die Glomeruluskapillaren in der Niere (s. S. 327).*

Kombinierte Stoff- und Wassertransporte. An biologischen Membranen laufen die Prozesse des Stoff- und Wassertransportes vielfach miteinander kombiniert ab und beeinflussen sich wechselseitig. Ein *aktiver Na^+-Transport,* der beispielsweise in der Niere der Rückgewinnung von Kochsalz aus dem Tubulusharn dient, ist von einem *osmotisch bedingten Wasserstrom in gleicher Richtung* begleitet. Auch passive Diffusionsprozesse an Zellmembranen können von einem osmotischen Wassertransport überlagert sein. Ob dabei der jeweilige Stoff- oder der Wassertransport dominiert, hängt im wesentlichen von den beiden Transportwiderständen in der Membran ab.

Bei der Harnkonzentrierung in der Niere werden große Wassermengen aus dem Tubulusharn in das Interstitium und von dort in die Blutkapillaren transportiert. Dieser *Wasserstrom „reißt" gelöste Teilchen mit sich* und fördert auf diese Weise gleichzeitig die Stoffresorption. Einen solchen *Stofftransport, der durch einen transmembranalen Wasserfluß bewirkt wird, bezeichnet man als* **Solvent drag.**

4.2 Regelprozesse

Biologische Regulationen dienen vor allem der *Homöostase,* also der Aufrechterhaltung eines konstanten inneren Milieus im Organismus. Solche Regulationsprozesse waren bereits bekannt, bevor in der Technik Regelprozesse systematisch untersucht und beschrieben wurden. Nachdem jedoch die technische Regelungslehre entwickelt war, erwies es sich als zweckmäßig, eine solche Betrachtungsweise auch auf biologische Vorgänge zu übertragen. Zwar ist es nicht möglich, grundsätzlich neue Erkenntnisse auf diese Weise zu gewinnen, doch führt die Übertragung technischer Prinzipien auf lebende Systeme *(Biokybernetik)* zu einer besonders übersichtlichen, häufig auch quantitativen Beschreibung biologischer

Funktionen. Im folgenden werden nur die Grundbegriffe der Regelungslehre dargestellt, Anwendungen auf die Probleme der physiologischen Regulation finden sich in den entsprechenden Kapiteln des Speziellen Teils.

4.2.1 Grundbegriffe der Regeltechnik

Das wesentliche Kennzeichen einer Regelung ist ein Funktionsablauf in einem *geschlossenen Wirkungskreis*, durch den jede Störung einer Regelgröße selbsttätig korrigiert wird. Anhand des Blockschaltbildes für einen **Regelkreis** (s. Abb. 4–3, A) soll zunächst die Terminologie der Regeltechnik erläutert und gleichzeitig an dem Beispiel einer Raumthermostatisierung (s. Abb. 4–3, B) konkretisiert werden. Die *Regelgröße* bezeichnet einen Zustand, der konstant zu halten ist (im Beispiel die Raumtemperatur). Der abgegrenzte Raum, in dem dies geschieht, wird als *Regelstrecke* bzw. als *geregeltes System* (Zimmer mit Ofen) charakterisiert. Eine Meßeinrichtung, *Fühler* genannt (Thermometer), registriert den momentanen Wert der Regelgröße, den *Istwert*. Dieser wird an den *Regler* (Thermostat) übermittelt und dort mit dem *Sollwert* einer Führungsgröße (gewünschten Temperatur) verglichen. Sind Soll- und Istwerte voneinander verschieden, dann liegt eine *Regelabweichung* vor, die den Regler zu einer Korrektur der Regelgröße veranlaßt. Der Korrekturbefehl wird als *Stellgröße* bezeichnet (Steuersignale für die Brennstoffzufuhr). Dieser veranlaßt das *Stellglied* (Ofen) zur Veränderung seiner Leistung, so daß die Regelabweichung vermindert wird. Die Stellwirkung besteht solange fort, bis Istwert und Sollwert übereinstimmen. Eine äußere Einwirkung, die eine Abweichung des Istwertes vom Sollwert verursacht, bezeichnet man als *Störgröße* (z. B. Wärmeverlust des Zimmers). Das Regelsystem sorgt dann durch eine der Störung entgegenwirkende Änderung des Stellgliedes für die Korrektur des Istwertes. Eine solche Rückwirkung wird *negative Rückkopplung* (negative feedback) genannt.

Der Vergleich von Ist- und Sollwert innerhalb des Reglers stellt eine Rechenoperation dar, deren Ergebnis von der *Verstärkung* der Regeleinrichtung abhängig ist. In Abb. 4–3, B ist die Möglichkeit einer variablen Verstärkung angedeutet. Die Regelverstärkung bestimmt die Empfindlichkeit, mit der der Regler auf Regelabweichungen reagiert.

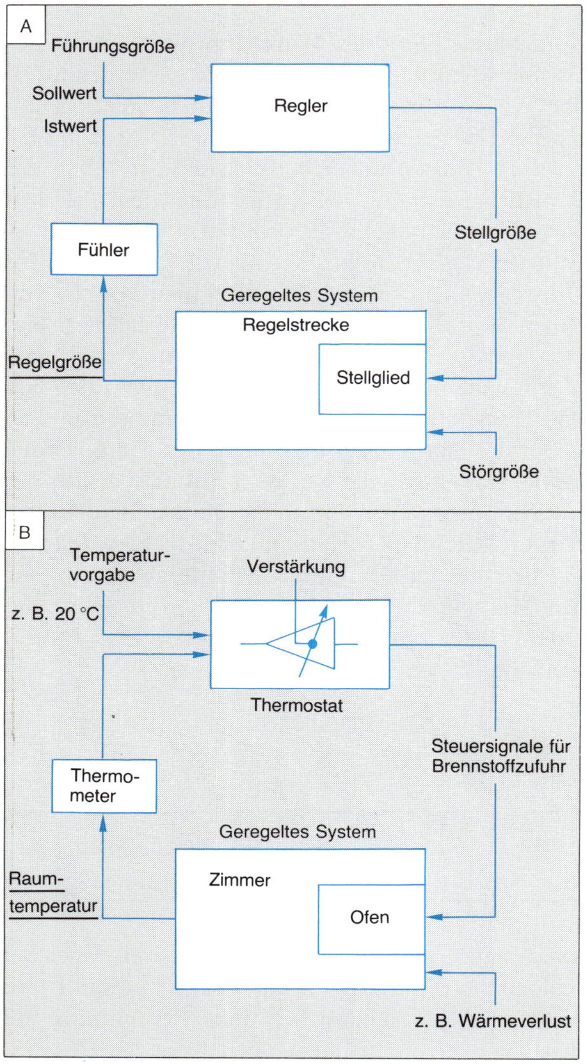

Abb. 4–3. Allgemeines Schema eines Regelkreises *(A)*, konkretisiert am Beispiel eines Regelsystems für die Raumtemperatur *(B)*

4.2.2 Physiologische Regelkreise

Die Regelprozesse im menschlichen Organismus lassen sich im Prinzip durch das gleiche Regelkreisschema beschreiben, das in der Technik angewandt wird. Die Charakteristika der einzelnen Glieder physiologischer Regelkreise sind in Abb. 4–4 zusammengefaßt.

Regelgrößen und Rezeptoren. *Regelgrößen*, die durch einen negativen Rückkopplungsprozeß im Körper konstant gehalten werden, können sowohl *chemische* als auch *physikalische Parameter* sein. Als Beispiele für die ersteren seien genannt: die osmotische Gesamtkonzentration, die Na^{+}- und die Glucosekonzentration im extrazellulären Flüssigkeitsraum, der pH-Wert und die Atemgaspartialdrücke im arteriellen Blut sowie die basale Stoffwechselgröße (Basis-

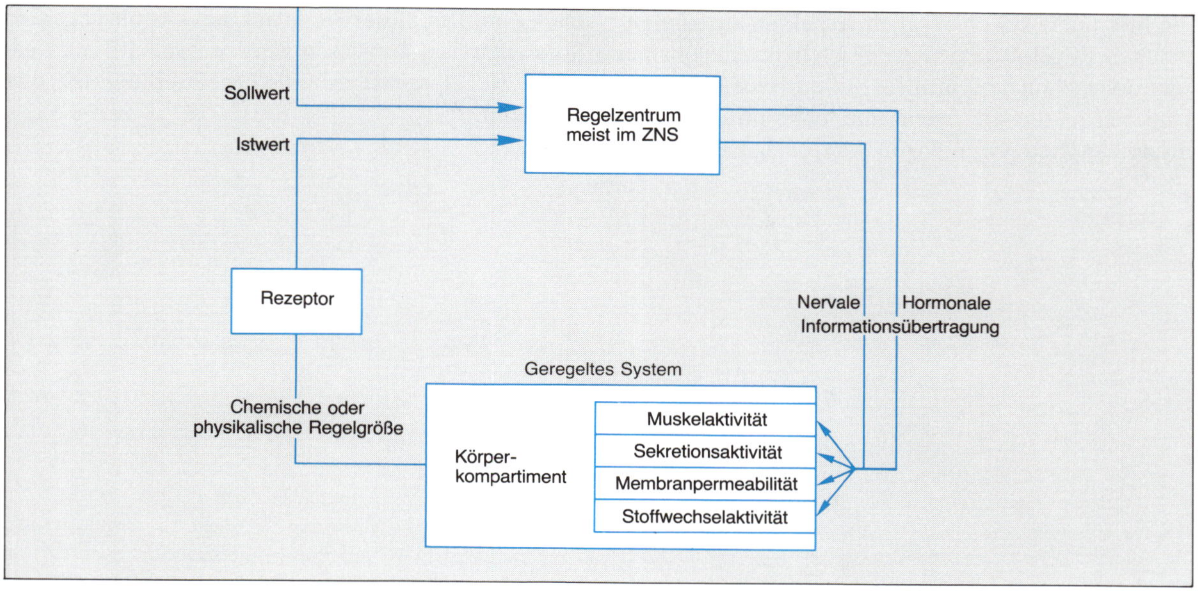

Abb. 4–4. Allgemeines Schema für biologische Regelkreise, in dem die möglichen Regelgrößen, Stellgrößen und Stellglieder zusammengefaßt sind

umsatz) in den Körperzellen. Zu den geregelten physikalischen Parametern gehören u. a.: die Körpertemperatur, der arterielle Blutdruck, das Blutvolumen und der Tonus (Spannungszustand) der Muskulatur.

Jede dieser Regelgrößen wird von spezifischen (physiologischen) *Rezeptoren* (s. S. 59), die den Fühlern des technischen Regelsystems entsprechen, fortlaufend kontrolliert. Die Rezeptoren sind im Körper jeweils dort lokalisiert, wo sich Veränderungen der betreffenden Regelgröße besonders stark auswirken. So finden sich beispielsweise die Blutdruckrezeptoren (Pressorezeptoren) an bestimmten Orten des arteriellen Gefäßsystems, während das Blutvolumen von Rezeptoren im venösen Gefäßsystem, dem Kreislaufabschnitt mit der größten Volumenkapazität, kontrolliert wird.

Regelzentren. Jedes der genannten Regelsysteme besitzt ein eigenes *Regelzentrum* (Regler), das aufgrund der ständig einlaufenden Informationen *eventuelle Regelabweichungen registriert* und die *notwendigen Korrekturen veranlaßt.* Die Regelzentren sind hauptsächlich im *Zentralnervensystem* (ZNS) und hier insbesondere im *Hirnstamm* und im *Hypothalamus* lokalisiert (s. S. 538f.). Es kommen aber auch Regelzentren in anderen Organen vor. So wird beispielsweise die Na^+-Konzentration von bestimmten Zellen in den harnbildenden Systemen der Niere reguliert (s. S. 336).

Stellgröße und Stellglieder. Die Steuerbefehle, die von den Regelzentren ausgehen, werden über zwei verschiedene *Stellgrößensysteme*, über das *nervale* und das *hormonale System* (s. Kap. 16 und 18), an die Peripherie übermittelt.

Als *Stellglieder,* die aufgrund solcher Befehle ihre Aktivität verändern und damit die jeweilige Regelgröße auf den Sollwert zurückführen, können ganz verschiedenartige Funktionseinheiten wirken. Im wesentlichen lassen sich dabei vier Arten von Stellgliedern unterscheiden: Regelgrößen können beeinflußt werden durch Änderungen der

- *Muskelaktivität* (z. B. Zunahme der Herztätigkeit bei Blutdruckabfall oder Aktivitätssteigerung der Atemmuskulatur bei Abfall des arteriellen pH-Wertes),
- *Sekretionsaktivität* (z. B. Schweißsekretion bei Anstieg der Körpertemperatur),
- *Membranpermeabilität* (z. B. Zunahme der Membranpermeabilität für Glucose bei Insulinfreisetzung durch Blutzuckeranstieg oder Veränderung der Membranpermeabilität für Wasser in bestimmten Abschnitten des harnbildenden Systems bei der Regulation des Wasserhaushaltes),
- *Stoffwechselaktivität* (Veränderung der enzymatisch gesteuerten Stoffwechselabläufe für Eiweiße, Kohlenhydrate und Fette durch hormonale Beeinflussung).

Die hier unter systematischen Aspekten zusammengefaßten Regelprozesse lassen sich in ihrem genauen Funktionsablauf und in ihrer vollen Bedeutung erst dann verdeutlichen, wenn die anatomischen und physiologischen Grundlagen hierfür bekannt sind. Daher muß an dieser Stelle auf die Ausführungen im Speziellen Teil verwiesen werden, wobei das dargestellte Regelkreisschema als Orientierungshilfe dienen kann.

5 Erregungsprozesse

Eine wesentliche Eigenschaft des lebenden Organismus ist seine *Erregbarkeit,* d. h. die Fähigkeit bestimmter Zellen, auf einen physikalischen oder chemischen Reiz mit einer spezifischen Reaktion, einer **Erregung**, zu antworten. Die für diese Reaktionsform spezialisierten Zellen sind die *Rezeptor-, Nerven-* und *Muskelzellen.*

Rezeptoren, die als Bestandteile der Sinnesorgane oder auch als besondere Strukturelemente verteilt im gesamten Organismus vorkommen, haben die Aufgabe, *äußere oder innere Zustandsänderungen (Reize) in Erregungen umzusetzen.* (Diese *physiologischen Rezeptoren* sind nicht zu verwechseln mit den *molekularen Rezeptoren,* an denen Wirkstoffe und Pharmaka angreifen, s. S. 73.)

Nervenzellen bzw. **Neurone,** die morphologischen und funktionellen Einheiten des Nervensystems (s. S. 30f.), *leiten die Erregungen* über kürzere oder weitere Strecken und dienen im Zentralnervensystem der *Informationsverarbeitung.* Die Neurone stehen durch spezielle Verbindungsstellen, die **Synapsen,** miteinander in Kontakt. Die Eigenständigkeit der Neurone und ihr Zusammenwirken über synaptische Kontaktaufnahmen kommt in dem Begriff *„Neuronentheorie"* zum Ausdruck, wobei allerdings zu bemerken ist, daß diese „Theorie" längst zur gesicherten Basis des Wissens geworden ist.

Die Erregbarkeit der **Muskelzellen** schließlich ist die Voraussetzung für die *Aufrechterhaltung ihres Spannungszustandes* und die *Auslösung von Kontraktionen.*

Da alle Erregungsvorgänge nach einheitlichen Grundprinzipien ablaufen, werden sie an dieser Stelle gemeinsam behandelt. Bzgl. der funktionellen Bedeutung dieser Prozesse sei insbesondere auf die Kap. 16 und 17 des Speziellen Teils verwiesen.

5.1 Erregung von Nerven- und Muskelzellen

5.1.1 Ruhe- und Aktionspotential der Nerven- und Muskelzellen

Die Entstehung und Fortleitung einer Erregung in einer Nerven- oder Muskelfaser beruht auf *ionalen Prozessen,* die sich an der begrenzenden *Zellmembran* abspielen *(Ionentheorie der Erregungsleitung).* Diese 6-10 nm dicke Lipid-Protein-Membran trennt das Innere der Faser vom extrazellulären Raum. Aufgrund der unterschiedlichen Ionenverteilung in den beiden Medien entsteht zwischen dem Innen- und dem Außenraum eine *Potentialdifferenz* (Spannung), die als **Membranpotential** bezeichnet wird.

Änderungen des Membranpotentials von Nerven- und Muskelzellen bilden die Grundlage für die Fortleitung der Erregungen und damit für die Signalübertragung und Kontraktionsauslösung.

Ruhepotential. *Das Innere einer erregbaren Zelle weist gegenüber dem Außenraum in Ruhe ein negatives Potential auf.* Dieses läßt sich nachweisen, wenn man eine *Mikroelektrode* (Spitzendurchmesser größenordungsgemäß 1 μm) durch die Membran in eine Nervenzelle einsticht und die Spannung gegen eine außen angelegte Elektrode mißt (s. Abb. 5–1). Das Meßinstrument zeigt dann eine Potentialdifferenz von etwa −80 mV (innen gegen außen) an. Dieses Membranpotential der ruhenden Zelle wird als *Ruhepotential* bezeichnet. Das Ruhepotential hat einen stets konstanten, für jede Zellart charakteristischen Wert, der meist im Bereich von *−60 bis −100 mV* liegt.

Die Ursache für die Negativität des Zellinneren gegenüber der Umgebung liegt in der unterschiedlichen Verteilung der Ionen in den beiden Räumen. Wie aus Tab. 5–1 (s. S. 60) hervorgeht, ist die *K^+-Konzentration intrazellulär 30 mal größer als extrazellulär.* Aufgrund dieser Konzentrationsdifferenz haben die *K^+-Ionen* das Bestreben, durch die für sie *relativ gut durchlässige (permeable) Membran* nach

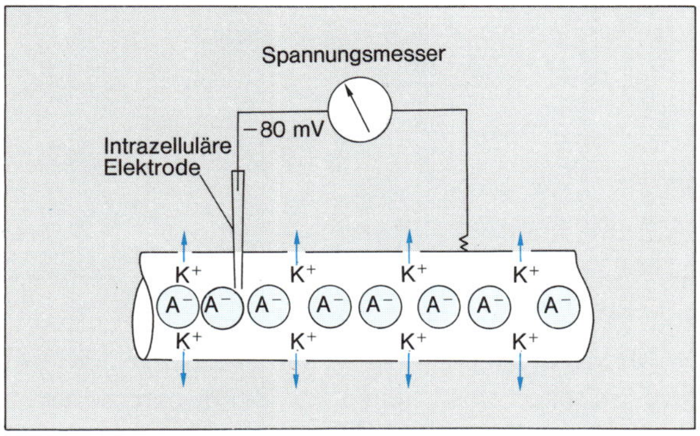

Abb. 5−1. Entstehung und Nachweis des Ruhemembranpotentials an einer Nervenfaser. K^+-Ionen haben die Tendenz, nach außen zu diffundieren, Protein-Anionen (A^-) werden im Innern der Faser zurückgehalten

außen zu diffundieren (s. Abb. 5−1). Diese Bewegung wird jedoch dadurch begrenzt, daß die Gegenionen, insbesondere die *Protein-Anionen,* die Membran nicht passieren können. Der Ausstrom einiger positiver Ladungen baut also ein elektrisches Membranpotential auf, das die weitere K^+-Abdiffusion verhindert. Die *Na^+-Ionen* haben kaum einen Einfluß auf das Ruhepotential, weil die nichterregte Membran für sie *praktisch undurchlässig (impermeabel)* ist. Das Ruhepotential kann demnach im wesentlichen als ein **K^+-Diffusionspotential** charakterisiert werden.

Abhängigkeit des Ruhepotentials von den K^+- und Cl^--Konzentrationen. Für die Berechnung eines elektrochemischen Gleichgewichtspotentials gilt ganz allgemein die **Nernstsche Gleichung.** Sie besagt, daß das Potential E, das durch die Konzentrationsdifferenz eines Ions I erzeugt wird, dem natürlichen Logarithmus des Verhältnisses von äußerer Konzentration $[I]_a$ zu innerer Konzentration $[I]_i$ proportional ist:

(1) $$E = \frac{R \cdot T}{n \cdot F} \cdot \ln \frac{[I]_a}{[I]_i}$$

Im Proportionalitätsfaktor von Gl. (1) bedeuten: R die allgemeine Gaskonstante, T die absolute Temperatur, n die Wertigkeit des Ions und F die Faraday-Konstante. Faßt man diese Größen zusammen, dann gilt (nach Umwandlung des natürlichen in den dekadischen Logarithmus, $\ln x = 2.3 \log x$) für die K^+-Ionen:

(2) $$E_K = -61 \cdot \log \frac{[K^+]_i}{[K^+]_a} \text{ (mV)}$$

Tab. 5−1. Intra- und extrazelluläre Ionenkonzentrationen. Die abgerundeten Werte gelten für die Nerven- und mit geringen Abweichungen auch für die Muskelzelle

Ion	intrazellulär (mmol/l)	extrazellulär (mmol/l)
Na^+	15	150
K^+	150	5
Cl^-	9	120

Unter Berücksichtigung der Daten aus Tab. 5−1 ergibt sich hieraus

(3) $$E_K = -61 \cdot \log 30 \text{ (mV)} = -90 \text{ (mV)}$$

Das nach der Nernstschen Gleichung berechnete *K^+-Gleichgewichtspotential* stimmt also näherungsweise mit dem an Nervenzellen gemessenen Ruhepotential (−80 mV) überein. Die kleine Differenz ist auf den Potentialbeitrag der *Cl^--Ionen* zurückzuführen, für die die Membran ebenfalls – wenn auch im geringerem Maße als für K^+-Ionen – permeabel ist. Das *Cl^--Gleichgewichtspotential* beträgt etwa *−70 mV.*

Ablauf des Aktionspotentials. Der Grundprozeß der Erregung einer Nerven- oder Muskelzelle besteht in einer kurzzeitigen Veränderung des Membranpotentials. *Diese Potentialänderung, bei der das Zellinnere vorübergehend positiv wird, bezeichnet man als Aktionspotential.* Den zeitlichen Ablauf zeigt Abb. 5−2. Ausgehend vom Ruhepotential (−80 mV) kommt es zu einem schnellen Anstieg des inneren Potentials auf einen Wert von etwa +40 mV. Da in dieser steilen **„Aufstrichphase"** der Polarisationszustand der Zellmembran abnimmt, wird der Vorgang als *Depolarisation* bezeichnet. Den Aktionspotentialanteil, der den Nullwert überschreitet, nennt man *Überschuß (overshoot).* Danach kehrt das Membranpotential wieder auf den Ruhewert zurück (**Repolarisation**). Das gesamte Aktionspotential dauert bei der Nervenzelle etwa *1 ms,* bei der *Skeletmuskelfaser* etwa *10 ms* und bei der *Herzmuskelfaser* länger als *200 ms.*

Im letzten Abschnitt beobachtet man manchmal – mehr oder weniger stark ausgeprägt – eine verlangsamte Repolarisation oder auch ein Unterschreiten des Ruhewertes. Diese Abschnitte des Aktionspo-

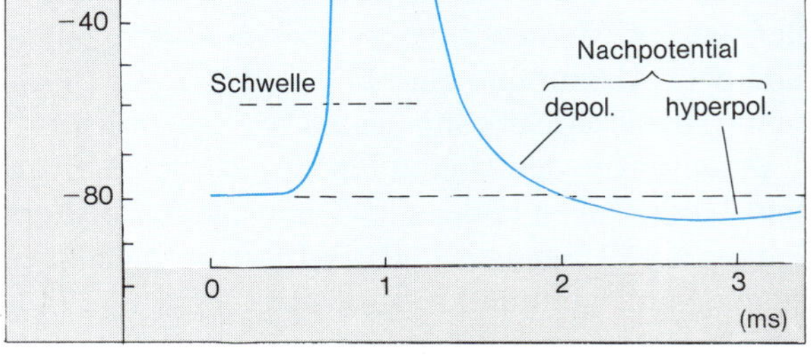

Abb. 5−2. Zeitlicher Ablauf des Aktionspotentials bei intrazellulärer Ableitung an einer einzelnen Nervenfaser

tentials werden als *depolarisierendes* bzw. als *hyperpolarisierendes Nachpotential* bezeichnet.

Auslösung des Aktionspotentials. Ein Aktionspotential entsteht immer dann, wenn der stabile Zustand des Ruhepotentials durch eine partielle *Depolarisation* gestört wird. Diese auslösende Depolarisation muß (auf das Ruhepotential von −80 mV bezogen) mindestens etwa +15 bis +20 mV betragen. Wird die so definierte **Schwelle,** die für die Nervenzellen etwa bei −60 mV liegt (s. Abb. 5−2), überschritten, so läuft die weitere Änderung des Membranpotentials selbsttätig ab. Sowohl der explosionsartige Anstieg des Aktionspotentials als auch die anschließende Repolarisation weisen dann einen stets gleichförmigen Ablauf auf. *Diese Konstanz des Aktionspotentials wird als „Alles-oder-Nichts"-Gesetz der Erregung bezeichnet.*

Im Experiment kann die *auslösende Depolarisation* durch die Einwirkung eines *elektrischen Stromes* erzeugt werden (s. S. 75ff.). Dazu verbindet man zwei auf den Nerven oder auf den Muskel aufgesetzte Elektroden mit einer Spannungsquelle. Beim Einschalten des Stromes wird dann unter der (negativen) *Kathode* die (außen positive) Membran entladen. Die auf diese Weise erzeugte Depolarisation löst, sofern sie die Schwelle überschreitet, unter der Kathode ein Aktionspotential aus. In *vivo* wird die *auslösende Depolarisation* entweder durch die *Aktivität erregender Synapsen* (s. S. 68) oder an der Rezeptorzelle (s. S. 73) durch einen physikalischen oder chemischen Reiz erzeugt.

Ionenströme während des Aktionspotentials. Die Ursache für den explosionsartigen Anstieg des Aktionspotentials in der Aufstrichphase ist eine plötzliche *Permeabilitätszunahme* der Zellmembran für Na^+-Ionen. Während – wie erwähnt – die Membran in Ruhe für Na^+-Ionen praktisch undurchlässig ist, wird durch die auslösende Depolarisation die Na^+-Permeabilität erhöht. Na^+-Ionen, die im Außenraum in einer etwa *10 mal höheren Konzentration* als im Zellinneren vorliegen (s. Tab. 5−1), können nun, ihrem Konzentrationsgefälle folgend, in die Zelle einströmen. Die Folge ist eine Zunahme positiver Ladungen im Zellinneren, d.h. eine weitere Depolarisation. Diese wirkt sich nun ihrerseits auf die Membran im Sinne einer verstärkten Zunahme der Na^+-Permeabilität aus, so daß der Na^+-Einstrom erhöht wird. *Auf diese Weise entsteht ein positiver Rückkopplungsprozeß zwischen Na^+-Permeabilität, Na^+-Einstrom und Depolarisation,* der das explosionsartige Anschwellen des Einstroms von Na^+-Ionen in die Zelle bewirkt (s. Abb. 5−3).

Bevor jedoch das Na^+-Gleichgewichtspotential von etwa +60 mV erreicht ist, erfolgt eine Umkehr der Potentialänderung. Diese *Repolarisation* in Richtung auf das Ruhepotential wird durch zwei Vorgänge bewirkt: durch

- ☐ eine schnelle *Abnahme der Na^+-Permeabilität,*
- ☐ einen langsamen *Anstieg der K^+-Permeabilität.*

Beide Prozesse haben den gleichen Effekt: Es werden im 1. Fall weniger positive Ladungen (Na^+) nach innen bzw. im 2. Fall mehr positive Ladungen (K^+) nach außen geschafft, so daß die innere Negativität wieder ansteigt.

In Abb. 5−4 sind die ionenspezifischen Permeabilitätsänderungen während des Aktionspotentials zusammengefaßt dargestellt. Als Maß für die Permeabilitäten der Membran dienen die *Ionenleitfähigkeiten,* die mit einer speziellen Meßtechnik *(voltage-clamp-Methode)* erfaßt werden können. Man erkennt, daß

- ☐ die *Aufstrichphase* des Aktionspotentials durch einen steilen Anstieg der Na^+-Leitfähigkeit,
- ☐ die *Repolarisationsphase* durch einen schnellen Abfall der Na^+-Leitfähigkeit und einen langsamen Anstieg der K^+-Leitfähigkeit,
- ☐ das *hyperpolarisierende Nachpotential* durch eine verzögerte Reduktion der K^+-Leitfähigkeit

bewirkt werden.

Selektive Ionenpermeabilität. Der für die Aufstrichphase des Aktionspotentials charakteristische Na^+-Einstrom in das Innere der Faser findet an definierten Membranorten mit ionenselektiven Kanalprotei-

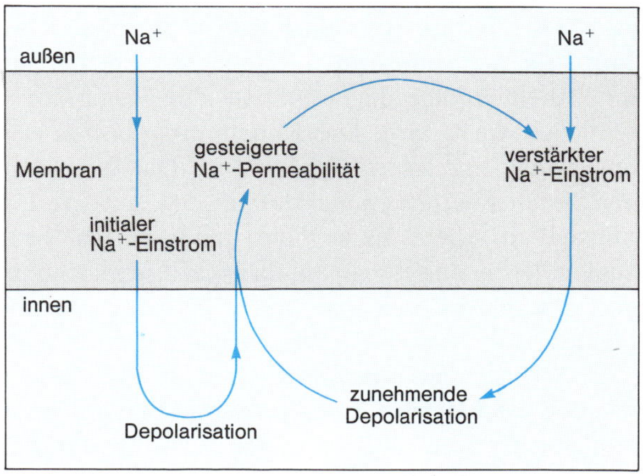

Abb. 5−3. Positiver Rückkopplungsprozeß zwischen Na^+-Permeabilität, Na^+-Einstrom und Depolarisation, der zu einem explosionsartigen Anschwellen des Na^+-Einstroms in der Aufstrichphase des Aktionspotentials führt

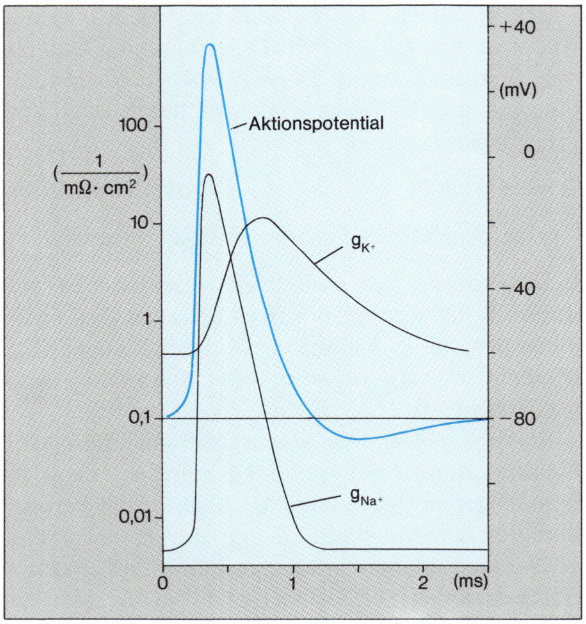

Abb. 5–4. Änderungen der Membranleitfähigkeit für Na^+-Ionen (g_{Na^+}) und K^+-Ionen (g_{K^+}) beim Ablauf des Aktionspotentials. Linke Ordinate: auf die Oberfläche bezogene Leitfähigkeit ($m\Omega^{-1} \cdot cm^{-2}$) in logarithmischem Maßstab; rechte Ordinate: intrazelluläres Potential (mV)

nen statt. Das *Na^+-Kanalmolekül* ist ein *Glykoproteinkomplex* mit einem sehr hohen Molekulargewicht von etwa 800000. Die Na^+-Kanäle besitzen eine Öffnung vom Durchmesser 0,5 nm und sind im Verhältnis dazu weit voneinander entfernt angeordnet (Kanalabstand etwa 140 nm).

Im Ruhezustand sind die **Na^+-Kanäle** geschlossen (s. Abb. 5–5, A). Wenn nun zu Beginn des Aktionspotentials die *Membran depolarisiert* wird, kommt es zu einer *Konformationsänderung des Proteinmoleküls,* die den *Weg für den Na^+-Einstrom öffnet* (s. Abb. 5–5, B). Es ist wahrscheinlich, daß diese Konformationsänderung durch Ladungsverschiebungen im Protein infolge der Abnahme des Membranpotentials bewirkt wird. Das Kanalprotein besitzt also eine *potentialgesteuerte Torfunktion.* Die *Selektivität* des Systems beruht einmal darauf, daß negative Ladungen am Kanaleingang die Anionen abstoßen; zum anderen nimmt man an, daß spezifische Bindungen innerhalb des Kanals nur Na^+-Ionen (jedoch nicht K^+-Ionen) den Durchtritt ermöglichen.

Nach einer gewissen Zeit werden die Na^+-Kanäle *spontan geschlossen.* Dabei handelt es sich um einen von der Öffnung unabhängigen Vorgang, für den Anteile der Kanalproteine an der *Innenseite der Membran* verantwortlich sind. Während der zweiten Phase des Aktionspotentials geht dann das Na^+-System in einen *nicht aktivierbaren Zustand* über.

Neben den Na^+-Kanälen konnten auch verschiedene Typen von **K^+-Kanälen** nachgewiesen werden. Im Gegensatz zu den Na^+-Kanälen öffnen und schließen sich die K^+-Kanäle der Nervenfasern mehrfach nacheinander mit *zunehmender Öffnungstendenz in der Repolarisationsphase.* Sie bleiben also während der gesamten Aktionspotentialdauer aktivierbar. (Andere K^+-Kanaltypen können jedoch auch in den inaktiven Zustand übergehen oder unterliegen einer zusätzlichen Steuerung durch die intrazelluläre Ca^{2+}-Konzentration.)

In den Membranen der Dendriten und der Axonendigungen existieren außerdem **Ca^{2+}-Kanäle,** die einen durch Depolarisation ausgelösten Ca^{2+}-Einstrom in die Zelle ermöglichen. Eine besondere Bedeutung kommt den Ca^{2+}-Kanälen in den *Herzmuskelzellen* zu. Ihr komplexer Öffnungs- und Schließungsmechanismus bildet die Grundlage für die *Beeinflußbarkeit* des Ionenstroms. Bei starker Depolarisation steigert *Adrenalin* den Ca^{2+}-Einstrom in die Herzmuskelzelle (s. S. 476), wobei *cAMP* als Botenstoff (second messenger) wirksam ist.

Einflüsse auf die Erregbarkeit. Die Öffnung und die Schließung des Na^+-Kanals ist durch verschiedene äußere Einwirkungen beeinflußbar. Eine besondere Bedeutung kommt dabei den **Ca^{2+}-Ionen** zu. Bei ei-

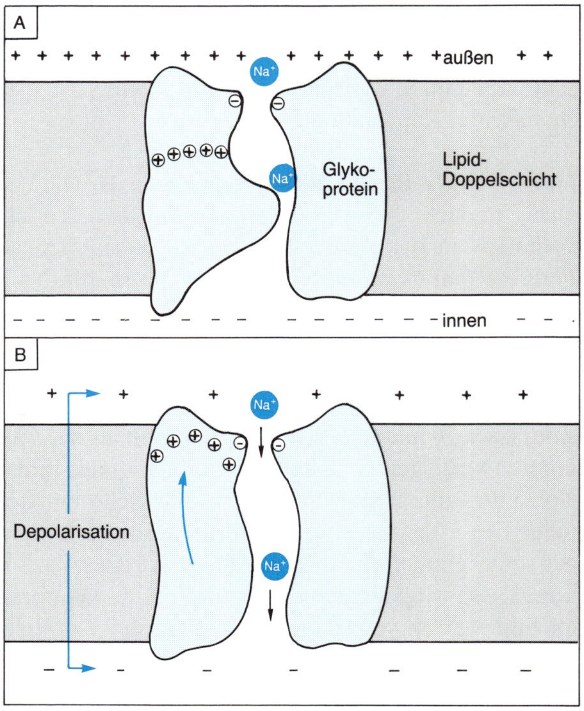

Abb. 5–5. Modell eines Na^+-Kanalproteins mit potentialgesteuerter Torfunktion. *A* Geschlossenes Tor beim Ruhepotential; *B* Konformationsänderung des Proteins und Öffnung des Tors bei Depolarisation

ner *Erniedrigung der* Ca^{2+}*-Konzentration* ist die Schwelle für die Auslösung des Aktionspotentials zu negativen Werten, also in Richtung auf das Ruhepotential hin verlagert. In diesem Fall kann bereits eine sehr kleine Depolarisation zur Auslösung einer Erregung führen; *die Erregbarkeit der Zelle ist erhöht.* So ist zu erklären, daß eine Konzentrationsabnahme des ionisierten Calciums im Blut zum Krankheitsbild der *Tetanie* (s. S. 357) führt, das durch unkontrollierte Muskelerregungen und Krämpfe gekennzeichnet ist. Der umgekehrte Effekt zeigt sich bei *Erhöhung der* Ca^{2+}*-Konzentration,* bei der Einwirkung von *Lokalanästhetika* und einigen *Pharmaka gegen Herzrhythmusstörungen.* In allen diesen Fällen ist die *Erregbarkeit der Zellen vermindert.*

Refraktärphasen. Wird eine Nervenfaser während des Aktionspotentials oder unmittelbar nach dessen Ablauf überschwellig gereizt, so bleibt der übliche Reizerfolg, die Erregung, aus. Offenbar ist die Faser für eine kurze Zeit *unerregbar.* Dieser Zustand, der bei Nervenzellen etwa 2 ms andauert, wird als **absolute Refraktärphase** bezeichnet. Darauf folgt ein längeres Zeitintervall *verminderter Erregbarkeit,* das als **relative Refraktärphase** charakterisiert wird. In dieser Phase können zwar Aktionspotentiale entstehen, für ihre Auflösung ist jedoch eine *stärkere Depolarisation* als im Normalfall erforderlich.

Die Refraktärphasen sind eine Folge der Inaktivierung des Na^+*-Systems,* die zur Repolarisation des vorhergehenden Aktionspotentials führt. Für die Aufhebung der Inaktivierung werden einige ms benötigt. In dieser Zeit ist das Na^+-System zunächst gar nicht und danach nur beschränkt aktionsfähig.

Durch die absolute Refraktärphase ist die **Maximalfrequenz** festgelegt, mit der Aktionspotentiale ausgelöst und über die Faser geleitet werden können. Beträgt die absolute Refraktärphase 2 ms, so müssen die Aktionspotentiale mindestens einen zeitlichen Abstand von 1/500 s haben: die Maximalfrequenz ist dann 500 s^{-1}. Normalerweise wird diese mögliche Maximalfrequenz in vivo niemals ausgenutzt. Die Frequenz der Erregungsfolgen beträgt bei der Signalübertragung im Nervensystem höchstens 200 s^{-1}.

Ionenpumpen. Die Ionenströme beim Ablauf des Aktionspotentials sind *passive Transportprozesse.* Sie erfolgen nach Maßgabe der Membranpermeabilitäten aufgrund der Konzentrationsdifferenzen, die zwischen dem Inneren und dem Äußeren der Faser bestehen (s. Tab. 5–1). Da bei einem einzelnen Aktionspotential nur wenige Na^+-Ionen nach innen und nur wenige K^+-Ionen nach außen gelangen, wird die Konzentrationsverteilung dadurch nur geringfügig verändert. (Es könnten mehrere 1000 Aktionspotentiale über die Faser geleitet werden, bevor eine wesentliche Verminderung der Konzentrationsdifferenzen eintritt.) Außerdem strömen auch im nicht erregten Zustand immer einige Na^+- und K^+-Ionen passiv, d. h. dem Konzentrationsgradienten folgend, durch die Membran. Um die Erregbarkeit der Nervenfasern auf Dauer sicherzustellen, müssen daher die eingeströmten Na^+-Ionen nach außen und die ausgeströmten K^+-Ionen nach innen gebracht werden. Da jeder dieser Ionentransporte *gegen ein Konzentrationsgefälle* erfolgen muß, wird hierfür Stoffwechselenergie benötigt. Derartige Mechanismen für den *aktiven Ionentransport* durch die Membran werden als *Ionenpumpen* bezeichnet.

Der **aktive** Na^+**-Transport** vom Faserinneren in den Außenraum konnte mit Hilfe *radioaktiver* Na^+*-Ionen* nachgewiesen werden. Dabei reicherte man Na^+-Ionen zunächst im Inneren der Faser an und bestimmte dann den Auswärtstransport durch Aktivitätsmessung in der umgebenden Badlösung. Nach *Abkühlung* oder *Vergiftung der Faser mit dem Stoffwechselgift Dinitrophenol (DNP)* zeigte sich eine weitgehende Hemmung des Auswärtstransportes (s. Abb. 5–6). Dieses Ergebnis spricht eindeutig für einen aktiven Na^+-Transport durch die Zellmembran.

Der gleiche Transportmechanismus, der die Na^+-Ionen nach außen schafft, sorgt auch für den K^+**-Transport** in umgekehrter Richtung. Für den Na^+-K^+-Antiport ist ein spezialisiertes Membranprotein zuständig. Es handelt sich dabei um eine *ATPase,* die an der Innenseite der Zellmembran *Adenosintriphosphat* (ATP) in *Adenosindiphosphat* (ADP) und

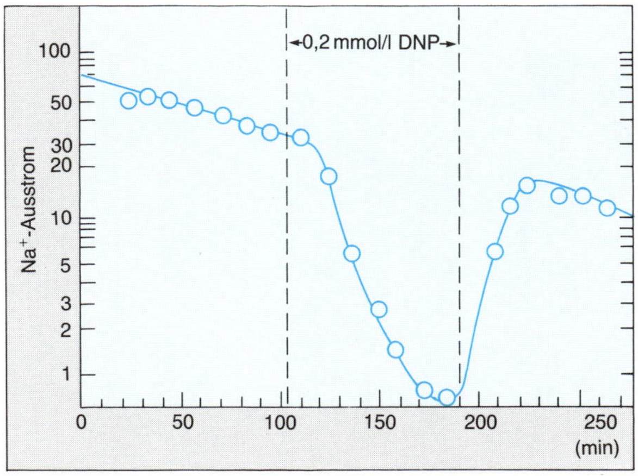

Abb. 5–6. Nachweis des aktiven Na^+-Transportes, nach Hodgkin und Keynes. Ordinate: Ausstrom von radioaktivem Na^+ aus der Zelle; Abszisse: Zeit (min). Der Na^+-Ausstrom wird durch 0,2 mmol/l Dinitrophenol (DNP) gehemmt

Phosphat (P) spaltet (s. Abb. 5–7) und dabei Energie aufnimmt. Diese Energie unterhält den Transportprozeß, durch den *3* Na^+ aus der Zelle in den Außenraum und gleichzeitig *2* K^+ von hier in das Zellinnere geschafft werden. Mit jedem Zyklus der kontinuierlich arbeitenden Na^+-K^+-Pumpe wird also eine positive Ladung aus der Zelle entfernt. Man spricht daher auch von einer *elektrogenen Pumpe.* Wie der Transportvorgang im einzelnen abläuft, ist z. Zt. noch nicht geklärt. Man nimmt jedoch an, daß schnelle zyklische Konformationsänderungen des Transportproteins dabei eine entscheidende Rolle spielen.

5.1.2 Erregungsleitung und Informationsübertragung

Mechanismus der Erregungsleitung. Der geschilderte Erregungsprozeß breitet sich mit einer bestimmten Geschwindigkeit über die Nerven- und die Muskelfasern aus, wobei die Potentialunterschiede an der erregten und der benachbarten, noch nicht erregten Stelle die Fortleitung bewirken (s Abb. 5–8, A). Im Inneren der Faser bilden sich *Stromlinien* aus, die von den positiven Ladungen am Ort der Erregung zu den benachbarten negativen Ladungen führen. Im Außenraum bauen sich gleichfalls Stromlinien auf, die jedoch die umgekehrte Richtung haben. Auf diese Weise entsteht ein kleiner geschlossener Stromkreis. Dort, wo die Stromlinien die noch nicht erregte Membran treffen, wird das Membranpotential abgebaut. Diese *Depolarisation* bewirkt eine erhöhte Durchlässigkeit der Membran für Na^+-Ionen und damit die Ausbildung eines Aktionspotentials.

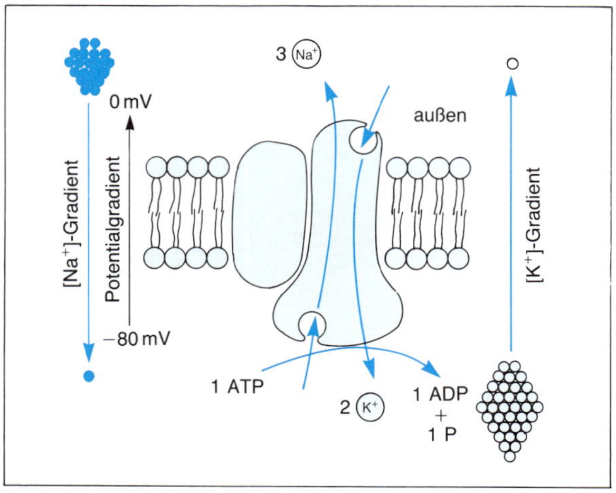

Abb. 5–7. Modell der Na^+-K^+-Pumpe, nach Dudel. Das Transportprotein ist eine ATPase, die bei der ATP-Spaltung Energie aufnimmt und in einem Pumpenzyklus 3 Na^+ nach außen und 2 K^+ nach innen transportiert

Die Erregung hat damit die benachbarte Stelle erfaßt.

Die durch eine Stromeinwirkung auf die Membran verursachte Potentialänderung wird als **Elektrotonus** bezeichnet. Danach läßt sich der Vorgang der Erregungsleitung auch folgendermaßen beschreiben: Durch die Ausbreitung von Stromlinien an der Front der Erregung kommt es zu einer *elektrotonischen Depolarisation.* Diese bewirkt einen schnell ansteigenden Na^+-Einstrom und damit das Übergreifen der Erregung auf die zuvor unerregte Stelle.

Auf diese Weise breitet sich eine Welle innerer Positivität bzw. äußerer Negativität über die Faser aus. In der *marklosen Nervenfaser* und in der *Muskelfaser* wird die Erregung, wie geschildert, *kontinuierlich* über die Faser fortgeleitet. Dagegen breitet sich die Erregung in der *markhaltigen Nervenfaser sprungartig von Schnürring zu Schnürring* aus. Wegen der isolierenden Wirkung der Markscheide können nur im Bereich der Schnürringe Ionen ausgetauscht werden. Die Stromlinien greifen, wie Abb. 5–8, B zeigt, vom aktivierten zum nächsten inaktiven Schnürring über und bewirken dort durch Depolarisation ein neues Aktionspotential. Eine solche **saltatorische Erregungsleitung** hat den Vorteil, daß infolge der schnellen Überwindung des *Internodiums* (Strecke zwischen zwei Schnürringen) eine *hohe Erregungsleitungsgeschwindigkeit* erzielt wird.

Informationsübertragung auf dem Nervenwege. *Aktionspotentiale,* auch *Nervenimpulse* genannt, die über die Nervenfasern fortgeleitet werden, dienen der *Informationsübertragung* im Organismus. Dabei versteht man unter einer Information den quantitativen und den qualitativen Inhalt einer Nachricht. Da Aktionspotentiale stets die gleiche Amplitude und die gleiche Form besitzen *(Alles-oder-Nichts-Gesetz, s. S. 61), kann das einzelne Signal keine Angabe zur Quantität enthalten. Die quantitative Information* ist vielmehr in der *Frequenz der Impulsfolge,* d. h. in der Anzahl der Impulse pro Zeiteinheit, verschlüsselt enthalten. Eine dichte Impulsfolge, die beispielsweise über eine Schmerzfaser geleitet wird, übermittelt dem Zentrum die Nachricht von der Einwirkung eines starken Schmerzreizes in der Peripherie. Eine geringe Impulsfrequenz bedeutet dementsprechend, daß ein schwacher Schmerzreiz einwirkt.

Die *Qualität einer Nachricht* wird dadurch eindeutig übermittelt, daß jede einzelne Nervenfaser immer nur eine *definierte Übertragungsfunktion* zu erfüllen hat. Bestimmte Nervenbahnen leiten beispielsweise nur sensible Impulse, die von spezifischen Rezeptoren für Licht-, Schall-, Druck-, Schmerz- oder Temperaturreize ausgehen. Andere haben die Aufgabe,

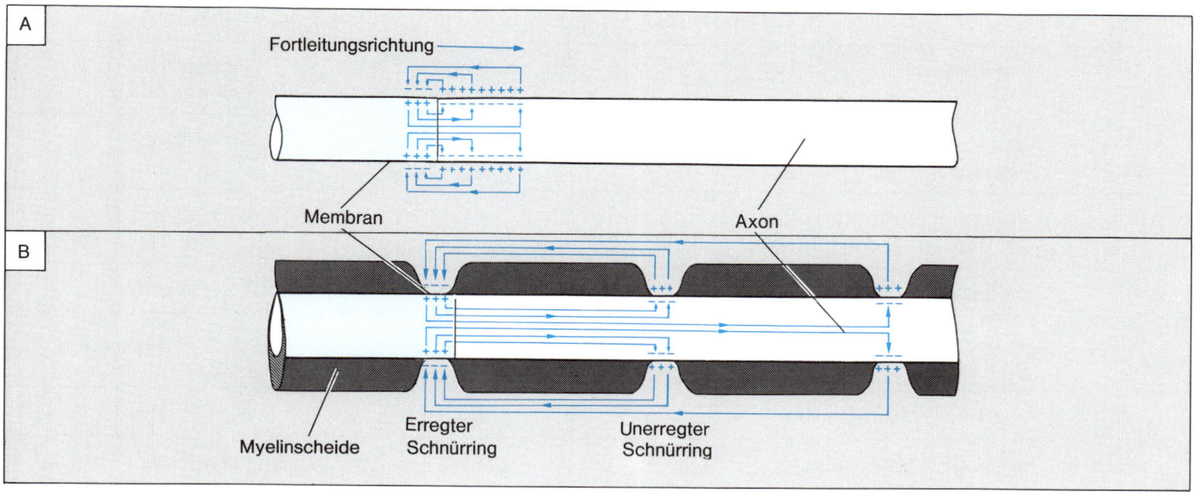

Abb. 5–8. Fortleitung der Erregung in Nervenfasern durch lokale Strömchen an der Erregungsfront. Erregte Axonabschnitte sind hellblau markiert. *A* Kontinuierliche Erregungsleitung in der marklosen Faser; *B* Saltatorische Erregungsleitung in der markhaltigen Faser. Die Internodalstrecke zwischen den Schnürringen wird von den Stromlinien übersprungen

motorische Impulse vom Zentrum zu bestimmten Muskelfasergruppen zu übermitteln. Wieder andere erfüllen spezifische Funktionen im Dienste der vegetativen Regulationen. Die Qualität der Nachricht geht also aus der Identität der jeweils aktivierten Nervenfaser eindeutig hervor.

Funktionelle Einteilung der Nervenfasern. Zur funktionellen Klassifikation der peripheren Nervenfasern dienen sowohl die *Richtung,* in die sie die Erregung leiten, als auch die *Merkmale ihrer Versorgungsgebiete* (Abb. 5–9). Bahnen, die die Erregung von den Rezeptoren zum Zentralnervensystem leiten, werden als *afferente Nervenfasern* oder abgekürzt als **Afferenzen** bezeichnet. Dabei unterscheidet man *somatische Afferenzen,* die die Meldungen von den Skeletmuskeln, den Gelenken, der Haut und den höheren Sinnesorganen übermitteln, und *viszerale Afferenzen,* die Nachrichten von den Eingeweiden dem Zentrum zuleiten. Erfolgt die Informationsübermittlung vom Zentralnervensystem zur Peripherie, so werden die entsprechenden Bahnen als *efferente Nervenfasern* oder kurz als **Efferenzen** charakterisiert. Hier differenziert man zwischen den *motorischen Efferenzen,* die die Skeletmuskulatur innervieren, und den *vegetativen Efferenzen* für die Versorgung der glatten Muskeln in den Eingeweiden und Gefäßwänden sowie für die Innervation des Herzens und der Drüsen.

Erregungsleitungsgeschwindigkeit. Die Geschwindigkeit der Erregungsleitung variiert in Abhängigkeit von der *Faserdicke* und von der *Ausbildung der*

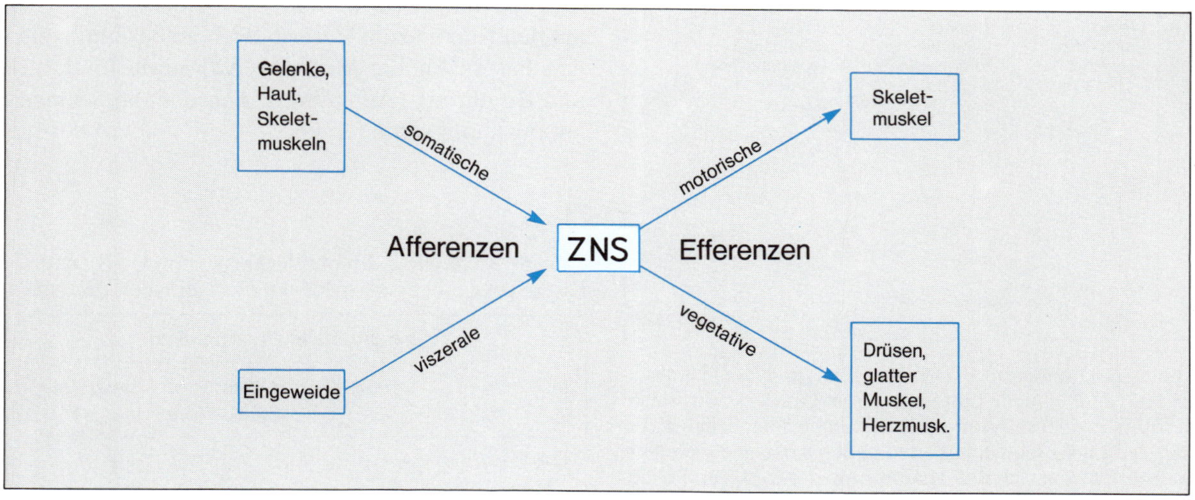

Abb. 5–9. Klassifikation der peripheren Nervenfasern nach Leitungsrichtungen und Versorgungsgebieten

Tab. 5–2. Einteilung der peripheren Nervenfasern nach Maßgabe der Erregungsleitungsgeschwindigkeiten

Fasertyp	Funktionen	Mittlerer Faserdurchmesser	Leitungsgeschwindigkeit
Aα	motorisch zu Skeletmuskeln, afferent von den Muskelspindeln	15 μm	70 –130 m/s
Aβ	afferent von Hautrezeptoren für Berührung und Druck	8 μm	30 – 70 m/s
Aγ	motorisch zu Muskelspindeln	5 μm	15 – 30 m/s
Aδ	afferent von Hautrezeptoren für Temperatur und Schmerz	<3 μm	12 – 30 m/s
B	vegetativ präganglionär	3 μm	3 – 15 m/s
C	sympathisch postganglionär, afferent von Schmerzrezeptoren	1 μm	0,5– 2 m/s

Markscheide. Dicke und markhaltige Nervenfasern leiten die Erregung schneller als dünne und marklose Fasern. Die Unterschiede in der Leitungsgeschwindigkeit lassen sich nachweisen, wenn man einen gemischten Nerven, in dem die verschiedenen Faserarten enthalten sind, elektrisch reizt und in einiger Entfernung vom Reizort das *Summenaktionspotential* ableitet. Die Registrierung zeigt dann einen Kurvenverlauf (Abb. 5–10), der sich aus der zeitlich differierenden Ankunft der Aktionspotentiale ergibt. Im ersten Hügel haben sich die Aktionspotentiale der schnelleitenden sog. **A-Fasergruppe** summiert. Es handelt sich dabei um *motorische und sensible somatische Nervenfasern,* die nach Maßgabe der Erregungsleitungsgeschwindigkeiten vier verschiedenen Untergruppen (Aα . . . Aδ) zugeordnet werden können. Die **B-Fasergruppe** enthält vorwiegend präganglionäre vegetative Fasern (s. S. 470). Ihre Erregungsleitungsgeschwindigkeit ist bereits wesentlich kleiner als die der A-Fasern. Zur langsam leitenden **C-Fasergruppe** gehören vor allem die *dünnen Schmerzfasern* und die *sympathischen Fasern* nach der Umschaltung in den sympathischen Ganglien.

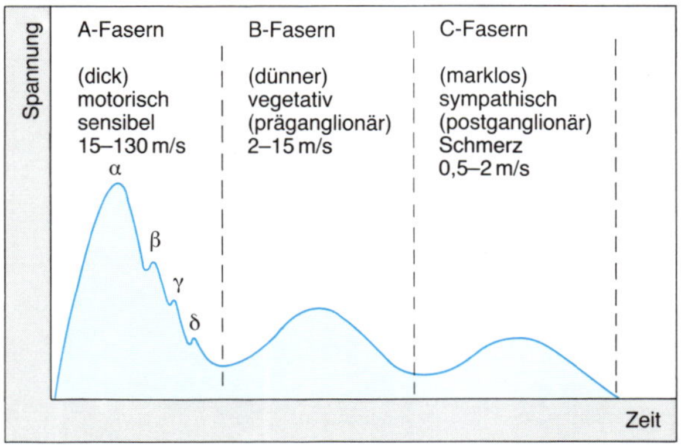

Abb. 5–10. Summen-Aktionspotential, an einem gemischten Nerven in einiger Entfernung vom Ort der elektrischen Reizung abgeleitet. Aufgrund der unterschiedlichen Erregungsleitungsgeschwindigkeiten in den verschiedenen Nervenfasern lassen sich drei Hauptgruppen (A-, B- und C-Fasern) abgrenzen, deren Funktionen und Leitungsgeschwindigkeiten angegeben sind

Die Funktionen und charakteristischen Daten der A-, B- und C-Fasergruppen, die sich aufgrund ihrer unterschiedlichen Leitungsgeschwindigkeiten gegeneinander abgrenzen lassen, sind in Tab. 5–2 zusammengefaßt.

Die drei Fasergruppen zeichnen sich zusätzlich durch *unterschiedliche Empfindlichkeiten gegenüber gewissen Noxen,* wie *Sauerstoffmangel, Druck* und *Lokalanästhetika,* aus (s. Tab. 5–3). Diese Tatsache ist auch von klinischer Bedeutung. Lokalanästhetika unterbrechen die Erregungsübertragung in den schmerzleitenden Aδ- und C-Fasern, bevor sie noch die Übertragung von Berührungsimpulsen (Aβ-Fasern) beeinträchtigen. Andererseits kann ein Druck auf den Nerven zum Verlust der Leitungsfähigkeit in den Fasern für die Motorik (Aδ) sowie für Druck und Berührung (Aβ) führen, während die Schmerzleitung kaum verändert ist.

Tab. 5–3. Relative Empfindlichkeit von A-, B- und C-Fasern gegenüber verschiedenen blockierenden Einflüssen

	Empfindlichkeit gegenüber		
	Druck	Lokalanästhetika	Sauerstoffmangel
A-Fasern	+++	+	++
B-Fasern	++	++	+++
C-Fasern	+	+++	+

5.2 Erregungsübertragung in Synapsen

Der Ort der Erregungsübertragung von einem Axon (Neuriten) auf eine Nerven-, Muskel- oder Drüsenzelle wird als **Synapse** bezeichnet. Erfolgt die Erregungsübertragung von einem Axon auf ein anderes Neuron, so spricht man von einer *zentralen Synapse.* Innerhalb des Gehirns, des Rückenmarks und der Ganglien (peripheren Nervenzellansammlungen) findet sich eine außerordentlich große Zahl derartiger zentraler Synapsen, deren Funktion entscheidend ist für die Leistungen des Zentralnervensystems. Im einzelnen besitzen sie

- ☐ eine *Ventilfunktion,* weil sie die Erregung immer nur in einer Richtung (vom Axonende auf das nachfolgende Neuron) übertragen,
- ☐ eine *Lern- und Gedächtnisfunktion,* weil sie bei häufiger Benutzung die Erregung leichter übertragen als bei seltenem Gebrauch (Plastizität der Synapsen),
- ☐ eine *Bahnungs- und Hemmungsfunktion,* weil mehrere Synapsen zusammen einen Erregungsablauf fördern oder unterdrücken können (s. S. 68ff.).

Die Verbindungsstelle zwischen einem Axon und einer quergestreiften Muskelzelle wird als *neuromuskuläre Synapse,* manchmal auch als *periphere Synapse* bezeichnet. Ihr anatomisches Korrelat ist die *neuromuskuläre (motorische) Endplatte* (s. S. 402f.).

5.2.1 Aufbau der zentralen Synapsen

Axone, die mit einem anderen Neuron Verbindung aufnehmen, weisen an ihrem Ende eine kleine Auftreibung (Held-Auerbachscher Endknopf) auf (s. Abb. 5–11, B). Hierin finden sich zahlreiche *synaptische Bläschen (Vesikel),* die einen *Überträgerstoff* enthalten, und viele *Mitochondrien,* die immer als Zeichen einer besonderen Stoffwechselaktivität zu werten sind. Die Markscheide geht schon vor der Auftreibung verloren. Den Membrananteil des Endknopfes im Bereich der Kontaktfläche bezeichnet man als *präsynaptische Membran.* Ihr gegenüber liegt die etwas verdickte *subsynaptische Membran* des zweiten Neurons, auf das die Erregung übertragen wird. Präsynaptische und subsynaptische Membranen sind durch einen schmalen *synaptischen Spalt* von einander getrennt. Außerhalb der Kontaktfläche bezeichnet man die Membran des zweiten Neurons als *postsynaptisch.* Eine solche Unterscheidung zwischen subsynaptischer und postsynaptischer Membran ist notwendig, weil beide Membrananteile unterschiedliche Eigenschaften für die Erregungsleitung besitzen.

Synaptische Endigungen finden sich an verschiedenen Stellen der Neurone (s. Abb. 5–11, A). Dementsprechend unterscheidet man

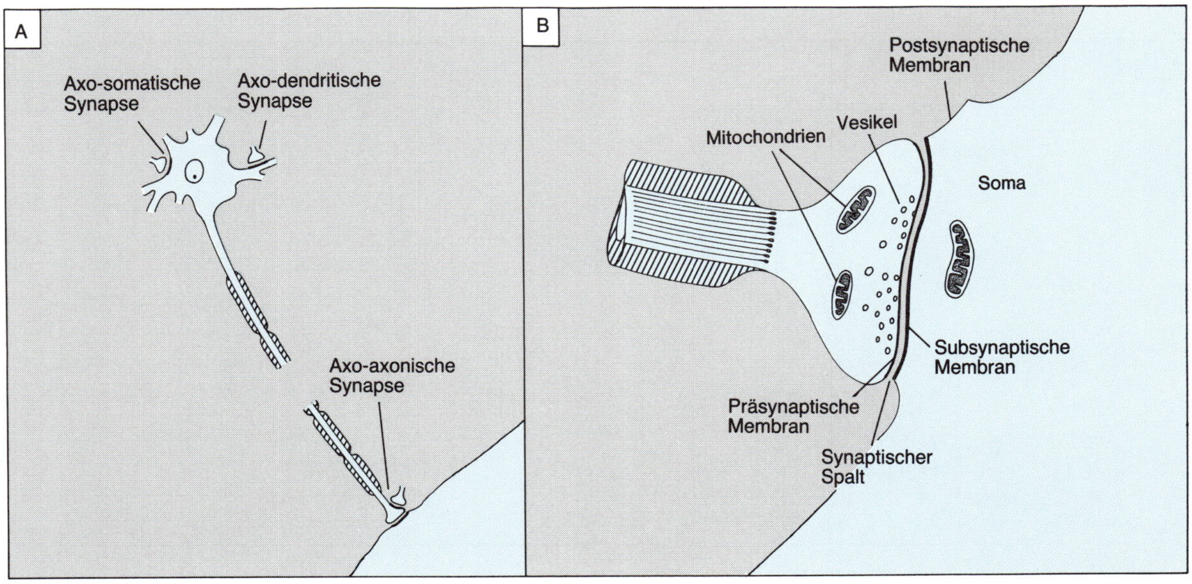

Abb. 5–11. Morphologische Charakteristika der Synapsen. *A* Klassifikation der Synapsen aufgrund ihrer Lokalisation; *B* Aufbau einer Synapse in schematischer Darstellung

- *axo-somatische Synapsen* (Endigung am Zellkörper),
- *axo-dendritische Synapsen* (Endigung an den somanahen Anteilen der Dendriten),
- *axo-axonische Synapsen* (Endigung am Neuriten, meist an dessen Endknopf).

Am häufigsten sind die beiden erstgenannten Synapsenformen. So sind große Anteile des Somas und der Dendritenanfänge von Synapsen bedeckt. In der Regel findet man einige 1000 Synapsen an jedem einzelnen Neuron.

5.2.2 Funktion der zentralen erregenden Synapsen

Nach ihrer Wirkung auf das nachgeschaltete Neuron unterscheidet man **erregende** *(exzitatorische)* und **hemmende** *(inhibitorische)* **Synapsen.** Die erregenden Synapsen fördern die Auslösung eines Aktionspotentials, während hemmende Synapsen diesem Vorgang entgegenwirken. Trotz dieser gegensätzlichen Funktion laufen die Prozesse in den beiden Synapsentypen nach einem gleichartigen Grundschema ab.

Exzitatorisches postsynaptisches Potential (EPSP). Gelangt eine über das Axon geleitete Erregung an die präsynaptische Endigung, d.h. an den Held-Auerbachschen Endknopf, so wird aus den synaptischen Bläschen eine *Überträgersubstanz (Transmitter)* freigesetzt (s. Abb. 5–12, A). Diese diffundiert durch den synaptischen Spalt zur subsynaptischen Membran, reagiert dort mit molekularen Rezeptoren und löst dadurch – sofern es sich um eine erregende Synapse handelt – eine *kurzzeitige Erhöhung der Permeabilität für kleine Kationen* (Na^+ und K^+) aus. Insbesondere als Folge des damit ermöglichten *Na^+-Einstroms* tritt an der subsynaptischen Membran eine kurzzeitige *Depolarisation* auf, die als *exzitatorisches postsynaptisches Potential (EPSP)* bezeichnet wird.

Wie Abb. 5–12, C zeigt, dauert die Anstiegsphase des EPSP etwa 2 ms, der Abfall 10–15 ms. Die Höhe der Depolarisation beträgt größenordnungsmäßig einige mV, liegt also unterhalb der Schwelle für die Auslösung eines Aktionspotentials. Die einfache Aktivierung einer einzelnen Synapse kann also niemals die Fortleitung der Erregung über das nachgeschaltete Neuron bewirken.

Auslösung des Aktionspotentials, Bahnung. Die subsynaptische Membran ist nicht zur Erregungsleitung befähigt: Sie ist eine *nichtkonduktile Membran.* Die von hier während des exzitatorischen postsynaptischen Potentials ausgehenden Stromlinien breiten sich jedoch *elektrotonisch* über die gesamte Somamembran aus. Werden nun mehrere erregende Synapsen gleichzeitig aktiviert, so *summieren* sich die depolarisierenden Einflüsse auf die postsynaptische Membran (s. Abb. 5–13, B).

Sofern dabei die Schwelle von 15–20 mV (bezogen auf das Ruhepotential) überschritten wird, kommt es zur Auslösung eines fortgeleiteten Aktionspotentials. Meist besitzt die Membran am Abgang des Axons *(Axonhügel)* die niedrigste Schwelle, so daß an dieser Stelle auch das Aktionspotential

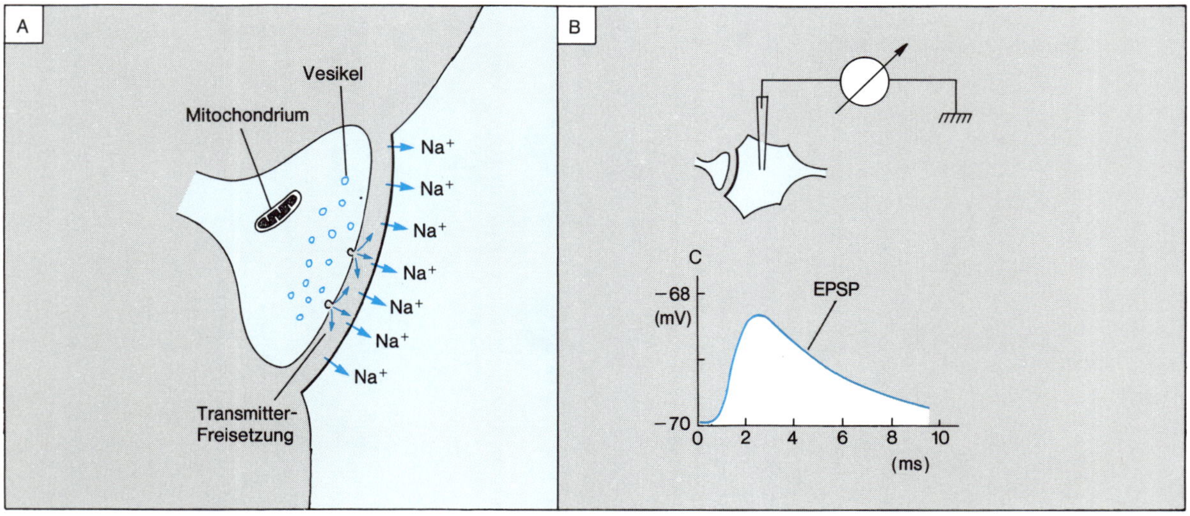

Abb. 5–12. Aktivierung der erregenden (exzitatorischen) Synapse. *A* Transmitterfreisetzung und Na^+-Einstrom durch die subsynaptische Membran; *B* Ableitung und *C* zeitlicher Verlauf des exzitatorischen postsynaptischen Potentials (EPSP)

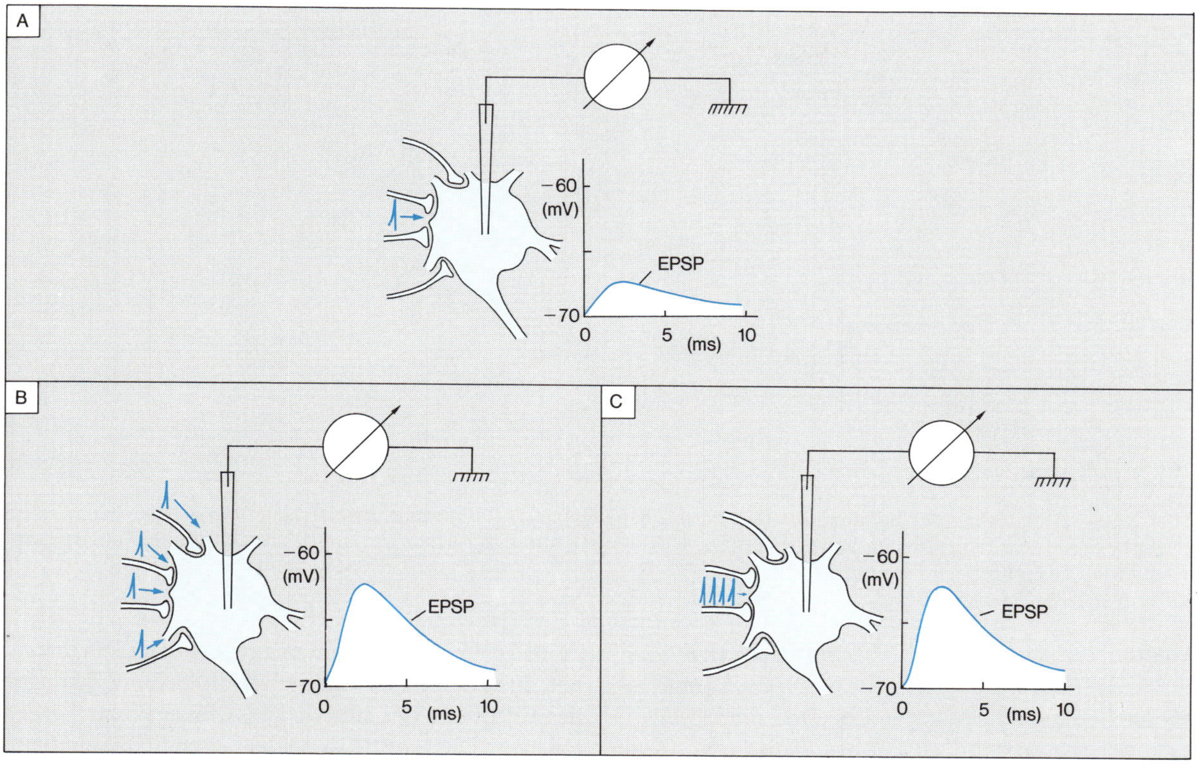

Abb. 5–13. EPSP-Registrierung an einem Neuron bei unterschiedlicher Zahl von einlaufenden Erregungen. *A* Einzelerregung führt zu einem kleinen EPSP; *B* Räumliche Bahnung (gleichzeitige Aktivierung mehrerer Synapsen hat eine Erhöhung des EPSP zur Folge); *C* Zeitliche Bahnung (mehrfache, schnell aufeinanderfolgende Aktivierungen einer Synapse erzeugen eine Erhöhung des EPSP)

entsteht und von dort unmittelbar über das Axon weitergeleitet wird.

Zusammenfassend ist festzustellen: Treffen mehrere Erregungen, aus verschiedenen Richtungen kommend, an exzitatorischen Synapsen eines Neurons gleichzeitig ein, dann entsteht – sofern die Schwelle überschritten ist – ein fortgeleitetes Aktionspotential. Dieser Modus der Erregungsauslösung durch *gleichzeitige Aktivierung mehrerer exzitatorischer Synapsen* wird als **räumliche Bahnung** bezeichnet.

Eine zweite Möglichkeit für die Auslösung eines fortgeleiteten Aktionspotentials ist gegeben, wenn *mehrere schnell aufeinanderfolgende Erregungen* an einer exzitatorischen Synapse eintreffen (s. Abb. 5–13, C). Ist das exzitatorische postsynaptische Potential (EPSP) der ersten Erregung beim Eintreffen der zweiten Erregung noch nicht abgeklungen, so addiert sich dessen EPSP zu der ersten Depolarisation. Durch mehrfache, schnell aufeinanderfolgende Aktivierungen einer Synapse kann also infolge der *EPSP-Summation* die Schwelle überschritten und ein Aktionspotential ausgelöst werden. Diesen Modus der Erregungsauslösung durch *mehrfache Aktivierung einer einzelnen exzitatorischen Synapse* bezeichnet man als **zeitliche Bahnung.**

5.2.3 Funktion der zentralen hemmenden Synapsen

Inhibitorisches postsynaptisches Potential (IPSP). Hemmende Synapsen sind unter morphologischen und funktionellen Aspekten den erregenden Synapsen sehr ähnlich. Sie besitzen ebenfalls synaptische Bläschen, aus denen beim Einlaufen einer Erregung ein *Überträgerstoff (Transmitter)* freigesetzt wird. Nach Diffusion durch den synaptischen Spalt gelangt der Transmitter an die subsynaptische Membran und bewirkt – nach Reaktion mit den dort lokalisierten Rezeptoren – eine *kurzzeitige Erhöhung des Membranpotentials,* eine *Hyperpolarisation* (s. Abb. 5–14, C). Diese Änderung des Membranpotentials in eine Richtung, die dem EPSP entgegengesetzt ist, wird als *inhibitorisches postsynaptisches Potential (IPSP)* bezeichnet.

Der Unterschied in der Funktion der erregenden und hemmenden Synapsen beruht auf den Eigen-

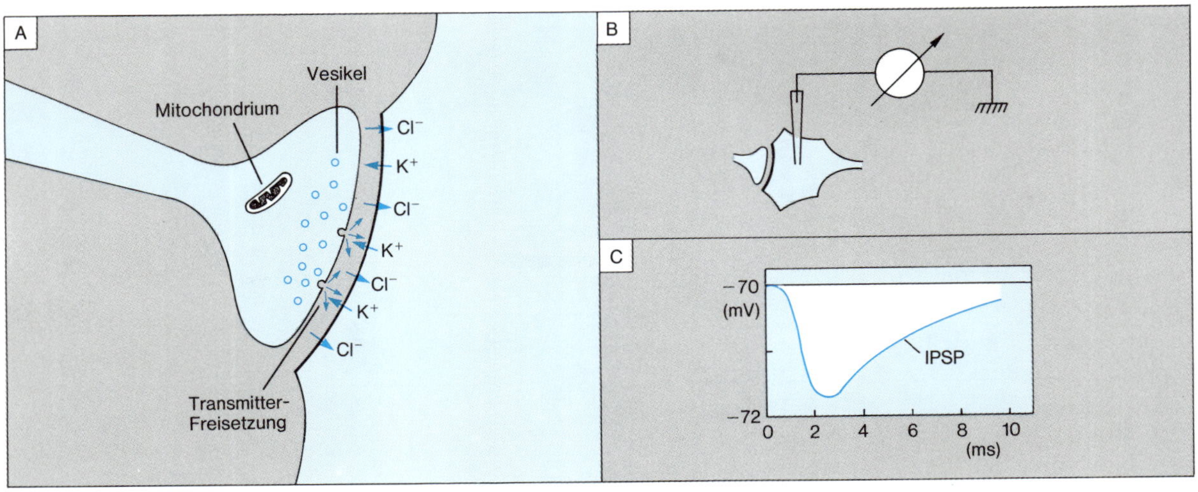

Abb. 5−14. Aktivierung der hemmenden (inhibitorischen) Synapse. *A* Transmitterfreisetzung und K^+-Ausstrom sowie Cl^--Einstrom durch die subsynaptische Membran; *B* Ableitung und *C* zeitlicher Verlauf des inhibitorischen postsynaptischen Potentials (IPSP)

schaften der jeweiligen *subsynaptischen Membran.* Unter der Einwirkung des Transmitters kommt es bei den hemmenden Synapsen zu einer *starken Erhöhung der subsynaptischen Permeabilität für K^+- und Cl^--Ionen.* Insbesondere der resultierende verstärkte Cl^--Einstrom (s. Abb. 5−14, A) erhöht kurzzeitig das Membranpotential und erzeugt somit das IPSP.

Postsynaptische Hemmung. *Jede Hyperpolarisation entfernt das Membranpotential von der Schwelle für die Auslösung des fortgeleiteten Aktionspotentials und vermindert damit die Erregbarkeit des Neurons.* Während eines inhibitorischen postsynaptischen Potentials (IPSP) ist also ein Aktionspotential schwerer auszulösen als im Ruhestand der Membran; das Neuron ist bis zu einem gewissen Grade *gehemmt.* Diesen Tatbestand erläutert Abb. 5−15. Auf der linken Seite ist dargestellt, wie bei etwa gleichzeitiger Aktivierung mehrerer erregender Synapsen ein EPSP die Schwelle überschreitet und dadurch ein Aktionspotential auslöst. Werden nun an demselben Neuron kurz davor *hemmende Synapsen* aktiviert, so *verlagert das vorgeschaltete IPSP den Ausgangspunkt für das EPSP* (Abb. 5−15, rechte Seite). Außerdem *vermindert sich die Amplitude des EPSP,* weil der Membraneffekt der *einströmenden Na^+-Ionen durch die ausströmenden K^+-Ionen* teilweise kompensiert wird. Es resultiert eine Potentialänderung, die die Schwelle nicht mehr erreicht; die Auslösung des Aktionspotentials ist gehemmt.

An jedem Neuron des Nervensystems laufen ständig Erregungen ein, die erregende und hemmende Synapsen aktivieren. Die dadurch entstehenden Änderungen des Membranpotentials werden – wie in Abb. 5−15 gezeigt – laufend gegeneinander verrechnet. In vielen Fällen heben sich dabei die Wirkungen des EPSP und des IPSP gegenseitig auf. Nur für den Fall, daß der Einfluß der erregenden Synapsen deut-

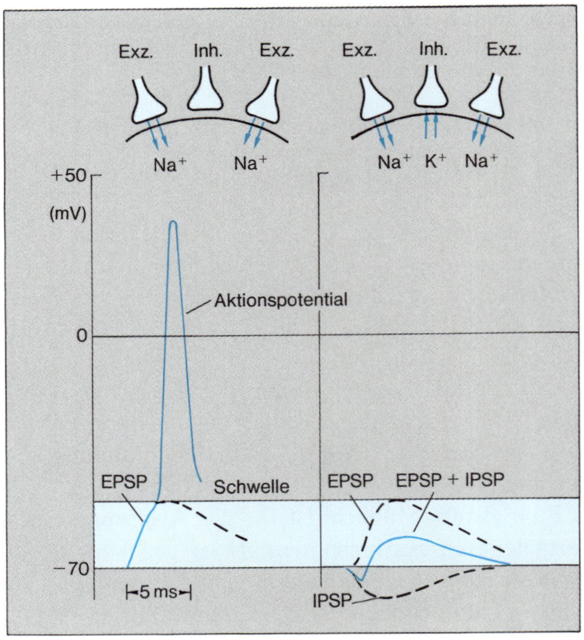

Abb. 5−15. Folgen der Aktivierung hemmender Synapsen, modifiziert nach Schmidt. *Linke Seite:* Gleichzeitige Aktivierung mehrerer erregender Synapsen (Exz.) führt zu einem überschwelligen EPSP (Auslösung eines Aktionspotentials); *rechte Seite:* Bei vorausgegangener Aktivierung hemmender Synapsen (Inh.) wird die Schwelle nicht erreicht (EPSP-Verlagerung in Hyperpolarisationsrichtung und Verminderung der EPSP-Amplitude infolge der kompensierenden Wirkung des K^+-Ausstroms auf den Na^+-Einstrom)

lich überwiegt *(räumliche oder zeitliche Bahnung)*, wird ein fortgeleitetes Aktionspotential ausgelöst. Im Vergleich zu der Vielzahl der einlaufenden Erregungen ist daher die Übertragung des Erregungsvorganges auf das nachgeschaltete Neuron ein eher seltenes Ereignis.

Präsynaptische Hemmung. Neben dem geschilderten Hemmungsmechanismus konnten auch hemmende Synapsen nachgewiesen werden, die auf den *Endknopf* erregender Synapsen einwirken. Es handelt sich also in diesem Fall um *axo-axonische Synapsen.* Ihre Wirkung geht aus Abb. 5–16 hervor. Wird die erregende Synapse zunächst allein aktiviert, so läßt sich am nachgeschalteten Neuron ein exzitatorisches postsynaptisches Potential bestimmter Größe nachweisen. Wenn jedoch kurz davor eine Aktivierung der hemmenden axo-axonischen Synapse erfolgt, so ist das EPSP in seiner Größe reduziert oder sogar vollständig unterdrückt. Die Ursache hierfür ist eine *Inaktivierung der* Na^+*-Kanäle* in der erregenden Synapse. Durch Aktivierung der hemmenden Synapse wird also eine zuvor mögliche Auslösung des Aktionspotentials gehemmt. Da in diesem Fall die inhibitorische Wirkung schon im Bereich vor dem synaptischen Spalt erfolgt, spricht man von einer *präsynaptischen Hemmung.*

5.2.4 Synaptische Überträgerstoffe (Neurotransmitter)

Wie in den vorangegangenen Kapiteln beschrieben (vgl. 5.2.2 und 5.2.3), erfolgt die *synaptische Erregungsübertragung* auf *chemischem Wege* mit *speziellen Überträgerstoffen,* sog. *Neurotransmittern.* Voraussetzung für eine solche Art der Informationsübertragung sind

- die *Synthese* und *Speicherung* des entsprechenden Transmitters,
- die *Freisetzung* einer definierten Menge an Transmitter bei einem einlaufenden Aktionspotential,
- (subsynaptische) *Rezeptoren* für die Reaktion mit dem Transmitter und
- die rasche *Elimination* (Inaktivierung) des freigesetzten Neurotransmitters.

Meist sind zusätzlich in der präsynaptischen Membran sog. *Autorezeptoren* (s. Abb. 5–17) vorhanden, über die der (freigesetzte) Transmitter seine eigene weitere Freisetzung positiv oder negativ beeinflußt (positives oder negatives Feedback).

Die Synthese des Neurotransmitters erfolgt entweder im Axoplasma oder in den Speicherorganellen *(Vesikeln)* selbst. Im ersteren Fall, d. h. bei der Bildung im Axoplasma, muß der Transmitter durch aktiven Transport in die Vesikel aufgenommen werden. Erreicht nun eine Erregung das Ende der Nervenfaser, so kommt es zu einem Einstrom von *Calciumionen* aus dem Interstitium in das Axoplasma und damit zu einem kurzzeitigen Anstieg der Calciumionenkonzentration. Dieser Ca^{2+}-Anstieg führt zur Neurotransmitterfreisetzung *durch Exozytose.* Die freigesetzte Überträgersubstanz diffundiert dann rasch durch den synaptischen Spalt und reagiert in der subsynaptischen Membran mit den spezifischen Rezeptoren *(Transmitter-Rezeptor-Interaktion).* Die an den Rezeptoren dadurch hervorgerufene Konformationsänderung bewirkt die jeweilige Folgereaktion *(Rezeptor-Effektor-Kopplung),* z. B. eine Änderung der Ionenpermeabilität der Membran und als Folge davon eine Änderung des Membranpotentials.

- *enzymatischen Abbau* (z. B. Hydrolyse von Acetylcholin durch Acetylcholinesterase, s. S. 473),
- *Wiederaufnahme in das Axon* (hauptsächliche Inaktivierung von Noradrenalin, s. S. 474),
- *postsynaptische Aufnahme* oder
- *Abdiffusion* (Abtransport, Spillover) und *extraneuronale Biotransformation.*

In Abb. 5–17 ist am Beispiel einer adrenergen Synapse mit *Noradrenalin* als Neurotransmitter die synaptische Erregungsübertragung nochmals schematisch dargestellt.

Acetylcholin. Zu den wichtigsten chemischen Überträgerstoffen gehört *Acetylcholin* (s. S. 473). Alle

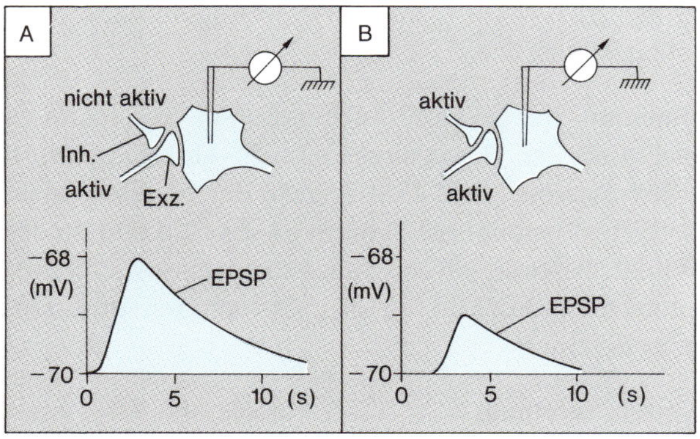

Abb. 5–16. Präsynaptische Hemmung, modifiziert nach Schmidt. A Aktivierung einer erregenden Synapse (Exz.) mit zugehörigem EPSP; B Abnahme des EPSP, wenn kurz vor der Aktivierung der erregenden Synapse die axo-axonische Synapse (Inh.) aktiviert wird

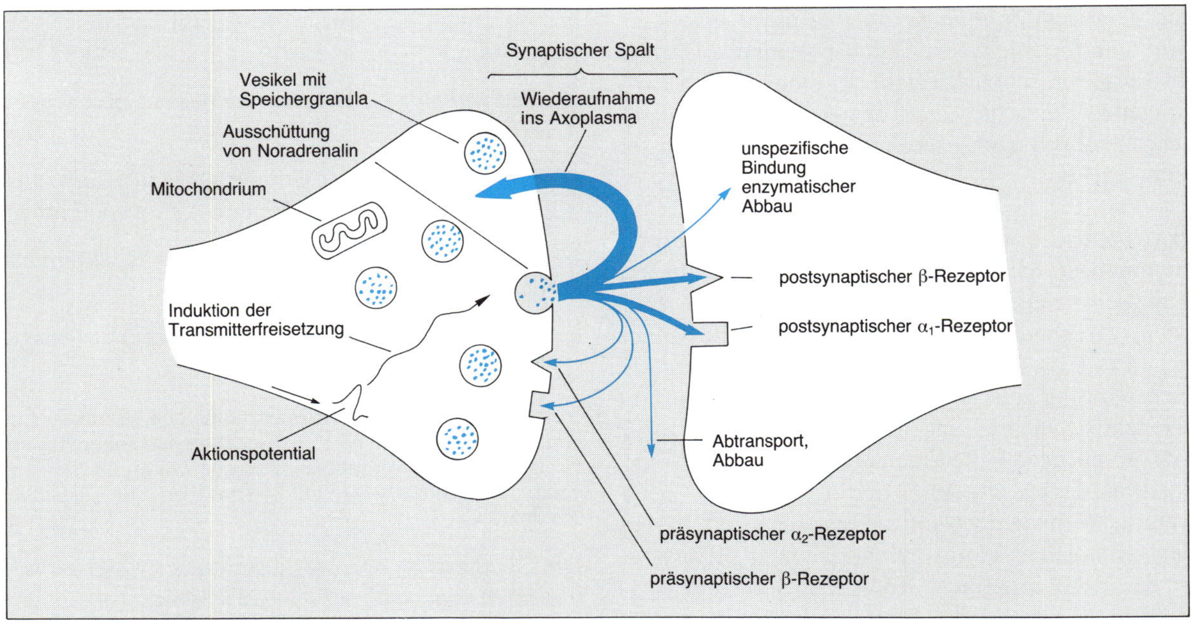

Abb. 5–17. Transmitterfreisetzung und -elimination an einer adrenergen Synapse, nach Scheler (bzgl. der Rückwirkung des freigesetzten Transmitters auf die präsynaptische Membran s. S. 476)

Synapsen, an denen es als Transmitter wirkt, werden als **cholinerg** bezeichnet. Hierzu gehören neben zahlreichen *Synapsen des Zentralnervensystems* insbesondere die *neuromuskulären Synapsen.* Ihre Aktivierung erfolgt über Motoneurone aus dem Vorderhorn des Rückenmarks, deren Axone in den neuromuskulären Endplatten endigen (s. S. 402).

Weiterhin fungiert Acetycholin als Transmitter bei einem großen Teil der Synapsen im **vegetativen (autonomen) Nervensystem** (s. S. 469ff.), und zwar speziell

- □ an den Endigungen aller *sympathischen und parasympathischen präganglionären Fasern,* die in den Ganglien auf postganglionäre Neurone umgeschaltet werden,
- □ an den Endigungen aller *parasympathischen postganglionären Fasern,* die die Erfolgsorgane innervieren,
- □ an den Endigungen der *sympathischen Fasern,* welche die *Schweißdrüsen* innervieren.

Monoamine. Zu den Transmittern aus der Gruppe der Monoamine gehören die *Catecholamine Noradrenalin, Adrenalin* und *Dopamin* (zur chemischen Struktur und Biosynthese der Catecholamine vgl. S. 474) sowie *Serotonin* (s. S. 573).

Noradrenalin ist der Transmitter aller *Synapsen an den Endigungen der sympathischen postganglionären Fasern* sowie zahlreicher *Synapsen im Zentralnervensystem* (noradrenerge Synapsen). Noradrenerge Neurone verlaufen z. B., ausgehend von Kerngebieten im Bereich der Brücke und der Medulla oblongata (s. S. 425f.), *aufsteigend* zum Hypothalamus, Thalamus, limbischen System und zur Großhirnrinde sowie *absteigend* zu den Vorder- und Hinterhörnern des Rückenmarks.

Adrenalin kommt als Transmitter *nur in bestimmten Synapsen des Zentralnervensystems* vor (adrenerge Synapsen). Eine dichte adrenerge Innervation findet man u. a. im Nucleus paraventricularis (s. S. 539), was auf eine Beeinflussung der Oxytocin- und Adiuretinsekretion schließen läßt. Adrenerge Neurone sind ferner vermutlich an der Regulation des Blutdrucks, der Atmung und der Nahrungsaufnahme beteiligt.

Dopamin hat Transmitterfunktionen an *zentralen Synapsen der Basalganglien* (s. S. 444), *des limbischen Systems* (s. S. 431f.) sowie der *Hypophyse* (s. S. 539) (dopaminerge Synapsen). Es ist damit an der Willkürmotorik, psychischen Prozessen sowie neuroendokrinen Funktionen des Hypophysenvorderlappens beteiligt.

Mittels **Serotonin** (s. S. 573ff.) erfolgt die Erregungsübertragung an *zentralen Synapsen,* deren Fasern in den Raphékernen (s. S. 486), anderen Brückenkernen und der Medulla oblongata entspringen und u. a. aufsteigend zum limbischen System, Hypothalamus, Thalamus und zur Großhirnrinde sowie absteigend zu den Vorder- und Hinterhörnern des Rückenmarks ziehen. Serotoninerge Neurone findet man außerdem im gesamten *Gastrointestinaltrakt.* Welche Funktionen die genannten Neurone besitzen, ist nur teilweise bekannt.

Aminosäuren. Für die synaptische Erregungsübertragung bedeutsame Aminosäuren sind **Asparaginsäure, Glutaminsäure,** (die aus Glutaminsäure durch Decarboxylierung entstehende) **Gammaaminobuttersäure** (GABA) sowie **Glycin** (Glykokoll). *Asparaginsäure und Glutaminsäure wirken an exzitatorischen, Gammaaminobuttersäure und Glycin an inhibitorischen zentralen Synapsen als Neurotransmitter.*

Peptide. Transmitterwirkungen weisen auch einige *Peptide* auf. Hierzu zählt neben den **Enkephalinen** (s. S. 464) das Undekapeptid **Substanz P** (s. S. 464), das an der *Übertragung von Schmerzerregungen im Rükkenmark* beteiligt ist. Substanz-P-enthaltende Neurone kommen ferner im *Hirnstamm,* im *motorischen System* sowie im *gastrointestinalen* und *urogenitalen Bereich* vor. Weitere in zentralen Neuronen nachgewiesene Peptide sind u. a. **Bombesin, Cholezystokinin** (s. S. 278f.), **Vasoaktives Intestinales Peptid** (VIP, s. S. 278f.) und **Somatostatin** (s. S. 545). Da diese Peptide z. T. *gemeinsam* mit einem anderen Neurotransmitter in denselben Neuronen vorkommen, üben sie dort nach heutigen Vorstellungen eine *Kotransmitterfunktion* aus. Das bedeutet, daß sie zusammen mit dem anderen Transmitter ausgeschüttet werden und dessen Wirkung modulieren *(Neuromodulation).*

5.3 Erregungsauslösung an (physiologischen) Rezeptoren

Wenn von Rezeptoren gesprochen wird, muß – wie bereits erwähnt – streng zwischen *physiologischen* und *pharmakologischen* Rezeptoren unterschieden werden.

Bei **physiologischen Rezeptoren** handelt es sich, wie nachfolgend dargestellt, um spezielle Zellen oder Teile von Zellen, die zur Aufnahme eines spezifischen Reizes und nachfolgend zur Auslösung einer Erregung befähigt sind.

Unter **pharmakologischen Rezeptoren** versteht man dagegen in Zellmembranen, im Zytoplasma oder in Kernmembranen lokalisierte Proteine, die nach Reaktion mit einer rezeptorspezifischen Substanz (Wirkstoff-Rezeptor-Interaktion) einen bestimmten Effekt hervorrufen.

Physikalische oder chemische Reize, die auf den Organismus von außen her einwirken oder in seinem Inneren auftreten, werden von *(physiologischen) Rezeptoren* registriert und in eine Folge von Erregungen umgesetzt. Die als Reizempfänger dienenden Rezeptoren zeigen einen ganz unterschiedlichen anatomischen Aufbau und sind *spezifisch* für die Aufnahme bestimmter Reizqualitäten eingerichtet. Als Beispiele seien genannt:

- ☐ *Netzhautrezeptoren* für die Aufnahme elektromagnetischer Wellen,
- ☐ *Haarzellen* im Innenohr für die Aufnahme von Schallwellen,
- ☐ *Druck-, Schmerz- und Temperaturrezeptoren* der Haut für die Aufnahme entsprechender von außen einwirkender Reize,
- ☐ *Pressorezeptoren* im arteriellen Gefäßsystem für die Registrierung des Blutdrucks,
- ☐ *Chemorezeptoren* in bestimmten Paraganglien (s. S. 234f.) für die Kontrolle der Atemgase im Blut.

Der Aufbau und die Funktion dieser und anderer Rezeptoren werden in den entsprechenden Kapiteln des Speziellen Teils beschrieben. Da jedoch die Grundprozesse der Erregungsauslösung trotz der anatomischen und physiologischen Unterschiede in allen Rezeptoren nach einem gleichartigen Schema ablaufen, sollen die allgemeinen Aspekte der Rezeptorphysiologie bereits an dieser Stelle behandelt werden.

5.3.1 Reiztransduktion und Erregungsbildung

Rezeptorpotential. Rezeptorzellen besitzen wie alle erregbaren Zellen ein Ruhepotential. Bei Einwirkung eines adäquaten Reizes, d. h. bei Veränderung eines physikalischen oder chemischen Parameters, auf dessen Registrierung der Rezeptor spezialisiert ist, kommt es in der Regel zu einer *Abnahme des Membranpotentials,* d. h. zu einer **Depolarisation.** Die Depolarisation dauert solange, wie der Reiz einwirkt, und ist in ihrer Größe *von der Reizintensität abhängig* (s. Abb. 5–18). Diese auf den rezeptiven Bereich der Rezeptorzelle beschränkte, also *nicht* fortgeleitete Veränderung des Membranpotentials bezeichnet man als *Rezeptorpotential (Generator-*

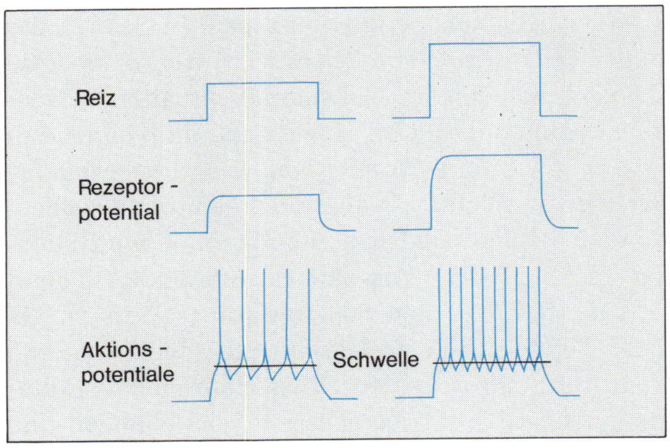

Abb. 5–18. Rezeptorpotentiale und ausgelöste Folgen von Aktionspotentialen in Abhängigkeit von der Reizstärke

potential), die Umwandlung des einwirkenden Reizes in das Rezeptorpotential als **Reiztransduktion.**

In den meisten Rezeptorzellen entsteht das Rezeptorpotential durch eine vom Reiz ausgelöste *Erhöhung der Membranpermeabilität vorwiegend für Na^+-Ionen.* Eine Ausnahme bilden die Stäbchen und Zapfen in der Netzhaut, in denen bei Belichtung die Membran hyperpolarisiert wird.

Auslösung der Erregungen. Als spezialisierte Zellen des Nervensystems besitzen die Rezeptoren meist ein mehr oder weniger langes *Axon,* das den Kontakt zu einem anderen Neuron herstellt. Der zweite Schritt im Rezeptormechanismus besteht nun in der Auslösung von Erregungen, die über das Axon fortgeleitet werden. Ähnlich wie in den Synapsen breiten sich die durch das Rezeptorpotential erzeugten Stromlinien *elektrotonisch* über die Somamembran

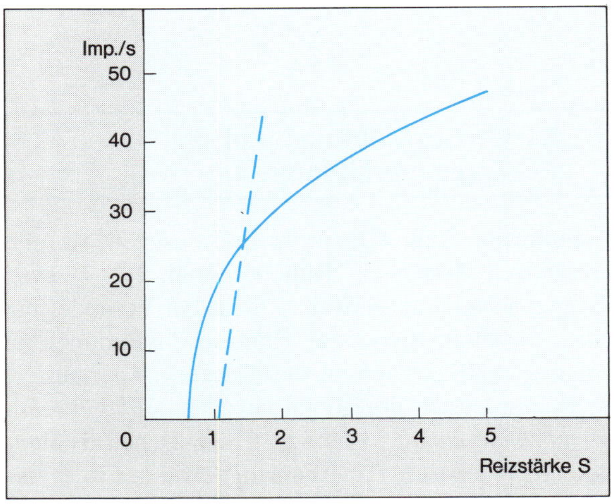

Abb. 5–19. Abhängigkeit der Frequenz von Impulsserien (Imp./s), die an Rezeptoren ausgelöst werden, von der Reizstärke S (in relativem Maß). Reiz-Antwort-Relation für bestimmte Dehnungsrezeptoren (gestrichelte Gerade) und Rezeptoren von Sinnesorganen (ausgezogene Kurve)

bis zum Anfangsabschnitt des Axons aus. Wird an dieser Stelle die Schwelle überschritten, so entsteht ein *fortgeleitetes Aktionspotential.* Wenn das Rezeptorpotential danach noch andauert, können ein zweites und weitere Aktionspotentiale gebildet werden. Es findet also eine **Transformation** des Rezeptorpotentials in eine *rhythmische Folge von Erregungen* statt (s. Abb. 5–18). Dabei hängt die *Erregungsfrequenz* von der *Größe des Rezeptorpotentials* ab.

Die Information über die Intensität und die Dauer eines einwirkenden Reizes wird also zunächst in ein Rezeptorpotential umgewandelt und dieses in eine entsprechende Erregungsserie transformiert. Deren *Frequenz* enthält die *Information über die Intensität,* die *Zeitdauer der Serie die Information über die Dauer des Reizes.* Man spricht in diesem Fall von einer **Frequenzkodierung** des Reizes.

5.3.2 Funktionseigenschaften der Rezeptoren

Reiz-Antwort-Relation. Die Beziehung zwischen der *Reizstärke* und der im Rezeptor ausgelösten *Erregungsfolge* kann in weiten Grenzen variieren. In Abb. 5–19 sind zwei charakteristische Beispiele für diese Relation dargestellt. Auf der Abszisse ist jeweils die Reizstärke S in einem relativen Maß, auf der Ordinate die Frequenz der Impulsfolge (Imp./s) angegeben. Die gestrichelte Kurve läßt einen *linearen Zusammenhang* zwischen diesen beiden Größen erkennen, wie er beispielsweise bei bestimmten *Dehnungsrezeptoren* gefunden wird. Bei anderen Rezeptoren steigt die Impulsfrequenz mit wachsender Reizstärke zunächst steil, dann immer langsamer an. Die Reiz-Antwort-Kurve zeigt einen *exponentiellen Verlauf* (ausgezogene Kurve in Abb. 5–19). Ein solches Verhalten ist charakteristisch für Rezeptoren von Sinnesorganen, die Reize mit *großen Intensitätsunterschieden* zu registrieren haben, z. B. für *Photorezeptoren.* Diese Rezeptoren reagieren im Bereich geringer Beleuchtungsstärken sehr empfindlich, während mit zunehmender Beleuchtungsstärke ihre Empfindlichkeit laufend abnimmt.

Adaptation. Der in Abb. 5–18 dargestellte Fall, daß ein Rezeptor auf einen konstanten Reiz mit einem konstanten Rezeptorpotential und einer entsprechend konstanten Erregungsfrequenz antwortet, kommt nur bei wenigen Rezeptortypen vor. Weitaus häufiger findet man im Verlauf einer konstanten Reizeinwirkung eine *Abnahme des Rezeptorpotentials* sowie der daraus resultierenden *Erregungsfolge* (s. Abb. 5–20). Diese Anpassung der Rezeptorantwort an den Reiz wird als *Adaptation* bezeichnet. Man unterscheidet:

- *sehr langsam adaptierende Rezeptoren* (Beispiel: Dehnungsrezeptoren der Muskeln),
- *mittelschnell adaptierende Rezeptoren* (Beispiel: Temperaturrezeptoren der Haut, Photorezeptoren in der Netzhaut),
- *schnell adaptierende Rezeptoren* (Beispiel: als Vibrationsrezeptoren dienende Pacini-Körperchen der Haut).

In Anlehnung an die Terminologie der Technik werden Rezeptoren, die hauptsächlich die *Intensität eines Reizes* registrieren und damit das Zentralnervensystem über *Dauerzustände* informieren, als **Proportionalrezeptoren** *(P-Rezeptoren)* bezeichnet. Rezeptoren, die aufgrund ihrer Adaptationsfähigkeit vorrangig für die Registrierung der *Änderungsgeschwindigkeit eines Reizes* eingerichtet sind, nennt man dagegen **Differentialrezeptoren** *(D-Rezeptoren)*. In einigen Fällen sind Rezeptoren in der Lage, sowohl am Beginn einer Reizeinwirkung deren Änderungsgeschwindigkeit (hohe Impulsfrequenz bei schneller Änderung) als auch bei längerer Dauer die Reizintensität (konstante Impulsfrequenz bei gleichbleibendem Reiz) zu registrieren. Diese Mischform wird als **PD-Rezeptor** *(PD-Fühler)* bezeichnet.

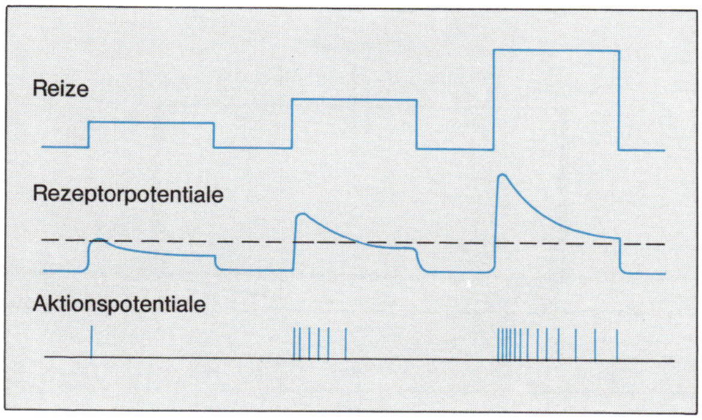

Abb. 5–20. Adaptation von Rezeptorpotentialen, von denen nach Überschreiten der (gestrichelt eingezeichneten) Schwelle Folgen von Aktionspotentialen (unten) ausgelöst werden, bei drei verschiedenen Reizstärken (oben). Der Adaptationseffekt zeigt sich in der abnehmenden Frequenz der jeweiligen Impulsserie

5.4 Reiz- und Wärmewirkung elektrischer Ströme

Die Erregung einer Nerven- oder Muskelfaser wird durch eine lokale überschwellige *Depolarisation* der Zellmembran ausgelöst (s. S. 61). Eine solche Potentialänderung läßt sich experimentell am zweckmäßigsten durch einen *elektrischen Strom* erzielen, der ohne Schädigung der Zelle leicht applizierbar und in seiner Stärke genau dosierbar ist. Elektrische Ströme werden nicht nur in der experimentellen Neurophysiologie, sondern auch in der neurologischen Diagnostik und in der physikalischen Therapie verwendet.

5.4.1 Allgemeine Gesetzmäßigkeiten der elektrischen Reizung

Die Reizwirkung eines elektrischen Stromes hängt von der Art der Zuführung sowie von elektrischen Parametern, wie Richtung, Stärke, Flußdauer und Anstiegssteilheit des Stromes, ab.

Reizelektroden. Um Nerven- oder Muskelfasern elektrisch zu reizen, d. h. durch Depolarisation fortgeleitete Erregungen auszulösen, muß man für eine geeignete Stromzuführung sorgen. Dies geschieht durch *zwei mit der Stromquelle verbundene Elektroden,* die man auf die erregbaren Fasern leicht aufsetzt (Abb. 5–21, A). Auf diese Weise wird ein Stromkreis geschlossen, dessen Stromlinien die Fasern durchziehen. Eine solche Anordnung verwendet man zur Auslösung von Erregungen in Nerven- oder Muskelpräparaten, um die Form der Aktionspotentiale zu analysieren oder die Erregungsleitungsgeschwindigkeiten zu messen.

Es ist jedoch nicht unbedingt erforderlich, daß die Reizelektroden die erregbaren Fasern direkt berühren. Vielmehr können auch in der Tiefe gelegene Nerven oder Muskeln gereizt werden, wenn man die Elektroden auf die intakte Haut aufsetzt, wobei das darunterliegende Gewebe eine leitende Verbindung herstellt (Abb. 5–21, B). In diesem Fall kommt es darauf an, an dem gewünschten Reizort eine *hohe Stromdichte* zu erzielen. Dies wird dadurch erreicht, daß die reizerzeugende, die sog. **differente Elektrode** einen kleinen Spitzendurchmesser besitzt. Die zweite sog. **indifferente Elektrode** muß dagegen großflächig ausgebildet sein, damit in ihrem Bereich die Stromdichte so gering ist, daß von hier keine Reizwirkung ausgeht.

Mit einer solchen Anordung können beim Men-

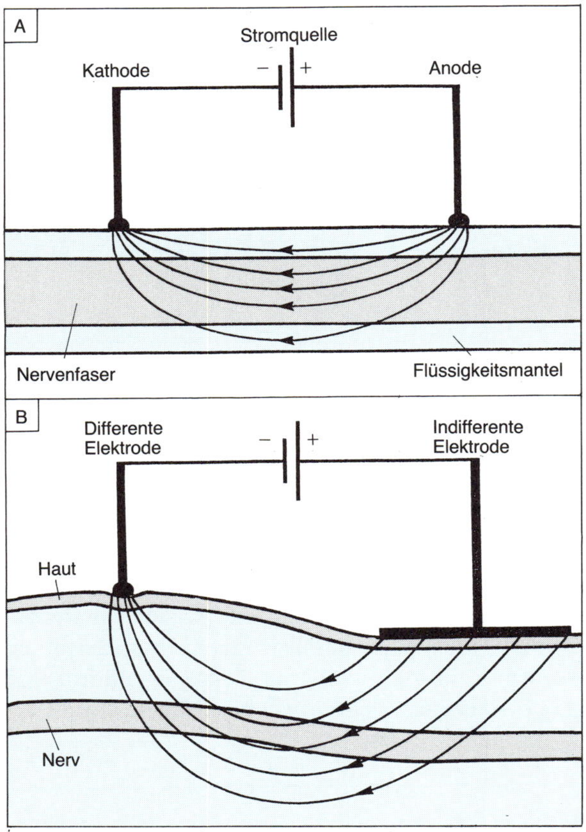

Abb. 5–21. Anordnung für die elektrische Reizung eines Nerven im Experiment *(A)* und in situ *(B)*. Die Reizwirkung geht von der differenten Elektrode aus

schen gezielt bestimmte Nerven oder Muskeln gereizt werden. Die differente Elektrode setzt man dabei auf charakteristische Punkte der Haut auf, von denen aus der Abstand zu den erregbaren Fasern in der Tiefe besonders klein ist. Abb. 5–22 zeigt die *Reizpunkte* für einige wichtige Nerven und Muskeln. Auf diese Weise ist es beispielsweise möglich, durch gezielte Reizung die Muskeln zur Kontraktion zu veranlassen und damit in längeren Ruhephasen (Gipsverband) eine Inaktivitätsatrophie (s. S. 36) zu verhindern. Von den Reizpunkten aus kann auch die Erregbarkeit der entsprechenden Nerven überprüft werden, woraus sich diagnostische Hinweise gewinnen lassen.

Stromrichtung. Die für die Erregungsauslösung erforderliche Depolarisation kann nur eintreten, wenn der elektrische Strom eine dem Membranpotential entgegengesetzte Potentialdifferenz bewirkt. Da die Zellmembran außen eine positive Ladung trägt, wird beim Schließen des Stromkreises unter der (außen aufgesetzten) negativen Elektrode, der **Kathode,** das Membranpotential gesenkt (Abb. 5–23). Durch die Kathode kann also zu Beginn des Stromflusses eine Erregung ausgelöst werden *(Schließungserregung)*.

Unter der positiven Elektrode, der **Anode,** kommt es dagegen zu einer Erhöhung des Membranpotentials. Diese *Hyperpolarisation* erschwert die Auslösung einer Erregung. Allerdings kann unter bestimmten Bedingungen auch von der Anode eine Erregung ausgehen (s. S. 77). Insbesondere ist dies der Fall, wenn plötzlich der Stromfluß unterbrochen wird: Die während des Stromdurchganges erzeugte Hyperpolarisation kehrt nach Ausschalten des Stromes wieder zum Ruhepotential zurück. Eine solche *relative Depolarisation* reicht u. U. zur Erregungsauslösung aus. Da das Öffnen des Stromkreises den Effekt unter der Anode bewirkt, spricht man in diesem Fall von einer *Öffnungserregung*.

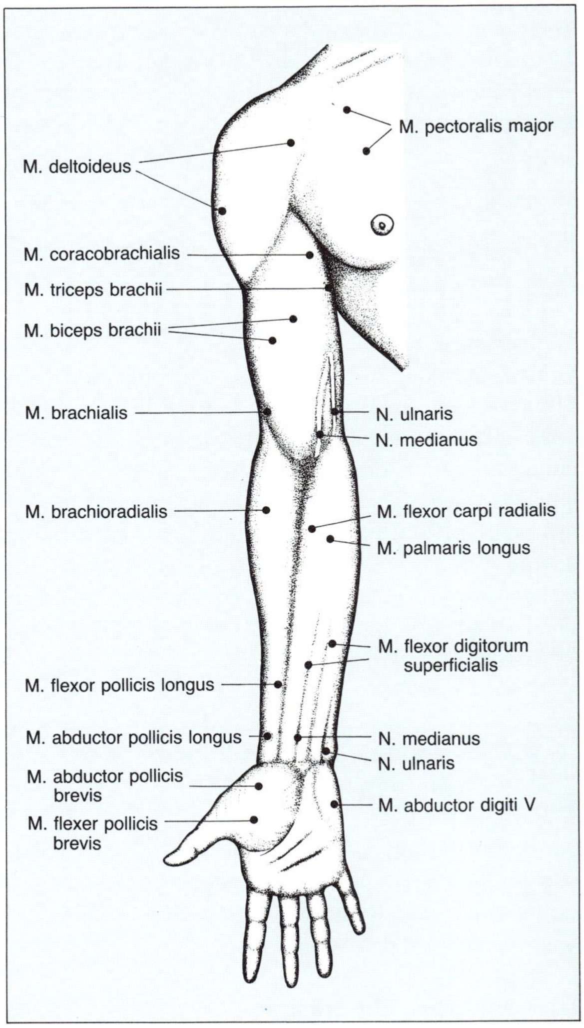

Abb. 5–22. Reizpunkte, von denen aus die angegebenen Nerven und Muskeln erregt werden können (s. auch Abb. 16–6, S. 424)

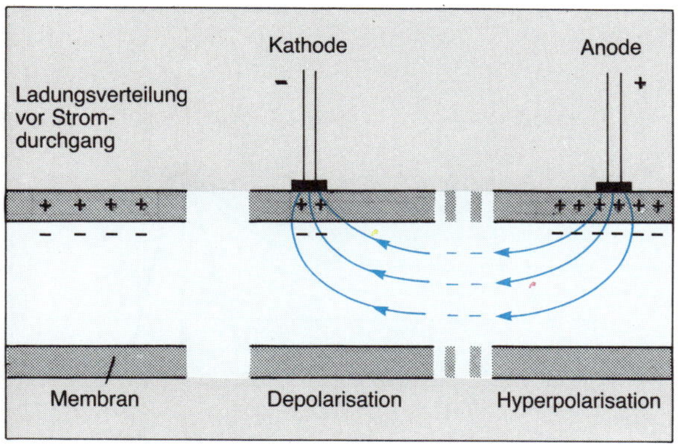

Abb. 5–23. Änderung des Membranpotentials einer erregbaren Faser bei Einwirkung eines elektrischen Stroms. Die Kathode erzeugt eine Depolarisation, die Anode eine Hyperpolarisation

Stromstärke. Die Auslösung einer Erregung erfordert eine Depolarisation der Membran um mindestens 15 mV (s. S. 61). Der einwirkende Strom muß daher eine Mindeststromstärke aufweisen, um einen Reizerfolg zu erzielen. Diese minimale Intensität des Stromes, bei der eben eine Erregung auftritt, wird als *Schwellenstromstärke* bezeichnet. Genau genommen ist nicht die Stromstärke, sondern die *Stromdichte,* d. h. der Stromfluß pro Flächeneinheit der Membran, die maßgebende Größe. Da jedoch die Stromdichte am Depolarisationsort von der Stromverteilung im Gewebe abhängt und daher schwer zu bestimmen ist, benutzt man die Schwellenstromstärke für die Charakterisierung der *Erregbarkeit* von Nerven- und Muskelfasern.

Stromflußdauer. Der Reizerfolg ist außerdem von der Einwirkungsdauer des Stromes abhängig: Ein Strom bestimmter Stärke I muß eine gewisse Zeit t fließen, um die notwendige Depolarisation der Membran zu bewirken. Entscheidend für den Reizeffekt ist die *Ladungsverschiebung* an der Membran, die sich aus $q = I \cdot t$ ergibt. Die Auslösung einer Erregung erfolgt also, wenn q einen Mindestwert überschreitet. Dies bedeutet, daß bei *großer Stromstärke* nur eine *kurze Flußdauer,* bei *kleiner Stromstärke* dagegen eine *lange Flußdauer* erforderlich ist, um die entsprechenden Fasern zu erregen.

Anstiegssteilheit des Stromes. Wenn der zur Reizung verwendete Strom nicht sofort die volle Stärke erreicht, sondern langsam ansteigt, führen gegenläufige Prozesse an der Membran zu einer *Verlagerung der Reizschwelle.* Je langsamer der Reizstrom ansteigt, um so größer muß die zugeführte Elektrizitätsmenge sein, damit das Membranpotential die Schwelle überschreitet. Steigt der Strom sehr langsam an, so läßt sich auch bei hohen Stromstärken keine Erregung mehr auslösen. Man spricht in diesem Fall von einem *„Einschleichen"* des Stromes; die Schwellenverlagerung bei der Einwirkung langsam ansteigender Ströme wird als **Akkommodation** der Nerven- bzw. Muskelfasern bezeichnet.

5.4.2 Reizwirkung von Gleichströmen

Schließungs- und Öffnungserregungen. Wie bereits ausgeführt (s. S. 76), wird unter der Voraussetzung genügend hoher Stromstärken beim *Schließen* des Stromkreises unter der *Kathode* und beim *Öffnen* unter der *Anode* eine Erregung ausgelöst. Es zeigt sich jedoch, daß auch unter der Kathode eine Öffnungserregung und unter der Anode eine Schließungserregung auftreten kann. Dieses Phänomen ist auf den speziellen Verlauf der elektrischen Stromlinien im Bereich der erregbaren Fasern zurückzuführen.

Wie Abb. 5–24 zeigt, treten die von der Anode ausgehenden Stromlinien z. T. in die Faser ein, verlaufen ein kurzes Stück im Inneren und verlassen die Faser überwiegend bereits in der Nachbarschaft der Eintrittsstelle. In der Nähe der Kathode dringen die Stromlinien wieder in die Faser ein, um nach einem kurzen Verlauf im Inneren unmittelbar unter der Kathode auszutreten. Dort, wo die Stromlinien aus der Faser austreten, führt der Ladungstransport zu einer Depolarisation der Membran. Dies ist sowohl direkt unter der *„reellen" Kathode* als auch in der Anodennachbarschaft der Fall, die daher auch als *„virtuelle" Kathode* bezeichnet wird. An beiden Orten kann durch *Schließen des Stromkreises* eine Erregung entstehen; allerdings besitzt die reelle Kathode wegen der dort herrschenden größeren Stromliniendichte eine niedrige Erregungsschwelle als die virtuelle Kathode. An den Stromeintrittsstellen, d. h. an der *„reellen" Anode* und an der *„virtuellen" Anode* in der Kathodennachbarschaft kann dagegen das *Öffnen des Stromkreises* zu einer Erregung führen.

Prüft man die **Schwellenstromstärken** für die kathodische und anodische Reizung, so findet man normalerweise, daß bei schwachem Strom zunächst eine *Kathodenschließungserregung* (KSE) auftritt. Bei Erhöhung der Stromstärke kommt es dann zu einer *Anodenschließungserregung* (ASE), bei weiterer Erhöhung zu einer *Anodenöffnungserregung* (AÖE) und schließlich bei sehr starkem, bereits schmerzhaftem Strom zu einer *Kathodenöffnungserregung* (KÖE). Diese Gesetzmäßigkeit läßt sich in dem folgenden Schema zusammenfassen:

KSE < ASE < AÖE < KÖE.

An motorischen Nerven kann die Auslösung von Erregungen am einfachsten durch die Zuckung des zugehörigen Muskels festgestellt werden. Daher ist es üblich, das obige Schema als **Zuckungsformel** zu bezeichnen. Unter pathologischen Bedingungen, z. B.

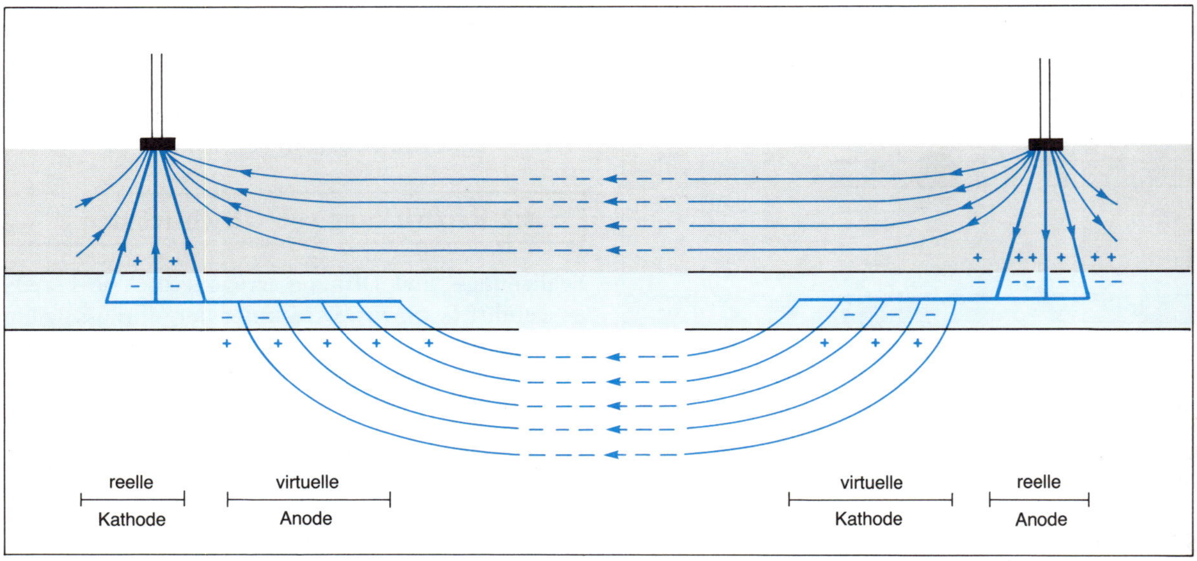

Abb. 5–24. Stromlinienverlauf im Bereich einer erregbaren Faser bei Gleichstromreizung

bei *beginnender Degeneration* von Nerven oder Muskeln, zeigen sich Abweichungen von der genannten Reihenfolge in der Zuckungsformel. Häufig erfordert dann die AÖE eine geringere Reizstärke als die ASE. In einem solchen Fall spricht man von einer *Entartungsreaktion.*

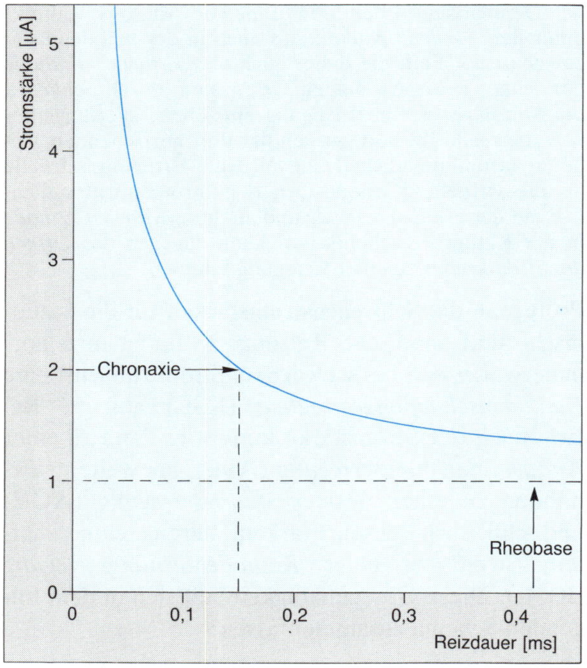

Abb. 5–25. Reizzeit-Stromstärke-Kurve. Bei Reizung mit rechteckförmigen Stromimpulsen ist bei abnehmender Stromstärke eine zunehmende Nutzzeit für die Erregungsauslösung erforderlich. *Rheobase:* Schwellenstromstärke, bei deren Unterschreitung beliebig lange Stromimpulse wirkungslos bleiben. *Chronaxie:* Nutzzeit bei doppelter Rheobasenstromstärke

Rheobase und Chronaxie. Häufig werden zur Prüfung der Erregbarkeit von Nerven und Muskeln *rechteckförmige Stromimpulse* verwendet. Die heute verfügbaren Generatoren ermöglichen es, sowohl die Impulshöhe, d. h. die Stromstärke, als auch die Impulsdauer beliebig zu variieren. Bei kathodischer Reizung erregbarer Fasern mit solchen Stromimpulsen zeigt sich, daß ein Reizerfolg erst eintritt, wenn eine bestimmte Stromstärke erreicht ist. Hat der Reiz eine geringere Intensität, so bleibt er wirkungslos, auch wenn Impulse von sehr langer Dauer verwendet werden. *Diese Grundschwelle für langdauernde Stromimpulse wird als Rheobase bezeichnet.*

Verwendet man Reizintensitäten, die größer als die Rheobase sind, so ist die für den Reizerfolg notwendige Stromflußdauer von der Stromstärke abhängig (s. S. 77). Die Zeit, die ein beliebiger Reizstrom fließen muß, um eine Erregung auszulösen, bezeichnet man als *Nutzzeit.* Als Maß für die Erregbarkeit von Nerven- und Muskelfasern dient in der Regel die *Nutzzeit eines rechteckförmigen Stromimpulses von doppelter Rheobasenstärke.* Diese spezielle Nutzzeit wird als *Chronaxie* bezeichnet (Abb. 5–25). Sie hat für die verschiedenen erregbaren Fasern unterschiedliche Werte, die in der Größenordnung von 0,1–1 ms liegen. Eine *Verlängerung der Chronaxie* deutet auf einen pathologischen Prozeß, z. B. auf eine Degeneration der Fasern hin.

Praktisch geht man so vor, daß man zunächst Stromimpulse langer Dauer (von größenordungsmäßig 10 ms) zur kathodischen Reizung verwendet, deren Intensität man solange erhöht, bis der erste Reizerfolg in Form einer Muskelzuckung auftritt. Damit ist die *Rheobase* ermittelt. Die Reizintensität wird nun auf das Doppelte dieses Wertes eingestellt und die Impulsdauer schrittweise verlängert, bis der Reizerfolg eben eintritt. Die diesem Ereignis zugeordnete Impulsdauer ist die gesuchte *Chronaxie.*

Ein vollständigeres Bild von den Erregbarkeitsverhältnissen gewinnt man, wenn nicht nur die Chronaxie, sondern weitere Nutzzeiten für die verschiedenen Reizintensitäten bestimmt werden. Daraus ergibt sich die **Reizzeit-Stromstärke-Kurve,** die in Abb. 5–25 dargestellt ist. Sie zeigt, daß die Abhängigkeit der Schwellenstromstärke rechteckförmiger Stromimpulse von ihrer Dauer durch eine *Hyperbel* wiedergegeben wird. Die Asymptoten sind die Ordinate und die dem Rheobasenwert entsprechende Abszissenparallele. Ein solcher hyperbelförmiger Verlauf ist zu erwarten, wenn die für die Erregung erforderliche Ladungsverschiebung $q = I \cdot t$ einen konstanten Wert hat (s. S. 77).

5.4.3 Reizwirkung von Wechselströmen

Ebenso wie Gleichstromimpulse sind sinusförmige Wechselströme in der Lage, in Nerven- und Muskelfasern Erregungen auszulösen. Der Reizeffekt hängt in diesem Fall einerseits von der *(effektiven) Stromstärke* und andererseits von der *Frequenz* des Wechselstromes ab. Abb. 5–26 zeigt die *Abhängigkeit der Schwellenstromstärke von der Frequenz* für zwei verschiedene Nervenfasern. Man erkennt, daß in beiden Fällen die Schwellenkurven ein Minimum durchlaufen. Es gibt also für jede Faserart eine charakteristische Wechselstromfrequenz, bei der sich Erregungen besonders leicht auslösen lassen. Bei den marklosen C-Fasern liegt diese unter 10 Hz, bei den motorischen Aα-Fasern und bei Muskelfasern dagegen im Bereich von 50–100 Hz (Abb. 5–26). Im letzteren Fall ist es bedeutsam, daß technische Wechselströme auf eine Frequenz von 50–60 Hz ausgelegt sind. Daher können bei Stromunfällen motorische Nervenfasern und Muskelfasern selbst bei verhältnismäßig geringen Stromstärken gereizt oder geschädigt werden. Die möglichen Folgen sind je nach dem Stromlinienverlauf *Herzkammerflimmern* (s. S. 162) oder *Skeletmuskelkrämpfe,* die es u. U. unmöglich machen, angefaßte stromführende Netzelektroden wieder loszulassen.

Der Anstieg der Schwellenkurven im niedrigen Frequenzbereich beruht darauf, daß mit abnehmender Frequenz die Sinuswellen langsamer ansteigen. Im selben Maße nimmt auch die *Akkommodation* zu, die der Erregungsauslösung entgegenwirkt (s. S. 77). Der Kurvenanstieg im hohen Frequenzbereich ist darauf zurückzuführen, daß mit ansteigender Frequenz die *Elektrizitätsmenge* abnimmt, die mit einer Halbwelle der Faser zugeführt wird. Daher ist ein Reizerfolg nur mit zunehmender Stromstärke zu erzielen.

Der unterschiedliche Verlauf der Schwellenkurven für die verschiedenen Faserarten bietet die Möglichkeit, bestimmte Strukturen *selektiv zu reizen.* Nach Abb. 5–26 könnte man z. B. mit einer Reizfrequenz von 100 Hz selektiv die motorischen A-Fasern reizen und auf diese Weise Muskelkontraktionen auslösen, ohne daß die Schmerzfasern der C-Gruppe mit aktiviert würden. Wollte man selektiv sympathische Fasern der C-Gruppe reizen, so wären hierfür Reizfrequenzen unter 1 Hz am besten geeignet.

5.4.4 Wärmewirkung hochfrequenter Wechselströme

Wechselströme sehr hoher Frequenz haben *keine Reizwirkung,* wie dies bereits der steile Anstieg der Schwellenstromkurve im oberen Frequenzbereich (s. Abb. 5–26) erkennen läßt. Solche Hochfrequenzströme erzeugen jedoch eine *Erwärmung der Gewebe.* Da hierbei – im Gegensatz zur Wärmezufuhr von der Oberfläche her – die Wärme in den Geweben selbst gebildet wird *(Diathermie),* ist es auf diese Weise möglich, auch tiefer gelegene Organe zu erwärmen. *Die Behandlung mit hochfrequenten Wechselströmen fördert die Gewebedurchblutung und kann Muskelverspannungen lösen.* Zur Anwendung kommen Hochfrequenzströme im Kurzwellen-, Dezimeterwellen- und Mikrowellenbereich (s. Tab. 5–4.)

Kurzwellentherapie. Hochfrequente Wechselströme sind in der Lage, sowohl Leiter als auch Nichtleiter zu durchdringen. Daher ist ein direkter Kontakt der Elektroden mit der Haut nicht erforderlich. In der

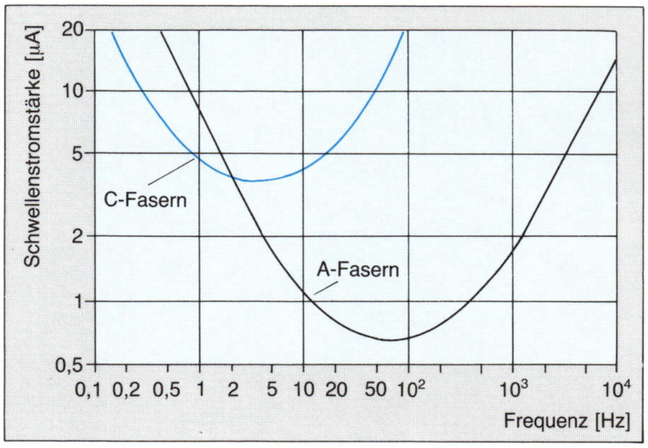

Abb. 5–26. Abhängigkeit der Schwellenstromstärke sinusförmiger Wechselströme von der Frequenz bei zwei verschiedenen Nervenfasergruppen (Ordinate und Abzsisse in logarithmischem Maßstab). Das Minimum der Schwellenkurven liegt für C-Fasern bei einer Frequenz unter 10 Hz, für motorische Aα-Fasern im Frequenzbereich 50–100 Hz

Kurzwellentherapie wird vielmehr die Energie über ein Kondensatorfeld oder ein Spulenfeld zugeführt.

Bei der *Kondensatorfeld-Methode* liegt der zu behandelnde Körperteil im elektrischen Feld zwischen zwei plattenförmigen Elektroden. Dabei werden wasserarme Gewebe (Fett, Knochen) stärker erwärmt als wasser- und eiweißreiche Gewebe (Muskeln, innere Organe). Durch Vergrößerung des Elektrodenabstands von der Haut (auf 2 cm) und Erhöhung der elektrischen Leistung (auf 200 W) läßt sich jedoch eine gleichmäßig starke Erwärmung aller Gewebe erreichen.

Bei der *Spulenfeld-Methode* entsteht durch den hochfrequenten Wechselstrom, der durch eine Spule fließt, ein wechselndes Magnetfeld, das im Körper sog. *Wirbelströme* hervorruft. Diese erzeugen in Geweben mit größerer elektrischer Leitfähigkeit (Muskeln, inneren Organen) eine stärkere Erwärmung als in Geweben mit hohem elektrischem Widerstand. Daher ist diese Methode insbesondere zur Diathermiebehandlung von Krankheitsprozessen in der Muskulatur geeignet.

Dezimeterwellen- und Mikrowellentherapie. In diesen Frequenzbereichen findet die *Strahlenfeld-Methode* Anwendung. Hierbei werden elektromagnetische Wellen von einer Dipolantenne abgestrahlt und mittels eines Reflektors auf die zu behandelnde Körperregion konzentriert. Auch in diesem Fall ist die Wärmebildung in wasser- und eiweißreichen Geweben am stärksten, so daß – bei geringer Belastung der Haut – günstige Bedingungen für die Erwärmung der Muskulatur bestehen. Die Tiefenerwärmung hängt u. a. von der Frequenz der elektromagnetischen Wellen ab. Je höher die Frequenz, desto geringer ist die Eindringtiefe.

Tab. 5–4. Frequenzen und Wellenlängen der in der Hochfrequenztherapie verwendeten Wechselströme

	Frequenz	Wellenlänge
Kurzwellen (HF = high frequency)	27,12 MHz	11,06 m
Dezimeterwellen (UHF = ultra high frequency)	433,92 MHz	0,69 m
Mikrowellen (SHF = super high frequency)	2400,00 MHz	0,125 m

Bei allen Anwendungen der Hochfrequenztherapie ist darauf zu achten, daß sich *keine Metallimplantate* im Körper befinden, weil in diesen die Temperatur so stark ansteigt, daß die umliegenden Gewebe geschädigt werden. Patienten mit *Herzschrittmachern* dürfen ebenfalls nicht der Einwirkung hochfrequenter Ströme ausgesetzt werden. Weitere *Gegenanzeigen* sind Schwangerschaft, Menstruation, maligne Tumoren und Blutungsneigung. Im Bereich der Wachstumszonen der Knochen von Kindern und Jugendlichen sollen Hochfrequenzströme nicht appliziert werden. Vorsicht ist bei akuten Entzündungen geboten.

Elektrisches Messer. Eine andere Anwendung höherfrequenter Wechselströme stellt das in der Chirurgie benutzte *„elektrische Messer“* dar. Dabei ist eine der beiden Elektroden messerförmig ausgebildet, während die andere großflächig mit der Haut verbunden wird. Bei der Berührung des Gewebes treten an der Messerschneide so hohe Stromdichten auf, daß die dadurch entstehende Hitze das Gewebe sofort *koaguliert.* Auf diese Weise können bei Operationen Gewebe durchtrennt werden, ohne daß wesentliche Blutungen aus kleineren Gefäßen auftreten.

6 Blut und Abwehrfunktionen

Blut stellt aus funktioneller Sicht ein „flüssiges Körpergewebe" dar. Es besteht aus **Zellen** und einer eiweiß- und elektrolythaltigen Lösung, dem **Plasma.** Das Blut, dessen Zusammensetzung und Volumen normalerweise nur geringen Schwankungen unterliegen, dient vor allem als *Transportmittel* innerhalb des Organismus. Daneben ist es an der Aufrechterhaltung eines konstanten inneren Milieus *(Homöostase)* und an der *Abwehr* eingedrungener Fremdstoffe und Krankheitserreger beteiligt.

6.1 Blutvolumen und Hämatokrit

6.1.1 Blutvolumen

Die Gesamtblutmenge des Menschen beträgt etwa 7–8% seines Körpergewichtes. Für den Erwachsenen entspricht das einem Blutvolumen von 4–6 l (**Normovolämie**). Das Blutvolumen kann auch beim Gesunden unter besonderen Bedingungen, z.B. nach längerdauerndem, starkem Schwitzen oder Wasserentzug, erniedrigt sein **(Hypovolämie).** Dagegen findet man bei Säuglingen, bei Schwangeren, bei ausdauertrainierten Hochleistungssportlern und bei Menschen, die im Hochgebirge leben, eine Zunahme des relativen, auf das Körpergewicht bezogenen Blutvolumens **(Hypervolämie).**

Ein **akuter Blutverlust,** der durch eine innere oder äußere Blutung eintreten kann, führt infolge unzureichender Füllung der Gefäße u. U. zu einem kritischen Blutdruckabfall im arteriellen Gefäßsystem. Bei einem gesunden Erwachsenen bewirkt ein Volumenverlust von 500–800 ml noch keine wesentliche Funktionsstörung im Herz-Kreislauf-System; bei einem Blutverlust von mehr als 30% des Normalwertes treten dagegen die Symptome eines *Volumenmangelschocks* (s. S. 209ff.) auf. Ein plötzlicher Verlust von mehr als 50% der Gesamtblutmenge ist ohne therapeutische Maßnahmen tödlich.

Nach kleineren Blutverlusten stellt sich die normale Blutmenge innerhalb von zwei Tagen dadurch wieder ein, daß das Plasma hauptsächlich durch interstitielle Gewebsflüssigkeit ersetzt wird. Die Blutzellen regenerieren weitaus langsamer; nach stärkeren Blutverlusten ist der Ersatz der Blutzellen erst nach einem Monat abgeschlossen.

6.1.2 Hämatokrit

Der Volumenanteil der roten Blutkörperchen (Erythrozyten) am Gesamtblutvolumen wird als Hämatokrit (Hkt) bezeichnet; er beträgt im Mittel beim Mann 0,47 und bei der Frau 0,42, d. h. die Erythrozyten nehmen knapp die Hälfte des Blutvolumens ein. Eine Erhöhung dieses Wertes findet man normalerweise bei der Höhenanpassung und bei Neugeborenen; Kleinkinder weisen dagegen häufig einen erniedrigten Hämatokrit auf.

6.2 Blutplasma

Blutplasma, der extrazelluläre Anteil des Blutes, ist eine klare, gelbe Flüssigkeit. Es enthält pro Liter etwa 0,9 l Wasser, 9 g Elektrolyte und 65–80 g Proteine. Die Flüssigkeit, die sich nach einer Blutgerinnung (s. S. 126ff.) von den Blutzellen und dem als Gerinnungsprodukt entstandenen Fibrinnetz absetzt, wird als **Blutserum** bezeichnet. Serum unterscheidet sich vom Plasma somit vor allem dadurch, daß ihm der Gerinnungsfaktor *Fibrinogen* fehlt.

Mit dem Plasma steht die interstitielle Flüssigkeit,

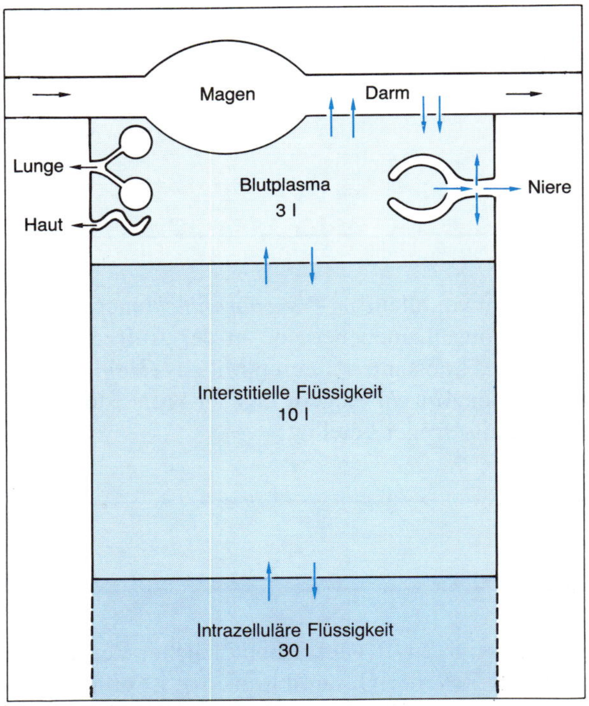

Abb. 6–1. Flüssigkeitsräume des Körpers. Die angegebenen Volumina beziehen sich auf ein Körpergewicht von 70 kg

welche die Körperzellen umgibt, in enger Verbindung (Abb. 6–1). Über die Kapillarwände mit ihrer großen Oberfläche können Wasser und Elektrolyte leicht ausgetauscht werden, so daß sich auch die Zusammensetzung der intersitiellen Flüssigkeit trotz variierender Stoffaufnahme und -abgabe durch die Zellen wenig ändert. Ein ständiger Wasseraustausch zwischen dem Blutplasma und dem interstitiellen Raum führt dazu, daß die Plasmaflüssigkeit innerhalb einer Minute mehrfach gegen interstitielle Flüssigkeit ausgetauscht wird.

6.2.1 Plasmaelektrolyte

Die meisten Elektrolyte sind nicht gleichmäßig zwischen dem Intra- und Extrazellularraum verteilt, sondern weisen in einem der beiden Kompartimente eine meist deutlich höhere Konzentration auf. Eine Übersicht über die regelmäßig im Plasma vorhandenen Elektrolyte und deren Konzentration zeigt Tab. 6-1. Alle Ionenkonzentrationen besitzen einen *Normalbereich,* der für Na^+ – das Kation mit der höchsten Konzentration im Blutplasma – 135 bis 145 mmol/l beträgt und für Cl^- – das quantitativ bedeutendste Anion des Plasmas – zwischen 98 und 106 mmol/l liegt. (In der Tabelle sind die Werte zusätzlich auch in mval/l angegeben, um zu zeigen, daß im Blutplasma – ebenso wie in allen Körperflüssigkeiten – Elektroneutralität herrscht.) Zur Gruppe der nicht näher spezifizierten organischen Säuren des Plasmas gehören u. a. Milchsäure, Citronensäure, Brenztraubensäure und Aminosäuren.

Isotonie. Ein Maß für die Konzentration gelöster Teilchen im Blutplasma ist der *osmotische Druck.* Er beträgt etwa 7,3 atm und entspricht einer Gefrierpunktserniedrigung von −0,56 °C. Da eine 1 molare Lösung eines Nichtelektrolyten eine Gefrierpunktserniedrigung von −1,86 °C aufweist, sind dem menschlichen Plasma somit etwa 0,3 molare Lösungen von Nichtelektrolyten *isoton.* Lösungen mit höherem osmotischen Druck werden als *hyperton,* Lösungen mit niedrigerem Druck als *hypoton* bezeichnet. 96% des osmotischen Drucks des Plasmas beruhen auf der Anwesenheit anorganischer Elektrolyte, deren Molekulargewicht (relative Molekülmasse) niedrig und deren Molekülzahl pro Gewichtseinheit demgemäß hoch ist. Trotz der ständigen Aufnahme und Abgabe von Salzen und Wasser wird im Organismus die osmotische Gesamtkonzentration konstant gehalten. Diese Konstanz des osmotischen Druckes *(Isotonie)* ist Folge einer gut funktionierenden *Osmoregulation.*

Für den Stoffaustausch zwischen den Kapillaren und der Interstitialflüssigkeit spielt der osmotische Druck keine Rolle, da – wie schon erwähnt – die Kapillarwände praktisch für alle niedermolekularen Stoffe des Plasmas permeabel sind. Nur der osmotische Druck der wenig permeablen Eiweiße (kolloidosmotischer oder onkotischer Druck, s. S. 186) ist hierbei von Bedeutung.

Isoionie. Voraussetzung für die Funktionsfähigkeit der Gewebe und Organe ist neben der Isotonie auch

Tab. 6–1. Elektrolytkonzentrationen im Blutplasma

	mval/l	mmol/l	mg/dl
Kationen			
Natrium	142	142	327
Kalium	5	5	20
Calcium	5	2,5	10
Magnesium	2	1	2
insgesamt	154	150,5	
Anionen			
Chlorid	102	102	362
Bicarbonat*	27	27	165
Phosphat	2	1	10
Sulfat	1	0,5	5
Org. Säuren	6	6	21
Eiweiß	16	1	7200
insgesamt	154	137,5	

* im venösen Blut mit hohem CO_2-Partialdruck

ein ausgewogenes Verhältnis bestimmter Ionen zueinander *(Isoionie)*. Die Isoionie wird u. a. dadurch gesichert, daß die Konzentration der einzelnen Kationen – in ähnlicher Weise wie die osmotische Gesamtkonzentration – speziellen Regelprozessen unterliegt.

Isohydrie. Da die meisten biochemischen und biophysikalischen Vorgänge einen bestimmten pH-Wert erfordern, muß ferner eine Konstanz des pH-Wertes gewährleistet sein. Schwankungen der H^+-Ionenkonzentration werden durch die Tätigkeit von Nieren und Lunge sowie durch die Puffersysteme des Blutes auf einen engen Bereich eingeschränkt (s. S. 358ff.).

6.2.2 Plasmaproteine

Konzentration der Plasmaproteine. Unter den im Blutplasma gelösten Substanzen überwiegen mengenmäßig die Plasmaproteine, die vor allem in der Leber synthetisiert werden. *Die Gesamtproteinkonzentration des Plasmas liegt normalerweise zwischen 65 und 80 g/l. Die molare Konzentration beträgt etwa 1 mmol/l.*

Bei einem Gesamtblutvolumen von 5 l hat das Plasma bei normalem Hämatokritwert ein Volumen von etwa 3 l. Die hierin enthaltene Proteinmenge beläuft sich auf 180–240 g. Darüber hinaus befinden sich Proteine (z. B. Albumine) auch im extravasalen Raum. Ihre Konzentration beträgt im Mittel etwa 10 g/l mit großen Unterschieden in den einzelnen Organen.

Trennung der Proteine in Einzelfraktionen. Die Plasmaproteine stellen ein Gemisch aus nahezu 100 Proteinen dar, das sich mit verschiedenen Verfahren fraktionieren läßt. Eine Möglichkeit der groben präparativen Trennung besteht darin, Plasmaproteine aufgrund ihrer verschiedenen Löslichkeiten in Wasser, verdünnten oder konzentrierten Salzlösungen zu fällen **(fraktionierte Aussalzung).**

Eine feinere Trennung kann man durch eine **fraktionierte Fällung** bei niedrigen Temperaturen mit organischen Lösungsmitteln (Alkohol, Aceton) und bei systematischer Änderung des pH-Wertes und der Ionenstärke erreichen (z. B. Ethanolfraktionierung nach Cohn, mit deren Hilfe einzelne Fraktionen in größeren Mengen relativ rein gewonnen und für therapeutische Zwecke verwendet werden können).

Eine weitere Trennung ist mit Hilfe der **Ultrazentrifugation** möglich, wobei das *unterschiedliche Molekulargewicht* der einzelnen Eiweiße ausgenutzt wird.

Auch **Adsorptionsmethoden** finden häufig Anwendung zur Trennung und Reinigung von Eiweißen (z. B. Säulenchromatographie, Affinitätschromatographie). Mit Pufferlösungen lassen sich hierbei die Komponenten fraktioniert eluieren.

Bei der **Elektrophorese,** die meist in Form der Papier-, Stärkegel- oder Celluloseacetatfolien-Elektrophorese durchgeführt wird, erfolgt die Trennung zu analytischen Zwecken auf Grund der *unterschiedlichen Wanderungsgeschwindigkeit im elektrischen Gleichspannungsfeld.* Hierbei wandern die Proteine bei einem schwach alkalischen pH-Wert zur Anode. Die Wanderungsgeschwindigkeit nimmt mit steigender Ladung zu. Beeinflußt wird die Wanderungsgeschwindigkeit außerdem von der Molekülgröße und von der Molekülform. Nach der elektrophoretischen Trennung werden die Eiweiße durch Fällung denaturiert, anschließend durch Färbung (Amidoschwarz) sichtbar gemacht (Papierstreifen, s. Abb. 6–2, untere Bildhälfte) und densitometrisch erfaßt (densitometrische Kurve, s. Abb. 6–2, obere Bildhälfte). Mit dieser Untersuchungsmethode lassen sich *fünf Hauptfraktionen* (s. u.) trennen.

Eine noch weitergehende Auftrennung der Serum- bzw. Plasmaproteine gelingt mit der **Immunelektrophorese,** bei der physikochemische und immunologische Methoden kombiniert werden. Zuerst erfolgt eine elektrophoretische Trennung der Eiweiße (in Agargel und Glas als Träger). Danach werden die elektrophoretisch getrennten Eiweiße durch gegendiffundierende Antikörper (Antigen-Antikörper-Reaktion, s. S. 113) gefällt. An der Stelle, an der die Proteine auf Antikörper treffen, bilden sich halb-

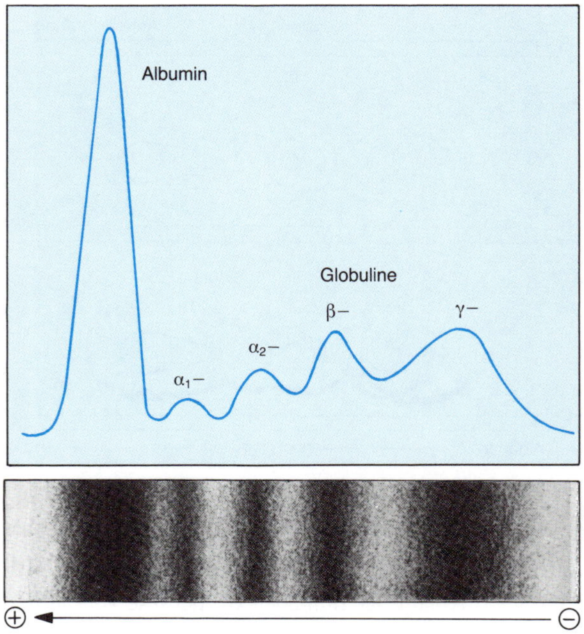

Abb. 6–2. Elektropherogramm des menschlichen Serums. *Unten:* Angefärbter Papierstreifen nach Beendigung der Elektrophorese; *Oben:* Zugehörige densitometrische Photometerkurve

Tab. 6–2. Proteinfraktionen des Serums

Elektrophoretisch trennbare Hauptfraktionen	Immunelektrophoretisch differenzierbare Unterfraktionen (Auswahl)	Mittlere Konzentration (g/l)	Molekulargewicht (× 10^4)
Albumin	Prä-Albumin Albumin	40	6,1 6,9
α_1-Globulin	α_1-Lipoprotein α_1-Antitrypsin α_1-Glykoprotein	3	20 5,4 4,4
α_2-Globulin	α_2-Makroglobulin α_2-Haptoglobin Coeruloplasmin α_2-Glykoprotein	7	82 8,5 16 4,9
β-Globulin	β-Lipoprotein Transferrin Hämopexin	9	320 9 8
γ-Globulin	IgG IgA IgM IgD IgE	13	15 16 90 17 19

mondförmige Fällungszonen (s. Abb. 6-3). Mit dieser Methode können bis zu 40 Proteinkomponenten unterschieden werden.

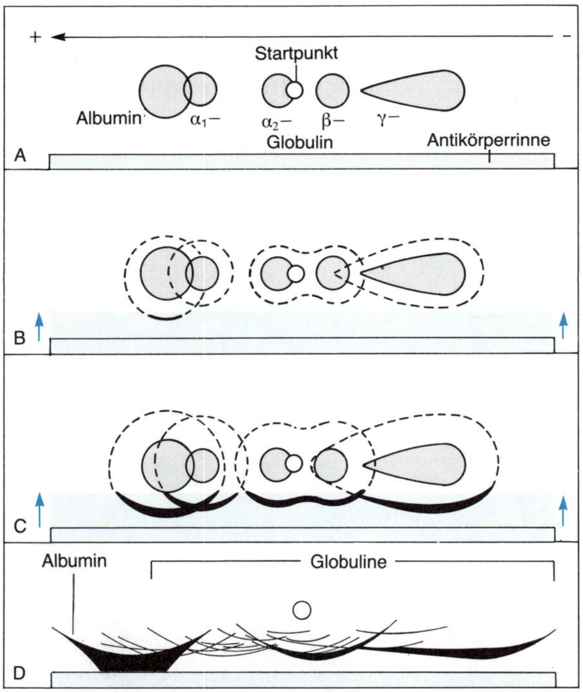

Abb. 6–3. Ablauf der Immunelektrophorese von Serumproteinen. *A* Elektrophoretische Trennung; *B* Diffusion der getrennten Proteine (gestrichelte Linien) und Gegendiffusion der Antikörper (graues Feld) in Pfeilrichtung; *C* Präzipitation der Antikörper-Protein-Komplexe in der Kontaktzone; *D* Endstadium der Elektrophorese

Einteilung und allgemeine Funktionen der Plasmaproteine. Das Haupteinteilungskriterium für die Plasmaproteine liefert die elektrophoretische Trennung. Man unterscheidet die *Albuminfraktion* sowie die Fraktionen der α_1-, α_2-, β- und γ-*Globuline* (Abb. 6–2). Der Hauptanteil der Plasmaproteine entfällt auf das *Albumin* mit etwa 40 g/l, während die *Globuline* in einer Gesamtkonzentration von etwa 32 g/l im Plasma vorliegen (Tab. 6–2).

Die Eiweiße des Plasmas erfüllen eine Reihe wichtiger Aufgaben für den Gesamtorganismus, die folgendermaßen charakterisiert werden können:

- ☐ *Nährfunktion;* im Plasma des Erwachsenen sind etwa 200 g Proteine kolloidal gelöst. Diese Menge stellt eine Proteinreserve dar, die bei Bedarf sehr schnell verfügbar ist.
- ☐ *Vehikelfunktion;* viele kleinmolekulare Stoffe (z. B. Hormone, Arzneimittel, Bilirubin) werden beim Transport im Blut spezifisch an Plasmaproteine gebunden.
- ☐ *Unspezifische Trägerfunktion;* Plasmaproteine binden einen bestimmten Anteil der Kationen, die dadurch nicht am freien Austausch zwischen dem Plasma und der interstitiellen Flüssigkeit teilnehmen können. So sind beispielsweise 46% des Plasma-Calciums unspezifisch an Eiweiße gebunden, während 54% in diffusibler Form vorliegen. Zwischen dem physiologisch wirksamen ionisierten (diffusiblen) und dem an Eiweiß gebundenen

Calcium besteht ein Gleichgewicht, das pH-abhängig ist. Bei Alkalose (s. S. 360f.) ist die Calciumbindung an Eiweiß verstärkt, was zu einer Tetanie (s. S. 357) führen kann.

□ *Pufferfunktion;* alle Plasmaproteine leisten einen Beitrag zu den Pufferungsvorgängen und damit zur Aufrechterhaltung eines konstanten pH-Wertes im Blut (s. S. 358ff.).

□ *Erzeugung des kolloidosmotischen Druckes;* da die Kapillarwände für Eiweißmoleküle nur wenig durchlässig sind, üben die kolloidal gelösten Proteine im Bereich der Kapillaren einen osmotischen Druck aus. Obwohl dieser sog. kolloidosmotische (onkotische) Druck wegen der geringen molaren Konzentration der Eiweiße nur einen kleinen Wert (von etwa 25 mm Hg) hat, kommt ihm für die Wasserverteilung zwischen dem intra- und dem extravasalen Raum eine entscheidende Bedeutung zu (s. S. 186f.).

□ *Blutgerinnung;* zu den Plasmaproteinen gehören wichtige Gerinnungsfaktoren (s. S. 126ff.).

□ *Abwehrfunktionen* (s. S. 110ff.).

Eigenschaften und spezielle Funktionen des Albumins. Albumin, das eine elliptische Molekülform besitzt, gehört zu den kleinsten Plasmaproteinen (Abb. 6–4). Wegen ihres niedrigen Molekulargewichtes und ihrer relativ großen Konzentration tragen die Albuminmoleküle zu etwa 80% zum *kolloidosmotischen Druck* bei. Außerdem erfüllen sie durch die temporäre Bindung von niedermolekularen Substanzen (freien Fettsäuren, Bilirubin, Kationen, Vitamin C, Arzneistoffen, wie z. B. Penicillinen oder Sulfonamiden u. a.) eine Reihe von *Transportaufgaben* (Vehikelfunktion). Aufgrund der relativ hohen Plasmakonzentration dient Albumin auch als wichtigste *Eiweißreserve* des Organismus.

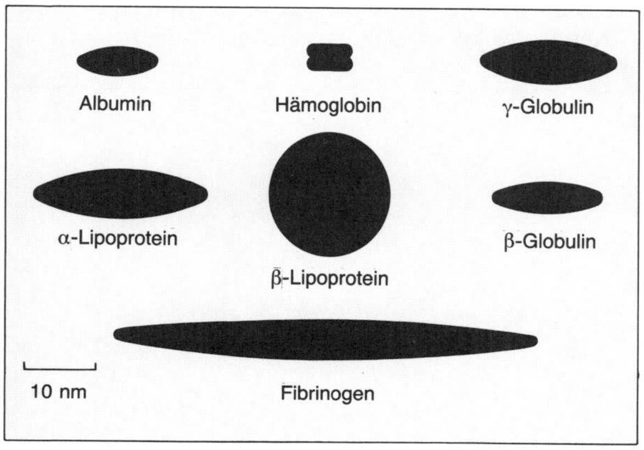

Abb. 6–4. Molekülformen von einigen Plasmaproteinen und Hämoglobin in schematischer Darstellung, nach Cohn

Eigenschaften und spezielle Funktionen der Globuline (Tab. 6–2). In der Gruppe der **α_1-Globuline** steht *α_1-Lipoprotein,* das in erster Linie dem Lipidtransport dient, mengenmäßig im Vordergrund. *α_1-Antitrypsin* besitzt eine besondere Bedeutung als Proteasenhemmstoff. Das saure *α_1-Glykoprotein* ist ein relativ niedermolekulares Protein mit einem hohen Kohlenhydratanteil von etwa 40%. Ebenfalls zur Gruppe der α_1-Globuline gehören *Transcobalamin,* das für den Vitamin-B_{12}-Transport bedeutsam ist, ferner *Transcortin,* das den Transport des Hormons Cortisol vermittelt, und der Gerinnungsfaktor *Prothrombin* (s. S. 127).

In der Gruppe der **α_2-Globuline** finden sich das *α_2-Makroglobulin,* ein hochmolekulares Protein mit einer Proteasenhemmfunktion, und das *α_2-Haptoglobin,* das die charakteristische Fähigkeit besitzt, nach eingetretener Hämolyse freies Hämoglobin zu binden. Ferner enthält diese Gruppe das *α_2-Glykoprotein* sowie das *Coeruloplasmin,* dessen hoher Kupfergehalt für seine Oxidaseeigenschaft verantwortlich ist.

Zur Gruppe der **β-Globuline** gehören wichtige *Trägerproteine:* Dem Transport von Lipiden dient das *β-Lipoprotein. Transferrin* transportiert Eisen in 3-wertiger Form vom Resorptionsort (Darmschleimhaut) zu den Speicherorganen (Leber und Milz) sowie zum roten Knochenmark, wo Eisen für die Hämsynthese benötigt wird (s. S. 92). Das *Hämopexin* ist ein Glykoprotein, das freies Häm binden kann. In dieser Fraktion finden sich auch mehrere *Komponenten des Komplementsystems* (s. S. 112).

Die **γ-Globuline,** die bei der Elektrophorese am langsamsten wandern, sind *Glykoproteine.* Da die γ-Globuline der Schutz- und Abwehrfunktion (Immunfunktion) dienen (s. S. 114ff.), werden sie auch als *Immunglobuline* (Ig) bezeichnet. Immunelektrophoretisch lassen sich neben drei großen Gruppen (*IgG, IgA* und *IgM*) noch zwei weitere Gruppen von Immunglobulinen (*IgD* und *IgE*) in geringer Konzentration nachweisen.

Eigenschaften und Funktion des Fibrinogens. Bei der Elektrophorese des Plasmas (von nicht geronnenem Blut) wandert Fibrinogen zwischen der β- und der γ-Globulinfraktion. Fibrinogen, dessen mittlere Konzentration im Plasma 3 g/l beträgt, wird in der Leber gebildet und stellt die gelöste Vorstufe des bei der *Blutgerinnung* ausfallenden *Fibrins* dar.

6.2.3 Pathoproteinämien

Abweichungen von der normalen Serumproteinzusammensetzung werden als Pathoproteinämien bezeichnet. Diese pathologischen Veränderungen umfassen die *Dys-*, die *Defekt-* und die *Paraproteinämien* (s. Abb. 6–5).

Dysproteinämien. *Dysproteinämie wird eine Verschiebung des quantitativen Verhältnisses der einzelnen Proteinfraktionen im Plasma genannt* (s. Abb. 6–5, B). Bei *akut entzündlichen Prozessen* nehmen häufig die α_1-Globuline, Haptoglobin und Coeruloplasmin rasch zu. *Chronische Entzündungen* führen meist zu einer γ-Globulinvermehrung. Erhebliche Dysproteinämien treten bei Krankheiten auf, die mit einem *Verlust bestimmter Proteinfraktionen* einhergehen (z. B. bei Nierenerkrankungen, s. S. 345f., bei Enteritis, s. S. 311). Häufig ist der Gesamteiweißgehalt des Plasmas hierbei erniedrigt *(Hypoproteinämie)*. Dysproteinämien entwickeln sich auch bei verringerter Eiweißzufuhr mit der Nahrung *(Unterernährung)* oder bei *Resorptionsstörungen* im Darm. Da die Plasmaproteine – mit Ausnahme der Immunglobuline – in der Leber synthetisiert werden, können sich auch *Störungen der Leberfunktion* (Synthesestörungen) auf die Zusammensetzung der Plasmaproteine auswirken (s. Abb. 6–5, C).

Defektproteinämien. Hierbei handelt es sich um *einen Mangel oder ein völliges Fehlen einzelner Proteine* auf Grund eines genetischen Defektes. *Analbuminämien* sind sehr seltene erbliche Anomalien mit häufig deutlich ausgeprägter Hypoproteinämie.

Weitere Beispiele für Defektproteinämien sind die *Agammaglobulinämie* (Antikörpermangelsyndrom), der *α_1-Antitrypsinmangel* (bei obstruktiver Lungenerkrankung mit Lungenemphysem, s. S. 241), der *Coeruloplasminmangel* (Morbus Wilson), der *Transferrinmangel* und das *Fehlen von Gerinnungsfaktoren* (z. B. Hämophilie, s. S. 126ff.).

Paraproteinämien. Als Paraproteinämien werden Krankheiten bezeichnet, die durch das *Auftreten sonst nicht vorkommender Proteine* gekennzeichnet sind. Es handelt sich hierbei um eine exzessive Vermehrung von Immunglobulinen, die von einem einzigen Zellstamm (Klon, s. S. 114) gebildet wurden (*monoklonale Immunglobuline,* s. Abb. 6–5, D). Beim *Plasmozytom (multiplen Myelom)* handelt es sich um eine bösartige, mit Bildung von Paraproteinen (vor allem Paraproteinen vom Typ des IgG und IgA) einhergehende Wucherung von Plasmazellen (s. S. 114). Beim *Morbus Waldenström* treten vermehrt monoklonale Paraproteine des Typs IgM auf, die von neoplastisch gewucherten Lymphozyten im Knochenmark produziert werden. *Polyklonale Immunglobuline* beobachtet man vor allem bei chronischen Infektionskrankheiten, bei Autoimmunerkrankungen und vereinzelt bei malignen Tumoren.

Bei der **Amyloidose** (β-Fibrillose) handelt es sich um eine Störung, bei der pathologische Glykoproteine (Amyloide), die normalerweise im Organismus nicht vorkommen, in Form von Fibrillen mit Faltblattstruktur (β-Fibrillen) systemisch oder lokal im Extrazellularraum abgelagert werden. Die betroffenen Gewebe nehmen dadurch eine glasig-wachsartige Beschaffenheit an.

Die *primäre Amyloidose* tritt genetisch bedingt ohne erkennbare Grundkrankheit auf, während bei der *sekundären Amyloidose* häufig chronisch verlaufende, eitrige Entzündungen vorausgehen (s. u.). Die Amyloide entstehen durch Um- oder teilweisen Abbau von physiologisch vorkommenden Proteinen. Der Ausdruck Amyloid (= stärkeähnlich) rührt daher, daß bei der Behandlung mit Lugolscher Lösung – unter Zusatz von Schwefelsäure – wie bei Stärke eine Blaufärbung auftritt. Nach der Pathogenese und der chemischen Zusammensetzung unterscheidet man u. a.:

- □ *Immunamyloid,* das sich hauptsächlich von den leichten Ketten der Immunglobuline ableitet,

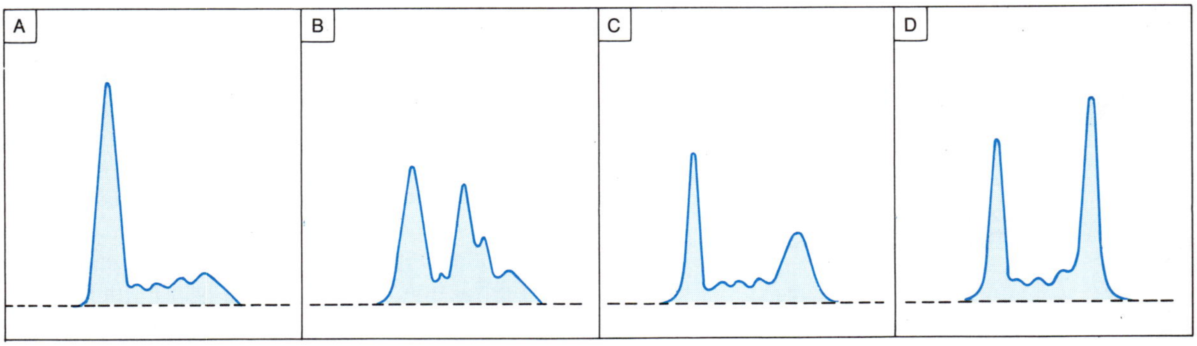

Abb. 6–5. Elektropherogramme bei pathologischen Veränderungen der Eiweißzusammensetzung des menschlichen Serums. *A* Normal; *B* nephrotisches Syndrom mit Hypalbuminämie und α_2-Hyperglobulinämie; *C* Leberzirrhose mit Hypalbuminämie und γ-Hyperglobulinämie; *D* Multiples Myelom

- *klassisches Amyloid,* das im Rahmen chronisch-entzündlicher Reaktionen aus Proteinen, die an Entzündungsreaktionen beteiligt sind, gebildet wird und
- *endokrines Amyloid,* das aus Prohormonen oder Bruchstücken davon entsteht.

6.2.4 Weitere Plasmabestandteile

Außer den bisher genannten Bestandteilen finden sich im Blutplasma noch weitere Stoffe, die innerhalb ihrer physiologischen Konzentrationsbereiche keinen wesentlichen Einfluß auf die physikochemischen Eigenschaften des Plasmas ausüben und daher manchmal auch als *transportierte Plasmabestandteile* bezeichnet werden. Hierzu gehören:

- *Nährstoffe, Vitamine und Spurenelemente,*
- *Produkte des Intermediärstoffwechsels* (Milchsäure, Brenztraubensäure u. a.),
- *stickstoffhaltige Ausscheidungsprodukte des Protein- und Purinstoffwechsels* (Harnstoff, Harnsäure, Kreatinin u. a.), die gemeinsam mit den Aminosäuren unter der Bezeichnung *Rest-N-Substanzen* zusammengefaßt werden,
- *Hormone und Enzyme.*

Die Konzentrationen einiger wichtiger Plasmabestandteile sind in Tab. 6–3 angegeben.

Tab. 6–3. Konzentrationen wichtiger Bestandteile des menschlichen Plasmas

		g/l	mmol/l
Glucose		0,6 –1,0	3,3 – 5,6
Milchsäure		0,09 –0,16	0,9 – 1,6
Brenztraubensäure		0,005–0,017	0,057 – 0,192
Harnpflichtige Substanzen			
	Harnstoff	0,2 –0,6	3,3 –10,0
	Harnsäure ♂	0,034–0,07	0,202 – 0,416
	♀	0,024–0,057	0,142 – 0,339
	Kreatinin	0,004–0,012	0,036 – 0,106
	Kreatin	0,002–0,005	0,015 – 0,038
Gesamt-Lipide		3,05 –8,8	
	Gesamt-Cholesterin	1,0 –2,3	2,6 –6,0
	Phospholipide	1,25 –2,3	1,6 – 3,0
	Triglyceride	0,5 –2,0	0,5 – 2,3
	freie Fettsäuren	0,08 –0,12	0,25 – 1,0
Bilirubin		0,002–0,010	0,0034– 0,0171

6.3 Erythrozyten

Die Hauptmasse der zellulären Blutbestandteile bilden die roten Blutkörperchen, deren Funktionen (O_2-Transport, Mitwirkung beim CO_2-Transport und bei der Regulation des pH-Wertes) an den intraerythrozytären roten Blutfarbstoff *(Hämoglobin)* gebunden sind.

6.3.1 Zahl und Morphologie der Erythrozyten

Beim Mann finden sich durchschnittlich 5,1 Mio., bei der Frau 4,6 Mio. Erythrozyten in 1 µl Blut ($5{,}1 \cdot 10^{12}$ bzw. $4{,}6 \cdot 10^{12}$/l). Im nichtströmenden Blut erscheinen sie als runde, bikonkave und kernlose Scheiben mit einem mittleren Durchmesser von 7,5 µm *(Normozyten),* einer Randdicke von etwa 2 µm und einer zentralen Dicke von ca. 1 µm (s. Abb. 6–6). Die gesamte Oberfläche der Erythrozyten eines erwachsenen Menschen wird auf 3800 m^2 geschätzt. Die Gestalt der Erythrozyten stellt eine günstige Voraussetzung für die Verformung bei der Kapillarpassage dar. Das *mittlere Zellvolumen (MCV)* beträgt 92 $µm^3$ (= 92 fl).

Mißt man die einzelnen Durchmesser von Erythrozyten einer größeren Population im Blutausstrich und ordnet man

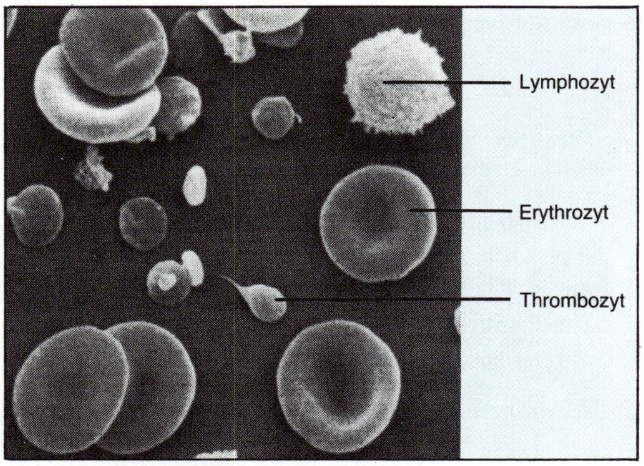

Abb. 6–6. Blutzellen in rasterelektronenmikroskopischer Darstellung, nach Benner und Geeren

die Meßwerte nach ihrer Häufigkeit, so erhält man sog. *Price-Jones-Kurven* (Häufigkeitsverteilungen der Erythrozytendurchmesser, s. Abb. 6–7). Bei pathologischen Veränderungen der Erythrozytenbildung treten häufig Verschiebungen der Price-Jones-Kurven nach links oder nach rechts auf. Kommt es zu einer deutlichen Verschiebung nach rechts, d. h. zu einer Zunahme der relativen Erythrozytenzahl mit Durchmessern > 8 µm, spricht man von einer *Makrozytose.* Eine Verschiebung der Price-Jones-Kurve nach links, d. h. eine Vermehrung der Erythrozytenzahl mit Durchmessern < 6 µm, bezeichnet man als *Mikrozytose.* Abgeflachte Price-Jones-Kurven findet man beim gleichzeitig vermehrten Vorkommen von Makro- und Mikrozyten *(Anisozytose).*

Eine *Poikilozytose* liegt vor, wenn unregelmäßig geformte Erythrozyten (z. B. Sphärozyten, s. S. 91 oder Sichelzellen, s. S. 102) in größerer Zahl vorhanden sind.

6.3.2 Erythropoiese

Die Erythrozyten werden nach der Geburt im *roten Knochenmark* gebildet, das sich beim Erwachsenen auf die platten Knochen und die Enden der langen Röhrenknochen (Epiphysen) beschränkt. Die roten Blutkörperchen entstehen durch mitotische Teilungen aus unreifen, kernhaltigen Vorstufen, wobei Veränderungen der Zellkernstruktur, eine Auffüllung des Zelleibes mit Hämoglobin und eine stetige Abnahme des Zellvolumens den Reifungsprozeß kennzeichnen (vgl. Abb. 6–8).

Die Erythrozyten entwickeln sich aus einer *Stammzelle* im roten Knochenmark. Zunächst entsteht der *Proerythroblast,* der sich nach Eisenaufnahme und Hämoglobinbildung in den *Makroblasten* umwandelt. Dessen basophiles Zytoplasma weist auf noch vorhandene Ribonucleinsäure hin. Die Zellen der nächsten Entwicklungsstufe, die *Normoblasten,* zeigen eine Verdichtung und Schrumpfung (Pyknose) des Zellkerns. Vor dem Eintreten in das strömende Blut wird der pyknotische Kern aus der Zelle entfernt *(Enukleation).* In den nunmehr *kernlosen Erythrozyten* ist die DNA- und RNA-Synthese und damit auch die Fähigkeit zur Zellteilung erloschen. Der Stoffwechsel der Zelle wird von oxidativem Abbau auf Glykolyse umgeschaltet.

In einigen Erythrozyten (0,5–1,5%) lassen sich in den ersten beiden Tagen ihres Aufenthaltes im Gefäßsystem noch netzartige Strukturen erkennen *(Substantia granuloreticulofilamentosa),* die vermutlich Reste ausgefällter ribosomaler RNA und DNA enthalten. Diese unmittelbaren Vorstufen der reifen Erythrozyten werden *Retikulozyten* genannt. Jede Steigerung der Erythropoiese führt zu einer Zunahme der Retikulozytenzahl im strömenden Blut. Einen wirksamen Reiz für die verstärkte Neubildung der Erythrozyten stellt der Sauerstoffmangel im Gewebe dar, der zur Produktion von *Erythropoietin* vor allem in der Niere führt (vgl. Abb. 6–9). Dieser Stoff, ein Glykoprotein, gelangt auf dem Blutweg zum roten Knochenmark und fördert hier den Differenzierungs- und Reifungsprozeß.

In der *Embryonalzeit* erfolgt die Erythrozytenbildung – ebenso wie die Granulozyten- und Thrombozytenbildung – zunächst im *Mesenchym des Dottersacks* und des *Chorions* (s. Abb. 6–10). Erst gegen Ende des zweiten Monats entstehen Erythrozyten im Embryo selbst. Im Verlauf der sog. *hepatolienalen Phase* werden Erythrozyten in der *Leber* und zum Teil auch in der *Milz* gebildet. Während die Erythropoiese in der Regel im 8. Fetalmonat bereits wieder erloschen ist, dauert sie in der Leber bis zur Geburt an. Die Potenz zur hepatolienalen Blutbildung bleibt aber postnatal erhalten und kann unter bestimmten pathologischen Bedingungen wieder zum Tragen kommen. Die Blutbildung im roten Knochenmark *(medulläre Hämopoiese)* beginnt im 6. Schwangerschaftsmonat.

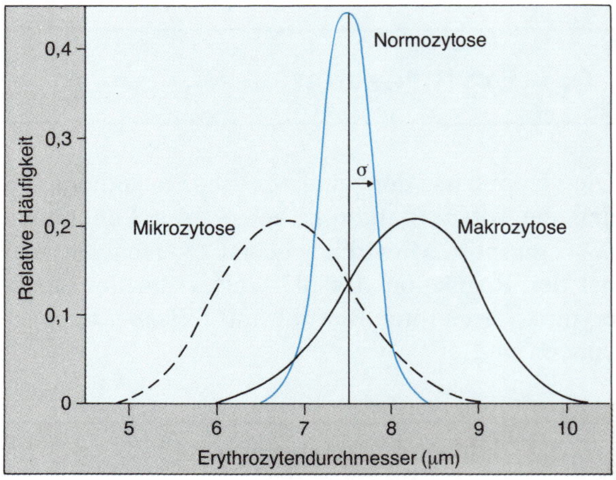

Abb. 6–7. Häufigkeitsverteilungen der Erythrozytendurchmesser (Price-Jones-Kurven) für den Gesunden (Normozytose) sowie beim Vorliegen einer Mikro- und Makrozytose

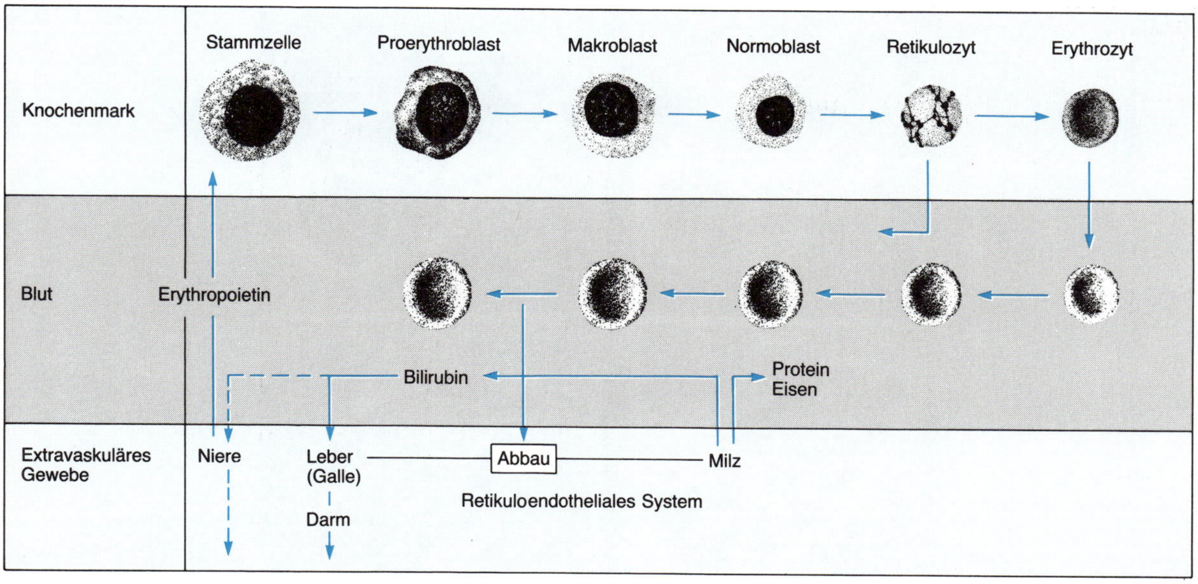

Abb. 6–8. Stufen der Erythropoiese im Knochenmark *(oben)* und Abbau der Erythrozyten im Retikuloendothelialen System *(unten)*

6.3.3 Lebensdauer und Abbau der Erythrozyten

Die ausgeschleusten Erythrozyten kreisen für die Dauer von *110 bis 120 Tagen* in der Blutbahn. Dann werden sie oder ihre Fragmente von den Zellen des Retikuloendothelialen Systems (s. S. 25) in Milz, Leber und Knochenmark phagozytiert (s. Abb. 6–11). (Wie das Beispiel der Resorption eines Blutergusses zeigt, ist allerdings auch jedes andere Gewebe zum Blutkörperchenabbau befähigt.) Rund 0,8% aller Erythrozyten werden normalerweise in 24 Stunden

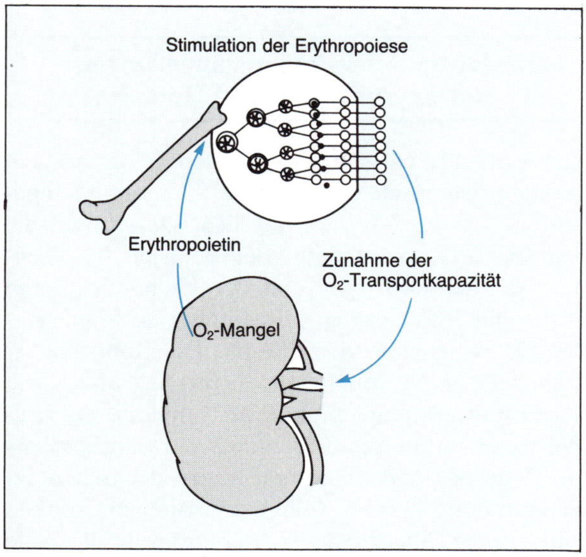

Abb. 6–9. Aktivierung der Erythropoiese bei renalem Sauerstoffmangel

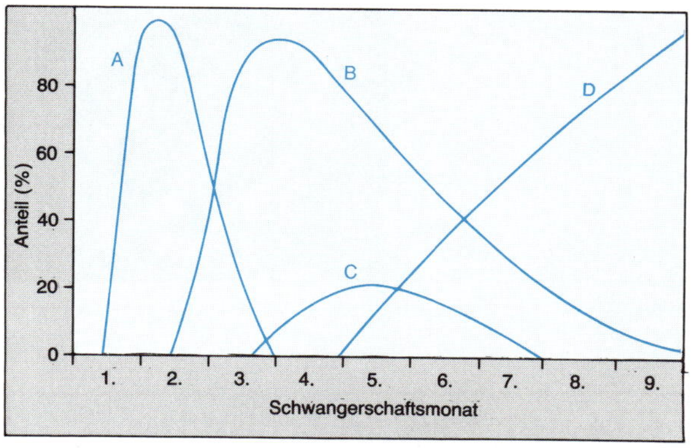

Abb. 6–10. Blutbildung während der fetalen und embryonalen Entwicklung im Mesenchym des Dottersacks und des Chorions *(A)*, in Leber *(B)*, Milz *(C)* und Knochenmark *(D)*

abgebaut und durch neugebildete ersetzt. Das bedeutet, daß beim Erwachsenen in jeder Minute eine Neubildung von 160 Millionen Erythrozyten stattfindet.

Das *Altern der Erythrozyten* geht mit einer Abnahme der Enzymaktivitäten und des Zellstoffwechsels sowie mit dem Verlust verschiedener Funktionen und der Flexibilität der Zellmembran einher. Im Retikuloendothelialen System kommen gealterte Zellen, die häufig Immunglobuline (s. S. 114ff.) angelagert haben, in engen Kontakt mit phagozytoseaktiven Retikulumzellen sowie mit Makrophagen und werden entweder in toto oder nach Fragmentierung phagozytiert. Von den Abbauprodukten des Hämoglobins gelangt Bilirubin auf dem Blutweg zur Leber und wird von dort über die Gallenwege und den Darm ausgeschieden, während die Proteinbestandteile und Eisen erneut verwertet werden (vgl. Abb. 6–8).

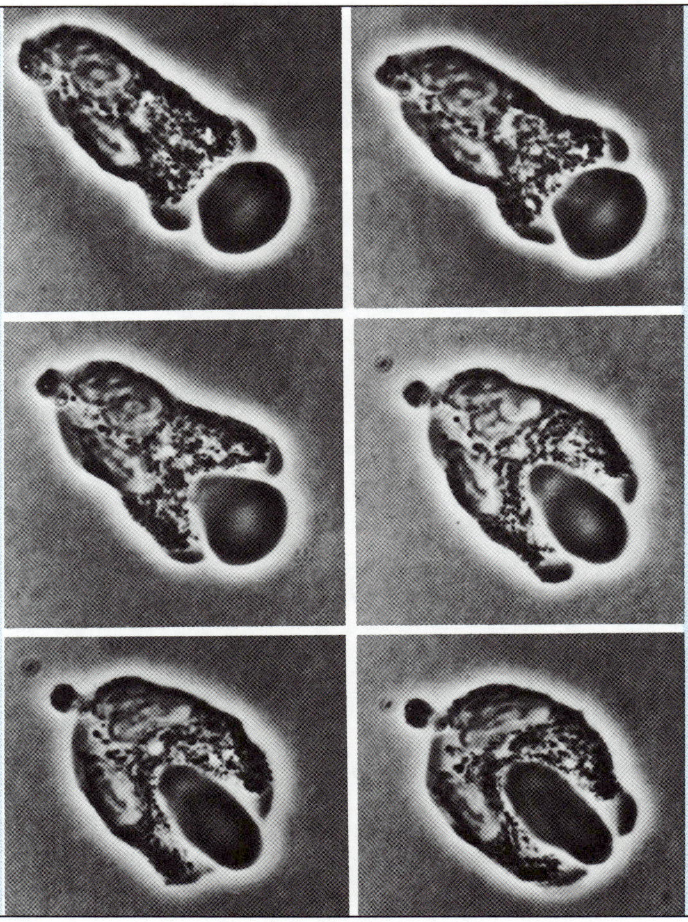

Abb. 6–11. Phagozytose eines Erythrozyten in verschiedenen Stadien, nach Bessis

6.3.4 Stoffwechsel der Erythrozyten

Die kern- und mitochondrienlosen Erythrozyten haben einen von den üblichen Zellen abweichenden, spezialisierten Energiestoffwechsel. Während die kernhaltigen Vorstufen und die Retikulozyten noch über Enzyme für den oxidativen Stoffwechsel und die Proteinsynthese verfügen, ist die reife Zelle auf einen *glykolytischen Abbau der Glucose* angewiesen. Die *Glykolyse* einschließlich des *Pentosephosphatzyklus* ist die einzige Energiequelle des Erythrozyten. Als Besonderheit besitzen Erythrozyten einen Nebenweg zur Glykolyse, den sog. *2,3-Diphosphoglyceratzyklus,* über den der Hauptanteil des Glucoseabbaus abläuft. Die Reduktionsäquivalente $NADH_2$ und $NADPH_2$, die bei der Glykolyse bzw. beim Pentosephosphatzyklus entstehen, werden benötigt, um Glutathion in der reduzierten Form zu halten, das seinerseits oxidationsempfindliche SH-Gruppen von Enzymen, von Hämoglobin und der Erythrozytenmembran schützt. $NADH_2$ wird u. a. auch noch für die Reduktion des ständig entstehenden Methämoglobins (s. S. 93) benötigt.

6.3.5 Osmotische Formveränderungen der Erythrozyten und Hämolyse

Zur Aufrechterhaltung der normalen Zellform ist ein geringer osmotischer Überdruck (Turgor) im Inneren des Erythrozyten erforderlich. Daher muß die osmotische Konzentration der gelösten Teilchen, d. h. der Eiweißkörper und der kleinmolekularen Stoffe, im Erythrozyten etwas höher gehalten werden als im umgebenden Plasma. Die Kontrolle erfolgt über aktive Ionenpumpen für Na^+ und K^+ in der Erythrozytenmembran. Eine Hemmung des aktiven Ionentransportes führt zum Konzentrationsausgleich der kleinen Ionen und wegen der hohen Eiweißkonzentration im Zellinneren zu einem starken osmotischen Überdruck. Wasser strömt in die Zelle ein, und der Erythrozyt schwillt an, bis die Membran platzt. Eine solche Zerstörung der Zelle, bei der Hämoglobin in das Plasma übertritt, wird als **osmotische Hämolyse** bezeichnet.

Beim Einbringen von Erythrozyten in eine *hypotone Lösung* kommt es ebenfalls zu einem Wassereintritt in die Zelle. Ist dabei das osmotische Gefälle nicht sehr groß, so führt die Volumenzunahme lediglich zu einer Formänderung in die Kugelgestalt (*Sphärozyt,* s. Abb. 6–12, A). Bei größerem osmotischem Gefälle tritt Hämolyse ein. Ein Maß für den osmotischen Druck, bei dem Hämolyse auftritt, ist die sog. *osmotische Resistenz* der Erythrozyten.

Darüber hinaus können auch *isotone Lösungen* u. U. eine osmotische Hämolyse hervorrufen, wenn die darin gelösten Substanzen die Erythrozytenmembran leicht passieren können. Werden Erythrozyten beispielsweise in einer isotonen Harnstofflösung suspendiert, diffundieren Harnstoffmoleküle in das Innere des Erythrozyten. Dabei addiert sich deren osmotischer Druck zu dem im Erythrozyten bereits vorhandenen osmotischen Druck, so daß ein osmotischer Wassereinstrom stattfindet.

In *hypertoner Lösung* strömt Wasser aus der Zelle aus, wodurch eine Schrumpfung des Erythrozyten zur Stechapfelform erfolgt (s. Abb. 6–12, B).

Neben der osmotischen Hämolyse können auch andere Mechanismen zur Zerstörung der Zellmembran und damit zur Hämolyse führen. *Chemische Hämolyse* kann durch organische Lösungsmittel (z. B. Chloroform, Äther) oder durch Seifen sowie synthetische Waschmittel, die Lipide aus der Membran herauslösen können, verursacht werden. Tierische oder bakterielle Gifte (Schlangengifte oder Gifte der hämolysierenden Streptokokken) bewirken *toxische Hämolysen. Serologische* (z. B. bei Transfusionszwischenfällen), *mechanische* oder *thermische Alterationen* können ebenfalls zur Hämolyse führen. Schließlich können auch *genetische Defekte* (Enzymdefekte, Hämoglobinopathien, s. S. 102) und *Protozoen* (z. B. Malaria) Hämolysen auslösen.

6.3.6 Blutkörperchensenkungsgeschwindigkeit

In einer nicht gerinnungsfähigen Blutprobe sinken die Blutzellen infolge ihrer höheren Dichte (1,10 g/ml) gegenüber dem Plasma (1,03 g/ml) langsam zu

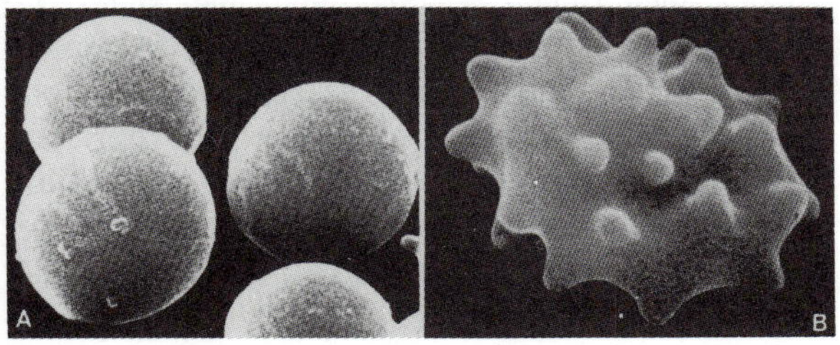

Abb. 6–12. Pathologische Erythrozytenformen in rasterelektronenmikroskopischer Darstellung, nach Bessis. *A* Sphärozyten; *B* Stechapfelform

Boden. Dadurch trennen sich die korpuskulären Bestandteile vom Blutplasma. Bei der Bestimmung der *Blutkörperchensenkungsgeschwindigkeit (BSG oder BKS) nach Westergren* wird mit 3,8%iger Natriumcitratlösung ungerinnbar gemachtes Venenblut in senkrecht stehende, 200 mm lange Spezialpipetten aufgezogen und nach 1 und 2 Stunden die Höhe der erythrozytenfreien Plasmasäule (in mm) abgelesen.

Normalerweise beträgt die BSG bei einem gesunden Mann in der ersten Stunde maximal 5 mm, bei einer gesunden Frau maximal 8 mm. Der 2-Stundenwert soll 15 mm bzw. 20 mm nicht überschreiten. *Eine Erhöhung der BSG über die genannten Normwerte ist meist als Zeichen eines krankhaften Prozesses zu werten,* wobei das Ausmaß der Erhöhung jedoch nicht immer mit der Schwere des Krankheitsbildes korreliert. In der Diagnostik wird die BSG-Bestimmung vor allem als *unspezifischer, relativ unempfindlicher Krankheitssuchtest* und in bestimmten Fällen als Hilfsmittel bei der Verlaufsbeobachtung eingesetzt.

Ursache für eine Erhöhung der BSG ist die reversible Zusammenballung von Erythrozyten zu sog. *Agglomeraten,* die eine höhere Sedimentationsgeschwindigkeit aufweisen als einzelne Erythrozyten. Die *Agglomeration* zu geldrollenartigen oder klumpigen Gebilden wird durch die Wechselwirkung von bestimmten Plasmaproteinen mit Strukturelementen der Erythrozytenmembran hervorgerufen.

Senkungsbeeinflussende Faktoren. Plasmafaktoren, die zu einer erhöhten Senkungsgeschwindigkeit der Erythrozyten führen, werden als *Agglomerine* bezeichnet. Vor allem die Zunahme der Konzentration von *normal vorkommenden Plasmaeiweißen mit senkungsaktiven Eigenschaften* (Fibrinogen in einer Konzentration >10 g/l, α_2-Makroglobulin, IgM, Haptoglobin und Coeruloplasmin) und das *Auftreten von pathologischen, senkungsaktiven Plasmaeiweißen* (z. B. Paraproteinen) können eine BSG-Erhöhung verursachen.

Die physiologische Bedeutung des vermehrten Auftretens der Agglomerine bei bestimmten Krankheitsprozessen (z. B. bei Entzündungen oder malignen, gewebsdestruierenden Tumoren) beruht darauf, daß diese Eiweiße bei der Eindämmung von entzündlichen Gewebsuntergängen oder bei der Vorbereitung der Wundheilung mitwirken (Gerinnungsförderung durch Fibrinogen, Hemmung proteolytischer Enzyme durch α_2-Makroglobulin, Oxidasewirkung von Coeruloplasmin, Anregung der Kollagenbiosynthese durch Haptoglobin-Hämoglobin-Komplexe. Im Gegensatz zu diesen Eiweißen wird die Biosynthese des „senkungsstabilisierenden" Albumins unter diesen Bedingungen gedrosselt.

Auch **erythrozytäre Faktoren** sind für die Höhe der Blutkörperchensenkungsgeschwindigkeit von Bedeutung. *Abweichungen von der bikonkaven Form* (z. B. bei Sichelzellanämie, bei perniziöser Anämie, s. S. 100, oder bei Vorliegen geschrumpfter Erythrozyten) erschweren eine Agglomeration ebenso wie Formveränderungen durch entzündungshemmende Pharmaka. Der Anteil der Erythrozyten am Blutvolumen hat ebenfalls einen Einfluß auf die Sedimentationsgeschwindigkeit: *Eine Erhöhung des Hämatokritwertes bewirkt eine Verlangsamung der Senkung, ein niedriger Hämatokritwert eine Senkungsbeschleunigung.*

6.4 Hämoglobin

Der bedeutsamste Funktionsbestandteil der Erythrozyten ist der rote Blutfarbstoff *Hämoglobin;* er ist sowohl am *Sauerstoff- und Kohlendioxidtransport* als auch an der *Pufferfunktion* des Blutes maßgeblich beteiligt.

6.4.1 Aufbau des Hämoglobinmoleküls

Hämoglobin (Hb), das zu den am intensivsten untersuchten biologischen Substanzen gehört, ist ein Chromoprotein. Das Molekül besteht aus *vier Polypeptidketten* mit je einer Farbstoffkomponente, die als *Häm* bezeichnet wird. Das Molekulargewicht beträgt etwa 64 500, so daß jeder der vier Grundeinheiten ein Molekulargewicht von etwa 16 100 zukommt. Auf Grund der Tertiär- und Quartärstruktur hat das Hb-Molekül eine angenähert kugelförmige Gestalt, wobei in oberflächliche Nischen die Häm-Gruppen eingelagert sind (s. Abb. 6–13).

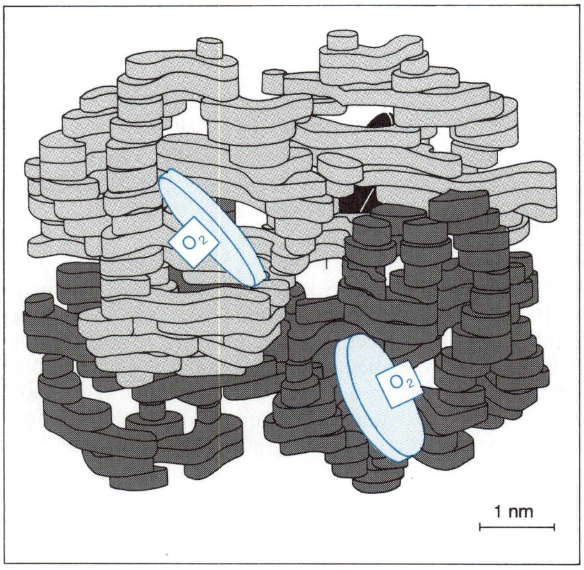

Abb. 6–13. Modell des Hämoglobinmoleküls, nach Perutz

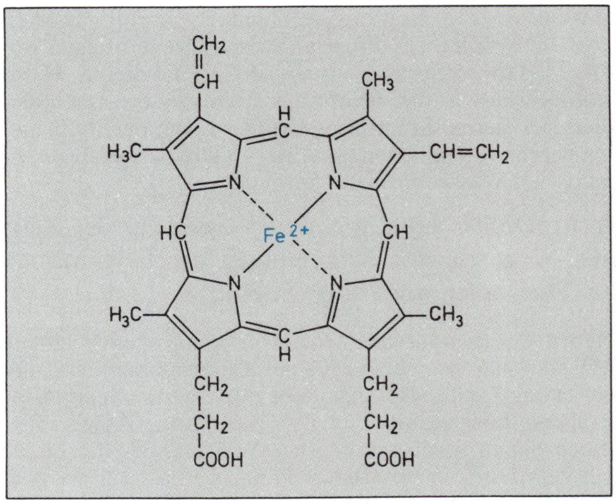

Abb. 6–14. Struktur des Häm

Die vier gleichartigen **Farbstoffkomponenten** eines Hämoglobinmoleküls enthalten ein Protoporphyringerüst mit je einem zentralen zweiwertigen Eisen (s. Abb. 6–14). Jedes Protoporphyringerüst besteht aus vier Pyrrolringen, die über Methinbrücken miteinander verbunden sind und charakteristische Seitenketten tragen. Durch den Einbau des Eisens mit je zwei Haupt- und Nebenvalenzen wird das Protoprophyrin zum Häm. Die gesamte Hämstruktur hat man sich in einer Ebene liegend vorzustellen.

Auf die **Eiweißkomponente** entfällt der Hauptanteil der etwa 10 000 Hämoglobinatome. Beim Hämoglobin des Erwachsenen *(HbA)* liegen *zwei α-Polypeptid-Ketten* (mit jeweils 141 Aminosäuren) und *zwei β-Polypeptid-Ketten* (mit jeweils 146 Aminosäuren) in symmetrischer Anordung vor. Der rote Blutfarbstoff des Feten *(HbF)* unterscheidet sich in der Primärstruktur vom HbA dadurch, daß an Stelle der β-Ketten sog. *γ-Ketten* mit einer anderen Aminosäuren-Sequenz eingebaut sind.

6.4.2 Verbindungen des Hämoglobins

An das zweiwertige Eisen der Hämgruppen kann molekularer Sauerstoff locker koordinativ angelagert werden. Das Hämoglobin (Hb) geht dabei in das *Oxyhämoglobin* (HbO_2) über (Abb. 6–15). Um anzudeuten, daß die O_2-Anlagerung ohne Wertigkeitsänderung erfolgt, bezeichnet man diese Reaktion als **Oxygenation;** entsprechend ist die O_2-Abspaltung eine **Desoxygenation.** Ähnlich wie molekularer Sauerstoff kann auch Kohlenmonoxid reversibel und ohne Wertigkeitsänderung an das Häm angelagert werden, wobei das Reaktionsprodukt *Kohlenmonoxidhämoglobin* (HbCO) entsteht (Abb. 6–15).

Eine **Oxidation,** bei der das zweiwertige Eisen in dreiwertiges Eisen übergeht, führt zur Bildung von *Hämiglobin* (*Methämoglobin,* Abb. 6–15). Normalerweise liegen etwa 0,5% des gesamten Hämoglobins in oxidierter Form vor. Bei bestimmten Vergiftungen (z. B. mit Nitriten in Fleischkonservierungsmitteln) wird Hämoglobin in größerem Umfang in Hämiglobin umgewandelt, wodurch es für die reversible O_2-Bindung und damit für den O_2-Transport nicht mehr zur Verfügung steht.

Die Erythrozyten enthalten Enzyme, welche die ständig im Organismus entstehenden kleinen Mengen an Hämiglobin sofort reduzieren. Sind 20–40% des Hämoglobins in Hämiglobin umgewandelt, treten Intoxikationssymptome auf (Atemnot, Zyanose); 60–80% Hämiglobin führen zum Tod.

Hämoglobin-Kohlenmonoxid-Bindung. Wie bereits erwähnt, kann Kohlenmonoxid ebenfalls reversibel an Hämoglobin gebunden werden (s. Abb. 6–15). Die *Affinität von CO zum Hämoglobin ist aber bedeutend größer als die von O_2;* die CO-Bindungskurve verläuft extrem steil. CO ist demnach bereits bei sehr niedrigen Partialdrücken in der Lage, Hämoglobin in CO-Hämoglobin umzuwandeln. Der steile CO-Bindungskurvenverlauf entsteht dadurch, daß CO 200- bis 300mal langsamer aus der Hämoglobinbindung abgegeben wird als O_2. Die Giftigkeit von CO beruht darauf, daß durch CO blockiertes Hämoglobin für den O_2-Transport im Blut ausfällt.

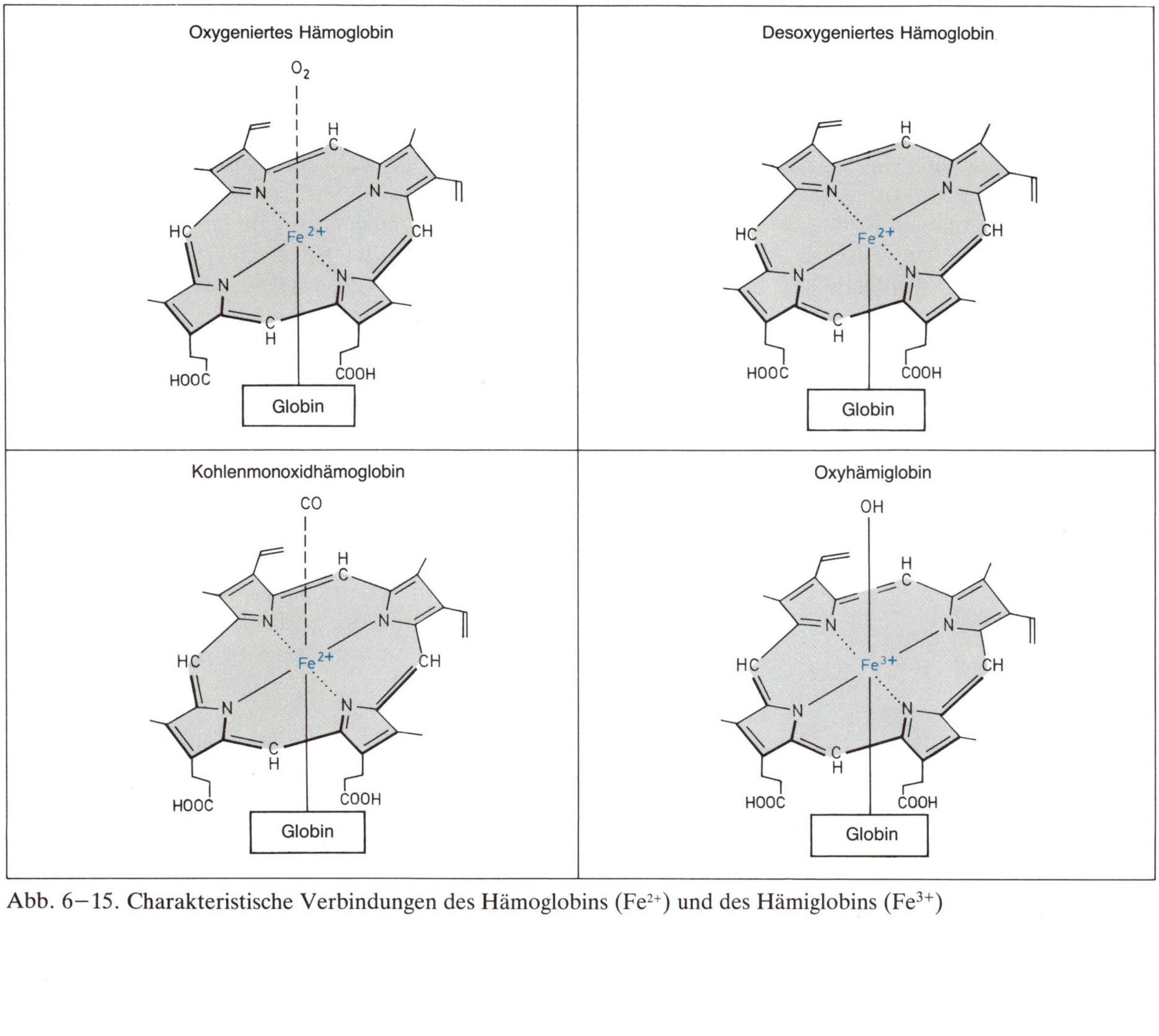

Abb. 6–15. Charakteristische Verbindungen des Hämoglobins (Fe^{2+}) und des Hämiglobins (Fe^{3+})

Das farb- und geruchlose Gas CO entsteht bei allen unvollständigen Verbrennungsprozessen von organischem Material. Weitere CO-Quellen sind Abgase von Motoren, technische Gase und teilweise auch Stadtgas. Die *maximale Arbeitsplatzkonzentration* für CO (MAK-Wert) beträgt 30 ppm (parts per million), entsprechend 0,003 ml/dl. Bei einem längeren Aufenthalt in einer solchen Umgebung weist das Blut bereits einen Anteil von etwa 5% HbCO am gesamten Hämoglobin auf. Ein CO-Gehalt der Einatmungsluft von nur 0,07 ml/dl führt innerhalb von ca. 5 Stunden zur Halbsättigung des Hämoglobins mit CO. 0,7 ml/dl CO in der Luft können bereits 90% des Hämoglobins blockieren. Normalerweise liegt 1% des Hämoglobins im Blut als HbCO vor (bei Rauchern bis etwa 5%, nach tiefen Lungenzügen bis zu 10%). Sind 15–20% des Hämoglobins in HbCO umgewandelt, resultieren daraus akute Vergiftungserscheinungen: Kopfschmerzen, Schwindel, Übelkeit, Brechreiz und Erbrechen sowie Konzentrationsschwäche; bei 40–50% HbCO treten Bewußtseinsstörungen und Bewußtlosigkeit auf. Der Grenzwert, bei dem akute Lebensgefahr besteht, liegt bei etwa 65% HbCO.

Eine CO-Vergiftung erkennt man an der kirschroten Farbe des Blutes und einer typischen hellroten Verfärbung der Haut. Bei jeder starken CO-Vergiftung muß eine künstliche Beatmung möglichst mit reinem O_2 (evtl. mit Überdruck) durchgeführt werden, um über eine O_2-Partialdruckerhöhung im Blut das CO möglichst rasch aus seiner Hämoglobinbindung zu verdrängen.

6.4.3 Spektrale Eigenschaften des Hämoglobins

Die rote Farbe des arteriellen Blutes ist dadurch bedingt, daß Hämoglobin das kurzwellige Licht, d. h. den Blauanteil des Spektrums, relativ stärker absorbiert als den langwelligen Rotanteil (Soret-Bande, s. Abb. 6–16). Außerdem weist das Absorptionsspektrum des *Oxyhämoglobins* (HbO_2, s. S. 93) zwei charakteristische Absorptionsbanden im gelbgrünen Spektralgebiet mit den Maxima bei $\lambda = 577$ und $\lambda = 541$ nm auf. Das *desoxygenierte Hämoglobin* (Hb) absorbiert Licht im langwelligen Spektralgebiet etwas stärker und im kurzwelligen Gebiet etwas schwächer als das Oxyhämoglobin. Daher erscheint das venöse Blut dunkler und bläulich-rot gefärbt. Bei der Spektralphotometrie beobachtet man im gelbgrünen Gebiet eine einzige, breitere Absorptionsbande mit dem Maximum bei $\lambda = 555$ nm. Kirschrotes Kohlenmonoxid-Hämoglobin (HbCO) hat zwei Absorptionsmaxima bei $\lambda = 570$ nm und $\lambda = 539$ nm.

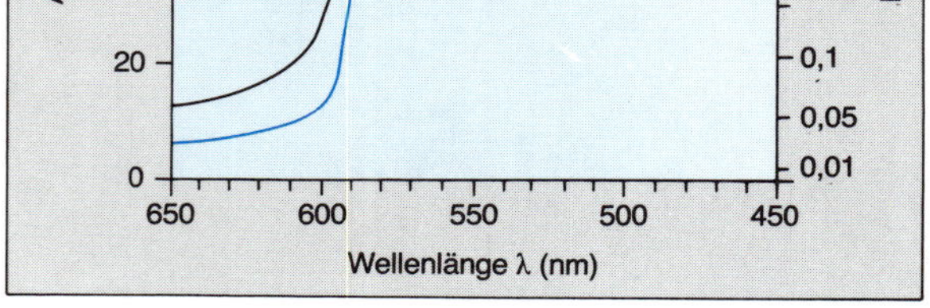

Abb. 6–16. Absorptionsspektren des Oxyhämoglobins (HbO_2) und des desoxygenierten Hämoglobins (Hb) im sichtbaren Spektralbereich

Die unterschiedlichen spektralen Eigenschaften des Hämoglobins werden zur Bestimmung der relativen O_2-Beladung des Hämoglobins in vivo und in vitro sowie zur Identifizierung und quantitativen Bestimmung der verschiedenen Hämoglobinderivate ausgenutzt.

6.4.4 Hämoglobinkonzentration im Blut und Färbekoeffizient

Hämoglobinkonzentration im Blut. Die Hämoglobinkonzentration im menschlichen Blut [Hb] beträgt im Mittel beim Mann 158 g/l und bei der Frau 140 g/l. Wie fast alle biologischen Größen sind diese Werte nicht genau fixiert, sondern können auch beim Gesunden begrenzten Schwankungen unterliegen. Beim Neugeborenen findet man im Mittel einen Wert von 200 g/l, wobei im Einzelfall erhebliche Abweichungen hiervon vorkommen können. Im Laufe des ersten Lebensjahres fällt die Hämoglobinkonzentration im Mittel auf etwa 115 g/l ab, um dann langsam auf den Wert des Erwachsenen anzusteigen. Um die *intraerythrozytäre Hb-Konzentration (MCHC* = **m**ittlere **c**orpuskuläre **H**ämoglobin-**C**onzentration) zu erhalten, hat man jeweils den Wert von [Hb] durch den Hämatokritwert zu dividieren. Dabei ergibt sich für Männer und Frauen ein Mittelwert von 335 g/l.

Ebenso wie beim Feten findet man eine relativ hohe Hämoglobinkonzentration im Blut von Personen, die sich längere Zeit in großen Höhen aufhalten. In beiden Fällen handelt es sich um eine sinnvolle Anpassung, durch die bei vermindertem O_2-Angebot die Sauerstoffversorgung der Organe sichergestellt wird.

Färbekoeffizient. Für die Beurteilung der Blutbildung und die Differenzierung der Anämieformen (s. S. 98 ff.) stellt die *mittlere Hämoglobinbeladung des einzelnen Erythrozyten* (Hb_E *bzw. MCH* = **m**ittleres **c**orpuskuläres **H**ämoglobin) eine wichtige diagnostische Größe dar. Dieser sog. *Färbekoeffizient* wird dadurch ermittelt, daß man die Hämoglobinkonzentration durch die Erythrozytenzahl im gleichen Blutvolumen dividiert. Normalerweise beträgt der Färbekoeffizient 31 pg, d. h. $31 \cdot 10^{-12}$ g Hämoglobin sind im Mittel in der einzelnen roten Blutzelle enthalten. Erythrozyten mit normalem Färbekoeffizienten werden als *normochrom* bezeichnet. Bei der Erniedrigung des Färbekoeffizienten spricht man von *hypochromen,* bei der Erhöhung von *hyperchromen* Erythrozyten.

6.5 O_2-Transportfunktion des Blutes

Sauerstoff und Kohlendioxid werden im Blut sowohl in *physikalisch gelöster* als auch in *gebundener Form* transportiert. Stickstoff und andere inerte Gase, die keinen Einfluß auf den Stoffwechsel ausüben, liegen ausschließlich in physikalischer Lösung im Blut vor.

6.5.1 Physikalisch gelöster Sauerstoff im Blut

Obwohl O_2 im arteriellen Blut nur in einer Konzentration von 0,3 ml/dl physikalisch gelöst ist, kommt dieser Zustandsform doch eine große biologische Bedeutung zu. Bevor nämlich die Gasmoleküle chemische Bindungen eingehen können, müssen sie in gelöster Form zu ihren Reaktionspartnern diffundieren.

Die Konzentration eines physikalisch gelösten Gases in einer Flüssigkeit (C_{Gas}) hängt vom jeweiligen Partialdruck des Gases (P_{Gas}) ab. (Äquilibriert man eine Flüssigkeit mit einem Gas, so kann man dem Gas in der Flüssigkeit den gleichen Partialdruck zuordnen, wie er in der Gasphase vorliegt.) Die genannte Abhängigkeit kommt in dem *Henry-Daltonschen Gesetz* zum Ausdruck:

(1) $$C_{Gas} = \alpha \cdot P_{Gas}$$

Der Proportionalitätsfaktor α wird als *Bunsenscher Löslichkeitskoeffizient* bezeichnet. Seine Größe hängt von der Art des gelösten Gases, von der Beschaffenheit des Lösungsmittels sowie von der Temperatur ab.

6.5.2 Hämoglobin-Sauerstoff-Bindung

Maximale O_2-Transportkapazität. Wegen des tetrameren Molekülaufbaus kann 1 mol Hämoglobin maximal 4 mol O_2 binden. Daraus ergibt sich, daß 1 g Hämoglobin 1,36 ml O_2 anlagern kann *(Hüfnersche Zahl).* Das Produkt aus Hüfnerscher Zahl und Hb-Konzentration liefert den Wert für die *maximale O_2-Kapazität des Blutes:*

$$O_2\text{-Kapazität} = 1{,}36 \times \text{Hb-Konzentration} \approx 20 \text{ ml } O_2/\text{dl Blut}$$

Diese O_2-Konzentration wird allerdings nur dann erreicht, wenn das Gleichgewicht der Reaktion

(2) $$Hb + 4\,O_2 \rightleftarrows Hb\,(O_2)_4$$

ganz auf die rechte Seite verlagert ist ($P_{O_2} > 300$ mm Hg). Unter den im Organismus vorliegenden Verhältnissen wird jedoch das Hämoglobin nur zum Teil in Oxyhämoglobin überführt.

O_2-Bindungskurve. Die jeweilige Konzentration des gelösten O_2 bestimmt nach dem Massenwirkungsgesetz, welcher Anteil des Hämoglobins als Oxyhämoglobin vorliegt. Diesen Konzentrationsanteil des Oxyhämoglobins an der insgesamt vorliegenden Hämoglobinkonzentration bezeichnet man als die *O_2-Sättigung (S_{O_2})* des roten Blutfarbstoffes:

(3) $$S_{O_2} = \frac{[HbO_2]}{[Hb]_{gesamt}}$$

S_{O_2} wird gewöhnlich in % angegeben.
Da die Konzentration des gelösten O_2 dem jeweiligen O_2-Partialdruck proportional ist, besteht auch die Abhängigkeit der O_2-Sättigung S_{O_2} vom O_2-Partialdruck P_{O_2}. Dieser Zusammenhang wird graphisch durch die sog. *O_2-Bindungskurve* dargestellt. Wie Abb. 6–17 zeigt, hat die O_2-Bindungskurve einen charakteristischen S-förmigen Verlauf. Dieser Verlauf der O_2-Bindungskurve ist auf die Konformationsänderung des Hb-Moleküls bei den nacheinander erfolgenden Anlagerungen der vier O_2-Moleküle zurückzuführen.

Biologische Bedeutung der O_2-Bindungskurve. Dem speziellen Verlauf der O_2-Bindungskurve kommt eine wichtige biologische Bedeutung zu. Bei der *Sauerstoffaufnahme in der Lunge* gleicht sich der O_2-Partialdruck des Blutes weitgehend dem O_2-Partialdruck in den Alveolen (Lungenbläschen) an. Im arteriellen Blut des Jugendlichen beträgt der P_{O_2} im Mittel 95 mm Hg. Wie aus Abb. 6–17 hervorgeht, ist nach der Arterialisierung das Hämoglobin zu etwa 97% mit Sauerstoff gesättigt (pH = 7,4; T = 37°C).

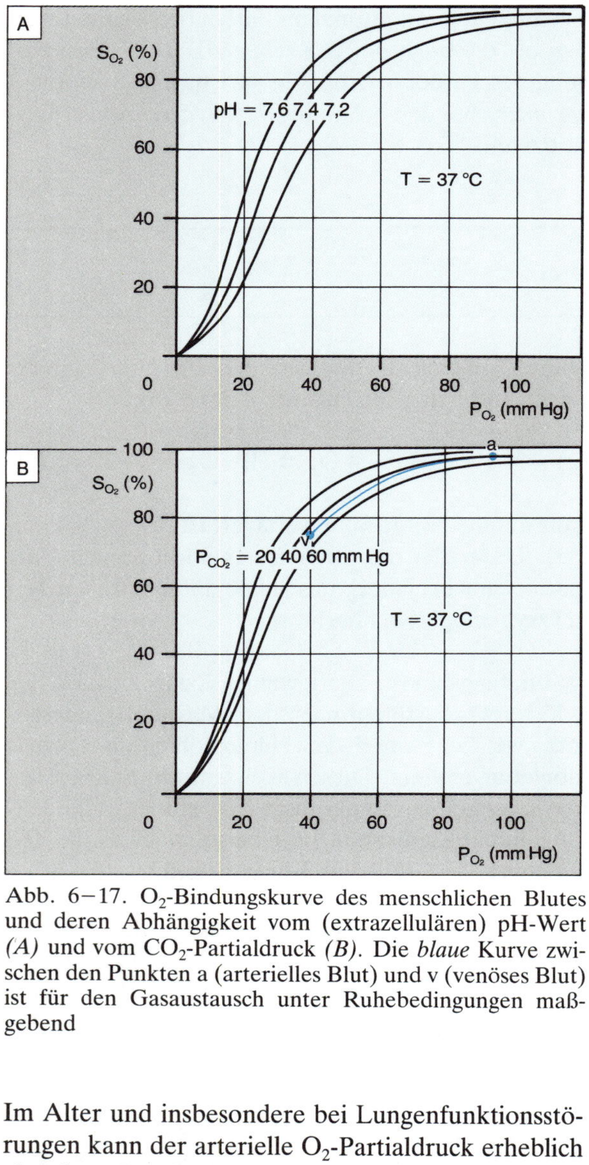

Abb. 6–17. O_2-Bindungskurve des menschlichen Blutes und deren Abhängigkeit vom (extrazellulären) pH-Wert *(A)* und vom CO_2-Partialdruck *(B)*. Die *blaue* Kurve zwischen den Punkten a (arterielles Blut) und v (venöses Blut) ist für den Gasaustausch unter Ruhebedingungen maßgebend

Im Alter und insbesondere bei Lungenfunktionsstörungen kann der arterielle O_2-Partialdruck erheblich absinken. Der flache Verlauf der O_2-Bindungskurve im Endteil verhindert jedoch in diesen Fällen einen stärkeren Abfall der O_2-Sättigung.

Für die *Sauerstoffabgabe im Gewebe* erweist sich der steile Verlauf der O_2-Bindungskurve im Mittelteil als außerordentlich günstig. In den Geweben kommt es darauf an, ohne größere Schwankungen des O_2-Partialdruckes die Sauerstoffabgabe dem wechselnden Bedarf anzupassen. In körperlicher Ruhe liegt am venösen Kapillarende im Mittel ein P_{O_2} von 40 mm Hg und damit eine O_2-Sättigung von etwa 73% vor. Tritt z. B. bei körperlicher Arbeit ein erhöhter O_2-Verbrauch in der Muskulatur ein, so kann durch Senkung der O_2-Sättigung eine größere Menge O_2 zur Verfügung gestellt werden, ohne daß dabei der O_2-Partialdruck in nennenswertem Maße abfällt.

pH- und P_{CO_2}-Einfluß auf die O_2-Bindungskurve. Änderungen des CO_2-Partialdruckes und die damit unmittelbar verbundenen Veränderungen des pH-Wertes im Blut haben einen erheblichen Einfluß auf den Verlauf der O_2-Bindungskurve (s. Abb. 6–17, A + B). Erhöhungen des CO_2-Partialdruckes bzw. der H^+-Konzentration (Erniedrigung des pH-Wertes) führen zu einer Affinitätsabnahme des Sauerstoffs zum Hämoglobin (Rechtsverlagerung der O_2-Bindungskurve). Eine Erniedrigung des CO_2-Partialdruckes oder eine Erhöhung des pH-Wertes verursachen umgekehrt eine Affinitätszunahme (Linksverlagerung der O_2-Bindungskurven). Diese Abhängigkeit des O_2-Bindungskurvenverlaufs vom CO_2-Partialdruck bzw. pH-Wert wird als *Bohr-Effekt* bezeichnet.

Temperatureinfluß auf die O_2-Bindungskurve. Auch die Temperatur beeinflußt das Gleichgewicht der Sauerstoff-Hämoglobin-Reaktion. Eine Erniedrigung der Temperatur bewirkt eine Affinitätszunahme des O_2 zum Hämoglobin (Linksverlagerung der O_2-Bindungskurve), eine Erhöhung der Temperatur hingegen eine Affinitätsabnahme. Diese Temperatureffekte erlangen beim Menschen aber nur während der Hautdurchblutung und bei bestimmten pathophysiologischen Veränderungen Bedeutung (z. B. bei Operationen in Hypothermie und bei Hyperthermie).

Beeinflussung der O_2-Bindungskurve durch weitere Faktoren. Die intraerythrozytären Konzentrationen von Kationen und von 2,3-Diphosphoglycerat (2,3-DPG), das in etwa gleicher Molarität wie das Hämoglobin im Erythrozyten vorliegt, können ebenfalls den O_2-Bindungskurvenverlauf beeinflussen. Eine Erhöhung der *2,3-DPG-Konzentration* bewirkt eine Affinitätsabnahme des Hämoglobins zum O_2. Eine besonders ausgeprägte Linksverlagerung der O_2-Bindungskurve und damit eine starke Beeinträchtigung der O_2-Abgabe im Gewebe findet man bei CO-Vergiftungen (s. S. 94).

6.6 CO_2-Transportfunktion des Blutes

Kohlendioxid (CO_2), das als Endprodukt des oxidativen Stoffwechsels in den Körperzellen gebildet wird, liegt bei seinem Transport auf dem Blutweg zur Lunge in physikalisch gelöster (ca. 10%) und chemisch gebundener (ca. 90%) Form vor.

6.6.1 Physikalisch gelöstes Kohlendioxid im Blut

Die *physikalische Löslichkeit* von CO_2 im Blut bei 37°C ist etwa 20 mal höher als die von O_2. Der Anteil des physikalisch gelösten CO_2 ist daher größer als der entsprechende Wert für O_2; er bleibt jedoch weitaus kleiner als der Anteil des chemisch gebundenen CO_2. Im arteriellen Blut liegen etwa 2,5 ml/dl in physikalischer Lösung vor.

6.6.2 CO_2-Bindung im Blut

Die reversible chemische Bindung von CO_2 im Blut erfolgt zum überwiegenden Teil als **Hydrogencarbonat (Bicarbonat)** im Erythrozyten und im Plasma und in geringem Ausmaß auch in Form einer **Carbaminobindung** durch Anlagerung von CO_2 an freie Aminogruppen des Hämoglobins.

Bicarbonatbindung. Nach seiner Bildung in den Zellen diffundiert CO_2 in die jeweils benachbarte Kapillare, wo eine Hydratation zu Kohlensäure mit Dissoziation in Bicarbonat-(Hydrogencarbonat-) und Wasserstoffionen erfolgt (s. Abb. 6–18):

(4) $CO_2 + H_2O \rightleftarrows H_2CO_3 \rightleftarrows HCO_3^- + H^+$

Die Hydratationsreaktion läuft im Blutplasma nur sehr langsam ab, während im Erythrozyten eine etwa 10 000 mal höhere Reaktionsgeschwindigkeit erreicht wird. Diese Beschleunigung der Reaktion ist auf die Anwesenheit des Enzyms *Carboanhydratase* (früher: Carboanhydrase) zurückzuführen. Die fortschreitende Erhöhung der HCO_3^--Konzentration im Inneren des Erythrozyten schafft ein Diffusionsgefälle in Richtung auf den Plasmaraum. Die HCO_3^--Ionen können diesem Gefälle nur folgen, wenn dadurch das Ladungsgleichgewicht nicht wesentlich gestört wird. Daher müssen im Austausch gegen HCO_3^--Ionen Cl^--Ionen in den Erythrozyten eintreten. Dieser HCO_3^--Cl^--Austausch durch die Erythrozytenmembran wird als *Hamburger-Shift* oder auch als *Chloridverschiebung* bezeichnet. Auf diese Weise werden ca. 80% des vom Blut aufgenommenen CO_2 umgesetzt. 30% des Bicarbonats verbleiben in den Erythrozyten, 50% diffundieren in das Plasma. Die bei der Bildung von Bicarbonat anfallenden Protonen führen nur zu einer geringen pH-Änderung, da sie im Erythrozyten durch das Hämoglobin, im Plasma durch die dort lokalisierten Proteine abgepuffert werden.

Carbaminobindung. Eine weitere Möglichkeit der CO_2-Bindung besteht in der Anlagerung von CO_2 an freie Aminogruppen des Hämoglobins, wobei als Reaktionsprodukt *Carbamino-Hämoglobin* entsteht:

(5) $Hb\text{-}NH_2 + CO_2 \rightleftarrows Hb\text{-}NHCOO^- + H^+$

In dieser Form werden etwa 10% des aufgenommenen CO_2 transportiert. Alle geschilderten Reaktionen laufen bei der CO_2-Abgabe in der Lunge in umgekehrter Richtung ab.

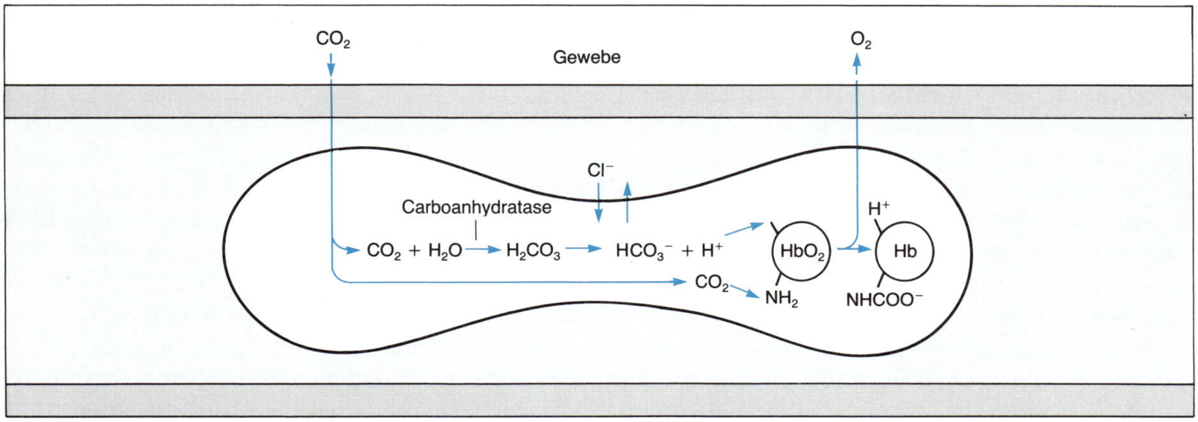

Abb. 6–18. Reaktionen im Erythrozyten beim Gasaustausch mit dem Gewebe in vereinfachter Darstellung

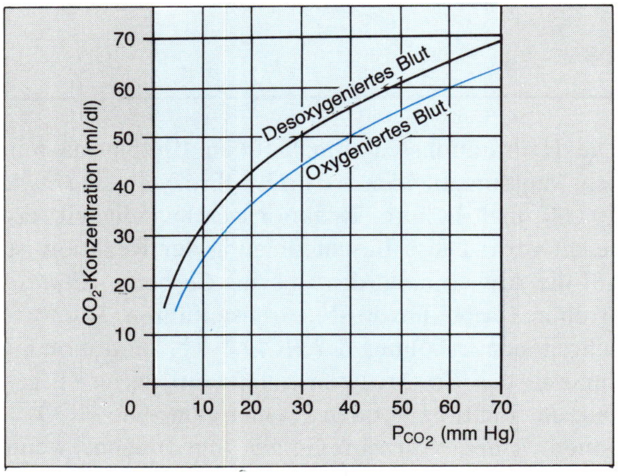

Abb. 6–19. CO_2-Bindungskurve für das oxygenierte und desoxygenierte Blut

CO_2-Bindungskurven des Blutes. Die CO_2-Gesamtaufnahme des Blutes läßt sich in Form der CO_2-Bindungskurve darstellen (s. Abb. 6–19). Diese gibt die gesamte Konzentration des physikalisch gelösten und chemisch gebundenen CO_2 in Abhängigkeit vom jeweiligen CO_2-Partialdruck an. Wie Abb. 6–19 zeigt, besitzt das oxygenierte Blut ein geringeres CO_2-Bindungsvermögen als das desoxygenierte *(Christiansen-Douglas-Haldane-Effekt)*. Im arteriellen System beträgt der CO_2-Partialdruck 40 mm Hg, so daß hier eine CO_2-Konzentration von 0,50 ml CO_2/ml Blut vorliegt. Durch die CO_2-Aufnahme im Gewebe steigt der CO_2-Partialdruck im venösen System auf 46 mm Hg und damit die CO_2-Konzentration auf 0,54 ml CO_2/ml Blut an.

Die *biologische Bedeutung des Christiansen-Douglas-Haldane-Effekts* liegt darin, daß beim Gasaustausch in der Lunge und im Gewebe die Änderung der Sauerstoffsättigung des Blutes den CO_2-Austausch beeinflußt. Wegen der in der Lunge stattfindenden O_2-Aufnahme wird die CO_2-Bindungsfähigkeit des Blutes herabgesetzt und damit die CO_2-Abgabe begünstigt. Im Gewebe wird dagegen O_2 an die Zellen abgegeben, wodurch die CO_2-Bindungsfähigkeit des Blutes zunimmt.

6.7 Anämien

Definition, Symptome und Einteilung der Anämien. Von einer Anämie („Blutarmut") wird gesprochen, wenn die Hämoglobinkonzentration des Blutes beim Mann < 130 g/l und bei der Frau < 120 g/l ist. Für eine exakte Diagnose der einzelnen Anämieformen (s. u.) muß neben dem Hämoglobingehalt gleichzeitig die Erythrozytenzahl und der Hämatokrit bestimmt werden.

Die *allgemeinen Symptome* bei allen Anämieformen lassen sich aus dem Hauptkriterium Hämoglobinmangel ableiten. Auffällig ist die *blasse Farbe der Haut und vor allem der Schleimhäute.* Eine starke *Zunahme der Herzfrequenz,* vom Patienten als Herzklopfen empfunden, tritt besonders bei körperlicher Belastung auf und ist eine Folge der notwendigen *Steigerung der Blutzirkulation.* Hierauf kann auch das oft bemerkte Ohrensausen zurückgeführt werden. Eine *Kurzatmigkeit* ist ein charakteristisches Zeichen für den Versuch, das reduzierte O_2-Angebot ventilatorisch zu kompensieren. *Schwindel* und *Schwarzwerden vor den Augen,* insbesondere bei raschem Lagewechsel vom Liegen zum Stehen, sind Ausdruck der mangelhaften Sauerstoffversorgung des Gehirns. Dazu kommt oft eine rasche *Ermüdbarkeit bei Muskelarbeit.* Neben diesen allgemeinen Symptomen treten bei besonderen Anämieformen noch spezifische Symptome auf.

Die Ausprägung der Symptomatik hängt nicht allein vom Grad der Anämie, sondern auch von der Zeitdauer ihrer Entwicklung ab. Ein sehr langsamer, sich über Monate erstreckender Abfall der Hämoglobinkonzentration wird auffallend gut ertragen, weil der Organismus Zeit hat, sich daran anzupassen.

6.7.1 Blutungsanämien

Anämien als Folge von Blutverlusten nach außen oder innen können akut oder chronisch entstehen, wobei sowohl die Menge als auch die Geschwindigkeit des Blutverlustes für das klinische Bild entscheidend sind.

Akute Blutungsanämie. Bei starken akuten Blutverlusten stehen vor allem Symptome des Volumenmangelschocks (s. S. 209) im Vordergrund. Die Blutungsfolgen und die Restitution des verlorenen Blutvolumens wurde bereits auf S. 81 behandelt. Anämien durch akute Blutverluste sind in der Regel *normochrom.* Akute Blutungen führen nicht nur zu einem *Volumenmangel,* der durch Plasmaersatzmittel (Dextran-, Gelatine- sowie Hydroxyethylstärke-Lösungen oder körpereigene Plasmapräparate) kompensiert werden kann, sondern u. U. bei entsprechenden Erythrozytenverlusten auch zu einer *Beeinträchtigung des O_2-Transportes* im Blut. Aus diesem Grund gilt für die therapeutischen Maßnahmen folgende Faustregel (nach Bucher): Bei akuten Blutverlusten ist bei einer Hb-Konzentration < 100 g/l und einem Hämatokritwert unter 30% die Gabe von Blut wünschenswert, bei Werten unter 80 g/l bzw. 25% unbedingt erforderlich.

Chronische Blutungsanämie. Die häufigsten Ursachen chronischer Blutungsanämien sind Blutverluste aus dem Magen-Darm-Trakt (Geschwüre, Tumoren) und bei der Frau aus der Gebärmutter (s. u.). Blutungen aus dem Verdauungstrakt treten dabei häufig als sog. *okkulte Blutungen,* d. h. nur mit bestimmten Untersuchungsmethoden nachweisbare Blutungen, in Erscheinung. Klinische Symptome treten erst bei stärkeren chronischen Anämien auf, da sich der Körper an die verminderte O_2-Transportfähigkeit des Blutes recht gut anpassen kann (vor allem über eine Steigerung des Herzzeitvolumens, s. S. 151). Bei chronischen Anämien wird häufig eine Hb-Konzentration von 60 g/l noch toleriert, so daß erst beim Absinken unter dieses Niveau eine Blutübertragung notwendig ist. Chronische Blutverluste führen häufig zum Bild der *hypochromen Eisenmangelanämie* (s. u.).

6.7.2 Anämien durch Störung der Hämoglobinbildung

Eisenmangelanämie. Bei der Eisenmangelanämie, der häufigsten Anämieform, ist die Hämoglobinkonzentration stärker reduziert als die Erythrozytenzahl. Es handelt sich also um eine *hypochrome Anämie.* Wie der Name bereits sagt, ist der Mangel an Eisen die Ursache für die Abnahme des Hämoglobingehaltes im Blut.

Normalerweise werden von der in der Nahrung enthaltenen Eisenmenge etwa 7–12% im Dünndarm resorbiert (s. Abb. 6–20). Diese Menge reicht in der Regel vollständig aus, um den täglichen Eisenverlust von 1 mg beim Mann und 3 mg bei der Frau im gebärfähigen Alter zu ersetzen. Der Hauptanteil des resorbierten Eisens (70%) wird im Knochenmark zur Hämoglobinsynthese verwendet. Die beim Erythrozytenabbau anfallende Eisenmenge von 20–30 mg täglich geht nicht verloren, sondern findet bei der Neubildung von Erythrozyten wieder Verwendung. Insgesamt besitzt der Körper einen beträchtlichen Eisenvorrat von 3–5 g, so daß die Ausbildung eines Eisenmangelzustandes in der Regel längere Zeit beansprucht.

Ein Eisenmangel ist die Folge einer negativen Eisenbilanz, bei der der Eisenbedarf nicht bzw. nur unvollständig durch die Eisenresorption befriedigt werden kann. Ursachen hierfür sind

- ☐ *Eisenverluste,* z. B. durch starke Menstruationsblutungen, chronische Blutungen aus dem Magen-Darm-Trakt (bei Geschwüren oder Karzinomen sowie nach Einnahme von Antirheumatika/Antiphlogistika) oder Hämorrhoidalblutungen,
- ☐ *ungenügende Eisenzufuhr* im Säuglings- und Kleinkindesalter bei vorwiegender Milch- und Kohlenhydraternährung,

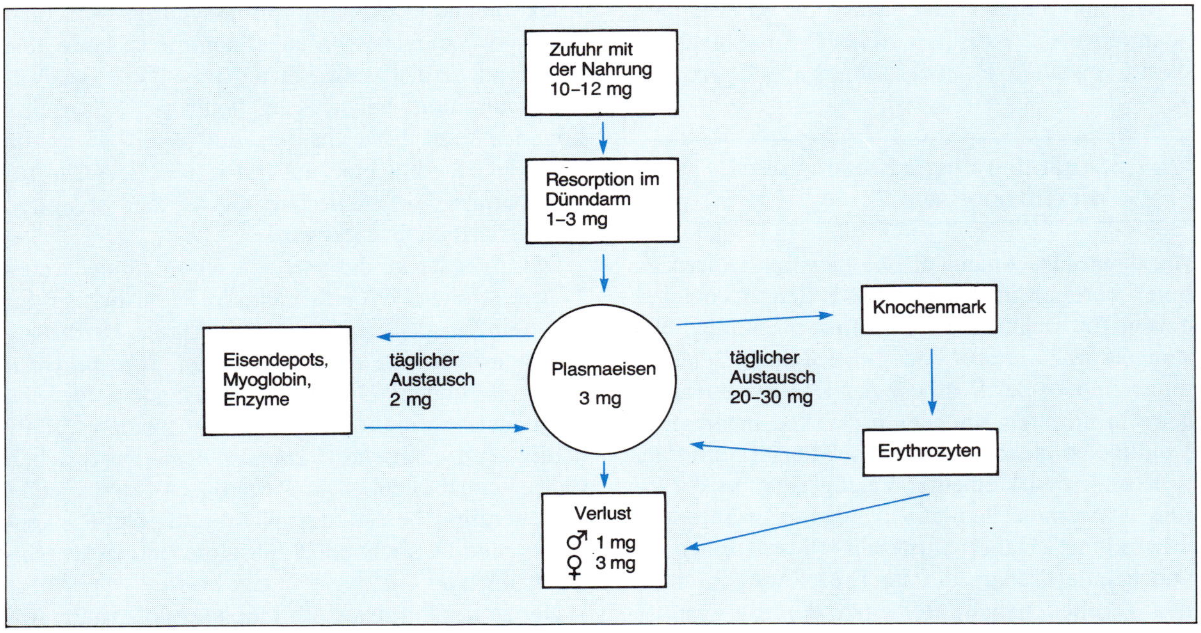

Abb. 6–20. Täglicher Eisenstoffwechsel in schematischer Darstellung

□ *erhöhter Eisenbedarf* während des Wachstums, der Schwangerschaft und der Laktation,

□ *Eisenresorptionsstörungen* nach Magen- oder Darmresektionen, bei Malabsorption (s. S. 308), chronischen Diarrhöen und bei entzündlichen oder tumorösen Magen-Darm-Erkrankungen.

Bei der Eisenmangelanämie treten außer den allgemeinen nur relativ selten spezifische Symptome auf. Gelegentlich beobachtet man dünne, brüchige Fingernägel und Mundwinkelrhagaden.

Anämie durch Störung der Eisenverteilung. Bei chronischen Infekten und bestimmten rheumatischen Erkrankungen treten relativ häufig *hypochrome Anämien* auf, die auf einem Transferrin-Mangel im Blutplasma bei gleichzeitiger Steigerung der Ferritin-Konzentration beruhen. Dies führt zu einer gesteigerten Aufnahme von Eisen durch Makrophagen im Knochenmark und durch die Leber.

Anämie durch Störung des Eisentransportes. Ursache dieser *hypochromen Anämie* ist das völlige oder partielle Fehlen von Transferrin. Es handelt sich um eine seltene autosomal-rezessiv vererbte Krankheit.

Anämie durch Störung der Eisenverwertung. Bei dieser *hypochromen Anämie,* die auch als *sideroachrestische Anämie* bezeichnet wird, kann nicht genügend Eisen in Hämoglobin eingebaut werden, obwohl ein ausreichendes Angebot vorliegt. Ursache hierfür sind verschiedene Enzymdefekte bzw. Enzymhemmungen durch bestimmte Arzneimittel (z. B. Chloramphenicol). Das im Knochenmark nicht verwertbare Eisen wird häufig in parenchymatösen Organen (z. B. in der Leber) abgelagert.

6.7.3 Anämien durch Störung der Erythropoiese

Megaloblastäre Anämien. Die megaloblastären Anämien beruhen in den meisten Fällen auf einer gestörten Entwicklung der Erythrozyten infolge eines Mangels an *Vitamin B_{12}* oder an *Folsäure.* Beide Vitamine sind an der Synthese der Desoxyribonucleinsäure in unreifen Knochenmarkzellen beteiligt und beeinflussen die Zellteilung. Ihr Mangel führt daher im Knochenmark zu einer Verzögerung bei der Teilung der Stammzellen im Rahmen der Erythrozytenentwicklung. Dabei entstehen Riesenformen der Knochenmarkzellen, die der Erkrankung ihren Namen gegeben haben. Bei einer derartig gestörten Entwicklung werden *große Erythrozyten* in verminderter Zahl an das strömende Blut abgegeben. Ferner treten starke Formanomalien der Erythrozyten *(Poikilozytose)* auf. Die Zellen sind stärker als normal mit Hämoglobin beladen, so daß von einer *makrozytären, hyperchromen* Anämie gesprochen werden kann.

Die wichtigste Form der megaloblastären Anämien ist die **perniziöse Anämie** *(Perniziosa, Morbus Biermer),* die durch einen *langdauernden Vitamin B_{12}-Mangel* entsteht. Vitamin B_{12} ist ausschließlich in Nahrungsmitteln tierischen Ursprungs, in Fleisch, Eiern, Milch und Käse, enthalten. Vorbedingung für die Resorption im unteren Dünndarm (Ileum) ist das Vorhandensein des sog. *Intrinsic-Faktors,* eines Glykoproteins, das in der Magenschleimhaut gebildet wird (s. S. 281 f.; Vitamin B_{12} selbst wird als *Extrinsic-Faktor* bezeichnet). Nach der Resorption wird B_{12}, gebunden an *Transcobalamin* (s. S. 85) des Blutplasmas, zum Knochenmark und zur Leber transportiert. Der tägliche Bedarf an Vitamin B_{12} beträgt lediglich 5 µg, während im Depot der Leber 1–3 mg gespeichert sind. Dieser reichliche Vorrat macht es verständlich, daß nach Unterbrechung der Vitamin-B_{12}-Resorption zwei bis fünf Jahre vergehen, bis sich eine megaloblastäre Anämie entwickelt.

Die klassische perniziöse Anämie beruht auf einer *Insuffizienz der Magenschleimhaut.* Die atrophische Schleimhaut sezerniert weder Salzsäure noch den Intrinsic-Faktor. Bei der Mehrzahl der Patienten können Antikörper gegen Zellen der Magenschleimhaut oder gegen den Intrinsic-Faktor nachgewiesen werden. Daneben kommen als Ursachen für eine verminderte Vitamin-B_{12}-Resorption die totale Magenresektion und das Malabsorptionssyndrom (s. S. 308) in Frage. Vitamin-B_{12}-Mangel kann auch bei einem Befall mit Fischbandwurm auftreten, der das Vitamin aufnimmt, bevor es im Ileum zur Resorption kommen kann. Eine ungenügende orale Zufuhr von Vitamin B_{12} stellt eine äußerst seltene Ursache für eine perniziöse Anämie dar, die nur bei strengsten Vegetariern beobachtet wird.

Als *Symptome* der perniziösen Anämie treten *Blässe,* strohgelbe Verfärbung der Haut infolge des Bilirubin-Anstiegs im Serum (verkürzte Erythrozytenlebensdauer), *Störungen an den Schleimhäuten* (Zungenbrennen, Durchfälle) und andere typische Anämiesymptome auf. Weiterhin werden relativ häufig *neurologische Veränderungen* beschrieben (u. a. Parästhesien, s. S. 466), die Ausdruck einer Degeneration bestimmter Abschnitte des Rückenmarks sind. Unbehandelt führt die perniziöse Anämie zum Tod.

Neben der Perniziosa ist eine megaloblastäre Anämie bekannt, die auf **Folsäuremangel** beruht. Folsäure, die zu den Vitaminen der B-Gruppe gerechnet wird, findet sich in Nahrungsmitteln pflanzlichen Ursprungs und in der Leber (s. S. 261). Sie ist sehr thermolabil, was ihren niedrigen Gehalt im Büchsengemüse erklärt. Durchgekochtes Gemüse ist praktisch folsäurefrei. Der tägliche Minimalbedarf an Folsäure liegt zwischen 25 und 50 μg. Das Depot in der Leber ist nicht sehr groß und reicht nur zur Deckung des Bedarfs für 2–4 Monate aus.

Megaloblastäre Anämien infolge Folsäuremangels werden bei *schwerem Alkoholabusus* und auch bei Personen beobachtet, die weder frische Früchte noch frisches Gemüse essen. Als weitere Ursachen kommen in Frage: schwere intestinale Resorptionsstörungen, vermehrter Folsäureverbrauch in der Schwangerschaft und medikamentöse Behandlung mit Folsäureantagonisten (z. B. Methotrexat).

Patienten, bei denen ein Folsäuremangel besteht, zeigen mit Ausnahme der allgemeinen Anämiezeichen und einer gelb-blassen Haut keine spezifischen, insbesondere keine neurologischen Symptome.

Ursache für eine megaloblastäre Anämie kann in sehr seltenen Fällen auch ein *Vitamin-C-, Vitamin-B_1- oder Vitamin-B_6-Mangel* sein.

Aplastische Anämien. Diese Anämieformen sind durch ein Versagen der Erythropoiese allein oder meist des gesamten Blutbildungssystems *(Panmyelopathie)* gekennzeichnet. Die Zahl der Normoblasten im Knochenmark ist in der Regel verringert bzw. ihre Reifung verzögert, das Blutbild zeigt eine *Panzytopenie* (Verringerung sämtlicher Blutzellen), Retikulozyten fehlen.

Etwa der Hälfte der Fälle liegt eine Schädigung des Knochenmarks durch Pharmaka (z. B. Zytostatika, Sulfonamide, Chloramphenicol), sonstige chemische Substanzen (z. B. aromatische Kohlenwasserstoffe) oder ionisierende Strahlen zugrunde. Angeborene Formen sind selten.

Die Patienten leiden an Leistungsschwäche, Blutungsbereitschaft und Infektanfälligkeit. Die meisten von ihnen sterben relativ rasch nach Diagnosestellung.

6.7.4 Hämolytische Anämien

Hämolytische Anämien sind Folgen einer *Verkürzung der Erythrozytenlebensdauer* aufgrund intravasaler Lyse oder verstärkten Abbaus im Retikuloendothelialen System. Da ein normales Knochenmark in der Lage ist, bei Bedarf seine Leistung um das Mehrfache zu steigern, wird eine hämolytische Anämie erst dann manifest, wenn der gesteigerte Erythrozytenzerfall vom Knochenmark nicht mehr ausgeglichen werden kann.

Infolge der Hämolyse und des dadurch erhöhten Hämoglobinabbaus steigen der Bilirubin- und der Eisenspiegel im Plasma an, Stercobilinogen und Stercobilin werden vermehrt im Stuhl, Urobilinogen wird vermehrt im Urin ausgeschieden. Im peripheren Blutbild beobachtet man eine Zunahme der Retikulozytenzahl, im Knochenmark eine gesteigerte Erythrozytenneubildung. Neben der durch die Anämie bedingten Blässe beobachtet man bei den Patienten eine Gelbfärbung der Haut und Schleimhäute (Ikterus, s. S. 313ff.).

Bei schwerer akuter Hämolyse kommt es zu einer Hyperkaliämie, Hämoglobinausscheidung im Urin (Hämoglobinurie) und Fieber.

Die hämolytischen Anämien werden in

- ☐ zellulär (korpuskulär) und
- ☐ extrazellulär (extrakorpuskulär)

bedingte Formen eingeteilt. Aus der Vielzahl dieser Anämieformen sollen hier nur die wichtigsten aufgeführt werden.

Zellulär bedingte Formen. Pathogenetisch liegt diesen Anämien ein *Defekt in der Erythrozytenmembran,* im *Erythrozytenstoffwechsel* oder in der *Hämoglobinsynthese* zugrunde. Sie können angeboren oder erworben sein.

Die häufigste korpuskuläre hämolytische Anämie in Mitteleuropa ist die **Sphärozytose,** bei der eine Reihe von *Membrandefekten* nachgewiesen ist. Die Erythrozyten sind *kugelförmig,* zeigen eine *Anisozytose* und eine deutlich *erniedrigte osmotische Resistenz.* Infolge ihrer herabgesetzten Verformbarkeit werden Sphärozyten verstärkt in der Milz abgefangen und zerstört. Durch eine operative Entfernung der zumeist vergrößerten Milz läßt sich die Lebensdauer der Sphärozyten weitgehend normalisieren und die Anämie vermindern. Die autosomal dominant vererbliche Krankheit ist in der Regel durch eine *normochrome Anämie* und wegen des gesteigerten Hämoglobinabbaus durch das Auftreten eines *Ikterus* (Gelbsucht) charakterisiert.

Membrandefekte werden auch bei anderen erblichen hämolytischen Anämien beschrieben. Bei der **Elliptozytose** treten elliptische, bei der **Stomatozytose** mundförmige, und bei der **Akanthozytose** stachelige Erythrozytenformen auf.

Weitere Anämieformen beruhen auf *Enzymdefekten, die vorwiegend die Glykolyse und den Pentosephosphat-Zyklus* betreffen. Mit den Defekten des Pentosephosphat-Zyklus stehen Störungen des Glutathion-Stoffwechsels in enger Beziehung. Der häufigste Defekt bei der Glykolyse ist der **Pyruvatkinase-Mangel,** der mit einer mehr oder weniger ausgeprägten hämolytischen Anämie einhergeht. Häufigster Enzymdefekt mit weit über 100 Millionen Genträgern ist der **Glucose-6-Phosphat-Dehydrogenase-Mangel,** der eine Störung des Pentosephosphat-Zyklus zur Folge hat. Betroffen sind insbesondere Bewohner des Mittelmeerraums und des Vorderen Orients. Die Enzymstö-

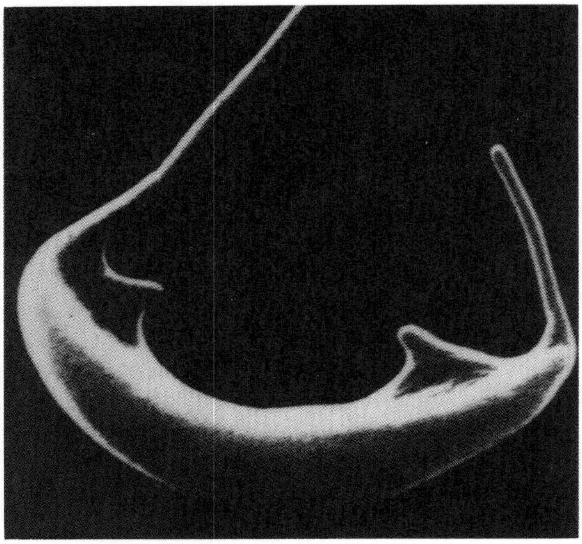

Abb. 6–21. Sichelzelle

rung führt allerdings oft erst unter der Einwirkung von Medikamenten (Sulfonamiden, Antimalariamitteln) oder nach dem Genuß bestimmter Hülsenfrüchte (z. B. von Favabohnen) zu ausgeprägten Hämolysen. Charakteristisch ist dabei eine partielle Denaturierung des Hämoglobins, die zur Ausbildung der sog. *Heinzschen Innenkörper* führt.

Zu den zellulär bedingten hämolytischen Anämien gehören auch die *Sichelzellanämie* und die *Thalassämie*. In beiden Fällen handelt es sich um *Hämoglobinopathien*, d. h. um Störungen der Hämoglobinsynthese.

Die **Sichelzellanämie** kommt bei Angehörigen der schwarzen Rasse vor. Die Störung liegt in einer Änderung der Aminosäurensequenz in der β-Kette des Hämoglobins, und zwar ist ein Glutaminrest durch einen Valinrest ersetzt *(HbS)*. Nur bei homozygoter Anlage – der HbS-Anteil beträgt dabei 75–100% des gesamten Hämoglobins – wird die Krankheit manifest; die sog. Sichelzellträger mit heterozygoter Anlage sind dagegen weitgehend erscheinungsfrei.

Die klinischen Symptome beruhen auf der *intravasalen Umwandlung von Erythrozyten in Sichelzellen* (s. Abb. 6–21), zu der es bei Sauerstoffmangel und Abfall des pH-Wertes kommt. Die Sichelzellbildung verschlechtert die Fließeigenschaften des Blutes, durch die verlangsamte Zirkulation fallen der Sauerstoffpartialdruck und der pH-Wert weiter ab (circulus vitiosus!), schließlich tritt eine Stase des Blutes auf. Durch diese Zirkulationsstörungen sind die Patienten hochgradig gefährdet, die meisten erreichen nicht das Erwachsenenalter.

Thalassämien sind autosomal-dominant vererbte Anämien, die vor allem im *Mittelmeergebiet* sowie bei der *schwarzen Bevölkerung Afrikas* und *Amerikas* vorkommen und auf *Störungen der Synthese von Polypeptidketten des Hämoglobins* beruhen. Abb. 6–22 zeigt die hierbei auftretenden Formanomalien der roten Blutzellen. Bei der (seltenen) α-Thalassämie ist die Synthese der α-Ketten, bei der (häufigeren) β-Thalassämie die Synthese der β-Ketten beeinträchtigt. Unter klinischen Gesichtspunkten unterscheidet man ferner die schwere homozygote *(Thalassaemia major)* und die leichteren heterozygoten Formen *(Thalassaemia minor* und *minima)*. Die Thalassaemia major beginnt bereits im ersten bis zweiten Lebensjahr mit Blässe, starker Milz- und später auch Lebervergrößerung, die körperliche Entwicklung ist gestört. Die meisten Patienten sterben schon im Kindesalter. Die heterozygoten Formen verlaufen dagegen symptomenarm, die Lebenserwartung ist wenig beeinträchtigt.

Eine korpuskuläre hämolytische Anämie kann auch bei *Störungen der Hämsynthese,* den sog. *erythropoietischen Porphyrien,* auftreten. Bei diesen autosomal dominant vererbten Krankheiten werden atypische Porphyrine bzw. Synthesevorstufen des Häms vermehrt gebildet und im Urin sowie im Stuhl ausgeschieden. Diese Porphyrine lagern sich in allen Organen, auch in der Haut ab, wo sie aufgrund ihrer starken Lichtabsorption eine „Lichtüberempfindlichkeit“ *(Photodermatose)* und u. U. Hautnekrosen verursachen können.

Extrazellulär bedingte Formen. Die extrazellulär bedingten hämolytischen Anämien, die *stets erworben* sind, entstehen vor allem durch Einwirkung von Toxinen, von Mikroorganismen, chemischen Substanzen oder Immunprozessen.

Toxische bzw. *chemische Hämolysen* treten bei Vergiftungen mit Blei, Arsen- und Schwefelwasserstoff, aromatischen Kohlenwasserstoffen, Nitroverbindungen und Aminen sowie Knollenblätterpilzen und Schlangentoxinen auf. Durch Blei werden die Mitochondrien und Ribosomen der Erythrozytenvorstufen geschädigt und gleichzeitig die Protoporphyrinsynthese und der Eiseneinbau in die Erythroblasten gehemmt.

Zu den durch *Mikroorganismen* ausgelösten Formen gehört die hämolytische Anämie bei der *Malaria.* Bei dieser Erkrankung befallen die Malaria-

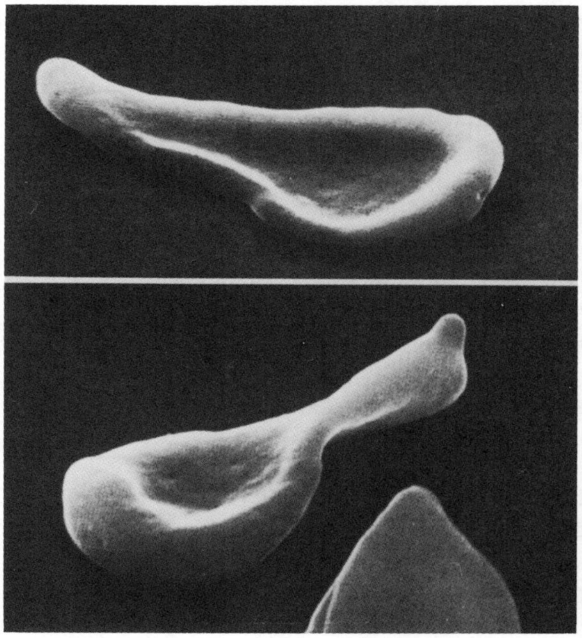

Abb. 6–22. Formänderungen der Erythrozyten bei Thalassämie, nach Bessis

Plasmodien die Erythrozyten, vermehren sich in diesen und werden nach Zerstörung der Erythrozytenmembran freigesetzt. Bei Gasbrand-, Streptokokken-, Coli- und Cholera-Infektionen können Erregertoxine ebenfalls hämolytische Anämien auslösen.

Etwa 10% der hämolytischen Anämien sind *immunhämolytische Anämien,* d. h. sie werden durch Antigen-Antikörper-Reaktionen (s. S. 113) ausgelöst. Man unterteilt diese hämolytischen Anämien nochmals in blutgruppenantikörpervermittelte, autoimmunhämolytische, und medikamentös- immunhämolytische Anämien.

Blutgruppenantikörper-vermittelte hämolytische Anämien treten nach Transfusionen gruppenfremder Erythrozyten (Transfusionszwischenfällen) sowie beim *Morbus haemolyticus neonatorum* durch diaplazentare Übertragung von Antikörpern der Mutter auf das Kind (von einer rh-negativen Mutter auf ein Rh-positives Kind, s. S. 124) auf.

Autoimmunhämolytische Anämien entstehen durch gegen (körpereigene) Erythrozyten gerichtete Autoantikörper. Auf Grund des thermischen Verhaltens unterscheidet man *Wärme- und Kälte-Autoantikörper.* Wärmeantikörper weisen ein Wirkungsoptimum bei 37°C, Kälteantikörper erst bei tieferen Temperaturen auf.

Medikamentös bedingte immunhämolytische Anämien können durch eine Reihe von Arzneimitteln ausgelöst werden. Die Bindung eines solchen Medikaments an Plasmaeiweißkörper löst Immunreaktionen aus, die sich gegen die Erythrozyten richten. Hierzu zählen u. a. Phenazetin, Penicillin G, Chinin, p-Aminosalicylsäure.

6.8 Polyzythämie und Polyglobulie

Im Gegensatz zu den Anämien ist bei diesen Krankheitsformen die absolute Erythrozytenzahl, der Hämatokritwert und meist auch die Hämoglobinkonzentration über die Obergrenze der Norm erhöht.

Man unterscheidet zwischen der

- *Polycythaemia vera* und der
- *Polyglobulie* (Polycythaemia secundaria).

Polycythaemia vera. Bei diesem Krankheitsbild mit noch unbekannter Ursache handelt es sich um eine *Regulationsstörung der Blutbildung (myeloproliferative Erkrankung);* auch der Erythrozytenabbau ist entsprechend gesteigert. Neben der Erythropoiese sind häufig die Leukozyten- und die Thrombozytenbildung sowie die Gesamtblutmenge gesteigert. Die Milz ist wegen des erhöhten Erythrozytenabbaus vergrößert *(Splenomegalie).* Infolge des erhöhten Zellumsatzes nimmt der Blutharnsäurespiegel zu (Gichtgefahr).

Polyglobulie (Polycythaemia secundaria). Bei dieser Form sind die Ursachen weitgehend bekannt. Bei den *hypoxischen Formen,* verursacht durch Herzfehler, Lungenerkrankungen, Aufenthalt in größeren Höhen, HbCO-Bildung bei starken Rauchern, löst der Sauerstoffmangel eine vermehrte Erythropoietinbildung (s. S. 88) und damit eine gesteigerte Erythropoiese aus. Den *nicht-hypoxischen Formen* liegen hormonale Störungen (z. B. Cortisolüberproduktion), Nierenerkrankungen sowie verschiedene andere Ursachen zugrunde.

Sowohl bei der Polyzythämie als auch bei der Polyglobulie wirkt sich klinisch die *erhöhte Blutviskosität* (s. S. 179) ungünstig aus. Die Hautfarbe ist blaurot *(Zyanose),* die Patienten klagen häufig über Kopfschmerzen, Juckreiz, Ohrensausen und Herzbeschwerden. Ferner besteht wegen der verschlechterten Fließeigenschaften des Blutes sowie infolge der erhöhten Thrombozytenzahl (bei der Polycythaemia vera) eine gesteigerte *Thrombosegefahr.*

6.9 Leukozyten

Die *weißen Blutkörperchen* (Leukozyten) sind kernhaltige Zellen, die im Gegensatz zu den Erythrozyten keine einheitliche Zellgruppe darstellen. *Ihre Zahl beträgt normalerweise 4000–10 000/µl Blut.* Die Form der Leukozyten bzw. der Leukozytenkerne, die funktionellen Eigenschaften, die Anfärbbarkeit der zytoplasmatischen Granula und ihre Herkunft bilden die Grundlage für ihre Unterteilung in die Gruppen (s. Abb. 6–23):

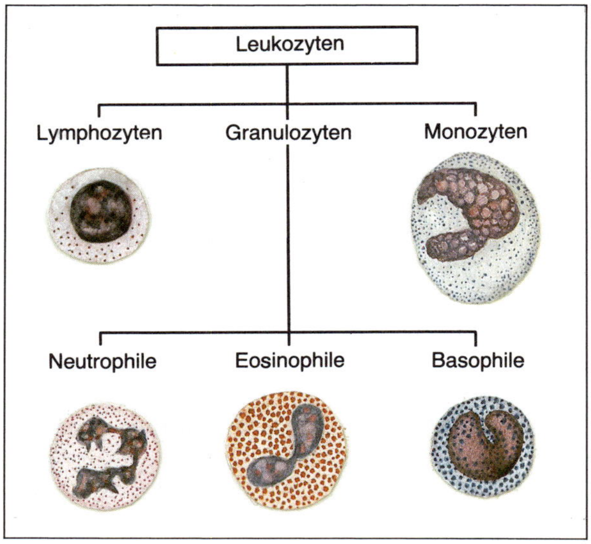

Abb. 6–23. Unterteilung der Leukozyten in Gruppen und Untergruppen

- ☐ *Granulozyten,*
- ☐ *Monozyten,*
- ☐ *Lymphozyten.*

Nur ein kleiner Prozentsatz (ca. 5%) der im Körper vorhandenen Leukozyten zirkuliert vorübergehend im Blut. Der überwiegende Teil dieser Zellen befindet sich im Knochenmark sowie in den Geweben und Organen, wo sie spezielle Funktionen ausüben.

6.9.1 Granulozyten

Morphologie der Granulozyten. Die meisten Granulozyten besitzen einen vielgestaltigen Kern, weshalb man auch von *polymorphkernigen Leukozyten* spricht. Das Zytoplasma enthält charakteristische *Granula,* nach denen diese Zellart benannt ist. Der *Zellkern* ist bei den meisten Granulozyten stark gelappt und zeigt häufig mehrere Segmente, die nur noch über feine Chromatinfäden zusammenhängen *(Segmentkernige).* Daneben kommen auch einige Granulozyten im Blut vor, deren Kern nur wenig eingeschnürt ist *(Stabkernige).* Jugendliche Granulozyten, deren Zellkern lediglich eine größere Einbuchtung zeigt *(Jugendformen),* finden sich im Blut nur selten.

Treten viele Kernsegmente in den Granulozyten auf, spricht man von einer *Übersegmentierung,* die wahrscheinlich auf eine Überalterung der Zellen zurückzuführen ist. Bei verschiedenen Erkrankungen (z. B. Entzündungen, Infektionskrankheiten, Eiterbildung) verschiebt sich das Verhältnis der unterschiedlich stark segmentierten Granulozyten, so daß relativ viele Jugendformen und Stabkernige im peripheren Blut auftreten. Man spricht in diesem Fall von einer *Linksverschiebung,* da die in der Klinik gebräuchlichen Tabellen die weniger segmentierten Zellen auf der linken Seite angeben und die Segmentkernigen in der Reihenfolge ihrer Kernsegmentzahl rechts von diesen aufgeführt sind.

Im **Zytoplasma** der Granulozyten sind – wie bereits erwähnt – kleine Granula (Durchmesser 0,2–0,5 µm) enthalten, die sich bei der panoptischen Färbung nach Pappenheim unterschiedlich anfärben. Hierauf beruht die Unterteilung in fein granulierte *neutrophile* und grob granulierte *eosinophile* (azidophile) sowie *basophile* Granulozyten.

Die drei Zellarten stehen in einem relativ konstanten Zahlenverhältnis zueinander. Im sog. *Leukozyten-Differentialblutbild,* bei dem die Granulozytenarten gesondert ausgezählt werden, ergibt sich für den Erwachsenen die in Tab. 6–4 dargestellte Verteilung.

Bildung der Granulozyten. Die Granulozyten werden unter dem Einfluß eines Wachstumsfaktors (G-CSF) aus *Stammzellen im Knochenmark* gebildet und entwickeln sich zunächst durch mehrere *Zellteilungen,* anschließend durch *Zellreifung.*

Aus der *Stammzelle* entsteht durch mitotische Zellteilung der *Myeloblast* mit einem großen, runden Kern, der kleine Nukleolen erkennen läßt, und einem stark basophilen Plasmasaum. Die nächste Entwicklungsstufe ist der *Promyelozyt,* eine große Zelle (Durchmesser 15–25 µm) mit basophil granuliertem Zytoplasma und einem ovalen oder bohnenförmigen Kern. Der *Myelozyt* (Durchmesser 12–16 µm) weist einen dichteren und gröber strukturierten Kern mit bereits deutlicher Granulierung im Zytoplasma auf. Die nachfolgenden Veränderungen beschränken sich auf eine Umgestaltung des Kerns und eine Verkleinerung des Zelleibs. Beim *Metamyelozyt* imponiert der stärker eingebuchtete Kern. Treten Metamyelozyten im peripheren Blut auf, bezeichnet man sie als *Jugendformen.* Wegen der Unfähigkeit zur DNA-Bildung ist auf der Stufe des Metamyelozyten eine Zellteilung nicht mehr möglich. Die weitere Reifung führt zunächst zu *stabkernigen* und schließlich durch 2–3 Einschnürungen des Kerns zu *segmentkernigen Granulozyten,* die einen Durchmesser von 9–12 µm auf-

Tab. 6–4. Leukozyten-Differentialblutbild bei Erwachsenen

	Relativ %	Anzahl/µl
Granulozyten		
Neutrophile	55–70	2200–7000
Segmentkernige	50–65	2000–6500
Stabkernige	3– 5	120– 450
Eosinophile	2– 4	80– 360
Basophile	0– 1	0– 90
Lymphozyten	25–40	1000–3600
Monozyten	2– 6	80– 590

weisen. Die gesamte Lebensdauer der Granulozyten von der Reifung bis zum Zelltod beträgt 8–14 Tage. Ihre mittlere Aufenthaltsdauer im Blut beläuft sich auf etwa 14 Stunden. Nach dem Verlassen der Blutbahn wandern die Zellen an ihren „Einsatzort" im Gewebe oder in die Schleimhäute des Atmungs-, Verdauungs- oder Urogenitaltraktes.

Neutrophile Granulozyten. Die Neutrophilen sind 9–12 µm große Zellen mit feinen zytoplasmatischen Granula, die sich nur schwach anfärben lassen und vor allem *lysosomale saure Hydrolasen,* aber auch *neutrale Proteasen, Lysozym* (s. S. 113), *Peroxidase* und *Phospholipase A* enthalten. Das weiterhin in den Neutrophilen nachweisbare eisenhaltige *Lactoferrin* hemmt das Bakterienwachstum durch Chelatbildung mit Eisen.

Die Neutrophilen zeigen eine ausgeprägte *amöboide Beweglichkeit.* Sie verlassen die Blutgefäße, indem sie durch die Wände der Kapillaren und Venolen treten *(Leukozyten-Diapedese),* und wandern anschließend ins Bindegewebe *(Migration).* Die Neutrophilen sind *wichtige Funktionsträger bei der unspezifischen Abwehr* (s. S. 111ff.), da sie Fremdmaterial, Gewebetrümmer und Krankheitserreger in großem Ausmaß phagozytieren können.

Werden neutrophile Granulozyten durch bakterielle oder virale Produkte bzw. durch schädigende Agenzien aktiviert, so setzen diese Zellen **Leukotriene** (s. S. 578f.) frei, die als Mediatorsubstanzen an Entzündungsreaktionen wesentlich beteiligt sind. Diese Substanzen entstehen aus *Arachidonsäure,* einem Bestandteil der Phospolipide aller Zellmembranen (s. S. 575).

Ein bestimmtes Leukotrien (LTB_4) stimuliert die *Chemotaxis* von neutrophilen und eosinophilen Granulozyten, während die Leukotriene LTC_4, LTD_4 und LTE_4 vor allem eine *Permeabilitätssteigerung der Kapillaren und Venolen* durch einen schnellen direkten Effekt auf das Endothel und damit einen Austritt von Blutplasma in den Extravasalraum *(Plasmaexsudation bei Entzündung)* sowie eine starke Konstriktion der zuführenden Atemwege auslösen. LTC_4, LTD_4 und LTE_4 werden auch als *„slow reacting substance of anaphylaxis"* (SRS-A, s. S. 578) zusammengefaßt. Sie spielen eine zentrale Rolle bei der *anaphylaktischen Reaktion* (s. S. 119).

Bei der enzymatischen Reduktion der Hydroperoxide entstehen **Sauerstoffradikale,** die u. a. zu einer Depolymerisation von Bindegewebssubstanzen, Denaturierung von Enzymen, Schädigung von Zellmembranen sowie zu einer Steigerung der Gefäßpermeabilität führen. Sie tragen dadurch zur Entzündungsreaktion (s. S. 39ff.) bei.

Eosinophile Granulozyten. Die Eosinophilen sind etwas größer als die Neutrophilen (Durchmesser 11–14 µm). Sie enthalten im Zytoplasma relativ große Granula, die sich mit dem sauren Farbstoff Eosin intensiv rot anfärben. Die Eosinophilen sind ebenfalls *amöboid beweglich.* Sie können Antigen-Antikörper-Komplexe (s. S. 113) sowie artfremdes Eiweiß *phagozytieren* und mittels der in den Granula enthaltenen proteolytischen Enzyme abbauen.

Die *Zahl der Eosinophilen* im Blut verändert sich in einer ausgeprägten *Tagesrhythmik:* Am frühen Morgen liegt sie wesentlich niedriger, um Mitternacht deutlich höher, als es dem 24-Stunden-Mittelwert entspricht. Die Abnahme der Eosinophilen am frühen Morgen steht im Zusammenhang mit dem Anstieg des Glucocorticoidspiegels im Blut. Umgekehrt führt eine Hemmung der Glucocorticoidausschüttung zu einem Anstieg der Eosinophilen.

Eine *Eosinophilie* (Vermehrung der Eosinophilenzahl) wird besonders bei sog. allergischen Reaktionen (s. S. 118ff.), bei Autoimmunerkrankungen (s. S. 416ff.) und bei Parasitenbefall (Wurmerkrankungen u. a.) sowie im Ausheilungsstadium von bestimmten Infektionskrankheiten beobachtet.

Basophile Granulozyten. Die Basophilen sind die kleinsten Granulozyten (Durchmesser 8–11 µm). Ihre groben Granula, die *Histamin, Heparin, neutrale Proteasen* und *saure Hydrolasen* enthalten, färben sich mit basischen Farbstoffen tief blauschwarz an. Eine Vermehrung der Basophilen *(Basophilie)* tritt manchmal bei Überempfindlichkeitsreaktionen und bei Erkrankungen mit erhöhten Blutfettwerten auf.

Die Basophilen des Blutes bzw. die analogen Mastzellen (s. S. 116) des Gewebes stellen die Effektorzellen der allergischen Sofortreaktion dar (s. S. 118f.). Sie sind nach ihrer Aktivierung auch an den Entzündungsreaktionen beteiligt, da sie Leukotriene (s. S. 578f.) und andere chemotaktische Stoffe sowie Prostaglandin D_2 freisetzen. Die letztgenannte Mediatorsubstanz kann die Leukotrieneffekte an den Bronchien und Gefäßen verstärken.

6.9.2 Monozyten

Die *Monozyten* sind die größten Blutzellen (Durchmesser: 12–20 µm). Ihr Zytoplasma enthält feinste Granula. Der Zellkern ist groß, häufig nierenförmig, manchmal gelappt und liegt oft etwas exzentrisch (s. Abb. 6–23).

Die Monozyten werden unter dem Einfluß eines Wachstumsfaktors (M-CSF) aus einer *pluripotenten Stammzelle im Knochenmark* gebildet. Durch Teilung, Reifung und Differenzierung entstehen schließlich Monozyten, die sich kurzzeitig im Blut aufhalten. Monozyten sind gut *amöboid beweglich* und können in verschiedene Gewebe einwandern. Dort haften die Zellen an Gewebestrukturen und reifen zu *Makrophagen* aus.

Funktionell verhalten sich Gewebe-Makrophagen genauso wie Monozyten („Blut-Makrophagen"): Die am längsten bekannte Funktion dieser Zellen ist die *Phagozytose* von Partikeln bzw. die *Pinozytose* von gelöstem Material. Opsonine (s. S. 112) erleichtern hierbei die Phagozytosefunktion. Im Anschluß an die Inkorporation wird das Fremdmaterial meist intrazellulär abgebaut.

Einen Teil des phagozytierten Materials lokalisieren die Monozyten bzw. Makrophagen auf der Zellmembran und bieten es dort den Lymphozyten zur „Erkennung" an *(Antigen-Präsentation),* wodurch die Antikörperbildung stimuliert wird *(Makrophagen-Lymphozyten-Kooperation).*

Monozyten bzw. Makrophagen sezernieren entweder spontan oder nach Aktivierung eine Vielzahl von Substanzen mit den verschiedenartigsten biologischen Wirkungen. Zu diesen Substanzen zählen *Enzyme* (lysosomale Hydrolasen, Kollagenase, Elastase) und *Proteine,* die an der *unspezifischen Abwehr* beteiligt sind (Lysozym, Komplement-Komponenten, Interferone, s. S. 113). Nach Aktivierung geben diese Zellen – ebenso wie die neutrophilen und basophilen Granulozyten – auch *Leukotriene* (s. S. 578f.) ab. Alle diese sezernierten Substanzen dienen der Abwehr im Rahmen *entzündlicher Reaktionen.* Neben den genannten Funktionen besitzen Monozyten bzw. Makrophagen auch die Fähigkeit, nach einem direkten Kontakt bestimmte Zellen (z. B. Tumorzellen) anzugreifen und zu zerstören *(zytotoxischer Effekt).* Eine Aktivierung durch Lymphozyten-Mediatoren (Lymphokine, s. S. 118) ist hierbei in der Regel obligatorisch. Neuerdings schreibt man den Zellen des Monozyten-Makrophagen-Systems auch wichtige Funktionen bei der Abwehr von ständig im Organismus entstehenden Krebszellen zu.

6.9.3 Lymphozyten

Die *Lymphozyten* sind kugelförmige Zellen mit einem runden oder ovalen Kern, der von einem schmalen Zytoplasmasaum umgeben ist (s. Abb. 6–23). Neben kleinen Lymphozyten mit einem Durchmesser von 7–10 µm kommen im Blut seltener auch größere Lymphozyten (Durchmesser: 11–16 µm) vor, deren Kern häufig etwas eingekerbt ist.

Bildung und Lebensdauer der Lymphozyten. Die Lymphozyten werden im *Knochenmark,* vor allem aber im *lymphoretikulären Gewebe der lymphatischen Organe* (s. u.) gebildet. Sie entwickeln sich aus *Retikulumzellen* (lymphatischen Stammzellen), aus denen die *Lymphoblasten* und schließlich die Lymphozyten hervorgehen. Weniger als 1% aller gebildeten *Lymphozyten* zirkuliert in der Blutbahn, wo ihr Anteil an der Leukozytenkonzentration beim Erwachsenen 25–40%, bei Säuglingen und Kleinkindern jedoch 50–70% beträgt. Viele Lymphozyten gelangen wahrscheinlich nie in die Blutbahn. Nach der Lebensdauer lassen sich zwei Gruppen unterscheiden: *kurzlebige Lymphozyten* mit einer Lebensdauer bis zu etwa 8 Tagen und *langlebige Lymphozyten,* die mehrere hundert Tage, z. T. wahrscheinlich auch einige Jahre alt werden können.

Funktion der Lymphozyten. Die Lymphozyten sind trotz geringer amöboider Beweglichkeit zur Migration befähigt und spielen eine zentrale Rolle bei den *spezifischen Abwehrfunktionen* des Organismus (s. S. 113ff.). Sie besitzen reichlich Ribosomen, haben also die Fähigkeit zur Proteinbiosynthese und können durch mitotische Zellteilung Tochterzellen bilden.

Lymphatische Organe. Lymphozyten werden – wie schon erwähnt – in den lymphatischen Organen gebildet. Man unterscheidet zwischen *primären* (Thymus und Knochenmark) und *sekundären lymphatischen Organen.* Zu letzteren zählen die Milz, die Lymphknoten, die Tonsillen (Mandeln) sowie die Lymphfollikel des Ileum (s. S. 284) und des Wurmfortsatzes.

Der **Thymus** (Bries) liegt im Mediastinum (Mittelfellraum) über dem Herzbeutel, vor den großen Venen und hinter dem Brustbein. Er ist nur beim Kind voll ausgebildet. Im Jugendalter wird er in einen Fettkörper umgewandelt. Der kindliche Thymus zeigt, umgeben von einer Organkapsel, eine deutliche Läppchenstruktur, an der man zentrale *Mark-* und periphere *Rindenanteile* unterscheiden kann. Das Grundgerüst des Thymusparenchyms stellen verzweigte *Retikulumzellen* dar, die miteinander in Verbindung stehen und ein schwammartiges Maschenwerk bilden. In den Interzellularräumen liegen kleine Lymphozyten *(Thymozyten).* Die Retikulumzellen sind häufig zwiebelschalenartig angeordnet und bilden auf diese Weise die sog. *Hassallschen Körperchen,* deren funktionelle Bedeutung noch unklar ist.

Die **Lymphknoten** sind in das Lymphgefäßsystem einbezogen. Durch ihren Anschluß an die Lymphgefäße und wegen ihres speziellen Baus sind sie zur *Filterung* und *Reinigung der Lymphe* befähigt. (Bau und Funktion der Lymphknoten sind auf S. 177 dargestellt.)

Die **Milz,** ein etwa 150 g schweres Organ, liegt im linken Oberbauch unter dem Zwerchfell in Höhe der 9. bis 11. Rippe mit der Längsachse parallel zur 10.

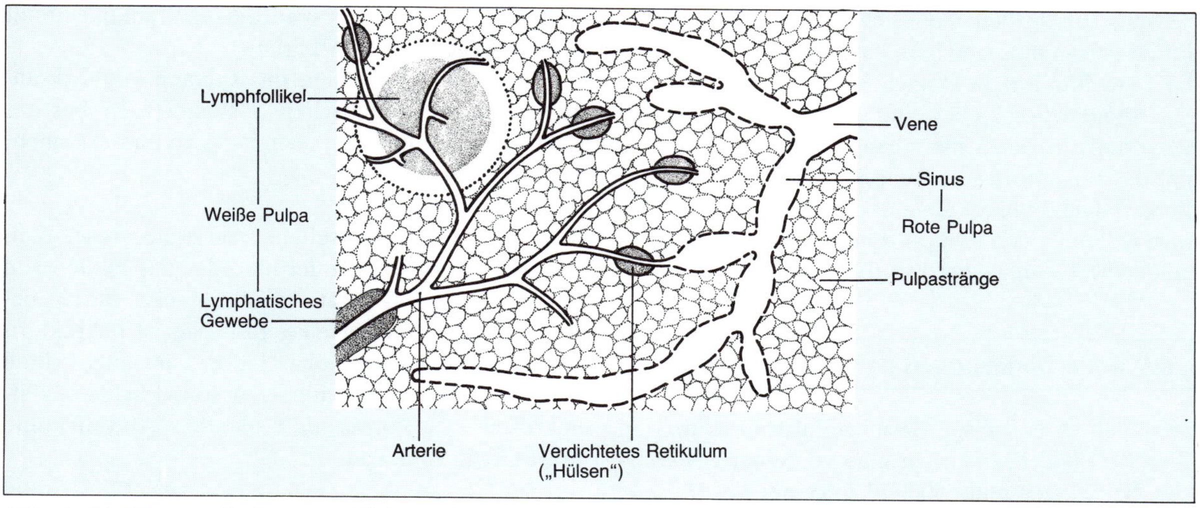

Abb. 6–24. Blutwege in der menschlichen Milz

Rippe. Sie ist von einer derben *Kapsel* umgeben, von der zahlreiche bindegewebige Balken, die *Trabekel,* in das Organinnere einstrahlen. Das dreidimensionale Balkenwerk umschließt Hohlräume, die mit dem eigentlichen Milzgewebe, der *Pulpa,* ausgefüllt sind. Man unterscheidet eine *weiße* und eine *rote Pulpa,* die beide durch ein bindegewebiges Maschenwerk, das *Retikulum,* getragen werden (s. Abb. 6–24). Letzteres setzt sich aus Retikulumzellen und Retikulinfasern zusammen und bildet ein schwammartiges Gerüstwerk, das eine Vielzahl von mobilen Zellen (z. B. Makrophagen) beherbergt.

Die **weiße Pulpa** besteht aus *lymphatischem Gewebe, das um die arteriellen Gefäße angeordnet* ist, sowie aus *Lymphfollikeln* (s. u.). Die **rote Pulpa** setzt sich aus großen Bluträumen, den *Sinus,* und dem *retikulären Maschenwerk* mit eingelagerten Zellen (vor allem Erythrozyten) zusammen.

Die vielfältigen Funktionen der Milz sind teilweise an die besondere Anordnung ihrer Blutgefäße gebunden (s. Abb. 6–24): Während in den anderen Organen immer eine direkte Gefäßverbindung zwischen arteriellen und venösen Kreislaufabschnitten besteht *(„geschlossener Kreislauf"),* enden viele Gefäße in der Milz unmittelbar in der schwammartigen Pulpa, die selbst keinen direkten Anschluß an das Venensystem hat *(„offene Strombahn").* Die Pulpa gibt ihr Blut an die *Milzsinus* weiter, die von Venen drainiert werden. Die Sinus sind von der Pulpa durch eine diskontinuierliche Gefäßwand mit sehr kleinen, 0,5 bis 3,0 µm messenden Lücken getrennt. Diese *Lücken* lassen kleine oder gut verformbare Zellen leicht passieren, während die Passage schlecht verformbarer Partikel be- oder sogar verhindert wird.

Die Milz macht während der Entwicklung einen Funktionswandel durch: In der *Fetalzeit* besitzt sie *Blutbildungsfunktionen, nach der Geburt* ist sie wesentlich am *Abbau der Blutzellen* („Blutmauserung") beteiligt. Weitere gesicherte Funktionen der menschlichen Milz sind:

- ☐ *Lymphozytenbildung,*
- ☐ *Phagozytose* durch die in ihr enthaltenen Zellen des Retikuloendothelialen Systems (s. S. 25; z. B. Abbau eliminationspflichtiger und gealterter Erythrozyten),
- ☐ *Abbau und Speicherung von Blutplättchen,*
- ☐ *Klärung des Blutes* durch Abfangen von Gerinnungsprodukten.

Sehr wahrscheinlich ist die Milz kein absolut lebensnotwendiges Organ. Bei ihrem Funktionsausfall bzw. nach ihrer operativen Entfernung *(Splenektomie)* können die restlichen lymphatischen Organe bzw. das restliche Retikuloendotheliale System ihre Funktionen weitgehend übernehmen.

Die **Tonsillen** (Mandeln) umgeben die Ausgänge des Mund- und Nasenraums, die zum Rachen führen. Die unpaare *Rachenmandel* (Tonsilla pharyngea) liegt am Rachendach, die paarigen *Gaumenmandeln* (Tonsillae palatinae) zwischen den Gaumenbögen und die *Zungenmandel* (Tonsilla lingualis) am Zungengrund. Hinzu kommt noch lymphatisches Gewebe an der seitlichen Rachenwand („Seitenstrang").

In die von einer bindegewebigen Kapsel umgebenen Tonsillen sind Lymphozyten teilweise in regelloser Anordnung, teilweise in Form von Knötchen, den *Lymphfollikeln,* eingelagert. Durch die besondere Lage der Tonsillen kommen die Lymphozyten sehr frühzeitig mit Krankheitserregern in Kontakt, die durch Mund und Nase eindringen.

Unter funktionellen Gesichtspunkten werden zu diesen Ansammlungen lymphatischen Gewebes auch die **Lymphfollikel in einigen Schleimhäuten** gerechnet. An manchen Stellen sind diese Follikel mehr diffus verteilt, in der Schleimhaut des Ileum (s. S. 284) und des Wurmfortsatzes neigen sie zum Zusammenfließen. Die Follikel stellen strang- oder kugelförmige Kolonien von Lymphozyten dar, die in lockeres Bindegewebe eingelagert sind.

6.9.4 Veränderungen der Leukozytenzahl

Bei einem Anstieg der Gesamtzahl der Leukozyten über 10 000/µl Blut spricht man von einer *Leukozytose,* bei Werten unter 4000/µl von einer *Leukopenie.* Die Veränderungen betreffen überwiegend die neutrophilen Granulozyten.

Leukozytose. Eine *neutrophile Leukozytose (Neutrophilie)* findet man vor allem bei akuten bakteriellen Allgemein- oder Lokalinfektionen, ferner bei schweren Intoxikationen, bei Urämie und diabetischem Koma, beim Morbus Cushing (s. S. 559), in der Gravidität, bei ausgeprägtem Stress sowie bei Patienten mit schnell wachsenden malignen Tumoren. Einen selektiven *Anstieg der eosinophilen Leukozyten (Eosinophilie)* beobachtet man besonders bei allergischen Reaktionen (s. S. 118ff.), Scharlach, Wurmbefall und bei Autoimmunerkrankungen.

Viruskrankheiten (z. B. Röteln) und bestimmte bakterielle Infektionen (z. B. Keuchhusten) lösen einen Anstieg der Lymphozyten im Blut aus *(Lymphozytose).*

Leukopenie. Leukopenien, bei denen es sich meist um *Neutropenien* (Abnahme der neutrophilen Leukozyten) handelt, verlaufen vielfach stumm, d. h. ohne klinische Symptome. Erst wenn die Zellzahl unter 800 µl/Blut absinkt, liegt eine ausgeprägte Infektionsgefahr vor. Leukopenien beruhen entweder auf einer Knochenmarksstörung und/oder auf einer verkürzten Überlebenszeit der Leukozyten in der Blutbahn. Dosisabhängige *toxische Leukopenien* können durch ionisierende Strahlen, Zytostatika oder Benzol ausgelöst werden (Knochenmarkschädigung). Weitgehend dosisunabhängige *allergische Leukopenien* können durch zahlreiche Medikamente (z. B. Analgetika/Antiphlogistika) ausgelöst werden. Dabei liegt sowohl eine Knochenmarkstörung als auch ein beschleunigter Abbau vor. Leukopenien findet man ferner auch nach bestimmten Infektionen (postinfektiös) und bei bestimmten Milzerkrankungen (z. B. Hyperspleniesyndrom, Erkrankungen mit begleitender Milzvergrößerung).

Lymphopenien können im Rahmen von Erkrankungen des lymphatischen Systems (z. B. bei der Lymphogranulomatose oder bei Lymphosarkomen, s. S. 110) auftreten.

Agranulozytose. Die seltene Agranulozytose, d. h. die sehr starke Verminderung oder das Fehlen von Granulozyten im Blut, wird zumeist durch bestimmte Arzneimittel ausgelöst. Sie ist charakterisiert durch die Trias hohes Fieber, abrupter Abfall oder Fehlen der Granulozyten sowie Schleimhautnekrosen (als Folge der fehlenden Abwehr) und führt häufig zum Tod.

6.9.5 Leukämien (Leukosen)

Leukämien sind Erkrankungen des leukozytären Systems, die sich klinisch wie maligne Tumoren verhalten. Die unkontrollierte Wucherung von abnormen weißen Blutzellen bzw. deren Vorstufen hat zur Folge, daß die Abwehrfunktion des Organismus gestört ist (Infektanfälligkeit, schlechte Wundheilung). Die Zahl der weißen Blutzellen ist zwar vielfach erhöht, doch gibt es auch Leukämien mit normalen oder sogar verminderten Leukozytenzahlen im Blut *(sub- oder aleukämische Leukämien).*

Durch die unkontrollierte Wucherung des leukozytären Systems werden häufig auch die *Erythropoiese* und die *Thrombopoiese* in Mitleidenschaft gezogen. Die Folge sind Anämie und gesteigerte Blutungsbereitschaft (hämorrhagische Diathese, s. S. 130ff.).

Nach dem Krankheitsverlauf und der betroffenen Zellart unterscheidet man vier Hauptformen:

- ☐ *akute myeloische,*
- ☐ *akute lymphatische,*
- ☐ *chronische myeloische* und
- ☐ *chronische lymphatische Leukämie.*

Die *Ätiologie* ist beim Menschen noch weitgehend unklar. Wie bei anderen bösartigen Tumoren werden verschiedene Ursachen diskutiert: Viren (z. B. HTLV I), ionisierende Strahlen (sprunghaftes Ansteigen der Leukämiehäufigkeit in Hiroshima und Nagasaki nach dem Abwurf der Atombomben 1945) und karzinogene Verbindungen. Genetische Faktoren haben ebenfalls eine ätiologische Bedeutung, denn bei Trisomie 21 (Down-Syndrom, Mongolismus, s. S. 47) ist das Auftreten einer akuten Leukämie 10fach häufiger als in der Normalbevölkerung.

Akute Leukämien. Bei den *akuten Leukämien (akuten Leukosen)* besteht eine Differenzierungsstörung auf der Ebene der frühen Leukozytenvorstufen.

Akut-myeloische Leukämien *(AML)* treten bevorzugt im Erwachsenenalter auf. Mit Hilfe von zytochemischen Färbemethoden lassen sich folgende Untergruppen unterscheiden:

- ☐ *Myeloblasten-Leukämie,*
- ☐ *Promyelozyten-Leukämie,*
- ☐ *Monozyten-Leukämie,*
- ☐ *Myelomonozyten-Leukämie* und
- ☐ *Erythroleukämie.*

Alle diese Formen beginnen häufig – ähnlich wie eine schwere Infektionskrankheit – mit plötzlichem Fieber und Schüttelfrost sowie Ulzerationen im Mundbereich. Später kommt eine deutliche Anämie und Blutungsbereitschaft (hämorrhagische Diathese) mit Haut- und Zahnfleischbluten hinzu. Andererseits können akute Leukämien auch schleichend mit unklaren Symptomen beginnen. Dabei ist die klinische Symptomatik von den beteiligten Zelltypen meist unabhängig. Das Blutbild weist neben unreifen Formen ausgereifte Zellen auf, dagegen fehlen verschiedene Zwischenstufen (sog. *Hiatus leucaemicus*).

Durch maligne Entartung des erythropoietischen Systems können leukämieartige Erkrankungen auftreten. Sie zeigen klinisch eine weitgehende Ähnlichkeit mit einer AML und sind dadurch charakterisiert, daß neben entarteten kernhaltigen Erythrozytenvorstufen auch Myeloblasten im Blut auftreten. Wegen der extramedullären Zellbildung sind Leber und Milz häufig vergrößert.

Akut-lymphatische Leukämien *(ALL, Lymphoblastenleukämie)* treten bevorzugt im Kindesalter auf. Auf Grund immunologischer Kriterien lassen sich folgende Subtypen unterscheiden:

- ☐ *B-Zell-Leukämie* (ca. 75%),
- ☐ *T-Zell-Leukämie* (ca. 20%),
- ☐ *C-akut-lymphatische Leukämie* (ca. 2,5%), und
- ☐ *Null-akut-lymphatische Leukämie* (ca. 2,5%).

Chronische Leukämien. Bei den chronischen Leukämien beobachtet man neben uncharakteristischen Allgemeinbeschwerden infolge des langsamen Verlaufs vor allem *Organveränderungen,* z. B. bei der chronisch-myeloischen Leukämie Milz- und Lebervergrößerungen (Spleno- und Hepatomegalie), bei chronisch-lymphatischen Leukämien Splenomegalie sowie Vergrößerung der Lymphknoten. Die dabei auftretende Anämie ist Folge einer Störung der Erythropoiese durch Knochenmarksinfiltration. Thrombopenien treten bei chronischen Leukämien erst spät auf. Wegen der ungenügenden Zahl von zur Phagozytose befähigten Granulozyten oder wegen eines Antikörpermangelsyndroms bei den lymphatischen Leukämien besteht die Gefahr schwerer Infektionen, von deren Auftreten die Prognose weitgehend abhängt.

Chronisch-myeloische Leukämien *(CML, chronische Myelosen)* werden durch die maligne Transformation einer einzigen Stammzelle ausgelöst. Das typische Differentialblutbild ist durch ein Nebeneinander aller Reifungsstufen gekennzeichnet. Erste Krankheitszeichen sind häufig eine Milzvergrößerung, Blutungsneigung und unklare Fieberschübe. Nach einem mehrjährigen Krankheitsverlauf ist das Finalstadium häufig durch eine vermehrte Ausschwemmung von Myeloblasten charakterisiert, die im Blut bis auf Anteile von 60–80% ansteigen können *(„Blastenschub“).*

In 80–90% der Fälle von CML findet man das sog. *Philadelphia-Chromosom* in allen hämatopoietischen Zellen. Hierbei handelt es sich um eine Translokation vom langen Arm des Chromosoms 22 zum langen Arm des Chromosoms 9 (s. S. 9).

Abzugrenzen von der CML ist ein anderes Krankheitsbild, die *Osteomyelofibrose (Osteomyelosklerose),* bei dem ebenfalls regelmäßig unreife Zellen der Erythropoiese bzw. Leukopoiese im Blut vorkommen und die Symptomatik der CML ähnlich ist (Leber- und Milzvergrößerung, Blutungsneigung). Im Gegensatz zur CML handelt es sich um eine Verödung des Knochenmarks unklarer Genese mit extramedullärer Blutbildung.

Chronisch-lymphatische Leukämien *(CLL, chronische Lymphadenosen)* sind durch eine starke Vermehrung lymphatischer Zellen in Lymphknoten, Milz, Leber und anderen Organen gekennzeichnet. Fast immer ist auch das Knochenmark betroffen. Deshalb wird die Erkrankung trotz ihrer Zugehörigkeit zu den Non-Hodgkin-Lymphomen (s. S. 110) bei den Leukämien abgehandelt. Sie ist eine Krankheit des höheren Lebensalters und führt häufig zu Infektanfälligkeit (durch Antikörpermangel), Anämie und Blutungsneigung.

6.9.6 Maligne Lymphome

Die malignen Lymphome stellen *bösartige Erkrankungen des lymphoretikulären Gewebes* dar. Sie sind relativ häufig und machen etwa 5% aller malignen Erkrankungen aus. Man unterteilt sie in *Hodgkin-*

und *Non-Hodgkin-Lymphome*. Von den Krankheitsprozessen sind zunächst die lymphatischen Organe, d. h. vor allem Lymphknoten und Milz, später auch andere Organe (z. B. Leber) betroffen.

An **Lymphogranulomatose (Morbus Hodgkin)** erkranken jährlich 2–3 von 100 000 Menschen. Ein erster Häufigkeitsgipfel liegt zwischen dem 20. und 35. Lebensjahr, ein zweiter jenseits des 50. Lebensjahres. Der Morbus Hodgkin ist eine chronische, fortschreitende Erkrankung, die durch die Ausbildung granulomatöser Gewebe und eine damit verbundene Verdrängung normaler Gewebe gekennzeichnet ist. Die unbehandelte Krankheit hat eine ungünstige Prognose. Die *Ätiologie* ist unbekannt, eine Virusgenese wird diskutiert. Klinisch finden sich beim Morbus Hodgkin zunächst häufig schmerzlose Vergrößerungen der Lymphknoten im Halsbereich, ohne daß das Allgemeinbefinden beeinträchtigt ist. Bei anderen Patienten steht primär ein starker, nicht zu erklärender Juckreiz im Vordergrund. Etwa zwei Drittel aller Patienten weisen eine geringe bis mittelstarke Milz- und etwa die Hälfte eine Lebervergrößerung auf. Allgemeinsymptome sind rezidivierende Fieberschübe, nächtliches Schwitzen, eine Abwehrschwäche sowie eine Beschleunigung der Blutkörperchensenkungsgeschwindigkeit. Der Befall von Knochen kann schwere Schmerzzustände auslösen. Charakteristisch ist es, daß etwa ein Drittel der Kranken wenige Minuten nach der Einnahme selbst kleiner Alkoholmengen in den lymphogranulomatösen Herden Schmerzen empfindet.

Die **Non-Hodgkin-Lymphome** umfassen maligne Erkrankungen, die von pathologisch veränderten B- oder T-Lymphozyten ausgehen. Im Gegensatz zum Morbus Hodgkin zeigen sie leukämische Verlaufsformen.

Zu dieser uneinheitlichen Gruppe rechnet man u. a. folgende *Lymphome mit relativ niedrigem Malignitätsgrad:*

- □ *chronisch-lymphatische Leukämie* (s. o.),
- □ *Haarzellen-Leukämie* (Haarzellen = Lymphozyten mit zarten Zytoplasmaausläufern),
- □ *lympho-plasmozytoides Immunozytom (Morbus Waldenström),*
- □ *plasmozytisches Lymphom (Plasmozytom).*

Zu den *hochmalignen Lymphomen* zählen u. a. das

- □ *immunoblastische Lymphom (Retikulosarkom)* und das
- □ *lymphoblastische Lymphom.*

Nicht scharf von den Non-Hodgkin-Lymphomen abgrenzbar sind einige seltene *maligne Erkrankungen des retikulohistiozytären (retikuloendothelialen) Systems.* Wucherungen atypischer Histiozyten in Knochenmark, Leber und lymphatischen Organen findet man sowohl bei der *malignen Histiozytose* als auch bei der *Histiozytose X.*

6.10 Abwehrfunktionen

Für die Abwehr von Krankheitserregern oder artfremder Substanzen, welche die *natürlichen Barrieren* des Körpers überwunden haben, stehen dem Organismus

- □ *unspezifische* und
- □ *spezifische*

Abwehrmechanismen zur Verfügung. An beiden Abwehrformen sind sowohl

- □ *zelluläre* als auch
- □ *humorale,* d. h. in den Körperflüssigkeiten vorkommende

Faktoren beteiligt.

Unspezifische Abwehrmechanismen sind in der Lage, bereits beim ersten Kontakt Krankheitserreger oder Fremdstoffe auszuschalten. Diese Abwehrmaßnahmen sind gegen alle potentiell schädigende Agenzien mit praktisch gleicher Intensität gerichtet, d. h. sie sind nicht zielgerichtet und werden häufig auch unter dem Begriff *unspezifische Resistenz* zusammengefaßt.

Häufig genügen die zur unspezifischen Abwehr beitragenden Mechanismen nicht, um Bakterien, Viren, Pilze, Parasiten, Toxine, Zerfallsprodukte und andere Fremdstoffe auszuschalten. **Spezifische Abwehrmechanismen,** sog. *immunologische Vorgänge,* stellen dann einen weiteren sehr wirkungsvollen „Schutzwall“ dar, den der Organismus aber zunächst aufbauen muß. Alle immunologischen Reaktionen zeichnen sich dadurch aus, daß sie *erst nach dem Erkennen* eines Schadstoffes wirksam werden können. Dazu bedarf es einer gewissen *Latenzzeit* („immunologische Lücke“) zwischen dem erstmaligen Eindringen eines bestimmten Infektionserregers oder Toxins bis zur Ausbildung einer wirkungsvollen Immunantwort. An dieser sind im wesentlichen drei Zellarten, *Makrophagen, B-Lymphozyten und T-Lymphozyten* (s. u.) beteiligt.

Die spezifischen Abwehrvorgänge weisen eine *hohe individuelle Spezifität* auf, sie führen in der Regel zur *Immunität* (Unempfindlichkeit gegenüber den Schad- oder Fremdstoffen, mit denen sich der Organismus einmal auseinandergesetzt hat). Sie besitzen außerdem *Gedächtnisfunktionen,* d. h. ein bestimmter Fremdstoff wird nach dem Erstkontakt noch jahrelang erkannt. Im Gegensatz zur verzögerten, Tage bis Wochen dauernden Reaktion nach Erstkontakt, ermöglicht das immunologische Gedächtnis bei einem erneuten Kontakt mit dem gleichen Fremdstoff eine sehr viel schnellere und stärkere Reaktion *(Booster-Effekt).*

Unspezifische und spezifische Mechanismen können gelegentlich unabhängig voneinander kurzfristig bestimmte Abwehrfunktionen ausüben. Die Regel ist aber eine *arbeitsteilige Kooperation.* Die Gesamtleistung ist dann um ein Vielfaches größer und wirksamer als die Summe der Einzelleistungen.

Eine *physiologische Barriere* gegen Infektionen ist die *Haut* mit ihrer Hornschicht, die für Mikroorganismen nahezu undurchdringlich ist. Sekrete von Schweiß- und Talgdrüsen sorgen weiterhin für einen Abschwemmeffekt und bilden einen Säuremantel, der Bakterien in ihrem Wachstum hemmt bzw. sogar abtötet. Auch die *Schleimhäute* weisen Barrierefunktionen auf. Die zuleitenden Atemwege sind beispielsweise von einer Schleimschicht bedeckt und mit einem Flimmerepithel ausgekleidet, die zusammen ein Eindringen der meisten Mikroorganismen verhindern können (s. S. 221). Im *Magen,* dem ersten großen Reservoir für Speisen und Flüssigkeiten, wird durch den sauren Magensaft die Mehrzahl der Mikroorganismen abgetötet (s. S. 281). Die meisten anderen Schleimhäute des Körpers tragen eine mikrobielle Flora, die der Ansiedlung pathogener Keime entgegenwirkt. So wird im Vaginalbereich ein saurer pH-Wert durch symbiotische Besiedlung mit Lactobakterien aufrechterhalten.

6.10.1 Unspezifische zelluläre Abwehr

Mikro- und Makrophagen. Bestimmte Gruppen der weißen Blutkörperchen besitzen die Fähigkeit, schädliche Stoffe oder Zellen durch Einschluß zu vernichten *(Phagozytose).* Hierzu zählen die *neutrophilen* und *eosinophilen Granulozyten,* die man als *Mikrophagen* bezeichnet, sowie die *Monozyten* bzw. *Makrophagen.* Die Makrophagen sind nicht nur die phagozytoseaktivsten Zellen, sondern sie beteiligen sich auch an spezifischen Abwehrprozessen (s. S. 113ff.) und synthetisieren einige Komplementfaktoren, Interferone sowie das fiebererzeugende endogene Pyrogen (s. S. 576).

Ablauf der Phagozytose (s. Abb. 6–25). Die Phagozyten werden von Bakteriengiften, Zellzerfallstoffen

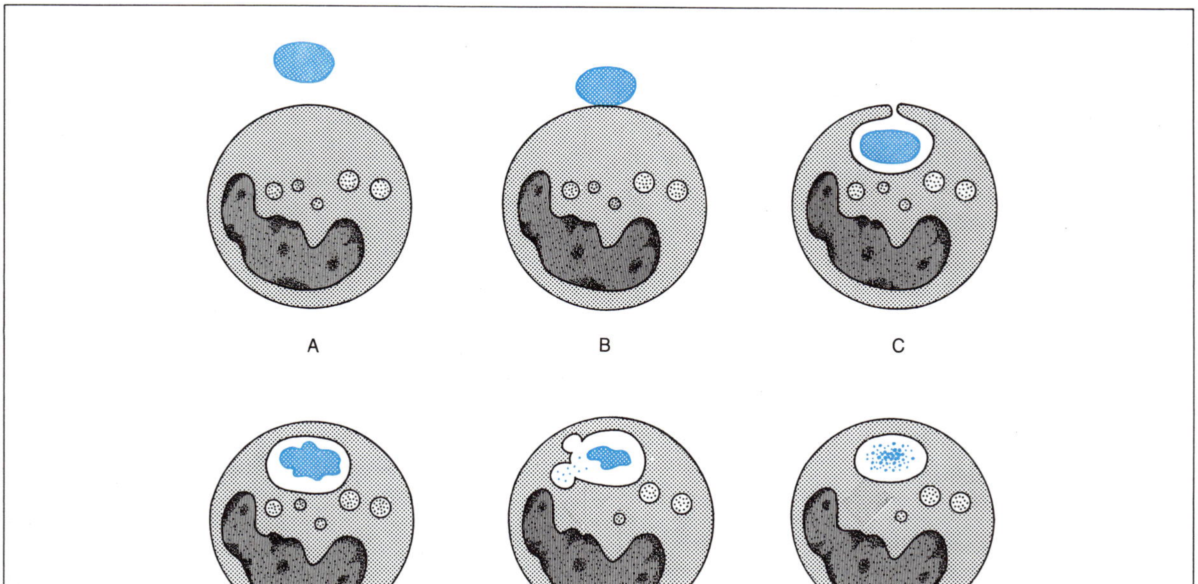

Abb. 6–25. Ablauf der Phagozytose. *A* Zielgerichtete Bewegung der Phagozyten auf den Fremdkörper zu; *B* Adhärenz; *C* Umschließen des Fremdkörpers mit Pseudopodien; *D* Phagosom-Bildung; *E* Phagolysosom-Bildung; *F* Abbau des phagozytierten Materials

und fremden Zellen angelockt, wobei bevorzugt chemische Reize die zielgerichtete Wanderung zu den Orten der Schädigung auslösen *(Chemotaxis)*.

Als chemotaktische Stoffe wirken u. a. Faktoren des Komplementsystems sowie verschiedene Enzyme (Gewebe-Proteasen, Plasmin, Thrombin und Kallikrein). Vor der *Endozytose*, zu der die *Phagozytose* (Aufnahme fester Partikel) und die *Pinozytose* (Aufnahme gelöster Stoffe) gehören, lagert sich der angelockte Phagozyt zunächst dem Fremdstoffteilchen an *(Adhärenz)*. Durch diesen Kontakt kommt es zu einer *Stoffwechselaktivierung des Phagozyten* (Steigerung der Atmungs- und Glykolyseaktivität), der anschließend mit *Pseudopodien* den Fremdstoff umschließt. Durch Verbindung der inneren Membranenden entsteht ein Bläschen *(Phagosom)*, das in einem weiteren Schritt mit einem oder mehreren Lysosomen zum *Phagolysosom* verschmilzt. Die in den Lysosomen enthaltenen *hydrolytischen Enzyme* bauen schließlich das phagozytierte Material ab. Ist ein solcher Abbau, wie z. B. im Falle der Tuberkelbakterien, nicht möglich, so bleibt in den Phagolysosomen unverdautes Material enthalten. Daraus gehen z. T. die sog. Restkörper hervor, die aus der Zelle ausgeschleust werden *(Exozytose)*.

Wesentlich für die Abtötung von Bakterien und wahrscheinlich auch von Tumorzellen durch Makrophagen sind die über das Peroxydase-System entstandenen aktiven *Sauerstoffspezies* (Superoxidradikalanion $\cdot O_2$, Hydroxylradikal $\cdot OH$, Singlet-Sauerstoff $^1O_2$, Peroxidradikal $\cdot O_2H$ und H_2O_2.

Opsonisierung. Die Phagozytose kann durch das Einwirken bestimmter Stoffe, der sog. *Opsonine*, gefördert werden. Zu diesen Stoffen zählen einige Komplementkomponenten (s. u.) und bestimmte an Zellen gebundene Antikörper.

Natürliche Killerzellen. Die sog. *NK-Zellen* sind große granulierte Lymphozyten, die reichlich saure Hydrolasen enthalten und deren Abwehrfunktionen eng an die Produktion und die Wirkung von Interferonen (s. u.) gebunden sind. Ihre größte Bedeutung liegt in der unspezifischen Zerstörung von Viren und Zellen, vor allem Tumorzellen.

6.10.2 Unspezifische humorale Abwehr

Komplementsystem. An der Abwehr von Krankheitserregern ist ein physiologischerweise im Blut und Geweben vorhandenes und aus 20 Glykoproteinen bestehendes System beteiligt, das sowohl *unspezifische Aufgaben* als auch *Immunreaktion-abhängige Funktionen* erfüllt und damit ein *wichtiges Entzündungsmediatorsystem* darstellt. Die einzelnen Komponenten des Komplementsystems werden von Makrophagen und Leberzellen synthetisiert. Nach *Aktivierung durch Antigen-Antikörper-Komplexe* (s. Abb. 6–26, *„klassische Kaskade"*) oder durch Bakterien, Viren, Pilze oder Protozoen u. a. (*„alternative Kaskade"* bzw. *Properdin-System*) reagieren die einzelnen Komponenten des Systems in einer festgelegten Reihenfolge miteinander, wobei die beiden Aktivierungswege in eine gemeinsame Endstrecke einmünden (s. Abb. 6–26). Die Faktoren, die Schlüsselfunktionen in der Aktivierung oder biologischen Wirkung ausüben, werden durch Regulatorproteine wirksam kontrolliert, so daß ständig eine sinnvolle Balance zwischen Aktivierung und Inaktivierung des Systems gewährleistet ist.

Nach Aktivierung des Komplementsystems entsteht eine Reihe von Komplementkomponenten, die folgende Funktionen ausüben:

- ☐ *Stimulation von Zellen* mit Abwehrfunktionen (z. B. Makrophagen) durch C3b, C5a,
- ☐ *Kontaktvermittlung* zur Einleitung der Phagozytose (Opsonisierung durch C3b) und der Zellkooperation (z. B. zwischen Lymphozyten und Makrophagen durch C3a),
- ☐ *Lyse von Zellen* (durch C5–C9) und
- ☐ *Auflösung von Immunkomplexen* (durch C3b).

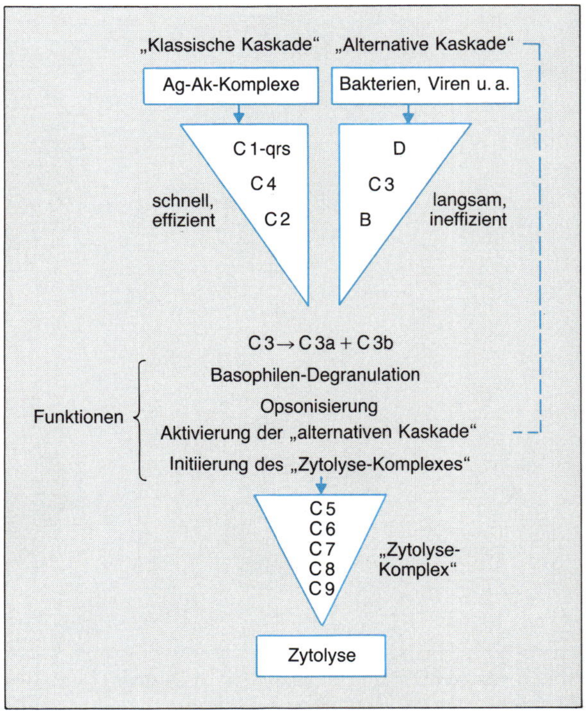

Abb. 6–26. Aktivierungswege des Komplementsystems

Die Stimulation von Zellen durch bestimmte Komplementkomponenten trägt wesentlich zur *Entzündungsreaktion* bei. Durch die Freisetzung von Histamin aus basophilen Granulozyten und Thrombozyten, von lysosomalen Enzymen und von Arachidonsäurederivaten (Leukotrienen, Prostaglandinen, Thromboxanen) aus Granulozyten und Makrophagen sowie durch Wirkungen auf Endothelzellen kommt es im Entzündungsgebiet zur *Vasodilatation,* zu einer lokalen *Permeabilitätssteigerung* mit Exsudation und *Ödembildung* sowie zu anderen Entzündungserscheinungen (Förderung von *Chemotaxis* und *Opsonisierung* u. a.). Bestimmte Komplementfragmente können auch eine Kontraktion glatter Muskulatur (z. B. eine Verengung des Bronchialsystems) und Thrombozytenaggregation (s. S. 125f.) auslösen.

Lysozym. Ein weiterer Faktor der unspezifischen humoralen Abwehr ist das *Lysozym,* das beim Zerfall phagozytierender Zellen frei wird. Es wirkt ähnlich wie das Komplementsystem und ist in der Lage, die Wandstrukturen bestimmter Bakterien (Staphylokokken, Streptokokken u. a.) hydrolytisch zu spalten. Es kommt vor allem im Bronchialschleim und in der Tränenflüssigkeit vor.

Interferonsystem. Die speziesspezifischen Interferone sind hochaktive, körpereigene Proteine mit einem breiten Wirkungsprofil. Die Bildung der Interferone durch eukaryotische Zellen wird vor allem durch Viren, Bakterien, bakterielle Produkte, Nucleinsäuren, Pilze oder Protozoen induziert. *α-Interferone* werden hauptsächlich von Leukozyten, *β-Interferon* vor allem von Fibroblasten und *γ-Interferon* von T-Lymphozyten nach Antigenkontakt gebildet. Letzteres gehört demnach zu den Lymphokinen (s. S. 118). Alle Interferontypen weisen folgende biologische Wirkungen auf:

- ☐ *Hemmung der Virus-Replikation* in Zellen (antiviraler Effekt),
- ☐ *Hemmung der Proliferation von Normal- und Tumorzellen* (antiproliferativer Effekt),
- ☐ *Stimulation oder Hemmung immunologischer Reaktionen* (Aktivierung von Makrophagen, Hemmung der Antikörperbildung, Förderung der T-Zell-Proliferation, „immunmodulatorischer Effekt"), und
- ☐ *Aktivierung der „Natürlichen Killer-Zellen"* (s. S. 112).

Bei der Interferonbehandlung bösartiger Tumoren (z. B. des oft im Rahmen der AIDS-Erkrankung auftretenden Kaposi-Sarkoms, s. S. 121, und der Haarzell-Leukämie, s. S. 110) spielen wahrscheinlich alle erwähnten Einzelwirkungen zusammen.

Akute-Phase-Proteine. Bei gewebeschädigenden Reizen (Infektionen, Entzündungen, bösartigen Tumoren, Gewebsdestruktion u. ä.) erhöht sich die Konzentration bestimmter Proteine im Blutplasma. Der Konzentrationsanstieg geht auf eine Synthesesteigerung dieser Proteine in der Leber zurück, die wiederum durch Mediatoren (z. B. Interleukin-1, s. S. 116) vermittelt wird. Zu diesen „Anti-Entzündungsproteinen" gehören Eiweiße, die Lipidmaterial aus zerstörten Zellmembranen beseitigen (C-reaktives Protein, Serum-Amyloid-A-Protein), Proteasen-Inhibitoren (α_1-Antitrypsin, α_1-Antichymotrypsin), Gerinnungsfaktoren (z. B. Fibrinogen), Komplementkomponenten (z. B. C3 und C4) und Transportproteine (Haptoglobin, Coeruloplasmin). Zu den *„Negativ-Akute-Phase-Proteinen"*, deren Biosynthese bei Entzündungen gedrosselt wird, zählen u. a. Albumin, Transferrin und HDL (s. S. 248).

Die Syntheserate bestimmter Akute-Phase-Proteine wird durch *Hormone* beeinflußt. Während Corticosteroide bzw. Androgene vor allem die Haptoglobin-Biosynthese stimulieren, wird die α_1-Antitrypsin- und besonders die Coeruloplasminkonzentration im Serum sowohl bei Oestrogengabe als auch in der Schwangerschaft gesteigert.

6.10.3 Spezifische humorale Abwehr

Die spezifische humorale Abwehr wird durch einen Antigenkontakt ausgelöst und durch B-Lymphozyten vermittelt.

Antigene. *Antigene sind für den Organismus fremde Substanzen, die im Blut und im Gewebe spezifisch gegen sie gerichtete Abwehrmaßnahmen hervorrufen.* Es handelt sich dabei um *partikuläre Antigene* (z. B. Bakterien, Viren oder Pilze) oder um großmolekulare, *gelöste Antigene* (Proteine, Polysaccharide, Lipide und Nucleinsäuren) mit einem Molekulargewicht > 3000, die an exponierten Stellen die für ihre Spezifität maßgebenden Teilstrukturen *(Determinanten)* tragen. Die Determinanten können mit einem gegen sie gerichteten Abwehrstoff (Antikörper, s. u.) eine spezifische Bindung eingehen *(Antigen-Antikörper-Reaktion).* Ohne makromolekularen Träger sind sie aber nicht in der Lage, die Bildung von weiteren Antikörpern zu induzieren.

Kleinmolekulare Substanzen (z. B. Arzneimittel) können nur dann als Antigen wirken, wenn sie an eine hochmolekulare Substanz gekoppelt sind. Man nennt diese kleinmolekularen Substanzen *Haptene*. Sie entsprechen losgelösten Determinanten.

B-Lymphozyten. Aus Stammzellen des Knochenmarks entstehen laufend *immunologisch inkompetente Lymphozyten*, die in das Blut abgegeben werden. Ein Teil dieser Zellen wandert beim Menschen in ein noch nicht sicher lokalisierbares System (Knochenmark?) und unterliegt dort einer speziellen *„Prägung"*. Die Zellen verlassen dieses System als sog. *B-Lymphozyten* und sind von diesem Zeitpunkt an *immunologisch kompetent*. Sie gelangen über den Blut- und Lymphweg in bestimmte Bezirke von Milz und Lymphknoten und siedeln sich dort bevorzugt in den sog. Keimzentren der Follikel an.

Antikörperbildung. *Antikörper entstehen etwa 2–3 Wochen nach Kontakt eines Antigens mit immunologisch kompetenten B-Lymphozyten.* Sie stellen in der Regel streng spezifische, dem Antigen komplementäre Reaktionsprodukte des Organismus dar *(„Schlüssel-Schloß-Prinzip")* und gehören vor allem der Gruppe der γ-Globuline an (s. u.).

Antikörper werden von Plasmazellen gebildet, die aus B-Lymphozyten durch Proliferation und Differenzierung nach einem Antigenkontakt hervorgegangen sind (s. Abb. 6–28, S. 116).

Bei einer Erstbegegnung eines B-Lymphozyten mit einem Antigen entstehen neben den *Plasmazellen* **(Effektorzellen)** auch langlebige **Gedächtniszellen,** die ebenfalls im Blut kreisen und bei erneuter Exposition ein Antigen u. U. noch nach Jahren wiedererkennen. Sie sind dafür verantwortlich, daß Wiederbegegnungen mit dem gleichen Antigen anders verlaufen als Erstbegegnungen, da nunmehr schnell eine große Zahl von Plasmazellen gebildet wird, die dann in größerem Ausmaß humorale Antikörper produzieren. Eine Plasmazelle ist in diesem Fall in der Lage, pro Sekunde etwa 2000 identische Immunglobulinmoleküle zu synthetisieren. Für diese Antikörperbildung der Plasmazellen ist eine Unterstützung („Kooperation") durch T-Lymphozyten *(„T-Helferzellen")* erforderlich (s. u.).

Trifft ein Antigen auf eine Plasmazelle, die den komplementären Antikörper produzieren kann, so wirkt dies offenbar als Reiz zur Proliferation dieser Zelle. Nach einer größeren Zahl von Zellteilungen ist ein *Klon* von Plasmazellen entstanden. Alle Zellen eines solchen Klons bilden den gleichen Antikörper, da die Information zur Bildung auf alle Nachfolgezellen weitergegeben wurde. Man rechnet mit mindestens 10^6 verschiedenen Determinanten und daher auch mit 10^6 verschiedenen Typen von Antikörpern. Diese Annahme setzt voraus, daß auch 10^6 Lymphozytenklone vorhanden sind, die bereits bei der Geburt vorliegen. Bei Antigenkontakt proliferiert der jeweils „zuständige" Klon *(Klonselektionstheorie)*.

Monoklonale Antikörper. Normalerweise tragen Antigene immer mehrere Determinanten, so daß nach dem Kontakt mit einem bestimmten Antigen physiologischerweise immer eine Reihe verschiedener Antikörper gebildet wird. Die verschiedenen Antikörper werden jeweils von einem Klon von Plasmazellen produziert. Man spricht in einem solchen Fall von einer *polyklonalen Immunantwort* bzw. von *polyklonalen Antikörpern.*

Mit Hilfe eines mit dem Nobelpreis ausgezeichneten Verfahrens ist es neuerdings auch möglich, *monoklonale Antikörper* zu produzieren. Hierzu werden B-Lymphozyten mit Tumorzellen fusioniert. Die daraus entstehenden *Hybridome* („Zwitterzellen") haben von dem B-Lymphozyten die Fähigkeit zur Antikörperproduktion und von der Tumorzelle die Fähigkeit zu permanentem Wachstum geerbt. Da jeweils nur einzelne B-Lymphozyten in die Fusion eingehen, ist das Produkt der jeweiligen Hybridome *monoklonal.* Die auf diese Weise in beliebiger Menge und für alle Zeiten unverändert produzierbaren monoklonalen Antikörper unterscheiden sich nicht von natürlichen Immunglobulinen.

Die monoklonalen Antikörper werden bereits vielfach in Diagnostik und Therapie eingesetzt. Sie dienen derzeit vor allem zur Blutgruppenbestimmung (s. S. 122ff.), zur Zellidentifizierung in der Bakteriologie, zur Klassifizierung und Behandlung von Leukämien und Lymphomen sowie zur Diagnostik und Therapie bestimmter Tumoren.

Antikörperklassen. Die Antikörper, die auch als *Immunglobuline* (Ig) bezeichnet werden, können immunelektrophoretisch in fünf Klassen (*IgG, IgM, IgA, IgD* und *IgE*) getrennt werden.

Immunglobulin G (IgG) kann als Prototyp der Immunglobuline angesehen werden und ist am besten untersucht. Das symmetrische Molekül besteht aus zwei *leichten (L-Ketten)* und zwei *schweren Peptidketten (H-Ketten),* die durch Disulfidbrücken miteinander verbunden sind (s. Abb. 6–27). Enzymatische Abbaustudien haben gezeigt, daß zwischen der L- und der H-Kette die *Antigenbindungsstelle* liegt. Dieser Molekülbezirk wird deshalb *Fab-Stück* genannt (**a**ntigen**b**indendes **F**ragment). Aus dem symmetrischen Aufbau des Antikörpers ergibt sich, daß er über *zwei Bindungsstellen* verfügt. Die Enden der H-Ketten neigen in freier Form sehr leicht zur Kristallisation, was in der Bezeichnung *Fc-Stück* zum Ausdruck kommt (**c**ristallisierbares **F**ragment). Das

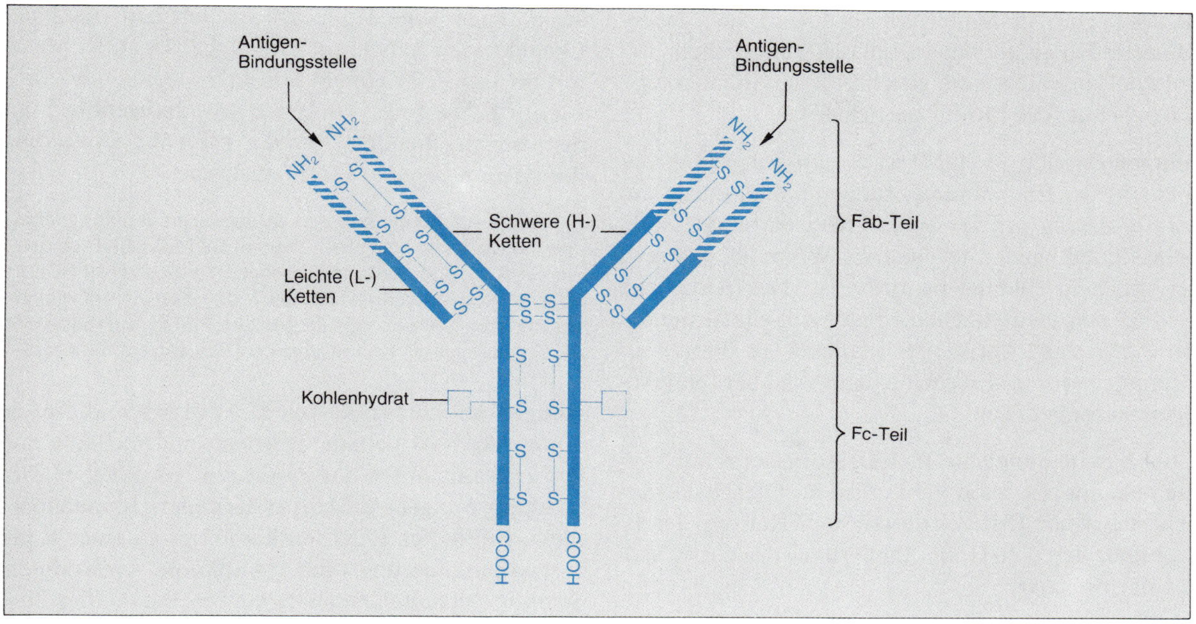

Abb. 6–27. Struktur des Immunglobulin-G-Moleküls in schematischer Darstellung

Fc-Stück ist für die Zirkulationsfähigkeit des IgG im Plasma, seine Plazentagängigkeit (s. u.) sowie für die Komplementaktivierung verantwortlich; es ist jedoch nicht zur Antigen-Bindung befähigt.

Im menschlichen Plasma überwiegt IgG alle anderen Immunglobuline (ca. 75% der Immunglobuline). Bei einer ersten Immunisierung wird IgG zunächst verzögert (nach IgM, s. u.), dafür aber in höherer Konzentration gebildet. Bei einer Sekundärreaktion entsteht hingegen fast ausschließlich IgG. Da es beim Menschen als einziges Immunglobulin Membranen passieren kann, vermag es auch durch die Plazenta in den Kreislauf des ungeborenen Kindes zu gelangen *(Plazentagängigkeit)* und trägt dort zur Ausschaltung von Mikroorganismen bei (s. Tab. 6–5). Mütterliches IgG verleiht deshalb dem Neugeborenen, das in den ersten 6 Lebensmonaten kein IgG produziert, einen Schutz in den ersten Lebensmonaten.

Immunglobulin A (IgA), das etwa 15% der menschlichen Immunglobuline ausmacht, ist auf die *Abwehrvorgänge an den Schleimhautoberflächen* des Organismus spezialisiert. Als *„Sekret-Antikörper“* hat es die Aufgabe, die Anlagerung und das Eindringen von Erregern und anderem antigenen Material in Schleimhäute zu verhindern. *IgA ist der einzige Antikörper, der sezerniert werden kann.* Es liegt in

Tab.6–5. Physikalische und biologische Eigenschaften der Immunglobuline des Menschen

	IgG	IgA	IgM	IgD	IgE
Molekulargewicht	150000	160000	900000	170000	190000
Halbwertszeit (Tage)	21	6	5	3	2
Mittlere Serumkonzentration (mg/dl)	1000	200	100	20	0,1
Plazentapassage	+	∅	∅	∅	∅
Reaginaktivität	∅	∅	∅	∅	++
Bakterienhemmung	+	+	++	?	?
Virushemmung	+	++	+	?	?
Vorkommen	Serum	Sekrete Schleimhäute	erste Abwehr („Sofort-Ak“)	Rezeptoren der B-Zellen	Reagine

den Sekreten als Dimer vor. IgA wird auch in der Muttermilch gefunden, so daß das Neugeborene mit der Nahrungsaufnahme gleichzeitig am immunologischen Schutz der Mutter partizipiert.

Immunoglobulin M (IgM) ist der größte Antikörper und tritt bei Erstimmunisierungen immer zuerst auf *(„Früh-Antikörper“)*. Seine Konzentration sinkt aber schnell wieder auf niedrige Werte ab, während IgG noch in Bildung begriffen ist. Der Anteil des IgM an den menschlichen Immunglobulinen beträgt ca. 8,5%. IgM-Antikörper kommen im Plasma als Pentamere vor und verfügen demnach über zehn Antigenbindungsstellen.

Über das **Immunglobin D (IgD)** ist bisher relativ wenig bekannt. Es spielt vermutlich als Oberflächenrezeptor bei der Differenzierung und Reifung der B-Lymphozyten eine Rolle. Im Serum ist es nur in Spuren nachweisbar.

Auch die physiologische Bedeutung des **Immunglobulin E (IgE,** *„Reagin“)* ist noch weitgehend unbekannt. Wahrscheinlich spielt es in der *Immunreaktion bei Parasitenbefall,* insbesondere bei Wurmerkrankungen, eine Rolle. Mastzellen und basophile Granulozyten haben auf ihrer Oberfläche Rezeptoren für das Fc-Fragment von IgE *(„zytophiler Antikörper“)*. Die Interaktion von zellständigem IgE mit dem entsprechenden Antigen kann die Symptome der *Anaphylaxie* (s. S. 119) auslösen.

Antikörpermoleküle besitzen zusätzlich zu den antigenbindenden Bezirken auch noch exponierte Molekülabschnitte, die als Antigendeterminaten wirken können. Dies ist normalerweise jedoch nur dann der Fall, wenn Antikörper einer anderen Spezies injiziert werden, deren Immunsystem die Antikörper als Fremdsubstanz (Antigen) auffaßt.

Antigen-Antikörper-Reaktion. Antikörper, die nach Antigenkontakt gebildet worden sind, reagieren mit den Determinanten des jeweiligen Antigens; es entsteht ein **Antigen-Antikörper-Komplex (Immunkomplex).** Bei dieser Reaktion kommt es zu einer Konformationsänderung des Antikörpers, wodurch Strukturelemente exponiert werden, die vor der Bindung verdeckt waren. Dadurch wird eine Interaktion des Fc-Stücks mit Komplementfaktoren ermöglicht. Mit der Bindung an Antikörper verlieren die Antigene meist ihre schädigende Wirkung für den Orga-

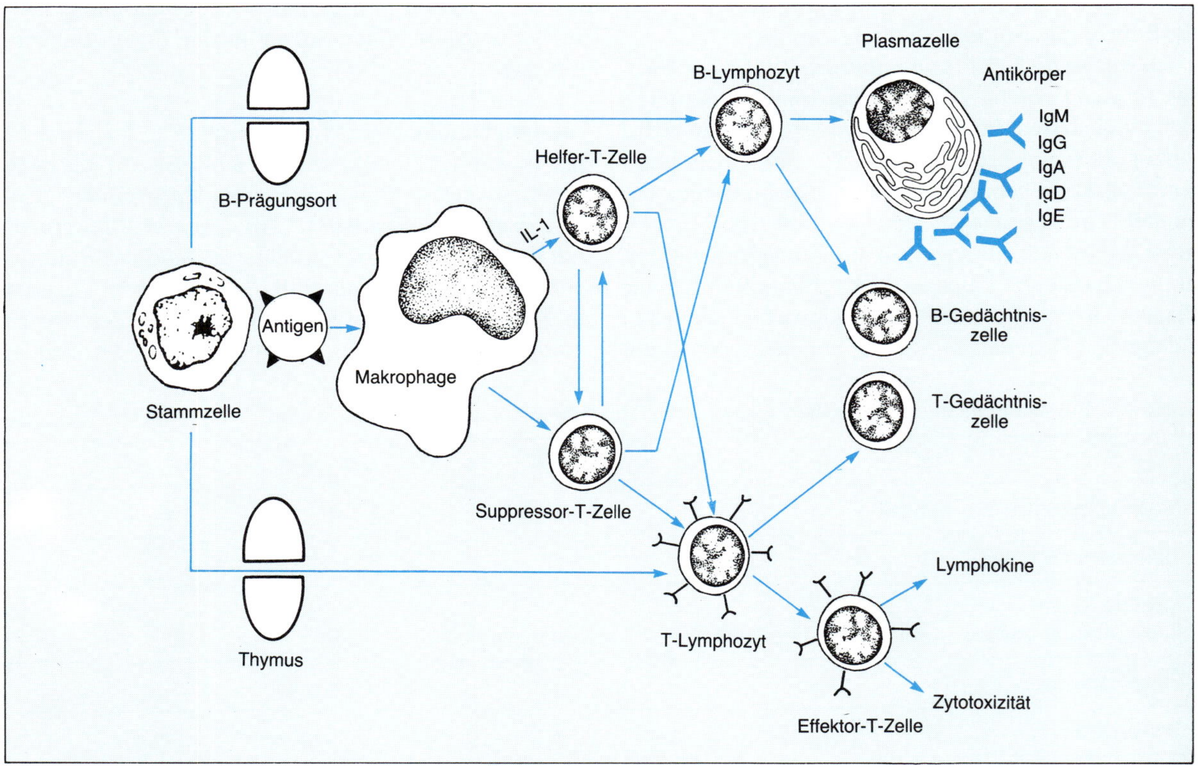

Abb. 6–28. Prägung der Lymphozyten sowie Aktivierung der humoralen Abwehr *(oben)* und der zellulären Abwehr *(unten)* bei Antigenkontakt. Antigenpräsentation durch Makrophagen löst eine Proliferation von B-Lymphozyten und deren Umwandlung in Plasmazellen aus, welche die jeweils spezifischen Antikörper bilden. Die Antigenpräsentation kann andererseits zur Proliferation von T-Lymphozyten führen, die zytotoxisch wirken oder Lymphokine freisetzen. Die Prägung aller T-Lymphozyten, einschließlich der Helfer-T-Zellen und der Suppressor-T-Zellen, erfolgt im Thymus. Il-1 = Interleukin-1

nismus und werden inaktiviert („neutralisiert"). Bei Bakterien wird damit ihre Auflösung, bei einigen Giften deren Abbau eingeleitet.

Antigen-Antikörper-Reaktionen können eine *Präzipitation, Agglutination* oder *Zytolyse* zur Folge haben. Wenn das Antigen in gelöster Form vorliegt, kann die Reaktion zu einer Fällung *(Präzipitation)* führen. Bei der *Agglutination* werden größere antigentragende Teilchen (z. B. Erythrozyten) durch Brückenbildung verklumpt. Binden bestimmte Antikörper Komplement und aktivieren dadurch das Komplementsystem, können Zellmembranen durch diesen Vorgang so weit permeabel werden, daß eine *Lyse* (Auflösung) der Zelle eintritt. Weitere Effektormechanismen der Antigen-Antikörper-Reaktion sind die *Opsonisierung,* die *Immobilisation beweglicher Keime* und die Haftung des Antigen-Antikörper-Komplexes an Zelloberflächen *(Immunadhärenz).*

Makrophagenkooperation. Die meisten Antigene stimulieren sowohl die humorale als auch die zelluläre Abwehr, wobei die Antigenübermittlung an die Lymphozyten gewöhnlich über eine *Makrophagenkooperation* abläuft (s. Abb. 6–28). Die von den Makrophagen abgefangenen und zum Teil abgebauten Antigene werden anschließend den Lymphozyten in einer erkennbaren Form offeriert („Antigenpräsentation", s. S. 113). Schwach antigenes Material, das direkt, d. h. ohne Makrophagenkooperation, die Lymphozyten erreicht, hat nur geringe Antikörper-induzierende Potenz. Nach dem Antigenkontakt geben die Makrophagen auch noch einen Mediator, das *Interleukin-1,* ab, das T-Helferzellen (s. u.) stimuliert, im Hypothalamus Fieber auslöst (s. S. 372f.), eine Leukozytose im Rahmen einer Entzündungsreaktion induziert und die Synthese der Akute-Phase-Proteine (s. S. 113) anregt.

6.10.4 Spezifische zelluläre Abwehr

T-Lymphozyten. Eine zweite Lymphozytenpopulation, die ihren Ursprung ebenfalls in den Stammzellen des Knochenmarks hat, erhält ihre immunologische Prägung im *Thymus.* Die Lymphozyten unterliegen dort einer entsprechenden „Schulung" und verlassen das Organ als immunologisch kompetente Zellen. Diese wegen ihrer Thymusabhängigkeit als *T-Lymphozyten* bezeichneten Zellen zirkulieren mit Blut und Lymphe ständig zwischen Milz, Lymphknoten und den zu schützenden Geweben. *Die T-Lymphozyten sind für die spezifische zelluläre Abwehr verantwortlich* (s. Abb. 6–28). Sie besitzen an ihrer

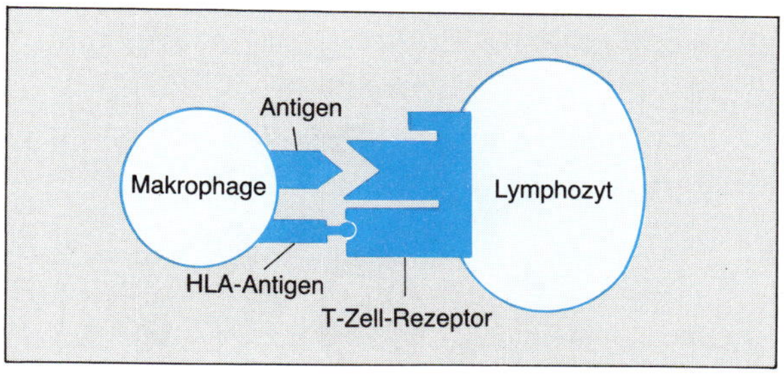

Abb. 6–29. Modell des T-Zell-Antigenrezeptors

Oberfläche strukturspezifische Rezeptoren, die Antigene erkennen und binden können. Diese sog. *T-Zell-Rezeptoren* (s. Abb. 6–29) zeigen Ähnlichkeiten mit den (humoralen) Antikörpern. Sie bestehen aus Untereinheiten (Ketten), die sowohl das „passende" Antigen als auch die passende HLA-Determinante der Zelle (s. S. 120), die das Antigen präsentiert, erkennen.

Ob ein Organismus nach Antigenkontakt mit der Produktion von Antikörpern oder mit der zellulären Immunabwehr antwortet, hängt u. a. neben der Art der Aufnahme auch von den physikochemischen Eigenschaften des Antigens ab. Wie bei den B-Lymphozyten proliferieren nach einem Erstkontakt mit einem Antigen bestimmte Familien (Klone) der T-Lymphozyten. Hierbei wirkt die *Antigenpräsentation durch Makrophagen* – wie bei den B-Lymphozyten – besonders stimulierend. Einige der neugebildeten Tochterzellen stellen langlebige **Gedächtniszellen** dar. Diese Zellen haben ebenso wie die Gedächtniszellen der B-Lymphozytenpopulation die Eigenschaft, bei erneutem Kontakt mit dem gleichen Antigen schnell und u. U. heftig zu reagieren.

Funktionen der T-Lymphozyten. Eine andere Gruppe von Tochterzellen, die sog. **Effektorzellen,** die nach dem Erstkontakt entsteht nimmt direkt an der Immunreaktion teil. Das Bild der Effektorzellen ist aber nicht so einheitlich wie bei der humoralen spezifischen Abwehr. Es finden sich vielmehr Subpopulationen mit unterschiedlichen Funktionen.

T-Zellen, die andere Zellen vernichten können, werden *zytotoxische Effektor-T-Zellen (Killer-T-Zellen)* genannt. Solche Reaktionen gegen fremde Zellen spielen eine große Rolle bei der *Transplantatabstoßung* (s. S. 119f.) sowie bei der *Tumorabwehr.* Zur optimalen Funktion der zytotoxischen Effektorzellen bedarf es der Zusammenarbeit mit den *Helfer-T-Zellen,* die auch in die Antikörperbildung des humoralen Systems fördernd eingreifen (Abb. 6–28). Eine weitere Subpopulation der Effektorzellen kann das Immungeschehen hemmend beeinflussen, indem sie die Funktion der B- und anderer T-Lymphozyten

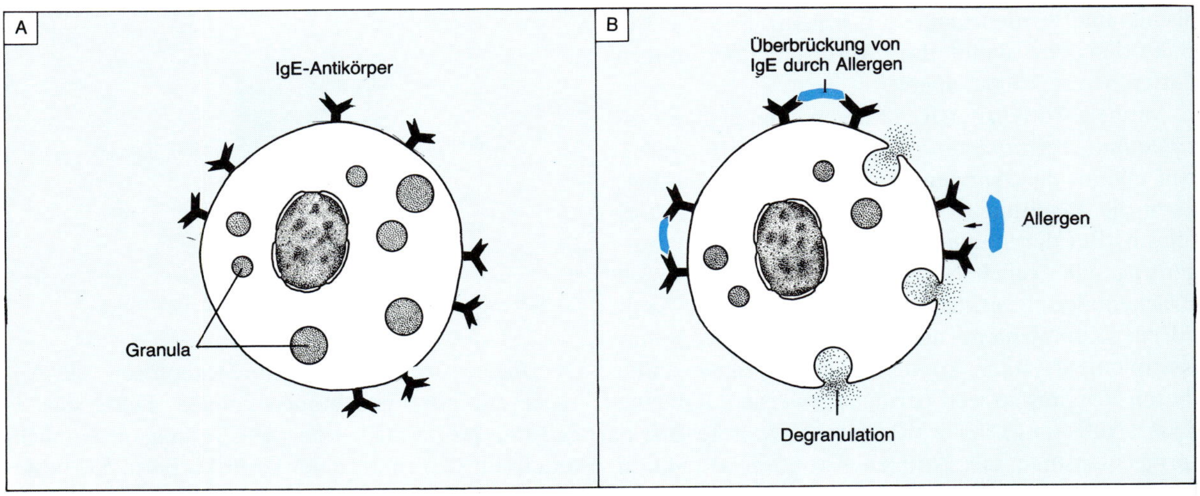

Abb. 6–30. Auslösung der anaphylaktischen Reaktion. *A* Bindung von IgE-Antikörpern an eine Mastzelle; *B* Degranulation der Mastzelle nach Überbrückung von IgE-Antikörpern durch Allergene

unterdrückt *(Suppressor-T-Zellen)*. Helfer- und Suppressor-T-Zellen werden unter dem Begriff *Regulatorzellen* zusammengefaßt.

Ein weiterer Effektormechanismus einer Subpopulation von Effektor-T-Zellen ist die *Freisetzung verschiedener löslicher Mediatorsubstanzen,* die unter dem Sammelbegriff **Lymphokine** zusammengefaßt werden und auf andere Zellen (Makrophagen, Mikrophagen) oder auf die Permeabilität von Membranen und Kapillaren einwirken. Zu diesen Lymphokinen zählen u. a. das *γ-Interferon* (s. S. 113), *chemotaktische Faktoren* für Makro- und Mikrophagen, der Makrophagenmigrations-inhibierende Faktor *(MIF)* und der Makrophagenaktivierende Faktor *(MAF)*. Letzterer aktiviert Makrophagen derart, daß sie Krankheitserreger und andere Zielzellen (z. B. auch Tumorzellen) durch engen Kontakt und Abgabe zytotoxischer Substanzen abtöten. MIF immobilisiert Makrophagen am Ort der Antigen-Antikörper-Reaktion. Weitere Mediatorsubstanzen sind das *Interleukin-2,* das T-Effektorzellen zu weiteren Zellteilungen anregt („Eigenstimulation"), und die *Lymphotoxine,* die Normal- und Tumorzellen zerstören können, und *Interleukin-3,* welches das Wachstum und die Differenzierung der pluripotenten Knochenmarksstammzellen stimuliert.

6.10.5 Überempfindlichkeitsreaktionen

Den Preis, den der Organismus für die Immunität, d. h. für die Erhaltung seiner Integrität zu zahlen hat, besteht in der Gefahr von Überempfindlichkeitsreaktionen und Autoimmunreaktionen (s. S. 416f.).

Allergie. Mit dem Ausdruck „Allergie" bezeichnet man eine veränderte Reaktionslage des Organismus gegen bestimmte Antigene *(Allergene),* d. h. der Organismus reagiert anders auf diese Stoffe als unter normalen Bedingungen. Prinzipiell kann es sich dabei um eine verstärkte *(hypererge)*, abgeschwächte *(hyperge)* oder fehlende *(anerge)* Reaktion handeln. Meist wird die Bezeichnung Allergie jedoch nur noch im Sinne der *Hyperergie (Überempfindlichkeitsreaktion)* benutzt.

Antikörper-vermittelte Überempfindlichkeitsreaktionen. Antigen-Antikörper-Reaktionen verlaufen gewöhnlich stumm, d. h. ohne erkennbare Zeichen. In bestimmten Fällen können jedoch bei wiederholtem Antigenkontakt Reaktionen ausgelöst werden, die den Organismus nicht mehr schützen, sondern schädigen. Voraussetzung hierfür ist ein zuvor erfolgter Erstkontakt mit dem gleichen Antigen, der als *Sensibilisierung* bezeichnet wird. Je nach Art der Überempfindlichkeitsreaktion unterscheidet man Typ I-, Typ II- und Typ III-Reaktionen.

Allergische Reaktionen vom Typ I *(„Sofortreaktionen") sind Prozesse, die durch IgE-Antikörper vermittelt werden. Zielzellen sind hierbei Mastzellen bzw. basophile Granulozyten.*

Bei entsprechender Disposition und Kontakt mit bestimmten Antigenen (Pollen, Erdbeeren, Fischeiweiß, Penicillinen u. a.) reagiert der Organismus u. U. mit einer besonders starken Bildung von Immunglobulinen des Typs IgE, wodurch bei späteren Kontakten mit dem gleichen Antigen eine *anaphylaktische Reaktion* ausgelöst werden kann. Die IgE-Antikörper heften sich mit ihrem Fc-Stück auf die Oberfläche von Mastzellen oder basophilen Granulozyten an (Abb. 6–30, A). Wenn bei einem erneuten Kontakt die aufgenommenen Antigene („Allergene") mit den IgE-Antikörpern reagieren und dabei zwei Antigenbindungsstellen überbrücken (Abb. 6–30, B), wirkt dies offensichtlich als Reiz auf die Zelle („Aktivierung"). Dieser Reiz führt u. a. durch einen Ca^{2+}-Einstrom zur Aktivierung der Phospholipase A_2 und zur Freisetzung von Leukotrienen über die Arachidonsäurekaskade (s. S. 575ff.). Durch diese neugebildeten Mediatorsubstanzen und durch die Freisetzung bereits präformierter Stoffe aus den zytoplasmatischen Granula werden dann typische Sekundärreaktionen in Gang gesetzt. Die hochaktiven Mediatoren (Histamin, Serotonin, Bradykinin, Heparin, slow reacting substance of anaphylaxis = LTC_4, LTD_4, LTE_4, s. S. 578) führen innerhalb weniger Minuten zu schweren Funktionsstörungen (**Anaphylaxie**). *Gefäßerweiterungen* und *Permeabilitätssteigerungen der Kapillarwände* durch Histamin und andere Mediatorstoffe rufen Ödeme und Nesselsucht hervor. Die anaphylaktische Reaktion bleibt in manchen Fällen *örtlich begrenzt* (z. B. bei Asthma bronchiale oder Heuschnupfen); erfolgt sie jedoch *generalisiert* (z. B. nach Injektion von bestimmten Medikamenten oder nach Bienen- oder Wespenstichen), so kann ein massiver Blutdruckabfall *(anaphylaktischer Schock)* auftreten. Krämpfe der Bronchialmuskulatur sind hierbei als unmittelbare Todesursache von Bedeutung.

Wenn man nach Ermittlung eines Allergens dieses in Form eines speziellen Impfstoffs in steigenden Mengen subkutan injiziert, werden durch die ständige Antigenzufuhr neben IgE-Antikörpern auch vermehrt *IgG-Antikörper* gebildet. Letztere reagieren nicht mit den Mastzellen und fangen die Allergene ab. Sie verhindern dadurch die Reaktion mit den auf den Mastzellen befindlichen IgE-Antikörpern (s. Abb. 6–31) und damit die Freisetzung der Mediatorsubstanzen. Diese Blockade der Allergene durch IgG nutzt man bei der sog. *Desensibilisierung* (Hyposensibilisierung) aus, bei der außerdem vermehrt Suppressor-T-Zellen gebildet werden. Zusammen mit der *Allergenkarenz* (Vermeidung des Allergenkontaktes) stellt sie die einzige kausale therapeutische Maßnahme in diesen Fällen dar.

Allergische Reaktionen vom Typ II *werden durch Bindung von IgG oder IgM an zellständige Antigene ausgelöst.* Folgen sind *Opsonisierung* und *Aktivierung des Komplementsystems* mit nachfolgender *Zytolyse* (**„zytotoxische Reaktion"**). Beispiele für diesen Reaktionstyp sind die Unverträglichkeitsreaktionen bei der Transfusion gruppenungleichen Blutes *(Transfusionsreaktion)* sowie bei allergischen Leukopenien (s. S. 108), immunhämolytischen Anämien (s. S. 103) und allergischen Thrombopenien (s. S. 130). Auch der Diabetes mellitus vom Typ I ist wahrscheinlich auf einen derartigen Mechanismus zurückzuführen.

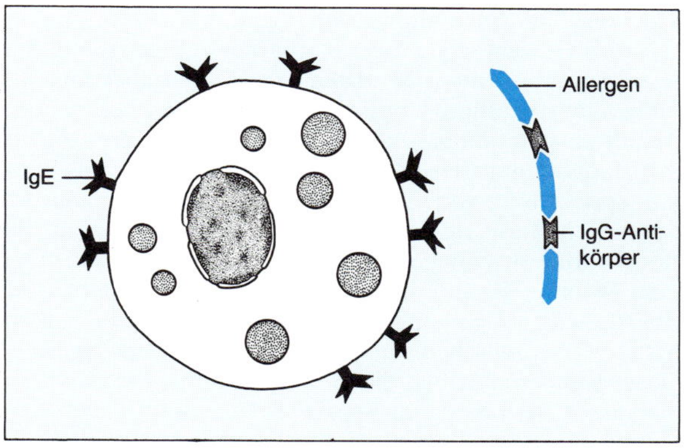

Abb. 6–31. Allergenblockade durch IgG-Antikörper bei der sog. Desensibilisierung

Allergische Reaktionen vom Typ III werden durch **Immunkomplexe** (Antigen-Antikörper-Komplexe) ausgelöst, die nach Komplementaktivierung Gewebe schädigen. Bei *Antikörperüberschuß* treten diese *lokal an der Eintrittsstelle* des Antigens auf. Typische Manifestationen beim Menschen sind Lungenerkrankungen bei wiederholtem Kontakt mit verschimmeltem Heu *(„Farmerlunge"),* mit Exkrementen von Tauben oder Hühnern *(„Vogelzüchterlunge")* und anderen Allergenen.

Bei *Antigenüberschuß* treten dagegen *generalisierte Überempfindlichkeitsreaktionen* auf, da die gebildeten Immunkomplexe im Kreislaufsystem zirkulieren. In Organen mit hoher Durchblutung werden die Immunkomplexe in die Gefäßwand eingelagert. Es resultieren daraus Entzündungsvorgänge der Gefäßwände *(Vaskulitiden).* Durch Einlagerung von Immunkomplexen in die Nierenglomeruli werden bestimmte Formen der *Glomerulonephritis* (s. S. 344f.) hervorgerufen.

T-Lymphozyten-vermittelte Überempfindlichkeitsreaktionen. Diese Prozesse werden auch als allergische Reaktionen vom **Typ IV** oder als *„Spätreaktion"* bezeichnet und durch sensibilisierte *T-Lymphozyten* hervorgerufen. Die „Spätreaktion" erreicht im Gegensatz zu den Reaktionen des Typs I–III erst nach mindestens einem Tag ihren Höhepunkt. Wahrscheinlich gehen die im Verlauf einer zellvermittelten Immunreaktion auftretenden Wirkungen auf verschiedene Effektormechanismen zurück. „Prototyp" dieser Überempfindlichkeitsreaktion ist die *akute Transplantatabstoßung*.

Die Übertragung eines Gewebes oder eines Organs auf eine andere Körperstelle eines Menschen oder auf ein anderes Individuum nennt man **Transplantation.** Je nach Herkunft des überpflanzten Gewebes unterscheidet man verschiedene Transplantationsarten. Bei der *Autotransplantation* wird Gewebe von einem Körperteil auf einen anderen desselben Individuums übertragen (z. B. Hautübertragung, Sehnenübertragung, Übertragung von Knochenspänen, Gefäßtransplantationen usw.). Wird auf ein nicht erbgleiches Individuum derselben Spezies ein Gewebe übertragen, spricht man von einer *Homotransplantation.* Die bekanntesten Beispiele hierfür sind die Bluttransfusion, die Hornhautübertragung oder die Transplantation ganzer Organe (Niere, Herz). Eine *Isotransplantation* liegt bei der Übertragung auf genetisch identische Individuen derselben Art vor (z. B. zwischen eineiigen Zwillingen). Bei der *Heterotransplantation* erfolgt die Gewebeübertragung zwischen Individuen verschiedener Spezies (z. B. vom Tier auf den Menschen). Den Einbau nichtorganischer Teile (Metall oder Kunststoff) in den Organismus nennt man *Implantation.*

Nach Organtransplantationen werden die Transplantate um so intensiver und schneller abgestoßen, je weniger die Gewebsantigene des Spenders denjenigen des Empfängers entsprechen. Diese Gewebsantigene *(Transplantationsantigene, Histokompatibilitätsantigene)* finden sich – ähnlich wie die Blutgruppenantigene (s. S. 122) – auf fast allen kernhaltigen Zellen. Als wichtigstes System beim Menschen sind die **HLA-Antigene** (**h**umane **L**eukozyten-**A**ntigene) bekannt. Das HLA-System hat so viele verschiedene Einzelbausteine, daß deren Kombinationen tausende individueller „Antigenmosaike" liefern. Daher ist es auch so schwer – von erbgleichen eineiigen Zwillingen abgesehen – einen Organspender zu finden, dessen HLA-Formel mit der des Empfängers identisch ist. Man begnügt sich daher mit einer möglichst weitgehenden Übereinstimmung und unterdrückt erforderlichenfalls die T-Zellreaktionen (s. u.).

Die HLA-Gene sind auf dem Chromosom 6 lokalisiert. Für einen bestimmten Gen-Locus existieren bis zu 50 verschiedene Allele, die jeweils in ähnlichen Proteinvarianten in Erscheinung treten. Man unterscheidet 3 Proteinklassen: die *Proteine der Klasse I* kommen auf allen kernhaltigen Zellen vor, die *Proteine der Klasse II* finden sich vor allem auf Makrophagen bzw. Monozyten (s. S. 105f.), bei den *Proteinen der Klasse III* handelt es sich um die Komplementfaktoren C2, C4 und B.

Das umgekehrte Verhalten wie bei der akuten Transplantatabstoßung liegt bei der sog. *Graft-Versus-Host-Reaktion* vor, die dann auftritt, wenn „fremde" immunkompetente Spenderlymphozyten einem Empfänger verabreicht werden, der nicht in der Lage ist, diese Fremdzellen abzustoßen. Dabei können die fremden Lymphozyten gegen Antigene des Wirtes gerichtet reagieren. Anstelle der normalen Transplantatabstoßung liegt jetzt eine Reaktion des Transplantates (Fremdlymphozyten) gegen das Empfängergewebe vor.

In die Gruppe der Überempfindlichkeitsreaktionen vom verzögerten Typ gehören auch die Überempfindlichkeit gegen *Tuberkulin,* einen Eiweißextrakt aus Tuberkulosebakterien, und die sog. **Kontaktallergien der Haut,** die besonders nach wiederholten Kontakten mit Chromaten, Nickelsalzen oder bestimmten Haarfärbemitteln u. a. auftreten können *(„Kontakt-Ekzeme").*

Allergische Reaktionen vom Typ V. Hierbei handelt es sich um Antikörperreaktionen gegen Rezeptoren der Zellmembran. Die Bindung des Antikörpers an den Rezeptor führt zu einer Rezeptorbesetzung, so daß er für die jeweiligen Überträgersubstanzen nicht mehr zugängig ist. Die Antikörper wirken demnach ähnlich wie die zytotoxischen Antikörper bei der Typ-II-Reaktion. Zu den Krankheitsbildern dieser Gruppe zählen wahrscheinlich die *Myasthenia gravis* (s. S. 414) und die *Basedowsche Krankheit* (s. S. 550).

6.10.6 Immunität und Immunisierung

Ist der Organismus in der Lage, ein Antigen (z. B. Masernviren) mit seinem Abwehrsystem ohne pathologische Reaktion unschädlich zu machen, ist er gegen dieses Antigen *immun.* Für eine Reihe von Infektionskrankheiten (z. B. Kinderkrankheiten wie Masern, Windpocken oder Keuchhusten) ist es charakteristisch, daß einer ersten Erkrankung nur sehr selten eine Wiedererkrankung folgt, weil der *immunologische Schutz* sehr lange anhält.

Immunität kann man auch dadurch vermitteln, daß man Antikörper *(Immunglobulin-Präparate)* gegen bestimmte Antigene verabreicht **(passive Impfung).** Die Wirkung der passiven Immunisierung tritt sofort ein, ist aber auf einen relativ kurzen Zeitraum begrenzt. Bei der **aktiven Impfung** führt man dem Körper unschädliche Mengen eines Antigens oder Antigenproduzenten (abgeschwächte oder tote Erreger) zu, die im Organismus eine Antikörperproduktion anregen. Bei einem Zweitkontakt mit dem gleichen Erreger ist der Körper diesem dann nicht schutzlos ausgeliefert, sondern besitzt bereits Abwehrstoffe gegen die pathogenen Keime. Spezifische Antikörper treten nach einer aktiven Impfung erst nach einigen Tagen auf, bleiben aber längere Zeit im Blut erhalten.

6.10.7 Immuntoleranz und Autoimmunität

Werden nach Zufuhr von Antigenen keine Antikörper gebildet bzw. treten nach Kontakt mit einem normalerweise immunogenen Reiz keine sensibilisierten T-Lymphozyten auf, liegt eine *Immuntoleranz* vor.

Immuntoleranz. Der Organismus zeigt im allgemeinen gegen seine eigenen Gewebe und Substanzen eine *natürliche Immuntoleranz,* die vermutlich auf eine bereits in der Embryonalzeit ablaufende Antigenerkennung zurückzuführen ist. Ein regelmäßiger Kontakt mit vorhandenen bzw. fremden Stoffen in dieser Zeit, d. h. vor der Ausreifung eines kompetenten Immunsystems, führt zur Ausbildung einer immunologischen Reaktionsunfähigkeit. Die Nichtreaktivität gegenüber körpereigenen Strukturen unterliegt wahrscheinlich auch noch Regulationsmechanismen des Immunsystems, vor allem der Kontrolle durch T-Suppressor-Zellen.

Eine *erworbene Immuntoleranz* (**Immunparalyse**) kann sich nach der Geburt bei voll entwickeltem Immunsystem u. a. dadurch entwickeln, daß kleinste Mengen eines schwachen Antigens wiederholt verabreicht werden.

Eine Immuntoleranz kann in manchen Situationen erwünscht sein bzw. muß u. U. induziert werden, wenn man durch gezielte Ausschaltung des Immunsystems eine bessere Verträglichkeit eines fremden Gewebes erreichen will (z. B. *Immunsuppression* nach Organtransplantationen). Eine Abschwächung bzw. Unterdrückung spezifischer Abwehrmaßnahmen im Sinne einer Immunsuppression läßt sich durch verschiedene Maßnahmen erreichen. Neben *immunsuppressiven Pharmaka* (alkylierenden Substanzen, Antimetaboliten, Glucocorticoiden) und *ionisierenden Strahlen* wird auch *Antilymphozytenserum* eingesetzt. Letzteres ist bevorzugt gegen T-Lymphozyten gerichtet.

Autoimmunreaktionen. Unter pathologischen Bedingungen können jedoch auch Antikörper gegen körpereigene Substanzen oder Gewebe gebildet werden. Der Verlust der Toleranz führt dann zum Auftreten von **Autoimmunkrankheiten.** Als Mechanismen, die zu einer Störung der Selbsttoleranz führen und damit die Manifestation von Autoimmunerkrankungen induzieren, diskutiert man u. a. einen *Verlust oder eine Verminderung der T-Suppressor-Zellen* (verbunden mit einer Stimulation von T-Helfer-Zellen), eine *chemische Veränderung körpereigener Substanzen* durch virale, bakterielle oder medikamentöse Einflüsse oder den *Kontakt mit sog. kreuzreagierendem Fremdantigen.* Im letzteren Fall handelt es sich um eine fremde Substanz, welche die gleichen antigenen Merkmale wie bestimmte körpereigene Strukturen besitzt, so daß sich die Immunreaktionen nicht nur gegen die Fremdsubstanz, sondern auch gegen eigene Gewebe richtet.

Gegen Gewebe, mit denen das Immunsystem während der embryonalen Entwicklung keinen Kontakt hat (z. B. Augenlinse) oder die erst nach der Embryonalzeit entstehen (z. B. Spermien), entwickelt der Organismus keine Toleranz. Gegen solche Strukturen können nach einem Kontakt mit dem Immunsystem (z. B. bei Verletzung oder Entzündungen) immunologische Reaktionen auftreten.

6.10.8 AIDS

AIDS (**A**cquired **I**mmune-**D**eficiency **S**yndrome, erworbenes Immundefekt-Syndrom) wurde erstmalig 1981 als Krankheitsbild beschrieben. Es handelt sich um eine Immunschwächekrankheit, die auf eine Infektion mit HIV (**H**uman **I**mmune-Deficiency **V**irus, früher als LAV/HTLV-III bezeichnet), das zu den Retroviren gehört, zurückzuführen ist. Die Infektiosität des HIV ist relativ gering. Vor allem *sexueller Kontakt* mit häufig wechselnden Partnern und *Virusübertragung auf dem Blutweg* (Bluttransfusionen, parenterale Gabe von Blutbestandteilen, kontaminierte Kanülen und Spritzen beim Drogenabusus) stellen die wichtigsten Infektionsquellen dar. Feten und Neugeborene können durch eine HIV-positive Mutter infiziert werden.

Das HIV infiziert hauptsächlich *T-Helfer-Zellen* sowie *Makrophagen* und zerstört diese, wodurch sich eine Abwehrschwäche entwickelt, die zumeist erst nach einer monate- bis jahrelangen *Latenz (Stadium I)* zu Lymphknotenschwellungen, Fieber, Leistungsabfall, Gelenk- und Muskelschmerzen und Gewichtsverlust führt *(Stadium II).* Das *Stadium III* stellt das „Vollbild" von AIDS dar, das eine noch unbekannte Anzahl der Infizierten (50–80%?) entwickelt. Dieses letzte Stadium ist durch tödlich verlaufender *Infektionen mit opportunistischen Erregern,* d. h. Erregern, die nur bei einer Schwäche des Abwehrsystems pathogen sind, gekennzeichnet. Weiterhin ist dieses Stadium durch das *Auftreten von bösartigen Tumoren* (Kaposi-Sarkomen, Non-Hodgkin-Lymphomen, s. S. 110) und *Störungen des Nervensystems* charakterisiert. Mit zunehmender Dauer der manifesten AIDS-Erkrankung steigt die Letalität im Stadium III auf praktisch 100%.

6.11 Blutgruppen

Menschliche Erythrozyten weisen auf ihrer Zellmembran eine große Zahl spezieller, genetisch determinierter Strukturen auf, die *Antigencharakter* besitzen. Gegen viele dieser Antigene können *Antikörper* gebildet werden, wobei normalerweise eine Immuntoleranz gegen eigene Antigene besteht. Die verschiedenen antigenen Eigenschaften auf der Erythrozytenmembran bilden die Grundlage für die Differenzierung der Blutgruppen. Bis heute sind mehr als 30 Blutgruppensysteme genauer bekannt, von denen vor allem das AB0- und das Rhesus-System besondere klinische Bedeutung erlangt haben (s. Tab. 6–6).

6.11.1 AB0-System

Agglutinogene und Agglutinine. Antigene des AB0-Systems sind spezielle Glykoproteine oder Glykolipide in der Erythrozytenmembran, die man als *Agglutinogene* (syn. Hämagglutinogene, agglutinable Substanzen) bezeichnet. Sie sind genetisch determiniert, d. h. sie werden vererbt. Die spezifischen Antikörper, die gegen die Blutgruppensubstanzen gerichtet sind, gehören im Falle des AB0-Systems vor allem zu den Immunglobulinen M (IgM) und werden als *Agglutinine* (Isohämagglutinine) bezeichnet. Es handelt sich hierbei um sog. komplette Antikörper, die Erythrozyten *direkt agglutinieren* und nach Komplementbindung anschließend *hämolysieren.* Die im Plasma befindlichen Antikörper entstehen während der Säuglingszeit, obwohl normalerweise nie ein Kontakt mit fremden, antigen wirkenden Erythrozyten stattgefunden hat. Die Antikörperbildung wird hierbei wahrscheinlich von nichtpathogenen Darmbakterien oder bestimmten Nahrungsbestandteilen ausgelöst, welche die gleichen antigenen Eigenschaften wie die entsprechenden Erythrozytenantigene des AB0-Systems aufweisen. (Antigene mit Blutgruppenspezifität sind in der Natur weit verbreitet.) Normalerweise enthält das Blut nur solche Agglutinine, die nicht gegen die eigenen Erythrozyten-Antigene gerichtet sind *(Immuntoleranz gegen eigene Antigene).*

Tab. 6–6. Wichtige Blutgruppensysteme des Menschen mit ihren Hauptantigenen

Blutgruppensysteme	Hauptantigene
AB0	A, B, H(0)
Rhesus	C, c, D, d, E, e
NMSs	M, N, S, s
P	P_1, P_2, P_k, p
Lutheran	Lu^a, Lu^b
Kell	K, k, Kp^a, Kp^b
Lewis	Le^a, Le^b
Duffy	Fy^a, Fy^b
Kidd	Ik^a, Ik^b

Reagiert ein Antikörper auch mit einer Substanz, die nicht Anlaß zu seiner Bildung war, spricht man von einer *Kreuzreaktion* bzw. *Kreuzimmunität.* Sie tritt dann auf, wenn bestimmte Untereinheiten innerhalb eines „Antigenmosaiks" auf verschiedenen Substanzen identisch sind.

Blutgruppen des AB0-Systems. Im AB0-System können die Erythrozyten vier verschiedene Antigenkonstellationen aufweisen, die Eigenschaft A, die Eigenschaft B, die Eigenschaft A und B sowie die „Eigenschaft" 0 (nur Merkmal H). Die H-Substanz, die in unterschiedlichem Maße alle Erythrozyten besitzen, hat nur extrem schwache Antigeneigenschaften, so daß gegen sie gerichtete Agglutinine normalerweise nicht vorkommen. Sie unterscheidet sich von der Eigenschaft A bzw. B nur durch das Fehlen relativ einfacher Zuckermoleküle (vgl. Abb. 6–32).

Mit den beiden auf der Erythrozytenoberfläche befindlichen Antigenen A und B ergeben sich vier mögliche Kombinationen für die Antigenstruktur:

Blutgruppe A: Vorhandensein von A, Fehlen von B
Blutgruppe B: Vorhandensein von B, Fehlen von A
Blutgruppe AB: Vorhandensein von A und B
Blutgruppe 0: Fehlen von A und B

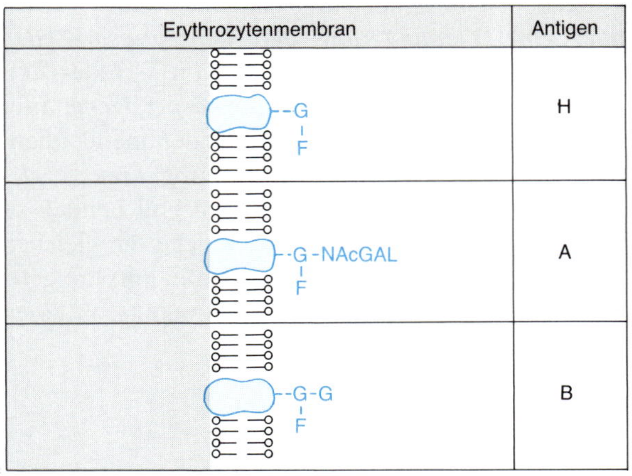

Abb. 6–32. Blutgruppenbestimmende Zuckerverbindung der Antigene des AB0-Systems. G = D-Galaktose, F = L-Fukose, NAcGAL = N-Acetyl-D-Galaktosamin

Tab. 6–7. Antigene und Antikörper der Blutgruppen des AB0-Systems

Agglutinogen der Erythrozyten	Agglutinine im Serum
0	Anti-A und Anti-B
A	Anti-B
B	Anti-A
AB	keine

Bei der Blutgruppe A existieren mehrere Untergruppen. Neben den beiden „starken" Typen A_1 und A_2 gibt es noch „schwache" Merkmale (A_3 bis A_5) und andere extrem seltene A-Typen. Die A-Untergruppen haben nur in Ausnahmefällen Bedeutung.

Im Plasma bzw. im Serum eines Menschen der Blutgruppe A finden sich Agglutinine gegen die Blutgruppensubstanz B *(Anti-B)*. Das Plasma der Blutgruppe B enthält *Anti-A*. Die Blutgruppe 0 weist im Plasma beide Agglutinine (Anti-A und Anti-B) auf. Bei der Blutgruppe AB fehlen die gegen A und B gerichteten Antikörper im Plasma (Tab. 6–7).

Transfusionszwischenfälle. Werden Erythrozyten einer bestimmten Blutgruppe des AB0-Systems mit einem Serum zusammengebracht, das Antikörper gegen diese enthält, kommt es zur **Agglutination** d. h. die Erythrozyten werden zusammengeballt und können anschließend hämolysieren. Bei der Transfusion gruppenungleichen (inkompatiblen) Blutes kann daher ein schwerer *Transfusionszwischenfall* (z. B. ein Transfusionsschock) auftreten. Dies gilt insbesondere dann, wenn das Empfängerserum Antikörper gegen die Spendererythrozyten enthält *(Major-Reaktion)*. Im umgekehrten Fall, d. h. wenn im Spenderblut Antikörper gegen die Empfängererythrozyten vorhanden sind, verläuft die Reaktion wegen der starken Verdünnung der Antikörper in der Blutbahn des Empfängers abgeschwächt *(Minor-Reaktion)*. Ganz allgemein gilt daher die Regel, daß nur gruppengleiches (kompatibles) Blut übertragen werden darf.

Vererbung der Antigeneigenschaften. Die antigenen Eigenschaften der Erythrozyten werden nach dem *Prinzip der multiplen Allele.* vererbt (Allele sind Genpaare, die an der gleichen Stelle in homologen Chromosomen lokalisiert sind und entsprechend den Mendelschen Regeln vererbt werden.) Die Blutgruppeneigenschaften A und B werden gegenüber 0 autosomal dominant, untereinander jedoch kodominant vererbt.

Sechs mögliche Erbbilder *(Genotypen)* führen demnach zu vier verschiedenen Erscheinungsbildern *(Phänotypen)*, die identisch mit der Blutgruppenbezeichnung sind und in unterschiedlicher Häufigkeit in der Bevölkerung vorkommen (s. Tab. 6–8).

Wegen der bekannten Gesetzmäßigkeiten der Vererbung ist es möglich, bei bekannten Blutgruppen der Eltern die möglichen Blutgruppen der Kinder vorauszusagen. Umgekehrt kann bei bekannten Blutgruppeneigenschaften von Mutter und Kind festgestellt werden, ob ein Mann mit einer bestimmten Blutgruppe als Vater dieses Kindes in Betracht kommt *(forensischer Vaterschaftsausschluß)*. Die Aussagekraft solcher Untersuchungen wird entscheidend erhöht, wenn neben dem AB0-System noch weitere Blutgruppensysteme zur Begutachtung herangezogen werden. Bei Beachtung von 19 Systemen beträgt die Ausschlußchance für Nichtväter etwa 99%. Forensische Bedeutung hat außerdem die Tatsache, daß die Antigene des AB0-Systems bei ca. 80% aller Menschen auch in Sekreten (Magensaft, Speichel, Sperma, Schweiß) ausgeschieden werden.

Die Verteilung der Blutgruppen innerhalb der Erdbevölkerung ist für einzelne Rassen und Völkergruppen sehr verschieden. Bei den Amazonas-Indianern kommt fast ausschließlich die Blutgruppe 0 vor, während bei den Ureinwohnern Zentralasiens die Blutgruppe B doppelt so häufig ist wie in Mitteleuropa (Anwendung in der *anthropologischen Forschung*).

6.11.2 Rhesus-System

Rh-Eigenschaften der Erythrozyten. Die Sensibilisierung von Meerschweinchen oder Kaninchen gegen Erythrozyten vom Rhesusaffen führt zur Bildung von Antikörpern, die nicht nur die Rhesusaffen-Erythrozyten in Gegenwart eines Polymers agglutinieren, sondern auch bei 85% aller Menschen Mitteleuropas eine Zusammenballung der roten Blutkörperchen hervorrufen. Blut, dessen Erythrozyten durch diese Antikörper agglutiniert werden, erhält die Bezeichnung *Rh-positiv*. Blut, in dem keine Agglutination auftritt, wird als *rh-negativ* bezeichnet. Bei 15% aller Einwohner Mitteleuropas ist dies der Fall.

Die Rhesuseigenschaft wird durch *mehrere Antigene (Partialantigene C, c, D, d, E, e)* bestimmt, die auf verschiedenen Bezirken der Erythrozytenober-

Tab. 6–8. Genotypen und Phänotypen der Blutgruppenmerkmale des AB0-Systems und ihre Häufigkeit in der Bevölkerung Deutschlands

Genotyp	Phänotyp (= Blutgruppenbezeichnung)	Blutgruppenhäufigkeit
00	0	ca. 40%
AA oder A0	A	ca. 43%
BB oder B0	B	ca. 12%
AB	AB	ca. 5%

fläche lokalisiert sind. Unter diesen Antigenen hat D die größte antigene Wirksamkeit, weshalb man alle Personen, die das Antigen D besitzen, vereinfachend als Rh-positiv, solche ohne D als rh-negativ bezeichnet. Streng genommen darf jedoch nur Blut mit der Rhesus-Formel ccddee als rh-negativ bezeichnet werden. Formeln mit großen Buchstaben, jedoch ohne D (wie z. B. Ccddee, ccddEe oder CcddEe) werden mit dem Zusatz „Als Spender Rh-positiv, als Empfänger rh-negativ" versehen.

Bildung der Rh-Antikörper. Ein wichtiger Unterschied zwischen dem Rh- und dem AB0-Blutgruppensystem besteht darin, daß die Antikörper des AB0-Systems nach Ablauf der ersten Lebensmonate immer vorhanden sind, Antikörper des Rh-Systems dagegen nicht ohne vorausgegangenen Erstkontakt einer rh-negativen Person mit Rh-positiven Erythrozyten gebildet werden können *(Sensibilisierung)*. Daher treten erst bei einem Zweitkontakt Antigen-Antikörper-Reaktionen zwischen Rh-Antikörpern (vor allem IgG-Antikörpern) und Rh-positiven Erythrozyten auf. (Die meisten Rh-Antikörper sind sog. inkomplette Antikörper, d. h. sie agglutinieren nicht direkt, sondern nur in Gegenwart eines wasserlöslichen Polymers, das als *Supplement* bezeichnet wird.)

Rh-Inkompatibilität. Gelangen fremde Rh-positive Erythrozyten in das Blut eines rh-negativen Empfängers, z. B. bei einer Bluttransfusion oder während der Geburt oder Fehlgeburt eines Rh-positiven Kindes durch eine rh-negative Frau, können Antikörper gegen die Rh-positiven Erythrozyten gebildet werden. Bei einer erneuten Schwangerschaft besteht dann die Gefahr, daß die Antikörper über die Plazenta in den fetalen Blutkreislauf gelangen und danach die Frucht schädigen oder u. U. sogar zum Absterben bringen. Man bezeichnet dieses Krankheitsbild als **fetale Erythroblastose** *(Morbus haemolyticus neonatorum)*.

Die in den fetalen Blutkreislauf gelangten Antikörper reagieren mit den Rh-positiven Erythrozyten und bewirken dadurch eine *Hämolyse*. Die Folgen der Hämolyse sind vor allem eine *Anämie*, eine *gesteigerte Ausschwemmung unreifer kernhaltiger Erythrozyten (Erythroblasten)* in den fetalen Kreislauf sowie eine erhöhte Bilirubinkonzentration im Blutplasma *(Hyperbilirubinämie)* des Feten. Der Anämie und der Hyperbilirubinämie kommen für die Prognose die größte Bedeutung zu, wobei man drei Schweregrade unterscheidet:

- ☐ *schwere Anämie* des Neugeborenen (1. Schweregrad),
- ☐ *Icterus gravis* (2. Schweregrad),
- ☐ *Hydrops congenitus* (3. Schweregrad).

Bei *schwerer Hyperbilirubinämie* (Icterus gravis) können bestimmte Areale des Gehirns geschädigt werden *(Kernikterus)*, wodurch erhebliche *Störungen der Motorik* (s. S. 446) und *Debilität* (Schwachsinn) eintreten können.

Wenn infolge einer stark ausgeprägten Anämie beim Feten Kapillarwandschäden auftreten, kommt es häufig zu *universellen Ödemen* (Hydrops congenitus). Meist führen diese Ödeme zum intrauterinen Fruchttod.

Die einzige erfolgversprechende Behandlung eines Neugeborenen mit einer fetalen Erythroblastose besteht in einer sofortigen *Austauschtransfusion*, wodurch mütterliche Antikörper, geschädigte kindliche Erythrozyten und deren Abbauprodukte entfernt werden.

Die Antikörperbildung einer rh-negativen Mutter kann durch die sog. *Anti-D-Prophylaxe* verhindert werden, wenn man unmittelbar nach der Geburt oder Fehlgeburt (nach dem 3. Schwangerschaftsmonat) eines Rh-positiven Kindes der Mutter *Anti-D-Antikörper* injiziert. Diese Antikörper maskieren die antigenen Eigenschaften der kindlichen Erythrozyten, die in den mütterlichen Blutkreislauf gelangt sind. Durch diese Maskierung unterbleibt eine Antikörperbildung (Sensibilisierung) bei der Mutter gegen Rh-positive Erythrozyten, so daß in einer nachfolgenden Schwangerschaft die Frucht nicht gefährdet ist.

6.11.3 Weitere Blutgruppen- und Faktorensysteme

Neben dem AB0- und dem Rhesussystem gibt es noch weitere Blutgruppen- und Faktorensysteme, die teilweise weit verbreitet, teilweise regional begrenzt vorkommen. Von diesen haben die in Tab. 6–6 aufgelisteten Blutgruppenmerkmale klinische und erbbiologische Bedeutung erlangt. Während Transfusionsreaktionen mit den Antigeneigenschaften *M, N* und *S* selten sind, spielen diese Eigenschaften bei Vaterschaftsgutachten eine wichtige Rolle. Transfusionszwischenfälle sind dagegen bei Inkompatibilitäten anderer seltener Blutgruppen-Antigene u. U. möglich *(Lutheran, Kell, Lewis, Duffy und Kidd)*.

6.12 Thrombozyten und Hämostase

Der Prozeß der Blutstillung *(Hämostase)* wird durch Verletzungen des Gefäßendothels ausgelöst und führt normalerweise zu einer Abdichtung des Defektes. An dem komplexen Prozeß, der nach einer Verletzung kleinerer Gefäße zu einem raschen Sistieren der Blutung führt, sind drei Funktionskomponenten beteiligt:

- *Gefäßwandreaktionen,*
- *Blutplättchen (Thrombozyten)* und
- *plasmatisches Gerinnungssystem.*

Diese Funktionskomponenten sind Bestandteile von zwei miteinander gekoppelten und gleichzeitig ablaufenden Reaktionsabläufen, der sog. *primären* und *sekundären Hämostase.*

6.12.1 Thrombozyten

Thrombozyten *(Blutplättchen)* sind diskusförmige, kernlose Scheibchen mit einem Längsdurchmesser von 1,5–4 μm und einer Dicke von 0,5–2 μm (Abb. 6–6). Sie entstehen im Knochenmark durch „Abschnürung" aus dem Zytoplasma von Knochenmarksriesenzellen *(Megakaryozyten).* Im Blut des Gesunden finden sich normalerweise 140 000–360 000 Thrombozyten/μl (Zählung nach Fonio). Die Lebensdauer der Plättchen beträgt 8–14 Tage. Der Thrombozytenabbau erfolgt vor allem im Retikuloendothelialen System. Ein Speicherorgan für Thrombozyten ist die Milz.

Im Inneren der Blutplättchen findet sich eine Vielzahl von *Granula* (vgl. Abb. 6–33), in denen neben *hydrolytischen Enzymen* des Stoffwechsels auch *Blutgerinnungsfaktoren* enthalten sind. Eine besondere Bedeutung für den Gerinnungsvorgang hat der *Plättchenfaktor 3 (Thrombozytenfaktor 3),* ein Phospholipidkomplex, der bei der Plättchenaktivierung freigesetzt wird und plasmatische Gerinnungsfaktoren bindet, sowie der *Plättchenfaktor 4 (Thrombozytenfaktor 4),* der die Heparinwirkung hemmt. Außerdem enthalten die Granula reichlich *Adenosindiphosphat (ADP), Serotonin* und Ca^{2+}.

6.12.2 Primäre Hämostase

Sobald es in einem Blutgefäß zu einer Verletzung des Endothelüberzuges kommt, heften sich Plättchen an kollagene Bindegewebsfasern der Wundränder an **(Plättchenadhäsion).** Hierbei kommt dem *von-Willebrand-Faktor,* einem „Adhäsions-Glykoprotein", das sich normalerweise im Plasma und in den Blutplättchen findet, eine besondere Bedeutung zu, da er die Anlagerung der Plättchen an die kollagenen Fibrillen fördert. Der von-Willebrand-Faktor ist eine Komponente des *Faktor-VIII-Komplexes* (factor-VIII-related von-Willebrand-Faktor, VIII-RWF). Die andere Komponente dieses Komplexes ist das *antihämophile Globulin VIII-C,* das bei der Blutgerinnung eine entscheidende Rolle spielt (s. S. 130).

Durch die Adhäsion wird eine *Aktivierung* und eine *Formänderung der Plättchen,* verbunden mit einer *Steigerung der Membrandurchlässigkeit,* ausgelöst. Die Plättchen bilden Pseudopodien aus und legen sich eng aneinander. Es folgt eine *Freisetzung zahlreicher Substanzen* aus den Plättchengranula. ADP veranlaßt Plättchen zur Anheftung und leitet so die **Plättchenaggregation** ein. Durch den Aktivierungsreiz wird aus den Phospholipiden der Plätt-

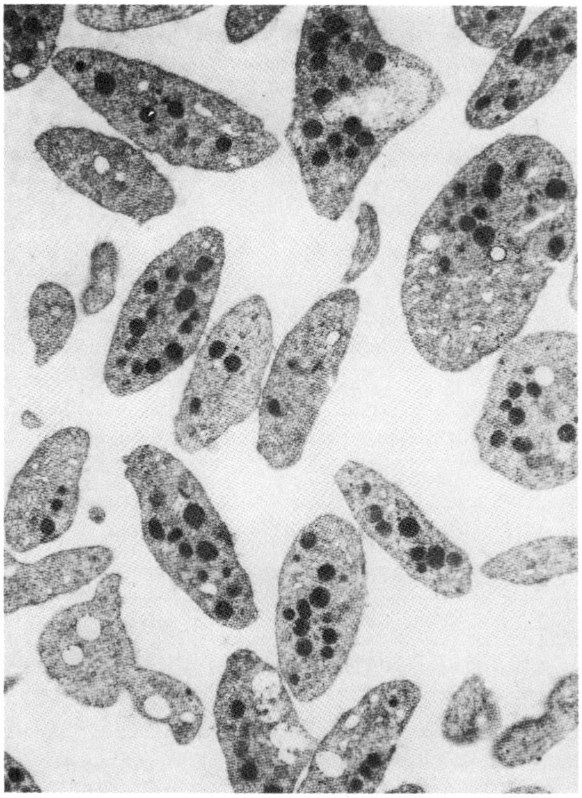

Abb. 6–33. Thrombozyten in elektronenmikroskopischer Darstellung. Die deutlich sichtbaren Granula erhalten Wirkstoffe

chenmembran Arachidonsäure freigesetzt, aus der enzymatisch über Zwischenstufen das aggregationsfördernde *Thromboxan A_2* entsteht. Letzteres verstärkt die Plättchenaggregation und ist – wie Serotonin – eine vasokonstriktorische Substanz, welche die glatte Gefäßmuskulatur von verletzten Arteriolen oder Venolen zur Kontraktion veranlaßt. Diese **Vasokonstriktion** wird durch den Austritt von Blutplasma noch verstärkt, wodurch der von außen auf das Gefäß einwirkende Gewebedruck zunimmt. Außerdem kommt es zu einer *Einrollung und Verklebung des Gefäßendothels.* Insgesamt resultiert eine Minderdurchblutung der betroffenen Gefäßregion, die als *Reparaturischämie* bezeichnet wird.

Das bei der Aktivierung des Gerinnungssystems (s. u.) inzwischen entstandene *Thrombin* bewirkt, daß die Blutplättchen zu einer homogenen Masse verschmelzen (sog. *irreversible Aggregation*). Hierzu ist außerdem Fibrinogen erforderlich, das die Plättchen untereinander „vernetzt".

Die beschriebenen Vorgänge führen innerhalb von 1–3 min nach der Endothelverletzung zu einem vorläufigen Sistieren der Blutung **(Blutungszeit).**

Möglicherweise wird beim normalen Ablauf der primären Hämostase eine Ausbreitung der Plättchenaggregation über den verletzten Bereich hinaus dadurch verhindert, daß von den die Verletzung begrenzenden intakten Endothelzellen *Prostacyclin* (PGI) abgegeben wird, das eine überschießende Aggregation verhindert und zudem gefäßerweiternde Eigenschaften besitzt.

Substanzen, welche die Enzymaktivität der Cyclooxygenase (s. S. 575) und somit die Synthese des Thromboxan A_2 hemmen, können eine Thrombozytenaggregation verhindern. Hierzu zählen die Acetylsalicylsäure und andere Cyclooxygenasehemmer (Antiphlogistika/Antirheumatika).

6.12.3 Sekundäre Hämostase (Blutgerinnung)

Grundzüge der Blutgerinnung. Der zunächst allein aus Thrombozyten zusammengesetzte Wundpfropf ist nicht in der Lage, die verletzte Gefäßstelle dauerhaft zu verschließen. Hierzu bedarf es der Mitwirkung des *Gerinnungssystems,* das zur gleichen Zeit, während der sich die komplexen Plättchenvorgänge abspielen, am Ort der Verletzung aktiviert wird. Dieser deutlich langsamer ablaufende Prozeß gipfelt in der Ausbildung von Fibrinfäden, die den Wundpfropf netzartig durchspinnen und sich in der Regel auch in der näheren Umgebung des Pfropfes ablagern, wobei reichlich Erythrozyten mit eingeschlossen werden. Seine endgültige Festigkeit erhält der Verschlußpfropf durch eine Kontraktion der mit ihren Pseudopodien untereinander sowie mit den Fibrinfäden „verfilzten" Thrombozyten, die ein aktomyosinähnliches, kontraktiles Protein *(Thrombosthenin)* enthalten. An diesem Vorgang, der normalerweise 5–7 min dauert **(Gerinnungszeit),** ist neben den Thrombozyten eine Vielzahl plasmatischer Fak-

Tab. 6–9. Blutgerinnungsfaktoren

Faktor	Bezeichnung (Synonyme)	Bildungsort
I	Fibrinogen	Leber
II	Prothrombin	Leber
III	Gewebethromboplastin (Gewebethrombokinase)	Gewebezellen
IV	Calcium-Ionen	
V (VI*)	Proaccelerin (Accelerator-Globulin)	vorwiegend Leber
VII	Proconvertin	Leber
VIII	Antihämophiles Globulin A (Faktor-VIII-Komplex)	Leber, Milz, RES
IX	Antihämophiles Globulin B (Christmas-Faktor)	Leber
X	Stuart-Prower-Faktor	Leber
XI	Plasma-Thromboplastin-Antecedent-Faktor (PTA-Faktor, Rosenthal-Faktor)	?
XII	Hageman-Faktor	?
XIII	Fibrinstabilisierender Faktor (FSF, Laki-Lorand-Faktor)	Leber
TF 3	Thrombozytenfaktor 3 (Plättchenfaktor 3)	Thrombozyten

* VI ist kein selbständiger Faktor, sondern wahrscheinlich mit V identisch (aktivierter Faktor V)

toren beteiligt. Eine Zusammenstellung dieser Gerinnungsfaktoren enthält Tab. 6–9.

Die *Gerinnungszeit* wird dadurch ermittelt, daß man Venenblut bei 37°C in einem Wasserbad inkubiert und die Zeit zwischen Blutentnahme und dem Zeitpunkt ermittelt, bei dem sich der Meniskus der Blutsäule bei Schrägstellung in seiner Form nicht mehr ändert (Methode nach Lee-White).

Der Gerinnungsprozeß wird – wie die primäre Hämostase – durch die Gefäß- und Gewebeverletzung ausgelöst und auf zwei verschiedenen Wegen aktiviert: Auf dem *exogenen* oder *extravaskulären Weg* **(Extrinsic-System)** erfolgt die Aktivierung sehr schnell (innerhalb von Sekunden), während der Aktivierungsprozeß auf dem *endogenen* oder *intravaskulären Weg* **(Intrinsic-System)** über eine größere Zahl von Zwischenstufen abläuft und längere Zeit (Minuten) benötigt (Abb. 6–34). An dem normalen Gerinnungsablauf sind in der Regel beide Systeme ineinandergreifend beteiligt. Durch die gemeinsame Endstufe der beiden aktivierenden Systeme wird schließlich **Prothrombin** (Faktor II), das zu den α_1-Globulinen gehört und unter Mitwirkung von Vitamin K in der Leber gebildet wird, in **Thrombin** umgewandelt. Das so entstandene Thrombin ist ein proteolytisches Enzym, welches das gleichfalls in der Leber synthetisierte **Fibrinogen** (Faktor I) spaltet und damit die Bildung von **Fibrin** einleitet.

Aktivierungssysteme. Die Reaktionen des **Extrinsic-Systems** beginnen damit, daß durch die Zerstörung von Gewebezellen *Gewebethromboplastin* (Gewebethrombokinase, Faktor III) freigesetzt wird. Dieses besteht im wesentlichen aus Membran-Lipoproteinen, die den plasmatischen *Faktor VII* aktivieren. Der an den Ort der Verletzung gebundene Faktor VII aktiviert seinerseits den *Faktor X,* der wiederum zusammen mit dem aktivierten *Faktor V* in Anwesenheit von Ca^{2+} *(Faktor IV)* die Transformation von Prothrombin in Thrombin bewirkt.

Im komplizierteren, biologisch steuerbaren **Intrinsic-System** wird zunächst der kontaktlabile *Faktor XII* durch die rauhe Oberfläche verletzter Gefäßstrukturen aktiviert, d. h. in eine enzymatisch wirksame Form übergeführt, die auf die nächste Stufe des Systems einwirkt. Damit beginnt ein kaskadenförmi-

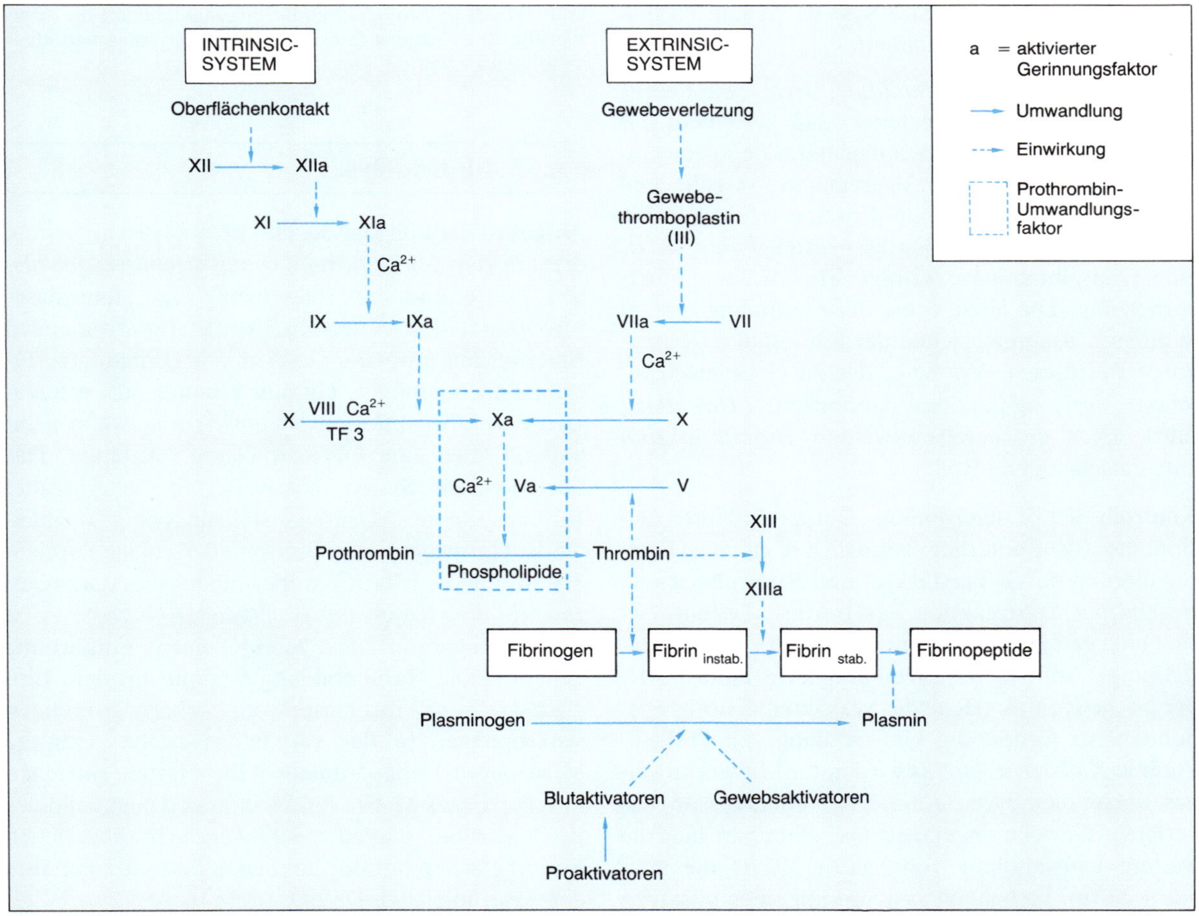

Abb. 6–34. Ablauf der Blutgerinnung *(oben)* und der Fibrinolyse *(unten)*. Zur Bezeichnung der Gerinnungsfaktoren s. Tab. 6–9

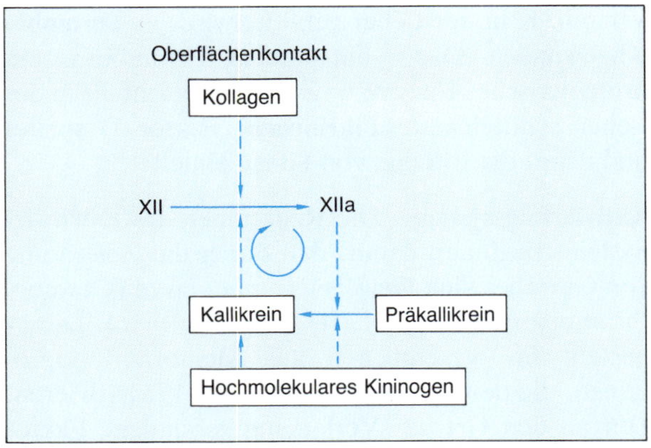

Abb. 6–35. Schema des Verstärkersystems für die Aktivierung des Faktors XII (Hageman-Faktors)

ger Aktivierungsprozeß, der über die *Faktoren XI* und *IX* zur Aktivierung des *Faktors X* führt. Für die Reaktion der letztgenannten Stufe werden als Kofaktoren zusätzlich noch *Ca^{2+}, Faktor VIII-Komplex* und *Phospholipide* aus den Thrombozyten *(Plättchenfaktor 3, TF 3)* benötigt. Auf der Stufe der gemeinsamen Aktivierung des Faktors X durch das intra- und das extravaskuläre System fließen die beiden Reaktionswege zusammen.

Fibrinbildung. Die *Fibrinbildung* wird – wie bereits erwähnt – dadurch eingeleitet, daß *Thrombin* das Fibrinogen in Polypeptide aufspaltet. Die so entstandenen *Fibrinmonomere* aggregieren anschließend spontan zu langen Strängen. Frisch gebildetes Fibrin ist instabil; erst durch den aktivierten *Faktor XIII,* eine Transglutaminase, erfolgt eine kovalente Quervernetzung. Die letzte Stufe der Gerinnung besteht in einem Zusammenziehen der Fibrinfäden *(Retraktion).* Bei diesem Vorgang, der zu einer mechanischen Verfestigung des Gerinnsels *(Thrombus)* führt, spielt das bereits erwähnte *Thrombosthenin* eine entscheidende Rolle.

Kontrolle der Blutgerinnung. Der geschilderte Gerinnungsablauf unterliegt zusätzlich noch einer Feinregulierung durch **Verstärker- und Kontrollsysteme.** Bereits die Startreaktion des Intrinsic-Systems besitzt eine erst neuerdings entdeckte Verstärkungseinrichtung (Abb. 6–35). Der aktivierte Faktor XII, der an die Kontaktfläche des verletzten Gewebes gebunden ist, fördert die Umwandlung von Präkallikrein in *Kallikrein.* Dieses wird unter Mitwirkung eines hochmolekularen *Kininogens* ebenfalls an das verletzte Gewebe angelagert und stimuliert hier die weitere Umwandlung von Faktor XII in die aktivierte Form. Es handelt sich also um einen positiven Rückkopplungsmechanismus, der die Aktivierung des Faktors XII lawinenartig anschwellen läßt.

Eine weitere Rückkopplung führt zur *Verstärkung der Thrombinbildung.* Sind am Anfang des Gerinnungsprozesses einige Thrombinmoleküle entstanden, so aktivieren diese die Faktoren V und VIII. Diese Rückwirkung auf vorgeschaltete Prozesse führt zu einer stark beschleunigten Umwandlung von Prothrombin in Thrombin.

Hemmstoffe des Gerinnungssystems. Eine Ausbreitung der Gerinnung im Plasma wird durch Verdünnung der aktivierten Gerinnungsfaktoren im zirkulierenden Blut sowie durch Hemmstoffe verhindert. Solche Schutzvorrichtungen sind wegen der sehr hohen Enzymaktivität des Thrombins nötig. Die Hemmstoffe „kontrollieren" und „neutralisieren" aktivierte Gerinnungsfaktoren, wenn diese ihre physiologische Funktion erfüllt haben. Heute sind mindestens 8 Gerinnungshemmstoffe bekannt, von denen vor allem dem Antithrombin III und dem Protein C eine besondere Bedeutung zukommt.

Antithrombin III kann alle am Ablauf der Hämostase beteiligten Proteasen inaktivieren. Die Inaktivierungsrate dieser Proteasen wird dabei durch *Heparin* beschleunigt.

Protein C ist ein Vitamin-K-abhängiges Proenzym des Plasmas, das durch Thrombin aktiviert wird und in dieser Form den aktiven Faktor V und Faktor VIII-C proteolytisch zerstört. Unter physiologischen Bedingungen bedarf die Aktivierung des Proteins C der Anwesenheit eines endothelständigen Proteins *(„Thrombomodulin").*

6.12.4 Fibrinolyse

Aufgaben der Fibrinolyse. Das fibrinolytische System dient in vivo der *Auflösung von überschüssig gebildetem Fibrin* und der Begrenzung des Hämostasepfropfs auf den verletzten Bezirk. Im strömenden Blut werden normalerweise immer geringfügige Fibrinmengen gebildet. Hieraus könnten sich intravasale *Thromben* (Gerinnsel) entwickeln, wenn nicht laufend auch eine Fibrinauflösung stattfände. Das fibrinolytische System hat weiterhin die Aufgabe, Röhrensysteme (Drüsenausführungsgänge, ableitende Harnwege) von Fibrinniederschlägen freizuhalten, und es schafft darüber hinaus die Voraussetzung für die Heilung des geschädigten Gewebes, weil es die „Reparatur" des Defektes durch Vernarbung einleitet. Die Narbenbildung beginnt mit dem Einwachsen von Fibroblasten und phagozytierenden Makrophagen in das verletzte Gewebe. Um die meist parallel angeordneten Fibroblasten entstehen Fasern, die als Matrix für nachfolgend neugebildetes Bindegewebe dienen. Schlußendlich überziehen Endothelzellen auf der luminalen Seite des Gefäßes den ursprünglichen Defekt.

Fibrinbildung und Fibrinolyse stehen normalerweise miteinander im Gleichgewicht. *Störungen* dieses dynamischen Gleichgewichtes können entweder zur *intravasalen Gerinnselbildung (Thrombose)* oder zur *Blutungsneigung* führen, je nachdem, welcher der beiden Prozesse überwiegt.

Aktivierung des fibrinolytischen Systems. Die hydrolytische Spaltung des Fibrins in Fibrinopeptide erfolgt unter der Einwirkung des Enzyms **Plasmin** (Abb. 6–34, S. 127), das darüber hinaus auch Fibrinogen sowie die Faktoren V und VIII proteolytisch angreift. Plasmin liegt im Blutplasma in der inaktiven Vorstufe *Plasminogen* vor und kann bei Bedarf auf zwei verschiedenen Wegen aktiviert werden: durch *Gewebsaktivatoren* (gewebsständige oder von Geweben in Hohlräume sezernierte Faktoren) und durch *Blutaktivatoren.* Insofern stellt das Aktivierungssystem der Fibrinolyse ein Spiegelbild der Reaktionen bei der Blutgerinnung dar.

Die **Gewebsaktivatoren** sind im Organismus weit verbreitet. Die höchsten Aktivitäten finden sich im Uterus. Zu den Gewebsaktivatoren zählen die *Urokinase,* die von der Niere mit dem Harn ausgeschieden wird, und der sog. *Gewebsplasminogen-Aktivator (tPA =* **t**issue **P**lasminogen **A**ctivator*).* tPA wird im Umfeld eines Thrombus aus den Endothelzellen freigesetzt, bindet sich zusammen mit Plasminogen an Fibrin und katalysiert eine lokal begrenzte Auflösung des Gerinnsels.

Während die Gewebsaktivatoren Plasminogen direkt in Plasmin umwandeln, bedürfen die **Blutaktivatoren** hierzu der vorherigen Einwirkung von *Proaktivatoren.* Zu den Proaktivatoren zählen der Faktor XII a, die durch Gewebeschäden aus Leukozyten freigesetzten *Lysokinasen* sowie die therapeutisch wichtige *Steptokinase,* eine Lysokinase, die von β-hämolysierenden Streptokokken abgegeben wird.

Im Blutplasma tritt normalerweise keine systemische Aktivierung von Plasminogen auf, da dieses nur ausreichend aktiviert werden kann, wenn es (zusammen mit dem Gewebsaktivator) an Fibrin gebunden ist. In Abwesenheit von Fibrin ist eine Plasminogenaktivierung praktisch nicht effektiv. Zudem werden die Aktivatoren im Plasma schnell durch *Antiplasmine* (z. B. durch α_2-Antiplasmin, α_2-Makroglobulin) inaktiviert.

Die Fibrinolyse kann ferner durch körperfremde Fibrinolyseinhibitoren (z. B. durch den Proteasen-Inhibitor Aprotinin, durch ε-Aminocapronsäure oder Tranexamsäure) gehemmt werden.

6.12.5 Hemmung der Blutgerinnung

Nach der Blutentnahme **(in vitro)** kann die Gerinnung durch Überführen des ionisierten Calciums (Faktor IV) in schwer lösliche Verbindungen oder in Calciumkomplexe (z. B. durch Zusatz von *Natriumoxalat* oder *Natriumcitrat* bzw. des Chelatbildners *EDTA*) verhindert werden. Durch *Abkühlung* oder Auffangen des Blutes in Gefäße mit *nicht benetzbaren Oberflächen* läßt sich erreichen, daß der Gerinnungsprozeß stark verzögert abläuft.

Heparin hemmt sowohl **in vivo** als auch **in vitro** die Blutgerinnung. Dieses saure Mucopolysaccharid liegt in den Granula der *basophilen Granulozyten* und der *Mastzellen* vor. Seine Wirkung ist an die Anwesenheit von *Antithrombin III* (s. S. 128) gebunden, dessen Kofaktor es darstellt und dessen Wirkung es um ein Vielfaches verstärkt. Heparin wirkt sehr schnell, die Wirkung hält aber nur einige Stunden an und kann durch Gabe von *Protaminsulfat* schnell wieder aufgehoben werden. Heparin ist vor allem ein *Thrombinantagonist.* Darüber hinaus hemmt es aber u. a. auch die Umwandlung von Fibrinogen in Fibrin.

Heparinoide sind synthetische Präparate, die eine heparinähnliche Wirkung entfalten. Natürlich vorkommende Gerinnungshemmer sind *Hirudin* aus dem Speichel des Blutegels (Thrombinantagonist) sowie bestimmte *Enzyme aus Schlangengiften,* die durch Spaltung von Fibrinogen eine Fibrinbildung verhindern. Lokal gerinnungshemmend wirken auch Antithrombine im Speichel blutsaugender Insekten.

Nach Gabe von **Cumarinderivaten** tritt eine Gerinnungshemmung **in vivo** erst nach mehreren Stunden ein, klingt aber auch nur sehr langsam wieder ab. Dies beruht darauf, daß Cumarinderivate in der Leber als *Vitamin-K-Antagonisten* wirken und die Synthese der *Vitamin-K-abhängigen Gerinnungsfaktoren* (II, VII, IX und X) hemmen. Bei Gabe von Cumarinderivaten muß die herabgesetzte Gerinnungsfähigkeit mit Hilfe des sog. *Quick-Tests* (s. u.) laufend kontrolliert werden, um Spontanblutungen zu vermeiden. Die Wirkung von Cumarinderivaten läßt sich – wenn notwendig – durch hohe Dosen von Vitamin K wieder aufheben.

Quick-Test. Zur Prüfung der Gerinnungsreaktionen, die nach der Einwirkung von Gewebethromboplastin (Gewebethrombokinase) ablaufen, dient die *Bestimmung der Thromboplastinzeit,* der sog. *Quick-Test.* Dabei wird Venenblut durch Citrat-Zusatz ungerinnbar gemacht und zentrifugiert. Dem Plasma setzt man dann bei 37°C Gewebethromboplastin und Ca^{2+} im Überschuß zu und bestimmt die Zeit vom Zusatz bis zum Auftreten der ersten Fibrinfäden. Die so ermittelte Thromboplastinzeit beträgt normalerweise 10–16 s. Die Thromboplastinzeit ist in erster Linie bei einem Mangel an Prothrombin, an den Faktoren VII und X, jedoch auch bei Abnahme der Faktoren I und V verlängert. Ordnet man die normale Thromboplastinzeit einem Quick-Wert von 100% zu, so läßt sich an Hand einer Eichkurve für jede Verlängerung dieser Zeit die zugehörige Reduktion des Quick-Wertes angeben. Eine Abnahme des Quick-Wertes (verlängerte Thromboplastinzeit) findet man bei Vitamin-K-Mangel und bei der Gabe von Cumarinderivaten, jedoch nicht bei Hämophilie.

6.12.6 Störungen der Hämostase (hämorrhagische Diathesen)

Eine verstärkte Blutungsneigung, die in der Klinik häufig als *hämorrhagische Diathese* bezeichnet wird, kann prinzipiell drei Ursachen haben:

- *Thrombozytenmangel* bzw. *Thrombozytenfunktionsstörungen,*
- *Mangel an Gerinnungsfaktoren,*
- *vaskuläre Störungen.*

Thrombozytenmangel, Thrombozytenfunktionsstörungen. Eine **Thrombozytopenie,** d.h. eine Abnahme der Thrombozytenzahl, führt zu einer Störung der primären, insbesondere aber der sekundären Hämostase, weil der Thrombozytenfaktor 3 nicht mehr in ausreichender Menge zur Verfügung steht. Wird eine kritische Grenze von 30 000–50 000 Plättchen/μl unterschritten, so kann es zu *spontanen Blutungen* kommen. Charakteristisch ist das Auftreten von punktförmigen, sog. *petechialen Hautblutungen.* Sinkt die Thrombozytenzahl unter 5000/μl, dann steigt die Blutungsgefahr sprunghaft an. Thrombozytopenien können entweder als Folge einer *Bildungsstörung im Knochenmark* oder einer *verkürzten Lebensdauer der Blutplättchen* auftreten.

Störungen der Thrombozytenbildung sind meist erworben. Sie treten – *allergisch bedingt* – bei bestimmten Virusinfekten, wie z.B. Masern und Röteln, sowie nach Gabe von verschiedenen Medikamenten, wie z.B. Sulfonamiden und Phenylbutazon, auf. Eine *toxische Schädigung* des Knochenmarks bei Benzolvergiftung, nach immunsuppressiver bzw. zytostatischer Therapie oder durch Röntgenbestrahlung kann ebenfalls zu einer Thrombozytopenie führen. Häufig ist der Plättchenmangel das führende Zeichen einer Knochenmarksinfiltration durch Tumormetastasen oder bei einer akuten Leukämie.

Eine *verkürzte Lebensdauer* kann durch Plättchenanomalien oder durch allergische Reaktionen bedingt sein. Wegen des verstärkten Plättchenabbaus ist in diesen Fällen die Milz häufig vergrößert.

Eine *Funktionsstörung der Thrombozyten* wird als *Thrombozytopathie* oder als *Thrombasthenie* bezeichnet. Hierbei findet man trotz normaler Plättchenzahl eine verstärkte Blutungsneigung, hauptsächlich weil der Thrombozytenfaktor 3 nicht in ausreichender Menge freigesetzt wird. Es gibt verschiedene *angeborene Formen* der Thrombozytopathie, die jedoch insgesamt gesehen relativ selten sind. Häufiger treten *erworbene Thrombozytopathien,* u.a. nach Gabe von Acetylsalicylsäure, auf. Die hierdurch ausgelöste leichte hämorrhagische Diathese hält allerdings nur einige Tage an.

Mangel an Gerinnungsfaktoren. Bei den durch Faktorenmangel verursachten Gerinnungsstörungen unterscheidet man *angeborene* und *erworbene Koagulopathien.* Bei den angeborenen, genetisch bedingten Formen ist in der Regel nur *ein* Gerinnungsfaktor vermindert bzw. nicht vorhanden, während bei den erworbenen Formen ein Defizit an mehreren Gerinnungsfaktoren besteht. Tab. 6–10 gibt einen Überblick über die wichtigsten Koagulopathien.

Unter den **angeborenen Koagulopathien** steht die **Hämophilie A** mit einer Häufigkeit von etwa 1:10 000 an erster Stelle. Die Synthesestörung des Antihämophilen Globulins A (Faktor VIII-C) wird X-chromosomal rezessiv vererbt. Genotypisch kranke, phänotypisch aber gesunde Frauen übertragen die Krankheit, während sie bei Männern manifest wird. Das typische Beispiel für den Stammbaum einer Bluterfamilie zeigt Abb. 6–36. Infolge der normalen Plättchenfunktion und der ungestörten Synthese der übrigen Gerinnungsfaktoren ist die primäre Hämostase normal. Der Thrombozytenpfropf kann sich jedoch nicht stabilisieren, so daß bei geringen Verletzungen die Gefahr schwerster Blutungen besteht. Typisch für die klassische Hämophilie sind Gelenkblutungen, die nicht selten zu schweren Ge-

Tab. 6–10. Koagulopathien

Krankheitsbild bzw. Schädigung	Mangel bzw. Fehlen von Gerinnungsfaktoren
I. kongenital	
Hypo- und Afibrinogenämie	I
Hypoprothrombinämie	II
Parahämophilie	V
Hypoproconvertinämie	VII
Hämophilie A	VIII-C
von-Willebrand-Syndrom	VIII-VWF
Hämophilie B	IX
Hämophilie C	X
PTA-Mangel	XI
Hageman-Faktor-Mangel	XII
II. erworben	
Vitamin-K-Mangel	II, VII, IX, X
Leberparenchymschädigung	(I), II, (V), VII, IX, X
Verbrauchskoagulopathie	alle Faktoren

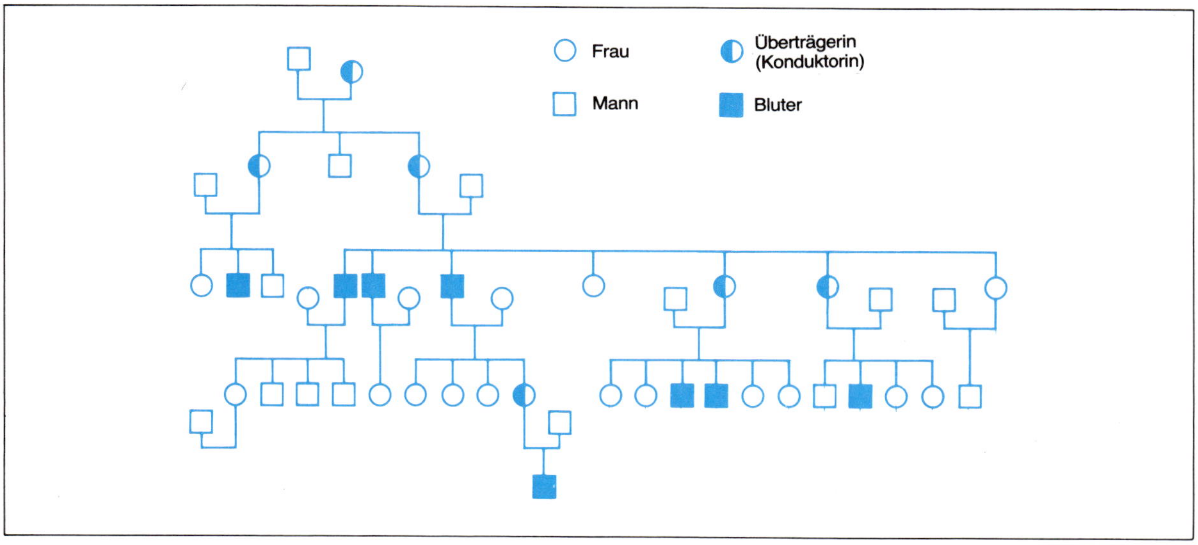

Abb. 6–36. X-chromosomal rezessive Vererbung der Hämophilie (Stammbaum einer Bluterfamilie), nach Urbana

lenkveränderungen führen, sowie ausgedehnte Hämatome, die in schweren Fällen Druckatrophien peripherer Nerven zur Folge haben. Lebensbedrohende Blutungen können im Magen-Darm-Bereich und im Gehirn auftreten.

Das *von-Willebrand-Syndrom* beruht auf einem autosomal dominant vererbten Fehlen des von-Willebrand-Faktors (Faktor VIII-VWF). Bei dieser Erkrankung ist sowohl die primäre (aufgrund der gestörten Plättchenadhäsion) als auch die sekundäre Hämostase (wegen der herabgesetzten Aktivität des Faktor-VIII-Komplexes) gestört.

Bei der **Hämophilie B** besteht ein Faktor-IX-Mangel. Auch diese Defektkoagulopathie wird X-chromosomal rezessiv vererbt. Nach dem ersten Patienten, einem Jungen namens Christmas, bei dem diese Krankheit entdeckt wurde, hat der Faktor IX auch seine heute übliche Bezeichnung erhalten. Diese und die übrigen angeborenen Koagulopathien sind jedoch selten.

Den **erworbenen Gerinnungsstörungen** liegen meist ein Vitamin-K-Mangel, ein Leberschaden oder ein übermäßiger Verbrauch von Gerinnungsfaktoren zugrunde.

Vitamin-K-Mangel kann als Folge einer fehlenden Galleausscheidung bei Verschlußikterus auftreten, weil für die Resorption des fettlöslichen Vitamins K Gallebestandteile erforderlich sind. Ebenso ist die Vitamin-K-Resorption beim Malabsorptionssyndrom und bei langdauernden Diarrhöen gestört. Schließlich kann auch die längere Therapie mit einem Breitbandantibiotikum zu einem Vitamin-K-Mangel führen, weil dabei die Vitamin-K-produzierenden Bakterien im Darm vernichtet werden. Vitamin K ist für die Synthese der Faktoren II, VII, IX und X erforderlich, die man unter der Bezeichnung *Prothrombinkomplex* zusammenfaßt. Bei einem Vitamin-K-Mangel nimmt deshalb der Gehalt an diesen Faktoren ab, wodurch sowohl die primäre als auch die sekundäre Hämostase gestört sind.

Ähnlich wie bei einem Vitamin-K-Mangel sind die Folgen bei einem schweren **Leberparenchymschaden.** Ein solcher Schaden, z. B. bei Leberzirrhose, führt in erster Linie zu einer Verminderung der Faktoren des Prothrombinkomplexes II, VII, IX und X. Bei sehr schweren Schäden sind jedoch auch die Faktoren I, V und XIII betroffen.

Große Bedeutung haben in neuer Zeit die sog. **Verbrauchskoagulopathien** erlangt. *Man versteht darunter eine Blutungsneigung durch einen akuten Verbrauch von Gerinnungsfaktoren meist infolge massiver intravasaler Gerinnung.* Dabei wird gleichzeitig die Fibrinolyse aktiviert, wodurch zusätzlich eine Proteolyse von Gerinnungsfaktoren eintritt (Abb. 6–37). Im Endeffekt kommt es zu einem *Mangel an Gerinnungsfaktoren und an Thrombozyten* mit der Folge einer *verstärkten Blutungsneigung.* Auslösende Ereignisse für Verbrauchskoagulopathien können u. a. massive Gewebezertrümmerungen, Fettembolien, Schockzustände mit Strömungsverlangsamung in großen Geweberegionen und metastasierende Karzinome sein. Eine häufige Ursache für Verbrauchskoagulopathien sind auch bestimmte Geburtskomplikationen, wie Tod der Frucht in utero, vorzeitige Plazentalösung und Fruchtwasserembolie. Im Vordergrund der Symptomatik stehen die Folgeerscheinungen der intravasalen Gerinnung in den kleinen Gefäßen *(Mikrothrombosierung).* Je

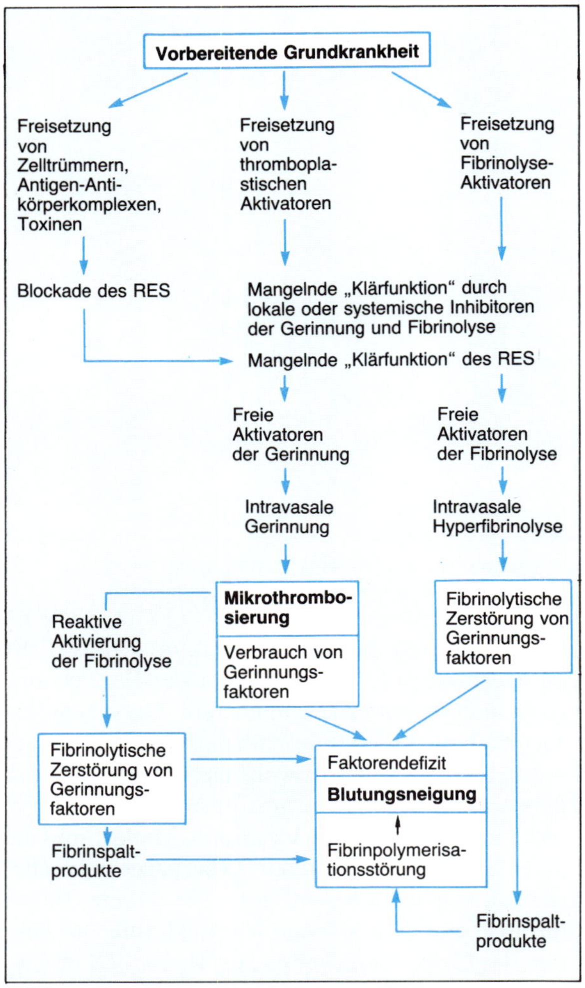

Abb. 6–37. Pathogenese der Verbrauchskoagulopathie

nach der Lokalisation kann es zu Nierenschäden, hämorrhagischen Magengeschwüren, hämorrhagischen Hautnekrosen und entsprechenden Veränderungen in Leber oder Pakreas kommen.

Vaskuläre hämorrhagische Diathesen. Bei den vaskulär bedingten hämorrhagischen Diathesen handelt es sich um Krankheiten mit verstärkter Blutungsneigung, die durch *Gefäßveränderungen* bedingt oder zumindest mitbedingt sind. Angeborene Formen sind sehr selten. Zu den erworbenen Formen zählt die vaskuläre hämorrhagische Diathese als Folge eines *Vitamin-C-Mangels* (s. S. 264). Während das Vollbild des Skorbuts mit Zahnfleischblutungen und Hautblutungen hierzulande kaum mehr angetroffen wird, kommen latente Formen häufiger vor als allgemein bekannt ist.

Vaskuläre hämorrhagische Diathesen können außerdem durch Immunglobuline, Immunkomplexe und toxische Einflüsse verursacht werden. Als Beispiel sei die *Purpura Schönlein-Henoch* angeführt, die vor allem bei Kindern auftritt. Die Krankheit beginnt in der Regel mit *petechialen Blutungen* an den unteren Extremitäten; später kommt es dann auch zu inneren Blutungen. Ursache hierfür sind wahrscheinlich Immunkomplexe, die sich an den Wänden der kleinen Gefäße ablagern und nach Komplementaktivierung neutrophile Granulozyten anlocken. Die zerfallenden weißen Blutzellen führen dann zu einer Schädigung der Gefäßwände. Schließlich besteht eine verstärkte, z. T. auch vaskulär bedingte Blutungsneigung bei der *Überempfindlichkeitsreaktion gegen bestimmte Medikamente,* wie z. B. Salicylate, Barbiturate, Phenazone, Chinin und Iod.

Eine häufige Form der vaskulär bedingten hämorrhagischen Diathesen ist die sog. *Purpura senilis.* Sie tritt – wie dies die Bezeichnung ausdrückt – bei alten Menschen auf und führt bereits bei leichtesten mechanischen Alterationen zu Hautblutungen (vor allem im Bereich der Unterarme, Hände und Streckseiten der Unterschenkel). Wahrscheinlich beruht sie auf altersbedingten Veränderungen der Gefäßwände.

6.12.7 Hyperkoagulabilität

Unter *Hyperkoagulabilität* versteht man eine Hämostasestörung, bei der eine verstärkte Gerinnbarkeit des Blutes *(Thromboseneigung)* besteht. In der Regel hat die Zunahme aktivierter Gerinnungsfaktoren keine Auswirkungen auf die Gerinnungsbereitschaft, weil die physiologischen Inhibitoren, insbesondere das Antithrombin-System, sofort inaktivierend eingreifen. Erst wenn thromboplastische Gewebefaktoren massiv freigesetzt werden, nimmt die Gefahr der *intravasalen Gerinnselbildung* zu. Ursachen hierfür können u. a. entzündliche Organkrankheiten, Tumoren, große Verletzungen, Operationen und Geburtskomplikationen (vorzeitige Plazentalösung, Fruchtwasserembolie) sein. Begünstigt wird die Thrombenbildung durch Gefäßwandschäden (Atherosklerose) und verlangsamte Blutströmung (Bettruhe). Diese pathogenetisch bedeutsamen Faktoren sind vor allem dafür verantwortlich, daß die Thrombosehäufigkeit mit dem Alter zunimmt und im 7. Lebensjahrzehnt ihr Maximum erreicht.

7 Herz

7.1 Anatomie des Herzens

7.1.1 Bau des Herzens

Lage, Form und Größe. Das Herz liegt im vorderen unteren Teil des *Mediastinums* (Mittelfellraums), das beiderseits von den äußeren Pleurablättern (Pleurae mediastinales) der Lungenflügel begrenzt wird (s. Abb. 7–1). Die untere Begrenzung bildet das Zwerchfell, dem das Herz teilweise aufliegt. Vorn berührt das Herz das Brustbein (Sternum) und die anschließenden Rippenknorpel, hinten sind ihm die Organe des hinteren Mediastinums, insbesondere der Ösophagus (Speiseröhre), angelagert. Wegen der engen Beziehungen zum Atmungsapparat ändert das Herz seine Lage mit den Atmungsbewegungen des Zwerchfells, der Rippen und der Lungen.

Die *Form des Herzens* ist mit einem *abgestumpften Kegel* vergleichbar, dessen Basis oben liegt und dessen Spitze schräg nach unten weist. Eine gedachte Gerade, die von der Mitte der Herzbasis zur Herzspitze verläuft *(anatomische Herzachse),* ist im Thorax von rechts hinten oben nach links vorn unten gerichtet. Die *Herzspitze* liegt also im linken unteren Thoraxraum, und zwar in Höhe des 5. *Interkostalraums* (Zwischenrippenraums) in der *Medioklavikularlinie* (gedachte senkrechte Linie durch die Mitte

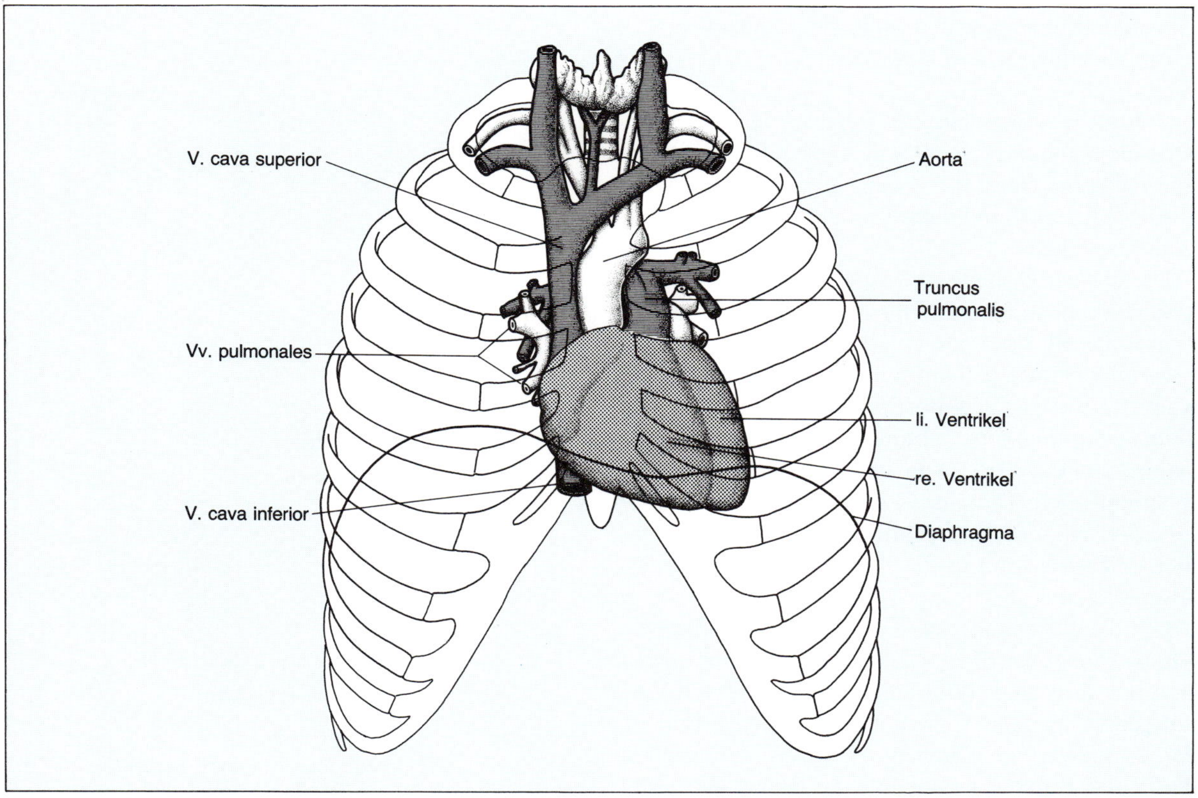

Abb. 7–1. Lage des Herzens und der großen zu- bzw. ableitenden Gefäße im Thorax, modifiziert nach Waldeyer

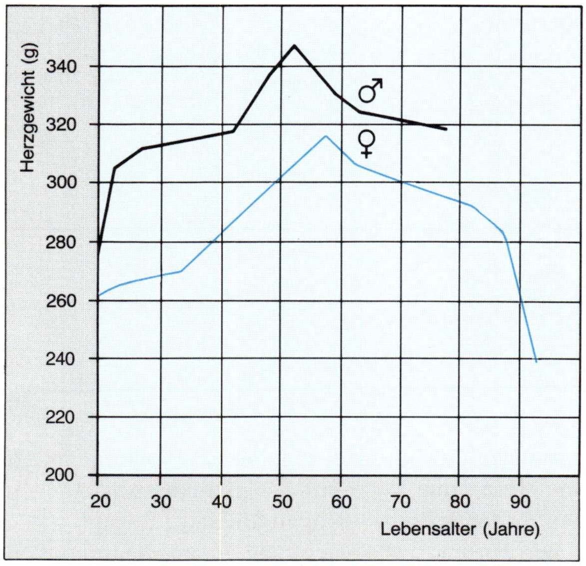

Abb. 7–2. Abhängigkeit des Herzgewichtes vom Lebensalter für Männer (♂) und Frauen (♀), nach Roessle u. Roulet

des Schlüsselbeins). Hier ist auch von außen der Herzspitzenstoß tastbar.

Die *Größe des Herzens* stimmt ungefähr mit der Größe der geballten Faust des betreffenden Menschen überein. Das *Herzgewicht* beträgt im Mittel *beim erwachsenen Mann 320 g, bei der Frau 280 g.* Über die Abhängigkeit des Herzgewichtes vom Lebensalter informiert Abb. 7–2.

Funktionelle Gliederung des Herzens. Das Herz des Menschen gliedert sich in zwei Abschnitte, das *rechte* und das *linke Herz,* die jeweils aus einem kleineren Vorhof *(Atrium)* und einer größeren Kammer *(Ventrikel)* bestehen (s. Abb. 7–3).

Die vier Hohlräume sind von unterschiedlich starken Muskelmassen umschlossen. Der rechte Vorhof nimmt das Blut aus den *großen Hohlvenen (V. cava superior* und *inferior)* auf und leitet es an die rechte Kammer weiter. Von dort wird das Blut über den *Truncus pulmonalis* (Lungenschlagader) in die Lunge transportiert. Dem linken Vorhof fließt das sauerstoffreiche Blut aus vier *Lungenvenen (Vv. pulmonales)* zu. Von hier gelangt es in die linke Kammer und wird dann in die *Aorta (Hauptschlagader)* ausgeworfen.

Die Blutbewegung wird durch die *rhythmische Kontraktion und Erschlaffung* der Herzmuskulatur bewirkt. Zunächst kontrahieren sich die beiden Vorhöfe und tragen damit in geringem Maße zur Füllung der Kammern bei. Danach erfolgt die Kontraktion der beiden Kammern, wodurch das Blut in den Truncus pulmonalis bzw. die Aorta getrieben wird. Die *Ventilwirkung der Herzklappen* verhindert dabei einen Rückfluß des Blutes.

Morphologische Gliederung des Herzens (s. Abb. 7–4 u. 7–5). Im oberen Abschnitt des rechten und linken Herzens sind jeweils die **Vorhöfe** angeordnet, das *rechte Atrium* mit der Einmündung der großen Hohlvenen und dem Sinus coronarius (venöser Abfluß aus dem Herzmuskelgewebe), das *linke Atrium* mit den Mündungen der Lungenvenen. Die beiden Vorhöfe werden durch eine *Scheidewand (Septum atriorum)* voneinander getrennt. Die Vorhöfe sind jeweils mit einem *Herzohr (Auricula cordis)* ausgestattet, das die Wurzel der benachbarten großen Arterie berührt bzw. umgreift.

Die **Kammern** sind von den Vorhöfen durch eine äußere Furche, den *Sulcus coronarius,* abgegrenzt, der auf der Vorderseite durch den Ursprung von Aorta und Truncus pulmonalis unterbrochen wird. Eine durch den Sulcus coronarius gelegte Ebene bildet die *Herzbasis.* Da in dieser Ebene sämtliche Klappen angeordnet sind, bezeichnet man sie auch als die *Ventilebene* des Herzens (s. Abb. 7–7). Die Grenze zwischen rechtem und linkem Ventrikel ist von außen an je einer vorderen und hinteren Längsfurche *(Sulcus interventricularis)* erkennbar. Ihnen entspricht im Inneren die *Kammerscheidewand (Septum interventriculare),* welche die beiden Ventrikel-

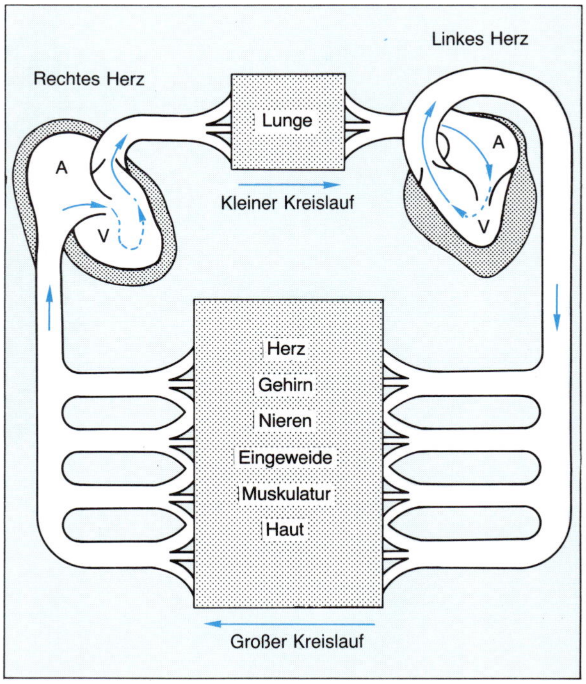

Abb. 7–3. Funktionelle Einordnung des rechten und des linken Herzens in den Blutkreislauf (A = Atrium, V = Ventrikel)

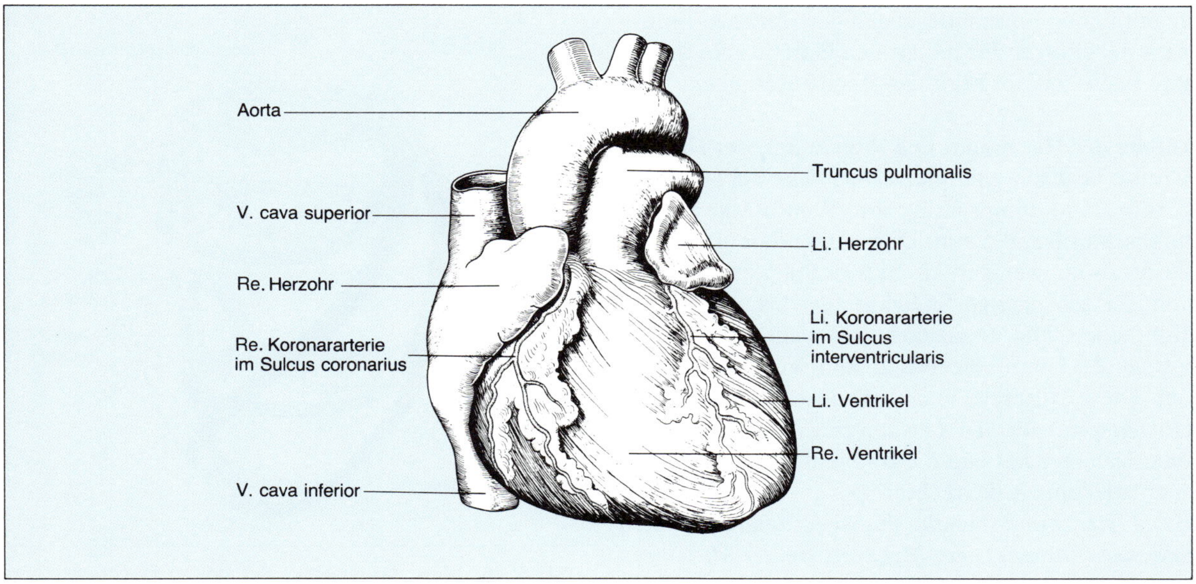

Abb. 7–4. Vorderansicht des Herzens, modifiziert nach Leonhardt

höhlen voneinander trennt. Wie Abb. 7–4 zeigt, gehört die Herzspitze *(Apex cordis)* zum linken Ventrikel.

Die Innenwände der Ventrikel sind unregelmäßig gestaltet und teilweise von schwammartig angeordneten *Muskelbalken (Trabeculae carneae)* überzogen. Außerdem ragen kegelförmige Muskelvorsprünge, die sog. *Papillarmuskeln,* in das Lumen vor.

Perikard. Das Herz wird vom Perikard (Herzbeutel) umschlossen. Es besteht wie die Pleura (s. S. 220) aus zwei Blättern, dem innen gelegenen *Epikard* (s. u.) und dem außen gelegenen *Perikard im engeren Sinn.* Zwischen diesen beiden Blättern befindet sich etwas seröse Flüssigkeit. Das innere Blatt des Herzbeutels ist mit dem Myokard verwachsen. Das äußere Blatt ist durch den Lungenzug seitlich gespannt und unten mit dem Zwerchfell verwachsen. Seine Außenfläche besteht aus derbem Bindegewebe, seine Innenfläche gleitet auf dem Epikard. Der Herzbeutel schützt das Herz, überträgt die äußeren Zugspannungen des Atmungsapparates auf die Herzoberfläche und verhindert Reibungen mit umgebenden Geweben bei den

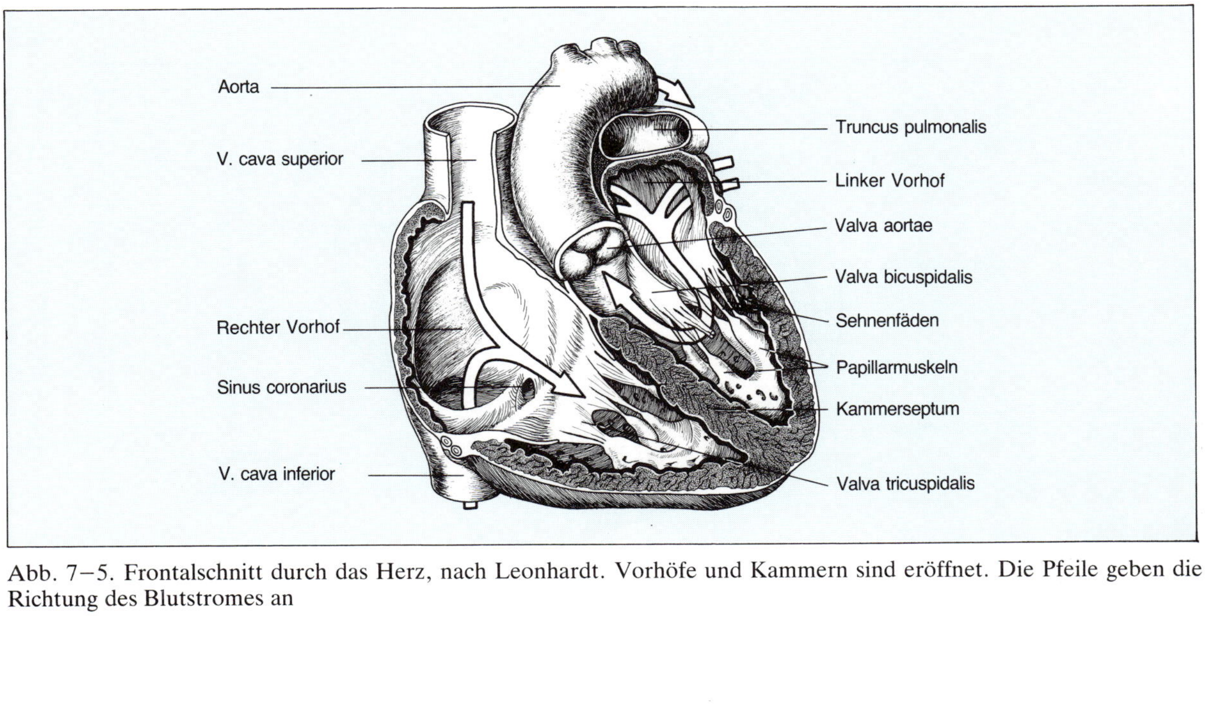

Abb. 7–5. Frontalschnitt durch das Herz, nach Leonhardt. Vorhöfe und Kammern sind eröffnet. Die Pfeile geben die Richtung des Blutstromes an

rhythmischen Formänderungen des Herzens. Im Bereich der Pforten für die großen Gefäße geht das innere in das äußere Blatt des Herzbeutels über.

Aufbau der Herzwand. Die Wände der vier Herzabschnitte besitzen eine *unterschiedliche Dicke.* Beide Vorhöfe sind dünnwandig; ihre Wandstärke beträgt durchschnittlich 0,5 mm. Dies deutet darauf hin, daß die Vorhöfe weniger als aktive Pumpen, sondern vielmehr als passive Speicher für das zufließende Blut dienen. Die Wandstärke des rechten Ventrikels beträgt 2–4 mm, die des linken Ventrikels 8–11 mm. Diese Differenz in den Wandstärken entspricht den *unterschiedlichen Leistungen der Ventrikel;* die linke Kammer hat einen etwa 5mal größeren Druck zu entwickeln als die rechte.

Die Herzwand besteht aus drei Schichten, dem Endokard (innen), dem Myokard (in der Mitte) und dem Epikard (außen). Von diesen entfällt auf das **Myokard,** die Muskelschicht der Herzwand, die überwiegende Gewebsmasse. Die Faserzüge des Ventrikelmyokards weisen eine komplizierte Struktur auf (s. Abb. 7–6). Von der Ventilebene aus zieht eine *Lage äußerer Schrägfasern* zur Herzspitze. Von dort steigen die Muskelfasern als *innere Längsfaserschicht* wieder auf, wobei sie z. T. in die Trabekel und Papillarmuskeln einstrahlen. Aus der äußeren Schrägfaserschicht scheren in verschiedenen Höhen Faserbündel aus, die eine *mittlere Ringfaserschicht* bilden. In dieses Schraubensystem der Faserzüge sind die beiden Ventrikel z. T. gemeinsam einbezogen. Die gesamte Anordnung des Ventrikelmyokards hat den Zweck, eine möglichst konzentrische Verkleinerung der Herzhöhlen bei der Kontraktion sicherzustellen.

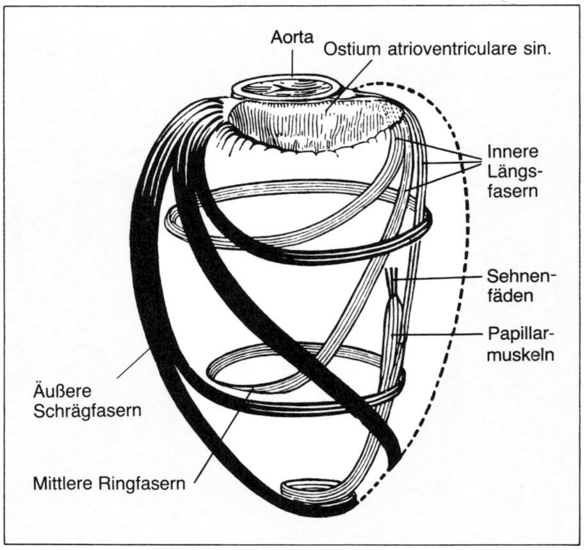

Abb. 7–6. Muskelarchitektur der linken Herzkammer in schematischer Darstellung, nach Benninghoff

Klappenapparat (s. Abb. 7–7). Bei der rhythmischen Kontraktion der Herzmuskulatur verhindert die Ventilwirkung der Herzklappen den Rückstrom des Blutes. Herzklappen finden sich an den Ein- und Auslaßöffnungen beider Ventrikel. Die **Atrioventrikularklappen** dienen der Abdichtung der Kammern gegen die Vorhöfe während der Ventrikelkontraktion. Hierbei handelt es sich *im rechten Herzen* um *drei, im linken Herzen* um *zwei segelförmige Bindegewebsmembranen,* welche die Eingangsöffnungen *(Ostien)* der Ventrikel dicht verschließen, wenn sich die Membranränder aneinanderlegen. Wegen ihrer eigentümlichen Form werden die Atrioventrikularklappen auch als *Segelklappen* bezeichnet. Die An-

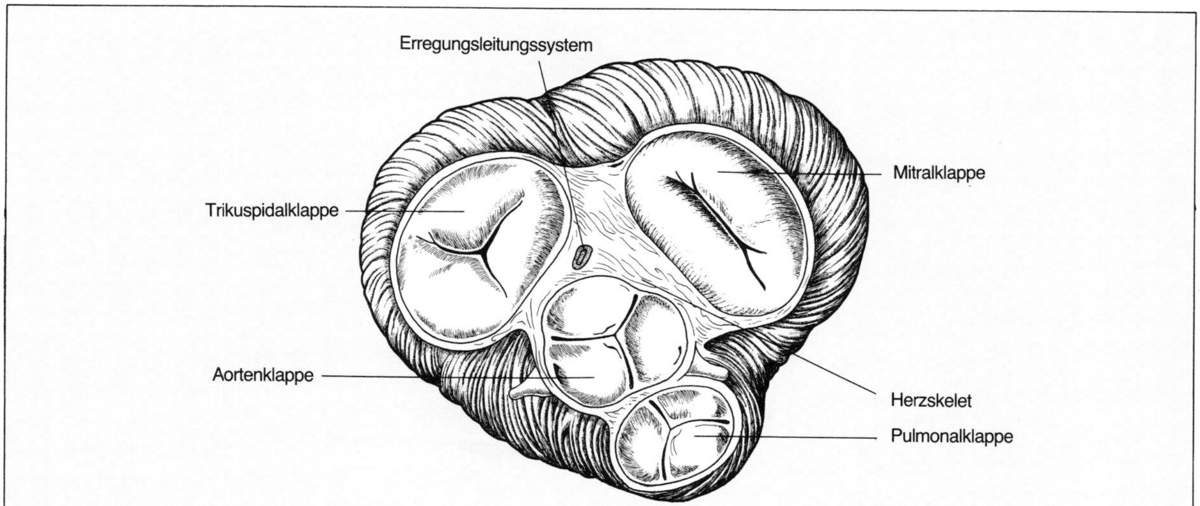

Abb. 7–7. Ventilebene des Herzens

zahl der Segelzipfel, die jeweils den Klappenapparat bilden, kommt in der Bezeichnung *Valvula tricuspidalis* für die rechten und *Valvula mitralis* (syn. *bicuspidalis*) für die linken Atrioventrikularklappen zum Ausdruck.

Da die Segelklappen großflächige Ostien zu verschließen haben und selbst keine Versteifungselemente besitzen, bestünde die Gefahr, daß sie bei Druckentwicklung der Ventrikel in die Vorhöfe umschlagen. Zur Verhinderung eines solchen Umschlagens dienen die an den Segelzipfeln befestigten *Sehnenfäden (Chordae tendineae),* die ihrerseits mit den Papillarmuskeln verbunden sind (s. Abb. 7–5).

Die Ausströmungsöffnungen der Ventrikel werden in der Erschlaffungsphase durch die **Taschenklappen** verschlossen, so daß kein Rückstrom des Blutes aus dem Truncus pulmonalis und der Aorta stattfinden kann. Diese Klappenapparate bestehen jeweils aus *drei halbmondförmigen Bindegewebsplatten,* deren Ränder verstärkt sind. Die spezielle Architektur verhindert das Umschlagen der Klappen während der Erschlaffung der Ventrikel.

Die vier *Ostien,* die etwa in einer Ebene liegen (Ventilebene), sind von *Bindegewebsringen* umgeben, von denen die Klappen entspringen. Da diese fibrösen Ringelemente relativ starr sind und ihre Form während der Kontraktion nur wenig ändern, bezeichnet man sie in ihrer Gesamtheit als das Herzskelet.

7.1.2 Erregungsleitungssystem, Gefäßversorgung und Innervation des Herzens

Erregungsleitungssystem. Die rhythmischen Kontraktionen des Herzens werden durch Erregungen ausgelöst, die im Herzen selbst entstehen. Diese Automatie der Herzaktion (s. S. 139) wird durch ein spezielles *Erregungsbildungs- und Erregungsleitungssystem* bewirkt (s. Abb. 7–8). Dabei handelt es sich um ein System von Muskelfasern, die sich nicht nur funktionell, sondern auch morphologisch von den Fasern des Arbeitsmyokards unterscheiden.

Die rhythmische Erregungsbildung findet normalerweise im **Sinusknoten** *(Keith-Flack-Knoten)* statt. Der Sinusknoten, ein 2–3 cm langer Zug spezialisierter Muskelfasern, ist *im rechten Vorhof an der Einmündung der V. cava superior* lokalisiert.

Vom Sinusknoten getrennt, findet sich am Boden des rechten Vorhofs nahe dem Septum ein zweiter Teil des erregungsleitenden Systems, der **Atrioventrikularknoten** *(Aschoff-Tawara-Knoten).* Der von hier ausgehende Faserzug zieht als **Hissches Bündel**

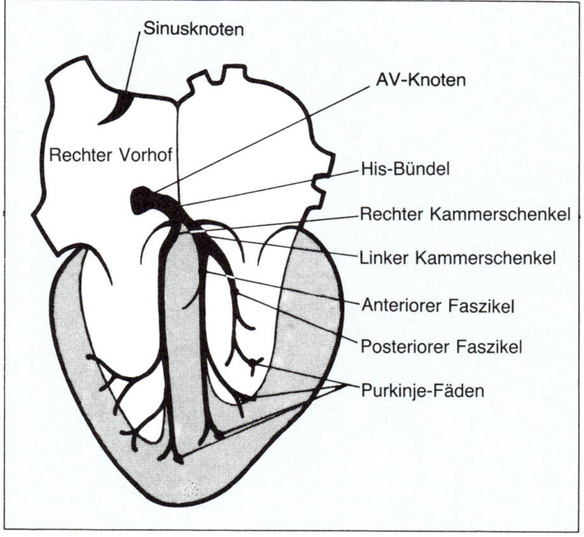

Abb. 7–8. Erregungsbildungs- und Erregungsleitungssystem des Herzens, schematisch dargestellt in einem Frontalschnitt, nach Antoni

durch das Herzskelet zum Kamm des Septum interventriculare.

Das Bündel gabelt sich dann spitzwinklig in einen **rechten** und einen **linken Kammerschenkel.** Nach weiterer Aufspaltung erreichen kleinere Bündel die Basen der Papillarmuskeln, wo sie sich in die sog. **Purkinje-Fasern** aufsplittern, die in den Papillarmuskeln und in der Kammerwand aufsteigen.

Gefäßversorgung des Herzens. Die *arterielle Versorgung* des Herzens erfolgt durch zwei **Koronararterien,** die kurz hinter den Taschenklappen aus der Aorta entspringen (s. Abb. 7–9). Die linke Koronararterie *(A. coronaria sinistra),* die den überwiegenden Teil des muskelstarken linken Ventrikels versorgt, nimmt 4/5 des gesamten Blutstromes für die Herzversorgung auf. Sie verläuft zunächst zwischen linkem Herzohr und dem Truncus pulmonalis und teilt sich dann in einen *Ramus circumflexus* und einen *Ramus interventricularis anterior.* Der Ramus circumflexus verläuft in der Herzkranzfurche zur Hinterfläche des Herzens; der Ramus interventricularis anterior zieht in der vorderen Längsfurche abwärts.

Die rechte Koronararterie *(A. coronaria dextra)* entspringt unter dem rechten Herzohr und folgt dann der Herzkranzfurche. An der Hinterfläche gibt sie den *Ramus interventricularis posterior* ab, der in der hinteren Längsfurche spitzenwärts zieht.

Das *venöse System* des Herzens ist ähnlich wie das arterielle System aufgebaut. Das Blut aus den Venen sammelt sich überwiegend im **Sinus coronarius,** der im Bereich der hinteren Querfurche in den rechten Vorhof mündet. Lediglich ein geringer Teil des ve-

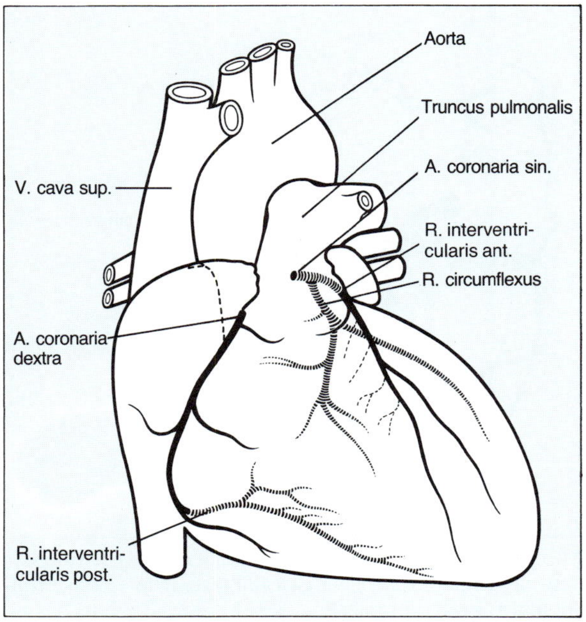

Abb. 7–9. Herzkranzgefäße mit ihren Ästen in schematischer Darstellung, nach Rohen

nösen Blutes wird über die kleinen *Vv. cordis anteriores* und die *Vv. cordis minimae* direkt in die Herzhöhlen geleitet.

Innervation des Herzens. Das Herz besitzt ein *intramurales* (in der Wand gelegenes) *Nervensystem,* das aus Neuronen mit marklosen Nervenfasern besteht. Dieser intramurale Anteil des Herznervensystems steht in Verbindung mit sympathischen und parasympathischen Fasern des äußeren *Herznervengeflechtes (Plexus cardiacus).* Der Plexus cardiacus erhält Zuzug von *parasympathischen Fasern aus den Nn. vagi* (Rami cardiaci) und von *sympathischen Fasern (Nn. cardiaci),* die ihren Ursprung in den Seitenhörnern der oberen spinalen Thorakalsegmente haben (s. S. 471). Die präganglionären Fasern werden im Grenzstrang auf die postganglionären Fasern umgeschaltet.

Da die Herzäste des rechten und linken *Vagus* eine *hemmende Wirkung* auf das Herz ausüben, werden sie in ihrer Gesamtheit manchmal auch als *N. depressor* bezeichnet. Die *sympathischen Fasern,* die die Herzaktion fördern, charakterisierte man früher als *Nn. accelerantes,* wobei allerdings zu bemerken ist, daß sie nach heutigen Kenntnissen nur einen verhältnismäßig geringen Einfluß auf die Herzfrequenz haben.

Die Einwirkungsbereiche der parasympathischen und der sympathischen Nervenfasern sind über das Herz schwerpunktmäßig verteilt. *Der Parasympathikus versorgt vorrangig die Vorhöfe,* und zwar der *rechte Vagus* vor allem den Sinusknoten und seine Umgebung, der *linke Vagus* mehr den Bereich des Atrioventrikularknotens.

Im Unterschied zum Parasympathikus innervieren die sympathischen Fasern alle Anteile des Herzens nahezu gleichmäßig.

7.1.3 Mikroskopische Anatomie des Herzens

Myokard. Die *Herzmuskulatur* ist ähnlich wie die Skeletmuskulatur (s. S. 400ff.) aufgebaut und besitzt wie diese eine *Querstreifung* sowie ein *endoplasmatisches Retikulum* zwischen den Myofibrillen. In einigen Punkten jedoch weist das Herzmuskelgewebe (Myokard) Besonderheiten auf:

1. Das Myokard bildet ein *Netzwerk* verzweigter Fasern, deren Zellgrenzen durch die sog. *Glanzstreifen* markiert werden (s. Abb. 7–10). An den Glanzstreifen, die eine ebene oder auch unregelmäßig gezackte Form haben können, enden die Myofibrillen der aneinanderstoßenden Fasern.
2. Die Herzmuskelfasern sind durch große (ovale oder rundliche) *zentral liegende Kerne* ausgezeichnet. Die Myofibrillen umlaufen die Kerne, so daß oberhalb und unterhalb jedes Kerns fibrillenfreie Felder entstehen, in die Sarkosomen (Mitochondrien), Glykogen, Lipide und Lipofuszinkörnchen eingelagert sind.
3. Da die Herzmuskelfasern eine große Stoffwechselaktivität besitzen, sind sie besonders *reich an Mitochondrien.*

Erregungsleitungssystem. Die spezialisierten Fasern des *Erregungsbildungs- und Erregungsleitungssystems* sind besonders *reich an Sarkoplasma* und *Glykogen,* besitzen jedoch nur wenige Fibrillen. Ihre Zellgrenzen sind an den Berührungsstellen deutlich ausgeprägt. Die letzten Verzweigungen des Systems,

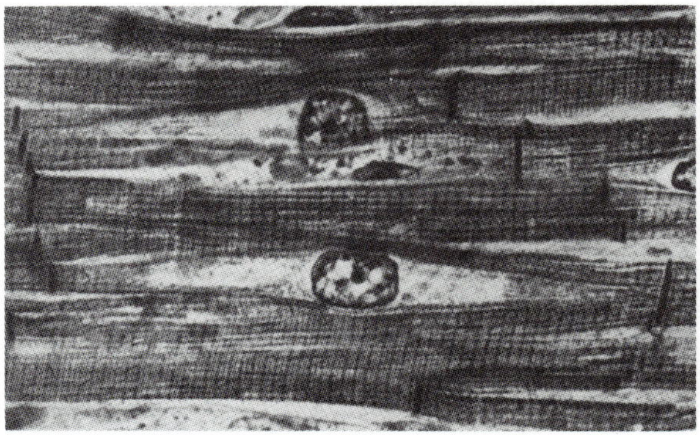

Abb. 7–10. Längsgeschnittene Herzmuskelzellen (Vergrößerung etwa 800fach), nach Bargmann

die *Purkinje-Fasern,* verlaufen unter dem Endokard und stehen dort mit den Fasern des Arbeitsmyokards in Verbindung.

Endokard. Das *Endokard* bedeckt den gesamten Innenraum des Herzens, einschließlich der Sehnenfäden und der Herzklappen. Es besteht aus einer *Endothelschicht* (s. S. 19), die einer *Schicht lockeren Bindegewebes* aufliegt. Eingelagerte elastische Fasern und glatte Muskelfasern ermöglichen die Anpassung des Endokards an die wechselnde Form der Herzhöhlen.

7.2 Erregungsprozesse der Herzmuskulatur

Das Herz hat die Aufgabe, das ihm aus den Körper- und Lungenvenen zufließende Blut in das arterielle System des kleinen bzw. großen Kreislaufes auszutreiben. Zur Überwindung der Strömungswiderstände in diesen Kreislaufabschnitten müssen dabei vom rechten und linken Herzen entsprechende Drücke entwickelt werden. Diese Aufgabe erfüllt das Herz durch die *rhythmische Erschlaffung und Kontraktion* der Kammern, der entsprechende rhythmische Veränderungen der Vorhöfe vorausgehen. Die Erschlaffungsphase wird als **Diastole,** die Kontraktionsphase als **Systole** bezeichnet. Der gesetzmäßige Kontraktionsablauf wird durch die Erregungsausbreitung über die Herzmuskulatur gesteuert.

7.2.1 Erregungsbildung und Erregungsausbreitung

Autorhythmie. Die Herzmuskelfasern besitzen wie die Nervenzellen und die Skeletmuskelfasern die Eigenschaft der Erregbarkeit: Sie haben ein Ruhepotential und sind in der Lage, Erregungen in Gestalt von Aktionspotentialen fortzuleiten. Bestimmte Anteile der Herzmuskulatur, die Fasern des *Erregungsbildungs- und Erregungsleitungssystems,* sind, wie erwähnt, außerdem dazu befähigt, spontan Erregungen zu bilden. Diese Fähigkeit dieser Zellen, in bestimmten Zeitabständen spontan Erregungen zu bilden, stellt die Grundlage für die Selbststeuerung der Herzschlagfolge *(Autorhythmie, Automatie)* dar.

Erregungsausbreitung. Vom Sinusknoten breitet sich die Erregung zunächst radiär über das Arbeitsmyokard beider Vorhöfe (mit einer Geschwindigkeit von etwa 1 m/s) aus und greift dann auf den *Atrioventrikularknoten* über. Im AV-Knoten ist die Geschwindigkeit der in diesem Gebiet störanfälligen Erregungsleitung relativ niedrig (0,05–0,1 m/s). Durch diese Verzögerung bei der AV-Überleitung wird gewährleistet, daß die Kammerkontraktion erst nach Beendigung der Vorhofsystole beginnen kann.

Vom AV-Knoten aus erreicht die Erregung den Stamm des **His-Bündels,** der das bindegewebige Herzskelet durchbricht und die einzige erregungsleitende Verbindung zwischen Vorhöfen und Kammern darstellt. Das His-Bündel teilt sich nach einigen Millimetern in den rechten und den linken **Kammerschenkel** *(Tawara-Schenkel),* die beiderseits in der Kammerscheidewand unter dem Endokard zur Basis der Papillarmuskeln ziehen, wobei sich der linke Schenkel in einen *vorderen und hinteren Faszikel* aufteilt. Die Endaufzweigungen des Systems bilden die **Purkinje-Fasern,** die ohne deutliche Grenzen in das Arbeitsmyokard übergehen. Der Weg vom His-Bündel bis zu den Purkinje-Fasern wird von der Erregung mit hoher Geschwindigkeit (2–3 m/s) überwunden.

Auf diese Weise gelangt der Erregungsprozeß nahezu gleichzeitig zu vielen Orten der subendokardialen Myokardschichten, um sich von dort langsamer (0,5–1 m/s) über das gesamte Arbeitsmyokard auszubreiten. Da die Zellgrenzen *(Glanzstreifen)* kein Hindernis für die Erregungsleitung darstellen, ist sichergestellt, daß alle Myokardfasern schnell nacheinander von der Erregung erfaßt werden *(Alles-oder-Nichts-Gesetz der Erregungsausbreitung).* Insgesamt erfordert der Ausbreitungsvorgang in der Ventrikelmuskulatur nur eine Zeit von etwa 80 ms.

Hierarchie der Erregungsbildungszentren. Obwohl normalerweise der Antrieb der Herzaktion vom Sinusknoten ausgeht *(primäres Erregungsbildungszentrum),* sind auch die übrigen Teile des spezialisierten Erregungsleitungssystems zur rhythmischen Erregungsbildung befähigt. Die Frequenz der Erregungsfolge, die im Sinusknoten bei Körperruhe etwa 70 min^{-1} beträgt **(Sinusrhythmus),** nimmt jedoch mit der Entfernung vom primären Zentrum ab. Daher wird die langsamere Erregungsbildung der nachgeordneten Zentren in der Regel überspielt und dem gesamten System der Sinusrhythmus aufgezwungen.

Wenn jedoch der Sinusknoten ausfällt oder die Erregung nicht auf die Vorhöfe weitergeleitet wird (sinu-aurikulärer Block, s. S. 162), so kann ersatzweise der Atrioventrikularknoten mit einer Eigenfrequenz von 40–60 min^{-1} (**AV-Rhythmus**) die Schrittmacherfunktion übernehmen *(sekundäres Erregungsbildungszentrum)*. Kommt es zu einer totalen Unterbrechung der Erregungsüberleitung von den Vorhöfen auf die Ventrikel (totaler Herzblock, s. S. 162), dann besteht die Möglichkeit, daß ein *tertiäres Erregungsbildungszentrum* im ventrikulären Leitungssystem mit einer Frequenz von 25–40 min^{-1} (**Kammerrhythmus**) als Schrittmacher der Ventrikelaktion eintritt.

7.2.2 Ruhe- und Aktionspotential

Ruhepotential der Herzmuskelfasern. Die Myokardfaser weist – wie jede erregbare Nerven- und Muskelfaser – ein Ruhepotential zwischen dem Zellinneren (negativ) und dem Extrazellularraum auf. Die Größe dieses Membranpotentials beträgt etwa –90 mV. Es stellt vorwiegend ein *K^+-Diffusionspotential* dar.

Aktionspotential des Arbeitsmyokards. Der elektrische Vorgang beim Erregungsablauf, das Aktionspotential, kann mit Mikroelektroden abgeleitet werden (s. S. 59). Dabei zeigt sich, daß das *Aktionspotential der Herzmuskelfaser* wie das der Nervenfaser durch eine kurzzeitige Umladung der Zellmembran charakterisiert ist (s. Abb. 7–11). Ausgehend vom *Ruhepotential* von etwa –90 mV im Faserinnern kommt es zu einem raschen *Potentialanstieg* auf etwa +30 mV. An diese schnelle Aufstrichphase schließt sich als besonderes Charakteristikum der Herzmuskulatur ein längerdauerndes *Plateau* an, bevor die Rückkehr zum Ruhepotential erfolgt. Die Dauer des Aktionspotentials der Myokardfaser hängt von der Herzfrequenz ab; sie variiert zwischen 180 ms bei hoher Frequenz und 380 ms bei langsamer Schlagfolge. Normalerweise ist das Aktionspotential der Vorhofmuskulatur kürzer als das der Arbeitsmuskulatur in den Ventrikeln.

Der anfängliche Potentialanstieg wird durch eine starke Zunahme der Membranleitfähigkeit für Na^+-Ionen erzeugt, die einen kräftigen **Na^+-Einstrom** zur Folge hat (Abb. 7–11). Der initiale Na^+-Einstrom wird jedoch sehr schnell inaktiviert, so daß sofort eine Teilrepolarisation eintritt. Die charakteristische *Plateauphase* ist darauf zurückzuführen, daß die Membranleitfähigkeit für Ca^{2+}-Ionen für eine längere Zeit erhöht und die Leitfähigkeit für K^+-Ionen in dieser Zeitspanne erniedrigt ist, so daß sich die Effekte eines langsamen **Ca^{2+}-Einstroms** und eines entsprechenden **K^+-Ausstroms** etwa die Waage halten. Erst wenn die Ca^{2+}-Leitfähigkeit abnimmt und die K^+-Leitfähigkeit wieder zunimmt, kommt es zur vollständigen Repolarisation. Bei der Arbeitsmuskulatur ist nach Beendigung des Aktionspotentials die K^+-Leitfähigkeit gleichbleibend hoch, so daß das Ruhepotential bis zur nächsten Erregung einen konstanten Wert beibehält.

Refraktärperiode. Während des Erregungsvorgangs ist die Herzmuskelfaser *refraktär,* d. h. ihre Ansprechbarkeit auf Extrareize aufgehoben oder verhindert. Während der schnellen Depolarisation, des Plateaus und der nachfolgenden Repolarisation (bis zum Wert von etwa –45 mV) kann auch durch stärkste Extrareize keine weitere Erregung ausgelöst wer-

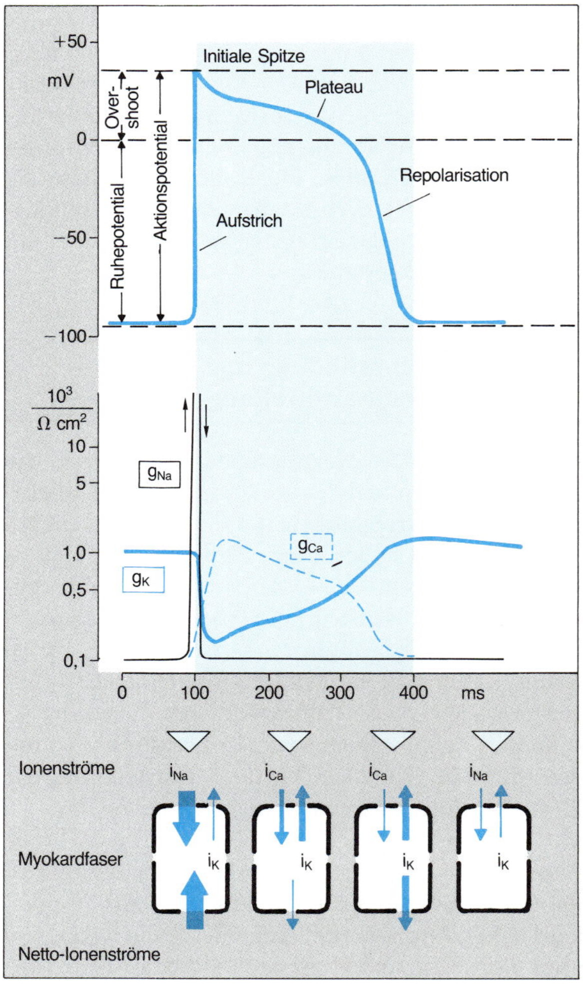

Abb. 7–11. Aktionspotential der Herzmuskelzelle, nach Antoni. *Oben:* Verlauf des Aktionspotentials. *Mitte:* Änderungen der Ionenleitfähigkeiten für Na^+, Ca^{2+} und K^+, die dem Aktionspotential zugrunde liegen. *Unten:* Richtung und Größe der Ionenströme in den verschiedenen Phasen (Netto-Ionenstrom = Differenz zwischen Einwärts- und Auswärtsstrom)

den. Diese Phase bezeichnet man als **absolute Refraktärperiode.** In der anschließenden Phase bis zur vollständigen Repolarisation kehrt die Erregbarkeit allmählich wieder zurück. In dieser sog. **relativen Refraktärperiode** kann zwar ein neues Aktionspotential ausgelöst werden; hierfür ist jedoch eine stärkere Depolarisation erforderlich, als dies normalerweise der Fall ist. Die in der relativen Refraktärperiode entstehenden Aktionspotentiale haben einen langsameren Anstieg, eine kleinere Amplitude sowie eine kürzere Dauer und werden relativ langsam fortgeleitet. Sie führen zu einer verminderten Ca^{2+}-Freisetzung in den Herzmuskelfasern und dadurch zu einer kleineren Kontraktionsamplitude (s. S. 143).

Funktionelle Bedeutung der langen Refraktärperiode. Die lange Aktionspotentialdauer und die davon abhängige lange Refraktärperiode verhindern, daß die Herzaktion durch zu frühe Wiedererregung gestört wird. Ebenso bildet die lange Refraktärperiode einen Schutz gegen den *Wiedereintritt* (re-entry) von Erregungen, die nach Durchlaufen eines bestimmten Weges im funktionellen Herzmuskelsynzytium zu ihrem Ursprungsort zurückkehren. Die Erregungen treffen alle zuvor erregten Abschnitte im refraktären Zustand an, so daß es in der Regel nicht zu einem „Kreisen" von Erregungen kommen kann.

Werden allerdings Extraerregungen in der relativen Refraktärperiode ausgelöst, so können u. U. **kreisende Erregungen** entstehen. Ursache hierfür sind die verkürzte Refraktärzeit und die langsame Fortleitung von Erregungen, die in der relativen Refraktärperiode einsetzen (s. o.). Solche Erregungen können nach Durchlaufen eines bestimmten Weges im Myokard ihren Ursprungsort bereits wieder im erregbaren Zustand vorfinden, so daß ein Wiedereintritt möglich ist. Es besteht also die Gefahr, daß durch überschwellige äußere Reize (z. B. beim Elektrounfall) oder durch spontane Extraerregungen in der relativen Refraktärperiode besonders leicht Herzflimmern (s. S. 162) ausgelöst wird. Daher bezeichnet man dieses Zeitintervall als die **vulnerable Phase** der Herzmuskelerregung.

Eine weitere Konsequenz der langen absoluten Refraktärphase besteht darin, daß die Kontraktion des Myokards beendet ist, bevor durch eine nachfolgende Erregung eine erneute Kontraktion ausgelöst werden kann. Eine Überlagerung der Kontraktionen (Superposition) ist also nicht möglich. Im Gegensatz zum Skeletmuskel, dessen Kontraktion erst einsetzt, wenn die Refraktärperiode praktisch beendet ist, kann der Herzmuskel ausschließlich Einzelkontraktionen ausführen.

Aktionspotential der Schrittmacherzellen. Während das Aktionspotential des Arbeitsmyokards nur durch Depolarisation von einer benachbarten Stelle her ausgelöst werden kann, sind die Zellen des Erregungsbildungs- und Erregungsleitungssystems zur *spontanen Depolarisation* befähigt *(Schrittmacherpotential, Präpotential)*. Wie Abb. 7–12 zeigt, beginnt die langsame **diastolische Depolarisation** sofort nach dem Ende des vorausgehenden Aktionspotentials. Erreicht die diastolische Depolarisation die in Abb. 7–12 gekennzeichnete Schwelle, so entsteht das nächste fortgeleitete Aktionspotential.

Die Zellen des *Sinusknotens* sind dadurch gekennzeichnet, daß in ihnen die spontane Depolarisation schneller erfolgt als in den übrigen Zellen des spezifischen Systems (AV-Knoten, His-Bündel, Purkinje-Fasern). Aus diesem Grund wird der Rhythmus der Herzaktion normalerweise von den Zellen des Sinusknotens bestimmt **(aktueller Schrittmacher).** Erst bei dessen Ausfall kann die langsamere spontane Depolarisation anderer Zellgruppen des Systems die Schwelle erreichen und damit den Rhythmus der Herzaktion steuern. Diese Zellgruppen werden daher auch als **potentielle Schrittmacher** bezeichnet.

Die langsame diastolische Spontandepolarisation im Sinus- und AV-Knoten wird darauf zurückgeführt, daß die während der Repolarisationsphase des

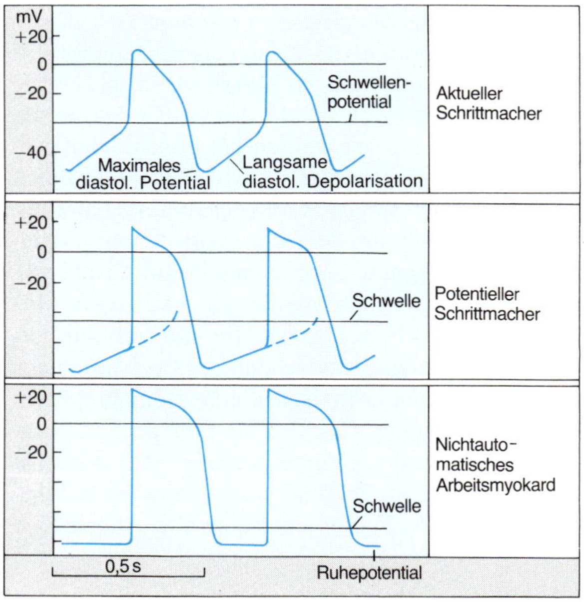

Abb. 7–12. Erregungsablauf in Schrittmacherzellen und im Arbeitsmyokard, nach Antoni. In den Zellen des Sinusknotens (aktueller Schrittmacher) folgt auf die Repolarisation eine langsame diastolische Depolarisation, die nach Erreichen des Schwellenpotentials ein neues Aktionspotential auslöst. In den übrigen Zellen des Erregungsleitungssystems (potentiellen Schrittmachern) erfolgt die diastolische Depolarisation so langsam, daß sie vor Erreichen der Schwelle durch das zugeleitete Aktionspotential unterbrochen wird. Im Arbeitsmyokard fehlt die diastolische Depolarisation, das Aktionspotential kann nur von benachbarten Fasern her ausgelöst werden

Aktionspotentials angestiegene K^+-Leitfähigkeit wieder abnimmt, so daß der Einstrom von Na^+ und Ca^{2+} eine allmähliche Depolarisation bewirkt.

7.2.3 Elektromechanische Kopplung und ionale Beeinflussung der Herzaktion

Elektromechanische Kopplung. Durch den Erregungsprozeß, der sich in gesetzmäßiger Weise über das Herz ausbreitet, wird die Kontraktion der Myokardfasern ausgelöst. Diese Aktivierung des kontraktilen Apparates durch das Aktionspotential bezeichnet man als *elektromechanische Kopplung*. Eine Schlüsselstellung nehmen dabei die **Ca^{2+}-Ionen** ein.

Das Aktionspotential, das sich mit einer Geschwindigkeit von 0,5–1 m/s über das Sarkolemm der Arbeitsmuskulatur ausbreitet, gelangt über Einstülpungen der Zellmembran (**transversale Tubuli,** T-System) in das Faserinnere (Abb. 7–13). Hier besteht ein enger Kontakt der Einstülpungen mit den terminalen Zisternen des sarkoplasmatischen Retikulums **(longitudinalen Systems),** in denen Ca^{2+}-Ionen gespeichert sind. Durch die Depolarisation werden aus diesen intrazellulären Speichern Ca^{2+}-Ionen freigesetzt. Gleichzeitig strömen Ca^{2+}-Ionen über die Membran in das Zellinnere ein, so daß sich die Ca^{2+}-Konzentration im Sarkoplasma schlagartig von 2×10^{-7} auf 10^{-5} mol/l erhöht. Durch diesen Konzentrationsanstieg werden am kontraktilen Apparat diejenigen Prozesse aktiviert, die schließlich zur *Kontraktion der Myokardfaser* führen (teleskopartige Verschiebung der längenkonstanten Actin- und Myosinfilamente gegeneinander auf Grund von Interaktionen zwischen Myosin und Actin unter Mitwirkung von ATP, s. S. 405). Der Kontraktionsvorgang wird dadurch beendet, daß die Ca^{2+}-Ionen aus dem Sarkoplasma aktiv in das longitudinale System bzw. mit Hilfe einer Ca^{2+}-Na^+-Pumpe in den Extrazellularraum zurückgepumpt werden. Das Aktionspotential erfüllt im Zusammenhang mit der elektromechanischen Kopplung eine doppelte Aufgabe (s. Abb. 7–13):

- ☐ Es löst die Kontraktion durch Freisetzung der Ca^{2+}-Ionen aus *(Triggereffekt),* und
- ☐ es sorgt durch den Ca^{2+}-Einstrom während der Plateauphase für eine Auffüllung der intrazellulären Speicher *(Auffülleffekt).*

Ionale Einflüsse auf Erregung und Kontraktion. Veränderungen der Elektrolytkonzentrationen im Blutplasma und damit auch im Extrazellularraum können die *Erregbarkeit,* d. h. die Bedingungen für die Erregungsauslösung beeinflussen, den Erregungsablauf in den Schrittmacherzellen und im Arbeitsmyokard modifizieren sowie die *Kontraktionskraft* (Kontraktilität) des Herzens steigern oder mindern (Tab. 7–1). Daher kommt den extrazellulären Elektrolytveränderungen in der Kardiologie erhebliche Bedeutung zu.

Eine mäßige Erhöhung der extrazellulären Ca^{2+}-Konzentration **(Hypercalcämie)** steigert die *Kontraktionskraft* des Herzens durch *Verstärkung der elektromechanischen Kopplung.* Exzessiv hohe Ca^{2+}-Konzentrationen können jedoch die Kontraktion so stark aktivieren, daß es zum Herzstillstand in der Systole kommt. Eine kontraktionsfördernde Wirkung haben auch diejenigen Stoffe, die den *Ca^{2+}-Einstrom* während des Aktionspotentials *verstärken,* wie z. B. Adrenalin und Noradrenalin. *Herzglykoside* (z. B. Digoxin, Strophanthin), die bei Herzmuskelschwäche zur Steigerung der Kontraktionskraft eingesetzt wer-

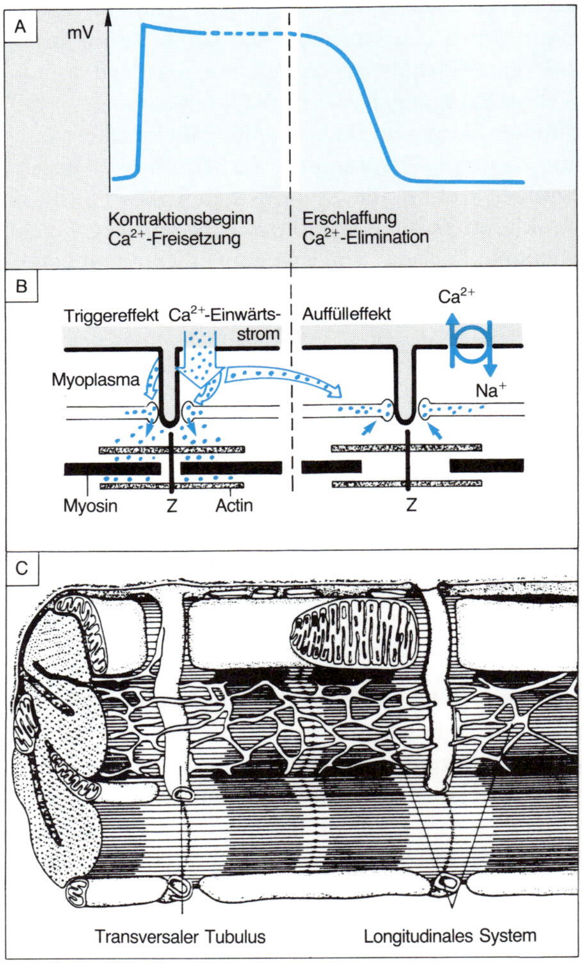

Abb. 7–13. Elektromechanische Kopplung in schematischer Darstellung. Das Aktionspotential *(A)* erhöht die intrazelluläre Konzentration der Ca^{2+}-Ionen, die *(B)* den kontraktilen Apparat aktivieren. Die Erschlaffung tritt infolge der Ca^{2+}-Elimination aus dem Myoplasma ein. *(C):* Feinstruktur der Myokardfaser

Tab. 7–1. Wirkung ionaler und nervaler Einflüsse auf die Grundeigenschaften des Herzens. Es bedeuten: + Zunahme, – Abnahme, ∅ kein Effekt, → Wirkungsänderung bei Intensivierung des betreffenden Einflusses

	Steilheit der diastolischen Depolarisation (chronotrope Wirkung)	**Atrioventrikuläre Erregungsleitung (dromotrope Wirkung)**	**Kontraktionskraft (inotrope Wirkung)**
Sympathikusaktivierung bzw. (Nor-)Adrenalin	+	+	+
Parasympathikusaktivierung bzw. Acetylcholin	–	–	– (Vorhofmyokard)
$[K^+]_e$-Erhöhung	–	(+)→–	–
$[K^+]_e$-Erniedrigung	+	∅	+
$[Ca^{2+}]_e$-Erhöhung	∅	∅	+
$[Ca^{2+}]_e$-Erniedrigung	(+)	∅	–

den, erhöhen die intrazelluläre Ca^{2+}-Konzentration. Einen entgegengesetzten Effekt haben extrazelluläre Ca^{2+}-Reduktion **(Hypocalcämie)** und *Hemmung des Ca^{2+}-Einstroms* (z.B. durch sog. Calciumantagonisten), die zu einer elektromechanischen Entkopplung und damit zu einer Minderung der Kontraktionskraft führen.

Extrazelluläre Veränderungen der K^+-Konzentration wirken sich primär auf die Membranprozesse aus. Eine Erhöhung der K^+-Konzentration **(Hyperkaliämie)** führt zu einer *Verminderung des Ruhepotentials* (s. S. 60) und außerdem zu einer *Zunahme der K^+-Permeabilität.* Bei einer mäßigen Hyperkaliämie ($[K^+]_e$ = 5,5–8 mmol/l) kommt es zu einer Steigerung der Erregbarkeit und der Erregungsleitungsgeschwindigkeit. Wenn jedoch die extrazelluläre K^+-Konzentration über 8 mmol/l ansteigt, ist die Membran so stark depolarisiert, daß Erregbarkeit, Leitungsgeschwindigkeit und Kontraktilität (durch eine Verkürzung der Dauer des Aktionspotentials) abnehmen. Im Extremfall kommt es zu einem Herzstillstand in der Diastole. Die Erniedrigung der extrazellulären K^+-Konzentration **(Hypokaliämie)** führt insbesondere zu einer *Abnahme der K^+-Permeabilität* und damit zu einer *Förderung der Erregungsbildung* im Ventrikel. Unter diesen Umständen können ektope Foci aktiviert und Rhythmusstörungen ausgelöst werden (s. S. 159ff.).

Kardioplege Lösungen. Kaliumreiche Lösungen, welche die Erregbarkeit vollständig aufheben, finden in der Herzchirurgie zur reversiblen Stillegung des Herzens (in der Diastole) Verwendung. Eine „herzlähmende" Wirkung haben auch isotonische Na^+- und Ca^{2+}-freie Lösungen. Na^+-freie Lösungen verhindern den für das Aktionspotential wichtigen Na^+Einstrom; Ca^{2+}-freie Lösungen bewirken eine totale elektromechanische Entkopplung. Während einer längerdauernden Ruhigstellung des Herzens muß der Blutkreislauf durch eine Herz-Lungen-Maschine aufrechterhalten werden.

7.2.4 Nervale Beeinflussung der Herzaktion

Efferente Innervation. Das Herz ist unter Führung des primären Schrittmachers weitgehend autonom tätig. Seine Aktionen können jedoch durch die efferenten Herznerven, die zum *vegetativen Nervensystem* gehören, modifiziert und damit den Bedürfnissen des Gesamtorganismus angepaßt werden. Insbesondere beeinflussen die Herznerven die Herzfrequenz (chronotrope Wirkung), die atrioventrikuläre Erregungsüberleitung (dromotrope Wirkung) und die Kontraktionskraft (inotrope Wirkung). Die beiden Anteile des vegetativen Systems, Sympathikus und Parasympathikus, üben auf diese Qualitäten der Herztätigkeit einen antagonistischen Einfluß aus (Tab. 7–1): Die Aktivierung des **Sympathikus** hat ganz allgemein einen fördernden Effekt, der durch die Reaktion der sympathischen Überträgersubstanz *Noradrenalin* mit den membranständigen β_1-Rezeptoren vermittelt wird. In gleicher Weise wirkt das Nebennierenmarkhormon *Adrenalin,* das ebenfalls mit den β_1-Rezeptoren reagiert. Dagegen übt der **Parasympathikus** unter Vermittlung seiner Überträgersubstanz *Acetylcholin* einen hemmenden Einfluß auf die Herztätigkeit aus.

Diese Wirkungen sind jedoch im Hinblick auf die drei genannten Qualitäten verschieden stark ausgeprägt, was auf die unterschiedliche räumliche Verteilung der sympathischen und der parasympathischen Innervation auf die einzelnen Herzabschnitte zurückzuführen ist (Abb. 7–14).

Chronotropie. Bei Reizung der zum rechten Herzen ziehenden Vagusfasern oder bei direkter Applikation von Acetylcholin auf den Sinusknoten nimmt die Herzfrequenz ab. Der Vagus hat also eine *negativ*

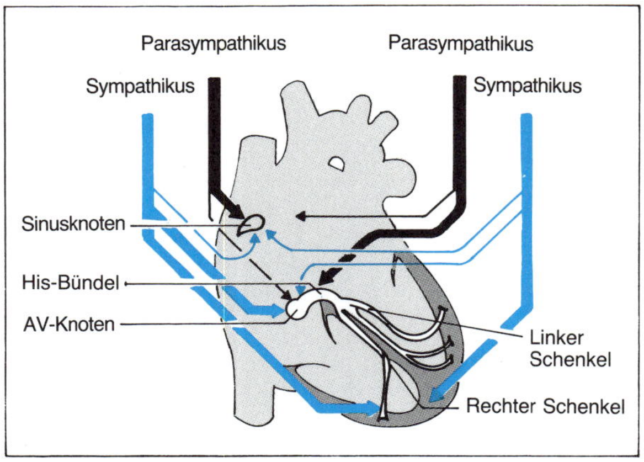

Abb. 7–14. Efferente Innervation des Herzens in schematischer Darstellung. Infolge der unterschiedlichen Verteilung sympathischer und parasympathischer Efferenzen auf Vorhöfe und Ventrikel differieren die nervalen Wirkungen in den verschiedenen Herzabschnitten

chronotrope Wirkung. Bei Sympathikusreizung bzw. bei lokaler Einwirkung von Catecholaminen (Adrenalin, Noradrenalin) zeigt sich der umgekehrte Effekt *(positiv chronotrope Wirkung)*. In situ kommt dem rechten Vagus die entscheidende Bedeutung für die Einstellung der Herzfrequenz zu. Eine Frequenzsteigerung tritt ein, wenn der Vagustonus abnimmt, d. h. wenn weniger Nervenimpulse über den Vagus zum Herzen geleitet werden. Der Sympathikustonus hat demgegenüber einen geringeren Einfluß auf die Herzfrequenz.

Die chronotrope Wirkung der Herznerven läßt sich folgendermaßen erklären: Unter Vaguseinfluß bzw. bei Acetylcholinfreisetzung kommt es zu einer Zunahme der K^+-Leitfähigkeit, die einer Depolarisation entgegenwirkt. Daher nimmt die Steilheit der diastolischen Depolarisation ab, so daß die Schwelle für die Erregungsbildung erst nach einem größeren Zeitintervall erreicht wird und die Herzfrequenz sinkt (Abb. 7–15). Umgekehrt steigt unter Sympathikuseinfluß die diastolische Depolarisation steiler an, woraus eine schnellere Herzschlagfolge resultiert.

Dromotropie. Die nervale Beeinflussung der Erregungsleitung ist wahrscheinlich auf den Bereich des AV-Knotens beschränkt. Reizung des linken Vagus oder Acetylcholingabe verzögern die atrioventrikuläre Erregungsüberleitung *(negativ dromotrope Wirkung)*. Im Extremfall kann sogar ein totaler Herzblock auftreten. Sympathikusreizung oder Catecholamingabe beschleunigen die Erregungsüberleitung *(positiv dromotrope Wirkung)*, so daß sich die Zeit zwischen der Vorhofsystole und der Kammersystole verkürzt.

Inotropie. Die Kontraktionskraft (Kontraktilität) des Myokards kann ebenfalls durch die Herznerven modifiziert werden. Vagusreizung oder lokale Gabe von Acetylcholin vermindern durch eine Verkürzung der Aktionspotentialdauer die Kontraktionsstärke der Vorhofmuskulatur *(negativ inotrope Wirkung)*. Sympathikusaktivierung und direkte Applikation von Catecholaminen steigern die Kontraktionskraft des Vorhof- und Kammermyokards *(positiv inotrope Wirkung)*. Dabei wird gleichzeitig die Kontraktionsgeschwindigkeit erhöht und die Erschlaffung beschleunigt.

Afferente Innervation. Sowohl im Sympathikus als auch im Vagus verlaufen neben den efferenten auch afferente (sensible) Fasern. Die afferenten Fasern, die sich dem *Sympathikus* anschließen, gehen von dichten subendokardialen Netzen markloser, frei endender Nervenfasern aus. Sie vermitteln wahrscheinlich die starke *Schmerzempfindung* bei Durchblutungsstörungen des Herzmuskels.

Die afferenten Nervenfasern, die im *N. vagus* verlaufen, haben ihren Ursprung in Mechanorezeptoren der Vorhöfe und des linken Ventrikels. Es handelt sich hierbei um zwei Rezeptortypen: *A-Rezeptoren*, die auf Zunahme der aktiven Muskelspannung ansprechen, und *B-Rezeptoren*, die bei passiver Wanddehnung erregt werden. Die Fasern von diesen Rezeptoren ziehen zum dorsalen Vaguskern in der Medulla oblongata und stellen die afferenten Leitungswege für die „Entlastungsreflexe“ des Herzens dar: Durch lokale Dehnung der Vorhöfe bei erhöhtem Blutangebot kommt es zu einer Steigerung der Harnausscheidung *(Gauer-Henry-Reflex*, s. S. 336) und zu einem Blutdruckabfall (Vorhofdehnungsreflex); eine vermehrte Dehnung des linken Ventrikels führt auf dem Reflexweg zur Abnahme der Schlagfrequenz und des Blutdruckes *(Bezold-Jarisch-Reflex)*.

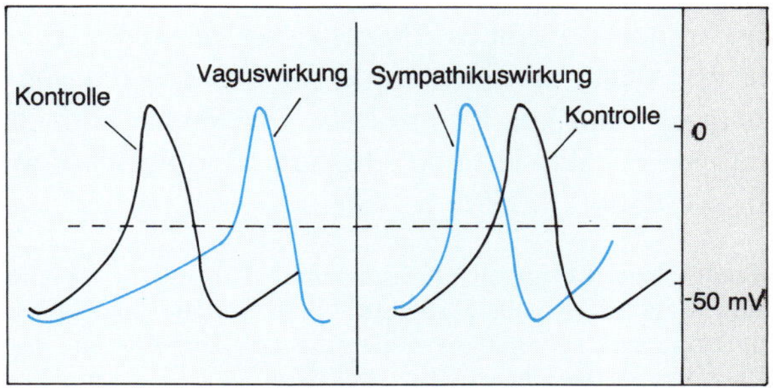

Abb. 7–15. Einflüsse der efferenten Herznerven auf das Aktionspotential der Schrittmacherzellen im Sinusknoten. Unter Vaguseinfluß vermindert sich die Steilheit der diastolischen Depolarisation und damit die Herzfrequenz. Sympathikusaktivierung führt zu einem steileren Anstieg der diastolischen Depolarisation und damit zu einer Zunahme der Herzfrequenz

7.2.5 Elektrokardiogramm (EKG)

Eine erregte Herzmuskelfaser ist an ihrer Zelloberfläche gegenüber einer unerregten Faser elektronegativ. Während des Erregungsablaufes entstehen daher in der Herzmuskulatur Potentialdifferenzen zwischen den erregten und den unerregten Zellen. Da das Herz in leitende Medien eingebettet ist, breitet sich in seiner Umgebung ein Stromlinienfeld aus (Abb. 7–18, S. 147). Aus diesem Grund lassen sich die vom Herzen ausgehenden Potentialänderungen von definierten Orten der Körperoberfläche als Elektrokardiogramm (EKG) ableiten.

Grundform des EKG. Die Form des Elektrokardiogramms ist von dem gesetzmäßigen Erregungsablauf im Herzen und von den jeweils gewählten Ableitformen (s. S. 146) abhängig. Die charakteristischen Spannungsänderungen des EKG lassen sich am besten für die Ableitung zwischen dem rechten Arm und dem linken Bein (Standardableitung II nach Einthoven, Abb. 7–18, S. 147) erläutern. Abb. 7–16 zeigt ein normales, auf diese Weise abgeleitetes EKG. Man erkennt darin *Zacken* und *Wellen* mit positiver oder negativer Ausschlagrichtung, die mit den Buchstaben P bis U bezeichnet werden. Den Abstand zwischen zwei Zacken, in dem die EKG-Kurve auf der Nullinie (isoelektrischen Linie) verläuft, charakterisiert man als *Strecke* oder Segment.

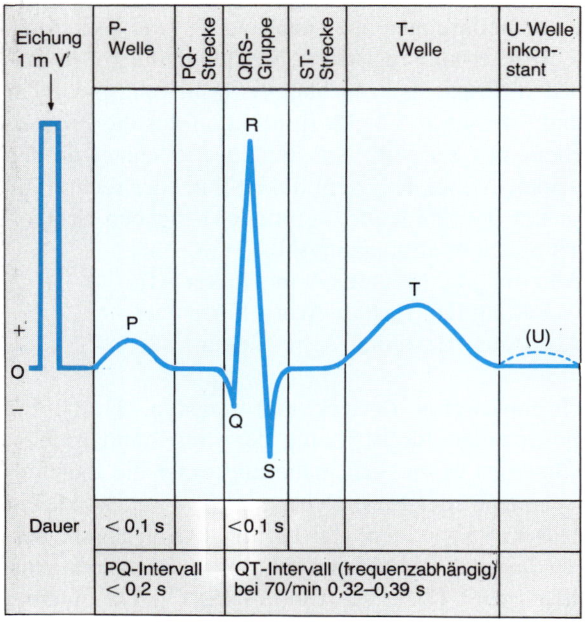

Abb. 7–16. Normalform des EKG bei bipolarer Ableitung von der Körperoberfläche in Richtung der Herzlängsachse (Standardableitung II)

Zacken und Strecken werden zu *Intervallen* zusammengefaßt, deren zeitliches Korrelat man als Dauer bezeichnet. Das Intervall zwischen den Gipfeln zweier aufeinanderfolgender R-Zacken entspricht der Dauer einer Herzperiode, aus der sich die momentante Herzfrequenz errechnen läßt:
60/RR-Dauer (s) = Schläge/min.

Bedeutung der einzelnen EKG-Abschnitte. Die Zacken und Wellen des EKG stehen in Beziehung zum Erregungsablauf im Herzen. Der sog. *Vorhofteil* beginnt mit der *P-Welle*; sie ist Ausdruck der Erregungsausbreitung in den Vorhöfen. Im Bereich der *PQ-Strecke* ist die gesamte Vorhofmuskulatur gleichmäßig erregt, so daß keine Potentialdifferenzen innerhalb des Vorhofmyokards vorliegen. Die Erregungsrückbildung des Vorhofmyokards wird vom Beginn des Kammerteils (s. u.) überdeckt. Das *PQ-Intervall* entspricht der sog. Überleitungszeit, d. h. der Dauer vom Beginn der Vorhoferregung bis zum Beginn der Kammererregung. Es dauert normalerweise 0,12–0,18 s.

Der *Kammerteil* reicht vom Beginn der Q-Zacke bis zum Ende der U-Welle. Die *QRS-Gruppe* (Kammeranfangsschwankung) entsteht durch die Erregungsausbreitung in den beiden Ventrikeln. Die anschließende *ST-Strecke* zeigt durch ihren Nullinienverlauf an, daß während dieser Zeit alle Abschnitte des Ventrikelmyokards gleichmäßig erregt sind. Die *T-Welle* kennzeichnet schließlich die Erregungsrückbildung in den Ventrikeln. Gelegentlich tritt im Anschluß an T noch eine U-Welle auf, deren Bedeutung noch unklar ist. ST-Strecke, T-Welle und U-Welle bilden zusammen den sog. Kammerendteil.

Vektorielle Interpretation des EKG-Verlaufs. Der spezielle EKG-Verlauf läßt sich in vereinfachter Form folgendermaßen erklären: Da eine erregte Herzmuskelfaser an ihrer Zelloberfläche gegenüber einer unerregten Faser elektronegativ ist, entstehen an der gesamten Front einer sich im Herzen ausbreitenden Erregungswelle Potentialdifferenzen. Jede der lokalen Potentialdifferenzen bildet einen *Dipol* und läßt sich nach Richtung und Größe durch einen Vektor darstellen, der von Minus nach Plus, also von der erregten zur unerregten Stelle, zeigt. Addiert man alle lokalen Vektoren zu einem bestimmten Zeitpunkt nach der Parallelogramm-Regel, dann erhält man einen *Integralvektor (Summenvektor)*, der die momentane, vom Herzen ausgehende Spannung charakterisiert. Diese Spannung, die sich mit dem Erregungsablauf verändert, wird allerdings von den Ableitelektroden nur zu dem Teil aufgenommen, welcher der Projektion des Integralvektors auf die

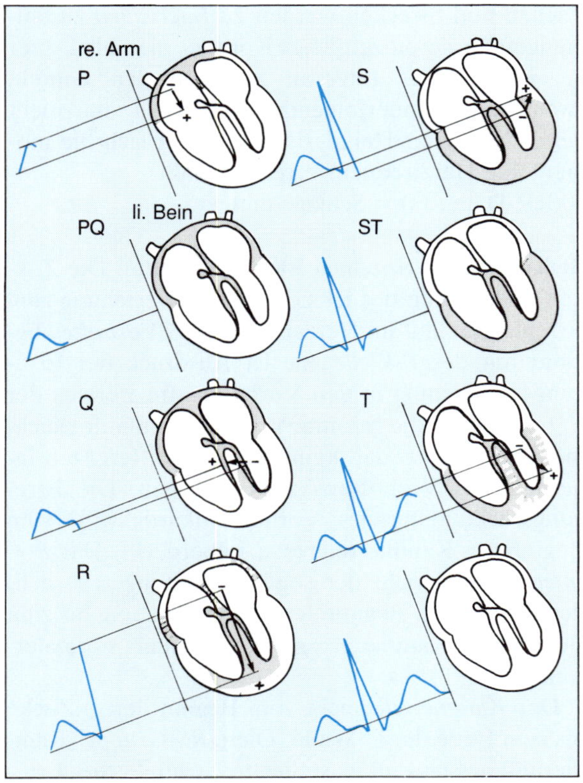

Abb. 7–17. Vereinfachte Deutung des EKG-Verlaufs. Graue Flächen kennzeichnen die erregten Myokardanteile. Die Potentialdifferenzen an der Erregungsfront werden nach Größe und Richtung durch einen Summenvektor (Pfeil) dargestellt, dessen Projektion auf die Ableitungsrichtung (rechter Arm – linkes Bein) die EKG-Amplitude bestimmt. P Erregungsausbreitung in den Vorhöfen; PQ vollständige Vorhoferregung, Überleitung auf das His-Bündel; Q Erregungsausbreitung in der Kammerscheidewand; R Erregung erfaßt große Teile der Ventrikel bis zur Herzspitze; S Erregungsausbreitung in den Ventrikelwänden in Richtung auf die Herzbasis; ST vollständige Ventrikelerregung; T Erregungsrückbildung in den Ventrikeln

Ableitungsrichtung entspricht. In gleicher Weise läßt sich auch der Repolarisationsprozeß durch zeitliche Veränderung eines Integralvektors beschreiben.

In Abb. 7–17 sind die Konsequenzen aus diesen Überlegungen für die Deutung des EKG-Verlaufs schematisch dargestellt. Die zu verschiedenen Zeitphasen von dem Erregungsprozeß erfaßten Myokardteile sind grau markiert. Die Pfeile stellen den jeweiligen Integralvektor dar, der sich durch Addition der einzelnen Lokalvektoren an der Ausbreitungsfront ergibt. Die in Abb. 7–17 angenommene Ableitungsrichtung, auf die der Summenvektor zu projizieren ist, entspricht der Extremitätenableitung II nach Einthoven (rechter Arm – linker Fuß); sie verläuft annähernd parallel zur anatomischen Herzachse schräg durch den Körper. Für die EKG-Registrierung hat man vereinbart, daß ein *positiver Ausschlag* in der Aufzeichnung einer *Vektororientierung zur Herzspitze* entsprechen soll. Die zur Positivität des unerregten Gewebes weisende Pfeilspitze bildet die Nullinie für die EKG-Konstruktion.

Abbildung 7–17 macht deutlich, wie sich die Wellen und Zacken des EKG aus der jeweiligen Richtung der Erregungsausbreitung und -rückbildung ergeben. Dabei ist zu beachten, daß die Ausbreitung im AV-Knoten und Hisschen Bündel wegen der relativ geringen Fasermassen und der daraus resultierenden kleinen Summenpotentiale im EKG nicht in Erscheinung tritt.

EKG-Ableitungen. Die von der Körperoberfläche abgeleiteten EKG-Spannungen liegen größenordnungsmäßig im Bereich von 1 mV und müssen daher für die Registrierung entsprechend verstärkt werden. In der Regel wird die Verstärkung so eingestellt, daß ein Ausschlag von 1 cm der Spannung von 1 mV entspricht. Nach der Anordnung der Ableitelektroden unterscheidet man bipolare und sog. unipolare Ableitungen. Bei der *bipolaren Ableitung* wird die Spannung zwischen zwei (gleichberechtigten) Punkten der Körperoberfläche registriert. Bei der sog. *unipolaren Ableitung* registriert man die Spannung zwischen einer differenten Elektrode auf der Körperoberfläche und einer indifferenten (nahezu potentialkonstanten) Bezugselektrode, die man durch Zusammenschluß mehrerer Ableitstellen erhält.

Bipolare Extremitätenableitungen nach Einthoven. Bei diesen sog. Standardableitungen werden die Potentialänderungen zwischen jeweils zwei Extremitäten-Elektroden registriert. Sie stellen die in der ärztlichen Praxis gebräuchlichste Ableitungsform dar und erfassen die Vektorprojektion auf die Frontalebene des Körpers. Aus der Elektrodenlage an den beiden Armen und dem linken Fuß (der rechte Fuß ist mit dem Erdkabel verbunden) ergeben sich folgene Ableitrichtungen (Abb. 7–18, A):

Ableitung I: rechter Arm – linker Arm
Ableitung II: rechter Arm – linker Fuß
Ableitung III: linker Arm – linker Fuß

Einthovensches Dreieck und Lagetyp. Durch die gleichzeitige Registrierung der drei Standardableitungen ist es möglich, näherungsweise die Lage des Herzens in der Frontalebene zu bestimmen. Hierzu geht man von einem gleichseitigen Dreieck aus, dessen Seiten die Ableitungsrichtungen darstellen (Einthovensches Dreieck, Abb. 7–18, C). Da die drei Ableitstellen etwa gleich weit vom Herzen entfernt liegen, repräsentiert der Mittelpunkt des Dreiecks den Ausgangspunkt der Erregungsvektoren. Proji-

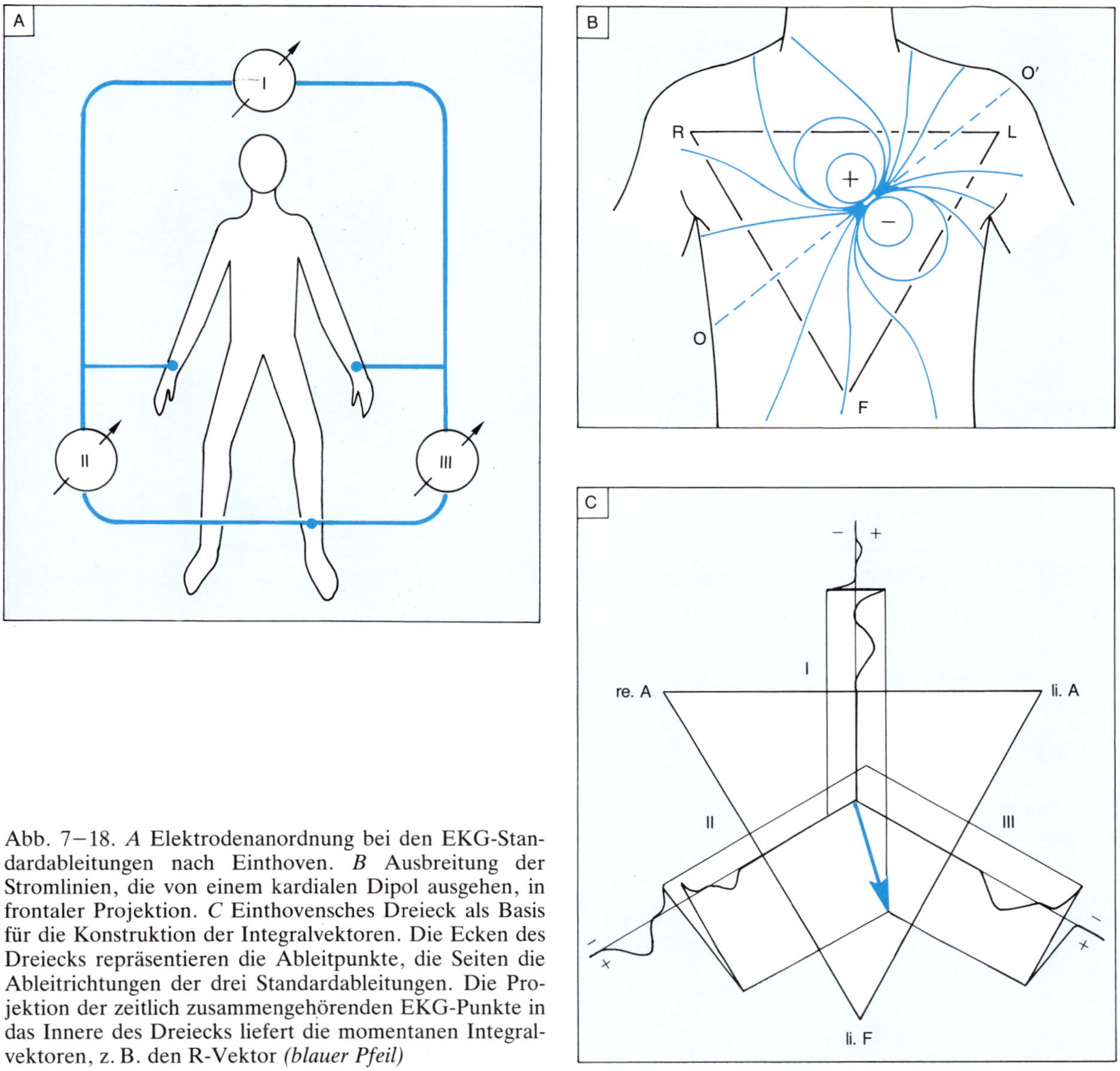

Abb. 7−18. *A* Elektrodenanordnung bei den EKG-Standardableitungen nach Einthoven. *B* Ausbreitung der Stromlinien, die von einem kardialen Dipol ausgehen, in frontaler Projektion. *C* Einthovensches Dreieck als Basis für die Konstruktion der Integralvektoren. Die Ecken des Dreiecks repräsentieren die Ableitpunkte, die Seiten die Ableitrichtungen der drei Standardableitungen. Die Projektion der zeitlich zusammengehörenden EKG-Punkte in das Innere des Dreiecks liefert die momentanen Integralvektoren, z. B. den R-Vektor *(blauer Pfeil)*

ziert man nun die zeitlich zusammengehörenden Zacken bzw. Wellen der drei EKG-Aufzeichnungen von den Seiten in das Innere des Dreiecks, so erhält man die jeweilige Lage des momentanen Integralvektors.

Die Konstruktion mit Hilfe des Einthovenschen Dreiecks bietet vor allem den Vorteil, die Lage des Herzens in der Frontalebene näherungsweise bestimmen zu können. Hierzu ist es lediglich erforderlich, die Spitzen der drei R-Zacken in das Dreieck zu projizieren und damit die *Richtung des R-Vektors* festzulegen, der mit der Richtung der anatomischen Herzachse etwa übereinstimmt. Der Winkel α, den die elektrische bzw. anatomische Herzachse mit der Horizontalen bildet, dient zur Kennzeichnung des jeweils vorliegenden Typs der Herzlage. Danach unterscheidet man die in Tabelle 7−2 angegebenen Lagetypen.

Unipolare Brustwandableitungen nach Wilson. Bei diesen EKG-Ableitungen, die vor allem über die Vektorprojektion auf die Horizontalebene Auskunft geben, werden sechs differente Elektroden an genau festgelegten Punkten der Thoraxwand angebracht (s. Abb. 7−19). Als indifferente Elektrode dient der Zusammenschluß der drei Extremitätenelektroden über Widerstände von jeweils 5 kΩ. Die sechs Ableitungsformen nach Wilson werden mit V_1 bis V_6 bezeichnet. Infolge der größeren Herznähe der Elektroden sind die Amplituden im Elektrokardiogramm größer als bei den Standardableitungen nach Einthoven.

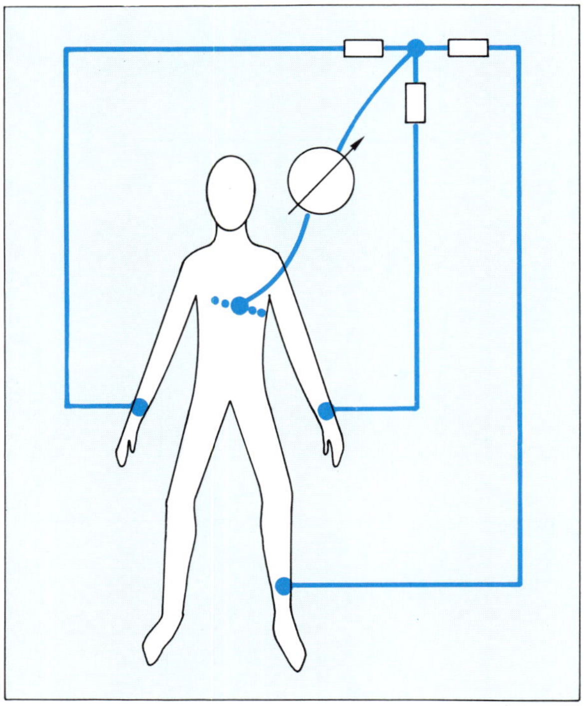

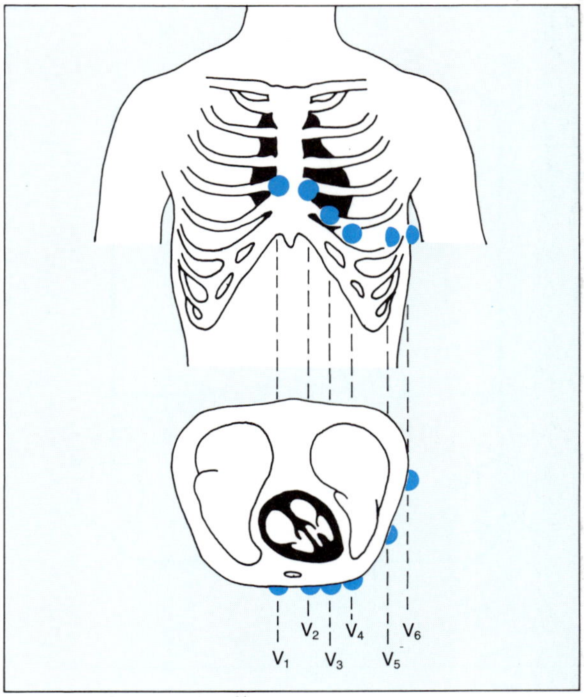

Abb. 7–19. Unipolare Brustwandableitungen nach Wilson. *Links:* Die differenten Elektroden werden auf die Brustwand aufgesetzt; drei Extremitätenelektroden, die über Widerstände zusammengeschlossen sind, bilden die indifferente Elektrode. *Rechts:* Positionen der differenten Elektroden $V_1 - V_6$

EKG-Diagnostik. Das EKG erlaubt die Feststellung von Störungen, die in weitestem Sinn mit dem Erregungsprozeß zusammenhängen, läßt aber keine Aussagen über die mechanische Herzaktion zu. Im einzelnen können mit Hilfe des EKG diagnostisch erfaßt werden:

Tab. 7–2. Kennzeichnung der Lagetypen des Herzens

Winkel der Herzachse mit der Horizontalen	Lagetyp	Vorkommen bei
$30° < \alpha < 60°$	Normaltyp (Indifferenztyp)	Erwachsenen
$60° < \alpha < 90°$	Steiltyp	Jugendlichen u. Asthenikern
$90° < \alpha < 120°$	Rechtstyp	Kleinkindern u. Rechtsherzüberlastung
$0° < \alpha < 30°$	Horizontaltyp	älteren Menschen u. Schwangeren
$-30° < \alpha < 0°$	Linkstyp	bluthochdruckbedingter Linksherzüberlastung

- □ *Störungen der Erregungsbildung, Erregungsleitung und Erregungsrückbildung,*
- □ *extrakardiale Störungen, die den Erregungsprozeß beeinflussen* (pathologische vegetative und hormonale Einflüsse, Störungen im K^+- und Ca^{2+}-Haushalt, Vergiftungen, Arzneimitteleinflüsse),
- □ *kardiale Störungen, die den Erregungsprozeß beeinflussen* (Störungen der Koronardurchblutung und O_2-Versorgung, Myokardinfarkt, Entzündungen, angeborene und erworbene Herzfehler).

Die Ursachen und Auswirkungen dieser Erkrankungen werden in den Abschnitten über die Pathophysiologie des Herzens dargestellt.

7.3 Mechanik der Herzaktion

7.3.1 Klappenfunktion und Phasen der Herztätigkeit

Funktion der Herzklappen. Die rhythmische Kontraktion und Erschlaffung des Herzmuskels wird durch die Ventilwirkung der Herzklappen in eine Pumpwirkung mit gerichtetem Ausstrom umgesetzt. Während der *Ventrikelsystole* erfolgt der Auswurf des Schlagvolumens durch die geöffneten Taschenklappen in den Truncus pulmonalis bzw. in die Aorta, wobei die Atrioventrikularklappen (Segelklappen) geschlossen sind (Abb. 7–20). In der *Ventrikeldiastole* dagegen strömt das Blut durch die geöffneten Atrioventrikularklappen in die Kammern ein; in dieser Phase sind die Taschenklappen geschlossen. Das Öffnen und Schließen der Klappensysteme wird dabei allein durch die Druckverhältnisse in den jeweils angrenzenden Räumen bestimmt, d. h. das Klappenspiel erfolgt passiv nach Maßgabe der Druckänderungen im Herzen.

Während das Blut durch eine Klappenöffnung strömt, legen sich die Klappen nicht an die Herz- bzw. Gefäßwände an, sondern bleiben in einer mittleren Öffnungsstellung. Dieses sog. *„Stellen“* der Klappen, das sich aus strömungstechnischen Gründen *(Bernoulli-Effekt)* ergibt, hat den Vorteil, daß eine kurzzeitige Druckänderung einen schnellen Klappenschluß herbeiführen kann.

Ventilebenen-Mechanismus. Während der Ventrikelkontraktion nähert sich die Ventilebene (Klappenebene) mit den geschlossenen Atrioventrikularklappen schnell der Herzspitze. Durch diese stempelartige Bewegung wird zum einen Blut in die großen Arterien gepreßt, zum anderen aber auch eine *Sogwirkung* auf das Blut in den großen herznahen Venen ausgeübt, so daß sich die Vorhöfe in der Systole füllen. Mit der Erschlaffung des Ventrikelmyokards in der Diastole kehrt die Ventilebene bei geöffneten Atrioventrikularklappen in ihre Ausgangslage zurück und „stülpt“ sich über das in den Vorhöfen befindliche Blut. Durch diesen Vorgang ist eine schnelle Füllung der Ventrikel gewährleistet; die nachfolgende aktive Vorhofsystole unterstützt normalerweise nur noch unwesentlich die Kammerfüllung. Lediglich bei höherer Herzfrequenz, bei der die Ventrikeldiastole stark verkürzt ist, kann die

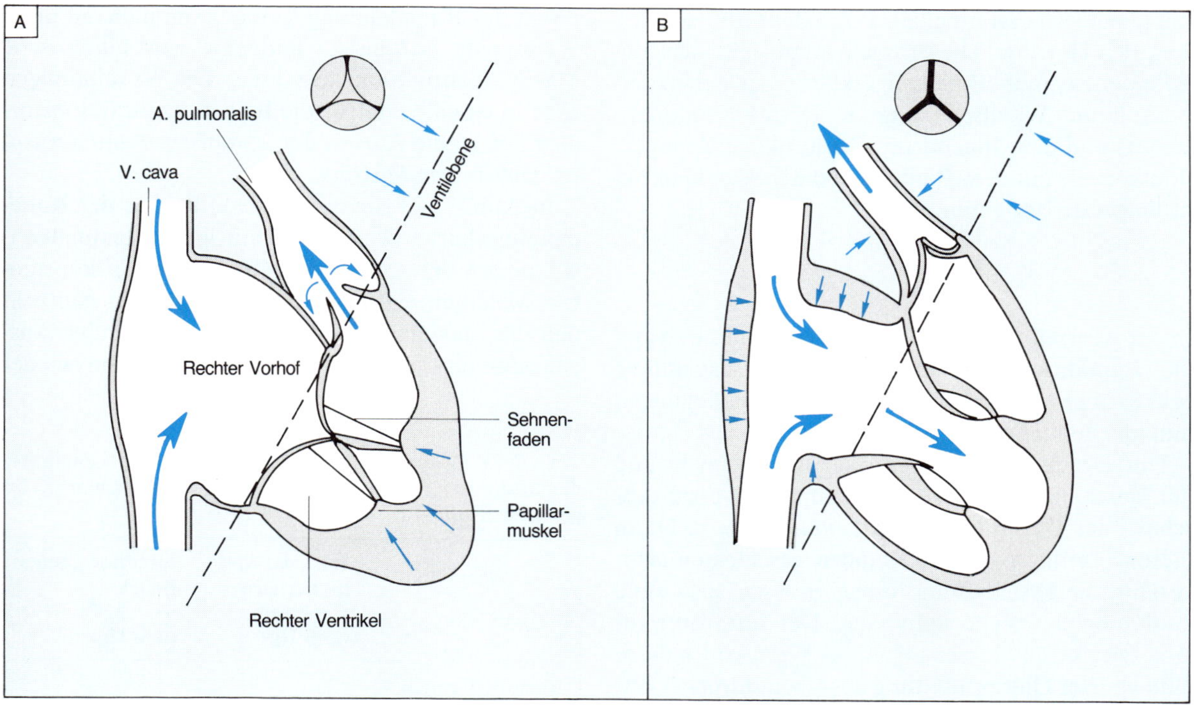

Abb. 7–20. Klappenfunktion, erläutert an einem Längsschnitt durch das rechte Herz. *A:* Ventrikelsystole bei geschlossener Trikuspidalklappe und geöffneter Pulmonalklappe. *B:* Ventrikeldiastole bei geöffneter Trikuspidalklappe und geschlossener Pulmonalklappe. *Oben:* Jeweilige Stellung der Pulmonalklappe in der Aufsicht

Vorhofkontraktion einen wirksameren Beitrag zur Kammerfüllung leisten.

Aktionsphasen. In jedem Herzzyklus lassen sich durch den Schluß und die Öffnung der beiden Klappensysteme vier Phasen abgrenzen, die jeweils durch ein bestimmtes Druck- und Volumenverhalten gekennzeichnet sind: In der ersten Phase der Kammersystole, der sog. *Anspannungsphase*, sind alle Klappensysteme geschlossen. Die Kontraktion der Muskulatur führt daher zu einem steilen Druckanstieg, ohne daß sich das mit inkompressiblem Blut gefüllte Ventrikelvolumen ändert *(isovolumetrische Kontraktion)*. Wenn der intraventrikuläre Druck den diastolischen Druck der Arterie übertrifft, öffnen sich die Taschenklappen, und die zweite Phase der Systole, die *Austreibungsphase*, beginnt. Der Ventrikeldruck steigt dabei zunächst noch weiter bis auf einen Maximalwert an (Tabelle 7–3), um dann gegen Ende der Systole wieder abzufallen. Eine derartige Kontraktionsform, bei der sich Volumen und Druck gleichzeitig ändern, wird als *auxotonische Kontraktion* bezeichnet. In der Austreibungsphase wirft jeder Ventrikel bei körperlicher Ruhe ein Schlagvolumen von etwa 70 ml aus, während ein etwa gleich großes Restvolumen in der Kammer zurückbleibt.

Der beschriebene Anstieg des Ventrikeldruckes in der Austreibungsphase ist nicht durch eine zusätzliche Kraftentwicklung der Ventrikelmuskulatur bedingt, sondern ergibt sich als Folge der Größenänderung des Herzens. Dieser Sachverhalt läßt sich mit Hilfe der *Laplace-Beziehung* erklären: Zwischen der muskulären Wandspannung K (Kraft/Wandquerschnitt) und dem Innendruck P eines kugelförmigen Hohlkörpers mit dem Radius r und der Wanddicke d gilt folgende Beziehung:

$$P = K \cdot \frac{2d}{r}$$

In der Austreibungsphase nimmt der Radius r ab und die Wanddicke d zu, während die Wandspannung praktisch konstant bleibt. Unter diesen Bedingungen muß der Innendruck P ansteigen.

Der Druckabfall im Ventrikel führt zum Schluß der Taschenklappen. Damit beginnt der erste Abschnitt der Diastole, die *Entspannungsphase*. Da in diesem Zeitintervall alle Klappen geschlossen sind, verläuft die Erschlaffung *isovolumetrisch*, also ohne Änderung des Ventrikelinhalts. Der intraventrikuläre Druck fällt rasch auf einen Wert von nahezu Null ab. Bei Unterschreitung des Vorhofdruckes öffnen sich die Atrioventrikularklappen, und die letzte Phase, die *Füllungsphase*, beginnt. Beim Bluteinstrom in die Ventrikel, der anfangs schnell und dann immer langsamer erfolgt, steigt der Druck nur wenig an (s. Tab. 7–3).

Druck-Volumen-Diagramm. Die Phasen der Herzaktion lassen sich in einem Diagramm darstellen, in dem der Druck auf der Ordinate und das Volumen auf der Abszisse abgetragen wird (s. Abb. 7–21, links). Eine solche Darstellungsform entspricht dem Kraft-Längen-Diagramm des Skeletmuskels (s. S. 407). Wie in diesem wird das Verhalten des erschlafften Muskels bei passiver Dehnung durch die *Ruhedehnungskurve* charakterisiert. Für die Herzkammer gibt die Ruhedehnungskurve diejenigen Drücke an, die den verschiedenen Volumina bei passiver Ventrikelfüllung zugeordnet sind. Ihre Steilheit ist ein Maß für den Widerstand, den die Ventrikelmuskulatur einer Dehnung entgegensetzt. Der Kurvenverlauf zeigt, daß die Dehnbarkeit des Ventrikels mit zunehmender Füllung abnimmt.

Wie der Skeletmuskel, so kann auch das isolierte Herz unter zwei verschiedenen experimentellen Bedingungen zur Kontraktion veranlaßt werden. Erfolgt der Auswurf des Blutes aus dem Ventrikel gegen einen vernachlässigbar kleinen Widerstand, so handelt es sich um eine *isotonische Kontraktion*. Wird dagegen der Blutauswurf während der Faseranspannung verhindert (unendlich großer Widerstand), dann führt der Muskel eine *isovolumetrische Kontraktion* aus. Jedem Füllungszustand, d.h. jedem Punkt der Ruhedehnungskurve, kann man auf diese Weise eine isotonische und eine isovolumetrische Maximalkontraktion zuordnen. Die Verbindungen aller Maximalwerte für die beiden Kontraktionsformen liefern die *Kurven der isotonischen und der isovolumetrischen Maxima*.

In Abb. 7–21, links, sind zwei Punkte der Ruhedehnungskurve (P_1 und P_2) mit ihren Maximalkontraktionen bei konstantem Druck und bei konstantem Volumen eingezeichnet. Man erkennt deutlich, daß die Maximalkontraktionen mit steigender Ausgangsfüllung zunächst zunehmen, um dann wieder

Tab. 7–3. Physiologische Drücke in den Ventrikeln und in den arteriellen Ausstrombahnen beim Jugendlichen in körperlicher Ruhe

	Höchster systolischer Druck (mm Hg)	Enddiastolischer Druck (mm Hg)
Rechter Ventrikel	25	5
Truncus pulmonalis	25	10
Linker Ventrikel	120	10
Aorta	120	80

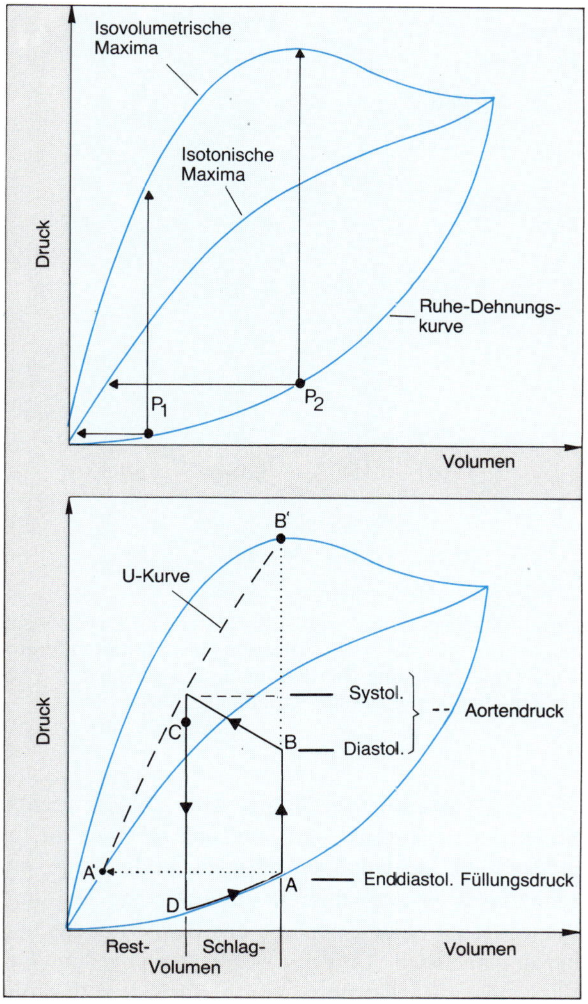

Abb. 7–21. Druck-Volumen-Diagramm des isolierten Herzens, nach Antoni. *Oben:* Ruhedehnungskurve sowie Kurven der isotonischen und isovolumetrischen Maxima für den linken Ventrikel. Von zwei Punkten (P_1 und P_2) ausgehend, sind jeweils die Maximalkontraktionen bei konstantem Druck und konstantem Volumen eingezeichnet. *Unten:* Arbeitsdiagramm des Herzens: A–B isovolumetrische Anspannung; B–C auxotonische Austreibung; die Kontraktion erreicht die Kurve der Unterstützungsmaxima (U-Kurve), die zwischen den Kurven der isotonischen und isovolumetrischen Maxima verläuft; C–D isovolumetrische Entspannung; D–A Füllung entsprechend der Ruhedehnungskurve

kleiner zu werden, d. h. das Herz ist – in Abhängigkeit von der Ausgangsfüllung – in der Lage, unterschiedliche Drücke zu entwickeln bzw. Auswurfsvolumina zu fördern.

Wie bereits auf S. 150 erwähnt, führt die Ventrikelmuskulatur in situ zunächst eine isovolumetrische und danach eine auxotonische Kontraktion aus. Eine solche Kontraktionsfolge ist mit der Unterstützungskontraktion des Skeletmuskels vergleichbar. Die Ventrikelkontraktionen in situ erreichen daher die entsprechend bezeichnete *Kurve der Unterstützungsmaxima* (abgekürzt: U-Kurve), die zwischen den Kurven der isotonischen und der isovolumetrischen Maxima verläuft.

In Abb. 7–21, unten, sind die vier Phasen der Herzaktion für den linken Ventrikel in dem beschriebenen Druck-Volumen-Diagramm dargestellt. Dabei bezeichnen die Strecken A–B die isovolumetrische Anspannungsphase, B–C die auxotonische Austreibungsphase, C–D die isovolumetrische Entspannungsphase und D–A die Füllungsphase nach Maßgabe der Ruhedehnungskurve. Diese Phasen sind durch die Änderungen der Klappenstellungen voneinander abgegrenzt und zwar durch den Schluß der Mitralklappe (A), die Öffnung der Aortenklappe (B), den Schluß der Aortenklappe (C) und die Öffnung der Mitralklappe (D).

Eine solche Darstellung des gesamten Herzzyklus in Form einer geschlossenen Druck-Volumen-Schleife, die insbesondere für die Erläuterung der Anpassungsvorgänge (s. u.) nützlich ist, wird nach Frank auch als *Arbeitsdiagramm* des Ventrikels bezeichnet. Die von der Schleife eingeschlossene Fläche stellt ein Maß für die Druck-Volumen-Arbeit des Ventrikels dar (s. S. 156).

7.3.2 Anpassung der Herzaktion

Herzzeitvolumen unter Ruhe- und Belastungsbedingungen. In körperlicher Ruhe wird bei jeder Herzaktion sowohl vom rechten als auch vom linken Ventrikel jeweils ein *Schlagvolumen* von etwa 70 ml ausgeworfen. Die *Schlagfrequenz* beträgt normalerweise ca. 70 min^{-1}. Damit ergibt sich für das Herzzeitvolumen, d. h. das Blutvolumen, das in der Zeiteinheit in den Lungen- bzw. Körperkreislauf transportiert wird, ein Wert von etwa 5 l · min^{-1}.

Unter Belastungsbedingungen, insbesondere bei körperlicher Arbeit, kann das Herzzeitvolumen erheblich gesteigert werden. Im Extremfall kommt es zu einer Zunahme des Schlagvolumens auf das Doppelte und zu einem Anstieg der Herzfrequenz auf das 2,5fache des Ruhewertes, so daß ein Herzzeitvolumen von 25 l · min^{-1} resultiert. Diese Anpassung der Herztätigkeit an die Bedürfnisse des Gesamtorganismus erfolgt überwiegend unter dem Einfluß der Herznerven. Der intrakardiale Anpassungsmechanismus spielt hierbei nur eine untergeordnete Rolle.

Intrakardialer Anpassungsmechanismus. Experimentelle Untersuchungen am Säugetierherzen durch Starling haben gezeigt, daß auch nach Durchtrennung der Herznerven bei konstanter Herzfrequenz

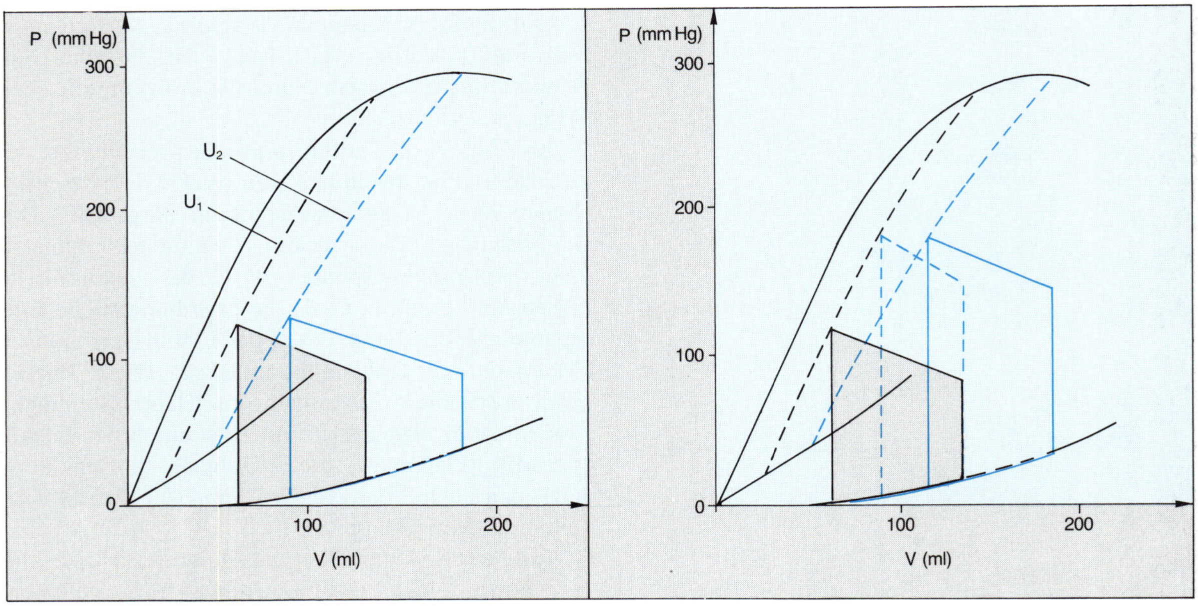

Abb. 7–22. Anpassung des denervierten Herzens nach dem Frank-Starling-Mechanismus, dargestellt im Druck-Volumen-Diagramm des linken Ventrikels, nach Antoni. *Links:* Anpassung an eine akute Volumenbelastung mit stärkerer diastolischer Füllung (Vorlast). *Rechts:* Anpassung an eine akute Druckbelastung (bei Erhöhung des peripheren Strömungswiderstandes (d. h. der Nachlast), die stufenweise zu einer Zunahme der diastolischen Füllung führt

eine Anpassung der Herzarbeit möglich ist. Ein *erhöhtes venöses Angebot* wird durch eine Zunahme des Schlagvolumens beantwortet. Der Mechanismus dieser Anpassung ist im Druck-Volumen-Diagramm der Abb. 7–22, links, dargestellt. Man erkennt, daß im Vergleich zur Ausgangssituation das größere venöse Angebot eine *vermehrte enddiastolische Füllung (Vorlast bzw. preload, s. u.)* des Ventrikels zur Folge hat. Die dadurch weiter gedehnten Herzmuskelfasern sind zu einer stärkeren Verkürzung befähigt, und das Schlagvolumen steigt an. Dieser Anpassungsmodus wird als intrakardialer Mechanismus oder auch als **Frank-Starling-Mechanismus** bezeichnet. Für das nicht denervierte Herz in situ spielt er lediglich bei kurzfristigem Volumenausgleich (z. B. bei plötzlicher Änderung des venösen Rückstroms durch Wechsel der Körperposition) und bei der Abstimmung der Schlagvolumina von rechtem und linkem Herzen eine Rolle. Für das insuffiziente, dilatierte Herz stellt der Frank-Starling-Mechanismus jedoch die einzige Regulationsmöglichkeit dar.

Ebenso wie bei akuter Volumenbelastung ist das isolierte Herz auch bei *Zunahme des Aortendruckes (Nachlast bzw. afterload, s. u.)*, die etwa als Folge eines erhöhten peripheren Widerstandes auftreten kann, zu einer intrakardialen Anpassung befähigt. Ein Anstieg des Auswurfwiderstandes wird durch eine *verstärkte Druckentwicklung* des Ventrikels beantwortet. Den Mechanismus dieser in Stufen erfolgenden Anpassung erläutert Abb. 7–22, rechts. Steigt der diastolische Aortendruck plötzlich an, so ist der linke Ventrikel zunächst nur in der Lage, ein reduziertes Schlagvolumen auszuwerfen. Dadurch kommt es zu einer Zunahme des Restvolumens und bei der nächsten Aktion – wegen des unverminderten venösen Rückstroms – zu einer größeren diastolischen Füllung. Die gedehnten Myokardfasern gelangen auf diese Weise in einen Arbeitsbereich, in dem sie eine kräftigere Kontraktion ausführen und so das normale Schlagvolumen mit erhöhtem Druck auswerfen können. Auch in diesem Fall hat also die vermehrte Füllung des Ventrikels entscheidende Bedeutung für den Anpassungsmechanismus.

Vorlast und Nachlast des Herzens. Unter *Vorlast (preload)* versteht man die *enddiastolische Füllung*, die maßgebend ist für die passiv eingestellte *enddiastolische Wandspannung*. Nach der Laplace-Beziehung ($K = P \cdot \frac{r}{2d}$, s. S. 150) wirkt sich eine Änderung des Füllungsvolumens in zweifacher Weise auf die Wandspannung K aus: Eine Zunahme der enddiastolischen Füllung führt einerseits zur Erhöhung des Füllungsdrucks P und andererseits zur Zunahme des Kammerradius r und Abnahme der Wanddikke d. Entsprechend kommt es bei Abnahme der enddiastolischen Füllung zu einer sehr effektiven Verminderung der enddiastolischen Wandspannung.

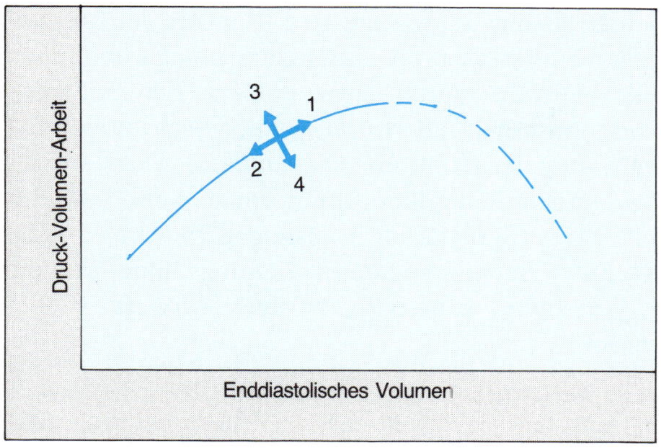

Abb. 7–23. Abhängigkeit der Druck-Volumen-Arbeit des Herzens vom enddiastolischen Volumen. *Pfeil 1:* Erhöhung der Vorlast (z. B. durch Zunahme des Blutvolumens oder durch Volumenverlagerung in den zentralen Kreislauf beim Liegen. *Pfeil 2:* Erniedrigung der Vorlast (z. B. durch Abnahme des Blutvolumens nach Gabe von Diuretika oder durch Volumenverlagerung in die peripheren Kapazitätsgefäße beim Stehen bzw. nach Gabe von Nitraten). *Pfeil 3:* Verlagerung der Kurve bei Zunahme der Kontraktilität (z. B. durch Sympathikusaktivierung und nach Gabe von Herzglykosiden). *Pfeil 4:* Verlagerung der Kurve bei Abnahme der Kontraktilität (z. B. bei Myokardinsuffizienz). *Gestrichelter Kurventeil:* Bei zu großer Vorlast, d. h. Überdehnung des Ventrikels, nimmt die Kontraktionskraft des Myokards und damit die Druck-Volumen-Arbeit ab (Dekompensationsbereich)

Durch die Vorlast wird aufgrund des Frank-Starling-Mechanismus die Druck-Volumen-Arbeit der Ventrikelmuskulatur wesentlich beeinflußt. In Abb. 7–23 ist diese Abhängigkeit in Form der sog. *Starling-Kurve* wiedergegeben.

Ein Maß für die *Nachlast (afterload)* ist die Wandspannung, die entwickelt werden muß, um den *enddiastolischen Aorten- bzw. Pulmonalisdruck* zu überwinden. Eine Verminderung der Nachlast kann demnach durch eine Senkung des enddiastolischen Aorten- bzw. Pulmonalisdruckes sowie durch eine Verkleinerung des Ventrikeldurchmessers erreicht werden.

Extrakardialer Anpassungsmechanismus. Die Anpassung der Herzarbeit an körperliche Belastung erfolgt normalerweise unter dem Einfluß des Sympathikus. Die vom Zentralnervensystem ausgelöste **Aktivierung des Sympathikus** führt zu einer *verstärkten Kontraktionskraft (Kontraktilität)* der Herzmuskulatur.

Diese positiv inotrope Wirkung des Sympathikus stellt sich im Druck-Volumen-Diagramm als eine *Linksverlagerung und Versteilerung der Kurve der Unterstützungsmaxima* dar (Abb. 7–24, Verlagerung von U_1 nach U_2). Wie das durchgezogene Arbeitsdiagramm 1 zeigt, kann in diesem Fall – ausgehend von der gleichen enddiastolischen Füllung – ein größeres Schlagvolumen ausgeworfen werden. Dabei erfolgt eine stärkere Ausschöpfung des Restvolumens. Das Herz zieht sich also in der Systole bei körperlicher Belastung stärker zusammen als unter Ruhebedingungen, was auch durch die direkte Beobachtung mit Hilfe des Röntgenverfahrens bestätigt wird. Die Linksverlagerung der U-Kurve läßt weiterhin erkennen, daß unter dem Einfluß des Sympathikus auch der Auswurf eines normalen Schlagvolumens gegen einen erhöhten Widerstand möglich ist (Abb. 7–24, strichpunktierte Kurve 2). Je nach der speziellen Kreislaufsituation kann also ein größeres Schlagvolumen ausgetrieben und/oder ein höherer Druck überwunden werden. Den gesamten Anpassungsmodus bezeichnet man wegen der Beteiligung der Herznerven als *extrakardialen Mechanismus*.

Die Kontraktilitätssteigerung des Herzens unter Sympathikuseinfluß ohne Vergrößerung der enddiastolischen Füllung ist die Folge eines verstärkten Ca^{2+}-Einstroms in die Fasern, der zu einer Beschleunigung der Actin-Myosin-Interaktionen führt. Als Maß für die Kontraktilität dient die *maximale Druckanstiegsgeschwindigkeit* (dP/dt max.) in der isovolumetrischen Anspannungsphase. Sie wird durch Druckmessung mit Hilfe eines Herzkatheters

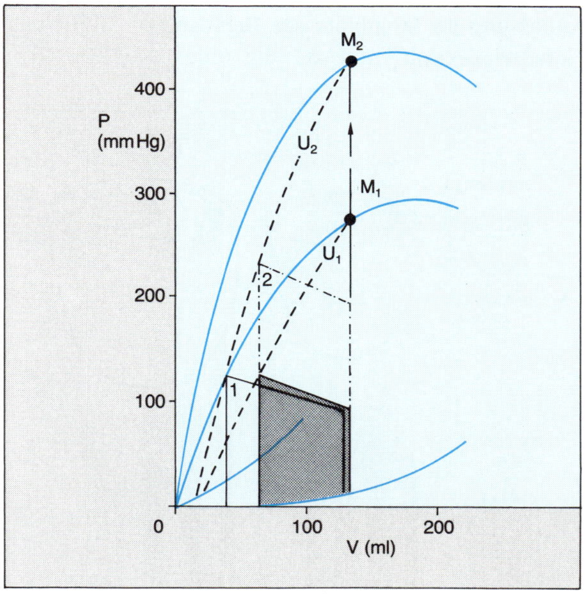

Abb. 7–24. Einfluß einer Kontraktilitätserhöhung (positiv inotrope Wirkung) auf die Arbeit des linken Ventrikels, nach Antoni. Unter Sympathikuseinfluß wird die Kurve der isovolumetrischen Maxima von M_1 nach M_2 und damit die Kurve der Unterstützungsmaxima von U_1 nach U_2 verlagert. Damit ist der Ventrikel in der Lage, bei gleichbleibendem enddiastolischem Volumen entweder ein größeres Volumen auszuwerfen (1) oder das ursprüngliche Schlagvolumen gegen einen höheren Druck zu fördern (2)

ermittelt und beträgt normalerweise für den linken Ventrikel 1500–2000 mm Hg/s (200–270 kPa/s).

Anpassung der Herzfrequenz. Die zweite Möglichkeit, die Herzarbeit an die Bedürfnisse des Gesamtorganismus anzupassen, besteht in der Änderung der Herzschlagfolge. Bei körperlicher Belastung kommt es durch *Zunahme des Sympathikustonus*, insbesondere aber durch *Abnahme des Vagustonus* zu einer Steigerung der Herzfrequenz (s. S. 478). Mit der Frequenzsteigerung verändert sich auch das Verhältnis der Systolendauer zur Diastolendauer. Bei der Ruhefrequenz von 70 min^{-1} beträgt dieses Verhältnis etwa 1 : 2 (Anspannungszeit 60 ms, Austreibungszeit 210 ms, Entspannungszeit 60 ms, Füllungszeit ca. 500 ms). Bei einer Herzfrequenz von 90 min^{-1} steigt die Systolen-Diastolen-Relation auf 1 : 1 und bei 150 min^{-1} sogar auf 5 : 3 an. Die Diastolendauer wird also bei einer Frequenzsteigerng stärker verkürzt als die Systolendauer, so daß eine absolut und relativ geringere Zeit für die Ventrikelfüllung zur Verfügung steht. Trotzdem ist bis zu einer Herzfrequenz von 150 min^{-1} noch eine ausreichende Ventrikelfüllung gewährleistet. Die – wenn auch nicht so starke – Abnahme der Systolendauer erfordert eine schnellere Verkürzung der Myokardfasern, die durch die Zunahme des Sympathikustonus gewährleistet ist.

Anpassung an langdauernde Belastungen. Wird das Herz wiederholt oder ständig einer erhöhten Arbeitsbelastung ausgesetzt, so tritt außer der funktionellen eine strukturelle Anpassung ein. Es kommt zu einer Dicken- und Längenzunahme der einzelnen Muskelfasern *(Hypertrophie)* mit gleichzeitiger Erweiterung der Hohlräume *(Dilatation)*. Das Gewicht des Herzens kann dabei von normalerweise 300 g bis auf 500 g (Sportlerherz) ansteigen (s. Abb. 7–25). Nach der Beendigung eines Trainings bildet sich die Hypertrophie innerhalb weniger Monate wieder zurück.

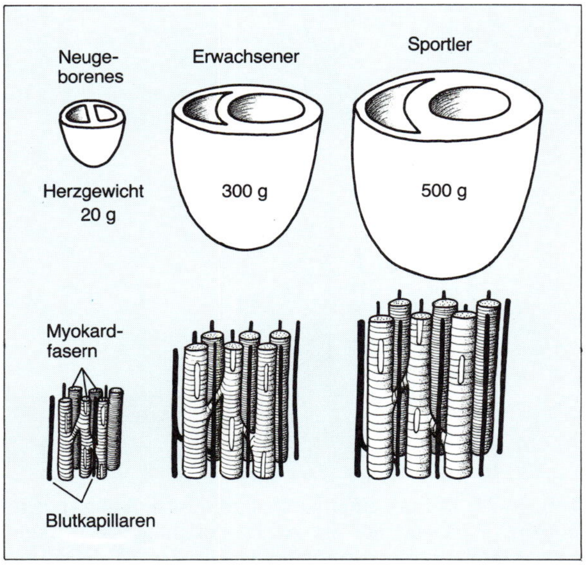

Abb. 7–25. Dicke der Myokardfasern und Abstände der Kapillaren bei verschiedenen Herzgewichten in schematischer Darstellung. Durch Dickenwachstum der Myokardfasern nimmt der Kapillarabstand zu. Beim Erwachsenen ist, bezogen auf den Querschnitt, jeder Muskelzelle etwa eine Kapillare zugeordnet

Bei Überschreitung dieses *kritischen Grenzgewichts* von 500 g besteht die Gefahr einer ungenügenden Sauerstoffversorgung des Muskelgewebes. Mit Zunahme der Faserradien werden nämlich, wie Abb. 7–25 (unten) zeigt, auch die Diffusionswege zwischen den Kapillaren und dem Inneren der Muskelfasern größer, so daß die O_2-Moleküle nicht mehr in ausreichender Menge zu entfernten Orten gelangen können. Unter pathologischen Bedingungen wird dadurch die Entwicklung einer sog. *exzentrischen Hypertrophie* und einer sog. *plastischen Gefügedilatation* ausgelöst.

7.3.3 Signale der Herzaktion

Herzfunktionsdiagnostik. Für die Beurteilung der Herzfunktion steht eine Reihe von Meßverfahren zur Verfügung, die in manchen Fällen allerdings einen erheblichen apparativen Aufwand erfordern. Mit Hilfe spezieller *Röntgenverfahren* oder durch *Ultraschall (Echokardiographie)* können Aufschlüsse über Größe, Form und Bewegungsvorgänge des Herzens gewonnen werden. Die Druckabläufe in den Ventrikeln lassen sich messen, wenn man einen *Katheter*, verbunden mit einem Druckaufnehmer, durch die Gefäße bis in die Herzhöhlen einführt. Über Herzkatheter können auch Röntgenkontrastmittel intrakardial appliziert oder Blutproben für die Messung der Sauerstoffsättigung in den Herzhöhlen entnommen werden.

In der Regel versucht man jedoch die Herzfunktion durch einfachere, nicht-invasive Methoden zu analysieren. Geeignet hierfür sind neben der *EKG-Registrierung* die Palpation, d. h. das Tasten des *Herzspitzenstoßes* (Erschütterung der Thoraxwand durch die Herzaktion), die Aufnahme des *Arterien- und Venenpulses* sowie die Auskultation (Abhören) der *Herzschallerscheinungen*.

Aufwendigere, nicht-invasive Methoden zur Funktionsdiagnostik des Herzens sind die *Ventrikeldarstellung mit Radionucliden* und die *Computer-Tomographie*, die nur bei speziellen Fragestellungen eingesetzt werden.

Herzschall. Die durch die Herzaktion erzeugten Schwingungen (15–400 Hz) werden auf die Brust-

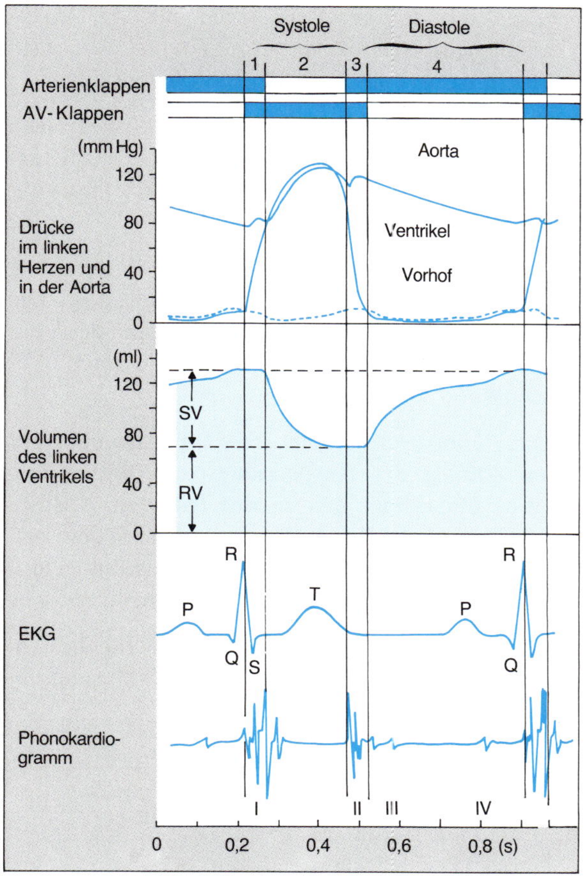

Abb. 7–26. Zeitliche Zuordnung einiger Funktionsparameter zu den Aktionsphasen des Herzens. 1 Anspannungsphase, 2 Austreibungsphase, 3 Entspannungsphase, 4 Füllungphase, SV Schlagvolumen, RV Restvolumen. (Die blauen Querbalken markieren die Verschlußdauer der betreffenden Klappen.)

wand übertragen und können mit Hilfe eines aufgesetzten Stethoskops wahrgenommen werden. Sie lassen sich auch mit einem der Brustwand aufliegenden Mikrophon erfassen und durch ein Schreibsystem aufzeichnen (Phonokardiogramm, Abb. 7–26). Die normalerweise auftretenden Schallschwingungen bezeichnet man als **Herztöne**, obwohl es sich nicht um rein periodische Schwingungen handelt, wie es die physikalische Definition des Begriffes „Ton" fordert. Von der Norm abweichende, pathologische Schallerscheinungen werden als *Herzgeräusche* bezeichnet.

Bei der Aktion des gesunden Herzens kann man in der Regel zwei Herztöne unterscheiden (s. Abb. 7–26). Der *I. Herzton*, der zu Beginn der Systole auftritt, ist lang und dumpf. Er kommt vor allem dadurch zustande, daß sich nach dem Schluß der Atrioventrikularklappen das Ventrikelmyokard ruckartig um das inkompressible Blutvolumen anspannt. Dadurch gerät das gesamte System, Myokard und eingeschlossenes Blut, in Schwingungen. Den I. Herzton bezeichnet man aus diesem Grund auch als *Anspannungston*. Der *II. Herzton,* der zu Beginn der Diastole einsetzt, ist kurz und hell. Er entsteht durch den Schluß der Taschenklappen (Aorten- und Pulmonalisklappe), wobei die Blutsäulen im Anfangsteil der großen Arterien in Schwingungen geraten. Der II. Herzton wird deshalb auch als *Klappenton* charakterisiert.

Bei Kindern, deren kleinerer Thorax die Schalleitung begünstigt, läßt sich oft noch ein *III. Herzton* wahrnehmen, der durch den Einstrom des Blutes während der Ventrikelfüllung zustande kommt. Ein *IV. Ton*, der durch die Vorhofkontraktion ausgelöst wird, ist bei der Auskultation nicht hörbar, kann jedoch bei der Aufzeichnung des Herzschalles registriert werden.

Herzgeräusche entstehen vorrangig durch Turbulenzen des Blutstroms als Folge gestörter Klappenfunktionen; aber auch Defekte des Septums können u. a. für das Auftreten von Herzgeräuschen verantwortlich sein. Wenn bei einer *Klappenstenose* (Verengung) das Blut durch das eingeengte Ostium strömt, werden durch die auftretenden Turbulenzen charakteristische Geräusche erzeugt. Ebenso kommt es bei einer *Klappeninsuffizienz* (Schlußunfähigkeit) zu Geräuschen, wenn das Blut durch die nicht dicht schließende Klappe in die vorgelagerte Herzhöhle zurückströmt.

Geräusche, die zwischen dem I. und II. Herzton auftreten, werden als *systolisch*, solche zwischen dem

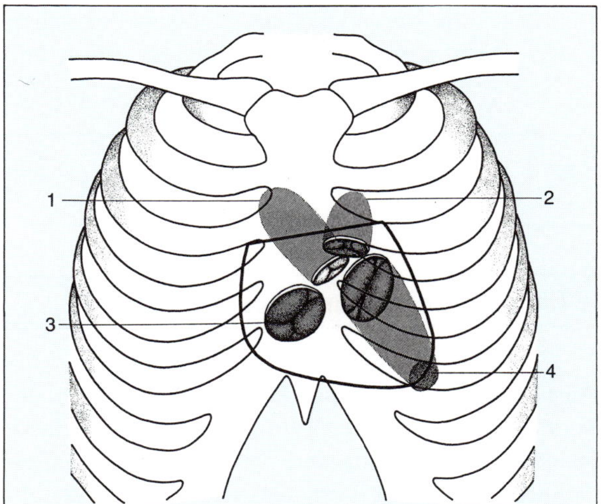

Abb. 7–27. Projektion der Herzklappensysteme auf die Thoraxwand und Schallfortleitung in Richtung des Blutstromes (grau getönte Zonen). Auskultationsorte für die Aortenklappe (1), Pulmonalklappe (2), Trikuspidalklappe (3), Mitralklappe (4)

II. und I. Herzton als *diastolisch* bezeichnet. Auf Grund der Klappenspielfolge im Herzzyklus läßt sich ableiten, daß Stenosen der Taschenklappen oder Insuffizienzen der Segelklapen zu *systolischen Geräuschen* führen, während Stenosen der Segelklappen oder Insuffizienzen der Taschenklappen jeweils *diastolische Geräusche* verursachen.

Die Beurteilung der Klappenfunktionen erfordert die Zuordnung von evtl. auftretenden Geräuschen zu einem der vier Klappensysteme. Daher hat man vier *Auskultationsstellen* festgelegt, von denen aus die wahrgenommenen Schallerscheinungen auf jeweils ein bestimmtes Klappensystem bezogen werden können (s. Abb. 7–27). Diese Auskultationsstellen stimmen im allgemeinen nicht mit den Orten der Klappenprojektion auf der Brustwand überein, sondern sind etwas davon entfernt in Richtung des Blutstromes verlagert. Sie werden jeweils durch die Angabe eines Interkostalraumes (ICR) und einer charakteristischen senkrechten Linie lokalisiert. Man auskultiert die Aortenklappe im 2. ICR rechts parasternal, die Pulmonalklappe im 2. ICR links parasternal, die Trikuspidalklappe in Höhe des 4. ICR auf dem Sternum und die Mitralklappe im 5. ICR links medioklavikular.

Synopsis der Funktionsabläufe. In Abb. 7–26 sind die wichtigsten Funktionsparameter der Herzaktion in einer synchronen Aufzeichnung zusammengefaßt. Von oben nach unten sind dargestellt:

- ☐ Die *Klappenstellungen* in den vier Aktionsphasen. Die blauen Balken bedeuten geschlossene Klappen.
- ☐ Die *Druckverläufe* im linken Ventrikel und in der Aorta. Während der Austreibungsphase übersteigt der Ventrikeldruck ein wenig den Aortendruck. Am Ende der Austreibung findet sich in der Aortendruckkurve ein kleiner Einschnitt (*Franksche Inzisur*, S. 182), der auf den Druckabfall beim Schluß der Aortenklappe zurückzuführen ist und das Ende der Systole markiert.
- ☐ Die *Volumenänderung* im linken Ventrikel. Nach Auswurf des Schlagvolumens (SV) bleibt am Ende der Systole das Restvolumen (RV) im Ventrikel zurück.
- ☐ Das *Elektrokardiogramm.* Die Vorhoferregung (P-Welle) fällt in die späte Ventrikeldiastole. Die Spitze der R-Zacke markiert den Beginn der Ventrikelsystole, das Ende der T-Welle ihren Abschluß.
- ☐ Das *Phonokardiogramm.* Der I. Herzton beginnt am Anfang der Anspannungspase (Systolenbeginn) und klingt erst in der früheren Austreibungsphase ab. Der II. Herzton, der mit dem Anfang der Entspannungsphase (Diastolenbeginn) einsetzt, weist nur wenige Schwingungen auf.

Daraus ergeben sich folgende Kriterien für die Abgrenzung der beiden Hauptphasen im Zyklus des linken Ventrikels:

	Beginn der Systole	**Beginn der Diastole**
Klappen:	Schluß der Mitralklappe	Schluß der Aortenklappe
Aortendruck:	Minimum	Inzisur der Druckkurve
EKG:	Spitze der R-Zacke	Ende der T-Welle
Herztöne:	Beginn des I. Tons	Beginn des II. Tons

7.4 Energetik der Herzaktion

7.4.1 Herzarbeit und Herzleistung

Formen der physikalischen Herzarbeit. Während der Systole verrichtet die Ventrikelmuskulatur durch Spannungsentwicklung und Faserverkürzung hauptsächlich eine *Druck-Volumen-Arbeit.* (Das Produkt aus Druck und Volumen hat – wie das Produkt aus Kraft und Weg – die Dimension einer Arbeit.) Geht man davon aus, daß der linke Ventrikel bei körperlicher Ruhe ein Schlagvolumen von 70 ml ($7 \cdot 10^{-5}$ m^3) mit einem mittleren Druck von 100 mm Hg ($1{,}33 \cdot 10^4$ N/m^2) auswirft, so leistet er eine Druck-Volumen-Arbeit von 0,93 Nm (0,93 J). Der rechte Ventrikel hat bei gleichgroßem Schlagvolumen (70 ml) nur einen mittleren Druck von 15 mm Hg ($2 \cdot 10^3$ N/m^2) zu erzeugen, so daß seine Druck-Volumen-Arbeit etwa 0,14 Nm (0,14 J) beträgt. Für beide Ventrikel zusammen ergibt sich also pro Systole ein Arbeitsbetrag von etwa 1,1 J.

Außer der Druck-Volumen-Arbeit hat die Ventrikelmuskulatur noch eine *Beschleunigungsarbeit* zu leisten, um die träge Masse des Blutes (m) auf die Auswurfsgeschwindigkeit (v) zu bringen. Die Beschleunigungsarbeit, die sich aus $^1/_2\ mv^2$ berechnet, ist unter Ruhebedingungen gering und für beide Ventrikel gleich groß (0,01 J). Für den linken Ventrikel beträgt sie also nur etwa 1% und für den rechten

Ventrikel 7% der Gesamtarbeit. Der Anteil der Beschleunigungsarbeit nimmt jedoch bei körperlicher Belastung und bei Elastizitätsverlust der Aorta im Alter deutlich zu.

Herzleistung. Die Herzleistung, also die Herzarbeit pro Zeiteinheit, läßt sich für die Ruhefrequenz (mit einer Systole pro Sekunde) leicht angeben. Sie ist in diesem Fall etwa 1,1 W (1,1 J/s), was einer Leistung von 23 kcal/Tag (96 kJ/Tag) entspricht. Der *Wirkungsgrad* der Herzarbeit, d. h. derjenige Anteil der umgesetzten Energie, der in mechanische Arbeit umgewandelt wird, beträgt 25–30%. Daher müssen für die Herztätigkeit unter Ruhebedingungen 70–90 kcal/Tag (300–400 kJ/Tag) oder 5% des Grundumsatzes (s. S. 364) bereitgestellt werden.

7.4.2 Blutversorgung und Energiegewinnung des Myokards

Koronardurchblutung. Das Herz wird von zwei Koronararterien, die aus der Aortenwurzel entspringen, mit Blut versorgt. Die *linke Koronararterie*, die 4/5 des gesamten Blutstromes aufnimmt, versorgt vor allem den muskelstarken linken Ventrikel und einen schmalen Vorderwandanteil des rechten Ventrikels, die *rechte Koronararterie* den rechten Ventrikel und einen kleineren Hinterwandbezirk des linken Ventrikels.

Die *Durchblutung des Herzmuskelgewebes* beträgt in körperlicher Ruhe etwa 0,8–0,9 ml · g^{-1} · min^{-1}. Durch die Koronararterien strömen also bei einem 300 g schweren Herzen etwa 250 ml Blut/min, das sind rund 5% des gesamten Herzzeitvolumens. Bei schwerer körperlicher Arbeit kann die Durchblutung bis auf das Vierfache des Ruhewertes ansteigen (s. Tab. 7–4).

Die Koronardurchblutung erfolgt im Gegensatz zur Perfusion anderer Organe nicht kontinuierlich, sondern weist starke *rhythmische Schwankungen* in Abhängigkeit von den Kontraktionsphasen auf (s. Abb. 7–28). Diese Diskontinuität beruht einerseits auf dem systolischen Anstieg und dem diastolischen Abfall des Myokarddruckes, die sich auf den Strömungswiderstand in den myokardialen Gefäßen auswirken, und andererseits auf den rhythmischen Änderungen des Aortendrucks, die den Strömungsantrieb beeinflussen. Während der Anspannungsphase ist der Einstrom in die linke Koronararterie zeitweise unterbrochen, um dann in der Austreibungsphase vorübergehend leicht anzusteigen und in der Diastole einen Maximalwert zu erreichen. In der rechten Koronararterie sind die zyklischen Schwankungen wegen des geringeren Myokarddruckes weniger deutlich ausgeprägt.

Regulation der Koronardurchblutung. Da bereits in körperlicher Ruhe die O_2-Kapazität des Blutes im Herzmuskelgewebe relativ stark ausgeschöpft wird (s. Tab. 7–4), muß eine Steigerung des Sauerstoffbedarfs bei körperlicher Arbeit vorrangig durch eine Mehrdurchblutung gedeckt werden. Wahrscheinlich stellt der bei Arbeitsbeginn eintretende *Sauerstoffmangel* (Hypoxie) des Myokards den stärksten *Dilatationsreiz* für die Koronargefäße dar. Neben dieser lokal-chemischen Durchblutungsregulation können nervale Einflüsse – wenn auch in geringerem Maße – die Gefäßweite verändern. Im Bereich der Koronargefäße finden sich zahlreiche sympathische β_2-Rezeptoren, so daß die *Sympathikusaktivierung* neben einer Kontraktilitätssteigerung auch eine Gefäßerweiterung bewirken kann.

O_2-Versorgung. *Der Sauerstoffverbrauch des Herzmuskelgewebes beträgt in körperlicher Ruhe etwa 0,1 ml · g^{-1} · min^{-1}.* Unter Belastungsbedingungen steigt er mit der *entwickelten Faserspannung* und mit der *Herzfrequenz* an und kann im Extremfall das Vierfache des Ruhewertes erreichen (s. Tab. 7–4). Da bereits in Ruhe die O_2-Kapazität des Blutes im Myokard relativ stark ausgeschöpft wird, kann ein zusätzlicher arbeitsbedingter Sauerstoffbedarf praktisch

Tab. 7–4. Koronardurchblutung, arterielle und koronarvenöse O_2-Konzentrationen, O_2-Verbrauch sowie Substrataufnahme des Herzens in Körperruhe und bei starker Belastung. (Die Substrataufnahme ist in prozentualen Substratanteilen am O_2-Verbrauch des Myokards angegeben.)

			Ruhe	Arbeit
Koronardurchblutung $\dot{Q}$ (l · kg^{-1} · min^{-1})			0,8	3,5
Arterielle O_2-Konzentration C_{aO_2} (l/l Blut)			0,20	0,20
Koronarvenöse O_2-Konzentration C_{vO_2} (l/l Blut)			0,07	0,04
Arteriovenöse O_2-Differenz avD_{O_2} (l/l Blut)			0,13	0,16
O_2-Verbrauch $\dot{V}_{O_2}$ (l · kg^{-1} · min^{-1})			0,10	0,55
Substrate:	Glucose	(%)	31	16
	Milchsäure	(%)	28	61
	Freie Fettsäuren	(%)	34	21
	Brenztraubensäure	(%)	7	2

nur durch eine entsprechende Steigerung der Koronardurchblutung gedeckt werden.

Der **Sauerstoffverbrauch** eines Organs ergibt sich als Produkt aus der Durchblutung $\dot{Q}$ und der arterio-venösen O_2-Konzentrationsdifferenz (avD_{O_2}):

(1) $O_2\text{-Verbrauch} = \dot{Q} \cdot avD_{O_2}$

Das **O_2-Angebot** ist definiert als Produkt aus der Durchblutung $\dot{Q}$ und der arteriellen O_2-Konzentration C_{aO_2}:

(2) $O_2\text{-Angebot} = \dot{Q} \cdot C_{aO_2}$

Der Quotient aus diesen beiden Größen wird als **O_2-Utilisation** bezeichnet:

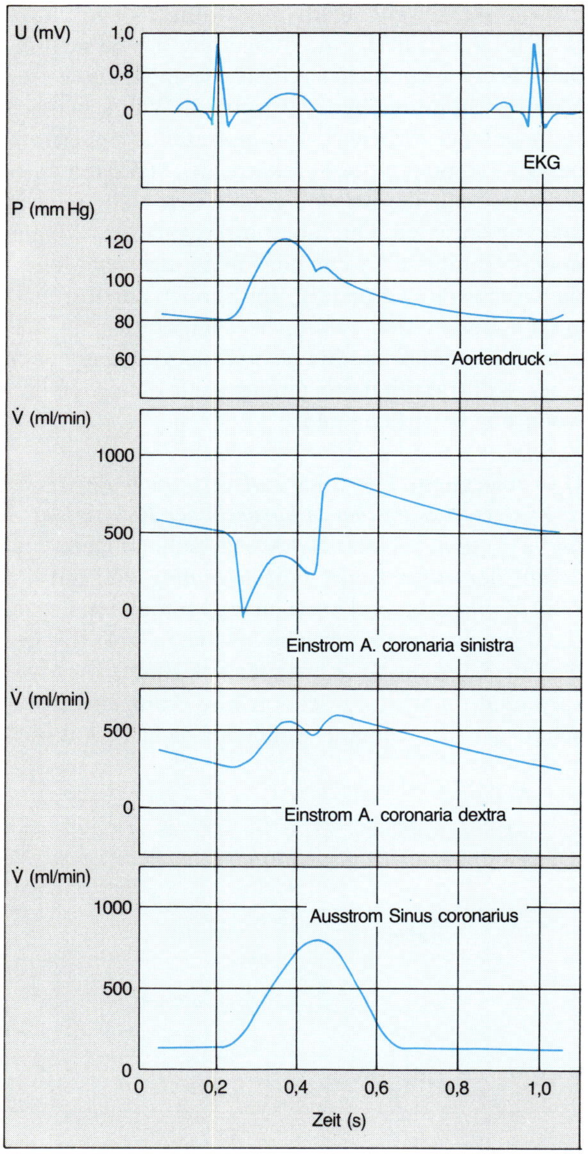

Abb. 7–28. Zeitliche Zuordnung des Stromzeitvolumens ($\dot{V}$) in den Koronararterien und im Sinus coronarius zum Blutdruckverlauf in der Aorta während der Herzaktion

(3) $O_2\text{-Utilisation} = (\dot{Q} \cdot avD_{O_2})/(\dot{Q} \cdot C_{aO_2}) = avD_{O_2}/C_{aO_2}$

Mit den Daten aus Tab. 7–4 findet man für das Herz eine O_2-Utilisation in Körperruhe von 0,6 = 60% und bei Belastung von 0,75 = 75%. Da eine geringe O_2-Utilisation offensichtlich eine günstige O_2-Versorgungssituation kennzeichnet, hat man für den reziproken Wert die Bezeichnung *„Güte der Koronardurchblutung"* eingeführt:

(4) $\text{Güte der Koronardurchblutung} = (\dot{Q} \cdot C_{aO_2})/(\dot{Q} \cdot avD_{O_2}) = C_{aO_2}/avD_{O_2}$

Unter Ruhebedingungen ergibt sich hiernach für die Güte der Koronardurchblutung ein Wert von 1,7. Ein Absinken von C_{aO_2}/avD_{O_2} unter 1,2 ist ein Zeichen dafür, daß eine kritische Situation in der myokardialen O_2-Versorgung eingetreten ist *(Koronarinsuffizienz,* s. S. 168).

Neben der aktuellen Situation interessiert auch die *Anpassungsbreite der O_2-Versorgung.* Ein Maß hierfür ist die **Koronarreserve,** die man in der Regel definiert als Differenz aus maximal möglichem und aktuell vorliegendem O_2-Verbrauch, dividiert durch die letztgenannte Größe.

(5) $$\text{Koronarreserve} = \frac{O_2\text{-Verbrauch}_{max} - O_2\text{-Verbrauch}_{akt}}{O_2\text{-Verbrauch}_{akt}}$$

Für das voll anpassungsfähige Herz unter Ruhebedingungen hat (nach den Daten der Tab. 7–4) die Koronarreserve etwa einen Wert von 4, d. h. *die verfügbare O_2-Reserve ist viermal größer als der O_2-Bedarf des Herzens in Ruhe.*

Energiegewinnung. Die wichtigsten Substrate für die Energiegewinnung des Myokards sind *freie Fettsäuren, Milchsäure* und *Glucose.* Wie aus Tab. 7–4 hervorgeht, stellen unter Ruhebedingungen die freien Fettsäuren die dominierenden Energielieferanten des Herzens dar. Mit steigender Belastung nimmt jedoch der Anteil des im Myokard umgesetzten Lactats zu. Das Herz ist also in der Lage, die bei körperlicher Arbeit von der Skeletmuskulatur abgegebene Milchsäure zu verwerten. Da die Verwertung nur über den Krebs-Zyklus in Anwesenheit von Sauerstoff erfolgen kann, ist dieser Stoffwechselweg bei O_2-Mangel versperrt. Bei ungenügender Koronardurchblutung wird daher Milchsäure nicht mehr aus dem Blut extrahiert, sondern von den Herzmuskelzellen produziert. Unter diesen Bedingungen ist die Lactatkonzentration im abfließenden koronarvenösen Blut größer als im zufließenden arteriellen Blut.

Wiederbelebungszeit des Herzens. Da das Herz seine Energie fast ausschließlich aus dem oxidativen Abbau der Nährstoffe bezieht, kommt es im Falle einer mangelhaften Koronardurchblutung zu einer Funktionseinschränkung des Herzens. Dauert eine plötzliche Unterbrechung der Durchblutung *(Ischämie)* oder der O_2-Zufuhr *(Anoxie)* länger als 3–4 min, so kann das Herz seine normale Kreislauffunktion nicht mehr erfüllen; nach 5–6 min tritt Herzstillstand ein. Eine Ischämie- bzw. Anoxiedauer von mehr als 30 min führt zu irreversiblen Schäden im Myokard, die eine Wiederbelebung ausschließen. Aus diesem Grund bezeichnet man das *Anoxieintervall von 30 min als die Wiederbelebungszeit des Herzens.*

7.5 Atrialer natriuretischer Faktor

Die Funktion des Herzens steht unter dem Einfluß verschiedener Hormone. *Catecholamine* fördern die Erregungsbildung, Erregungsleitung und Kontraktilität (s. S. 477); die *Schilddrüsenhormone* beeinflussen ebenfalls die Erregungsvorgänge, und das *Wachstumshormon* steuert das Wachstum des Herzmuskels. Für diese Hormone ist demnach das Herz „Zielorgan".

Das Herz selbst ist aber auch ein endokrin aktives Organ, denn in den Myokardzellen des Vorhofs wird ein Peptid synthetisiert, in kernnahen Granula gespeichert und bei *Vorhofdehnung* an das Blut abgegeben. Aufgrund seiner wesentlichen Funktion wird es als *atrialer natriuretischer Faktor* oder *atriales natriuretisches Peptid (ANP, Atriopeptin)* bezeichnet.

Wichtigster Stimulus für die Sekretion von ANP ist eine *Dehnung des Vorhofmyokards bei Zunahme des venösen Blutangebots.* Die physiologischen Effekte des Peptids sind

- Unterdrückung der Aldosteronbiosynthese (s. S. 556),
- Steigerung der renalen Natriumausscheidung (s. S. 329 f.) und
- Dilatation peripherer Ateriolen und Venolen (vor allem in der Niere).

Das atriale natriuretische Peptid wirkt demnach auf die Nieren, die Nebennierenrinde und das Gefäßsystem ein, wobei es das Renin-Angiotensin-Aldosteron-System antagonisiert (s. S. 336).

7.6 Pathophysiologie des Herzens

7.6.1 Rhythmusstörungen

Begriffsbestimmungen. Veränderungen der Herzschlagfolge beruhen auf einer *Beeinflussung der Erregungsbildung* und/oder der *Erregungsleitung.* Überschreitet die Herzfrequenz beim Erwachsenen in Ruhe 100 Schläge/min, liegt eine *Tachykardie* vor; eine Herzfrequenz < 60 Schläge/min wird als *Bradykardie* bezeichnet. Unter einer *Arrhythmie* versteht man eine *unregelmäßie* Herzschlagfolge. Eine *Extrasystole* ist eine außerhalb des normalen Herzrhythmus ausgelöste Erregung, die eine Extrakontraktion zur Folge hat und damit vorübergehend den normalen Grundrhythmus verändert.

Erregungsbildungsstörungen, die vom *Sinusknoten* ausgehen, werden als *nomotop*, solche, die von *sekundären* bzw. *tertiären Zentren* oder auch von der *Arbeitsmuskulatur* ausgehen, als *ektop* (heterotop) bezeichnet. Die ektopen Störungen können in den Vorhöfen *(supraventrikulär)* oder den Kammern *(ventrikulär)* entstehen (s. Tab. 7–5).

Bei *Erregungsleitungsstörungen* unterscheidet man, ob die Umgebung des Sinusknotens *(sinu-aurikulär)*, die Vorhof-Kammergrenze *(atrioventrikulär)* oder das ventrikuläre Leitungssystem betroffen sind.

Rhythmusstörungen führen zu typischen EKG-Veränderungen; diese sind für einige der unten beschriebenen pathologischen Zustände in Abb. 7–29 dargestellt.

Nomotope Veränderungen der Erregungsbildung. Sinustachykardien kommen bei körperlicher Belastung und Aufregung vor. Vor allem das untrainierte Herz reagiert auf eine erhöhte Anforderung mit unökonomischer Tachykardie. Durch Fieber wird die Herzfrequenz um etwa 10 Schläge/min je 1°C Temperatursteigerung erhöht. Eine *kompensatorische*, meist sympathisch ausgelöste Tachykardie findet man im Schock (s. S. 209 ff.), nach Herzinfarkt (s. S. 169),

Tab. 7–5. Schematische Einteilung der Herzrhythmusstörungen

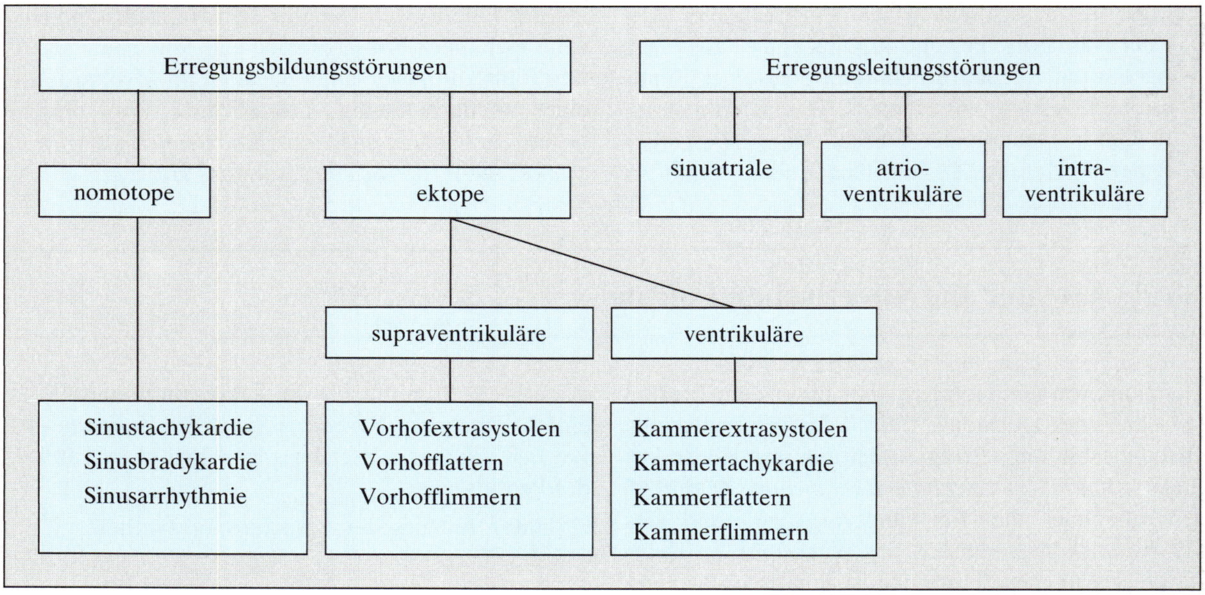

bei Herzinsuffizienz (s. S. 163f.), Herzmuskelentzündung und Anämie. Tachykardie ist ferner ein wichtiges Symptom bei der Schilddrüsenüberfunktion (s. S. 548f.).

Folge der Sinustachykardie ist zunächst eine Steigerung des Herzzeitvolumens. Überschreitet die Herzfrequenz jedoch einen Grenzwert (210 minus Alter des Patienten), so tritt eine Verschlechterung der Hämodynamik (verminderte Ventrikelfüllung) und der Koronardurchblutung (verkürzte Diastole) ein.

Sinusbradykardien sind bei ausdauertrainierten Hochleistungssportlern, deren Training eine Erhöhung des Vagustonus zur Folge hat, Ausdruck eines physiologischen Anpassungsprozesses. Eine *pathologische Senkung der Herzfrequenz* findet man bei Patienten mit einem aus anderen Ursachen erhöhten Vagustonus, z. B. infolge eines Druckanstiegs im Schädelinnenraum bei Hirntumoren oder nach Hirntraumen. (Durch den erhöhten intrakraniellen Druck kommt es zu einer O_2-Mangelversorgung des Gehirns, auf die der Sympathikus empfindlicher reagiert als der Parasympathikus.) Eine Erniedrigung der Herzfrequenz tritt ferner bei Schilddrüsenunterfunktion und nach toxischen Schädigungen (z. B. bei Typhus oder Virusinfektionen) auf. Eine Bradykardie hat eine Verminderung des Herzzeitvolumens zur Folge, wenn das Schlagvolumen nicht entsprechend ansteigt.

Physiologische **Sinusarrhythmien** beobachtet man – häufiger bei Jugendlichen als bei alten Menschen – in Zusammenhang mit der Atmung (z. B. exspiratorische Frequenzabnahme, inspiratorische Frequenzsteigerung). *Pathologische Sinusarrhythmien* entstehen bei schwerer Herzinsuffizienz und bei extrem gesteigerter Schilddrüsenfunktion (Thyreotoxikose).

Supraventrikuläre Erregungsbildungsstörungen. Supraventrikuläre Extrasystolen sind gelegentlich auch bei Gesunden in körperlicher Ruhe anzutreffen. Die Auswirkungen solcher vereinzelt auftretender Extrasystolen sind harmlos. Gehäuft auftretende Extrasystolen findet man u. a. bei entzündlichen oder ischämischen Myokardschädigungen, Hypokaliämie, Sauerstoffmangel, Digitalisvergiftungen, neurovegetativen Störungen oder Überdehnungen der Vorhofwand.

Supraventrikuläre Extrasystolen gehen meist von der Vorhofmuskulatur oder vom AV-Knoten aus. Hierbei wird die Extraerregung nicht nur zu den Ventrikeln, sondern in der Regel auch *rückläufig zum Sinusknoten* geleitet. Diese Erregung der Schrittmacherzellen unterbricht deren Spontandepolarisation, so daß die nächste Herzaktion erst wieder nach einem normalen Sinusintervall erfolgen kann. *Die supraventrikuläre Extrasystole führt also zu einer Phasenverschiebung des Sinusrhythmus* (s. Abb. 7–29). Infolge der verkürzten vorausgehenden Diastole ist die Ventrikelfüllung herabgesetzt. Das Schlagvolumen vermindert sich und der Blutdruck sinkt ab. Salven von Extrasystolen führen zu einem deutlichen Blutdruckabfall.

Supraventrikuläre paroxysmale Tachykardien (anfallsweises Herzjagen) treten bei psychovegetativ labilen Patienten, ferner nach Herzmuskelentzündungen, bei Sauerstoffmangel, Hypokaliämie (s. S. 356), und einer mit Vorhofstauung einhergehenden Herzinsuffizienz auf. Diastole und Systole sind infolge der hohen Herzfrequenz so kurz, daß die Förderleistung des Herzens abnimmt. Häufig ist die Durchblutung lebenswichtiger Organe, insbesondere die des Gehirns und der Nieren, eingeschränkt.

Vorhofflattern und Vorhofflimmern. Werden von ektopen Vorhofzentren Erregungen mit einer Frequenz von 200–350 min^{-1} gebildet, so laufen die Vorhofkontraktionen nur noch teilweise koordiniert ab. Man spricht in diesem Fall von *Vorhofflattern*. Bei dieser Rhythmusstörung können die schnell aufeinanderfolgenden Erregungen nur partiell auf die Ventrikel übergeleitet werden (z. B. im Verhältnis 2 : 1 oder 3 : 1), weil in der Refraktärzeit des AV-Knotens die Erregungsleitung blockiert ist.

Bei dem häufigeren *Vorhofflimmern* handelt es sich um Erregungsfolgen mit einer Frequenz von 350–600 min^{-1}. In diesem Fall läuft die Kontraktion der Vorhofmuskulatur vollkommen unkoordiniert ab. Die Erregungen werden nur noch in unregelmäßigen Abständen auf die Ventrikel übergeleitet, so daß eine *absolute Arrhythmie der Kammeraktionen* die Folge ist. Die hämodynamischen Auswirkungen sind jedoch in der Regel gering (Verminderung des Herzzeitvolumens um 10–20%).

Vorhofflattern bzw. -flimmern kann durch verschiedenartige Schädigungen des Herzens ausgelöst werden (O_2-Mangel, Wandüberdehnung, Hypokaliämie, Unterkühlung u. a.).

Ventrikuläre Erregungsbildungsstörungen. Ventrikuläre Extrasystolen entstehen am häufigsten im ventrikulären Erregungsleitungssystem, können aber auch im Arbeitsmyokard ihren Ursprung haben. Eine rückläufige Vorhoferregung und Depolarisation des Sinusknotens findet im allgemeinen nicht statt. Die nachfolgend vom Sinusknoten ausgehende reguläre Erregung trifft daher in der Regel die Ventrikel noch in der absoluten Refraktärphase der Extraerregung an und bleibt daher ohne Kontraktionserfolg. Erst die übernächste Sinuserregung führt wieder zu einer Ventrikelkontraktion: *Die ventrikuläre Extrasystole ist von einer kompensatorischen Pause gefolgt* (s. Abb. 7–29). Da diese Pause die vorausgegangene Verkürzung des Aktionsintervalls wieder ausgleicht, kommt es nicht zu einer Phasenverschiebung des Sinusrhythmus. Ventrikuläre Extrasystolen treten häufig bei herdförmigen Myokardschäden und Koronarerkrankungen auf, sie kommen außerdem bei psychovegetativ labilen Patienten vor.

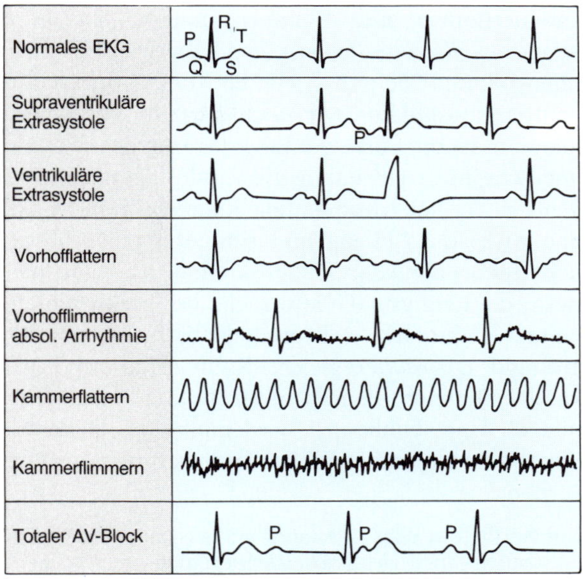

Abb. 7–29. Typische EKG-Veränderungen bei Störungen der Erregungsbildung und Erregungsleitung

Bei langsamem Grundrhythmus (Bradykardie mit f < 60 min^{-1}) kann eine ventrikuläre Extrasystole zwischen zwei normalen Herzaktionen so eingeschaltet sein, daß die Normalaktionen dadurch nicht beeinflußt werden *(interponierte Extrasystole)*.

Während psychovegetativ bedingte ventrikuläre Extrasystolen im allgemeinen unter Belastung verschwinden, nimmt die Zahl ventrikulärer Extrasystolen, die durch eine Schädigung des Herzens hervorgerufen werden, bei Belastung zu. Die *klinischen Folgen* hängen davon ab, ob die Extrasystolen vereinzelt (max. 10/min), gehäuft (mehr als 10/min) oder salvenartig und ob sie *nomotop*, d. h. von einem Zentrum, oder *polytop*, d. h. von mehreren Zentren ausgehend, auftreten. Nomotope Extrasystolen sprechen für eine lokale, polytope Extrasystolen für eine diffuse Myokardschädigung. Besonders gefährlich sind ventrikuläre Extrasystolen, wenn sie in die sog. *vulnerable Phase*, d. h. in die Zeit der T-Welle im EKG fallen, da dadurch leicht Kammerflimmern (s. u.) ausgelöst werden kann. Dies beruht darauf, daß die Erregungsrückbildung und damit die Repolarisation in den inneren und äußeren Schichten des Myokards nicht gleichzeitig abläuft und dadurch vorzeitig auftretende Erregungen ungleich weitergeleitet werden. Die Folge sind sog. *kreisende Erregungen* (s. S. 141), durch die Kammerflimmern entstehen kann.

Ventrikuläre Tachykardien, die bei schweren organischen Herzschädigungen, z. B. beim Herzinfarkt, vorkommen, sind stets lebensbedrohlich, da sie vielfach in *Kammerflattern* oder *Kammerflimmern* übergehen (s. u.).

Kammerflattern und Kammerflimmern. Die Frequenz des *Kammerflatterns* liegt überwiegend zwischen 200 und 250 min^{-1}. Da die Kontraktionen der Ventrikelmuskulatur nur noch partiell koordiniert ablaufen, ist die Förderleistung des Herzens so stark eingeschränkt, daß häufig Bewußtlosigkeit eintritt. Beim noch höherfrequenten *Kammerflimmern* ist eine wirksame Füllung und Entleerung überhaupt nicht mehr möglich. Daher kommt Kammerflimmern, die häufigste Todesursache bei Elektrounfällen und Herzinfarkten, hämodynamisch einem Herzstillstand *(Asystolie)* gleich. Kammerflattern bzw. Kammerflimmern kann u. a. auch durch Sauerstoffmangel, Unterkühlung, Überdehnung des Herzens, Hyperkaliämie und Digitalisüberdosierung ausgelöst werden.

Kammerflattern oder -flimmern läßt sich unter günstigen Umständen durch **elektrische Defibrillation** unterbrechen. Hierzu werden über großflächige Elektroden kurzdauernde Gleich- oder Wechselstromstöße mit einer Stärke von 2–3 A über die Thoraxwand durch das Herz geleitet. Wahrscheinlich führen diese Stromstöße zu einer synchronen Erregung aller Myokardanteile, so daß kreisende Erregungen unterbrochen werden. Nach einer derartigen Synchronisation kommt es vielfach wieder zu einem geordneten Erregungsablauf. Zur Überbrückung der Zeit bis zu einer möglichen Defibrillation ist die Durchführung einer externen Herzmassage erforderlich, durch die eine minimale Blutförderung aufrechterhalten werden kann.

Störungen der Erregungsausbreitung. Die Erregungsleitung kann unter pathologischen Bedingungen an bestimmten Orten verzögert ablaufen oder auch partiell bzw. total unterbrochen sein. Eine solche Störung, die ganz allgemein als *Block* bezeichnet wird, führt u. U. zu einer Herzrhythmusstörung *(Arrhythmie)*.

Man unterscheidet drei Schweregrade der Erregungsleitungsstörung:

I. Grad = Verzögerung der Erregungsleitung,
II. Grad = gelegentlicher Ausfall der Erregungsleitung (partieller Block),
III. Grad = vollständige Unterbrechung der Erregungsleitung (totaler Block).

Die Übergänge vom I. zum III. Grad sind fließend.

Beim *sinuatrialen* (oder *sinu-aurikulären*) *Block* ist die Überleitung vom Sinusknoten zum Vorhof gestört. *Sinuatriale Störungen I. Grades* sind nicht immer nachweisbar, da sie vom EKG nicht erfaßt werden. Beim *sinuatrialen Block (SA-Block) II. Grades* werden nicht alle Sinuserregungen zum Atrioventrikularknoten übergeleitet; beim *totalen SA-Block* übernimmt meist der AV-Knoten als sekundärer Schrittmacher die Automatiefunktion.

Bei atrioventrikulären Leitungsstörungen ist infolge einer Veränderung in der Abfolge von Vorhof- und Kammerkontraktionen häufig der Kammerrhythmus gestört. Beim *atrioventrikulären Block (AV-Block) I. Grades* ist die PQ-Dauer verlängert (> 0,2 s); zu hämodynamisch wirksamen Ausfallserscheinungen kommt es noch nicht.

Beim *AV-Block II. Grades* nimmt entweder die PQ-Dauer bis zum vollständigen Ausfall eines QRS-Komplexes stetig zu – danach beginnt der gleiche Ablauf von neuem (sog. *Wenckebach-Periode*) –, oder bei konstanter, sehr langer PQ-Dauer fallen in regelmäßigen oder unregelmäßigen Abständen Kammererregungen aus *(Mobitz-Typ)*.

Beim *AV-Block III. Grades* ist die Überleitung total unterbrochen. In der Regel übernimmt dann ein sekundäres oder tertiäres Zentrum die Erregungsbildung. Bei plötzlicher Unterbrechung der AV-Überleitung kann es jedoch einige Zeit dauern, bis das Ersatzzentrum einspringt. Als Folge davon kommt es zu einer Mangeldurchblutung des Gehirns, die einen Ohnmachtsanfall *(Adams-Stokes-Anfall)* auslöst.

Tab. 7–6. Formen der Erregungsstörung und ihre Folgen

Erregungsleitungsstörung	führt infolge	zu
AV-Block I. Grades	verzögerter Überleitung im AV-Knoten (>0,2 s)	verspätet einsetzenden Ventrikelkontraktionen
AV-Block II. Grades (partieller AV-Block)	Ausfall einzelner AV-Überleitungen	unregelmäßiger Folge der Ventrikelkontraktionen
AV-Block III. Grades (totaler Herzblock)	vollständiger Unterbrechung der AV-Überleitung	Dissoziation von Vorhofkontraktionen (im Sinusrhythmus) und Ventrikelkontraktionen (im Kammerrhythmus)
Schenkelblock	Unterbrechung der Erregungsleitung in einem Kammerschenkel	untypischer Erregungs- und Kontraktionsausbreitung in den Ventrikeln

Ein AV-Block II. oder III. Grades führt zu einer Verminderung des Herzzeitvolumens, so daß die Betroffenen nicht belastbar sind. Die Herzleistung reicht allenfalls für den Ruhebedarf aus.

Als *Schenkelblock* bezeichnet man die Unterbrechung der Erregungsleitung in einem der Kammerschenkel. Sie führt in der Regel nur zu geringen Verzögerungen der Kontraktion und hat deshalb keine wesentlichen hämodynamischen Folgen.

Als *Ursachen von Erregungsleitungsstörungen* sind O_2-Mangelzustände, entzündliche Herzschädigungen, Hyperkaliämie (s. S. 357), Überdosierungen von Digitalisglykosiden oder Chinidin u. a. zu nennen.

In Tab. 7–6 sind die Folgen der wichtigsten Erregungsleitungsstörungen zusammengestellt.

Künstliche Herzschrittmacher. Stark ausgeprägte Störungen der Erregungsbildung bzw. Erregungsleitung können – sofern eine ausreichende Kontraktionskraft des Myokards erhalten ist – durch Implantation von künstlichen Schrittmachern behandelt werden. Ein solcher subkutan implantierter, miniaturisierter Impulsgenerator erzeugt Stromimpulse, die über Kabelelektroden zum Herzen gelangen und dieses zu rhythmischen Kontraktionen veranlassen. Nach der Funktionsweise unterscheidet man

- □ *starrfrequente Schrittmacher* mit einstellbarer, aber fixierter Impulsfrequenz (im allgemeinen mit 70 min^{-1}),
- □ *Demand-Schrittmacher*, die sich nur einschalten, wenn die Spontanaktivität des Herzens unterbrochen ist (Bedarfssteuerung).

7.6.2 Herzinsuffizienz

Ein Herz ist insuffizient, wenn es die für die Versorgung des Körpers erforderliche Pumpleistung nicht mehr erbringen kann, d. h. wenn es ein zu geringes Herzzeitvolumen fördert.

Je nachdem, welche Teile des Herzens betroffen sind, spricht man von *Rechts-, Links-* oder *Rechts-Links-* (= Global-)*Insuffizienz*. Nach der Zeitspanne, in der sich die Herzinsuffizienz entwickelt, werden *akute* von *chronischen* Insuffizienzen unterschieden.

Nach dem *Schweregrad des Zustandes* kann zwischen einer *Belastungsinsuffizienz* und einer *Ruheinsuffizienz* oder (nach der New York Heart Association) zwischen *Insuffizienzen 1. bis 4. Grades* differenziert werden.

Ursachen der Herzinsuffizienz. Als Ursachen einer Herzinsuffizienz kommen vor allem mechanische und biochemische Faktoren in Frage.

Eine *mechanisch* bedingte Herzinsuffizienz kann entstehen durch

- □ *langdauernde Druckbelastung* des Herzens infolge Widerstandserhöhung im Lungen- oder Körperkreislauf, z. B. bei obstruktiven Lungenerkrankungen (s. S. 238ff.), Lungenembolie (s. S. 242), Herzklappenfehlern (s. S. 167) und Hypertonie (s. S. 204ff.),
- □ *langdauernde Volumenbelastung* infolge von Herzklappenfehlern oder angeborenen Herzfehlern mit Shunt (s. S. 166),
- □ *Ausfall von Herzmuskelfasern* bei Herzmuskelentzündung (Myokarditis) oder koronarer Herzkrankheit (s. S. 168ff.),
- □ *Herzrhythmusstörungen*, z. B. Tachykardie (s. S. 160ff.) oder ausgeprägte Störungen der Erregungsleitung (s. S. 162),
- □ *Behinderung der Herztätigkeit* von außen, z. B. bei Herzbeutelerguß oder beim Panzerherz (bindegewebige Verwachsung der beiden Perikardblätter mit Einlagerung von Calciumsalzen).

Eine *biochemisch* bedingte Herzinsuffizienz kann auftreten bei

- □ *Substratmangel im Myokard* infolge koronarer Herzkrankheit, überlanger Diffusionswege im Myokard (Überschreiten des kritischen Herzgewichts, s. S. 154) oder gestörter Glucoseaufnahme in die Herzmuskelzellen aufgrund eines Insulinmangels (s. S. 565),
- □ *Elektrolytstörungen*, z. B. Hypocalcämie (s. S. 357) oder Hyperkaliämie (s. S. 357),
- □ *Intoxikationen* durch Alkoholabusus, hohe Dosen von Betablockern und Calciumantagonisten, Phenobarbital, Lithium, Arsen, Antimon, Quecksilber oder Kobalt.

Außerdem können *Allgemeinerkrankungen*, an denen das Herz beteiligt ist, zu einer Herzinsuffizienz führen. Hierzu gehören

- □ Amyloidose (s. S. 86),
- □ Beri-Beri (s. S. 259) und die
- □ Glykogenspeicherkrankheit.

Ist eine Herzinsuffizienz durch eine Kontraktilitätsabnahme des Myokards bedingt, liegt eine *Myokardinsuffizienz* vor. Herzinsuffizienz ist somit nicht gleichbedeutend mit Myokardinsuffizienz; vielmehr ist letztere nur eine, allerdings besonders häufig vorkommende und besonders wichtige Form der Herzinsuffizienz.

Anpassungsmechanismen bei Herzinsuffizienz. Bei der **akuten Herzinsuffizienz** wird die Auswurfleistung des Herzens plötzlich reduziert. Dies führt, ausgelöst durch eine verminderte Aktivierung der Druckrezeptoren im großen Kreislauf (s. S. 197), zu einer *Sympathikusaktivierung*. Die *gesteigerte Freisetzung von Catecholaminen* bewirkt am Herzen eine *Tachykardie* und eine evtl. noch mögliche *Steigerung der Kontraktilität* sowie eine *Vasokonstriktion* in den Gefäßen der Haut (Blässe), der Skeletmuskulatur und des Mesenteriums. Die gleichzeitige *Erhöhung des Venentonus* begünstigt den Rückstrom des Blutes zum Herzen, so daß der Füllungsdruck gesteigert wird. Alle Vorgänge sind darauf gerichtet, einen für die Versorgung der lebenswichtigen Organe (Herz, Gehirn, Nieren) ausreichende Durchblutung aufrechtzuerhalten. Kann trotz sehr starker Sympathikusaktivierung der arterielle Blutdruck nicht auf ausreichender Höhe gehalten werden, tritt ein *kardiogener Schock* (s. S. 209) ein.

Bei der **chronischen Herzinsuffizienz** kommt es neben den durch *Sympathikusaktivierung* hervorgerufenen Herz-Kreislauf-Reaktionen noch zu einer *Zunahme des Blutvolumens* und zu *strukturellen Anpassungsvorgängen* im Myokard (Hypertrophie, s. S. 154). Die Erhöhung des Blutvolumens ist auf eine *verminderte glomeruläre Filtration* in der Niere (aufgrund arteriellen Blutdruckabfalls) und eine gleichzeitig *gesteigerte tubuläre Natrium- und Wasserresorption* (aufgrund einer Aktivierung des Renin-Angiotensin-Aldosteronsystems, s. S. 336) zurückzuführen. Wenn durch die beschriebenen Regulationsvorgänge und den *Frank-Starling-Mechanismus* (s. S. 152) eine noch ausreichende Förderleistung des Herzens erreicht wird, nennt man den Zustand *kompensierte Herzinsuffizienz*. Jede weitere Belastung kann dann zur *Dekompensation* führen, da bei steigendem Füllungsvolumen die Gefahr der Überdehnung des Myokards besteht (s. Abb. 7–23, S. 153). Eine verminderte Auswurfleistung ist die Folge.

Formen der Herzinsuffizienz. Eine **Rechtsherzinsuffizienz** führt zu einer Drucksteigerung im rechten Vorhof und in den großen Venen des Körperkreislaufs, d. h. zu einer *Stauung des Blutes im großen Kreislauf*. *Ödeme* in den abhängigen Körperpartien sind die Folge. Insbesondere treten *Knöchelödeme* auf; u. U. entwickelt sich eine stauungsbedingte Flüssigkeitsansammlung in der Bauchhöhle *(Aszites)*. Typisch sind auch eine *Vergrößerung der Leber (Stauungsleber)* sowie eine *Eiweißausscheidung im Urin (Stauungsproteinurie)*.

Beim *Liegen* wird die Ödemflüssigkeit „mobilisiert“. Dies führt – unterstützt durch eine bessere Nierendurchblutung – zu einer *vermehrten Urinbildung* (*Diurese,* s. S. 335) und zu *nächtlichem Harndrang (Nykturie)*.

Durch die stark verminderte Auswurfleistung des rechten Herzens bei schwerer Rechtsinsuffizienz sinkt auch das Blutangebot an das linke Herz; eine Abnahme des Herzzeitvolumens ist die unmittelbare Folge. Der arterielle Blutdruck im Körperkreislauf kann deshalb u. U. absinken, woraus dann zusätzlich eine Minderdurchblutung im Bereich des großen Kreislaufs resultiert.

Bei einer **akuten Linksherzinsuffizienz** steigt der Druck im linken Vorhof und in den Lungenvenen an. Durch den *Rückstau des Blutes in der Lungenstrombahn* tritt eine *Drucksteigerung im kleinen Kreislauf* auf, die eine *vermehrte Filtration* aus den Lungenkapillaren ins Interstitium und in die Alveolen zur Folge hat. Es entwickelt sich ein *Lungenödem* (s. S. 243), das schwere Störungen der Ventilation und des Atemgaswechsels verursacht und ein Gefühl der Atemnot *(Asthma cardiale)* auslöst.

Die **chronische Linksherzinsuffizienz** äußert sich in *Dyspnoe* (erschwerter Atmung verbunden mit dem subjektiven Gefühl der Atemnot), die sich bis zur *Orthopnoe* (Atemnot besonders im Liegen, die zum Aufrichten zwingt) steigern kann, ferner in *Zyanose* (Blaufärbung von Haut und Schleimhäuten infolge einer Sauerstoffuntersättigung des Blutes) und stauungsbedingter *Bronchitis*. Die chronische Linksherzinsuffizienz führt – wie die Rechtsherzinsuffizienz – zu einer Hypertrophie des Herzmuskels und zu einer Zunahme des Blutvolumens (s. o.). Zusätzlich kann – bei einer mangelhaften O_2-Versorgung der Organe – eine *Polyglobulie* auftreten, die über eine *Viskositätszunahme des Blutes* die Belastung des Herzens weiter steigert.

Das häufigste *Endstadium* von Erkrankungen, die primär zu einer Schädigung oder Überbelastung des linken Herzens führen, ist der Übergang in eine *Links- und Rechtsherzinsuffizienz (Globalinsuffizienz)*, da eine langfristige ausgeprägte Druckerhöhung im kleinen Kreislauf bei Lungenstauung auch sekundär das rechte Herz belastet.

7.6.3 Kardiomyopathien (Myokardiopathien)

Unter Kardiomyopathien versteht man Erkrankungen des Myokards (daher neuerdings auch die Bezeichnung Myokardiopathien), *die nicht durch mechanische Überlastung des Herzens* (z. B. infolge Hypertonie, Herzfehlern) *oder eine koronare Herzerkrankung bedingt sind.* (Die Diagnose Kardiomyopathie ist somit stets eine Ausschlußdiagnose.)

Nach ätiologischen Gesichtspunkten unterscheidet man

□ *primäre* (idiopathische) *Kardiomyopathien* mit unbekannter Ursache und

□ *sekundäre Kardiomyopathien* (sog. spezifische Herzmuskelerkrankungen) mit bekannter Ätiologie, z. B. infolge von Herzmuskelentzündungen, toxischen Myokardschädigungen, endokrinen, neuromuskulären Störungen oder Stoffwechselerkrankungen.

Unter hämodynamischen Aspekten können die Kardiomyopathien in *dilative, hypertrophische* und *restriktive* Formen unterteilt werden.

Dilative Kardiomyopathie. Bei dieser häufigsten Form der Kardiomyopathie, von der überwiegend Männer betroffen sind, ist das linke Herz, in späteren Stadien auch das rechte Herz stark dilatiert *(Kardiomegalie)*. Klinisch steht die verminderte Pumpleistung des Herzens, d. h. die Herzinsuffizienz, im Vordergrund. Infolge der ausgeprägten Ventrikeldilatation findet man im Elektrokardiogramm Zeichen von Erregungsausbreitungsstörungen. Die Prognose ist schlecht, die Fünfjahresüberlebensrate nach Diagnosestellung beträgt nur ca. 30%. Als einzige kausale therapeutische Möglichkeit kommt die Herztransplantation in Betracht.

Hypertrophische Kardiomyopathie. Charakteristisch für diese Form der Herzmuskelerkrankungen ist die *ausgeprägte Hypertrophie* des Herzens ohne erkennbare Ursache. In etwa 20% der Fälle ist die Erkrankung autosomal dominant vererbt. Die Zunahme der Herzmuskulatur kann alle Wandabschnitte gleichermaßen oder aber nur einzelne Teile, z. B. das Ventrikelsystem, betreffen. Hämodynamisch lassen sich eine Form *mit* und eine *ohne Obstruktion* (Einengung) der Ausflußbahn unterscheiden. Besonders bei der hypertrophischen obstruktiven Kardiomyopathie kommt es häufig durch die veränderte Ventrikelgeometrie zu einer Mitralklappeninsuffizienz. Die Beschwerden der Patienten bestehen in verminderter Belastbarkeit, Belastungsdyspnoe und häufig auch pektanginösen Symptomen (s. S. 169). Der Krankheitsverlauf ist sehr unterschiedlich. Am häufigsten findet man eine langsame Progredienz des Krankheitsbildes.

Restriktive Kardiomyopathie. Diese in Europa sehr seltene, in einigen Gegenden Afrikas dagegen häufiger vorkommende Erkrankung beruht auf einer Fibrosierung von Endo- und Myokard *(Endomyokardfibrose)*. Durch die bindegewebige Umwandlung ist die Dehnbarkeit des Herzens in der Diastole stark herabgesetzt. Als Folge davon kommt es zu mangelhafter Füllung der Herzkammern und zu dadurch bedingten Stauungszeichen.

Tab. 7–7. Angeborene Herzfehler (Auswahl)

Obstruktionen im Bereich des linken Herzens und der Aorta
□ Aortenklappenstenose □ Aortenisthmusstenose (Einengung der Aorta im absteigenden Teil des Aortenbogens
Obstruktionen im Bereich des rechten Herzens
□ Pulmonalklappenstenose □ Fallot-Vitien (s. u.)
Septumdefekte und Gefäßfehlverbindungen
□ Vorhofseptumdefekt □ Ventrikelseptumdefekt □ Persistierender Ductus arteriosus Botalli
Ursprungsanomalien der großen Gefäße
□ Transposition (Lageumkehr) der großen Arterien □ Ursprung der beiden großen Arterien aus dem rechten Ventrikel
Mehrfachvitien
□ Fallotsche Trilogie (Pulmonalstenose, Hypertrophie der rechten Kammer, Vorhofseptumdefekt) □ Fallotsche Tetralogie (Pulmonalstenose, Rechtsherzhypertrophie, Ventrikelseptumdefekt, Aorta entspringt nicht dem linken Ventrikel, sondern über dem Ventrikelseptumdefekt) □ Fallotsche Pentalogie (Fallotsche Tetralogie mit zusätzlichem Vorhofseptumdefekt)

7.6.4 Angeborene Herzfehler

Allgemeine Übersicht. Unter den *kongenitalen Herzfehlern (Vitien)*, die bei etwa 5‰ der Kinder, die den ersten Lebensmonat vollendet haben, zu finden sind, ist ein Teil durch *abnorme Verbindungen zwischen dem großen und kleinen Kreislauf (Shunt)* gekennzeichnet. Je nach den Druckverhältnissen strömt bei den angeborenen Herzfehlern mit Querverbindung zwischen Körper- und Lungenkreislauf arterialisiertes Blut im Kurzschluß erneut durch den Lungenkreislauf *(Links-Rechts-Shunt)* oder venöses Blut unter Umgehung der Lunge direkt in den Körperkreislauf *(Rechts-Links-Shunt)*. Im letzteren Fall kommt es zum Auftreten einer sog. *Mischungszyanose*.

Eine zweite Gruppe weist *Anomalien* (zumeist auch aufgrund von *Hemmungsmißbildungen*) *im Ursprung der großen Gefäße* (vielfach Verlagerungen) auf. Eine dritte große Gruppe ist durch *Mißbildungen im Bereich der Ausstrombahn eines Vorhofs oder Ventrikels*, die zu Einengungen führen, charakterisiert. Nicht selten treten die verschiedenen Fehlanlagen kombiniert auf. Diese Mehrfachvitien wurden insbesondere von Fallot klassifiziert (s. Tab. 7–7).

Bei kongenitalen Defekten des Herzens oder der herznahen Arterien lassen sich *Anpassungsprozesse* beobachten, die häufig für einen begrenzten Zeitraum eine mehr oder weniger wirksame Kompensation der gestörten Funktion ermöglichen. *Druck- und Volumenbelastungen werden mit einer Hypertrophie der belasteten Herzabschnitte* beantwortet; *Herzfehler mit Rechts-Links-Shunt* lösen eine *Polyglobulie* (s. S. 173) aus.

Spezielle Formen. Die angeborene **Aortenklappenstenose**, d. h. eine Verminderung der Öffnungsweite der Aortenklappe, unterscheidet sich in ihren Auswirkungen nicht von solchen erworbener Art (s. S. 167). Es tritt eine *Druckbelastung der linken Kammer* auf, die eine *Linksherzhypertrophie* zur Folge hat. Als Spätfolge der Druckbelastung kann sich eine Linksherzinsuffizienz entwickeln.

Eine relativ häufige Mißbildung ist die **Aortenisthmusstenose**, die durch eine ringförmige oder sanduhrförmige *Verengung im absteigenden Teil des Aortenbogens* gekennzeichnet ist. Diese Einengung verursacht einen hohen Blutdruck oberhalb und einen erniedrigten Blutdruck unterhalb der Stenose. Der *Bluthochdruck im prästenotischen Abschnitt* führt zu einer *Linkshypertrophie des Herzens*, der niedrige Blutdruck poststenotisch zu einer *Minderdurchblutung der unteren Körperhälfte*. Diese Minderdurchblutung reduziert sich bei Ausbildung eines Umgehungskreislaufs *(Kollateralkreislauf)* über die Interkostalarterien in der Thoraxwand.

Bei der **Pulmonalstenose** ist die Ausstrombahn des rechten Ventrikels eingeengt. Eine *Druckbelastung* des vorgeschalteten rechten Ventrikels ist die Folge, die zu einer Hypertrophie führt. In schweren Fällen ist das Herzzeitvolumen erheblich vermindert.

Beim **Vorhofseptumdefekt** kommt es zu einem Blutübertritt vom linken in den rechten Vorhof *(Links-Rechts-Shunt)*, da der Druck im linken Vorhof (ca. 9 mm Hg) etwa 3mal höher ist als derjenige im rechten Vorhof (ca. 3 mm Hg). Dies führt zu einer *Volumenbelastung des rechten Herzens* mit entsprechender Vergrößerung. Der linke Ventrikel ist dagegen eher verkleinert, da ihm wegen des geringen Blutangebotes eine Leistungsminderung aufgezwungen wird.

Beim **Ventrikelseptumdefekt** gelangt bei Kontraktion der Kammern Blut aus dem linken in den rechten Ventrikel *(Links-Rechts-Shunt)*. Das zirkulierende Blutvolumen in der Lunge ist dadurch gesteigert, d. h. sowohl der *linke* als auch der *rechte Ventrikel* weisen eine *Volumenbelastung* auf. In der Regel steigt nach einigen Jahren der Gefäßwiderstand im kleinen Kreislauf an, was zu einer zusätzlichen *Druckbelastung des rechten Ventrikels* führt. Nimmt der Lungengefäßwiderstand weiter zu, so kann eine Shuntumkehr eintreten *(Rechts-Links-Shunt)*.

Beim **offenen (persistierenden) Ductus arteriosus Botalli** handelt es sich um einen *Links-Rechts-Shunt* durch die Persistenz der Verbindung zwischen Aorta und Pulmonalarterie, die in der Fetalperiode eine Umgehung des Lungenkreislaufs ermöglicht (s. S. 103). Die Folge dieser Gefäßanomalie ist eine *Volumenbelastung des linken Herzens*. Bei großen Shunt-Volumina und/oder einer Zunahme des Gefäßwiderstandes im kleinen Kreislauf kommt es auch zu einer *Druckbelastung des rechten Herzens*, die nicht selten nach Jahren eine Shuntumkehr bewirkt.

Die bekannteste Form der *Mehrfachvitien* ist die **Fallotsche Tetralogie**, die durch eine Kombination von Pulmonalstenose und Ventrikelseptumdefekt mit Abgang der Aorta am Septumdefekt gekennzeichnet ist. Hierbei handelt es sich um einen *Rechts-Links-Shunt,* d. h. um eine Zumischung venösen Blutes zum sauerstoffreichen Blut der Aorta, die in der Regel eine *Zyanose* (s. S. 103) und eine *Polyglobulie* verursacht. Ein Links-Rechts-Shunt wird durch die Stenose der A. pulmonalis und den „reitenden“ Abgang der Aorta über dem Ventrikelseptumdefekt verhindert. Der *rechte Ventrikel ist druck- und volumenbelastet (Rechtsherzhypertrophie)*, während der linke Ventrikel eine leicht verminderte Arbeit zu leisten hat.

7.6.5 Erworbene Herzklappenfehler

Ursachen und Formen erworbener Klappenfehler. Die wichtigsten Ursachen erworbener Herzklappenfehler sind das *akute rheumatische Fieber* (s. S. 415f.) und *bakteriell bedingte Entzündungen des Endokards (Endokarditiden)*. An einer rheumatischen Karditis im Rahmen eines akuten rheumatischen Fiebers sind das Endokard, das Myokard und das Perikard, also praktisch alle Teile des Herzens, beteiligt. Zu einer bleibenden Schädigung des Klappenapparates kommt es jedoch fast nie bei der Ersterkrankung, vielmehr erst bei erneuten Krankheitsschüben *(Rezidiven)*. Das erste Rezidiv hat in etwa einem Drittel der Fälle Herzklappenfehler zur Folge. Bei zwei oder mehr Rezidiven steigt die Häufigkeit bis zu etwa 90% an.

Prinzipiell kann eine Erkrankung des Klappenapparates zu zwei Arten von Folgeschäden führen:

- ☐ Die Ränder der Klappenflächen, die sich berühren, verkleben miteinander; die Klappe büßt an wirksamer Öffnungsfläche (Öffnungsweite) ein. Es entsteht eine Klappenverengung, eine **Stenose**.
- ☐ Die Klappenfläche selbst ist vorwiegend betroffen, sie schrumpft narbig oder wird zerstört. Die Folge ist eine Schlußunfähigkeit, eine **Insuffizienz,** der Klappen.

Beide Schäden können auch zusammen an einer Klappe als sog. *kombiniertes Vitium* vorkommen.

Die häufigsten erworbenen Vitien sind *Mitralklappenfehler*, die etwa 50% der Fälle ausmachen. An zweiter Stelle steht die Kombination von Aorten- und Mitralklappenfehlern in etwa einem Drittel der Fälle. Der Rest verteilt sich auf Fehler an Klappen des rechten Herzens und auf Kombinationen mit anderen Herzerkrankungen. Überwiegend treten also erworbene Herzklappenfehler an der linken Herzhälfte, der Hochdruckseite des Herzens, auf.

Mitralklappenfehler. Ist die Mitralklappe betroffen, so liegt in mehr als der Hälfte der Fälle eine *Mitralklappenstenose* vor. Hierbei ist die Füllung der linken Kammer während der Diastole behindert, d.h. das *enddiastolische Volumen des linken Ventrikels vermindert*. Dadurch wird das Schlagvolumen eingeschränkt. Über eine *Tachykardie* kann aber häufig ein ausreichendes Herzzeitvolumen aufrechterhalten werden. Die Verengung der Klappenöffnungsfläche führt zu einem *Druckanstieg im linken Vorhof, in den Lungenvenen, den Lungenkapillaren, der Lungenarterie und schließlich auch im rechten Ventrikel*. Lungenödem und Dyspnoe sind häufig die Folgen. Der linke Vorhof ist oft so stark dilatiert, daß Vorhofflimmern auftreten kann und Thrombenbildung im linken Vorhof droht.

Die *Mitralklappeninsuffizienz* führt zum *Rückstrom von Blut aus der linken Kammer in den linken Vorhof während der Kammersystole*. Das sog. *Refluxvolumen* ist von der Öffnungsweite, vor allem aber vom intraventrikulären Druck während der Systole abhängig. Die Schlußunfähigkeit der Mitralklappe verursacht insbesondere eine *Volumenbelastung des linken Ventrikels und des linken Vorhofs*. Die Volumenbelastung bewirkt eine Hypertrophie der Ventrikelmuskulatur. Bei einer ausgeprägten Insuffizienz der Mitralklappe besteht die Gefahr der Entwicklung einer *Lungenstauung* mit nachfolgender Insuffizienz des rechten Ventrikels. Die Erweiterung des linken Vorhofs kann – wie bei der Mitralstenose – zu Vorhofflimmern mit absoluter Arrhythmie führen.

Trikuspidalklappenfehler. Hierbei handelt es sich um seltene Klappenfehler. Charakteristische Folge der Verengung des Ostiums bei *Trikuspidalklappenstenose* ist ein Druckanstieg im rechten Vorhof und in den vorgelagerten großen Venen. Die Einflußstauung im großen Kreislauf verursacht periphere *Ödeme*, Lebervergrößerung *(Stauungsleber)* und u.U. *Aszitesbildung* (s. S. 312f.). Das Herzzeitvolumen ist erniedrigt, so daß Müdigkeit auftritt und eine verminderte Belastbarkeit besteht.

Die *Trikuspidalklappeninsuffizienz* wird zumeist durch eine ausgeprägte Dilatation des rechten Herzens mit großem endsystolischem Restblutvolumen hervorgerufen. Man nennt diese Form deshalb *„relative Trikuspidalinsuffizienz"*. Sie verursacht einen Rückstrom des Blutes aus dem rechten Ventrikel in den rechten Vorhof. Dieses „Pendelblut" führt zu einer *Volumenbelastung des rechten Ventrikels* und als Folge davon zu einer *Hypertrophie*.

Aortenklappenfehler. Die Reduktion der Öffnungsweite bei *Aortenklappenstenose* verursacht in erster Linie eine *Drucksteigerung in der linken Kammer während der Systole*, die zu einer Hypertrophie führt. Solange die linke Kammer trotz des hohen Strömungswiderstandes im Bereich des Aortenostiums ein normales Herzzeitvolumen fördert, tritt keine Lungenstauung ein.

Im Gegensatz zur Druckbelastung bei der Aortenklappenstenose liegt bei der *Aortenklappeninsuffizienz* eine *Volumenbelastung des linken Ventrikels* vor. Die Schlußunfähigkeit des Aortenklappe bewirkt während der Diastole einen Rückstrom von Blut aus den herznahen Abschnitten der Aorta in die linke Kammer. Hierdurch steht für die Blutversorgung des Körpers oft nur ein vermindertes Herzzeitvolumen zur Verfügung. Der linke Ventrikel beantwortet die erhöhte Volumenbelastung mit einer *Hypertrophie*. Ein wichtiger Mechanismus zur Erhaltung eines ausreichenden Auswurfvolumens ist die Steigerung von Ausmaß und Geschwindigkeit der Faserverkürzung. Solange die Leistung des linken Ventrikels nicht wesentlich beeinträchtigt ist, beschränken sich die Rückwirkungen auf das linke Herz. Im Zustand der *Dekompensation* stellen sich auch hier eine *Lungenstauung* und evtl. ein *Lungenödem* ein. Über die Druckbelastung des rechten Ventrikels kann es schließlich zu einer *globalen Herzinsuffizienz* kommen.

Pulmonalklappenfehler. *Pulmonalklappenstenosen* sind praktisch immer angeboren (s. S. 166). *Pulmonalklappeninsuffizienzen* kommen häufiger in Form einer *relativen Insuffizienz* bei einem Bluthochdruck im Lungenkreislauf vor. Hierbei führt die Überdehnung des Pulmonalklappenringes zu einem diastolischen Rückstrom des Blutes aus der Lungenschlagader in den rechten Ventrikel, was eine erhebliche *Volumenbelastung des rechten Ventrikels* zur Folge haben kann.

Insgesamt gesehen belasten somit Klappenfehler den Herzmuskel und mindern die maximal mögliche körperliche Leistung des Erkrankten. Kompensationsmechanismen erlauben jedoch meist über viele Jahre eine ausreichende Belastbarkeit. Durch Fortschreiten des Prozesses oder zusätzliche Altersveränderungen sinkt das Herzzeitvolumen eines Tages jedoch meist soweit ab, daß die Symptome einer *Herzinsuffizienz* klinisch in Erscheinung treten. Ferner besteht bei Stenosen die Gefahr einer *intrakardialen Thrombenbildung*. Während früher die Art eines Herzklappenfehlers therapeutisch unbedeutend war – die Therapie bestand in der Behandlung mit Digitalisglykosiden –, ist heute die genaue Diagnose eines Herzfehlers von entscheidender Bedeutung. Durch die operativen Techniken der *Stenosesprengung (Kommissurotomie)* oder *Implantation einer Klappenprothese* kann eine Besserung des Zustandes und gleichzeitig eine Erhöhung der Lebenserwartung erreicht werden.

7.6.6 Koronare Herzkrankheit

Bei der koronaren Herzkrankheit („Koronarinsuffizienz") liegt ein Mißverhältnis zwischen dem Sauerstoffangebot über die Koronarperfusion und dem Sauerstoffbedarf des Myokards vor. Die *Güte der Koronardurchblutung* (s. S. 157) ist dabei unter 1,2 abgesunken und die *Koronarreserve* (s. S. 158) meist reduziert, in schweren Fällen weitgehend aufgehoben.

Ursachen der koronaren Herzkrankheit. Eine koronare Herzkrankheit kann durch folgende Faktoren verursacht werden:

- ☐ *Atherosklerose der Koronararterien* mit Einengung der Strombahn und eventuell zusätzlicher Thrombenbildung (bedeutsamste Ursache!),
- ☐ zu starke *Kompression der kleinen Koronararterien* bei einer ausgeprägten Druckbelastung der Ventrikel,
- ☐ *hochgradige Tachykardie* (eingeschränkte Zeit der ungehinderten Koronarperfusion, s. S. 157f.),
- ☐ abnorme *Erniedrigung des arteriellen Blutdrucks,*
- ☐ *Herabsetzung der koronaren O_2-Konzentration* (Anämie, arterielle Hypoxämie, s. S. 234, CO-Vergiftung, u. a.),
- ☐ *Spasmus der Koronargefäße*,
- ☐ *exzessiver Sauerstoffbedarf bei gesteigerter Herzleistung* (z. B. bei Hypertonie, s. S. 204ff., „relative Koronarinsuffizienz"),
- ☐ *koronare Embolien*,
- ☐ *Entzündung von Koronargefäßen*,
- ☐ *angeborene Anomalien der Koronargefäße* und
- ☐ *Verletzung von Koronargefäßen.*

Als *Risikofaktoren für die Atherosklerose der Koronararterien* sind gesichert:

- ☐ Hyperlipoproteinanämien (s. S. 249ff.),
- ☐ Hypertonie,
- ☐ Rauchen,
- ☐ Übergewicht und
- ☐ Diabetes mellitus.

Ungenügende körperliche Bewegung, hektische Lebensweise und anhaltende psychische Belastung können eine koronare Herzkrankheit begünstigen.

Bei der *Prophylaxe* sind die obengenannten Faktoren zu berücksichtigen. Raucher sind auf die Gefahren des Rauchens immer wieder aufmerksam zu machen. Bei Hypertonikern ist eine wirksame Behandlung des Bluthochdrucks durchzuführen. Adipöse müssen konsequent angehalten werden, eine fett- und kohlenhydratarme Nahrung zu sich zu nehmen, um damit ihr Gewicht zu reduzieren. Ein erhöhter

Blutlipidspiegel sollte, wenn möglich, ebenfalls durch diätetische Maßnahmen, sonst mit Lipidsenkern, herabgesetzt werden. Besonders eindringlich muß betont werden, daß Menschen, die regelmäßig Sport treiben, bei eingetretenem Herzinfarkt eine deutlich größere Überlebenschance haben als Untrainierte.

Die *klinischen Erscheinungsformen* der koronaren Herzkrankheit reichen von der sog. *asymptomatischen Form* über die *Angina pectoris* bis zum *Myokardinfarkt (Herzinfarkt)*.

Angina pectoris. Durchblutungsstörungen im Koronarsystem, die zu einer mangelhaften O_2-Versorgung des Myokards führen, können *Schmerzanfälle* auslösen, die mit einem charakteristischen Druck- und Engegefühl hinter dem Brustbein *(Angina pectoris)* einhergehen. Vielfach strahlt der Schmerz bis in die linke Schulter und den linken Arm aus. Infolge der ungenügenden Energiebereitstellung ist die Kontraktionsfähigkeit der betroffenen Muskelfasern eingeschränkt. Infolge des O_2-Mangels im Herzmuskelgewebe muß der Energiebedarf teilweise durch *anaerobe Glykolyse* gedeckt werden, d. h. Glucose wird zu Lactat abgebaut, während der ausreichend mit Sauerstoff versorgte Herzmuskel vorwiegend Lactat als Substrat verbraucht (s. S. 158; „Lactatumkehr").

Bei der häufigsten Form der Angina pectoris, der *Belastungsangina („stabilen Angina")*, treten in Ruhe noch keine Symptome auf. Wird aber eine höhere Leistung gefordert oder der Sympathikus infolge psychischer Erregung aktiviert, kann die dadurch bedingte Zunahme des Sauerstoffverbrauchs einen *Angina-pectoris-Anfall* auslösen. Das dabei auftretende Angstgefühl verstärkt die Sympathikusaktivität noch weiter, so daß häufig ausgeprägte Herzfrequenzsteigerungen zu beobachten sind. Typischerweise setzen die Symptome streng belastungsabhängig ein und verschwinden bei Abnahme der Belastung wieder rasch. Da der Anfall mit der Herzfrequenz korreliert ist, tritt er bei einer individuell stets gleichen Schlagfrequenz auf, was zu der Bezeichnung *stabile Angina* geführt hat. Zunehmende Koronarsklerose kann die Frequenzschwelle zu niedrigeren Werten hin verschieben.

Wesentlich komplexer als bei der stabilen Angina ist die Situation bei der *instabilen Angina*, bei der die Anfälle schon bei geringer Belastung oder sogar in Ruhe auftreten. Der entscheidende Unterschied zur Belastungsangina besteht somit darin, daß der Anfall nicht unmittelbar mit einer Steigerung der Herzarbeit in Verbindung gebracht werden kann.

Eine besondere Form der instabilen Angina, die sog. *Prinzmetal-Angina*, zeichnet sich dadurch aus, daß Durchblutungsstörungen des Herzmuskels bei normalen Koronargefäßen auftreten. Ursache für diese Anginaform sind *Koronarspasmen*. Auch an den anderen Formen der instabilen Angina ist häufig eine spastische Komponente beteiligt, d. h., daß bei diesen Patienten im Angina-pectoris-Anfall eine spastische Gefäßverengung zu der koronarsklerotisch bedingten Stenose hinzukommen kann. Man hat sich dieses Geschehen so vorzustellen, daß bei exzentrisch gelegener Sklerose der nicht betroffene Gefäßwandteil noch spastisch reagiert. Pathobiochemisch wird dabei ein Ungleichgewicht zwischen der Thromboxan-A_2-Bildung und der Prostacyclinbildung angenommen. Eine Blutplättchenaggregation über atherosklerotischen Plaques bewirkt die Freisetzung des konstriktorisch wirkenden Plättchenfaktors Thromboxan A_2 und löst dadurch den Spasmus aus, der nicht sofort durch Bildung von Prostacyclin in der unveränderten Gefäßwand aufgehoben werden kann.

Myokardinfarkt. Während dem pektanginösen Anfall eine reversible Ischämie des Myokards zugrunde liegt, ist beim Herzinfarkt das Mißverhältnis zwischen O_2-Angebot und O_2-Bedarf so groß, daß ein *irreversibler Myokardschaden* auftritt. Letzterer führt zu einer Nekrose, d. h. zum Untergang von Herzmuskelzellen. Die Anzahl der zugrunde gegangenen Zellen bestimmt die Ausdehnung des Infarkts. Dieser kann die gesamte Wand des Herzmuskels durchsetzen (sog. *transmuraler Herzinfarkt*) oder nur auf bestimmte Wandschichten beschränkt sein *(Schichtinfarkt)*.

Ein *Herzinfarkt* entwickelt sich in der Regel innerhalb von Minuten bis zu wenigen Stunden, kann aber im Einzelfall auch über Tage progredient und verzögert verlaufen. Da Herzmuskulatur nicht nachgebildet werden kann, verbleibt – sofern der Infarkt überlebt wird – ein Defekt in der Herzmuskelwand (vergleichbar einer Wunde), der später narbig abheilt. Die funktionelle Bedeutung einer solchen *Myokardnarbe* – insbesondere bei großer Ausdehnung – ist evident: Verlust an kontraktiler Muskelmasse, Beeinträchtigung der systolischen Myokardfunktion (Minderung der Auswurfleistung), Beeinträchtigung auch der diastolischen Myokardfunktion (verminderte Dehnbarkeit des Muskels und verändertes Füllungsverhalten des Herzens).

In der Regel liegt dem Herzinfarkt eine *atherosklerotische Erkrankung der Herzkranzgefäße* zugrunde. Größe und Lokalisation des Myokardinfarktes sind daher abhängig von:

- ☐ Ort und Ausmaß der Koronarstenosen,
- ☐ Auftreten von Koronarspasmen,
- ☐ Größe des Versorgungsgebietes der eingeengten oder verschlossenen Gefäße,

□ Ausmaß des Sauerstoffbedarfs des minderversorgten Gewebes und

□ Vorhandensein sog. Kollateralgefäße.

Das klinische Bild des Myokardinfarktes ist durch sehr unterschiedliche, z. T. stark wechselnde Symptome charakterisiert. Es reicht vom symptomlosen („stummen") Infarkt, der nur durch die Elektrokardiographie zu erfassen ist, über massive pektanginöse Schmerzen, kardiogenen Schock (s. S. 209), Störungen der Erregungsbildung und/oder -leitung bis zum Sekundenherztod („Herzschlag"). In der Mehrzahl der Fälle läßt sich eine sog. *Myokardinfarkt-Trias* nachweisen: *Herzschmerz, Blutdruckabfall* und *Tachykardie*.

Für die *Diagnose* eines frischen Infarktes sind neben typischen EKG-Veränderungen die Konzentrationsänderungen bestimmter *Enzyme* im Blutplasma von Bedeutung. Die Myokardnekrose bewirkt einen Übertritt dieser Enzyme aus den Herzmuskelzellen in das Blut mit einem entsprechenden Anstieg der Enzymkonzentrationen im Plasma (s. Abb. 7–30). Zuerst steigt die *Creatin-Phosphokinase* (CK) an, die *Glutamat-Oxalacetat-Transaminase* (GOT) folgt, und schließlich erhöht sich auch die Konzentration der *Lactat-Dehydrogenase* (LDH). Nach einigen Tagen kehren die Plasmakonzentrationen wieder zur Norm zurück.

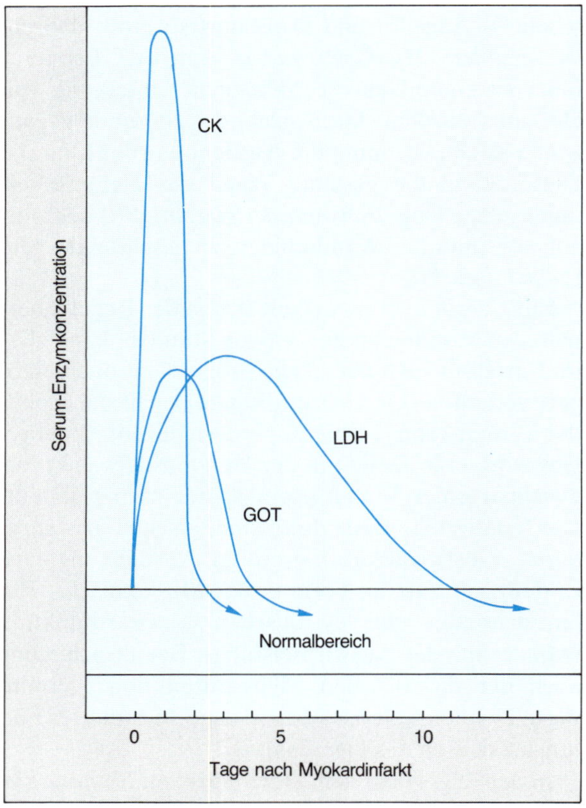

Abb. 7–30. Zeitliche Veränderungen der Serumkonzentrationen bestimmter Enzyme nach Myokardinfarkt. CK = Creatin-Phosphokinase, GOT = Glutamat-Oxalacetat-Transaminase, LDH = Lactat-Dehydrogenase

Der Zelluntergang führt – wie bei jeder anderen Nekrose – zu einer *Entzündung* und löst typische Reaktionen aus. Zu diesen gehören *Leukozytose, Fieber* und *Anstieg der Blutkörperchensenkungsgeschwindigkeit.* Die Sympathikusaktivierung verursacht in der akuten Phase des schweren Infarktes häufig eine *Hyperglykämie*.

Der Krankheitsverlauf eines Myokardinfarktes wird wesentlich von den Infarkt-typischen Komplikationen bestimmt. Hierzu zählen:

□ eine *weitere Ausdehnung des Infarkts*,

□ *Rhythmusstörungen,* insbesondere ventrikuläre Arrhythmien (s. S. 161),

□ *mechanisches Versagen des Herzmuskels* mit der Gefahr des Lungenödems und/oder des kardiogenen Schocks (s. s. 209),

□ Ausbildung eines *Herzwandaneurysmas,* d. h. einer blindsackartigen Ausweitung des infarzierten Herzmuskels,

□ Bildung von *Herzwandthromben* im Bereich des Aneurysmas, die in Organe des großen Kreislaufs (z. B. ins Gehirn oder in die Peripherie) weggeschwemmt werden können *(Embolie),*

□ die fast immer tödliche *Herzruptur*, d. h. der Einriß im Infarktbereich mit Blutung in den Herzbeutel *(Herzbeuteltamponade)*,

□ der *Abriß eines Papillarmuskels* und dadurch Zerstörung des Halteapparats der Atrioventrikularklappen.

Sofern solche Komplikationen nicht auftreten bzw. überlebt werden, vernarbt der Infarktbezirk, d. h., er wird bindegewebig umgebaut. Das Herz kann dann den Alltagsanforderungen wieder genügen, oder es bleibt eine chronische Herzinsuffizienz zurück.

8 Gefäßsystem und Blutkreislauf

8.1 Anatomie des Gefäßsystems

8.1.1 Aufgaben und Aufbau des kardiovaskulären Systems

Aufgaben. Die Blutgefäße in ihrer Gesamtheit bilden ein geschlossenes System, in dem das Blut – angetrieben vom Herzen – kontinuierlich zirkuliert. Dieser Kreislauf des Blutes, der erstmals 1628 von dem englischen Arzt William Harvey beschrieben wurde, stellt das wichtigste **Transportsystem** des menschlichen Organismus dar. In engem Zusammenhang damit dient der Blutkreislauf der *Homöostase* des Organismus, d. h. der Konstanz des inneren Milieus. Im einzelnen erfüllt das kardiovaskuläre System folgende Aufgaben: Transport von

- ☐ Atemgasen, Nährstoffen und Metaboliten des Zellstoffwechsels,
- ☐ Wasser und Elektrolyten im Dienste des Wasser- und Mineralhaushaltes,
- ☐ Säuren und Basen zur pH-Regulation,
- ☐ Wärme zur Körperoberfläche im Dienste der Temperaturregulation,
- ☐ hormonalen Informationsträgern,
- ☐ zellulären und humoralen Abwehrsystemen.

Die Bedeutung der Kreislauffunktion erkennt man daran, daß bei einem Kreislaufstillstand bereits nach einigen Sekunden die ersten Funktionsstörungen und nach 3–5 min die ersten irreparablen Schäden im Gehirn eintreten.

Aufbau des Gefäßsystems. Das *kardiovaskuläre System besteht aus hintereinander und parallel geschalteten Blutgefäßen, in die als Pumpen das rechte und das linke Herz eingefügt sind.* Das vom linken Herzen ausgeworfene Blut verteilt sich auf die parallel geschalteten Gefäße der einzelnen Organe und wird danach dem rechten Herzen zugeleitet. Dieser Abschnitt des Systems wird als **Körperkreislauf** oder **großer Kreislauf** bezeichnet. Das vom rechten Herzen weitertransportierte Blut fließt durch das Lungengefäßsystem und gelangt dann wieder zum linken Herzen. Diesen Abschnitt charakterisiert man entsprechend als **Lungenkreislauf** oder **kleinen Kreislauf**. Abb. 8–1 gibt eine schematische Übersicht

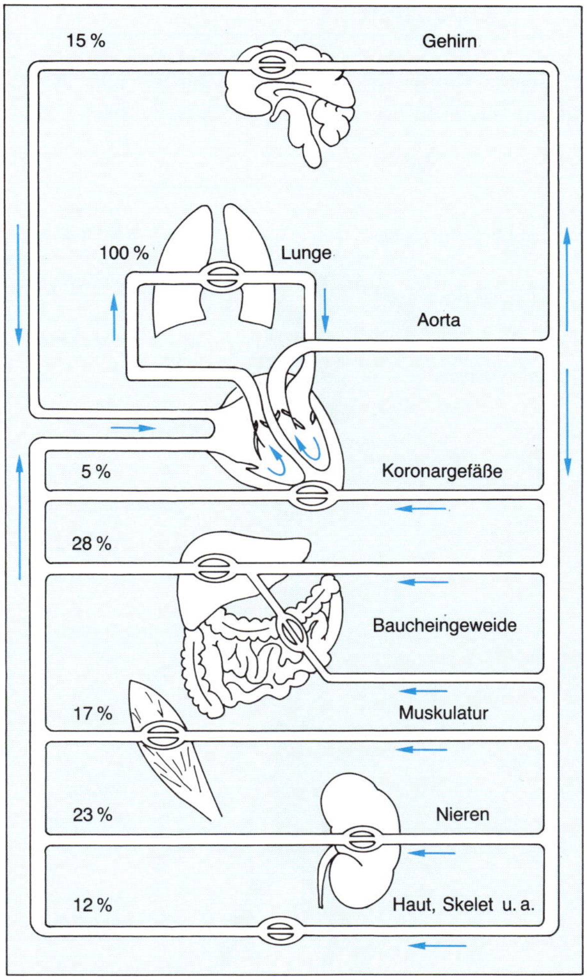

Abb. 8–1. Blutkreislauf in schematischer Darstellung und prozentuale Verteilung des Herzzeitvolumens auf die Organe unter Ruhebedingungen

über das kardiovaskuläre System mit der *prozentualen Verteilung des Herzzeitvolumens* auf die einzelnen Organe. Diese Verteilung gilt allerdings nur unter Ruhebedingungen; bei körperlicher Arbeit oder Wärmebelastung kann die relative Organdurchblutung erheblich variieren.

Gefäße, die das Blut vom Herzen den Organen zuführen, werden als *Arterien* bezeichnet. Aus den großen Arterien gehen unter fortgesetzter Teilung in zunehmender Zahl die *kleineren Arterien*, dann die *Arteriolen* und schließlich die *Kapillaren* hervor. In den Kapillaren, die jeweils dichte Netzwerke bilden, findet der Stoffaustausch zwischen dem Blut und den umliegenden Zellen statt. Das Kapillarblut fließt in den *Venolen* zusammen. Diese gehen unter Abnahme der Zahl in die *kleinen Venen* über, die sich schließlich zu *großen Venen* vereinigen.

8.1.2 Makroskopische Anatomie des Gefäßsystems

Arterienstämme des Körperkreislaufs. Die **Aorta** nimmt das vom linken Ventrikel ausgeworfene Blut

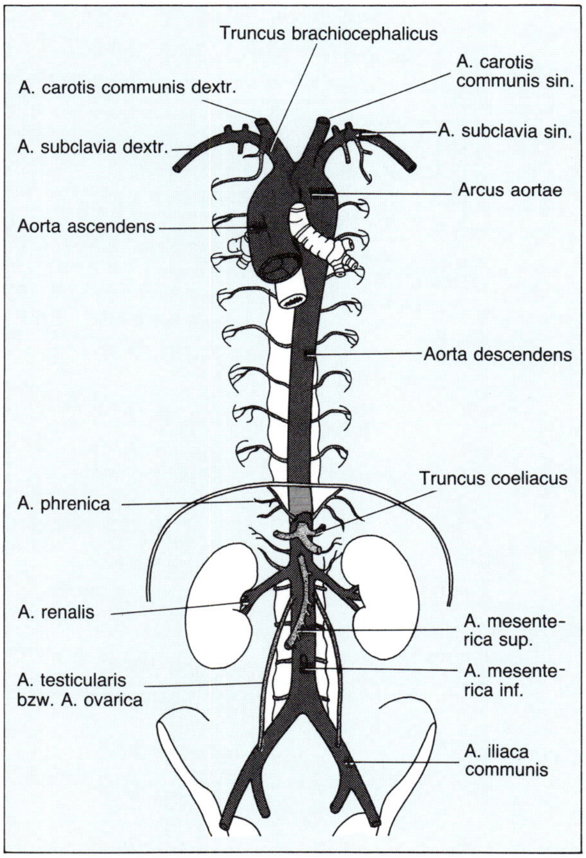

Abb. 8–2. Arterienstämme des Körperkreislaufs, modifiziert nach Leonhardt

auf und leitet es in die Äste des Körperkreislaufs weiter (s. Abb. 8–2). Sie steigt zunächst leicht nach rechts gerichtet auf *(Aorta ascendens)*, verläuft dann im Bogen nach links hinten *(Arcus aortae)* und zieht vom 4. Brustwirbel an abwärts *(Aorta descendens)*. Dieser absteigende Teil wird im Brustbereich als *Aorta thoracica* und nach Durchtritt durch das Zwerchfell als *Aorta abdominalis* bezeichnet. In Höhe des 4. Lendenwirbels teilt sich die Aorta abdominalis in die rechte und die linke A. *iliaca communis*, von denen die Arterien für das Becken und die unteren Gliedmaßen abzweigen.

Vom Arcus aortae gehen drei große Arterienstämme ab: der *Truncus brachiocephalicus,* die *A. carotis communis sinistra* und die *A. subclavia sinistra*. Der Truncus brachiocephalicus teilt sich bald in die *A. carotis communis dextra*, die die rechte Hals- und Kopfseite versorgt, und die *A. subclavia dextra,* die zum rechten Arm zieht. Entsprechend versorgen die A. carotis communis sinistra die linke Hals- und Kopfseite und die A. subclavia sinistra den linken Arm.

Die Brustaorta (Aorta thoracica) gibt die paarigen *Zwischenrippenarterien* ab. Aus der Bauchaorta entspringen die ebenfalls paarigen Arterien zum Zwerchfell *(Aa. phrenicae)*, zu den Nieren *(Aa. renales)* und zu den Keimdrüsen *(Aa. testiculares* bzw. *ovaricae)*. Schließlich gibt die Bauchaorta noch drei große unpaare Eingeweideäste ab: den *Truncus coeliacus* (für die Versorgung von Magen, oberem Duodenum, Leber, Milz und Bauchspeicheldrüse) sowie die *Aa. mesenterica superior* und *inferior* (für die Darmversorgung).

Venenstämme des Körperkreislaufs. Das von Kopf und Hals durch die *V. jugularis interna* und vom Arm durch die *V. subclavia* zurückströmende Blut sammelt sich beiderseits in der *V. brachiocephalica* (s. Abb. 8–3, A). Die rechte und die linke Vene vereinigen sich zur *oberen Hohlvene,* der **V. cava superior**, die in den rechten Vorhof einmündet.

Das Blut aus den Beinen und dem Becken fließt in die rechte und die linke *V. iliaca communis*, die sich zur *unteren Hohlvene*, der **V. cava inferior**, vereinigen. Diese nimmt aufsteigend das Blut der *paarigen* Baucheingeweide auf und mündet in den rechten Vorhof. Das Blut aus großen Teilen des Magen-Darm-Traktes, der Milz und der Bauchspeicheldrüse sammelt sich in der *Pfortader (V. portae)*, durchströmt dann die Leber und fließt durch die *Lebervenen (Vv. hepaticae)* ebenfalls in die V. cava inferior.

Zwischen den Venensystemen der oberen und der unteren Körperhälfte bestehen mehrere Verbindungen, *Anastomosen,* die im Falle einer Verlegung des

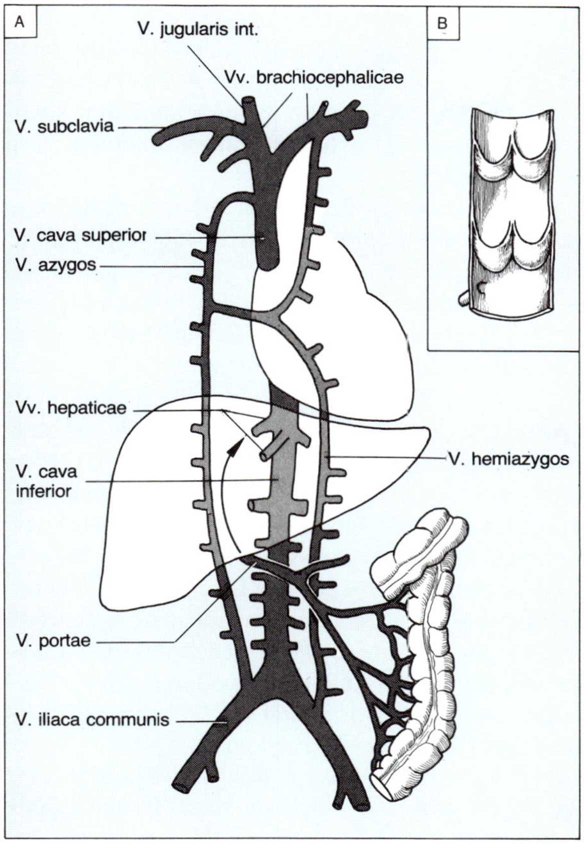

Abb. 8–3. *A* Venenstämme des Körperkreislaufes; *B* Venenklappen (in einem eröffneten Gefäß)

venösen Rückflusses einen *Kollateralkreislauf* zwischen V. cava superior und inferior ermöglichen.

Fetaler Kreislauf (s. Abb. 8–4). Beim Feten dient die *Plazenta* dem Stoffaustausch zwischen mütterlichem und fetalem Blut und damit der Ernährung sowie der Ausscheidung von Stoffwechselprodukten. Das in der Plazenta mit Sauerstoff und Nährstoffen beladene Blut gelangt über die Nabelvene zum geringen Teil in die Pfortader und versorgt die Leber. Der größere Teil strömt jedoch über einen Kurzschlußweg, den **Ductus venosus Arantii,** direkt in die untere Hohlvene, wodurch das zu etwa 80% mit Sauerstoff gesättigte Blut aus der Nabelvene dem relativ sauerstoffarmen Blut der unteren Hohlvene zugemischt wird (O_2-Sättigung nach der Mischung 65%). Das Blut aus der unteren Hohlvene gelangt in den rechten Vorhof und von dort größtenteils über das **Foramen ovale** direkt in den linken Vorhof. Vom linken Ventrikel wird es schließlich über die Aorta in den Körperkreislauf des Feten befördert.

Das sauerstoffarme Blut aus den oberen Körperpartien fließt über die obere Hohlvene in den rechten Vorhof und gelangt – aus strömungstechnischen Gründen am Foramen ovale vorbeigeleitet – in den rechten Ventrikel. Zusammen mit dem Restblut aus der unteren Hohlvene wird es in die Lungenschlagader ausgeworfen, fließt jedoch nur zum geringeren Teil durch die nicht entfaltete Lunge. Der Hauptanteil strömt über einen weiteren Kurzschlußweg, den **Ductus arteriosus Botalli,** in die Aorta. (Beim Feten ist der mittlere Blutdruck in den Lungenarterien etwas höher als derjenige in der Aorta, so daß ein Rechts-Links-Shunt besteht.) Da die Arterien, die den Kopf, das Herz und die oberen Extremitäten versorgen, bereits vor der Einmündung des Ductus arteriosus abzweigen, wird diesen Körperpartien relativ sauerstoffreiches Blut zugeleitet.

Über die beiden Nabelarterien, die von den beiden Aa. iliacae abgehen, strömt etwa 60% des Aortenblutes zur Plazenta zurück, während 40% wieder in die untere Hohlvene gelangen.

Bei der *Geburt* erhöht sich durch den Verschluß der Nabelschnurgefäße der periphere Widerstand, so daß der Druck in der Aorta zunimmt. Gleichzeitig steigt mit Unterbrechung des plazentaren Kreislaufs der CO_2-Partialdruck im Blut an. Dieser das Atmungszentrum stimulierende Reiz führt zum *Einsetzen der Atmung* und damit zur Entfaltung der Lunge. Infolge des herabgesetzten Strömungswiderstandes steigt die Lungenperfusion in starkem Maße an. Dadurch wird der Druck im linken Vorhof erhöht, während der Druck im rechten Vorhof – z. T. auch infolge des verminderten venösen Rückstroms – absinkt. Es resultiert eine *Druckumkehr zwischen den beiden Vorhöfen*, wodurch einige Stunden nach der Geburt das Foramen ovale klappenartig verschlossen wird. Eine Verwachsung der

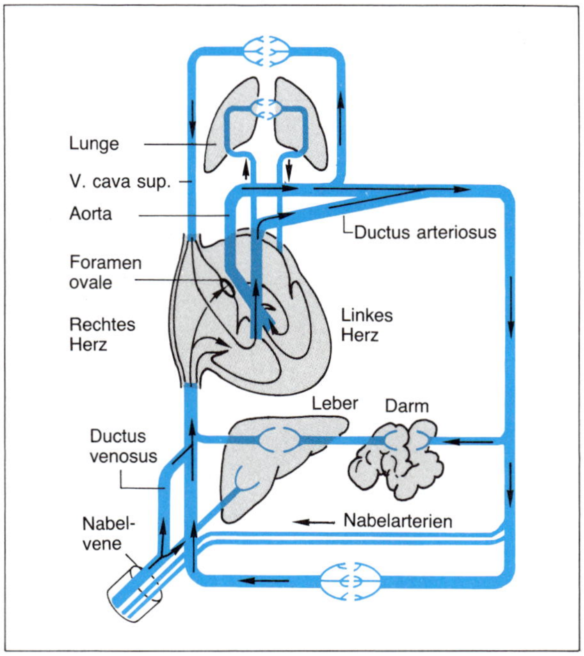

Abb. 8–4. Fetaler Blutkreislauf in schematischer Darstellung

Wandstrukturen tritt erst im Kleinkindesalter ein. Der Verschluß der Ductus arteriosus und venosus erfolgt langsam während der ersten Lebensstunden durch Kontraktion der Wandmuskulatur. Dieser funktionelle Verschluß wird dann in den ersten Lebensmonaten morphologisch verfestigt (Obliteration).

8.1.3 Wandaufbau der Blutgefäße

Arterien. Die Wand der Arterien ist aus drei Schichten aufgebaut, die als

- *Tunica intima* (abgek. *Intima*),
- *Tunica media* (abgek. *Media*),
- *Tunica externa* (abgek. *Adventitia*)

bezeichnet werden (s. Abb. 8–5). Die **Intima** besteht aus einer Lage von Endothelzellen, die von feinen kollagenen Fasern und einer gefensterten elastischen Membran, der *Elastica interna*, umgeben ist. Die **Media** wird von einer dichten Schicht zirkulär oder spiralförmig angeordneter, glatter Muskelfasern gebildet, zwischen denen Bindegewebsfasern liegen. Die **Adventitia** verbindet das Gefäß mit der Umgebung und besitzt längs verlaufende, elastische und kollagene Fasern, in die auch glatte Muskelzellen eingebettet sind.

Die *großen herznahen Arterien* (Aorta, Truncus brachiocephalicus, A. subclavia, A. carotis) sind durch eine dicke Intima und durch dichte elastische Netze innerhalb der Media charakterisiert (s. Abb. 8–5, A). Sie besitzen daher eine stärkere Dehnbarkeit und werden als **Arterien vom elastischen Typ** bezeichnet (s. Windkesselfunktion, S. 181). Mit der Entfernung vom Herzen nehmen in der Media die elastischen Fasern ab und die glatten Muskelfasern zu. Diese Gefäße mit geringer Wanddehnbarkeit kennzeichnet man als **Arterien vom muskulären Typ** (s. Abb. 8–5, B).

Die Wand der größeren Blutgefäße wird im inneren Drittel vom Lumen her durch Diffusion ernährt. Für die Ernährung der äußeren Schicht sorgen kleine in der Wand gelegene Gefäße, die *Vasa vasorum*. Die Innervation der glatten Gefäßmuskulatur erfolgt über dünne *vegetative Nervenfasern*.

Venen. Die *Venen* haben eine wesentlich dünnere Wand als gleichgroße Arterien (Abb. 8–5, C). Man unterscheidet – wie bei den Arterien – drei Schichten, jedoch ist die Schichtung weniger deutlich als bei den Arterien. Die Wand der Venen ist nicht nur dünner, sondern auch lockerer gebaut. Dies gilt vor allem für die Muskelschicht. Mit zunehmendem Alter nehmen physiologischerweise die Bindegewebsfasern auf Kosten der glatten Muskulatur zu, wodurch sich die Elastizität und die Kontraktilität der Venenwände vermindern *(Physiosklerose der Venen)*.

Der Richtungssteuerung des Blutstroms dienen die *Venenklappen*, die sich vor allem in den Gliedmaßen finden (s. Abb. 8–3, B). Sie sind in den tiefen Venen der unteren Körperhälfte viel häufiger als in oberflächlichen Gefäßen. Die großen Venenstämme und die Organvenen sind in der Regel klappenlos. Es handelt sich bei den Klappen um paarige Endotheldupliktaturen, die sehr variabel angeordnet sind. Ihre Hauptaufgabe besteht darin, das Zurück-

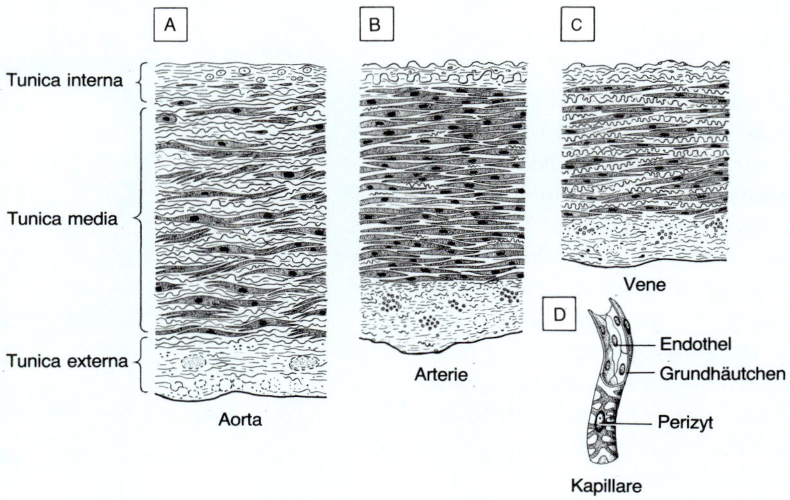

Abb. 8–5. Wandaufbau der Gefäße, nach Waldeyer-Mayet. *A* Arterie vom elastischen Typ (Aorta); *B* Arterie vom muskulären Typ; *C* Vene; *D* Kapillare (obere Hälfte aufgeschnitten)

fließen des Blutes entgegen der Strömungsrichtung zu verhindern und bei äußerem Druck auf die Vene den Bluttransport in Herzrichtung zu fördern.

Der Rückfluß des venösen Blutes in den Armen und Beinen erfolgt über jeweils zwei Abflußsysteme, die eine funktionelle Einheit bilden: die *oberflächlichen* und *tiefen* Venen. Beide Systeme sind durch Verbindungsvenen *(Vv. perforantes)* miteinander verbunden. Letztere haben aber nur an der unteren Extremität eine größere (klinische) Bedeutung.

Die **oberflächlichen Venen** liegen außerhalb der Muskelfaszien (s. S. 388) im lockeren Unterhautbindegewebe. Sie sind in ihrem Verlauf nicht den Arterien zugeordnet. An der unteren Extremität vereinigen sie sich zu zwei Hauptstämmen, die als *V. saphena magna* und *V. saphena parva* in die tiefen Venen münden.

Die **tiefen Venen** liegen unterhalb der Faszie größtenteils zwischen Muskulatur eingebettet. Sie sind häufig doppelt angelegt und ziehen mit Arterien und Nerven zusammen in einem gemeinsamen, von Bindegewebe umgebenen Strang. In den *Verbindungsvenen* des Beines, welche die Faszie in einem schrägen Winkel perforieren, sind die Klappen so angeordnet, daß der Blutstrom von der Oberfläche in die Tiefe gerichtet ist. Für den Rücktransport des Blutes aus der unteren Extremität sind vor allem die tiefen Venen verantwortlich. Über 90% des Blutvolumens der Beine fließt über sie ab. Der Abtransport des Blutes über die oberflächlichen Venen ist somit nur von untergeordneter Bedeutung.

8.1.4 Mikrozirkulationsgefäße und terminale Strombahn

Der Begriff Mikrozirkulation bezieht sich sowohl auf alle kleinen Blutgefäße (Durchmesser <250 μm) als auch auf das hierin strömende Blut sowie das umgebende interstitielle Gewebe und die kleinsten Gefäße des Lymphsystems. Es handelt sich also um eine funktionelle Zusammenfassung des Strombahnabschnittes, in dem der *Stoffaustausch* zwischen dem Blut und dem extravasalen Flüssigkeitsraum stattfindet. Die Gesamtheit der kleinsten Blutgefäße in diesem System wird als *terminale Strombahn* bezeichnet. Die terminale Gefäßarchitektur ist in verschiedenen Organen unterschiedlich und in erster Linie den lokalen Erfordernissen des jeweiligen Gewebes angepaßt.

Mikrozirkulationsgefäße. Die Gefäßabschnitte der terminalen Strombahn werden aufgrund ihres Wandaufbaus und ihres Kalibers wie folgt unterteilt:

Arteriolen haben einen Durchmesser zwischen 40 und 100 μm. Ihre Media besteht aus 3 Lagen glatter Muskulatur in korkenzieherartiger Anordnung. Die Weite der Arteriolen ist sowohl *nerval* (über den Sympathikus) als auch *humoral* (durch vasoaktive Hormone oder Mediatorsubstanzen) steuerbar. Dies gilt auch für die terminalen Arteriolen, Metarteriolen und Sammelvenolen (s. u.).

Terminale Arteriolen weisen einen Durchmesser von 20 bis 40 μm auf und besitzen eine durchgehende Lage glatter Muskelzellen. Im Verlaufe dieser Gefäße verschwindet die Elastica interna (s. S. 174), so daß zwischen Endothel und Gefäßmuskulatur nur noch die Basalmembran liegt.

Metarteriolen haben einen Durchmesser zwischen 8 und 20 μm und eine diskontinuierliche Schicht glatter Muskelzellen.

Kapillaren (Durchmesser 3–8 μm) sind die kleinsten Blutgefäße. Ihre Wand besteht nur noch aus Endothelzellen, die einer Basalmembran aufsitzen (s. Abb. 8–5, D). Eine neurogene oder humorale Steuerung des Kapillardurchmessers ist unwahrscheinlich, da glatte Muskulatur nicht vorhanden ist.

Aufgrund der *Ultrastruktur der Kapillarendothelien* unterscheidet man 3 verschiedene Kapillartypen: Der *kontinuierliche Typ* zeichnet sich durch einen lückenlosen geschlossenen Endothelbelag aus (z. B. in quergestreifter Muskulatur, Lunge, Gehirn). Der *fenestrierte Typ* weist 50–70 nm weite Fenster auf und findet sich beispielsweise in endo- und exokrinen Drüsen. Der *diskontinuierliche Typ* (z. B. in Leber, Milz und rotem Knochenmark) ist durch weite (0,1–1 μm) Lücken zwischen den Endothelzellen gekennzeichnet, die eine Passage von Blutzellen (Diapedese) erlauben.

Postkapilläre Venolen haben einen Durchmesser von 8 bis 30 μm, besitzen keine Muskulatur und weisen in der Wand neben der Endothelschicht und der Basalmembran kollagene Fasern auf.

Sammelvenolen (Durchmesser von 30–50 μm) zeichnen sich durch glatte Muskulatur in der Wand aus.

Kleine Venen (Durchmesser 50–100 μm) besitzen eine kontinuierliche Muskelschicht und eine Lamina elastica interna.

Funktionelle Organisation. Die Organisation der terminalen Strombahn ist in Abb. 8–6 schematisch dargestellt. Die *Kapillaren*, deren Gesamtzahl beim

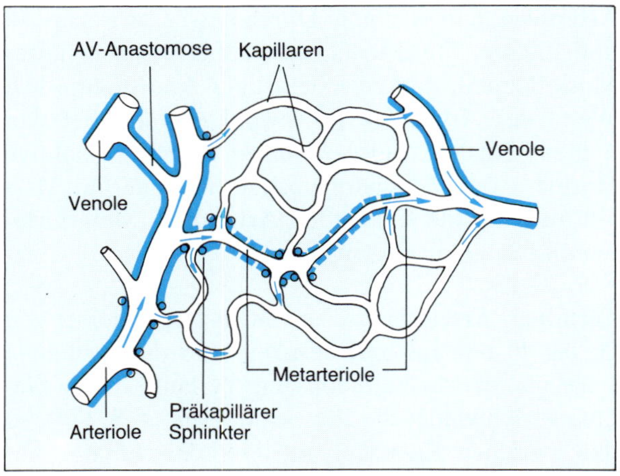

Abb. 8–6. Terminale Strombahn in schematischer Darstellung. *(Blau:* kontraktile Elemente)

Menschen auf 40 Milliarden und deren Gesamtoberfläche (Austauschfläche) auf 600 m^2 geschätzt wird, bilden häufig dreidimensionale Netze (s. Abb. 8–7), die aus mehreren kleinen Arterien mit Querverbindungen *(Kollateralen)* gespeist werden. Bei dem Verschluß einer Arterie ist in diesem Fall die Durchblutung des Kapillarnetzes über die Kollateralen gesichert. Wird jedoch ein Kapillargebiet nur von *einer* kleinen Arterie versorgt, so führt deren Verschluß zum Untergang des betreffenden Gewebes. Solche Arterien, die allein eine terminale Strombahn versorgen und als *Endarterien* bezeichnet werden, finden sich beispielsweise in der Niere, im Gehirn und im Herzmuskel.

In einigen Geweben finden die Metarteriolen direkten Anschluß an postkapilläre Venolen (unter Umgehung des Kapillarbetts). Diese als *„Vorzugskanäle"* (oder Hauptstrombahn) bezeichneten Verbindungen weisen keine glatte Muskulatur auf und können arterielles Blut direkt dem venösen System zuleiten. Direkte Verbindungen zwischen kleinen Arterien und kleinen Venen, deren Wände muskelstark sind, bezeichnet man als *arteriovenöse Anastomosen*. Man findet sie insbesondere in der Haut der Akren (Finger und Zehen), wo sie thermoregulatorische Funktionen erfüllen (s. S. 370).

Am Übergang von Metarteriolen zu Kapillaren findet sich bei Kaltblütern häufig ein Ring glatter Muskelzellen, der als *präkapillärer Sphinkter* bezeichnet wird. Er dient der Drosselung des Blutstroms in den nachgeschalteten Kapillaren. Eine vergleichbare Aufgabe sollen bei Warmblütern kontraktile Elemente haben, die in Endothelzellen an vielen Kapillarabgängen vorkommen.

In der Regel werden unter Ruhebedingungen nur etwa 30% der Kapillaren durchblutet. Während in Gehirn und Leber die Kapillarperfusion nur geringe Variationen aufweist, sind Durchblutungsänderungen in der Skeletmuskulatur besonders ausgeprägt. Vielfach beobachtet man auch rhythmische Variationen, wobei etwa 6–12mal pro min Phasen freier und unterbrochener Kapillarperfusion einander abwechseln („Ebbe und Flut"). Da die Kapillaren keine muskulären Wandelemente besitzen, ist ihre Weite von dem jeweils wirksamen transmuralen Druck, d. h. von der Differenz des kapillären Blutdrucks und des äußeren Gewebedrucks abhängig. Die Kapillarweite variiert also mit Veränderungen der vorgeschalteten Strömungswiderstände.

Die *mittlere Strömungsgeschwindigkeit in den Kapillaren* beträgt etwa 0,5 mm/s, die durchschnittliche Länge etwa 0,75 mm, so daß für die Verweildauer der Erythrozyten in der einzelnen Kapillare etwa 1,5 s zur Verfügung stehen. Diese kurze Zeit ist jedoch wegen der kleinen Entfernungen im kapillären Versorgungsbereich und der großen Permeabilität der Kapillarwände ausreichend, um Stoffe durch Diffusion an das Gewebe abzugeben oder in das Kapillarblut aufzunehmen.

8.1.5 Lymphgefäße und Lymphknoten

Bildung der Lymphe. Bei der Passage der Kapillaren und postkapillären Venolen wird aus dem Blut ständig Flüssigkeit in die Umgebung abgegeben und zum überwiegenden Teil wieder aufgenommen. Der *restliche Flüssigkeitsanteil* sowie kleine *Proteinmengen*, die ebenfalls durch die Gefäßwand austreten, werden über das *Drainagesystem der Lymphgefäße* abtransportiert. Die Darmlymphe enthält außerdem noch resorbierte *Fette*, die in Form von *Chylomikronen* in die Lymphgefäße der Darmzotten gelangen (s. S. 284).

Lymphgefäße. Die *Lymphbestandteile werden zunächst in die Lymphkapillaren* aufgenommen. Letz-

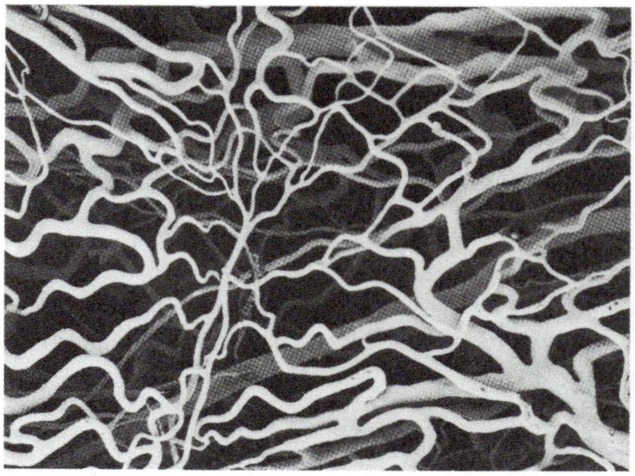

Abb. 8–7. Rasterelektronenmikroskopische Darstellung der Endstrombahn in der Skeletmuskulatur, nach Castenholz

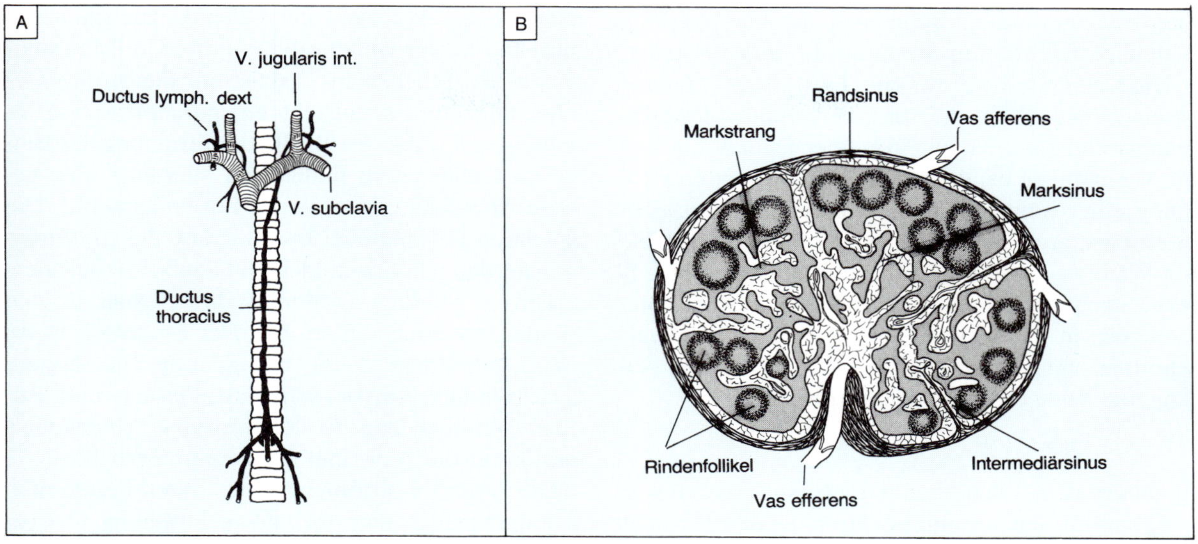

Abb. 8–8. *A* Hauptstämme des Lymphgefäßsystems; *B* Lymphknoten, modifiziert nach Waldeyer-Mayet

tere stellen ein blind im Gewebe endendes Drainagesystem mit Endothellücken dar, durch die Gewebsflüssigkeit und kleine Partikel in das Lumen eintreten können. Aus den netzförmig angeordneten Lymphkapillaren fließt die Lymphe in die größeren *Lymphgefäße*, die untereinander vielfach verbunden sind. Die Lymphgefäße sind in ihrem Aufbau den Venen ähnlich und besitzen zahlreiche *Klappen.*

Die Lymphe aus der unteren Körperhälfte sammelt sich im **Ductus thoracicus** (Milchbrustgang), der am *Venenwinkel* (Vereinigung von V. jugularis interna und V. subclavia) auf der linken Seite in das venöse System mündet (s. Abb. 8–8, A). Am linken und rechten Venenwinkel gelangt auch die Lymphe aus dem Kopf-, Hals- und Armbereich in das venöse Blut.

Lymphknoten. In die Lymphgefäße sind als *biologische Filterstationen* mehrfach hintereinander *Lymphknoten* eingeschaltet. Sie haben die Aufgabe, die Lymphe zu reinigen, Fremdkörper und Krankheitserreger durch Phagozytose unschädlich zu machen sowie neue Lymphozyten zu bilden. Lymphknoten, die ihren Zufluß aus bestimmten Organen oder Körpergebieten erhalten, werden als *regionäre Lymphknoten* bezeichnet. Ihre Schwellung, Verhärtung oder Schmerzhaftigkeit läßt auf pathologische Prozesse (Entzündung, Krebsgeschwulst) in der zugeordneten Körperregion schließen.

Der einzelne Lymphknoten, *Nodus lymphaticus,* stellt ein bohnenförmiges, mehrere Millimeter langes Körperchen dar (s. Abb. 8–8, B). Es wird von einer *Bindegewebskapsel* umschlossen, von der aus mehrere Bälkchen *(Trabekel)* ins Innere ziehen. Dazwischen ist *lymphatisches Gewebe* eingelagert, das der Neubildung von Lymphozyten *(Lymphopoiese)* dient. Dieses Gewebe gliedert sich in eine periphere *Rindenzone* und in eine zentrale *Markzone*. In der Rinde finden sich Verdichtungszentren des Gewebes, die als *Rindenknötchen* oder *Rindenfollikel* bezeichnet werden.

Die Lymphe gelangt über mehrere zuführende Lymphgefäße *(Vasa afferentia)* auf der konvexen Seite in den Lymphknoten und strömt langsam durch anastomisierende Hohlräume, die *Sinus*. Die unterhalb der Kapsel gelegenen *Randsinus* und die zentralen *Marksinus* enthalten ein feines Netzwerk von Fasern und Zellen. An der konkaven Seite liegt der *Hilus*, an dem die Lymphe durch wenige abführende Lymphgefäße *(Vasa efferentia)* den Lymphknoten verläßt.

8.2 Gesetzmäßigkeiten der Strömung im Gefäßsystem

Strömungsgesetze für starre Röhrensysteme. Auf Grund ihres Wandaufbaus besitzen die *arteriellen Blutgefäße* eine gewisse Dehnbarkeit, so daß ihre Weite in Abhängigkeit vom jeweiligen Innendruck variiert. Näherungsweise läßt sich jedoch ein Überblick über das Verhalten der Blutströmung im Gefäßsystem gewinnen, wenn man die Gesetzmäßigkeiten für die Strömung in starren Röhren anwendet.

Die treibende Kraft für eine Flüssigkeitsströmung ist ein *Druckgefälle*, das zur Überwindung des Strömungswiderstandes dient. Am übersichtlichsten sind die Verhältnisse bei der stationären, laminaren Strömung einer homogenen (Newtonschen) Flüssigkeit in einem starren, zylindrischen Rohr mit benetzbaren Wänden. In diesem Fall ist die *Volumenstärke* $\dot{Q}$ (syn. Stromzeitvolumen), d. h. das Flüssigkeitsvolumen, das in der Zeiteinheit durch den Rohrquerschnitt strömt, der *Druckdifferenz* ΔP zwischen Anfang und Ende des Rohres proportional:

(1) $$\dot{Q} = \Delta P / R \quad .$$

In dieser dem Ohmschen Gesetz analogen Beziehung stellt R den *Strömungswiderstand* dar. R ist von der Länge l und dem Innenradius r des Rohres sowie von der Viskosität der Flüssigkeit η abhängig ($R = 8\eta l / \pi r^4$). Damit ergibt sich aus Gl. (1) das *Hagen-Poiseuillesche Gesetz*:

(2) $$\dot{Q} = \frac{\pi r^4}{8 \eta l} \Delta P \quad .$$

Die Stromstärke ist also der 4. Potenz des Innenradius proportional, so daß bei einer Verdopplung des Rohrdurchmessers die Stromstärke um den Faktor 16 ansteigt. Von den vier genannten Voraussetzungen für die Anwendung des Hagen-Poiseuilleschen Gesetzes – 1. Laminare Strömung, 2. Homogene Flüssigkeit, 3. Starrheit des Rohres, 4. Benetzbarkeit der Wände – sind im menschlichen Gefäßsystem nur die erste in weiten Bereichen und die vierte voll erfüllt.

Strömungsformen. Unter physiologischen Bedingungen liegt in nahezu allen Gefäßabschnitten eine **laminare Strömung** vor. Bei dieser Strömungsform nimmt die Geschwindigkeit der Flüssigkeitsschichten von der Wand bis zur Achse des Gefäßes hin kontinuierlich zu. Während die Flüssigkeitsteilchen unmittelbar an der Gefäßwand praktisch in Ruhe sind, haben die Teilchen im Axialstrom die größte Geschwindigkeit. Es entsteht ein *parabolisches Strömungsprofil* (Abb. 8–9). Bei der Strömung des Blutes im Gefäßsystem findet man allerdings eine gewisse Abweichung von diesem Strömungsprofil. Die zellulären Bestandteile, insbesondere die Erythrozyten, werden nämlich in kleinen Gefäßen in den Zentralstrom gedrängt, während das Plasma in den wandnahen Schichten strömt. Der *zentrale Erythrozytenstrom* erhält damit zwangsläufig eine höhere Geschwindigkeit als der wandnahe Plasmastrom. Auf diese Weise werden die Erythrozyten schneller als das Plasma durch das Gefäßsystem transportiert.

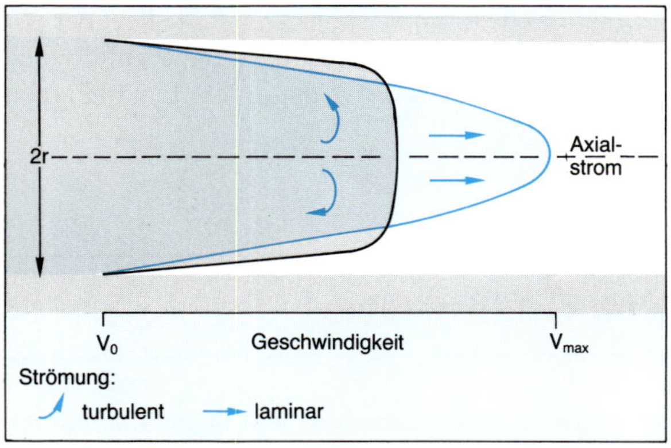

Abb. 8–9. Geschwindigkeitsprofile in größeren Blutgefäßen bei laminarer und turbulenter Strömung, nach Witzleb

Die laminare Strömung kann unter bestimmten Bedingungen in eine **turbulente Strömung** übergehen, die durch Wirbelbildungen charakterisiert ist. Dabei bewegen sich die Flüssigkeitsteilchen nicht nur parallel, sondern auch quer zur Gefäßachse, wodurch das Strömungsprofil abgeflacht wird (Abb. 8–9). Außerdem steigt der Strömungswiderstand an, so daß die Zunahme der turbulenten Strömungsform eine Mehrbelastung für das Herz darstellt.

Normalerweise treten turbulente Strömungen nur in den herznahen Abschnitten der Aorta und des Truncus pulmonalis bei der Austreibung des Blutes aus dem Herzen auf. Turbulenzen können aber auch in herznahen Gefäßen entstehen, wenn bei schwerer Muskelarbeit die mittlere Strömungsgeschwindigkeit stark ansteigt oder bei einer schweren Anämie die Blutviskosität erheblich erniedrigt ist.

Der Übergang in die turbulente Strömungsform hängt von mehreren Parametern ab, die in der dimensionslosen **Reynoldsschen Zahl** (Re) zusammengefaßt sind:

(3) $$Re = \frac{r \bar{v} \varrho}{\eta} \quad .$$

Hierin bedeuten r den Gefäßradius, $\bar{v}$ die mittlere Strömungsgeschwindigkeit, ϱ die Dichte und η die Viskosität der Flüssigkeit. Wenn Re den Wert von 1000–1200 überschreitet, sind die Bedingungen für eine vollständige turbulente Strömung gegeben.

Strömungswiderstände in Röhrensystemen. Im Blutgefäßsystem sind die Einzelgefäße teils hintereinander, teils parallel geschaltet. Bei hintereinander geschalteten Gefäßen addieren sich, entsprechend der 1. Kirchhoffschen Regel, die einzelnen Strömungswiderstände R_i zum Gesamtwiderstand R_S:

(4) $$R_S = R_1 + R_2 + R_3 \ldots$$

Sind dagegen die Gefäße parallel geschaltet, so gilt die 2. Kirchhoffsche Regel:

(5) $$\frac{1}{R_S} = \frac{1}{R_1} + \frac{1}{R_2} + \frac{1}{R_3} \ldots$$

In diesem Fall ist der reziproke Gesamtwiderstand gleich der Summe der reziproken Einzelwiderstände.

8.3 Fließeigenschaften des Blutes

In der Mikrozirkulation spielen neben der Beschaffenheit der Gefäßwände, der Gefäßweite und der Zahl der durchbluteten Gefäße die *Fließeigenschaften des Blutes* eine entscheidende Rolle. Die Fließeigenschaften (rheologischen Eigenschaften) hängen weitgehend von der *Viskosität des Blutes* ab. Diese wird insbesondere durch die Zahl der roten Blutkörperchen bzw. den Hämatokritwert, die Verformbarkeit der Erythrozyten, die Temperatur und in geringerem Ausmaß auch durch den Proteingehalt des Plasmas bestimmt (s. Abb. 8–11).

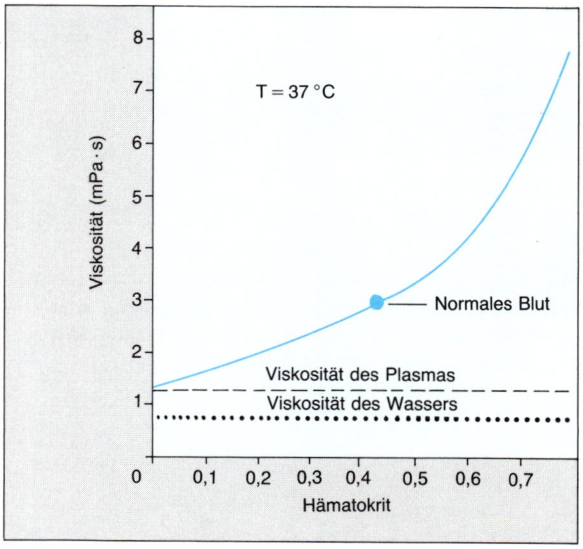

Abb. 8–10. Abhängigkeit der Blutviskosität in Arterien vom Hämatokritwert (1 mPa · s = 1 Centipoise)

Viskosität des Blutes. Die Viskosität des Blutes, die sowohl die Strömungsform als auch die Stromstärke mit beeinflußt, hängt in erster Linie von dem jeweiligen Erythrozytenanteil, d. h. vom *Hämatokritwert* (s. S. 81) ab. Wie Abb. 8–10 zeigt, steigt die Blutviskosität mit zunehmendem Hämatokrit an. In weiten Röhren hat das Blut normalerweise eine Viskosität, die etwa viermal größer ist als die des Wassers. Die Viskosität des Plasmas entspricht nahezu der doppelten Wasserviskosität.

Die Blutviskosität ist weiterhin in starkem Maße von den einwirkenden Strömungskräften abhängig. Aus diesem Grund spricht man von der **scheinbaren Viskosität**, die jeweils genau definierten Strömungsbedingungen zugeordnet ist. Bei starker Strömung mit großer Schubspannung bzw. hohen Schergraden wird die scheinbare Viskosität des Blutes so weit herabgesetzt, daß sie sich asymptomatisch der Plasmaviskosität nähert (s. Abb. 8–12). Bei verlangsamter Strömung mit geringer Schubspannung steigt die Viskosität überproportional an. Unterhalb einer Schubspannung von 0,01 N/m^2 ist die Fließfähigkeit des Blutes in kleineren Gefäßen vollständig aufgehoben, so daß eine *Stase* (Blutstillstand) die Folge ist. Da auf das Blut in den Venolen besonders kleine Scherkräfte einwirken, sind vor allem diese Gefäßabschnitte für das Auftreten einer Stase prädestiniert.

Die *Abnahme der scheinbaren Viskosität* mit ansteigender Schubspannung ist auf die starke Verformbarkeit der Erythrozyten zurückzuführen. Die roten Blutkörperchen haben die Eigenschaft der

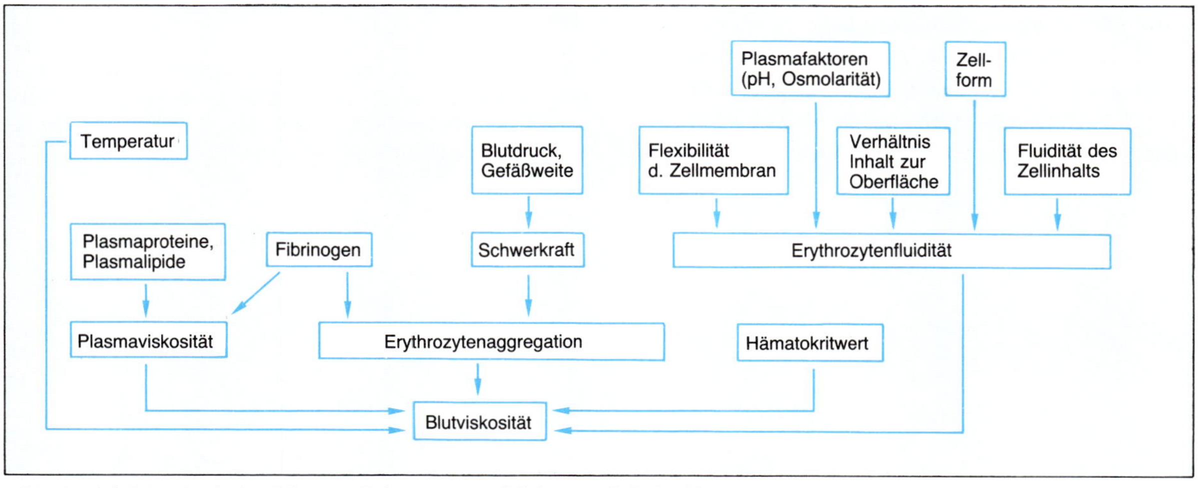

Abb. 8–11. Rheologisch wirksame Faktoren, modifiziert nach Schmid-Schönbein

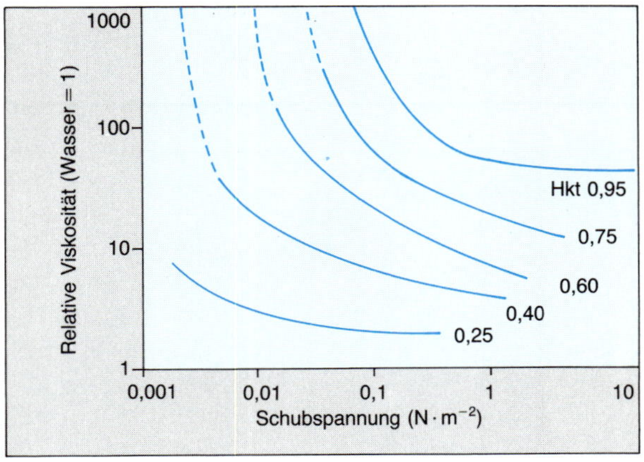

Abb. 8–12. Abhängigkeit der relativen Blutviskosität von der Schubspannung bei unterschiedlichen Hämatokritwerten, modifiziert nach Schmid-Schönbein

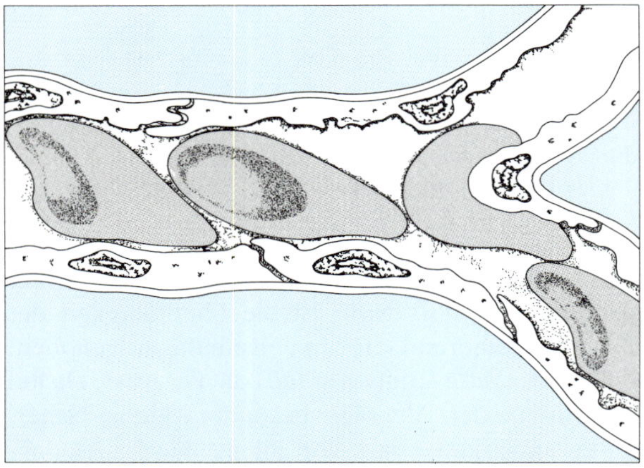

Abb. 8–13. Verformung der Erythrozyten bei der Durchströmung von Kapillaren

Fluidität, d. h. sie sind wie ein Flüssigkeitstropfen fließfähig und können sich der jeweiligen Strömung anpassen. In größeren Gefäßen nehmen sie eine ellipsoide, in den Kapillaren durch Vorwölbung ihres Mittelteils oft eine geschoßähnliche Form an (Abb. 8–13). Die *Steigerung der scheinbaren Viskosität* des Blutes bei abnehmender Schubspannung beruht auf der Eigenschaft der Erythrozyten, sich zu *geldrollenartigen Aggregaten* zusammenzulagern. Diese Gebilde vernetzen in Gegenwart von Fibrinogen und großmolekularen Globulinen weiter zu größeren dreidimensionalen Gebilden. Das Blut hat die Eigenschaft der *Thixotropie* oder *Strukturviskosität* angenommen. Zusammenfassend läßt sich feststellen: *Schnell strömendes Blut verhält sich wie eine extrem dünnflüssige, langsam strömendes Blut wie eine dickflüssige Suspension.*

Fårhaeus-Lindqvist-Effekt. Die Blutviskosität zeigt noch eine weitere Anomalie: Sie ist bei vorgegebener Schubspannung auch vom *Gefäßdurchmesser* abhängig. In kleineren, relativ schnell durchströmten Gefäßen (∅ < 250 µm) vermindert sich die scheinbare Viskosität mit abnehmendem Gefäßdurchmesser und erreicht in den Kapillaren nahezu den Plasmawert *(Fårhaeus-Lindqvist-Effekt*, s. Abb. 8–14). Dieser Effekt beruht einmal darauf, daß sich in kleinen Gefäßen der Volumenanteil der schnell strömenden Erythrozyten vermindert und damit der Hämatokritwert im Vergleich zu dem in großen Gefäßen erniedrigt ist *(Fårhaeus-Effekt)*. Zum anderen passen sich die Erythrozyten in diesen Gefäßen optimal dem Strömungsprofil an, wobei ihre Membranen um den flüssigen Zellinhalt rotieren *(„Panzerkettenphänomen")*. Diese Rotationsbewegung, die in Kapillaren besonders ausgeprägt ist, vermindert den viskösen Widerstand.

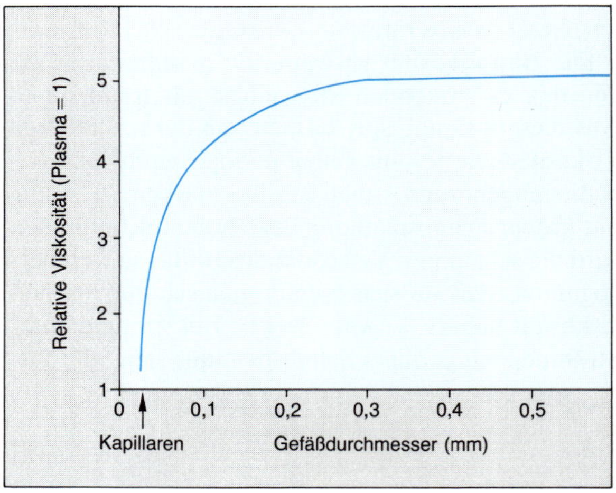

Abb. 8–14. Abhängigkeit der relativen Viskosität des Blutes vom Gefäßdurchmesser. In Kapillaren weist die relative Viskosität (Blutviskosität/Plasmaviskosität) ihren niedrigsten Wert auf (Fåhraeus-Lindqvist-Effekt)

8.4 Funktionen des arteriellen Gefäßsystems

8.4.1 Dehnbarkeit und rhythmische Füllung des Arteriensystems

Dehnbarkeit der Gefäßwände. Wegen des relativ großen Anteils an elastischen Fasern in den Gefäßwänden sind die herznahen Arterien, insbesondere die Aorta, in beschränktem Maße dehnbar *(Arterien vom elastischen Typ*, s. S. 174). Ihr Lumen wird bei zunehmendem Füllungsdruck erweitert und geht bei nachlassendem Druck wieder in den Ausgangszustand zurück. Die Druck-Volumen-Beziehungen folgen jedoch nicht dem Hookeschen Gesetz, vielmehr nimmt der Dehnungswiderstand der Gefäßwände mit ansteigender Füllung zu. Daher muß zur Erzielung einer bestimmten Volumenzunahme eine um so größere Druckänderung aufgewandt werden, je stärker die Gefäße gefüllt sind. Als Maß für das elastische Verhalten der Gefäße dient der **Volumenelastizitätskoeffizient** E′, das Verhältnis der Druckänderung ΔP zu der von ihr hervorgerufenen Volumenänderung ΔV:

(6) $$E' = \Delta P/\Delta V.$$

E′ hat also einen um so größeren Wert, je geringer die Dehnbarkeit der Gefäße ist.

Die quantitative Beziehung zwischen Füllungsdruck und Füllungsvolumen *(Druck-Volumen-Diagramm)* für die menschliche Aorta in verschiedenen Lebensaltern ist in Abb. 8–15 dargestellt. Die Rechtsverlagerung der Kurvenzüge mit zunehmendem Alter gibt die Volumenzunahme der Aorta durch Wachstum und alterungsbedingte Umbauprozesse wieder. Man erkennt weiterhin, daß der Volumenelastizitätskoeffizient (im jeweils altersentsprechenden Druckbereich) von der Geburt bis zum jugendlichen Erwachsenenalter abnimmt, um im höheren Alter wieder anzusteigen. *Zwischen dem 16. und 40. Lebensjahr besitzt also die Aorta unter physiologischen Bedingungen ihre größte Dehnbarkeit.*

Beim jugendlichen Erwachsenen ist die Aorta etwa dreimal dehnbarer als das übrige arterielle System. Für die gesamte arterielle Strombahn beträgt der Volumenelastizitätskoeffizient etwa 1 mm Hg/ml. Als Faustregel gilt deshalb, daß bei einer Füllungszunahme um 1 ml im gesamten arteriellen System der Druck um 1 mm Hg (133 Pa) ansteigt. Das venöse System hat einen wesentlich kleineren Volumenelastizitätskoeffizienten, d. h. Venen besitzen bei gleichen Blutdruckwerten eine etwa 13 mal größere Dehnbarkeit als die wandstärkeren Arterien.

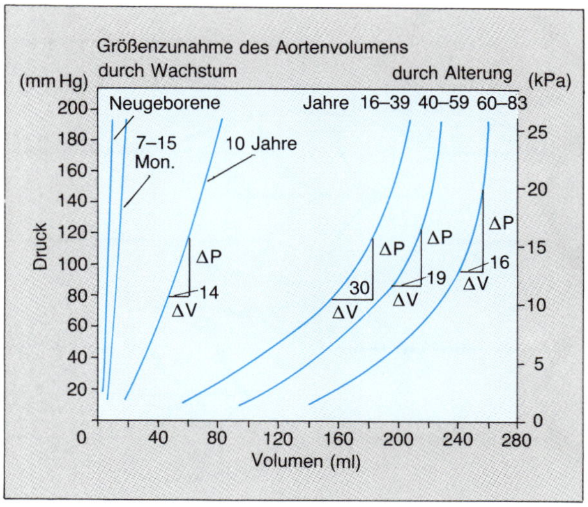

Abb. 8–15. Druck-Volumen-Diagramme für die Aorta in verschiedenen Lebensaltern, nach Simon und Meyer. Das Gefäßvolumen nimmt mit dem Lebensalter zu. Der Volumenelastizitätskoeffizient E′ = △P/△V hat beim jüngeren Erwachsenen den kleinsten Wert, d. h., die Aorta besitzt in diesem Alter die größte Dehnbarkeit. Die angegebenen Volumenänderungen △V beziehen sich jeweils auf die altersentsprechenden Druckamplituden

Windkesselfunktion der elastischen Arterien. Mit jeder Systole des Herzens wird ein Blutvolumen von 70 bis 140 ml in das arterielle System ausgeworfen. Die dadurch hervorgerufenen *rhythmischen Volumenschwankungen* setzen sich jedoch nicht bis in die peripheren Gefäßabschnitte fort, sondern werden infolge der elastischen Wandeigenschaften der Aorta und der herznahen Arterien gedämpft. Während der Austreibungsphase des Herzens speichern diese Gefäße einen Teil des ausgeworfenen Schlagvolumens durch Ausdehnung ihres Lumens (s. Abb. 8–16). Bei sinkendem Gefäßinnendruck im Verlauf der Diastole wird das gespeicherte Volumen an die sich anschließenden Gefäßabschnitte weitergegeben. Diese sog. *Windkesselfunktion* der Arterien vom elastischen Typ stellt sicher, daß trotz rhythmischer Herztätigkeit das Blut weitgehend kontinuierlich durch die peripheren Gefäßabschnitte strömt.

Eine genauere Analyse zeigt, daß etwa 50% des Schlagvolumens während der Systole in den herznahen Arterien elastisch gespeichert und in der Diastole wieder abgegeben werden. Vom energetischen Standpunkt aus handelt es sich um eine Umwandlung der vom Herzen erzeugten Strömungsenergie in *potentielle Energie* der elastisch gedehnten Gefäßwände. Diese wird in der anschließenden Diastole

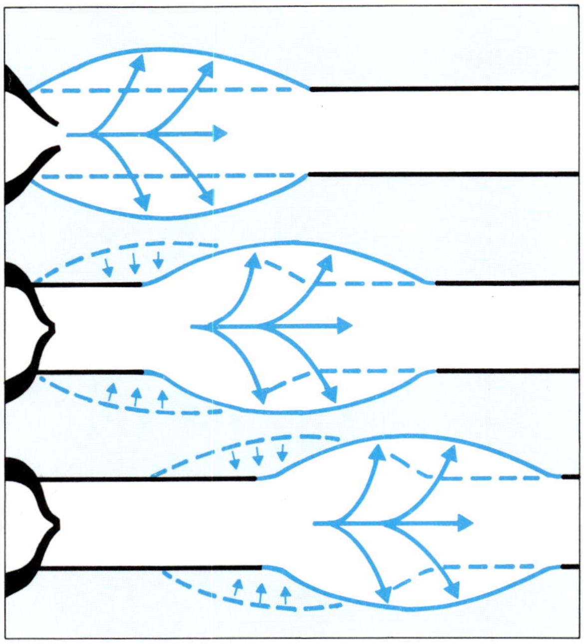

Abb. 8–16. Windkesselfunktion der Aorta in schematischer Darstellung. Der systolischen Wanddehnung mit Volumenspeicherung *(oben)* folgt eine diastolische Entdehnung mit Entspeicherung *(Mitte)*; diese Vorgänge setzen sich kontinuierlich über das elastische Gefäß fort *(unten)*

wieder in *kinetische Energie* zurückverwandelt. Damit ist gleichzeitig eine Entlastung des Herzens verbunden, da der Transport der ausgeworfenen Blutmasse eine geringere Beschleunigung erfordert.

8.4.2 Arterielle Druck- und Strompulse

Druckpulswelle. Mit dem Auswurf des Schlagvolumens kommt es im Anfangsteil der Aorta zu einem schnellen Druckanstieg. Dadurch wird ein Bewegungsimpuls ausgelöst, der die Drucksteigerung auf den benachbarten Gefäßabschnitt überträgt und dessen Lumen erweitert (Abb. 8–16). Während sich die Druckerhöhung zur Peripherie hin fortsetzt, fällt in den zunächst erfaßten Aortenabschnitten der Druck langsam wieder auf den Ausgangswert ab. Auf diese Weise pflanzt sich eine Welle schnell ansteigenden und langsamer abfallenden Druckes über das gesamte arterielle Gefäßsystem fort, die als *Druckpulswelle* oder kurz als Pulswelle bezeichnet wird.

Die Pulswelle hat, da sie durch Impulsübertragung von Teilchen zu Teilchen verursacht wird, eine wesentliche größere Geschwindigkeit als die Blutströmung in den Gefäßen. Einen starken Einfluß auf die **Pulswellengeschwindigkeit** übt die *Dehnbarkeit der Gefäßwände* aus. Während in der elastischen Aorta des Jugendlichen die Pulswellengeschwindigkeit 4–6 m/s beträgt, steigt sie in den weniger dehnbaren Arterien vom muskulären Typ (z. B. in den Unterarm- und Unterschenkelarterien) auf 7–12 m/s an. Eine Zunahme der Pulswellengeschwindigkeit findet man im höheren Alter wegen degenerativer Gefäßwandveränderungen mit Verlust an elastischen Fasern und bei erhöhtem Blutdruck wegen Abnahme der Dehnbarkeit mit zunehmender Füllung der Arterien (s. Abb. 8–15).

Zentrale und periphere Pulskurven. Die direkte Registrierung des Druckes in einer herznahen Arterie zeigt den in Abb. 8–17 (links) dargestellten Verlauf. In der Systole des Herzens steigt der Druck von einem Ausgangswert von 80 mm Hg (10,6 kPa) schnell an und fällt nach Erreichen eines Maximalwertes von 120 mm Hg (16,0 kPa) wieder ab. Das Ende der Systole wird durch einen scharfen Einschnitt, die *Franksche Inzisur*, markiert, die durch eine kurzfristige Drucksenkung beim Schluß der Aortenklappe entsteht. In der Diastole fällt der Druck langsam auf das Ausgangsniveau ab, wobei der periphere Widerstand und die elastischen Eigenschaften des arteriellen Systems den Druckverlauf bestimmen.

In den peripheren Abschnitten des Arteriensystems verändert die Druckpulskurve ihre Form (s. Abb. 8–17, rechts). Auffällig sind vor allem die Zunahme der Druckamplitude und das Auftreten einer zweiten Welle. Beide Formänderungen können auf **Reflexionen der Pulswelle** zurückgeführt werden: Infolge des zunehmenden Wellenwiderstandes (Impedanz) in den starrwandigen peripheren Arterien, insbesondere an Gefäßverzweigungen, wird die Pulswelle zurückgeworfen, wobei es zu einer Überlagerung mit der primären Welle und damit zu einer *Überhöhung der Amplitude* kommt. Trotz widerstandsbedingten Absinkens des Basisdruckes übersteigt der Maximaldruck den entsprechenden Wert der zentralen Pulskurve beträchtlich.

Die zurückgeworfene Welle gelangt nach erneuter Reflexion an der Aortenklappe stark gedämpft wieder in die peripheren Arterien und bildet hier einen zweiten Gipfel der Pulskuve, den man als *dikrote Welle* bezeichnet. Da die hohen Frequenzanteile bei der Fortpflanzung der Pulswelle besonders stark gedämpft werden, fehlt die Franksche Inzisur in der Druckkurve der Arm- und Beinarterien.

Strompuls. Infolge der rhythmischen Herztätigkeit kommt es im arteriellen System nicht nur zu periodischen Druckänderungen, sondern auch zu *Schwankungen der Strömungsgeschwindigkeit*, die als Strompuls bezeichnet werden. Unter Ruhebedingungen er-

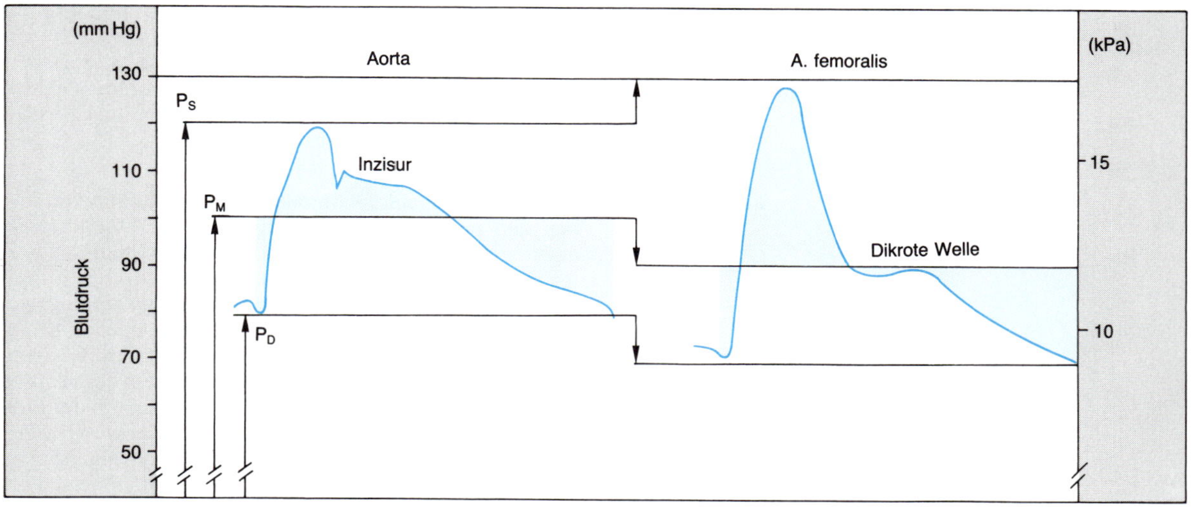

Abb. 8–17. Arterielle Druckpulskurve in der Aorta *(links)* und in der A. femoralis *(rechts)*. P_S Systolischer Blutdruck; P_D Diastolischer Blutdruck; P_M Arterieller Mitteldruck, dessen Höhe sich definitionsgemäß aus der Inhaltsgleichheit der hellblauen Flächen oberhalb und unterhalb von P_M ergibt

reicht die Strömungsgeschwindigkeit an der Aortenwurzel in der Austreibungsphase einen Maximalwert von etwa 150 cm/s, um danach auf 0 abzufallen. Zu Beginn der Diastole beobachtet man sogar kurzfristig eine Umkehr der Strömungsrichtung. Die **mittlere Strömungsgeschwindigkeit** beträgt am Anfang der Aorta 50–70 cm/s, bezogen auf die Austreibungsphase, und 20 cm/s, wenn man den gesamten Herzzyklus berücksichtigt. Mit der Entfernung vom Herzen nehmen sowohl der Mittelwert als auch die Amplitude des Strompulses kontinuierlich ab.

8.4.3 Drücke im arteriellen Gefäßsystem

Charakteristische Werte des arteriellen Blutdruckes. Die periodischen Druckänderungen, die an allen Orten des Arteriensystems auftreten, bilden die Grundlage für die Definition von charakteristischen Blutdruckwerten. Das Maximum der Druckpulskurve während der Systole wird als **systolischer Blutdruck** P_S, das Minimum während der Diastole als **diastolischer Blutdruck** P_D bezeichnet (s. Abb. 8–17). Beim Jugendlichen in physischer und psychischer Ruhe findet man in der A. brachialis einen systolischen Blutdruck von etwa 120 mm Hg (16,0 kPa) und einen diastolischen Blutdruck von knapp 80 mm Hg (10,6 kPa). Mit wachsender Entfernung vom Herzen steigt P_S an, während P_D in geringerem Maße abnimmt. Daraus resultiert eine Zunahme der Differenz $P_S - P_D$, die als *Blutdruckamplitude* bezeichnet wird.

Neben den beiden Extremwerten stellt der *mittlere arterielle Blutdruck* P_M oder **arterielle Mitteldruck** eine weitere charakteristische Kreislaufgröße dar. Sie ist definiert als der zeitliche Mittelwert der Drücke an dem jeweiligen Meßort im Arteriensystem und wird durch Integration der Druckpulskurven über die Zykluszeit t_c bestimmt:

$$P_M = \frac{1}{t_c} \int_0^{t_c} P \, dt \quad (7)$$

Die Lage von P_M ergibt sich aus der Bedingung, daß die blauen Flächen in Abb. 8–17 oberhalb und unterhalb von P_M gleich groß sein müssen. In zentralen Arterien entspricht der arterielle Mitteldruck P_M etwa dem arithmetischen Mittel aus P_S und P_D, in peripheren Arterien ist er etwas mehr in Richtung auf P_D verlagert. Die Bedeutung des arteriellen Mitteldruckes besteht darin, daß seine Größe – neben dem peripheren Widerstand – maßgebend ist für die Durchströmung der nachgeschalteten Gefäßabschnitte, sofern diese über keine autoregulativen Mechanismen verfügen.

Blutdruckbeeinflussende Faktoren. Bei der diagnostischen Bewertung des systolischen und diastolischen Blutdruckes ist zu beachten, daß diese Größen nicht nur genetisch bedingte Variationen aufweisen und rhythmischen Schwankungen unterliegen (s. S. 184), sondern auch durch verschiedene Faktoren beeinflußt werden können. Hierzu zählt die psychische Situation des Probanden. *Psychische Alterationen*, wie sie beispielsweise bei der ersten ärztlichen Untersuchung oder in einer Examenssituation auftreten, bewirken einen akuten Anstieg des systoli-

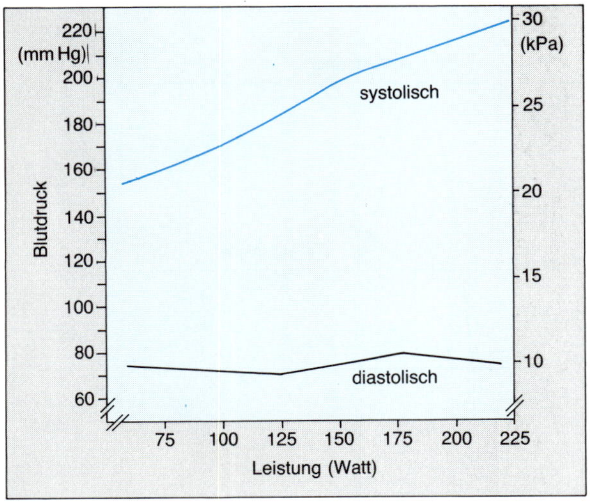

Abb. 8–18. Abhängigkeit des systolischen und des diastolischen Blutdrucks von der Intensität einer körperlichen Belastung

schen und des diastolischen Blutdruckes bis um 40 mm Hg (5,3 kPa).

Auch starke *äußere Reize* (Schmerz, Kälte, Wärme, Geräusche u. a.) und *Nahrungsaufnahme* können zu Blutdrucksteigerungen von unterschiedlichem Ausmaß führen.

Schließlich findet man bei *körperlicher Arbeit* deutliche Veränderungen der Blutdruckwerte (s. Abb.8–18). Mit Zunahme der Belastungsintensität steigt der systolische Druck an, während der diastolische Druck weitgehend konstant bleibt. Daraus resultiert eine Erhöhung des arteriellen Mitteldruckes, der zur besseren Durchblutung der arbeitenden Muskulatur beiträgt.

Altersabhängigkeit der Blutdruckwerte. Bestimmt man die systolischen und diastolischen Blutdrücke unter den Bedingungen der psychischen und physischen Ruhe, so findet man neben individuellen Variationen eine deutliche Abhängigkeit von Alter und Geschlecht (s. Abb. 8–19). Auf Grund der statistischen Altersabhängigkeit verwendet man in der ärztlichen Diagnostik eine Orientierungsregel, die besagt, daß sich der systolische Blutdruck (mm Hg) aus 100 plus Lebensalter minus 10% dieser Summe ergibt:

(8) $P_S = 0{,}9 \cdot (100 + \text{Lebensalter})\ \text{mm Hg}$

Die *Ursachen für den Altersanstieg der Blutdruckwerte* im statistischen Mittel sind noch weitgehend ungeklärt. Verlaufsstudien haben gezeigt, daß die Werte nicht in jedem Einzelfall mit dem Alter zunehmen, sondern bei etwa 30% der Untersuchten unverändert bleiben. Es wird vermutet, daß der statistische Altersanstieg zumindest teilweise auf die Miterfassung von beschwerdefreien Personen mit krankhaft erhöhtem Blutdruck (Hypertonie, s. S. 204ff.) zurückzuführen ist. Von wesentlicher Bedeutung scheinen auch umweltbedingte psychische Faktoren und Ernährungsgewohnheiten zu sein.

Rhythmische Spontanschwankungen des Blutdruckes. Neben den pulsatorischen *Blutdruckwellen I. Ordnung*, die auf die rhythmische Herztätigkeit zurückzuführen sind, treten noch weitere, langsame Druckschwankungen auf. *Blutdruckwellen II. Ordnung* sind im allgemeinen atmungssynchron und beruhen einerseits auf der funktionellen Kopplung der Kreislauf- und Atmungszentren (s. S. 481), andererseits auf atmungsbedingten Veränderungen des venösen Rückstroms (s. S. 189) und der Gefäßkapazität in der Lungenstrombahn. *Blutdruckwellen III. Ordnung* (Hering-Mayer-Traube-Wellen) weisen eine Periodendauer von 6–20 s auf und sind wahrscheinlich auf Schwankungen des peripheren Gefäßtonus zurückzuführen. Blutdruck- und Herzfrequenz unterliegen auch einer *tageszeitlichen Rhythmik* mit minimalen Werten in den ersten Stunden nach Mitternacht bzw. am frühen Morgen und höheren Werten im Tagesverlauf. Sie sind Ausdruck einer endogenen zirkadianen Periodik, wie sich auch bei anderen vegetativen Funktionen vorkommt.

Messungen der arteriellen Blutdrücke. Die Bestimmung der charakteristischen arteriellen Blutdruckwerte ist prinzipiell auf zwei verschiedenen Wegen möglich: 1. durch die *direkte* Messung nach Punktion einer Arterie und 2. durch *indirekte* Messung mit Hilfe einer Druckmanschette.

Bei der **direkten Methode** wird eine Kanüle oder ein Katheter in das betreffende Gefäß eingeführt und mit einem Manometer verbunden. Heute benutzt man hierfür Meß-

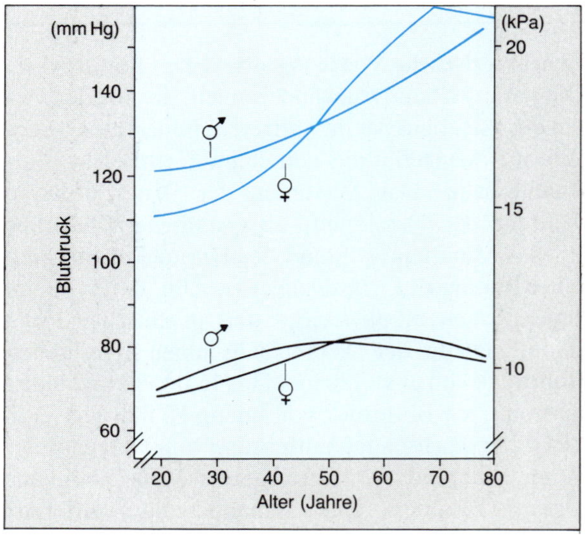

Abb. 8–19. Altersabhängigkeit des systolischen Blutdrucks *(oben)* und des diastolischen Blutdrucks *(unten)* für Männer und Frauen im statistischen Mittel

köpfe, welche die mechanische Größe in eine elektrische Größe umwandeln und daher als *Druckwandler* (Transducer) bezeichnet werden. Die elektrischen Signale können dann verstärkt und mit Hilfe eines Registriergerätes aufgezeichnet werden. Das direkte Verfahren ermöglicht eine fortlaufende formgetreue Registrierung der Pulskurve und damit die genaue Bestimmung der systolischen und diastolischen Blutdruckwerte sowie des arteriellen Mitteldrucks. Wegen der notwendigen Gefäßpunktion ist jedoch die Anwendung der direkten Methode auf die klinische Diagnostik beschränkt.

In der ärztlichen Praxis und in der klinischen Routinediagnostik werden die Blutdruckwerte ausschließlich im **indirekten Verfahren nach Riva-Rocci** bestimmt. Die Messung erfolgt im allgemeinen am Oberarm des sitzenden oder liegenden Patienten. Das Meßgerät besteht aus einer aufblasbaren Gummimanschette, die von einer undehnbaren Stoffauflage umgeben ist. Mit Hilfe eines Gummiballons als Pumpe und eines Nadelventils für die kontrollierte Entlastung lassen sich bestimmte Drücke in der Manschette einstellen, die an einem seitenständigen Quecksilber- oder Membranmanometer abgelesen werden können (Abb. 8–20).

Diese Einrichtung erlaubt die punktuelle Messung des systolischen und diastolischen Blutdrucks nach dem von Korotkoff angegebenen *auskultatorischen Verfahren*. Dabei werden die Geräuschphänomene, die distal der Manschette in der Ellenbeuge mittels eines Stethoskops wahrgenommen werden können, als Kriterium für die beiden Blutdruckwerte herangezogen. Nach dem Anlegen der luftleeren Manschette bringt man den Manschettendruck schnell auf einen Wert, der etwas über dem erwarteten systolischen Wert liegt. Die A. brachialis wird dadurch vollständig komprimiert und damit die Blutströmung total unterbrochen. Wenn man nun durch Öffnen des Ventils den Manschettendruck langsam reduziert (2–3 mm Hg/s), tritt mit Unterschreitung des systolischen Druckes ein meist klopfendes Geräusch unterhalb der Manschette über der A. cubitalis auf. Dieses sog. *Korotkoff-Geräusch* entsteht durch Strömungsturbulenzen, wenn der Druckgipfel des Pulses die durch den Manschettendruck verursachte Kompression der A. brachialis vorübergehend aufhebt und den Blutstrom dadurch kurzfristig freigibt. Das erste Auftreten des Geräusches markiert also den Zeitpunkt, zu dem der **systolische Blutdruck** am Manometer abzulesen ist. Bei weiter abnehmendem Manschettendruck werden die Korotkoff-Geräusche zunächst lauter, um dann entweder konstant zu bleiben (Abb. 8–20, a) oder vorübergehend abzuschwellen (Abb. 8–20, b). Eine ausgeprägte zwischenzeitliche Lautstärkenabnahme, die man als auskultatorische Lücke bezeichnet (Abb. 8–20, c), kann den Ungeübten u. U. zu einer Fehlmessung veranlassen. Der diastolische Blutdruck ist nämlich erst erreicht, wenn bei weiter absinkendem Manschettendruck die Geräusche plötzlich dumpfer und schnell leiser werden bzw. verschwinden. Dies ist das Zeichen dafür, daß die turbulente Strömung des periodisch eingeengten Gefäßes in die laminare Strömung des dauernd offenen Gefäßes übergeht. Das Dumpferwerden,

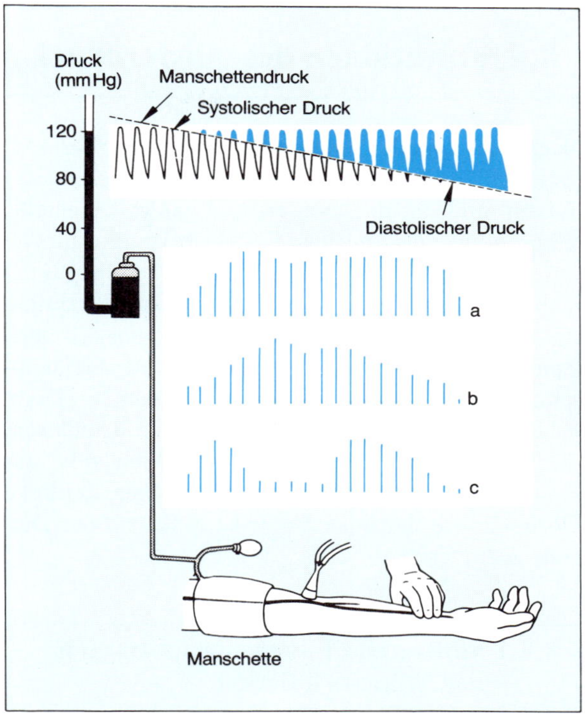

Abb. 8–20. Prinzip der Blutdruckmessung nach Riva-Rocci. Die bei Abnahme des Manschettendruckes auftretenden Korotkoff-Geräusche sind in drei typischen Verlaufsformen (a–c) im Mittelteil der Abbildung markiert, wobei die jeweilige Geräuschintensität durch die Strichlänge symbolisiert ist

spätestens jedoch das endgültige Verschwinden des Korotkoff-Geräusches markiert also den Moment, in dem der **diastolische Blutdruck** am Manometer abzulesen ist.

Blutdruckwerte, die nach der Riva-Rocci-Methode bestimmt worden sind, kennzeichnet man meist mit dem Symbol RR. Hat eine Untersuchung z. B. für den systolischen Druck 120 mm Hg und für den diastolischen Druck 80 mm Hg ergeben, so wird das Ergebnis in der Form RR 120/80 dokumentiert. Wichtige Voraussetzungen für eine einwandfreie Blutdruckmessung nach dieser Methode sind die Lage der Manschette in Herzhöhe und die Anpassung der Manschettenbreite an die Weichteildicke des Oberarmes. In der Regel verwendet man Manschetten mit der Standardbreite 12 cm; bei sehr großem Armumfang muß die Messung mit breiteren, bei Kindern mit schmaleren Manschetten erfolgen.

Der systolische Blutdruck kann auch nach dem *palpatorischen Verfahren* ermittelt werden. Hierzu stellt man durch Tasten (Palpation) der A. radialis denjenigen Druck fest, bei dem der Puls im Verlaufe eines Druckanstieges in der Manschette gerade verschwindet und während einer Druckabnahme wieder auftritt.

8.5 Funktionen des Niederdrucksystems

Nach funktionellen Gesichtspunkten wird das kardiovaskuläre System in das *arterielle (Hochdruck-) System* und in das *Niederdrucksystem* eingeteilt. Während für das arterielle System vorrangig die *Gesetzmäßigkeiten der Hämodynamik* (s. S. 181 ff.) maßgebend sind, wirken sich im Niederdrucksystem stärker die *Gesetzmäßigkeiten der Hämostatik* aus. Zum Niederdrucksystem rechnet man alle Gefäßabschnitte mit *Blutdruckwerten unter 35 mm Hg*. Demnach sind diesem Kreislaufabschnitt die Kapillaren, die Venolen und Venen des Körperkreislaufs, das gesamte rechte Herz, der Lungenkreislauf, der linke Vorhof sowie der linke Ventrikel während der Diastole zuzurechnen.

8.5.1 Stoff- und Flüssigkeitsaustausch in der Mikrozirkulation

Diffusiver Stoff- und Flüssigkeitsaustausch. Beim Stoffaustausch durch die Kapillarwand spielt die Diffusion in beiden Richtungen die dominierende Rolle. *Lipidlösliche Stoffe* (z. B. O_2, CO_2) vermögen sehr rasch durch die gesamte Kapillaroberfläche zu diffundieren, während *wasserlösliche Substanzen* (z. B. Na^+, Cl^-, Glucose) ausschließlich durch wassergefüllte Poren, Spalten oder Lücken in der Kapillarwand diffusiv transportiert werden. Da die Diffusion gelöster Teilchen durch eine permeable Membran auch mit einem Lösungsmitteltransport verbunden ist, findet auf diese Weise ein ständiger *Wasseraustausch* zwischen dem Blutplasma und der interstitiellen Flüssigkeit statt, der für die gesamte Kapillaroberfläche des Erwachsenen auf 60 l/min geschätzt wird. Dabei ist die Bilanz des Transportes in beiden Richtungen weitgehend ausgeglichen, so daß das Plasmavolumen konstant bleibt. Große Moleküle (z. B. kolloidal gelöste Teilchen) können auch aktiv durch die Kapillarwand geschleust werden *(Zytopempsis)*. Die beschriebenen Austauschprozesse finden nicht nur in den Kapillaren, sondern auch in einem gewissen Ausmaß in den postkapillären Venolen statt.

Aufgrund der Austauschraten muß man davon ausgehen, daß die Kapillarpermeabilität in verschiedenen Organen erhebliche Unterschiede aufweist. Sie ist im Mesenterium beispielsweise 1000fach und im Skeletmuskel etwa 100fach höher als im Gehirn. Außerdem bleibt die Permeabilität der Kapillarwand nicht über ihre gesamte Länge konstant, sondern nimmt in Strömungsrichtung etwa um das 5fache zu. Insbesondere in den kleinen postkapillären Venolen können sogar Proteine die Gefäßwände in beschränktem Maße passieren.

Filtration und Reabsorption. Ein weiterer Austausch von Flüssigkeit (und kleinen Molekülen) durch die Kapillarwände erfolgt auf Grund von *Druckdifferenzen zwischen dem intravasalen und dem interstitiellen Raum*. Dabei werden verhältnismäßig kleine Flüssigkeitsmengen (insgesamt 10–15 ml/min) durch die Kapillarwände filtriert bzw. in umgekehrter Richtung reabsorbiert. Nach Starling ist unter vereinfachenden Annahmen (kontinuierliche Kapillardurchblutung, Undurchlässigkeit der Kapillarwände für Proteine) die Transportbilanz von folgenden Faktoren abhängig: dem

- ☐ Blutdruck in den Kapillaren (kapillären hydrostatischen Druck) P_C,
- ☐ Gewebsdruck (hydrostatischen Druck in der interstitiellen Flüssigkeit) P_G,
- ☐ kolloidosmotischen Druck im Blutplasma π_C und
- ☐ kolloidosmotischen Druck in der interstitiellen Flüssigkeit π_G.

Der *Blutdruck*, der Hauptfaktor für die Flüssigkeitsfiltration, beträgt im Durchschnitt am Beginn der Kapillare 32 mm Hg (4,3 kPa) und am Kapillarende 17 mm Hg (2,3 kPa). Seine Wirkung vermindert sich um den entgegengesetzt gerichteten *Gewebsdruck* von 3 mm Hg (0,4 kPa).

Der Hauptfaktor der Reabsorption ist der *kolloidosmotische Druck des Blutplasmas*, der am Kapillaranfang etwa 25 mm Hg (3,3 kPa) und am Kapillarende etwa 26 mm Hg (3,5 kPa) beträgt. Ihm entgegengerichtet ist der *kolloidosmotische Druck der Gewebsflüssigkeit* von nahezu 5 mm Hg (0,6 kPa). Damit ergibt sich die folgende Bilanz (s. Abb. 8–21): Am arteriellen Kapillaranfang entsteht somit ein *effektiver Filtrationsdruck* von

$$P_C - P_G - \pi_C + \pi_G = 32 - 3 - 25 + 5 = 9 \text{ mm Hg } (1{,}2 \text{ kPa}),$$

während am venösen Kapillarende ein *effektiver Reabsorptionsdruck* von

$$17 - 3 - 26 + 5 = -7 \text{ mm Hg } (-0{,}9 \text{ kPa})$$

auftritt, wobei das negative Vorzeichen die in das Kapillarlumen weisende Druckrichtung kennzeichnet.

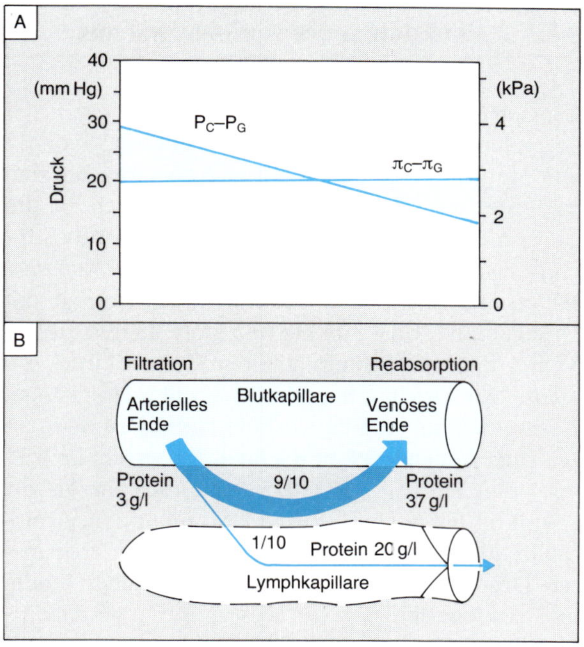

Abb. 8–21. Kapillärer Flüssigkeitsaustausch. *A* Austauschbestimmende Drücke im Verlauf der Kapillare. P_C-P_G Hydrostatische Druckdifferenz zwischen dem Intra- und Extravasalraum; $\pi_C-\pi_G$ Kolloidosmotische Druckdifferenz zwischen Blut und Interstitium. Am Kapillaranfang überwiegt P_C-P_G (Filtration), am Kapillarende $\pi_C-\pi_G$ (Reabsorption). *B* Resultierende Flüssigkeitsbewegungen sowie Proteinkonzentrationen im Interstitium und in der Lymphe

In Abb. 8–21 sind die kapillären Druckverhältnisse schematisch unter der vereinfachenden Annahme dargestellt, daß der Blutdruck in der Kapillare linear abfällt. Im Anfangsteil der Kapillare, in dem $P_C - P_G$ größer als $\pi_C - \pi_G$ ist, wird Flüssigkeit in den extravasalen Raum abfiltriert. Hierdurch treten im Durchschnitt etwa 0,5% des durch die Kapillaren fließenden Plasmavolumens in den interstitiellen Raum über (ca. 15 ml/min bzw. rund 20 l/Tag). Im Endteil, in dem $P_C - P_G$ den Wert von $\pi_C - \pi_G$ unterschreitet, erfolgt die Wiederaufnahme von etwa 90% dieses Flüssigkeitsvolumens in die Kapillaren (18 l/Tag). Parallel zur Blutströmung bewegt sich also ein Flüssigkeitsstrom außerhalb der Kapillare vom arteriellen zum venösen Ende.

Lymphdrainage. Da der Reabsorptionsdruck am venösen Ende der Kapillare etwas niedriger ist als der Filtrationsdruck am arteriellen Ende, kann das filtrierte Flüssigkeitsvolumen nicht vollständig reabsorbiert werden. Der Abtransport des restlichen Volumenanteils (ca. 2 l/Tag) erfolgt über das Lymphgefäßsystem.

Die **Zusammensetzung der Lymphe** gleicht derjenigen der interstitiellen Flüssigkeit. Während der Gehalt an kristallin gelösten Stoffen dem des Blutplasmas entspricht, ist der Eiweißgehalt wesentlich niedriger (im Durchschnitt 20 g/l) und weist regionale Unterschiede auf. So beträgt die Eiweißkonzentration in der Hautlymphe nur 10 g/l, während die Leberlymphe 60 g/l Eiweiß enthält. Wegen ihres Gehaltes an Fibrinogen ist die Lymphe gerinnbar. Im Bereich des Magen-Darmkanals enthält sie noch Chylomikronen, die wasserlöslichen Transportvehikel für langkettige Fettsäuren (s. S. 248).

Ödementstehung. Eine pathologische Flüssigkeitsansammlung im Interstitium oder in den Zellen des Gewebes wird als *Ödem* bezeichnet. Als Ursachen für das Auftreten von Ödemen kommen aufgrund des geschilderten kapillären Flüssigkeitsaustausches in Frage (s. Tab. 8–1):

☐ ein *Anstieg des kapillären Blutdruckes* als Folge einer allgemeinen Blutdruckerhöhung, einer Dilatation der präkapillären Widerstandsgefäße bzw. Konstriktion der postkapillären Venolen oder eines venösen Rückstaus des Blutes bis in die Kapillaren (z. B. *kardiales Ödem*);

☐ ein *Absinken des kolloidosmotischen Druckes* im Blutplasma als Folge eines ernährungsbedingten Eiweißmangels *(Hungerödem)*, einer dauernden Eiweißausscheidung durch die Nieren (*renales Ödem* bei bestimmten Nierenerkrankungen) oder einer gestörten Eiweißsynthese bei schwerer Leberfunktionsstörung;

☐ eine *gesteigerte Durchlässigkeit der Kapillarwand* für Plasmaproteine, die zu einem Anstieg des kolloidosmotischen Drucks im interstitiellen Raum führt. Ursächlich können einer solchen Permeabilitätssteigerung eine Überempfindlichkeitsreaktion (s. S. 118ff.), Entzündungen oder Verbrennungen zugrunde liegen, bei denen durch Histamin oder durch Kinine u. a. eine Kapillarwandschädigung hervorgerufen wird;

☐ eine *Störung des Lymphabflusses* nach Operationen oder Verlegung der Lymphwege *(regionales Lymphödem)*.

In den beiden erstgenannten Fällen ist generell das Gleichgewicht zwischen Flüssigkeitsfiltration und -reabsorption zugunsten der Filtration verändert. Dabei wirkt sich der hydrostatische Druck der Blutsäule, der auf den Kapillaren der tiefen Körperpartien lastet, zusätzlich filtrationssteigernd aus. So ist zu verstehen, daß kardiale Ödeme zuerst im Bereich der Fußknöchel auftreten.

Tab. 8–1. Ursachen für das Auftreten von Ödemen

Anstieg des kapillären Blutdrucks durch
□ schwere arterielle Hypertonie □ Dilatation der Widerstandsgefäße □ Konstriktion der Venolen □ venösen Rückstau des Blutes bei Herzerkrankungen (Rechtsherzversagen, Pulmonalklappenstenose, Trikuspidalklappenstenose) □ Behinderung des venösen Blutflusses (Phlebothrombose s. S. 215, Varikosis, s. S. 214) □ langes Stehen oder Sitzen □ Hypervolämie
Absinken des kolloidosmotischen Drucks bei Hypoproteinämie durch
□ Mangelernährung □ gastrointestinale Eiweißverluste (chronisches Erbrechen, Durchfälle, Malabsorption) □ verminderte Eiweißsynthese in der Leber (schwere chronische Lebererkrankungen, isolierte Störungen der Proteinsynthese) □ renale Eiweißverluste (nephrotisches Syndrom, Glomerulonephritis) □ Eiweißverluste über die Haut (Verbrennungen, exsudative Hautentzündungen)
Erhöhte Kapillarpermeabilität infolge von
□ Ischämie, Hypoxie □ Entzündung □ Überempfindlichkeitsreaktionen □ Bakterientoxinen □ chemischen oder mechanischen Noxen
Störungen des Lymphabflusses bei
□ angeborener Fehlanlage der Lymphbahnen □ bakterieller Lymphangitis □ Verlegung durch Würmer (Filariasis) oder Tumorzellen □ Narbenbildung (nach Bestrahlung) □ operativer Entfernung der Lymphbahnen
idiopathisch (Ursache nicht bekannt)

In der Regel bleiben pathologische Flüssigkeitsansammlungen auf das Interstitium beschränkt *(extrazelluläres Ödem)*. Wenn jedoch die Zellwände geschädigt sind oder eine Zunahme des extrazellulären Volumens (wie beim Gehirn in der knöchernen Schädelhöhle) nur beschränkt möglich ist, kann auch ein verstärkter Flüssigkeitseinstrom in die Zellen erfolgen *(zelluläres Ödem)*.

8.5.2 Funktionen des venösen Systems

Venendrücke beim Liegenden. Im Venensystem des liegenden Menschen nimmt der Blutdruck von 17 mm Hg (2,3 kPa) am Ende der Kapillaren bis zum Ende der großen Hohlvenen kontinuierlich ab. Im Bereich der Venolen mit ihrem relativ großen Strömungswiderstand, die daher auch als *postkapilläre Widerstandsgefäße* bezeichnet werden, beträgt der Druckabfall etwa 4 mm Hg (0,5 kPa). In den großen Venen dagegen besteht nur ein kleiner Druckgradient. Der Druck am Ende der großen Hohlvenen, der mit dem im rechten Vorhof identisch ist, wird als **zentraler Venendruck** bezeichnet. Er beträgt im Mittel 4 mm Hg (0,5 kPa). Da der Druck im Thorax etwa 4 bis 6 mm Hg (0,5–0,8 kPa) unter dem Atmosphärendruck liegt (s. S. 226), ist hier der transmurale Druck, d. h. die Druckdifferenz zwischen Innen- und Außenraum des Gefäßes, positiv, so daß die intrathorakalen Venen nicht kollabieren.

Der zentrale Venendruck ist im starken Maße von der Größe des Blutvolumens abhängig. Die Venendruckmessung wird daher zur Kontrolle des Blutvolumens, z. B. bei der Infusionstherapie, eingesetzt. Ein erhöhter zentraler Venendruck (> 15 mm Hg bzw. > 2 kPa) findet sich nicht nur bei einer zu großen parenteralen Flüssigkeitszufuhr, sondern u. a. auch bei einer Rechtsherzinsuffizienz.

Venendrücke bei Orthostase. Beim aufrecht stehenden Menschen (Orthostase) hat das Gravitationsfeld der Erde einen zusätzlichen Einfluß auf die Druckverteilung im Venensystem. Die Schwerkraft bewirkt, daß beim Aufstehen die hydrostatischen Drücke im Venensystem der oberen Körperhälfte um 0,8 mm Hg/cm (0,11 kPa/cm) abnehmen und nach unten im gleichen Maße ansteigen (Abb. 8–21). In den Fußvenen, auf denen die gesamte Blutsäule lastet, beträgt daher der Venendruck bei Orthostase 90–100 mm Hg (12,0–13,3 kPa). Im Bereich des rechten Vorhofs herrscht unter diesen Bedingungen ein subatmosphärischer Druck von – 4 mm Hg (– 0,5 kPa), in der oberen Hohlvene werden noch kleinere Drücke gemessen.

Derjenige Ort im Venensystem, dessen Druck sich beim Positionswechsel vom Liegen zum Stehen nicht ändert, wird als *hydrostatischer Indifferenzpunkt*, die zugeordnete Ebene als **hydrostatische Indifferenzebene** bezeichnet (Abb. 8–22). Der Indifferenzpunkt liegt in der unteren Hohlvene etwa 5–10 cm unterhalb des Zwerchfells; der hier herrschende Druck beträgt unabhängig von der Körperposition etwa 11 mm Hg (1,5 kPa).

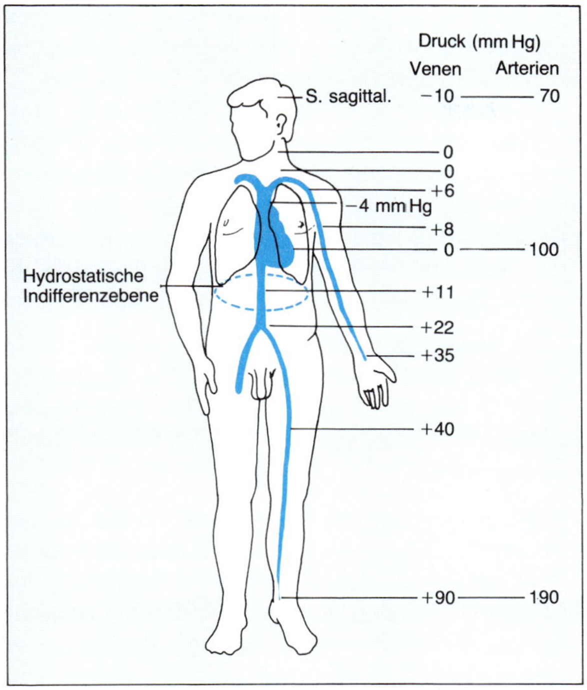

Abb. 8–22. Druckverteilung im arteriellen und venösen Gefäßsystem beim ruhig stehenden Menschen, modifiziert nach Guyton

In den Arterien werden die Drücke bei Orthostase durch die Schwerkraft in gleicher Weise wie im Venensystem beeinflußt (Abb. 8–22). Hierdurch bleibt die strömungswirksame Druckdifferenz zwischen Arterien und Venen, der sog. **Perfusionsdruck**, erhalten. In den unteren Körperpartien steigt jedoch der transmurale Druck erheblich an, so daß insbesondere die leicht dehnbaren Venen ausgeweitet werden. Aus diesem Grund kommt es bei Positionswechsel vom Liegen zum Stehen zur Verlagerung eines Blutvolumens von 400–600 ml in die Beinvenen. Damit verbunden sind deutliche Rückwirkungen auf die allgemeine Kreislaufsituation (vorübergehende Einschränkung des venösen Rückstroms zum Herzen mit einer entsprechenden Verminderung des Herzzeitvolumens, s. S. 151).

Venenpuls. Die Druck- bzw. Volumenschwankungen, die in herznahen Venen als Rückwirkungen der Herzaktion auftreten, werden als *Venenpuls* bezeichnet. Er ist im wesentlichen ein Abbild der Druckschwankungen im rechten Vorhof und kann mit empfindlichen Druckaufnehmern beim liegenden Menschen, z. B. an der V. jugularis, unblutig registriert werden. Die *Venenpulskurve* (Abb. 8–23) läßt diagnostische Rückschlüsse auf den Ablauf der Vorhofkontraktion und der Ventilebenenbewegung (s. S. 134) sowie auf die Klappenfunktion im rechten Herzen zu.

Die erste, die sog. *a-Welle* der Venenpulskurve wird durch die Vorhofkontraktion, die kurz darauf folgende *c-Welle* durch die Vorwölbung der Trikuspidalklappe in den rechten Vorhof während der Anspannungsphase des Ventrikels hervorgerufen. Die anschließende tiefe *Senkung der Pulskurve* (x) entsteht durch die Ventilebenenbewegung zur Herzspitze in der Austreibungphase. In der Entspannungsphase des Ventrikels steigt der Venendruck etwas an (v) und fällt dann nach Öffnung der Trikuspidalklappe wieder ab (y).

Venöser Rückstrom zum Herzen. Der Rückstrom des Blutes zum Herzen wird durch die *Druckdifferenz* zwischen den peripheren und herznahen Abschnitten des venösen Systems bestimmt.

Zur Quantifizierung der *Druckdifferenz zwischen der Peripherie und herznahen Abschnitten* hat man eine fiktive Größe, den *statischen Blutdruck* oder mittleren Füllungsdruck, eingeführt. Unter dem statischen Blutdruck versteht man den Druck, der sich nach Ausschaltung der Herztätigkeit und Ausgleich der unterschiedlichen Drücke im gesamten kardiovaskulären System einstellt. Er ist von der Größe des Blutvolumens und von der Gefäßweite abhängig und beträgt etwa 6 mm Hg (0,8 kPa). Die Differenz zwischen diesem statischen Blutdruck und dem zentralen Venendruck von im Mittel 4 mm Hg (0,5 kPa) stellt den Druckgradienten für den venösen Rückstrom dar. Der kleine Wert der rückflußwirksamen Druckdifferenz von nur 2 mm Hg (0,3 kPa) entspricht dem geringen Strömungswiderstand in den großen Venen.

Außer diesem Druckgefälle sind noch zusätzliche Mechanismen wirksam, die den venösen Rückstrom fördern, indem sie die Druckdifferenz temporär bzw. lokal vergrößern. Zu diesen Mechanismen zählen die Druckschwankungen in Brust- und Bauchhöhle bei der *Atmung*, die rhythmische *Herztätigkeit* und die sog. *Muskelpumpe*, die zusammen einen adäquaten

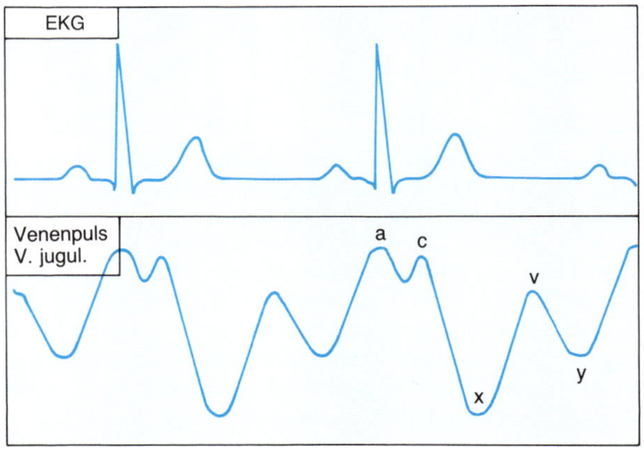

Abb. 8–23. Venenpulskurve, registriert an der V. jugularis. a-Welle: Vorhofkontraktion; c-Welle: Vorwölbung der Trikuspidalklappe; x-Senkung: Ventilebenenbewegung; v-Welle: Ventrikelentspannung; y-Senkung: Öffnung der Trikuspidalklappe

venösen Rückstrom bei aufrechter Körperhaltung garantieren. Unterstützend wirken weiterhin die vis a tergo, d. h. der Rest der Pumpleistung der linken Herzkammer, der nicht auf der arteriellen Seite verbraucht wurde und jenseits des Kapillargebiets noch zur Verfügung steht.

Der zunehmende negative intrathorakale Druck im Verlauf der **Inspiration** führt zu einer stärkeren „Entfaltung" der Venenwände infolge einer Steigerung des transmuralen Druckes in den intrathorakalen Gefäßen und damit zu einer Abnahme des Strömungswiderstandes. Damit ist ein verstärkter Zufluß aus den vorgeschalteten Venen verbunden. Durch die Zwerchfellsenkung und die damit auftretende Druckerhöhung im Bauchraum wird zugleich das Blut in den Thoraxraum befördert, da die Venenklappen einen retrograden Fluß verhindern *(Druck-Saugpumpen-Effekt der Inspiration)*. Druckerhöhungen im Thoraxraum, wie sie etwa bei Überdruckbeatmung oder beim starken Pressen (Exspiration bei verschlossenen Atemwegen) auftreten, können den venösen Rückstrom erheblich behindern oder – im Extremfall – sogar unterbrechen.

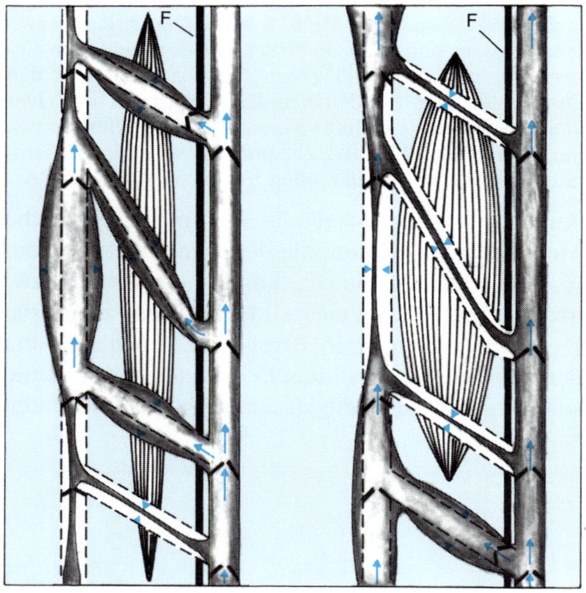

Abb. 8–24. Schema der Muskelpumpe, nach Schneider und Fischer. Bei einer Muskelkontraktion *(rechte Bildhälfte)* werden die durch den Muskel verlaufenden Venen ausgepreßt. Zur gleichen Zeit erweitert sich die unterste, schräg verlaufende Perforans-Vene, so daß ein Sog auf die oberflächlichen Venen außerhalb der Muskelfaszie (F) ausgeübt wird. Die tiefen Leitvenen (links vom Muskel) werden in Höhe des Muskelbauches ebenfalls komprimiert und ansonsten erweitert. Bei der Muskelerschlaffung *(linke Bildhälfte)* kehren sich die Verhältnisse um

Eine bedeutende Rolle beim orthograden Transport des venösen Blutes kommt der sog. **Muskelpumpe** zu, wobei die Venen durch die umgebende Skeletmuskulatur komprimiert werden. Ein retrograder Blutfluß wird dabei durch die *Venenklappen* verhindert. Die Muskelpumpe arbeitet nach drei unterschiedlichen Wirkungsprinzipien (s. Abb. 8–24):

- □ Die in der Muskulatur selbst verlaufenden Venen werden bei der Muskelkontraktion ausgepreßt, wobei Raum für nachströmendes Blut bei der Muskelerschlaffung geschaffen wird *(Druckpumpenprinzip)*.
- □ Die großen *intrafaszialen Venen* werden im Bereich der Muskelbäuche komprimiert, oberhalb und unterhalb davon durch die Entfaltung der Faszienlogen dagegen erweitert. Bei der Muskelerschlaffung kehren sich die Verhältnisse um, so daß der Muskel als *Druck-Saugpumpe* wirkt und das Blut Pater-noster-artig weitertransportiert wird.
- □ Durch die rhythmische Saugwirkung der Muskelpumpe wird Blut aus den *oberflächlichen Venen* angesaugt, das dann über den vorher beschriebenen Mechanismus weitertransportiert wird *(„Abschöpfung" oberflächlicher Venen)*.

Das Ergebnis dieser Transportmechanismen in den Beinen zeigt sich in einer Senkung des Venendrucks, einer Abnahme des Füllungsvolumens, einer Zunahme der arteriovenösen Blutdruckdifferenz und damit der Durchblutung sowie einer verbesserten Flüssigkeitsreabsorption durch Senkung des effektiven Filtrationsdrucks.

Die **Herzaktion** übt eine zusätzliche Sogwirkung auf das Blut in den herznahen Venen aus. Den größten Einfluß hat dabei die stempelartige *Bewegung der Ventilebene* in Richtung auf die Herzspitze während der systolischen Austreibungsphase (vgl. Sogwirkung des Kolbens einer Spritze bei der Blutentnahme). In dieser Phase erreicht die Strömungsgeschwindigkeit in den herznahen Venen ihr Maximum. Aber auch in der Diastole wird der venöse Rückfluß gefördert, wenn das Blut nach Öffnung der Trikuspidalklappen rasch in den entspannten rechten Ventrikel einströmt.

8.6 Funktionelle Organisation des Gesamtkreislaufes

8.6.1 Verteilung des Blutvolumens

Kapazitätsgefäße. Als Kapazitätsgefäße werden solche Teile des Gefäßsystems bezeichnet, die auf Grund ihrer ausgeprägten Dehnbarkeit große Blutvolumina aufnehmen können. Hierzu zählen in erster Linie die *Venen des Körperkreislaufes,* die bei vergleichbaren Blutdruckwerten etwa 13mal dehnbarer sind als die Arterien in derselben Kreislaufregion. Daneben zeichnet sich das gesamte System des *Lungenkreislaufes* durch eine große Dehnbarkeit aus. In den Kapazitätsgefäßen führen bereits kleine Druckerhöhungen zu einer starken Volumenzunahme *(Depotfunktion)*. Bei Kreislaufumstellungen können aus diesen Depots andererseits auch beträchtliche Blutvolumina mobilisiert werden. Eine besonders ausgeprägte Speicherfunktion haben das venöse System der Leber und des Gastrointestinaltraktes sowie das gesamte Lungengefäßsystem.

Volumenverteilung. Aus der unterschiedlichen Dehnbarkeit der Gefäße in den verschiedenen Kreislaufabschnitten resultiert die in Tab. 8-2 angegebene Verteilung des Blutvolumens. Aus der Tabelle geht hervor, daß auf das arterielle (Hochdruck-)System nur 15%, auf das Niederdrucksystem dagegen 85% des Blutvolumens entfallen. Innerhalb des Niederdrucksystems nehmen die Venen des Körperkreislaufs mit mehr als 60% den Hauptvolumenanteil auf.

Auf das **intrathorakale Blutvolumen,** das sich aus dem Inhalt der Lungenstrombahn, des Herzens während der Diastole und der intrathorakalen Venen des Körperkreislaufes zusammensetzt, entfallen etwa 25% des Gesamtvolumens. Seine Bedeutung liegt u. a. darin, daß aus dem intrathorakalen Reservoir bei Bedarf ein beträchtliches Blutvolumen in die Peripherie umverteilt werden kann.

Tab. 8–2. Verteilung des Blutvolumens auf die verschiedenen Kreislaufabschnitte. Die Absolutwerte beziehen sich auf das durchschnittliche Gesamtblutvolumen des erwachsenen Mannes (5,4 l)

	%		l	
Arterielles System	15		0,8	
große Arterien		6		0,3
kleine Arterien		9		0,5
Niederdrucksystem	85		4,6	
Kapillaren (Körperkreislauf)		6		0,3
Venen (Körperkreislauf)		61		3,3
Lungenkreislauf		11		0,6
Herzhöhlen (Diastole)		7		0,4
	100		5,4	

Wenn beispielsweise bei orthostatischer Belastung (s. S. 188) 400–600 ml Blut in die Kapazitätsgefäße der unteren Extremitäten verlagert werden, so stammen 80% hiervon aus den intrathorakalen Gefäßabschnitten. Umgekehrt kann das intrathorakale Gefäßbett bei Positionswechsel vom Stehen zum Liegen, beim Eintauchen in ein Vollbad, bei Schwerelosigkeit oder bei einer Bluttransfusion ein größeres Volumen zusätzlich aufnehmen. Die intrathorakalen Kreislaufabschnitte bilden also ein „Ausgleichsgefäß", das – je nach der Kreislaufsituation – die Aufnahme oder Abgabe größerer Blutvolumina leicht ermöglicht.

Im intrathorakalen Bereich kommt dem **zentralen Blutvolumen** (ca. 780 ml), das sich aus den Volumina des Lungenkreislaufes (ca. 600 ml) und des linken Herzens in der Diastole (ca. 180 ml) zusammensetzt, eine besondere funktionelle Bedeutung zu: Es stellt ein *Sofortdepot* dar, aus dem ein kurzfristiger Volumenbedarf für die Erhöhung des Herzzeitvolumens gedeckt werden kann. Wenn zu Beginn einer körperlichen Arbeit die Herztätigkeit plötzlich aktiviert wird, so steigt der venöse Rückfluß zum rechten Herzen nicht sofort an. Für die Überbrückung dieses Zeitintervalls kann der linke Ventrikel den Mehrbedarf des Auswurfvolumens für 5–10 Herzschläge aus dem zentralen Blutvolumen decken, bis der venöse Rückstrom an das gesteigerte Herzzeitvolumen angepaßt ist.

8.6.2 Widerstandsverteilung und Druckverlauf

Widerstandsgefäße. Zu den Widerstandsgefäßen, die durch große Strömungswiderstände und kleine Kapazitäten ausgezeichnet sind, gehören in erster Linie die *Terminalarterien* und *Arteriolen.* Sie tragen aufgrund ihrer geringen Weite mit fast 50% zum Gesamtwiderstand des Kreislaufes bei, nehmen jedoch nur 3% des Gesamtblutvolumens auf. Durch eine stark entwickelte Muskelschicht sind diese Gefäße zu einer relativ großen Variation ihres Lumens befähigt, wodurch große Veränderungen ihres Strömungswiderstandes und damit der Durchblutung der nachgeschalteten Gefäßabschnitte ermöglicht werden.

Auf die *Kapillaren* entfallen nur etwa 25% des gesamten Kreislaufwiderstandes. Obwohl jede einzelne Kapillare einen größeren Strömungswiderstand pro Längeneinheit als die einzelne Arteriole aufweist, ist der Beitrag der Kapillaren zum Gesamtwiderstand geringer, weil sie kürzer und in größerer Zahl parallelgeschaltet sind. Die *Venolen* sind als postkapilläre Widerstandsgefäße an der Druckregulation in den Kapillaren beteiligt.

Totaler peripherer Widerstand. Der Gesamtwiderstand des Körperkreislaufes wird als *totaler peripherer Widerstand* (TPR = Total Peripheral Resistance) bezeichnet. Er ergibt sich aus den Widerständen aller in Reihe und parallel geschalteter Kreislaufabschnitte. Legt man für seine Berechnung aus TPR = $\Delta P/\dot{Q}$ (s. S. 178) eine mittlere Druckdifferenz von 100 mm Hg und eine Volumenstromstärke von 5 l/min (83 ml/s) zugrunde, so resultiert hieraus ein TPR-Wert von 1,2 mm Hg · s · ml^{-1} (0,16 kPa · s · ml^{-1}). Im Lungenkreislauf hat der mittlere Druckabfall bei gleicher Stromstärke einen Wert von nur 8 mm Hg, so daß der Gesamtwiderstand hier mit 0,1 mm Hg · s · ml^{-1} (13 Pa · s · ml^{-1}) weniger als $^1/_{10}$ des TPR beträgt.

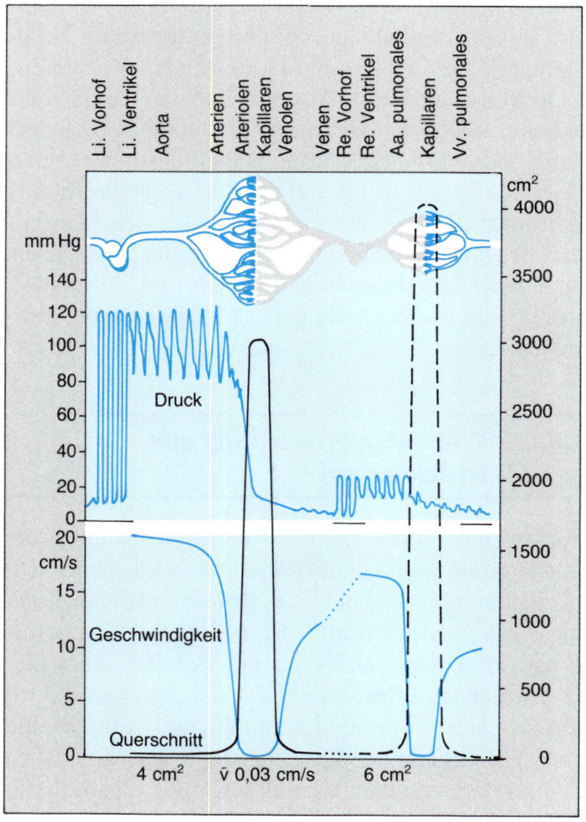

Abb. 8–25. Drücke, mittlere lineare Strömungsgeschwindigkeit und Gesamtquerschnitt der Strombahnen in den verschiedenen Abschnitten des kardiovaskulären Systems, nach Witzleb

Druckverlauf. Auf Grund der Widerstandsverteilung ergibt sich der in Abb. 8–25 dargestellte Druckverlauf im kardiovaskulären System. Man erkennt, daß der mittlere Blutdruck in den widerstandsarmen großen Arterien nur schwach absinkt, dagegen in den präkapillären Widerstandsgefäßen den stärksten Abfall aufweist. Im Verlauf der Kapillaren, Venolen und Venen wird die Druckabnahme pro Längeneinheit zunehmend kleiner. Die rhythmischen Blutdruckschwankungen im arteriellen System erfahren in den kleineren Gefäßen eine so starke Dämpfung, daß die Drücke in den Arteriolen und nachgeschalteten Gefäßabschnitten zeitlich konstant bleiben.

Im Lungenkreislauf nimmt der vom rechten Ventrikel erzeugte Druck bis zum linken Vorhof mit einem kleinen Gradienten ab. Dabei werden die rhythmischen Druckschwankungen, die sich in der A. pulmonalis etwa zwischen P_S = 20 mm Hg (2,7 kPa) und P_D = 8 mm Hg (1,1 kPa) bewegen, in den nachgeschalteten Gefäßen gedämpft, ohne jedoch vollständig zu verschwinden.

8.6.3 Strömungsgeschwindigkeiten

Strombahnquerschnitt und Strömungsgeschwindigkeit. Da bei der Zirkulation des Blutes unter stationären Bedingungen die Stromstärke $\dot{Q}$ in allen in Serie geschalteten Kreislaufabschnitten etwa gleich ist, hängt die lineare Strömungsgeschwindigkeit hauptsächlich vom jeweiligen Gesamtquerschnitt q der Strombahn ab. Definitionsgemäß ergibt sich die **mittlere lineare Strömungsgeschwindigkeit** $\bar{v}$ aus:

(9) $\bar{v} = \dot{Q}/q$

Je kleiner also der Strombahnquerschnitt ist, um so schneller fließt das Blut durch den jeweiligen Gefäßabschnitt. Wie aus Abb. 8-25 hervorgeht, beträgt die mittlere Strömungsgeschwindigkeit in der Aorta (Querschnitt 4 cm^2) bei körperlicher Ruhe etwa 20 cm/s. Im Bereich der kleinsten Arterien und Arteriolen nimmt sie stark ab und erreicht in den Kapillaren mit einem Gesamtquerschnitt von etwa 0,3 m^2 die niedrigsten Werte (im Mittel 0,5 mm/s). Im venösen Abschnitt steigt die Strömungsgeschwindigkeit wieder an, bleibt aber in den Hohlvenen unter derjenigen der Aorta, da der Gesamtquerschnitt beider Venen zusammen größer als der Aortenquerschnitt ist. In der Lungenstrombahn sind die Strömungsgeschwindigkeiten insgesamt etwas kleiner, zeigen jedoch eine ähnliche Verteilung wie im Körperkreislauf.

Die sog. **totale Kreislaufzeit,** d. h. die Zeit, die das Blut im Mittel benötigt, um das gesamte Kreislaufsystem einmal zu passieren, beträgt etwa 1 min.

8.7 Organdurchblutung und Durchblutungsregulation

8.7.1 Einflüsse auf Gefäßweite und Durchblutung

Tonus der Blutgefäße. Bereits unter Ruhebedingungen stehen die Blutgefäße unter einem gewissen Spannungszustand der Gefäßwände, den man als **Ruhetonus** bezeichnet. Eine Abnahme dieses Tonus führt unter Einwirkung des transmuralen Druckes zu einer Gefäßerweiterung *(Vasodilatation)*, eine Steigerung des Kontraktionszustandes hat eine Gefäßverengung *(Vasokonstriktion)* zur Folge.

Der Ruhetonus setzt sich aus zwei Komponenten, dem basalen und neurogenen Tonus, zusammen. Der **basale Tonus** wird durch rhythmische *Spontanentladungen von sog. Schrittmacherzellen* der glatten Gefäßmuskulatur hervorgerufen, wodurch die Muskelzellen zu mäßiger Kontraktion veranlaßt werden *(myogener Tonus)*. Er verleiht den Gefäßwänden eine regional unterschiedliche Grundspannung, die auch nach Denervierung und Ausschaltung von hormonalen Einflüssen erhalten bleibt. Der **neurogene Tonus,** der sich dem basalen Spannungszustand überlagert, ist auf die ständige Einwirkung von *Impulsen des vegetativen Nervensystems* zurückzuführen (s. S. 469ff.).

Myogene Regulation der Gefäßweite. In einigen Organen verändert sich die spontane Erregungsbildung der glatten Gefäßmuskulatur und damit der basale Tonus in Abhängigkeit vom Gefäßinnendruck. Eine Druckerhöhung führt zur Vasokonstriktion, eine Druckabnahme zur Vasodilatation **(Bayliss-Effekt).** Dieser Effekt beruht auf einer Veränderung des Depolarisationszustandes der Muskelfasermembranen bei Zu- oder Abnahme der Wanddehnung. Der Bayliss-Effekt bewirkt, daß bei Veränderungen des Gefäßinnendruckes in einem gewissen Bereich die Durchblutung der nachgeschalteten Gefäßabschnitte praktisch konstant bleibt. Man bezeichnet dieses Phänomen als **Autoregulation der Durchblutung.** Besonders ausgeprägt ist die autoregulative Reaktion bei den Vasa afferentia der Niere (s. S. 324), aber auch die kleinsten Arterien und Arteriolen im Gehirn und anderen Organen sind bis zu einem gewissen Grade zur Autoregulation befähigt.

Druck-Stromstärke-Beziehungen. Nach dem Hagen-Poiseuilleschen Gesetz für starre Röhren besteht eine lineare Beziehung zwischen der Volumenstromstärke und dem einwirkenden Perfusionsdruck (s. S. 178). In vielen Gefäßgebieten nimmt demgegenüber die Stromstärke mit ansteigendem Druck wesentlich stärker zu, als es nach diesem Gesetz zu erwarten wäre, so daß die Druck-Stromstärke-Kurve konvex zur Abszisse gekrümmt ist (Abb. 8–26, durchgezogene blaue Kurve). Gefäße, bei denen eine solche Beziehung besteht, werden offenbar bei einer Drucksteigerung passiv erweitert, wodurch ihr Strömungswiderstand abnimmt. Ein Gefäßgebiet mit besonders ausgeprägtem **druckpassivem Verhalten** ist die Lungenstrombahn, da hier die umgebenden Lufträume eine Erweiterung der Gefäße leicht ermöglichen.

In Gefäßen mit ausgeprägtem Bayliss-Effekt erhöht sich der Strömungswiderstand mit ansteigendem Druck. Bei diesem **druckreaktiven Verhalten,** wie es z. B. Nierengefäße zeigen, führt eine Drucksteigerung nur zu einer geringgradigen Zunahme der Stromstärke. Die Druck-Stromstärke-Kurve weist also einen konkav zur Abszisse gekrümmten Verlauf auf (Abb. 8-26, gestrichelte blaue Kurve).

Wie aus Abb. 8-26 hervorgeht, weicht das Verhalten der Blutgefäße noch in einer anderen Hinsicht vom Hagen-Poiseuilleschen Gesetz ab. Die Stromstärke ist auf Null reduziert, wenn ein bestimmter Druckwert, der sog. **kritische Verschlußdruck,** unterschritten wird. Dieses Sistieren der Strömung ist darauf zurückzuführen, daß bei sehr kleinen Drücken der Tonus der Gefäßmuskulatur einen Kollaps der Arteriolen, d. h. eine Schließung ihres Lumens, be-

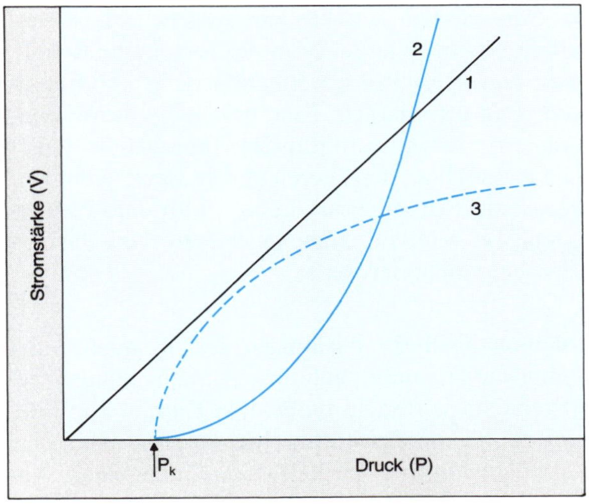

Abb. 8–26. Druck-Stromstärke-Beziehungen für starre Röhren (1), für passiv dehnbare Gefäße, z. B. Lungengefäße (2), und für druckreaktive Gefäße, z. B. Nierengefäße (3). P_k Kritischer Verschlußdruck

wirkt. Der kritische Verschlußdruck liegt im Mittel bei 20 mm Hg (2,7 kPa), hängt jedoch bis zu einem gewissen Grade vom jeweiligen Gefäßtonus ab.

Neuronale Einflüsse auf die Vasomotorik. Die Gefäßweite steht unter der Kontrolle des *vegetativen (autonomen) Nervensystems,* wobei Dichte und Funktion der vasomotorischen Innervation in den verschiedenen Organen und Gefäßabschnitten stark variieren. Den Haupteinfluß auf die Vasomotorik üben sympathische Fasern aus, die mit Ausnahme der Kapillaren und postkapillären Venolen alle Blutgefäße innervieren. Demgegenüber ist der Einfluß der parasympathischen Fasern gering.

Die Nervenfasern mit *vasokonstriktorischer Wirkung* gehören ausschließlich dem **Sympathikus** an, wobei die Erregungsübertragung von den postganglionären Fasern auf die Gefäßmuskulatur durch *Noradrenalin* vermittelt wird *(noradrenerge Erregungsübertragung).* Dieser vasokonstriktorische Einfluß der sympathischen Efferenzen besteht ständig. Auch der Ruhetonus der Gefäße ist teilweise auf die Sympathikusaktivität zurückzuführen, wobei etwa 1–3 Imp./s über die vasokonstriktorischen Fasern geleitet werden. Daher kommt es unmittelbar nach einer operativen Durchtrennung der Sympathikusfasern (Sympathektomie) zu einer Vasodilatation in dem betroffenen Gefäßgebiet.

Eine *Erhöhung der Impulsfrequenz* in den vasokonstriktorischen Nervenfasern bewirkt – vor allem im Bereich der arteriellen Widerstandsgefäße (s. S. 191) – eine Gefäßverengung, die bereits bei 8–10 Imp./s ihren stärksten Grad erreicht. Umgekehrt führt eine *Verringerung der Impulsfrequenz* zu einer Abnahme des Gefäßtonus, so daß unter der Wirkung des transmuralen Druckes eine passive Gefäßerweiterung eintritt. Hierbei ist in der Regel eine Beteiligung von speziellen vasodilatatorischen Nervenfasern nicht erforderlich. Eine besonders dichte sympathische vasokonstriktorische Innervation findet man in der Haut, den Nieren und im Bereich der Nn. splanchnici (Mesenterial-, Leber-, Milz- und Pankreasgefäße), während Skeletmuskulatur und Gehirn schwächer innerviert sind.

Lokal-metabolische Wirkungen. Die Regulation der regionalen Organdurchblutung erfolgt in einigen Gefäßgebieten vorrangig unter dem Einfluß von Substanzen, die am Zellstoffwechsel beteiligt sind. Eine *Vasodilatation* tritt beispielsweise ein bei einem Anstieg des lokalen CO_2-Partialdruckes, bei Abfall des pH-Wertes, bei stärkerem Absinken des O_2-Partialdruckes, bei Erhöhung der Konzentrationen von Adenosindiphosphat (ADP), Adenosinmonophosphat (AMP), Adenosin und K^+. Diese Reize sind allerdings in den verschiedenen Organen in unterschiedlichem Ausmaß wirksam.

Auf die Wirkung der genannten Stoffe ist wahrscheinlich auch die **reaktive Hyperämie** zurückzuführen. Dabei handelt es sich um eine sehr starke Vasodilatation, die im Anschluß an eine vorübergehende Unterbrechung der Blutzufuhr in Haut und Muskeln auftritt. Das Ausmaß der reaktiven Hyperämie ist von der Dauer der Drosselung und von der Stoffwechselaktivität des Gewebes abhängig.

Catecholaminwirkungen. Die Catecholamine *Adrenalin* und *Noradrenalin* werden als Hormone des Nebennierenmarks (s. S. 560) gebildet und differenziert, d. h. in Anpassung an die jeweilige Kreislaufsituation, an das Blut abgegeben. Mit dem Blutstrom gelangen sie in alle Gefäße und beeinflussen den Kontraktionszustand der Wandmuskulatur. In der Regel sind Adrenalin zu 80% und Noradrenalin zu 20% an der Hormonabgabe beteiligt, bei starkem Blutdruckabfall steigt jedoch die relative Sekretionsrate von Noradrenalin an. Während *Noradrenalin* vorwiegend eine Vasokonstriktion hervorruft, hat *Adrenalin* teils konstriktorische, teils dilatatorische Gefäßwirkungen. Diese unterschiedlichen Effekte sind darauf zurückzuführen, daß die Catecholamine mit verschiedenen Typen adrenerger Rezeptoren reagieren (s. S. 474 f.).

An der glatten Muskulatur der Gefäße führt die Aktivierung der α-Rezeptoren zu einer Kontraktion, während die Aktivierung der β_2-Rezeptoren eine Erschlaffung zur Folge hat. **Noradrenalin** reagiert vorrangig mit den *α-Rezeptoren* und bewirkt auf diese Weise eine Vasokonstriktion (Abb. 8–27). **Adrenalin** dagegen aktiviert *alle Rezeptortypen* gleichermaßen. Dabei können jedoch in verschiedenen Gefäßgebieten unterschiedliche Effekte ausgelöst werden, weil α- und β_2-Rezeptoren unterschiedlich verteilt

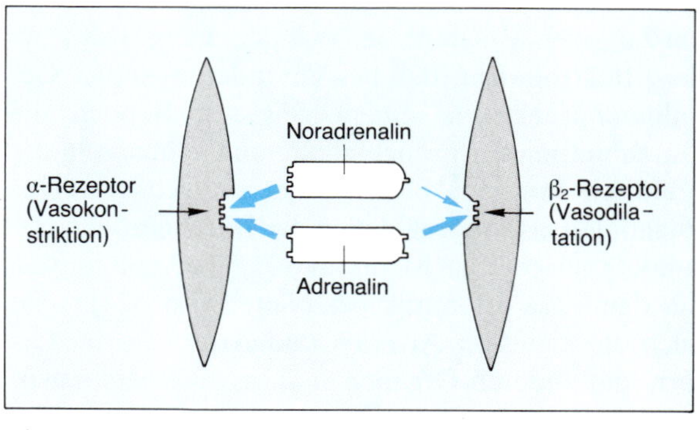

Abb. 8–27. Wirkungsunterschiede von Adrenalin und Noradrenalin an der glatten Gefäßmuskulatur infolge verschieden starker Aktivierung von α-und β_2-Rezeptoren. Die Wirkungsstärke ist durch die Dicke der Pfeile angedeutet

sind. Überwiegen die α-Rezeptoren, so hat Adrenalin eine vasokonstriktorische Wirkung; dominieren die β_2-Rezeptoren, so wirkt es vasodilatatorisch.

Die Adrenalinwirkung auf die Gefäßmuskulatur hängt nicht nur vom Verteilungsmuster der adrenergen Rezeptoren, sondern auch von der jeweiligen *Adrenalinkonzentration* ab. Da β_2-Rezeptoren eine niedrigere Aktivierungsschwelle als α-Rezeptoren haben, bewirkt Adrenalin – sofern beide Rezeptortypen vorhanden sind – in geringer Konzentration eine Vasodilatation, in hoher Konzentration eine Vasokonstriktion. Aus diesem Grunde führt die i. v. Injektion von Adrenalin in (unphysiologisch) hoher Dosis zu einer erheblichen Blutdrucksteigerung.

Weitere gefäßaktive Substanzen. Bei Aktivierung der Drüsentätigkeit im Verdauungstrakt werden Substanzen freigesetzt, die man unter der Bezeichnung **Kinine** zusammenfaßt. Hierzu zählen *Kallidin* und *Bradykinin,* die eine starke Vasodilatation der Drüsengefäße und darüber hinaus eine Mehrdurchblutung im Bereich des Darmes bewirken. Außerdem steigern die Kinine die Permeabilität der Kapillarwände bei entzündlichen und allergischen Reaktionen.

Das Polypeptid **Angiotensin II,** das nach Freisetzung von Renin aus der Niere im Blutplasma gebildet wird (s. S. 336), gehört zu den am stärksten vasokonstriktorisch wirkenden Substanzen. Angiotensin ist an der Blutdruckregulation beteiligt (s. S. 200) und im Rahmen des Renin-Angiotensin-Aldosteron-Systems für die Regulation des Wasser- und Elektrolythaushaltes von Bedeutung (s. S. 336).

Histamin wird vor allem bei Schädigungen der Haut und der Schleimhäute sowie bei bestimmten Antigen-Antikörper-Reaktionen (s. S. 116) freigesetzt. Es löst eine lokale Dilatation der Arteriolen und Venolen aus und erhöht die Kapillarpermeabilität.

8.7.2 Durchblutung spezieller Organe

Durchblutungsgrößen. Zur Quantifizierung der Blutversorgung eines Organs kann die *Volumenstromstärke* (ml/min) des Blutflusses in den zuleitenden Gefäßen dienen *(absolute Organdurchblutung).* Bezieht man diese Größe auf das gesamte Herzzeitvolumen, so erhält man die *relative Organdurchblutung* (%). Wegen der unterschiedlichen Größe der einzelnen Organe sagen die absoluten und relativen Durchblutungswerte sehr wenig über die Blutversorgung des speziellen Gewebes und deren Anpassung an die Stoffwechselbedürfnisse aus. Daher verwendet man für die Quantifizierung meist die auf das Organgewicht bezogene Volumenstromstärke ($ml \cdot g^{-1} \cdot min^{-1}$), die als *spezifische Organdurchblutung* bezeichnet wird. In Tabelle 8–3 sind die drei Durchblutungsgrößen der wichtigsten Organe für den Erwachsenen in körperlicher Ruhe angegeben.

Tab. 8–3. Mittelwerte der absoluten, relativen und spezifischen Organdurchblutung für den Erwachsenen in körperlicher Ruhe

Organ	Durchblutung absolute ml/min	relative (HZV-bezogene) %	spezifische (gewichtsbezogene) $ml \cdot g^{-1} \cdot min^{-1}$	Organgewicht kg
Gehirn	780	15	0,56	1,4
Myokard	250	5	0,83	0,3
Nieren	1200	23	4,0	0,3
Skeletmuskulatur	900	17	0,03	30
Haut	250	5	0,05	5
Leber	1500	28	1,0	1,5

Hirndurchblutung. Die spezifische Durchblutung des Gehirngewebes beträgt (gemittelt über das gesamte Organ) 0,5–0,6 $ml \cdot g^{-1} \cdot min^{-1}$. Allerdings ist zu beachten, daß bei der Hirndurchblutung regionale Unterschiede stark ausgeprägt sind. Für die ganglienzellreiche Rinde beträgt der Durchblutungswert etwa 1,0 $ml \cdot g^{-1} \cdot min^{-1}$, für die faserreiche weiße Substanz dagegen nur 0,2 $ml \cdot g^{-1} \cdot min^{-1}$.

Bei angespannter geistiger Tätigkeit und gesteigerter Aufmerksamkeit nimmt die spezifische Durchblutung einzelner Hirnareale zu, jedoch wird die Gesamtdurchblutung des Organs nur wenig beeinflußt. Bei generalisierten Krämpfen mit extrem gesteigerter neuronaler Aktivität können sich die Durchblutungswerte nahezu verdoppeln. Während des Schlafes ist die zerebrale Durchblutung – bedingt durch den Anstieg des CO_2-Partialdruckes (s. u.) – leicht erhöht, in Narkose dagegen normalerweise etwas vermindert.

Die **Regulation der Hirndurchblutung** steht in erster Linie unter der Kontrolle metabolischer Faktoren. Die Zunahme der *H^+-Konzentration* im perivaskulären Raum bewirkt vor allem im Bereich der Widerstandsgefäße eine Vasodilatation und damit eine Steigerung der Hirndurchblutung. Umgekehrt führt die Abnahme der H^+-Konzentration zu Vasokonstriktion und Durchblutungsminderung. Veränderungen des arteriellen *CO_2-Partialdruckes* haben die gleichen Effekte (Vasodilatation bei P_{CO_2}-Zunahme, Vasokonstriktion bei P_{CO_2}-Abnahme), wobei wahrscheinlich die CO_2-Wirkungen auf die Hirngefäße zum großen Teil über H^+-Ionen (aus der Reaktion $CO_2 + H_2O \rightleftarrows H^+ + HCO_3^-$) vermittelt werden.

Der arterielle *O_2-Partialdruck* hat nur insofern einen Einfluß auf die Hirngefäße, als bei Unterschreitung des sehr niedrigen P_{O_2}-Wertes von 60 mm Hg (8 kPa) die Hirndurchblutung ansteigt. Dabei ist noch nicht geklärt, ob die Abnahme des Gefäßtonus direkt durch O_2-Mangel verursacht oder indirekt durch hypoxiebedingte Veränderungen (z. B. der Konzentrationen von H^+, K^+ oder Adenosin) ausgelöst wird.

Der *myogenen Autoregulation* (s. S. 193) der Hirnarteriolen kommt im Hinblick auf die häufigen Änderungen der Körperposition mit entsprechenden Änderungen des hydrostatischen Druckes im Kopfbereich eine besondere Bedeutung zu. Bei physiologischen O_2- und CO_2-Partialdrücken im arteriellen Blut bleibt die Hirndurchblutung in einem bestimmten Bereich des arteriellen Mitteldruckes, nämlich zwischen 70 und 180 mm Hg (9,3–24,0 kPa), weitgehend konstant.

Die Autoregulation der Hirndurchblutung ist eingeschränkt oder aufgehoben, wenn unter pathologischen Bedingungen der CO_2-Partialdruck bzw. die H^+-Konzentration stark ansteigt (Azidose, s. S. 360) oder der O_2-Partialdruck tief absinkt. Unterschreitet der arterielle Blutdruck den Regelbereich, so kommt es zu einer druckproportionalen Minderdurchblutung des Gehirns mit entsprechenden Störungen zentralnervöser Funktionen. Bei Überschreiten des Regelbereiches steigt die Hirndurchblutung ebenfalls druckproportional an, wodurch die Drücke im kapillären Bereich u. U. so stark zunehmen können, daß ein Hirnödem auftritt.

Der Einfluß der vegetativen Innervation auf die Hirngefäße tritt gegenüber den genannten metabolischen und autoregulativen Faktoren zurück. Da die Hirngefäße bereits einen hohen Basaltonus haben, kann ihre Weite durch vasokonstriktorische Nervenimpulse nur in geringem Maße verändert werden.

Durchblutung der Skeletmuskulatur. Die spezifische Durchblutung des ruhenden Skeletmuskels beträgt im Mittel nur 0,03 ml · g^{-1} · min^{-1}. Die Gefäße der Skeletmuskulatur weisen also einen ausgeprägten *Ruhetonus* auf, der sowohl auf einen hohen Basaltonus als auch auf die vasokonstriktorische Aktivität des Sympathikus zurückzuführen ist. Bei *Muskelarbeit* nimmt die Durchblutung stark zu und kann im Extremfall etwa das 20fache des Ruhewertes erreichen. Unter stärkster Belastung aller Muskelgruppen steigt das Herzzeitvolumen auf ca. 20 l/min an, wovon dann 80% der Skeletmuskulatur zugeleitet werden.

Für die **Regulation der Muskeldurchblutung** sind in den verschiedenen Arbeitsphasen unterschiedliche Faktoren maßgebend. Bereits kurz *vor* Beginn der körperlichen Belastung kommt es zu einer Mehrdurchblutung der Muskulatur, die auf neurale Einflüsse zurückzuführen ist. Nach Arbeitsbeginn wird die Muskeldurchblutung insbesondere durch hormonale und metabolische Faktoren dem jeweiligen Bedarf angepaßt. Die Ausschüttung kleiner Mengen von *Adrenalin* aus dem Nebennierenmark führt zu einer Aktivierung von β_2-Rezeptoren und damit zu einer Vasodilatation der Muskelgefäße. Bei längerdauernder Belastung sorgen die im arbeitenden Muskel anfallenden *Metabolite* für die Aufrechterhaltung der Vasodilatation und Feinregulation der Gefäßweite. Metabolische Veränderungen, deren Mitwirkung an der lokalen Vasodilatation diskutiert wird, sind u. a. Abnahme des O_2-Partialdrucks, Zunahme des CO_2-Partialdrucks, Anstieg der Konzentrationen von H^+, K^+, Adenosin und Adenosinphosphaten im Extrazellularraum. Die vasokonstriktorischen Einflüsse des Sympathikus bleiben gegenüber diesen dominierenden Faktoren im arbeitenden Muskel ohne Wirkung.

Bei *dynamischer Muskelarbeit* weist die im Mittel gesteigerte Durchblutung deutliche Schwankungen im Rhythmus der Muskelkontraktionen auf. Während der Blutstrom jeweils in der Kontraktionsphase mechanisch gedrosselt wird, kommt es in der Erschlaffungsphase bei Entlastung der Gefäße vom äußeren Gewebedruck zu einem Anstieg der Stromstärke. Im Gegensatz dazu führt eine dauernde Anspannung der Muskulatur bei *statischer Arbeit* (Haltearbeit) zu einer Dauerkompression der Gefäße, so daß infolge Minderdurchblutung des Gewebes eine rasche Ermüdung eintritt.

Hautdurchblutung. Die spezifische Hautdurchblutung beträgt unter Ruhebedingungen bei Behaglichkeitstemperatur im Mittel etwa 0,05 ml · g^{-1} · min^{-1}. In Abhängigkeit von der Hauttemperatur bestehen jedoch erhebliche regionale Variationen im Bereich zwischen 0,02 und 0,1 ml · g^{-1} · min^{-1}. Da die Durchblutung der Haut vor allem im Dienste der *Thermoregulation* steht, sind die Durchblutungswerte in der Regel sehr viel größer, als es den Stoffwechselbedürfnissen entspricht. Bei Hitzebelastung steigt die Hautdurchblutung um das 10fache, unter extremen Bedingungen sogar bis um das 20fache des Indifferenzwertes an.

Für die **Regulation der Hautdurchblutung** ist vor allem die Aktivität sympathischer adrenerger vasokonstriktorischer Fasern von Bedeutung, die bereits unter thermoindifferenten Bedingungen einen hohen Ruhetonus der Gefäße aufrechterhalten. Bei sinkender Außentemperatur nimmt die *sympathische vasokonstriktorische Aktivität* zu, so daß die Hautdurchblutung und damit die Wärmeabgabe reduziert werden. (Bei Temperatursenkung unter den Gefrierpunkt kommt es jedoch zu einer Dilatation der Hautgefäße, wodurch die Haut vor Erfrierungen geschützt wird.) Steigt die Außentemperatur an, so tritt an den Akren (Hand, Fuß, Ohrmuschel, Nase) infolge zentraler Hemmung der sympathischen vasokonstriktorischen Aktivität eine Vasodilatation ein. Dadurch wird – insbesondere wegen der Eröffnung zahlreicher arteriovenöser Anastomosen – die Wärmeabgabe wirkungsvoll unterstützt. Am Körperstamm erfolgt die Vasodilatation vor allem durch *Bradykinin,* das bei erhöhter Sekretionstätigkeit der Schweißdrüsen gebildet wird.

Durchblutung der Bauchorgane. Die Durchblutung von Magen, Darm, Pankreas, Leber und Milz wird vorwiegend durch *sympathische vasokonstriktorische Fasern* der Nn. splanchnici kontrolliert. Bei körperlicher Arbeit führt eine Aktivierung der Splanchnikusfasern zu einer starken Reduzierung der Durchblutung im Bereich der Bauchorgane. Da hierbei gleichzeitig das Lumen der Kapazitätsgefäße abnimmt, können bis zu 400 ml Blut aus diesem Gebiet in die arbeitende Muskulatur umgeleitet werden.

Im Darmbereich hat die Zunahme der Drüsentätigkeit eine Durchblutungssteigerung zur Folge, die wahrscheinlich durch Freisetzung von *Bradykinin* vermittelt wird. Außerdem zeigen die Widerstandsgefäße in Darm und Leber (bezügl. der Durchblutungsgröße s. Tabelle 8–3) deutliche autoregulative Reaktionen.

Myokarddurchblutung, s. S. 157.

Nierendurchblutung, s. S. 328.

Lungendurchblutung, s. S. 230.

8.8 Regulation des Blutkreislaufes

Während regionale Regulationsmechanismen die Durchblutung der Organe auf den jeweiligen Bedarf einstellen, sorgen gleichzeitig überregionale Regeleinrichtungen für die Anpassung aller kardiovaskulärer Funktionen an die wechselnden Kreislaufsituationen. Diese globale Aufgabe umfaßt im einzelnen die Einstellung eines adäquaten Herzzeitvolumens, die Sicherstellung eines ausreichenden Perfusionsdrukkes für alle Organe sowie – unter Beteiligung der Nieren – die Konstanthaltung des Blutvolumens. Nach Maßgabe ihres Wirkungseintritts unterteilt man die daran beteiligten Anpassungsvorgänge in kurz-, mittel- und langfristige Regulationsmechanismen.

8.8.1 Mechanismen zur kurzfristigen Blutdruckregulation

Kurzfristige Regulationsmechanismen sind dadurch charakterisiert, daß sie auf veränderte Kreislaufanforderungen innerhalb weniger Sekunden reagieren, jedoch bei dauernder Beanspruchung innerhalb von Tagen ihre Wirksamkeit teilweise oder vollständig verlieren.

Pressorezeptorenreflexe. Der ständigen Überwachung des Blutdruckes im arteriellen Gefäßsystem dienen die sog. *Pressorezeptoren (Barorezeptoren).* Diese Rezeptoren, die durch Dehnung der Gefäßwand erregt werden, finden sich vor allem in der Adventitia und Media des *Aortenbogens* und des *Karotissinus* (Abb. 8–28). Während die von den Pressorezeptoren im Karotissinus ausgelösten Nervenimpulse über den Karotissinusnerven, einen Ast des N.

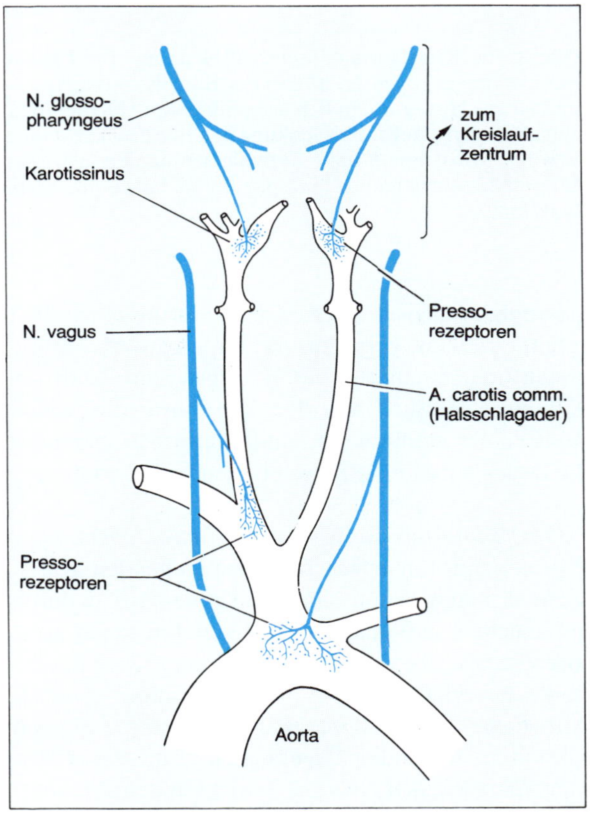

Abb. 8–28. Lokalisation der Pressorezeptoren im Aortenbogen, in der A. carotis communis und im Karotissinus mit zugehörigen afferenten Nervenbahnen

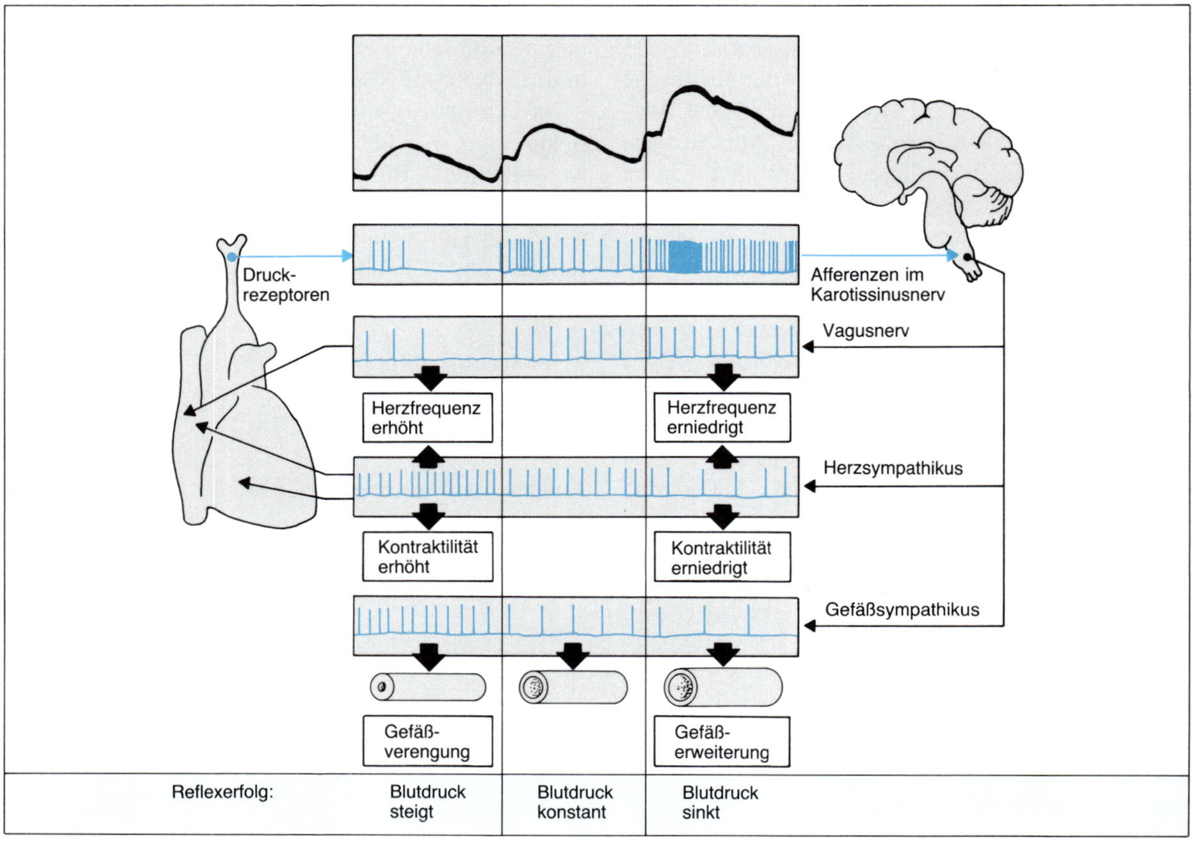

Abb. 8–29. Kreislaufreaktionen bei Senkung und Erhöhung des arteriellen Blutdrucks, modifiziert nach Rushmer. Es sind die Impulsfolgen im afferenten Karotissinusnerven sowie in den efferenten parasympathischen Herznerven (Rami cardiaci des N. vagus), in den sympathischen Herznerven (Nn. cardiaci) und in den sympathischen konstriktorischen Gefäßnerven dargestellt. Bei Senkung des Blutdrucks nimmt die Erregung der Pressorezeptoren ab. Dadurch wird reflektorisch die parasympathische Aktivität vermindert und die sympathische Aktivität gesteigert, so daß eine Zunahme des Herzzeitvolumens und des peripheren Widerstandes resultiert. Bei erhöhtem Blutdruck kommt es zu entgegengesetzten Reaktionen

glossopharyngeus, zum Kreislaufzentrum (s. S. 481) geleitet werden, gelangen die Impulse vom Aortenbogen über einen Ast des N. vagus zum Zentrum. Auf diese Weise gehen den kreislaufregulierenden Zentren des Stammhirns ständig Informationen über die Druckverhältnisse im arteriellen Gefäßsystem zu.

Die *Blutdruck-Nervenimpuls-Charakteristik* der Pressorezeptoren sowie die entsprechenden Kreislaufreaktionen lassen sich im Tierversuch dadurch untersuchen, daß man die Gefäßabschnitte mit pressorezeptorischen Arealen vom übrigen Kreislaufsystem – bei erhaltener sensibler Innervation – isoliert. Auf diese Weise durchgeführte Untersuchungen führten zu folgenden Ergebnissen: Ein akuter *Anstieg des arteriellen Druckes* bewirkt in den Pressorezeptoren eine *Frequenzzunahme,* ein plötzlicher *Abfall* eine *Frequenzabnahme* der ausgelösten Nervenimpulse (s. Abb. 8–29). Auch bei gleichbleibenden Drücken im physiologischen Bereich befinden sich die pressorezeptorischen Zonen in mäßiger Erregung, so daß dem Kreislaufzentrum ständig Impulse zugeleitet werden. Die Abhängigkeit der Entladefrequenz vom jeweiligen Mitteldruck zeigt einen charakteristischen S-förmigen Verlauf mit einem linearen Bereich größter Empfindlichkeit zwischen 80 und 180 mm Hg (10,7–24,0 kPa).

Die arteriellen Pressorezeptoren signalisieren aber nicht nur die mittlere Intensität, sondern auch die Änderungsgeschwindigkeit von Druckreizen, d.h., sie besitzen die Eigenschaft von *Proportional-Differential-Rezeptoren* (PD-Rezeptoren, s. S. 75). Die rhythmischen Druckschwankungen im arteriellen System erzeugen demnach ein pulssynchrones Impulsmuster, wobei die Impulsfrequenz in der Anstiegsphase der Pulskurve überproportional zunimmt (s. Abb. 8–29). Auf diese Weise wird das Kreislaufzentrum nicht nur über die Höhe des arteriellen Mitteldruckes, sondern auch über die Anstiegssteilheit der Pulskurve und über die Größe der Blutdruckamplitude sowie über die Herzfrequenz informiert.

Das Kreislaufzentrum beantwortet eine arterielle Drucksenkung mit einer allgemeinen *Aktivierung des Sympathikus* und einer *Hemmung des Parasympathikus* (s. Abb. 8–29). Hierdurch wird die Herzfrequenz heraufgesetzt, die Kontraktilität des Herzens gesteigert und der periphere Widerstand durch Vasokonstriktion (vor allem der Widerstandsgefäße in der Skeletmuskulatur und in den Bauchorganen) erhöht, so daß der arterielle Mitteldruck wieder ansteigt. Gleichzeitig fördert die Konstriktion der Kapazitätsgefäße den venösen Zustrom zum Herzen. Eine arterielle Druckerhöhung führt zu entgegengesetzten Reaktionen und löst damit eine depressorische (blutdrucksenkende) Gegenregulation aus.

Die Unterbrechung der afferenten Bahnen von den Pressorezeptoren zum Gehirn (Durchschneidung von Glossopharyngeus und Vagus) führt in gleicher Weise wie das Ausbleiben von Impulsen zu einem exzessiven Anstieg des Blutdruckes *(„Entzügelungshochdruck“)*. Daher bezeichnet man die afferenten Bahnen, die einer Steigerung des Blutdruckes entgegenwirken, als *Blutdruckzügler* und den gesamten blutdruckregulierenden Prozeß als *Depressorreflex*.

Bei Aktivierung des sympathischen Systems infolge eines Blutdruckabfalls werden aus dem (sympathisch innervierten) Nebennierenmark vermehrt *Catecholamine* ausgeschüttet. Ihre im Gesamtkreislauf vorwiegend vasokonstriktorische Wirkung unterstützt die nerval vermittelten vasomotorischen Effekte.

Der gesamte Regelvorgang zur Konstanthaltung des arteriellen Mitteldrucks, der im wesentlichen durch das Herzzeitvolumen und den totalen peripheren Widerstand bestimmt wird, läßt sich am besten mit dem Modell eines **Regelkreises** (s. S. 56) beschreiben (s. Abb. 8–30): Die *Regelgröße* ist der *mittlere Blutdruck* im arteriellen Gefäßsystem. Der Istwert dieser Regelgröße wird von den Pressorezeptoren im Aortenbogen und im Karotissinus registriert und in Form von Nervenimpulsen an den *Regler*, das *Kreislaufzentrum* in der Medulla oblongata, übermittelt. Hier findet ein Vergleich mit dem vorgegebenen Sollwert statt. Regelabweichungen führen über Steuersignale des vegetativen Nervensystems zu einer Korrektur an den *Stellgliedern*, vor allem dem *Herzzeitvolumen* und dem *totalen peripheren Widerstand*. Ist beispielsweise infolge eines größeren Blutverlustes der arterielle Mitteldruck abgesunken, so kommt es auf dem geschilderten Wege zu einer Steigerung des Herzzeitvolumens und zu einer peripheren Vasokonstriktion, wodurch der Blutdruck wieder auf den Sollwert zurückgeführt wird. Über diese Regeleinrichtung werden die blutdruckbestimmenden Größen laufend so eingestellt, daß der arterielle Mitteldruck möglichst wenig von dem vorgegebenen Sollwert abweicht.

Dehnungsrezeptorenreflexe. Das medulläre Kreislaufzentrum empfängt außerdem ständig Informationen von Dehnungsrezeptoren des Herzens und der großen intrathorakalen Venen, deren Impulse über afferente Fasern des N. vagus zum Zentrum geleitet werden. Durch ihre Lokalisation im intrathorakalen Abschnitt des Niederdrucksystems sind sie in der Lage, den Füllungszustand des Gefäßsystems und damit das zirkulierende Blutvolumen ständig zu kontrollieren.

Von besonderer Bedeutung sind dabei die in den Wänden beider Vorhöfe befindlichen A- und B-Rezeptoren. Erstere reagieren auf aktive Spannungsentwicklung, letztere auf passive Dehnung der Vorhofswände. Eine isolierte Erregung der *B-Rezepto-*

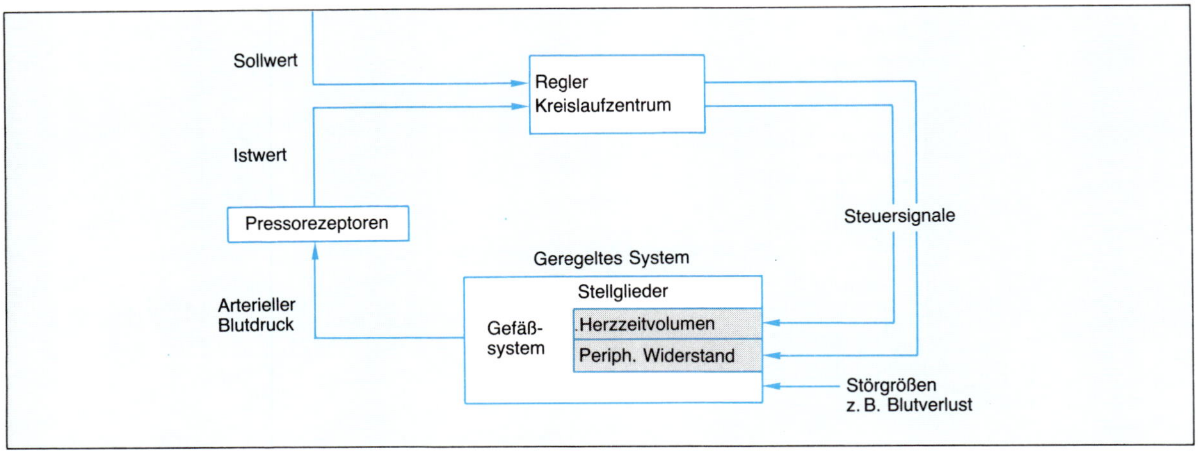

Abb. 8–30. Regelkreis für die kurzfristige Blutdruckregulation

ren führt – wie die Aktivierung der Pressorezeptoren – zu einer *Hemmung sympathischer Efferenzen* bzw. zu einer *Steigerung der parasympathischen Aktivität*. Hierdurch kommt es zu entsprechenden Wirkungen am Herzen (Abnahme des Herzzeitvolumens) und an der Gefäßmuskulatur (Dilatation der Nierengefäße), wie sie bereits für die Aktivierung der Pressorezeptoren geschildert wurden. Diese Reaktionen sind von einer Ausschüttung des *atrialen natriuretischen Faktors* (s. S. 159) begleitet. Die physiologische Bedeutung der A-Rezeptoren ist noch nicht vollständig geklärt.

Chemorezeptorische und unspezifische Einflüsse. Aktivierungen der peripheren Chemorezeptoren (s. S. 234) durch *Hypoxie* oder der zentralen chemosensiblen Strukturen (s. S. 481) durch *Hyperkapnie* (Anstieg des CO_2-Partialdruckes) und *Azidose* (Zunahme der H^+-Konzentration) können bis zu einem gewissen Grade die Kreislaufregulation beeinflussen. Dabei werden entweder direkt über das Kreislaufzentrum in der Medulla oblongata oder indirekt auf dem Umweg über das Atmungszentrum *pressorische* (blutdrucksteigernde) *Reaktionen* ausgelöst. Schließlich sind auch unspezifische Reize, die auf Rezeptoren außerhalb des kardiovaskulären Systems einwirken, in der Lage, den Kreislauf zu beeinflussen. Hierzu gehören Schmerz- und Kältereize, Lungendehnung und Skeletmuskelkontraktion.

8.8.2 Mechanismen zur mittelfristigen Blutdruckregulation

Die mittelfristigen Regulationen setzen bei plötzlicher Blutdruckänderung nach einigen Minuten ein und erreichen erst nach einer gewissen Zeit ihre volle Wirksamkeit. Hieran sind druck- und volumenbeeinflussende Faktoren beteiligt.

Renin-Angiotensin-System. Kommt es infolge eines starken Blutdruckabfalls oder durch eine mechanisch ausgelöste Durchblutungsdrosselung zu einer Einschränkung der Nierendurchblutung, so wird im verstärkten Maße das Gewebshormon *Renin* aus dem juxtaglomerulären Apparat der Niere (s. S. 336) freigesetzt. Das daraufhin vermehrt gebildete **Angiotensin II** bewirkt eine starke Konstriktion der arteriellen Widerstandsgefäße, so daß der periphere Widerstand und damit auch der Blutdruck ansteigen (s. Abb. 8–31). Außerdem stimuliert Angiotensin II die Noradrenalinfreisetzung, wodurch seine *vasokonstriktorische Wirkung* noch weiter verstärkt wird. Auf diese Weise trägt das Renin-Angiotensin-System dazu bei, den Blutdruck nach einem Blutverlust oder nach einem Blutdruckabfall aus anderer Ursache mittelfristig auf einem normalen Niveau zu stabilisieren. Aus den geschilderten Zusammenhängen wird auch verständlich, daß bei

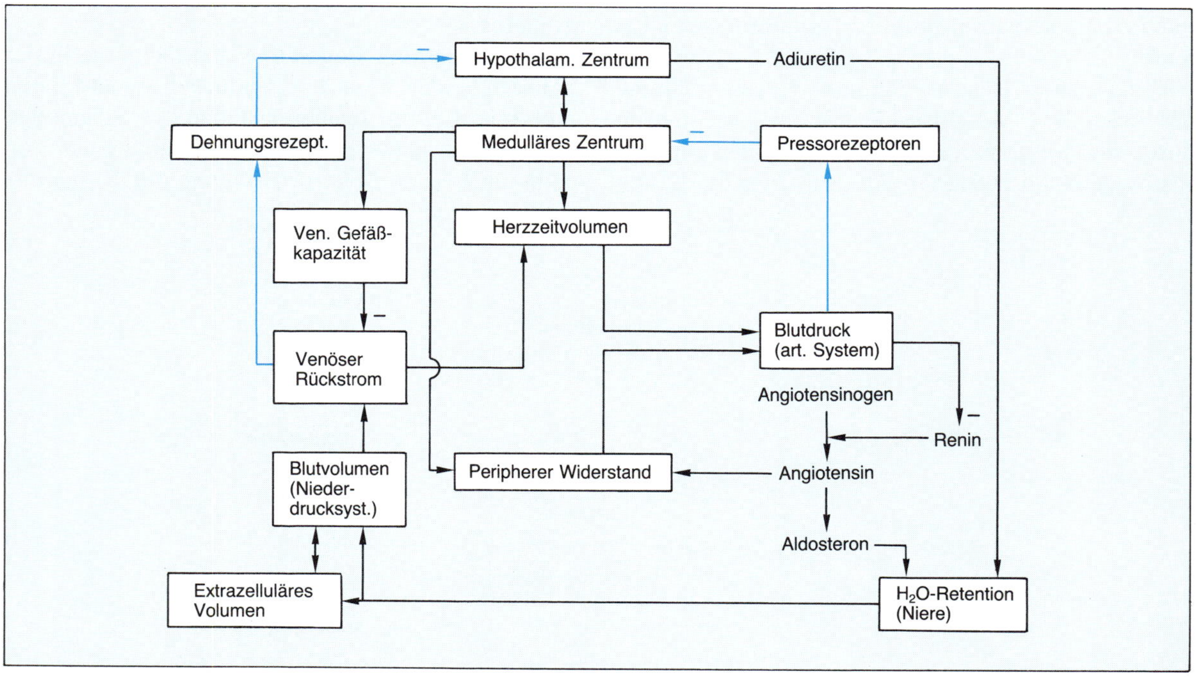

Abb. 8–31. Blockschema der an der Kreislaufregulation beteiligten Mechanismen

Nierenerkrankungen, die nicht selten mit einer verstärkten Renin-Produktion einhergehen, vielfach besonders hohe Blutdruckwerte auftreten (renale Hypertonie, s. S. 205).

Transkapilläre Flüssigkeitsverschiebung. Wie bereits auf S. 186 beschrieben, führt eine Blutdrucksteigerung in der Regel auch zu einer Zunahme des effektiven Filtrationsdruckes, die wiederum eine vermehrte Filtration in den interstitiellen Raum zur Folge hat. Hierdurch nimmt das intravasale Blutvolumen und sekundär auch der arterielle Blutdruck ab. Eine gesteigerte kapilläre Reabsorption hat den entgegengesetzten Effekt.

8.8.3 Mechanismen zur langfristigen Blutdruckregulation

Die langfristige Kreislaufregulation beruht vor allem auf einer Anpassung des extrazellulären Flüssigkeitsvolumens – und damit gekoppelt des Blutvolumens – an veränderte Kreislaufsituationen. Das Stellglied dieses Regelsystems ist die Flüssigkeitsausscheidung durch die Niere.

Renale Volumenregulation. Arterielle *Blutdrucksteigerungen* lösen eine *vermehrte Harnausscheidung* aus. Die Folge ist eine Reduktion des extrazellulären Flüssigkeitsvolumens und des Blutvolumens, wodurch der venöse Rückfluß zum Herzen vermindert wird (s. Abb. 8–31). Damit kommt es zu einer Abnahme des Herzzeitvolumens und schließlich zu einer Senkung des zunächst erhöhten arteriellen Blutdruckes. Auf diesem Wege kann auch bei bestimmten Hypertonieformen der Blutdruck durch Gabe von *Diuretika* (harntreibenden Substanzen) gesenkt werden. Eine primäre *Erniedrigung des arteriellen Blutdruckes* löst eine *Reduktion der Harnausscheidung* (H_2O-Retention) aus, wodurch über entgegengesetzte Reaktionen in den geschilderten Zwischenstufen eine Drucksteigerung eintritt. Vermittelt wird der gesamte Regelprozeß durch die Hormone Aldosteron und Adiuretin.

Renin-Angiotensin-Aldosteron-Mechanismus. Die druckabhängige Renin-Abgabe, die zur Bildung von Angiotensin II führt (s. S. 336), beeinflußt auch die Harnausscheidungsrate der Niere. Angiotensin II stimuliert nämlich die Aldosteron-Sekretion durch die Nebennierenrinde. Unter dem Einfluß von *Aldosteron* wird die Na^+-Rückresorption aus dem Tubulussystem der Niere gefördert und damit – osmotisch bedingt – weniger Flüssigkeit ausgeschieden. Das Renin-Angiotensin-Aldosteron-System bewirkt also, daß das Blutvolumen bei Blutdruckabfall erhöht und bei Blutdruckanstieg reduziert wird. Außerdem verstärkt Aldosteron die Erregbarkeit der Gefäßmuskulatur gegenüber vasokonstriktorischen Einflüssen und übt damit auch durch Veränderung des peripheren Gefäßwiderstandes eine blutdruckregulierende Wirkung aus.

Adiuretin-System. Die afferenten Impulse von den Dehnungsrezeptoren beeinflussen nicht nur die medullären Zentren, sondern auch bestimmte Regionen des Hypothalamus. In diesen Gebieten wird bei starker Dehnung der Vorhofwände die Bildung und Sekretion von Adiuretin (ADH, s. S. 539f.) eingeschränkt, wodurch die Harnausscheidung zunimmt *(Gauer-Henry-Reflex)*. Umgekehrt kommt es bei verminderter Erregung der Dehnungsrezeptoren zu einer gesteigerten ADH-Abgabe und infolge dessen zu einer Reduktion der Harnausscheidung. Über die veränderte renale Flüssigkeitsretention kann also das Blutvolumen der jeweiligen Kreislaufsituation langfristig angepaßt werden. Daneben hat Adiuretin in höherer Konzentration einen vasokonstriktorischen Effekt.

Auf die Rolle des *atrialen natriuretischen Peptids* bei Vorhofdehnung wurde bereits auf S. 159 hingewiesen.

8.8.4 Zentrale Kontrolle des Kreislaufs

Der Gesamtkontrolle aller Kreislauffunktionen dienen Neuronenpopulationen im Zentralnervensystem, die man vereinfacht als Zentren kennzeichnet. Nach ihrer Lokalisation unterscheidet man medulläre, hypothalamische und kortikale an der Kreislaufregulation beteiligte Zentren.

Medulläre Zentren. In der Formatio reticularis der Medulla oblongata (s. S. 481) und in der benachbarten Hirnstammregion der Brücke sind Strukturen lokalisiert, die als medulläre oder bulbäre Kreislaufzentren zusammengefaßt werden. Nach den Ergebnissen von Reiz- bzw. Ausschaltungsversuchen hat man in diesem sog. **Vasomotorenzentrum** ein bilateral gelegenes *exzitatorisches* oder *pressorisches Areal* und ein mediales, tiefer gelegenes *inhibitorisches* oder *depressorisches Areal* zu unterscheiden (Abb. 8-32).

Elektrische Reizungen der *bilateralen Felder* führen zu einer Steigerung des Sympathikustonus und damit zu einer Aktivierung der Herztätigkeit sowie zu einer Vasokonstriktion in den meisten Strombahngebieten. Von diesen Regionen gehen also blutdrucksteigernde (pressorische) Wirkungen aus. Bei Reizungen des *medialen Feldes* kommt es zu einer Hemmung des Sympathikustonus und gleichzeitig zu einer Steigerung des Parasympathikustonus, die zusammen eine Minderung der Herztätigkeit und eine Vasodilatation zur Folge haben. Die Aktivierung dieser Region hat daher einen blutdrucksenkenden (depressorischen) Effekt.

Das Vasomotorenzentrum ist ständig aktiv und wirkt durch Nervenimpulse, die über sympathische vasokonstriktorische Fasern geleitet werden, daran mit, den *Ruhetonus* der Gefäßmuskulatur aufrechtzuerhalten (s. S. 193). Eine Durchtrennung des Hirnstamms unterhalb der pressorischen Areale oder eine Ausschaltung der sympathischen Impulse durch Spinalanästhesie (Leitungsblockade im Rückenmark) lösen deshalb einen arteriellen Blutdruckabfall bis auf etwa 50 mm Hg (6,7 kPa) aus, der auf einen weitgehenden Verlust des Vasokonstriktorentonus zurückzuführen ist.

Wegen der engen Nachbarschaft des Vasomotorenzentrums zum Atmungszentrum (s. S. 481) im Rautenhirn bestehen deutliche funktionelle Beziehungen zwischen „respiratorischen“ und „kardiovaskulären“ Neuronen, so daß sich Atemtätigkeit einerseits, Herzfrequenz und arterieller Blutdruck andererseits wechselseitig beeinflussen können.

Hypothalamische Zentren. Durch experimentelle Reizung der Formatio reticularis im Mesencephalon und des Hypothalamus lassen sich ebenfalls Kreislaufreaktionen auslösen. Elektrische Reize im Bereich des *hinteren Hypothalamus* führen zu einer Vasodilatation in der Skeletmuskulatur und zu einer Vasokonstriktion in vielen anderen Organen sowie zu einer Aktivierung der Herztätigkeit. Dagegen bewirken Reize im *vorderen Hypothalamus* eine allgemeine Dämpfung der Herz-Kreislauf-Funktion.

Die Bedeutung des Hypothalamus für das Kreislaufgeschehen liegt vor allem darin, daß von hier aus die Funktionen des kardiovaskulären Systems an die allgemeine vegetative Reaktionslage angepaßt wer-

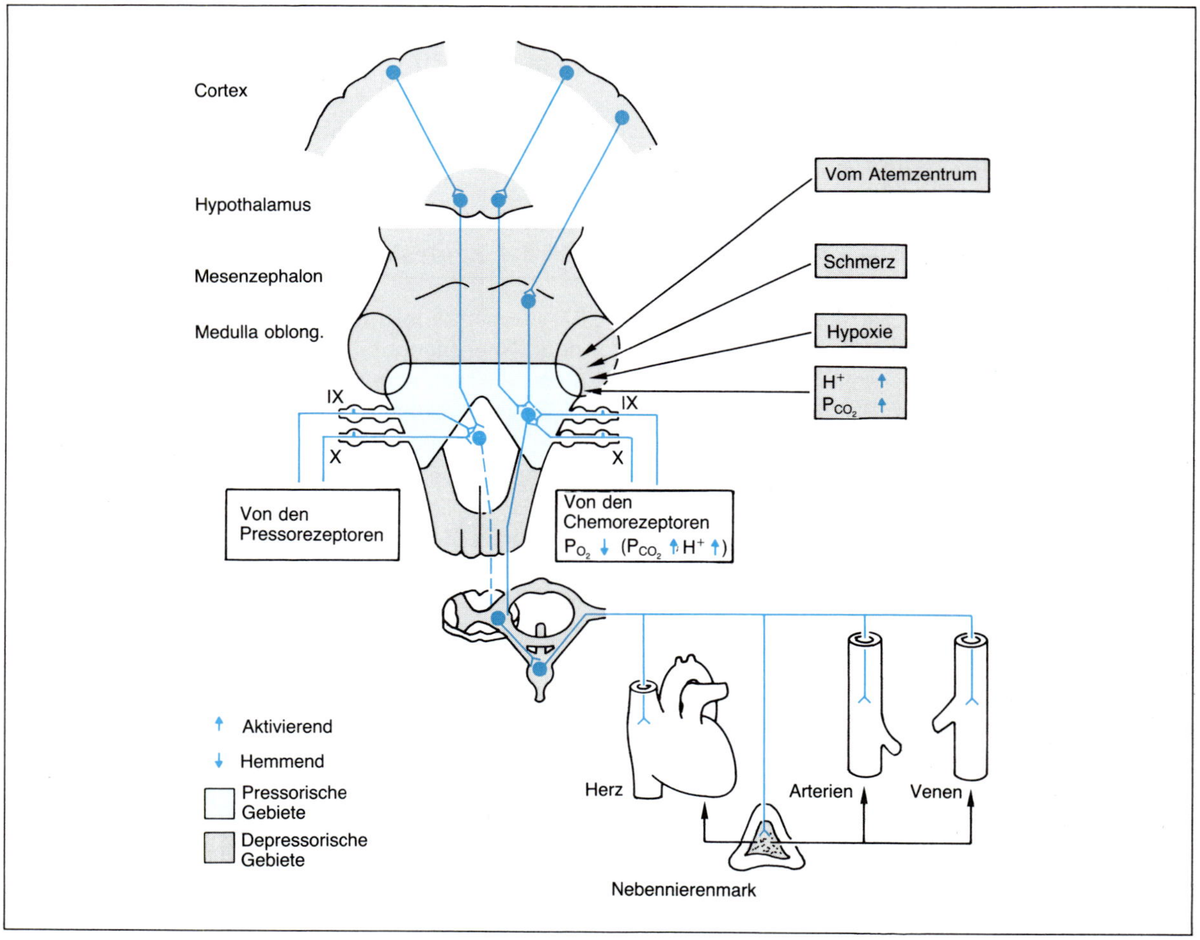

Abb. 8–32. Kreislaufzentren in der Medulla oblongata (*hellblau:* bilaterales exzitatorisches Zentrum; *weiß:* mediales inhibitorisches Zentrum) mit efferenten Verbindungen sowie afferenten und zentralen Zuflüssen, modifiziert nach Uvnäs

den. Bei einer **ergotropen Reaktionslage,** die durch gesteigerte Leistungsfähigkeit und Leistungsbereitschaft (Alarm- oder Bereitschaftsreaktion) gekennzeichnet ist (s. S. 482), bewirkt die Aktivierung der entsprechenden Hypothalamusregionen eine Zunahme des Herzzeitvolumens, eine Steigerung des Blutdrucks und eine Förderung der Muskeldurchblutung (Angriffs-, Flucht- oder Verteidigungsreaktion bei emotionalen Alterationen, wie Angst oder Wut). In einer *trophotropen Reaktionslage* (s. S. 482) bei Nahrungsaufnahme und Verdauung wird vom Hypothalamus aus die Durchblutung nicht aktiver Organe (z. B. der Skeletmuskulatur) eingeschränkt und somit eine Mehrdurchblutung des Magen-Darm-Traktes ermöglicht.

Für eine enge funktionelle Kopplung der kardiovaskulären Funktionen und der *Thermoregulation* im Bereich des Hypothalamus sprechen Befunde, nach denen die Erwärmung des vorderen Hypothalamus zu einer Vasodilatation in der Haut (Steigerung der Wärmeabgabe) und einer Vasokonstriktion in den Eingeweiden führt. Dagegen wird durch Kühlung eine Konstriktion der Hautgefäße (Schutz vor Wärmeverlusten) und eine Steigerung des Skeletmuskeltonus, u. U. auch Muskelzittern, ausgelöst.

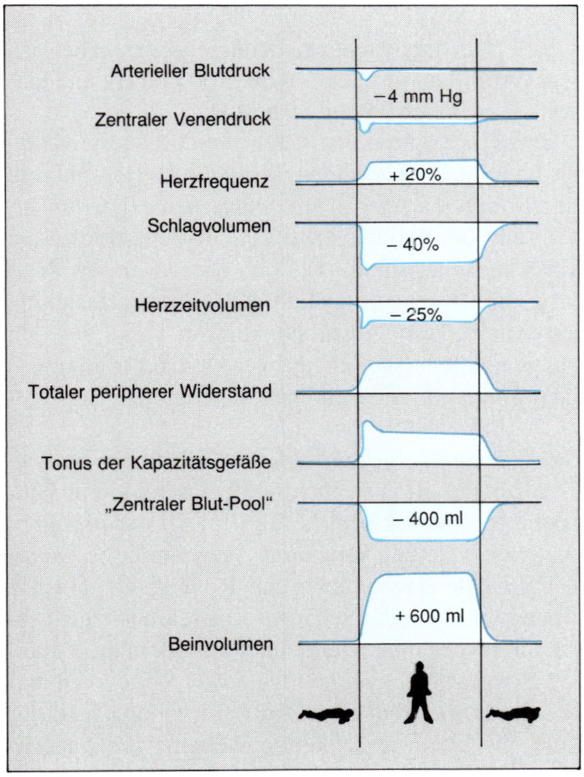

Abb. 8−33. **Veränderungen einiger kardiovaskulärer Parameter beim Positionswechsel vom Liegen zum Stehen** (Orthostasereaktion), nach Witzleb. Die Zahlenangaben stellen Mittelwerte dar, von denen individuelle Abweichungen vorkommen können

Kortikale Einflüsse. Die Kreislauffunktion kann schließlich auch von der Hirnrinde aus beeinflußt werden. *Neokortikale Strukturen,* von denen Kreislaufwirkungen ausgehen, liegen vorrangig in den motorischen und prämotorischen Rindenfeldern (s. S. 443). Von ihnen können sowohl pressorische als auch depressorische Reaktionen ausgehen. Besonders deutlich ist der Einfluß dieser neokortikalen Felder bei der sog. *Erwartungs-* oder *Startreaktion,* welche die vegetative Umstellung vor Beginn einer körperlichen Arbeit bezeichnet. Unabhängig von der nachfolgenden tatsächlichen Leistung kommt es in dieser Situation zu einer Herzfrequenz- und Blutdrucksteigerung. Diese vor und gleichzeitig mit der motorischen Aktivität auftretenden Kreislaufeffekte werden durch *zentrale Mitinnervation* des vegetativen Nervensystems hervorgerufen. Die Übertragung der Impulse erfolgt vor allem von der Pyramidenbahn (s. S. 443 f.) auf die sympathischen Ursprungszellen im Rückenmark.

Auch von *paläokortikalen Arealen* des limbischen Systems aus können sowohl pressorische als auch depressorische Kreislaufreaktionen ausgelöst werden. Diese gehen häufig mit vegetativen Umstellungen anderer Funktionen, z. B. der Atmung, der Magen-Darm-Motilität und der Drüsensekretion einher.

8.8.5 Kreislaufumstellungen

Orthostase. Beim Übergang vom Liegen zum Stehen kommt es infolge hydrostatischer Druckänderungen zu einer Umverteilung des Blutvolumens (s. S. 189). Sowohl der arterielle Blutdruck oberhalb des Herzens als auch der zentrale Venendruck sinken ab (s. Abb. 8−33). Da der venöse Zufluß zum Herzen vermindert ist, tritt eine Reduktion des Schlagvolumens und damit eine weitere Senkung des arteriellen Blutdruckes ein. Die Informationen über diese Veränderungen, die in Form erniedrigter Impulsfrequenzen von den Dehnungs- und Pressorezeptoren ausgehen, werden von den kreislaufregulierenden Zentren durch eine **Aktivierung des Sympathikus** beantwortet. Es kommt infolge dessen zu einer Konstriktion der Widerstands- und Kapazitätsgefäße in Skeletmuskulatur, Haut, Nieren und Bauchorganen sowie zu einer Steigerung der Herzfrequenz. Diese Veränderungen bewirken eine vollständige Normalisierung des arteriellen Blutdruckes. Die Zunahme der Herzfrequenz kann jedoch die Abnahme des Schlagvolumens nicht voll kompensieren, so daß das Herzzeitvolumen – verglichen mit dem Wert im Liegen – erniedrigt bleibt.

Muskelarbeit. Bei körperlicher Arbeit erfolgt nicht nur eine Mehrdurchblutung der arbeitenden Muskulatur, sondern unter dem Einfluß erhöhter Sympathikusaktivität auch eine Reduktion der Durchblutung von ruhender Muskulatur, Bauchorganen und Nieren. Dadurch wird ein beträchtliches Blutvolumen in die arbeitende Muskulatur umgeleitet. Die starke Abnahme des Strömungswiderstandes in der tätigen Muskulatur kann jedoch durch die kollaterale Widerstandszunahme nicht kompensiert werden, so daß der *totale periphere Widerstand erniedrigt* ist. Diese Veränderung bewirkt allerdings keinen Blutdruckabfall, da sie durch *Zunahme des Herzzeitvolumens* (Erhöhung des Schlagvolumens durch Sympathikusaktivierung, Anstieg der Herzfrequenz durch verminderte Parasympathikuserregung) mehr als ausgeglichen wird. Der arterielle Mitteldruck ist daher – bei gleichzeitiger Zunahme der Blutdruckamplitude – leicht erhöht (s. S. 183).

Emotionale Kreislaufreaktionen. In emotional gefärbten Angst-, Wut-, Abwehr- und Fluchtsituationen reagiert der Organismus in stereotyper Weise. Derartige Stress-Situationen werden durch *Alarm-* oder *Notfallreaktionen* beantwortet, die wahrscheinlich von Neuronen im Paläocortex, im Hypothalamus und im Mesencephalon ausgelöst werden. Es kommt dabei zu einer allgemeinen Aktivierung des Sympathikus und zur Catecholamin-Ausschüttung aus dem Nebennierenmark, wobei eine Steigerung der Herzfrequenz, des Herzzeitvolumens und der Muskeldurchblutung eintritt. Gleichzeitig wird die Durchblutung von Haut, Bauchorganen und Nieren eingeschränkt. Darüber hinaus sind Notfallreaktionen durch einen Anstieg der Glucocorticoid-Konzentration im Blut gekennzeichnet (s. S. 555f.).

8.9 Störungen der Blutdruckregulation

8.9.1 Hypertonie

Definition und Einteilung. *Als Hypertonie bezeichnet man jede die Norm überschreitende anhaltende Steigerung des arteriellen Blutdrucks.* Nach der *WHO-Definition* besteht eine Hypertonie, wenn in körperlicher Ruhe – unabhängig vom Alter – der systolische Blutdruck mehr als 160 mm Hg und der diastolische Blutdruck mehr als 95 mm Hg beträgt (s. Abb. 8–34). Der beobachtungsbedürftige Grenzbereich liegt systolisch zwischen 140 und 160 mm Hg und diastolisch zwischen 90 und 95 mm Hg.

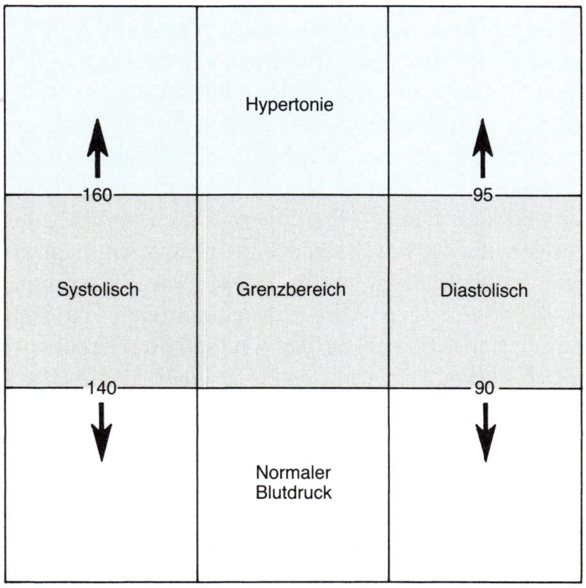

Abb. 8–34. Grenzen der Normwerte für den systolischen und diastolischen Blutdruck (in mm Hg) und Hypertoniebereich nach der WHO-Definition

Unter pathophysiologischen Aspekten unterscheidet man die *primäre oder essentielle Hypertonie* und die *sekundären oder symptomatischen Hypertonien.* Während bei der erstgenannten Hochdruckform die Krankheitsentstehung bis vor kurzem weitgehend unbekannt war, was auch in der Zusatzbezeichnung „essentiell“ zum Ausdruck kommt, stellt bei den letztgenannten Formen die Blutdruckerhöhung ein Symptom einer anderen Primärerkrankung dar.

Pathogenese der primären (essentiellen) Hypertonie. Es gilt heute als gesichert, daß bei der weitaus häufigsten Hochdruckform (s. Tab. 8–4), der *primären Hypertonie,* eine *hereditäre* (vererbungsbedingte) *Komponente* eine bedeutsame Rolle spielt. Hierfür spricht vor allem das gehäufte Auftreten der Erkrankung in Hypertonikerfamilien. Außerdem weiß man, daß *Bewegungsarmut,* häufige *Stress-Situationen* und *Überernährung* die Krankheitsentwicklung fördern. Auch die blutdrucksenkende Wirkung einer Kochsalzreduktion bei etwa der Hälfte der Hypertoniker ist schon lange bekannt. Allerdings ließen sich in ausgedehnten Untersuchungen bei vielen Patienten keine Störungen der *extrazellulären* Natriumkonzentration nachweisen.

Tab. 8–4. Hypertonieformen

Hypertonieform	Ursachen	Anteil %
essentielle Hypertonie	noch weitgehend unbekannt	90
sekundäre Hypertonien		
renal		6–8
renoparenchymal	z. B. chronische Glomerulonephritis, pyelonephritische Schrumpfniere, Schwangerschaftsnephropathie	
renovaskulär	Stenosierung der Nierenarterien	
endokrin	Cushing-Syndrom, Conn-Syndrom, Hyperthyreose, Phäochromozytom	≤1
kardiovaskulär	Aortensklerose, Aortenklappeninsuffizienz, hyperkinetisches Herzsyndrom	≤1
neurogen	Hirnentzündung, Hirnhautentzündung, Hirntumoren, CO- oder Thallium-Vergiftung	<1

In jüngster Zeit haben sich nun einige neue Aspekte ergeben, die das Krankheitsgeschehen dem Verständnis näherbringen. Auf Grund dieser Erkenntnisse läßt sich folgende Hypothese zur Pathogenese einer primären Hypertonie entwickeln (s. Abb. 8–35): Möglicherweise handelt es sich bei der familiären Hochdruckbelastung um einen genetischen Defekt, der eine verminderte Natriumausscheidung durch die Niere zur Folge hat. Um dem entgegenzuwirken, wird aus dem Hypothalamus eine niedermolekulare Substanz, das sog. *natriuretische Hormon,* freigesetzt, das die renale Na^+/K^+-ATPase hemmt. Auf diese Weise kommt es zur Normalisierung der Natriumausscheidung und der extrazellulären Natriumbilanz.

Das natriuretische Hormon wirkt jedoch nicht nur auf die Nierentubuli, sondern auch auf die glatte Gefäßmuskulatur ein, wo es ebenfalls die Na^+/K^+-ATPase hemmt, die normalerweise den Na^+-Auswärtstransport unterhält (s. Abb. 8–35). Die Folge ist eine *Erhöhung der Na^+-Konzentration in den Muskelzellen,* die dann auch zu einem *Anstieg der intrazellulären Ca^{2+}-Konzentration* führt. Ca^{2+} vermittelt die elektromechanische Kopplung, d. h. die Auslösung der Muskelkontraktion beim Eintreffen von Membranerregungen. Bei erhöhter intrazellulärer Ca^{2+}-Konzentration bewirkt daher bereits eine geringe Aktivierung des Sympathikus eine starke Konstriktion der Widerstandsgefäße. Der periphere Strömungswiderstand ist dann ständig erhöht, woraus wiederum der Anstieg des arteriellen Blutdrucks resultiert.

Neben den intrazellulären Elektrolytkonzentrationen sind neuerdings auch bestimmte *Prostaglandine* und *Kinine* mit der Pathogenese der primären Hypertonie in Zusammenhang gebracht worden (s. Abb. 8–35). Bei Hypertonikern ist nämlich die renale Ausscheidung von PGE_2 und Kallikrein vermindert. *PGE_2* hat eine direkte vasodilatierende Wirkung. Der ebenfalls gefäßerweiternde Effekt von *Kallikrein* wird über *Bradykinin* vermittelt. Sofern nun die verminderte renale Ausscheidung die Folge einer reduzierten PGE_2-Bildung und einer geringeren Aktivierbarkeit des Kallikrein-Kinin-Systems ist, so ließe sich hierdurch die gesteigerte Konstriktion der Widerstandsgefäße bei Hypertonikern erklären. Die Frage, ob die veränderten Ausscheidungsraten den Ursachen oder aber den Folgen der Hypertonie zuzuordnen sind, läßt sich allerdings noch nicht abschließend beantworten.

Weiterhin mehren sich die Hinweise darauf, daß möglicherweise Veränderungen zentralnervöser Funktionen bei der Entwicklung und Aufrechterhaltung der primären Hypertonie eine Rolle spielen. Dabei könnte ein ständig *erhöhter Sympathikustonus* an der Konstriktion der Widerstandsgefäße beteiligt

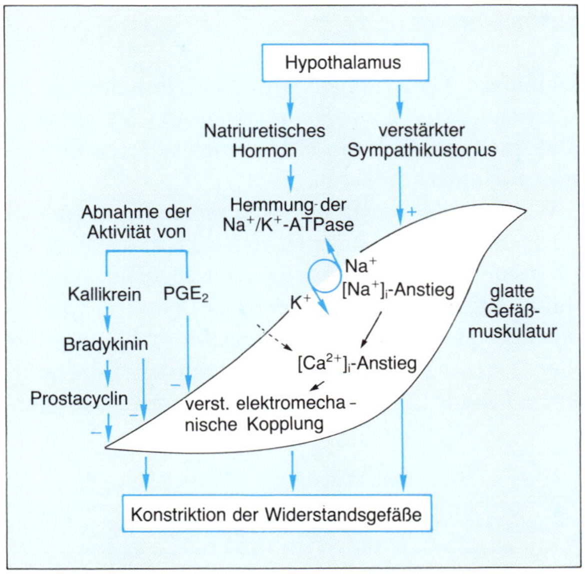

Abb. 8–35. Pathomechanismen, die hypothetisch an der Entwicklung der primären Hypertonie beteiligt sein könnten. Erhöhte NaCl-Zufuhr vermindert die Bildung von PGE_2 und PGI_2 (Prostacyclin) und verstärkt den Anstieg der intrazellulären Natriumkonzentration $[Na^+]_i$, so daß die Vasokonstriktion zunimmt

sein. Alle diese neuen Erkenntnisse weisen darauf hin, daß der primären Hypertonie eine sehr komplexe und wahrscheinlich *multifaktorielle Genese* zugrunde liegt.

Risikofaktor Hypertonie. Die Hypertonie zählt ebenso wie Rauchen, Übergewicht, Hyperlipoproteinämie und Diabetes mellitus zu den epidemiologischen Risikofaktoren, die unter statistischen Gesichtspunkten die Lebenserwartung verkürzen. Die Gefährdung der Hypertoniker besteht vor allem darin, daß unter der Einwirkung des erhöhten Blutdrucks *Gefäßrupturen* im Gehirn (Schlaganfall) und in anderen lebenswichtigen Organen auftreten können. Außerdem begünstigt die Hypertonie die Ausbildung *atherosklerotischer Gefäßwandveränderungen.* Schließlich hat das Herz ständig eine erhöhte Arbeit zu leisten, was bei Überschreiten der Leistungsgrenze zu einer *Herzinsuffizienz* führen kann. Aus diesem Grunde kommt es darauf an, den Hochdruckpatienten möglichst frühzeitig zu erfassen und einer geeigneten Therapie zuzuführen. Dies gilt um so mehr, als heute noch etwa 25% aller Todesfälle direkt oder indirekt auf eine Hypertonie zurückzuführen sind.

Für die Einteilung der Hypertonien nach dem Schweregrad sind verschiedene Vorschläge gemacht worden. Als Richtlinie mag die von der WHO empfohlene Einteilung dienen, die in Tab. 8–5 in zusammengefaßter Form wiedergegeben ist. Daraus gehen auch die Folgeerkrankungen der unbehandelten Hypertonie hervor.

Sekundäre Hypertonien. Bei den verhältnismäßig seltenen *sekundären Hypertonien* ist der erhöhte Blutdruck lediglich die Folge einer anderen Organ- oder Systemerkrankung.

Wie Tab. 8–4 zeigt, steht die **renale Hypertonie** in der Häufigkeitsskala der Hochdruckformen an zweiter Stelle. Sie kann entweder durch einen Verlust von funktionsfähigem Nierenparenchym *(renoparenchymal)* oder durch eine Mangeldurchblutung der Nieren *(renovaskulär)* verursacht werden. Eine *renoparenchymale Hypertonie* tritt bei vielen Nierenerkrankungen im fortgeschrittenen Stadium auf (s. Tab. 8–4). Sofern *beide* Nieren betroffen sind, stellt die *Natrium- und Wasserretention* bei insuffizienter Ausscheidung den pathogenetisch bedeutsamsten Faktor dar. Die dadurch bedingte *Hypernatriämie* führt zu einer *gesteigerten Gefäßreaktivität,* d. h. einer erhöhten Empfindlichkeit der glatten Gefäßmuskulatur gegenüber sympathischen und anderen vasokonstriktorischen Einwirkungen. Die Vasokonstriktion und die gleichzeitig auftretende *Hypervolämie* sind dann die unmittelbaren Ursachen des Blutdurckanstiegs. Eine Zunahme der Reninproduktion spielt in diesem Fall nur eine untergeordnete Rolle. Im Gegensatz dazu wird bei *einseitigen Nierenerkrankungen* der Hochdruck über das *Renin-Angiotensin-Aldosteron-System* (s. S. 336) ausgelöst. Die *gesteigerte Reninproduktion* der erkrankten Niere führt über Zwischenstufen zur Bildung von *Angiotensin II,* das einerseits *vasokonstriktorisch* wirkt und andererseits die *Freisetzung von Aldosteron* fördert. Beide Faktoren, die Zunahme des peripheren Strömungswiderstandes und die durch Aldosteron hervorgerufene verstärkte Natrium- und Wasserretention, wirken blutdrucksteigernd.

Tab. 8–5. Hypertoniestadien

Stadium	pathologische Veränderungen
I	keine kardiovaskulären Störungen
II	Linksherzhypertrophie, Gefäßveränderungen am Augenhintergrund
III	Herzinsuffizienz, Störungen der Hirndurchblutung, Nierenschäden, Netzhautblutungen

Die *renovaskuläre Hypertonie* wird durch die ein- oder beidseitige *Stenose der Nierenarterien* verursacht, wobei für die Einengung der Gefäßlumina meist atherosklerotische Prozesse verantwortlich sind. Da diese Möglichkeit der Hypertonieentstehung erstmals von Goldblatt durch Abklemmen der Nierenarterie im Tierexperiment nachgewiesen wurde, spricht man auch vom *Goldblatt-Hochdruck.* Die stenosebedingte Mangeldurchblutung der Niere führt zu einer *gesteigerten Reninfreisetzung* (s. S. 336), so daß der renovaskuläre Hochdruck auf dem oben geschilderten Weg über das Renin-Angiotensin-Aldosteron-System zustande kommt.

Die Entstehung der **endokrinen Hypertonien** ist abhängig von der zugrundeliegenden endokrinen Störung. Beim Cushing-Syndrom (s. S. 559) werden *vermehrt Mineralo-* und *Glucocorticoide* gebildet; beim Conn-Syndrom, dem primären Hyperaldosteronismus (s. S. 559), ist die *Aldosteronproduktion erhöht.* Die bei der *Hyperthyreose* (s. S. 550) gesteigerte Ausschüttung von *Thyroxin* und *Triiodthyronin* löst eine Tachykardie und damit einen Hochdruck infolge des erhöhten Herzzeitvolumens aus. Beim *Phäochromozytom,* einem Tumor des Nebennierenmarks oder anderer chromaffiner Gewebe, werden schubweise oder ständig *vermehrt Catecholamine freigesetzt,* wodurch zunächst eine paroxysmale (zeitweilige), in späteren Stadien auch eine Dauer-Hypertonie ausgelöst wird.

Die **kardiovaskulären Hypertonien** sind meist

durch einen *erhöhten systolischen Blutdruck* bei normalem oder sogar erniedrigtem diastolischem Druck gekennzeichnet. Derartige Druckveränderungen findet man bei einem *Elastizitätsverlust der Aorta* durch Atherosklerose oder bei einer *Aortenklappeninsuffizienz* mit diastolischem Rückfluß von Blut in den linken Ventrikel. In beiden Fällen sind zur Aufrechterhaltung des normalen Stromzeitvolumens *verstärkte systolische Ventrikelkontraktionen* erforderlich. Beim *hyperkinetischen Herzsyndrom*, das durch Tachykardie und erhöhte Blutdruckamplituden charakterisiert ist, besteht eine *gesteigerte Empfindlichkeit der ß-Rezeptoren.*

Die **neurogene Hypertonie** tritt sehr selten auf. Sie kann u. a. durch Schädigung der neuronalen Strukturen, die an der Kreislaufregulation beteiligt sind, oder durch verminderte Empfindlichkeit der Pressorezeptoren verursacht werden.

Behandlung der Hypertonie. Während die *sekundären Hypertonieformen* – zumindest teilweise – durch Behandlung des Primärleidens *kausal* beeinflußt werden können, ist die häufige *essentielle Hypertonie* nur der *symptomatischen*, d. h. allein auf die Blutdrucksenkung ausgerichteten Therapie zugänglich. Diese ist dringend geboten, auch wenn keine Beschwerden bestehen, weil dadurch lebensbedrohliche Komplikationen (s. o.) vermieden werden können.

Durch medikamentöse Therapie läßt sich das kreislaufregulierende System über verschiedene Angriffspunkte beeinflussen. Eine Blutdrucksenkung kann u. a. erzielt werden durch

- ☐ Verminderung des Herzzeitvolumens (durch ß-Rezeptorenblocker),
- ☐ Steigerung der Natriumausscheidung (durch Diuretika),
- ☐ Senkung der intrazellulären Calciumkonzentration in der glatten Gefäßmuskulatur (durch Calciumantagonisten),
- ☐ Senkung des Angiotensin-II-Spiegels (durch Hemmer des Angiotensin-Konversionsenzyms, s. S. 336).

Vor der Anwendung von Arzneimitteln (aber auch zusätzlich hierzu) sind diätetische und allgemeine Maßnahmen zur Regulierung der Lebensführung angezeigt:

- ☐ Einschränkung der Nahrungszufuhr bei Übergewicht,
- ☐ Einschränkung der Kochsalzzufuhr,
- ☐ regelmäßige körperliche Betätigung,
- ☐ Sorge für ausreichenden Nachtschlaf und
- ☐ Einstellung des Rauchens.

8.9.2 Hypotonie

Definition und Einteilung. *Eine Hypotonie liegt vor, wenn der systolische Blutdruck unter Ruhebedingungen den Wert von 100 mg Hg unterschreitet.* Eine solche Blutdrucksenkung kann als Folge eines *verminderten Herzzeitvolumens* oder eines *reduzierten peripheren Gefäßwiderstandes* auftreten. Von pathogenetischer Bedeutung ist vor allem die *Abnahme des Herzzeitvolumens.*

Wie bei der Hypertonie werden auch bei der Hypotonie zwei Formen unterschieden: die *primäre* oder *essentielle Hypotonie,* die auf konstitutionelle Faktoren zurückzuführen ist, und die *sekundäre Hypotonie,* die als Symptom einer anderen Grundkrankheit zu werten ist.

Primäre (essentielle) Hypotonie. Die *primäre Hypotonie* wird vor allem bei Personen mit asthenischem Körperbau beboachtet. Die Angaben zur Häufigkeit ihres Auftretens schwanken zwischen 1% und 13% des untersuchten Personenkreises. Der verminderte Blutdruck kann über Jahre und Jahrzehnte ohne subjektive Beschwerden und ohne objektiv faßbare Funktionsstörungen bestehen. Diese Menschen haben sogar eine höhere Lebenserwartung als Normotoniker, weil sie für Herz- und Gefäßerkrankungen weniger anfällig sind. Als pathologisch ist eine primäre Hypotonie erst zu werten, wenn infolge einer *Mangeldurchblutung des Gehirns* entsprechende Symptome, wie Konzentrationsschwäche, verminderte Leistungsfähigkeit, erhöhtes Schlafbedürfnis, Schwindelneigung, Schweißausbrüche und Sehstörungen auftreten. Die Situation der Patienten mit erhöhtem und erniedrigtem Blutdruck läßt sich überspitzt in einem einfachen Satz zusammenfassen: Der Hypertoniker lebt gut und kurz, der Hypotoniker dagegen schlecht und lang.

Beim Hypotoniker kommt es häufig nach dem Aufrichten aus der Hockstellung und vor allem nach einem Lagewechsel vom Liegen zur aufrechten Körperposition, der sog. Orthostase, zu einer *vegetativen Dysregulation (s. u.).*

Orthostatische Dysregulation. Die *normale Orthostasereaktion* (s. S. 203) ist dadurch gekennzeichnet, daß beim Übergang vom Liegen zum Stehen

- ☐ etwa 500 ml Blut in die unteren Extremitäten verlagert werden,
- ☐ der Sympathikustonus reflektorisch ansteigt und als Folge davon
- ☐ eine Konstriktion der Widerstands- und Kapazitätsgefäße sowie eine Steigerung der Herzfrequenz eintritt.

Dabei bleibt der systolische Blutdruck unverändert, während der diastolische Blutdruck leicht ansteigt (s. Abb. 8–36). Bei 10–15% der Erwachsenen, insbe-

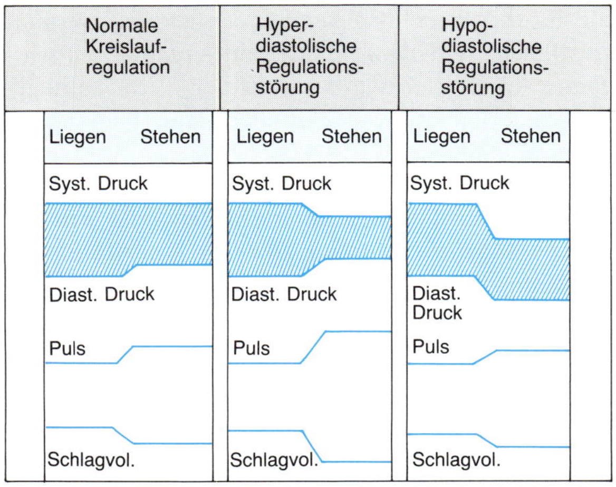

Abb. 8–36. Änderungen der Blutdrücke und Herzparameter bei normaler Orthostasereaktion sowie bei hyperdiastolischer und hypodiastolischer Regulationsstörung

sondere bei Hypotonikern, kommt es jedoch beim plötzlichen Aufstehen zu einer Störung der Orthostasereaktionen, wobei zwei Formen zu unterscheiden sind.

Bei der **hyperdiastolischen Regulationsstörung** handelt es sich um eine *mangelhafte Tonisierung des venösen Systems.* Größere Blutmengen sind in die unteren Körperpartien verlagert. Infolge des verminderten venösen Rückstroms nehmen das Schlagvolumen des Herzens und der systolische Blutdruck ab. Durch eine besonders starke reflektorische Aktivierung des Sympathikus kommt es jedoch zu einer erheblichen Zunahme der Herzfrequenz und zu einem Anstieg des diastolischen Blutdrucks. Diese hyperdiastolische Regulationsstörung, die in 80% der Fälle beobachtet wird, ist also in der Orthostase durch eine kleine Blutdruckamplitude bei fast normalem Mitteldruck gekennzeichnet.

Die **hypodiastolische Regulationsstörung** ist dagegen durch einen Abfall sowohl des systolischen als auch des diastolischen Blutdrucks charakterisiert. Der arterielle Mitteldruck nimmt daher in der aufrechten Körperposition stark ab, während die Herzfrequenz nur mäßig ansteigt. Diese seltenere Form der orthostatischen Dysregulation ist auf eine *verminderte sympathische Gegenregulation* insbesondere im Bereich der Widerstandsgefäße zurückzuführen.

Behandlung der Orthostasestörungen. Der Differenzierung zwischen den beiden Formen der vegetativen Regulationsstörung kommt eine entscheidende Bedeutung für die medikamentöse Therapie zu. Während bei der häufigen *hyperdiastolischen Form* eine *Tonisierung des Venensystems* (z. B. durch Dihydroergotamin) angestrebt werden muß, ist bei der selteneren *hypodiastolischen* Form die Gabe von solchen *Sympathomimetika* angezeigt, die sowohl die Kontraktilität des Herzens als auch den peripheren Widerstand erhöhen (Stimulation von β_1- und α-Rezeptoren).

Vielfach sind bei Hypotonikern schon *Allgemeinmaßnahmen* ausreichend, um eine subjektive und objektive Abnahme der Beschwerden, insbesondere der Orthostasestörungen, herbeizuführen. Hierzu zählen

- □ eiweißreiche Ernährung,
- □ erhöhte Nahrungszufuhr bei Untergewichtigen,
- □ Einschränkung des Alkoholkonsums,
- □ regelmäßige körperliche Betätigung sowie
- □ klima- und balneotherapeutische Maßnahmen

Entgegen einer weitverbreiteten Meinung sind Kohlendioxid-Bäder und Sektgenuß zur Hypotonietherapie wenig geeignet, weil sie dilatatorische Reaktionen in den Hautgefäßen auslösen. Die gelegentlich propagierte zusätzliche Kochsalzaufnahme von 4–6 g täglich ist bei der hyperdiastolischen Regulationsstörung eher schädlich.

Kreislaufkollaps. Bei Hypotonikern, aber auch bei kreislaufgesunden Menschen kann es gelegentlich in Orthostase zu einem *plötzlichen Blutdruckabfall* mit Mangeldurchblutung des Gehirns und vorübergehender Bewußtlosigkeit kommen (*Kreislaufkollaps, orthostatische Synkope*). Dies ist insbesondere der Fall, wenn in warmer bzw. schwüler Umgebung oder nach Muskelarbeit die Haut- bzw. Muskelgefäße stark dilatiert sind. Unter diesen Umständen bleiben die im Stehen notwendigen vasokonstriktorischen Reaktionen in diesen Organen aus, weil die Erfordernisse der Thermoregulation und des Stoffwechsels Vorrang haben. Ebenso tritt nach stärkeren Blutverlusten in Orthostase ein Blutdruckabfall infolge des Mißverhältnisses zwischen Blutvolumen und Gefäßkapazität auf. Die mit dem Kreislaufkollaps einhergehende Bewußtlosigkeit führt zu einem Verlust der Muskelkontrolle und damit zum Umfallen, wodurch eine ausreichende Hirndurchblutung von selbst wiederhergestellt wird. Ein Aufrichten des kollabierten Patienten durch „Helfer“ wäre daher schädlich und ist auf jeden Fall zu verhindern.

Sekundäre Hypotonien. Sekundäre Hypotonien, bei denen der erniedrigte Blutdruck lediglich das Symptom einer Primärerkrankung darstellt, sind verhältnismäßig selten. Einen Überblick über die wichtigsten Ursachen und die daraus resultierende Einteilung der sekundären Hypotonien gibt Tab. 8–6.

Bei der *hypovolämischen Hypotonie* besteht ein Mißverhältnis zwischen dem (verminderten) Blutvolumen und der Gefäßkapazität, so daß trotz sympathischer Gegenregulation nicht mehr der normale Blutdruck aufrechterhalten werden kann. Die *infektiös-toxische Hypotonie* kann durch bakterielle Endotoxine oder durch Intoxikationen mit Schlafmitteln oder Sedativa ausgelöst werden. Pathogenetisch

Tab. 8–6. Einteilung der Hypotonien

Hypotonieform	Ursachen (Auswahl)
Primäre Hypotonie	konstitutionell bedingt
Sekundäre Hypotonie	
hypovolämisch	Blutverlust, Plasmaverlust
infektiös-toxisch	Infektionen, Intoxikationen
endokrin	Nebennierenrindeninsuffizienz, Hypothyreose
kardiovaskulär	Mitralstenose, Aortenstenose
neurogen	Gehirnerschütterung

ist hierbei der Blutdruckabfall auf eine Dilatation der Widerstandsgefäße oder auf eine toxische Herzschädigung zurückzuführen. Unter den *endokrinen Hypotonien* ist an erster Stelle die primäre Nebennierenrindeninsuffizienz, der Morbus Addison (s. S. 557f.), zu nennen. In diesem Fall verursacht der Aldosteronmangel einen Salz- und Wasserverlust und damit eine Abnahme des Blutvolumens. Bei der Schilddrüsenunterfunktion (Hypothyreose) kommt es nicht selten zu einer Abnahme des Herzzeitvolumens, die einen Blutdruckabfall zur Folge hat. *Kardiovaskuläre Hypotonien* findet man sowohl bei der Mitralstenose als auch bei der Aortenstenose, die beide zu einer Minderung des kardialen Blutauswurfs führen. Schließlich sind noch die *neurogenen Hypotonien* zu nennen, die als Folge von Störungen der verschiedenen nervalen Kontrollmechanismen im Rahmen der Kreislaufregulation auftreten.

Bei allen diesen Hypotonieformen muß die Therapie in erster Linie auf die Behandlung der Primärerkrankung ausgerichtet sein.

8.9.3 Kreislaufschock

Der Kreislaufschock ist durch eine längerdauernde mangelhafte Durchblutung lebenswichtiger Organe meist infolge eines Blutdruckabfalls charakterisiert. Wegen des verminderten Sauerstoffangebotes kommt es zu einer Gewebeazidose und dadurch zu Funktionsstörungen in den betroffenen Organen. Dieser Zustand kann akut eintreten oder sich über Stunden bis Tage entwickeln.

Formen des Schocks. Die verschiedenen Schockformen sind nach ätiologisch-pathogenetischen Gesichtspunkten in Tab. 8–7 zusammengestellt.

Beim **hypovolämischen Schock** *(Volumenmangelschock)* ist durch Blut-, Plasma- oder Flüssigkeitsverluste das *zirkulierende Blutvolumen akut verringert,* wodurch der arterielle Blutdruck und der zentrale Venendruck absinken, der venöse Rückfluß zum rechten Herzen vermindert ist und das Herzzeitvolumen unter einen kritischen Wert absinkt (vgl. Tab. 8–8).

Der **kardiogene Schock** ist durch eine *akute Herzmuskelinsuffizienz* bedingt, die eine Abnahme des Herzzeitvolumens zur Folge hat.

Der **septische Schock** beruht auf der *Freisetzung bakterieller Endotoxine* bei schweren Infektionen mit gramnegativen Erregern (Coli-Bakterien, Pseudomonas, Proteus, Salmonellen u. a.). Die Endotoxine führen zu einer Gefäßerweiterung und damit zu einer Erniedrigung des peripheren Widerstandes mit Blutdruckabfall. Frühzeitig tritt bei dieser Schockform eine disseminierte *intravasale Gerinnung* auf, die rasch Mikrozirkulationsstörungen und damit irreversible Organschäden auslöst.

Gewisse Ähnlichkeiten mit dem septischen Schock hat der **anaphylaktische Schock,** der auf einer *Freisetzung von Histamin, Serotonin und Leukotrienen* (s. S. 578) nach Antigen-Antikörper-Reaktionen beruht. Typisch für den anaphylaktischen Schock ist neben den hämodynamischen Veränderungen eine Bronchokonstriktion und Ateminsuffizienz.

Schockverlauf. In Abb. 8–37 ist der Ablauf des Schockgeschehens am Beispiel des *Volumenmangelschocks* (hypovolämischen Schocks) vereinfacht dargestellt. Man erkennt, wie die einzelnen Funktionsänderungen die nachgeschalteten Kreislauffunktionen beeinflussen, so daß u. U. ein Circulus vitiosus entstehen kann.

Tab. 8–7. Entstehungsmechanismen und Ursachen des Schocks

Schockform	bedingt durch	infolge von
Hypovolämischer Schock (Volumenmangelschock)	Verminderung des venösen Rückstroms	Blutverlusten Plasmaverlusten
Kardiogener Schock	Versagen des linken Ventrikels, Verminderung der linksventrikulären Füllung	Herzerkrankungen, Verlegung der Lungenstrombahn
Septischer Schock	periphere Vasodilatation mit Blutverteilungsstörungen	bakteriellen Allgemeininfektionen
Anaphylaktischer Schock	periphere Vasodilatation mit Blutverteilungsstörungen	anaphylaktischen Reaktionen (s. S. 119)

Tab. 8–8. Charakteristische kardiovaskuläre Befundmuster bei den verschiedenen Schockformen (↓ Abnahme; ↑ Zunahme; ∅ keine Veränderung)

	Herzzeitvolumen	Arterieller Blutdruck	Zentraler Venendruck
Hypovolämischer Schock	↓	↓	↓
Kardiogener Schock	↓	↓	↑
Septischer Schock	↑ → ∅	↓	∅
Anaphylaktischer Schock	↑ → ∅	↓	∅

Auf einen größeren Blutverlust mit entsprechendem Blutdruckabfall reagiert das Kreislaufzentrum zunächst mit einer *allgemeinen Aktivierung des Sympathikus*. Dadurch kommt es – neben einer *Steigerung der Herzfrequenz* – vor allem zu einer *peripheren Vasokonstriktion,* so daß die Durchblutung der Körperperipherie zugunsten der lebenswichtigen Organe (Gehirn, Herz, Lunge) weitgehend eingeschränkt wird (Blässe und Kälte der Haut!). Daher bezeichnet man diese reversible Schocksituation auch als Stadium der **Zentralisation.**

Bei weiterem Blutverlust oder längerer Schockdauer kann – sofern keine Behandlung einsetzt – diese sinnvolle Gegenregulation nicht mehr aufrechterhalten werden. Infolge Sauerstoffmangels im Gehirn nimmt die Sympathikusaktivität ab, so daß der Parasympathikustonus überwiegt. Gleichzeitig kommt es in den schlecht durchbluteten Organen zu einer *Arteriolendilatation* bei erhaltener *Venolenkonstriktion.* Aus diesen Gründen wird der venöse Rückfluß reduziert, so daß der Blutdruck weiter abfällt (Stadium der **Dezentralisation**). Die gestörte Durchblutung einzelner Organe führt einerseits zu Gewebeschäden *(Gewebenekrosen),* andererseits zum Flüssigkeitsaustritt durch geschädigte Kapillarwände. Die *Viskosität des Blutes nimmt zu* und die *Erythroyten aggregieren (Sludge),* bis schließlich der Blutstrom infolge *intravasaler Gerinnung* (Thrombosierung) sistiert. Der ursprünglich noch reversible Schock ist in ein irreversibles Stadium übergegangen.

Neben diesen Vorgängen im Gefäßsystem laufen im Gewebe folgende Prozesse ab: Wegen des Sauerstoffmangels sind die sauerstoffverbrauchenden Stoffwechselvorgänge nur noch unzureichend möglich. Insbesondere kann die für die Funktions- und Strukturerhaltung der Zellen unerläßliche Resynthese von energiereichen Phosphaten nicht mehr erfolgen. Der nunmehr *anaerob* ablaufende Zellstoffwechsel hat einen vermehrten Anfall von Lactat zur Folge *(Lactatazidose).*

Durch die Auswirkungen des Schocks sind die *Nieren* und die *Lunge* besonders gefährdet, da sie zu den

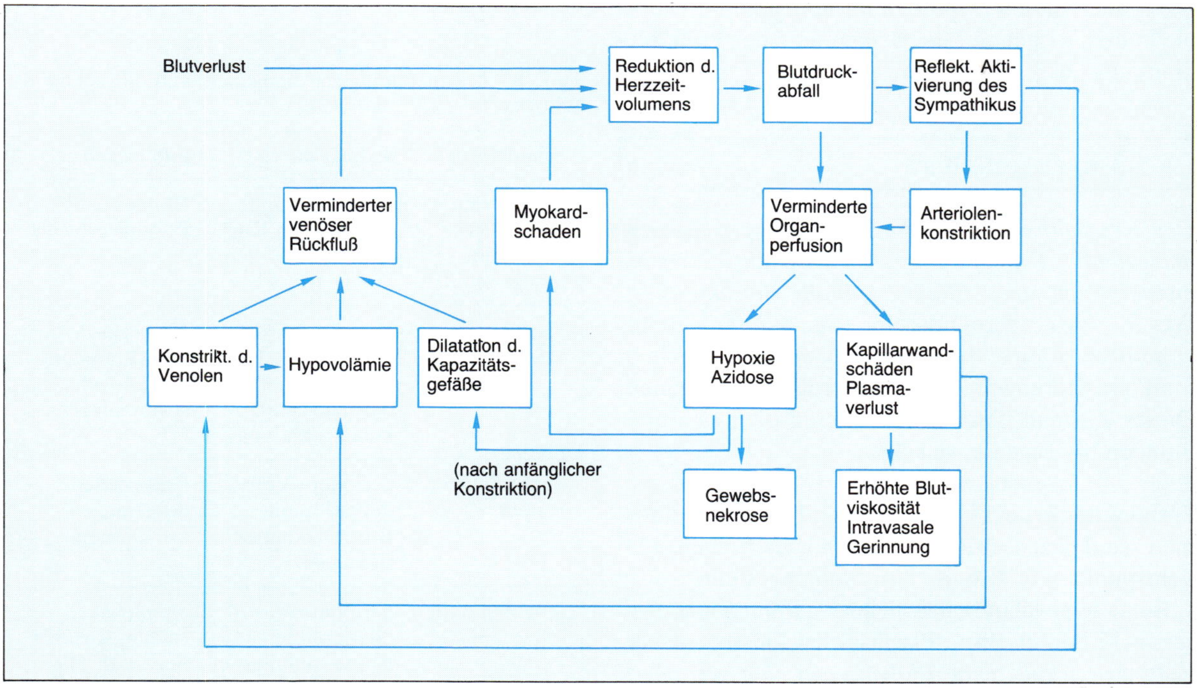

Abb. 8–37. Schema zur Pathogenese des Kreislaufschocks

am stärksten durchbluteten Organen gehören und daher besonders empfindlich auf Durchblutungsstörungen reagieren. Die genannten Organe erholen sich bisweilen auch nach erfolgreicher Therapie des Schocks nicht mehr, so daß ihr Funktionsausfall schließlich zum Tod führt.

Sonderformen des Schocks. Zu den Sonderformen des Schocks zählen der *toxische Schock* (z. B. bei Schwermetallvergiftungen) und der *neurogene Schock* (z. B. bei Narkotika-Überdosierung, spinaler Schock bei Querschnittläsionen des Rückenmarks). Beide Formen werden durch eine allgemeine Weitstellung der präkapillären und postkapillären Widerstandsgefäße hervorgerufen. *Schockzustände bei endokrinologischen Krisen* sind entweder durch eine Hypovolämie (bei Coma diabeticum, s. S. 556, oder akutem Nebennierenrindenausfall, s. S. 557) oder durch ein Herzversagen (Koma bei Hypothyreose, s. S. 549, oder Hyperparathyreoidismus, s. S. 552) bedingt.

8.10 Periphere Durchblutungsstörungen und Hämorrhoiden

Eine *periphere Mangeldurchblutung* kann durch eine

□ *unzureichende Blutzufuhr*,

□ *Fehlleitung des Blutstromes* oder

□ *Behinderung des Blutabflusses*

bedingt sein. Sie betrifft vorwiegend Arterien, Venen und Endstrombahngefäße. In Tab. 8–9 sind die hierfür in Frage kommenden pathologischen Veränderungen zusammengestellt.

Definitionsgemäß wird eine Mangeldurchblutung bei intakten Gefäßfunktionen (z. B. infolge Herzinsuffizienz) nicht als Durchblutungsstörung im eigentlichen Sinne angesehen.

8.10.1 Arterielle Durchblutungsstörungen

Atherosklerose. *Arterielle Durchblutungsstörungen* sind die häufigste Todesursache (ca. 50%) in den sog. Industriestaaten. In den meisten Fällen liegt ihnen eine *Atherosklerose* (in der ärztlichen Praxis häufig als *Arteriosklerose* bezeichnet) zugrunde.

Tab. 8–9. Gefäßerkrankungen (Auswahl)

Angioorganopathien
Arterielle Verschlußkrankheit (Atherosklerose, Endangiitis obliterans) Angiitis (z. B. Panarteriitis nodosa) Embolischer Gefäßverschluß
Angioneuropathien
Vasokonstriktionsneigung (z. B. Raynaud-Syndrom) Vasodilatationsneigung (z. B. Akrozyanose)
Venopathien
Varikosis Venöse Verschlußkrankheit (Phlebothrombose, Thrombophlebitis)
Hämorrhoiden

Tab. 8–10. Risikofaktoren der Atherosklerose für verschiedene Gefäßregionen (in der Reihenfolge ihres ätiologischen Stellenwertes)

1. für die Koronargefäße
Hyperlipoproteinämie Rauchen Hypertonus Diabetes mellitus Hyperurikämie
2. für die Hirngefäße
Hypertonus Diabetes mellitus Hyperlipoproteinämie
3. für die peripheren Arterien
Rauchen Hyperlipoproteinämie Diabetes mellitus

Eine Reihe sog. *Risikofaktoren* (s. Tab. 8–10) begünstigt das Auftreten dieser teils herdförmigen, teils diffusen *Veränderung der Gefäßwand mit Verdickung, Verhärtung, Lumeneinschränkung und Elastizitätsverlust.*

Über die *Entstehung der Atherosklerose* existieren mehrere Theorien. Stark vereinfacht kann man sich die Pathogenese der Atherosklerose folgendermaßen vorstellen (s. Abb. 8–38): Begünstigt durch Hypertonie, lokale Wirbelbildungen, Sauerstoffmangel, Hypercholesterinämie, Zigarettenrauchen u. a. kommt es zunächst zu umschriebenen *Läsionen des Endothels.* Hierdurch werden subendotheliale Strukturen der Gefäßwand freigelegt, so daß die zirkulierenden Thrombozyten an diesen geschädigten Stellen haften *(Plättchenadhäsion,* s. S. 125) und danach miteinander verklumpen *(Plättchenaggregation,* s. S. 125). Neben den aggrationsfördernden Substanzen aus den Blutplättchen (ADP, Thromboxan A_2, s. S. 577) wird zusätzlich ein Wachstumsfaktor, der sog. *platelet-derived growth factor* (PDGF), freigesetzt, der in die Gefäßwand diffundiert und proliferative Prozesse (insbesondere die Mitoserate der *glatten Muskelzellen* in der Media) anregt. In die Gefäßwand eingewanderte Leukozyten stimulieren über Wachstumsfaktoren am Ort der Schädigung vermehrt auftretende *Bindegewebszellen,* die in gesteigertem Maße Grundsubstanz synthetisieren. Aufgrund der Endothelläsion wird die *Permeabilität für Makromoleküle* (z.B. Plasmaproteine, LDL, s. S. 248) gesteigert. Hierdurch entwickelt sich ein *Intimaödem.* Die *Akkumulation von Lipiden* führt schließlich zum sog. *atherosklerotischen Plaque* (vgl. Abb. 8–38), in dem sich sog. *Schaumzellen* anreichern. Es handelt sich bei diesen Zellen um eingewanderte Makrophagen und glatte Muskelzellen, die das eingedrungene Material aufnehmen und aufspalten. Während einige Lipoproteine relativ gut abgebaut werden können, bleiben *LDL* und *VLDL* (s. S. 248) praktisch ungespalten. Die Zellen werden deshalb mit *Cholesterin* und *Cholesterinestern* überladen.

Im ungünstigen Fall entwickelt sich in diesen Plaques infolge von Sauerstoffmangel eine zentrale *Nekrose*, in deren Nachbarschaft *Kalksalze* abgelagert werden („Verkalkung"). In fortgeschrittenen Stadien können die lumeneinengenden Plaques einreißen, so daß *atherosklerotische* Läsionen entstehen, die nachfolgend von einem *Thrombus* abgedeckt werden (s. Abb. 8–39). Die Verdickung der Arterienwand (Intimaödem, Einwanderung und Vermehrung von Zellen, vermehrte Grundsubstanz) sowie die Bildung von oberflächlichen Thromben können das Gefäßlumen bis zum *völligen Verschluß* (Obliteration) einengen. Thromben, die sich von größeren Arterien ablösen, verursachen einen Verschluß kleinerer Gefäße in der Körperperipherie (*Embolie*, s. S. 213).

Die **Auswirkungen der Gefäßsklerose** sind für die verschiedenen Gefäßabschnitte unterschiedlich. In der *Aorta* sind vor allem der Arcus aortae und die Pars descendens betroffen. Obwohl die Windkesselfunktion durch die Sklerose eingeschränkt wird, ist die klinische Bedeutung dieser Störung gering, sofern es nicht durch losgelöste Wandthromben zu arteriellen Embolien kommt (s. u.).

Besonders nachteilig wirken sich *Hirngefäßsklerosen* aus, die zu lokalen oder allgemeinen Störungen der Hirnfunktion führen können. Im Extremfall kommt es zu einem *apoplektischen Insult* (s. S. 452). Zur *Sklerose der Koronararterien* s. S. 168.

In *peripheren Arterien der Extremitäten* führt die Einengung oder der Verschluß des Gefäßlumens durch sklerotische Prozesse zur **arteriellen Verschlußkrankheit,** die – dem Schweregrad entsprechend – in vier Stadien eingeteilt wird. Im *Stadium I* ist die Durchblutung noch so weit ausreichend, daß nur nach extremen Belastungen Beschwerden angegeben werden. Im *Stadium II* ist durch die fortgeschrittene Atherosklerose die Durchblutung und damit die Sauerstoffversorgung vor allem in den unteren Extremitäten so stark reduziert, daß beim Gehen wegen der Anreicherung saurer Stoffwechselprodukte Schmerzen auftreten, die zum Stehenbleiben zwingen. Nach kurzer Ruhe verschwinden die Schmerzen wieder. Man bezeichnet diesen Zustand als *Claudicatio intermittens* (intermittierendes Hinken). Je schlechter die Durchblutung wird, desto kürzer ist die Gehstrecke. Beim *Stadium III* treten Schmerzen in den Extremitäten bereits in Ruhe auf. Im *Stadium IV* findet man zusätzlich Hautschädigungen mit Nekrosen, nicht selten besteht die Notwendigkeit zur Amputation.

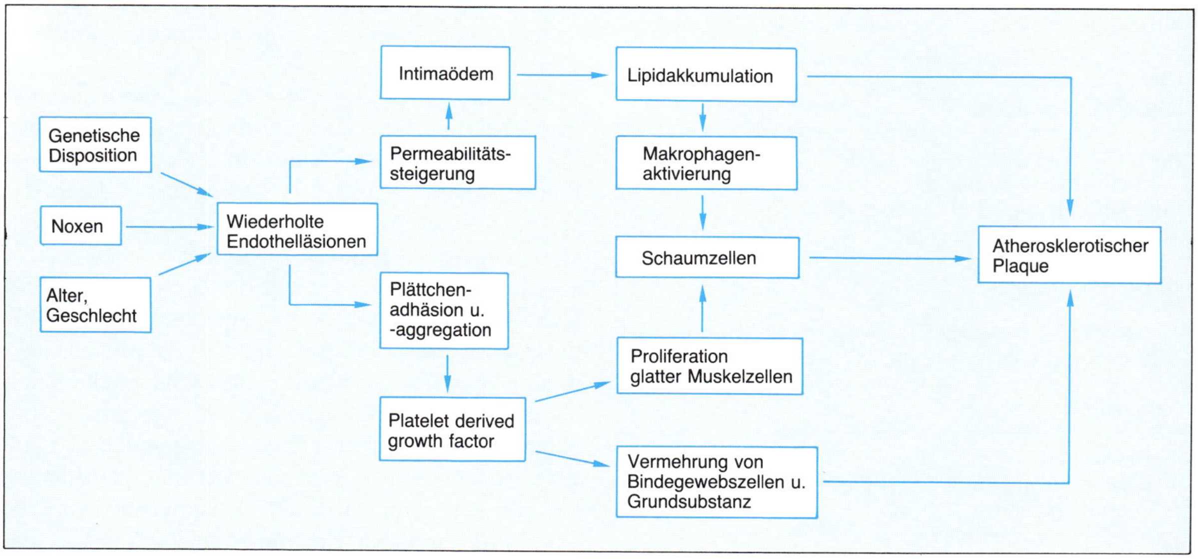

Abb. 8–38. Mögliche Pathogenese der Atherosklerose

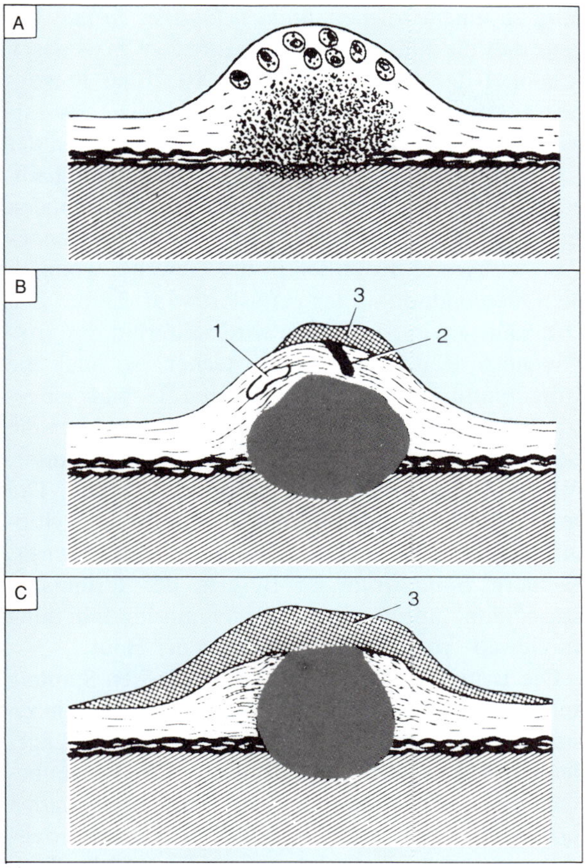

Abb. 8–39. Schema zur Pathogenese der Atherosklerose, nach Rotter. *A* Atherosklerotisches Polster mit staubförmiger Lipidinfiltration und Zerstörung der Fasern der Lamina elastica interna; Lipidtropfenspeichernde Makrophagen; *B* Atherosklerotisches Polster mit basaler Verquellungsnekrose, sog. Atherom (1 = Spalte in der Deckplatte, 2 = mit Blut gefüllte Spalte, 3 = Thrombus); *C* Deckplattenruptur des Atheroms mit aufliegendem Thrombus (3)

Endangiitis obliterans. Neben der Atherosklerose können auch entzündliche Gefäßveränderungen arterielle Durchblutungsstörungen auslösen. Die *Endangiitis obliterans (Winiwarter-Bürgersche Krankheit)* befällt bevorzugt Männer zwischen dem 30. und 50. Lebensjahr. Als entscheidende Noxe ist das Rauchen anzusehen. Der Krankheitsprozeß beginnt im subintimalen Gewebe und befällt dann die *Intima*. Durch eine Wandverdickung wird das Gefäßlumen hochgradig eingeengt und schließlich ganz verlegt. Als weitere Folge kommt es zu einer *Thrombosierung* der mittleren und kleineren Gefäße. Besonders stark betroffen sind die unteren Extremitäten. Infolge der Mangeldurchblutung treten starke *Schmerzen* und schließlich *Nekrosen* (Raucherbein) auf.

Die *Arteriitis temporalis* (Hortonsche Erkrankung) beruht wahrscheinlich auf autoimmunologischen Vorgängen. Sie ist von starken Kopfschmerzen begleitet und kann in schweren Fällen zur Erblindung führen.
Die *Panarteriitis nodosa* wird auf S. 418 behandelt.

Arterielle Embolien. Ein von seinem Ursprungsort abgelöster Thrombus, ein *Embolus,* der mit dem Blutstrom fortgeschwemmt wird, führt zu einer Gefäßverlegung oder -einengung in einer der nachgeschalteten Kreislaufregionen, einer *Embolie*. Sofern der Embolus aus dem linken Herzen stammt oder bei Herzfehlern (s. S. 166) über einen Kurzschlußweg aus dem venösen in das arterielle Gefäßsystem gelangt, kommt es zu einer Embolie im großen Kreislauf. Ursprungsort ist häufig der *erweiterte oder flimmernde linke Vorhof* bei Mitralklappenfehlern (s. S. 167).

Arterielle Embolien können u. a. in den Gefäßen des Gehirns, der Extremitäten, der Nieren und des Mesenteriums auftreten. Die Schwere des Krankheitsbildes wird dabei von der *Lokalisation, dem Grad der Einengung des Gefäßlumens* und der möglichen *Ausbildung von Umgehungskreisläufen* (Kollateraldurchblutung) bestimmt. Der vollständige Verschluß einer Endarterie führt zum Untergang der versorgten Geweberegion *(Nekrose)*, der vielfach mit heftigen Schmerzen einhergeht. Bei einem partiellen Verschluß größerer Extremitätenarterien muß das Lumen um mehr als die Hälfte eingeengt sein, bevor die Durchblutung so stark abnimmt, daß ein Sauerstoffmangel im Gewebe auftritt. Geringgradige Verlegungen machen sich erst bei einem erhöhten Durchblutungsbedarf (Muskelarbeit) durch Schmerzen bemerkbar.

Angioneuropathien. Hierbei handelt es sich um *Fehlsteuerungen des Kreislaufes* im Bereich der kleinen Gefäße, und zwar zeigen bestimmte Bezirke des Gefäßsystems eine erhöhte Verengungs- oder Erweiterungsbereitschaft, deren Ursachen noch nicht bekannt sind. Psychische Einflüsse, endokrine Störungen, chronische Infekte und Ernährungsfehler werden diskutiert.

Zu den *Angiopathien mit Neigung zur Vasokonstriktion* gehört die **Raynaudsche Krankheit**, bei der es zu einer länger anhaltenden intermittierenden *Mangeldurchblutung mit Taubheitsgefühl und starken Schmerzen im Bereich der Finger* kommt. Auslösender Reiz für die Gefäßspasmen ist *Kälte*. Bevorzugt betroffen sind *junge Frauen*. In schweren Fällen können örtliche Nekrosen entstehen, sogar Selbstamputation abgestorbener Gewebsbezirke ist möglich.

Zu den *Angioneuropathien mit Neigung zu Vasodilatation* zählt die **Akrozyanose**. Die besonders bei *Jugendlichen* auftretende Erkrankung beruht vor allem auf einer *Abflußbehinderung im venösen Kapillarschenkel:* Hände und Füße, u. U. auch noch Nase und Ohren laufen blau an (daher die Bezeichnung Akrozyanose). Ätiologisch handelt es sich wahrscheinlich um eine *hormonale Dysfunktion*, da sich die Akrozyanose nach Beendigung der Pubertät häufig von selbst zurückbildet.

Beim **angioneurotischen Ödem** *(Quinckeschen Ödem)* treten *plötzlich lokalisierte Schwellungen* an verschiedenen Körperteilen auf. Bevorzugt sind Lippen und Augenlider. Schwellungen der Kehlkopfschleimhaut können lebensbedrohlich werden (Erstickungsgefahr). Die Erkrankung ist als *Allergie* aufzufassen, die eine gewisse Ähnlichkeit zur Urtikaria (s. S. 608) aufweist.

8.10.2 Venöse Durchblutungsstörungen

Störungen im venösen Kreislaufabschnitt manifestieren sich vor allem im Bereich der *unteren Extremitäten*, da auf diesem Abschnitt ein hoher hydrostatischer Druck lastet.

Varikosis. Bei der *Varikosis* (Krampfaderleiden) handelt es sich um ungleichmäßige Venenerweiterungen mit umschriebenen Aussackungen. Diesen liegt ein struktureller Umbau der Venenwand zugrunde, wobei die Schichtung der Venenwand verlorengeht und die Muskulatur weitgehend durch minderwertiges Bindegewebe ersetzt wird (*Mediadysplasie*).

Durch die pathologische Ausweitung der Venenwand wird der *Klappenansatzring* soweit gedehnt, daß die betroffenen Klappen schlußunfähig werden. Die erweiterten Venenabschnitte nehmen häufig auch an Länge zu, wodurch eine *Schlängelung* auftritt. In den Varizen liegt eine veränderte Blutströmung vor, die an umschriebenen Stellen zu Wirbelbildungen, Prästase und sogar zur Stase (Stillstand des Blutstromes) führen kann. Gelegentlich kommt es auch zu einer Umkehr der Strömungsrichtung.

Der Befall oberflächlicher Venen allein führt in der Regel nicht zu Beschwerden. Nur bei ausgedehnten Veränderungen und/oder bei langjähriger Manifestation kann gelegentlich ein Spannungs- oder Schweregefühl in der betroffenen Extremität auftreten. Darüber hinaus ist u. U. im Bereich der Varizen ein Kribbeln zu verspüren. Erst wenn eine *Insuffizienz der Venenklappen in den Verbindungsvenen oder in den tiefen Venen* hinzukommt, entwickelt sich das Krankheitsbild der *chronisch venösen Insuffizienz.*

Chronisch venöse Insuffizienz. Bei der chronisch venösen Insuffizienz kommt es infolge einer *Abflußstörung* zu einem solchen *Blutdruckanstieg in den Venen*, daß die Flüssigkeitsrückresorption im venösen Schenkel der Kapillaren gestört ist. Eine Flüssigkeitsansammlung im Gewebe ist die Folge. Es entwickelt sich ein **Ödem**, das in der Regel zuerst in der Knöchelgegend auftritt. Infolge der Endothelschädigung aufgrund einer Aktivierung von lysosomalen Enzymen kommt es ferner zum Austritt von onkotisch wirksamen Eiweißen in das Gewebe, wodurch die Ödembildung weiter gefördert wird. Durch den Druckanstieg in den Venen wird weiterhin der arteriovenöse Blutdruckgradient flacher, so daß die Durchblutung in dem betroffenen Gebiet eingeschränkt ist. Besonders betroffen sind hierbei die postkapillären Gefäßabschnitte, die durch das interstitielle Ödem erheblich komprimiert werden. Die venöse Stase führt demnach zu einem Circulus vitiosus, der sich später auch auf die Kapillaren auswirkt. Kleinere *Blutaustritte* im Bereich der terminalen Strombahn führen wegen der Hämosiderinbildung im Gewebe zu einer Pigmentierung der Haut.

Die Lymphgefäße, die bei einer venösen Stauung mit Ödem vermehrt Gewebeflüssigkeit drainieren müssen, sind trotz Erweiterung oft nicht in der Lage, die Flüssigkeit abzutransportieren. Die varizenbedingte Stauung endet somit in einer *kombinierten Störung der venösen Makrozirkulation, der Mikrozirkulation und der Lymphdrainage,* die mit physikalischen Maßnahmen und gegebenenfalls mit Venentherapeutika behandelt werden müssen. Alle genannten Veränderungen führen zu einer erheblichen Ernährungsstörung des Gewebes, die wiederum eine *Vermehrung des interstitiellen Bindegewebes* zur Folge hat.

An Stellen mit besonders ungünstigen Versorgungs- bzw. Entsorgungsbedingungen können die trophischen Störungen so ausgeprägt sein, daß Gewebedefekte, d. h. Geschwüre auftreten. Ein solches **Ulcus cruris** entwickelt sich vorzugsweise hinter dem Innenknöchel. Es wird meist durch Traumen ausgelöst, vergrößert sich anschließend relativ schnell und wird häufig bakteriell infiziert.

Thrombophlebitis oberflächlicher Venen. *Die oberflächliche Thrombophlebitis stellt eine örtlich begrenzte, akute Entzündung der Venen dar.* Diese erfaßt in der Regel die Venenwand von außen durch Verschleppung von Bakterien. Varizen sind wegen der Herabsetzung der Blutströmungsgeschwindigkeit und ihrer vorgeschädigten Wand zur Thrombophlebitis prädisponiert. Charakteristisch für die oberflächliche Thrombophlebitis sind die klassischen Entzündungszeichen (Rötung, Schwellung, Druckschmerzhaftigkeit und lokaler Temperaturanstieg).

In der Regel bestehen hierbei keine venösen Zirkulationsstörungen, da genügend andere Abflußwege vorhanden sind. Thrombotische Prozesse sind nur gering ausgeprägt, so daß kaum eine Emboliegefahr besteht. Doch neigt die oberflächliche Thrombophlebitis zu Rezidiven.

Phlebothrombose der tiefen Venen. *Eine Thrombose in den tiefen Bein- und Beckenvenen entwickelt sich vorzugsweise aufgrund einer Verlangsamung der Blutströmung.* Daher sind bettlägerige Personen (Operierte, Wöchnerinnen) in dieser Hinsicht besonders gefährdet. Gefördert wird die Thrombosierung zusätzlich durch *Endothelschäden* und *entzündliche Umgebungsprozesse,* welche die Venenwand einbeziehen. Eine gesteigerte Gerinnbarkeit des Blutes (z. B. bei erhöhter Blutviskosität, Anstieg der Thrombozytenzahl) spielt als ätiologischer Faktor nur gelegentlich eine Rolle.

Die Phlebothrombose beginnt mit einem nichtentzündlichen Gerinnsel *(Thrombus)*, das oft an den Venenklappen lokalisiert ist. Nach der Thrombosierung setzen etwas später entzündliche Vorgänge ein, die wiederum Ansatzpunkte zu weiterer Thrombosierung bilden. *So gehen Thrombose und Phlebitis ineinander über.*

Bei rascher Verlegung einer großen Vene stehen akute Stauungserscheinungen, Verfärbungen der betroffenen Extremität und Ödemausbildung im Vordergrund des Geschehens. Bei einer massiven Thrombosierung kann die Extremität so stark anschwellen, daß *schwere Schmerzzustände* das Krankheitsbild prägen. Fieber und ein deutlicher Anstieg der Herzfrequenz sind weitere Leitsymptome in der Diagnostik.

Eine ernste Komplikation der Phlebothrombose ist die *Lungenembolie,* die in etwa 60% der Fälle von tiefen Beckenvenenthrombosen und in etwa 30% der Fälle von tiefen Beinvenenthrombosen auftritt. Etwa 40% dieser Lungenembolien verlaufen tödlich. Besteht bei nichttödlicher Lungenembolie gleichzeitig eine Linksherzinsuffizienz, entwickelt sich ein *hämorrhagischer Lungeninfarkt*. Die Blutung (Hämorrhagie) in den infarzierten Bezirk beruht darauf, daß die Wandungen der im ernährungsgestörten Infarktgebiet verlaufenden Bronchialarterien und -venen durchlässig werden und durch erhöhten Venendruck der Blutstrom behindert ist. Im Bereich des Lungeninfarktes kann sich leicht eine *Pneumonie* (Lungenentzündung) entwickeln.

Im Gegensatz zur oberflächlichen Thrombophlebitis führt die Phlebothrombose der tiefen Venen sehr schnell und mit großer Regelmäßigkeit (in 90% der Fälle) zu schweren Folgezuständen, die man unter dem Begriff *postthrombotisches Syndrom* zusammenfaßt. Eine durchgemachte Phlebothrombose hinterläßt nämlich eine irreversible Schädigung der Venenklappen, das erkrankte Gefäß wandelt sich infolge eines Umbaus der Muskelschicht soweit um, daß der Gefäßtonus nicht mehr reguliert werden kann. Je nach Ausmaß und Lokalisation der postthrombotischen Veränderungen kommt es deshalb zu einer mehr oder weniger ausgeprägten *chronisch-venösen Insuffizienz.*

8.10.3 Hämorrhoiden

Hämorrhoiden entstehen durch eine *Hyperplasie* (Vergrößerung) *des arteriell gespeisten, unter der Schleimhaut gelegenen Schwellkörpers am Ende des Mastdarms* (Corpus cavernosum recti). Dieser Schwellkörper unterstützt normalerweise die Verschlußwirkung der Muskulatur des Beckenbodens. Die Neigung zum Hämorrhoidalleiden ist erblich; Obstipation (s. S. 310) und faserarme Nahrung fördern die Manifestation der Erkrankung. Männer sind häufiger betroffen als Frauen.

Hämorrhoiden 1. Grades sind rote, in den Analkanal vorspringende Schleimhautpolster. Vergrößert sich der Schwellkörper weiter, so werden diese Schleimhautvorwölbungen bei der Darmentleerung aus dem After gedrückt, was gewöhnlich zu Schmerzen und Blutungen führt *(Hämorrhoiden 2. Grades)*. Bei den *Hämorrhoiden 3. Grades* liegen die roten Schleimhautvorwölbungen meist dauernd vor dem äußeren Afterrand.

9 Respirationstrakt und Atmung

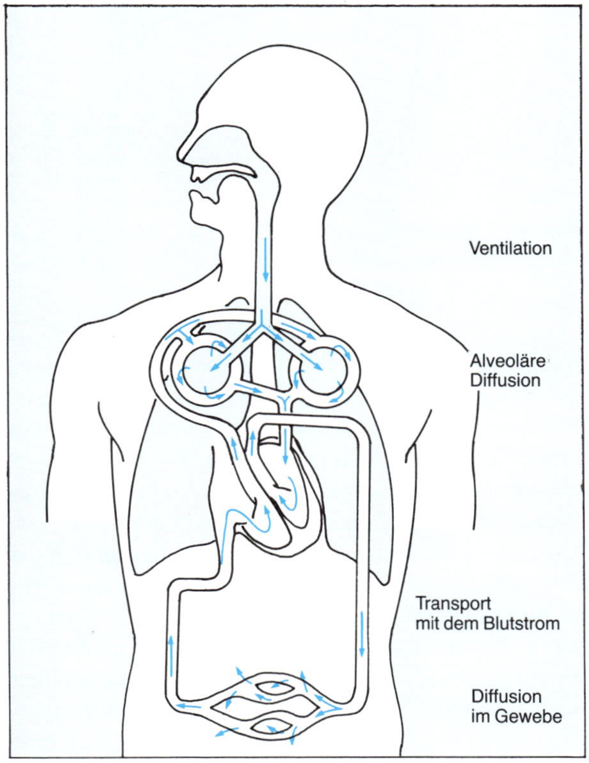

Abb. 9–1. Übersicht über den Transportweg des Sauerstoffs (Pfeile)

Die tierische Zelle gewinnt ihre Energie vorwiegend durch den oxidativen Abbau der Nährstoffe. Sie ist somit auf eine ständige *Sauerstoffzufuhr* angewiesen. Ebenso wichtig für ihre Funktionsfähigkeit ist der laufende *Abtransport* der Stoffwechselendprodukte, zu denen in erster Linie das *Kohlendioxid* gehört. Dieser Gaswechsel zwischen den Zellen und der Umgebung wird insgesamt als *Atmung* bezeichnet.

An der Atmung sind *vier hintereinandergeschaltete Teilprozesse* beteiligt, die in Abb. 9–1 am Beispiel des Sauerstofftransportes schematisch dargestellt sind. Es sind dies:

1. *der konvektive Transport zu den Lungenalveolen durch die Ventilation,*
2. *die Diffusion von den Alveolen in das Lungenkapillarblut,*
3. *der konvektive Transport zu den Gewebekapillaren durch den Blutkreislauf,*
4. *die Diffusion von den Gewebekapillaren in die umgebenden Zellen.*

Die Teilprozesse 1 und 2 werden unter der Bezeichnung *Lungenatmung (äußere Atmung)* zusammengefaßt. Teilprozeß 3 bezeichnet man als den *Atemgastransport des Blutes* und Teilprozeß 4 als *Gewebsatmung (innere Atmung).*

9.1 Anatomie des Respirationstraktes

9.1.1 Anatomie des Thorax

Thoraxskelet. Der *Thorax* (Brustkorb) wird von der *Brustwirbelsäule,* den *Rippen* und dem *Sternum* (Brustbein) gebildet (s. Abb. 9–2). Der Mensch hat *12 Rippenpaare,* die mit der Wirbelsäule gelenkig verbunden sind. Von diesen sind die 7 oberen Rippenpaare vorn direkt an das Brustbein angefügt, während die 8. bis 10. Rippen beiderseits über ihre vereinigten Knorpelspitzen mit dem Sternum verbunden sind und die 11. sowie 12. Rippen frei enden.

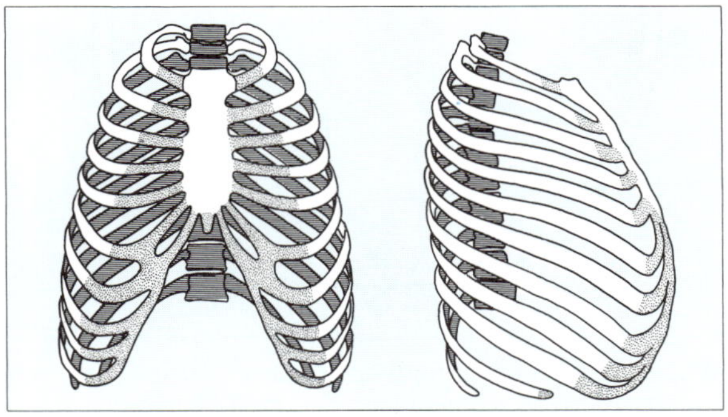

Abb. 9–2. Thoraxskelet (Exspirationsstellung) in Vorder- und Seitenansicht, leicht modifiziert nach Platzer

Die annähernd halbkreisförmig gebogenen Rippen befinden sich in einer *Schräglage*, die von hinten oben nach vorn unten weist. Mit den Brustwirbeln haben sie zwei gelenkige Verbindungen: Das Rippenköpfchen *(Capitulum)* ist mit dem *Wirbelkörper* gelenkig verbunden, ein kleiner Rippenhöcker *(Tuberculum)* bildet nicht weit davon entfernt mit dem Querfortsatz *(Processus transversalis)* des Wirbels ein zweites Gelenk (s. Abb. 9–3). Um die Verbindungsgerade zwischen beiden Gelenken, die man als *Rippenhalsachse* bezeichnet, können die Rippen eine Drehbewegung ausführen. Bedingt durch die Lage der Drehachse werden bei der Einatmung die Rippenbögen angehoben, wodurch sich Tiefen- und Querdurchmesser des Thorax vergrößern.

Die Rippenhalsachse weist im oberen und im unteren Thoraxbereich eine unterschiedliche Orientierung auf. Bei den oberen Rippen ist sie mehr seitlich *(transversal)*, bei den unteren mehr von vorn nach hinten *(sagittal)* ausgerichtet. Dies hat zur Folge, daß bei der Einatmung die Thoraxerweiterung im oberen Bereich überwiegend nach vorn *(„Vorstoß“)* und im unteren Bereich mehr in seitlicher Richtung *(„Seitenstoß“)* erfolgt.

Reguläre Atmungsmuskeln. Bei ruhiger Atmung werden die Formänderungen des Brustraumes durch das *Zwerchfell (Diaphragma)* und die *Zwischenrippenmuskeln (Mm. intercostales)* bewirkt.

Das **Diaphragma** schließt den Brustraum nach unten hin ab. Es besteht aus einer zentralen Sehnenplatte *(Centrum tendineum)* und den nach allen Seiten ausstrahlenden *Muskelfasern*, die an der unteren Thoraxapertur befestigt sind. In der Zentralsehne befindet sich eine Öffnung für die untere Hohlvene; durch den Muskelfaserbereich vor der Wirbelsäule ziehen die Aorta und die Speiseröhre (Ösophagus).

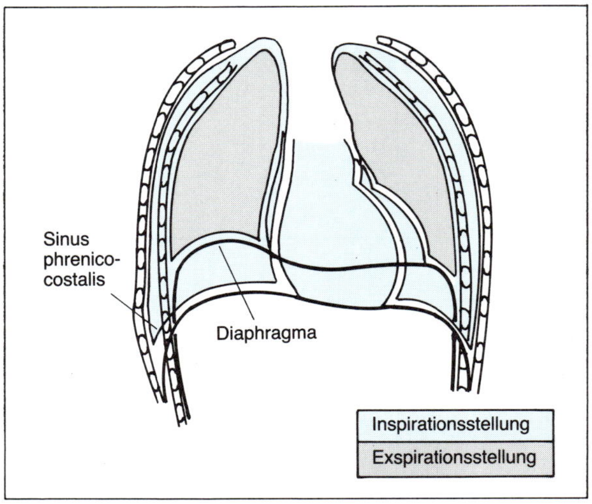

Abb. 9–4. Formänderungen von Thorax und Lunge beim Übergang von der Inspiration *(blau)* zur Exspiration *(grau)*

Normalerweise wölbt sich das Zwerchfell kuppelförmig in den Thoraxraum hinein. In Ausatmungsstellung liegt es in einer Ausdehnung von drei Rippenhöhen der inneren Thoraxwand an (s. Abb. 9–4). Bei der Einatmung kontrahieren sich die Muskelzüge des Zwerchfells. Es kommt zu einer *Abflachung*, wodurch sich die Muskelplatte von der inneren Thoraxwand entfernt. Die dabei eröffneten Räume, die als *Sinus phrenicocostales* bezeichnet werden, bieten für die hier lokalisierten Lungenpartien eine gute Entfaltungsmöglichkeit und damit eine

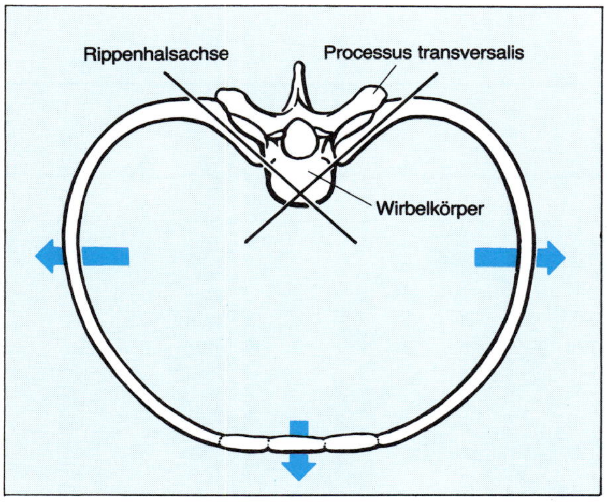

Abb. 9–3. Gelenkverbindungen eines Brustwirbels mit dem zugehörigen Rippenpaar. Die Pfeile geben die Richtung der inspiratorischen Erweiterung des Thoraxquerschnittes an

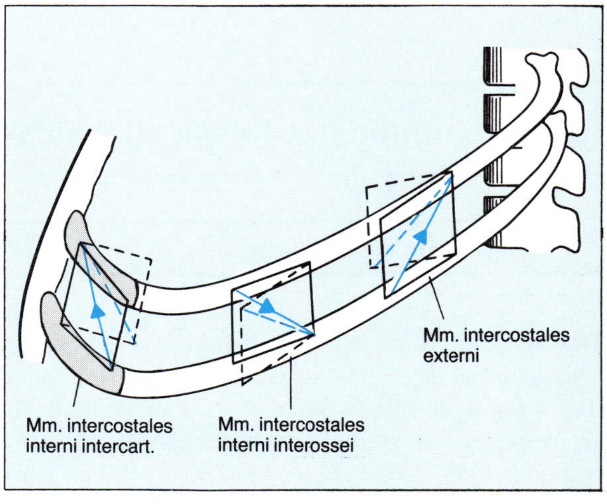

Abb. 9–5. Faserverlauf der Interkostalmuskulatur zur Erläuterung der Zugwirkungen (Pfeilrichtungen) bei Inspiration und Exspiration (intercart. = zwischen den Knorpeln; interossei = zwischen den Knochen)

entsprechend gute Belüftung. Das Diaphragma wird durch den *N. phrenicus* innerviert, der seinen Ursprung in den Halssegmenten C_3–C_5 des Rückenmarks hat.

Die **Interkostalmuskeln** bewirken die Rippenbewegung bei der Ein- und Ausatmung. Der Einatmung dienen hauptsächlich die äußeren Zwischenrippenmuskeln *(Mm. intercostales externi)*. Ihre Faserzüge verlaufen so (s. Abb. 9–5), daß der Ansatzpunkt jeweils an der unteren Rippe weiter vom Gelenkdrehpunkt entfernt ist als an der oberen Rippe. Bei der Kontraktion wird also auf die jeweils untere Rippe ein größeres Drehmoment ausgeübt, so daß eine Hebung gegen die nächsthöhere Rippe resultiert. Auf diese Weise tragen die äußeren Zwischenrippenmuskeln zusammen zur *Thoraxhebung* bei.

Für die Ausatmung ist normalerweise der größte Teil der inneren Zwischenrippenmuskeln *(Mm. intercostales interni)* zuständig (s. Abb. 9–5). Wenn sie sich kontrahieren, wird auf Grund ihres Faserverlaufes die jeweils obere Rippe der darunterliegenden genähert und damit der *Thorax gesenkt*.

Die Interkostalmuskeln werden von den *Nn. intercostales* versorgt, deren Fasern aus den Brustsegmenten des Rückenmarks entspringen.

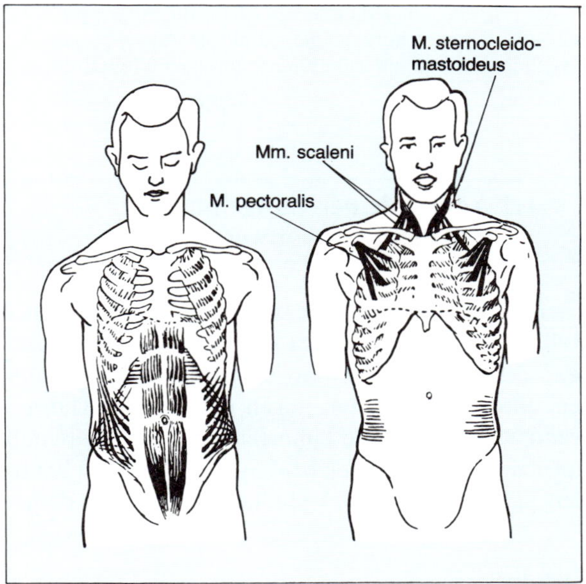

Abb. 9–6. Auxiliäre Atmungsmuskulatur, nach Benninghoff. Links: Hilfsmuskeln für die Exspiration; rechts: wichtigste Hilfsmuskeln für die Inspiration

Auxiliäre Atmungsmuskeln. Bei erhöhten Anforderungen an die Atmungsarbeit, insbesondere bei Atemnot, werden die regulären Atmungsmuskeln durch Hilfsmuskeln unterstützt. Als *Hilfseinatmer* wirken alle Muskeln, die am Schultergürtel, am Kopf oder an der Wirbelsäule ansetzen und in der Lage sind, die Rippen zu heben (s. Abb. 9–6). Hierzu zählen in erster Linie die *Mm. pectorales major und minor,* die *Mm. scaleni* und der *M. sternocleidomastoideus* sowie Teile der *Mm. serrati.* Voraussetzung für ihren Einsatz als Atmungsmuskeln ist die Fixierung ihres Ansatzpunktes. Typisch hierfür ist das Verhalten eines Menschen in Atemnot, der sich auf einen festen Gegenstand aufstützt und den Kopf nach hinten beugt.

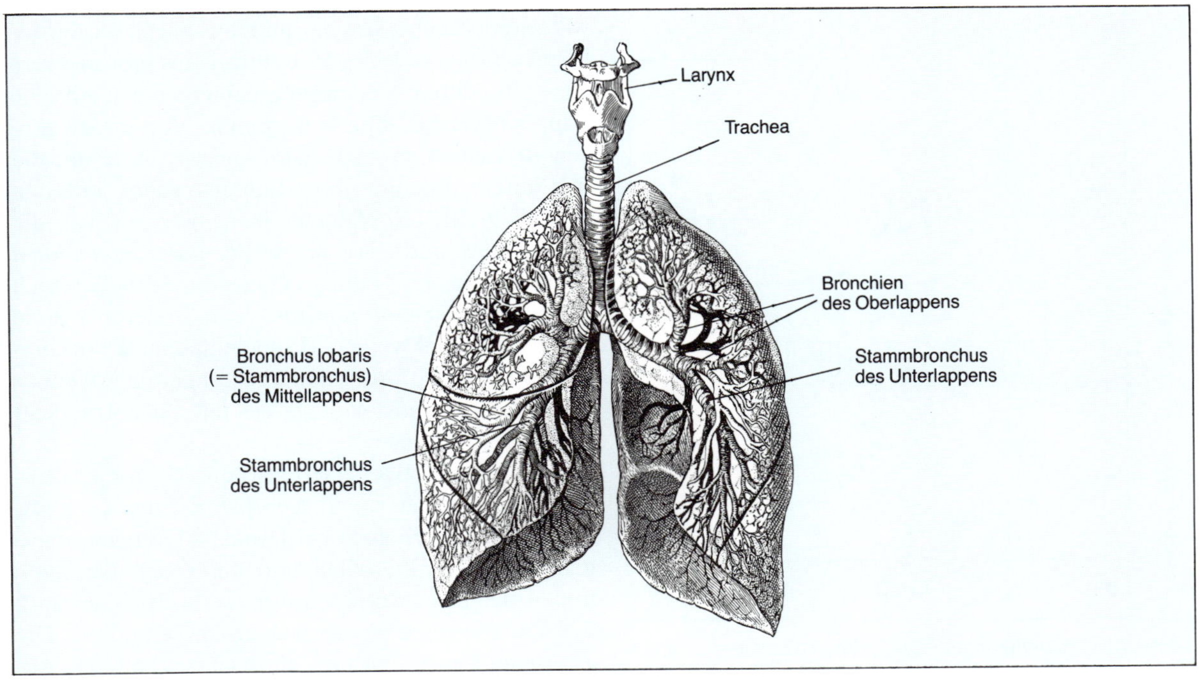

Abb. 9–7. Lungen und zuleitende Atemwege in Vorderansicht, nach Benninghoff. Das Lungengewebe ist transparent dargestellt, so daß die Bronchien sichtbar werden

Als *Hilfsausatmer* dienen vor allem die *Bauchmuskeln*, die die Rippen herabziehen und als Bauchpresse die Baucheingeweide mit dem Zwerchfell nach oben drängen.

9.1.2 Anatomie der Lunge und der zuleitenden Atemwege

Lage, Form und Hüllen der Lunge. Die Lunge besteht aus zwei getrennten *Lungenflügeln*, die beiderseits die seitlichen Hälften des Brustraumes ausfüllen. Ihre Außenflächen liegen der inneren Thoraxwand an, während die Unterflächen dem Zwerchfell aufsitzen. Zwischen den beiden Lungenflügeln befinden sich die Organe des Mediastinums, unter denen das Herz den größten Raum einnimmt. Der vom Herzen beanspruchte Platz zeichnet sich in der Konfiguration der Lunge als Einbuchtung der Innenflächen – links stärker als rechts – ab.

Jeder Lungenflügel ist von einer mit Gefäßen versorgten Hülle, der *Pleura visceralis (Pleura pulmonalis)* überzogen. Die Pleura visceralis grenzt, nur durch einen engen Flüssigkeitsspalt getrennt, an die *Pleura parietalis,* die die innere Thoraxwand, das Zwerchfell und das Mediastinum seitlich überzieht. Die beiden Pleurablätter, die oft unter der Bezeichnung *Brustfell* zusammengefaßt werden, sind gegeneinander verschieblich. An der Stelle, an der beiderseits der Hauptbronchus und Gefäße in den Lungenflügel eintreten *(Hilus)*, geht die Pleura visceralis in die Pleura parietalis über.

Die Lungenflügel sind durch tiefe Einschnitte *(Fissurae interlobares)* in Lungenlappen *(Lobi pulmonales)* unterteilt (s. Abb. 9–7). Der rechte Lungenflügel besteht aus drei, der linke aus zwei Lungenlappen.

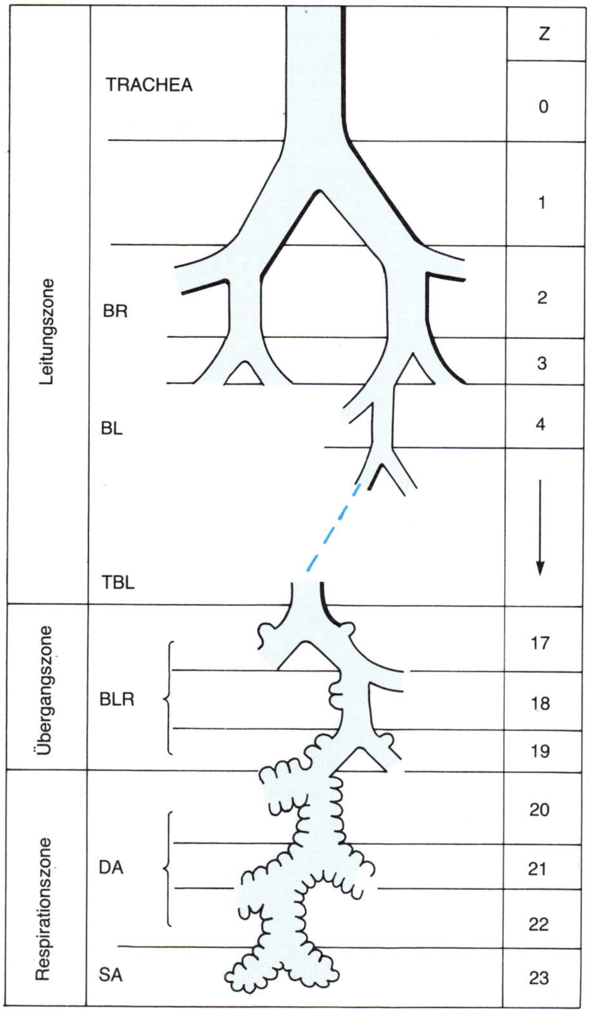

Abb. 9–8. Aufzweigungen des Atemwegssystems. Z = Teilungsgeneration, BR = Bronchien, BL = Bronchiolen, TBL = Terminalbronchiolen, BLR = Bronchioli respiratorii, DA = Ductuli alveolares, SA = Sacculi alveolares

Zuleitende Atemwege. Die Einatmungsluft wird durch den *Nasopharynx* (Nasen-Rachen-Raum), den *Larynx* (Kehlkopf) mit seiner engsten Stelle, der *Glottis* (Stimmritze), in die *Trachea* (Luftröhre) geleitet. Die *Trachea* stellt ein weitlumiges, bindegewebiges Rohr dar, in das hufeisenförmig gekrümmte *Knorpelspangen* und glatte Muskelfasern eingelagert sind. In Höhe des 5. Brustwirbels gabelt sich die Trachea in die beiden *Hauptbronchien,* die schräg abwärts gerichtet beiderseits am Hilus in einen Lungenflügel eintreten. Jeder Hauptbronchus gibt mehrere Äste ab, deren Versorgungsgebiete etwa mit den Lappenbereichen übereinstimmen. Von diesen großen *Bronchien* zweigen dann kleinere Äste ab, die sich unter Abnahme ihres Lumens weiter aufteilen (s. Abb. 9–8). Die kleinen Bronchien gehen in die *Bronchiolen* und diese in die *Terminalbronchiolen* über. In der 17. Teilungsgeneration schließen sich daran die *Bronchioli respiratorii* an, in deren Wände bereits einige Alveolen (Lungenbläschen) vorkommen. Mit der 20. Aufteilung beginnen die Alveolargänge *(Ductuli alveolares),* die mit Alveolen dicht besetzt sind.

Die größeren Bronchien sind durch *Knorpelspangen,* die kleineren durch *Knorpelplättchen* versteift, so daß ihr Lumen auch bei Druckänderungen offengehalten wird. Zwischen und unter den Knorpeln finden sich *glatte Muskelfasern,* die in der Lage sind, den Durchmesser der Bronchien zu verändern. Die Terminalbronchiolen und die nachgeschalteten Abschnitte besitzen keine knorpeligen Versteifungen mehr.

Innervation der Bronchien. Die Weite der Bronchien wird durch das vegetative Nervensystem kontrolliert. Unter dem Einfluß des **Sympathikus** (s. S. 470ff.) kommt es in der Inspirationsphase zu einer Erschlaffung der glatten Bronchialmuskulatur und damit zu einer Erweiterung der Bronchien *(Bronchodilatation)*. Der **Parasympathikus** (s. S. 470ff.) bewirkt in der späten Exspirationsphase eine Kontraktion der glatten Muskulatur, wodurch die Bronchien verengt werden *(Bronchokonstriktion)*. Auf diese Weise unterstützt die vegetative Steuerung der Bronchialweite bis zu einem gewissen Grade die Lungenbelüftung. Eine Fehlregulation im vegetativen Nervensystem, wie sie beispielsweise bei einer bestimmten Form des *Asthma bronchiale* (s. S. 239ff.) anfallsweise auftritt, kann zu einem Bronchospasmus und damit zu einer erheblichen Zunahme des Strömungswiderstandes in den Atemwegen führen.

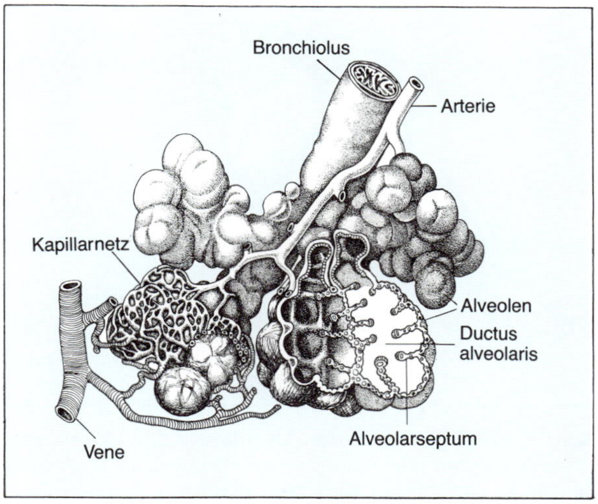

Abb. 9−10. Endverzweigungen der kleinen Atemwege mit (teilweise eröffneten) Alveolen und Gefäßversorgung, modifiziert nach Benninghoff

Aufgaben des Atemwegssystems. Die Atemwege dienen nicht nur der Zuleitung von Frischluft während der Inspiration und der Ableitung von „Alveolarluft" während der Exspiration, sondern erfüllen auch eine Reihe von Hilfsfunktionen für die Atmung. Hierzu gehören die *Reinigung, Erwärmung* und *Befeuchtung* der eingeatmeten Luft.

Die **Reinigung der Inspirationsluft** erfolgt teilweise bereits in der Nase, wo kleinere Partikel, Staub und Bakterien von den Schleimhäuten abgefangen werden. Deshalb besteht bei chronischer Mundatmung eine erhöhte Anfälligkeit für Erkrankungen des Atmungsapparates. Weitere eingeatmete Partikel lagern sich auf der *Schleimschicht* ab, welche die Wände der zuleitenden Atemwege überzieht. Der von Becherzellen und subepithelialen Drüsenzellen sezernierte Schleim wird ständig durch rhythmische Bewegung der *Zilien des Respirationsepithels* (s. Abb. 9−9) mundwärts befördert und anschließend verschluckt. Der Schleimtransport sorgt also dafür, daß Fremdpartikel und Bakterien aus dem Atmungstrakt entfernt werden. Sind die Zilien geschädigt, wie dies etwa bei *chronischer Bronchitis* (s. S. 238f.) der Fall ist, so kommt es zu Schleimansammlungen in den Atemwegen und damit zu einem erhöhten Atmungswiderstand.

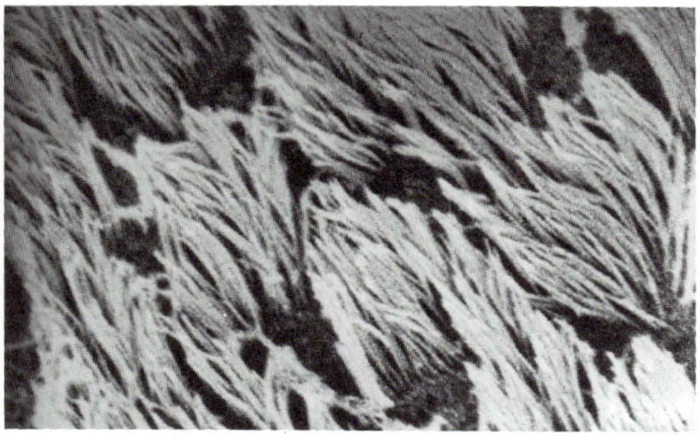

Abb. 9−9. Zilien des Respirationsepithels in der Trachea des Meerschweinchens (Rasterelektronenoptische Aufnahme). Die koordinierte Zilienbewegung befördert Schleim und Fremdkörper mundwärts

Größere in die Atemwege gelangte Fremdkörper und Schleimablagerungen lösen durch Reizung der Schleimhäute in der Trachea und den Bronchien den *Hustenakt* aus. Dabei handelt es sich um einen reflektorischen Vorgang, der zunächst in einer forcierten exspiratorischen Anstrengung gegen die geschlossene Glottis besteht. Bei plötzlicher Öffnung der Glottis wird dann der Fremdkörper mit dem extrem beschleunigten Ausatmungsstrom herausbefördert.

Die **Erwärmung** und **Befeuchtung** der Inspirationsluft findet zum überwiegenden Teil bereits im Nasen-Rachenraum statt. Insbesondere bieten hierfür die großen Oberflächen der Nasenmuscheln und die gut durchblutete Nasenschleimhaut mit ihren leistungsfähigen Schleimdrüsen günstige Voraussetzungen. In den tieferen Atemwegen wird die Luft weiter erwärmt und befeuchtet, so daß sie bei Eintritt in die Alveolen die Körpertemperatur (37 °C) angenommen hat und vollständig mit Wasserdampf gesättigt ist.

Alveolen. Im Bereich der Lungenbläschen findet der Austausch der Atemgase zwischen den gasgefüllten Hohlräumen und dem Blut in den Lungenkapillaren statt. Die Alveolen haben einen Durchmesser von etwa 0,2 mm; ihre Zahl wird auf ca. 300 Millionen

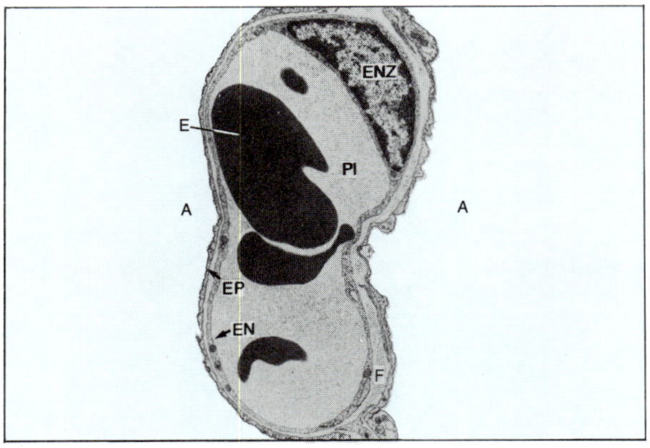

Abb. 9–11. Kapillare in der Alveolarwand in elektronenmikroskopischer Darstellung, nach Weibel. Das Innere der (schräg geschnittenen) Kapillare ist nur durch eine dünne Gewebeschicht vom Alveolarraum (A) getrennt. E = Erythrozyt, Pl = Plasma, EN = Kapillarendothel, ENZ = Endothelzelle, EP = Alveolarepithel, F = Bindegewebsfasern

und ihre Gesamtoberfläche auf ca. 80 m^2 geschätzt. Wie Abb. 9–10 zeigt, sind die Alveolen von einem dichten *Kapillarnetz* umgeben. Das aus dem rechten Herzen kommende Blut gelangt über die *A. pulmonalis* zu diesen Kapillaren, passiert sie unter Aufnahme von Sauerstoff und Abgabe von Kohlendioxid und sammelt sich in den *Vv. pulmonales,* die in das linke Herz münden.

Voraussetzung für einen effektiven Gasaustausch ist nicht nur eine große Oberfläche, sondern auch ein kleiner Abstand zwischen dem Gasraum und dem Blut. Wie man in Abb. 9–11 erkennt, sind diese beiden Medien nur durch eine dünne Gewebeschicht von einander getrennt. Diese sog. *alveolokapilläre Membran*, die sich aus dem flachen Alveolarepithel, dem Interstitium mit eingelagerten elastischen Bindegewebsfasern und dem Kapillarendothel zusammensetzt, hat insgesamt eine Dicke von weniger als 1 μm.

9.2 Ventilation

9.2.1 Atmungsbewegungen von Thorax und Lunge

Respiratorische Formänderungen des Brustraumes. Die für den Gasaustausch notwendige Belüftung der Alveolen wird durch einen rhythmischen Wechsel von **Inspiration** *(Einatmung)* und **Exspiration** *(Ausatmung)* bewirkt. Mit der Inspiration gelangt sauerstoffreiche Frischluft in den Alveolarraum, während in der Exspiration sauerstoffarme, mit Kohlendioxid angereicherte Luft an die Umgebung abgegeben wird. Die Luftbewegungen bei Inspiration und Exspiration kommen durch den rhythmischen Wechsel von Brustraumerweiterung und -verengung zustande. Für die Erweiterung des Brustraumes sind zwei Faktoren maßgebend: 1. die *Hebung der Rippenbögen* und 2. die *Abflachung des Zwerchfells* (s. Abb. 9–4).

Je nachdem, ob die Erweiterung des Brustraumes bei normaler Atmung überwiegend durch Hebung der Rippen oder mehr durch Senkung des Zwerchfells zustande kommt, unterscheidet man einen *kostalen Atmungstyp (Brustatmung)* von einem *abdominalen Atmungstyp (Bauchatmung)*. Bei der Brustatmung wird die Atmungsarbeit hauptsächlich von der Interkostalmuskulatur geleistet, während das Zwerchfell mehr passiv den Druckänderungen im Thorax folgt. Bei der Bauchatmung bewirkt die stärkere Kontraktion der Zwerchfellmuskulatur eine größere Verlagerung der Baucheingeweide, so daß die Bauchwand inspiratorisch gewölbt wird.

Übertragung der Thoraxbewegungen auf die Lunge. Die Lungenoberfläche, die der inneren Thoraxwand überall dicht anliegt, folgt den Atmungsexkursionen des Thorax, obwohl zwischen beiden keine feste Verbindung besteht. Dies ist dadurch möglich, daß *der kapilläre Spalt zwischen Pleura visceralis und Pleura parietalis mit Flüssigkeit gefüllt ist,* die nicht gedehnt werden kann. Auf diese Weise bleiben die Pleurablätter dicht zusammen. sind aber gleichwohl in seitlicher Richtung gegeneinander verschieblich. Eine solche Gleitfähigkeit ist notwendig, damit die komplizierten Formänderungen des Brustraumes, etwa beim Eröffnen der Sinus phrenicocostales, ohne Zerrungen auf die Lunge übertragen werden können. Kommt es nach einer *Pleuritis* (Brustfellentzündung) zu Verwachsungen der Pleurablätter, so ist die Atmung in diesem Bereich erheblich behindert.

9.2.2 Lungen- und Atemvolumina

Volumeneinteilung. Das Volumen des einzelnen Atemzuges ist bei der Ruheatmung, verglichen mit dem in der gesamten Lunge enthaltenen Gasvolumen, verhältnismäßig klein. Über das normale Atemzugvolumen hinaus können also sowohl bei der Inspiration als auch bei der Exspiration erhebliche Zusatzvolumina aufgenommen bzw. abgegeben werden. Aber auch bei tiefster Ausatmung ist es nicht

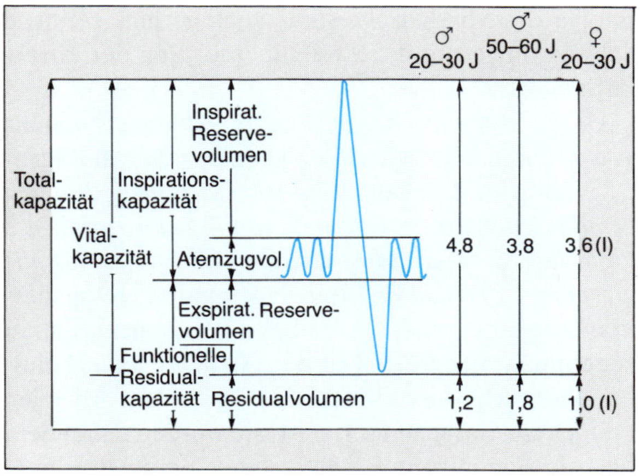

Abb. 9–12. Lungenvolumina und -kapazitäten. Die angegebenen Werte für die Vitalkapazität und das Residualvolumen (rechts) sollen die Abhängigkeit der Größen von Alter und Geschlecht verdeutlichen

möglich, alle Luft aus der Lunge zu entfernen; ein bestimmtes Restvolumen *(Residualvolumen)* bleibt immer in den Alveolen und den zuleitenden Luftwegen zurück. Für die quantitative Erfassung dieser Verhältnisse hat man die folgende Volumeneinteilung vorgenommen, wobei zusammengesetzte Volumina als *Kapazitäten* gekennzeichnet werden (s. Abb. 9–12):

1. *Atemzugvolumen:* normales In- bzw. Exspirationsvolumen,
2. *Inspiratorisches Reservevolumen:* Volumen, das nach normaler Inspiration noch zusätzlich eingeatmet werden kann,
3. *Exspiratorisches Reservevolumen:* Volumen, das nach normaler Exspiration noch zusätzlich ausgeatmet werden kann,
4. *Residualvolumen:* Volumen, das nach maximaler Exspiration noch in der Lunge zurückbleibt,
5. *Vitalkapazität:* Volumen, das nach maximaler Inspiration maximal ausgeatmet werden kann = Summe aus 1, 2 und 3,
6. *Inspirationskapazität:* Volumen, das nach normaler Exspiration maximal eingeatmet werden kann = Summe aus 1 und 2,
7. *Funktionelle Residualkapazität:* Volumen, das nach normaler Exspiration noch in der Lunge enthalten ist = Summe aus 3 und 4,
8. *Totalkapazität:* Volumen, das nach maximaler Inspiration in der Lunge enthalten ist = Summe aus 4 und 5.

Von diesen Größen kommt neben dem *Atemzugvolumen* nur der *Vitalkapazität* und der *funktionellen Residualkapazität* eine größere Bedeutung zu.

Vitalkapazität. *Die Vitalkapazität stellt ein Maß für die Ausdehnungsfähigkeit von Lunge und Thorax dar.* Es handelt sich keineswegs, wie man etwa der Bezeichnung entnehmen könnte, um eine „vitale“ Größe, denn selbst bei extremen Anforderungen an die Atmung wird die mögliche Atemtiefe niemals voll ausgenutzt.

Die Angabe *eines* „Normalwertes“ für die Vitalkapazität ist kaum möglich, da diese von verschiedenen Parametern, wie *Alter, Geschlecht, Körpergröße, Körperposition* und *Trainingszustand,* abhängig ist. Für einen jüngeren, 180 cm großen Mann beträgt die Vitalkapazität etwa 4,5–5 l (s. Abb. 9–12). Die Messung erfolgt gewöhnlich mit einem *Spirometer,* einem Gerät, das verschiedene Gasvolumina bei konstantem Druck aufnehmen kann (s. Abb. 9–13). Eine zylindrische Glocke taucht in einen Wasserbehälter ein, der den Innenraum des Spirometers gegen den Außenraum luftdicht abschließt. Ein weitlumiger Schlauch verbindet das Mundstück des Probanden mit dem Spirometer. Die Volumenänderung bei maximaler Ausatmung nach vorheriger maximaler Einatmung, die zu einer entsprechenden Glockenbewegung führt, kann an einer kalibrierten Skala abgelesen werden.

Funktionelle Residualkapazität. Die physiologische Bedeutung der *funktionellen Residualkapazität* besteht in einem *Ausgleich der inspiratorischen und der exspiratorischen O_2- und CO_2-Konzentrationen im Alveolarraum.* Würde die Frischluft ohne die Mischung mit der in der Lunge enthaltenen Luft direkt in die Alveolen gelangen, so müßten dort die Atemgaskonzentrationen je nach der Atmungsphase abwechselnd zu- oder abnehmen. Mit der funktionellen Residualkapazität, deren Volumen mehrfach größer ist als das der eingeatmeten Frischluft, treten jedoch

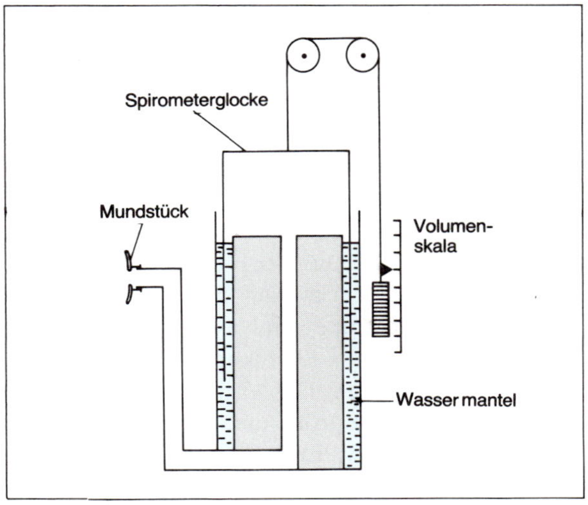

Abb. 9–13. Glockenspirometer für die Messung der Atemvolumina in schematischer Darstellung

folge des Mischeffektes nur noch geringe zeitliche Schwankungen in der Zusammensetzung der Alveolarluft auf.

Die funktionelle Residualkapazität (FRC) ist in ihrer Größe wieder von verschiedenen Parametern abhängig. Im Mittel findet man bei jüngeren Männern einen FRC-Wert von 2,4 l, bei Frauen ist er etwa um 25% kleiner anzusetzen. Da die funktionelle Residualkapazität dasjenige Volmen darstellt, das jeweils am Ende der Exspiration in der Lunge zurückbleibt, kann diese Größe nur mit Hilfe von *indirekten Meßverfahren* bestimmt werden.

9.2.3 Ventilationsgrößen

Atemzeitvolumen. Unter dem *Atemzeitvolumen* versteht man das in der Zeiteinheit eingeatmete oder ausgeatmete Gasvolumen. Es ergibt sich definitionsgemäß als das *Produkt aus Atemzugvolumen* (Volumen des einzelnen Atemzuges) *und Atmungsfrequenz* (Anzahl der Atemzüge pro Minute). Bei ruhiger Atmung beträgt das *Atemzugvolumen* des Erwachsenen *0,5 l.* Die *Atmungsfrequenz* des Erwachsenen liegt unter Ruhebedingungen im Mittel bei *14 Atemzügen/min,* wobei allerdings größere Variationen (10–18/min) zu beobachten sind. Höhere Atmungsfrequenzen findet man bei Kindern (20–30/min), Kleinkindern (30–40/min) und Neugeborenen (40–50/min).

Für die Ruheatmung des Erwachsenen ergibt sich danach ein *Atemzeitvolumen von 7 l/min.* Bei körperlicher Arbeit steigen mit dem erhöhten Sauerstoffbedarf sowohl das Atemzugvolumen als auch die Atmungsfrequenz an, so daß bei extremer Belastung das Atemzeitvolumen Werte um 120 l/min erreicht. Obwohl dem Atemzeitvolumen als Maß für die Ventilation eine gewisse Bedeutung zukommt, ist es keineswegs eine für den Atmungseffekt entscheidende Größe, weil ein Teil der inspirierten Luft nicht in die Alveolen gelangt und somit nicht am Gasaustausch teilnehmen kann.

Totraumventilation. Das Volumen des Atemwegssystems wird als *anatomischer Totraum* bezeichnet, weil in diesem kein Gasaustausch stattfindet. Hierzu gehören also die Räume von Nase bzw. Mund, Pharynx (Rachen), Larynx (Kehlkopf), Trachea, Bronchien und Bronchiolen. Das Volumen des Totraums hängt von der Körpergröße und der Körperposition ab. Für den sitzenden Probanden gilt die Faustregel, daß die Größe des Totraums (in ml) dem doppelten Körpergewicht (in kg) entspricht. Das *Totraumvolumen* des Erwachsenen beträgt somit etwa *150 ml.* Bei infolge des Mischeffektes nur noch geringe zeitliche Schwankungen in der Zusammensetzung der Alveolarluft auf.

Unter Berücksichtigung einer Atmungsfrequenz von 14 l/min läßt sich dieser Tatbestand auch folgendermaßen ausdrücken: *Von dem bei ruhiger Atmung ventilierten Atemzeitvolumen von 7 l/min entfallen 2 l/min auf die Totraumventilation und 5 l/min auf die alveoläre Ventilation.* Bei bestimmten Lungenerkrankungen kann der Anteil der Totraumventilation zunehmen, wenn ein Teil der Alveolen zwar belüftet, aber nicht durchblutet wird. In solchen Alveolen findet kein Gasaustausch statt, sie werden daher dem *funktionellen Totraum* zugerechnet. Bei ungleichmäßig verteilter Lungendurchblutung ist also *der funktionelle Totraum größer als der anatomische Totraum.*

Alveoläre Ventilation. *Die alveoläre Ventilation, die bei Ruheatmung etwa 5 l/min beträgt, stellt die für den Ventilationseffekt maßgebende Größe dar.* Sie entscheidet vorrangig darüber, welche *Atemgaskonzentrationen* im Alveolarraum aufrechterhalten werden können. Dagegen sagt das Atemzeitvolumen sehr wenig über die Effektivität der Ventilation aus. Nehmen wir beispielsweise an, daß ein normales Atemzeitvolumen von 7 l/min durch eine flache und rasche Atmung (z. B. Atemzugvolumen = 0,2 l, Atmungsfrequenz = 35/min) zustande käme, so würde fast ausschließlich der vorgeschaltete Totraum belüftet, während der nachgeschaltete Alveolarraum von der Frischluft kaum erreicht würde. Eine solche Atmungsform, wie sie manchmal beim *Kreislaufschock* beobachtet wird, stellt also einen akuten Gefahrenzustand dar. Da das Totraumvolumen in seiner absoluten Größe festliegt, führt jede Vertiefung der Atmung zu einer Steigerung der alveolären Ventilation.

9.2.4 Künstliche Beatmung

Atmungsstillstand. Jede Unterbrechung der Atmungsfunktion stellt eine lebensbedrohliche Situation dar. Den Zeitpunkt, an dem es zum Atmungs- und Kreislaufstillstand kommt, bezeichnet man als den Eintritt des **klinischen Todes.** Von diesem Augenblick an dauert es in der Regel 4 bis 8 min, bis infolge von O_2-Mangel und CO_2-Anhäufung die Zellen in lebenswichtigen Organen irreparabel geschädigt sind, bis also der **biologische Tod** eintritt. In dieser kurzen Zeitspanne besteht die Möglichkeit, durch Anwendung lebensrettender Sofortmaßnahmen eine *Wiederbelebung* zu erreichen.

Eine *Störung der Atmungsfunktion* kann aus mannigfachen Ursachen eintreten, u. a. durch Verlegung der Atemwege, Thoraxverletzungen, schweren Störungen des Gasaustausches sowie bei Schädigungen der Atmungszentren infolge von Vergiftungen und Hirnverletzungen. Nach einem plötzlichen Atmungsstillstand bleibt die Kreislauffunktion noch eine gewisse Zeit erhalten. Der Puls ist an der A. carotis noch 3 bis 5 min danach nachweisbar. Tritt jedoch primär ein Herzstillstand ein, so sistiert die Atmung bereits nach 30 bis 60 s.

Freihaltung der Atemwege. Bei einem Bewußtlosen fehlen die *Schutzreflexe,* die normalerweise zur Freihaltung der Atemwege dienen. Kommt es in dieser Situation zum Erbrechen oder zur Blutung in den Nasen-Rachen-Raum, so können die zuleitenden Atemwege verlegt werden. Aber auch ohne diese Komplikationen ist bei einem Bewußtlosen in Rükkenlage ein Verschluß der Atemwege dadurch möglich, daß der Unterkiefer mit der Zunge nach hinten sinkt. Die erste Wiederbelebungsmaßnahme muß also in einer schnellen Säuberung des Mund- und Rachenraumes bestehen. Noch wichtiger ist es jedoch, den Verschluß der Atemwege durch die zurückfallende Zunge zu beseitigen. Dies geschieht durch *Überstrecken des Kopfes in den Nacken und gleichzeitiges Anheben des Unterkiefers.*

Atemspende. Für die künstliche Beatmung ohne Hilfsmittel hat man früher verschiedene Verfahren empfohlen, bei denen der Thoraxraum manuell erweitert und verkleinert wird. Alle diese manuellen Verfahren sind unzureichend und der sehr alten, in neuerer Zeit wiederentdeckten Methode der *Atemspende* weit unterlegen. Diese kann als Mund-zu-Mund- oder als Mund-zu-Nase-Beatmung durchgeführt werden (s. Abb 9–14).

Bei der *Mund-zu-Nase-Beatmung* wird der Kopf des Patienten mit einer Hand, die an der Stirn-Haargrenze liegt, nach hinten überstreckt. Mit der zweiten Hand wird der Unterkiefer angehoben und gleichzeitig der Mundverschluß durch den über die Lippen gelegten Daumen abgesichert. Der Beatmende setzt nach einer tiefen Inspiration seinen geöffneten Mund über die Nase des Patienten fest auf. Während der nachfolgenden *Insufflation* (Lufteinblasung) muß die Hebung des Thorax beobachtet werden. Danach entfernt der Beatmende seinen Mund vom Gesicht des Patienten, worauf die Luft infolge der Lungenelastizität passiv entweicht. Die Senkung des Thorax ist ebenfalls zu kontrollieren.

Bei der *Mund-zu-Mund-Beatmung* liegen in gleicher Ausgangsstellung die Finger an der Stirn-Haargrenze bzw. unter dem Kinn des Patienten. Der Beatmende setzt seinen Mund über den Mund des Patienten fest auf und verschließt mit seiner Wange die Nasenöffnung. Er kann auch die Nasenflügel mit Daumen und Zeigefinger der über der Stirn liegenden Hand zusammendrücken. Bei der Insufflation und dem nachfolgenden Entweichen der Luft sind wiederum die Thoraxbewegungen zu kontrollieren.

Die Beatmung beginnt bei beiden Verfahren mit *5 bis 10 schnell hintereinander durchgeführten Insufflationen,* um das entstandene O_2-Defizit und die CO_2-Ansammlung im Gewebe möglichst schnell zu beseitigen. Anschließend wird die Atemspende im *zeitlichen Abstand von etwa 5 s* weitergeführt. Bei diesem Vorgehen liegt der O_2-Sättigungswert (s. S. 95) im arteriellen Blut des Patienten praktisch immer über 90%.

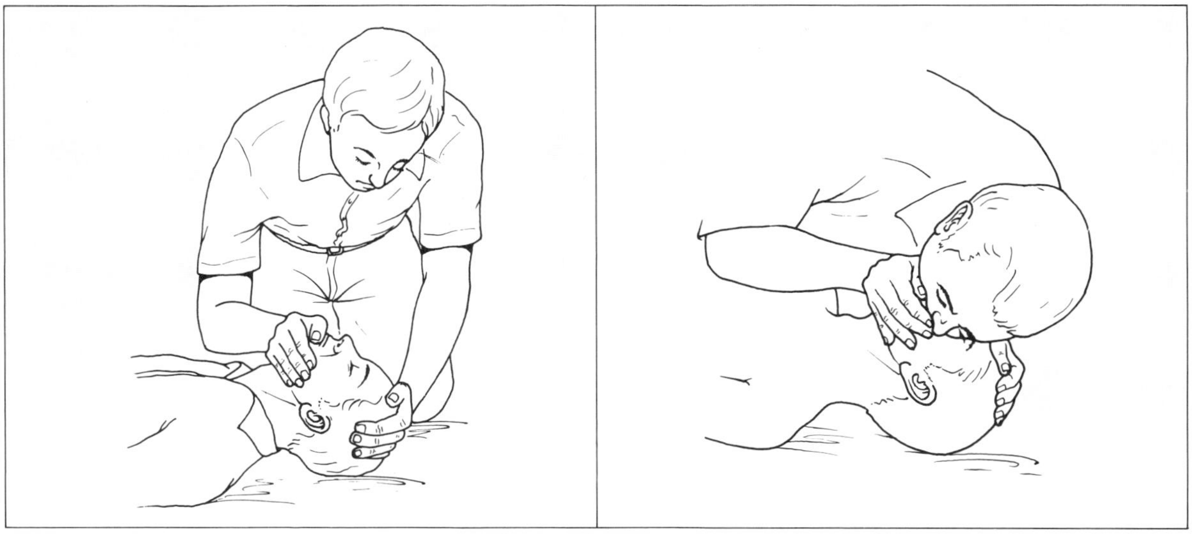

Abb. 9–14. Technik der Atemspende, nach Ahnefeld

9.3 Atmungsmechanik

Der Begriff „*Atmungsmechanik*" wird gewöhnlich in einem sehr speziellen Sinne verwendet. Man versteht darunter die *Analyse und die Darstellung der Druck-Volumen-Beziehungen,* die sich bei den Atmungsexkursionen ergeben. Diese Beziehungen zwischen den wirksamen Atmungsdrücken und den geförderten Volumina hängen in hohem Maße von den Atmungswiderständen ab. Eine *Druck-Volumen-Analyse* gibt also zugleich Auskunft über die *Widerstandsverhältnisse* und deren Veränderungen unter pathologischen Bedingungen. Aus diesem Grund sind atmungsmechanische Aspekte auch für die Lungenfunktionsdiagnostik von Bedeutung.

9.3.1 Elastische Atmungswiderstände

Elastische Eigenschaften des Lungengewebes. Die Lunge hat infolge der *Dehnung ihrer elastischen Fasern* und der *Oberflächenspannung der Alveolen* (s. u.) das Bestreben, ihr Volumen zu verkleinern. Ihre Oberfläche steht also unter einer gewissen *Zugspannung*. Dies hat zur Folge, daß im flüssigkeitsgefüllten Spalt zwischen den Pleuralblättern ein *subatmosphärischer Druck* herrscht. Verbindet man eine Kanüle, deren Spitze sich im Interpleuralspalt befindet, mit einem Manometer, so läßt sich dieser Druck messen (s. Abb. 9–15). Bei Ruheatmung liegt er am Ende der Exspiration etwa 5 cm H_2O (0,5 kPa) und am Ende der Inspiration etwa 8 cm H_2O (0,8 kPa) unter dem Atmosphärendruck. Die Druckdifferenz zwischen dem Interpleuralspalt und dem Außenraum wird verkürzt als **intrapleuraler Druck** P_{Pleu} bezeichnet. Nur die Tatsache, daß eigentlich eine Druckdifferenz gemeint ist, macht es verständlich, daß man den intrapleuralen Druck als „*negativ*" kennzeichnet.

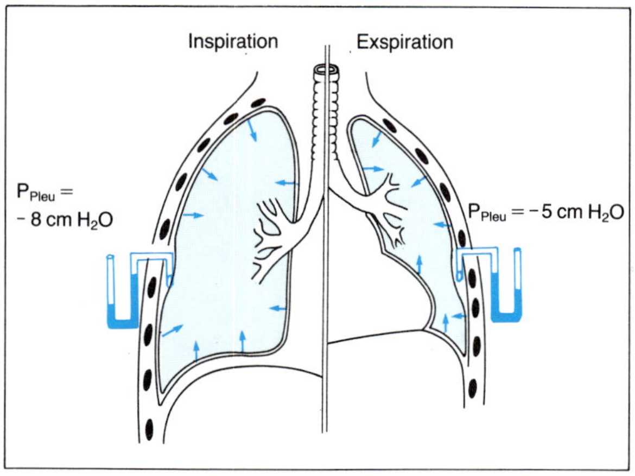

Abb. 9–15. Retraktionsbestreben der Lunge. Der elastische Zug des Lungengewebes (Pfeilrichtung) erzeugt einen „negativen" intrapleuralen Druck P_{Pleu}, der durch ein angeschlossenes Manometer nachgewiesen werden kann

Pneumothorax. Der enge Kontakt zwischen Lungenoberfläche und innerer Thoraxwand ist nur gewährleistet, solange der Interpleuralspalt geschlossen bleibt. Wenn jedoch infolge einer Verletzung der Brustwand oder der Lungenoberfläche Luft in den Spalt eindringen kann, *kollabiert* die Lunge, d. h. sie zieht sich, ihrer inneren Zugspannung folgend, zum Hilus hin zusammen. *Eine solche Luftfüllung des Raumes zwischen den Pleurablättern bezeichnet man als Pneumothorax.* Die kollabierte Lunge, die den Kontakt zur Thoraxwand verloren hat, kann den Atmungsbewegungen nur noch unvollständig oder gar nicht mehr folgen, so daß ein effektiver Gasaustausch unmöglich wird. Ist der Pneumothorax auf *eine Seite* beschränkt, dann bleibt eine ausreichende Arterialisierung des Blutes durch die Funktion des anderen Lungenflügels gesichert, sofern keine größeren körperlichen Belastungen gefordert werden. Die in den Pleuraspalt eingedrungene Luft wird in einer gewissen Zeit vollständig resorbiert, wobei die Lunge ihr Volumen vergrößert, bis sie den Brustraum wieder voll ausfüllt. Ein *doppelseitiger* Pneumothorax ist dagegen ohne Hilfsmaßnahmen tödlich.

Oberflächenspannung der Alveolen. Die innere Oberfläche der Alveolen ist von einem Flüssigkeitsfilm bedeckt. Wie an jeder Grenzfläche zwischen Gas- und Flüssigkeitsphase sind daher auch in den Alveolen Anziehungskräfte wirksam, welche die Tendenz haben, die Oberfläche zu verkleinern. Auf dieser *Oberflächenspannung* in jeder der vielen Alveolen beruht z. T. das Retraktionsbestreben der Lunge.

Die genauere Untersuchung zeigt, daß die Alveolen außerordentlich instabil wären, wenn die starken Oberflächenkräfte eines nur aus Wasser bestehenden Films auf sie einwirkten. Tatsächlich ist jedoch die Oberflächenspannung der Alveolen etwa 10mal kleiner, als dies für eine wäßrige Grenzschicht theoretisch zu erwarten wäre. Der Flüssigkeitsfilm enthält also Substanzen, sog. **Surfactants,** die die Oberflächenspannung herabsetzen. Durch Auswaschen des Lungengewebes ist es gelungen, die oberflächenaktiven Substanzen zu gewinnen und chemisch zu identifizieren: Der alveoläre Flüssigkeitsfilm enthält ein Gemisch aus *Proteinen* und *Lipiden,* wobei vor allem *Lecithin-Derivate* die spezifische Oberflächenaktivität bestimmen. Gebildet werden sie von den Alveolarepithelien.

Ist die Bildung oder die Wirksamkeit der oberflächenaktiven Substanzen gestört, so kollabieren viele Alveolen. Dabei können ganze Lungengebiete in sich zusammenfallen. Ein solcher Zustand wird als *Atelektase* bezeichnet.

Elastische Widerstände im Atmungszyklus. Elastische Widerstände sind normalerweise nur bei der *Inspiration* zu überwinden; die Inspirationsmuskulatur muß *gegen die Zugspannung des Lungengewebes* Arbeit leisten. Bei langsamer Einatmung ist die Zunahme des Lungenvolumens den einwirkenden Kräften annähernd proportional. Das Lungengewebe verhält sich also in diesem Fall wie eine mäßig gespannte Feder, die der Dehnung einen konstanten Widerstand entgegensetzt. Als *Maß für die elastische Dehnbarkeit* der Lunge verwendet man die sog. **Compliance,** die als reziproker Wert des Dehnungswiderstandes definiert ist. Wenn unter pathologischen Bedingungen eine Abnahme der Compliance festgestellt wird, dann deutet ein solcher Befund auf einen Elastizitätsverlust der Lunge hin.

Bei der *Exspiration* unterstützt der elastische Zug des Lungengewebes die Ausatmungsbewegung. Unter den Bedingungen der Ruheatmung sind diese Zugkräfte völlig ausreichend, um den Thoraxraum zu verkleinern. In diesem Fall erfolgt also die Ausatmung passiv, d. h. ohne aktive Mitwirkung der Exspirationsmuskulatur. Lediglich bei vertiefter und beschleunigter Atmung muß die Exspiration durch die Muskelaktivität zusätzlich gefördert werden.

Die *Verformung des Thorax,* einschließlich des Bandapparates, hat ebenfalls eine elastische Komponente, die in Atemmittellage der Zugwirkung der Lunge entgegengerichtet ist. Bei der Inspiration tritt eine Entspannung des Thorax ein, bei der Exspiration nimmt die Thoraxspannung zu. Die Thoraxelastizität fördert also die Einatmung und vermindert ein wenig den Ausatmungseffekt der elastischen Lungenretraktion.

9.3.2 Visköse Atmungswiderstände

Die *nichtelastischen (viskösen) Widerstände,* die sowohl bei der Inspiration als auch bei der Exspiration zu überwinden sind, setzen sich aus drei Anteilen zusammen:

- ☐ den *Strömungswiderständen in den zuleitenden Atemwegen,*
- ☐ den *nichtelastischen Gewebswiderständen,*
- ☐ den *Trägheitswiderständen,* die so klein sind, daß sie vernachlässigt werden dürfen.

Strömungswiderstände. Die Strömung der Atemgase wird durch die *Differenz zwischen dem Druck in den Alveolen und dem Außendruck* bewirkt. Diese Differenz, verkürzt auch als **intrapulmonaler Druck** P_{Pul} bezeichnet, hat in den beiden Atemphasen ein unterschiedliches Vorzeichen. Wenn sich während der Inspiration der Thorax erweitert, entsteht im Alveolarraum ein Unterdruck, so daß P_{Pul} negativ wird. Während der Exspiration erzeugt die Thoraxverengung einen alveolären Überdruck, d. h., P_{Pul} erhält einen positiven Wert.

Die Strömung in den Atemwegen ist überwiegend *laminar;* lediglich an den Verzweigungsstellen der Bronchien und an pathologisch verengten Stellen treten Turbulenzen auf. Für die laminare Luftströmung gilt – wie für die laminare Flüssigkeitsströmung – das Hagen-Poiseuillesche Gesetz. Danach ist die Volumenstromstärke $\dot{V}$ der treibenden Druckdifferenz P_{Pul} proportional. Für die *Atemstromstärke* gilt also die Beziehung: $\dot{V} = P_{Pul}/R$. Der Strömungswiderstand R, den man auch als **Resistance** oder als *Atemwegswiderstand* bezeichnet, ist vom Querschnitt und der Länge der leitenden Atemwege sowie von der Luftviskosität abhängig. Normalerweise wird der Atemwegswiderstand hauptsächlich von den Strömungsverhältnissen in der Trachea und den großen Bronchien bestimmt, während die Widerstände in den kleinen Bronchien und Bronchiolen nur einen geringen Beitrag liefern, weil in diesem Bereich der Gesamtquerschnitt stark zunimmt.

Gewebswiderstände. Neben dem Atemwegswiderstand ist bei der Inspiration und der Exspiration noch ein zweiter visköser Widerstand zu überwinden, der durch die *Gewebereibung und die nichtelastischen Deformationen der Gewebe im Brust- und Bauchraum* entsteht:

Visköser Widerstand = Atemwegswiderstand + Gewebswiderstand.

Der letztgenannte Widerstand ist jedoch verhältnismäßig klein. 90% des viskösen Widerstandes werden normalerweise durch die Strömung in den Atemwegen und nur 10% durch die Gewebereibung hervorgerufen.

Druckänderungen im Atmungszyklus. Während der respiratorischen Erweiterung und Verengung des Brustraumes verändern sich der *Druck im Alveolarraum* und der *Druck im Interpleuralspalt* in gesetzmäßiger Weise: Bei der inspiratorischen Thoraxerweiterung sinkt der Druck in den Alveolen unter den Außendruck ab. Dies ist dadurch bedingt, daß die Luft wegen des viskösen Strömungswiderstandes nicht schnell genug in die Alveolen strömen kann.

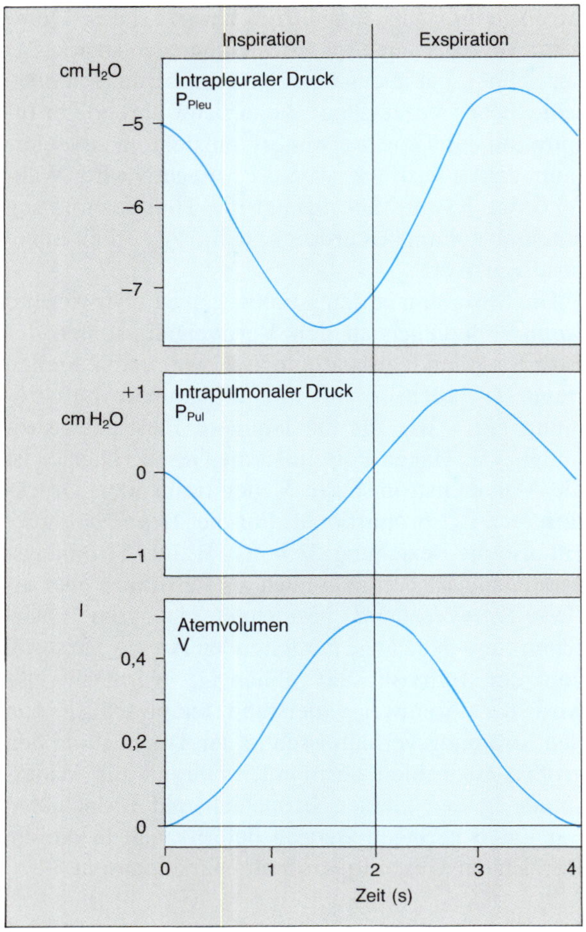

Abb. 9–16. Änderungen des intrapleuralen Druckes P_{Pleu}, des intrapulmonalen Druckes P_{Pul} und des Atemvolumens V während eines Atmungszyklus

Bezogen auf den Außendruck beträgt der intrapulmonale Druck in der Mitte der Inspiration etwa −1 cm H_2O. Umgekehrt steigt der intrapulmonale Druck bei der exspiratorischen Thoraxverengung auf etwa +1 cm H_2O an. Die Veränderungen des intrapulmonalen Druckes sind also von den *Atmungsexkursionen* und dem *viskösen Strömungswiderstand* abhängig.

Auf den Interpleuralspalt wirkt nun außer dem intrapulmonalen Druck noch die relativ große Zugspannung der Lunge ein. Daher bleibt der *intrapleurale Druck* während des gesamten Atmungszyklus „negativ". Bezogen auf den Außendruck beträgt der intrapleurale Druck bei Ruheatmung am Ende der Exspiration etwa −5 cm H_2O und gegen Ende der Inspiration etwa −8 cm H_2O. Die Veränderungen des intrapleuralen Druckes sind also von den *Atmungsexkursionen,* der *elastischen Zugspannung* und dem *viskösen Strömungswiderstand* abhängig.

Die geschilderten Änderungen des intrapleuralen Druckes P_{Pleu} und des intrapulmonalen Druckes P_{Pul} während eines Atmungszyklus sind in Abb. 9–16 dargestellt, wobei vereinfachend für Inspiration und Exspiration die gleiche Zeitdauer angesetzt ist.

9.4 Austausch der Atemgase

9.4.1 Zusammensetzung des alveolären Gasgemisches

Alveoläre Atemgasfraktionen. Der Volumenanteil eines Gases am Gesamtvolumen eines Gasgemisches wird als *Fraktion* bezeichnet. Die für den Gasaustausch maßgebenden O_2- und CO_2-Fraktionen sind die Resultante aus der Belüftung der Alveolen und den vom Kapillarblut aufgenommenen bzw. abgegebenen Gasvolumina. Die alveolären Atemgasfraktionen werden also von der *alveolären Ventilation* und der *O_2-Aufnahme* bzw. *CO_2-Abgabe* des Körpers bestimmt. Bei einem Erwachsenen in körperlicher Ruhe beträgt die O_2-Aufnahme im Mittel 280 ml/min und die CO_2-Abgabe 230 ml/min. Unter diesen Bedingungen stellen sich im Alveolarraum die *O_2-Fraktion* auf *0,14 (14 Vol%)* und die *CO_2-Fraktion* auf *0,056 (5,6 Vol%)* ein (s. Tab. 9–1). Der Rest besteht aus Stickstoff und einem kleinen Anteil an Edelgasen.

Partialdrücke der Atemgase. Nach dem Daltonschen Gesetz übt jedes Gas in einem Gemisch einen Partialdruck (Teildruck) P_{Gas} aus, der seinem Anteil am Gesamtvolumen, d. h. seiner Fraktion F_{Gas} entspricht. Bei der Anwendung dieses Gesetzes auf die Atemgase ist zu berücksichtigen, daß sowohl die atmosphärische Luft als auch das alveoläre Gasgemisch neben O_2, CO_2, N_2 und Edelgasen auch noch Wasserdampf enthalten, der einen bestimmten Partialdruck P_{H_2O} ausübt. Da die Gaskonzentrationen für das „trockene" Gasgemisch angegeben werden, ist bei der Formulierung des Daltonschen Gesetzes der Gesamtdruck (Barometerdruck P_B) um den Wasserdampfdruck P_{H_2O} zu reduzieren:

$$P_{Gas} = F_{Gas} \cdot (P_B - P_{H_2O}).$$

Tab. 9-1. Inspiratorische, alveoläre und exspiratorische Fraktionen bzw. Partialdrücke der Atemgase bei Ruheatmung in Meereshöhe

	Fraktionen		Partialdrücke	
	O_2	CO_2	O_2	CO_2
Inspirationsluft	0,209 (20,9 Vol.-%)	0,0003 (0,03 Vol.-%)	150 mm Hg (20 kPa)	0,2 mm Hg (0,03 kPa)
Alveoläres Gasgemisch	0,14 (14 Vol.-%)	0,056 (5,6 Vol.-%)	100 mm Hg (13,3 kPa)	40 mm Hg (5,3 kPa)
Exspirationsgemisch	0,16 (16 Vol.-%)	0,04 (4 Vol.-%)	114 mm Hg (15,2 kPa)	29 mm Hg (3,9 kPa)

Für die atmosphärische Luft liegt bei mittleren Barometer- und Wasserdampfdrücken der O_2-Partialdruck im Bereich von $P_{I_{O_2}}$ = 150 mm Hg; der CO_2-Partialdruck ist mit $P_{I_{CO_2}}$ = 0,2 mm Hg praktisch zu vernachlässigen. Ebenso lassen sich die alveolären O_2- und CO_2-Partialdrücke aus der oben angegebenen Beziehung berechnen, wenn man die Fraktionswerte der Tabelle 9–1 einsetzt. Dabei ist zu berücksichtigen, daß in den Alveolen ein Wasserdampfdruck von 47 mm Hg (6,3 kPa), entsprechend einer 100%igen Wasserdampfsättigung bei 37 °C, herrscht. Für den Gesunden in körperlicher Ruhe ergeben sich dann die alveolären Werte für den O_2-Partialdruck zu **$P_{A_{O_2}}$ = 100 mm Hg (13,3 kPa)** und den CO_2-Partialdruck zu **$P_{A_{CO_2}}$ = 40 mm Hg (5,3 kPa).**

9.4.2 Diffusion der Atemgase

Diffusionsbedingungen in der Lunge. In den Lungenalveolen wird ein hoher O_2-Partialdruck (100 mm Hg) aufrechterhalten, während das venöse Blut mit einem niedrigeren O_2-Partialdruck (40 mm Hg) in die Lungenkapillaren eintritt. Für CO_2 besteht eine Partialdruckdifferenz in entgegengesetzter Richtung (46 mm Hg am Anfang der Lungenkapillaren, 40 mm Hg in den Alveolen). Diese Partialdruckdifferenzen stellen die „treibenden Kräfte" für die O_2- und CO_2-Diffusion und damit für den *pulmonalen Gasaustausch* dar.

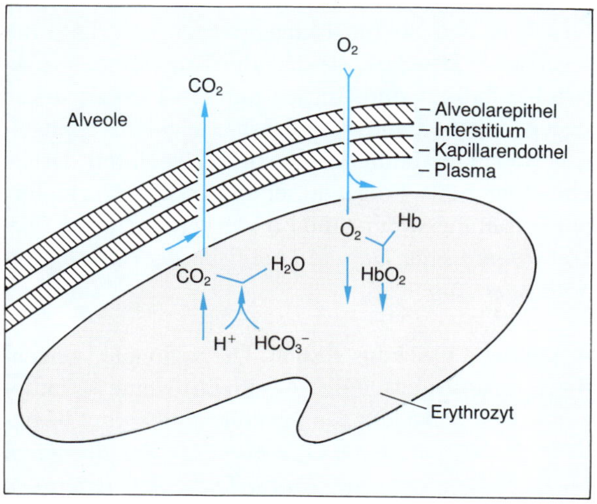

Abb. 9–17. O_2 und CO_2-Transportwege beim Gasaustausch in der Lunge

Nach dem *Fickschen Diffusionsgesetz* erfordert ein effektiver Diffusionsprozeß eine große Austauschfläche und einen kleinen Diffusionsweg (s. S. 51). Beide Voraussetzungen sind in der Lunge in idealer Weise erfüllt. Der *Sauerstoff* diffundiert über eine Fläche von etwa 80 m² (s. S. 222) durch die weniger als 1 µm dicke alveolokapilläre Membran (s. S. 222) in das Blut, das die Lungenkapillaren passiert (s. Abb. 9–17). Ein kleiner Anteil des aufgenommenen Sauerstoffs bleibt physikalisch gelöst im Blutplasma, während der überwiegende Anteil in den Erythrozyten an Hämoglobin (Hb) gebunden wird (s. S. 92 ff.).

Kohlendioxid diffundiert in entgegengesetzter Richtung aus den Erythrozyten in den Alveolarraum, nachdem es aus seinen chemischen Bindungen freigesetzt wurde (s. S. 97 f.). Der *Diffusionswiderstand* des Lungengewebes hat für CO_2 einen sehr viel kleineren Wert als für O_2. Dadurch wird eine effektive CO_2-Abgabe in der Lunge ermöglicht, obwohl in diesem Fall nur kleine Partialdruckdifferenzen wirksam sind.

Partialdruckangleichung in den Lungenkapillaren. Während seiner Passage durch die Lungenkapillare steht der einzelne Erythrozyt nur für eine verhältnismäßig kurze Zeit von etwa *0,3 s* mit dem Alveolarraum in Diffusionskontakt. Diese **Kontaktzeit** reicht jedoch aus, um die Gaspartialdrücke im Blut denen des Alveolarraumes praktisch vollständig anzugleichen. Abb. 9–18 zeigt, wie sich der O_2-Partialdruck im Kapillarblut dem alveolären O_2-Partialdruck zunächst schnell, dann immer langsamer nähert. Dieser Modus des O_2-Partialdruckanstiegs ist eine Folge des

Fickschen Diffusionsgesetzes: Die anfangs große alveolokapilläre O_2-Partialdruckdifferenz wird im Laufe der Passagezeit immer kleiner, so daß die Diffusionsrate ständig abnehmen muß. Das Blut, das mit einem O_2-Partialdruck von 40 mm Hg in die Kapillare eintritt, verläßt diese mit einem O_2-Partialdruck von 100 mm Hg. Ebenso erfolgt innerhalb der Kontaktzeit eine Angleichung des CO_2-Partialdrukkes an den alveolären Wert. Der CO_2-Partialdruck, der am Beginn der Lungenkapillare 46 mm Hg beträgt, fällt mit der Abdiffusion des CO_2 auf 40 mm Hg ab. Das bedeutet: *In der Lunge des Gesunden gleichen sich die Partialdrücke im Blut den alveolären Werten praktisch vollständig an.*

Ein Maß für die „Diffusionsfähigkeit" der gesamten Lunge stellt die **O_2-Diffusionskapazität** D_L dar. Sie ist definiert als die O_2-Aufnahme $\dot{V}_{O_2}$, dividiert durch die mittlere O_2-Partialdruckdifferenz $\overline{\Delta P}_{O_2}$ zwischen Alveolen und Lungenkapillarblut: $D_L = \dot{V}_{O_2}/\overline{\Delta P}_{O_2}$. Für den Erwachsenen in körperlicher Ruhe hat D_L einen Wert von etwa 30 $ml \cdot min^{-1} \cdot mm\ Hg^{-1}$. Eine Abnahme von D_L weist auf eine *Diffusionsstörung* hin, die durch eine *Reduktion der Austauschfläche* oder durch eine *Verlängerung des Diffusionsweges* in der alveolokapillären Membran verursacht werden kann (s. S. 222).

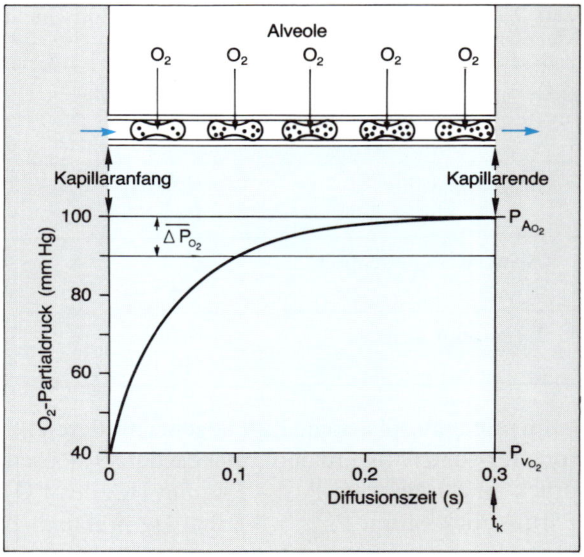

Abb. 9–18. *Oben:* O_2-Aufnahme der Erythrozyten während der Passage durch die Lungenkapillare (angedeutet durch zunehmende Punktzahl). *Unten:* Zugehörige Kurve des kapillären O_2-Partialdruckanstiegs in Abhängigkeit von der Diffusionszeit. P_{vO_2} venöser O_2-Partialdruck; P_{AO_2} alveolärer O_2-Partialdruck; $\overline{\Delta P}_{O_2}$ mittlere alveolokapilläre O_2-Partialdruckdifferenz; t_k Kontaktzeit

9.5 Lungenperfusion und Arterialisierung des Blutes

9.5.1 Lungenperfusion

Strömungswiderstand und Perfusionsverteilung. Die Lungendurchblutung von 5–6 l/min in Ruhe wird durch eine mittlere Druckdifferenz zwischen Pulmonalarterie und linkem Vorhof von nur 8 mm Hg (≈ 1 kPa) aufrechterhalten. Verglichen mit dem Körperkreislauf hat das Lungengefäßsystem also einen *sehr kleinen Strömungswiderstand.* Wenn bei schwerer körperlicher Arbeit die Lungendurchblutung auf das 4fache des Ruhewertes ansteigt, nimmt der Pulmonalarteriendruck lediglich um den Faktor 2 zu. Dies bedeutet, daß der Strömungswiderstand mit zunehmender Durchblutung reduziert wird. Die Widerstandsminderung erfolgt dabei druckpassiv durch *Dilatation der Lungengefäße* und durch *Eröffnung von Reservekapillaren.*

Die Lungendurchblutung weist erhebliche *regionale Inhomogenitäten* auf, deren Ausmaß hauptsächlich von der Körperlage abhängt. In aufrechter Position sind die basalen Lungenpartien wesentlich stärker durchblutet als die Lungenspitzen. Ursache hierfür ist die hydrostatische Druckdifferenz zwischen den Gefäßregionen im Basis- und Spitzenbereich, die bei einer Höhendifferenz von 30 cm immerhin 23 mm Hg (3 kPa) beträgt. Daher liegt der arterielle Druck in den oberen Lungenpartien unterhalb des alveolären Druckes, so daß die Kapillaren weitgehend kollabiert sind. In den unteren Lungenpartien dagegen haben die Kapillaren ein weites Lumen, weil der Gefäßinnendruck den alveolären Druck übersteigt. Als Folge dieser regionalen Verteilung der Strömungswiderstände findet man eine *fast lineare Abnahme der Durchblutung von der Basis bis zur Spitze der Lunge.*

Hypoxische Vasokonstriktion. Die regionale Lungenperfusion wird durch die jeweiligen Atemgasfraktionen in den benachbarten Alveolarräumen mit beeinflußt. Insbesondere hat eine *Abnahme des alveolären O_2-Partialdruckes eine Konstriktion der Arteriolen* und damit eine Minderdurchblutung zur Folge (**Euler-Liljestrand-Mechanismus**). Durch diese hypoxiebedingte Widerstandserhöhung besteht die Möglichkeit, die Durchblutung schlecht ventilierter Lungenbezirke einzuschränken und den Blutstrom in gut ventilierte Gebiete umzuleiten. Bis zu einem gewissen Grade wird also die regionale Lungenperfusion $\dot{Q}$ der jeweiligen alveolären Ventilation $\dot{V}_A$ angepaßt. Allerdings kann dieser Mechanismus nicht verhindern, daß insbesondere unter pathologischen Bedingungen auch Inhomogenitäten des Ventilations-Perfusions-Verhältnisses $\dot{V}_A/\dot{Q}$ auftreten (s. S. 236).

Venös-arterielle Shuntperfusion. Während der überwiegende Teil des zirkulierenden Blutvolumens mit der Alveolarluft in Diffusionskontakt tritt, wird ein kleiner Anteil von etwa 2% an den Gasaustauschgebieten vorbeigeleitet. Dieses Blut, das nicht an der Arterialisierung teilnimmt, bezeichnet man als Kurzschluß- oder Shuntblut. Es gelangt sauerstoffarm direkt in das arterielle System und vermindert hier den O_2-Partialdruck um 5–8 mm Hg. Bei angeborenen Herzfehlern (z. B. *Ventrikelseptumdefekt*) oder bei Gefäßmißbildungen (z. B. *offenem Ductus Botalli*) können wesentlich größere Anteile des venösen Blutes in die arterielle Strombahn gelangen und dort zu einer *Hypoxie* (Senkung des O_2-Partialdruckes) sowie zu einer *Hyperkapnie* (Erhöhung des CO_2-Partialdruckes) führen.

9.5.2 Arterialisierung des Blutes

Arterialisierungsfaktoren. An der Arterialisierung des Blutes, d. h. der Einstellung der arteriellen Atemgaspartialdrücke, sind – wie bereits ausgeführt – vor allem drei Faktoren, die **Ventilation,** die **Perfusion** und die **Diffusion** beteiligt (s. Abb. 9–19). Die alveoläre Ventilation bestimmt, wieviel O_2 in die Alveolen gelangt und wieviel CO_2 aus diesen entfernt wird. Die Lungenperfusion ist maßgebend für den weiteren O_2-Transport zu den Geweben und den CO_2-Transport zur Lunge. Bei der Einstellung der arteriellen Partialdrücke kommt es also auf das Verhältnis von alveolärer Ventilation zur Perfusion an. Für den Lungengesunden hat dieses Verhältnis einen Wert zwischen 0,8 und 1,0. Durch den Diffusionswiderstand werden wegen der günstigen Austauschbedingungen die arteriellen Partialdrücke normalerweise kaum beeinflußt.

Wie in Abb. 9–19 angedeutet, sind die drei entscheidenden Parameter allerdings nicht gleichmäßig über die Lunge verteilt. Schon beim Gesunden, in besonderem Maße aber beim Lungenkranken, wird der Arterialisierungseffekt durch diese ungleichmäßige Verteilung oder **Distribution** gemindert. Wenn beispielsweise zwei Lungengebiete unterschiedlich ventiliert sind, wird dem gut arterialisierten Blut aus dem stark ventilierten Gebiet ständig mäßig arterialisiertes Blut aus dem schwach ventilierten Gebiet zu-

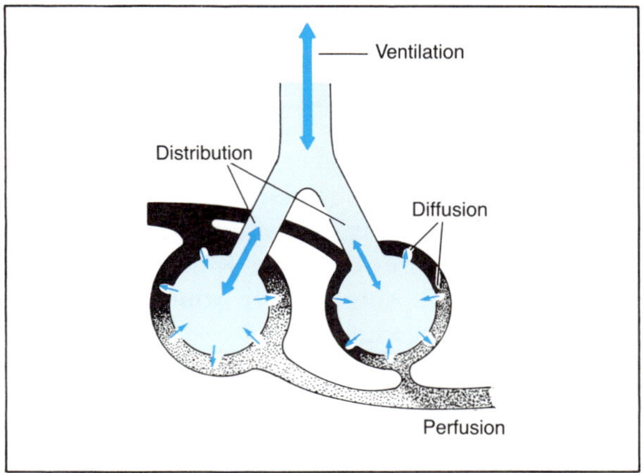

Abb. 9–19. Maßgebende Faktoren für den Arterialisierungseffekt in der Lunge in schematischer Darstellung

gemischt. Bei der Mischung stellt sich dann ein kleinerer O_2-Partialdruck und ein etwas größerer CO_2-Partialdruck ein, als dies in einer homogen belüfteten Lunge der Fall wäre. Die *inhomogene Verteilung der Funktionsparameter* und die *Beimischung von Shuntblut* sind die Ursache dafür, daß auch beim Lungengesunden der O_2-Partialdruck im arteriellen Blut um etwa 10 mm Hg unter dem alveolären Wert liegt.

Arterielle Blutgaswerte. *Der Gesamteffekt der Atmung kommt in der jeweiligen Höhe der arteriellen O_2- und CO_2-Partialdrücke zum Ausdruck.* Die beiden Werte liefern also einen globalen Maßstab für die Beurteilung der Lungenfunktion. Wie viele biologische Größen weisen auch die arteriellen Blutgaswerte nicht unbeträchtliche Variationen auf. Daneben findet sich eine *systematische Abhängigkeit vom Lebensalter*. Während der arterielle O_2-Partialdruck bei gesunden Jugendlichen im Mittel etwa 95 mm Hg (12,6 kPa) beträgt, findet man bei 40jährigen Werte um 80 mm Hg (10,6 kPa) und bei 70jährigen um 70 mm Hg (9,3 kPa). Diese Abnahme des arteriellen O_2-Partialdruckes ist vor allem auf die mit dem Alter zunehmenden Verteilungsungleichmäßigkeiten in der Lunge zurückzuführen (s. S. 237).

Da die O_2-Bindungskurve (s. S. 95) im höheren O_2-Partialdruckbereich einen sehr flachen Verlauf aufweist, wird die O_2-Sättigung des Hämoglobins durch einen mäßigen O_2-Partialdruckabfall nur wenig beeinflußt. Während beim Jugendlichen die O_2-Sättigung etwa 97% beträgt, vermindert sich dieser Wert beim älteren Menschen lediglich auf etwa 94%. Es zeigt sich also, daß auch im Alter eine ausreichende Sauerstoffbeladung des Blutes durch die Atmungsfunktion sichergestellt ist.

9.6 Atmungsregulation

Die komplexen Mechanismen, die an der Regulation der Atmung beteiligt sind, lassen sich am besten verständlich machen, wenn man von dem Ziel ausgeht, dem alle diese Prozesse dienen. Kurz zusammengefaßt lassen sich die **Aufgaben der Atmungsregulation** folgendermaßen beschreiben:

- □ In Ruhe und Belastung ist die Ventilationsgröße der jeweiligen Stoffwechsellage optimal anzupassen.
- □ Dabei sind die Regelgrößen O_2-Partialdruck, CO_2-Partialdruck und pH-Wert des arteriellen Blutes auf vorgegebenen Werten zu halten.
- □ Atemtiefe und Atmungsfrequenz sind so aufeinander abzustimmen, daß die Atmungsarbeit unter möglichst ökonomischen Bedingungen erfolgt.
- □ Modifikationen des Atmungsrhythmus durch Sprechen, Schlucken usw. dürfen die Regelgrößen nicht in stärkerem Maße beeinflussen.

Diese oft gleichzeitig zu erfüllenden Forderungen machen es verständlich, daß für die optimale Anpassung der Atmung ein komplexer und *mehrfach kontrollierter Regelmechanismus* notwendig ist.

9.6.1 Zentrale Atmungssteuerung

Lokalisation der respiratorischen Neurone. Die Atmungsbewegungen von Thorax und Zwerchfell werden durch die rhythmische Tätigkeit spezieller Nervenzellen (Neurone) in der *Medulla oblongata* (s. S. 423f.), in der *Brücke* (s. S. 425) und im *oberen Halsmark* (s. S. 421) gesteuert. Obwohl die rhythmische Bildung der Nervenimpulse *(Rhythmogenese)* autonom abläuft, wird sie doch durch periphere Einflüsse ständig an die Bedürfnisse des Organismus angepaßt.

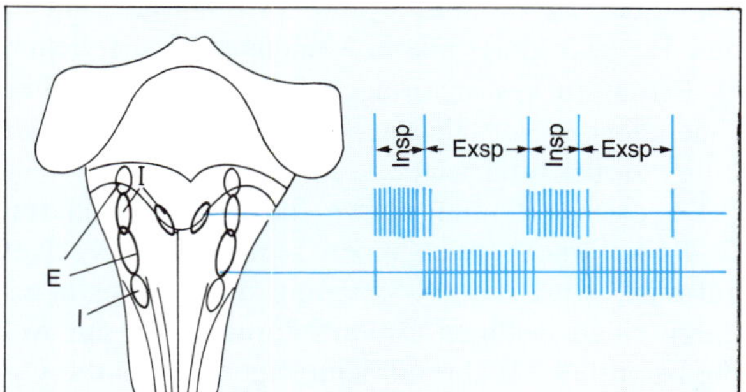

Abb. 9–20. Lage der Inspirationszentren (I) und der Exspirationszentren (E) in der Medulla oblongata mit den schematisierten Entladungsmustern der respiratorischen Neurone während der Atmungsphasen

Die *respiratorischen Neurone* finden sich hauptsächlich in mehreren umgrenzten Arealen der Medulla oblongata (s. Abb. 9–20). Dabei lassen sich Gebiete unterscheiden, in denen die Zellen vornehmlich in der Inspirationsphase (I) aktiv sind, und andere, in denen die zelluläre Aktivität auf die Exspirationsphase (E) beschränkt ist. Die in Abb. 9–20 dargestellten abwechselnden Impulsfolgen, die von den inspiratorischen und exspiratorischen Neuronen ausgehen, geben die wahren Verhältnisse nur grob vereinfacht wieder. Tatsächlich konnten bisher 6 verschiedene Neuronenpopulationen nachgewiesen werden, die in den verschiedenen Atmungsphasen teils mit zunehmender, teils mit abnehmender Frequenz aktiv sind.

Entstehung des zentralen Atmungsrhythmus. Die komplexe Verschaltung der verschiedenen respiratorischen Neurone macht es schwer, ihr Zusammenwirken bei der zentralen Atmungssteuerung zu verstehen. Daher konnten bisher nur hypothetische Vorstellungen über die Rhythmogenese entwickelt werden. Nach einer dieser Hypothesen übt die *Formatio reticularis* (s. S. 427) einen fördernden Einfluß auf die *inspiratorischen Neurone* aus, die ihrerseits die Inspirationsmuskulatur aktivieren. Während dieser Phase sind die *exspiratorischen Neurone* über Zwischenneurone gehemmt. Mit der Aufhebung dieser Blockade setzt eine fortschreitende Deaktivierung der inspiratorischen und danach eine Aktivierung der exspiratorischen Neurone ein. Die Ausatmung beginnt also mit einer allmählichen Erschlaffung der Inspirationsmuskulatur, noch bevor die Exspirationsmuskulatur in Tätigkeit tritt.

9.6.2 Mechanisch-reflektorische Kontrolle der Atmung

Der zentrale Atmungsrhythmus wird zusätzlich durch periphere Einflüsse stabilisiert. Dies zeigen die folgenden Beobachtungen: Bei einer *Blähung* der Lunge wird die *Inspiration reflektorisch gehemmt* und damit die Exspiration eingeleitet. Umgekehrt kommt es bei einer größeren *Volumenabnahme* der Lunge zur Einleitung einer *verstärkten Inspiration.*

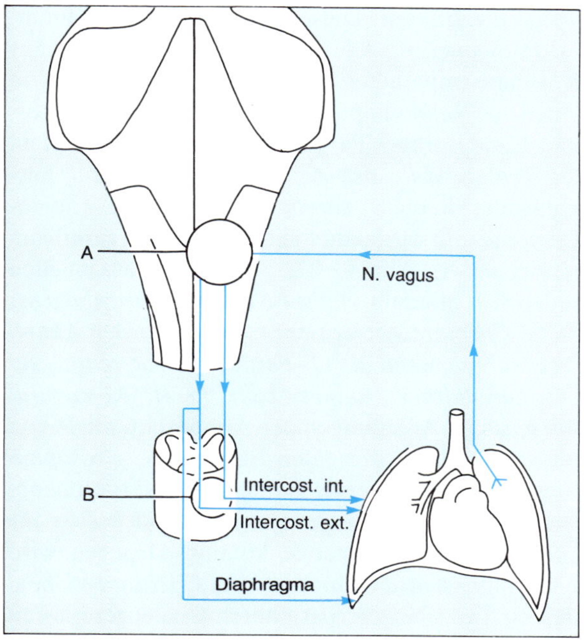

Abb. 9–21. Leitungsbahnen des Lungendehnungsreflexes. A = Medulläres Atmungszentrum, B = Motoneurone der Atmungsmuskulatur

Dehnungsrezeptoren des Lungenparenchyms setzen dabei den Dehnungsreiz in eine Folge von Nervenimpulsen um und leiten diese über den *N. vagus* den Atmungszentren zu (s. Abb. 9–21). Diese bewirken dann eine entsprechende Gegenbewegung der Atmungsmuskulatur. Diese reflektorische Kontrolle der Atmungsbewegungen wird als **Hering-Breuer-Reflex** oder als **Lungendehnungsreflex** bezeichnet.

Die *physiologische Bedeutung* des Hering-Breuer-Reflexes besteht darin, daß er die Amplitude der Atmungsexkursionen begrenzt. Damit wird die Atemtiefe den jeweiligen Bedingungen ökonomisch angepaßt. Außerdem verhindert der Hering-Breuer-Reflex im Extremfall eine Überdehnung der Lunge. Neben den Dehnungsrezeptoren in der Lunge können auch die *Mechanorezeptoren (Muskelspindeln,* s. S. 437) *der Interkostalmuskulatur* in die Feinregulierung des Atmungsablaufes eingreifen.

9.6.3 Chemische Kontrolle der Atmung

Die chemische Atmungsregulation steht im Dienste der Homöostase und sichert die *Anpassung der Atmung an die Stoffwechselleistungen des Organismus.* Regelgrößen sind dabei der *CO_2-Partialdruck,* der *pH-Wert* und der *O_2-Partialdruck* im arteriellen Blut.

Blutgas- und pH-Wirkungen. *Eine Erhöhung des arteriellen CO_2-Partialdruckes* $P_{a_{CO_2}}$ *führt zu einer Steigerung des Atemzeitvolumens* $\dot{V}_E$. Die quantitative

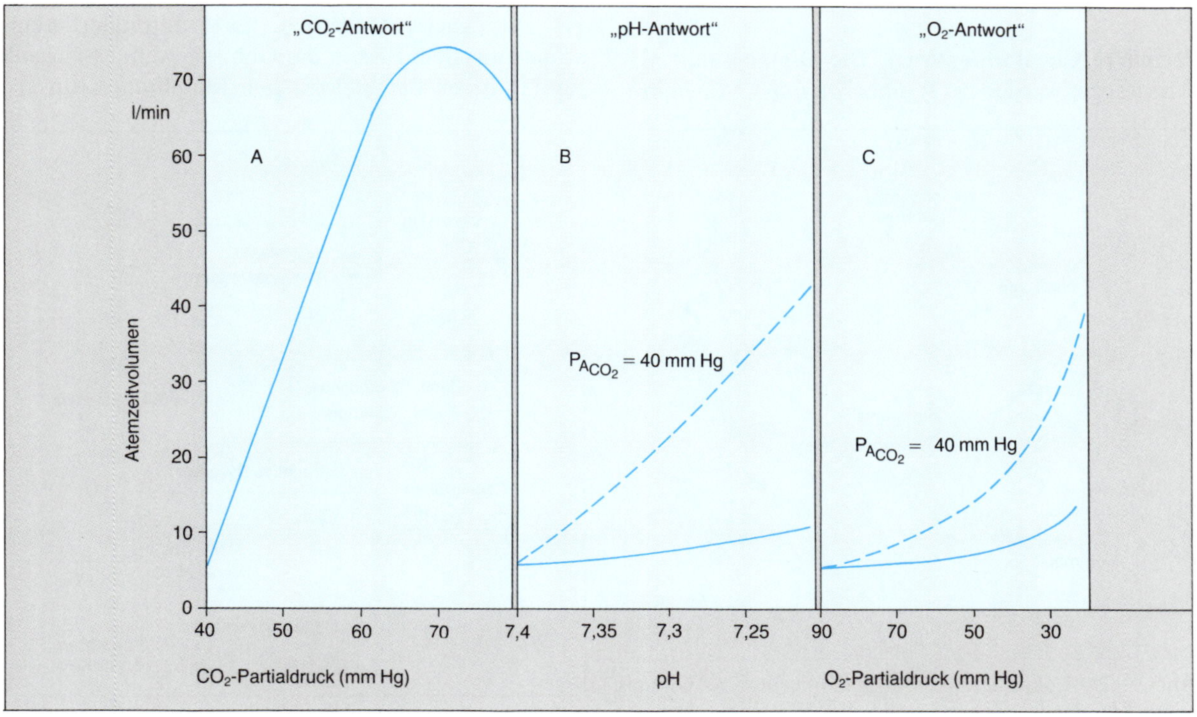

Abb. 9–22. Atemzeitvolumen als Funktion des CO_2-Partialdruckes (A), des pH-Wertes (B) und des O_2-Partialdruckes (C) im arteriellen Blut. Ausgezogene Kurven: Reguläre Ventilationsantwort. Gestrichelte Kurven: Ventilationsantwort bei konstantem CO_2-Partialdruck (40 mm Hg)

Beziehung zwischen diesen beiden Größen ist in Abb. 9–22, A als *„CO_2-Antwortkurve"* dargestellt. Man erkennt, in welch starkem Maße der CO_2-Partialdruck die Atmung beeinflußt. Bei sehr starker Hyperkapnie (P_{aCO_2}-Anstieg) können $\dot{V}_E$-Werte von etwa 75 l/min erreicht werden. Wächst jedoch der P_{aCO_2} über 70 mm Hg an, so tritt eine Lähmung der Atmungszentren ein.

Ein Absinken des arteriellen pH-Wertes unter 7,4 wird durch eine Hyperventilation, ein Ansteigen über die Norm durch eine geringergradige Hypoventilation beantwortet. Wie Abb. 9–22, B (ausgezogene Kurve) zeigt, ist die pH-Wirkung auf die Atmung nicht sehr groß. Dies ist auf die *Wechselwirkung der beiden „Atmungsantriebe" pH-Wert und CO_2-Partialdruck* zurückzuführen. Eine alleinige pH-Änderung hätte einen weit größeren Ventilationseffekt (gestrichelte Kurve, P_{CO_2} = 40 mm Hg). Normalerweise führt jedoch die pH-bedingte Ventilationssteigerung zu einer verstärkten CO_2-Abgabe und damit zu einer Minderung des CO_2-Antriebes.

Bei einer arteriellen Hypoxie (Abnahme des O_2-Partialdruckes P_{aO_2}) beobachtet man eine mäßige Steigerung der Ventilation (s. Abb. 9–22, C). Auch in diesem Fall ist der geringe Effekt auf die *Wechselwirkung der Atmungsantriebe* zurückzuführen. Die O_2-bedingte Hyperventilation bewirkt einen Abfall des arteriellen CO_2-Partialdruckes, so daß dessen Antriebsfunktion gemindert ist.

Periphere Chemorezeptoren. Die Blutgas- und pH-Wirkungen werden z. T. über *periphere Chemorezeptoren* vermittelt. Diese befinden sich in bestimmten *Paraganglien,* d. h. Zellansammlungen, die aus dem Parasympathikus hervorgegangen sind und von denen aus Nervenimpulse zum Zentrum geleitet werden. Ein derartiges Paraganglion liegt beiderseits an der *Teilungsstelle der A. carotis communis* (Halsschlagader) in die *A. carotis externa* und die *A. carotis interna* und wird daher auch als **Glomus caroticum** bezeichnet (s. Abb. 9–23). Weitere Paraganglien finden sich in unmittelbarer *Nähe des Aortenbogens.*

Die Chemorezeptoren antworten mit einer Aktivitätszunahme, wenn der O_2-Partialdruck abnimmt, der CO_2-Partialdruck zunimmt oder die H^+-Konzentration ansteigt. Ableitungen der Aktionspotentiale von den zugehörigen afferenten Bahnen *(N. glossopharyngeus, N. vagus)* sowie Denervierungsexperimente zeigen, daß die *O_2-Wirkung ausschließlich über die Chemorezeptoren* zustande kommt. Dagegen wird der Atmungsantrieb durch CO_2 und H^+ nur zu einem kleinen Teil über die peripheren Chemorezeptoren vermittelt.

Zentrale Chemosensibilität. Der überwiegende Teil des P_{CO_2}- und pH-Einflusses auf die Atmung wird dadurch ausgeübt, daß *CO_2 und H^+ auf chemosensible Strukturen im Hirnstamm einwirken.* Die graduell differierenden Atmungseffekte des arteriellen P_{CO_2} und des arteriellen pH-Wertes können dabei auf die unterschiedlichen *Transportwiderstände* für CO_2 und H^+ zurückgeführt werden. CO_2 diffundiert sehr schnell aus dem Blut in das Gehirngewebe, während für H^+-Ionen die biologischen Membranen ein er-

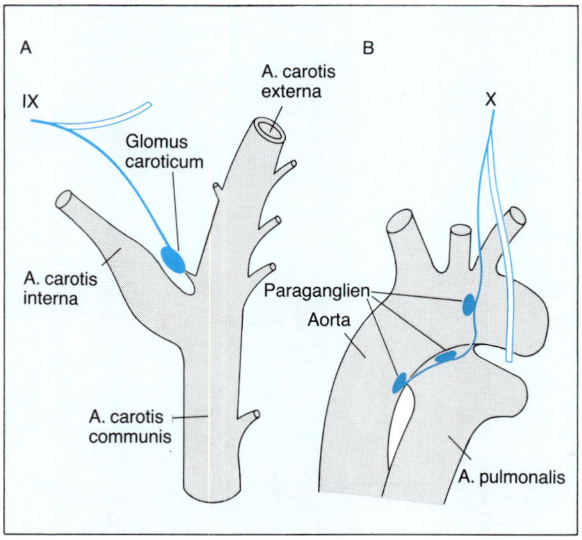

Abb. 9–23. Lokalisation der Chemorezeptoren. Glomus caroticum an der Teilungsstelle der Halsschlagader (A) und Paraganglien am Aortenbogen (B) mit zugehörigen afferenten Bahnen (IX = N. glossopharyngeus, X = N. vagus)

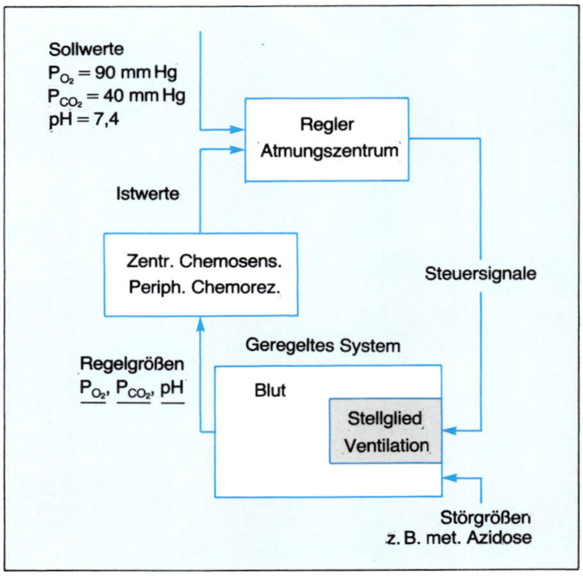

Abb. 9–24. Regelkreis zur Konstanthaltung der arteriellen O_2- und CO_2-Partialdrücke (P_{O_2} und P_{CO_2}) sowie des arteriellen pH-Wertes

hebliches Transporthindernis bilden. Man nimmt heute an, daß die *H^+-Konzentration der Extrazellularflüssigkeit des Hirnstamms* den bestimmenden Faktor für alle zentral ausgelösten Atmungsantriebe darstellt. H^+-empfindliche Felder konnten an der *ventralen* (vorderen) *Oberfläche der Medulla oblongata* in der Nähe der Wurzeln des N. vagus und des N. hypoglossus nachgewiesen werden.

Chemische Atmungsregulation. Der gesamte *Regelkreis* (s. Kap. 4), der für die Konstanz der arteriellen Blutgaswerte und des arteriellen pH-Wertes sorgt, ist in Abb. 9–24 dargestellt. Die *Regelgrößen P_{O_2}, P_{CO_2} und pH* werden von peripheren Chemorezeptoren bzw. von zentralen chemosensiblen Strukturen überwacht. Abweichungen der Istwerte von den endogen vorgegebenen Sollwerten veranlassen das Atmungszentrum zu einer Aktivitätsänderung, die, auf dem Nervenwege übertragen, eine entsprechend modifizierte Tätigkeit der Atmungsmuskulatur bewirkt. Damit ändert sich die Ventilation, wodurch die Istwerte der Regelgrößen korrigiert werden.

Die drei Regelgrößen beeinflussen das Atemzeitvolumen in differenzierter Weise. Normalerweise ist der arterielle *CO_2-Partialdruck* die führende Regelgröße. Kommt es jedoch bei Lungenfunktionsstörungen mit *chronischer Hyperkapnie* oder bei Barbiturat-Vergiftungen zu einem Verlust der zentralen Chemosensibilität, so wird die Spontanatmung hauptsächlich durch den Hypoxie-Einfluß auf die peripheren Chemorezeptoren stimuliert. In diesen Fällen kann das Angebot reinen Sauerstoffes zu einer lebensgefährlichen Apnoe führen, weil der unter diesen Umständen wirksamste Atmungsantrieb ausgeschaltet wird. Bei *Störungen des Säure-Basen-Status* (s. S. 360ff.) erfolgt durch den Regelprozeß vor allem eine Korrektur des arteriellen pH-Wertes. So wird beispielsweise eine metabolische Azidose durch eine Hyperventilation mit besonders tiefen Atemzügen (Kussmaul-Atmung) beantwortet, wodurch infolge verstärkter CO_2-Abgabe der pH-Wert wieder in den Normbereich zurückgeführt oder ihm zumindest genähert wird. Diese und andere unter patholo-

Bezeichnung	Atmungsform	Vorkommen bei
normale Ruheatmung	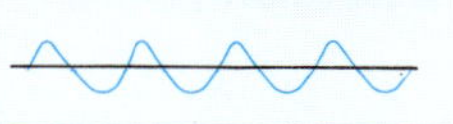	
Cheyne-Stokes-Atmung		Hypoxie im Schlaf, Vergiftungen
Biot-Atmung	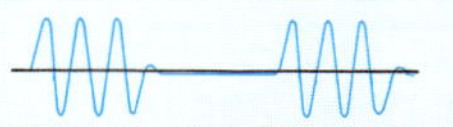	Hirnverletzungen, erhöhtem Liquordruck
Kussmaul-Atmung	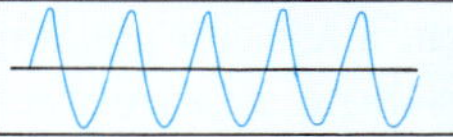	nichtrespiratorischer (metabol.) Azidose
Schnapp-Atmung	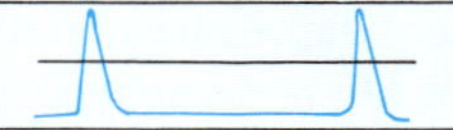	Frühgeborenen, Hirnschädigungen

Abb. 9–25. Pathologische Atmungsformen

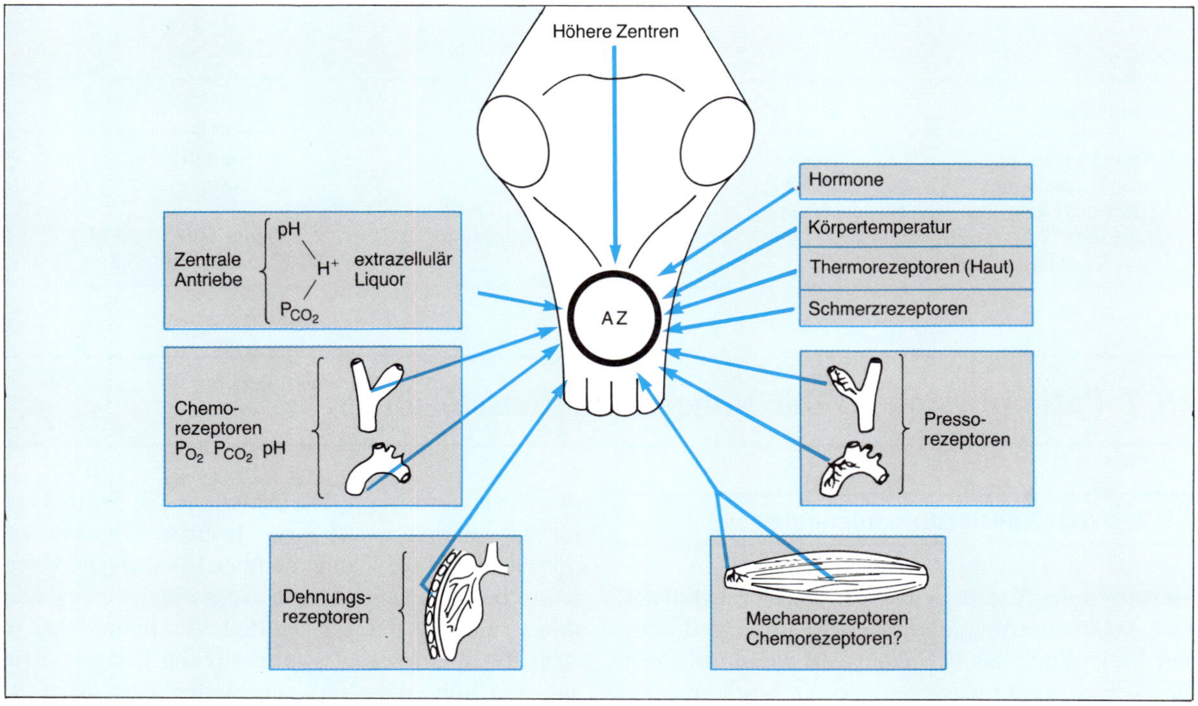

Abb. 9–26. Übersicht über die zentralen Atmungsantriebe und die peripheren Rezeptoren, von denen aus die Atmung beeinflußt werden kann. AZ = Atmungszentrum

gischen Bedingungen auftretenden Atmungsformen sind in Abb. 9–25 dargestellt.

9.6.4 Atmungsantriebe bei Muskelarbeit und unspezifische Atmungsantriebe

Muskelarbeit. Die Ventilationssteigerung bei Muskelarbeit kann nicht allein auf die Wirkung der chemischen Atmungsantriebe zurückgeführt werden. Vieles spricht dafür, daß insbesondere in der Startphase eine *zentrale Mitinnervation* der Atmungszentren von den motorischen Zentren aus stattfindet. Während der Arbeit sind zusätzlich noch *nervale Rückmeldungen von der arbeitenden Muskulatur und bewegten Gelenken* atmungswirksam. In der Erholungsphase schließlich dürften vor allem die *blutchemischen Faktoren* den zeitlichen Verlauf der Ventilationsabnahme bestimmen.

Unspezifische Atmungsantriebe. Neben den spezifischen Faktoren, die primär der Atmungsregulation dienen, kann auch eine Reihe von unspezifischen Reizen die Atmung beeinflussen. Hierzu gehören *Schmerz- und Temperaturreize* sowie *arterielle Druckreize,* die über die Pressorezeptoren nicht nur auf die Kreislauf-, sondern auch auf die Atmungszentren einwirken. Ferner stellen bestimmte *Hormone* Antriebe für die Atmung dar. So beobachtet man Ventilationssteigerungen u. a. bei der Ausschüttung von *Adrenalin* (Arbeit, psychische Erregung) und bei Erhöhung des *Progesteron*spiegels (Schwangerschaft). Die verschiedenen spezifischen und unspezifischen Atmungsantriebe sind in Abb. 9–26 schematisch dargestellt.

In Tab. 9–2 sind noch einmal die wichtigsten Funktionsdaten für die Ruheatmung zusammengefaßt.

Tab. 9-2. Zusammenstellung wichtiger Funktionsdaten für den gesunden jungen Mann (Körperoberfläche 1,7 m^2) in körperlicher Ruhe

Lungen- und Atemvolumina		**Atmungsmechanik**	
Atemzugvolumen	0,5 l	Intrapleurale Drücke	
Totraumvolumen	0,15 l	am Exspirationsende	−5 cm H_2O (−0,5 kPa)
Residualvolumen	1,2 l	am Inspirationsende	−8 cm H_2O (−0,8 kPa)
Funkt. Residualkapazität	2,4 l	Compliance der Lunge	0,2 l/cm H_2O (2 l/kPa)
Vitalkapazität	4,8 l	Compliance des Thorax	0,2 l/cm H_2O (2 l/kPa)
Totalkapazität	6 l	Compliance von Lunge u. Thorax	0,1 l/cm H_2O (1 l/kPa)
		Resistance	2 cm $H_2O \cdot s \cdot l^{-1}$ (0,2 kPa $\cdot s \cdot l^{-1}$)
Ventilation		**Gasaustausch**	
Atmungsfrequenz	14 min^{-1}	O_2-Aufnahme $\dot{V}_{O_2}$	280 ml/min
Atemzeitvolumen	7 l/min	CO_2-Abgabe $\dot{V}_{CO_2}$	230 l/min
Totraumventilation	2 l/min	Respiratorischer Quotient $\dot{V}_{CO_2}/\dot{V}_{O_2}$	0,82
Alveoläre Ventilation	5 l/min	O_2-Diffusionskapazität	30 ml $\cdot$ min^{-1} $\cdot$ mm Hg^{-1} (225 ml $\cdot$ min^{-1} $\cdot$ kPa^{-1})
Alv. Ventilation/Perfusion	0,9		

9.7 Pathophysiologie der Lungenfunktionsstörungen

9.7.1 Arterialisierungsstörungen

Störungen des Ventilations-Perfusions-Verhältnisses. Der Arterialisierungseffekt in der Lunge wird in erster Linie durch das *Verhältnis von alveolärer Ventilation $\dot{V}_A$ zur Lungenperfusion $\dot{Q}$* bestimmt. Bei Funktionsstörungen, die als Folge von Lungenkrankheiten auftreten, kann dieses $\dot{V}_A/\dot{Q}$-Verhältnis von der Norm abweichen. Die Abnahme des Wertes unter 0,8 charakterisiert eine alveoläre *Hypoventilation,* während die Zunahme über 1,0 als *Hyperventilation* bezeichnet wird. Die Auswirkungen der verminderten und der gesteigerten Ventilation sind in Abb. 9–27 dargestellt, wobei für die Lungenperfusion ein normaler Wert angenommen ist. Man erkennt, daß sich bei einer alveolären Ventilation von 5 l/min in den Alveolen ein O_2-Partialdruck von 100

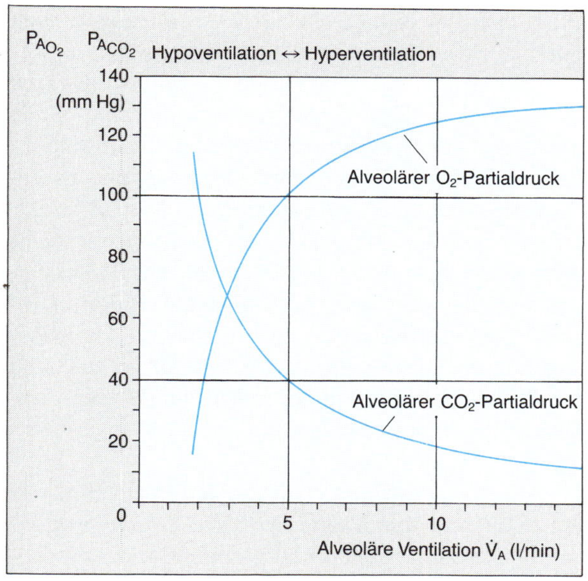

Abb. 9–27. Abhängigkeit der alveolären O_2- und CO_2-Partialdrücke (P_{AO_2} und P_{ACO_2}) von der alveolären Ventilation ($\dot{V}_A$) bei normaler Lungenperfusion in körperlicher Ruhe

mm Hg und ein CO_2-Partialdruck von 40 mm Hg einstellt. Bei einer **alveolären Hypoventilation** fällt der O_2-Partialdruck ab, während der CO_2-Partialdruck im gleichen Maße ansteigt. Entsprechende Veränderungen findet man auch im Blut. Es kommt zu einer *arteriellen Hypoxie,* die – sofern die O_2-Beladung des Hämoglobins stärker reduziert ist – als *Zyanose,* d. h. als bläuliche Verfärbung der Haut und der Schleimhäute, in Erscheinung tritt. Der Anstieg des arteriellen CO_2-Partialdruckes führt zu einer *Azidose,* d. h. einer primären Abnahme des pH-Wertes im Blut (s. S. 360). Bei einer **alveolären Hyperventilation** sind die Partialdrücke der Atemgase in umgekehrter Richtung verlagert. Die *arterielle Hyperoxie* verbessert jedoch kaum die O_2-Versorgung der Organe, weil bereits normalerweise 97% des Hämoglobins mit Sauerstoff gesättigt sind (s. S. 95). Die *arterielle Hypokapnie,* d. h. die Abnahme des CO_2-Partialdruckes, kann jedoch eine Reduktion der Hirndurchblutung, u. U. auch eine Tetanie zur Folge haben (s. S. 357).

Wie Abb. 9–27 zeigt, sind die alveolären Partialdrücke der Atemgase gut geeignet, veränderte Ventilationszustände zu kennzeichnen. Da der alveoläre O_2-Partialdruck vom jeweiligen Barometerdruck abhängt und daher auch bei Höhenaufenthalt reduziert ist, benutzt man den *alveolären CO_2-Partialdruck* P_{ACO_2} als Kriterium für die Differenzierung von Ventilationsstörungen. In der folgenden Aufstellung sind die Definitionen der Fachtermini für veränderte Ventilationszustände zusammengefaßt:

- ☐ *Normoventilation:* Normale Ventilation, bei der in den Alveolen ein CO_2-Partialdruck von etwa 40 mm Hg (5,3 kPa) aufrechterhalten wird.
- ☐ *Hyperventilation:* Steigerung der alveolären Ventilation, die über die jeweiligen Stoffwechselbedürfnisse hinausgeht (P_{ACO_2}<40 mm Hg).
- ☐ *Hypoventilation:* Minderung der alveolären Ventilation unter den Wert, der den Stoffwechselbedürfnissen entspricht (P_{ACO_2}>40 mm Hg).
- ☐ *Mehrventilation:* Atmungssteigerung über den Ruhewert hinaus (etwa bei körperlicher Arbeit), unabhängig von der Höhe des alveolären Partialdruckes.
- ☐ *Eupnoe:* Normale Ruheatmung.
- ☐ *Hyperpnoe:* Vertiefte Atmung mit oder ohne Zunahme der Atmungsfrequenz.
- ☐ *Tachypnoe:* Zunahme der Atmungsfrequenz.
- ☐ *Bradypnoe:* Abnahme der Atmungsfrequenz.
- ☐ *Apnoe:* Atmungsstillstand, hauptsächlich bedingt durch das Fehlen des physiologischen Atmungsreizes (Abnahme des arteriellen CO_2-Partialdrucks, s. S. 98).
- ☐ *Dyspnoe:* Erschwerte Atmung, verbunden mit dem subjektiven Gefühl der Atemnot.
- ☐ *Orthopnoe:* Starke Dyspnoe bei Stauung des Blutes in den Lungenkapillaren (vielfach infolge einer Linksherzinsuffizienz), die insbesondere im Liegen auftritt und daher den Patienten zum Aufsetzen zwingt.
- ☐ *Asphyxie:* Atmungsstillstand oder Minderatmung bei Lähmung der Atmungszentren mit starker Einschränkung des Gasaustausches (Hypoxie und Hyperkapnie).

Verteilungsstörungen. Wie auf S. 231 ausgeführt, bestehen bereits in der Lunge des Gesunden mäßige Inhomogenitäten in der regionalen Verteilung von Ventilation und Perfusion. Obwohl durch den Euler-Liljestrand-Mechanismus (s. S. 230) die regionale Perfusion bis zu einem gewissen Grad an die regionale Ventilation angepaßt wird, weist auch die gesunde Lunge *Inhomogenitäten des Ventilations-Perfusions-Verhältnisses* $\dot{V}_A/\dot{Q}$ auf.

Bei fast allen Lungenkrankheiten nehmen die $\dot{V}_A/\dot{Q}$-Inhomogenitäten zu. Eine solche über das normale Maß hinausgehende regionale Variation des Ventilations-Perfusions-Verhältnisses wird als *Verteilungsstörung* bezeichnet. Die Folgen sind eine *Ab-*

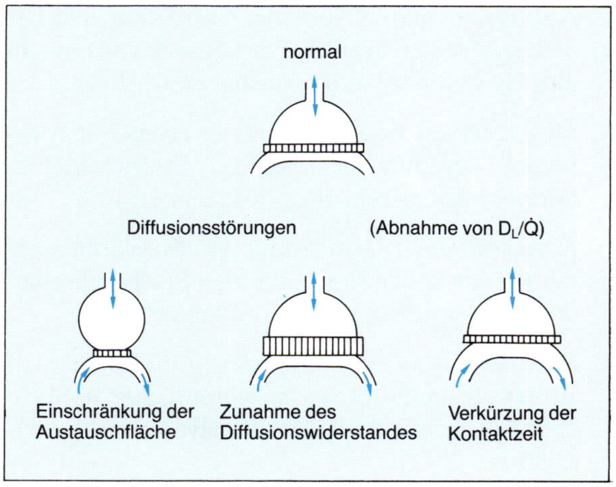

Abb. 9–28. Prinzipielle Ursachen für Diffusionsstörungen in schematischer Darstellung. $D_L/\dot{Q}$ Diffusionskapazitäts-Perfusions-Verhältnis

nahme des arteriellen O_2-Partialdruckes und eine meist geringfügige Zunahme des arteriellen CO_2-Partialdruckes.

Diffusionsstörungen. Eine Minderung des Arterialisierungseffektes kann schließlich bei einer Störung des Gasaustausches in den Alveolen eintreten. Eine solche Störung liegt vor, wenn die Diffusionskapazität D_L im Verhältnis zur Lungenperfusion $\dot{Q}$ reduziert ist (s. Abb. 9–28). Drei Ursachen kommen hierfür prinzipiell infrage: *Einschränkung der Austauschfläche* (z. B. beim Lungenemphysem, s. S. 241), *Zunahme des Diffusionswiderstandes* in der alveolo-kapillären Gewebeschicht (z. B. bei Lungenfibrose, s. S. 242, und beim Lungenödem, s. S. 243) sowie *Verkürzung der Kontaktzeit* zwischen Blut und Gasphase (z. B. bei Überperfusion bestimmter Lungenbezirke). In allen diesen Fällen tritt eine Behinderung des Gasaustausches ein. In besonderem Maße ist hiervon die O_2-Aufnahme betroffen. Bei einer ausgeprägten Diffusionsstörung findet man daher regelmäßig eine *Abnahme des arteriellen O_2-Partialdruckes,* während der arterielle CO_2-Partialdruck noch im Bereich der Norm liegen kann.

9.7.2 Obstruktive Ventilationsstörungen

Bei der überwiegenden Zahl der Lungenkrankheiten steht die gestörte Ventilation im Mittelpunkt des pathophysiologischen Geschehens. Von der Systematik her bietet sich hier eine Einteilung in die *obstruktiven* und die *restriktiven Ventilationsstörungen* an, obwohl die beiden Veränderungen der Lungenfunktion nur selten in reiner Form anzutreffen sind. Vielfach findet sich bei primär obstruktiven Störungen auch eine restriktive Komponente und umgekehrt.

Eine obstruktive Ventilationsstörung ist dadurch gekennzeichnet, daß der Strömungswiderstand in den Atemwegen den Normwert übersteigt. Insbesondere wirkt sich ein erhöhter Strömungswiderstand als ein Hindernis bei der *Ausatmung* aus. Kann die Atmungsmuskulatur trotz erhöhter Anstrengung nicht mehr einen ausreichenden Gasaustausch sicherstellen, setzt das subjektive Gefühl der Atemnot *(Dyspnoe)* ein. Charakteristische obstruktive Atemwegserkrankungen sind die *chronische Bronchitis* und das *Bronchialasthma,* in deren Verlauf sich ein *Lungenemphysem* entwickeln kann.

Chronische Bronchitis. Dieses Krankheitsbild ist charakterisiert durch eine *exzessive Schleimproduktion* in den Atemwegen und einen chronischen produktiven, d. h. mit Auswurf einhergehenden **Husten**, der mindestens für die Dauer von zwei Jahren jeweils drei Monate lang täglich auftritt. Die erhöhte Schleimproduktion ist auf eine Zunahme der Zahl und der Größe der Schleimdrüsen in der Bronchialwand zurückzuführen. Die Zilien des Respirationsepithels, die normalerweise den Schleim mundwärts befördern (s. S. 221), stellen ihre Funktion ein; schließlich kommt es zu einem weitgehenden *Verlust der Flimmerhaare.* Das Sekret kann also nur noch durch den Hustenmechanismus aus den Bronchien entfernt werden. Nicht selten tritt zusätzlich eine Infiltration der Bronchialwand mit Leukozyten und Lymphozyten auf, die auf eine sekundäre bakterielle Infektion zurückzuführen ist.

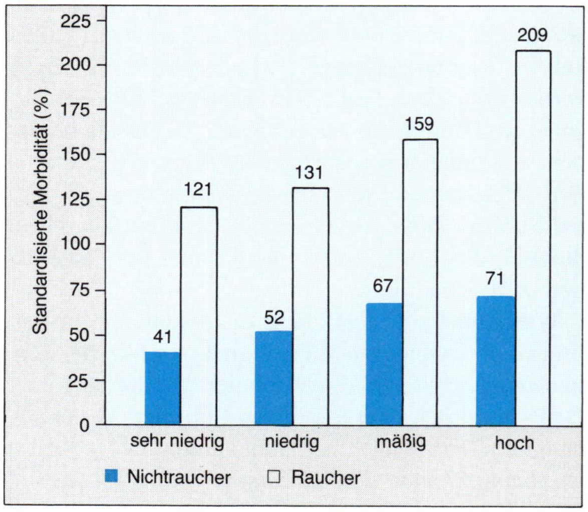

Abb. 9–29. Häufigkeit der Erkrankung an chronischer Bronchitis bei Rauchern und Nichtrauchern in Abhängigkeit vom Grad der Luftverschmutzung am Wohnort. 100% = mittlere Häufigkeit

Als auslösende Ursache für die chronische Bronchitis ist an erster Stelle das *Zigarettenrauchen* zu nennen. Wie aus Abb. 9–29 hervorgeht, nimmt zwar die Morbidität auch mit dem Grad der *Luftverschmutzung* am Wohnort zu, der Einfluß des Rauchens bleibt jedoch dominierend. Wiederholte *virale Infekte* können ebenfalls eine Nekrose des bronchialen Flimmerepithels und damit einen Sekretstau hervorrufen.

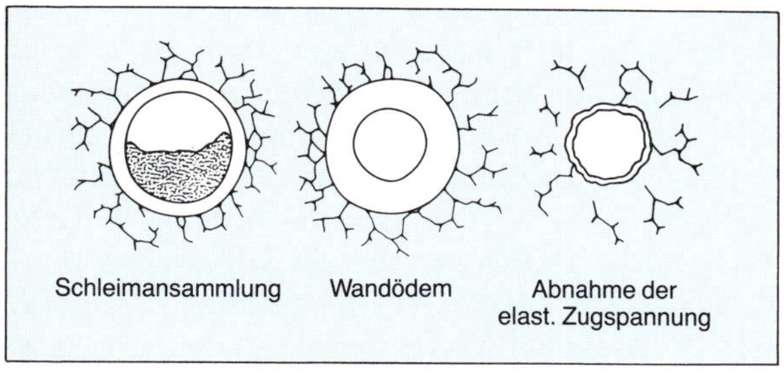

Abb. 9–30. Pathomechanismen der Atemwegsobstruktionen bei chronischer Bronchitis. Die Einengung des freien Raumes für die Passage des Atemstroms ist am Querschnitt durch einen Bronchus dargestellt

Die geschilderten pathologischen Prozesse führen zu einer *Verengung der Bronchiallumina* (s. Abb. 9–30). Ablagerungen von hochviskösem Schleim und Schwellungen der Bronchialschleimhaut reduzieren den freien Raum, der für die Passage des Atemstroms zur Verfügung steht. Im fortgeschrittenen Stadium nimmt auch die Zugwirkung der elastischen Fasern ab, welche die peripheren Bronchien offenhalten. Während der Exspiration wird daher deren Lumen zusätzlich eingeengt. Bei der Einatmung, in besonderem Maße aber bei der Ausatmung hat also die Atmungsmuskulatur stark *erhöhte Strömungswiderstände* zu überwinden. Diese sind darüber hinaus ungleichmäßig über den Bronchialbaum verteilt, so daß erhebliche *Inhomogenitäten der Ventilation* auftreten. Als Folge des erhöhten exspiratorischen Widerstandes kommt es zu einer *Zunahme der funktionellen Residualkapazität,* d.h. desjenigen Gasvolumens, das nach der Ausatmung in der Lunge zurückbleibt. Die Lunge ist also ständig stärker als normal gebläht.

Bronchialasthma. Das *Asthma bronchiale* stellt eine Lungenerkrankung dar, die durch *generalisierte, vorwiegend anfallsweise auftretende Atemwegsobstruktionen* gekennzeichnet ist. Dabei wird die Einengung der Atemwege durch einen *Spasmus der Bronchialmuskulatur,* eine *ödematöse Schwellung der Bronchialwand* sowie durch gesteigerte Sekretion von Schleim *(Hyperkrinie)* zäher Konsistenz *(Dyskrinie)* hervorgerufen. Während im Anfangsstadium der Krankheit die Patienten im Intervall völlig beschwerdefrei sind, wird später auch zwischen den Anfällen verstärkt Schleim sezerniert und nur unvollständig abtransportiert. Dann besteht eine zusätzliche Gefährdung durch sekundäre bakterielle Infektionen.

Im *Anfallsstadium* kommt es aus den genannten Gründen zu einer starken *Erhöhung des Strömungswiderstandes* in den Atemwegen, wobei insbesondere die Ausatmung erschwert und verlängert ist. Die verstärkte Anstrengung zur Überwindung dieses hohen Atemwegswiderstandes erzeugt die für den Asthmaanfall charakteristische *Dyspnoe* (s. S. 237). Der Patient fixiert den Schultergürtel durch Aufstützen der Arme, um auf diese Weise die Atemhilfsmuskulatur (s. S. 219) effektiv einsetzen zu können. Trotzdem tritt oft eine erhebliche *arterielle Hypoxie* auf, die auf alveoläre Hypoventilation und massive Verteilungsstörungen zurückzuführen ist. Der Anfall kann nur wenige Minuten, aber auch Stunden und in Form des lebensbedrohenden *Status asthmaticus* sogar Tage andauern. Meist wird der Anfall durch heftiges Husten und Auswurf eines glasigen Schleims beendet.

Im Mittelpunkt des pathophysiologischen Geschehens beim Bronchialasthma steht eine *Hyperreaktivität des Bronchialsystems.* Nach der Genese unterscheidet man zwei Asthmaformen:

- ☐ das *nicht-allergische (intrinsic) Asthma* und
- ☐ das *exogen-allergische (extrinsic) Asthma.*

Diese Formen sind nur selten rein ausgeprägt, häufiger treten sie in Kombination auf.

Das **nicht-allergische Bronchialasthma** findet man in etwa 50% der Fälle. Voraussetzung für die Entwicklung der Krankheit ist eine genetisch bedingte Disposition. Bei solchen Personen führen *unspezifische Reize,* wie die Inhalation von Tabakrauch, Kaltluft, Staub, Nebel oder Luftverunreinigungen, zu einer überschießenden Reaktion des Bronchialsystems. Diese Reize aktivieren zunächst Rezeptoren in der Bronchialwand, die als *Irritant receptors* bezeichnet werden (s. Abb. 9–31). Auf dem Reflexweg kommt es dann zu einer Erregung von efferenten Vagusfasern, deren Überträgerstoff *Acetylcholin* die glatte Bronchialmuskulatur zur Kontraktion veranlaßt *(Reflexbronchokonstriktion).* Acetylcholin beeinflußt außerdem die Mastzellen, die in der Bronchialwand in großer Zahl vorkommen: Sie werden zur Degranulation veranlaßt und setzen dabei u. a. *Histamin* frei, das die Acetylcholinwirkungen verstärkt. Acetylcholin und Histamin sind also gemeinsam an der Konstriktion der Bronchialmuskulatur, der Hypersekretion von Schleim und der Entwicklung des Wandödems beteiligt.

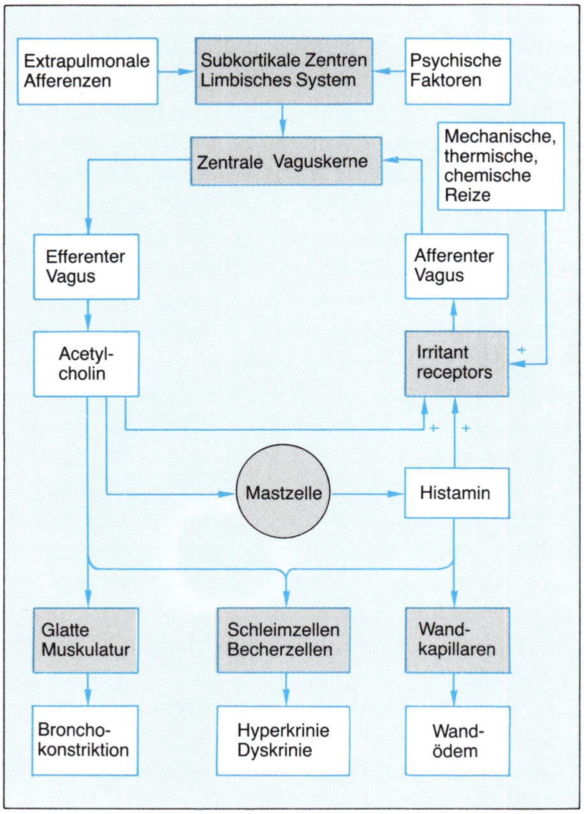

Abb. 9–31. Pathogenese des nicht-allergischen Bronchialasthmas

Wie Abb. 9–31 zeigt, wird der gesamte Prozeß durch einen *positiven Rückkopplungsmechanismus* verstärkt. Acetylcholin und Histamin sensibilisieren nämlich ihrerseits die Irritant receptors, woraus eine verstärkte Vaguserregung resultiert. Als wesentlicher Sensibilisierungsfaktor wird heute die *Undichtigkeit der Tight junctions* (s. S. 3) diskutiert: Die Irritant receptors, die zwischen und unter den Epithelzellen liegen, sind normalerweise durch die Tight junctions vor der Einwirkung äußerer Reize geschützt. Wenn nun bei entsprechend disponierten Personen unter ständigem Einfluß von Reizstoffen sowie von Acetylcholin und Histamin die Tight junctions durchlässig (leaky) werden, können physikalische und chemische Reizfaktoren die Rezeptoren ungehindert erreichen (s. Abb. 9–32). Nach dieser Hypothese wäre also die *Durchlässigkeit der Tight junctions die Basis des hyperreaktiven Bronchialsystems.* An der Regulation der Bronchialmuskulatur sind außerdem *Adrenalin* und das *Vasoaktive intestinale Peptid* (VIP, s. S. 279) beteiligt.

Das **exogen-allergische Bronchialasthma** beruht auf einer *IgE-vermittelten Überempfindlichkeitsreaktion* (s. S. 116). 10–20% aller Menschen, sog. *Atopiker*, reagieren auf *Allergene* aus der Umwelt, zu denen in erster Linie Pollen, Tierepithelien und die Hausstaubmilbe gehören, mit einer überschießenden IgE-Reaktion.

Das jeweilige Allergen induziert bei solchen Personen eine verstärkte Bildung von *IgE-Antikörpern,* die sich auf der Oberfläche von *Mastzellen* festsetzen (s. Abb. 9–33). Werden hier zwei benachbarte IgE-Bindungsstellen durch das Allergen überbrückt, so tritt eine *Degranulation der Mastzellen* unter Freisetzung von Mediatoren ein. Diese Reaktion vollzieht sich zunächst an Mastzellen, die vereinzelt auf der *Oberfläche der Bronchialschleimhaut* vorkommen. Die freigesetzten Mediatoren öffnen nun die Zellverbindungen *(Tight junctions)* des Bronchialepithels. Dadurch ist es möglich, daß die hochmolekularen Allergene die dichte Barriere der Schleimhaut überwinden und in die *Submukosa* eindringen können. Sie treffen hier auf das Immunsystem der Bronchialwand, regen die Bildung weiterer IgE-Antikörper an und veranlassen die zahlreichen gewebeständigen Mastzellen zur Freisetzung von Mediatoren. Zu diesen zählen *Histamin,* das innerhalb von Minuten eine nur kurz anhaltende *Sofortreaktion* auslöst, sowie *Leukotriene* und *Prostaglandine,* die eine verzögerte Reaktion verursachen. Die Folge sind die typischen *Symptome des Asthmaanfalls:* Bronchokonstriktion, Hyperkrinie und Dyskrinie. Weitere Mediatoren mit *chemotaktischer Wirkung* veranlassen die Migration von Neutrophilen (s. S. 105), Eosinophilen (s. S. 105) und Makrophagen (s. S. 105ff.) in die Bronchial-

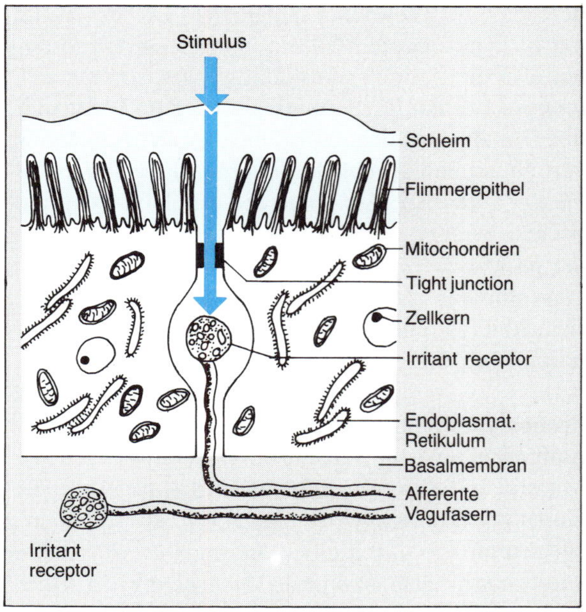

Abb. 9–32. Lokalisation der Irritant receptors in der Bronchialwand, nach Nolte. Exogene Reize können auf die Rezeptoren nur einwirken, wenn die Zellverbindungen (Tight junctions) undicht werden

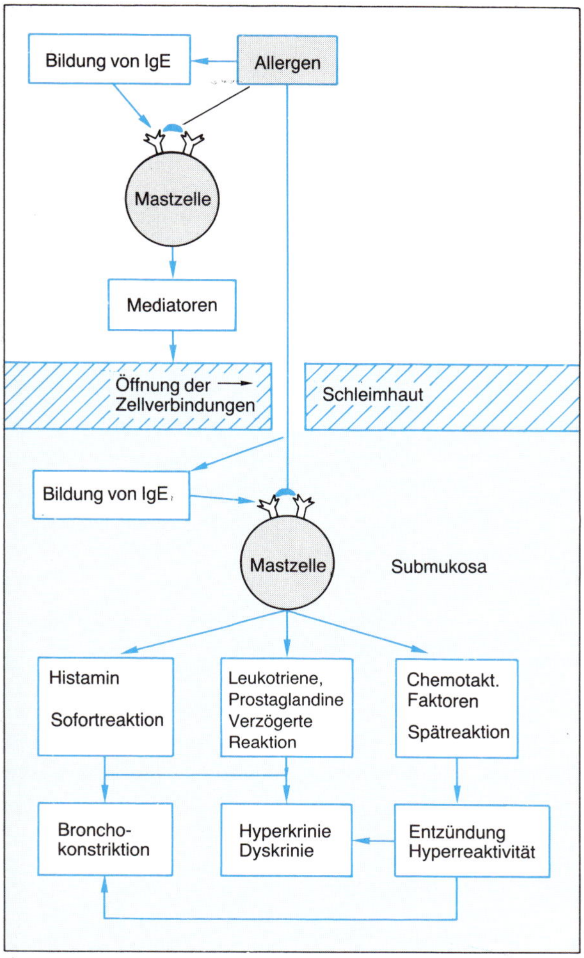

Abb. 9–33. Pathogenese des exogen-allergischen Bronchialasthmas

schleimhaut: Es kommt zu einer *entzündlichen Spätreaktion,* die zu der bereits erwähnten *Hyperreaktivität des Bronchialsystems* führt, so daß im Laufe der Zeit neben den eigentlichen Allergenen auch unspezifische Reize und Infekte die Asthmasymptome auslösen können.

Lungenemphysem. Im Verlauf der chronischen Bronchitis, des Bronchialasthmas, aber auch von anderen Lungenkrankheiten entwickelt sich insbesondere bei unzureichender Behandlung nicht selten ein *Lungenemphysem.* Dieser Begriff bezeichnet ein Leiden, bei dem neben einer *Lungenüberblähung* auch noch *irreversible strukturelle Veränderungen im Bereich der kleinsten Bronchiolen und der Alveolen* vorliegen. Die Veränderungen zeigen sich deutlich, wenn man das histologische Bild der Emphysemlunge mit dem der normalen Lunge vergleicht (s. Abb. 9–34). Das emphysematöse Gewebe ist durch einen Verlust der Alveolarwände und eine entsprechende Zerstörung von Teilen des Kapillarbettes gekennzeichnet. Gewebestränge, die Blutgefäße enthalten, durchziehen die stark erweiterten Lufträume.

Diese strukturellen Veränderungen führen beim Lungenemphysem zu einer *Reduktion der Oberfläche,* die für den Gasaustausch zur Verfügung steht. Wegen der partiellen Zerstörung der Lungenstrombahn ist außerdem die *Lungendurchblutung limitiert* oder zumindest bei körperlicher Belastung nicht mehr steigerungsfähig. Sofern die Lungenperfusion im gleichen Maße wie die Diffusionskapazität abgenommen hat, können u. U. im arteriellen Blut noch fast normale O_2- und CO_2-Partialdrücke durch angestrengte Hyperventilation aufrechterhalten werden. Trotzdem ist die O_2-Versorgung der Körpergewebe unzureichend, weil wegen des reduzierten Blutstroms nicht mehr genügend Sauerstoff zu den Zellen gelangt.

Diese Funktionsstörungen prägen auch das äußere Erscheinungsbild des emphysematösen Patienten. Der *starre, faßförmige Thorax* mit einem vergrößer-

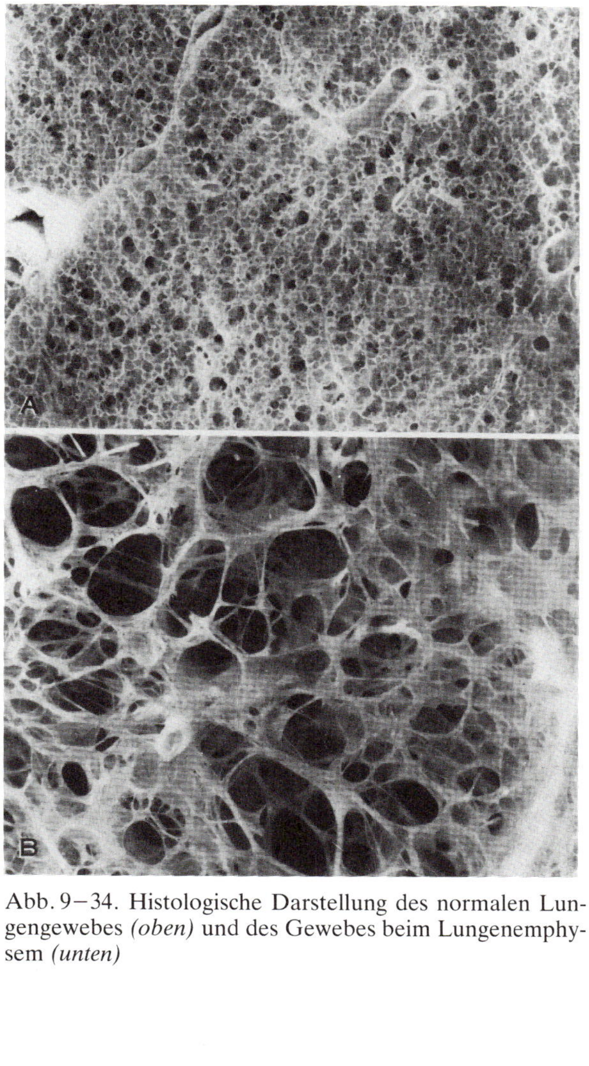

Abb. 9–34. Histologische Darstellung des normalen Lungengewebes *(oben)* und des Gewebes beim Lungenemphysem *(unten)*

ten Tiefendurchmesser deutet ebenso wie der Rundrücken auf eine ständige Überblähung der Lunge und eine verstärkte Atemarbeit hin.

9.7.3 Restriktive Ventilationsstörungen

Als restriktive Ventilationsstörungen bezeichnet man solche pathologischen Zustände, bei denen die Ausdehnungsfähigkeit von Lunge und Thorax eingeschränkt ist. Eine derartige Einschränkung kann beispielsweise durch ausgedehnte *Verwachsungen der Pleurablätter,* etwa nach einer tuberkulösen Pleuritis, bedingt sein. Häufiger sind jedoch die Fälle, bei denen die restriktive Störung auf Veränderungen des Lungenparenchyms zurückzuführen ist. Unter diesen kommt der **Lungenfibrose** oder Lungenvernarbung eine besondere Bedeutung zu. Hierbei handelt es sich um die *herdförmige oder diffuse Einlagerung von zusätzlichem Bindegewebe in das Lungenparenchym.* Meist kommt es dabei auch zu einer Zerstörung der Alveolarstruktur.

Zu den *diffusen Fibrosen mit bekannter Ätiologie* zählen die durch Staubeinwirkung verursachten Lungenkrankheiten, die unter dem Sammelbegriff **Pneumokoniosen** zusammengefaßt werden (s. Tab. 9–3). Ein Beispiel hierfür ist die *Silikose,* die durch langdauernde Einwirkung von freier Kieselsäure aus eingeatmetem Quarzstaub entsteht. Gefährdet sind vor allem Arbeiter im Bergbau, in der steinverarbeitenden Industrie und in Gießereien. Ähnliche fibrotische Veränderungen finden sich bei Ablagerungen von Kohlenstaub und Asbeststaub in der Lunge.

Eine *diffuse Fibrose* kann sich auch aus *unbekannter Ursache* bei einer Reihe von Allgemeinerkrankungen, wie z. B. bei der *Sarkoidose (Morbus Boeck)* und der *rheumatoiden Arthritis,* entwickeln. Unbekannt ist ebenfalls die Ätiologie einer im jugendlichen Alter auftretenden, häufig rasch fortschreitenden Fibroseform, die man als *Hamman-Rich-Syndrom* bezeichnet.

Die Funktionsstörungen als Folge einer Lungenfibrose sind in erster Linie durch eine *Abnahme der Compliance* (s. S. 227) charakterisiert, die auf den Elastizitätsverlust des Lungengewebes zurückzuführen ist. Wegen der regional ungleichmäßigen Dehnbarkeitsstörungen kommt es gleichzeitig zu einer *inhomogenen Verteilung des Ventilations-Perfusions-Verhältnisses* (s. S. 231). Schließlich ist die *Diffusionskapazität reduziert,* weil die fibrotischen Einlagerungen den Diffusionsweg verlängern (s. S. 222). Diese funktionellen Veränderungen führen insgesamt zu einer *arteriellen Hypoxie.* Um den arteriellen O_2-Partialdruck nicht zu stark abfallen zu lassen, ist der Patient zur *Hyperventilation* gezwungen. Die bereits durch den Elastizitätsverlust erhöhte Belastung der Atmungsmuskulatur wird dadurch noch verstärkt, so daß eine schwere *Dyspnoe* selbst bei kleinsten Anstrengungen auftritt.

Tab. 9-3. Lungenfibrosen (Auswahl)

1. *mit bekannter Ätiologie*
Pneumokoniosen (Quarz, Silikate, Kohle, Asbest) Reizgas-Fibrose (Stickoxide, Chlorgas) Exogene allergische Alveolitis (z. B. Farmerlunge, s. S. 119) Strahlenfibrose (Einwirkung ionisierender Strahlen)
2. *mit unbekannter Ätiologie*
Sarkoidose (Morbus Boeck, s. S. 41) Kollagenosen (z. B. Rheumalunge) Hamman-Rich-Syndrom

9.7.4 Perfusionsstörungen

Störungen der Lungendurchblutung können sowohl die Atmungs- als auch die Kreislauffunktion beeinträchtigen. Sie bedrohen daher in besonderem Maße das Leben des Patienten. Wichtige Beispiele hierfür sind

- die *Lungenembolie,*
- das *Cor pulmonale* und
- das *Lungenödem.*

Lungenembolie. Die *Thrombembolie der Lungen* zählt zu den häufigsten unmittelbaren Todesursachen. Abgelöste Blutgerinnsel aus den Bein- und

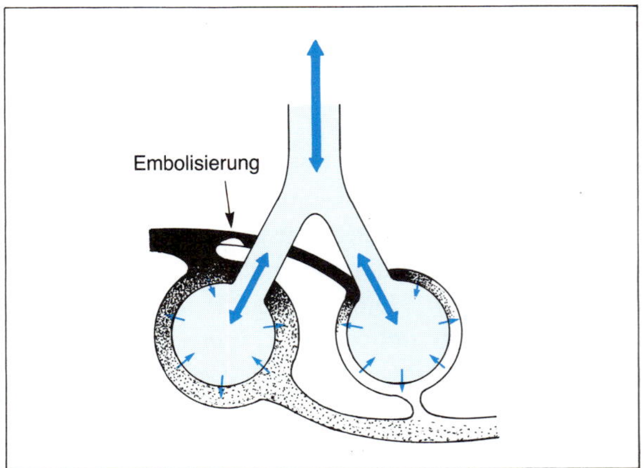

Abb. 9–35. Funktionsstörungen bei Lungenembolie in schematischer Darstellung. Die regionale Einschränkung der Lungenstrombahn führt zu einer inhomogenen Verteilung des Ventilations-Perfusions-Verhältnisses

Beckenvenen gelangen in der Regel mit dem Blutstrom durch die rechten Herzhöhlen bis zu den Lungenarterien und führen hier zu einem *Gefäßverschluß*. Dabei können große Embolien die Durchblutung ausgedehnter Lungenbezirke unterbrechen. Kommt es jedoch zu einer rezidivierenden Embolisierung kleiner Arterienäste, so wird lediglich die Lungenstrombahn regional reduziert. In diesem Fall steigt der Pulmonalarteriendruck jedoch erst an, wenn mehr als 30% des normalen Lungengefäßbettes verschlossen sind. Wie in Abb. 9–35 schematisch dargestellt, führt eine multiple Embolisierung zu einer *inhomogenen Verteilung des Ventilations-Perfusions-Verhältnisses* und als Folge davon zu einer *Abnahme der arteriellen O_2-Sättigung*.

Cor pulmonale. Eine langdauernde *Erhöhung des Pulmonalarteriendruckes* stellt eine ständige Belastung des rechten Herzens dar, die zu einer Hypertrophie der Herzmuskulatur und meist auch zu einer Erweiterung der Herzhöhle führt. *Werden die Hypertrophie und Dilatation des rechten Ventrikels durch eine Struktur- oder Funktionsstörung der Lunge hervorgerufen, so spricht man von einem Cor pulmonale.* Die Druckbelastung des rechten Herzens kann als Folge einer *strukturellen Widerstandserhöhung im Lungengefäßsystem* auftreten, wie sie beispielsweise beim Lungenemphysem, bei der Lungenfibrose, bei der Lungenembolie und bei obstruktiven Gefäßkrankheiten vorliegt (s. Abb. 9–36). Ein Cor pulmonale kann sich aber auch bei einer längerdauernden *Funktionsstörung* entwickeln. Dies ist der Fall, wenn infolge von O_2-Mangel und CO_2-Anhäufung in den Alveolen, beispielsweise bei alveolärer Hypoventilation, die Lungenstrombahn kompensatorisch eingeengt wird (s. S. 230).

Lungenödem. In der gesunden Lunge besteht ein Flüssigkeitsgleichgewicht zwischen dem Kapillarblut und dem extravasalen Raum, das durch den *hydrostatischen Druck in den Kapillaren* und den entgegengesetzt wirkenden *kolloidosmotischen Druck des Blutes* aufrechterhalten wird (s. S. 186). Wenn nun der Kapillardruck ansteigt, tritt Flüssigkeit in verstärktem Maße aus den Kapillaren aus und gelangt in den interstitiellen Raum. Bei langsamem Austritt sorgt die *Lymphdrainage* für den Abtransport der zusätzlich filtrierten Flüssigkeit. Wenn jedoch größere Flüssigkeitsmengen in das Interstitium übertreten, sind die Lymphgefäße trotz Dilatation nicht mehr in der Lage, das Flüssigkeitsgleichgewicht wiederherzustellen. Es entwickelt sich ein *interstitielles Ödem*. Die Ödemflüssigkeit breitet sich über das Interstitium bis zu den Bronchien sowie den kleinen

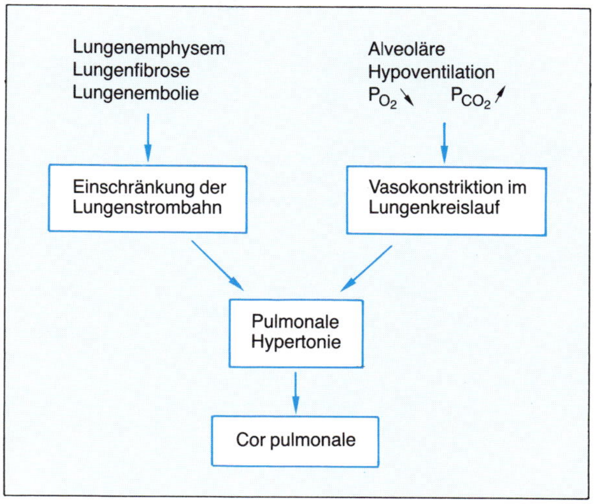

Abb. 9–36. Pathogenese des Cor pulmonale

Arterien und Venen aus, umschließt diese wie eine Manschette und engt deren Lumen ein. Bei weiterer Zunahme des Ödems kommt es schließlich zum Flüssigkeitsaustritt in die Alveolen *(alveoläres Ödem)*.

Als Ursache des Lungenödems ist in erster Linie eine *Stauung im Lungenkreislauf* bei Insuffizienz des linken Ventrikels oder bei Stenose der Mitralklappe zu nennen; aber auch andere Grundkrankheiten können zu Flüssigkeitsansammlungen in der Lunge führen. Die Folgen sind *alveoläre Hypoventilation* und *Minderdurchblutung* in den betroffenen Parenchymbezirken sowie hochgradige *Verteilungsstörungen*. Die Verlängerung der Diffusionswege in den alveolokapillären Membranen führt zu einer *Abnahme der Diffusionskapazität*, so daß der Gasaustausch zusätzlich behindert ist.

Ein Lungenödem kann auch bei der Einatmung von Reizstoffen auftreten, die vorwiegend die Bronchiolen und Alveolen angreifen *(toxisches Lungenödem)*. Solche Reizstoffe sind u. a. Dimethylsulfat, Metallcarbonyle, Nitrosegase und Phosgen. Zunächst entwickelt sich auch in diesem Fall ein interstitielles Ödem, das insbesondere eine Abnahme des arteriellen O_2-Partialdruckes zur Folge hat. Neben der dadurch bedingten Zyanose löst die Reizstoffvergiftung Atemnot, Husten und Tachykardie aus. Kommt es später zu einem generellen alveolären Ödem, so tritt der Tod durch Erstickung ein.

Schocklungensyndrom. Eine Sonderform des Lungenödems stellt das *Schocklungensyndrom (Adult Respiratory Distress Syndrom, ARDS)* dar. Dieses Krankheitsbild kann sich 18 – 36 Stunden nach einem Kreislaufschock (s. S. 209 ff.) entwickeln, zu einer Zeit, in der sich die Blutdruck- und Volumenverhältnisse bereits wieder normalisiert haben.

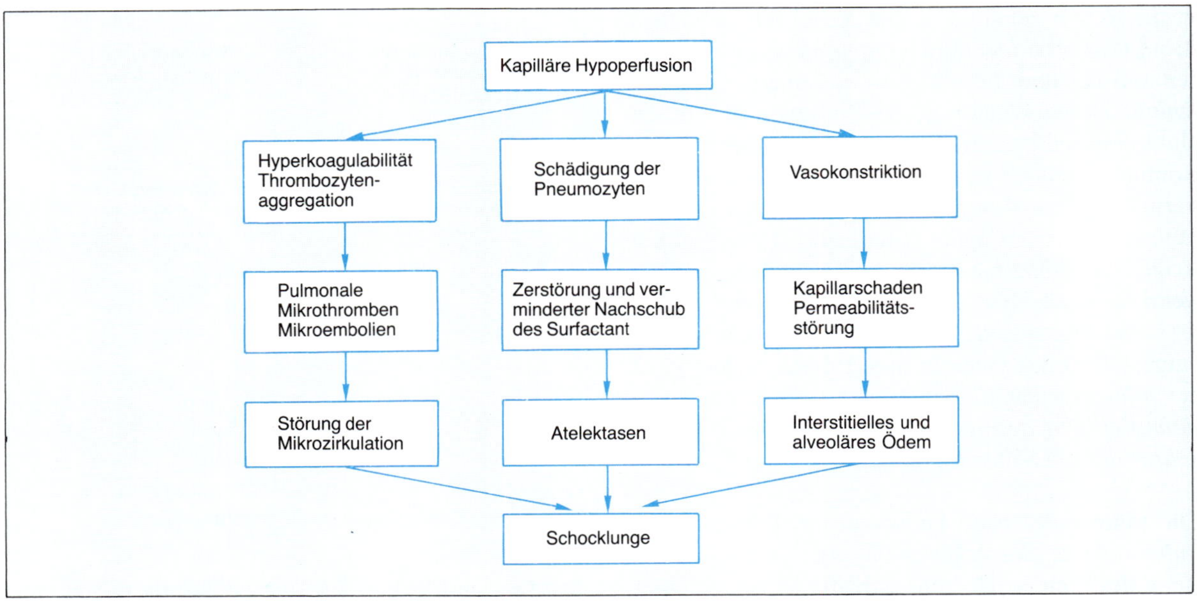

Abb. 9–37. Pathogenese der Schocklunge, nach Herzog

Primär handelt es sich beim Schocklungensyndrom um eine *Schädigng des Kapillarendothels als Folge der schockbedingten Minderperfusion* der Lungenstrombahn. An der Pathogenese der Schocklunge sind im wesentlichen drei Mechanismen beteiligt (s. Abb. 9–37):

□ Thrombozytenaggregationen und intravasale Gerinnung führen zu einer schweren *Störung der Mikrozirkulation*.

□ Freigesetzte Mediatoren bewirken eine *präkapilläre Vasokonstriktion,* welche die eingeschränkte Kapillarperfusion noch weiter vermindert.

□ Infolge einer Schädigung der Pneumozyten tritt ein *Surfactant-Mangel* ein, so daß die Alveolen z. T. kollabieren (Atelektase, s. S. 227).

Die in den Kapillaren abgelagerten Thrombozyten setzen Mediatoren frei (Histamin, Serotonin), die gemeinsam mit Enzymen und Kininen aus den Granulozyten die Kapillarwände schädigen. Es kommt zu einem *interstitiellen* und *alveolären Ödem* mit den oben geschilderten Folgen. Fibrinablagerung in den Alveolarwänden leitet schließlich die Zerstörung der Alveolarstruktur ein. Diese Vorgänge sind dafür verantwortlich, daß das Schocklungensyndrom in 60–90% der Fälle zum Tode führt.

10 Ernährung

Die Ernährung bildet die Voraussetzung für die Energiegewinnung des Organismus sowie für die Synthese und den Ersatz von Körpersubstanz und Wirkstoffen. Die zahlreichen energieverbrauchenden Prozesse, die ständig im Organismus ablaufen, sowie die zu leistende Arbeit erfordern die Zufuhr adäquater Energiemengen in Form von Nahrungsbestandteilen. Im Zellstoffwechsel wird die zugeführte Energie auf Verbindungen übertragen, in denen sie gespeichert für die Zellarbeit mittelbar oder unmittelbar zur Verfügung steht. Die wichtigste Form dieser zellulären Energieträger stellt das *Adenosintriphosphat (ATP)* dar. Der gesamte Prozeß der Umwandlung von chemischer Energie in Arbeit ist mit einem Verlust an nutzbarer Energie verbunden, der sich in der Wärmeabgabe an die Umgebung manifestiert.

Neben der Energiegewinnung *(Energiestoffwechsel)* dienen die Nahrungsbestandteile bzw. ihre Abbauprodukte als Bausteine für die Synthese körpereigener Substanzen *(Baustoffwechsel)*. Diese Synthese ist nicht nur für den wachsenden Organismus von Bedeutung, sondern findet während des gesamten Lebens statt, weil der ständige Abbau von Körpersubstanzen einen laufenden Ersatz erforderlich macht. Daneben müssen Wirkstoffe, wie *Neurotransmitter, Hormone, Enzyme* und *Abwehrstoffe* immer wieder neu synthetisiert werden. Der lebende Organismus befindet sich also sowohl im Hinblick auf die Energieumwandlung als auch bezüglich des Stoffumbaus in einem *dynamischen Gleichgewicht* (Fließgleichgewicht).

Die Nahrung des Menschen besteht, abgesehen von Wasser und Mineralien, ausschließlich aus organischen Substanzen pflanzlicher und tierischer Herkunft. Resorbierbare Nahrungsbestandteile sind die *Nährstoffe,* die *Vitamine* sowie *Wasser, Salze* und *Spurenelemente.* Ferner sind bei der Nahrung nicht resorbierbare *Ballast-* und *Geschmacksstoffe* von Bedeutung.

10.1 Nährstoffe

Unter *Nährstoffen* versteht man *energiereiche Substanzen* bzw. Substanzgruppen, die im Organismus zu energieärmeren oder energielosen Verbindungen abgebaut werden können und vorwiegend der *Energiegewinnung,* daneben z. T. auch dem *Baustoffwechsel* dienen. Hierzu gehören die *Kohlenhydrate, Fette* und *Eiweiße.*

Als essentielle Nährstoffe werden die Verbindungen bezeichnet, die im menschlichen Organismus nicht synthetisiert werden können, für die Funktionen von Zellen oder den Aufbau körpereigener Substanzen aber unentbehrlich sind und daher mit der Nahrung zugeführt werden müssen. Hierzu gehören *essentielle Fettsäuren* und *essentielle Aminosäuren.*

10.1.1 Kohlenhydrate

Chemischer Aufbau und physiologischer Bedarf. Kohlenhydrate sind Polyhydroxycarbonylverbindungen mit – von Ausnahmen abgesehen – der Summenformel $C_x(H_2O)_n$. Neben *Monosacchariden, Disacchariden, Oligo-* und *Polysacchariden* rechnet man alle Substanzen dazu, die zu den Zuckern in naher Beziehung stehen (z. B. Aminozucker, Zuckeralkohole).

Der *Bedarf* an Kohlenhydraten ist von den jeweiligen Lebensumständen abhängig. Als Minimum sind 2–3 g/kg Körpergewicht und Tag erforderlich, für eine normale Ernährung werden 5–6 g/kg Körpergewicht und Tag empfohlen. Kohlenhydrate sollen etwa 50–55% der gesamten Kalorienzufuhr ausmachen.

Den größten Teil der Kohlenhydrate nimmt der menschliche Organismus in Form pflanzlicher *Stärke* auf, die bei der Verdauung (s. S. 301 f.) zu *Glucose* abgebaut und als solche resorbiert wird. Hauptquellen sind Getreide, Kartoffeln und Reis. In tierischen Nahrungsmitteln (Fleisch) ist das ebenfalls nur aus Glucose bestehende Polysaccharid *Glykogen* (s. u.) enthalten. Ein weiteres wichtiges Kohlenhydrat ist die *Saccharose (Rohrzucker, „Zucker")*, deren Verbrauch in den Industrieländern in neuerer Zeit stark zugenommen hat (s. u.). Zu den für den Menschen *unverwertbaren* pflanzlichen Polysacchariden gehören *Cellulose* und *Hemicellulosen* (Bestandteile der Zellwände pflanzlicher Zellen), die jedoch als *Ballaststoffe* von Bedeutung sind, da sie eine ausreichende Darmfüllung hervorrufen und dadurch die Darmperistaltik anregen.

Gespeichert werden Kohlenhydrate im Organismus als *Glykogen,* besonders in der Muskulatur und der Leber. Der Gesamtvorrat an Glykogen beträgt jedoch nur 300–400 g, so daß bei Hunger die Kohlenhydratvorräte rasch erschöpft sind.

Ungenügende Kohlenhydratzufuhr. Bei nicht ausreichender Zufuhr von Kohlenhydraten mit der Nahrung sowie bei *nicht ausreichender Glucoseverwertung* (Diabetes mellitus, s. S. 565 f.) muß zur Energiebedarfsdeckung *vermehrt Fett* abgebaut werden. Dabei treten *Ketonkörper* (s. S. 565) auf, die eine *Ketoazidose* hervorrufen können. Außerdem wird die *Gluconeogenese* (Neubildung von Glucose aus Aminosäuren) in der Leber gesteigert, wodurch der Eiweißabbau zunimmt. Kohlenhydratfreie Diät ist daher nicht zu empfehlen.

Glucose *(Traubenzucker).* Das am weitesten verbreitete und zugleich wichtigste Kohlenhydrat ist das Monosaccharid *D-Glucose.* Traubenzucker besitzt sowohl als *Ausgangsstoff* bzw. *Baustein* zahlreicher wichtiger körpereigener Substanzen (z. B. von Ribose, Desoxyribose, Glykoproteinen, Mucopolysacchariden u. a.) als auch als *Energielieferant* außerordentliche Bedeutung. (Unter normalen Bedingungen deckt das Gehirn seinen Energiebedarf fast ausschließlich durch Glucose.) Über die Glykolyse und den Citronensäurezyklus wird Glucose zu CO_2 und Wasser abgebaut.

Saccharose *(Rohrzucker,* „Zucker"). Saccharose ist ein *Disaccharid* aus einem Molekül *D-Glucose* und einem Molekül *D-Fructose.* Wie bereits erwähnt, ist der Saccharoseverbrauch in den westlichen Industriestaaten stark angestiegen. Durchschnittlich werden mehr als 100 g Zucker pro Kopf und Tag aufgenommen. Das entspricht etwa 15–20% des Nährstoffbedarfs. Der hohe Zuckerkonsum ist als bedenklich anzusehen, da er in hohem Maße mit der Zunahme von Karies, Diabetes mellitus, Übergewicht und Atherosklerose (s. S. 211 ff.) korreliert ist. Wesentlich vernünftiger wäre es, den Kohlenhydratbedarf durch hochpolymere Kohlenhydrate wie Stärke zu decken, da dann der Körper nicht plötzlich mit Glucose überschwemmt wird und der Blutzuckerspiegel verhältnismäßig langsam ansteigt.

Lactose *(Milchzucker).* Lactose ist wie Saccharose ein *Disaccharid.* Neben *Glucose* enthält es als weiteren Bestandteil *Galaktose.* Als mengenmäßig weitaus bedeutsamstes Kohlenhydrat der Milch (und Muttermilch) ist Lactose für den Säugling praktisch das einzige Kohlenhydrat, das er mit der Nahrung erhält. Sie ist für die Entstehung und Aufrechterhaltung einer geeigneten Darmflora des Säuglings wichtig und fördert außerdem die Calciumresorption.

Sorbit und Xylit. Die beiden *Zuckeralkohole* Sorbit und Xylit werden als *Zuckeraustauschstoffe* für Diabetiker verwendet, da ihr Stoffwechsel unabhängig von Insulin verläuft. Wegen der langsamen und unvollständigen Resorption besteht bei der Einnahme größerer Mengen die Gefahr osmotisch bedingter Durchfälle.

10.1.2 Fette

Chemischer Aufbau und physiologischer Bedarf. Natürlich vorkommende Fette sind *Gemische von Triglyceriden,* d. h. Estern von Glycerin mit Fettsäuren *(Neutralfette).* Die Fettsäuren besitzen stets eine gerade Kohlenstoffzahl, da sie aus Acetateinheiten aufgebaut werden, und sind entweder *gesättigt* oder enthalten eine oder mehrere Doppelbindungen (*ungesättigte* Fettsäuren).

Fette dienen wie die Kohlenhydrate als *Energielieferanten* und darüber hinaus als *Ausgangsstoffe für Biosynthesen.* Ferner sind sie bedeutsam für die Zufuhr *essentieller Fettsäuren* (s. u.) und für die *Resorption fettlöslicher Wirkstoffe* (z. B. Vitaminen).

Bei einer ausgewogenen Ernährung soll die Fettaufnahme etwa 25–30% der gesamten Energiezufuhr betragen (Tagesbedarf bei leichter Tätigkeit etwa 1 g/kg Körpergewicht). Dabei ist es wichtig zu erwähnen, daß neben dem *sichtbaren* Fett (z. B. Ölen, Speisefett u. a.) auch verhältnismäßig viel *unsichtbares* („verborgenes") Fett mit der Nahrung aufgenommen wird, das fein in den Nahrungsmitteln (z. B. Wurst, Schokolade) verteilt ist. Dieses „verborgene" Fett wird vielfach bei der täglichen Nahrungszufuhr nicht berücksichtigt.

Nach der *Fettsäurezusammensetzung* können die Nahrungsfette eingeteilt werden in solche mit einem hohen Gehalt an

- ☐ *gesättigten Fettsäuren* (z. B. Butter, Kokosfett),
- ☐ *einfach ungesättigten Fettsäuren* (z. B. Olivenöl, Erdnußöl),
- ☐ der *zweifach ungesättigten, essentiellen Fettsäure Linolsäure* (z. B. Sonnenblumenöl, Maisöl) und
- ☐ *mehrfach ungesättigten Polyensäuren* (z. B. Leinöl, Fischöle).

Etwa ein Drittel der mit der Nahrung zugeführten Fettsäuren sollte *mehrfach ungesättigt* sein.

Eine besondere diätetische Bedeutung haben in den letzten Jahren Triglyceride aus *mittelkettigen* Fettsäuren (C_8-C_{12}) erlangt, da sie besser resorbiert und rascher abgebaut werden und außerdem die Lipolyse und die Cholesterinsynthese hemmen.

Im Gegensatz zu den Kohlenhydraten und Eiweißen kann der Organismus Fett in fast unbegrenzter Menge speichern *(Energiespeicher)*. Dies ist, prinzipiell gesehen, eine sinnvolle Einrichtung, wie es das Anlegen von Fettvorräten bei Tieren vor dem Winter beweist. Zu hoher Fettkonsum und als dessen Folge *Übergewicht* stellen jedoch neben Zigarettenrauchen und Hypertonie einen wesentlichen Risikofaktor für die Atherosklerose (s. S. 211 ff.) und ihre Begleiterkrankungen (Herzinfarkt, Schlaganfall u. a.) dar.

Essentielle Fettsäuren. Die Dehydrierung der gesättigten Fettsäure Stearinsäure zu der einfach ungesättigten Fettsäure Ölsäure ist im Säugetierorganismus möglich. Dagegen fehlt das Enzym, das Ölsäure in die *zweifach* ungesättigte Fettsäure *Linolsäure* überführt. Diese Fettsäure mit isolierten, cis-konfigurierten Doppelbindungen ist für Säuger *essentiell.*

In die Linolsäure kann dann interessanterweise im Säugetierorganismus durch eine *mikrosomale Desaturase* eine weitere Doppelbindung in Richtung auf das Carboxylende eingeführt werden, wobei *γ-Linolensäure* entsteht. Aus dieser wird unter Kettenverlängerung um zwei Kohlenstoffatome und Einführung einer weiteren Doppelbindung die physiologisch wichtige C_{20}-Säure *Arachidonsäure,* eine Vorstufe u. a. der *Prostaglandine* und der *Leukotriene* (s. S. 575 ff.), gebildet.

Noch höher ungesättigte Fettsäuren, z. B. *Eikosapentaensäure,* die in Fischölen vorkommen, sollen eine antiatherosklerotische Wirkung besitzen. So wird die geringe Zahl von Herzinfarkten bei Eskimos nicht zuletzt auf den laufenden Verzehr von Fischölen und damit die regelmäßige Zufuhr dieser Fettsäuren zurückgeführt.

Die mehrfach ungesättigten Fettsäuren sind Bestandteile der *Phospholipide,* die aufgrund ihrer *amphiphilen* Eigenschaften – sie enthalten sowohl hydrophile als auch lipophile Molekülfragmente – entscheidend am Aufbau der Lipiddoppelschichten biologischer Membranen beteiligt sind.

Mangel an essentiellen Fettsäuren führt zu Hautveränderungen, Störungen im Wasserhaushalt und bei der Fortpflanzung sowie zu Organveränderungen, insbesondere der Nieren. Da jedoch Linolsäure ubiquitär vorkommt und daher stets mit der Nahrung zugeführt wird, sind solche Mangelerscheinungen beim Menschen sehr selten.

Der Bedarf an essentiellen Fettsäuren wird unterschiedlich beurteilt. Im allgemeinen wird er mit 10–30 g/Tag angegeben.

Cholesterin *(Cholesterol).* Dieses für den Menschen sowohl physiologisch als auch pathophysiologisch wichtigste *Sterin* (Cyclopentano-perhydro-phenanthren-Derivat) kommt nur in tierischen Nahrungs-

$$H_3C-(CH_2)_7-CH=CH-(CH_2)_7-COOH$$

Ölsäure

$$H_3C-(CH_2)_4-CH=CH-CH_2-CH=CH-(CH_2)_7-COOH$$

Linolsäure

$$H_3C-CH_2-CH=CH-CH_2-CH=CH-CH_2-CH=CH-(CH_2)_7-COOH$$

Linolensäure

$$H_3C-(CH_2)_3-CH=CH-CH_2-CH=CH-CH_2-CH=CH-CH_2-CH=CH-(CH_2)_3-COOH$$

Arachidonsäure

mitteln vor. Seine Aufnahme ist daher nur durch den Verzehr *tierischer* Lebensmittel möglich (durchschnittliche Zufuhr 0,5–0,8 g täglich). Daneben wird Cholesterin jedoch im Organismus selbst aus *Acetateinheiten* (durchschnittlich 0,4–1,2 g/Tag) synthetisiert.

Aus drei Molekülen aktivierter Essigsäure wird *3-Hydroxy-3-methyl-glutaryl-Coenzym A* (HMG-CoA) gebildet, das mittels 3-Hydroxy-3-methyl-CoA-Reduktase zu *Mevalonsäure* reduziert wird. Über verschiedene Zwischenstufen, z. B. *Squalen,* entsteht dann Cholesterin. Entscheidend für die *Regulation* der Cholesterinbildung ist die HMG-CoA-Reduktase, deren Biosynthese durch Cholesterin im Sinne einer Substrathemmung blockiert wird.

Hauptort der Cholesterinsynthese ist die Leber, daneben wird das Sterin in der Darmschleimhaut, den Nebennieren und den Gonaden gebildet.

Aufgrund der gesicherten Rolle des Cholesterins bei der *Entstehung der Atherosklerose* (s. S. 211ff.) sollte die Cholesterinzufuhr auf 0,3–0,5 g/Tag eingeschränkt werden. (Nach der Framingham-Studie ist das Atherosklerose-Risiko bei Plasma-Cholesterinwerten über 2,6 g/l dreifach höher als bei Werten unter 2,0 g/l.) Ferner ist darauf hinzuweisen, daß der Plasma-Cholesterinspiegel durch die Aufnahme von Fetten, die vorwiegend aus gesättigten Fettsäuren bestehen, erhöht und durch Zufuhr von Fetten mit einem hohen Gehalt an mehrfach ungesättigten Fettsäuren erniedrigt wird.

Störungen des Neutralfettstoffwechsels. Störungen des Neutralfettstoffwechsels sind *durch mangelhaftes Fettangebot, verringerte Fettresorption, Transportstörungen* oder *pathologische Fettablagerungen* bedingt.

Wird mit der Nahrung nicht genügend Fett zugeführt, so kann durch Abbau von Reservefett und verstärkter Fettsynthese aus anderen Nahrungsbestandteilen eine Störung lange Zeit vermieden werden. *Ein mangelhaftes Fettangebot wirkt sich daher erst bei längerer Dauer aus.*

Bei einer Fettresorptionsstörung unterscheidet man zwischen **Maldigestion** (Verdauungsstörung) und **Malabsorption** (Resorptionsstörung). Die *Maldigestion* ist durch eine *Störung* der *im Darmlumen ablaufenden Prozesse* charakterisiert, man findet sie z. B. bei einem Mangel an Gallensäuren, wodurch die für die Fettresorption erforderliche Emulsionsbildung nicht mehr möglich ist. Bei der *Malabsorption* liegt eine *Schädigung* der *Darmschleimhaut* vor (s. S. 308f.).

Pathologische *Fettablagerungen,* vor allem in der Leber, treten *infolge zu starker Fettzufuhr* (Polyphagie!), *endokrinen Störungen* (z. B. Diabetes mellitus, s. S. 565f.) oder *Intoxikationen* mit halogenierten Kohlenwasserstoffen, Knollenblätterpilzgiften oder Alkohol auf. *Alkoholabusus* ist neben der *Polyphagie* (Vielessen) die *häufigste Ursache* für eine *Leberverfettung* beim Menschen.

Lipoproteine. Wegen ihrer Unlöslichkeit in Wasser werden Lipide im Blut in Form sog. *Lipoproteine,* d. h. gebunden an *Trägerproteine,* transportiert. Diese Trägerproteine, von denen mehrere Typen unterschieden werden können (z. B. A, B, C und E) werden als *Apolipoproteine* bezeichnet. Die Lipoproteine selbst werden aufgrund ihres Verhaltens bei der Ultrazentrifugation bzw. bei der Elektrophorese (s. S. 83) unterteilt in

- ☐ *Chylomikronen,*
- ☐ *Very-low-density-Lipoproteine* (VLDL) = Prä-β-Lipoproteine,
- ☐ *Intermediate-density-Lipoproteine* (IDL),
- ☐ *Low-density-Lipoproteine* (LDL) = β-Lipoproteine und
- ☐ *High-density-Lipoproteine* (HDL) = α-Lipoproteine.

Chylomikronen (s. Abb. 11–41, S. 304) sind mikroskopisch sichtbare Lipidkügelchen mit einem Durchmesser von etwa 1 μm. Ihr Proteinanteil beträgt nur 2%, der Lipidanteil besteht nahezu ausschließlich aus Triglyceriden. Bei der Elektrophorese verbleiben sie am Startpunkt.

Die **Very-low-density-Lipoproteine** mit einem Molekulargewicht von $5 \cdot 10^6$ wandern bei der Elektrophorese *vor* den β-Globulinen (daher die Bezeichnung Prä-β-Lipoproteine). Sie transportieren hauptsächlich im Organismus selbst produzierte Neutralfette.

Bei den **Intermediate-density-Lipoproteinen** handelt es sich um VLDL-Partikel, die den Triglyceridanteil an das Fettgewebe oder die Muskulatur abgegeben haben.

Die **Low-density-Lipoproteine** mit einem Molekulargewicht von $2-3 \cdot 10^6$, deren Hauptbestandteil Cholesterin ist, verhalten sich elektrophoretisch wie die β-Globuline.

Die **High-density-Lipoproteine** weisen einen besonders hohen Protein- und einen verhältnismäßig niederen Cholesterinanteil auf. Sie sind in der Lage, in Gefäßwänden *abgelagertes Cholesterin aufzunehmen* und es an IDL abzugeben.

In Tab. 10–1 ist die Zusammensetzung der Lipoproteine, in Abb. 10–1 ihre Entstehung, der Transportweg sowie der Abbau angegeben.

Tab. 10–1. Zusammensetzung von Lipoproteinen, nach Hatch und Lees

Lipoprotein	Neutralfette %	Freies Cholesterin und Cholesterinester %	Phospholipide %	Protein %
Chylomikronen	84	7	7	2
Prä-ß-Lipoprotein (VLDL)	50	24	18	8
β-Lipoprotein (LDL)	11	46	22	21
α-Lipoprotein (HDL)	8	20	22	50

Chylomikronen entstehen bei der Fettresorption in der Darmwand, gelangen dann auf dem Lymphweg ins Blut und geben nach Spaltung der Triglyceride durch die *Lipoproteinlipase,* den sog. *Klärfaktor,* Fettsäuren an das Fettgewebe (zur Speicherung) und an die Muskulatur (als Brennstoff) ab. Die verbleibenden Überreste, die einen hohen Gehalt an Cholesterinestern aufweisen, werden nun an einen speziellen Rezeptor, der nur in Leberzellen vorkommt, gebunden und durch diesen in die Leberzelle eingeschleust. Das in der Leberzelle aufgenommene Cholesterin wird einerseits in Gallensäuren umgewandelt, die dann mit der Galle in den Darm abgegeben werden, andererseits zusammen mit Apoproteinen, Phospholipiden und Triglyceriden in Form von *VLDL* wieder in den Kreislauf eingeschleust. Von den VLDL nimmt – wie bei den Chylomikronen – das Fett- und Muskelgewebe die durch Lipoproteinlipase abgespaltenen Fettsäuren auf, wodurch *IDL* entstehen. Ein Teil der IDL bindet sich an LDL-Rezeptoren der Leber und wird schnell in die Zellen aufgenommen, ein anderer Teil geht durch Abspaltung von Lipoprotein E in LDL über. Diese binden ebenfalls an die LDL-Rezeptoren und gelangen durch Endozytose in Leber- oder andere Körperzellen. Durch intrazellulären enzymatischen Abbau der IDL und LDL wird in der Leber Cholesterin frei, das durch Blockade der Synthese von Hydroxymethyl-glutaryl-Coenzym-A-Reduktase (s. o.) die Neusynthese von Cholesterin hemmt und gleichzeitig durch Aktivierung der Acetyl-CoA-Cholesterin-Acyltransferase die Bildung von Cholesterinestern stimuliert. Dadurch sowie durch die Hemmung der Neusynthese von LDL-Rezeptoren bei einem Anstieg der intrazellulären Cholesterinkonzentration wird der Cholesterinstoffwechsel gesteuert.

HDL, die in der Leber und aus Chylomikronen gebildet werden, können Cholesterin aus den Zellen aufnehmen und dieses nach Veresterung mittels *Lecithin-Cholesterin-Acyltransferase* auf IDL übertragen, womit der Kreislauf von neuem beginnt.

Hyperlipoproteinämien. *Störungen im Lipidstoffwechsel* äußern sich vor allem als *Hyperlipoproteinämien,* d. h. in einer Vermehrung einer oder mehrerer Lipoproteinfraktionen. Nach der Art des hauptsächlich vermehrten Lipoproteins unterscheidet man nach Fredrickson die in Tab. 10–2 angegebenen Ty-

Tab. 10–2. Einteilung der Hyperlipoproteinämien, nach Fredrickson

Typ	Lipoproteinverhalten	Bezeichnung	Synonyma
I	Chylomikronen vermehrt	Hyperchylomikronämie	exogene, fettinduzierbare Hypertriglyceridämie
IIa	LDL vermehrt	Hyper-β-Lipoproteinämie	familiäre xanthomatöse Hypercholesterinämie
IIb	LDL und VLDL vermehrt	Hyper-β- und Hyper-prä-β-Lipoproteinämie	Hypercholesterinämie mit Hypertriglyceridämie
III	IDL und Chylomikronen vermehrt	„broad-β-disease“	Hypercholesterinämie und Hypertriglyceridämie
IV	VLDL vermehrt	Hyper-β-Lipoproteinämie	endogene (kohlenhydrat-induzierbare) Hypertriglyceridämie
V	VLDL und Chylomikronen vermehrt	Hyper-β-prä-β-Lipoproteinämie mit Hyperchylomikronämie	gemischt endogen-exogene Hypertriglyceridämie

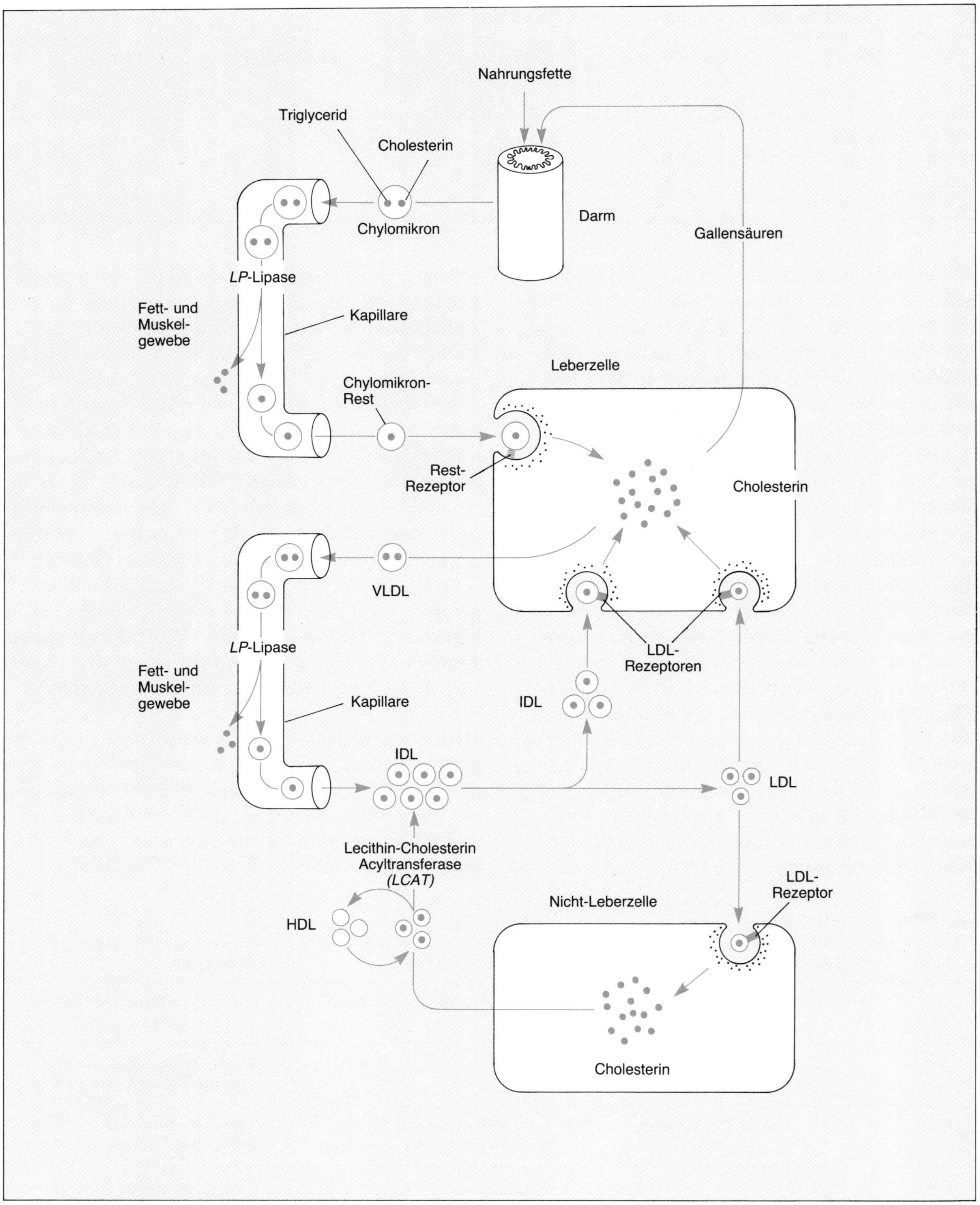

Abb. 10–1. Lipoproteinstoffwechsel in schematischer Darstellung, nach Brown und Goldstein. Näheres s. Text

pen. Die Typen IIa, IIb und IV machen ca. 95% aller Hyperlipoproteinämien aus. Die Differenzierung ist nicht nur wegen des zum Teil stark verschiedenen klinischen Erscheinungsbildes und der unterschiedlichen pathophysiologischen Relevanz, sondern auch wegen der unterschiedlichen Therapie von Bedeutung.

Als *Ursachen* der Hyperlipoproteinämien kommen bei den *primären* Hyperlipoproteinämien *genetisch* bedingte Störungen des Lipidstoffwechsels und bei den *sekundären* Hyperlipoproteinämien Übergewicht, falsche Ernährung, Alkoholabusus sowie Stoffwechselerkrankungen (Hypothyreose, Diabetes mellitus, Gicht) in Betracht.

Bei der primären Hyperlipoproteinämie *Typ I* handelt es sich um einen autosomal rezessiv vererbten Defekt der Lipoproteinlipase (Triglyceridlipase), wodurch der Abbau von Chylomikronen verlangsamt ist und es als Folge davon zur *Hyperchylomikronämie* kommt. *Das Atheroskleroserisiko ist gering.*

Die primären Hyperlipoproteinämien *Typ IIa* und *IIb* beruhen vorwiegend auf einem autosomal dominant vererbten *Mangel an LDL-Rezeptoren* und einer dadurch bedingten Enthemmung der Cholesterinsynthese. Beide Typen sind mit einem *hohen Atheroskleroserisiko* verknüpft.

Bei der primären Hyperlipoproteinämie *Typ III* liegt ein abnormes Apoprotein E vor. Da das normale Apoprotein E für die hohe Affinität der IDL zu den LDL-Rezeptoren und damit für deren rasche Elimination aus der Blutbahn verantwortlich ist, sind bei der Hyperlipoproteinämie Typ III vor allem die IDL erhöht. Auch dabei ist das *Atheroskleroserisiko sehr hoch.*

Die primäre Hyperlipoproteinämie *Typ IV,* die auch als endogene Triglyceridämie bezeichnet wird, ist pathogenetisch noch nicht geklärt. Das *Atheroskleroserisiko* ist deutlich *erhöht.*

Auch bei der primären Hyperlipoproteinämie *Typ V* ist die Pathogenese noch nicht bekannt. Das *Atheroskleroserisiko* ist bei dieser Lipidstoffwechselstörung *noch nicht sicher zu beurteilen.*

Unstrittig ist jedoch, daß die Bedeutung einer Hyperlipoproteinämie als atherosklerotischer Risikofaktor um so mehr zunimmt, je höher der *Cholesteringehalt* der entsprechenden Lipoproteine ist. Das bedeutet, daß die Gefahr einer frühzeitigen Atherosklerose am höchsten bei einer LDL- und IDL-, geringer bei einer VLDL- und am niedrigsten bei einer Chylomikronen-Zunahme ist. HDL besitzen ein *antiatherogenes Potential.* Ein hoher HDL-Blutspiegel ist daher als günstig anzusehen.

10.1.3 Eiweiße

Biologische Wertigkeit und physiologischer Bedarf. Das Nahrungseiweiß wird vor allem für die Zufuhr von *Aminosäuren* benötigt, die für die Biosynthese von körpereigenem Eiweiß sowie von bestimmten stickstoffhaltigen Verbindungen (z. B. Purinen und Pyrimidinen) erforderlich sind. Das zugeführte Eiweiß dient nach Verdauung und Resorption, d. h. in Form von Aminosäuren, vorwiegend dem Baustoffwechsel. Als Energielieferant wird es nur bei Aufnahme überschüssiger Mengen oder unter pathologischen Bedingungen (z. B. Diabetes mellitus) genutzt.

Der *minimale Eiweißbedarf* ergibt sich aus der Stickstoffbilanz des Organismus. Ein Gleichgewicht zwischen Stickstoffaufnahme in Form von Proteinen und Stickstoffausscheidung ist dann erreicht, wenn bei gemischter Kost die tägliche Eiweißzufuhr *0,5–0,7 g/kg Körpergewicht* beträgt. Man bezeichnet diese Eiweißmenge als *Bilanzminimum* oder *physiologisches Eiweißminimum.* Da die verschiedenen Nahrungsproteine einen unterschiedlichen Gehalt an essentiellen Aminosäuren aufweisen, ist das Bilanzminimum von der Art der zugeführten Eiweiße abhängig. Der Gehalt an Aminosäuren und ihre Kombination bestimmt die sog. **biologische Wertigkeit** der Proteine. Bei Zufuhr von Volleiprotein, dem man die Wertigkeit 100 zuordnet, beträgt das Bilanzminimum etwa 0,5 g/kg, während geringerwertige Proteine (z. B. in Mais und Weizen) in größerer Menge zugeführt werden müssen, um das Bilanzminimum zu erreichen. Wegen dieser Schwankungen wird als *„Eiweißoptimum“* die tägliche Zufuhr von *0,8–1 g/kg Körpergewicht* empfohlen. Kleinkinder haben wachstumsbedingt einen höheren täglichen Bedarf (2,0–2,4 g/kg Körpergewicht), ebenso Schulkinder, Schwangere, Stillende und Schwerstarbeiter (1,2–2,0 g/kg Körpergewicht).

Zu den **essentiellen Aminosäuren** gehören: *Isoleucin, Leucin, Lysin, Methionin, Phenylalanin, Threonin, Tryptophan* und *Valin.* Für Säuglinge ist auch *Histidin* essentiell. *Arginin* ist eine *semiessentielle* Aminosäure, da unter bestimmten Umständen die endogene Bildung nicht ausreicht und dann eine exogene Zufuhr erforderlich ist. Biologisch hochwertige Eiweiße (z. B. Eier, Milch, Fleisch) enthalten etwa 50%, biologisch weniger wertige Eiweiße (z. B. Getreideeiweiß) 20–30% essentielle Aminosäuren.

Eiweißmangel und -überschuß. *Eiweißmangel,* ein ernstes Problem in den Entwicklungsländern, ist meist mit einem Mangel an anderen Nährstoffen verbunden. Es kommt zu einem Abbau von Muskel- und Fettgewebe und als deren Folge zu Gewichtsabnahme, Einschränkung der körperlichen Leistungsfähigkeit und bei Kindern zum Wachstumsstillstand *(Marasmus)*. Wegen der reduzierten Albuminkonzentration im Plasma und der dadurch bedingten Erniedrigung des kolloidosmotischen Druckes (s. S. 186) treten bei schweren Formen des Eiweißmangels (Hunger-)Ödeme auf. Darüber hinaus kommt es häufig zu psychischen Veränderungen. Eine besondere Form der chronischen Unterernährung stellt der *Kwashiorkor* dar, der durch eine unzureichende Zufuhr biologisch hochwertiger Eiweiße bei gleichzeitig ausreichender Aufnahme von Kohlenhydraten (Reis, Mais, Hirse) verursacht wird.

Bei *übermäßiger Eiweißaufnahme* überwiegen die Fäulnisprozesse im Darm, weil das vermehrt anfallende Nahrungseiweiß unzureichend verdaut und durch anaerobe Darmbakterien zersetzt wird.

10.2 Energetische Aspekte der Ernährung

10.2.1 Nährstoffe als Energiequellen

Physikalische und physiologische Brennwerte. Die Nährstoffe werden im Organismus überwiegend zu *CO_2* und *Wasser* abgebaut. Da die gleichen Endprodukte auch bei der Verbrennung in der *Kalorimeterbombe* nach Berthelot entstehen, liefern die auf diesem Wege bestimmten Energieinhalte der Nährstoffe einen Anhalt für ihre energetische Nutzung im Organismus. Die im Verbrennungskalorimeter bestimmten Energiewerte werden als *physikalische Brennwerte* bezeichnet.

Für *Kohlenhydrate* und *Fette* stimmen die *physikalischen Brennwerte* weitgehend mit den Energiemengen überein, die beim Abbau im Organismus freigesetzt und daher als *physiologische Brennwerte* bezeichnet werden (s. Tab. 10–3). Bei den *Eiweißen* führt der Abbau im Stoffwechsel nur bis zum Harnstoff. Daneben werden noch Peptide, Aminosäuren und andere energiehaltige Substanzen mit dem Harn ausgeschieden. Daher ist in diesem Fall der physiologische kleiner als der physikalische Brennwert.

Aus Tab. 10–3 geht hervor, daß beim Abbau von *1 g Kohlenhydrat* oder *Eiweiß 4,1 kcal (17 kJ)* freigesetzt werden, während die gleiche Menge *Fett* mit *9,3 kcal (40 kJ)* mehr als die doppelte Energie liefert. Bei Energiebilanzen darf Ethanol wegen seines hohen Brennwertes nicht unberücksichtigt bleiben. Die Zufuhr von 40 g Ethanol deckt bereits 10% des täglichen Energiebedarfs eines Menschen, der leichte körperliche Arbeit leistet.

Ausnutzungsgrad der Nahrungsmittel. Die mit der Nahrung aufgenommenen Nährstoffe müssen überwiegend durch den Verdauungsprozeß aufgeschlossen werden, bevor sie bzw. ihre Bausteine im Darmtrakt resorbiert werden können. Da einzelne Nahrungsbestandteile, wie z.B. das pflanzliche Kohlenhydrat *Cellulose*, nicht in resorbierbare Bausteine zerlegt werden, bleibt ein kleiner Teil der zugeführten Energie ungenutzt. Es gilt die Regel, daß bei gemischter mitteleuropäischer Kost *90–95% des Energiegehaltes nutzbar* gemacht werden können. Wegen dieses hohen Ausnutzungsgrades darf man näherungsweise die Energiegehalte der Nahrungsmittel

Tab. 10–3. Physiologische Brennwerte von Kohlenhydraten, Eiweißen und Fetten in gemischter mitteleuropäischer Kost und physikalische Brennwerte von ausgewählten Nährstoffen

	Physiologischer Brennwert			**Physikalischer Brennwert**	
	kcal/g	**kJ/g**		**kcal/g**	**kJ/g**
Kohlenhydrate	4,1	17	Stärke Dextrin	4,2 4,1	18 17
Eiweiße	4,1	17	Muskeleiweiß Casein	5,7 5,8	24 24
Fette	9,3	39	Pflanzenfett Butterfett	9,5 9,2	40 39
Ethanol (Äthylalkohol)	7,1	30			

Tab. 10–4. Nährstoff- und Energiegehalt einiger Nahrungsmittel (nach Souci)

In 100 g eßbarem Anteil sind enthalten	Eiweiß (g)	Fett (g)	Kohlenhydrate (g)	Energiegehalt (kJ)
Schweinefleisch, mager	21	3		469
Schweinefleisch, fett	14	37		1625
Rindfleisch, mager	22	2		465
Rindfleisch, fett	16	21		1074
Kalbfleisch, mittelfett	21	3		459
Leber (Rind)	20	3	2	453
Salami	18	50		2191
Reh (Rücken)	21	3		476
Huhn (Brathuhn)	21	7		563
Hering (Filet)	15	15		822
Rotbarsch (Filet)	18	4		446
Hühnerei	13	11		657
Vollmilch	3	4	5	280
Buttermilch	4	1	4	147
Joghurt aus entrahmter Milch	4		4	155
Schlagsahne	2	32	3	1302
Hartkäse, vollfett (45% Fett i.Tr.)	29	30		1622
Weichkäse, halbfett (20% Fett i.Tr.)	26	9		776
Speisequark (20% Fett i.Tr.)	13	5	3	451
Butter	1	83		3174
Margarine		80		3050
Schweineschmalz		100		3790
Speiseöl (Sonnenblumenöl)		100		3792
Weizenmehl, Type 405	11	1	70	1408
Reis, poliert	7	1	78	1475
Haferflocken	14	7	62	1544
Mischbrot (Weizen)	6	1	51	1019
Eierteigwaren (Nudeln)	13	3	67	1466
Zucker			100	1697
Vollmilchschokolade	9	32	45	2235
Kartoffeln mit Schalen	2		15	296
Kartoffel-Chips	6	39	41	2281
Pommes frites (erhitzt)	4	15	29	1119
Blumenkohl	3		3	100
Hülsenfrüchte (Linsen)	24	1	51	1316
Grüne Erbsen, frisch	7	1	12	344
Äpfel			11	211

zugrunde legen, wenn die Ernährung eines Menschen seinem Energiebedarf angepaßt werden soll.

In Tab. 10–4 sind die Nährstoff- und Energiegehalte einiger wichtiger Nahrungsmittel aufgeführt. [Den Energieangaben ist die gesetzliche Einheit *kJ* (Kilo-Joule) zugrunde gelegt, sie lassen sich auf die ältere Einheit *kcal* (Kilo-Kalorie) unter Berücksichtigung der Beziehung *1 kJ = 0,239 kcal* umrechnen.]

10.2.2 Austauschbarkeit und umsatzsteigernde Wirkung der Nährstoffe

Isodynamie. Die Nährstoffe Kohlenhydrate, Fette und Eiweiße können als Energielieferanten bis zu einem gewissen Grade ausgetauscht werden. *Diese wechselseitige Vertretbarkeit der Nährstoffe wird als Isodynamie bezeichnet.* Sofern es sich nur um die Deckung des Energiebedarfs handelt, sind hiernach

1 g Kohlenhydrat = 1 g Eiweiß = 0,44 g Fett

als isodynamische Nährstoffmengen anzusehen. Diese Aussage gilt allerdings nur mit Einschränkungen, da die einzelnen Nährstoffe bei der ATP-Synthese in wechselndem Maße wirksam sind. Die gleiche Energiemenge kann bei der Zufuhr in Form von Kohlenhydraten, Fetten oder Eiweißen *bis zu 20% unterschiedliche ATP-Mengen* liefern. Eine Beurteilung der wechselseitigen Vertretbarkeit der Nährstoffe wäre daher exakt nur auf der Grundlage der jeweiligen *ATP-Ausbeute* möglich, die von der aktuellen Stoffwechselsituation abhängig und im Einzelfall nicht zu erfassen ist.

Das Postulat von der Isodynamie der Nährstoffe wird jedoch hauptsächlich dadurch eingeschränkt, daß bestimmte Nährstoffbestandteile für den *Aufbau körpereigener Substanzen* benötigt werden. So sind die Eiweiße nicht vollständig durch Kohlenhydrate oder Fette zu ersetzen, weil der Organismus nicht in der Lage ist, die im Baustoffwechsel benötigten *essentiellen Aminosäuren* zu synthetisieren. Ebenso müssen bestimmte Mengen *essentieller Fettsäuren* über das Nahrungsangebot dem Körper zugeführt werden.

Postprandiale Energieumsatzsteigerung. Die mit jeder Nahrungsaufnahme verbundene Steigerung des Energieumsatzes wird nach Rubner als *spezifisch-dynamische Wirkung* bezeichnet. Diese umsatzsteigernde Wirkung ist bei *Eiweißzufuhr* besonders ausgeprägt. Dabei handelt es sich nicht – wie zunächst vermutet wurde – um einen erhöhten Energiebedarf für die Verdauungsarbeit. Vielmehr liegt die Hauptursache darin, daß für die Synthese von ATP mehr Energie bei Eiweißumsatz als bei Kohlenhydrat- oder Fettumsatz benötigt wird. Um den gleichen ATP-Gewinn zu erzielen, müssen im Fall des *Aminosäurenabbaus* etwa *20% mehr Energieeinheiten* umgesetzt werden als beim Abbau der anderen Stoffklassen. Hierzu kommt noch ein zusätzlicher Energiebedarf für die *Harnstoffsynthese* und die *Synthese körpereigener Eiweiße* in der Leber.

10.3 Vitamine

Bedeutung und Einteilung. Vitamine sind *lebensnotwendige, physiologisch wirksame, organische Verbindungen,* die im menschlichen Organismus entweder nicht oder unter bestimmten äußeren Bedingungen (z. B. Mangel an UV-Strahlung) nur unzureichend gebildet werden können. Vitamine müssen daher dem Organismus als solche oder in Form von Vorstufen, den *Provitaminen,* zugeführt werden. Dies erfolgt einmal mit der *Nahrung,* zum anderen werden einige Vitamine auch von *Darmbakterien* synthetisiert und in resorbierbarer Form in den Darm abgegeben.

Eine vollwertige Nahrung, die – von Hungergebieten abgesehen – heute zur Verfügung steht, enthält ausreichende Vitaminmengen. Allerdings schwankt der Vitamingehalt in den Nahrungsmitteln je nach Produktionsbedingungen, Lagerung und Zubereitung stark. Beim gesunden Erwachsenen tritt, da die benötigten Vitaminmengen sehr klein sind, ein Vitamindefizit selten auf. *Zusätzliche Vitamingaben* sind daher nur dann erforderlich, wenn infolge

- ☐ *ungenügender Vitaminzufuhr* (einseitige oder nicht ausreichende Ernährung),
- ☐ *erhöhten Vitaminbedarfs* (z. B. im Säuglingsalter, während der Schwangerschaft und Stillzeit) oder
- ☐ *verminderter Vitaminresorption* (z. B. bei fehlendem Intrinsic-Faktor, s. S. 281 f., Behandlung mit Breitbandantibiotika, welche die Darmflora zerstören)

eine negative Vitaminbilanz besteht.

Absoluter *(Avitaminose)* oder relativer *(Hypovitaminose)* Vitaminmangel lösen meist charakteristische Krankheitssymptome aus, die durch Zufuhr des betreffenden Vitamins wieder geheilt werden können.

Aufgrund ihrer verschiedenen Löslichkeit werden die Vitamine in zwei Gruppen,

- ☐ die *fettlöslichen* und
- ☐ die *wasserlöslichen*

Vitamine unterteilt. Diese zunächst willkürlich erscheinende Unterteilung ist aus folgenden Gründen gerechtfertigt: Sie gibt einen Hinweis, in welchen Nahrungsmitteln voraussichtlich die Vitamine vorkommen. Fettlösliche Vitamine können ferner nur dann resorbiert werden, wenn die Fettresorptionsmechanismen intakt sind, d. h. wenn insbesondere genügend Galle sezerniert wird.

Nachdem die chemische Konstitution der Vitamine aufgeklärt ist, können diese gewichtsmäßig dosiert werden. Die Internationalen Einheiten (I. E.) sind heute nach Gewichtsmengen der reinen Vitamine festgelegt.

Tab. 10–5. Vitamine – Bezeichnungen, Mangelkrankheiten und mittlerer Tagesbedarf bzw. empfohlene tägliche Zufuhr (Erwachsene; Dt. Gesellschaft für Ernährung, 1985)

Buchstabe	Name	Mangelkrankheit	Mittlerer Tagesbedarf (mg)
I. Fettlösliche Vitamine			
A	Axerophthol, Retinol	Xerophthalmie, Hyperkeratose	1,0
D	Calciferol, Antirachitisches Vitamin	Rachitis	0,005–0,01
E	Tokopherol	unbekannt	10–15
K	Antihämorrhagisches Vitamin	Blutgerinnungsstörung	0,07–0,15
II. Wasserlösliche Vitamine			
B_1	Aneurin, Thiamin, Antineuritisches Vitamin	Beri-Beri, Polyneuritis	1–1,5
B_2	Lactoflavin, Riboflavin	Keratitis, Dermatitis u. a.	1,5–2
B_6	Adermin, Pyridoxin	Epileptiforme Krämpfe, Dermatitis	1,8–2,0
	Nicotinsäureamid, Nicotinamid, Niacinamid	Pellagra	15–20
	Folsäure	Megaloblastäre Anämie	0,4
	Pantothensäure	unbekannt	5–10
	Biotin,	Dermatitis	0,2
B_{12}	Cobalamin, Antiperniziosa-Faktor, „extrinsic factor“	Perniziöse Anämie	0,005
C	Ascorbinsäure,	Skorbut	75

10.3.1 Fettlösliche Vitamine

Vitamin A. *Vitamin A (Axerophthol, Retinol)* ist ein licht- und oxidationsempfindlicher *Diterpenalkohol,* der in der Darmwand durch oxidative Spaltung von *Carotinen* über den Aldehyd gebildet und hauptsächlich in Form von Fettsäureestern gespeichert wird. Bei Bedarf wird es aus den Estern durch Biohydrolyse freigesetzt, ins Plasma abgegeben und dort an ein α_1-Globulin oder an Albumin gebunden transportiert. Ausscheidungsprodukte sind u. a. das Retinolglucuronid sowie die freie und konjugierte Säure (Vitamin-A-Säure, Retinsäure).

Das wichtigste Provitamin ist *β-Carotin,* aus dem zwei Moleküle Vitamin A entstehen können. Doch wird β-Carotin nicht quantitativ, sondern maximal zu 50% ausgenutzt.

Carotine sind in allen grünen und in den meisten gelben Pflanzenteilen enthalten. Besonders reichlich kommen sie in Kohlarten, im Spinat und in Karotten vor. Vitamin A selbst wird von Pflanzen nicht synthetisiert. Nennenswerte Mengen findet man im Fischtran, in der Leber, in Butter, Milch und Eiern.

Vitamin A

- □ ist für das Wachstum der Epithelien unentbehrlich *(Wachstumsfunktion),*
- □ schützt die Schleimhäute vor Verhornung *(Epithelschutzfunktion),*
- □ erhöht die Infektionsabwehr der Schleimhäute durch Abdichtung der Epithelien *(antiinfektiöse Funktion),*
- □ ist als Bestandteil des Sehpurpurs am *Sehvorgang* beteiligt (s. S. 525f.) und
- □ ist für das Skeletwachstum notwendig.

Der *Tagesbedarf* des Erwachsenen an Vitamin A beträgt etwa 1,0 mg (1 I. E. = 0,3 μg), Kinder bis zu 10 Jahren benötigen täglich 1500 bis 3500 I. E.

Ein **Vitamin-A-Mangel** macht sich zuerst durch die beeinträchtigte Hell-Dunkel-Adaptation und Dämmerungsblindheit bemerkbar. Wird der Mangel nicht beseitigt, treten als weitere Symptome auf:

- □ Verdickung, Austrocknung und Verhornung der Bindehaut des Auges *(Xerophthalmie),*
- □ Trübung und geschwüriger Zerfall der Hornhaut, Verklebung der Lider, Infektion des Auges *(Keratomalazie),*
- □ Austrocknung und Verhornung der Schleimhäute, die mit einer Abnahme des Riechvermögens, mangelhafter Magensaftsekretion, Durchfällen u. a. einhergehen, sowie
- □ Trockenheit, Schuppen- und Faltenbildung der Haut *(Hyperkeratose).*

Bei **Überdosierungen von Vitamin A** unterscheidet man *akute* und *chronische* Formen.

Eine *akute Überdosierung* wurde bei Personen (z. B. Polarforschern) beobachtet, die sich einseitig mit Eisbär- und/oder Robbenleber ernährten. Als Symptome wurden Übelkeit, Erbrechen, Kopfschmerzen und Hirndruckzeichen angegeben.

Nach *chronischen Überdosierungen,* vor allem bei Säuglingen und Kleinkindern, die täglich zwischen 75000 und 500000 I. E. bekommen hatten, traten als Vergiftungserscheinungen Periostschwellungen, Hauterkrankungen, Blutbildungsstörungen, Anorexie (Magersucht) u. a. auf. Die toxischen Dosen von Vitamin A liegen allerdings so hoch, daß bei der üblichen Vitamin-A-Zufuhr *nicht* mit einer Überdosierung gerechnet werden muß.

Vitamin D. Das „physiologische" Vitamin D ist das *Colecalciferol (Vitamin D_3).* Es entsteht in der Haut durch Spaltung von 7-Dehydrocholesterin, das in der Leber aus Cholesterin gebildet wird, durch *Einwirkung von UV-Strahlung.* Bei hohem Vitamin-D-Bedarf während der ersten beiden Lebensjahre reicht jedoch die Eigenproduktion in den Industrieländern

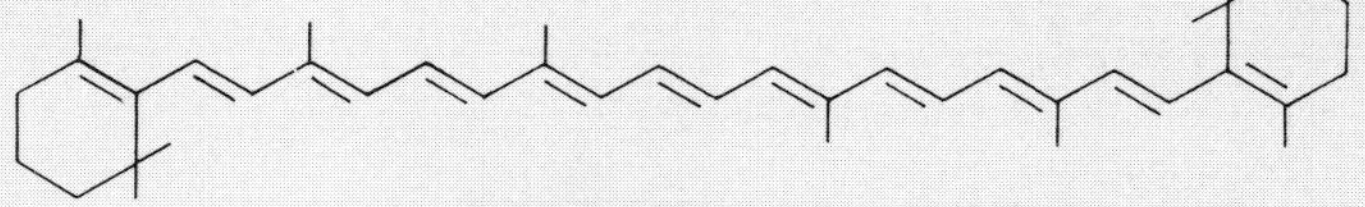

β-Carotin (all-trans)

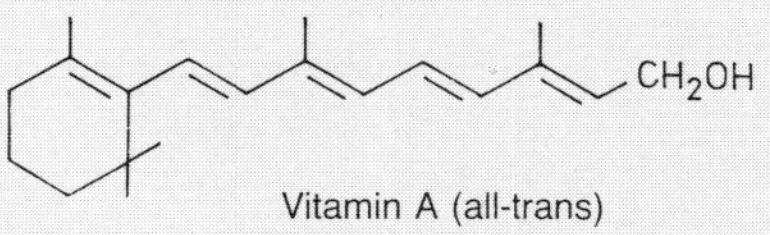

Vitamin A (all-trans)

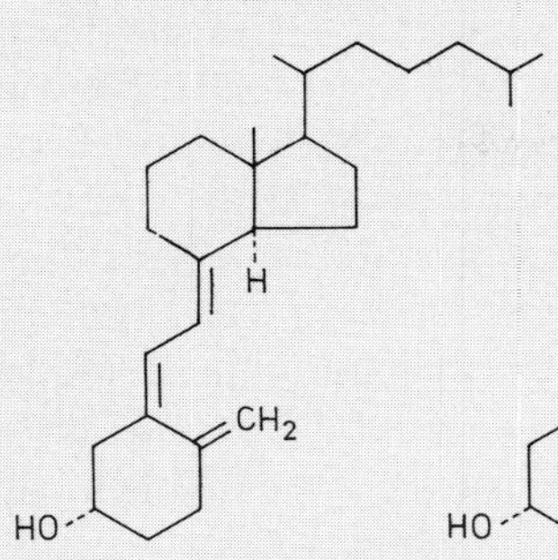

Colecalciferol (Vitamin D_3)

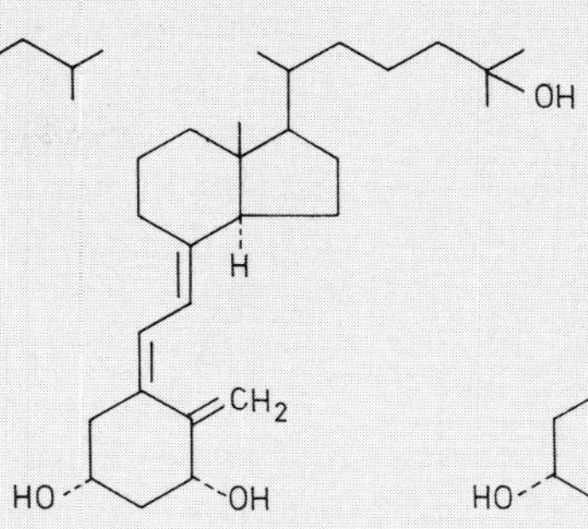

1,25-Dihydroxy-colecalciferol

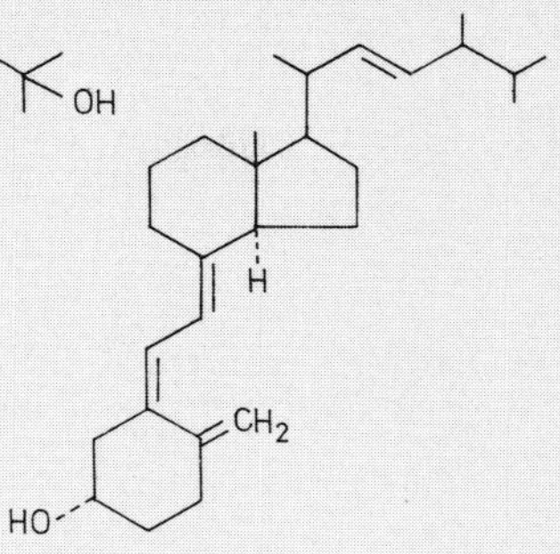

Ergocalciferol (Vitamin D_2)

infolge der hohen UV-Absorption durch die ständig steigende Luftverschmutzung und wegen eines verminderten Aufenthalts im Freien nicht aus.

Natürliche Vitamin-D_3-Quellen sind Fischleberöle und tierische Fettgewebe. Eigelb, Milch und Butter enthalten nur wenig Vitamin D_3. Neben Vitamin-D_3 ist noch eine Reihe anderer D-Vitamine bekannt, die alle durch UV-Bestrahlung von $\Delta^{5,7}$-doppelt ungesättigten Sterinen entstehen.

Die *eigentliche Wirkform* von Vitamin D_3 ist das *1,25-Dihydroxy-colecalciferol* (Calcitriol). Zunächst wird in der Leber die Hydroxylgruppe an C-25 und dann in der Niere die OH-Gruppe an C-1 eingeführt. Parathormon steigert (s. S. 550f.) die Bildung von Calcitriol, das etwa 20-25mal stärker wirkt als Vitamin D_3, durch Stimulation der Hydroxylase in der Niere.

Aufgrund der Bildung der eigentlichen Wirkform in speziellen Organen, der Abgabe ins Blut und der Wirkung entfernt vom Bildungsort sollte Calcitriol als *Hormon* (Vitamin-D-Hormon) und nicht mehr als Vitamin-Derivat bezeichnet werden.

Vitamin D bzw. seine Hydroxylierungsprodukte

- ☐ fördern die Resorption von Calciumionen aus dem Darm,
- ☐ steigern die Rückresorption von Calciumionen in der Niere und
- ☐ erhöhen dadurch den Blut-Calciumspiegel.

Als Wirkmechanismus wurde gefunden, daß Colecalciferol und dessen Hydroxylierungsprodukte nach Reaktion mit einem intrazellulären Rezeptor die Bildung eines Calciumtransportproteins in der Dünndarmschleimhaut induzieren. Ein ähnlicher Mechanismus wird auch für die renale Wirkung diskutiert.

Der *Tagesbedarf* beträgt 0,005–0,01 mg.

Vitamin-D-Mangel verursacht bei Säuglingen und Kleinkindern **Rachitis** („Englische Krankheit"). Der dabei auftretende Calciummangel und die *abnorme Weichheit des Knochensystems* führt zu *Deformierung des Skelets.*

Die Wirbelsäule verbiegt sich unter dem Druck des Kopfes und des Schultergürtels (rachitische Kyphoskoliose), die untere Thoraxapertur wird aufgebogen (Glockenbrust), die Unterschenkelknochen verkrümmen sich (X- oder O-Beine), die Knochen-Knorpel-Grenzen sind knotig aufgetrieben (rachitischer „Rosenkranz" an den Rippen). Die Dentition (das Zahnen) und der Fontanellenschluß sind verzögert, die Schädelknochen eindrückbar (Kraniotabes). Sinkt der Blut-Calciumspiegel weiter ab, treten tetanische Krämpfe (Spasmophilie = rachitogene Tetanie) auf.

Zur *Rachitisprophylaxe* werden Säuglingen und Kleinkindern 1–1½ Jahre lang täglich 1000–2000 I. E. = 0,025–0,05 mg Vitamin D_3 gegeben (1 I. E. = 0,025 µg).

Überdosierungen von Vitamin D können schwere (bis schwerste) Intoxikationen hervorrufen, die sich alle auf einen zu hohen Blut-Calciumspiegel zurückführen lassen („Calcinose-Wirkung"). Sie entsprechen damit dem Krankheitsbild einer Parathormonvergiftung (s. S. 552). Das mobilisierte Calcium wird teils in der Niere und in den Gefäßen abgelagert, teils vermehrt im Urin ausgeschieden. Als klinische Symptome treten Erbrechen, Durchfälle, Kopf- und Gelenkschmerzen sowie Nierensteine auf. Nierenversagen kann zum Tode führen. Die genannten Vergiftungserscheinungen sind bei rechtzeitigem Absetzen der Vitamin-D-Zufuhr reversibel. Auch gehen die Gefäßverkalkungen zurück.

Vitamin E. Als E-Vitamine *(Tokopherole)* bezeichnet man verschiedene *Chromanderivate,* die in

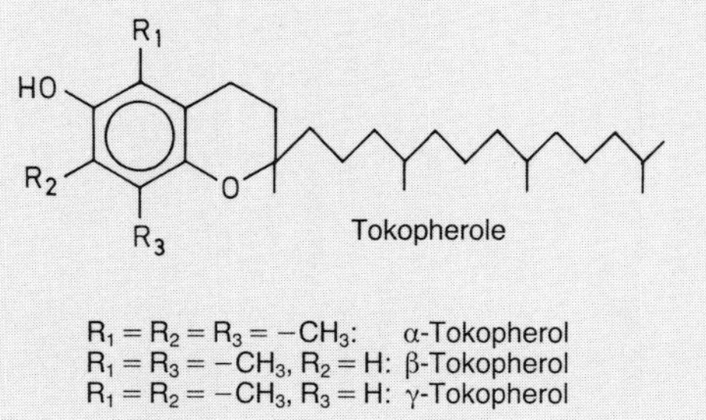

2-Stellung eine isoprenoide Seitenkette tragen und sich nur durch die Zahl und die Stellung der Methylgruppen am aromatischen Ring unterscheiden. Die stärkste Wirkung besitzt *α-Tokopherol.*

Tokopherole werden nach heutigem Kenntnisstand nur von Pflanzen gebildet. Zu den ergiebigsten Vitamin-E-Quellen gehören Getreidekeime und Pflanzenöle. Auch Blattgemüse sind durch einen hohen Vitamin-E-Gehalt ausgezeichnet. Ferner werden Tokopherole in der Nebenniere, der Milz, im Pankreas, in der Milch und der Butter gefunden.

Die biochemische Funktion von Vitamin E ist noch nicht geklärt. Wahrscheinlich wirkt es als Antioxidans bei verschiedenen Stoffwechselvorgängen, insbesondere beim Metabolismus ungesättigter Fettsäuren.

Der *Tagesbedarf* wird auf 10–15 mg geschätzt.

Während eine ungenügende Zufuhr von Vitamin E bei männlichen Ratten und Mäusen zu schweren, irreversiblen Schädigungen des Hodengewebes und bei weiblichen Tieren zu Sterilität bzw. bei bereits eingetretener Gravidität zum Abort führt, sind beim Menschen spezifische Ausfallerscheinungen *nicht* bekannt.

Vitamine K. Das physiologische K-Vitamin ist *Menachinon* (Vitamin K_2). Es kann durch *Phytomenadion* (Vitamin K_1), das in Pflanzen vorkommt, ersetzt werden. Die natürlich vorkommenden Vitamine K_1 und K_2 besitzen als Grundgerüst das 2-Methyl-1,4-naphthochinon und unterscheiden sich nur in der Seitenkette an C-3. Das synthetisch hergestellte 2-Methyl-1,4-naphthochinon (Vitamin K_3) besitzt die gleiche Wirksamkeit wie die natürlichen Vitamine. Es ist wie diese öllöslich, aber stabiler gegen UV-Strahlung und Alkalien.

Substanzen der Vitamin-K-Gruppe finden sich in grünen Pflanzenteilen, am reichlichsten in denen, die auch den höchsten Chlorophyllanteil aufweisen. Auch Bakterien (Staphylokokken, Tuberkelbakterien und insbesondere Coli-Bakterien) bilden K-wirksame Stoffe. Da Coli-Bakterien immer in der normalen menschlichen Darmflora vorkommen, wurde angenommen, daß diese wesentlich zur Vitamin-K-Versorgung beitragen. Neuerdings wird jedoch die Bedeutung der Coli-Bakterien hierfür in Frage gestellt.

Vitamin K ist für die Synthese der *Blutgerinnungsfaktoren* II, VII, IX und X (s. S. 126) in der Leber erforderlich. Und zwar wirkt es dabei als *Coenzym bei der γ-Carboxylierung von Glutaminsäure* in diesen Proteinen. Die so entstandenen γ-Carboxyglutamyl-Verbindungen sind in der Lage, Calciumionen komplex zu binden (vgl. Beteiligung von Calciumionen bei der Blutgerinnung S. 127f.).

Die eigentliche *Wirkform* von Vitamin K stellt das entsprechende *Hydrochinon-Derivat* dar, das bei der γ-Carboxylierung von Glutaminsäure zum Vitamin-K-2,3-epoxid oxidiert und durch eine Epoxidreduktase mit NADH als Coenzym wieder regeneriert wird.

Der *Tagesbedarf* wird auf etwa 0,1 mg geschätzt.

Strukturformel	[R]	Internationaler Freiname	Handelspräparat (Eingetragenes Warenzeichen)
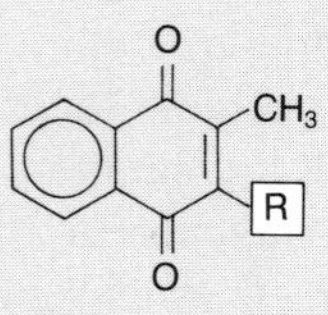	Phytyl-	Phytonadion (Phytomenadion, Vitamin K_1)	Konakion
	Difarnesyl- und Farnesyl-geranyl-geranyl-	Vitamin K_2	
	–H	Menadion (Vitamin K_3)	

Abb. 10–2. K-Vitamine

Ein **Vitamin-K-Mangel** ist selten, solange das mit der Nahrung zugeführte Vitamin K resorbiert werden kann. Die Resorption ist aber, ebenso wie die der anderen fettlöslichen Vitamine und der Fette selbst, an die Anwesenheit von Galle im Darm gebunden, d. h. sie erfolgt nicht, wenn die Gallezufuhr zum Darm unmöglich oder stark behindert ist. Dies ist beispielsweise beim Gallengangverschluß, bei einer schweren Gallengangsentzündung *(Cholangitis)* und bei Stauungsikterus der Fall. Man beobachtet dann einen zu geringen Prothrombingehalt des Blutes, und auch die Faktoren VII, IX und X werden in unzureichenden Mengen gebildet (s. S. 131). Als Folge davon kommt es zur *Blutungsneigung*. Vitamin-K-Mangelzustände können auch bei *Neugeborenen* auftreten, wenn die Mutter nicht ausreichend mit Vitamin K versorgt wurde. Es werden dann sog. *Teerstühle*, d. h. durch umgewandeltes Blut schwarzgefärbte Stühle (Melaena neonatorum), beobachtet.

10.3.2 Wasserlösliche Vitamine

Vitamin B_1. Vitamin B_1 *(Thiamin)* enthält zwei heterozyklische Ringe, einen Pyrimidin- und Thiazolring, die über eine Methylengruppe miteinander verknüpft sind. Es ist empfindlich gegen Oxidations- und Reduktionsmittel. Auch in alkalischen, wäßrigen Lösungen wird der Thiazolring leicht gespalten.

Thiamin kommt im Perikarp und den Keimanlagen von Gramineen, ferner in Hefe, Gemüse und Kartoffeln vor. Auch alle tierischen Organe enthalten Vitamin B_1. Die höchsten Konzentrationen weisen Leber, Niere, Herz und Gehirn auf.

Vitamin B_1 wird im Organismus phosphoryliert und geht dabei in seine wirksame Form, das *Thiaminpyrophosphat* (TPP), über. TPP ist das *Coenzym* der Decarboxylasen und Aldehydtransferasen. Als solches hat es für den Kohlenhydratstoffwechsel größte Bedeutung.

Bei der *oxidativen Decarboxylierung* von α-Ketosäuren wird die Ketosäure mit TPP verknüpft, CO_2 abgespalten und dann der Aldehydrest auf Liponamid übertragen, das dabei als Oxidationsmittel wirkt. Im nächsten Schritt wird der Acylrest in einer Umesterungsreaktion auf Coenzym A

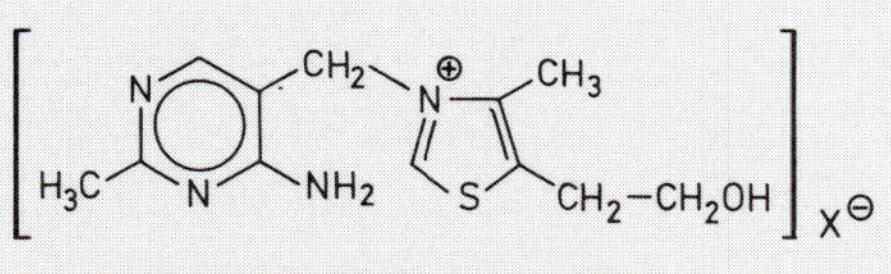

Vitamin B_1 (Thiamin)

weitergegeben. Die auf diese Weise aktivierte Fettsäure kann nun leicht in den weiteren Stoffwechsel, z. B. in den Citratzyklus, eingeschleust werden.

Vitamin B_1 ist ferner an der *Transketolase-Reaktion* beteiligt, bei der es Glykolaldehyd auf einen C_5-Zucker, z. B. Ribose oder Erythrose, überträgt.

Der *Tagesbedarf* an Vitamin B_1 hängt von der Zusammensetzung der Nahrung ab: Kohlenhydrate erhöhen, Fette senken ihn. Alkoholiker benötigen ebenfalls mehr Vitamin B_1. Bei ausgeglichener Ernährung gelten 1–1,5 mg täglich als ausreichend.

Reiner **Vitamin-B_1-Mangel** äußert sich beim Menschen in

- verminderter geistiger und körperlicher Leistungsfähigkeit,
- Appetitlosigkeit, Gewichtsverlust und fehlender Magensaftsekretion als Ausdruck einer Störung der Magen- und Darmfunktion,
- Muskelschwund, besonders an den unteren Extremitäten,
- EKG-Veränderungen.

Die *Beri-Beri*, ein Krankheitbild, das seit dem Altertum bei der hauptsächlich von Reis lebenden Bevölkerung ostasiatischer Länder bekannt war und das in erschreckendem Umfang zunahm, als die Reiskörner von ihren Hüllen (Silberhäutchen) maschinell befreit wurden, ist eine *komplexe Avitaminose*, an der neben einem Vitamin-B_1-Mangel auch noch der Mangel an anderen B-Vitaminen beteiligt ist. (Durch das „Polieren" des Reises werden Vitamine und Spurenelemente entfernt.) Die voll ausgeprägte Erkrankung äußert sich in einer Polyneuritis (ausgedehnten entzündlichen Erkrankung des Nervensystems), einer Herzmuskelschwäche und Ödemen.

Vitamin B_2 *(Lactoflavin, Riboflavin)*. Vitamin B_2 ist ein *Isoalloxazin-Derivat.*

Es kommt in allen tierischen und pflanzlichen Zellen vor. Den größten Riboflavin-Gehalt besitzen Hefe, Getreidekeime, Hülsenfrüchte sowie Leber, Niere, Milch und Käse. Ein Teil des Vitamin-B_2-Bedarfs beim Menschen wird durch Produktion von den Darmbakterien gedeckt.

Vitamin B_2 wird nach der Resorption aus dem Dünndarm in der Darmschleimhaut zu *Riboflavin-5-phosphorsäure* (FMN = Flavinmononucleotid) phosphoryliert. Flavinmononucleotid und Flavin-Adenin-Dinucleotid (FAD), das aus FMN und Adenosinmonophosphat entsteht, sind Coenzyme der Flavinenzyme. Diese sind für die Wasserstoffübertragung in der Atmungskette, die Dehydrierung von Fettsäu-

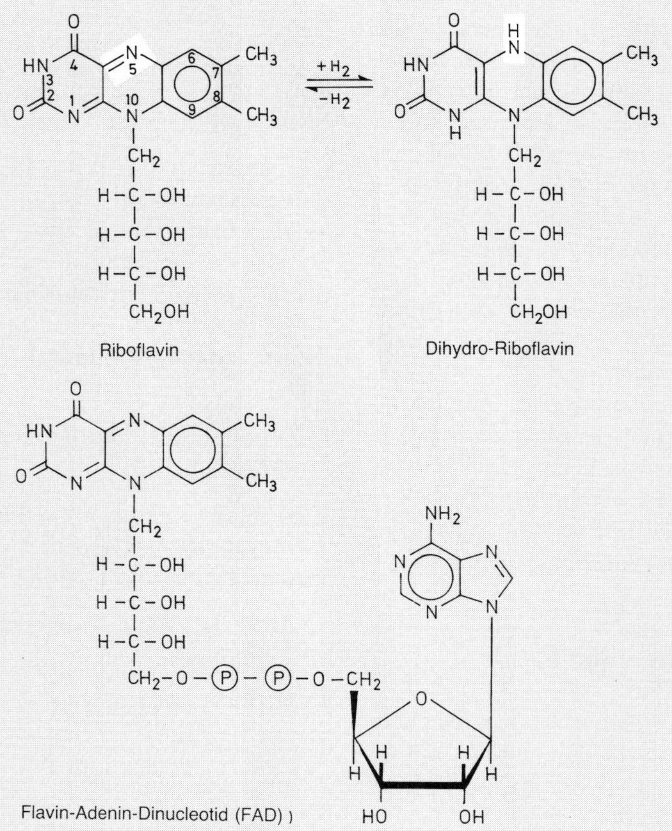

Riboflavin — Dihydro-Riboflavin — Flavin-Adenin-Dinucleotid (FAD)

ren, die oxidative Desaminierung von Aminosäuren und für weitere Oxidations-Reduktions-Vorgänge unentbehrlich.

Der *Tagesbedarf* beträgt etwa 1,5–2 mg. Bei Mangelerscheinungen werden 10–20 mg täglich gegeben.

B_2-Mangelerscheinungen treten beim *Menschen* selten auf, da die mit der Nahrung zugeführten und von den Darmbakterien synthetisierten Mengen normalerweise ausreichen. Hauptsächlich kommen sie nach chronischer Diarrhoe und langdauernder Antibiotika- oder Sulfonamidbehandlung vor und äußern sich dann in einer Gesichtsdermatitis (Mundwinkelrhagaden, Gesichtsekzem), Bindehautentzündung und Einsprossen von Gefäßen in die Hornhaut.

In Tierversuchen wurden bei B_2-Mangel Wachstumsstillstand und Embryopathien (s. S. 48f.), u. a. Extremitätenmißbildungen, wie sie nach der Behandlung mit dem Schlafmittel Thalidomid (Contergan®) auch beim Menschen auftraten, beobachtet.

Vitamin B_6 *(Adermin, Pyridoxin)*. Unter dem Begriff Vitamin B_6 werden die drei Stoffe *Pyridoxol, Pyridoxal* und *Pyridoxamin* zusammengefaßt, die vom Organismus in gleicher Weise verwertet werden können. Therapeutisch wird meist Pyridoxol benutzt,

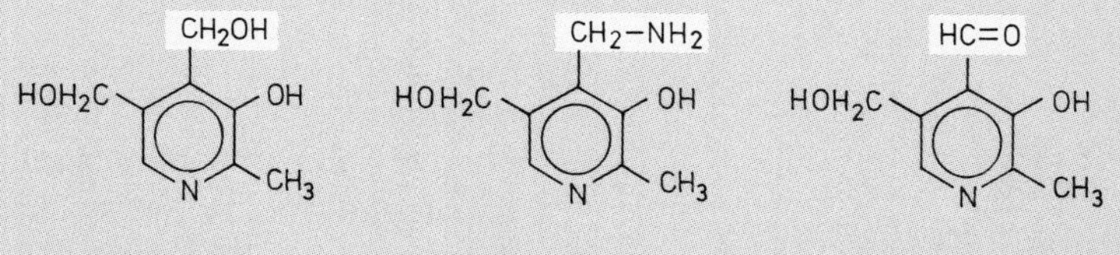

Pyridoxol — Pyridoxamin — Pyridoxal

das gegen Wärme, Alkalien und Säuren beständig ist.

Vitamin B_6 kommt in allen lebenden Zellen, besonders reichlich in Hefe, Körnerfrüchten, grünem Gemüse, Leber, Niere, Gehirn, Eigelb und Milch vor.

Die eigentlich wirksame Verbindung ist *Pyridoxal-5-phosphat,* das als *Coenzym von Transaminasen und Aminosäurendecarboxylasen* für den Aminosäurenstoffwechsel unentbehrlich ist.

Der *Tagesbedarf* liegt bei ca. 2 mg. Er ist erhöht bei eiweißreicher Ernährung, in der Gravidität und bei Hyperthyreose.

Ein **Vitamin-B_6-Mangel** beim Menschen ist äußerst selten. An gesunden Versuchspersonen wurden nach Vitamin-B_6-freier Ernährung oder Gabe des Antivitamins Desoxypyridoxin Polyneuritis, epileptiforme Krämpfe, hypochrome Anämien und Hauterkrankungen beobachtet.

Nicotinsäureamid *(Nicotinamid, Niacinamid, Pellagraschutzfaktor).* Nicotinsäureamid wird zwar immer mit der Nahrung aufgenommen, kann aber auch im Säugetierorganismus aus *Tryptophan* gebildet werden.

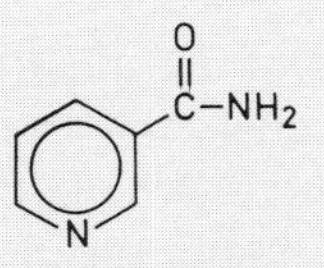

Nicotinsäureamid

Nicotinsäure und Nicotinsäureamid sind weit verbreitet. Besonders reichlich kommen sie in Hefe, Nüssen, Leber, Herz, Niere, Gehirn, Eidotter und Milch vor.

Nicotinamid ist ein Baustein der *Pyridinnucleotide,* die als wasserstoffübertragende Coenzyme (Codehydrasen) von besonderer Bedeutung für Oxidations-Reduktions-Vorgänge sind und das erste Glied der Atmungskette bilden.

In den Pyridinnucleotiden *Nicotinamid-Adenin-Dinucleotid* ($NAD^{\oplus}$) und *Nicotinamid-Adenin-Dinucleotid-Phosphat* ($NADP^{\oplus}$) ist Nicotinamid N-glykosidisch mit Ribose verknüpft. Die Funktion dieser Coenzyme besteht in der reversiblen Aufnahme von Wasserstoff, wobei der Pyridinring reduziert wird und der Stickstoff seine positive Ladung verliert.

Der *Tagesbedarf* von Nicotinamid kann nur geschätzt werden, da über die Eigenproduktion des Organismus aus Tryptophan keine genauen Angaben möglich sind und die notwendige Tagesmenge außerdem von der Tryptophanzufuhr abhängig ist. 15–20 mg Nicotinamid täglich gelten als ausreichend.

Die typische **Nicotinsäureamid-Mangelkrankheit** ist die *Pellagra,* an deren Entstehen allerdings auch noch der Mangel an anderen Vitaminen beteiligt ist. Sie trat früher häufig in Ländern auf, in denen Mais als Hauptnahrungsmittel verwendet wurde. Heute ist sie selten. Die Pellagra ist durch eine Dermatitis (Hautentzündung) an belichteten Hautstellen, Verdauungsstörungen und degenerative Veränderungen des Zentralnervensystems gekennzeichnet („3-D-Krankheit“: Dermatitis, Diarrhoe, Demenz).

Folsäure. In der Folsäure ist *Glutaminsäure* peptidartig mit *p-Aminobenzoesäure* verknüpft, die ihrerseits am Stickstoff mit 2-Amino-4-hydroxy-6-methylpteridin substituiert ist.

Folsäure ist im Pflanzen- und Tierreich weit verbreitet, kommt jedoch im Gegensatz zu den meisten anderen wasserlöslichen Vitaminen nur in sehr geringen Konzentrationen vor. Obwohl sie auch von Darmbakterien im Dickdarm synthetisiert wird, können Folsäure-Hypovitaminosen durch Mangelernährung experimentell hervorgerufen werden. Dies spricht dafür, daß die von den Darmbakterien gebildete Folsäure aus dem Kolon nur schlecht aufgenommen werden kann. Dagegen wird mit der Nahrung zugeführte Folsäure hauptsächlich im Dünndarm (vorwiegend durch aktiven Transport) resorbiert. Voraussetzung hierfür ist allerdings die Spaltung der in der Nahrung vorliegenden Folsäurekonjugate mit (weiteren) Glutaminsäuremolekülen durch eine u. a.

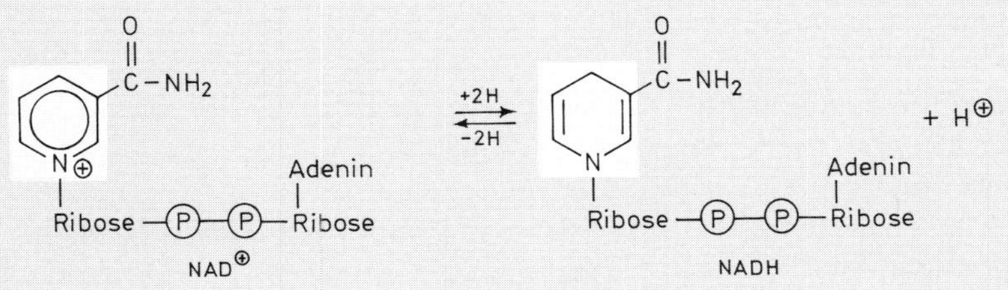

im Bürstensaum der Mukosazellen vorkommende Dekonjugase.

Im Organismus wird Folsäure unter Beteiligung von Ascorbinsäure zu *Tetrahydrofolsäure* reduziert, die als wichtige Überträgersubstanz für *Hydroxymethylgruppen* („aktivierter Formaldehyd“) und *Formylgruppen* („aktivierte Ameisensäure“), also von Ein-Kohlenstoff-Fragmenten, dient.

Durch „aktivierten Formaldehyd“ entsteht aus Desoxyuridin-5′-phosphat Thymidin-5′-phosphat, ein wichtiger Baustein der Desoxyribonucleinsäuren.

„Aktivierte Ameisensäure“ wird zum Aufbau der Purinnukleotide benötigt. Bei der Synthese des Imidazol- und des Pyrimidin-Rings wird jeweils ein Ein-Kohlenstoff-Fragment eingebaut.

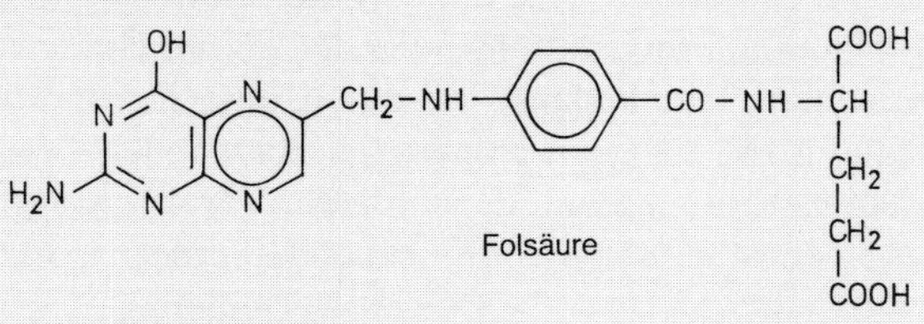

Folsäure

Der minimale *Tagesbedarf* des Menschen wird auf 100 µg geschätzt, die empfohlene tägliche Zufuhr beträgt 0,4 mg. Die im Organismus normalerweise gespeicherte Folsäuremenge von ca. 15 mg deckt den Bedarf für einige Monate.

Folsäuremangel ist bei normaler Ernährung *selten* und tritt nur bei Verdauungsstörungen, mangelhafter Resorption bzw. Verwertung, nach Anwendung von Folsäure-Antimetaboliten bei der Tumortherapie sowie u. U. nach Gabe anderer Pharmaka (z. B. Barbituraten) auf. Einen Folsäuremangel findet man ferner häufig bei *Alkoholikern.*

Eine *Folsäure-Hypovitaminose* äußert sich in einer Störung der Zellteilung, von der hauptsächlich das blutbildende Gewebe betroffen ist. Es kommt zu einer *megoloblastären Anämie* (Folsäuremangelanämie, s. S. 100f.), die im peripheren Blutbild nicht von einer perniziösen Anämie (s. S. 100) zu unterscheiden ist. Ferner tritt bei einer Folsäure-Hypovitaminose Diarrhoe und Gewichtsverlust auf.

Pantothensäure. Pantothensäure, eine Verbindung aus *Dihydroxy-dimethyl-buttersäure* und *β-Alanin,* ist ein Bestandteil des *Coenzym A.*

Als solches ist sie weit verbreitet und findet sich besonders reichlich in Hefe, Melasse, Leber, Fleisch, Milch und Eidotter.

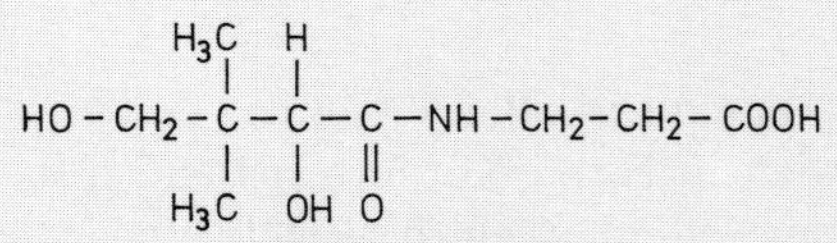

Pantothensäure

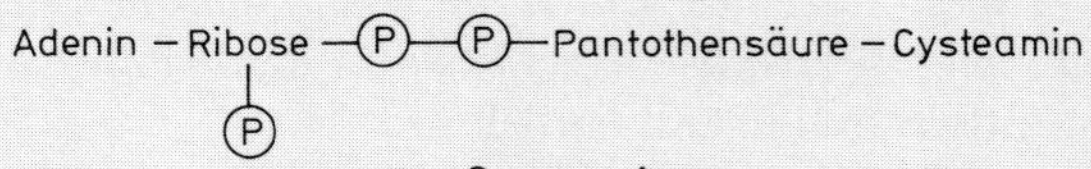

Coenzym A

Coenzym A dient zur Aktivierung der Essigsäure und anderer Fettsäuren und besitzt damit eine fundamentale Bedeutung für den gesamten Stoffwechsel. Die Fettsäure wird als Thioester an Coenzym A gebunden und ist durch die hohe Bindungsenergie der Thioestergruppe besonders reaktionsfähig.

Der *Tagesbedarf* wird auf 10 mg geschätzt.

Mangelerscheinungen sind beim Menschen nicht bekannt.

Biotin *(Vitamin H).* Biotin, ein *bizyklisches Harnstoffderivat* mit einem *Thiophenring,* ist eine hitze-, säure- und alkalibeständige Substanz. Dagegen wird sie durch Oxidationsmittel und UV-Strahlung zerstört.

Vitamin H kommt in allen Zellen, besonders reichlich in Hefe, Leber, Nieren und Eigelb vor.

Biotin ist die prosthetische Gruppe von Enzymen, die Carboxylgruppen übertragen.

Der *Tagesbedarf* beim Menschen ließ sich bisher nicht exakt ermitteln, weil auch Darmbakterien Biotin produzieren. Er wird mit 0,1–0,3 mg angegeben.

Mangelerscheinungen treten beim Menschen normalerweise nicht auf, doch kann durch die Einnahme großer Mengen von Eiklar eine Dermatitis ausgelöst werden. Eiklar enthält ein spezifisches Protein, das *Avidin,* durch das Biotin gebunden und inaktiviert wird.

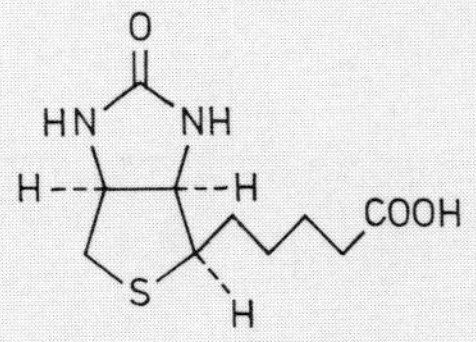

Biotin

Vitamin B_{12} *(Cyanocobalamin).* Vitamin B_{12} gehört zur Gruppe der *Corrinoide,* die in einem komplizierten, vier Pyrrolringe enthaltenen Ringsystem, dem

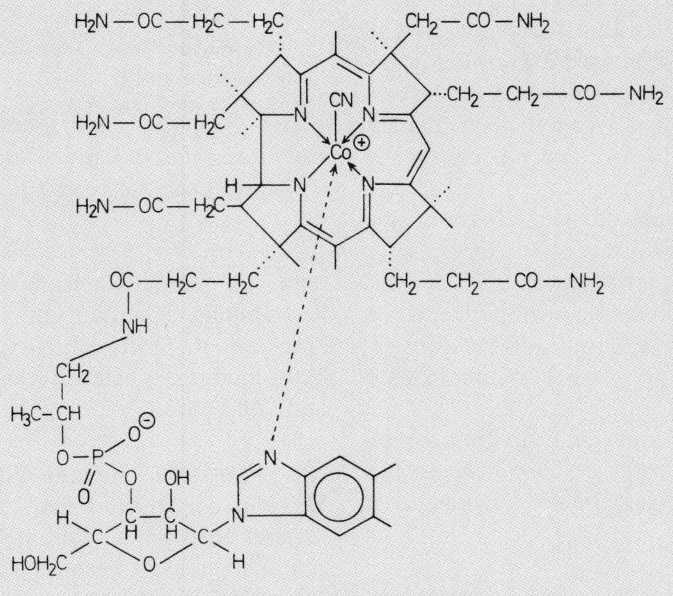

Vitamin B_{12} (Cyanocobalamin)

Corrin, *Kobalt als Zentralatom* enthalten. Corrin unterscheidet sich von Porphyrin, dem Grundgerüst des Häm (s. S. 92) nur dadurch, daß eine Methingruppe zwischen den Ringen A und D fehlt.

Cyanocobalamin kommt als solches in der Natur nicht vor, sondern entsteht erst bei der Aufarbeitung. In Lebensmitteln wird Vitamin B_{12} in Form des *Vitamin-B_{12}-Coenzyms* gefunden, in dem anstelle der Cyangruppe 5′-Desoxyadenosin enthalten ist.

Vitamin B_{12} wird zwar nur von Mikroorganismen synthetisiert. Da es aber im tierischen Organismus gespeichert werden kann, sind tierische Nahrungsmittel die besten Vitamin-B_{12}-Quellen. Der *mittlere Tagesbedarf* beträgt etwa 5–10 μg.

Vitamin-B_{12}-Coenzym ist beteiligt an

- □ der Biosynthese von Purin- und Pyrimidin-Basen,
- □ der Reduktion von Ribonucleotidtriphosphaten zu 2-Desoxyribonucleotidtriphosphaten,

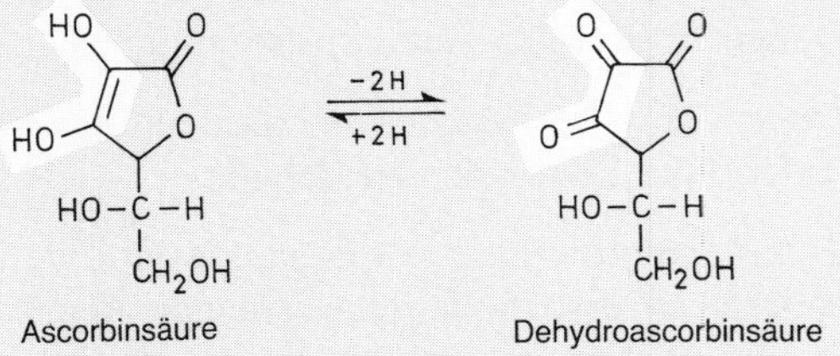

- □ der Umwandlung von Methylmalonyl-Coenzym A zu Succinyl-Coenzym A,
- □ der Synthese von Methionin aus Homocystein sowie
- □ der Bildung der Myelinscheiden im Nervensystem.

Vitamin B_{12} ist außerdem erforderlich für die Rückgewinnung von Tetrahydrofolsäure aus N-Methyltetrahydrofolsäure.

Aufgrund der geschilderten Funktionen von Vitamin B_{12} wird verständlich, daß bei **Vitamin-B_{12}-Mangel** die Erythrozytenneubildung gestört ist und nur mangelhafte Myelinscheiden gebildet werden können: Es entwickelt sich das Krankheitsbild der *perniziösen Anämie* (s. S. 100), die unbehandelt zum Tode führt.

Vitamin C *(Ascorbinsäure)*. Vitamin C ist das γ-Lacton der in der Enolform vorliegenden 2-Keto-L-gulonsäure. Die Endiolgruppierung bedingt ihr starkes Reduktionsvermögen, die Hydroxylgruppe an C-3 den Säurecharakter (vinyloge Carbonsäure). Während Vitamin C in kristallierter Form gegen Luftsauerstoff beständig ist, wird es in Lösung von Oxidationsmitteln rasch bis zur Oxalsäure abgebaut. Alkalien und Schwermetalle, vor allem Kupferionen, beschleunigen diesen Vorgang.

Ascorbinsäure kommt in allen lebenden Zellen vor. Besonders reich an Vitamin C sind frische

Früchte (Johannisbeeren, Sanddornbeeren, Hagebutten, Apfelsinen und Zitronen). Für die Ernährung der mitteleuropäischen Bevölkerung kommt als wichtigster Vitamin-C-Lieferant die Kartoffel in Betracht. Von tierischen Organen besitzen die Nebennierenrinde, der Hypophysenvorderlappen, die Leber und der Gelbkörper (s. S. 591) den höchsten Vitamin-C-Gehalt.

Ascorbinsäure wird nicht nur von Pflanzen, sondern auch von den meisten tierischen Organismen selbst synthetisiert. Nur der Mensch, der Affe und das Meerschweinchen können sie nicht bilden, da ihnen die L-Gulonolacton-Oxidase, ein Flavoprotein, fehlt, das Gulonolacton zur Ascorbinsäure anaerob oxidiert.

Ascorbinsäure, die reversibel in Dehydroascorbinsäure übergehen kann, gehört zu den *biochemischen Redoxsystemen.* Ihre physiologische Bedeutung liegt in der Beteiligung an

- □ der Hydroxylierung von Nebennierenrindenhormonen,
- □ der Hydroxylierung von Dopamin zu Noradrenalin und von Tryptophan zu 5-Hydroxy-tryptophan,
- □ der Hydroxylierung von Prolin zu Hydroxyprolin, das für die Kollagenbildung unentbehrlich ist,
- □ dem Abbau cyclischer Aminosäuren,
- □ der Umwandlung von Folsäure in Folinsäure,
- □ der Abdichtung der Kapillaren (Antihyaluronidase-Effekt) und
- □ der Aktivierung von Thrombin (Gerinnungsbeschleunigung).

Ferner *steigert es Immunitätsvorgänge, fördert* die *Eisenresorption* und *fängt Sauerstoffradikale ab.*

Der *normale Tagesbedarf* an Vitamin C beträgt 75 mg.

Ein *erhöhter Vitamin-C-Verbrauch* besteht bei schweren körperlichen Anstrengungen, Röntgenbestrahlungen, akuten und chronischen Infektionskrankheiten, Stoffwechselerkrankungen (z. B. Diabetes mellitus) sowie während der Schwangerschaft und Stillperiode.

Die klassische **Vitamin-C-Mangelkrankheit,** der *Skorbut,* der früher immer dann auftrat, wenn ein Mangel an frischen Nahrungsmitteln (z. B. bei langen Schiffsreisen) bestand, ist selten geworden. Sie ist durch abnorme Müdigkeit, Muskelschwäche, Blutungen, Lockerwerden und Ausfallen der Zähne sowie starke Anfälligkeit gegen Infektionskrankheiten gekennzeichnet. Die entsprechende (heute ebenfalls seltene) Erkrankung des Kleinkindes wird als *Möller-Barlowsche-Erkrankung* bezeichnet. Nicht so stark ausgeprägte Folgen eines Vitamin-C-Mangels können bei sog. *C-Hypovitaminosen* infolge Fehlernährung oder mangelnder Resorption bei einer anaziden Magenschleimhautentzündung (Gastritis) oder einer Leberzirrhose auftreten.

10.4 Wasser, Salze, Spurenelemente

Neben einer kalorienmäßig genügenden Ernährung ist eine *ausreichende Zufuhr von Wasser und Mineralstoffen* für die normale Aufrechterhaltung der Lebensvorgänge unerläßlich. Wasser- und Elektrolytbedarf, Wasser- und Elektrolytumsatz sowie Störungen des Wasser- und Elektrolythaushaltes sind in Kap. 13 beschrieben.

Als **Spurenelemente** bezeichnet man Elemente, die nur in äußerst geringen Mengen in der Nahrung und im Organismus vorkommen. Es lassen sich drei Gruppen unterscheiden: Spurenelemente,

- □ deren *physiologische Funktion bekannt* oder zumindest sehr wahrscheinlich ist *(essentielle Spurenelemente),*
- □ die *entbehrlich* sind,
- □ die *toxisch* wirken.

Zu den *essentiellen Spurenelementen* gehören

- □ *Eisen* als Baustein des Häm (s. S. 92) und der Cytochrome,
- □ *Kobalt* als Bestandteil von Vitamin B_{12},
- □ *Chrom, Kupfer, Mangan, Molybdän, Selen* und *Zink,* die in intrazellulären Enzymen enthalten sind,
- □ *Iod,* das für die Biosynthese von Schilddrüsenhormonen (s. S. 547f.) benötigt wird und
- □ *Fluor,* das wahrscheinlich eine Bedeutung für den Aufbau des Zahnschmelzes besitzt.

Eine Zusammenstellung des Bestandes und des Tagesbedarfs an essentiellen Spurenelementen sowie der wichtigsten Symptome bei Spurenelementmangel enthält Tab. 10–6.

Tab. 10–6. Essentielle Spurenelemente, nach Forth, Henschler, Rummel

Element	Körperbestand (g)	Tagesbedarf (mg)	Hauptsächliche Mangelerscheinungen
Eisen	4,0–5,0	0,5–5[1]	Hypochrome Anämie
Zink	1,4–2,3	0,4–6[1]	Wachstumsstörungen, Haarausfall verzögerte Wundheilung
Kupfer	0,08–0,12	1–2,5[1]	mikrozytäre Anämie, Wachstumsstörungen
Mangan	0,012–0,03	2–5	Sterilität, Knochenmißbildungen
Molybdän	~0,02	~0,4	beim Menschen keine bekannt
Iod	0,01–0,02	0,1–0,2	Hypothyreose, Kretinismus
Kobalt	~0,01	<1	Makrozytäre Anämie[2]
Chrom	<0,006	<0,005	beim Menschen keine bekannt
Selen		0,05–0,1[3]	

[1] Abhängig von Alter, Geschlecht und Funktionszustand des Organismus (Schwangerschaft) usw.
[2] Vitamin-B_{12}-Mangel.
[3] Beim Tier Wachstumsstörungen, Nekrosen in Leber und Muskelgewebe. Im Tierexperiment hat Selen ähnliche antioxidative Eigenschaften wie die E-Vitamine.

Entbehrliche Spurenelemente sind u. a. *Aluminium, Brom, Gold* und *Silber.*

Toxische Spurenelemente (Antimon, Arsen, Blei, Cadmium, Quecksilber, Thallium) besitzen als gewerbliche Gifte große toxikologische Bedeutung.

10.5 Ballast- und Gewürzstoffe

Als **Ballaststoffe** werden *unverdauliche,* meist aus *Pflanzen stammende* Verbindungen (Zellwandbestandteile) mit kohlenhydratartiger chemischer Struktur bezeichnet. Hierzu gehören *Zellulose, Hemizellulosen, Pektin* und *Lignin.* Obwohl die Ballaststoffe nicht zur Energieversorgung beitragen, kommt ihnen doch für die normale Magen-Darm-Passage und den Stoffwechsel eine nicht unerhebliche Bedeutung zu. So fördert bei Neigung zu Verstopfung eine ballaststoffreiche Nahrung die Stuhlentleerung, außerdem konnte wahrscheinlich gemacht werden, daß Menschen, die ausreichende Mengen an Ballaststoffen zu sich nehmen, weniger häufig an Fettstoffwechselstörungen, Diabetes mellitus oder einem Gallensteinleiden erkranken. Auch scheint das Dickdarmkarzinomrisiko bei diesem Personenkreis niedriger zu sein. Als Mindestmenge werden 30 g/Tag in Form von Vollkornprodukten, Kartoffeln, Gemüse und Obst angesehen. Werden andererseits größere Mengen annähernd reiner Ballaststoffe (z. B. Kleie) aus diätetischen oder therapeutischen Gründen, z. B. zur Gewichtsreduktion oder bei Verstopfung, zugeführt, besteht die Gefahr einer verminderten Resorption mehrwertiger Kationen (u. a. Calcium, Eisen, Zink).

Zu den **Gewürzstoffen** zählen die *Duft-* und *Aromasubstanzen,* die den Speisen ihren Geruch und Geschmack verleihen. Obwohl nicht unbedingt erforderlich, wirken sie sich positiv auf den Appetit und durch die Anregung der Verdauungssaftsekretion auf die Bekömmlichkeit der zugeführten Nahrung und damit das Wohlbefinden aus.

10.6 Ernährungsformen

Bilanzierte Ernährung. Darunter versteht man eine ausgewogene Kost, in der

- □ die zugeführte Energie dem Bedarf, entsprechend der jeweiligen Arbeitsleistung, angepaßt ist,
- □ die Grundnährstoffe in optimaler Relation enthalten sind,
- □ die Vitamine, Salze und Spurenelemente in ausreichenden, jedoch nicht überdosierten Mengen vorliegen.

Die erstgenannte Bedingung wird von der Bevölkerung in hochindustrialisierten Ländern in vielen Fällen nicht eingehalten. Dies zeigt Tab. 10-7, in der die *Soll-* und *Istwerte* der zugeführten Nährstoffenergien für die mitteleuropäische Bevölkerung angegeben sind. Daraus geht hervor, daß im statistischen Mittel die Energieaufnahme den -bedarf um fast 15% übersteigt. Als Folge davon hat in den letzten Jahrzehnten die Zahl der *Übergewichtigen,* die einem erhöhten Krankheitsrisiko ausgesetzt sind (s. u.), stark zugenommen. Die *optimale Relation der Nährstoffanteile* ist seit mehr als 100 Jahren in umfangreichen Studien unter wechselnden Ernährungsbedingungen untersucht worden. Für die Verhältnisse in Mitteleuropa hat sich dabei eine Relation der *Gewichtsanteile Eiweiß : Fett : Kohlenhydrate von 1 : 1 : 4, entsprechend einem Verhältnis der Energieanteile* von 3 : 6 :11, als besonders zweckmäßig erwiesen. Wie aus Tab. 10–7 hervorgeht, werden in den Industrieländern mit der durchschnittlichen Kost zu viel Fett und zu wenig Kohlenhydrate aufgenommen.

Bilanzierte Diäten. Nach den geschilderten Prinzipien hat man standardisierte, pulverisierte Nährstoffgemische, sog. *Formula-Diäten,* entwickelt, die die übliche Vollkost über eine längere Zeit ersetzen können. Das wichtigste medizinische Anwendungsgebiet hierfür ist die *künstliche Ernährung* mit der Schlundsonde. Formula-Diäten können aber auch, gegebenenfalls mit geschmacksverbessernden Aromen versetzt, peroral als Zusatzkost verabreicht werden.

Daneben finden *bilanzierte synthetische Diäten (BSD)* in zunehmendem Maße Verwendung. Dabei handelt es sich um komplette Elementardiäten, die aus reinen L-Aminosäuren, einfachen Kohlenhydraten, essentiellen Fettsäuren, Vitaminen und Mineralien zusammengesetzt sind. Diese Stoffen werden in den obersten Darmabschnitten resorbiert und praktisch rückstandslos verwertet („Astronautenkost"). *Medizinische Indikationen* sind Vorbereitung zur Darmchirurgie, Ernährung nach Darmresektionen und Operationen im Enddarmbereich sowie beim Maldigestions- und Malabsorptionssyndrom (s. S. 308f.).

Spezielle Ernährungsformen. Für die **Ernährung des Säuglings** stellt die Natur eine spezielle Fertigkost in Form der Muttermilch zur Verfügung. Die *Muttermilch* ist *eiweißärmer* und *kohlenhydratreicher* als die Kuhmilch, im Hinblick auf die essentiellen Aminosäuren dieser jedoch sehr ähnlich. Da die Muttermilch nicht immer zur Verfügung steht bzw. zur Verfügung gestellt wird, hat man sog. *adaptierte Milchpräparate* entwickelt, d. h. bilanzierte Formula-Diäten, deren Zusammensetzung auf den besonderen Bedarf des Säuglings abgestellt ist.

Für die **Ernährung des alten Menschen** ist zu beachten, daß

- □ der *Energiebedarf vermindert* ist,
- □ ein *erhöhter Eiweißbedarf* besteht, der eine tägliche Zufuhr von 1,2–1,5 g/kg Körpergewicht an hochwertigen Proteinen notwendig macht,
- □ Fette mit *ungesättigten Fettsäuren* zu bevorzugen sind,

Tab. 10–7. Mittleres Kostmaß der Bevölkerung in Mitteleuropa

		Soll	Ist	Gewichtsanteile	
				Soll	Ist
Energieumsatz	kcal/Tag	2660	3020		
	kJ/Tag	11150	12650		
Nährstoffe	Eiweiß	77 g	92 g	14%	17%
	Fett	80 g	132 g	15%	23%
	Kohlenhydrate	395 g	340 g	71%	60%

- ☐ der Gewichtsanteil der *Kohlenhydrate auf 40% gesenkt* werden sollte, wobei Mono- und Disaccharide zu vermeiden sind,
- ☐ der absolute *Vitaminbedarf* zwar unverändert ist, wegen der geringen Nahrungsaufnahme jedoch leicht ein Vitaminmangel entstehen kann, dem durch entsprechende Kostwahl entgegengewirkt werden muß,
- ☐ eine *ausreichende* Ca^{2+}*-Zufuhr*, z. B. durch eine reichliche Zufuhr von Milch und Milchprodukten sichergestellt ist, um die Entstehung einer Osteoporose zu verhindern.

Für die **Ernährung in der Schwangerschaft** ist zu berücksichtigen, daß

- ☐ der zusätzliche Energiebedarf (300 kcal bzw. 1250 kJ/Tag in der zweiten Schwangerschaftshälfte) nur eine *geringfügig* gesteigerte Nahrungsaufnahme erfordert,
- ☐ der *Eiweißbedarf 80–100 g/Tag* beträgt, der durch einen hohen Anteil hochwertiger tierischer Proteine gedeckt werden sollte,
- ☐ eine Ca^{2+}*-Zufuhr von 1,5 g/Tag* wünschenswert ist,
- ☐ der *Eisenbedarf* in der zweiten Schwangerschaftshälfte auf *15 mg/Tag* ansteigt,
- ☐ der *Thiaminbedarf* in der zweiten Schwangerschaftshälfte und in der Stillzeit im Vergleich zum Normalbedarf *verdoppelt* ist.

Bestimmte **Erkrankungen** *erfordern besondere Diätformen,* wobei durch gezielte Zufuhr bestimmter Nährstoffe oder Nährstoffgemische die Stoffwechselprozesse in therapeutisch erwünschter Richtung beeinflußt werden können. Eine solche diätetische Therapie ist insbesondere indiziert bei *Diabetes mellitus,* bei *Leber-* und *Nierenkrankheiten,* bei *enzymbedingten Stoffwechselstörungen* sowie beim *Maldigestions-* und *Malabsorptionssyndrom.*

10.7 Körpergewicht und Gewichtsreduktion

Beurteilung des Körpergewichts. Unter dem **Durchschnittsgewicht** versteht man den Mittelwert des Körpergewichts in einer Bevölkerungsgruppe. Da es ein Maß für die Ernährungssituation einer Population darstellt, ist es *regional sehr unterschiedlich* und u. U. *zeitlichen Schwankungen* (Hungerzeiten, Überernährungsphasen) unterworfen.

Als **Normalgewicht** gilt das über den sog. *Broca-Index* ermittelte Gewicht:

Sollgewicht (kg) = Körperlänge (cm) −100.

Als **Idealgewicht** wird das Körpergewicht bezeichnet, bei dem aufgrund großer, von Lebensversicherungsgesellschaften in den USA durchgeführten Studien die höchste statistische Lebenserwartung bestehen soll. Die auf dieser Basis 1979 veröffentlichten Gewichtstabellen haben sich inzwischen als unbrauchbar erwiesen, weil einerseits offenbar zu niedrige Werte ermittelt worden waren und andererseits die Beurteilung des Knochenbaus als Einteilungskriterium Schwierigkeiten bereitete. In jüngster Zeit sind nun die Tabellen korrigiert und durch ein praktika-

Tab. 10–8. Ellbogenspanne für mittleren Knochenbau und Sollgewicht für Männer (♂) und Frauen (♀) in Abhängigkeit von der Körpergröße (Quelle: Metropolitan Life Insurance Company, 1988)

Größe (cm)	**Ellenbogenspanne (cm)** mittelschwerer Knochenbau		**Sollgewicht (kg)** leichter Knochenbau		mittelschwerer Knochenbau		schwerer Knochenbau	
	♂	♀	♂	♀	♂	♀	♂	♀
145				46,5–60,5		49,5–55,0		53,5–59,5
150		5,7–6,4		47,0–52,0		51,5–57,0		55,5–62,0
155		5,7–6,4	58,0–61,0	49,0–55,0	59,5–64,0	53,5–60,0	62,5–68,0	58,0–65,0
160	6,4–7,3		60,0–62,5	51,5–57,5	61,0–66,0	56,5–62,5	64,5–71,0	61,0–68,5
165	6,7–7,3	6,0–6,7	61,5–64,5	54,5–60,5	63,0–68,5	59,0–65,5	66,0–74,5	63,5–72,0
170			63,5–67,0	57,0–63,0	66,0–71,0	61,5–68,0	69,0–78,0	66,0–76,0
175	7,0–7,6	6,0–6,7	65,5–70,0	60,0–66,0	68,5–74,0	64,5–71,0	71,5–81,5	69,0–78,5
180			67,5–72,5	62,5–68,5	71,0–77,0	67,0–73,5	74,5–85,5	71,5–81,0
185	7,0–7,9		70,5–76,0		74,5–80,5		78,0–89,5	
190			73,5–80,0		77,5–85,0		82,0–94,0	

bles Verfahren zur Einschätzung des Knochenbaus ergänzt worden. Als Kriterium hierfür hat man die *Ellenbogenspanne,* d. h. den (mit der Schieblehre gemessenen) Abstand zwischen Epicondylus medialis und lateralis (s. S. 382) bei angewinkeltem Arm gewählt. In Tab. 10–8 ist der jeweilige Bereich der Ellenbogenspanne für mittelschweren Knochenbau in Abhängigkeit von der Körpergröße angegeben. Werte unterhalb dieses Bereiches sind Kennzeichen für leichten, Werte oberhalb für schweren Knochenbau. Tab. 10–8 enthält ferner die neuen Sollgewichte, die im Gegensatz zu früher in Form relativ weiter Bereiche angegeben sind und damit den biologischen Variationen besser gerecht werden. Man erkennt, daß die Sollgewichte für mittleren Knochenbau bei Männern nicht sehr stark von den über den Broca-Index berechneten Normalgewichten abweichen. In anderen Fällen bestehen jedoch beträchtliche Unterschiede. In der jetzt vorliegenden Form stellen die Sollgewichte der Tab. 10–8 wohl den z. Zt. am besten geeigneten Orientierungsmaßstab dar.

Es besteht kein Zweifel darüber, daß, ebenso wie in Entwicklungsländern ernährungsbedingte Mangelerscheinungen eine häufige Krankheitsursache darstellen, in den Industrienationen die Lebenserwartung großer Teile der Bevölkerung durch *Übergewicht* infolge Überernährung verringert wird. So nimmt ab einem Gewicht von mehr als 20% über dem Sollgewicht die *Gefahr von kardiovaskulären Erkrankungen* (Herzinfarkt, Schlaganfall) signifikant zu. Dies gilt insbesondere dann, wenn das Übergewicht durch eine *Zunahme des Körperfettanteils* (und nicht z.B. durch Zunahme der Muskelmasse infolge Bodybuilding) hervorgerufen ist, d. h. wenn eine *Fettsucht* (Adipositas) vorliegt. Aus diesem Grund kommt einer dem tatsächlichen Bedarf angepaßten Ernährung erhebliche Bedeutung im Gesundheitswesen zu.

Gewichtsreduktion. Die Basis für die Behandlung von Übergewicht und Fettsucht bildet eine *eingeschränkte Energiezufuhr* (hypokalorische Ernährung), wobei allerdings *ausreichende Mengen an essentiellen Stoffen* angeboten werden müssen. Da eine erfolgreiche Therapie die Umstellung der Ernährungsgewohnheiten über eine längere Zeit voraussetzt und dabei auch psychologische Faktoren eine bedeutende Rolle spielen, sind die Empfehlung auf dem Gebiet der hypokalorischen Diät oft mehr von Schlagworten als von ernährungsphysiologischen Überlegungen geprägt. Vielfach werden Diäten empfohlen, bei denen *ein bestimmter Nährstoff* im Vordergrund steht. Diese sind jedoch nicht frei von Nachteilen: Eine *eiweißreiche, kalorienarme Nahrung* dämpft zwar den Appetit, ist aber relativ teuer und kann zu einem Anstieg des Harnsäurespiegels im Blut (Gichtgefahr, s. u.) führen. Eine *fettreiche, kalorienarme Kost* stillt zwar für längere Zeit den Hunger, ist aber bisweilen schlecht verträglich und birgt u. U. die Gefahr einer Hypercholesterinämie in sich. Eine *kohlenhydratreiche, kalorienarme Nahrung* gibt durch reichhaltige Magenfüllung kurzzeitig ein Sättigungsgefühl, das aber bald wieder durch Hunger mit hypoglykämischen Erscheinungen abgelöst wird. *Quellstoffreiche, kalorienarme Produkte,* die vielfach angeboten werden, gefährden, da sie in der Regel nicht bilanziert sind, insbesondere ältere Menschen wegen ihres Mangels an hochwertigen Proteinen.

Vorzuziehen sind bilanzierte Diäten mit einer Energiezufuhr von etwa 1000 kcal/Tag (4200 kJ/Tag). Die meisten *Formula-Diäten* des Marktes erfüllen diese Forderung, sind aber organoleptisch (vom Geruch und Geschmack her) meist recht einförmig.

Soll durch eine Diät der *Minimalbedarf* des Erwachsenen unter ernährungsphysiologischen Aspekten gedeckt werden, so ist die Zufuhr von etwa *600 kcal/Tag* (2500 kJ/Tag) erforderlich. Eine solche *Minimaldiät* müßte beispielsweise enthalten: 40 g Eiweiß (mit hoher biologischer Wertigkeit), 2,5 g pflanzliche Öle (mit hohem Anteil an essentiellen Fettsäuren), 100 g Kohlenhydrate (Oligo- und Polysaccharide), dazu Mineralien (K^+, Na^+, Ca^{2+}, Fe^{2+}) und Vitamine sowie gegebenenfalls geringe Mengen Quellstoffe und vor allem Geschmacksstoffe. Die Zufuhr sollte in mindestens 5 Portionen mit ausreichenden Flüssigkeitsmengen (1,5–2 l Wasser) erfolgen.

Eine sog. *Null-Diät,* d. h. Fasten unter Zufuhr von Wasser, Mineralien und Vitaminen, ist manchmal bei extremer Fettsucht indiziert, darf jedoch wegen des erheblichen Risikos nur unter ärztlicher Kontrolle durchgeführt werden.

10.8 Anhang: Störung des Harnsäurestoffwechsels (Gicht)

Die *Gicht* (Arthritis urica) ist die Krankheitsmanifestation einer *Hyperurikämie,* d. h. einer Erhöhung des Blutharnsäurespiegels, der normalerweise 50–65 mg/l beträgt.

Bei der **primären Gicht** (Gicht im engeren Sinn) handelt es sich um eine *chronisch verlaufende erbliche Störung des Purinstoffwechsels* mit einer Erhöhung des Harnsäurepools im Organismus sowie Ausfall und Ablagerung von Harnsäure bzw. Uraten in mesenchymalen, kollagen- und mucopolysaccharidreichen Geweben und rezidivierender, schließlich chronisch deformierender Gelenkentzündung (Arthritis). Dabei kann

- ☐ die *Bildung von Harnsäure* im Intermediärstoffwechsel *erhöht* oder
- ☐ die *renale Harnsäureausscheidung gestört* sein.

Bei einer *erhöhten Bildung von Harnsäure* ist die Resynthese von Purinnucleotiden aus Purinbasen herabgesetzt – Hypoxanthin und Guanin werden dann vermehrt zu Harnsäure abgebaut – oder der negative Rückkopplungsmechanismus bei der Purinsynthese aufgehoben, wodurch vermehrt Purinkörper gebildet werden.

Eine *renale Harnsäureausscheidungsstörung* beruht vorwiegend auf einer verringerten Harnsäuresekretion in tieferen Tubulusabschnitten.

Neben der erblichen Komponente sind – zwar nicht ursächlich, aber manifestationsfördernd – *exogene Faktoren* bedeutsam. Als solche kommen bewegungsarme, hektische Lebensweise, Alkoholabusus sowie Fehlernährung mit Adipositas in Betracht. *Betroffen sind vor allem Männer im mittleren und höheren Lebensalter.* Hervorzuheben ist, daß die Gicht nicht nur eine Gelenkerkrankung, sondern zugleich eine schwere *Allgemeinkrankheit* darstellt. So findet man bei Gichtpatienten in einem hohen Prozentsatz gleichzeitig Hypertonie, Störungen im Kohlenhydratstoffwechsel, Hyperlipoproteinämien, frühzeitige Atherosklerose, Fettleber und Schädigungen der Nierentubuli *(Gichtniere).*

Klinisch unterscheidet man bei der Gicht

- ☐ den *akuten Gichtanfall,*
- ☐ das *symptomfreie Intervall* und
- ☐ die *chronische Gichtphase.*

Der *akute Gichtanfall* kommt dadurch zustande, daß *Harnsäurekristalle* in Geweben mit geringem Stoffwechsel *ausfallen* und dann durch Leukozyten *phagozytiert* werden (s. Abb. 10–3). Es bilden sich Phagolysosomen, deren Membranen unter der Einwirkung der Kristalle rupturieren. Dadurch autolysieren nach dem *Austritt lysosomaler Enzyme* die betroffenen Zellen, und im umgebenden Gewebe kommt es zu *Läsionen* und *entzündlichen Reaktionen.* Die dadurch bedingte Erniedrigung des pH-Wertes führt zu einer erneuten Ausfällung von Harnsäure und verstärkt damit den Prozeß im Sinne eines Circulus vitiosus. Ohne Behandlung klingen die Symptome erst nach mehreren Tagen ab.

Das *symptomfreie Intervall* kann dann Wochen bis Jahre betragen.

In der *chronischen Gichtphase* ist die Intensität der Anfälle geringer, eine völlige Symptomfreiheit besteht jedoch selten. In der Regel findet man Uratablagerungen an der Ohrmuschel, an Händen oder Füßen (sog. *Tophi*).

Die **sekundäre Gicht** tritt als Komplikation von Krankheiten auf, die mit einem vermehrten Auf- und Abbau von Nucleoproteinen einhergehen. Hierzu gehören u.a. myeloische Leukämien (s. S. 109) und die Polyzythämie (s. S. 103).

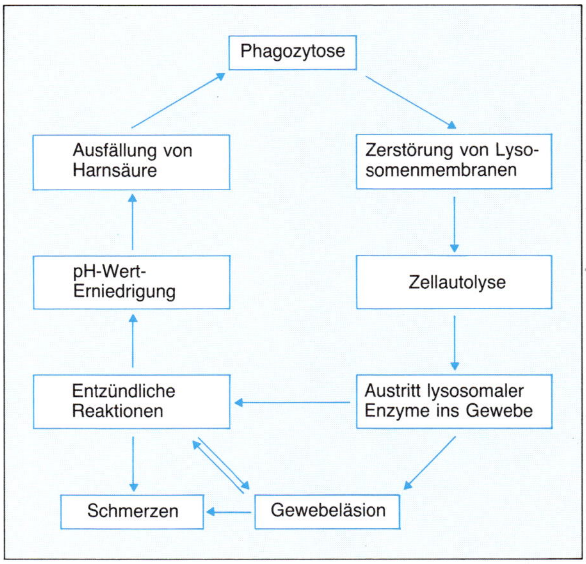

Abb. 10–3. Circulus vitiosus in der Pathogenese des akuten Gichtanfalls

11 Gastrointestinaltrakt und Verdauung

Die Hauptaufgabe des Gastrointestinaltrakts besteht in der Überführung der Nahrung in resorbierbare Bestandteile und in deren Aufnahme in den Körperkreislauf. Der erstgenannte Teilprozeß, die **Verdauung,** wird durch *mechanische Vorgänge,* durch Zerkleinerung, Transport und Durchmischung eingeleitet. In engem Zusammenhang damit erfolgt die *Sekretion von Verdauungssäften.* Die Einwirkung der Enzyme, die in den Verdauungssäften enthalten bzw. auf der inneren Darmwand lokalisiert sind, führt dann zur hydrolytischen Spaltung der Eiweiße, Kohlenhydrate und Fette. Im zweiten Teilprozeß, der **Resorption,** werden die Endprodukte der Verdauung ebenso wie Wasser, Mineralstoffe und Vitamine aus dem Darmlumen über die Darmschleimhaut in das Blut oder in die Lymphe aufgenommen.

Abb. 11–1 zeigt in einer Übersicht die *Verdauungsorgane* Mundhöhle, Pharynx, Ösophagus, Magen, Dünndarm, Kolon und Rektum sowie die beiden am Verdauungsprozeß beteiligten *Drüsen* Leber und Pankreas.

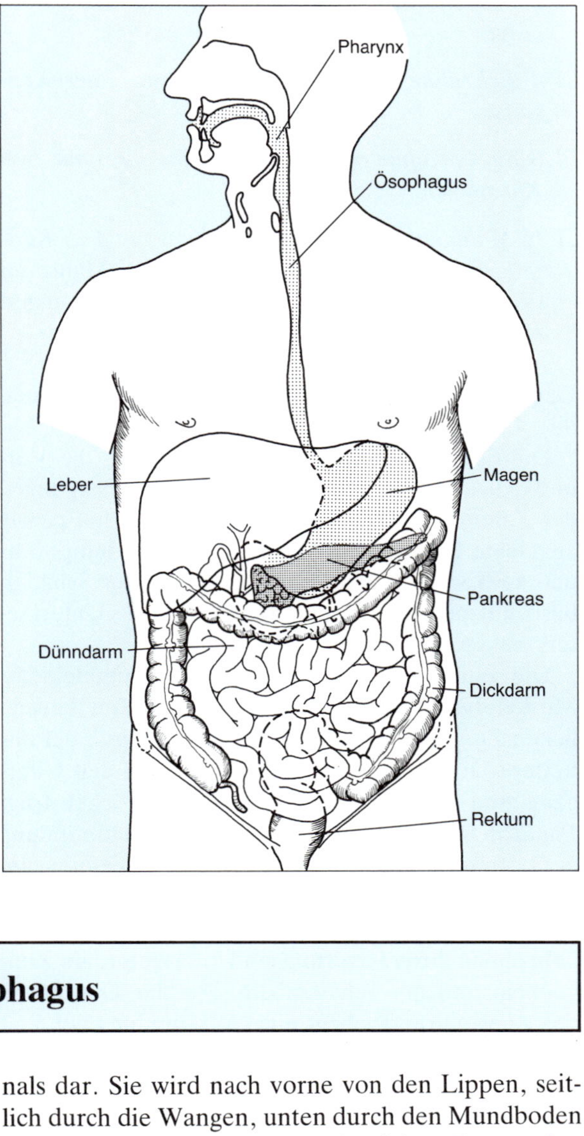

Abb. 11–1. Übersicht über die an der Verdauung und Resorption beteiligten Organe

11.1 Mundhöhle, Pharynx und Ösophagus

Der Verdauungsprozeß beginnt in der Mundhöhle mit der Nahrungsaufnahme. Durch Kauen und Durchmischung mit Speichel erhält die feste Nahrung eine für den weiteren Transport geeignete Konsistenz.

11.1.1 Mundhöhle und Pharynx

Anatomie der Mundhöhle und des Pharynx. Die **Mundhöhle** stellt den Anfangsteil des Verdauungskanals dar. Sie wird nach vorne von den Lippen, seitlich durch die Wangen, unten durch den Mundboden und oben durch den harten und weichen Gaumen begrenzt. Nach hinten geht die Mundhöhle in den mittleren Abschnitt des *Pharynx* (Rachen) über. An diesem Übergang liegen die Gaumenbögen, welche die Gaumen-Tonsillen (Gaumenmandeln) einschließen. Der Raum zwischen den Zähnen bzw. den Alveolarfortsätzen der Kiefer und den Wangen bzw. Lippen wird *Mundvorhof* genannt. Das Innere der Mundhöhle ist von *Schleimhaut* ausgekleidet.

Die **Zähne** bestehen aus Hartsubstanzen *(Dentin, Schmelz und Zement)* und Weichteilen *(Pulpa und Wurzelhaut)*. Sie sind in den Alveolen (Wurzelfortsätzen) der zahntragenden Fortsätze des Ober- und Unterkiefers durch die Wurzelhaut federnd aufgehängt, so daß der Kaudruck als Zug von der Wurzelhaut aufgefangen werden kann. Das *bleibende Gebiß* umfaßt 32 Zähne:

- ☐ *8 meißelförmige Schneidezähne oder Dentes incisivi,*
- ☐ *4 Eckzähne oder Dentes canini mit einer Kauspitze,*
- ☐ *8 Backenzähne oder Dentes praemolares mit zwei Kauspitzen,*
- ☐ *12 Mahlzähne oder Dentes molares mit 4–5 Kauspitzen,* wobei der jeweils hinterste Mahlzahn (Weisheitszahn) oft Rückbildungserscheinungen zeigt.

Das *Milchgebiß* umfaßt lediglich 20 Zähne (8 Schneide-, 4 Eck- und 8 Mahlzähne).

Die Öffnungs- und Schließbewegungen, die Vor- und Rückschiebe- und die seitlichen Bewegungen der Zahnreihen beim Kauen werden durch 4 paarig angelegte **Kaumuskeln** (M. masseter, M. temporalis und zwei weitere Muskelpaare, die an der Schädelbasis entspringen und zur Innenseite des Unterkiefers ziehen) ermöglicht.

Die **Zunge** ist ein von Schleimhaut umkleidetes Muskelorgan. Man unterscheidet den frei beweglichen *Zungenrücken* und den *Zungengrund,* der das hintere Drittel der Zunge einnimmt und den Übergang zum *Pharynx* bildet. Der Zungenrücken trägt *Papillen* für die Tast- und Geschmacksempfindung (s. S. 500). Die *quergestreifte Zungenbinnenmuskulatur* verläuft in longitudinalen, transversalen und vertikalen Faserzügen; in die Zunge einstrahlende Muskeln haben ihren Ursprung am Unterkiefer, am Zungenbein und am Schläfenbein. An der Oberfläche des Zungengrundes liegt eine Ansammlung lymphatischen Gewebes, das zusammen mit den Gaumen-Tonsillen dem sog. *lymphatischen Rachenring* zugerechnet wird.

Der **Pharynx** ist ein von Schleimhaut ausgekleideter Muskelschlauch, dessen oberes Ende an der Schädelbasis aufgehängt ist, während das untere Ende in den Ösophagus übergeht. An seiner Vorderwand finden sich drei Öffnungen, die zur Nasenhöhle, zur Mundhöhle und zum Kehlkopfeingang führen. Entsprechend wird der Pharynx in drei Abschnitte unterteilt: Einen oberen *(Epipharynx),* einen mittleren *(Mesopharynx),* der hinter der Mundhöhle liegt, und einen unteren Abschnitt *(Hypopharynx)* mit Zugang zum Kehlkopf. *Im Pharynx kreuzen sich Luft- und Speisewege.*

Kauvorgang. Der Kauvorgang, an dem Zähne, Kaumuskulatur, Zunge, Wangen, Mundboden und Gaumen beteiligt sind, dient der Zerkleinerung der Nahrungsbestandteile und ihrer Durchmischung mit dem Speichel. Der Gesamtprozeß ist zwar willkürlich beeinflußbar, die Koordination der komplizierten Teilvorgänge erfolgt jedoch auf reflektorischem Wege. Durch Bewegungen von Zunge, Wangen und Lippen wird die Speise mehrfach zwischen die Zähne geschoben, deren Schneide- und Mahlbewegungen die größeren Nahrungsstücke zerkleinern. Dabei beträgt die *Kaukraft* in der Regel etwa 100 N, bei sehr starken Widerständen bis zu 1000 N. Schließlich erfolgt die Bildung eines mit Speichel durchmischten Bissens *(Bolus)*.

Saugreflex. Dieser Nutritionsreflex wird durch Berührungsreize von den Lippen oder von der Mundschleimhaut des Säuglings ausgelöst. Bei luftdichtem Abschluß zwischen Lippen und Warzenhof der mütterlichen Brust sowie nach Abdichtung der nasalen und trachealen Luftwege erfolgt zunächst eine Senkung des Mundbodens. Der dadurch im Mundraum entstehende Unterdruck saugt die Muttermilch an. Anschließend werden die Kiefer zusammengedrückt und damit die Milchgänge der Brustdrüse ausgepreßt. Der gesamte komplexe Vorgang, der mit einer rhythmischen Freigabe der Nasenatmung koordiniert ist, steht unter der Kontrolle von Neuronen in der Medulla oblongata.

Schluckakt. Der mit Speichel durchmischte Bolus wird durch den Schluckakt in die Speiseröhre befördert. Der erste Teil dieses motorischen Vorgangs besteht in einer *willkürlichen* Zungenbewegung, die den Bolus in den Rachen befördert (Abb. 11–2, A). Durch Berührung der Gaumenbögen, des Zungengrundes und der Pharynxhinterwand wird dann der zweite *reflektorisch* ablaufende Teilprozeß ausgelöst. Da der Bolus beim Schluckakt den Luftweg kreuzt, muß zunächst die Verbindung zum Nasenraum durch Heben des Gaumensegels verschlossen werden (Abb. 11–2, B). Danach erfolgt der Verschluß des Kehlkopfeingangs durch Vorschieben des Kehlkopfes und Umklappen des Kehldeckels (Abb. 11–2, C). Durch koordinierte Tätigkeit der Schlundmuskulatur findet dabei der Transport des Bissens in den oberen Abschnitt der Speiseröhre statt (Abb. 11–2, D). An dem gesamten Vorgang sind mindestens 20 Muskeln beteiligt, die unter der Kontrolle eines Reflexzentrums („Schluckzentrums") in der Medulla oblongata zu koordinierter Kontraktion veranlaßt werden.

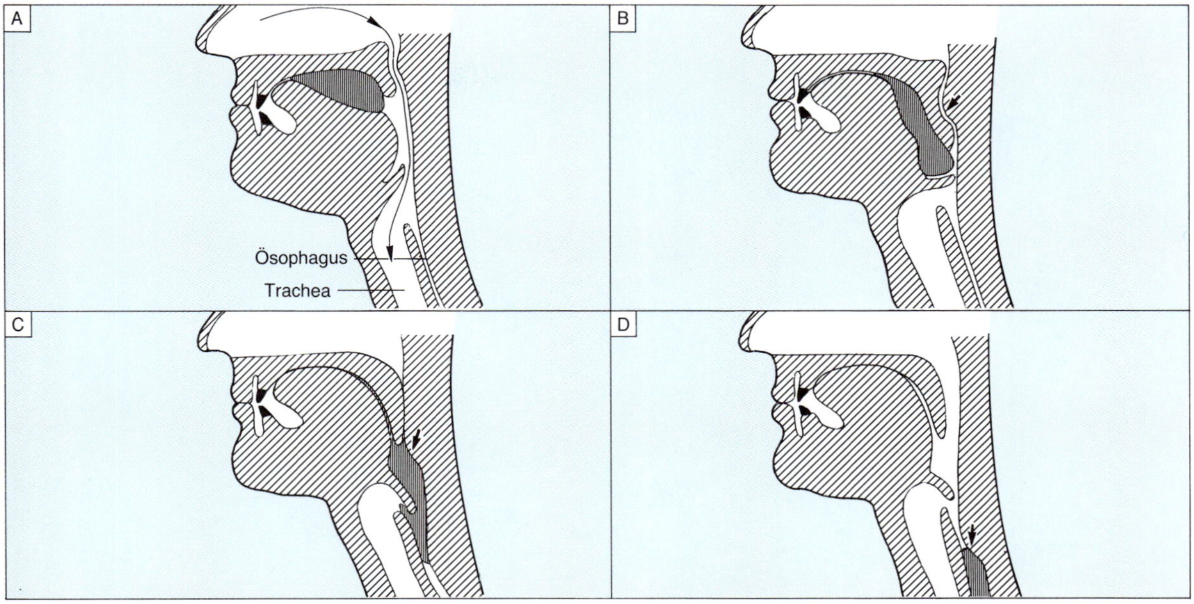

Abb. 11–2. Phasen des Schluckaktes

11.1.2 Speicheldrüsen und Speichelsekretion

Anatomie der Speicheldrüsen. Der Mundspeichel wird hauptsächlich von drei großen, paarig angelegten Drüsen gebildet, die in Abb. 11–3 dargestellt sind. Die **Ohrspeicheldrüse** *(Glandula parotis)*, die größte unter ihnen, liegt zwischen dem aufsteigenden Unterkieferast und dem Knochengerüst des äußeren Gehörganges. Ihr Ausführungsgang mündet gegenüber dem 2. oberen Mahlzahn. Die **Unterkieferdrüse** *(Glandula submandibularis)* ist zwischen dem Unterkiefer und der Mundbodenmuskulatur lokalisiert. Sie hat einen langen Ausführungsgang, der am Boden der Mundhöhle unter der Zunge in einer kleinen Warze endet. Die **Unterzungendrüse** *(Glandula sublingualis)* mit mehreren kleinen Ausführungsgängen befindet sich im Gebiet unterhalb der Zunge.

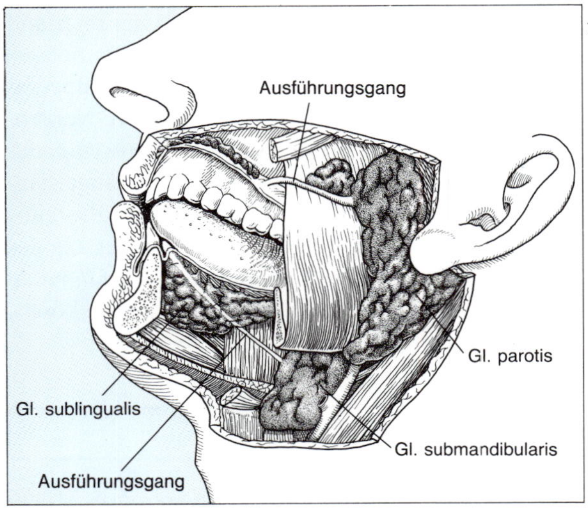

Abb. 11–3. Lokalisation der Speicheldrüsen

Die *sekretorische Innervation* der Glandula parotis erfolgt durch *parasympathische Fasern* des N. glossopharyngeus, während die entsprechenden Fasern für die Gl. sublingualis und Gl. submandibularis über den N. facialis zur Drüse gelangen. Der Ursprungsort für diese sekretorischen Fasern bzw. das *Reflexzentrum für die Speichelsekretion* liegt in der Medulla oblongata. Die Drüsen enthalten auch *sympathische Fasern,* die mit den Blutgefäßen in die einzelnen Organe ziehen.

Speichelsekretion. An der Sekretion des Mundspeichels sind die seröse Glandula parotis zu etwa 25%, die serös-muköse Glandula submandibularis zu etwa 70% und die muköse Glandula sublingualis zu ca. 5% beteiligt. In den Drüsenacini wird zunächst ein *isotones Primärsekret* gebildet, das auf dem Weg durch die Drüsengänge infolge aktiver Sekretions- und Resorptionsprozesse sekundäre Veränderungen erfährt, wodurch schließlich der *hypotone Mundspeichel* entsteht (vgl. Abb. 11–4). Außerdem geben zahlreiche kleine Drüsen (Glandulae labiales, buccales, linguales) fortlaufend kleine Mengen eines dünnflüssigen Sekretes ab.

Alle Speicheldrüsen zusammen produzieren täglich *1,0–1,5 l Speichel,* dessen Menge und Zusam-

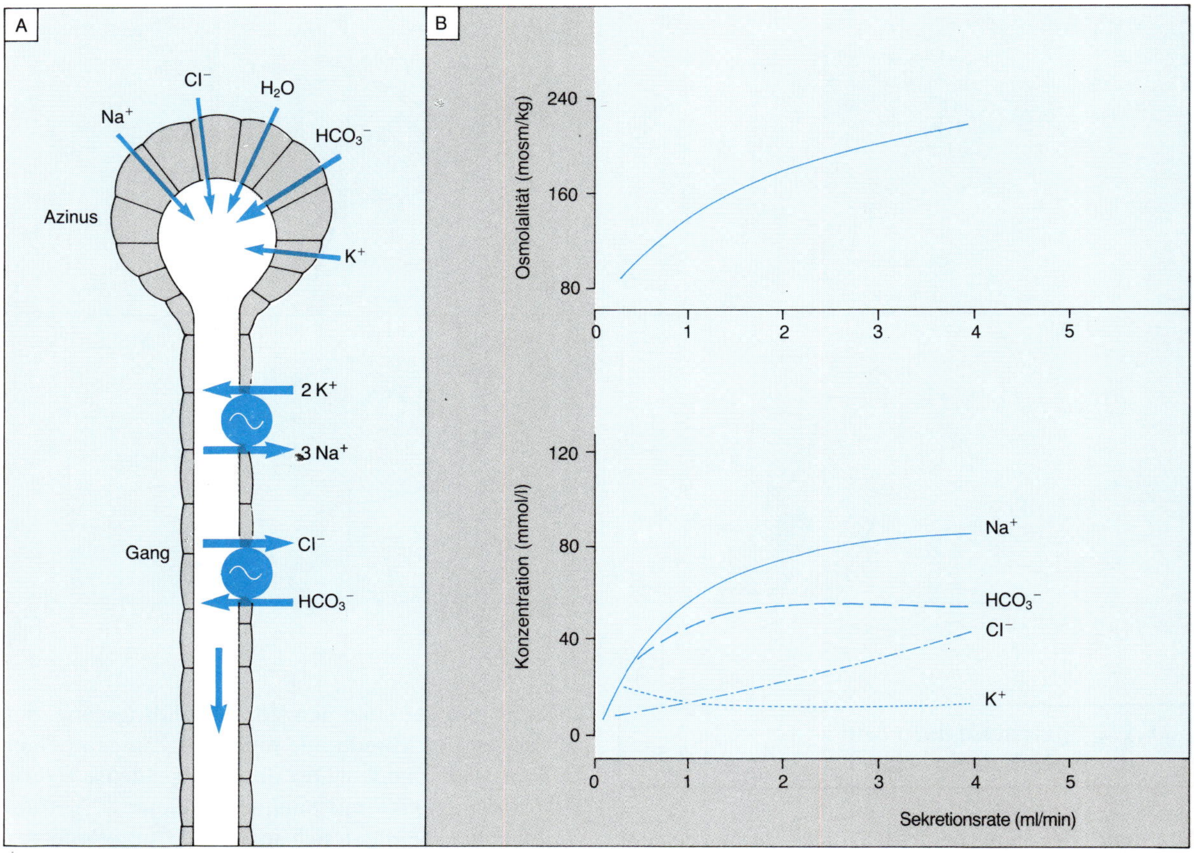

Abb. 11–4. Elektrolyttransport in Speicheldrüsen *(A)* und Elektrolyte im Speichel in Abhängigkeit von der Sekretionsrate *(B)*, modifiziert nach Granger, Barrowman und Kvietys. Das isotone Primärsekret der Azini wird in den Drüsengängen durch Resorption oder Sekretion von Ionen verändert. Wegen der sehr geringen Permeabilität für Wasser wird der Speichel hypoton. Die Zusammensetzung ändert sich am stärksten bei niedriger Sekretionsrate. Bei hoher Sekretionsrate bleibt für die Austauschprozesse weniger Zeit, und das Sekret nähert sich der Beschaffenheit des Primärsekrets

mensetzung sich mit der Beschaffenheit der aufgenommenen Nahrung verändern. Trockene Speisen rufen eine starke Sekretion von *dünnflüssigem Spülspeichel* hervor. Dagegen führt die Aufnahme von flüssigkeitshaltigen Speisen zur Sekretion eines *viskösen Verdauungsspeichels*. Der Speichel enthält *Ptyalin*, eine kohlenhydratspaltende α-Amylase, und *Mucin*, einen Schleim, in dem hauptsächlich Glykoproteine enthalten sind. Durch den Schleimgehalt des Speichels wird die Gleitfähigkeit des Bissens erhöht. Der Speichel hat ferner durch seine Spülfunktion eine reinigende und durch seinen Gehalt an Rhodanid-Ionen auch eine geringe antibakterielle Wirkung.

Er enthält ferner bei vielen Menschen AB0-Blutgruppensubstanzen (s. S. 122f.) und Immunglobulin A (IgA, s. S. 115f.). Sein pH-Wert liegt bei Ruhesekretion zwischen 5,5 und 6,0 und steigt nach Stimulation auf 7,6–7,8 an.

Regulation der Speichelsekretion. Auch ohne Nahrungsaufnahme findet immer eine geringe *Basalsekretion* (Ruhesekretion) von Mundspeichel (ca. 0,7 l/Tag) statt. Kommt es zu einer *Berührung der Mundschleimhaut* mit aufgenommenen Speisen, so wird die Speichelsekretion reflektorisch gesteigert. Aber auch der *Anblick*, der *Geruch* oder die *bloße Vorstellung* von Speisen „lassen das Wasser im Mund zusammenlaufen". Dabei wird die Zusammensetzung des Speichels durch die differenzierte Innervation der Speicheldrüsen über das vegetative Nervensystem variiert. Eine Aktivierung des *Parasympathikus* bewirkt in allen Drüsen die reichliche längerdauernde Absonderung eines dünnflüssigen, Protein-, K^+- und HCO_3^--armen Speichels. Die Erregung des *Sympathikus* liefert durch Stimulation der *Glandula submandibularis* geringe Mengen eines viskösen, Protein-, K^+- und HCO_3^--reichen Speichels.

11.1.3 Ösophagus

Anatomie des Ösophagus. Die *Speiseröhre* ist ein etwa 22–25 cm langer muskulärer Schlauch, der hinter der Luftröhre und vor der Wirbelsäule verläuft. Der Weg von der Zahnreihe bis zum Mageneingang beträgt ca. 40 cm.

Die Wand enthält im oberen Drittel quergestreifte, in den beiden unteren Dritteln glatte Muskulatur. Der Ösophagus hat drei anatomische „Engstellen": Die erste liegt in Höhe des Ringknorpels (Kehlkopfbereich), die mittlere in Höhe der Luftröhrengabelung (Impression durch die Aorta), die untere in Höhe des Zwerchfelldurchtritts. Die innere Auskleidung der Speiseröhre besteht aus einem *mehrschichtigen Plattenepithel.* Da der Ösophagus ausschließlich der Weiterbeförderung des Speisebreis dient, findet man in der *Schleimhaut* lediglich *Drüsen,* die zum Schutz des Epithels Schleim sezernieren.

Ösophaguspassage. Im oberen und unteren Abschnitt der Speiseröhre finden sich Verschlußeinrichtungen, die als *oberer* und *unterer Ösophagussphinkter* bezeichnet werden. Der muskuläre Ruhedruck ist an diesen Stellen gegenüber der Umgebung deutlich erhöht.

Während des Schluckaktes erschlafft der obere Ösophagussphinkter, wodurch der Eintritt des Bissens in die Speiseröhre ermöglicht wird (s. Abb. 11–5). Der weitere Transport erfolgt dann durch eine magenwärts fortschreitende Kontraktion der Ringmuskulatur in der Ösophaguswand. Eine solche Kontraktionswelle, der eine Erschlaffungswelle vorausläuft, wird als *Peristaltik* bezeichnet. Wenn die peristaltische Welle den unteren Ösophagusabschnitt erreicht, öffnet sich der untere Sphinkter, und der Bolus wird in den Magen befördert. *Der gesamte koordinierte Transportprozeß in der Speiseröhre steht unter zentraler Kontrolle;* die steuernden Nervenimpulse gelangen über den N. vagus zur Ösophagusmuskulatur.

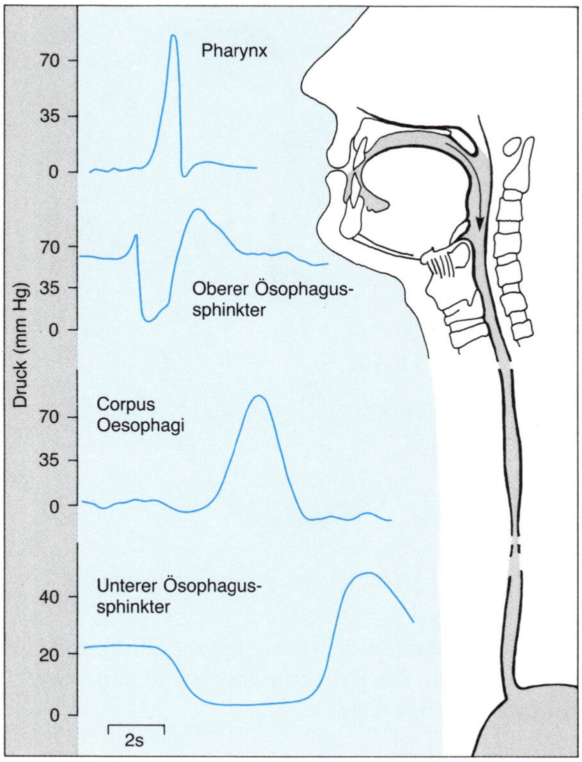

Abb. 11–5. Druckänderungen im Pharynx beim Schlucken sowie bei der Ösophaguspassage des Bissens

Gastrointestinaltrakt und Verdauung 11

11.2 Magen

Im Magen werden die Bissen mit dem Magensaft gemischt, homogenisiert und damit in den Speisebrei *(Chymus)* umgewandelt. Nach einer kürzeren oder längeren Verweildauer erfolgt die Abgabe des Chymus an den Dünndarm in kleineren Portionen.

11.2.1 Anatomie des Magens

Makroskopische Anatomie. Am menschlichen Magen werden makroskopisch die folgenden Abschnitte unterschieden (s. Abb. 11–6): Die *Kardia* (Mündungsgebiet des Ösophagus), der *Fundus* (Magenkuppel, die links die Kardia überragt), das *Korpus* (Magenkörper), das *Antrum* (Erweiterung vor dem Magenausgang) und der *Pylorus* (Magenpförtner). In der Vorderansicht erkennt man zwei ungleich lange und verschieden stark gekrümmte Ränder, die *große* und die *kleine Kurvatur.*

Muskulatur der Magenwand. Die muskuläre Wand des Magens ist im Fundus- und Korpusbereich verhältnismäßig dünn und nimmt pyloruswärts an Dicke zu. Die Muskulatur besteht aus *drei Schichten glatter Muskelfasern,* die in *Längs-* und *Querrichtung* sowie *schräg* abwärts gerichtet verlaufen. Die Längsmuskulatur ist an den beiden Kurvaturen verdichtet, die Ringmuskulatur nimmt zum Pylorus hin an Dicke zu. Durch diese Anordnung ist die Magenmuskulatur in der Lage, mehrere Aufgaben zu erfüllen: Sie paßt

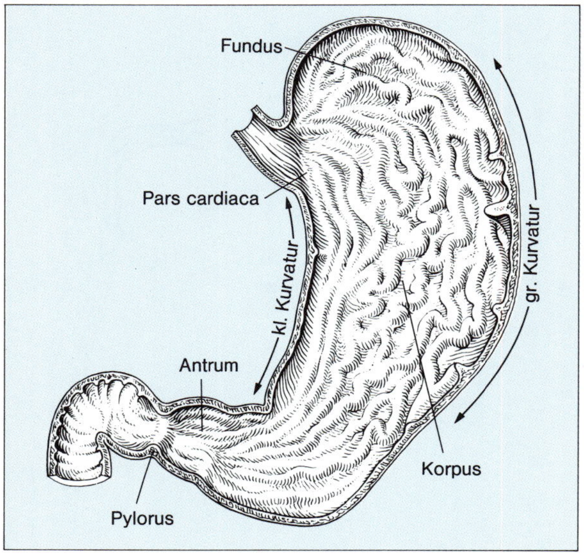

Abb. 11–6. Magen im Längsschnitt, nach Leonhardt

das Magenvolumen dem jeweiligen Füllungszustand an und bewirkt die Durchmischung und den Weitertransport des Speisebreis.

11.2.2 Magenmotilität und -entleerung

Magenmotilität. Der *leere Magen* stellt einen kontrahierten Muskelschlauch dar, dessen Innenwände dicht aneinanderliegen. Lediglich im kuppelförmigen Fundus befindet sich stets eine – im Röntgenbild sichtbare – Gasblase.

Bei der *Füllung des Magens* kommt es zur Ausdehnung der Magenwände, ohne daß dabei eine Drucksteigerung im Lumen auftritt. Dies wird initial durch eine Erschlaffung der glatten Muskulatur *(rezeptive Relaxation)* und später durch eine plastische Verlängerung der Muskelfasern ermöglicht. Die Steuerung erfolgt durch den *N. vagus* (inhibitorische Fasern!) und *Cholecystokinin* (s. S. 278). Nach der Aufnahme fester Speisen weist der Mageninhalt eine Schichtung auf, wobei die zuletzt aufgenommenen Nahrungsbestandteile an der kleinen Kurvatur, die am längsten im Magen befindlichen im Pylorusbereich liegen.

Die *Durchmischung des Speisebreis* erfolgt durch *peristaltische Kontraktionen,* die als ringförmige Einschnürungen im oberen Korpusbereich („Schrittmacherzone", s. u.) beginnen und im zeitlichen Abstand von etwa 20 s pyloruswärts wandern. Abb. 11–7, A zeigt, wie bei geschlossenem Magenausgang der Chymus durch eine peristaltische Welle in zwei entgegengesetzte Richtungen gedrückt und dabei intensiv durchmischt wird. Die peristaltischen Wellen kommen in der Regel im Antrum zum Stehen. Bei leerem Magen treten gelegentlich sog. Hungerkontraktionen auf („Magenknurren"), die sich jedoch – im Gegensatz zu den peristaltischen Wellen – nicht koordiniert ausbreiten.

Magenentleerung. Die Magenentleerung findet portionsweise durch kräftige peristaltische Kontraktio-

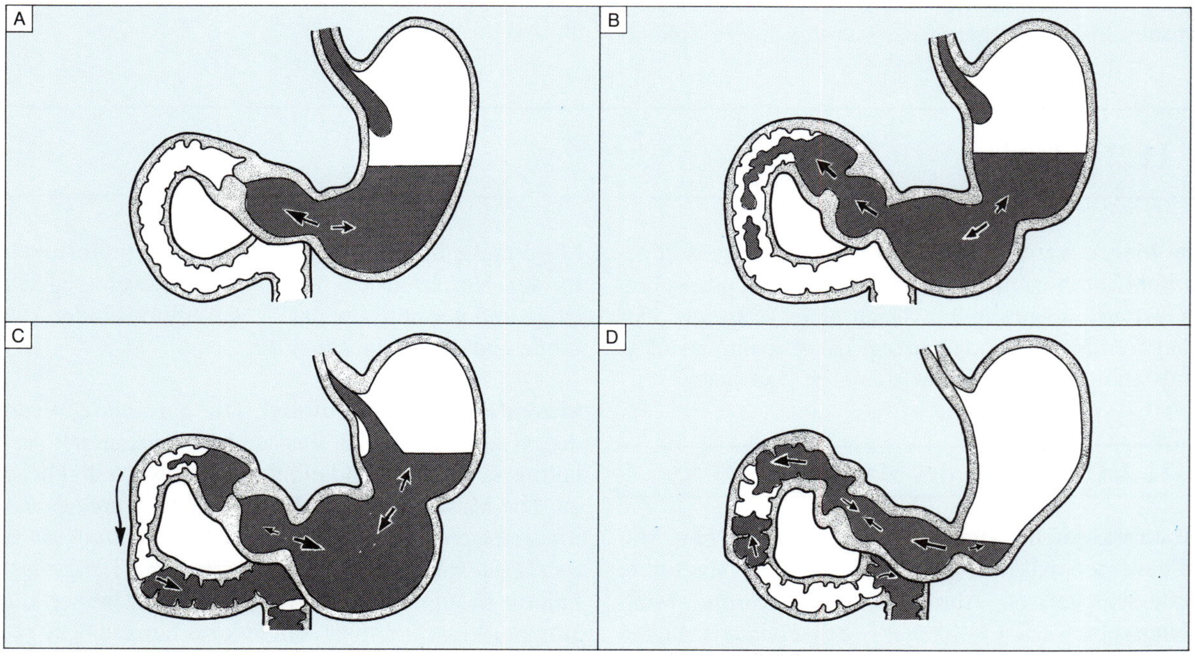

Abb. 11–7. Motilität und Entleerung des Magens. *A* Magenperistaltik während der Füllung; *B* Öffnung des Pylorus und Entleerung; *C* Pyloruskontraktion, Peristaltik von Magen und Duodenum; *D* Spätentleerung

nen im Antrumbereich bei gleichzeitiger Öffnung des Pylorus statt (Abb. 11−7, B). Hat eine Chymusportion den Magen verlassen, so erfolgt sofort wieder der Verschluß des Pylorus (Abb. 11−7, C). Die Entleerung ist unmittelbar nach der Mahlzeit am intensivsten und wird dann immer schwächer. Der zeitliche Ablauf hängt dabei von der Menge, der Zusammensetzung, der Aufbereitung und der Partikelgröße der Nahrung ab. Während breiförmige und kohlenhydratreiche Nahrung nach relativ kurzer Zeit entleert wird, kann die Verweildauer schlecht gekauter oder fettreicher Nahrung bis zu 5 Stunden betragen. Abb. 11−7, D zeigt eine Spätentleerung des Magens.

Regulation von Motilität und Entleerung. Die Motilität und die Entleerung des Magens werden vom intramuralen, d. h. in der Wand gelegenen Nervenplexus (s. S. 479), vom N. vagus sowie von gastrointestinalen Hormonen (s. S. 278f.) gesteuert. Allein durch den mechanischen Reiz der *Magenwanddehnung* kommt es zur Auslösung peristaltischer Kontraktionen. Unter dem Einfluß parasympathischer Nervenimpulse, die über den *N. vagus* geleitet werden, tritt eine erhebliche Steigerung der Motilität ein. So ist es auch zu verstehen, daß durch die Gabe eines Parasympatholytikums (z. B. Atropin) eine Hemmung von Tonus und Paristaltik bewirkt wird.

Die *Entleerung* des Magens erfolgt, vermittelt durch den N. vagus, *auf reflektorischem Wege*. Allerdings wird der zeitliche Ablauf des Entleerungsvorganges vom Füllungszustand des Duodenums und den dort herrschenden chemischen Bedingungen mit beeinflußt. Eine starke Füllung, hohe Fettkonzentration und saure Reaktion im Duodenum hemmen den Entleerungsreflex. Diese Hemmung wird durch *gastrointestinale Hormone* (s. S. 278f.), insbesondere durch Sekretin, GIP und Cholecystokinin (CCK) bewirkt, die in der Dünndarmschleimhaut gebildet werden und auf dem Blutweg zum Magen gelangen (vgl. Tab. 11−1). Die Magenentleerung steht somit unter dem Einfluß eines humoralen Rückkopplungsprozesses.

Myogene Automatie. Die peristaltischen Wellen des Magens und des Darmes – und ebenso die rhythmischen Segmentationen des Darmes (s. S. 285) – werden durch *spontane Depolarisationen* in der glatten Wandmuskulatur ausgelöst. Die Spontandepolarisationen sind jeweils von einer Repolarisation gefolgt, so daß *langsame Potentialwellen* im Sekunden- oder Minutenrhythmus entstehen. Auf der Höhe der Depolarisation wird mit Überschreitung der Schwelle eine Folge von Ca^{2+}-getragenen Aktionspotentialen

Tab. 11−1. Regulationsmechanismen der Magenentleerung

Beschleunigte Entleerung bei (vermittelt durch)
□ Magendehnung (N. vagus, Gastrin) □ hohem Eiweißgehalt der Nahrung (Gastrin) □ Chymuspartikelgröße <2 mm
Verlangsamte Entleerung bei (vermittelt durch)
□ niedrigem pH-Wert im Duodenum (Sekretin) □ hypertonem Chymus (Hormone, reflektorisch) □ hohem Fettgehalt des Chymus (Cholecystokinin, GIP) □ Dehnung des Duodenums (N. vagus) □ L-Tryptophan-reicher Nahrung (Cholecystokinin)

(sog. *Spike-Potentialen)* ausgelöst, die sich den langsamen Potentialwellen überlagern (Abb. 11−8). Die Auslösung solcher Erregungsfolgen erfolgt durch bestimmte glatte Muskelzellen, die eine besonders niedrige Erregungsschwelle besitzen. Von einer Gruppe dieser sog. *Schrittmacherzellen* ausgehend werden die Erregungen jeweils auf die benachbarten Muskelzellen weitergeleitet, wobei die Kontaktstellen zwischen den einzelnen Zellen (Nexus) eine leichte Überleitung ermöglichen. Auf diese Weise erfaßt die Erregungsfolge die gesamte Umgebung der Schrittmacherzellen und führt zu einer synchronen Muskelkontraktion, die sich wellenförmig ausbreitet.

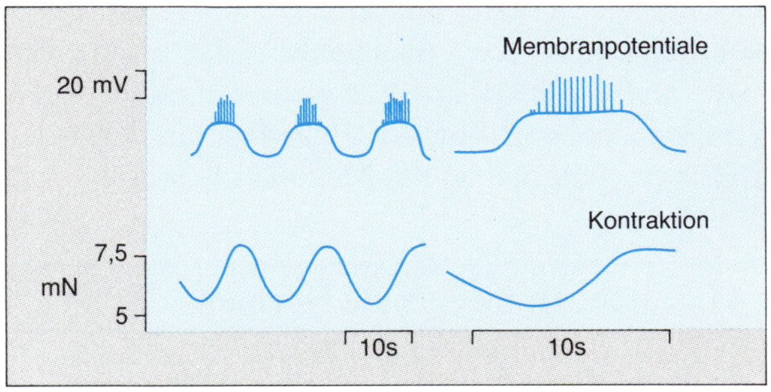

Abb. 11−8. Auslösung von rhythmischen Kontraktionen der glatten Muskulatur im Magen-Antrum, nach Golenhofen. *Oben:* Rhythmische Depolarisation des Membranpotentials mit überlagernden Salven von Spike-Potentialen (*rechts* in Zeitdehnung). *Unten:* Rhythmische Muskelkontraktionen, die durch diese Salven ausgelöst werden

Motilitätsmuster des Magen-Darm-Kanals. Die Funktionen des gesamten Magen-Darm-Trakts hängen – wie bereits am Beispiel der Magenmotilität erläutert – sehr wesentlich von der Motorik der Wandmuskulatur ab. Die wichtigsten Motilitätsmuster sind in Abb. 11−9 wiedergegeben.

Erbrechen. Das *Erbrechen* stellt einen Schutzreflex dar. Nach vorausgehender Übelkeit *(Nausea)*, starker Speichel- und Schweißsekretion, Verlangsamung

Motilitätsmuster	Vorkommen	Funktion
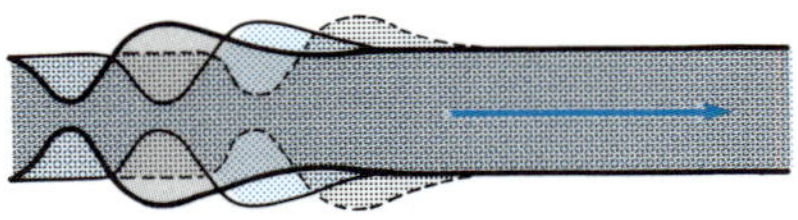 Peristaltik	Ösophagus Magen Dünndarm	Propulsiv führt zum Transport, nicht propulsiv führt zur Durchmischung
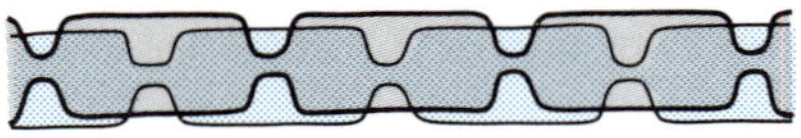 Rhythmische Segmentation	Dünndarm Dickdarm	Durchmischung
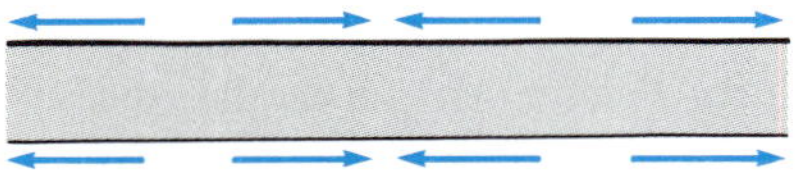 Pendelbewegung	Dünndarm Dickdarm	Längsverschiebung der Darmwand über der Chymussäule
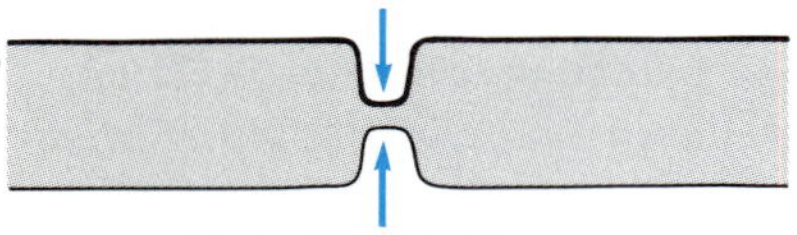 Tonische Kontraktion	Gastrointestinale Sphinkteren	Verschluß, Abtrennung

Abb. 11–9. Motilitätsformen des Gastrointestinaltraktes und ihre funktionelle Bedeutung in schematischer Darstellung

und Vertiefung der Atmung setzt der *Brechreflex* ein. Dabei wird der Inhalt des Magens nach einer tiefen Inspiration bei verschlossenem Kehlkopfeingang und bei erschlafften Ösophagussphinkteren durch Kontraktionen der Bauchmuskulatur und des Zwerchfells entleert. Die komplizierten motorischen Vorgänge beim Erbrechen stehen unter der Kontrolle von Neuronen in der Medulla oblongata.

11.2.3 Gastrointestinale Hormone

Gastrointestinale Hormone sind **Gewebshormone** (s. S. 572 ff.), die im Gastrointestinaltrakt und in der Bauchspeicheldrüse produziert werden und vor allem die Funktionen der Verdauungsorgane beeinflussen.

Einteilung der gastrointestinalen Hormone. Alle gastrointestinalen Hormone sind Polypeptide mit einem breiten Wirkungsspektrum bzgl. der gastrointestinalen Motilität und Sekretion. Aufgrund struktureller Verwandtschaft lassen sie sich in zwei Gruppen einteilen:

- *Gastrine* und *Cholecystokinin*,
- *Sekretingruppe* (Sekretin, Enteroglucagon, Glucose-abhängiges insulinotropes Peptid, Vasoaktives intestinales Polypeptid).

Daneben gibt es eine Reihe weiterer gastrointestinaler Polypeptide (vgl. Tab. 11–2), die im Gastrointestinaltrakt hormonartig wirken.

Bildung und Funktion der gastrointestinalen Hormone. Die hauptsächlich von den G-Zellen der Antrumschleimhaut des Magens produzierten **Gastrine** treten in mehreren Molekülgrößen (Big-, Little- und Mini-Gastrin) im Blutplasma und Gewebe auf. Man unterscheidet bei jedem dieser Typen die unveresterte Form I und die sulfatierte Form II. Die Hauptwirkung der Gastrine ist die Steigerung der HCl-Sekretion durch die Belegzellen.

Cholecystokinin (CCK) wird vor allem in bestimmten Zellen der *Schleimhaut des Duodenums* gebildet. Die Sekretion von CCK wird durch Kontakt der Duodenalschleimhaut mit Polypeptiden, Aminosäuren, Fetten und Säuren (Gallensäuren) ausgelöst. Die wichtigsten Wirkungen des CCK sind die Stimulation der Sekretion von Verdauungsenzymen der Bauchspeicheldrüse (s. S. 289) und die Auslösung der Gallenblasenentleerung (s. S. 295).

Sekretin wird vorwiegend im oberen Dünndarm gebildet. Seine *Hauptwirkung* liegt in der Stimulierung der Wasser- und Bicarbonat-Sekretion durch die Bauchspeicheldrüse und in der nicht-kompetitiven Hemmung der Gastrin-induzierten Säuresekretion des Magens.

Tab. 11–2. Gastrointestinale Hormone (Auswahl)

Hormon	Bildungsort	Hauptwirkung
Gastrin	G-Zellen des Antrums und des oberen Dünndarms	Stimulation der HCl-Sekretion im Magen
Cholecystokinin (CCK)	I-Zellen des oberen Dünndarms	Stimulation der Sekretion von Pankreasenzymen, Gallenblasenkontraktion
Sekretin	K-Zellen des Antrums und des oberen Dünndarms	Hemmung der HCl-Sekretion, Stimulation der Wasser- und HCO_3^--Sekretion des Pankreas
(Entero-)Glucagon	A-Zellen des Magens, EG-Zellen des Darms	Hemmung der HCl-Sekretion und der Magen-Darm-Motilität
Glucose-abhängiges insulinotropes Peptid (GIP)	K-Zellen des Antrums und des oberen Dünndarms	Insulinfreisetzung
Somatostatin	D-Zellen des Magen-Darm-Trakts	Hemmung der Gastrin- und Pepsinogensekretion, Stimulation der Schleimproduktion (Magen)
Vasointestinales Polypeptid (VIP)	D_1-Zellen des Magen-Darm-Trakts	Hemmung der Magensaftsekretion, Stimulation der Pankreassekretion
Neurotensin	N-Zellen des Magen-Darm-Trakts	Hemmung der Magensaftsekretion und Magenentleerung
Motilin	MO-Zellen des oberen Dünndarms	Stimulation der Magenmotilität und der Pepsinogensekretion

Das **Glucose-abhängige insulinotrope Peptid** (GIP) steigert die Insulinfreisetzung. **(Entero-)Glucagon** hemmt die HCl-Sekretion und die Magen-Darm-Motilität. **Somatostatin,** das nicht nur im Hypothalamus (s. S. 545), sondern auch in der Schleimhaut des Magen-Darm-Kanals gebildet wird, unterdrückt die Sekretion verschiedener gastrointestinaler Hormone und stimuliert die Schleimsekretion im Magen. Die Hauptwirkung des **Vasointestinalen Polypeptids** (VIP) ist die Gefäßerweiterung im Bauchraum und eine damit verbundene intestinale Durchblutungssteigerung. **Neurotensin** reduziert die Magensaftsekretion und verzögert die Magenentleerung. **Motilin** steigert die Magenmotilität und die Pepsinogensekretion.

11.2.4 Magensaftsekretion

Während der Verweildauer im Magen wird der Speisebrei mit dem Magensaft, einem Sekret der Magenschleimhaut, intensiv durchmischt. Die Magendrüsen bilden täglich 2–3 l Magensaft, der neben *Verdauungsenzymen, Kationen* (Na^+, K^+, Mg^{2+}), *Anionen* (HPO_4^{2-}, SO_4^{2-}), *Schleim* und dem lebensnotwendigen *Intrinsic-Faktor* (s. u.) im wesentlichen eine nahezu blutisotone *HCl-Lösung* enthält.

Aufbau der Magenschleimhaut. An der Kardia geht das mehrschichtige Plattenepithel des Ösophagus in das *einreihige Zylinderepithel* des Magens über. Während im pylorusnahen Abschnitt und im Kardiabereich die zylindrischen Drüsenzellen – wie die Oberflächenzellen des Magens – nur Schleim bilden, stellen die magensaftproduzierenden Drüsen im Korpus- und Fundusbereich dicht gepackte, tiefe Epitheleinsenkungen dar, in denen drei Zellarten vorkommen (s. Abb. 11–10). Die *Nebenzellen* haben den Charakter von Oberflächenzellen und finden sich am Drüsenhals, sie liefern das *Mucin,* einen zähen Schleim. Im Mittelteil der Drüsen kommen gehäuft *Belegzellen* vor, die vom Drüsenlumen etwas abgedrängt sind und mit diesem durch interzelluläre Sekretkanälchen in Verbindung stehen. Diese Zellen sind auf die Produktion der *Salzsäure* spezialisiert. Im Bereich der Drüsenbasis liegen die *Hauptzellen,* die die *proteolytischen Enzyme* des Magensaftes bilden.

Salzsäuresekretion. Die Salzsäure des Magensaftes wird durch die *Belegzellen* gebildet, deren intrazelluläre Sekretkanälchen mit dem Drüsenlumen in Verbindung stehen. Der wesentliche Teil des Sekretionsprozesses besteht dabei in einem *aktiven Transport von H^+- und Cl^--Ionen* durch die Membran der Se-

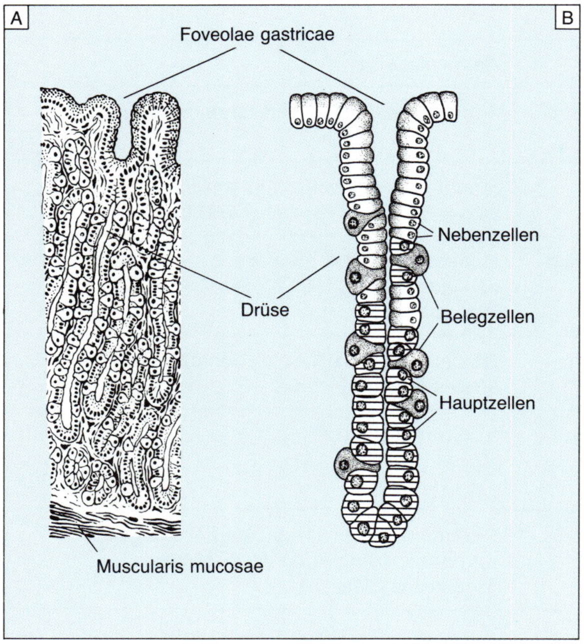

Abb. 11–10. Schleimhaut *(A)* und Drüse *(B)* des Magenfundus, modifiziert nach Leonhardt

kretkanälchen in deren Lumen (Abb. 11–11). Dieser Transport erfolgt gegen ein großes H^+-Gefälle, da der ph-Wert in der Zelle 7,0–7,2, im Sekretkanälchen jedoch etwa 1,0 beträgt (Gradient = 1:10^6). Die Energie für den aktiven Transport von Protonen aus der Belegzelle in den Magensaft wird durch ATP-Spaltung bereitgestellt. Das Enzym das diesen Vorgang katalysiert, ist die *K^+/H^+-ATPase* in der Membran der sekretorischen Mikrovilli. Hierbei wird im gleichen Verhältnis H^+ gegen K^+ ausgetauscht. H^+ entstammt vor allem der Dissoziationsreaktion der Kohlensäure, wobei äquivalente HCO_3^--Mengen entstehen. Die Dissoziation von Wasser spielt demgegenüber nur eine geringe Rolle. HCO_3^- tritt dem Konzentrationsgradienten folgend im Austausch gegen Cl^- ins Blut über. Auf dem Höhepunkt dieses Vorgangs kommt es zur „Alkalisierung" des venösen Blutes, das den Magen verläßt.

Gleichzeitig mit den H^+-Ionen werden auch Cl^--Ionen in den Magen sezerniert. Dieser Vorgang erfolgt gegen einen Konzentrations- und einen elektrischen Gradienten. Es handelt sich somit ebenfalls um einen *aktiven Transportprozeß.* Dem aktiven Transport der beiden Ionen folgt ein entsprechender osmotisch bedingter Wasserstrom.

Die Cl^--Sekretion ist während der Sekretionsphase größer als die H^+-Sekretion. Dies führt zu einer *elektrischen Potentialdifferenz* (35–60 mV) zwischen Magenlumen (negativ) und Schleimhaut (positiv). Die Potentialdifferenz ist Ausdruck der Intaktheit der Membran. Eine *Schädigung dieser Grenzschicht,* z. B. durch *Gallensäuren, Lysolecithin* oder exogen durch *Salicylate* oder *Alkohol,* führt zu einer Rückdiffusion von H^+ und einem Austritt von Na^+ und Eiweiß in das Magenlumen sowie zu einem Abfall der Potentialdifferenz.

Die Salzsäure des Magensaftes erfüllt drei wichtige *Aufgaben:*

1. Überführung von Pepsinogen in aktives Pepsin,

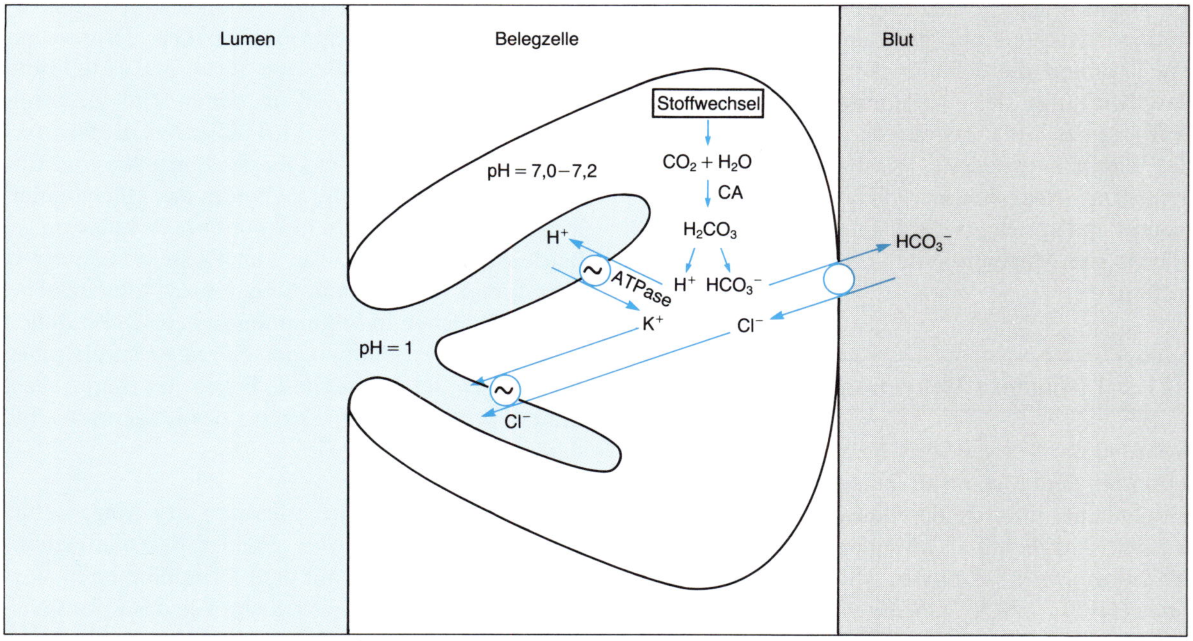

Abb. 11–11. Schema der H^+- und Cl^--Sekretion der Belegzelle (CA = Carboanhydratase)

2. Einstellung eines optimalen pH-Wertes für die Pepsinwirkung und
3. Denaturierung von Eiweißkörpern, wodurch u. a. auch Bakterien abgetötet werden.

Drei-Rezeptorenmodell der Belegzelle. Mediatoren, die als first messenger die HCl-Sekretion auslösen, sind *Acetylcholin, Histamin* und *Gastrin.* Diese Substanzen reagieren mit spezifischen Rezeptoren in der Zellmembran und bewirken über second messenger (cAMP bzw. Ca^{2+}, s. S. 534f.) die HCl-Bildung. Man geht heute davon aus, daß Belegzellen dementsprechend *3 unterschiedliche Rezeptoren* besitzen (s. Abb. 11–12): für Acetylcholin *Muscarinrezeptoren,* für Histamin *H_2-Rezeptoren* und für Gastrin *Gastrinrezeptoren.* Dabei wird eine starke und obligate Interaktion zwischen H_2- und Gastrinrezeptoren und eine schwächere, fakultative zwischen H_2- und Acetylcholinrezeptoren angenommen. Dies erklärt auch, warum eine Blockade des H_2-Rezeptors sowohl die Gastrin- als auch die Acetylcholin-stimulierte Sekretion herabsetzt. Kompetitive H_2-Rezeptorenblocker (Cimetidin, Ranitidin, Famotidin) spielen dementsprechend in der Ulkustherapie (s. S. 306) eine große Rolle.

Magenschleim. In *Oberflächenzellen* der Magenmukosa und in den *Nebenzellen* der Drüsen wird der Magenschleim *(Mucin)* produziert. Seine Zähigkeit und Haftfähigkeit ist auf den Gehalt an hochmolekularen Glykoproteinen zurückzuführen. Der Schleim überzieht die Magenwände und trägt möglicherweise zum Schutz gegen Selbstverdauung durch HCl und Pepsin bei („Mukosabarriere"). Der wesentliche Schutzfaktor ist jedoch die Intaktheit der Membranen aller Oberflächenzellen, die durch eine gute *Schleimhautdurchblutung* gewährleistet wird.

Pepsinbildung. In den *Hauptzellen* der Magendrüsen wird Pepsinogen, die inaktive Vorstufe von proteolytischen Enzymen, gebildet. *Pepsinogen,* das in intrazellulären Bläschen (Zymogengranula) dieser Zellen gespeichert ist, stellt ein Gemisch von mindestens 7 Enzymvorstufen dar. Nach der Freisetzung erfolgt die *Aktivierung zu Pepsin,* wobei durch Abspaltung von Inhibitoren die verschiedenen aktiven Proteasen entstehen. Diese Reaktionen werden durch die Salzsäure des Magensaftes eingeleitet und autokatalytisch fortgesetzt.

Intrinsic-Faktor. Der Magensaft enthält außerdem als lebenswichtigen Bestandteil ein Glykoprotein,

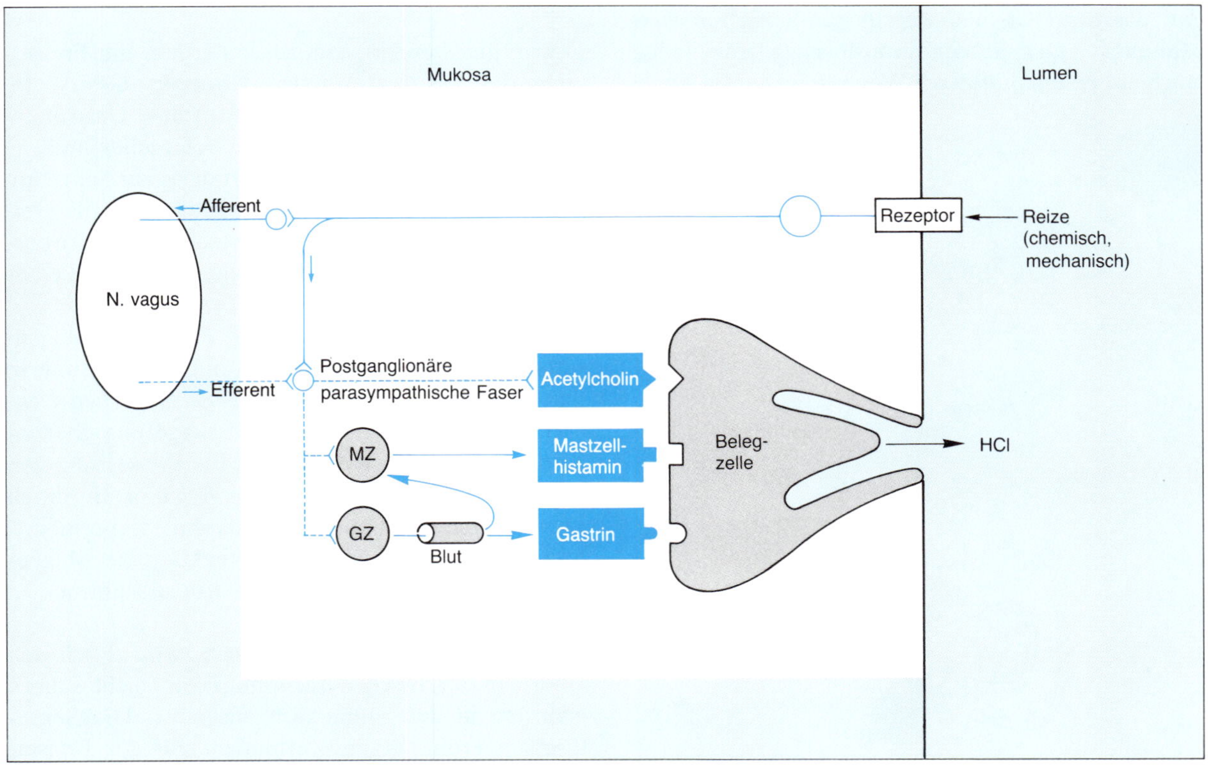

Abb. 11–12. Stimulation der Belegzelle über 3 Rezeptortypen. MZ = Mastzelle, GZ = G-Zelle. Efferente cholinerge Neurone: *blau gestrichelt;* afferente (sensible) Neurone: *blau durchgezogen*

das als *Intrinsic-Faktor* bezeichnet und von den *Belegzellen* gebildet wird. Es ist für die intestinale Resorption von *Vitamin* B_{12}, dem Extrinsic-Faktor, notwendig. Fehlt der Intrinsic-Faktor, so kommt es zu einer schweren Störung im blutbildenden System, der *perniziösen Anämie* (s. S. 100).

Regulation der Magensaftsekretion. Die Sekretion des Magensaftes im Zusammenhang mit der Nahrungsaufnahme kann durch eine Reihe von fördernden und hemmenden Mechanismen beeinflußt werden. Obwohl die Magensaftsekretion einer einheitlichen Regulation unterliegt, teilt man ihren Ablauf der besseren Übersicht wegen in drei Phasen, die kephalische, gastrische und intestinale Sekretionsphase, ein (Abb. 11–13).

Als **kephalische Sekretionsphase** wird der Anteil der Magensaftsekretion bezeichnet, der unter dem Einfluß nervaler Impulse aus dem Zentralnervensystem steht. Vor und während der Nahrungsaufnahme lösen die Geruchs- und Geschmacksreize reflektorisch eine Sekretion aus. Ebenso wirkt der Anblick oder die Vorstellung von Speisen sekretionsfördernd. Die efferenten Nervenimpulse werden dabei über den *N. vagus* geleitet. Die Aktivierung des N. vagus führt nach Umschaltung der Nervenimpulse in der Magenwand zu einer Freisetzung von *Acetylcholin,* das die HCl- und Pepsinogen-Sekretion *direkt* stimuliert. Die Sekretionsauslösung kann jedoch auch auf einem *indirekten* Weg erfolgen. Die Vagus-

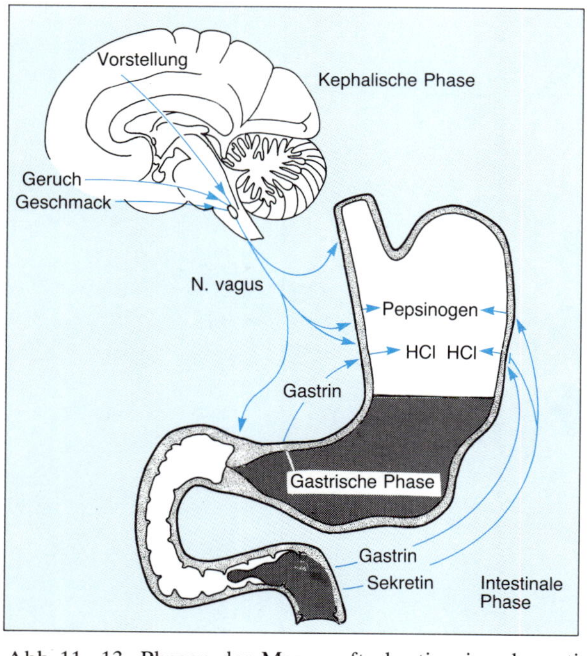

Abb. 11–13. Phasen der Magensaftsekretion in schematischer Darstellung

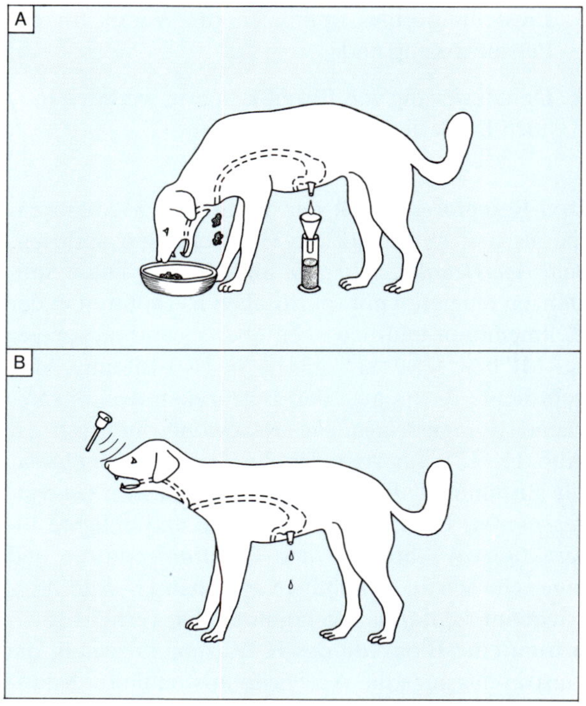

Abb. 11–14. Versuchsanordnung von Pawlow zum Nachweis zentralnervöser Einflüsse auf die Magensaftsekretion bei einem Hund mit Ösophagus- und Magenfistel. *A* Auslösung der kephalischen Sekretionsphase (unbedingter Reflex); *B* Erlernte Sekretionsauslösung durch einen Glockenton (bedingter Reflex)

aktivierung bewirkt nämlich außerdem die Freisetzung des gastrointestinalen Hormons *Gastrin* (s. S. 278) aus den G-Zellen des Antrums. Gastrin erreicht dann auf dem Blutweg die Belegzellen im Korpus- und Fundusbereich und regt diese zur Sekretion an. Die Vagusaktivierung fördert außerdem die Freisetzung von *Histamin* aus Mastzellen der Korpusschleimhaut. Histamin führt – wie Gastrin – zu einer Steigerung der HCl-Sekretion.

Die anschließende **gastrische Phase** der Magensaftsekretion wird ausgelöst, wenn die Nahrung in den Magen gelangt. Durch den *mechanischen Dehnungsreiz* erfolgt eine Sekretionssteigerung über lokale (intramurale) Reflexe und die Freisetzung von Gastrin. Aber auch *chemische Reize,* z. B. durch Proteinabbauprodukte, Äthylalkohol (Aperitif-Effekt), Coffein oder alkalische Reaktion des Mageninhalts sind in der Lage, die Gastrinausschüttung zu stimulieren.

Die dritte, die **intestinale Phase,** wird durch den Übertritt der frisch aufgenommenen, nicht sauren Nahrung in den Dünndarm ausgelöst. Die Sekretionssteigerung beruht vermutlich auf der Freisetzung von *Gastrin* aus den G-Zellen des Duodenums. Tritt später saurer Chymus in den Dünndarm über, so erfolgt bei einem pH <4 die Freisetzung von *Sekretin,* das zwar die Pepsinogensekretion fördert, die HCl-Sekretion jedoch hemmt. Auch *GIP* und *Neurotensin* können die Magensaftsekretion hemmen, insbesondere dann, wenn fetthaltiger Chymus in die oberen Dünndarmabschnitte übertritt.

Die in Phasen ablaufende Stimulation der Magensaftsekretion wurde in ihren Grundzügen bereits von *Pawlow* mit Hilfe der folgenden Versuchsanordnung aufgeklärt (Abb. 11–14). Bei einem Hund mit einer operativ angelegten Ösophagusfistel kann die Nahrung nicht in den Magen gelangen. Über eine Magenfistel wird der sezernierte reine Magensaft abgeleitet und seine jeweilige Menge und Zusammensetzung bestimmt. Auf diese Weise läßt sich die reflektorische Auslösung der Magensaftsekretion in der kephalischen Phase nachweisen. Pawlow erweiterte nun die Versuchsanordnung dadurch, daß er jedesmal mit dem Nahrungsangebot ein bestimmtes Umweltsignal, z. B. einen Glockenton, koppelte. Nach einer gewissen Trainingszeit trat dann eine Magensaftsekretion allein auf das Glockensignal hin ein, auch wenn die Nahrung dabei fortgelassen wurde. Solche erlernten Auslösungen vegetativer Reaktionen, die von Pawlow als *bedingte Reflexe* bezeichnet wurden, ließen sich später in modifizierten Versuchsanordnungen für viele andere Funktionsabläufe nachweisen. In diesem Sinne stellt auch die Sekretion von Speichel und Magensaft, die beim Menschen durch einen bestimmten Umweltreiz, etwa Tellerklappern, ausgelöst wird, einen bedingten Reflex dar.

Auch *Emotionen* haben Einfluß auf die Magensaftsekretion: Aggressionen, Ärger oder Stress können sekretionssteigernd, Trauer oder Angst hemmend wirken. Die efferenten Impulse werden in diesen Fällen – wie auch während der kephalischen Phase – über den N. vagus geleitet, dessen Durchschneidung (Vagotomie) diese Einflüsse unwirksam macht.

11.3 Dünndarm

Der Dünndarm, in dem die Verdauungsvorgänge fortgesetzt und die dabei anfallenden kleinmolekularen Bruchstücke zum überwiegenden Teil resorbiert werden, erstreckt sich vom Pylorus des Magens bis in Höhe der rechten Darmbeinschaufel, wo er in den Dickdarm einmündet. Am Dünndarm unterscheidet man drei Abschnitte: das

- *Duodenum* (Zwölffingerdarm),
- *Jejunum* (Leerdarm) und
- *Ileum* (Krummdarm).

11.3.1 Anatomie des Dünndarms

Makroskopische Anatomie. Der erste Dünndarmabschnitt, das 20–30 cm lange **Duodenum,** hat die Form eines C, in dessen Konkavität der Kopf der Bauchspeicheldrüse eingebettet ist (s. Abb. 11–22, S. 288). Der obere Abschnitt ist zum *Bulbus duodeni* erweitert. In den absteigenden Schenkel mündet der Ausführungsgang der *Bauchspeicheldrüse* und der *Gallengang* in einem gemeinsamen Endstück mit einem Schließmuskel aus glatter Muskulatur *(Sphinkter Oddi).* In Höhe des 2. Lendenwirbels geht das Duodenum in das etwa 1,2 m lange **Jejunum** über. An dieses schließt sich das etwa 1,5 m lange **Ileum** an, dessen Bezeichnung auf den vielfach gewundenen Verlauf hinweist. Die Schlingen von Jejunum und Ileum sind am *Mesenterium* (Gekröse) aufgehängt. Die Gesamtlänge des Dünndarms beträgt im lebenden Organismus etwa 3 m. (Nach dem Tod wird der Darm wegen des Spannungsverlustes der glatten Muskulatur wesentlich länger.)

Allgemeiner Wandaufbau. Der Wandaufbau des Dünndarms ist schematisch in Abb. 11–15 dargestellt. Die *Schleimhaut,* die neben der Epithelschicht und Schleimhautbindegewebe eine eigene feine Muskulatur enthält, ist von einer *Ringmuskelschicht* umgeben, an die sich nach außen hin eine *Längsmuskelschicht* anschließt. Dazwischen liegen zwei Nervengeflechte, der *Plexus submucosus* (Meissner), der die Schleimhaut innerviert, und der *Plexus myentericus*

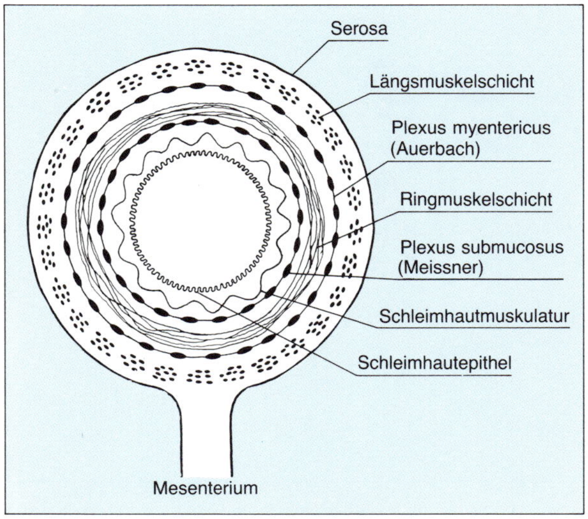

Abb. 11–15. Wandaufbau des Dünndarms in schematischer Darstellung

(Auerbach), der die Muskulatur versorgt (s. u.). Das *Mesenterium,* eine Bauchfellduplikatur, nimmt die zuführenden bzw. abführenden Arterien, Venen, Lymphgefäße und Nerven auf.

Schleimhautaufbau. Die Schleimhaut des Dünndarms ist so strukturiert, daß eine starke Vergrößerung der Oberfläche erzielt wird (s. Abb. 11–16). Die Oberflächenvergrößerung entsteht in der ersten Stufe durch zirkuläre Schleimhautfalten, die sog. *Kerckringschen Falten.* Auf diesen Falten befinden sich fingerförmige, etwa 1 mm hohe *Zotten,* die den zweiten Vergrößerungsfaktor darstellen. Das Epithel der Zotten besteht vorwiegend aus sog. *Saumzellen (Enterozyten)*, in die vereinzelt schleimproduzierende Becherzellen eingestreut sind. Die Enterozyten tragen an der lumenständigen Seite dicht beieinanderstehende protoplasmatische Fortsätze, die sog. *Mikrovilli,* wodurch eiine weitere Oberflächenzunahme zustande kommt. Auf diese Weise ist die lumenbegrenzende Oberfläche um den Faktor 600 vergrößert; sie beträgt für den Dünndarm insgesamt etwa 200 m^2.

Dicht unter dem Epithel liegt ein engmaschiges *Kapillarnetz,* das der Versorgung der Zotten und vor allem der Aufnahme der resorbierten Stoffe dient. Über arteriovenöse Kurzschlüsse kann das Kapillarnetz zeitweise von der Durchblutung abgeschaltet werden. Im Zentrum jeder Zotte findet sich ein

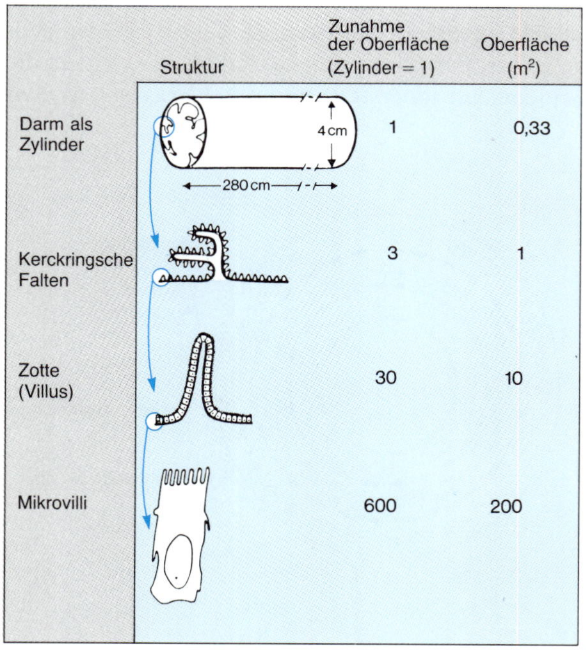

Abb. 11–16. Aufbau der Dünndarmwand und Beiträge der einzelnen Strukturelemente zur Oberflächenvergrößerung, nach Wiesmann

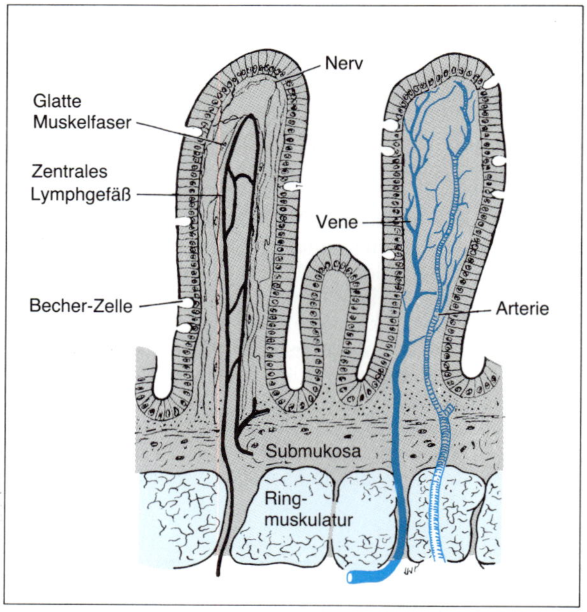

Abb. 11–17. Aufbau der Darmzotten in halbschematischer Darstellung

Lymphgefäß, (s. Abb. 11–17), durch das die Darmlymphe *(Chylus)* geleitet wird.

Zwischen den Zotten senken sich tubuläre Krypten, die sog. *Lieberkühnschen Drüsen,* in die Tiefe. Am Grund dieser Drüsenschläuche liegen granulareiche Zellen *(Paneta-Zellen),* die den Darmsaft produzieren, sowie endokrine Zellen. Für das Duodenum charakteristisch sind die *Brunnerschen Drüsen,* die ähnlich wie die Pylorusdrüsen aufgebaut sind.

In 3–6 Tagen werden die Zellen an der Zottenspitze jeweils abgestoßen und durch neue ersetzt, d. h., in diesem Zeitraum erneuert sich das gesamte Dünndarmepithel, das demnach zu den Geweben mit den höchsten Teilungs- und Umsatzraten im Körper zählt. Die noch undifferenzierten Zylinderzellen wandern von dem „Regenerationszentrum“ in der Tiefe der Krypten in 1 bis 1,5 Tagen zur Zottenspitze. Sie reifen auf diesem Weg zu Enterozyten aus.

Im Ileum werden die Schleimhautfalten spärlicher, die Zotten sind gedrungener, und die Zahl der Becherzellen nimmt erheblich zu. In der Schleimhaut des Ileum finden sich gegenüber dem Mesenterialansatz Ansammlungen *lymphatischen Gewebes* (Lymphfollikel, s. S. 177).

11.3.2 Dünndarmmotilität und Darmsaftsekretion

Dünndarmmotilität. Durch die Bewegung des Dünndarms wird der Chymus mit den Verdauungssäften intensiv durchmischt. Die hierbei auftretenden Bewegungsformen wurden bereits erläutert (s.

S. 276f.): *Peristaltische Wellen,* die sich nur über kürzere Strecken ausbreiten (nicht-propulsive Peristaltik), und *rhythmische Einschnürungen (Segmentationen)* entstehen durch Kontraktionen der Ringmuskulatur. *Pendelbewegungen* werden dagegen durch segmentale Kontraktionen der Längsmukulatur bewirkt. Schließlich fördert die stempelartige *Bewegung der Darmzotten* die Chymusdurchmischung im Darmwandbereich. Die rhythmische Kontraktion und Erschlaffung der Darmzotten, die durch die Fasern der Schleimhautmuskulatur hervorgerufen werden, fördern gleichzeitig den Transport der Lymphe im zentralen Chylusgefäß. Allen diesen Bewegungen sind *vorwärtstreibende (propulsive) peristaltische Wellen* überlagert, die den Chymus in 6–10 Stunden durch den gesamten Dünndarm befördern.

Kontrolle der Dünndarmmotilität. Die Dünndarmmotorik wird durch die Dehnung der Darmwand ausgelöst und unterhalten. Die Koordination der Muskelzellen bei den Bewegungsabläufen erfolgt – wie im Magen – aufgrund eines myogenen Rhythmus durch langsame Depolarisationswellen, die sich in Längsrichtung des Darmrohres ausbreiten. Dabei nimmt die Frequenz dieser Wellen vom Duodenum bis zum Ileum laufend ab (von 12/min auf 8/min). Während die Pendelbewegungen *myogen* (s. u.) gesteuert werden, stehen die Segmentationen und peristaltischen Wellen unter der zusätzlichen Kontrolle durch den *Plexus myentericus* (s. S. 479). Dagegen haben Parasympathikus und Sympathikus nur einen verhältnismäßig geringen Einfluß auf die Dünndarmmotilität. Die Zottenbewegungen unterliegen der Kontrolle durch den *Plexus submucosus* (s. S. 479), wobei eine Aktivierung des N. vagus stimulierend wirkt. Außerdem wird die Zottenbewegung durch die Einwirkung eines Peptids verstärkt, das bei Kontakt des sauren Chymus mit der Duodenalschleimhaut gebildet wird.

Neben dem Einfluß von Parasympathikus (N. vagus sowie Fasern aus dem Sakralmark) und Sympathikus (Fasern aus dem 5. Thorakalsegment bis 3. Lumbalsegment) unterliegen die motorischen und sekretorischen Funktionen des Magen-Darm-Trakts auch der Kontrolle durch ein organeigenes *enterisches Nervensystem.* Dieses System, das – weitgehend unabhängig von Parasympathikus und Sympathikus – die gastrointestinale Aktivität steuert, ist mit seinen Schaltverbindungen in Abschnitt 16.6.6, S. 479f. dargestellt.

Darmsaftsekretion. Die Absonderung des Darmsaftes (Tagesmenge etwa 2,5 l) erfolgt unter der Einwirkung mechanischer und chemischer Reize. Die *Lieberkühnschen Dünndarmdrüsen* sezernieren eine blutisotone Flüssigkeit, die fast keine Enzyme enthält. Durch Abschilferung von Mukosazellen können allerdings sekundär Enzyme, die im Bürstensaum dieser Zellen lokalisiert sind, ins Darmlumen gelangen. Die *Brunnerschen Duodenaldrüsen* produzieren ein hochvisköses, schleimhaltiges Sekret, das aufgrund seiner hohen Bicarbonatkonzentration einen pH-Wert von 8–9 aufweist. Die Sekretionsleistung der Duodenaldrüsen kann durch Gastrin, Sekretin und Cholecystokinin beeinflußt werden.

11.4 Dickdarm

Den letzten Abschnitt des Intestinaltraktes bildet der *Dickdarm.* Man unterscheidet folgende Abschnitte:

- ☐ *Caecum* (Blinddarm) mit dem *Wurmfortsatz* (Appendix vermiformis),
- ☐ *Kolon* (Grimmdarm) und
- ☐ *Rektum* (Mastdarm oder Endarm).

In den einzelnen Abschnitten des Dickdarms werden durch *Eindickung des Darminhaltes* die *Fäzes* (Kot) gebildet.

11.4.1 Anatomie des Dickdarms

Makroskopische Anatomie. Der Dickdarm ist etwa 150 cm lang und beginnt im Bereich der rechten Darmbeinschaufel mit der Valva ileocaecalis (s. u.). An dieser Stelle mündet das Ileum seitlich in den aufsteigenden Dickdarmabschnitt ein, so daß unterhalb der Mündungsstelle ein blindes Ende, der **Blinddarm** (Caecum), abgegrenzt wird (s. Abb. 11–18).

Der Wurmfortsatz des Caecum, die *Appendix vermiformis,* geht von der zur Körpermitte gerichteten Seite des Caecum ab. Seine Länge variiert zwischen 2 cm und 20 cm, sein Durchmesser zwischen 0,5 und 1 cm.

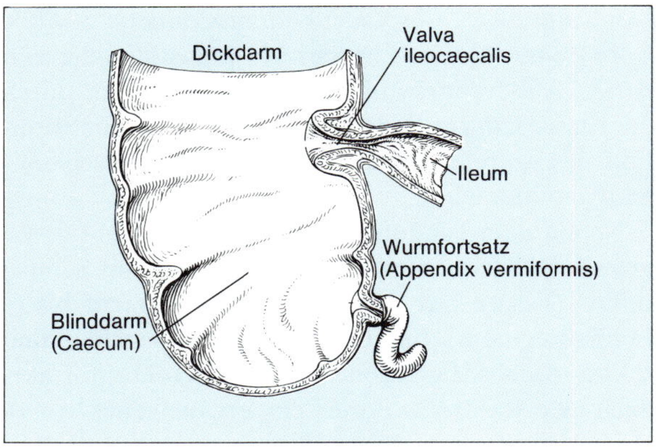

Abb. 11–18. Schnitt durch die Einmündung des Dünndarms in den Dickdarm mit Blinddarm und Wurmfortsatz

Am **Kolon** (s. Abb. 11–19) unterscheidet man einen aufsteigenden, einen querverlaufenden, einen absteigenden und einen S-förmigen Abschnitt *(Colon ascendens, transversum, descendens, sigmoideum)*. Das Kolon hat eine Länge von insgesamt etwa 1,3 m und eine lichte Weite von 6–8 cm. Die besondere Charakteristik dieses Darmabschnittes sind die *Taenien* und *Haustren.* Die drei Taenien stellen oberflächlich gegelegene Streifen der äußeren gebündelten Längsmuskulatur dar. Der Tonus der Taenien und lokale Kontraktionen der Ringmuskulatur lassen Einschnürungen entstehen, zwischen denen jeweils Ausbuchtungen, die Haustren, hervortreten. Die zwischen den Haustren liegenden Einschnürungen springen ins Darmlumen als Falten *(Plicae semilunares)* vor. Das Kolon trägt weiterhin charakteristische zipfelförmige Fettanhängsel, sog. *Appendices epiploicae,* deren Ausprägung vom Ernährungszustand abhängig ist.

Das 15–20 cm lange **Rektum** beginnt dort, wo das Kolon sein Mesenterium verliert. In diesem letzten

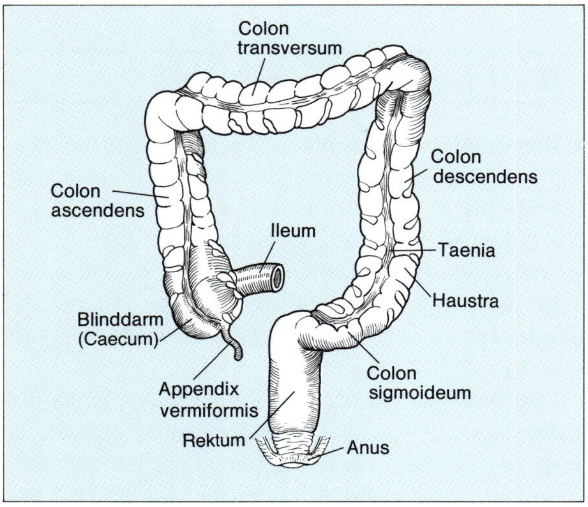

Abb. 11–19. Kolon und Rektum in Vorderansicht

Darmabschnitt bildet die äußere Längsmuskelschicht wieder eine geschlossene Lage. Die Ringmuskulatur bildet am **Anus** einen *inneren Schließmuskel (Sphinkter)* aus glatten Muskelfasern, der von einem *äußeren Schließmuskel* aus quergestreifter Muskulatur bedeckt ist. Unter der Schleimhaut befindet sich in der sog. *Hämorrhoidalzone* eine Ansammlung von Blutgefäßen, die den muskulösen Verschluß verstärken. Oberhalb der beiden Schließmuskeln weist das Rektum eine Erweiterung *(Ampulla recti)* auf.

Aufbau der Dickdarmschleimhaut. Die Schleimhaut des gesamten Dickdarms ist *zottenlos.* Die *Krypten* der Dickdarmschleimhaut sind besonders tief und stehen dicht nebeneinander. Das Epithel der Krypten und der Oberfläche besteht vorwiegend aus *Becherzellen,* die Schleim produzieren. Ein Teil der oberflächlichen Zellen ist mit einem Bürstensaum versehen und dient der Resorption.

Die Schleimhaut des *Wurmfortsatzes* zeigt den gleichen Aufbau wie die des Dickdarms, jedoch sind ihre Krypten kleiner. Der Wurmfortsatz ist beim Menschen Teil des *Immunsystems* und weist eine Vielzahl von *Lymphfollikeln* auf, die in die Schleimhaut eingebettet sind.

11.4.2 Motilität des Dickdarms und Defäkation

Kolonmotilität. Durch die an der Ileum-Einmündung gelegene Valva ileocaecalis wird der Chymus portionsweise an das Kolon abgegeben. Die Bewegungen der Dickdarmwand bewirken eine Durchknetung des Darminhaltes und schaffen damit die Voraussetzung für den hier stattfindenden Flüssigkeitsentzug. *Langsame peristaltische Wellen* der Ringmuskulatur laufen über kürzere Darmabschnitte und vermitteln das Bild von einem Fließen der Haustren. Diesen Bewegungen überlagern sich zwei- bis dreimal am Tag *große peristaltische Wellen,* die vom Caecum ausgehen und bis zum Colon sigmoideum ziehen. Sie treten insbesondere nach der Nahrungsaufnahme auf und verschieben den Darminhalt in das Rektum. Alle diese Bewegungsabläufe stehen unter der Kontrolle der intramuralen Nervenplexus, wobei über den Parasympathikus ein fördernder und über den Sympathikus ein hemmender Einfluß ausgeübt wird.

Defäkation. Die *Defäkation* (Stuhlentleerung) stellt einen willkürlich beeinflußbaren, reflektorisch ablaufenden Vorgang dar (s. Abb. 11–20). Durch Reizung von Dehnungsrezeptoren im Rektum werden

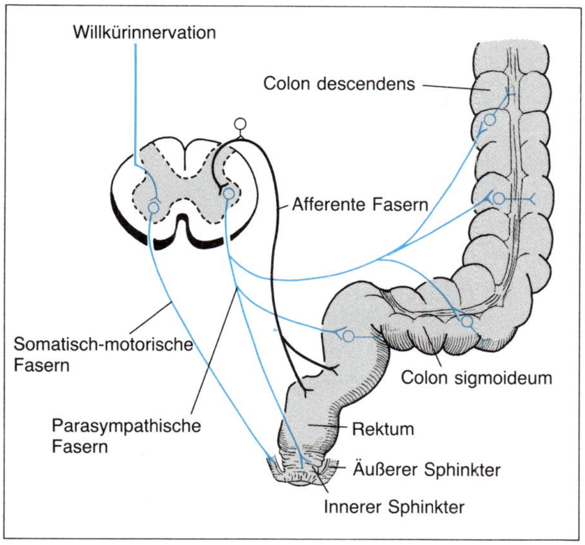

Abb. 11–20. Afferente und efferente Bahnen sowie spinale Umschaltung des Defäkationsreflexes

Nervenimpulse ausgelöst, die über afferente Fasern zum *Centrum anospinale* im Sakralabschnitt des Rückenmarks geleitet werden. Von hier aus erfolgt die *Aktivierung parasympathischer Fasern,* die eine Erschlaffung des inneren Sphinkters bewirken. Die Darmentleerung kann jedoch nur eintreten, wenn gleichzeitig der unter willkürlichem Einfluß stehende äußere Sphinkter entspannt und der Druck im Bauchraum durch Kontraktion der Bauchmuskulatur und Senkung des Zwerchfells erhöht wird (Bauchpresse).

11.4.3 Gase im Gastrointestinaltrakt

Die Gasmenge im Magen-Darm-Trakt beträgt normalerweise <200 ml. Das Gasvolumen, das über das Rektum ausgeschieden wird, liegt im Mittel bei etwa 0,5 l/Tag (mit erheblichen individuellen Schwankungen zwischen 0,2 und 2 l/Tag). Die Gasmenge kann durch zellulosehaltige Nahrung, welche im Kolon bakteriell abgebaut wird, erheblich zunehmen. (Eine bohnenhaltige Mahlzeit steigert beispielsweise den Gasausstoß auf das 10fache.)

Das intestinale Gasgemisch enthält vor allem N_2, O_2, CO_2, H_2 und CH_4, die alle geruchlos sind. Der unangenehme Geruch der *Flatus* wird durch Spuren flüchtiger bakterieller Eiweißabbauprodukte (wie Indol, Skatol, Mercaptane oder H_2S) hervorgerufen.

Sieht man von *verschluckter Luft* ab, die größtenteils durch Aufstoßen wieder aus dem Magen entfernt wird, können die Darmgase im wesentlichen 2 Quellen zugeordnet werden: Sie bilden sich durch

- *bakteriellen Abbau von Nahrungsbestandteilen* im Kolon und
- *Diffusion von Blutgasen* in das Darmlumen.

11.5 Pankreas

Das *Pankreas (Bauchspeicheldrüse)* ist ein *exkretorisches Organ,* in das inselartig *innersekretorische Zellverbände,* die sog. *Langerhansschen Inseln,* eingestreut sind. Diese endokrin tätigen Anteile des Pankreas produzieren die beiden Hormone *Insulin* und *Glucagon* (s. S. 561). Die exokrinen Abschnitte sind für die Sekretion von *Verdauungsenzymen* verantwortlich.

11.5.1 Anatomie des Pankreas

Makroskopische Anatomie. Das Pankreas ist ein langgestrecktes, etwa 100 g schweres Organ, das im Oberbauch hinter dem Magen liegt (s. Abb. 11–21). Man unterscheidet drei Anteile: Der *Pankreaskopf* liegt in der Konkavität der Duodenalschleife, der *Pankreaskörper* überquert in Höhe der beiden ersten Lendenwirbelkörper die Wirbelsäule, der *Pankreasschwanz* erstreckt sich bis zum Milzhilus (s. Abb. 11–22).

Das Organ wird in seiner gesamten Länge von einem *Ausführungsgang* durchzogen, der regelmäßig mit dem Gallengang gemeinsam ins Duodenum mündet. Häufig findet sich im Kopfteil noch ein zweiter, kleinerer Ausführungsgang, der entweder in den Hauptgang mündet oder selbständig das Duodenum erreicht.

Mikroskopische Anatomie. Die Hauptmasse des Organs bildet der sekretorische Anteil, der als *rein seröse Drüse* gewisse Ähnlichkeit mit der Ohrspeicheldrüse aufweist. Das Organ besteht aus größeren *Lappen,* die wiederum aus kleineren *Läppchen* zusammengesetzt sind. Letztere enthalten mehrere Gangverzweigungen mit beerenförmigen Drüsenendstücken *(Acini).* Im Feinbau zeigen die *Azinuszellen* am apikalen Ende sog. *Zymogengranula.* Die

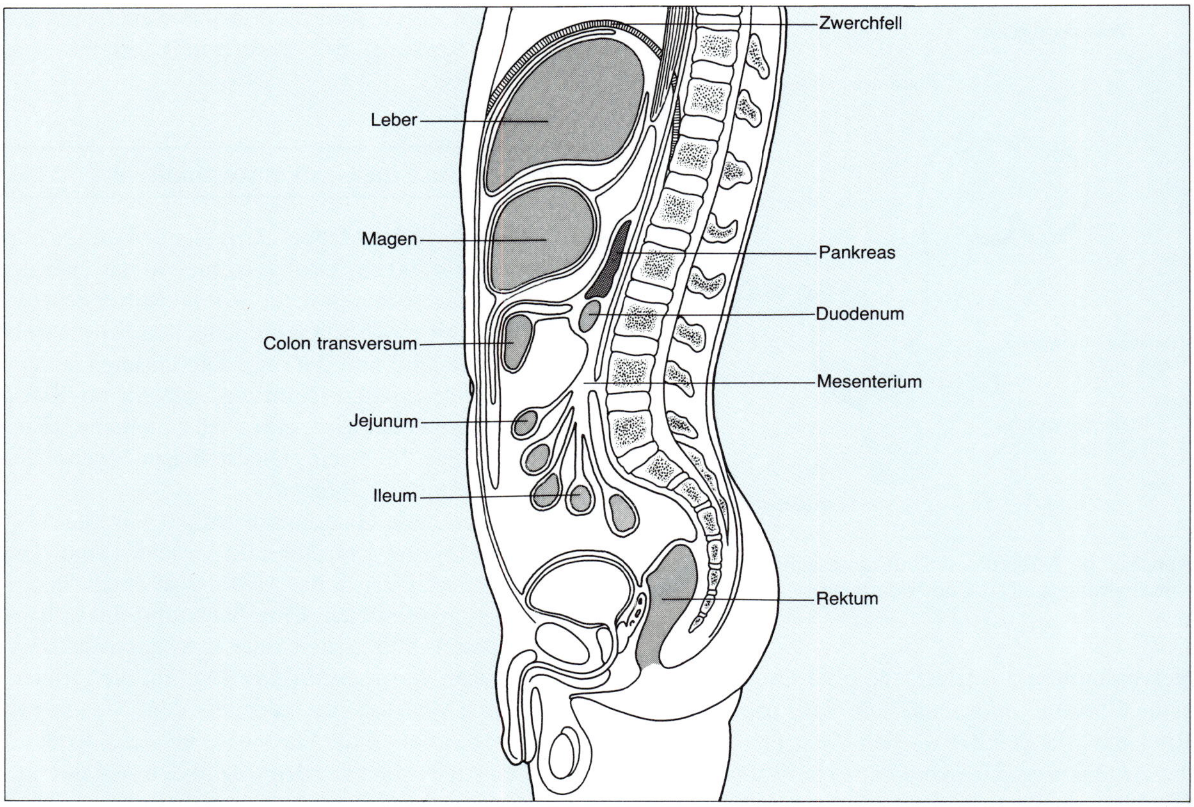

Abb. 11–21. Sagittalschnitt durch den Bauchraum

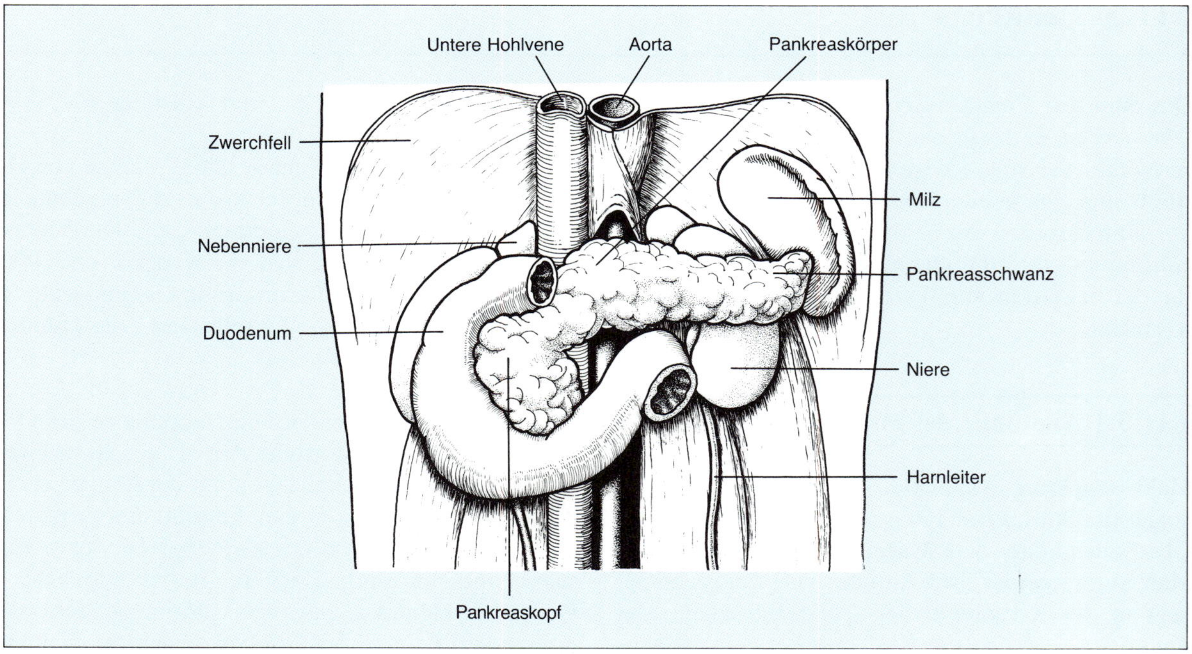

Abb. 11–22. Lage des Pankreas im oberen Bauchraum

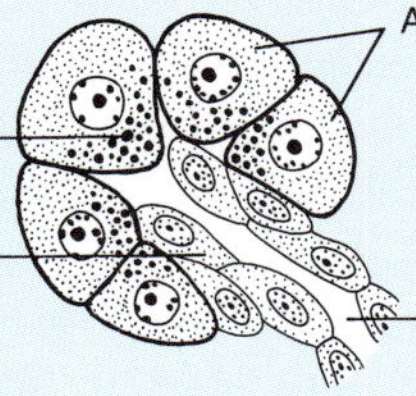

Abb. 11–23. Azinuszellen mit Zymogengranula, Schaltstück und zentroazinäre Zellen des Pankreas

Verbindung zwischen Drüsenendstücken und Ausführungsgängen bilden die *Schaltstücke,* die in die einzelnen Azinusgruppen eingestülpt erscheinen. Schaltstückzellen, die innerhalb der Drüsenendstücke liegen, sog. *zentroazinäre Zellen* (s. Abb. 11–23) sind für den exokrinen Anteil des Pankreas charakteristisch.

Die Langerhansschen Inseln, die in ihrer Gesamtheit häufig als *Inselorgan* bezeichnet werden, liegen in der Regel inmitten der Drüsenläppchen. Eine Darstellung des Feinbaus der Langerhansschen Inseln erfolgt in Kap. 18.

11.5.2 Pankreassekret

Menge und Zusammensetzung des Pankreassaftes. Das blutisotone Pankreassekret (Bauchspeichel) wird in einer mittleren Tagesmenge von 1–1,5 l gebildet und über den Ausführungsgang der Bauchspeicheldrüse in das Duodenum abgegeben. Der bei Nahrungsaufnahme sezernierte Pankreassaft hat einen pH-Wert von 8,0–8,4, was auf einen besonders *hohen Bicarbonatgehalt* (bei maximaler Sekretion bis zu 130 mmol/l) zurückzuführen ist. Zusammen mit den ebenfalls alkalischen Sekreten Galle und Darmsaft neutralisiert er den sauren Magensaft, so daß der Chymus im Jejunum neutral oder leicht alkalisch reagiert. Hierdurch wird ein günstiges Milieu für die Enzyme des Pankreassaftes geschaffen, deren pH-Optimum bei 7–8 liegt.

Der Pankreassaft enthält eine Reihe von Enzymen, die für die hydrolytische Spaltung von Eiweißen, Fetten und Kohlenhydraten erforderlich sind (vgl. Tab. 11–3). Die *eiweißspaltenden Enzyme* Trypsin, Chymotrypsin und Carboxypeptidasen, werden in Form von inaktiven Vorstufen (Proenzymen) sezerniert. Ihre Aktivierung erfolgt im Duodenum durch Enterokinase (Enteropeptidase), ein in der Dünndarmschleimhaut gebildetes Glykoprotein, sowie durch Trypsin auf autokatalytischem Wege. Da die proteolytischen Pankreasenzyme erst nach Kontakt mit der Dünndarmschleimhaut in aktiver

Tab. 11–3. Hydrolytische Enzyme des Pankreassaftes

1. Eiweiß-(Peptid-)spaltende Enzyme
□ *Endopeptidasen* Trypsin (Trypsinogen) Chymotrypsin (Chymotrypsinogen) Elastase (Proelastase) □ *Exopeptidasen* Carboxypeptidase A (Procarboxypeptidase A) Carboxypeptidase B (Procarboxypeptidase B)
2. Fett-spaltende Enzyme
Lipasen Phospholipase (Prophospholipase) Esterasen
3. Kohlenhydrat-spaltendes Enzym
α-Amylase
4. Nucleinsäure-spaltende Enzyme
Ribonuclease Desoxyribonuclease

Form vorliegen, ist das intakte Pankreas vor der „Selbstverdauung“ geschützt.

Die *fettspaltenden Enzyme* des Bauchspeichels sind Lipase, Phospholipase und Esterasen. Die Pankreaslipase, das wichtigste Enzym der Fettverdauung, wird in aktiver Form sezerniert, ist aber auf die Gegenwart von Gallensäuren angewiesen, um seine volle Wirksamkeit entfalten zu können. Dagegen wird die Phospholipase in inaktiver Form sezerniert und erst im Duodenum durch die Einwirkung von Trypsin aktiviert.

Das *kohlenhydratspaltende Enzym* α-Amylase liegt im Pankreassekret bereits in aktiver Form vor.

Dem *Abbau von Nucleinsäuren* dienen Ribo- und Desoxyribonucleasen.

Bildung des Pankreassaftes. Die *Enzyme* bzw. die *inaktiven Proenzyme* des Pankreassaftes werden in den Azinuszellen gebildet und in deren Zymogengranula gespeichert. Bei Stimulation der Sekretion entleeren die Bläschen ihren Inhalt in die Lumina der Drüsenendstücke, wobei gleichzeitig eine intensive Neusynthese einsetzt. Ebenso werden *Elektrolyte* in die Lumina abgegeben. Die wichtigsten *Kationen* des Pankreassaftes sind Na^+ und K^+, deren Konzentrationen im Bauchspeichel mit denen des Blutes vergleichbar sind. Die Kationenkonzentrationen sind unabhängig von der jeweiligen Sekretionsrate. Als wichtigste *Anionen* sind im Bauchspeichel HCO_3^- und Cl^- enthalten. Insbesondere in bezug auf die Anionenkonzentration erfährt das Sekret auf dem Weg durch die Drüsengänge noch sekundäre Veränderungen. Die

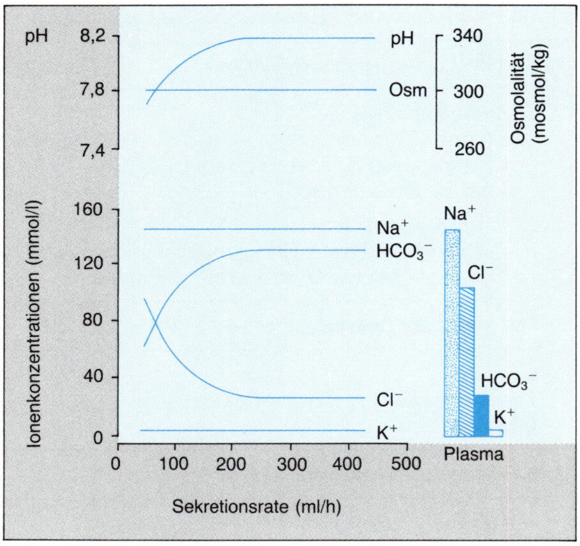

Abb. 11–24. Veränderungen in der Zusammensetzung des Pankreassekrets in Abhängigkeit von der Sekretionsrate

unter Mitwirkung des Enzyms Carboanhydra(ta)se in den Azinuszellen (bei spontaner Basalsekretion) sowie in den Mikrovilli der kleineren Ausführungsgänge (bei stimulierter Sekretion) gebildeten HCO_3^--Ionen werden während der Passage durch das Gangsystem durch einen aktiven Prozeß gegen Cl^--Ionen ausgetauscht („Anionen-Austausch-Hypothese"). Die Austauschrate ist dabei von der Sekretionsrate abhängig: Bei geringer Sekretproduktion besteht eine hohe Austauschrate. Mit steigender Sekretproduktion vermindert sich der Austausch wegen des schnelleren Durchflusses, und die HCO_3^--Konzentration sowie der pH-Wert des Bauchspeichels steigen an, während die Cl^--Konzentration entsprechend abnimmt (vgl. Abb. 11–24). Im Gegensatz zum Mundspeichel ist der Pankreassaft – unabhängig von der Sekretionsrate – plasmaisoton.

Regulation der Pankreassekretion. Das Pankreas sezerniert auch außerhalb der Verdauungsphasen Bauchspeichel in geringer Menge *(Basalsekretion).* Im Zusammenhang mit der Nahrungsaufnahme erfolgt eine *Stimulation der Sekretion* auf nervalem und hormonalem Wege.

Als **kephalische Sekretionsphase** wird der Anteil der Bauchspeichelsekretion bezeichnet, der unter dem Einfluß nervaler Impulse aus dem Zentralnervensystem steht. Vor und während der Nahrungsaufnahme lösen Geruchs- und Geschmacksreize reflektorisch eine Sekretion aus. Ebenso wirkt der Anblick oder die Vorstellung von Speisen sekretionsfördernd. Die efferenten Nervenimpulse werden dabei über den *N. vagus* geleitet. Die Aktivierung des N. vagus führt nach Umschaltung der Nervenimpulse im Organ zu einer Freisetzung von *Acetylcholin,* das die Abgabe eines enzymreichen, bicarbonatarmen Bauchspeichels *direkt* stimuliert. Eine Sekretionsstimulation kann jedoch auch auf einem *indirekten* Weg erfolgen. Die Vagusaktivierung bewirkt nämlich außerdem die Freisetzung *gastrointestinaler Hormone* (s. S. 278f.), welche die Bauchspeichelsekretion anregen. Sympathische adrenerge Nervenfasern hemmen die Pankreassekretion. Entsprechend wirken Atropin und die Catecholamine sekretionshemmend.

Die anschließende **gastrische Phase** der Bauchspeichelsekretion wird ausgelöst, wenn die Nahrung in den Magen gelangt. Vor allem durch einen mechanischen Dehnungsreiz erfolgt eine Sekretionssteigerung über lokale Reflexe und die Freisetzung der gastrointestinalen Hormone Sekretin, Cholecystokinin und Gastrin. *Sekretin* bewirkt – unter Vermittlung von cAMP – die Ausscheidung größerer Mengen eines stark alkalischen, aber enzymarmen Pankreassekretes, wobei insbesondere die Zellen der Gangsystems stimuliert werden. *Cholecystokinin* steigert dosisabhängig die Enzymsekretion der Drüsenazini. In diesem Fall wirken Ca^{2+}-Ionen als „second messenger". *Gastrin* erhöht ebenfalls die Bildung eines enzymreichen Pankreassaftes.

Die dritte, die **intestinale Phase,** wird durch den Übertritt sauren Mageninhalts (pH <4,5) bzw. von Fett- und Eiweißabbauprodukten in das Duodenum ausgelöst. Die intestinale Reizung fördert die Pankreassekretion über die Freisetzung von Sekretin und CCK. Auch Gallensalze sollen die exokrine Pankreasfunktion stimulieren.

11.6 Leber und Gallenwege

Die Leber ist das *zentrale Organ des Intermediärstoffwechsels* im Organismus. Weiterhin übernimmt sie wichtige Funktionen bei der *Entgiftung, Inaktivierung* und *Ausscheidung* körpereigener und körperfremder Substanzen. Im Hinblick auf die Bildung und Ausscheidung der *Galle* stellt die Leber die größte exokrine Drüse dar. Als Teilorgan des Retikuloendothelialen Systems (RES, s. S. 25) nimmt sie weiterhin an den *Abwehr- und Filterfunktionen* des Organismus teil. Vom Ende des zweiten Schwangerschaftsmonats bis zum Ende der Schwangerschaft ist die Leber an der *Blutbildung des Embryos bzw. des Feten* maßgeblich beteiligt (s. S. 88).

Im Rahmen dieser Darstellung soll nur auf die Verdauungsfunktion der Leber (Gallesekretion) eingegangen werden. Bezüglich der weiteren Funktionen wird auf andere Kapitel dieses Lehrbuches bzw. auf Lehrbücher der Biochemie verwiesen.

11.6.1 Makroskopische Anatomie der Leber und der Gallenwege

Makroskopische Anatomie der Leber. Der größte Teil der beim Erwachsenen etwa 1500 g schweren Leber *(Hepar)* liegt unter der rechten Zwerchfellkuppel. Der untere Leberrand zieht vom rechten 9. Rippenbogen schräg aufsteigend durch die mittlere Oberbauchregion bis zum linken 7. Rippenknorpel. Zwischen dem unteren Leberrand und dem Rippenbogenwinkel liegt die Leber der vorderen Bauchwand direkt an.

Die Leber ist in zwei ungleich große **Lappen,** einen größeren rechten *(Lobus dexter)* und einen kleineren linken Lappen *(Lobus sinister),* unterteilt. Die Grenze zwischen diesen beiden Lappen wird durch eine Duplikatur des Bauchfells markiert, die von der Unterseite des Zwerchfells zur Leber hinunterzieht (s. Abb. 11–25, A). Die obere und hintere, konvexe Fläche der Leber liegt dem Zwerchfell an und ist teilweise mit diesem verwachsen. Der übrige Teil der Leberoberfläche ist vom Bauchfell (Peritoneum) überzogen. Am unteren Leberrand geht die konvexe Oberfläche der Leber in eine untere, leicht konkave Fläche über, die mit den benachbarten Baucheingeweiden in direkten Kontakt tritt (linker Oberbauch: Magen; rechter Oberbauch: rechte Niere, Duodenum, Dickdarm). An der konkaven Unterfläche treten an der *Leberpforte* zwei zuführende Blutgefäße in das Organ ein: die *Leberarterie (A. hepatica)* und die *Pfortader (V. portae).* Weiterhin verlassen hier die beiden *Lebergallengänge (Ductus hepatici),* die an dieser Stelle meist noch nicht vereinigt sind, das Lebergewebe (s. Abb. 11–25, B).

Die **Blutversorgung der Leber** erfolgt zu etwa 75% (d. s. ca. 1200 ml/min) durch die *Pfortader,* während die *arterielle Zufuhr* nur etwa 25% des Blutbedarfs deckt. Das Pfortaderblut ist venöses Blut aus dem Bereich des Magens, des Dünndarms, des Dickdarms, des oberen Drittels des Mastdarms, der Bauchspeicheldrüse und der Milz. Es ist mit Abbauprodukten der Kohlenhydrate und Eiweiße, mit

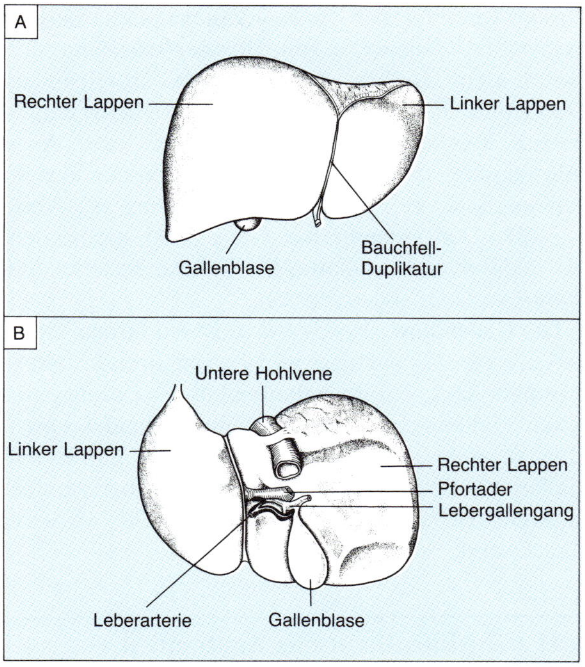

Abb. 11–25. Leber in Vorderansicht *(A)* und von unten gesehen *(B)*

kurz- und mittelkettigen Fettsäuren sowie mit Endprodukten aus der Milz und der Bauchspeicheldrüse angereichert. Das Blut der Leberarterie und der Pfortader gelangt über die Kapillaren der Leber (Sinusoide, s. u.) in Venen, deren Blut in die untere Hohlvene drainiert wird.

Makroskopische Anatomie der Gallenwege und der Gallenblase. An der Leberpforte beginnen mit den beiden *Ductus hepatici* die **extrahepatischen Gallenwege.** Die beiden Lebergallengänge vereinigen sich in unmittelbarer Nähe der Leberpforte zum 4–6 cm langen *Ductus hepaticus communis* (s. Abb. 11–26).

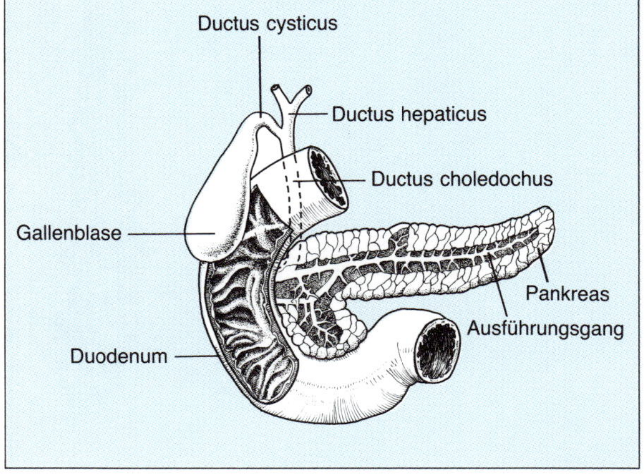

Abb. 11–26. Extrahepatische Gallenwege, Duodenum und Pankreas in ihrer natürlichen Lage im Oberbauch

Dieser vereinigt sich spitzwinklig mit dem *Ductus cysticus* der Gallenblase zum *Ductus choledochus* der hinter dem Bulbus duodeni zum absteigenden Duodenum zieht. Der 6–8 cm lange Ductus choledochus mündet häufig zusammen mit dem Ausführungsgang der Bauchspeicheldrüse in den absteigenden Schenkel des Zwölffingerdarms (s. Abb. 11–26). Der gemeinsame Gang wird gegen den Darm durch den aus glatter Muskulatur bestehenden *Sphinkter Oddi* abgeschlossen.

Die **Gallenblase** *(Vesica fellea)* ist ein birnenförmiger, etwa 8–12 cm langer und 4–5 cm breiter, dünnwandiger Sack, der im Nebenschluß der extrahepatischen Gallenwege liegt. Man unterscheidet einen Hals *(Collum),* einen Körper *(Corpus)* und einen Gallenblasengrund *(Fundus).* Letzterer überragt den unteren Leberrand und berührt die vordere Bauchwand.

11.6.2 Mikroskopische Anatomie der Leber und der Gallenwege

Mikroskopische Anatomie der Leber. Die Bauelemente der Leber sind die **Leberläppchen** *(Lobuli hepatis)* von 1 bis 2 mm Durchmesser, die auf Querschnitten durch das Lebergewebe annähernd sechseckig erscheinen. Die menschliche Leber setzt sich aus 50000 bis 100000 solcher Läppchen zusammen, die durch schwach ausgebildete Bindegewebszüge voneinander getrennt sind (s. Abb. 11–27). An den Stellen, an denen mehrere Läppchen mit ihren Kanten zusammenstoßen, verdichtet sich das Bindegewebe und bildet Bindegewebszwickel, die sog. *periportalen Felder.* In diesen verlaufen die Äste der Pfortader *(Vv. interlobulares),* der Leberarterie *(Aa. interlobulares)* und der intrahepatischen Gallengänge *(Ductuli interlobulares,* s. u.).

Jedes Leberläppchen besteht aus einer Vielzahl von radiär verlaufenden Zellsträngen, die in Balken und Platten angeordnet sind. Die Zellstränge sind verzweigt und untereinander verbunden, so daß ein dreidimensionales Netzwerk entsteht.

Jede Leberzellplatte besteht in der Regel aus zwei Zellagen. Zwischen dem Balkenwerk der Leberzellplatten verläuft ein radiäres Kapillarnetz, das von den interlobulären Venen seinen Ausgang nimmt, zusätzlich noch Zuflüsse von kleinsten Ästen der Leberarterie erhält und jeweils der im Lappenzentrum liegenden *V. centralis* zustrebt. Die Zentralvenen vereinigen sich zu Sammelvenen, die ihrerseits in größere Äste der *V. hepatica* einmünden.

Die Leberkapillaren, die sog. **Lebersinusoide,** anastomosieren vielfach miteinander. Ihre Wand wird

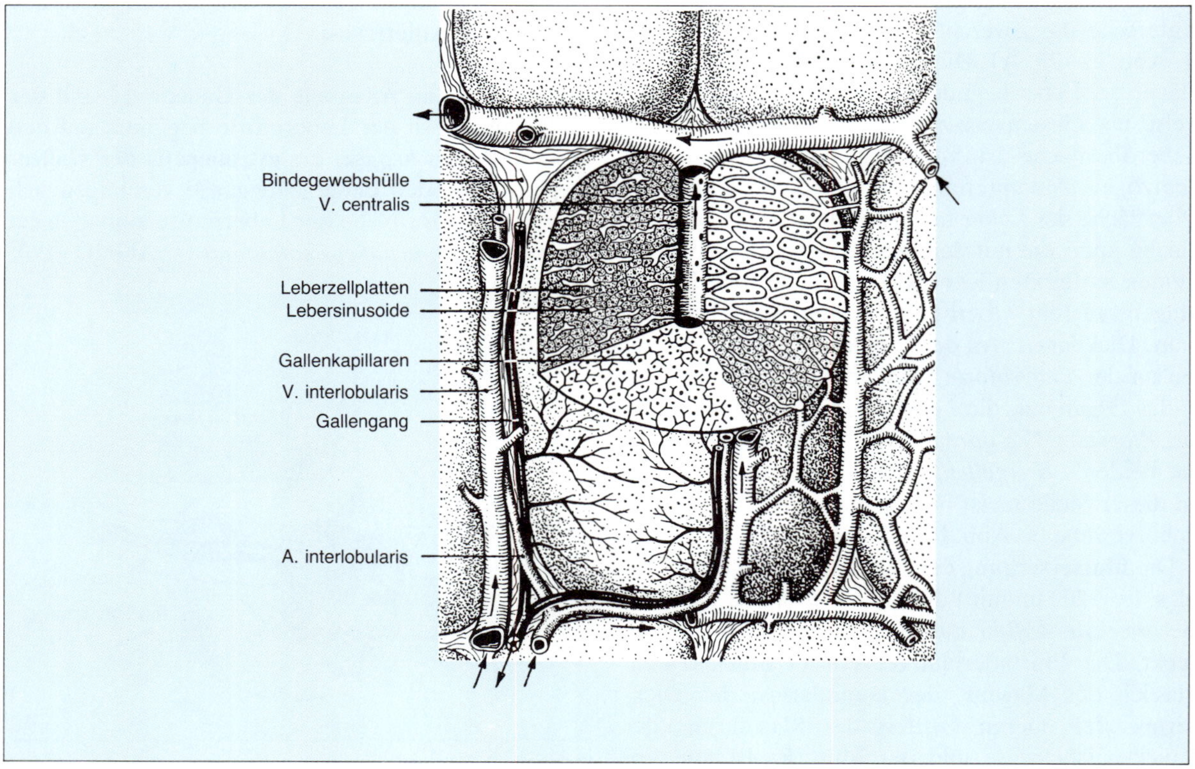

Abb. 11–27. Leberläppchen in schematischer Darstellung, nach Mörike, Betz und Mergenthaler

von zwei Zelltypen aufgebaut: den dünnen, gefensterten *Endothelzellen* und den *von-Kupffer-Sternzellen.* Letztere werden dem Retikuloendothelialen System zugerechnet, da sie Zelltrümmer, Bakterien, Fremdstoffe u. a. aufnehmen und speichern können. Sie sind wahrscheinlich auch am Abbau von roten Blutkörperchen beteiligt. Phagozytierende bzw. speichernde von-Kupffer-Sternzellen können sich abrunden, aus dem Zellverband lösen und anschließend im Blut zirkulieren.

Die Wand der Lebersinusoide ist durch einen kleinen, spaltförmigen Raum, den *Disséschen Raum,* von den Leberzellen getrennt. Wie aus Abb. 11–29 ersichtlich ist, trägt die Oberfläche der Leberzellen *Mikrovilli,* die in den Disséschen Raum hineinragen und somit in direkten Kontakt mit Stoffen, die über die zahlreichen Lücken der Kapillarwand in den Disséschen Raum gelangt sind, treten.

Die in den **Leberzellen** *(Hepatozyten)* enthaltenen zahlreichen *Mitochondrien* besitzen ein breites Enzymspektrum. Das *endoplasmatische Retikulum* ist in den Leberzellen stark ausgeprägt und steht sowohl mit der Zelloberfläche im Bereich des Disséschen Raumes als auch mit dem Zellkern in direkter Verbindung (s. Abb. 11–28). Es dient vor allem dem intrazellulären Stofftransport. In den *Lysosomen* befinden sich reichlich hydrolytische Enzyme, die für die intrazellulären Abbauvorgänge erforderlich sind.

Die **intrahepatischen Gallenwege** nehmen ihren Ausgang von den *Gallenkapillaren.* Diese werden durch Aussparungen (Rinnen) in der Wand einander gegenüberliegender Leberzellen gebildet, wobei die Zellmembran der Leberzellen die Wand der feinen Kanälchen darstellt. Die Gallenkapillaren beginnen im Läppchenzentrum und verlaufen – vielfach untereinander anastomosierend – zentrifugal zur Läppchenperipherie, um schließlich in die *interlobulären Gallengänge* einzumünden. Die Strömungsrichtung der Galle, die von den Leberzellen in die Gallenkapillaren sezerniert wird, ist demnach der des Blutes entgegengesetzt. *Die Lebersinusoide sind stets durch Leberzellen von den Gallenkapillaren getrennt.*

Die *interlobulären Gallengänge* liegen gemeinsam mit den interlobulären Ästen der Pfortader und der Leberarterie in den periportalen Feldern. Ihre muskelfreie Wand besteht aus einem einschichtigen kubischen Epithel. Mit zunehmendem Durchmesser der Gänge wird das Epithel allmählich höher. Die großen interlobulären Gallengänge vereinigen sich kurz vor der Leberpforte zum rechten und linken *Ductus hepaticus* (s. o.).

Mikroskopische Anatomie der extrahepatischen Gallenwege und der Gallenblase. Die dünne Wand der extrahepatischen Gallenwege besteht aus einem hochprismatischen Epithel, stark ausgeprägten elastischen Fasernetzen und wenig glatter Muskulatur. Die Gallenwege sind mit mukoiden Drüsen ausgestattet. Im Anfangsteil des *Ductus cysticus* zeigt das Innenrelief der Schleimhaut eine komplizierte Faltenbildung, wodurch ein spiraliger Verschlußapparat, die *Plica spiralis,* entsteht.

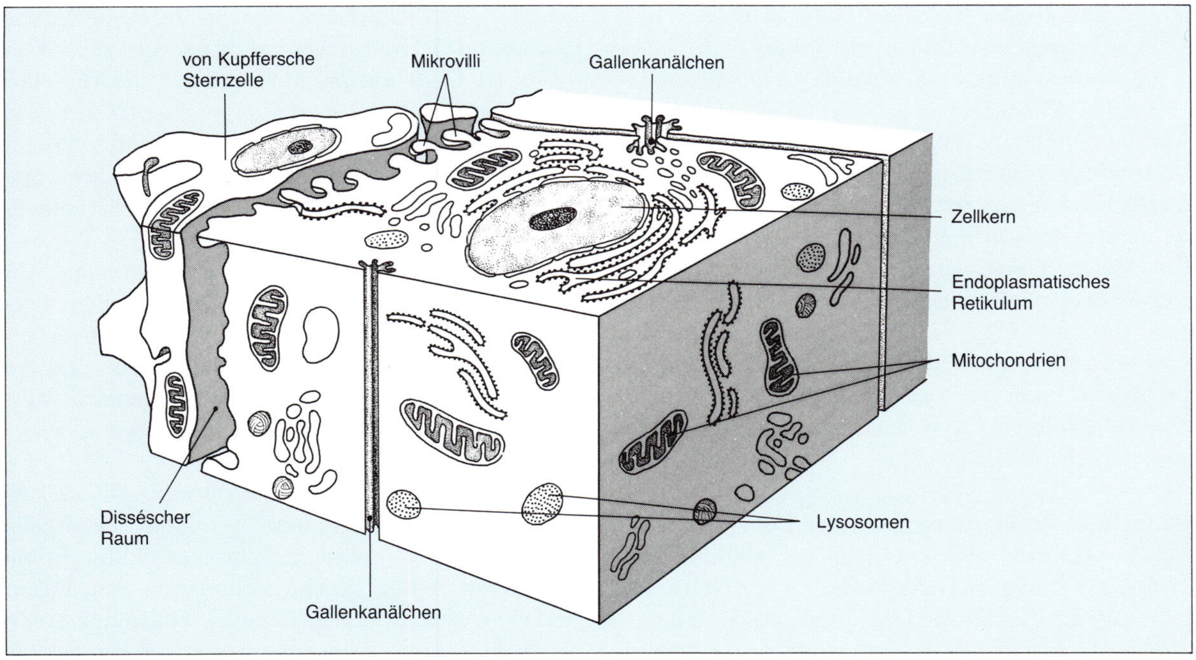

Abb. 11–28. Ultrastruktur einer Leberzelle in schematischer Darstellung

Die *Schleimhaut der Gallenblase* bildet Falten, die häufig miteinander verschmelzen, wodurch Schleimhautnischen und Tunnelbildungen zustande kommen und die innere Oberfläche stark vergrößert wird. Die Zellen des einschichtigen hohen Epithels weisen einen niedrigen *Mikrovilli-Saum* auf. Einige Zellen des Gallenblasenepithels enthalten Sekretgranula. Das Sekretionsprodukt – ein Glykoprotein – schützt die Epitheloberfläche möglicherweise vor der mazerierenden Wirkung der Galle. Im Bereich des Gallenblasenhalses kommen auch *Becherzellen* und *mukoide Drüsen* vor, die bei entzündlicher Reizung (z. B. bei Gallensteinträgern) vermehrt anzutreffen sind. Die in der Wand der Gallenblase liegende *glatte Muskulatur* verläuft vorwiegend in zirkulären Spiralen.

11.6.3 Gallensekretion

Bei der Sekretion der Galle durch die Leberzellen *(Cholerese)* wirken zwei Mechanismen zusammen:

- ☐ Durch die *Ausscheidung der konjugierten Gallensäuren* (s. S. 295f.) und anderer organischer Substanzen (Bilirubin, organ. Anionen) entsteht ein osmotischer Gradient, der den Übertritt von Wasser aus den Hepatozyten in die Gallenkapillaren bewirkt *(gallensäurenabhängige Sekretion;* s. Abb. 11–29).
- ☐ Durch einen *aktiven Na^+-Transport* aus den Hepatozyten in die Gallenkapillaren wird ebenfalls ein osmotischer Gradient aufgebaut, der eine Flüssigkeitsverschiebung zur Folge hat *(gallensäurenunabhängige Sekretion, ATP-abhängiger 3 Na^+/2 K^+-Austausch).*

Auf dem weiteren Weg durch die intrahepatischen Gallengänge (Ductuli) werden die Menge und die Zusammensetzung der primär sezernierten Galle verändert. Teils erfolgt eine *duktuläre Rückresorption,* teils eine *duktuläre Sekretion* von Elektrolyten und Wasser. Durch einen aktiven Transport von Na^+, Cl^- und HCO_3^- in Richtung der Ganglumina wird ein osmotischer Gradient aufgebaut, dem ein gleichgerichteter Wasserstrom folgt. *Sekretin* stimuliert die aktive HCO_3^--Sekretion im Bereich der intrahepatischen Gallengänge.

Menge und Zusammensetzung der Lebergalle. Die tägliche Gallenproduktion liegt bei 600–800 ml. Etwa 80% gehen hierbei auf die hepatozytäre, ca. 20% auf die duktuläre Sekretion zurück. Flußgeschwindigkeit und Zusammensetzung der Galle variieren in Abhängigkeit von Art und Menge der Nah-

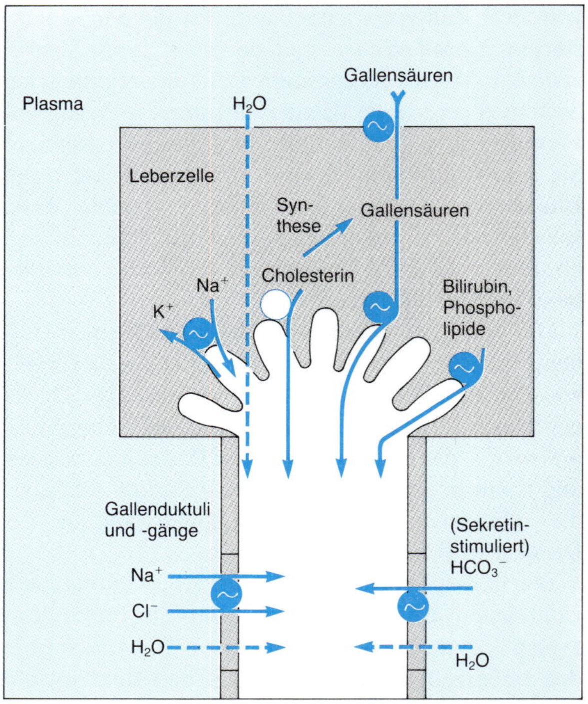

Abb. 11–29. Mechanismen der Gallensekretion aus den Leberzellen in die Gallenkapillaren (obere Bildhälfte) und Veränderungen des Primärsekretes in den Gallengängen

rungszufuhr. Die Galle ist dem Blutplasma annähernd isoton, ihr pH-Wert liegt zwischen 7,4 und 8,5.

Die wesentlichen organischen Verbindungen in der Gallenflüssigkeit sind die *Gallensäuren, Gallenfarbstoffe, Cholesterin, Phospholipide* (vorwiegend Lecithin) und zahlreiche *Enzyme* (z. B. alkalische Phosphatase). Die Konzentration *anorganischer Kationen* der Galle entspricht derjenigen des Blutplasmas. Die Konzentration der *anorganischen Anionen* (vor allem Cl^- und HCO_3^-) liegt etwas unter derjenigen der anorganischen Kationen, da zusätzlich organische Anionen (Gallensäuren) in der Galle vorhanden sind.

Mit der Galle werden auch *Medikamente* und Abbauprodukte des Stoffwechsels, darunter auch abgebaute *Hormone,* ausgeschieden. Mit iodhaltigen organischen Säuren können die Gallenwege und die Gallenblase im Röntgenbild sichtbar gemacht werden *(Cholangiographie* bzw. *Cholezystographie).*

Extrahepatische Gallenkonzentrierung. Die außerhalb der Verdauungsphase gebildete Lebergalle fließt – bei geschlossenem Sphinkter Oddi – in die *Gallenblase.* Dabei kommt es in den Gallengängen, vor allem aber in der Gallenblase (Fassungsvermögen 50–70 ml), zu einer beträchtlichen Eindickung des Sekrets. Der hierfür maßgebliche Prozeß ist eine *aktive Na^+-Resorption* unter Aufwendung von Stoffwechselenergie durch die Schleimhaut in die Blutgefäße der Gallenblasenwand, was einen osmotisch bedingten Wassertransport in gleicher Richtung zur Folge hat *(isotonische Wasserresorption).* Cl^- und HCO_3^- folgen aufgrund des elektrischen Gradienten. Wegen der HCO_3^--Verschiebung aus der Blasengalle ins Blut fällt der pH-Wert leicht ab. Diese Resorption von Elektrolyten und Wasser bewirkt eine Konzentrierung von Gallensäuren, Gallenfarbstoffen, Cholesterin und Phospholipiden auf das 5- bis 10fache (s. Tab. 11–4). Das Volumen der täglich sezernierten Lebergalle wird dabei auf 50-70 ml reduziert.

Tab. 11–4. Zusammensetzung der Leber- und Blasengalle

	Lebergalle	Blasengalle
Wasser (g/l)	950–980	920
Gallensäuren (g/l)	10	30–100
Bilirubin (g/l)	2	6–20
Cholesterin (g/l)	1	3–9
Fettsäuren (g/l)	1	3–12
Lecithin (g/l)	0,5	1–4
anorganische Elektrolyte (mmol/l)	280	235

Regulation der Gallensekretion. Während der Verdauungsphasen, in denen die Lebergalle über den Ductus hepaticus und den Ductus choledochus unmittelbar in das Duodenum abfließt, steigt die Gallenproduktion auf etwa das Doppelte des Nüchternwertes an. Dabei nimmt gleichzeitig die Bicarbonatkonzentration im Sekret zu. Die *Stimulation der Gallenproduktion* erfolgt durch *Sekretin* sowie durch die *Gallensäuren,* die über den enterohepatischen Kreislauf (s. u.) zur Leber gelangen. Ebenso wird durch Aktivierung des *N. vagus* und durch Steigerung der Leberdurchblutung die Gallenproduktion gefördert.

Die bei Verdauungsruhe eingedickte und gespeicherte Blasengalle entleert sich nach der Nahrungsaufnahme durch Kontraktion der Gallenblase bei gleichzeitiger Erschlaffung des Sphinkter Oddi in das Duodenum. Die *Gallenblasenentleerung* wird durch Freisetzung von *Cholecystokinin* vermittelt, kann jedoch auch durch Zufuhr von Öl, Eidotter oder $MgSO_4$ provoziert werden.

Enterohepatischer Kreislauf der Gallensäuren. In der Leber werden die beiden primären Gallensäuren *Cholsäure* und *Chenodesoxycholsäure* aus Cholesterin gebildet und mit Taurin und Glycin säureamidartig verknüpft („konjugiert"). Neben dieser *Konjugation* mit Glycin und Taurin findet in der Leber auch eine *Veresterung* der freien und konjugierten Gallen-

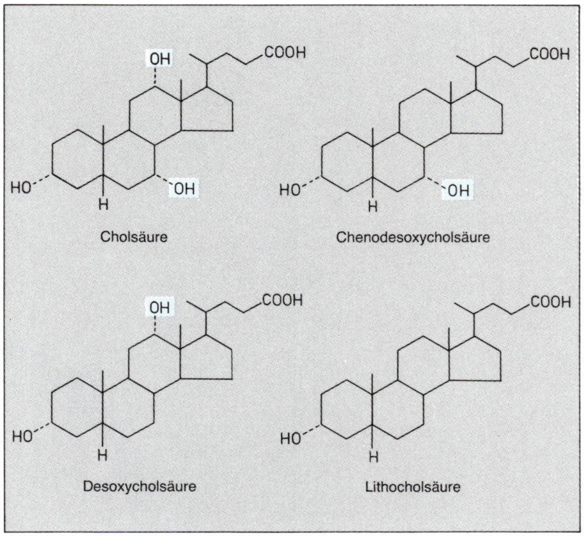

säuren mit Schwefelsäure und eine Kopplung an Glucuronsäure statt. Die konjugierten *primären Gallensäuren,* die etwa 70 bis 80% aller Gallensäuren ausmachen, gelangen über die Gallengänge als gemischte Mizellen (s. S. 303) in den Dünndarm. Den restlichen Anteil bilden die *sekundären Gallensäuren, Desoxycholsäure* und *Lithocholsäure,* die ausschließlich im Darm aus den primären Gallensäuren unter Mitwirkung von Darmbakterien entstehen.

Die Gallensäuren werden im unteren Ileum zu einem hohen Prozentsatz *aktiv resorbiert.* Eine zusätzliche *passive Rückdiffusion* im gesamten Dünndarm und im geringen Ausmaß auch im Kolon führt dazu, daß lediglich ca. 15% des gesamten Gallensäuren-Pools ausgeschieden werden. Dieser Ausscheidungsverlust wird durch Neusynthese in der Leber ausgeglichen (vgl. Abb. 11–30). Die resorbierten Gallensäuren gelangen mit dem Pfortaderblut wieder zur Leber und von dort aus erneut in die Galle. In diesem *enterohepatischen Kreislauf* zirkulieren die primären und sekundären Gallensäuren bis zu 10mal täglich.

Die wichtigste physiologische Funktion der Gallensäuren ist die *Lösungsvermittlung* für wasserunlösliche Verbindungen durch Ausbildung von Mizellen, die auf die gleichzeitigen lipo- und hydrophilen Eigenschaften der Gallensäuren zurückzuführen ist. Daneben sind die Gallensäuren an der *Aktivierung* der *Pankreaslipase* und der *Hemmung der Magensaftsekretion* beteiligt.

Enterohepatischer Kreislauf des Bilirubins. Beim Abbau von *Hämoglobin* und anderen *Hämoproteinen* (z. B. Cytochromen, Myoglobin) entstehen Porphyrine, die nicht mehr weiter verwertet werden

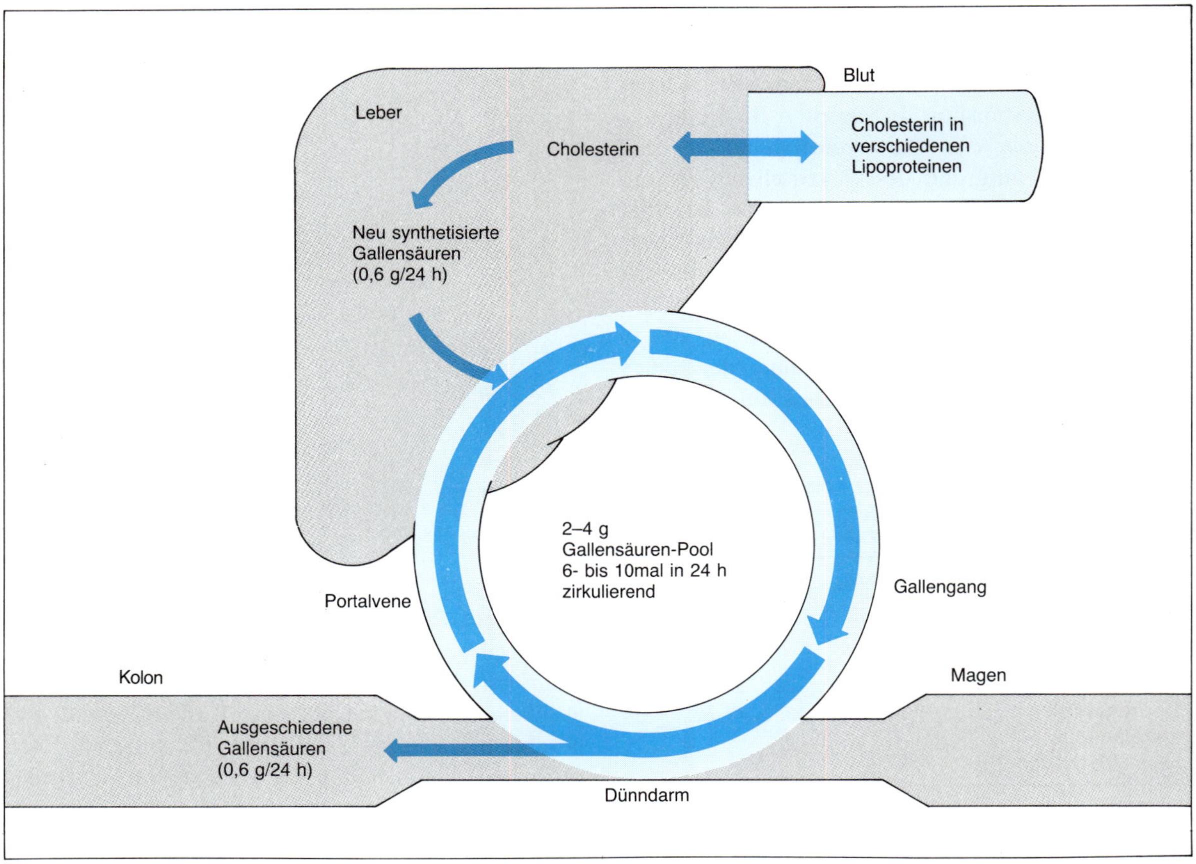

Abb. 11–30. Enterohepatischer Kreislauf der Gallensäuren

können. Der dabei zuerst auftretende Gallenfarbstoff ist das grüne **Biliverdin,** das durch Hydrierung zu **Bilirubin,** dem wichtigsten Gallenfarbstoff, reduziert wird. Das in Milz, Leber und Knochenmark gebildete Bilirubin ist in Wasser praktisch unlöslich; es wird im Blut an *Albumin* gebunden transportiert und von den Leberzellen aufgenommen. Dort wird der überwiegende Teil mit Glucuronsäure *konjugiert* und als wasserlösliches *Bilirubin-Diglucuronid* aktiv mit der Galle ausgeschieden.

Im Darm, insbesondere im Dickdarm, erfolgt der weitere Abbau des Bilirubins unter der Einwirkung von Darmbakterien zu verschiedenen stereoisomeren **Urobilinogenen.** Dehydrierung führt schließlich zur Bildung von **Urobilin** und **Stercobilin,** die mit dem Kot ausgeschieden werden.

Die verschiedenen Abbauprodukte des Bilirubins werden im unteren Ileum und im Dickdarm teilweise wieder resorbiert, über die Pfortader der Leber zugeleitet und erneut in die Galle ausgeschieden *(enterohepatischer Kreislauf)*. Der nicht im Darm rückresorbierte Teil wird mit dem Stuhl eliminiert und ist für die gelbbraune Stuhlfarbe verantwortlich. Ein weiterer kleiner Anteil (ca. 10%) gelangt über den Körperkreislauf zur renalen Ausscheidung.

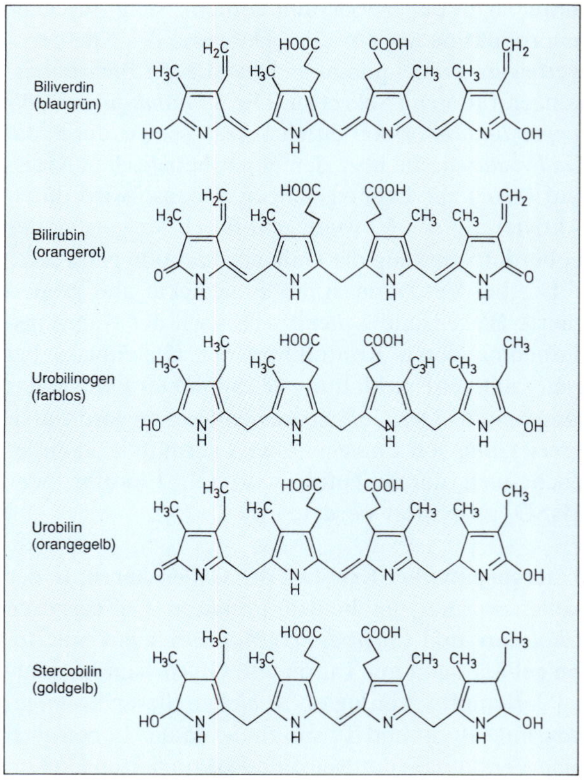

Cholesterin und Phospholipide. Die Leber stellt für *Cholesterin* das zentrale Stoffwechselorgan dar. Sie ist nicht nur der Hauptort der *Synthese,* sondern auch das Zentrum für den *Abbau* und die *Ausscheidung* mit der Galle. Das wasserunlösliche Cholesterin kann nur Mizellen-gebunden in der Galle in Lösung gehalten werden. Wie einige Gallenfarbstoffe und die Gallensäuren durchläuft auch das Cholesterin einen *enterohepatischen Kreislauf.*

Die ebenfalls mit der Galle ausgeschiedenen *Phospholipide* (vor allem Lecithin) unterliegen einem indirekten enterohepatischen Kreislauf, da sie im Darm vollständig hydrolysiert und ihre Bestandteile anschließend resorbiert werden. Die Phospholipide sind fast wasserunlöslich und bilden gemischte Gallensäuren-Phospholipid-Cholesterin-Mizellen.

Für die *Löslichkeit des Cholesterins* in der Galle ist das Verhältnis der Cholesterinkonzentration zu den Konzentrationen von Gallensäuren und Phospholipiden entscheidend. Diese Abhängigkeit läßt sich mit einem *triangulären Koordinatensystem* beschreiben, dessen drei Seiten die Relativkonzentrationen von Gallensäuren, Cholesterin und Phospholipiden repräsentieren (s. Abb. 11–31). Jedes Konzentrationsverhältnis der drei Substanzgruppen zueinander läßt sich durch einen Schnittpunkt in dem Koordinatensystem angeben. Fällt dieser Punkt in den blauen Bereich (A), dann liegt das gesamte Cholesterin in mizellärer Lösung vor. Alle Mischungsverhältnisse, die durch einen Schnittpunkt außerhalb dieses Bereichs charakterisiert sind (B), sprechen für eine Cholesterinübersättigung der Galle. Da jede Übersättigung

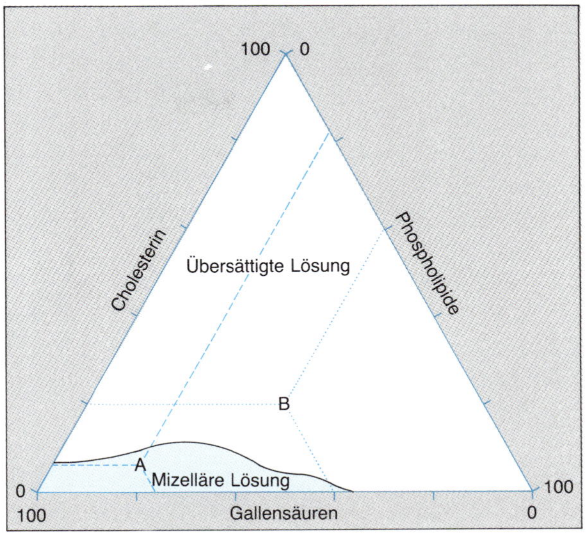

Abb. 11–31. Löslichkeit von Cholesterin in der Galle in Abhängigkeit vom Verhältnis der Konzentrationen von Gallensäuren, Phospholipiden und Cholesterin, nach Heaton. Im blauen Bereich liegt Cholesterin in mizellärer Lösung vor. Bei Abnahme der Konzentrationen von Gallensäuren und Phospholipiden (oberhalb des blauen Bereichs) fällt Cholesterin aus

die Voraussetzung für ein Auskristallisieren von Cholesterin und damit für die Bildung von *Cholesterin-Gallensteinen* ist, kann ein relativer Konzentrationsanstieg des Cholesterins (z. B. durch Verringerung der Gallensäurenkonzentration) oder eine absolute Vermehrung des Cholesterins in der Galle (z. B. bei Steigerung der Cholesterinsynthese) zu einer Gallensteinbildung führen (s. S. 319).

11.7 Enzymatische Spaltung und Resorption

11.7.1 Grundlagen der Verdauungs- und Resorptionsvorgänge

Verdauungsenzyme. Die hochmolekularen Kohlenhydrate, Eiweiße und Fette werden bei ihrer Passage durch den Gastrointestinaltrakt hydrolytisch gespalten und auf diese Weise in resorbierbare Bestandteile zerlegt. Die meisten der hierfür notwendigen Enzyme sind im Speichel, im Magensaft und im Pankreassekret enthalten. Einige Enzyme, die für den Abbau der Oligosaccharide und der Oligopeptide von Bedeutung sind, finden sich an der Oberfläche der Dünndarm-Epithelzellen (Enterozyten, s. Abb. 11–32, A). Die Zelloberfläche trägt *Mikrovilli,* die in ihrer Gesamtheit den *Bürstensaum* bilden. Die Mikrovilli sind von einer filamentösen Schicht, der *Glykokalyx,* überzogen, die aus Mucopolysacchariden mit eingelagerten Enzymen besteht (Abb. 11–32, B). Enzyme des Pankreassaftes können adsorptiv an die Glykokalyx gebunden werden.

Resorptionsprozesse. Die Resorption von Endprodukten der Verdauung erfolgt im Dünndarm, vorwiegend im Duodenum- und Jejunumbereich (Abb. 11–33). Die durch Kerckringsche Falten, Zotten und Mikrovilli stark vergrößerte Oberfläche des Dünndarms bietet hierfür günstige Voraussetzungen. Für den Transport von Wasser und gelösten Teilchen durch das Darmschleimhautepithel stehen dabei 2 Wege zur Verfügung: Transport durch

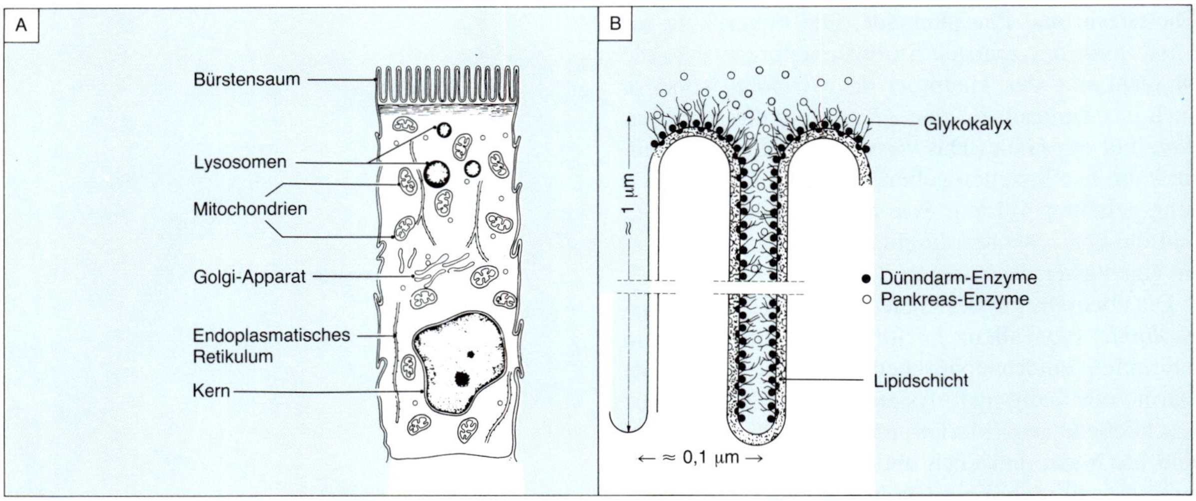

Abb. 11–32. Aufbau des Enterozyten *(A)* und Feinstruktur des Bürstensaumes *(B)* in schematischer Darstellung

□ die *Enterozyten (transzellulär)* und

□ den *Interzellularraum (parazellulär)*.

An dem Transport durch das Epithel sind *passive* und *aktive Mechanismen* beteiligt.

Bei einem **transzellulären Transport** durch den Enterozyten hindurch muß die Substanz über die luminale Membran in die Zelle aufgenommen, durch das Zytosol transportiert und über die basolaterale Membran in den Interzellularraum ausgeschleust werden. Durch diese in Serie geschalteten Barrieren ist der passive Transport durch den Enterozyten erheblich erschwert. Insbesondere für hydrophile und

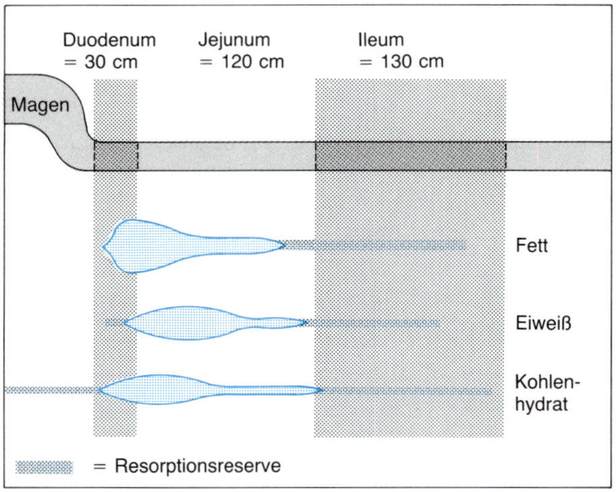

Abb. 11–33. Resorptionsbereiche für Fette, Eiweiße und Kohlenhydrate in schematischer Darstellung. (Die Längenangaben für die Dünndarmabschnitte beziehen sich auf die Verhältnisse in situ.)

negativ geladene Substanzen stellt die Lipidgrenzmembran ein wesentliches Hindernis dar.

Die eigentliche Leistung der Epithelzelle liegt im *aktiven Transport* von Substanzen aus dem Darmlumen in die subepithelialen Kapillaren und Lymphgefäße. Für diese Transportleistung ist Energie notwendig. Häufig arbeitet das System für den aktiven Transport erst dann optimal, wenn der Pumpmechanismus durch eine weitere Substanz angetrieben wird *(gekoppelter aktiver Transport, Kotransport)*.

Der **parazelluläre Transport** von Substanzen ist dagegen *immer passiv* (Diffusion oder Transport mit einer Wasserbewegung aufgrund osmotischer oder hydrostatischer Kräfte). Besonders in den oberen Darmabschnitten, die gut durchgängige tight junctions (s. S. 3) aufweisen, ist die Resorption von Wasser und Elektrolyten über den parazellulären Weg von großer Bedeutung.

Die resorbierten Substanzen gelangen überwiegend in die *Zottenkapillaren* und von dort mit dem Blutstrom über die Pfortader in die Leber. Sofern sie nicht im Leberstoffwechsel verwertet werden, erreichen sie schließlich den allgemeinen Kreislauf. Bestimmte Stoffe werden nach Resorption in die *Lymphgefäße der Zotten (Chylusgefäße)* aufgenommen und über den Ductus thoracicus in den Blutkreislauf eingeschleust.

Substanzen, die über die Mundschleimhaut *(bukkale Applikation)* oder über die unteren 2/3 der Rektumschleimhaut *(rektale Applikation)* resorbiert werden, treten – unter Umgehung des Pfortadersystems – direkt in den allgemeinen Kreislauf ein.

11.7.2. Resorption von Wasser und Elektrolyten

Wasserresorption im Dünndarm. Durchschnittlich 9 l Flüssigkeit werden täglich in den Gastrointestinaltrakt eingeleitet. Der kleinere Teil hiervon (etwa 2 l/Tag) stammt aus der exogenen Zufuhr durch Speisen und Getränke, der größere Teil (ca. 7 l/Tag) aus den Sekreten von Speicheldrüsen, Magen, Leber, Pankreas und Dünndarm. Von diesem zugeführten Flüssigkeitsvolumen werden 99% hauptsächlich im Dünndarm – zum geringen Teil auch im Kolon – resorbiert. Der Rest von 1% (100 ml/Tag) gelangt mit dem Stuhl zur Ausscheidung (vgl. Abb. 11–34).

Die stärkste *Wasserresorption* findet normalerweise schon im oberen Dünndarm statt. Es handelt sich hierbei um einen *passiven Transportvorgang aufgrund der entstehenden osmotischen Gradienten* für Elektrolyte und Nichtelektrolyte, wobei der Wasserstrom so lange andauert, bis das osmotische Gefälle abgebaut ist. Da osmotische Wasserverschiebungen durch die Darmmukosa generell in beiden Richtungen möglich sind, ist der Inhalt des Dünndarms und zum größten Teil auch des Dickdarms *isoton* zum Blutplasma. Sofern die Osmolarität des Chymus von der des Blutes abweicht, erfolgt innerhalb von wenigen Minuten im Duodenum ein Ausgleich: Ist der Darminhalt *hyperosmolar,* strömt Wasser in das Darmlumen, ist er *hypoosmolar,* wird Wasser aus dem Darmlumen resorbiert (s. Abb. 11–35).

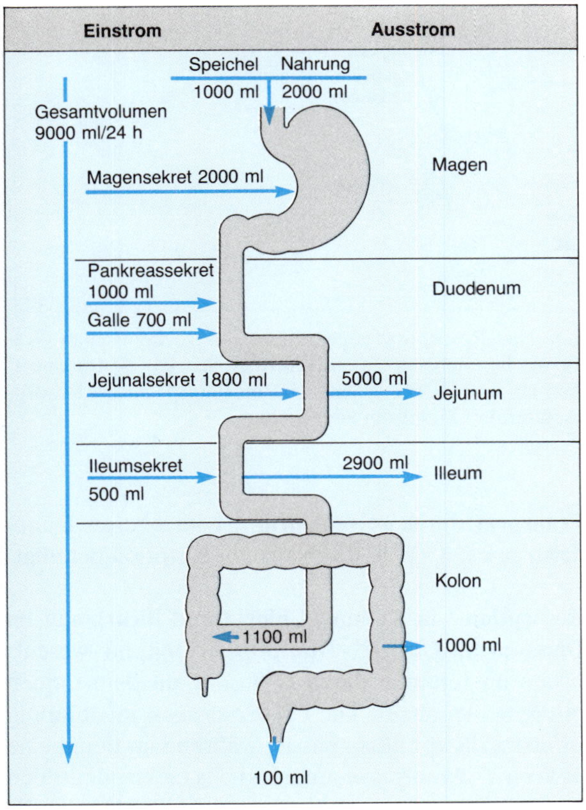

Abb. 11–34. Gastrointestinale Flüssigkeitsbilanz. Von der Gesamtflüssigkeitsmenge (ca. 2 l aus der Nahrung und 7 l aus den Sekreten) verlassen nur ca. 100 ml den Körper mit dem Stuhl

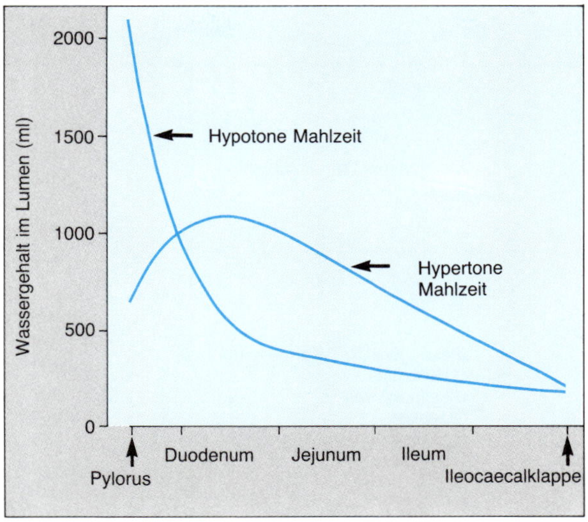

Abb. 11–35. Wassergehalt im Dünndarm in Abhängigkeit von der Osmolarität der Nahrung. Aus hypotonem Chymus wird Wasser schnell resorbiert, nach hypertoner Mahlzeit tritt Wasser zum osmotischen Ausgleich ins Darmlumen über

Na^+-Resorption im Dünndarm. Für die normale Funktion des Dünndarms ist die Natriumresorption von großer Bedeutung. So sind Natriumionen z. B. an aktiven Transportprozessen beteiligt (s. u.). Wie effektiv die Natriumresorption im Dünndarm ist, geht daraus hervor, daß von den pro Tag mit der Nahrung aufgenommenen (250–300 mmol) und in das Darmlumen sezernierten Natriumionen (ca. 200 mmol) nur 3–7 mmol mit den Fäzes ausgeschieden werden. Die Natriumionenresorption erfolgt dabei durch aktive und passive Transportprozesse der Dünndarmmukosa.

Der **aktive transzelluläre Na^+-Transport** wird durch eine in der basolateralen Membran lokalisierte *3 Na^+/2 K^+-ATPase* angetrieben (Abb. 11–36). Die damit verbundene Konzentrationsabnahme der Na^+-Ionen im Enterozyten führt zu einem passiven Na^+-Einstrom durch die luminale Zellmembran. Je nach den Membraneigenschaften kann dieser Transport elektrogen oder elektroneutral sein. Beim **elektrogenen Transport** gelangen die Na^+-Ionen ohne Partner

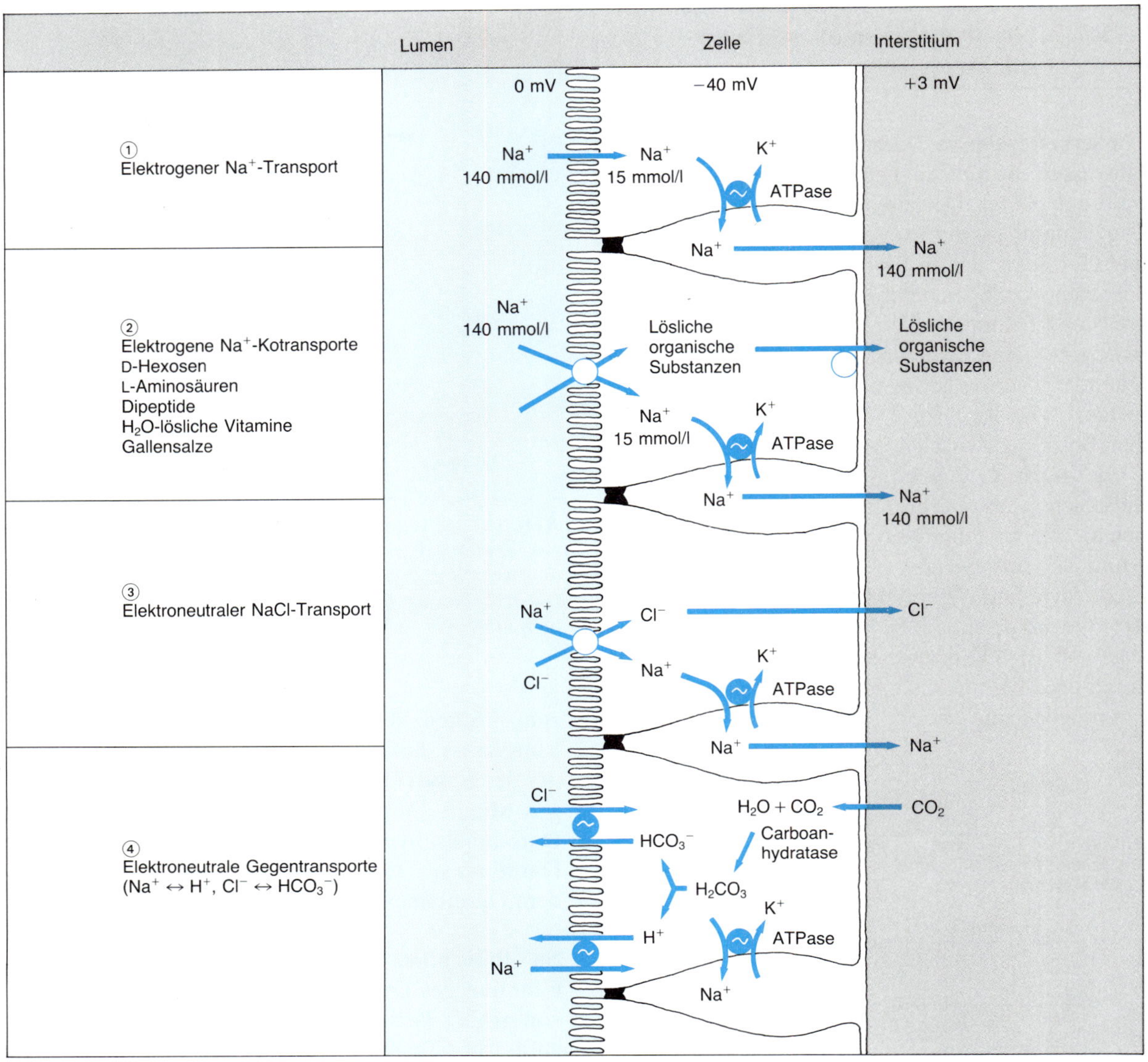

Abb. 11–36. Elektrolytresorption im Dünndarm. *1.* Elektrogene Na^+-Resorption gegen einen elektrochemischen Gradienten. *2.* Na^+-Kopplung an einen gemeinsamen Carrier mit organischen Substanzen. *3.* Neutraler Na^+-Cl^--Kotransport. *4.* Neutrale NaCl-Resorption im doppelten Ionenaustausch gegen H^+ und HCO_3^- (besonders im Ileum). Alle 4 Resorptionsmechanismen werden durch die Na^+/K^+-ATPase in der basolateralen Membran angetrieben

oder im Kotransport mit organischen Substanzen (u. a. mit Glucose, Aminosäuren, Gallensäuren) in den Intrazellularraum. Ein **elektroneutraler Transport** liegt vor, wenn Na^+-Ionen zusammen mit Cl^--Ionen aufgenommen werden. Elektroneutralität besteht aber auch, wenn im doppelten Gegentransport ein Austausch Na^+ gegen H^+ und Cl^- gegen HCO_3^- stattfindet.

Die aktive Natriumresorption führt aus osmotischen Gründen zu einem parazellulären Wasserstrom, mit dem weitere Na^+-Ionen mitgerissen werden und auf diese Weise aus dem Lumen in das Interstitium gelangen. Dieser **passive parazelluläre Na^+-Transport** durch **solvent drag** ist im oberen Dünndarm zu ca. 85% an der Natriumresorption beteiligt.

Resorption von Kalium, Chlorid und Bicarbonat im Dünndarm. Der *K^+-Transport* erfolgt im wesentlichen im Jejunum durch *Diffusion* aus dem Lumen in die Schleimhaut. Die *Cl^--Resorption* im Jejunum ist ebenfalls vor allem passiv, während im Ileum eine *aktive Cl^--Resorption* aufgrund des elektroneutralen NaCl-Transportes stattfindet (vgl. Abb. 11–36, 3). Bicarbonat wird im oberen Dünndarm – und zwar im *Duodenum* durch die Brunnerschen Drüsen und im *Ileum* durch den in Abb. 11–36, 4 beschriebenen

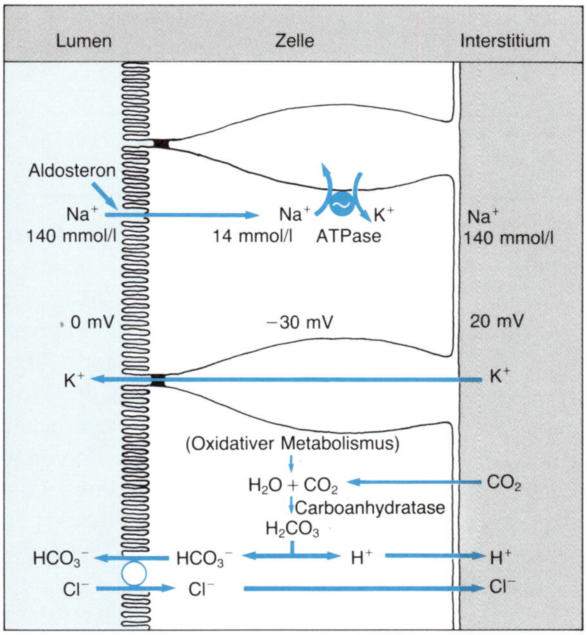

Abb. 11−37. Elektrolyttransport in der Kolonmucosa. *Oben:* Aktive Na^+-Resorption, passiver Rückstrom von K^+. *Unten:* HCO_3^-- und Cl^--Ionenaustausch

Gegentransport – in das Lumen sezerniert. Im *Jejunum* findet dagegen eine HCO_3^--Resorption statt.

Resorption von Wasser und Elektrolyten im Dickdarm. Täglich gelangt etwa 1,1 l flüssiger Chymus in das Caecum; über 90% dieses Wassers werden im Kolon resorbiert, so daß nur ca. 100 ml den Körper mit dem Stuhl verlassen. Die maximale Resorptionskapazität bei stetigem Anfluten von Flüssigkeit liegt bei 5 l/Tag. Die Wasserresorption ist dabei an die aktiven Resorptionsvorgänge der Elektrolyte gebunden (s. Abb. 11−37).

Natriumionen diffundieren wie bei der elektrogenen Resorption im Dünndarm in die Zelle und werden dann durch die Na^+/K^+-ATPase aktiv in das Interstitium transportiert.

Kaliumionen werden infolge eines elektrischen Gradienten durch die für sie durchlässigen tight junctions *in das Lumen des Kolons sezerniert.* Ein geringer Teil diffundiert auch infolge der hohen intrazellulären Konzentration von 80 mmol/l direkt durch die Zellmembran in das Lumen.

Sowohl die Natriumresorption als auch die Kaliumsekretion werden durch *Mineralocortiocoide* gesteigert. Wie in der Niere erhöht Aldosteron (s. S. 556) indirekt – vermittelt durch ein Aldosteron-induziertes Membranprotein – die Natriumpermeabilität.

Chlorid wird im Kolon gegen einen großen chemischen Gradienten aktiv transportiert. Die *Cl^--Resorption* ist mit einer HCO_3^--Sekretion über ein Gegentransportsystem gekoppelt (vgl. Abb. 11−37). Die HCO_3^--Anreicherung im Lumen führt dazu, daß der Stuhl leicht alkalisch ist.

Calcium- und Magnesiumresorption. *Calciumionen* werden vor allem im oberen Dünndarm resorbiert, bei niedrigen Konzentrationen aktiv, in höheren Konzentrationen aktiv und passiv. Bei dem aktiven Transport ist an der Aufnahme in die Enterozyten ein Ca^{2+}-bindendes Protein, an der Ausschleusung aus der Epithelzelle eine Calcium-ATPase beteiligt. Das Ausmaß der Calciumresorption wird dabei durch *Parathormon* und *1,25-Dihydroxy-colecalciferol* (s. S. 257) gesteuert.

Magnesium wird im gesamten Dünndarm resorbiert. Die Aufnahme in die Darmschleimhaut erfolgt wahrscheinlich *passiv* durch Diffusion und Solvent drag.

Eisenresorption. Die Resorption von Eisen erfolgt sowohl in *zweiwertiger* als auch – deutlich langsamer – in *dreiwertiger Form* vorwiegend im oberen Dünndarm. Ähnlich wie beim Calcium handelt es sich sowohl bei der Aufnahme aus dem Darmlumen als auch bei der Ausschleusung aus den Enterozyten ins Blut um *aktive* Prozesse. Die Eisenresorption ist dabei an den jeweiligen Bedarf des Organismus angepaßt. Dadurch wird im Falle eines Eisenmangels eine hohe Resorptionsquote (etwa 20% des Nahrungseisens) gewährleistet und bei geringem Eisenbedarf die Resorption reduziert (max. 10% des Nahrungseisens).

Bei großem Eisenbedarf gelangt das resorbierte Eisen sofort ins Blut, wo es an *Transferrin* (s. S. 85) gebunden wird. In dieser Form erfolgt der Transport auf dem Blutweg vorwiegend zum Knochenmark; hier wird das Eisen durch Bindung an das Protein *Apoferritin* in die Speicherform *Ferritin* überführt. Bei ausgeglichenem Eisenhaushalt verbleibt ein Teil des aufgenommenen Eisens – ebenfalls nach Bindung in Form von Ferritin – in der Darmmukosa und wird nach wenigen Tagen mit abgestoßenen Epithelzellen ausgeschieden.

Das Eisentransportsystem in der Darmmukosa, das der optimalen Nutzung der geringen Eisenmengen in der Nahrung dient, kann den Organismus jedoch nicht vor einem übermäßigen Eisenangebot schützen. Sofern die Kapazität des Transportsystems überschritten wird, kommt es zu einer Epithelschädigung, wonach das Eisen ungehindert in das Blut gelangen kann. Bei einem Überangebot von Eisen wird dieses in Form von *Hämosiderin* gespeichert.

11.7.3 Enzymatische Spaltung und Resorption der Kohlenhydrate

Enzymatische Spaltung. Der größte Anteil (ca. 60%) der täglich aufgenommenen Kohlenhydrate besteht, wie erwähnt (s. S. 246), aus dem Polysaccharid *Stärke*. Etwa 30% entfallen auf die *Saccharose* (in Form des Rüben- oder Rohrzuckers) und ungefähr 10% auf die *Lactose* (Milchzucker). Neben diesen

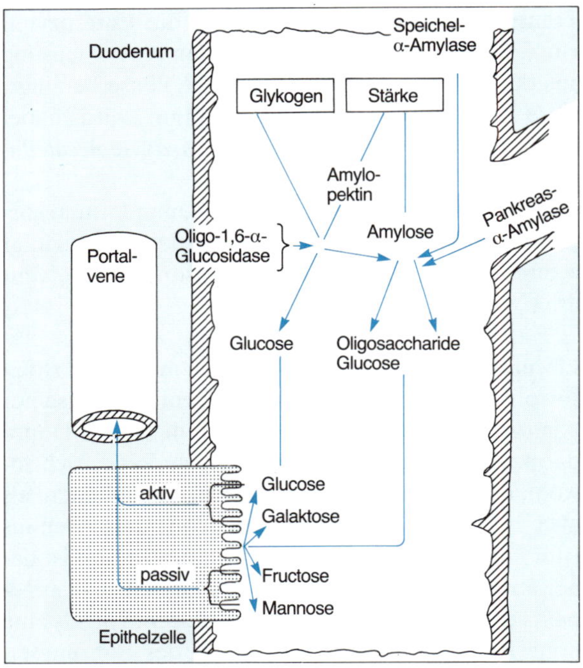

Abb. 11–38. Enzymatischer Abbau der Kohlenhydrate und Resorption der Hexosen

beiden Disacchariden werden auch geringe Mengen an Monosacchariden als *Glucose* (Traubenzucker) und *Fructose* (Fruchtzucker) verzehrt. Einen weiteren Kohlenhydratbestandteil der Nahrung bildet das tierische *Glykogen*.

Stärke ist zu etwa 20% aus linearer Amylose und zu etwa 80% aus verzweigtem Amylopectin zusammengesetzt. Das tierische *Glykogen* hat einen ähnlichen Aufbau wie Amylopektin. Der Amylose-Anteil wird durch die *1,4-α-Amylase* des Mundspeichels und des Pankreassaftes gespalten. Die Endprodukte dieser Spaltung sind Maltose und Maltotriose. Am Amylopektin und am Glykogen erfolgt die Abspaltung der Glucosereste durch die *1,6-α-Glucosidase*, die im Bürstensaum der Enterozyten lokalisiert ist. Hier befinden sich auch *Disaccharidasen*, welche Lactose, Maltose und Saccharose in Monosaccharide aufspalten.

Resorption. Die Spaltprodukte (Hexosen und Pentosen) werden im Duodenum und Jejunum resorbiert und über die Pfortader abtransportiert. Die rasche Resorption von *Glucose* erfolgt über einen *aktiven Transportmechanismus*, dessen Kinetik von der jeweiligen Na^+-Konzentration im Chymus abhängig ist (s. S. 300). *Galaktose* benutzt wahrscheinlich dasselbe Transportsystem. Dagegen gelangen *Fructose, Mannose* und *Pentosen* durch Diffusionsprozesse in die Enterozyten und von dort in das Kapillarblut. Die nicht resorbierten Kohlenhydratanteile werden im Kolon durch bakterielle Gärung teilweise zersetzt.

11.7.4 Enzymatische Spaltung und Resorption der Eiweiße

Enzymatische Spaltung. Die Spaltung der Eiweißmoleküle erfolgt durch *Endopeptidasen,* die vorzugsweise die Peptidbindungen innerhalb der Moleküle hydrolysieren. Proteine werden dabei in Polypeptide, Polypeptide in Oligopeptide zerlegt (Abb. 11–39). Die *Exopeptidasen* haben dann die Aufgabe, Aminosäuren am C- oder am N-terminalen Ende abzuspalten und auf diese Weise die Poly- und Oligopeptide schrittweise abzubauen. Zu den Endopeptidasen gehören das *Pepsin* des Magensaftes (pH-Optimum 1,5–3,5) sowie das *Trypsin* und das *Chymotrypsin* des Pankreassaftes (pH-Optimum 7,5–8,5). Exopeptidasen kommen im Pankreassaft *(Carboxypeptidasen)* und im Bürstensaum der Enterozyten vor.

Die Eiweißverdauung beginnt bereits im Magen. Sie ist hier jedoch von untergeordneter Bedeutung, weil nur bis zu 10–15% des Nahrungseiweißes durch *Pepsin* hydrolysiert werden. Die Produktion der *Pankreaspeptidasen* setzt 10–20 min nach dem Essen ein und bleibt bestehen, solange sich Protein im Darm befindet.

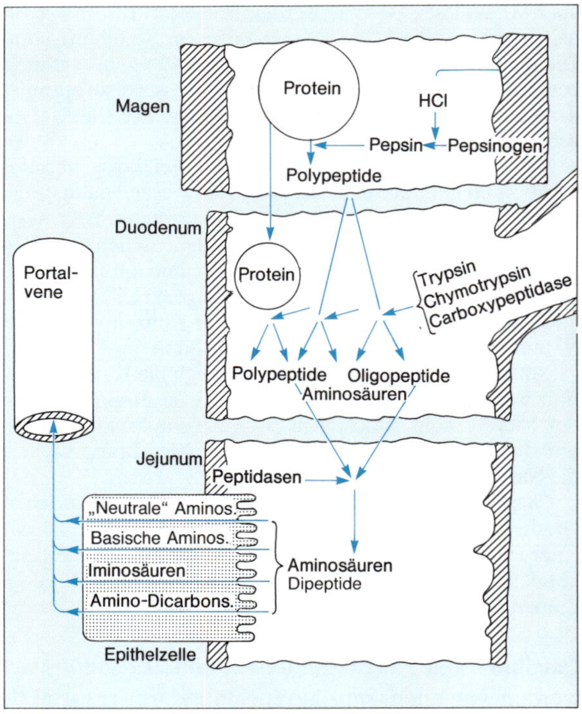

Abb. 11–39. Enzymatischer Abbau der Proteine und Resorption der Aminosäuren

Resorption. Die Resorption der natürlichen L-Aminosäuren findet zum überwiegenden Teil im Duodenum und Jejunum statt. Sie wird durch *aktive, z. T. Na^+-abhängige Transportprozesse* vermittelt, für die bisher vier spezifische Systeme nachgewiesen werden konnten. Diese transportieren selektiv *neutrale Aminosäuren, basische Aminosäuren, Iminosäuren* und *Aminodicarbonsäuren.* Ein gesondertes Transportsystem existiert darüber hinaus für *Glycin.* Der Transportmechanismus für die 3 ersteren Gruppen entspricht dem beschriebenen gekoppelten Na^+-Transport (s. S. 300), während die Aminodicarbonsäuren zwar carriervermittelt, aber passiv resorbiert werden. Die einzelnen Aminosäuren derselben Gruppe hemmen sich wechselseitig beim Besetzen desselben Carriers *(kompetitive Hemmung).* Oligopeptide werden als Di- und Tripeptide über Carrier aktiv oder passiv resorbiert. Das *Transportsystem für Dipeptide* ist wesentlich effizienter als dasjenige für Aminosäuren, so daß davon ausgegangen werden kann, daß die Resorption von Proteinabbauprodukten hauptsächlich in der Form von Dipeptiden erfolgt. Etwa 10% des mit der Nahrung zugeführten Proteins erreichen das Kolon und werden dort unter dem Einfluß von Fäulniserregern teilweise zersetzt.

Die Fähigkeit, native, *nicht hydrolysierte Proteine* zu resorbieren, ist in der Regel auf die ersten Lebenstage und -wochen beschränkt. Die in der Muttermilch enthaltenen Antikörper (*γ-Globuline*) können – wahrscheinlich durch *Pinozytose oder parazellulär* – in das Blut des Neugeborenen gelangen und die Abwehrfunktionen des Säuglings unterstützten. In geringem Maße werden intakte Eiweißmoleküle aber auch vom Erwachsenen pinozytotisch resorbiert. Eine solche Resorption hat keine nutritive, wohl aber immunologische Bedeutung, da sie zur *Sensibilisierung* und *Allergie* gegen Nahrungseiweiße führen kann.

Verdauung und Resorption von Kernsubstanzen. Die Kernproteine werden wie andere Proteine gespalten und resorbiert. Die Nucleinsäuren *DNA* und *RNA* werden durch spezifische Enzyme aus dem Pankreas, *Desoxyribonuclease* und *Ribonuclease,* hydrolysiert. Durch *Phosphodiesterasen* in der Bürstensaummembran und *Nucleotidasen* erfolgt der weitere Abbau in *Nucleoside,* welche durch spezielle Transportmechanismen in den Enterozyten eingeschleust werden.

11.7.5 Enzymatische Spaltung und Resorption der Lipide

Enzymatische Spaltung. Die im *Magen* grob verteilten Fette mit einem Tröpfchendurchmesser von rund 100 nm werden im alkalischen Milieu des Dünndarms in Gegenwart von Proteinen und bereits vorhandenen Fettabbauprodukten, Lecithin sowie Gallensäuren in eine *Emulsion* mit einer Tröpfchengröße von ca. 5 nm überführt. Im *Duodenum* lagert sich *Pankreaslipase* mit Hilfe einer *Kolipase* an die Phasengrenzflächen der emulgierten Tröpfchen an. Bei der dann einsetzenden Hydrolyse werden die *Fettsäuren* der Neutralfette an C-1 und C-3 des Glycerinteils abgespalten, so daß *2-Monoglyceride* übrig bleiben. Vom Pankreas wird soviel Lipase sezerniert, daß ca. 80% des Fettes bereits gespalten ist, wenn dieses die Mitte des Duodenums erreicht hat.

Außer der Lipase sind noch andere Pankreasenzyme bei der Lipidspaltung wirksam. *Phospholipase A* spaltet in Anwesenheit von Calcium und Gallensäuren von *Lecithin* eine Fettsäure ab, wodurch *Lysolecithin* entsteht. Die in der Nahrung vorhandenen *Cholesterinester* werden durch eine entsprechende Esterase zu Cholesterin und Fettsäuren hydrolysiert.

Die bei der Lipolyse entstehenden Spaltprodukte sind größtenteils schlecht wasserlöslich. Sie werden daher in *Mizellen* eingebaut, deren Durchmesser in der Regel kleiner als 10 nm ist. Durch die Aufnahme von Fettsäuren, Monoglyceriden, Phospholipiden und Cholesterin entstehen aus ursprünglich reinen Gallensäurenmizellen sog. *gemischte Mizellen* (s. Abb. 11–40). Auf diese Weise wird eine Erhöhung der Konzentration von Fettabbauprodukten im Darmlumen um den Faktor 1000 ermöglicht.

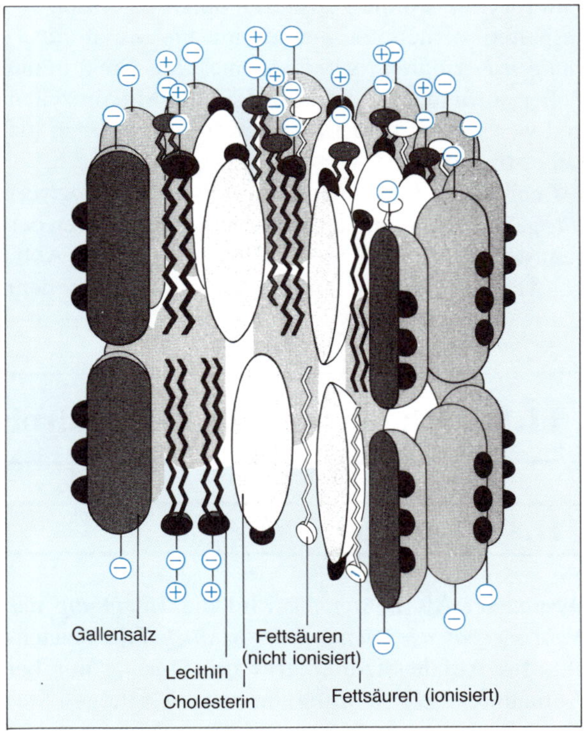

Abb. 11–40. Schematischer Aufbau einer gemischten Mizelle. Cholesterin, Lecithin, Fettsäuren, Monoglyceride und fettlösliche Vitamine befinden sich im Zentrum, umgeben von Gallensäuren, deren hydrophile (polare) Gruppen einheitlich zur Oberfläche orientiert sind

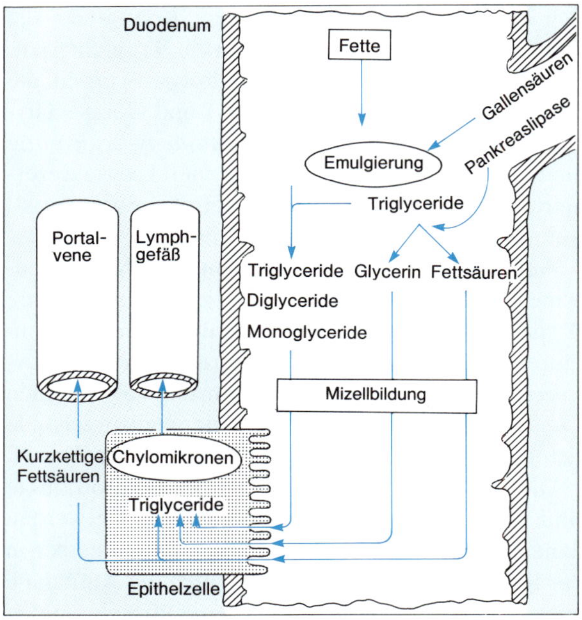

Abb. 11–41. Enzymatischer Abbau der Neutralfette und Resorption der Lipolyseprodukte

Resorption. Die Resorption der Lipolyseprodukte erfolgt hauptsächlich im Duodenum und im Anfangsteil des Jejunums. Etwa 1/3 der *kurz-* und *mittelkettigen Triglyceride* diffundiert *ungespalten* in die Enterozyten, wo die Fettsäuren durch Esterasen abgespalten werden. Zusammen mit *kurz-* und *mittelkettigen Fettsäuren* (≤10 C-Atome), die direkt in die Zellen diffundieren, verlassen sie die Mukosazellen und werden mit dem Blut über die *Pfortader* in die Leber transportiert.

Langkettige Fettsäuren sowie *Di-* und *Monoglyceride* gelangen zusammen mit den anderen Stoffen der gemischten Mizellen in die Enterozyten (vgl. Abb. 11–41). Das größte Diffusionshindernis auf dem Weg in die Mukosazelle stellt eine *unbewegte Wasserschicht* (sog. unstirred water layer) dar, die der Zelloberfläche aufliegt. Wenn die Mizelle die Lipidmembran der Enterozyten erreicht hat, löst sie sich auf, und die Inhaltsstoffe treten – unter Zurücklassung der Gallensäuren – in das Zytoplasma über. Die Gallensäuren werden im unteren Ileum durch Diffusion und über einen aktiven Na^+-Kotransport resorbiert.

Nach der Passage durch die Zellmembran werden die *langkettigen Fettsäuren* und *Monoglyceride* zum endoplasmatischen Retikulum transportiert, wo sie unter Energiezufuhr zu Triglyceriden rückverestert werden. Außerdem erfolgt in den Enterozyten eine Resynthese von Cholesterinestern und eine Veresterung zu Phospholipiden. Die neugebildeten Triglyceride und Lipide können die Enterozyten nicht verlassen, bevor sie mit einer Hülle umgeben sind, die neben Phospholipiden auch die im Golgi-Apparat gebildeten Glykoproteine enthält. Durch die Proteinhülle entstehen wasserlösliche Transportvehikel, die sog. *Chylomikronen* (s. S. 248). Ihre Größe schwankt zwischen 60 und 75 nm in Abhängigkeit von der Fettresorption und Resyntheserate.

Die Chylomikronen gelangen dann in sekretorische Vesikel, die mit der Zellmembran fusionieren, und werden schließlich in den Interzellularraum ausgestoßen. Von dort führt ihr weiterer Transportweg über die *Lymphbahnen* ins Blut. Nach einer fettreichen Mahlzeit sind die Chylomikronen in solchen Mengen im Plasma enthalten, daß dieses milchigtrüb erscheint. Außer den Chylomikronen gelangen auch noch Lipoproteine mit sehr niedriger Dichte (Very-Low-Density Lipoproteine, s. S. 248), die ebenfalls in den Enterozyten gebildet werden, in die Lymphgefäße.

11.8 Pathophysiologie des Gastrointestinaltraktes

11.8.1 Ösophagus

Dysphagie. Als *Dysphagie* wird die *Hemmung der Nahrungspassage während des Schluckaktes* bezeichnet. Im Anfangsstadium tritt die Störung nur bei Aufnahme fester Nahrung, im fortgeschrittenen Stadium auch bei Aufnahme flüssiger Nahrung auf. Häufige *Ursachen* sind *Ösophagitis* (Speiseröhrenentzündung), *Achalasie* (s. u.), *gutartige* und *bösartige Tumoren, Mißbildungen* sowie *Sklerodermie* (Systemerkrankung des Bindegewebes, s. S. 418). Mechanische Behinderungen der Passage können auch bei Kompressionen (durch eine vergrößerte Schilddrüse und bei Divertikeln, d. h. bei Ausbuchtungen der Wand des Ösophagus) auftreten. Ferner können Strikturen (Verengungen durch Narben), Muskelerkrankungen und Nervenläsionen Schluckstörungen hervorrufen, die sich in einem kurzzeitigen Druckgefühl und dem Gefühl des „Steckenbleibens" äußern. Während bei organischen Störungen die Beschwerden gleich stark bleiben bzw. zunehmen, sind sie bei funktionellen Störungen wechselnd.

Achalasie. Dieses Krankheitsbild, bei dem die Speiseröhre nahezu in ihrer ganzen Länge erweitert ist, beruht auf einer *neuro-muskulären Störung* in den unteren zwei Dritteln des Ösophagus, die eine *unkoordinierte Peristaltik* und einen *fehlerhaften Öffnungsreflex* des unteren Sphinkters zur Folge hat. Es wurden Verringerungen der Ganglienzellzahl in motorischen Vaguskernen oder im Auerbachschen Plexus sowie Änderungen in der Struktur der glatten Ösophagusmuskulatur gefunden. Die Folgen der fehlenden Erschlaffung im unteren Teil der Speiseröhre, insbesondere in der ösophagogastrischen Übergangszone, sind u. a. Dysphagie, Aufstoßen und Retrosternalschmerz (Schmerzen hinter dem Brustbein).

Sodbrennen. Hierunter versteht man ein *brennendes Gefühl,* das *vom Epigastrium* (Oberbauchgegend) *hinter dem Brustbein* aufsteigt und vermutlich durch Reflux von Magensaft in den unteren Ösophagus zustande kommt. Man findet es als häufiges Symptom der *Refluxösophagitis* bei Hiatushernie (s. u.) sowie in der Gravidität.

Hiatushernie. Bei einer *Hiatushernie* (Zwerchfellbruch) sind *Teile des Magens* durch den Hiatus oesophagi (Zwerchfellspalt für den Ösophagusdurchtritt) *in den Thorax verlagert.* Man unterscheidet eine *paraösophageale Hiatushernie,* bei der ohne Verlagerung der Speiseröhre ein Teil des Magenfundus durch den Hiatus durchtritt und bei der die Gefahr der Einklemmung besteht, und eine *Hiatusgleithernie,* bei der die Kardia mit dem Ösophagus nach oben verschoben wird. Nur bei einem Teil der Patienten kommt es zu einem gastroösophagealen Reflux und dadurch zu klinischen Symptomen (z. B. Retrosternalschmerz, Sodbrennen, okkulten, d. h. nichtsichtbaren, sondern nur chemisch nachweisbaren Blutungen).

Ösophagusvarizen. *Krampfadern im Bereich der Speiseröhre* entwickeln sich bei *Pfortaderhochdruck,* d. h. bei einer Abflußbehinderung im Pfortaderkreislauf. Die Ursache hierfür ist meist eine *Leberzirrhose* (s. S. 318). Infolge des hohen Strömungswiderstandes in der Pfortader bildet sich ein *Umgehungskreislauf* aus, an dem auch die Ösophaguswandvenen beteiligt sind. Durch den hohen Druck werden diese erweitert, und es besteht dann die akute Gefahr einer Ösophagusvarizenblutung, der neben dem Coma hepaticum (s. S. 319) gefährlichsten Komplikation der Leberzirrhose.

11.8.2 Magen

Gastritis. Bei einer *Gastritis* handelt es sich um eine *Entzündung der Magenschleimhaut.* Die **akute Gastritis** ist meist durch eine *exogene Noxe* (z. B. Alkohol oder Pharmaka) bedingt und heilt gewöhnlich nach Beseitigung der Noxe spontan aus. Die wichtigste Form ist die *hämorrhagisch-erosive Gastritis,* bei der flohstichartige Blutungen und Blutgefäßerweiterungen in der Magenschleimhaut auftreten. Es werden eine Schädigung der „Mukosabarriere", d. h. der protektiven Mechanismen (s. S. 281), mit verstärktem Ausstrom von Natriumionen in das Magenlumen sowie einem Einstrom von Protonen, die die Gewebsschädigung auslösen, diskutiert.

Die orale Aufnahme ätzender Substanzen (z. B. starker Säuren und Basen) führt zu einer *Ätzgastritis* mit entzündlichen Wandveränderungen und eventueller Penetration und Perforation.

Klinisch findet man bei der akuten Gastritis neben einer Beeinträchtigung des Allgemeinzustandes Appetitlosigkeit, Übelkeit, Erbrechen und Schmerzen im Oberbauch.

Bei den **chronischen Gastritiden,** die in der Regel diffus auftreten, werden verschiedene Formen unterschieden, von denen nur die *chronisch-atrophische Gastritis* genannt sei. Diese ist durch eine langanhaltende entzündliche Infiltration des Interstitiums der Magenschleimhaut gekennzeichnet. Die Zahl der Fundusdrüsen und damit die Salzsäure-, Pepsinogen- und Intrinsic-Faktor-Sekretion ist herabgesetzt. In manchen Fällen läßt sich auch durch exogene Stimulation keine Salzsäureproduktion mehr auslösen.

Pathophysiologisch wird bei den chronischen Gastritiden zwischen einer

- ☐ *Immungastritis* und
- ☐ *Refluxgastritis*

unterschieden. Bei der **Immungastritis,** wie sie insbesondere bei der perniziösen Anämie (s. S. 100) vorliegt, lassen sich *Antikörper gegen Beleg- und Hauptzellen sowie den Intrinsic-Faktor* nachweisen. Die Schleimhautveränderungen sind häufig auf den Korpusbereich beschränkt.

Bei der **Refluxgastritis** wird angenommen, daß durch *mangelnden Pylorusverschluß* alkalischer, gallensäurenhaltiger Duodenalinhalt vermehrt in den Magen gelangt. Daher ist es verständlich, daß die Schleimhautveränderungen vom Antrum nach oral fortschreiten. Insgesamt nehmen die chronischen Gastritiden und auch der Anteil der chronisch-atrophischen Gastritis mit steigendem Alter zu. Im jüngeren Lebensalter tritt letztere gehäuft bei Patienten mit Diabetes mellitus und rheumatoider Arthritis auf. Die Gefahr der Entstehung eines *Magenkarzinoms* ist signifikant erhöht.

Gastropathien. Als *Gastropathien* bezeichnet man *funktionelle gastrische Störungen (Gastropathia nervosa = Reizmagen)* sowie Veränderungen der Magenschleimhaut mit Zunahme bestimmter Zellgruppen. Letztere wurden früher den Gastritiden zugerechnet, neuerdings aber davon abgetrennt, da Entzündungszeichen weitgehend fehlen.

Unter einem *Reizmagen* leiden etwa 30% aller Magenkranken. Die Patienten geben Druck und Völlegefühl im Oberbauch, Appetitlosigkeit sowie Unverträglichkeit bestimmter Speisen und Genußmittel an. *Psychische Störungen* sind fast immer vorhanden.

Bei der *hypertrophen, hypersekretorischen Gastropathie* sind die *Belegzellen stark vermehrt,* die Säuresekretion ist daher gesteigert. Ursächlich findet man häufig als auslösenden Faktor eine chronische *Hypergastrinämie* (Erhöhung der Gastrinkonzentration im Blut).

Ulcus pepticum. *Voraussetzung für die Entstehung eines peptischen Ulkus* (Geschwürs) *ist das Vorhandensein von Salzsäure- und Pepsin-haltigem Magensaft* („ohne Säure kein Ulkus"). Dementsprechend findet man peptische Ulzera im unteren Teil der Speiseröhre, im Magen *(Ulcus ventriculi)* und im Zwölffingerdarm *(Ulcus duodeni).* Davon am bedeutsamsten sind das Magen- und das Zwölffingerdarmgeschwür.

Beim Gesunden können sich infolge der *defensiven Mechanismen* der Magenschleimhaut („Mukosabarriere" mit intaktem Oberflächenepithel, ausreichender Schleimproduktion und unbehinderter lokaler Durchblutung) die *aggressiven Mechanismen* (direkt durch gesteigerte Salzsäure- und Pepsinogensekretion, indirekt durch vermehrte cholinerge Reize und verstärkte Freisetzung von Gastrin) nicht negativ auswirken.

Beim **Ulcus ventriculi** ist eine *Störung der defensiven Mechanismen* anzunehmen, da man häufig zusätzlich eine chronisch atrophische Gastritis, eine Veränderung des Magenschleims sowie eine reduzierte Säuresekretion findet. Für pathogenetisch wichtig wird dabei ein *Reflux von gallensäurehaltigem Duodenalinhalt* in den Magen gehalten. In gleicher Weise wirken Medikamente, welche die Prostaglandinsynthese hemmen (z. B. Indometacin, Phenylbutazon, Salicylate und Glucocorticoide).

Beim **Ulcus duodeni** überwiegen dagegen die *aggressiven Faktoren.* Fast immer ist die *totale Salzsäuresekretion gesteigert* (Hyperchlorhydrie), daneben z. T. die *HCO_3^--Sekretion des Pankreas* ungenügend. Eine entscheidende Rolle spielt dabei wahrscheinlich ein *erhöhter Vagustonus,* der im Stress und unter emotionalen Belastungen noch weiter verstärkt wird. Auch eine *erbliche Veranlagung* kann als gesichert gelten. (Besonders gehäuft kommt z. B. das Duodenalgeschwür bei Patienten der Blutgruppe 0 vor.) Neuerdings wird auch ein Befall des Magens mit dem Keim *Campylobacter pylori* als pathogenetischer Faktor bei der Ulkusentwicklung angesehen. Das Verhältnis von Ulcus duodeni zu Ulcus ventriculi liegt zwischen 4:1 und 8:1. Insgesamt sind etwa 15% der Gesamtbevölkerung betroffen. Während bei Frauen die Gefahr, an einem peptischen Ulkus zu erkranken, mit steigendem Alter zunimmt, vermindert sich bei Männern die Ulkushäufigkeit zwischen dem 50. und 60. Lebensjahr.

Die periodisch auftretenden Beschwerden, vor allem krampfartige oder kneifende Schmerzen im Epigastrium, können verschieden lang dauern und sind häufig von der Nahrungsaufnahme abhängig. Wichtige *Komplikationen* sind

- ☐ Blutungen (5% bei Ulcus ventriculi, 3% bei Ulcus duodeni),
- ☐ Ulkusperforation (Durchbruch in den Bauchraum) mit heftigen Schmerzen, Schockzustand und abdomineller Abwehrspannung (5%) sowie
- ☐ Pylorusstenose bei Geschwüren im Pylorusbereich mit Hyper- und Antiperistaltik sowie Magendilatation.

Zollinger-Ellison-Syndrom. Dieses Krankheitsbild wird durch einen *Gastrin-produzierenden Inselzelltumor* der Bauchspeicheldrüse, bei dem es sich um ein Karzinom, ein Adenom oder eine diffuse Hyperplasie handeln kann, hervorgerufen. Die erhöhte Gastrinsekretion löst eine *exzessive Salzsäure- und Pepsinproduktion* aus. Die großen Mengen des stark sauren Magensaftes können nicht mehr rasch genug und ausreichend neutralisiert werden. Daher entstehen peptische Ulzera auch an atypischen Lokalisationen, z. B. im Jejunum. In ca. 30% der Fälle tritt ferner eine Diarrhoe (Durchfall) mit Hypokaliämie und Steatorrhoe (Fettdurchfall) auf.

Magenkarzinom. *Das Magenkarzinom gehört zu den häufigsten bösartigen Geschwülsten* (Mortalitätsrate bei Männern 0,15‰, bei Frauen 0,10‰ der Bevölkerung Mitteleuropas). Es ist durchschnittlich zu etwa 50% im Antrum, zu 20% an der kleinen Kurvatur, zu 10% an der großen Kurvatur, ebenfalls zu 10% an der Kardia und zu weiteren 10% an anderen Stellen lokalisiert. Die Ätiologie und Pathogenese sind weitgehend unbekannt. Daß *Umwelteinflüsse* eine Rolle spielen, zeigt das besonders häufige Vorkommen in Japan (Mortalitätsrate ca. 0,7‰), Island und Chile. Auch *endogene Faktoren* sind aufgrund familiärer Häufung von Magenkrebs sowie gehäuften Vorkommens bei Patienten der Blutgruppe A anzunehmen. Auf die Bedeutung einer Magenschleimhautatrophie für die Entstehung des Magenkrebses wurde bereits hingewiesen.

Die *Prognose* ist deswegen so schlecht, weil im Frühstadium ähnliche Symptome wie bei einer Gastropathia nervosa auftreten und die Differentialdiagnose außerordentlich schwierig ist. Im fortgeschrittenen Stadium mit den Symptomen Völle- und Druckgefühl, Schmerzen im Epigastrium, Appetitlosigkeit, Widerwillen gegen bestimmte Speisen sowie Gewichtsabnahme kommt die Behandlung vielfach zu spät. Die 5-Jahresheilungsrate aller behandelten Magenkarzinom-Patienten beträgt derzeit zwischen 10 und 20%.

Pathophysiologie des operierten Magens. Magenoperationen werden zur Therapie eines Magenkarzinoms, einer narbigen Pylorusverengung (als Folge von Geschwüren) oder häufig rezidivierender Magen- bzw. Zwölffingerdarmgeschwüre durchgeführt. Im letzteren Fall ist es das Ziel der Operation, die Säureproduktion als Voraussetzung für die Ulkusentstehung zu verringern oder aufzuheben. Hierfür geeignete Maßnahmen sind:

- ☐ *Durchtrennung der Vagusfasern,* welche die Fundusschleimhaut innervieren *(selektive proximale Vagotomie),* so daß der kephalische Einfluß auf die Magensaftsekretion reduziert wird,
- ☐ *Antrumresektion* (operative Entfernung des Antrums) wodurch der Gastrinmechanismus weitgehend ausgeschaltet wird, und
- ☐ 2/3-Resektion des Magens, womit zusätzlich auch die Zahl der säureproduzierenden Belegzellen verringert wird.

Die geringsten negativen Auswirkungen hat die Vagotomie, insbesondere dann, wenn man sie mit einer sog. *Pyloroplastik* (Durchtrennung der Pylorusmuskulatur) kombiniert und dadurch eine Stase (Chymusstauung) vermeidet. Beim Magenkarzinom oder bei einem hochsitzenden Ulcus ventriculi ist u. U. eine *Gastrektomie* (Totalentfernung des Magens) erforderlich.

Magenresektionen werden nach Billroth I oder nach Billroth II durchgeführt (s. Abb. 11–42). Bei der Resektion nach Billroth I werden das Antrum und Teile des Korpus entfernt und eine End-zu-End-Anastomose (End-zu-End-Verbindung) mit dem Duodenum durchführt.

Bei der Magenresektion nach Billroth II reseziert man 2/3 des Magens, verschließt das proximale Ende des Duodenums und legt eine End-zu-Seit-Anastomose mit der obersten Jejunumschlinge an.

Die *Komplikationen* einer **Magenresektion** (Teilentfernung des Magens) bzw. einer **Gastrektomie** (totalen Entfernung des Magens) sind mannigfaltig. Bei der *Gastrektomie* besteht wegen der häufigen Kardia-Insuffizienz die Gefahr einer Refluxösophagitis. Bei *Magenresektionen* mit End-zu-Seit-Anastomose (Billroth II) entwickelt sich in etwa der Hälfte der Fälle eine chronische Stumpfgastritis mit der *Gefahr*

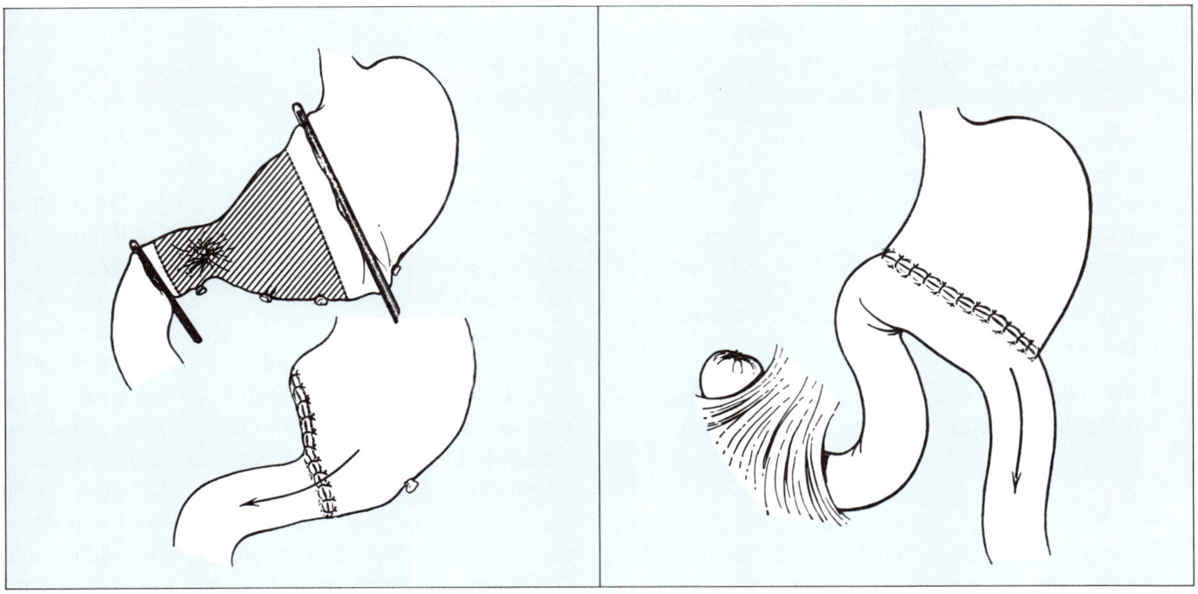

Abb. 11–42. Magenresektion nach Billroth I *(links)* und Billroth II *(rechts)*, nach Hamperl

des Stumpfkarzinoms. Bei ausgiebiger Resektion geht ferner die Reservoirfunktion des Magens verloren. Die Dehnung des Magenstumpfes führt zu Druckgefühl und Schmerzen im Oberbauch nach Nahrungsaufnahme („Syndrom des kleinen Magens"). Eine weitere Komplikation ist das *peptische Rezidivulkus,* das entweder im Magenstumpf oder (häufiger) aboral im Jejunum, das sehr säureempfindlich ist, entsteht. Mit dieser Komplikation ist vor allem bei zu kleiner Resektion und damit nicht ausreichender Entfernung der Belegzellen zu rechnen.

Ist bei einer Magenresektion nach Billroth II die zuführende Schlinge zu lang oder die Anastomose fehlerhaft angelegt, entwickelt sich das *Syndrom der zuführenden Schlinge,* da entweder die Nahrung in die afferente anstatt in die efferente Schlinge entleert wird oder in der abgeknickten zuführenden Schlinge Galle und Pankreassaft retiniert und damit ein Maldigestionssyndrom (s. u.) ausgelöst wird.

Das **Dumping-Syndrom** *(postalimentäres Frühsyndrom)* entwickelt sich ebenfalls *bevorzugt nach einer Billroth-II-Resektion.* Es ist bedingt durch eine rasche, unkontrollierte Entleerung des Mageninhalts in das Jejunum, wodurch dieses plötzlich überdehnt wird und infolge der Hyperosmolarität des Nahrungsbreies dem Plasma größere Flüssigkeitsmengen entzogen werden. Als Folge davon treten rasch nach der Nahrungsaufnahme Herzklopfen, Schweißausbruch, Schwindel, Völle- und Druckgefühl sowie Brechreiz und/oder Erbrechen auf.

Beim **postalimentären Spätsyndrom** sieht man ein ähnliches Beschwerdebild, das allerdings erst 1,5 bis 3 Stunden nach dem Essen, insbesondere nach dem Genuß größerer Mengen von Kohlenhydraten, beobachtet wird. Es ist auf eine *gesteigerte Insulinsekretion* infolge der raschen Resorption von Zucker mit anschließender *Hypoglykämie* zurückzuführen.

Weitere Störungen nach Magenresektionen sind

- ☐ *Eisenmangelanämie* wegen fehlenden Kontakts der Nahrung mit dem Duodenum, in dem der größte Teil des Eisens resorbiert wird, oder wegen chronischer Blutverluste durch ein Ulkus oder eine Refluxösophagitis,
- ☐ *perniziöse Anämie* durch fehlende Produktion des Intrinsic-Faktors,
- ☐ *Steatorrhoe* infolge ungenügender Durchmischung der Nahrung mit dem Pankreassekret,
- ☐ *Proteinmangel* durch verminderte Eiweißresorption und
- ☐ *calcipenische Osteopathie* (Knochenerkrankung durch Calciummangel) aufgrund eines lange bestehenden Calcium- und Vitamin-D-Mangels.

11.8.3 Dünndarm

Bei den Erkrankungen des Dünndarms stehen *Resorptionsstörungen* neben *Motilitätsstörungen* im Vordergrund. Eine verminderte Aufnahme der Nährstoffe *(Malassimilation)* aus dem Darmlumen in den Blutkreislauf kann durch eine *Maldigestion* (Verdauungsstörung) oder eine *Malabsorption* (Resorptionsstörung) bedingt sein. *Die klinischen Symptome der Malassimilation sind Gewichtsabnahme, Mangelerscheinungen und Durchfälle.*

Angeborene Defekte der Dünndarmschleimhaut. Diese Defekte, bei denen die morphologische Struktur der Dünndarmschleimhaut nicht verändert ist, lösen *selektive Resorptionsstörungen* aus.

Besonders bedeutsam ist ein Lactasemangel, der als *Ursache von Milchunverträglichkeit* erkannt wurde. Durch das Fehlen des milchzuckerspaltenden Enzyms in den Mikrovilli kann Lactose nicht resorbiert werden und gelangt daher in die tieferen Dünndarmabschnitte bzw. in das Kolon und wird dort durch bakterielle Enzyme abgebaut. Die entstandenen Abbauprodukte, insbesondere niedermolekulare Säuren, wirken abführend.

Als weitere Resorptionsstörungen wurden ein isolierter Vitamin-B_{12}-Resorptionsdefekt, eine isolierte Glucosetransportstörung sowie Aminosäurentransportdefekte beschrieben.

Malabsorption durch Schädigung der Dünndarmschleimhaut. Zu dieser Krankheitsgruppe gehören u. a. die

- ☐ *einheimische Sprue (Zöliakie, Glutenenteropathie),*
- ☐ *tropische Sprue* und
- ☐ *Enteritis regionalis Crohn.*

Außerdem findet man Schädigungen der Dünndarmschleimhaut im Rahmen einer Amyloidose (s. S. 86f.), einer Sklerodermie oder von Leukämien.

Der **einheimischen Sprue** bzw. **Zöliakie** liegt eine *Unverträglichkeitsreaktion gegen* das Getreideproteingemisch *Gluten* zugrunde, deren Ursache noch ungeklärt ist. Immunologische Mechanismen sind wahrscheinlich. Durch die Glutenzufuhr wird die Schleimhaut schwer geschädigt; man findet eine Zottenatrophie, eine Hyperplasie der Krypten sowie eine Infiltration von Plasmazellen und Lymphozyten. Dadurch nimmt die Resorptionsfläche und gleichzeitig die Resorptionsfähigkeit der Dünndarmschleimhaut stark ab. Obwohl alle Nahrungsbestandteile von der Resorptionsstörung betroffen sind, steht klinisch die *Malabsorption der Lipide* im Vordergrund. Die Patienten leiden unter chronischen Durchfällen und massiven Fettstühlen (Steatorrhoe). Die unzureichende Resorption der fettlöslichen Vitamine führt ferner zu entsprechenden Mangelzuständen und deren Folgen (z. B. Hypocalcämie durch Vitamin-D_3-Mangel).

Die **tropische Sprue,** die endemisch (regional verbreitet) in bestimmten subtropischen und tropischen Gebieten (z. B. Karibik, Hongkong, Indien) vorkommt, besitzt eine gewisse Ähnlichkeit mit der einheimischen Sprue, doch ist die *Ätiologie unbekannt,* und der Zustand wird durch eine glutenfreie Ernährung nicht gebessert. Häufig ist die Vitamin-B_{12}-Resorption beeinträchtigt, außerdem besteht ein Folsäuremangel. Daher ist ein wesentliches Symptom der tropischen Sprue eine megaloblastäre Anämie (s. S. 100f.).

Bei der **Enteritis regionalis (Morbus Crohn)** handelt es sich um eine *chronische, unspezifische Darmentzündung,* die mit Granulomen, lymphozytären Infiltraten und Endothelzellproliferation der Lymphgefäße sowie Nekrosen einhergeht. Die Krankheit tritt segmental auf, am häufigsten ist das terminale Ileum betroffen, doch kann die Krankheit auch auf den Magen und das Kolon übergreifen. Symptomatisch sind leichtere Durchfälle, seltener Obstipation infolge von Stenosen. Die Patienten geben Schmerzen im rechten Unterbauch oder periumbilikal (in der Nabelgegend) an. Als Komplikationen sind Blutungen, Abszesse und Zystenbildungen zu erwähnen. Häufig findet man auch eine Vitamin-B_{12}-Resorptionsstörung. Die Ätiologie ist unklar.

Neben den bisher genannten Erkrankungen können Malabsorptionssyndrome nach einer Besiedlung mit pathogenen Bakterien oder einem Parasitenbefall des Dünndarms (z. B. mit Lamblien oder Würmern), bei Durchblutungsstörungen oder endokrinen Störungen vorkommen (s. Tab. 11–5).

Ileus. *Als Ileus (Darmverschluß) wird das Unvermögen des Darmes bezeichnet, den Inhalt weiterzubefördern.* Dieses kann durch eine mechanische Behinderung *(mechanischer Ileus)* oder muskuläre Insuffizienz *(paralytischer Ileus)* bedingt sein.

Ursachen für den **mechanischen Ileus** sind *Verlegung der Darmlichtung* durch Tumoren, Fremdkörper, Gallensteine oder Invagination (Einstülpung eines Darmabschnittes), ferner *Stenosen* sowie *außerhalb des Darmes liegende Veränderungen,* z. B. Verwachsungen oder Hernien (Brüche). Beim mechanischen Dünndarmverschluß treten starke, kolikartige *Schmerzen* infolge des heftigen Kontraktionsreizes auf. Ferner beobachtet man Stuhl- und Windverhalten, *Erbrechen* und mit zunehmender Dauer des Zustandes Dehydratation, Abwehrspannung des Abdomens und schließlich Schock.

Ein **paralytischer Ileus** kann *intraabdominell* durch Bauchoperationen, Peritonitis, Ulkusperforation, Pankreatitis oder Verschlüsse im Bereich der Mesenterialgefäße, ferner *extraabdomiell* durch Intoxikation (z. B. Urämie, Sepsis), Störungen des Wasser- und Elektrolythaushaltes (Hypokaliämie, Hyponatriämie) sowie Stoffwechselstörungen (z. B. diabetisches Koma) bedingt sein. Die Symptomatik des paralytischen Ileus hängt in hohem Maße von der auslösenden Ursache ab. Sofern Reizungen von seiten des Peritoneums fehlen, findet man ein aufgetriebenes, nicht druckschmerzhaftes Abdomen. Die Darmperistaltik ist aufgehoben.

Tab. 11–5. Ursachen für eine Malassimilation (Auswahl)

I. Malabsorption
1. *Angeborene Defekte der Dünndarmschleimhaut*
Lactasemangel
Störung der Aminosäurenresorption
Vitamin-B_{12}-Resorptionsdefekt
Glucose-Transportstörung
Störung der Apolipoprotein-Synthese mit nachfolgender Störung der Chylomikronenbildung in den Enterozyten
2. *Resektion des Dünndarms* (> 40%)
3. *Schädigung der Dünndarmschleimhaut*
Einheimische Sprue
Tropische Sprue
Enteritis regionalis (Morbus Crohn)
Parasitäre Erkrankungen (Lambliasis, Fischbandwurm u. a.)
Infektionen (Viren, Bakterien)
Systemerkrankungen (Amyloidose, Sklerodermie u. a.)
Lymphabflußstörungen (z. B. Morbus Whipple)
Durchblutungsstörungen
Arzneimittel (z. B. Zytostatika, zahlreiche Antibiotika, Herzglykoside)
4. *Endokrine Erkrankungen* (M. Addison, s. S. 557f., Schilddrüsenüberfunktion)
II. Maldigestion
1. Ausfall der exokrinen Pankreassekretion
2. Gallensäurenmangel
3. Angeborener Lipasemangel (selten)

11.8.4 Kolon und Rektum

Erkrankungen des Kolons und Rektums betreffen insbesondere die Wasserrückresorption, den Elektrolytaustausch und die Motilität. Deswegen gehen sie häufig mit Durchfällen oder Obstipation einher.

Diarrhoe. Als Diarrhoe wird die *gehäufte Entleerung* (mehr als dreimal täglich) *wäßriger* oder *breiiger Stühle* bezeichnet. Bei Erkrankungen des Dünndarms oder der oberen Dickdarmabschnitte werden große Stuhlmengen mit hohem Wassergehalt ausgeschieden. Erkrankungen der unteren Kolonabschnitte führen zu sehr häufigen Entleerungen kleiner Stuhlmengen.

Unter pathogenetischen Aspekten lassen sich folgende Auslösungsmechanismen unterscheiden:

- *Unzureichende Resorption osmotisch wirksamer Stoffe* aus dem Darmlumen (osmotische Diarrhoe),
- *verstärkte Sekretion von Elektrolyten und Wasser* in das Darmlumen (sekretorische Diarrhoe),
- *gesteigerte Permeabilität der Darmschleimhaut* oder
- *gestörte Darmmotilität.*

Häufig sind mehrere Mechanismen gleichzeitig beteiligt.

Eine **osmotische Diarrhoe** kann auf einem *Maldigestions- oder einem Malabsorptions-Syndrom* (s. o.) sowie auf der Einnahme *schwer resorbierbarer Substanzen* (z. B. Osmolaxantien) beruhen. Der Stuhl weist in diesem Fall eine hohe Osmolarität auf. Bei Nahrungskarenz sistieren osmotisch bedingte Durchfälle.

Eine **sekretorische Diarrhoe** ist sehr häufig durch *Bakterientoxine* bedingt. Im Falle des *Choleratoxins* wird in den Enterozyten die Adenylatzyklase aktiviert, wodurch vermehrt cAMP gebildet wird. AMP stimuliert die Cl^- und HCO_3^--Sekretion durch die Mukosazellen. Na^+ folgt aufgrund des entstandenen elektrochemischen, Wasser infolge des osmotischen Gradienten nach. *Pathogene E. coli-Toxine* stimulieren die Elektrolytsekretion der Mukosazellen, wodurch die Absorptionsleistung der nachfolgenden Darmabschnitte überfordert wird. Außerdem können Toxine der Erreger von *Typhus, Paratyphus* und *Ruhr* sekretorische Diarrhöen auslösen.

Eine Sonderform der sekretorischen Diarrhoe stellt die sog. *chologene Diarrhoe* dar. Man findet sie nach Resektionen des Ileums, dem hauptsächlichen Ort der Gallensäurenresorption, oder nach Chenodesoxycholsäuregaben (im Rahmen der konservativen Therapie der Cholelithiasis, s. S. 319). Ins Kolon gelangte Gallensäuren bewirken dort eine verstärkte Sekretion von Elektrolyten und Wasser in das Darmlumen und lösen dadurch Durchfälle aus.

Als weitere Ursachen für sekretorische Diarrhöen kommen edogene Substanzen (z. B. VIP, s. S. 279, Serotonin, s. S. 573ff., Calcitonin, s. S. 551, oder Prostaglandin E_1, s. S. 576) in Betracht.

Eine sekretorische Diarrhoe bleibt im Gegensatz zu osmotisch bedingten Durchfällen auch beim fastenden Patienten bestehen!

Eine **Erhöhung der Darmschleimhaut-Permeabilität** kann auf Erkrankungen des Dünn- und Dickdarms beruhen (z. B. auf einer Colitis ulcerosa oder einem Morbus Crohn). Auch eine Erweiterung der Schlußleisten zwischen den Enterozyten (z. B. durch bestimmte Laxantien, Gallensäuren) kann aufgrund einer gesteigerten *passiven Elektrolytsekretion* zu Durchfällen führen.

Eine **Abnahme der Kolonmotilität** führt ebenfalls zur Diarrhoe. Die Erklärung für dieses scheinbare Paradoxon liegt darin, daß bei den peristaltischen Bewegungen sowohl der Druck, der durch die Kontraktion ausgeübt wird, als auch der Widerstand eine Rolle spielen. Fehlt der Widerstand der segmentalen Kontraktion, „rieselt der Stuhl durch das Kolon und erreicht als Durchfall das Rektum". Dieser Sachverhalt erklärt das häufige Auftreten einer Diarrhoe bei Schreck, Erregung oder Stress.

Obstipation. Hierunter versteht man eine *verzögerte Entleerung von trockenem und hartem Stuhl* (Wassergehalt <80%). Sie ist entweder auf eine *verzögerte Darmpassage* (bei normalem Defäkationsmechanismus) oder einen *gestörten Entleerungsreflex* zurückzuführen. Als Ursachen für die verzögerte Darmpassage kommen *diätetische Faktoren* (ungenügender Dehnungsreiz durch ballaststoffarme Nahrung), *Wandveränderungen* (z. B. durch Tumoren, chronische Entzündungen), *endokrine Störungen* (z. B. bei Hypothyreose) sowie funktionelle und organische *Störungen des Nervensystems* (z. B. durch Stress oder Wirbelsäulenverletzungen) in Betracht. Auch Pharmaka, z. B. *Antidepressiva,* können obstipierend wirken. Einen *gestörten Defäkationsmechanismus* findet man bei Erkrankungen des Analkanals (z. B. Hämorrhoiden, Analfissuren), bei Verlust des rektalen Dehnungsreflexes oder bei Schwäche der Bauchpresse.

Als lästige Symptome werden von den Patienten Druckgefühl und Blähungen sowie Schmerzen bei der Stuhlentleerung angegeben.

Irritables Kolon (Reizkolon). Die wichtigste funktionelle Störung des Kolons wird als *Colon irritabile* bezeichnet, bei dem man zwei Hauptformen,

- das *spastische Kolon* mit Schmerz, Obstipation, Schafkot-artigem Stuhl und gelegentlichem Schleimabgang sowie

☐ die *emotionelle Diarrhoe* ohne Schmerzen mit breiigen oder wäßrigen Stühlen

unterscheiden kann. Die Ursache der weitverbreiteten Störung ist nicht bekannt, zweifellos wird der Zustand aber durch *psychische Belastungen* ausgelöst bzw. verstärkt. Im Gegensatz zu anderen Dickdarmerkrankungen (z. B. der Colitis ulcerosa, s. u.) kann beim irritablen Kolon kein Blut im Stuhl nachgewiesen werden.

Appendizitis. *Die Appendizitis (Entzündung des Wurmfortsatzes, „Blinddarmentzündung") ist die häufigste Abdominalerkrankung, die zu chirurgischem Eingreifen zwingt.* Es handelt sich um eine *akute, umschriebene Enteritis,* die vielfach über ein katarrhalisches Stadium in eine eitrige Form übergeht. Durch Wandödem und Eiterbildung besteht die Gefahr einer Überdehnung des Wurmfortsatzes und dadurch von Durchblutungsstörungen, die ihrerseits eine *Wandgangrän mit Perforation* nach sich ziehen kann.

Als *Ursachen* sind neben familiärer Disposition vor allem *bakterielle Infektionen* mit Enterokokken, Coli-Bakterien, Anaerobiern usw., ferner allergische und generalisierte lymphatische Reaktionen zu nennen. Da die Appendizitis zum Fortschreiten und zur Perforation neigt, ist eine *möglichst frühzeitige Operation* stets angezeigt. Folgen einer Perforation sind entweder ein *Abszeß* im rechten Unterbauch bei rechtzeitiger Abkapselung des Herdes (sog. *Perityphlitis*) oder häufiger eine allgemeine *Peritonitis* (Bauchfellentzündung).

Chronisch-entzündliche Dickdarmerkrankungen. Hierzu zählen die

☐ *Colitis ulcerosa* und

☐ *Colitis granulomatosa* (Morbus Crohn des Dickdarms).

Bei der **Colitis ulcerosa** handelt es sich um eine *chronisch-rezidivierende Entzündung des Dickdarms unbekannter Ätiologie,* die mit Hyperämie, Schwellung und Ulzerationen der Mukosa und Submukosa einhergeht. *Das Leiden verläuft schubweise oder kontinuierlich progredient* und ist durch unvorhersehbare Verschlimmerungen und Remissionen sowie vermehrtes Auftreten von Kolonkarzinomen charakterisiert. *Eine Heilung ist nur durch totale Kolektomie zu erreichen.* Die Häufigkeit beträgt ca. 0,9‰.

Entsprechend dem Verlauf und der Schwere des Krankheitsbildes unterscheidet man verschiedene Formen: Die *perakute (fulminant-toxische) Form* beginnt mit schweren, wäßrigen Durchfällen, in denen Blut und Eiter nachweisbar sind. Die massiven Flüssigkeits- und Salzverluste führen rasch zu einer schweren Exsikkose. Ferner treten hohes Fieber, Tachykardie und Anämie auf. Durch die Zerstörung sämtlicher Wandschichten kann es zur Perforation kommen. In vielen Fällen verläuft die Erkrankung tödlich. Bei der *leichten Form* ist dagegen der Beginn meist schleichend mit Durchfall und Schleimbeimengungen im Stuhl. Vielfach ist nur das Rektum betroffen. Die *mittelschwere Form* liegt bezüglich Symptomatik, Verlauf und Ausdehnung zwischen den beiden anderen Formen.

Die **Colitis granulomatosa,** der Morbus Crohn des Dickdarms, gleicht in vielem dem Morbus Crohn des Dünndarms (s. S. 309).

Dickdarmdivertikulose und -divertikulitis. *Divertikel sind Ausstülpungen umschriebener Wandteile eines Hohlorgans.* Ist die *ganze Wand beteiligt,* spricht man von einem *direkten Divertikel,* tritt *nur die Schleimhaut* durch Lücken der Muskularis aus, von einem *indirekten* oder „falschen" *Divertikel.*

Bei der *Divertikulose des Dickdarms* liegen *multiple indirekte Divertikel* vor, die insbesondere im Colon sigmoideum an der Durchtrittsstelle der Gefäße entstehen und am häufigsten bei Personen im 5. Lebensjahrzehnt gefunden werden. Vermutlich ist die bevorzugte Lokalisation im Colon sigmoideum darauf zurückzuführen, daß infolge der besonders ausgeprägten Motilität und Druckentwicklung in diesem Bereich die Darmwand stark beansprucht wird. Man findet diese Erkrankung vorwiegend in industrialisierten Ländern, nicht jedoch in Gebieten, in denen die Ernährung noch reich an Faserstoffen ist. Offensichtlich führt die bei schlackenarmer Kost auftretende Verstopfung wegen der dann für die Stuhlentleerung notwendigen Druckerhöhung zur Divertikelbildung.

Da Dickdarmdivertikel keine Muskulatur besitzen, ist eine selbständige Entleerung nicht möglich. Durch die lange Verweildauer des Darminhalts in den Divertikeln besteht die Gefahr einer bakteriellen Durchwanderung mit Entzündung der Divertikel *(Divertikulitis)* und Entzündung der Divertikelumgebung *(Peridivertikulitis).* Während die Divertikulose selbst kaum Beschwerden hervorruft, löst die Divertikulitis heftige Schmerzen, Fieber, Diarrhoe und/oder Obstipation sowie Stenosesymptome aus („Appendizitis des linken Unterbauches"). Als Komplikationen sind Abszeß- und Fistelbildung, Perforationen, Blutungen und Stenosen zu erwähnen.

Kolon- und Rektumkarzinom. Wegen seiner Häufigkeit sei der Dickdarm- und Mastdarmkrebs, *eine der häufigsten Krebsarten überhaupt,* hier erwähnt. Etwa 40% davon sind Rektum- und 20% Sigma-Karzinome, weitere 10 bis 15% entstehen im Colon descendens. Die meist polypösen, ulzerierenden Tumoren sind überwiegend (zu 85–95%) *Adenokarzi-*

nome. Da die Häufigkeit des Dickdarmkrebses ständig zunimmt, ist ein Zusammenhang mit den Lebensgewohnheiten, insbesondere den Ernährungsgewohnheiten, wahrscheinlich. In Ländern, in denen schlacken- und faserreiche Kost eingenommen wird (z. B. Ostafrika) und die Stuhlentleerungen dadurch häufiger sind, ist der Dickdarmkrebs selten. Es wird vermutet, daß durch die längere Verweildauer die Biotransformation von Präkanzerogenen zu Kanzerogenen zunimmt.

Die Beschwerden beginnen meist schleichend, viele Tumoren verursachen in der Anfangszeit überhaupt keine Symptome. Besonders wichtig für die Diagnose sind Blutbeimengungen im Stuhl *(Blut im Stuhl bedeutet bis zum erwiesenen Gegenteil Karzinomverdacht!)* und Wechsel von Obstipation und Diarrhoe. Erst in späteren Stadien kommen Appetitlosigkeit, Gewichtsverlust, Schmerzen im Unterbauch und Anämie hinzu. Wegen der guten therapeutischen Möglichkeiten bei rechtzeitiger Erkennung besitzen Vorsorgeuntersuchungen außerordentliche Bedeutung.

11.8.5 Leber und Gallenwege

Zirkulationsstörungen der Leber. Bei diesen Störungen ist entweder der *venöse Rückfluß* aus der Leber in das rechte Herz oder die *Blutzufuhr* durch die Pfortader bzw. die *Arteria hepatica* in die Leber beeinträchtigt.

Bei schwerer *Rechtsherzinsuffizienz* wird wegen des verlangsamten venösen Rückflusses in das rechte Herz und des dadurch bedingten Rückstaus in den großen Kreislauf sowie aufgrund des verringerten Herzzeitvolumens die Sauerstoffversorgung des Leberparenchyms herabgesetzt **(Stauungsleber).** Unterschreitet der Sauerstoffpartialdruck einen kritischen Wert, kommt es zur Leberzellschädigung insbesondere in den inneren Läppchenbezirken. Die Erhöhung des zentralen Venendrucks wirkt sich auch auf die Lebervenen und über diese auf die Sinusoide aus, die sich daraufhin erweitern. Histologisch sieht man als Folge der Stauung u. a. eine Atrophie der Leberzellen im Bereich der Zentralvene. Wegen eines Membrandefektes der Leberzellen und des dadurch bedingten Enzymaustritts ins Blut steigen die *Transaminasen* (SGOT, SGPT) im Plasma an. Durch eine verminderte Syntheseleistung der Leberzellen nehmen die Plasmaalbumine ab, ferner ist durch die gestörte Ausscheidungsfunktion die Sekretion körpereigener und körperfremder Stoffe gehemmt.

Der besonders bedeutsame **Pfortaderhochdruck** (portale Hypertonie) entsteht durch ein *Strömungshindernis im Bereich des Pfortaderkreislaufs,* das

- ☐ *prähepatisch,*
- ☐ *intrahepatisch* oder
- ☐ *posthepatisch*

auftreten kann.

Ein **prähepatischer Block** ist beispielsweise durch eine Pfortaderthrombose, eine Einengung der Pfortader durch Tumoren in ihrer Umgebung oder Lymphknotenschwellungen bedingt. Ein **intrahepatischer Block** kann durch eine Leberzirrhose (s. S. 318), ein Leberkarzinom oder Lebermetastasen hervorgerufen werden. Ein **posthepatischer Block** liegt bei einer Einengung der Lebervenen oder Störung des venösen Rückflusses (z. B. bei einer ausgeprägten Rechtsherzinsuffizienz) vor. Am häufigsten ist der intrahepatische Block (90% aller Fälle von portaler Hypertonie), der zu 80% auf eine Leberzirrhose zurückzuführen ist.

Die *Bedeutung einer portalen Hypertonie* ergibt sich aus ihren Folgen und Gefahren. Wegen des *erhöhten Strömungswiderstands* bildet sich ein *Umgehungskreislauf* aus. Dabei fließt ein großer Teil des in der Pfortader ankommenden Blutes über die Ösophagusgefäße ab. Wie bereits auf S. 305 erwähnt, entwickeln sich dadurch im Bereich des Ösophagus *Varizen* mit der Gefahr der *Ösophagusvarizenblutung*. In seltenen Fällen – Voraussetzung ist eine offene Nabelvene – besteht auch ein anderer Kollateralkreislauf mit deutlicher Venenzeichnung um den Nabel (Medusenhaupt, Caput medusae). In der Schleimhaut des Mastdarms führt die Erweiterung der venösen Verbindungen zwischen der Pfortader und der unteren Hohlvene zur Ausbildung von *Rektumvarizen,* die nicht mit Hämorrhoiden (s. S. 215) verwechselt werden dürfen. Eine weitere wichtige Folge des Pfortaderhochdrucks ist eine *Milzvergrößerung (Splenomegalie)* mit vermehrtem Abbau von Blutzellen infolge der verlängerten Verweildauer des Blutes in der Milz.

Aszites. Chronische Lebererkrankungen können über die in Abb. 11–43 angegebenen Mechanismen zu einem *Aszites,* d. h. einer Flüssigkeitsansammlung im Bauchraum (Bauchwassersucht), führen. Ein *gesteigerter Pfortaderdruck* erhöht den hydrostatischen Druck in den Kapillaren des Bauchraums, wodurch der Austritt von Flüssigkeit begünstigt wird. Den gleichen Effekt hat eine *verminderte Albuminsynthese* in der Leber infolge eines Leberparenchymschadens. Durch die Verringerung des kolloidosmotischen Drucks im Plasma ist die Reabsorption von

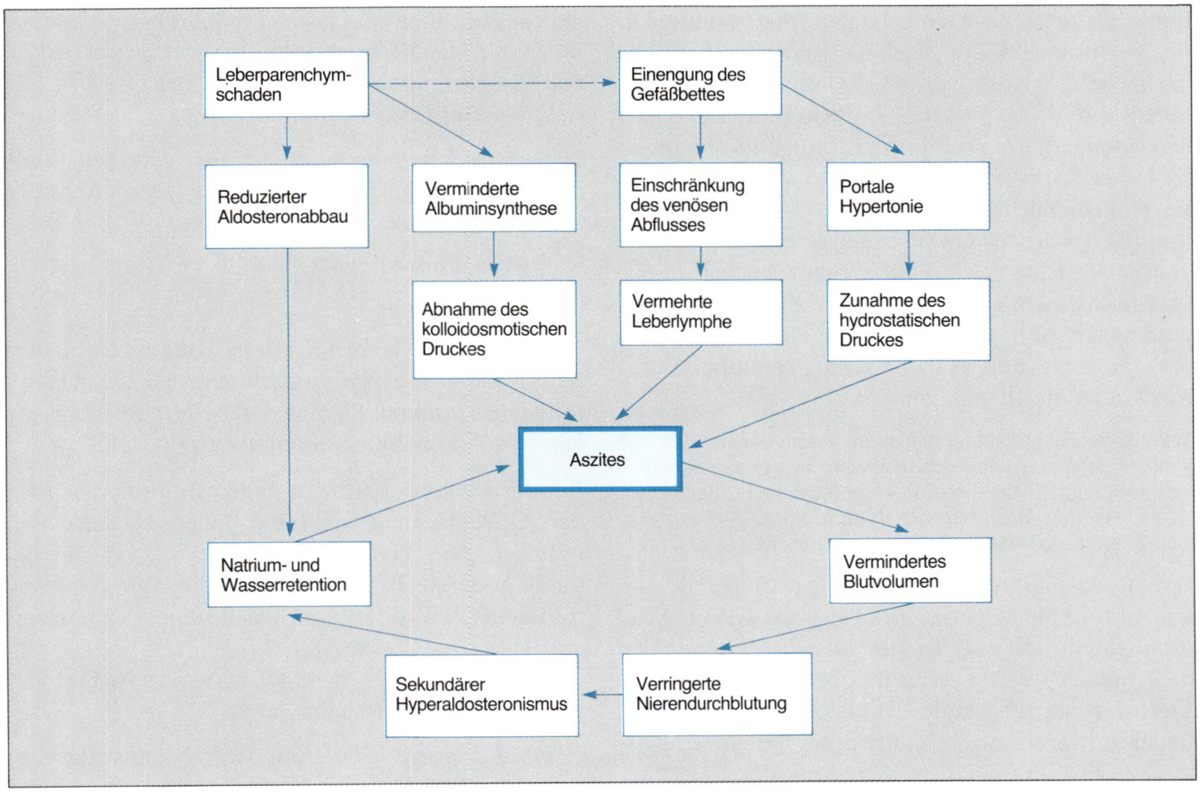

Abb. 11–43. Pathogenese des Aszites bei chronischen Lebererkrankungen, modifiziert nach Shaldon und Sherlock

Wasser aus dem Extravasalraum vermindert und damit das intravasale Plasmavolumen herabgesetzt. Dies wiederum hat über eine Abnahme der Nierendurchblutung einen sekundären Hyperaldosteronismus (s. S. 559) mit Natrium- und Wasserretention zur Folge, der sich erneut verstärkend auf den Aszites auswirkt. Schließlich ist bei einer Einschränkung des venösen Abflusses die Bildung von Leberlymphe gesteigert, wodurch der Aszites ebenfalls verstärkt wird.

Störungen des Bilirubinstoffwechsels. Das *Leitsymptom* einer Bilirubinstoffwechselstörung ist die *Gelbsucht* **(Ikterus),** d. h. ein *erhöhter Plasma-Bilirubinspiegel* (von über 20 mg/l) und als Folge davon eine *Gelbfärbung der Gewebe*, insbesondere der Skleren. Eine Gelbsucht kann (vgl. Tab. 11–6)

- ☐ *prähepatisch* durch *vermehrten Anfall von Bilirubin* aus Hämoglobin („Überproduktionsikterus"),
- ☐ *(intra)hepatisch* durch *Störung* der *Bilirubinaufnahme* in die Leberzellen („Transportikterus"), der *Bilirubinkonjugation* in den Leberzellen („Konjugationsikerus") oder der *gesamten Bilirubin*- oder der *Gallensekretion* aus den Leberzellen in die Gallenkapillaren („Sekretionsikterus") sowie
- ☐ *posthepatisch* durch Abflußbehinderung in den Gallenwegen („Verschlußikterus")

bedingt sein.

Übersteigt beim **prähepatischen Ikterus** infolge hämolytischer Prozesse oder aufgrund von Erythro-

Tab. 11–6. Störungen des Bilirubinstoffwechsels mit Gelbsucht, modifiziert nach Isselbacher

Prähepatische Hyperbilirubinämien („Überproduktionsikterus")
Hämolyse (beschleunigter Blutabbau)
Störungen der Erythropoiese (Abbau von Häm vor Inkorporation in die Erythrozyten)
Hepatische Hyperbilirubinämien
Störungen der Bilirubinaufnahme aus der Blutbahn in die Leberzellen („Transportikterus")
Störung der Bilirubinkonjungation in den Leberzellen („Konjugationsikterus")
Störung der Sekretion von konjugiertem Bilirubin in die Gallenkapillaren („Sekretionsikterus")
Störung der Aufnahme, Konjugation und Sekretion (z. B. bei Hepatitis und Leberzirrhose)
Posthepatische Hyperbilirubinämie („Verschlußikterus")

poiesestörungen mit Hämabbau vor Inkorporation in die Erythrozyten der tägliche Bilirubinanfall das Dreifache der Norm von ca. 300 mg, so nimmt der Gehalt an *nichtkonjugiertem* (sog. „indirektem") *Bilirubin* im Plasma zu, da die Konjugationsfähigkeit der Leber überschritten ist. Nichtkonjugiertes Bilirubin muß nämlich, wie auf S. 295 beschrieben, erst konjugiert werden, um biliär ausgeschieden werden zu können. Eine gesunde Leber ist allerdings in der Lage, sich einem gesteigerten Bilirubinanfall weitgehend anzupassen. Daher steigt die Plasma-Bilirubinkonzentration nur bei massiven Hämolysen auf Werte über 30–40 mg/l an.

Der Ausdruck indirektes Bilirubin rührt daher, daß bei dem üblichen Nachweis von Bilirubin mit Diazo-Reagens nichtkonjugiertes Bilirubin im Gegensatz zu konjugiertem (= „direktem") Bilirubin nicht unmittelbar, sondern erst nach Zugabe von Alkohol („indirekt") nachweisbar ist.

Eine *unzureichende Aufnahme* von Bilirubin aus dem Blut in die Leberzellen liegt beim *Gilbert-Syndrom* (identisch mit *Icterus juvenilis intermittens Meulengracht)* vor. Die zu den **hepatisch bedingten Ikterusformen** gehörende Erkrankung tritt meist bei jüngeren Menschen, vermutlich infolge einer angeborenen Störung der Eiweißbindung des Bilirubins in der Leberzelle, auf. Die Prognose ist günstig, Verlaufsbeobachtungen ergaben keine fortschreitende krankhafte Veränderung der Leber.

Der häufigste *Konjugationsikterus* ist die *physiologische Neugeborenengelbsucht.* Diese beruht darauf, daß bei Neu- und Frühgeborenen noch nicht genügend Glucuronyltransferase gebildet wird, außerdem fällt durch den gesteigerten Abbau von fetalem Hämoglobin (HbF, s. S. 92) nach der Geburt vermehrt Bilirubin an.

Zu den Konjugationsikterus-Formen gehört ferner das *Crigler-Najjar-Syndrom,* das nochmals in zwei Typen unterteilt wird. Beim autosomal rezessiv vererbten Typ I fehlt die Glucuronyltransferase in der Leber nahezu völlig, daher liegen die Bilirubinwerte sehr hoch (>200 mg/l). Eine Therapiemöglichkeit besteht nicht. Die meisten Kinder sterben bereits im 1. Lebensjahr an Kernikterus (Einlagerung von Bilirubin in Kerne des Zentralnervensystems).

Beim Typ II mit autosomal dominantem Erbgang ist der Glucuronyltransferasedefekt nur partiell, die Gelbsucht wird erst im Kindes- oder Jugendalter manifest. Die Plasma-Bilirubinwerte liegen zwischen 20 und 50 mg/l. Durch Enzyminduktion mit Phenobarbital kann eine Erhöhung der Glucuronyltransferaseaktivität erreicht und auf diese Weise eine Therapie durchgeführt werden.

Bei den bisher genannten Ikterusformen ist lediglich das *nichtkonjugierte Bilirubin erhöht.* Bei den nunmehr zu besprechenden Krankheitsbildern handelt es sich dagegen um Sekretionsstörungen des *konjugierten* Bilirubins. Dabei ist sowohl die Konzentration des konjugierten als auch die des nichtkonjugierten Bilirubins im Plasma erhöht. Diese Ausscheidungsstörungen können auf einem *isolierten Bilirubinausscheidungsdefekt* oder auf einer *globalen Störung der Galleausscheidung (Cholestase)* beruhen.

Hyperbilirubinämien aufgrund einer gestörten Sekretion von konjugiertem Bilirubin aus den Leberzellen in die Gallenkapillaren liegen beim

- *Dubin-Johnson-Syndrom* und
- *Rotor-Syndrom*

vor. Das Rotor-Syndrom unterscheidet sich von dem Dubin-Johnson-Syndrom dadurch, daß die Ablagerung eines braunen Pigments, das vermutlich aus polymeren Adrenalinmetaboliten besteht, fehlt.

Bei der **Cholestase** werden neben Bilirubin auch andere Gallenbestandteile, insbesondere *Gallensäuren,* retiniert. Die Gallensäurenretention und die dadurch bedingte Erhöhung der Gallensäurenkonzentration in der Haut ist die Ursache eines generalisierten Juckreizes *(Pruritus).*

Entsprechend der die Cholestase auslösenden Ursachen unterscheidet man eine

- *intrahepatische Cholestase* (intrahepatischer cholestatischer Ikterus) infolge einer *Gallensekretionsstörung* und
- *extrahepatische Cholestase* (extrahepatischer Verschlußikterus) wegen eines mechanischen *Abflußhindernisses* im Ductus hepaticus communis oder Ductus choledochus.

Bei einer **intrahepatischen Cholestase** sind die zur Galleausscheidung führenden Vorgänge gestört. Es kann davon ausgegangen werden, daß dieser Störung eine *toxische Schädigung von Leberzellorganellen* zugrunde liegt. Sie tritt auf als cholestatische Verlaufsform der Virushepatitis (s. u.), als Fettlebercholestase bei der alkoholischen Fettleber, bei verschiedenen bakteriellen Infektionen (z. B. Salmonellosen, Leptospirosen), nach Gabe verschiedener Arzneimittel (z. B. Chlorpromazin) sowie postoperativ und nach schweren Verbrennungen. Besonders bedeutsam scheint hierbei eine Schädigung des Endoplasmatischen Retikulums zu sein.

Bei einigen Lebererkrankungen mit globaler Leberzellschädigung (z. B. Virushepatitis, dekompensierter Leberzirrhose) sind zahlreiche Faktoren an der Entstehung einer Gelbsucht beteiligt. Bei einem solchen *parenchymatösen* oder *hepatozellulären Ikterus* handelt es sich um einen Transport-, Konjugations- und Ausscheidungsikterus.

Beim **extrahepatischen Verschlußikterus** steigt durch das *Abflußhindernis mit Rückstau* der Druck im Gallengangsystem an. Werden durch den erhöhten Druck die Gallengangschaltstücke, die die Gallenkapillaren mit den kleinsten Gallengängen (Ductuli) verbinden, gesprengt, tritt *Galle direkt in die Lymphe* über. Während zunächst das konjugierte Bilirubin im Blut erhöht ist, nimmt später auch die Konzentration des nichtkonjugierten Bilirubins zu. Die Gallenwege sind stark erweitert; im Gegensatz zum intrahepatischen cholestatischen Ikterus mit allenfalls geringer Lebervergrößerung schwillt die Leber an.

Da beim *totalen Verschlußikterus* eine Bilirubinausscheidung in den Darm fehlt, unterbleibt die Umwandlung von Bilirubin in Stercobilinogen, dadurch wird der Stuhl farblos (acholisch).

Akute Hepatitis. *Der Begriff akute Hepatitis umfaßt alle hepatozellulären Erkrankungen, die mit einer akuten Entzündung der Leber einhergehen.* Neben infektiösen Noxen durch Viren, Bakterien, Protozoen oder Parasiten können zahlreiche chemische Substanzen, z. B. Alkohol, Arzneimittel (u. a. Iproniazid, Halothan, Methotrexat, Diphenylhydantoin) oder Gifte (u. a. Knollenblätterpilzgifte) eine Hepatitis auslösen. Die weitaus größte Bedeutung kommt den *Virus-bedingten Hepatitisformen* zu.

Die folgenden Viren sind die häufigsten Erreger einer Virushepatitis:

- ☐ *Hepatitisvirus A,*
- ☐ *Hepatitisvirus B,*
- ☐ *Hepatitisvirus δ (Delta-Virus)* und
- ☐ *Hepatitisvirus Non-A-Non-B.*

Weiterhin können akute Hepatitiden als Begleiterkrankungen verschiedener Virusinfektionen (Epstein-Barr-Virus, Zytomegalie-Virus, Herpes-simplex-Virus u. a.) auftreten.

Die **Virus-A-Hepatitis** *(Hepatitis epidemica, infektiöse Hepatitis)* wird durch ein *RNA-Virus* (HAV) hervorgerufen, das zur Familie der Picornaviren gehört und ausschließlich für Primaten pathogen ist. Es löst die Bildung virusspezifischer Antikörper der IgM- und IgG-Klasse aus, die von diagnostischer Bedeutung sind (vergl. Abb. 11–44). Die Inkubationszeit beträgt 15–45 Tage. Stuhl, Urin, Speichel und andere Körperflüssigkeiten sind infektiös. Die Infektion erfolgt über direkten Kontakt sowie durch verunreinigtes Wasser oder Nahrungsmittel (z. B. Austern, Muscheln). Besonders häufig sind Kinder und Jugendliche befallen. Die Virus-A-Hepatitis verläuft in der Regel mild, hat eine gute Prognose und geht praktisch nicht in ein chronisches Stadium über. Fast immer hinterläßt sie eine lebenslange Immunität.

Die **Virus-B-Hepatitis** *(Serumhepatitis, Inokulationshepatitis)* wird parenteral, d. h. auf dem Blutweg übertragen. Das Hepatitis-B-Virus (HBV) gehört zu den DNA-Viren und besitzt mehrere Hüllen. Die äußere Proteinhülle des HBV stellt das *Hepatitis-B-Oberflächenantigen* (HB_sAg) dar. Anti-Hb_s ist der spezifische Antikörper gegen HB_sAg. HB_sAg wird bei der Vermehrung von Viren in Leberzellen im Überschuß produziert und in das Blut freigesetzt. Daneben findet man ein *Hepatitis-B-Kernantigen* (HB_cAg), das zusammen mit der DNA nach Entfer-

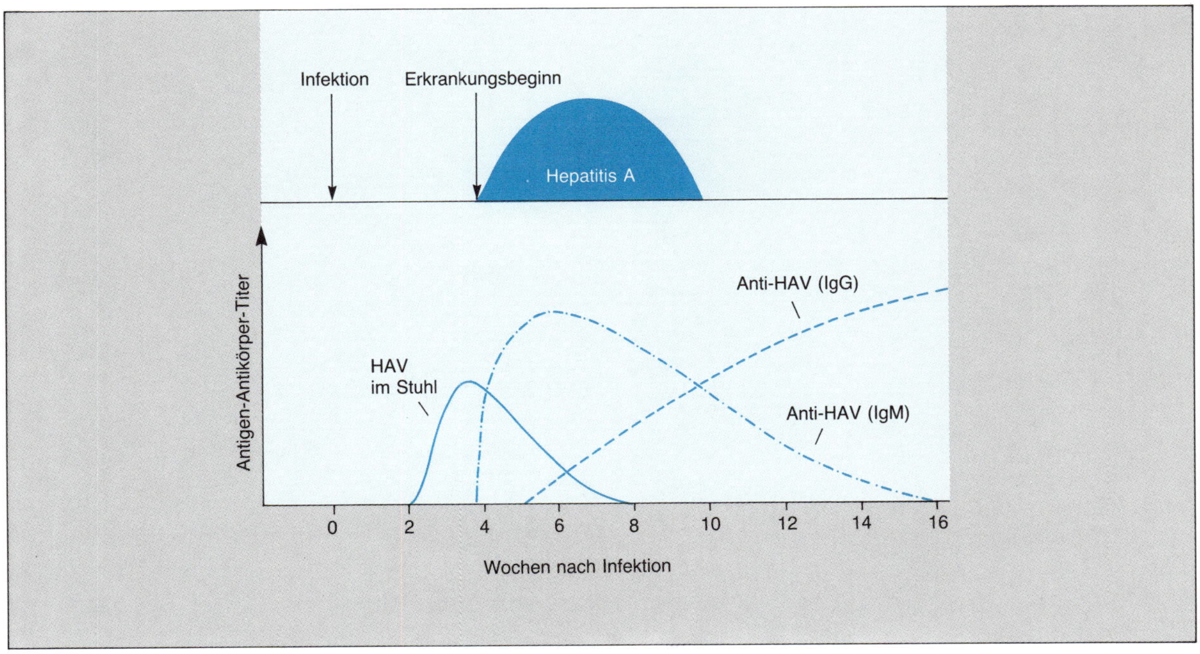

Abb. 11–44. Virusausscheidung und Bildung spezifischer Antikörper bei Hepatitis A

nung des HB_sAg zum Vorschein kommt. HB_cAg und DNA bilden zusammen das sog. *Kernpartikel.* Mit dem Kernpartikel assoziiert ist auch ein 3. Antigen, das HB_eAg. Die entsprechenden Antikörper sind Anti-HB_c und Anti-HB_e (vgl. Abb. 11–45).

Die *Inkubationszeit* der Virus-B-Hepatitis beträgt 30 bis 180 Tage. Die Krankheit befällt Menschen aller Altersklassen, weist häufig einen schweren Verlauf auf und geht in etwa 10% der Fälle in eine chronische Hepatitis (s. u.) über.

Beide Hepatitisarten besitzen ein ähnliches klinisches Erscheinungsbild, doch ist häufig der Verlauf einer Hepatitis B schwerer und langwieriger. Die Erkrankung beginnt vielfach mit einem *Prodromalstadium* (Vorstadium) von mehreren Tagen mit Übelkeit, Appetitlosigkeit, Abgeschlagenheit und Widerwillen gegen Fett, Alkohol und Nicotin. Daneben beobachtet man mäßiges Fieber, in einigen Fällen auch Gelenkschmerzen und Exantheme.

Das Ende des Prodromalstadiums zeigt sich in einer Dunkelfärbung des Urins und der Entfärbung des Stuhls. Danach beginnt die *ikterische Phase,* die in wenigen Tagen ihren Höhepunkt erreicht. Die Leber ist in der Regel etwas vergrößert und druckempfindlich, in etwa 20 bis 30% der Fälle ist auch eine vergrößerte Milz zu tasten. Die ikterische Phase dauert in der Regel 2–6 Wochen und klingt dann kontinuierlich ab; doch ist die Erkrankung erst nach etwa 4–5 Monaten überstanden.

Neben der „normalen" ikterischen Form gibt es besondere Verlaufsformen, von denen der anikterischen Form (Erkrankung ohne Auftreten eines Ikterus), der nekrotisierenden, der cholestatischen und der rezidivierenden Hepatitis eine gewisse Bedeutung zukommt.

Die **nekrotisierende Hepatitis** *(akute gelbe Leberdystrophie)* ist zwar relativ selten (0,2–0,4%), doch handelt es sich um ein sehr schweres Krankheitsbild, das rasch zum Tode führen kann. Bei Patienten, die überleben, besteht die Gefahr der Entwicklung einer Leberzirrhose nach 2–3 Jahren.

Die **cholestatische Hepatitis** verläuft unter dem Bild eines Verschlußikterus mit rasch ansteigenden Bilirubinwerten und Juckreiz. Die Transaminasen im Serum sind deutlich, aber nicht so stark wie bei den sonstigen Hepatitiden erhöht.

Bei der **rezidivierenden Hepatitis** tritt meist schon während der Rekonvaleszenz ein Rezidiv auf, das allerdings in der Regel weniger schwer als die Ersterkrankung verläuft. Die Prognose ist auch hier günstig.

Die **Delta-Hepatitis** wird ähnlich wie die Virus-B-Hepatitis übertragen. Das *Hepatitis-Delta-Virus* (HDV) ist ein RNA-Virus, das von einer HB_sAg-Hülle umgeben ist. HDV benötigt zu seiner Vermehrung die Helferfunktion des Hepatitis-B-Virus. Das *Hepatitis-Delta-Antigen (HDAg)* löst die Bildung spezifischer Antikörper *(Anti-HD)* aus.

Die **Non-A-Non-B-Hepatitis** ist eine Virushepatitis, bei der keine serologische Beziehung zu HAV, HBV oder HDV hergestellt werden kann und andere Ursachen einer Lebererkrankung ausgeschlossen wurden. Die Erkrankung wird vor allem durch Blut-

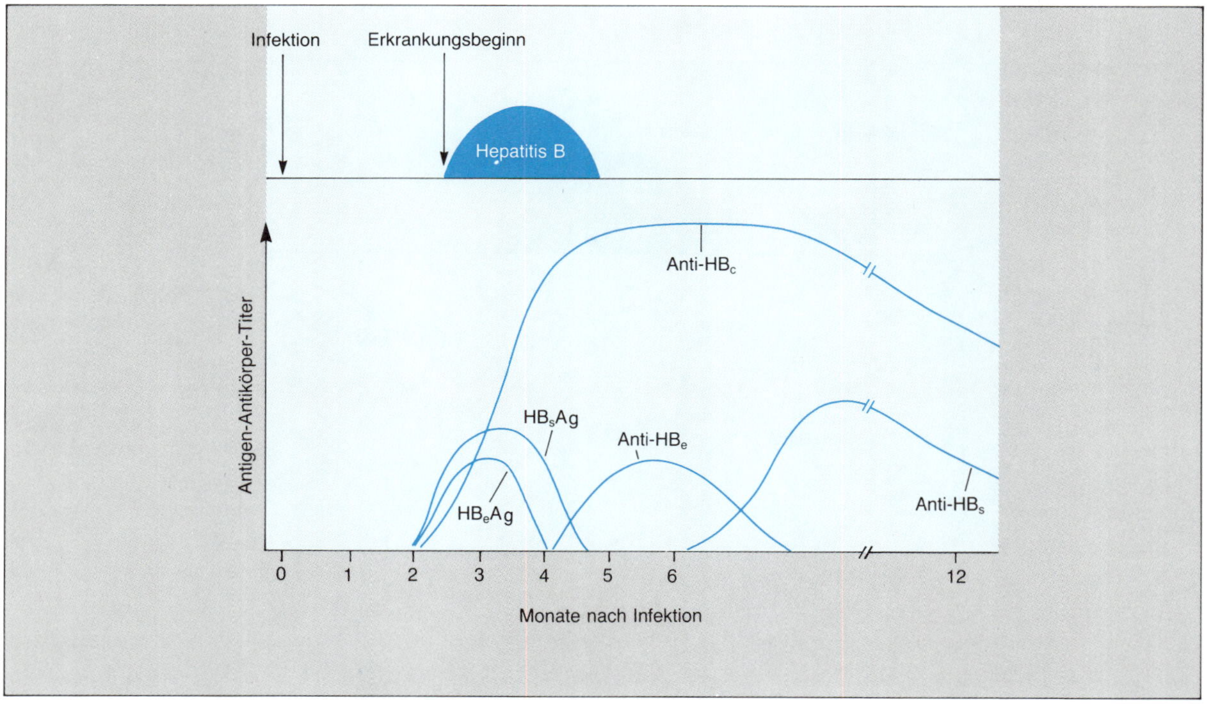

Abb. 11–45. Antigennachweis und Bildung spezifischer Antikörper bei Hepatitis B

transfusionen übertragen und umfaßt derzeit – mit zunehmender Tendenz – etwa 20% aller Hepatitiden. Verglichen mit den anderen Virus-Hepatitis-Formen hat die Non-A-Non-B-Hepatitis eine deutlich höhere Tendenz zum Übergang in eine chronische Verlaufsform (ca. 25–30%).

Chronische Hepatitis. Die akute Hepatitis nach Infektion mit den Hepatitisviren B oder Non-A-Non-B kann in ein chronisches Stadium übergehen *(virusassoziierte chronische Hepatitis)*. Das Krankheitsbild beruht auf einer ungenügenden zellulären Immunreaktion mit einer mangelhaften Elimination der entsprechenden Viren. Man unterscheidet zwei klinische Verlaufsformen: die

- *chronisch-persistierende Hepatitis* und
- *chronisch-aggressive Hepatitis.*

Die **chronisch-persistierende Hepatitis** ist durch leichte Ermüdbarkeit, unklare Bauchbeschwerden, Appetitlosigkeit sowie geringe Transaminasenerhöhung bei fehlendem Ikterus und relativ guter Ausheilungstendenz gekennzeichnet.

Bei der **chronisch-agressiven Hepatitis,** die eine fortschreitende Progredienz mit Übergang in eine Leberzirrhose aufweist, sind die Beschwerden wesentlich stärker. Neben Allgemeinsymptomen beobachtet man z. B. Muskel- und Gelenkschmerzen, Nasenbluten, Hauterscheinungen usw. Die Prognose ist relativ schlecht, unbehandelt beträgt die Lebenserwartung wenige Jahre.

Außer durch Virusinfektionen kann auch noch durch andere Ursachen (Autoimmunerkrankungen, Alkoholabusus, Arzneimittel) eine chronische Hepatitis ausgelöst werden. Bei etwa 15% der chronischen Hepatiden ist die Ätiopathogenese unklar.

Fettleber. *Als Fettleber bezeichnet man eine abnorme Anhäufung von Triglyceriden in den Leberzellen.* Die Fettleber ist keine eigenständige Krankheit, sondern tritt als (reversible) Folge verschiedener Vorkrankheiten oder nach Einwirkungen verschiedener Noxen auf (vgl. Tab. 11–7).

Alkoholinduzierte Leberschäden. Nur etwa 2–10% des aufgenommenen Äthylalkohols werden unverändert über die Nieren, die Lunge und die Haut ausgeschieden. Der *Abbau* des Alkohols erfolgt ausschließlich in der Leber, wobei in einem ersten Schritt der lebertoxische *Acetaldehyd* und in einem zweiten Schritt *Acetat* gebildet werden (vgl. Abb. 11–46). Bei beiden Reaktionen entsteht *NADH,* das zusammen mit *Acetyl-CoA* (aus dem Abbau von

Tab. 11–7. Ätiologie und Pathogenese der Fettleber, modifiziert nach Gerok (↑ Zunahme, ↓ Abnahme)

Ursächliche Faktoren	Pathogenese
Alkoholabusus	Fettsäurensynthese ↑ Fettsäurenoxidation ↓ Abgabe von Lipoproteinen ↓
Diabetes mellitus	Lipolyse im Fettgewebe ↑ Aufnahme von Lipoproteinen durch das Fettgewebe ↓
Adipositas	Fettsäurenangebot ↑
Eiweißmangelernährung	Lipolyse im Fettgewebe ↑ Lipoproteinsynthese in der Leber ↓
Toxische Substanzen (z.B. halogenierte Kohlenwasserstoffe)	Lipoproteinsynthese in der Leber ↓

Acetat) die *Fettsäurensynthese* anregt. Weiterhin hemmt das vermehrt gebildete NADH die Fettsäuren*oxidation.* Acetaldehyd schränkt darüber hinaus die *Synthese von Apoproteinen* und damit die Bildung von Lipoproteinen (s. S. 248f.) ein, so daß der

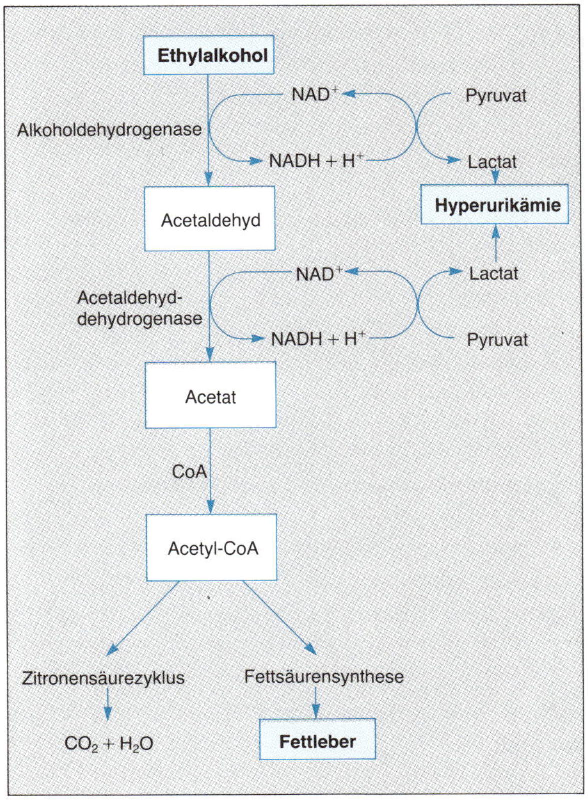

Abb. 11–46. Alkoholstoffwechsel in der Leber

Abtransport von Triglyceriden aus der Leber blokkiert wird. Aufgrund dieser Mechanismen führt Alkoholabusus, d. h. ein Überschreiten kritischer Grenzwerte des täglichen Alkoholkonsums über mehrere Jahre (bei Frauen >20 g/Tag, bei Männern >70 g/Tag), zu einer **Alkohol-Fettleber.**

Acetaldehyd schädigt ferner die Mitochondrien und das Zytoskelet, wodurch es zu Zellnekrosen kommt. Diese Nekrosen sowie Lymphozyten- und Fettanreicherungen in der Leber sind kennzeichnend für die **Alkohol-Hepatitis,** die häufigste Ursache für die *Leberzirrhose („Alkohol-Zirrhose").*

Vermehrter Lactat-Anfall bewirkt durch Hemmung des Säurecarriers eine verminderte Harnsäureausscheidung in der Niere und führt damit zur **Hyperurikämie** (s. S. 269).

Leberzirrhose. Bei der *Leberzirrhose* handelt es sich um eine *chronische Lebererkrankung,* bei der es, ausgelöst durch Parenchymnekrosen, zu *Narbenbildung, Umgestaltung des Gefäßapparates* und regeneratorischem *Parenchymumbau* kommt. Durch die Bindegewebsvermehrung und teilweise Zerstörung des normalen Läppchenaufbaus sowie Abschnürung von Parenchyminseln ist eine Wiederherstellung der normalen Leberstruktur nicht mehr möglich. Als *Ursache* ist an erster Stelle der *chronische Alkoholabusus* zu nennen. Weitere Ursachen sind *Virushepatitiden, Stoffwechselstörungen* (z. B. Mukoviszidose), *Gallenabflußstörungen* oder *Rechtsherzinsuffizienz* (vgl. Tab. 11–8). Unabhängig von der Ätiologie sind die Endstadien aller Zirrhoseformen morphologisch gleich.

Tab. 11–8. Ätiologische Faktoren der Leberzirrhose, modifiziert nach Gerok

Alkoholabusus
Virushepatitis
Chronische Gallenwegsentzündung und langdauernder Gallestau
Blutstau in den Lebervenen (z. B. bei schwerer langdauernder Rechtsherzinsuffizienz, s. S. 164)
Stoffwechselerkrankungen (z. B. Mukoviszidose, s. S. 321)
Arzneimittel (z. B. α-Methyldopa, Isoniazid)
Toxische Substanzen (z. B. Tetrachlorkohlenstoff)
Unbekannte Ursachen („kryptogenetische Zirrhose")

Nach funktionellen Gesichtspunkten unterscheidet man

- □ *inaktive, kompensierte Formen,* bei denen die Transaminasen nur mäßig erhöht sind, kein Ikterus besteht, allenfalls geringfügige Gerinnungsstörungen vorhanden sind sowie insgesamt gesehen nur eine mäßige Leberzellinsuffizienz vorliegt,
- □ *aktive Formen* mit entweder akut dystrophischen Schüben oder schwerer Leberzellinsuffizienz mit Präkoma oder Koma (s. u.) sowie
- □ *dekompensierte Formen* mit Pfortaderhochdruck, Ösophagusvarizen und Aszites.

In Abhängigkeit von den Zirrhoseformen und der Progredienz der Erkrankung findet man eine *Vielzahl von Symptomen.* Neben Müdigkeit, Leistungsabfall, Appetitlosigkeit und gastrointestinalen Beschwerden treten Hautveränderungen auf. Besonders kennzeichnend sind die arteriellen Gefäßspinnen *(Spinnennävi,* Gefäßsternchen), bei denen von einer zentralen Arteriole kleine Gefäße spinnenartig abgehen. Diese Gefäßspinnen treten besonders häufig am Handrücken, den Oberarmen, im Gesicht sowie im Nacken auf. Eine weitere Hautveränderung ist die sog. *Weißfleckung,* die infolge der gesteigerten Bereitschaft der kleinen Gefäße, sich auf Kältereiz zu kontrahieren, besonders nach Abkühlung der Haut deutlich wird. Symptomatisch ist auch das *Palmarerythem,* eine flächenhafte Rötung der Handinnenflächen. Als weitere Symptome können Verlust der Achsel- und Schambehaarung, Gynäkomastie, Hodenatrophie sowie Lackzunge vorkommen. Häufig sind auch die Nieren mitbetroffen *(hepatorenales Syndrom).* Man findet dann eine verminderte Creatinin-Clearance sowie Erythrurie und Zylindrurie (s. S. 345). Der Verlauf ist ausgesprochen chronisch. Im fortgeschrittenen Stadium macht sich der Ausfall der Leberfunktion immer stärker bemerkbar. Der Tod tritt entweder infolge einer Verblutung aus Ösophagusvarizen, durch interkurrente Krankheiten (z. B. Pneumonie) oder im Coma hepaticum (s. u.) ein.

Leberinsuffizienz. *Die Leberinsuffizienz ist Ausdruck eines schweren Leberparenchymschadens.* Die funktionellen Störungen entsprechen den morphologischen Veränderungen. Bricht die gesamte Leberfunktion zusammen, erfolgt der Tod im **Leberkoma.** Als Ursachen sind Leberzirrhosen, akute und chronische Hepatitiden, Leber- und Pankreaskarzinome sowie Vergiftungen mit halogenierten Kohlenwasserstoffen oder Knollenblätterpilzen zu nennen. Zusätzlich zu den bereits bei der Leberzirrhose genannten Symptomen treten *Foetor hepaticus,* ein eigentümlicher, schwer zu beschreibender, süßlich-fauliger Geruch, sowie *neurologische Störungen* auf.

Unter den bereits mehrfach angesprochenen Begriffen *Praecoma* und *Coma hepaticum* faßt man *Bewußtseinsveränderungen bei Leberkranken* zusammen, die sehr wahrscheinlich durch toxische Substanzen, insbesondere Ammoniak, verschiedene Amine und möglicherweise auch Phenole, hervorgerufen werden.

Normalerweise werden diese im Intestinaltrakt bei der Verdauung entstehenden Verbindungen in der Leber entgiftet. Ist sie dazu nicht mehr in der Lage oder aber hat sich infolge einer portalen Hypertonie ein Umgehungskreislauf ausgebildet, über den die Giftstoffe unter Umgehung der Leber direkt in den großen Kreislauf und damit ins Gehirn gelangen können, wird das Gehirn geschädigt. Man spricht von einer *portokavalen Enzephalopathie.*

Im Blut liegt in Abhängigkeit vom pH-Wert ein Gleichgewicht zwischen undissoziiertem NH_3 und Ammoniumionen vor. Da nur das nichtionisierte NH_3 die Blut-Hirn-Schranke bzw. Blut-Liquor-Schranke überwinden kann, ist das Eindringen von Ammoniak ins Gehirn bei einer Azidose erschwert, bei einer Alkalose erleichtert. Eine Alkalose, z. B. eine hypocalcämische Alkalose nach Saluretikagabe, kann daher ein Praecoma bzw. Coma hepaticum auslösen.

Entsprechend der Pathogenese unterscheidet man

- □ das *endogene (Leberzerfalls-)Koma* bei ausgedehnten Lebernekrosen, z. B. bei einer schweren Virushepatitis oder Vergiftung mit Tetrachlorkohlenstoff oder Knollenblätterpilzgiften und
- □ das *exogene (Leberausfalls-)Koma,* das bei bestehendem Umgehungskreislauf durch exogen zugeführte Substanzen, die zu einer erhöhten Ammoniakresorption oder -bildung führen, ausgelöst wird.

Entsprechend der Tiefe der Bewußtseinstrübung wird das Koma in verschiedene *Stadien* unterteilt: Beim *Stadium I* oder *Präkoma* kommt es vor allem zu psychischen Veränderungen mit launenhafter Verstimmung, Verwirrtheit und Dämmerzuständen sowie Persönlichkeitsveränderungen und gestörtem Schlaf-Wach-Rhythmus. Im *Stadium II* sind die Patienten zunehmend verwirrt, sie weisen eine verstärkte Motorik, Erregungszustände, gesteigerte Reflexe und Muskelzittern auf. Im *Stadium III* sind sie bei noch bestehenden Reflexen nicht mehr ansprechbar. Im *Stadium IV* schließlich liegt tiefe Bewußtlosigkeit und Reflexverlust vor. 30 bis 40% aller Leberzirrhose-Patienten sterben im Leberkoma.

Leberzellkarzinom. Aus einer *Hepatitis-B-Virus-Infektion* kann sich unter bestimmten Bedingungen ein *Leberkarzinom* entwickeln. Gefährdet sind diejenigen Virusträger, die *vor oder unter der Geburt infiziert* wurden. In 50% der Fälle bekommen sie ein Leberkarzinom. In das Genom der Leberzellen ist dabei ein Teil der B-Virus-DNS integriert. B-Virus-Träger, die erst später infiziert werden, sind dagegen nicht karzinomgefährdet.

Gallensteinleiden. Das Steinleiden ist die *häufigste Erkrankung der Gallenwege* und außerdem eine der *häufigsten Oberbaucherkrankungen.* Bei etwa 20% aller Sektionen werden Gallensteine gefunden. Frauen sind etwa doppelt so häufig betroffen wie Männer. Bildungsstätte ist meist die Gallenblase, doch können im gesamten Gallenwegssystem Steine entstehen. Befinden sich die Konkremente im Ductus choledochus, spricht man von einer *Choledocholithiasis,* befinden sie sich in der Gallenblase, von einer *Cholelithiasis.* Nach ihrer Zusammensetzung unterscheidet man

- □ *Cholesterinsteine,* die ausschließlich aus kristallisiertem Cholesterin bestehen,
- □ *Pigmentkalksteine,* die verschiedene Calciumsalze und nichtglucuronidiertes Bilirubin enthalten, und
- □ gemischte Steine, die aus Cholesterin, Calciumsalzen (Carbonaten, Phosphaten und Calciumsalzen von Fettsäuren) sowie Bilirubin aufgebaut sind.

Ca. 50% der Gallensteine sind reine Cholesterinsteine. Die Bildung von Cholesterinsteinen ist Folge eines *metabolischen Defekts in der Leber.* Bei Cholesterinstein-Trägern ist die Aktivität des limitierenden Enzyms der Cholesterinsynthese erhöht (vgl. auch S. 248). Zusätzliche Faktoren bei der Steinbildung sind bakterielle Entzündungen der Gallenwege und Gallenstauung.

Die meisten Gallensteinkranken klagen über unklare Oberbauchbeschwerden wie Völlegefühl, Blähungen, Druck im rechten Oberbauch, Aufstoßen und Fettunverträglichkeit. Es sei jedoch darauf hingewiesen, daß viele Gallensteine auch „stumm" bleiben, d. h. oft nur durch Zufall entdeckt werden. Die *Gallensteinkolik,* die mit sehr starken Schmerzen einhergeht, ist durch die *Einklemmung eines Steines in den Gallengängen,* insbesondere im Ductus cysticus, bedingt. Die Einklemmung löst einen Spasmus der glatten Muskulatur der Gallenwege sowie der Gallenblase mit akuter Drucksteigerung in der Gallenblase aus. Über Erregungen, die über die Nn. vagi zum Zentrum geleitet werden, kommt es zu Übelkeit und Erbrechen.

Cholezystitis und Cholangitis. *Die akute Cholezystitis (Gallenblasenentzündung) beruht vorwiegend auf einem gallensteinbedingten Zystikusverschluß, ist somit* *als Komplikation einer Steingallenblase aufzufassen.* Viel seltener sind eine aufsteigende Cholangitis, Mißbildungen oder maligne Tumoren die Ursache einer Gallenblasenentzündung. Der aktuen Cholezystitis liegt somit primär keine Infektion zugrunde.

Wahrscheinlich wirkt die rückgestaute Galle wandschädigend, daneben wird vermutlich durch den erhöhten Druck in der überdehnten Gallenblase deren Durchblutung beeinträchtigt. Klinisch im Vordergrund stehen rechtsseitige Oberbauchschmerzen, die in die rechte Schulter ausstrahlen können, sowie Übelkeit, Erbrechen und Fieber. Durch eine peritoneale Reizung kann sich eine Abwehrspannung im rechten Oberbauch entwickeln. Vielfach beobachtet man auch einen leichten Ikterus. Als Komplikationen sind Gangrän in ca. 6% der Fälle, Perforation zwischen 2 und 14% sowie Gallenblasenempyem (Eiter im Innenraum) in bis zu 20% der Fälle zu nennen.

Chronische Cholezystitis findet man ebenfalls am häufigsten *bei einer Cholelithiasis*. Sie entwickelt sich meist als Folge einer rezidivierenden Entzündung. Die Symptome sind wenig charakteristisch, vielfach werden Druck- und Schweregefühl im rechten Oberbauch, daneben Blähungen, Verstopfungen oder auch Durchfälle angegeben. Röntgenologisch ist die Gallenblase meist nicht oder allenfalls schwach darstellbar.

Die *akute Cholangitis* (Gallengangsentzündung) mit Schmerzen im rechten Oberbauch, Ikterus und Fieber ist vorwiegend durch ein *Abflußhindernis* (z. B. Choledocholithiasis oder Gallengangs- bzw. Pankreastumoren) bedingt. In die gestauten Gallengänge dringen dann verschiedene Krankheitserreger, insbesondere Coli-Bakterien, kanalikulär, hämatogen oder lymphogen ein. Die Entzündung kann sich dabei bis in die Leber ausbreiten. Eine schwere Komplikation der akuten eitrigen Cholangitis sind somit Leberabszesse.

Auch die *chronisch rezidivierende Cholangitis,* die bevorzugt Frauen und ältere Männer befällt, entsteht auf dem Boden eines Abflußhindernisses. Die oft, insbesondere im Alter, symptomenarme Erkrankung ist durch subfebrile Temperaturen, Lebervergrößerung, beschleunigte Blutkörperchensenkungsgeschwindigkeit und chronisch-rezidivierenden Ikterus sowie Juckreiz gekennzeichnet. Entscheidend für eine endgültige Ausheilung ist die Beseitigung der Gallenstauung.

11.8.6 Exokrines Pankreas

Akute Pankreatitis. Der *akuten Prankreatitis* liegt eine *Autolyse* („Selbstverdauung") des Pankreasgewebes zugrunde. Als Ursache hierfür wird eine vorzeitige Aktivierung der proteo- und lipolytischen Enzyme innerhalb des Organs angesehen. Auslösend ist in den meisten Fällen ein *Abflußhindernis* in der gemeinsamen Mündung von Gallengang und Pankreasgang (z. B. bei Cholelithiasis). Aber auch *intensive Sekretionsreize* (voluminöse, fettreiche Mahlzeiten) und/oder *Alkoholabusus* (Stimulation der Pankreassekretion bei erhöhtem Tonus des Sphinkter Oddi, Bildung von Proteinpräzipitaten in den Pankreasgängen), *Infektionskrankheiten* (z. B. Mumps) und *endokrine Erkrankungen* (z. B. Überfunktion der Nebenschilddrüsen mit Hypercalcämie und Ausfällung von Calciumsalzen im Ausführungsgang) können eine akute Pankreatitis verursachen.

Man geht heute davon aus, daß eine „Autoaktivierung" von *Trypsin* das Krankheitsgeschehen hervorruft (vgl. Abb. 11–47). Zunächst aktiviert Trypsin die *Phospholipase A,* welche aus Lecithin *Lysolecithin* abspaltet, das Membranen und Zellen zerstört *(Nekrose des Pankreasgewebes).* Die bei der Lezithinspaltung freiwerdenden Fettsäuren fallen als Calciumsalze aus, wodurch u. U. eine *Hypocalcämie* (s. S. 357) ausgelöst wird. Weiterhin wandelt Trypsin die inaktive Proelastase in *Elastase* um, die Gefäßwände auflösen und damit zu *Gewebsblutungen* führen kann. Trypsin setzt ferner *Kallikrein* aus Präkallikrein frei. Kallikrein wiederum katalysiert die Bildung von *Kininen* aus Kininogenen. Dadurch kommt es zu einer massiven *Steigerung der Gefäßpermeabilität (Ödementstehung),* zu *Vasodilatation* und *Schmerzen. Blutdruckabfall* und *Hypovolämie* (durch Austritt von Plasma aus der Blutbahn in das Interstitium) sind die weiteren Folgen. Ein auf diese Weise ausgelöster *Kreislaufschock* bestimmt vielfach das Krankheitsgeschehen.

Klinisch ist die akute Pankreatitis durch plötzlich einsetzende *Oberbauchschmerzen* mit Ausstrahlung in den Rücken charakterisiert. Außerdem findet man eine Erhöhung der Pankreasenzyme im Blut (α-Amylase, Lipase) und im Urin (α-Amylase). Vielfach heilt eine akute Pankreatitis aus. Schwerere Fälle, die mit Schock und Insuffizienz verschiedener Organe (z. B. Niere, Lunge) einhergehen, können jedoch zum Tode führen.

Chronische Pankreatitis. Die Hauptursache der *chronischen Pankreatitis* ist ein *Alkoholabusus.* Darüber hinaus können aber auch alle ätiologischen Faktoren, welche eine akute Pankreatitis hervorrufen, Ursache der chronischen Verlaufsform sein. Im Anfangsstadium dieser Erkrankung kommt es aufgrund des Alkoholabusus zu einer erhöhten Proteinkonzentration im Pankreassekret und hierdurch zu einer

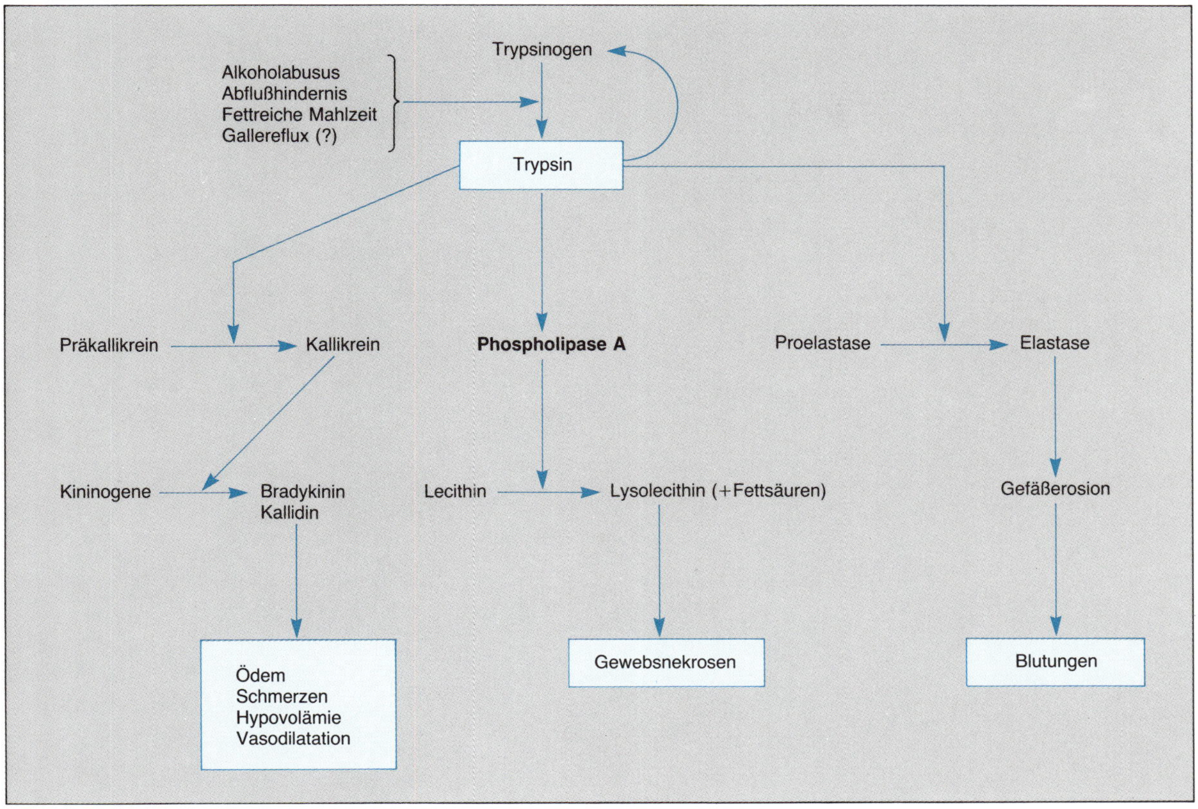

Abb. 11–47. Hypothetische Mechanismen der Pathogenese der akuten Pankreatitis

Eiweißausfällung in den Pankreasgängen. Durch Ca^{2+}-Einlagerung in diese Eiweißkonzentrate entstehen Konkremente und Verkalkungen („kalzifizierende Pankreatitis“). Verlegungen der Gangsysteme, Drucksteigerungen und Aktivierung der Pankreasenzyme sind die Folge. Schließlich entwickelt sich ein *bindegewebiger Umbau* (Fibrose) des Pankreas mit einer unzureichenden Bauchspeichelsekretion. Es entsteht hierdurch eine *Verdauungsinsuffizienz* (Maldigestion), deren Ausmaß vom Grad der Zerstörung des Organs abhängt. Im Vordergrund steht hierbei die *Störung der Fettverdauung* mit dem Auftreten breiiger, stark fetthaltiger Stühle *(Steatorrhoe)* und einer mangelhaften Resorption fettlöslicher Vitamine. Nur bei schwerer Pankreasinsuffizienz entwickelt sich auch ein *Diabetes mellitus.*

Zystische Pankreasfibrose (Mukoviszidose). Bei dieser relativ häufig vorkommenden Erkrankung handelt es sich um eine Erbkrankheit, bei der die Sekrete der exokrinen Drüsen hochviskös und abnorm zusammengesetzt sind. Neben schweren Veränderungen am Pankreas, die mit den Umbauvorgängen bei chronischer Pankreatitis vergleichbar sind, treten auch noch Affektionen im Bereich der Lungen und des Darms auf. Die mittlere Lebenserwartung der Betroffenen beträgt nur etwa 15 bis 20 Jahre.

Tumoren des Pankreas. Der häufigste Tumor des Pankreas ist das *Pankreaskarzinom,* das zumeist im Pankreaskopf lokalisiert ist. In der Regel handelt es sich um ein Adenokarzinom, das in 95 Prozent der Fälle vom Gangsystem ausgeht. Von den Azinuszellen ausgehende Tumoren sind relativ selten.

Inselzelltumoren werden nach dem Hormon, welches sie produzieren, benannt. Das *Insulinom* ist der häufigste Tumor des Inselorgans. Es entwickelt sich aus den B-Zellen (s. S. 561) und führt zu einer Insulinüberproduktion. Führendes Symptom beim Vorliegen eines insulinproduzierenden Tumors ist eine spontane Hypoglykämie. Nächsthäufig sind A-Zelltumoren, sog. *Glukagonome,* die vermehrt Glucagon produzieren. Das Krankheitsbild zeichnet sich durch eine Hyperglykämie, eine Vermehrung der freien Fettsäuren im Blut sowie durch eine Ketoazidose aus. *Gastrinome* sind Gastrin-produzierende Inselzelltumoren.

12 Niere und ableitende Harnwege

12.1 Anatomie der Niere

12.1.1 Makroskopische Anatomie der Niere

Lage, Form und Größe. *Die paarig angeordneten Nieren liegen unterhalb des Zwerchfells beiderseits der Wirbelsäule* zwischen dem Peritoneum (Bauchfell) und der hinteren Bauchwand. (Die rechte Niere steht infolge des Raumbedarfs der Leber etwas tiefer als die linke.) Sie werden jeweils durch ein Fettpolster und durch ein Faszie, die sie mit der benachbarten Muskulatur verbinden, in ihrer Lage gehalten.

Die Gestalt der Niere kann als bohnenförmig beschrieben werden (s. Abb. 12–1), wobei der konvexe Rand nach lateral, die konkave Krümmung nach medial weist. In der Konkavität befindet sich eine Vertiefung, der **Hilus** *(Nierenpforte),* durch den die *Nierenarterie,* die *Nierenvene, Lymphgefäße* und *Nerven* ein- bzw. austreten. Hier ist auch die Austrittsstelle des *Ureters* (Harnleiters) aus dem *Nierenbecken* (s. u.), der den gesammelten Harn der *Harnblase* zuleitet.

Der Längsdurchmesser einer Niere beträgt 10–12 cm, der Querdurchmesser 5–6 cm, das Gewicht variiert zwischen 120–200 g.

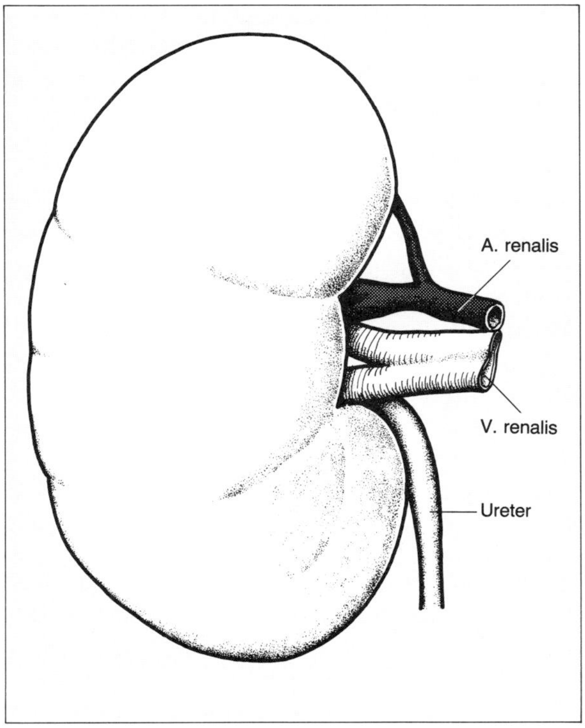

Abb. 12–1. Rechte Niere in Vorderansicht

Innere Struktur. Die Niere ist von einer derben *bindegewebigen Kapsel* überzogen. Auf einem Schnitt kann man mit bloßem Auge eine Gliederung in zwei Schichten erkennen (s. Abb. 12–2). Die äußere **Rindenschicht** *(Cortex renis)* erscheint hell und feingekörnt. Die innere **Markschicht** *(Medulla renis)* ist dunkler und weist eine feine Längsstreifung auf. Das Mark ist durch Säulen der Rindensubstanz *(Columnae renales)* in 8–16 pyramidenförmige Lappen unterteilt, deren Spitzen zum Zentrum hin konvergieren. Diese Spitzen, die als *Nierenpapillen* bezeichnet werden, sind von den schlauchförmigen *Nierenkelchen* überzogen. Sie fangen den fertigen Harn auf und leiten ihn in den Sammelraum des *Nierenbeckens.*

Gefäßversorgung der Niere. Jede Niere wird von einer der Aorta entstammenden *A. renalis* mit Blut versorgt. Bei ihrem Eintritt am Hilus verzweigt sich die Nierenarterie in die *Aa. interlobares,* die in den Säulen zwischen den Markpyramiden zur Oberfläche hin aufsteigen (s. Abb. 12–3). An der Pyramidenbasis geben sie arkadenförmige Äste ab *(Aa. arcuatae),* aus denen die *Aa. interlobulares* hervorgehen. Von diesen zweigen dann in regelmäßigen Abständen Arteriolen *(Vasa afferentia)* ab, die die einzelnen Nierenkörperchen (s. u.) versorgen.

Das venöse Blut wird durch ein ähnlich aufgebautes Venensystem in die *V. renalis* geleitet, die am Hilus die Nieren verläßt.

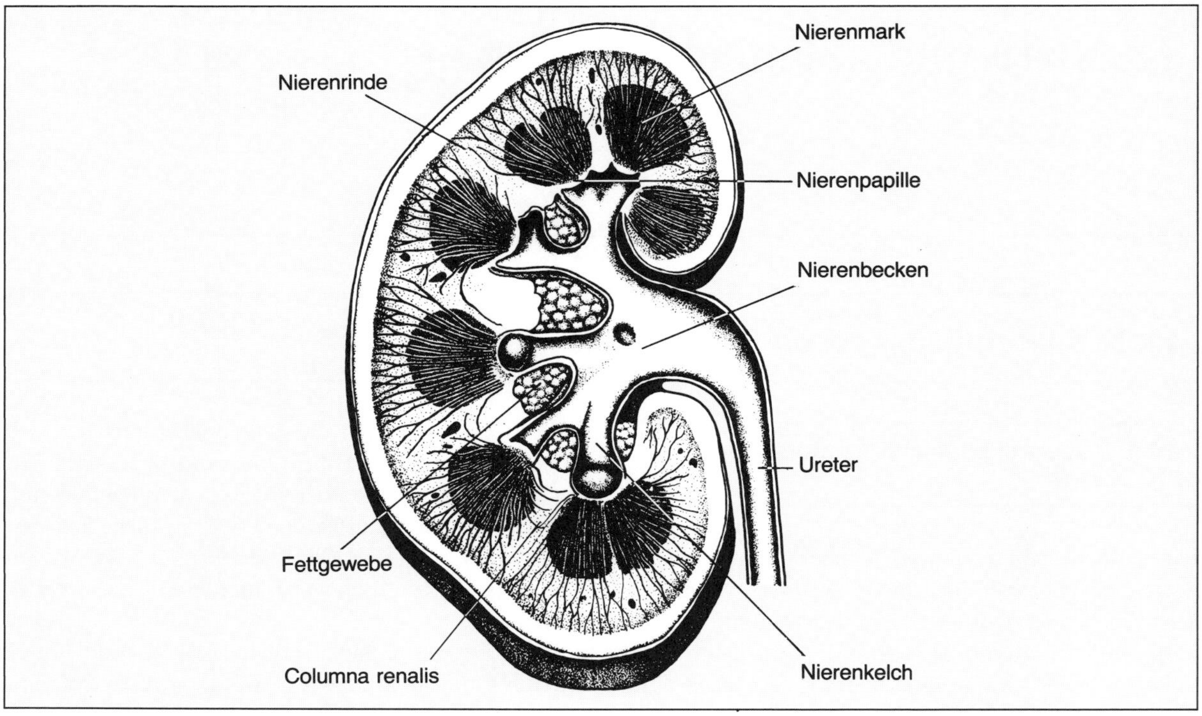

Abb. 12–2. Längsschnitt durch die Niere

12.1.2 Mikroskopische Anatomie der Niere

Die morphologischen und funktionellen Einheiten, in denen die Harnbildung stattfindet, werden als **Nephrone** bezeichnet. Jede menschliche Niere enthält 1 bis 1,2 Millionen dieser harnbildenden Systeme. Das Nephron (s. Abb. 12–4) besteht aus dem **Nierenkörperchen,** in dem der Primärharn abfiltriert wird, und dem **Tubulusapparat,** in dem die Harnkonzentrierung stattfindet.

Bau des Nierenkörperchens. Das Nierenkörperchen (s. Abb. 12–5) stellt ein Kapillarknäuel **(Glomerulus)** dar, das von einer zweiblättrigen Epithelkapsel **(Bowmanschen Kapsel)** umgeben ist. Das Blut wird dem Glomerulus über das *Vas afferens* zugeleitet, dessen glatte Muskelfasern das Gefäßlumen verändern können (s. S. 328). Nach der Passage durch die *Kapillarschlingen* gelangt das Blut in die abführende Arteriole des Nierenkörperchens, das *Vas efferens,* und wird dann einem zweiten Kapillarnetz zugeleitet. Vas afferens und Vas efferens, die dicht beieinander liegen, bilden den *Gefäßpol* des Nierenkörperchens. Ihm gegenüber liegt der *Harnpol;* das ist diejenige Stelle, an der das äußere Blatt der Bowmanschen Kapsel in das Harnkanälchen übergeht.

Alle Nierenkörperchen liegen in Rindengebieten, entweder als *kortikale Glomeruli* in der Außenrinde oder als *juxtamedulläre Glomeruli* nahe der Grenze zur Marksubstanz.

Bau des Tubulusapparates (s. Abb. 12–4). Der an die Bowmansche Kapsel anschließende Kanälchenabschnitt wird als **proximaler Tubulus** (syn. *Hauptstück*) bezeichnet. Er beginnt mit einer stark verknäuelten *Pars convoluta* (Pars contorta; gewundener Teil). An diese schließt sich die gestreckt verlaufende *Pars recta* an. Der proximale Tubulus, dessen Durchmesser 40–60 μm beträgt, ist von einem kubischen Epithel mit einem Bürstensaum ausgekleidet.

Daran schließen sich ein *dünner,* haarnadelförmig gebogener Kanälchenabschnitt, das sog. *Überleitungsstück,* mit platten Epithelzellen und weitem Lumen und der gerade Teil *(Pars recta)* des aufsteigenden *dicken* Schenkels des distalen Tubulus an. Die beiden Abschnitte bilden zusammen die sog. **Henlesche Schleife,** der eine wichtige Funktion bei der Harnkonzentrierung nach dem „Haarnadelgegenstromprinzip" (s. S. 333ff.) zukommt.

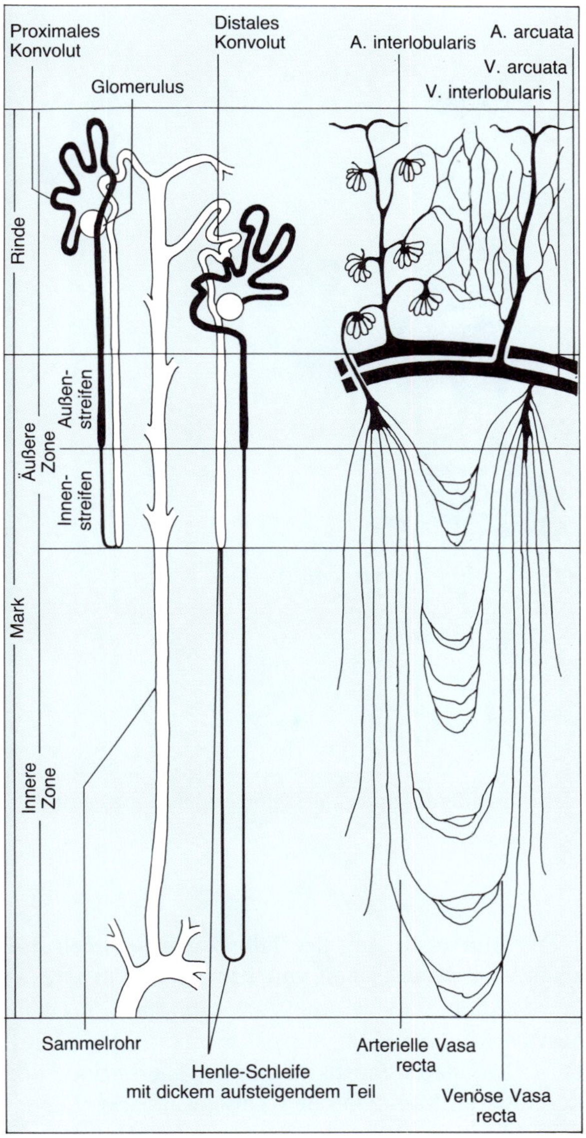

Abb. 12–3. Form und Gliederung der Nephrone (links) sowie Verteilung der feineren Gefäße in der Niere (rechts) in schematischer Darstellung, nach Deetjen

Der anschließende **distale Tubulus** beginnt wieder mit einem gewundenen Abschnitt *(Pars convoluta,* syn. Pars contorta). Dieses distale Konvolut berührt die afferente Arteriole (Vas afferens) des zu ihm gehörenden Nierenkörperchens. An der Berührungsstelle findet man einen besonders kernreichen Epithelbezirk, die *Macula densa* (s. Abb. 12–5). Diese und die benachbarten Zellen des Vas afferens bilden den *juxtaglomerulären Apparat* (s. S. 336).

Nach dem Kontakt mit dem Nierenkörperchen geht die Pars convoluta des distalen Tubulus in das **Sammelrohr** über, das den Harn zur Papillenspitze leitet. Jedes Sammelrohr hat mehrere Zuflüsse aus benachbarten Nephronen. Die Sammelrohre vereinigen sich spitzwinklig zu größeren Rohren, die schließlich in der Pyramidenspitze in die Nierenkelche ausmünden. Die durchschnittliche Länge der Sammelrohre beträgt 22 mm.

Das proximale und das distale Konvolut liegen stets in der Nierenrinde, während die zur Henleschen Schleife zählenden Tubulusanteile (Pars recta des proximalen und des distalen Tubulus sowie das Überleitungsstück) in die Marksubstanz eintauchen (s. Abb. 12–3).

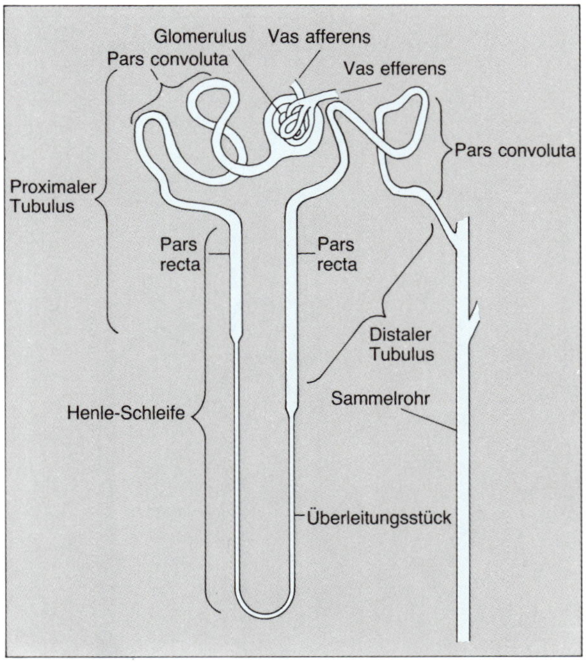

Abb. 12–4. Nephron in schematischer Darstellung

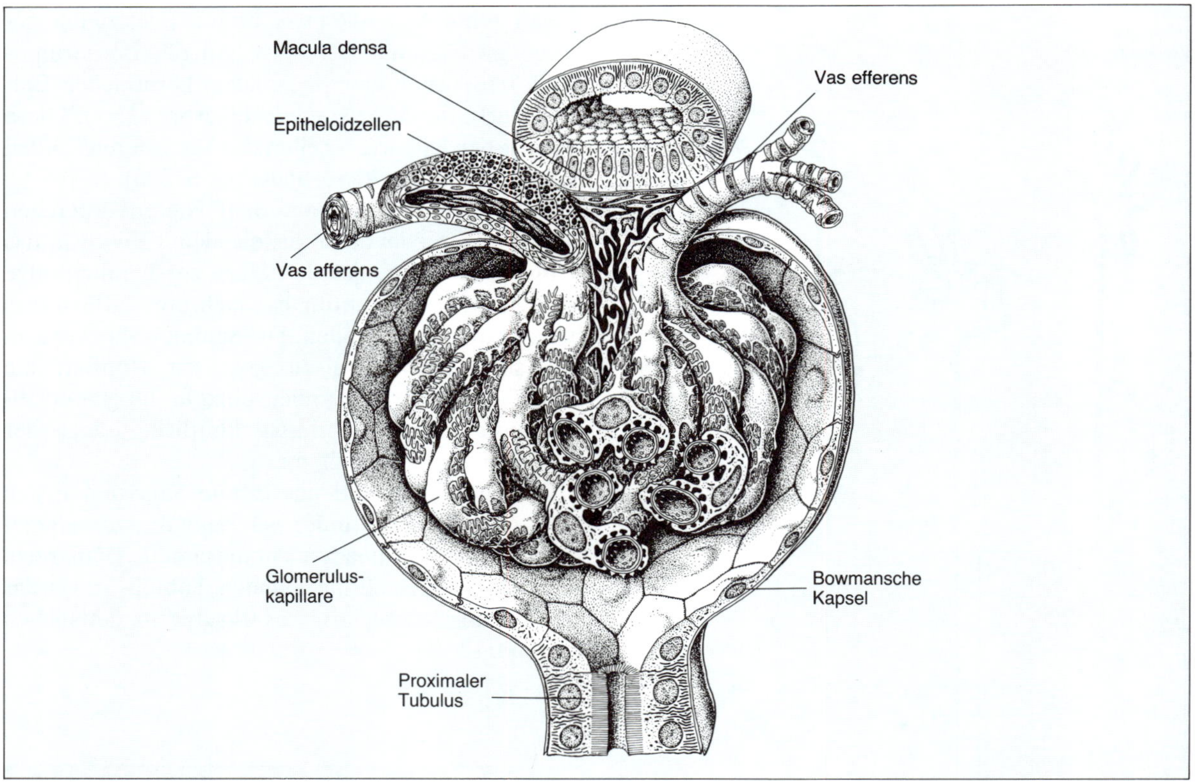

Abb. 12–5. Nierenkörperchen mit Macula densa, nach Krstić. Das Vas afferens und einige Glomerulusschlingen sind eröffnet

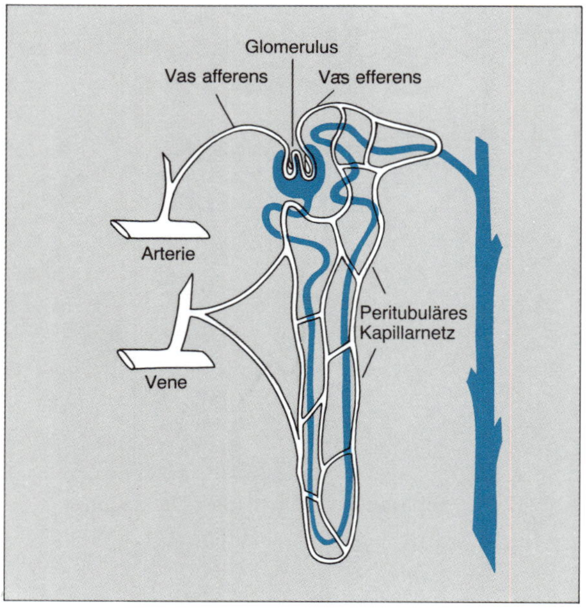

Abb. 12–6. Gefäßversorgung eines kortikalen Nephrons

Die **Blutversorgung der Tubuli und Sammelrohre** erfolgt im wesentlichen von den Nierenkörperchen her dadurch, daß sich die Vasa efferentia zu einem *zweiten Kapillarnetz* aufspalten (s. Abb. 12–6). Diese Kapillaren umspinnen in der Nierenrinde und der äußeren Markzone den Tubulusapparat. Die innere Markzone wird dagegen von langgestreckten, schleifenförmigen *Vasa recta* versorgt, die aus den Aa. arcuatae und den Vasa efferentia der untersten Glomeruli stammen (s. Abb. 12–3).

12.2 Glomeruläre Filtration

12.2.1 Bildung des Primärharns

Glomeruläre Filtration. Die Harnbildung beginnt im *Glomerulus,* wo ein Filtrat aus dem durchfließenden Blutplasma abgepreßt wird. Die *Trennschicht* zwischen Kapillarlumen und Innenraum der Bowmanschen Kapsel besteht aus dem *Kapillarendothel,* einer *Basalmembran* und dem *Epithel (inneren Blatt) der Bowmanschen Kapsel.* Von diesen drei Schichten ist für die Filterfunktion das letztere besonders wichtig. An den Stellen, an denen das Epithel den Kapillarschlingen aufliegt, ist es zu sog. *Podozyten* umgeformt. Durch die vielfach miteinander verzahnten Fußfortsätze dieser Zellen werden *Filtrationsschlitze* mit einer Weite von 20–50 nm gebildet. Diese sind in Art einer Glykokalyx (s. S. 3) mit Glykoproteinen (Sialoprotein) ausgefüllt und zur Basalmembran hin mit einer dünnen Membran, der sog. *slit membrane*, verschlossen. Diese stellt vermutlich die wichtigste Filtrationsbarriere dar.

Ab einem effektiven Molekülradius von 1,5 nm wird der Durchtritt von Makromolekülen durch die Glykokalyx zunehmend eingeschränkt, bis schließlich bei einem Radius von 4,5 nm die Permeabilität ganz aufgehoben ist („glomeruläres Sieb"). Der Durchtritt *anionisch geladener Makromoleküle* aus den Kapillaren in den Kapselraum wird außerdem durch die *negative Ladung von Glykoproteinen in den verschiedenen Schichten* behindert („elektrisches Filter").

Die Grenze für die unbeschränkte Filtrierbarkeit liegt bei einem Molekulargewicht von etwa 5000, im Molekulargewichtsbereich 5000–50000 besteht eine beschränkte Filtrierbarkeit. Da die kleinsten Eiweißkörper des Plasmas, die Albumine, bereits ein Molekulargewicht von etwa 70000 besitzen, können die Proteine das Filter praktisch nicht passieren. Der in die Bowmansche Kapsel abgepreßte sog. **Primärharn** stellt also ein *fast eiweißfreies Ultrafiltrat* dar. Die kleinen Moleküle kommen im Primärharn in der gleichen Konzentration vor wie im Blutplasma.

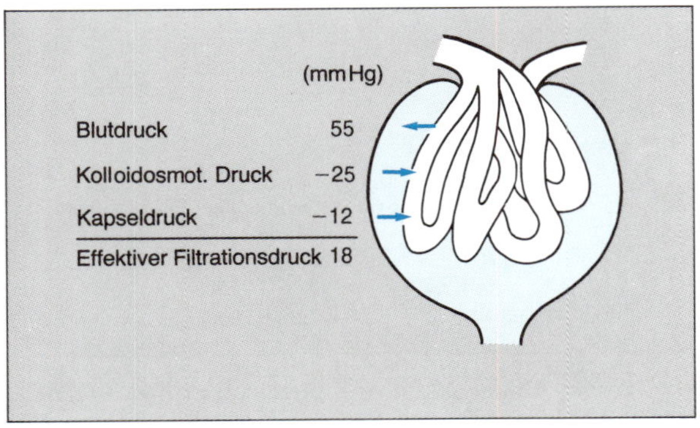

Abb. 12–7. Wirksame Drücke für den Filtrationsprozeß in den Nierenkörperchen. Die Daten beziehen sich auf die Situation am Anfang der Glomeruluskapillaren

Effektiver Filtrationsdruck. Der Effekt eines Filtrationsprozesses hängt nicht nur von der Weite der Schlitze, sondern auch von dem aufgewendeten *Filtrationsdruck* ab. Es stellt sich daher die Frage nach der Größe des wirksamen Druckes für die glomeruläre Filtration. Die „treibende Kraft" ist der *Blutdruck in den Glomeruluskapillaren* P_{Kap}, der sehr genau konstant gehalten wird (s. S. 328). Letzten Endes liefert also die Herzarbeit die Energie für den glomerulären Filtrationsprozeß. Die Wirksamkeit des Blutdrucks wird jedoch gemindert, weil ihm zwei weitere Drücke entgegenwirken: der *kolloidosmotische Druck des Blutplasmas* P_{Kod} und der *hydrostatische Druck in der Bowmanschen Kapsel* P_{Bow}. Werden diese beiden Drücke von dem treibenden Blutdruck abgezogen, so ergibt sich der *effektive Filtrationsdruck* P_{eff}:

(1) $$P_{eff} = P_{Kap} - P_{Kod} - P_{Bow}.$$

Am Anfang der Glomeruluskapillaren liegen die Werte für den Blutdruck bei 55 mm Hg, für den kolloidosmotischen Druck bei 25 mm Hg und für den Kapseldruck bei 12 mm Hg, so daß hier ein effektiver Filtrationsdruck von $P_{eff} = 55 - 25 - 12 = 18$ mm Hg wirksam ist (s. Abb. 12–7). Bis zum Ende der Kapillaren nimmt der Blutdruck nur wenig (bis auf etwa 53 mm Hg) ab. Dagegen steigt der kolloidosmotische Druck bei Blutpassage durch die Kapillaren erheblich an, weil durch das Abpressen des Ultrafiltrats die Konzentration der Plasmaproteine zunimmt. Man nimmt an, daß aus diesem Grund im Endabschnitt der Kapillaren der effektive Filtrationsdruck auf Null abgesunken ist.

Bei einer *Zunahme des Blutflusses* verlagert sich der Ort des Filtrationsgleichgewichtes ($P_{eff} = 0$ mm Hg) zum Kapillarende hin, wodurch weitere Kapillarflächen in den Filtrationsprozeß einbezogen werden. Daraus erklärt sich auch, daß bei verstärkter Durchblutung der Glomeruli die Menge des abgepreßten Filtrats zunimmt.

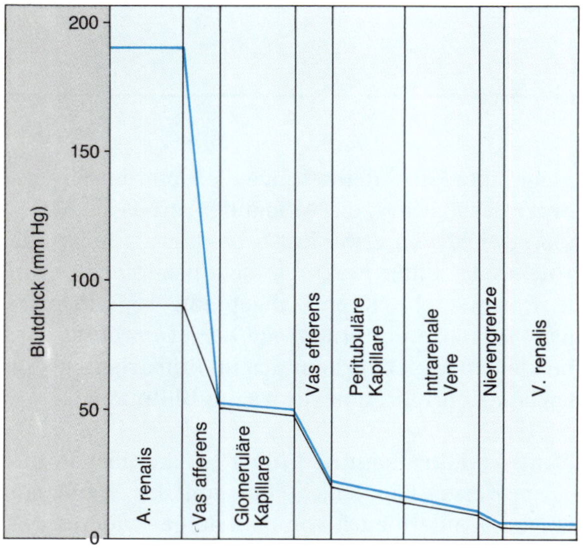

Abb. 12–8. Blutdrücke in den verschiedenen Abschnitten des Nierengefäßsystems. Bei Veränderungen des arteriellen Mitteldruckes im Bereich zwischen 90 und 190 mm Hg bleibt der Druck in der glomerulären Kapillare konstant

Glomeruläre Filtrationsrate. Das Filtratvolumen, das in sämtlichen Glomeruli pro Zeiteinheit abgepreßt wird, bezeichnet man als *glomeruläre Filtrationsrate* (GFR). Sie beträgt im frühen Erwachsenenalter normalerweise beim Mann *125 ml/min* und bei der Frau 110 ml/min. Bezieht man die glomeruläre Filtrationsrate auf die Zeit von 24 Stunden, so ergibt sich ein Wert von ca. 180 l/Tag. Dies bedeutet, daß das gesamte Plasmavolumen von 3 l etwa 60mal am Tag dem Klärungsprozeß der Nieren unterworfen wird. Die Messung der glomerulären Filtrationsrate kann mit Hilfe der *Creatinin-* oder (genauer, aber schwieriger durchzuführen) mit der *Inulin-Clearance* (s. S. 339f.) erfolgen.

Mit zunehmendem Lebensalter nimmt die glomeruläre Filtrationsrate auch beim Nierengesunden kontinuierlich ab; bei Menschen im Alter von 70 Jahren beträgt sie nur noch etwa die Hälfte der oben angegebenen Werte.

12.2.2 Regulation der Filtrationsrate

Nierendurchblutung. Die *Gesamtdurchblutung* beider Nieren beträgt beim Erwachsenen etwa *1,2 l/min* oder 1700 l/Tag. Das sind etwa 25% des Herzzeitvolumens in körperlicher Ruhe. Diese im Vergleich zu anderen Organen sehr starke Durchblutung ist notwendig, um eine ausreichende Filtratmenge abzupressen und damit die Voraussetzung für eine effektive Klärfunktion zu schaffen.

Die Durchblutung ist auf die verschiedenen Zonen des Nierengewebes *ungleichmäßig verteilt.* Am stärksten durchblutet ist das *Rindengewebe,* weniger stark die *äußere Markzone* und am schwächsten die *innere Markzone.* Die geringe Durchblutung der inneren Markzone beruht auf dem hohen Strömungswiderstand der Vasa recta (s. S. 326), die sich als lange schleifenförmige Kapillaren bis in den Bereich der Papillenspitze erstrecken.

Autoregulation der Nierendurchblutung. Voraussetzung für eine stets gleichmäßige glomeruläre Filtration ist eine weitgehende *Konstanz der Durchblutung bzw. des glomerulären Kapillardruckes.* Wie Abb. 12–8 zeigt, ist diese Voraussetzung auch bei starken Veränderungen des arteriellen Blutdruckes in idealer Weise erfüllt. *Bei Variationen des arteriellen Mitteldruckes im Bereich zwischen 85 und 190 mm Hg bleibt der Druck in den Kapillaren konstant.*

Diese Regulation ist eine Leistung des *Vas afferens.* Die glatte Muskulatur dieses Gefäßes besitzt die Eigenschaft, bei einer arteriellen Druckerhöhung den Gefäßdurchmesser gerade soweit zu verringern und dadurch den Gefäßwiderstand gerade soweit zu erhöhen, daß die Durchblutung des Glomerulus unverändert bleibt. Damit ist gleichzeitig auch die **Konstanz des glomerulären Blutdruckes** und als Folge da-

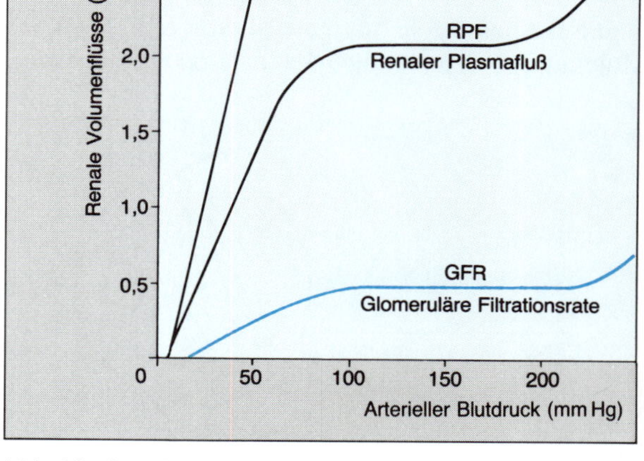

Abb. 12–9. Abhängigkeit des renalen Blutflusses (RBF), des renalen Plasmaflusses (RPF) und der glomerulären Filtrationsrate (GFR) vom arteriellen Blutdruck, nach Harth. In einem weiten Bereich werden die drei Größen durch die Autoregulation konstant gehalten

von die **Konstanz der glomerulären Filtrationsrate** gewährleistet. Abb. 12–9 zeigt, daß im unteren, nicht physiologischen Druckbereich die Durchblutung mit dem arteriellen Druck ansteigt, dann jedoch zwischen 90 und 190 mm Hg konstant bleibt. Erst bei Überschreitung dieses Regelbereichs nimmt die Durchblutungsgröße weiter zu.

Ganz ähnlich verhält sich die glomeruläre Filtrationsrate. Dies bedeutet, daß ein Anstieg des mittleren arteriellen Blutdruckes, wie er etwa bei körperlicher Arbeit vorkommt, ohne Einfluß auf den Filtrationsprozeß bleibt.

Die *Regulation der Gefäßweite des Vas afferens* erfolgt ohne Mitwirkung des Nervensystems, ist also eine autonome Leistung der Gefäßmuskulatur *(myogene Reaktion)*. Bei zunehmender Druckbelastung der Gefäßwand kontrahiert sich die Muskulatur und engt damit das Gefäßlumen ein (Vasokonstriktion). Diese myogene Antwort auf eine Druckerhöhung wird als **Bayliss-Effekt** bezeichnet (s. S. 193). Den gesamten Mechanismus, der eine konstante Durchblutung bei wechselndem arteriellem Blutdruck sicherstellt, nennt man *Autoregulation der Nierendurchblutung*.

12.3 Tubuläre Transportprozesse

Der abfiltrierte Primärharn gelangt aus der Bowmanschen Kapsel in den Tubulusapparat und wird während der Passage durch die verschiedenen Tubulusabschnitte in seiner Zusammensetzung grundlegend verändert. *Der größte Teil der gelösten Bestandteile und 99% des Wassers* werden rückresorbiert (reabsorbiert) und dem Blutkreislauf wieder zugeführt. Hierbei sind *aktive*, mit Energieaufwand verbundene Prozesse und *passive* Vorgänge (Diffusion, Carriervermittelter Transport) zu unterscheiden.

12.3.1 Elektrolyt- und Wassertransport

Lokalisation und Mechanismen des Elektrolyttransports. Von den glomerulär filtrierten *Natriumionen* werden ca. 60% im **proximalen Tubulus** rückresorbiert. Auch *Kaliumionen* werden neben *Calcium-*, *Chlorid-* und *Hydrogencarbonationen* zu einem hohen Prozentsatz in diesem Tubulusabschnitt aus dem Primärharn in die Blutbahn zurücktransportiert. Die Resorptionsmechanismen sind in Abb. 12–10 (links) dargestellt. Nur ein Teil der Natrium- und Chloridionen, aber das gesamte filtrierte Hydrogencarbonat werden *transzellulär* (auf dem durch die Zelle führenden Weg) aufgenommen. Das erforderliche Konzentrationsgefälle wird durch eine Na^+/K^+-Pumpe in der sog. peritubulären (zur Blutseite gerichteten) Membran aufrechterhalten. Zum Ausgleich für die Natriumionen gelangen Protonen aus der Zelle in das Lumen und reagieren dort mit Hydrogencarbonationen zu CO_2 und Wasser. CO_2 diffundiert in die Zelle und bildet dort unter dem Einfluß der Carboanhydra(ta)se wieder Hydrogencarbonationen und Protonen. Hydrogencarbonationen können dann durch die peritubuläre Membran die Tubuluszelle verlassen.

Durch die beschriebenen Transportprozesse wird die Tubulusflüssigkeit geringgradig *hypoton*. Dies führt zu einer *parazellulären* (an den Zellen vorbeiführenden) Wasserresorption, wobei durch einen *Solvent drag* (s. S. 55) Natriumchlorid mittransportiert wird. Ein weiterer Teil der Natrium- und Chloridionen wird – ebenfalls parazellulär – durch *Diffusion* in das Blut aufgenommen. Der Vorteil für den Organismus bei dieser Art der Resorption besteht darin, daß nur etwa 1/3 der Natriumionen aktiv, d. h. unter Energieaufwand, transportiert werden muß, dagegen 2/3 passiv, d. h. ohne ATP-Verbrauch, wieder in den Blutkreislauf zurückgelangen.

Im Bereich der **Henleschen Schleife,** und zwar vorwiegend im dicken aufsteigenden Schleifenschenkel, werden ca. 30% des filtrierten Natriumchlorids resorbiert. Der grundlegende Unterschied zum proximalen Tubulus besteht darin, daß zwar (wie im gesamten Tubulusapparat) auch in diesem Tubulusabschnitt der aktive Ionentransport durch die Na^+/K^+-Pumpe in der peritubulären Membran erfolgt, daß aber an der luminalen Membran mit Hilfe eines *Kotransportsystems* 1 Natriumion, 1 Kaliumion und 2 Chloridionen *gemeinsam* aus dem Lumen in die Tubuluszelle eingeschleust werden (s. Abb. 12–10 Mitte). Während im proximalen Tubulus die Chloridresorption praktisch vollständig parazellulär erfolgt, werden im aufsteigenden Ast der Henleschen Schleife die Chloridionen transzellulär transportiert. Der dicke aufsteigende Schleifenschenkel ist auch der bevorzugte Ort der *Magnesiumresorption*. Etwa 2/3 des filtrierten Magnesiums werden hier (passiv) aus dem Tubuluslumen in die Blutbahn aufgenommen.

Im *frühdistalen Tubulus* werden etwa 8% des filtrierten Natriumchlorids mittels eines Na^+/Cl^--Kotransporters rückresorbiert.

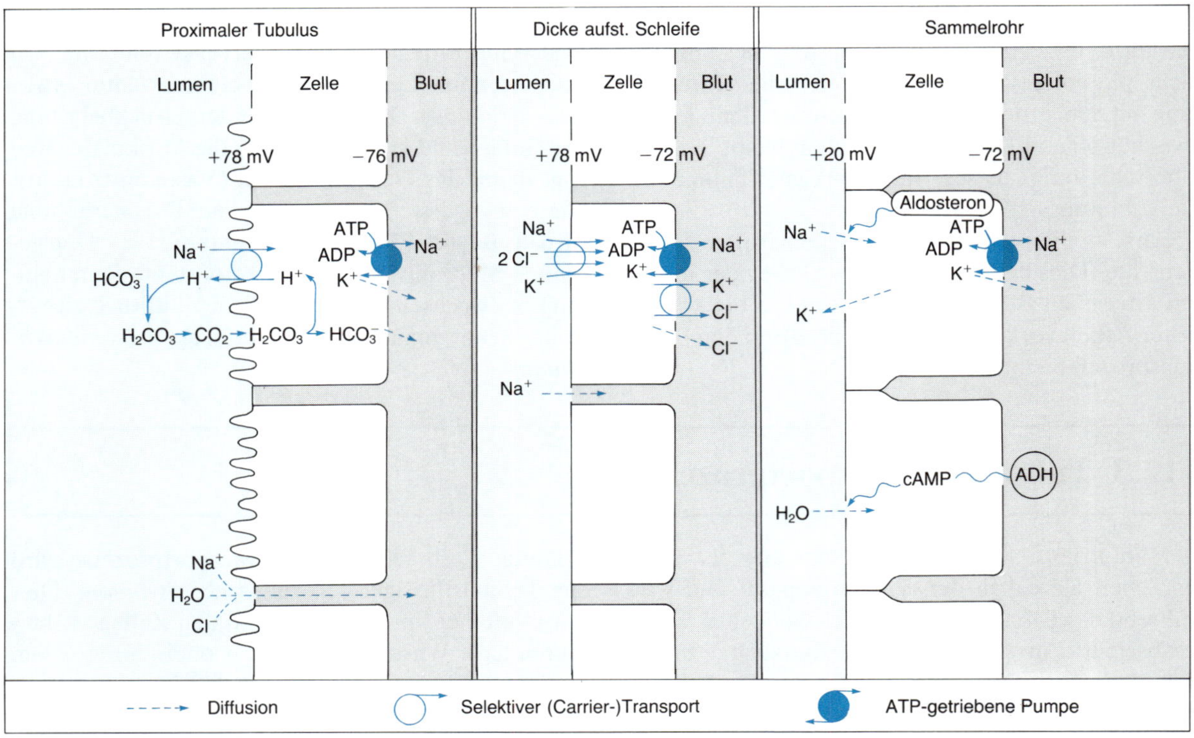

Abb. 12–10. Mechanismen der tubulären NaCl- und Wasserresorption, nach Greger

Im **spätdistalen Tubulus** und im **Sammelrohr** gelangen *Natriumionen* durch *Natriumkanäle* in die Tubuluszellen (Abb. 12–10 rechts). Die Zahl dieser Natriumkanäle bzw. deren Öffnungszeit hängt von der *Aldosteronkonzentration* (s. S. 556) ab: Je mehr Aldosteron aus der Nebennierenrinde ausgeschüttet wird, desto mehr geöffnete Natriumkanäle stehen zur Verfügung und desto höher ist die Natriumrückresorption. Müssen dagegen bei *erhöhter Natriumkonzentration* im Organismus *vermehrt* Natriumionen ausgeschieden werden, so kommt es neben der Freisetzung eines bis jetzt in seiner Struktur noch nicht geklärten „Natriuretischen Hormons", das vermutlich aus dem Hypothalamus stammt, zur Abgabe des sog. *Atrialen natriuretischen Faktors* (ANF) aus den Vorhöfen des Herzens (s. S. 159). ANF erhöht die glomeruläre Filtrationsrate und verringert gleichzeitig die Natriumrückresorption am Ende des Nephrons.

Die distalen Tubulusabschnitte sind somit für die *Feinregulation der Elektrolytausscheidung* von großer Bedeutung.

Bei den *Kaliumionen* ist die Transportrichtung im distalen Konvolut von der Situation des Kaliumhaushaltes abhängig. Bei K^+-armer Ernährung erfolgt eine Rückresorption aus dem Tubuluslumen, bei reichlicher K^+-Zufuhr mit der Nahrung dagegen eine Sekretion in das Tubuluslumen hinein. Die Kaliumsekretion ist um so größer, je höher die Natriumionenkonzentration im distalen Tubulus und je höher der Aldosteronspiegel ist.

Eine enge Beziehung zur Natriumionenresorption zeigt auch die Resorption von *Calciumionen.* So ist im distalen Tubulus ein sekundär aktiver Transport über eine Na^+/Ca^{2+}-Austauschpumpe bekannt. Die Feinregulierung der Calciumionenresorption erfolgt jedoch wieder *hormonal* mittels *Parathormon* (s. S. 550f.) bzw. 1,25-Dihydroxy-colecalciferol (s. S. 551). Von *Magnesium* werden nur noch ca. 5% der filtrierten Menge im distalen Tubulus rückresorbiert.

Lokalisation der Wasserrückresorption. Während der Passage durch den Tubulusapparat wird der Tubulusflüssigkeit laufend Wasser entzogen. Bereits im *proximalen Tubulus* nimmt das Filtratvolumen um ca. 60–75% ab (s. Abb. 12-11). Die Resorption wird im absteigenden Schenkel der Henleschen Schleife fortgesetzt, nicht dagegen im aufsteigenden Schenkel, da dieser für Wasser praktisch undurchlässig ist. Die proximale Rückresorption des Wassers ist weitgehend konstant und unabhängig von der Harnausscheidungsrate (Diurese). Man bezeichnet sie daher als den *obligatorischen Wassertransport.*

Die weitere Rückresorption des Wassers im *distalen Konvolut* und im *Sammelrohr* unterliegt dagegen erheblichen Schwankungen. Wenn es für den Ge-

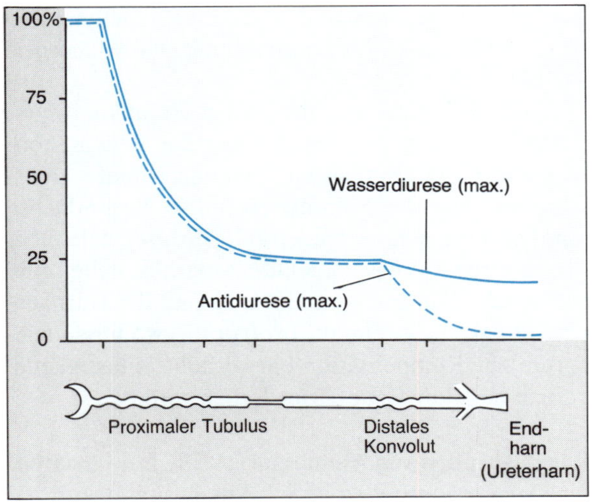

Abb. 12–11. Prozentuale Abnahme des Flüssigkeitsvolumens bei Passage des Primärharns durch den Tubulusapparat unter den Bedingungen der maximalen Wasserdiurese und der maximalen Antidiurese, modifiziert nach Deetjen

samtorganismus notwendig ist, Wasser zu retinieren und wenig Endharn zu bilden **(Antidiurese),** so ist die distale Rückresorptionsrate groß (s. Abb. 12–11). Insgesamt werden in diesem Fall 99–99,5% des Filtratvolumens rückresorbiert. Wenn jedoch etwa nach starker Flüssigkeitsaufnahme viel Wasser ausgeschieden werden muß **(Wasserdiurese),** so kann die distale Rückresorption eingeschränkt werden. Wegen dieser Variationsmöglichkeit bezeichnet man die Rückresorption des Wassers im distalen Konvolut und im Sammelrohr als *fakultativen Wassertransport.*

Mechanismus der Wasserrückresorption. Bei der Wasserrückresorption im *proximalen Tubulus* handelt es sich um einen **passiven Transport.** Mit dem aktiv angetriebenen Elektrolytstrom wird – osmotisch bedingt – ein entsprechendes Flüssigkeitsvolumen passiv mitbewegt. Man erkennt dies daran, daß die osmotische Konzentration am Ende des proximalen Tubulus die gleiche ist wie in der Bowmanschen Kapsel oder im Blutplasma.

Auch im *distalen Konvolut* und im *Sammelrohr* ist ein osmotisches Druckgefälle die treibende Kraft für den Wassertransport. Hier kann jedoch über die *Beeinflussung der Wasserpermeabilität* der Tubuluszellmembranen die Rückresorption modifiziert werden. Das Hypophysenhormon **Adiuretin** *(ADH,* s. S. 539f.) erhöht die Durchlässigkeit der Zellmembranen für Wasser, so daß bei hoher ADH-Konzentration eine starke Rückresorption und damit eine geringe Harnausscheidung stattfindet *(Antidiurese).* Bei niedriger ADH-Konzentration ist dagegen die tubuläre Permeabilität reduziert, so daß infolge verminderter Wasserrückresorption große Mengen eines hypotonen Harns ausgeschieden werden *(Wasserdiurese).*

Osmotische Diurese. Befinden sich in der Tubulusflüssigkeit *schwer resorbierbare,* aber *osmotisch wirksame Substanzen,* wie z. B. *Sorbit* oder *Mannit,* dann werden zwar weiterhin Elektrolyte und auch Wasser resorbiert, ein Teil des Wassers wird jedoch im Tubuluslumen osmotisch zurückgehalten. Da auch unter diesen Bedingungen die proximale Tubulusflüssigkeit plasmaisoton bleibt, muß gleichzeitig die Na^+-Konzentration im Tubulus gegenüber der Norm absinken.

12.3.2 Rückresorption und Sekretion mit begrenzter Transportleistung

Außer Elektrolyten und Wasser werden im proximalen Tubulus *Glucose, Aminosäuren* und die minimal im Filtrat enthaltenen *Proteine* rückresorbiert (s. Abb. 12–13). In der Regel erfolgt bei diesen Substanzen eine nahezu vollständige Rückgewinnung. Nur für den Fall, daß ihre Konzentration im glomerulären Filtrat einen bestimmten **Schwellenwert** überschreitet, werden sie im Endharn ausgeschie-

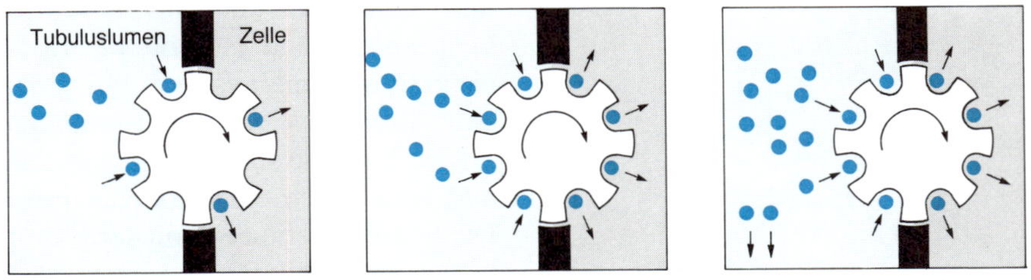

Abb. 12–12. Schema zur Erläuterung des Schwellenverhaltens bei der Glucoseresorption. Das Transportmaximum Tm ist erreicht, wenn alle „Transportplätze" besetzt sind

den. Daher bezeichnet man solche Stoffe auch als *Schwellensubstanzen.*

Rückresorption von Glucose. Normalerweise hat die Glucosekonzentration im Blutplasma bzw. im Primärharn einen Wert von 0,6–1 g/l (3,3–5,6 mmol/l), so daß bei einer glomerulären Filtrationsrate von 110–125 ml/min ein Glucoseangebot von 70–125 mg/min in die Tubuli gelangt. Diese Glucosemenge wird nahezu quantitativ resorbiert (s. Abb. 12–12). Auch bei einer mäßigen Steigerung des Glucoseangebots – entweder durch Erhöhung der Glucosekonzentration im Plasma nach Nahrungsaufnahme oder durch Zunahme der Filtrationsrate – ist das Transportsystem in der Lage, fast alle Glucosemoleküle aus dem Tubuluslumen zu entfernen. Steigt jedoch das Angebot so stark an, daß die Maximalkapazität des tubulären Transportsystems überschritten wird, dann kommt es zur Glucoseausscheidung mit dem Urin *(Glucosurie).* Die in der Zeiteinheit maximal resorbierbare Stoffmenge bezeichnet man als *tubuläres Transportmaximum* Tm. Der Tm-Wert für Glucose beträgt im Mittel *300 mg/min* bei der Frau und *375 mg/min* beim Mann.

Der Glucosetransport, der hauptsächlich im proximalen Konvolut stattfindet (s. Abb. 12–13), ist an den aktiven Transport von Natriumionen gekoppelt *(Natrium-Glucose-Kotransport).* Dieser sekundär aktive Transport von Glucose kann durch das Glykosid *Phlorizin* selektiv und vollständig gehemmt werden, so daß sich damit experimentell eine Glucosurie auslösen läßt.

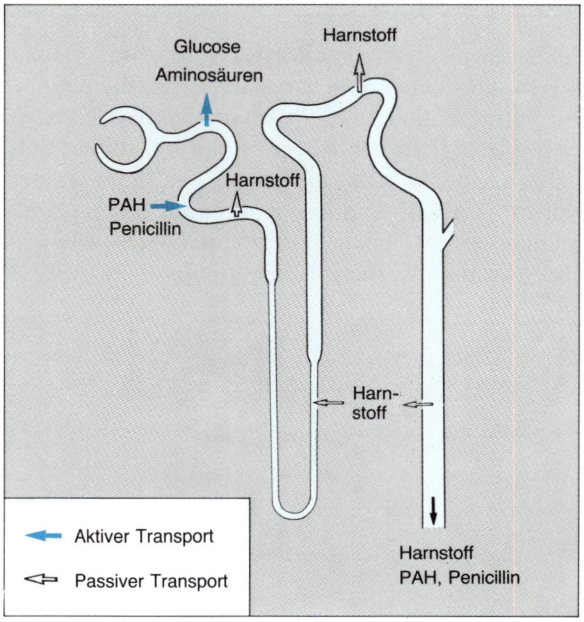

Abb. 12–13. Transportprozesse organischer Stoffe im Tubulusapparat. Aktive Rückresorption von Glucose und Aminosäuren; aktive Sekretion von Paraaminohippursäure (PAH) und Penicillin; Diffusion von Harnstoff

Diabetes mellitus, die Zuckerkrankheit (s. S. 565f.), ist durch einen Anstieg der Glucosekonzentration im Blutplasma gekennzeichnet. Überschreitet diese die Nierenschwelle, so wird Glucose mit dem Urin ausgeschieden *(Glucosurie).* Die nicht resorbierten Glucosemoleküle bewirken dabei eine osmotische Diurese (s. S. 331), so daß die Harnausscheidungsrate zunimmt *(Polyurie),* wodurch wiederum zur Kompensation eine erhöhte Flüssigkeitsaufnahme *(Polydipsie)* erforderlich wird.

Rückresorption von Aminosäuren. Die frei filtrierbaren Aminosäuren werden im Anfangsteil des proximalen Konvoluts nahezu vollständig resorbiert. Wie im Falle der Glucose handelt es sich hierbei um einen *Natrium-Kotransport mit begrenzter Transportleistung.* Befunde, die bei experimentellen Hemmungen und bei genetischen Störungen des Transports erhoben wurden, lassen den Schluß zu, daß für mehrere Gruppen von Aminosäuren unterschiedliche Transportsysteme existieren. Man hat danach jeweils spezielle Transportsysteme anzunehmen für basische Aminosäuren (Arginin, Lysin, Ornithin), für saure Aminosäuren (Glutamin- und Asparaginsäure), für Cystin und Cystein, für Prolin, Hydroxyprolin und Glycin sowie für die restlichen neutralen Aminosäuren.

Rückresorption von Proteinen. Durch die Glomerulusmembran können nur geringste Mengen an Plasmaalbumin in den Primärharn gelangen (Proteinkonzentration < 0,05 g/l). Hiervon werden 99% in den Tubuli resorbiert, so daß der Endharn des Nierengesunden praktisch proteinfrei ist. Die Proteinresorption erfolgt in Form der *Pinozytose.*

Aktive Sekretion von organischen Säuren und Basen. Während der überwiegende Teil der filtrierten Stoffe in den verschiedenen Tubulusabschnitten rückresorbiert wird, erfolgt bei bestimmten körpereigenen oder körperfremden Substanzen ein Transport in umgekehrter Richtung, also eine *Sekretion in das Tubuluslumen* hinein (s. Abb. 12–13). Zu den Stoffen, die aktiv sezerniert werden, gehören neben Protonen und Ammoniak vor allem *organische Säuren* oder *Basen.* Die Sekretion hängt vom Zellstoffwechsel ab und wird durch einen aktiven Prozeß unterhalten. Die Säuresekretion ist von der Basensekretion unabhängig, was dadurch gezeigt werden kann, daß ein kompetitiver Antagonismus nur innerhalb der beiden Gruppen (Säuren bzw. Basen), nicht aber zwischen Säuren und Basen besteht. Häufig wird in tieferen Tubulusabschnitten ein Teil der sezernierten Stoffe wieder rückresorbiert.

Besonders bekannte Beispiele für *Säuren,* die von den Tubuluszellen sezerniert werden, sind Harnsäure, Paraaminohippursäure, Penicilline oder Schleifendiuretika (u. a. Furosemid). Zu den aktiv sezernierten *Basen* gehören u. a. Chinin und Cocain. Da sowohl die Sekretion als auch die Rückresorption der beiden Stoffgruppen medikamentös beeinflußt werden können, sind diese Mechanismen von besonderer therapeutischer Bedeutung.

12.3.3 Diffusionsprozesse

Tubulärer Harnstofftransport. Neben den aktiven Resorptions- und Sekretionsprozessen ist für den tubulären Transport auch die *passive Diffusion* von Bedeutung. Der Prototyp einer Substanz, die auf diese Weise passiv im Tubulusapparat ausgetauscht wird, ist der *Harnstoff,* das wichtigste Endprodukt des Eiweißstoffwechsels (s. Abb. 12–13). Harnstoff stellt eine sowohl hydrophile als auch lipophile Substanz mit niedrigem Molekulargewicht dar und kann deshalb relativ gut durch Zellmembranen permeieren. Er wird uneingeschränkt glomerulär filtriert, und infolge der tubulären Rückresorption von Wasser nimmt seine Konzentration in der Tubulusflüssigkeit zu. Dadurch entsteht ein *Konzentrationsgefälle,* das die *Harnstoffdiffusion* durch das Tubulusepithel in das Blut unterhält. Diese Diffusion erfolgt aber nicht so schnell, daß ein vollständiger Konzentrationsausgleich zwischen der Tubulusflüssigkeit und dem Blut möglich wäre. So bleibt ein Teil des Harnstoffs im Tubulussystem und wird mit dem Harn ausgeschieden.

Die höchste Harnstoffkonzentration liegt im Sammelrohr vor. Harnstoff diffundiert daher von hier in die benachbarte Henlesche Schleife und gelangt mit der Tubulusflüssigkeit über das *distale Konvolut* erneut in das *Sammelrohr.* Durch diesen sog. **intrarenalen Kreislauf** des Harnstoffs wird immer ein Teil der Substanz im System zurückgehalten.

Nichtionische Diffusion. Eine besondere Bedeutung für die Rückresorption von *schwachen Säuren* oder *Basen* hat die *nichtionische Diffusion (non-ionic diffusion).* Für die undissoziierte Form dieser Stoffe ist eine Rückresorption möglich, während die *dissoziierten Anteile ausgeschieden* werden. Das Ausmaß der Rückresorption hängt von den Löslichkeitseigenschaften der betreffenden Stoffe, von deren pK_a-Wert und vom pH-Wert der Tubulusflüssigkeit ab. Lipidlösliche Substanzen, die im Darm gut resorbiert werden, durchdringen – in nicht-dissoziierter Form – auch leicht das Tubulusepithel und werden daher stark rückresorbiert. Hydrophile, im Darm kaum resorbierbare Stoffe diffundieren dagegen schlecht durch die Tubulusepithelien.

Schwache Basen werden bei Erniedrigung, schwache Säuren bei Erhöhung des Urin-pH-Wertes verstärkt ausgeschieden (Überführung in die wasserlösliche Salzform). Bei *Vergiftungen mit basischen Stoffen,* z. B. Alkaloiden, kann daher durch *Azidifizierung* die Ausscheidung des Giftstoffes beschleunigt werden. Bei *Intoxikation mit sauren Stoffen,* z. B. Barbitursäuren, läßt sich eine erhöhte Ausscheidungsrate durch *Alkalisierung* des Urins erreichen.

12.4 Harnkonzentrierung im Gegenstrom

Die bisherige Betrachtung der tubulären Transportprozesse bezog sich nur auf die Leistungen von Zellen in verschiedenen Abschnitten des Tubulusapparates, ohne daß ihre räumliche Beziehung zueinander beachtet wurde. Die *spezielle Form der langgestreckten Henleschen Schleife* deutet jedoch darauf hin, daß der räumlichen Anordnung eine funktionelle Bedeutung zukommen muß. Ausgehend von diesen Überlegungen erkannte Kuhn, daß die Harnkonzentrierung in der Warmblüterniere nach dem sog. *Haarnadelgegenstromprinzip* erfolgt.

Prinzip der Gegenstromkonzentrierung. Die Grundlagen dieses Prinzips erläutert Abb. 12–14 anhand eines Modells, in dem speziell die Auswirkungen des *aktiven Na^+-Transportes* untersucht werden. Die links dargestellte haarnadelförmige Röhre symbolisiert die Henlesche Schleife, die dicken Pfeile geben die Flußrichtungen der Tubulusflüssigkeit an. Vor allem im aufsteigenden dicken Schleifenschenkel erfolgt ein aktiver Transport von Na^+-Ionen aus dem Tubuluslumen in das Interstitium. Ein Wassertransport ist damit nicht verbunden, weil der aufsteigende Schenkel für Wasser praktisch impermeabel ist. Die Na^+-Konzentration nimmt also in jedem Teilabschnitt des aufsteigenden Schenkels ein wenig ab. Gleichzeitig steigt die Na^+-Konzentration im Interstitium an, wodurch Wasser – dem osmotischen Gradienten folgend – aus dem absteigenden Schleifenschenkel austritt. Aus diesem Grund und infolge der

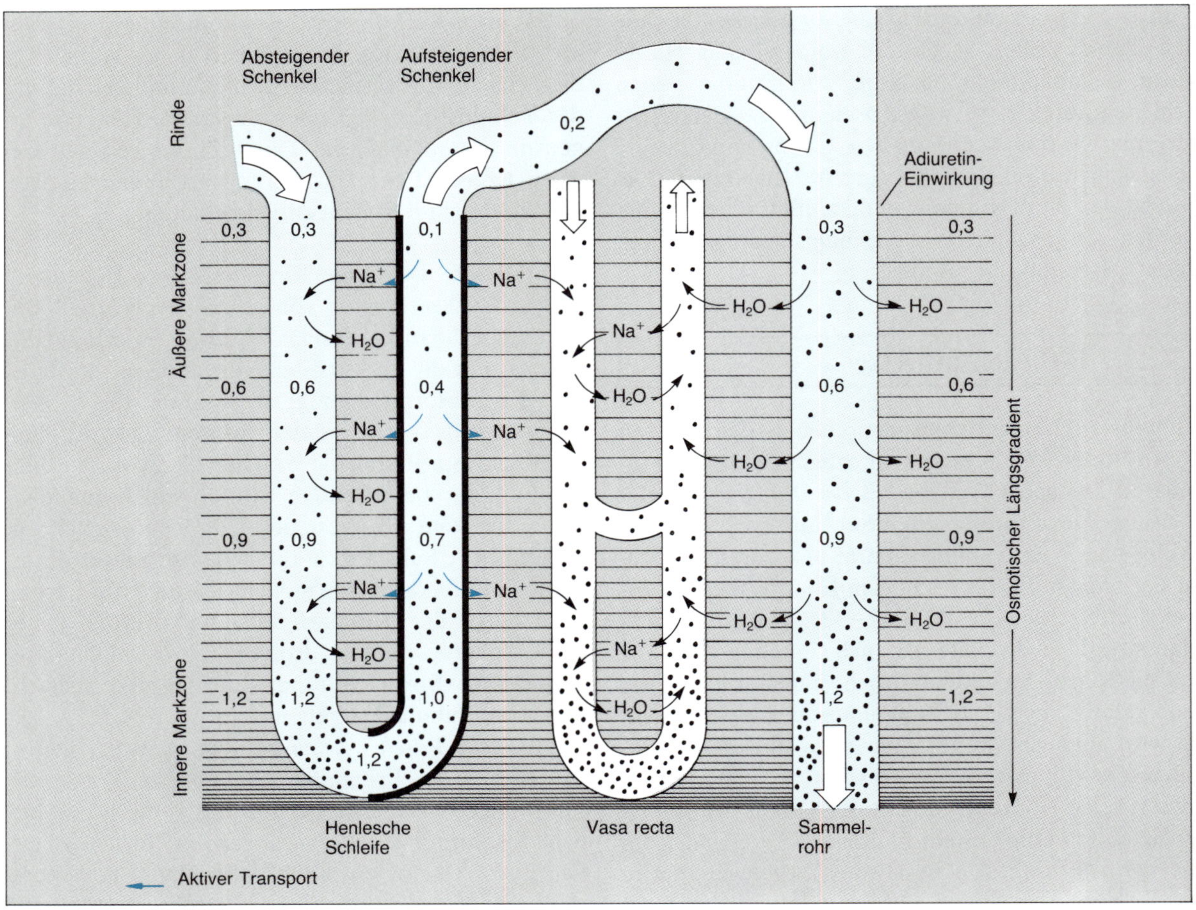

Abb. 12–14. Modell der Gegenstromkonzentrierung im Nierenmark bei Antidiurese. Die Höhe der osmotischen Konzentration ist innerhalb des Tubulus durch die Dichte der Punktierung und im Interstitium durch die Dichte der Schraffierung angedeutet. (Zahlenangaben in osmol/l)

Na^+-Diffusion in das Tubuluslumen nimmt die osmotische Konzentration in jedem Teilabschnitt des absteigenden Schenkels ein wenig zu.

Betrachten wir nun die zusätzliche Auswirkung des *Flüssigkeitsstromes:* Hat sich im oberen Abschnitt des absteigenden Schenkels die Na^+-Konzentration etwas erhöht, so erfolgt im nächsten Abschnitt, den die Tubulusflüssigkeit passiert, eine weitere Konzentrierung. Im übernächsten Abschnitt steigt die Na^+-Konzentration noch weiter an und so fort. Es kommt zu einem ständigen Konzentrationsanstieg bis hin zur Schleifenspitze, weil der jeweilige Einzeleffekt infolge der Flüssigkeitsbewegung im Schleifensystem multipliziert wird. Diese *Gegenstrommultiplikation* hat einen exponentiellen Konzentrationsanstieg im absteigenden Schleifenschenkel und einen ähnlichen Konzentrationsabfall im aufsteigenden Schenkel zur Folge.

Osmotischer Längsgradient im Nierenmark. Der in dieser Weise aufgebaute osmotische Längsgradient in Richtung auf die Papillenspitze besteht nicht nur in der Henleschen Schleife, sondern auch im gesamten Interstitium: Infolge des Wasserausstroms aus dem absteigenden Schleifenschenkel stellt sich in allen Flüssigkeitsräumen, die auf gleicher Höhe liegen, dieselbe Osmolarität ein. (Eine Ausnahme bildet nur der aufsteigende Schleifenschenkel, in dem – als Folge der Wasserundurchlässigkeit seiner Wandstrukturen – die osmotische Konzentration jeweils geringer ist als im umgebenden Interstitium). Wie aus Abb. 12–14 hervorgeht, nimmt die Osmolarität der interstitiellen Flüssigkeit von 0,3 osmol/l in der Rinde auf 1,2 osmol/l in der Papillenspitze zu.

Harnkonzentrierung in den Sammelrohren. Die aus dem aufsteigenden Schleifenschenkel austretende hypotone Tubulusflüssigkeit wird im distalen Konvolut – in Anwesenheit von Adiuretin – soweit konzentriert, daß ein isotoner Tubulusharn in die Sammelrohre eintritt. Wegen des Wasserentzugs im distalen Konvolut nimmt dabei die Volumenstromstärke erheblich ab. Die Sammelrohre werden also nur langsam durchströmt, so daß ein osmotischer Konzentrationsausgleich mit der hypertonen Flüssigkeit in der Umgebung stattfinden kann. Sofern unter dem Einfluß von Adiuretin die Membranen für Wasser permeabel sind, kommt es bei der Harnpassage durch die Sammelrohre zu einem starken Wasserausstrom in das Interstitium. Dadurch nimmt die Osmolarität des Harns laufend zu, bis schließlich im Endharn bei maximaler Antidiurese Werte von *1,2–1,4 osmol/l* erreicht werden. Verglichen mit dem Blutplasma weist also ein solcher Endharn eine um den Faktor 4–4,5 erhöhte osmotische Konzentration auf. Die Dichte des Urins beträgt in diesem Fall 1,030–1,035 kg/l.

Gegenstromsystem bei Wasserdiurese. Im Falle einer *Wasserdiurese* arbeitet das Gegenstromsystem der Henleschen Schleifen in gleicher Weise. Da jedoch wegen des fehlenden Einflusses von Adiuretin die Wasserpermeabilität der Sammelrohre gering ist, kann hier kein Konzentrationsausgleich mit dem umgebenden Interstitium stattfinden. Der Endharn verläßt daher das System mit einer *geringeren osmotischen Konzentration.*

12.5 Regulatorische Leistungen der Niere

Um eine weitgehende *Konstanz im inneren Milieu des Organismus* sicherzustellen, muß die Nierenfunktion bei wechselndem Anfall von auszuscheidenden Stoffen ständig variiert werden. Diese Anpassung erfolgt im allgemeinen über **Regelkreise,** die einer zentralen Kontrolle unterliegen. Die Niere ist damit ein wichtiges Stellglied in den Systemen, die der Regulation des *Wasser- und Elektrolythaushaltes* sowie des *Säure-Basen-Status* dienen.

12.5.1 Regulation der Diurese

Regulation der osmotischen Konzentration. Die *osmotische Konzentration im Extrazellularraum* hängt in hohem Maße von der *Wasserbilanz des Organismus* ab. Überwiegt die Flüssigkeitsaufnahme und die Bildung von Oxidationswasser über die Flüssigkeitsabgabe, so sinkt die extrazelluläre Osmolarität, und umgekehrt. Daher erfordert die notwendige Konstanz der osmotischen Konzentration eine ausgeglichene Wasserbilanz. Nach *starker Flüssigkeitsaufnahme,* etwa nach Trinken oder nach parenteraler Infusion, setzt eine entsprechend *verstärkte Harnausscheidung (Wasserdiurese)* ein. Umgekehrt wird *Wassermangel* bei reduzierter Trinkmenge oder nach starken Blutverlusten durch eine *verminderte Harnausscheidung (Antidiurese)* beantwortet. Diese Anpassung der Nierenfunktion an den Wasserhaushalt des Organismus steht unter der Kontrolle eines hormonalen Regelsystems.

Das Zentrum für diesen Regelprozeß liegt in der Zwischenhirnregion des *Hypothalamus,* wo *Osmorezeptoren* die osmotische Konzentration überwachen (s. Abb. 12–15). Steigt die Konzentration an, so wird aus dem benachbarten *Hypophysenhinterlappen* (Neurohypophyse) *Adiuretin (ADH)* freigesetzt und mit dem Blutkreislauf zur Niere transportiert. Wie auf S. 331 dargestellt, erhöht das antidiuretische Hormon die *Wasserpermeabilität im distalen Konvolut und im Sammelrohr.* Damit findet eine gesteigerte Rückresorption des Wassers und als Folge davon eine stärkere Harnkonzentrierung statt.

Unter dem Einfluß von Adiuretin werden auf diese Weise je nach der Situation im Wasserhaushalt wechselnde Wasservolumina mit einem Durchschnittswert von 25 l/Tag rückresorbiert. Die Regulation ist so empfindlich, daß bereits eine Zunahme des osmotischen Druckes um 1% eine verstärkte Adiuretinausschüttung veranlaßt. Gleichzeitig führt die Zunahme der Osmolarität des Blutes zum *Durst-*

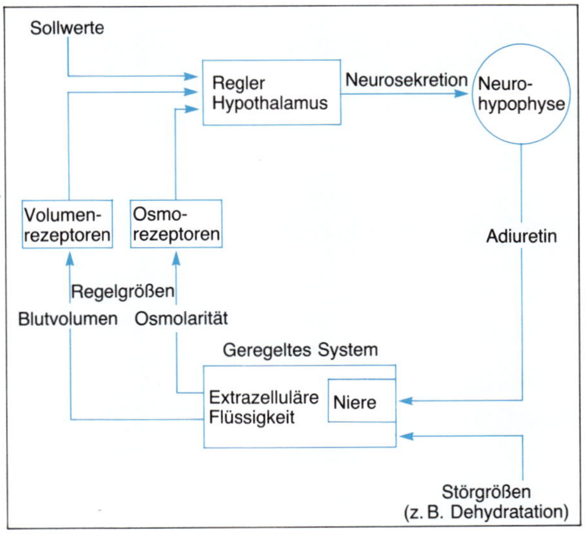

Abb. 12–15. Vereinfachter Regelkreis für die Konstanthaltung des Blutvolumens unter Mitwirkung von Adiuretin

gefühl, das zu einer Flüssigkeitsaufnahme motiviert, wodurch das Wasserdefizit beseitigt wird.

Bei einem Wasserüberschuß dagegen wird infolge der verminderten osmotischen Konzentration die ADH-Freisetzung gehemmt und damit die Wasserdiurese gefördert.

Gauer-Henry-Diuresereflex. Das Zentrum für den Wasserhaushalt im Hypothalamus spricht nicht nur auf Änderungen der Osmolarität an, sondern wird auch von *Volumenrezeptoren in den Vorhöfen des Herzens beeinflußt* (s. S. 144). So führt eine *Abnahme des zentralen Blutvolumens* (z. B. bei Blutverlust) *zur Freisetzung von ADH* und damit zu einer verminderten Harnausscheidung. Umgekehrt wird bei Zunahme des Blutvolumens die ADH-Freisetzung über die Volumenrezeptoren der Vorhöfe gehemmt und auf diese Weise die Harnausscheidung gefördert. Diesen Einfluß des Blutvolumens auf die Diurese bezeichnet man als *Gauer-Henry-Reflex.*

12.5.2 Regulation der Elektrolytausscheidung

Regulation der Na^+-Ausscheidung. *Das Volumen der extrazellulären Flüssigkeit wird in erster Linie von ihrem Na^+-Gehalt bestimmt.* Daher kommt der Regulation der Na^+-Ausscheidung für die Volumenregulation große Bedeutung zu. Sie erfolgt wie die Wasserausscheidung unter der Kontrolle eines hormonalen Regelkreises (s. Abb. 12–16).

Das hierfür zuständige Hormon ist das *Mineralocorticoid* **Aldosteron** (s. S. 556), das in der Nebennierenrinde gebildet wird und auf dem Blutweg zur Niere gelangt. Im *distalen Tubulus fördert es die Na^+-Rückresorption* und erhöht gleichzeitig die Ausscheidung von Kaliumionen und Protonen.

Die *Freisetzung von Aldosteron* erfolgt über einen mehrstufigen Prozeß, der von der Niere seinen Ausgang nimmt. In den *glomerulusnahen Epitheloidzellen des Vas afferens* (s. Abb. 12–6), die zum sog. *juxtaglomerulären Apparat* zählen, wird das Gewebshormon **Renin** gebildet. Dieses wandelt als Protease das *Angiotensinogen* des Blutplasmas in *Angiotensin I* um, aus dem dann mittels des sog. *Konversionsenzyms* (converting enzyme) *Angiotensin II* entsteht (s. Abb. 12–16). Dieses und in noch stärkerem Maße das aus diesem durch Abspaltung einer weiteren Aminosäure gebildete Angiotensin III bewirken schließlich die Freisetzung von Aldosteron aus der Nebennierenrinde.

Ein wirksamer *Reiz für die Reninabgabe* des juxtaglomerulären Apparates und damit für die Auslösung des *Renin-Angiotensin-Aldosteron-Mechanismus* ist eine *Hyponatriämie.* In bezug auf den Na^+-

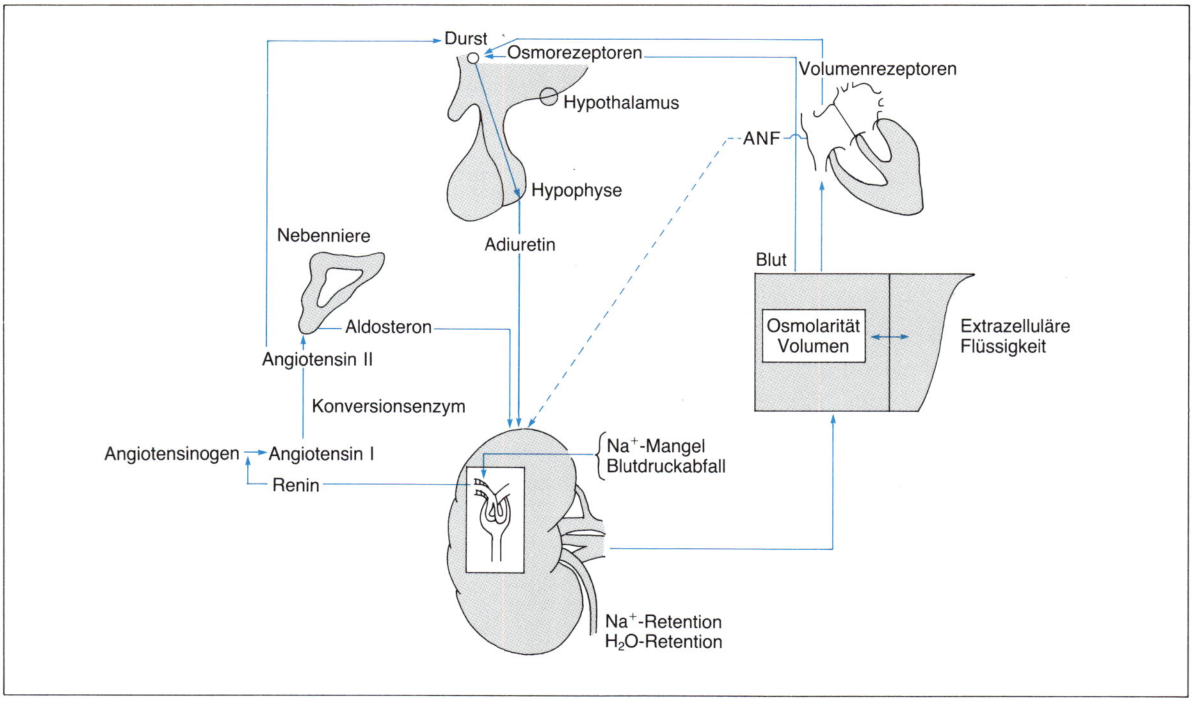

Abb. 12–16. Synopsis der Regeleinrichtungen für die Kontrolle von Osmolarität und Volumen des Blutes und der extrazellulären Flüssigkeit. ANF = Atrialer natriuretischer Faktor (bei Na^+-Mangel keine Freisetzung)

Haushalt liegt somit ein geschlossener Regelkreis vor, durch den in einer Mangelsituation die Na^+-Ausscheidung durch die Niere vermindert wird.

Renaler Barorezeptormechanismus. Die *Abnahme des Blutvolumens* und der *Abfall des Blutdruckes stimulieren* ebenfalls die *Reninproduktion.* Ein druckempfindlicher Mechanismus *(Barorezeptormechanismus),* der wahrscheinlich im *Vas afferens* lokalisiert ist, bewirkt bei Druckabfall die verstärkte Abgabe des Hormons und damit die Bildung von Angiotensin II. *Angiotensin II gehört zu den wirksamsten gefäßverengenden Substanzen,* so daß unter seinem Einfluß der periphere Gefäßwiderstand und damit der *Blutdruck* ansteigt. Auch in diesem Fall liegt also ein geschlossener Regelkreis vor, durch den etwa im Falle eines Blutverlustes ein kritischer Blutdruckabfall verhindert wird (s. Abb. 8–31, s. S. 200). Außerdem steigert Angiotensin das Durstgefühl und damit die Motivation zur Flüssigkeitsaufnahme, wodurch das Blutvolumen zunimmt und der Blutdruck ansteigt.

Regulation der Ca^{2+}- und Phosphat-Ausscheidung. Die Rückresorption von *Ca^{2+}* und *anorganischem Phosphat* im proximalen Tubulus wird ähnlich wie die Na^+-Rückresorption hormonal kontrolliert. **Parathormon** aus den *Nebenschilddrüsen* (s. S. 550f.) *hemmt die Rückresorption von Phosphat* und fördert damit dessen Ausscheidung mit dem Harn. Gleichzeitig *erhöht es die Rückresorption von Calciumionen* und drosselt auf diese Weise den Ca^{2+}-Verlust. Diese Parathormonwirkungen kommen teilweise *indirekt* über die Förderung der *renalen* Hydroxylierung von *25-Hydroxy-colecalciferol* zu *1,25-Dihydroxy-colecalciferol,* der eigentlichen Wirkform von Vitamin D_3 (s. S. 257), zustande. Die Niere ist damit – ebenso wie der Magen-Darm-Kanal und die Knochen, die anderen Angriffsorte von Parathormon bzw. 1,25-Dihydroxy-colecalciferol – an der Regulation des Calcium- und Phosphathaushaltes beteiligt.

12.5.3. Regulation der Säure-Basen-Ausscheidung

Neben den Puffersystemen in den Körperflüssigkeiten und der Atmung ist die Nierenfunktion an der *Kontrolle des Säure-Basen-Haushaltes* beteiligt. Im Gegensatz zu den beiden erstgenannten Mechanismen benötigt jedoch die renale Regulation eine längere Zeit (Stunden bis Tage), um Störungen des Säure-Basen-Gleichgewichts zu beseitigen.

Protonenausscheidung und Urin-pH. In den Stoffwechselprozessen des Organismus werden ständig nicht-flüchtige Säuren (Schwefelsäure, Phosphorsäure, organische Säuren) gebildet, deren Ausscheidung durch die Niere erfolgt. Bei gemischter Kost beträgt die Ausscheidungsrate der zugehörigen *H^+-Ionen 50–60 mmol/Tag.* In einer azidotischen Stoffwechsellage (s. S. 360f.) fallen mehr, in einer alkalotischen Stoffwechsellage (z. B. bei überwiegend pflanzlicher Kost) entsprechend weniger H^+-Ionen aus nicht-flüchtigen Säuren an. Unter diesen Bedingungen ist die Niere in der Lage, die H^+-Ausscheidungsrate jeweils der veränderten Situation anzupassen und damit zur Regulation des Säure-Basen-Status beizutragen.

Während normalerweise ein leicht saurer Urin mit einem mittleren pH = 6 ausgeschieden wird, kann der *Urin-pH* bei Azidose bis auf 4,5 absinken und bei Alkalose bis auf 8,2 ansteigen. Die normalerweise relativ hohen pH-Werte zeigen an, daß die H^+-Ionen nur zu einem geringen Teil (etwa 0,15%) in freier Form, überwiegend jedoch gebunden mit dem Endharn zur Ausscheidung gelangen.

H^+-Sekretion. Wasserstoffionen werden vor allem im proximalen Tubulus, zum geringen Teil auch im distalen Tubulus aus den Epithelzellen in das Lumen sezerniert. Ein ATPase-abhängiges *aktives Transportsystem* befördert dabei die H^+-Ionen gegen eine elektrische Potentialdifferenz durch die luminale Zellmembran (s. Abb. 12–17). Im Austausch gelangen Na^+-Ionen in das Zellinnere, wodurch die intrazelluläre Elektroneutralität gewahrt bleibt.

Im distalen Tubulus treten *H^+-Ionen* und *K^+-Ionen* miteinander in Konkurrenz um den Na^+-Gegentransport. Bei starkem Anfall von H^+-Ionen (Azidose) und K^+-Mangel überwiegt die distale H^+-Sekretion. Bei geringer Nachlieferung von H^+-Ionen (Alkalose) und K^+-Überschuß verlagert sich der Transport mehr auf die Seite der K^+-Sekretion. Steigt die Na^+-Resorptionsrate (z. B. bei Hyperaldosteronismus, s. S. 559) an, so nimmt die Sekretionsrate beider Ionen (H^+ und K^+) gleichsinnig zu. Entsprechend werden bei verminderter Na^+-Resorption sowohl H^+ als auch K^+ retiniert.

Die aktiv sezernierten H^+-Ionen stammen aus dem Blut oder aus dem Stoffwechsel der Tubuluszellen. Durch die Hydratisierung des Stoffwechselendproduktes CO_2 entsteht – unter Mitwirkung der Carboanhydratase (CA) – Kohlensäure, die in H^+-Ionen und Bicarbonationen dissoziiert. Das bei dieser Reaktion gebildete Bicarbonat (Hydrogencarbonat) gelangt durch einen passiven Vorgang in das Blut. Im Hinblick auf den Säure-Basen-Haushalt besteht also die Aufgabe der Niere in der HCO_3^--Resorption und in der H^+-Ausscheidung, die hauptsächlich in Form

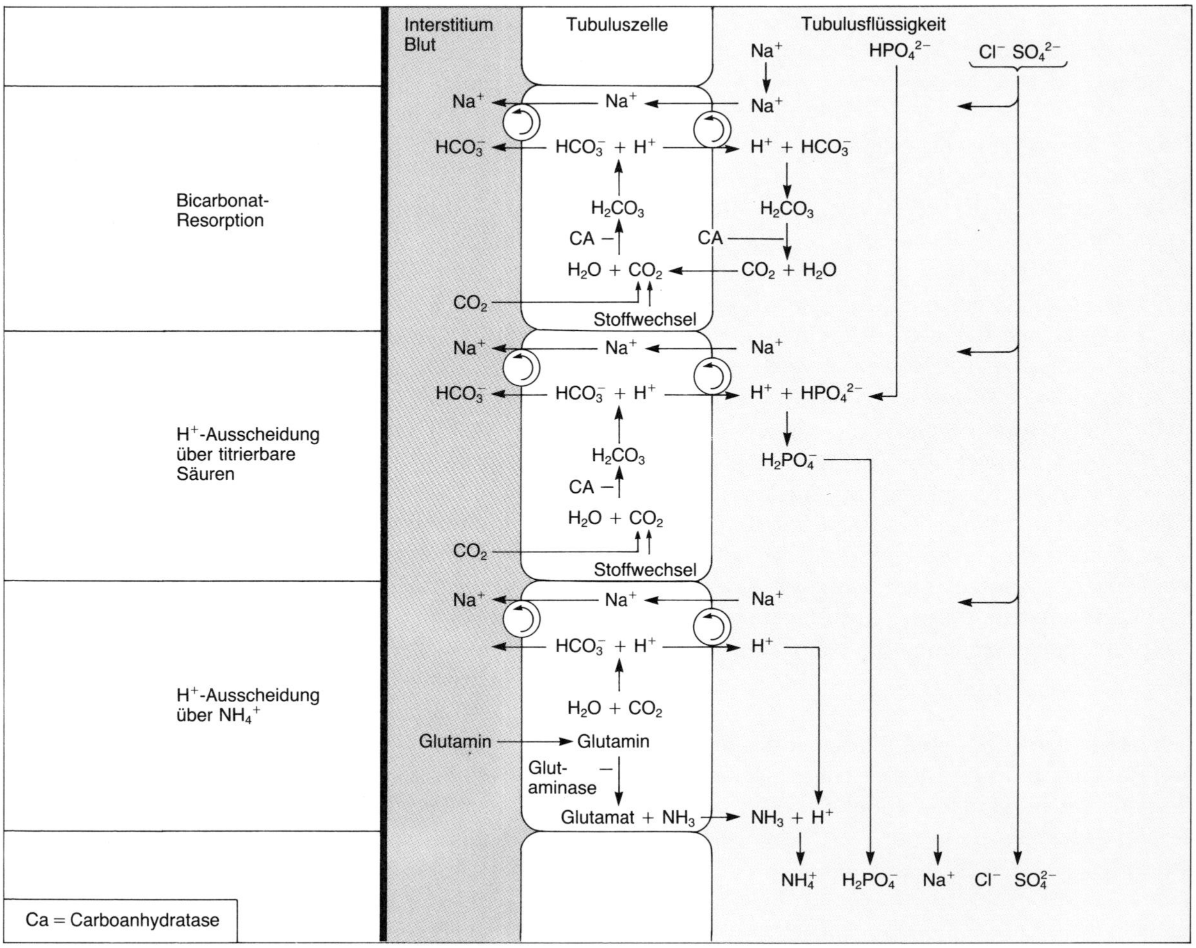

Abb. 12–17. Mechanismen der HCO_3^--Resorption und der H^+-Ausscheidung im Tubulussystem. Kreise mit Pfeilen symbolisieren aktive Transportprozesse

von titrierbaren Säuren und Ammonium erfolgt (s. u.).

HCO_3^--Rückresorption (s. Abb. 12–17, oben). Bicarbonat, dessen Plasmakonzentration im arteriellen Blut im Mittel 24 mmol/l beträgt, wird im Glomerulus frei filtriert und bei der Tubuluspassage zu 99,9% resorbiert. Die HCO_3^--Ionen können jedoch nicht direkt das Tubuluslumen verlassen, da die luminale Membran nur eine geringe HCO_3^--Durchlässigkeit besitzt. Vielmehr verbinden sie sich mit sezernierten H^+-Ionen zu Kohlensäure, die sofort dehydratisiert wird, wobei die im Bürstensaum der Tubuluszellen lokalisierte Carboanhydratase (CA) die Reaktion beschleunigt. Das dabei entstehende CO_2 diffundiert in die Zellen und stellt hier eine Quelle für die Bildung von H^+-Ionen und HCO_3^--Ionen dar. Diese HCO_3^--Ionen gelangen dann *passiv* – der elektrischen Potentialdifferenz folgend – in das Interstitium und von dort ins Blut. Der gesamte Prozeß wird zwar durch die H^+-Sekretion angetrieben, fördert jedoch nicht die Ausscheidung von H^+-Ionen, sondern lediglich die HCO_3^--Resorption *(Basensparmechanismus der Niere)*.

Bicarbonat zählt zu den Schwellensubstanzen und erscheint normalerweise erst im Urin, wenn eine *Schwellenkonzentration* im Blutplasma von *28 mmol/l* überschritten wird. Die Nierenschwelle liegt demnach nur wenig über der physiologischen HCO_3^--Plasmakonzentration. Wenn die HCO_3^--Konzentration im Blutplasma stärker ansteigt (Alkalose), kommt es infolgedessen zur HCO_3^--Ausscheidung, die zur Regulation des Säure-Basen-Status beiträgt.

H^+-Ausscheidung in Form titrierbarer Säuren (s. Abb. 12–17, Mitte). Trotz der hohen H^+-Sekretionsrate im proximalen Tubulus nimmt der pH-Wert in der Tubulusflüssigkeit hier nur geringfügig um etwa 0,3 ab. Dies ist – neben der H^+-Elimination durch Bindung an HCO_3^- – auf die beträchtliche Pufferkapazität des Filtrats zurückzuführen. Unter den filtrierten Puffersystemen kommt dem *Phosphatpuffer* die größte Bedeutung zu. Da sein pK'-Wert (s. S. 359) mit 6,8 im Bereich der pH-Werte in der Tubulusflüssigkeit liegt, ist dieses System besonders pufferwirksam. Die sezernierten H^+-Ionen reagieren dabei mit dem sekundären Phosphat HPO_4^{2-} unter Bildung von primärem Phosphat $H_2PO_4^-$. In dieser Form des tubulär gebildeten primären Phosphats werden täglich etwa *20 mmol H^+-Ionen* eliminiert.

H^+-Ausscheidung in Form von Ammonium (s. Abb. 12–17, unten). Die Niere ist außerdem in der Lage, einen H^+-Akzeptor in Form des Ammoniaks selbst zu produzieren. *NH_3* entsteht in allen Tubuluszellen hauptsächlich aus Glutamin unter der Einwirkung der reichlich vorhandenen Glutaminase. Aufgrund seiner Lipidlöslichkeit und seiner geringen Molekülgröße kann NH_3 durch *nichtionische Diffusion* leicht in das Tubuluslumen gelangen und hier H^+ unter Bildung von NH_4^+ binden. Da die Membranen der Tubuluszellen für NH_4^+ nahezu undurchlässig sind, können die gebildeten Ionen die Tubulusflüssigkeit nicht mehr verlassen. Zusammen mit neutralisierenden Anionen (Cl^-, SO_4^{2-}) gelangen sie daher mit dem Endharn zur Ausscheidung.

Normalerweise werden durch den Ammonium-Mechanismus täglich etwa *40 mmol H^+-Ionen* ausgeschieden. Bei chronischer Azidose kommt es darüber hinaus durch Stimulation der Glutaminase zu einer gesteigerten NH_3-Produktion, so daß mehr sezernierte H^+-Ionen gebunden werden können. Im Extremfall *verzehnfacht* sich dadurch die Rate der auf diesem Wege ausgeschiedenen H^+-Ionen, wobei gleichzeitig durch die Zunahme freier H^+-Ionen der pH-Wert des Urins bis auf 4,5 absinkt.

12.6 Funktionsprüfungen der Niere mit Clearance-Verfahren

Definition der renalen Clearance. Für die Quantifizierung wichtiger Teilfunktionen der Niere unter physiologischen und pathologischen Bedingungen kommt den sog. *Clearance-Verfahren* eine besondere Bedeutung zu. Die renale Clearance ist ein Maß für die Elimination eines Stoffes aus dem Blutplasma bei der Nierenpassage; sie stellt also ein Maß für die *Klärfunktion der Niere* dar. *Der Clearance-Wert gibt den Teil des renalen Plasmaflusses an, der pro Minute von dem betreffenden Stoff völlig befreit wird.* Entsprechend muß die pro Zeiteinheit aus dem Plasma eliminierte Stoffmenge gleich der pro Zeiteinheit mit dem Harn ausgeschiedenen Stoffmenge sein. Die Eliminationsrate der Substanz S aus dem Plasma ist gleich dem Produkt aus der *Plasmakonzentration P_s* und dem *pro Zeiteinheit vollständig befreiten Plasmavolumen Cl_s*. Die Ausscheidungsrate ist das Produkt aus der *Substanzkonzentration im Urin U_s* und dem *Harnzeitvolumen* $\dot{V}$. Daher gilt:

$$P_s \cdot Cl_s = U_s \cdot \dot{V} \tag{2}$$

und nach Umformung

$$Cl_s = \frac{U_s \cdot \dot{V}}{P_s} \quad . \tag{3}$$

Diese Beziehung ermöglicht die Bestimmung des Clearance-Wertes: *Die Clearance ergibt sich aus der pro Minute mit dem Harn ausgeschiedenen Menge einer Substanz, dividiert durch deren Plasmakonzentration.* Da die drei Werte der rechten Seite von Gleichung (3) auch beim Menschen der Messung zugänglich sind, bietet die Clearance-Bestimmung ein bequemes Verfahren, die Nierenfunktion zu analysieren. Dabei ist zu beachten, daß je nach den Eigenschaften der für die Untersuchung verwendeten Substanz S (s. u.) dem Clearance-Wert jeweils eine bestimmte funktionelle Bedeutung zukommt.

Bestimmung der glomerulären Filtrationsrate. *Für eine Substanz, die im Glomerulus unbehindert filtriert, im Tubulus jedoch weder rückresorbiert noch sezerniert wird, ist die Clearance identisch mit der glomerulären Filtrationsrate (GFR).* Eine Substanz mit diesen Eigenschaften ist das Fructosepolysaccharid **Inulin**. Daher gilt:

$$Cl_{Inulin} = GFR \quad . \tag{4}$$

Dies ergibt sich aus folgender Überlegung: Für eine Substanz mit den genannten Eigenschaften ist die pro Zeiteinheit filtrierte Menge gleich ihrer Ausscheidungsrate im Urin (s. Abb. 12–18). Die filtrierte Inulinmenge ist das Produkt aus der Inulinkonzentration im Primärharn, die der *Plasmakonzentration P_{Inulin}* entspricht, und der *glomerulären Filtrationsrate GFR*. Die Ausscheidungsrate des Inulins ergibt sich aus dem Produkt der *Inulinkonzentration im Urin U_{Inulin}* und dem *Harnzeitvolumen $\dot{V}$*.

Niere und ableitende Harnwege 12

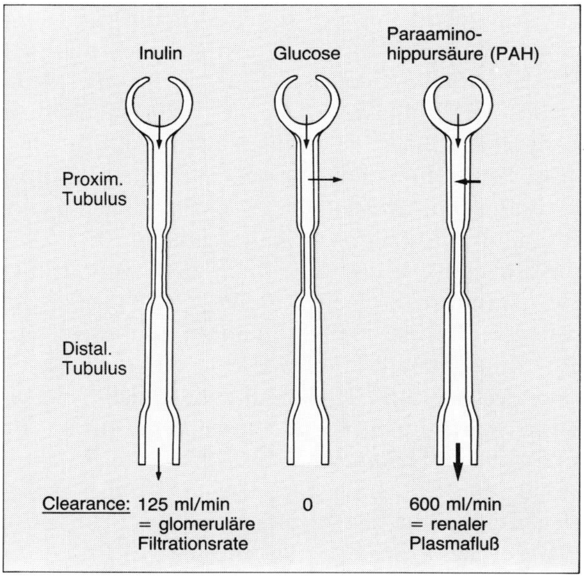

Abb. 12–18. Clearancebestimmende tubuläre Transportprozesse in schematischer Darstellung

Somit gilt:

(5) $$P_{Inulin} \cdot GFR = U_{Inulin} \cdot \dot{V} \quad \text{oder}$$

(6) $$GFR = \frac{U_{Inulin} \cdot \dot{V}}{P_{Inulin}} \quad .$$

Der Vergleich mit der Definitionsgleichung (3) zeigt, daß die glomeruläre Filtrationsrate (GFR) der Inulin-Clearance Cl_{Inulin} entspricht.

Ermittelt man die *Inulin-Clearance* aus der Ausscheidungsrate und der Plasmakonzentration des infundierten Inulins, so findet man für den gesunden Jugendlichen einen Wert von *125 ml/min.* Eine Abnahme dieses Wertes weist auf eine Einschränkung der glomerulären Filtration und damit der Nierenfunktion hin. Physiologischerweise nimmt mit zunehmendem Alter die GFR ab, beim 70jährigen beträgt sie nur noch etwa die Hälfte der ursprünglichen Größe, d. h. etwa 60–65 ml/min. Auch eine Reihe von Nierenerkrankungen geht mit einer Verringerung der GFR einher (s. S. 343ff.).

Bei dem oben angegebenen Wert für die GFR von 125 ml/min beim gesunden Jugendlichen handelt es sich um einen Mittelwert. Es muß jedoch beachtet werden, daß die Nierenfunktion einem ausgeprägten *zirkadianen Rhythmus* unterliegt. Dabei kann das Maximum der GFR während der Aktivperiode am Tag 30% über und das Minimum der GFR während der nächtlichen Ruhephase 30% unter dem Mittelwert liegen.

Obwohl die GFR und damit die Nierenfunktion am genauesten durch die Bestimmung der Inulin-Clearance ermittelt werden können, wird in der Klinik der einfacheren Durchführung wegen für diese Untersuchung meist die **Creatinin-Clearance** vorgezogen. Creatinin ist ein natürliches Produkt aus dem Muskelstoffwechsel, dessen renale Ausscheidung annähernd der von Inulin entspricht. (Nur bei stark eingeschränkter Nierenfunktion macht sich eine geringgradige aktive Sekretion störend bemerkbar.) Die Creatinin-Plasmakonzentration schwankt beim einzelnen Individuum nur wenig, so daß aus ihr und der in 24 Stunden ausgeschiedenen Creatininmenge die Creatinin-Clearance bestimmt werden kann. Es entfällt somit die bei Bestimmung der Inulin-Clearance erforderliche Infusion.

Clearance-Werte für rückresorbierte Stoffe. Für Stoffe, die nicht nur filtriert, sondern auch rückresorbiert werden, ist die Klärrate der Nieren kleiner als die für Inulin. Im Extremfall kann – wie beispielsweise bei der *Glucose* – eine 100%ige Rückresorption stattfinden und der *Clearance-Wert gleich Null* werden (s. Abb. 12–18). Liegt dagegen nur eine partielle Rückresorption vor, so findet man einen Clearance-Wert zwischen 0 und 125 ml/min. Dies gilt z. B. für den *Harnstoff,* dessen *Clearance* etwa *60 ml/min* beträgt.

Bestimmung des renalen Plasmaflusses. Für den Fall, daß ein Stoff filtriert und noch zusätzlich sezerniert wird, muß der Clearance-Wert über 125 ml/min liegen. Die höchste Klärrate ist offenbar dann erreicht, wenn bei einem einzigen Nierendurchgang ein Stoff aus dem Blutplasma *vollständig eliminiert* wird. In diesem Fall ist definitionsgemäß der *Clearance-Wert identisch mit dem renalen Plasmafluß (RPF).* Eine Substanz, die näherungsweise diese Forderung erfüllt, ist die **Paraaminohippursäure** (PAH). Für sie gilt:

(7) $$Cl_{PAH} = RPF$$

Der *Normwert für die PAH-Clearance* und damit auch ungefähr für den renalen Plasmafluß liegt bei *650 ml/min.* Eine Abnahme der PAH-Clearance weist auf eine verminderte Nierendurchblutung hin.

12.7 Ableitende Harnwege

12.7.1 Harnleiter

Anatomie. Durch je einen *Harnleiter (Ureter)* wird der Harn aus den beiden Nierenbecken in die Harnblase befördert (s. Abb. 12–19). Die Harnleiter sind dünne, etwa 30 cm lange Schläuche, die – hinter dem Bauchfell *(retroperitoneal)* – in das kleine Becken ziehen und von hinten in die Harnblase einmünden.

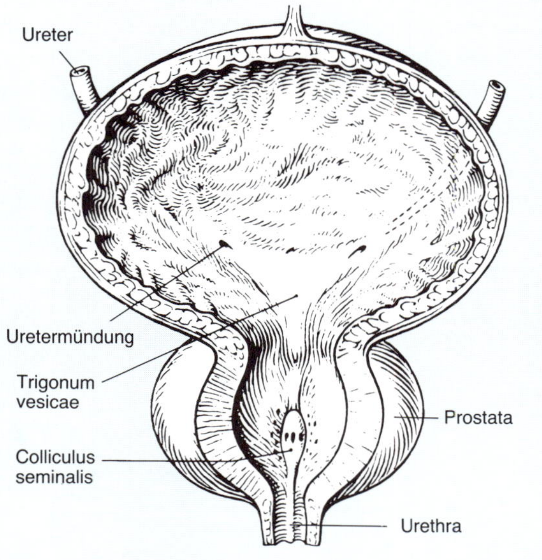

Abb. 12–19. Frontalschnitt durch die Harnblase des Mannes, nach Leonhardt

Jede der beiden Harnleitermündungen wird durch eine klappenähnliche Falte der Schleimhaut verschlossen. Diese „Schleimhautventile" und der schräge Durchtritt der Harnleiter durch die muskuläre Blasenwand verhindern den Rückfluß *(Reflux)* des Harns während der Blasenkontraktion. Die Harnleiter sind mit *Übergangsepithel* ausgekleidet. Ihre Wände bestehen im wesentlichen aus einer inneren longitudinalen und einer äußeren zirkulären Schicht *glatter Muskelfasern.*

Funktion. Den Harnfluß durch die Ureteren fördern *peristaltische Kontraktionen* der glatten Muskulatur, die am Nierenbecken beginnen. Die Frequenz der peristaltischen Wellen schwankt zwischen 0,5 und 5 min^{-1}; sie kann durch vegetative Nervenimpulse, durch Hormone und durch Dehnung der Harnleiterwand modifiziert werden.

12.7.2 Harnblase

Anatomie. Die *Harnblase (Vesica urinaria),* ein Hohlorgan, liegt vorne im kleinen Becken unmittelbar hinter dem Schambein. Ihre Innenwand ist mit *Übergangsepithel* ausgekleidet, das bei geleerter Blase Falten bildet. Die Wand besteht im wesentlichen aus *drei* nur wenig voneinander abgegrenzten *Schichten glatter Muskelfasern,* die insgesamt als *Detrusor vesicae* bezeichnet werden.

Der obere kuppelförmige Anteil der Blase, der *Fundus,* wird vom Peritoneum bedeckt. Im Bereich des Blasenbodens befindet sich ein kleines dreieckförmiges Gebiet *(Trigonum vesicae),* das aus feinen Muskelfasern besteht. An dessen oberen äußeren Ecken münden die beiden *Ureteren,* während an der unteren Spitze des Trigonums die Austrittsstelle der *Harnröhre (Urethra)* liegt. Am Beginn der Harnröhre verdicken sich die Fasern der glatten Blasenmuskulatur zu einem *inneren Schließmuskel (Sphincter internus).* Zusätzlich wird die Harnröhre durch den *Sphincter externus* verschlossen, der aus quergestreifter Muskulatur des Beckenbodens besteht.

Die etwa 20 cm lange *männliche* **Urethra** wird in ihrem Anfangsteil von der *Prostata (Vorsteherdrüse)* umschlossen. In diesem Bereich mündet auch der *Ductus ejaculatorius* (s. S. 584) in die Urethra. Von dieser Stelle an dient die Harnröhre als Kanal sowohl für den Urin als auch für den Samen und das Prostatasekret (s. S. 585). Die *weibliche Urethra* ist weniger als 5 cm lang. Sie zieht hinter der Symphyse zum vordersten Teil des Scheidenvorhofes.

Funktion der Harnblase. Die Harnblase dient als *Reservoir für den Urin,* das in bestimmten Abständen entleert wird. Ihr *Fassungsvermögen* beträgt beim Erwachsenen etwa *1 l.* Bevor jedoch dieses Volumen erreicht wird, tritt schon bei einer Ansammlung von 150–300 ml Urin der Drang zur Blasenentleerung auf.

Mit beginnender Füllung steigt der *Druck* innerhalb der Blase zunächst etwas an, um bei weiterer Volumenzunahme weitgehend konstant zu bleiben. Bei stärkerer Füllung setzt dann die aktive Blasenentleerung ein, bevor der Druck weiter ansteigen kann. Die Blasenmuskulatur paßt sich also dem jeweiligen Füllungszustand so an, daß ein weitgehend konstanter **Blasentonus** aufrechterhalten wird. Dieses Verhalten ist mit großer Wahrscheinlichkeit weitgehend auf die *viskös-elastischen Eigenschaften der glatten Blasenmuskulatur* zurückzuführen. Nervale Einflüsse sind nur in geringem Maße an der Erzeugung des Tonus beteiligt.

12.7.3 Miktion

Miktionsmechanismus. Die *Blasenentleerung (Miktion)* stellt einen willkürlich ausgelösten, reflektorisch ablaufenden Vorgang dar, an dem mehrere Teilprozesse beteiligt sind:

- ☐ *Kontraktion des Detrusormuskels* (glatte Muskulatur der Blasenwand),
- ☐ *Erweiterung der Harnröhre im Bereich des inneren Sphinkters,*
- ☐ *Erschlaffung des äußeren Sphinkters der Harnröhre,*
- ☐ *Kontraktion der Bauch- und Beckenbodenmuskulatur, Fixierung des Zwerchfells.*

Entgegen früherer Auffassung sind Detrusor und Sphincter internus Teile desselben Muskels, die bei der Miktion gemeinsam zur Kontraktion gebracht werden. Infolge der besonderen anatomischen Anordnung der Muskelfasern im Bereich des inneren Sphinkters bewirkt ihre *Kontraktion* eine *Öffnung der Urethra.*

Miktionsreflex. Der Füllungszustand der Blase wird über *Spannungsrezeptoren* in der Wand registriert und über afferente Nervenfasern an das Reflexzentrum gemeldet. Steigt das Füllungsvolumen über 150 ml an, so nimmt die Frequenz der afferenten Impulse zu, wodurch die Empfindung des Harndrangs ausgelöst wird. Bei Fortfall der zentralen Hemmungsmechanismen (s. u.) kommt es dann über einen *Reflexbogen,* der die *obere Brückenregion im Hirnstamm* durchläuft, zur Aktivierung der *motorischen Neurone im Sakralmark.* Die Impulse der Motoneurone werden efferent über *parasympathische Anteile des N. pelvicus* zum Detrusormuskel geleitet und lösen dessen Kontraktion aus. Gleichzeitig wird über den *N. pudendus* die Erschlaffung des äußeren Sphinkters bewirkt (s. Abb. 12–20).

Der Entleerungsmechanismus der Blase unterliegt der *zentralen Kontrolle.* Unter dem *Einfluß hemmender Impulse* aus dem *Mittelhirn* und vor allem aus der *Hirnrinde* kann der Miktionsreflex unterdrückt werden. An dieser Hemmung sind *sympathische Fasern* beteiligt, die vom *Lumbalmark* ausgehen und im *N. hypogastricus* zur Blasenmuskulatur ziehen (s. Abb. 12–20). Die Aufhebung der zentralen Hemmung löst bei entsprechender Blasenfüllung den Miktionsreflex aus.

Nach einer akuten *Durchtrennung des Rückenmarks* oberhalb des Sakralmarks kann zunächst keine reflektorische Entleerung mehr stattfinden. Erst nach einigen Wochen ist der Miktionsreflex wieder auslösbar. Der Reflexbogen verläuft jetzt – wie beim Säugling – über die spinalen Zentren im Sakralmark.

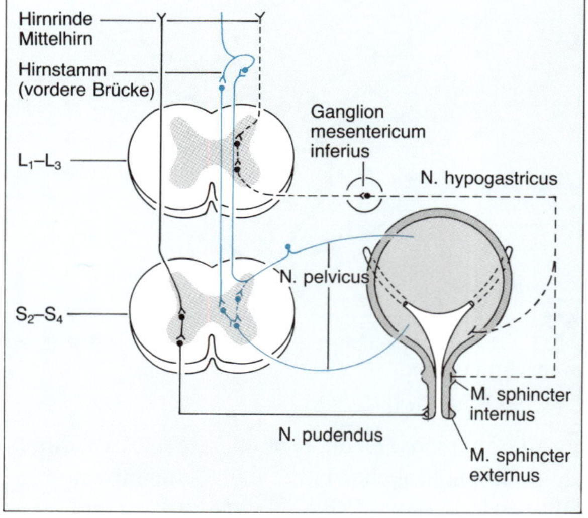

Abb. 12–20. Auslösung und Hemmung des Miktionsreflexes. *Blau:* Reflexbogen mit parasympathischer Efferenz. *Blau punktiert:* Spinaler Reflexbogenschluß, der bei Rükkenmarksläsion in Funktion tritt. *Schwarz gestrichelt:* Sympathische Hemmungsbahn. *Schwarz:* Willkürinnervation des äußeren Spinkters

12.8 Pathophysiologie der Niere

12.8.1 Störungen der glomerulären Filtration

Eine *Verminderung des Glomerulusfiltrats* kann auf einem *Abfall des effektiven Filtrationsdruckes* in den Glomeruluskapillaren oder auf einer *Verringerung der filtrierenden Oberfläche* (Abnahme der Membranoberfläche) beruhen.

Sinkt der *arterielle Mitteldruck* unter einen kritischen Wert (etwa 80 mm Hg), reichen die Autoregulationsmechanismen nicht mehr aus, um eine normale Nierendurchblutung und damit eine normale glomeruläre Filtrationsrate zu gewährleisten. Das Glomerulusfiltrat ist daher bei stärkerem Blutdruckabfall (z. B. im Schock) verringert. Bei Abflußhindernissen, z. B. durch Nierensteine oder Tumorkompression, steigt der Kapseldruck, wodurch der effektive Filtrationsdruck ebenfalls erniedrigt wird.

Die *glomeruläre Filtrationsfläche* nimmt ab, wenn es durch Endothelproliferation oder durch entzündliche Prozesse zu einem Verschluß von Glomeruluskapillaren kommt. Durch Hyperplasie und stärkere Durchblutung anderer Kapillaren kann jedoch ein größerer Ausfall der filtrierenden Oberfläche teilweise kompensiert werden, so daß eine Abnahme der glomerulären Filtrationsrate erst bei ausgedehnten Schädigungen der Glomeruli eintritt.

In Abb. 12–21 ist der Zusammenhang zwischen der Creatinin-Clearance und dem Serum-Creatininspiegel wiedergegeben. Man erkennt, daß es selbst bei einem Abfall der Nierenfunktion auf die Hälfte, d. h. bei einer Creatinin-Clearance von 60 ml/min, noch zu keinem deutlichen Anstieg der Creatininkonzentration und damit zu einem Anstieg harnpflichtiger Substanzen im Serum kommt. Aus der Abbildung ist ferner ersichtlich, daß bei weiterer Verschlechterung der Nierenfunktion die Serum-Creatininwerte dann aber drastisch ansteigen.

Nimmt die *glomeruläre Permeabilität* infolge einer strukturellen Veränderung der Trennschicht zu, treten auch Moleküle, die normalerweise intravasal zurückgehalten werden, insbesondere Proteine, in den Primärharn über: Es kommt zu einer *Proteinurie.* Die Art der Läsion bestimmt dabei das Verhältnis von nieder- und höhermolekularen Eiweißkörpern im Urin. Eine *selektive Proteinurie* liegt vor, wenn vorwiegend *niedermolekulare Eiweißkörper* (Albumine) ausgeschieden werden, eine *nichtselektive Proteinurie,* wenn *sämtliche Plasmaeiweißkörper* in annähernd gleichem Umfang verlorengehen.

12.8.2 Störungen tubulärer (Partial-)Funktionen

Tubulopathien sind durch *Störungen der tubulären Transportleistungen* charakterisiert. Bei *isolierten Tubulopathien* – dabei ist spezifisch der *aktive Transport* eines bestimmten Stoffes bzw. *einer Stoffgruppe,* z. B. von Aminosäuren, betroffen – ist nur das entsprechende Transportsystem gestört. Bei den *tubulären Syndromen* liegt dagegen ein *kombinierter tubulärer Transportdefekt* vor. Tubulopathien können auch dadurch bedingt sein, daß tubuläre Rezeptoren in ungenügender Weise auf Hormone ansprechen und dadurch der betreffende Regelkreis gestört wird (z. B. Diabetes insipidus renalis). Entsprechend ihrer Lokalisation unterscheidet man *proximale* und *distale Tubulopathien.*

Proximale Tubulopathien. Hierzu zählen u. a. die *Hyperaminoazidurien* sowie die renale *Glucosurie* und *Phosphaturie.*

Bei den **Hyperaminoazidurien** ist die Ausscheidung einzelner Aminosäuren oder der Gesamtgehalt an freien Aminosäuren im Harn erhöht. Von den renalen, tubulär bedingten Hyperaminoazidurien sind die extrarenalen Formen, z. B. die *Überlaufhyperaminoazidurien,* die durch einen *erhöhten Aminosäurenblutspiegel* bedingt sind (z. B. *Phenylketonurie* durch fehlende Oxidation von Phenylanin zu Tyrosin), abzutrennen. Als Beispiel einer renalen Hyper-

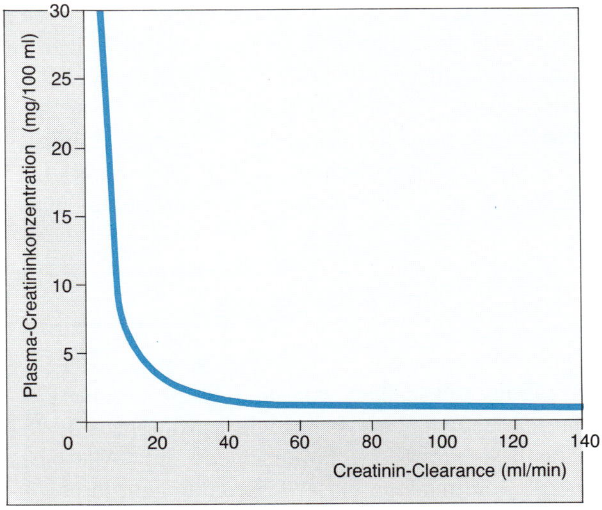

Abb. 12–21. Zusammenhang zwischen Plasma-Creatininkonzentration und Creatinin-Clearance

aminoazidurie sei die *Zystinurie* genannt, bei der es sich um einen isolierten Ausfall eines Aminosäurentransportsystems handelt.

Bei der **renalen Glucosurie** ist die Nierenschwelle für Glucose infolge der Abnahme der maximalen tubulären Rückresorptionsfähigkeit für diese Substanz erniedrigt. Diese seltene Erkrankung tritt familiär gehäuft auf. Bedeutsam ist sie wegen der Möglichkeit der *Fehldiagnose Diabetes mellitus.* Im Unterschied zu diesem ist jedoch bei der renalen Glucosurie der Blutzuckerspiegel normal.

Zu den **renalen Phosphatausscheidungsstörungen** gehört die *Vitamin-D-refraktäre Rachitis,* bei der wahrscheinlich das Phosphat-Transportmaximum im Tubulus reduziert ist, ferner die *Vitamin-D-abhängige Rachitis* mit einer Störung der renalen Hydroxylierung von Vitamin D_3.

Distale Tubulopathien. Wichtige distale Tubulopathien sind der *Diabetes insipidus renalis* sowie *tubuläre Azidosen.* Der **Diabetes insipidus renalis** kommt familiär vor und wird rezessiv geschlechtsgebunden vererbt. Dem Leiden liegt ein *vermindertes bzw. fehlendes Ansprechen auf Adiuretin* (ADH) zugrunde. Wegen der mangelhaften Rückresorption von Wasser im distalen Tubulus und in den Sammelrohren werden bis zu 30 l/Tag eines hypotonen Harns ausgeschieden. Wichtig ist in diesem Fall, daß die orale Flüssigkeitszufuhr nicht beschränkt werden darf, weil andernfalls eine Exsikkose (Flüssigkeitsverarmung der Gewebe) droht.

Bei den **tubulären Azidosen** handelt es sich um *Ausscheidungsstörungen,* die eine *nichtrespiratorische Azidose* (s. S. 360f.) des Gesamtorganismus auslösen. Dabei kann entweder die Rückresorption von Hydrogencarbonat oder die Fähigkeit des distalen Tubulus, den Harn anzusäuern, beeinträchtigt sein. Da infolge der Azidose der Plasma-Hydrogencarbonatspiegel abnimmt und Cl^- an die Stelle von HCO_3^- tritt, entwickelt sich eine *hyperchlorämische Azidose.* Diese wiederum löst eine verstärkte Mobilisierung und renale Ausscheidung von Ca^{2+} mit Nierensteinbildung und Nierenparenchymverkalkung aus.

12.8.3 Glomerulonephritiden

Diese Gruppe von *Nierenentzündungen,* die sich – zumindest anfänglich – vor allem *im Bereich der Glomeruli* abspielen, weist bezüglich Ätiologie und Pathogenese erhebliche Unterschiede auf. Allerdings werden die meisten dieser Erkrankungen durch *Immunprozesse,* an denen auch das Komplementsystem beteiligt ist, ausgelöst. Man differenziert zwischen *Immunkomplex-* und *Antibasalmembran-Antikörper-Glomerulonephritiden.*

Immunkomplex-Glomerulonephritiden. Hierbei bilden sich *zirkulierende Antigen-Antikörper-Komplexe* aus exogenen oder auch endogenen Antigenen (z. B. Viren oder Tumorantigenen) und den gegen diese gerichteten Antikörpern. Die Immunkomplexe werden bei der Nierenpassage in den Glomeruluskapillaren an den Basalmembranen festgehalten und lösen dort eine glomeruläre Entzündung aus. Die pathogenetischen Prozesse dieser Entzündung sind in Abb. 12–22 dargestellt. Voraussetzung für die Bildung der Antigen-Antikörper-Komplexe scheint ein bestimmtes Verhältnis der molaren Konzentrationen von Antigen und Antikörper zu sein.

In Tab. 12–1 sind einige Immunkomplex-Glomerulonephritiden zusammengestellt.

Besonders erwähnenswert ist die *Poststreptokokken-Glomerulonephritis,* die gewöhnlich als „Zweit-

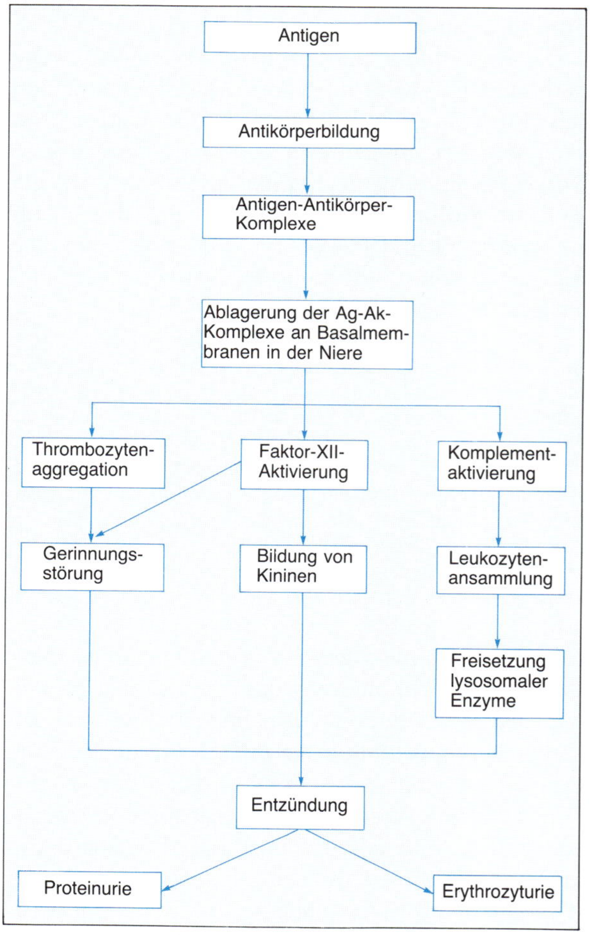

Abb. 12–22. Pathogenese der Immunkomplexnephritis in schematischer Darstellung, modifiziert nach Scheller und Weber

Tab. 12–1. Immunkomplex-Glomerulonephritiden (Auswahl), modifiziert nach Dixon

Antigen	Klinisches Erscheinungsbild
I. Exogenes Antigen	
Fremdeiweiß	Serumkrankheit
Streptokokken	Poststreptokokken-Glomerulonephritis
Enterokokken	Herdnephritis bei Endokarditis
Plasmodium malariae	Nephrotisches Syndrom bei Malaria-quartana-Glomerulonephritis
II. Endogenes Antigen	
Nukleäre Antigene	Glomerulonephritis bei Lupus erythematodes
Renal-tubuläre Antigene	Nephrotisches Syndrom bei Sichelzellanämie

krankheit“ nach Infektionen insbesondere der oberen Luftwege mit β-hämolysierenden Streptokokken der Gruppe A auftritt.

Antibasalmembran-Antikörper-Nephritis. Bei dieser bilden *körpereigene Plasmazellen* (direkte) *Antikörper gegen Basalmembranen der Glomeruli.* Diese Antikörperbildung kann wiederum endogen oder exogen induziert werden.

Tierexperimentell gelingt es, eine solche Nephritis auf folgende Weise hervorzurufen: Man sensibilisiert Enten mit homogenisierten Kaninchennieren und injiziert anschließend das Entenserum wiederum Kaninchen. Es kommt zu einer Antigen-Antikörper-Reaktion im Glomerulusbereich und nach einiger Zeit zu einer Glomerulonephritis. Nach dem Untersucher wird diese Nephritisform als *Masugi-Nephritis* bezeichnet.

Das wichtigste klinische Beispiel für eine Antibasalmembran-Antikörper-Nephritis ist das *Goodpasture-Syndrom* (Glomerulonephritis mit gleichzeitig auftretenden pulmonalen Hämorrhagien).

Die immunologischen Prozesse an den Glomeruli lösen entweder eine Proliferation im Glomerulusbereich oder Veränderungen an den Basalmembranen der Glomeruluskapillaren aus. Proliferieren können dabei insbesondere das Endothel der Glomeruluskapillaren und das Epithel der Bowmanschen-Kapsel. Dadurch wird wegen der Lumeneinengung die glomeruläre Durchblutung und/oder durch die Verdichtung des Kapselepithels die glomeruläre Filtration gestört. Veränderungen im Bereich der Basalmembran machen diese durchlässig für Eiweiße; die Folge ist eine Proteinurie.

Nach der Ausdehnung des Prozesses unterscheidet man

- □ *diffuse Formen,* bei denen alle Glomeruli befallen sind,
- □ *fokale Formen* mit Befall einzelner Glomeruli und
- □ *segmentale Formen,* bei denen nur einzelne Kapillarschlingen betroffen sind.

Verlaufsformen der Glomerulonephritis. Wie andere Entzündungen kann die Glomerulonephritis einen akuten, subakuten oder chronischen Verlauf nehmen. Die *akute* Form ist gekennzeichnet durch eine Abnahme des Glomerulusfiltrates und Retention (ungenügende Ausscheidung) von Natriumionen. Als Folge davon kommt es zu einem Blutdruckanstieg *(Hypertonie)* und zur Ausbildung von *Ödemen.* Gleichzeitig besteht eine gesteigerte Durchlässigkeit der glomerulären Filtermembran, so daß mit dem Harn Eiweißkörper *(Proteinurie),* zylinderförmige Eiweißausgüsse der Tubuli *(Zylindrurie)* und Blutzellen *(Hämaturie)* ausgeschieden werden. In der Mehrzahl der Fälle heilen akute Glomerulonephritiden vollständig aus. Ein relativ kleiner Teil nimmt dagegen einen *subakuten* Verlauf, bei dem sich in kurzer Zeit eine irreversible Niereninsuffizienz (s. S. 347ff.) entwickelt. In etwa 30% der Fälle geht das akute Stadium in ein *chronisches* Stadium mit Proteinurie und/oder Hypertonie über. In diesen Fällen ist mit einer terminalen Niereninsuffizienz erst nach langer Zeit zu rechnen.

Nephrotisches Syndrom. Das nephrotische Syndrom kann als Folgekrankheit einer chronisch verlaufenden Glomerulonephritis sowie zahlreicher anderer Grundleiden (z. B. Autoimmunkrankheiten) auftreten. Es ist gekennzeichnet durch eine *massive Eiweißausscheidung* (> 3,5 g Eiweiß in 24 Std.) im Urin. Der Eiweißverlust kann trotz gesteigerter Proteinsynthese in der Leber nicht ausgeglichen werden: Es kommt zu einer *Hypoproteinämie* (Serumgesamteiweiß < 60 g/l). Da die niedermolekularen Albumine das glomeruläre Filter leichter durchdringen als höhermolekulare Plasmaeiweiße, sinkt der Albumingehalt besonders stark ab *(Hypalbuminämie).* Auch die Gammaglobuline sind vielfach erniedrigt;

in diesen Fällen findet man dann eine Infektabwehrschwäche. Insgesamt gesehen kommt es zu einer Veränderung der Eiweißzusammensetzung im Plasma *(Dysproteinämie)*. Ein weiteres Symptom ist eine Hyperlipoproteinämie, deren Pathogenese noch unklar ist.

Infolge der Abnahme des kolloidosmotischen Druckes entstehen teigige, weiche *Ödeme,* insbesondere im Armbereich, im Skrotum und in der Knöchelgegend. Durch den Austritt von Flüssigkeit in den Extravasalraum nimmt das Plasmavolumen ab, wodurch das Renin-Angiotensin-Aldosteron-System aktiviert, Natrium retiniert und das Ödem verstärkt wird (Circulus vitiosus).

12.8.4 Pyelonephritiden

Bei den (häufigen) Pyelonephritiden handelt es sich um *bakteriell bedingte Entzündugen des Nierenbekkens mit gleichzeitiger Beteiligung des Nierenparenchyms,* insbesondere des Nierenmarks. Als *Erreger* kommen *vorwiegend gramnegative Keime* in Betracht. In 80% der Fälle findet man Coli-Bakterien, ferner Enterokokken, Proteus, Pseudomonas usw. Die Infektion ist fast immer aszendierend, d. h. die Keime gelangen von der Harnblase über die Harnleiter in das Nierenbecken. Prädisponierend sind Abflußhindernisse (z. B. Prostataadenome, Nierensteine, Harnleiterstenosen) und Stoffwechselstörungen (vor allem Diabetes mellitus).

Akute Pyelonephritis. Die akute Form der Pyelonephritis entwickelt sich vielfach im Anschluß an eine akute Zystitis (Blasenentzündung). Sie ist klinisch durch *Klopfschmerzhaftigkeit der Nierenlager, hohes Fieber,* starke Beschleunigung der Blutkörperchensenkungsgeschwindigkeit sowie Leukozytose mit Linksverschiebung (s. S. 104) gekennzeichnet. Frauen sind etwa zweimal häufiger als Männer betroffen. Das Harnsediment enthält Leukozyten, nur vereinzelt Erythrozyten und Leukozytenzylinder.

Chronische Pyelonephritis. Etwa 20% der akuten Pyelonephritiden gehen in eine *chronische Verlaufsform* über, die lange Zeit symptomarm verlaufen und mit normalem Harnsediment einhergehen kann. Voraussetzung hierfür sind vesikoureteraler Reflux (Rückfluß von Harn aus der Harnblase in den Harnleiter), Harnwegsobstruktion, neurogene Blasenlähmung sowie Anomalien der Nierenform und -lage (z. B. Hufeisenniere). Durch das Fortschreiten der Erkrankung werden in zunehmendem Maße neben dem Tubulusapparat und dem Interstitium auch die Glomeruli betroffen. Im Röntgenbild findet man eine narbige Deformierung des Nierenbeckens und der Nierenoberfläche. Das Bild zeigt histologisch neben herdförmigen leukozytären oder lymphozytären Infiltrationen eine Tubulusatrophie und eine interstitielle Fibrose. In späten Stadien kommt es häufig zur Niereninsuffizienz mit *Schrumpfnierenbildung* (s. S. 347 ff.).

12.8.5 Interstitielle Nephritiden

Bei den interstitiellen Nephritiden handelt es sich um *Nierenentzündungen, bei denen primär das interstitielle Gewebe betroffen ist,* später aber auch Glomeruli, Tubuli und Gefäße in Mitleidenschaft gezogen werden können.

Akute interstitielle Nephritiden kommen bei einer Reihe von *Infektionskrankheiten* (z. B. Scharlach) sowie bei *allergischen Reaktionen* nach Gabe von zahlreichen Medikamenten (z. B. Sulfonamiden, Pyrazolidindionen) vor. Klinisch findet man eine geringgradige Proteinurie und Erythrozyturie sowie Störungen des Konzentrierungsvermögens der Nieren.

Die **chronische interstitielle Nephritis** beruht meist auf der *langdauernden Einnahme bestimmter Analgetika* (Analgetika-Nephropathie). Am häufigsten wurde eine solche Nephritisform bei chronischem Abusus Phenacetin-haltiger Kombinationspräparate beobachtet (sog. *Phenacetin-Niere).* Dieses Krankheitsbild ist gekennzeichnet durch degenerative Veränderungen im Interstitium des Nierenmarks sowie im Bereich der Henleschen Schleife, ferner durch lokalisierte interstitielle Entzündungen mit Papillennekrosen. Die Gefahr der Entwicklung von Karzinomen im Bereich des Nierenbeckens und der ableitenden Harnwege ist signifikant erhöht.

Für die *Pathogenese einer Analgetika-Nephropathie* sind die Papillennekrosen von besonderer Bedeutung. Diese beruhen mit hoher Wahrscheinlichkeit auf einer verminderten Durchblutung des Nierenmarks infolge einer Hemmung der renalen Prostaglandinsynthese und/oder auf einer direkten toxischen Schädigung der Vasa recta mit konsekutiver Ischämie *(Kapillarsklerose).*

12.8.6 Akutes Nierenversagen

Unter einem akuten Nierenversagen versteht man eine in der Regel *rückbildungsfähige Funktionsminderung* der Niere mit vorübergehender Einschränkung des Glomerulusfiltrats, die mit *Oligurie* (vermindertem Harnfluß), aber auch mit *Polyurie* (gesteigertem Harnfluß) einhergehen kann.

Das schwerwiegende Krankheitsbild kann folgende *Ursachen* haben:

□ *ischämische Schädigung* der Niere infolge Schock oder Hypovolämie, besonders dann, wenn gleichzeitig eine Infektion oder Hämolyse vorliegt,

□ *Einwirkung von Nephrotoxinen,* wie z. B. Schwermetallen, halogenierten organischen Kohlenwasserstoffen, Pilzgiften oder Aminoglykosid-Antibiotika,

□ *akute interstitielle Nephritis* infolge Medikamentenallergie (z. B. gegen nichtsteroidale Antirheumatika, Rifampicin, β-Lactam-Antibiotika) oder bakterieller bzw. viraler Infekte.

In Abb. 12–23 ist die Entstehung eines akuten Nierenversagens im Schock, der sog. **Schockniere,** schematisch dargestellt.

Bereits in der Frühphase des Schocks (s. S. 209 f.) nimmt die Nierendurchblutung infolge der Zentralisation stark ab. Besonders betroffen ist die Durchblutung der Nierenrinde, wodurch der effektive glomeruläre Filtrationsdruck und damit die Filtrationsrate steil abfallen.

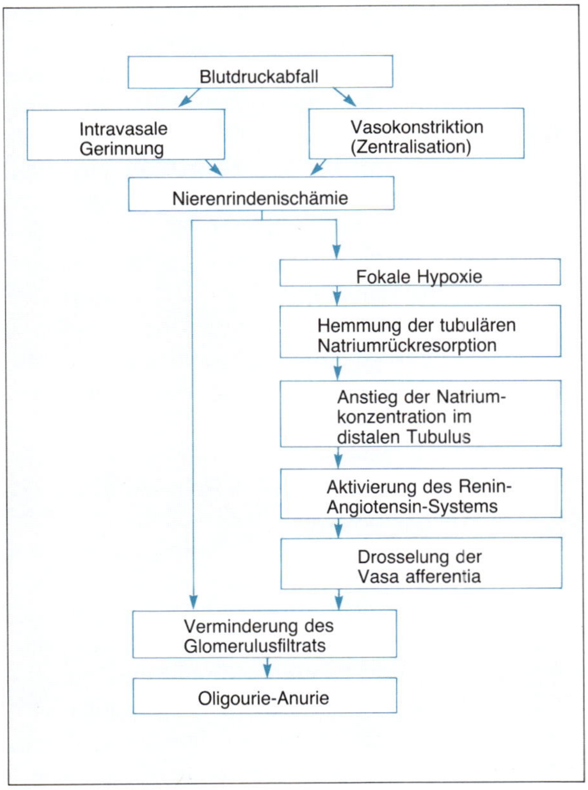

Abb. 12–23. Pathogenese des akuten Nierenversagens beim Kreislaufschock

Wird dieser Zustand nicht rasch beseitigt, treten infolge der Ischämie Tubulusläsionen auf. Dadurch wird die tubuläre Natriumrückresorption gestört, die Natriumkonzentration in den distalen Tubulusabschnitten steigt. Das wiederum löst eine Aktivierung des Renin-Angiotensin-Systems mit Vasokonstriktion im Bereich der Vasa afferentia und damit eine weitere Erniedrigung der glomerulären Filtration aus: *Aus der Niere im Schock wird die Schockniere,* d. h. die Systemerkrankung geht in eine selbständige Organerkrankung über.

Kennzeichnend für das akute Nierenversagen ist – im Gegensatz zum Verhalten der gesunden Niere bei *passagerem* Blutdruckabfall – die *anhaltende Abnahme der glomerulären Filtrationsrate* auch *nach* Wiederanstieg des Blutdrucks und Ausgleich des Volumendefizits. Pathogenetisch ist ferner bedeutsam, daß es durch Proteine oder infolge ischämischer oder nephrotoxischer Schädigung auch durch Gewebstrümmer (Gewebsdetritus) zur *Verlegung der Tubuluslumina* kommen kann. Schließlich verlieren nekrotische Tubulusepithelien ihre normale Eigenschaft als Permeabilitätsbarriere mit der Folge, daß ein Teil des Filtrats in die peritubulären Kapillaren rückdiffundiert.

Während früher die proximalen Tubulusabschnitte als Hauptort der Schädigung beim akuten Nierenversagen angesehen wurden, gilt heute der *aufsteigende dicke Schleifenschenkel* wegen seiner besonders hohen Transport- und Stoffwechselintensität als die wichtigste geschädigte Stelle. Auf zellulärer Ebene wurden folgende Störungen gefunden: Abfall des zellulären ATP-Gehaltes, Bildung von aktiven Sauerstoffspezies, Anstieg von Catecholaminen und zelluläre Calciumüberladung.

Sofern das akute Nierenversagen nicht zum Tode führt, kommt es nach einer Phase der Polyurie innerhalb von Wochen zur vollständigen Restitution der Nierenfunktion. Für die Überbrückung der Insuffizienzphase stellt der Einsatz der *extrakorporalen Hämodialyse,* d. h. der künstlichen Niere, eine lebensrettende Maßnahme dar.

12.8.7 Chronische Niereninsuffizienz und Urämie

Die meisten Nierenerkrankungen können, unabhängig von ihrer Ursache, in einer *chronischen Niereninsuffizienz* enden. Dies gilt u. a. für *chronische Glomerulonephritiden, chronische interstitielle Nephritiden* und *zystische Veränderungen* der Nieren. Bei der chronischen Niereninsuffizienz handelt es sich um eine fortschreitende Funktionseinschränkung, die auf den *Verlust funktionstüchtiger Nephrone* zurückzuführen ist. Durch den progressiven Parenchymverlust entwickelt sich schließlich das Bild der **Schrumpfniere.**

Störungen der renalen Flüssigkeitsausscheidung. Für das Verständnis der charakteristischen Funktionsstörungen bei der chronischen Niereninsuffizienz bietet die *„Theorie der intakten Nephrone"* die beste Grundlage. Diese Theorie besagt, daß *bei Verlust zahlreicher Nephrone die noch nicht geschädigten Nephrone hypertrophieren* (Abb. 12–24). In den vergrößerten Nephronen ist die glomeruläre Filtrationsrate erhöht, so daß anfangs die Harnausscheidung dem Normwert entspricht oder sogar stärker ist als in der gesunden Niere. Da jedoch die Tubuli der hypertrophierten Nephrone schneller durchströmt werden als unter normalen Bedingungen, sind sie nicht in der Lage, die filtrierten Stoffe in ausreichendem Maße zu resorbieren. Die insuffiziente Niere kann also den Harn nicht ausreichend verdünnen, andererseits aber in Wassermangelsituationen auch nicht ausreichend konzentrieren. Erst wenn in einem späteren Stadium immer mehr Nephrone verlorengehen, nimmt die renale Flüssigkeitsausscheidung ab.

Störungen des Natrium- und Kaliumhaushalts: Bei der chronischen Niereninsuffizienz ist *die Fähigkeit der Nieren zur Regulation des Na^+-Haushaltes stark eingeschränkt* (Abb. 12–24). Sofern noch genügend intakte Nephrone vorhanden sind, besteht die Tendenz zu einer *gesteigerten Na^+-Ausscheidung.* Diese Tendenz beruht darauf, daß – trotz erhöhter Resorptionsrate in den hypertrophierten Nephronen – die vermehrt filtrierten Na^+-Ionen nur unvollständig aus dem Tubulusharn entfernt werden können. Wenn daraufhin die Na^+-Konzentration im Blut absinkt, kommt es zu einer *gesteigerten Abgabe von Aldosteron* (s. S. 336), das die Na^+-Resorption maximal aktiviert. Trotzdem ist der Na^+-Verlust nicht ganz zu vermeiden. Die *Hyponatriämie* kann eine *Hypovolämie,* evtl. auch einen *Blutdruckabfall* zur Folge haben, so daß die glomeruläre Filtrationsrate und damit die Harnausscheidung abnehmen. Die Entwicklung einer solchen lebensbedrohenden *Oligurie* läßt sich allerdings vermeiden, wenn für eine ausreichende Kochsalzzufuhr gesorgt wird. Dabei ist darauf zu achten, daß die Salzzufuhr 10 g pro Tag nicht übersteigt, weil andernfalls eine Hypernatriämie mit Ödementstehung droht.

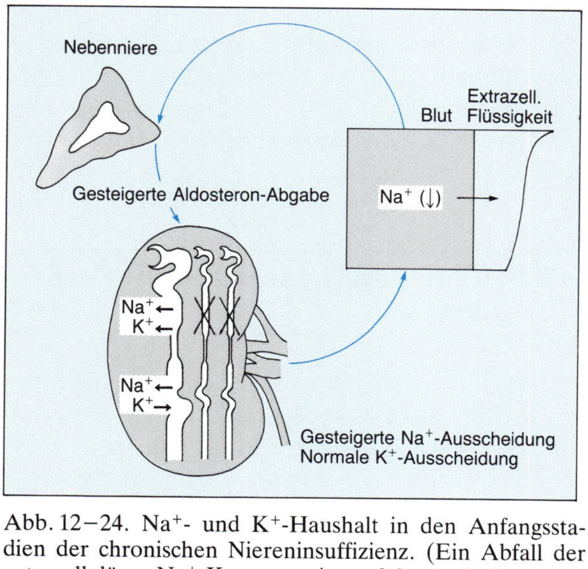

Abb. 12–24. Na^+- und K^+-Haushalt in den Anfangsstadien der chronischen Niereninsuffizienz. (Ein Abfall der extrazellulären Na^+-Konzentration erfolgt nur bei unzureichender Kochsalzaufnahme)

Die K^+-Ausscheidung bleibt bis zu einem fortgeschrittenen Stadium der Niereninsuffizienz weitgehend normal. Offenbar besteht eine erhebliche funktionelle Reserve für die K^+-Sekretion in den distalen Abschnitten der noch erhaltenen Nephrone. Auf diese Weise wird ein Anstieg der K^+-Konzentration im Blut verhindert. Zu einer Hyperkaliämie kommt es erst, wenn die Harnausscheidung 600 ml/Tag unterschreitet oder wenn Kaliumionen im Übermaß aufgenommen werden.

Störungen des Calcium- und Phosphathaushalts. Erhebliche Auswirkungen hat die chronische Niereninsuffizienz auf den *Calcium- und Phosphathaushalt,* wobei die Störung des *Vitamin-D_3-Stoffwechsels* eine zentrale Stellung einnimmt (s. Abb. 12–25). In der insuffizienten Niere ist die Hydroxylierung von 25-Hydroxy-colecalciferol zu 1,25-Dihydroxy-colecalciferol (s. S. 337) beeinträchtigt. Der dadurch bedingte Mangel an der wirksamen Form von Vitamin D_3 führt zu einer unzureichenden Ca^{2+}-Resorption aus dem Darminhalt und somit zu einer *Hypocalcämie.* Gleichzeitig kommt es infolge der reduzierten renalen Phosphatausscheidung zu einer *Hyperphosphatämie.*

Durch die Abnahme des ionisierten Calciums im zirkulierenden Blut werden die Nebenschilddrüsen zur verstärkten Bildung und Freisetzung von *Parathormon* (s. S. 550f.) angeregt. Es entwickelt sich ein *sekundärer Hyperparathyreoidismus* (s. S. 552). Das den Calcium- und Phosphathaushalt regulierende Parathormon kann die eingetretene Störung teilweise kompensieren, indem es die intestinale Ca^{2+}-Resorption fördert und die renale Phosphatausscheidung steigert. Am Knochen jedoch, wo das Parathormon normalerweise Ca^{2+} mobilisiert, wird seine Wirksamkeit durch den Mangel an 1,25-Dihydroxy-colecalciferol stark verringert.

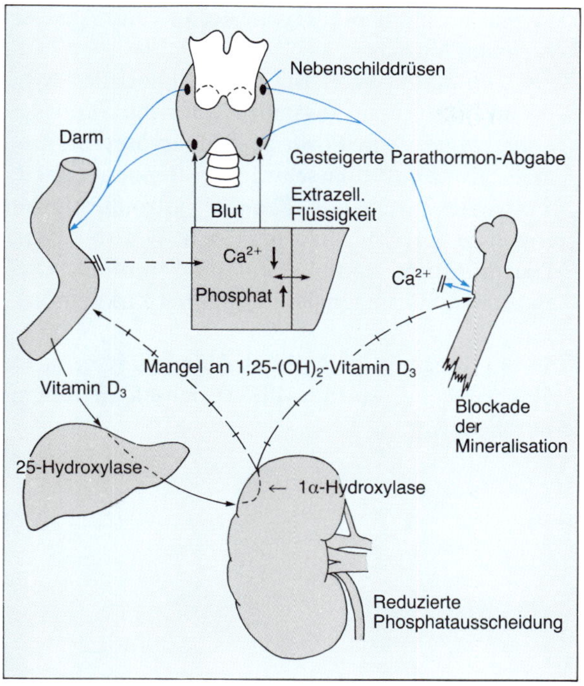

Abb. 12–25. Auswirkungen der chronischen Niereninsuffizienz auf den Calcium- und Phosphathaushalt

Die weitere Entwicklung hängt von der relativen Effektivität der beiden „Gegenspieler“, dem sekundären Hyperparathyreoidismus und dem Mangel an 1,25-$(OH)_2$-Vitamin D_3, ab. Überwiegt der Vitamin-D_3-Mangel, so ist die Mineralisation des Knochens blockiert, und es entwickelt sich das Krankheitsbild der Knochenerweichung, der *Osteomalazie.* Überwiegt jedoch die gesteigerte Aktivität des Parathormons, so erhöht sich der Calciumspiegel, so daß *Ablagerungen von Kalksalzen* in Weichteilen und Knochenveränderungen vorkommen können. Die beiden miteinander konkurrierenden pathologischen Zustände können sogar bei demselben Patienten abwechselnd auftreten. Vor Einführung der künstlichen Niere war die *renale Osteopathie* beim Erwachsenen eher ein Nebenbefund ohne größere klinische Bedeutung. Heute dagegen treten Skeletveränderungen und Weichteil-Verkalkungen vielfach erst unter der Dialysebehandlung auf, weil bei dieser Maßnahme der sekundäre Hyperparathyreoidismus nicht voll reversibel ist.

Störungen des Säure-Basen-Haushalts. Eine weitere Stoffwechselstörung bei der chronischen Niereninsuffizienz beruht darauf, daß die Tubuluszellen nicht mehr genügend Ammoniak aus Glutamin bilden können und damit die Ausscheidung von Protonen behindert ist (s. Abb. 12–26). Gleichzeitig tritt ein erheblicher HCO_3^--Verlust ein. Es entwickelt sich eine Azidose (s. S. 360), die durch die induzierte *Hyperventilation (Kussmaul-Atmung,* s. S. 235) meist nur unvollständig kompensiert werden kann.

Weitere Störungen. Neben den geschilderten Störungen des Elektrolyt- und Wasserhaushaltes hat die chronische Niereninsuffizienz auch eine *Retention der stickstoffhaltigen Endprodukte des Eiweiß- und Purinstoffwechsels* zur Folge. Bereits bei Einschränkung der glomerulären Filtrationsrate um mehr als 50% nehmen die *Creatinin-* und *Harnstoffkonzentrationen* im Blut deutlich zu, ohne daß zunächst klinische Zeichen dabei zu beobachten sind. Mit dem weiteren Parenchymverlust steigen dann die Werte steil an, wobei jedoch die Harnstoffkonzentration von der Eiweißzufuhr abhängig ist.

Ein relativ früh auftretendes Symptom der chronischen Niereninsuffizienz stellt auch die *Anämie* dar. Diese ist im Anfangsstadium wohl ausschließlich auf die *verminderte Erythropoietinbildung* (s. S. 88f.) zurückzuführen. Später kommt dann eine Reihe weiterer Faktoren hinzu, welche die Anämie verstärken. Schaltet man diese Faktoren durch eine regulär durchgeführte Dialysebehandlung aus, so bleibt nur noch eine mäßige Anämie bestehen. Offenbar ist auch die insuffiziente Niere oder die Leber in der Lage, noch eine Restproduktion von Erythropoietin aufrechtzuerhalten.

Stadien der chronischen Niereninsuffizienz. Abhängig von der glomerulären Filtrationsrate (GFR) las-

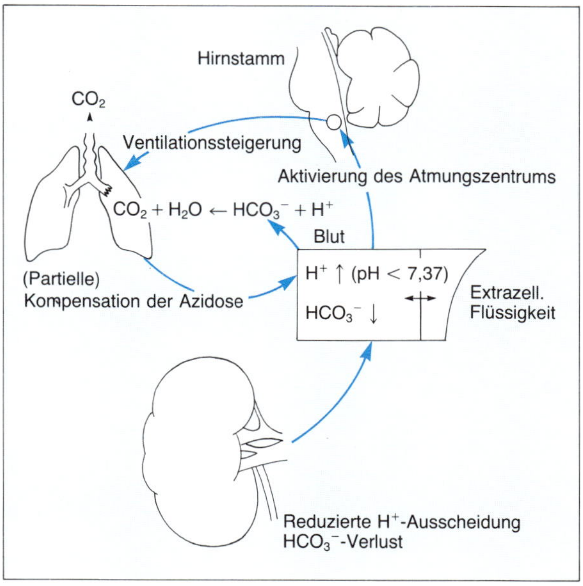

Abb. 12–26. Säure-Basen-Störungen bei chronischer Niereninsuffizienz und respiratorischer Kompensationsmechanismus

sen sich bei der chronischen Niereninsuffizienz folgende Stadien unterscheiden:

1. *Stadium der eingeschränkten Leistungsbreite* bei einer Verringerung der GFR bis auf etwa 50 ml/min. Hierbei ist die Konzentrierungsfähigkeit eingeschränkt, es besteht Nykturie (nächtlicher Harndrang) und eventuell Hypertonie.
2. *Stadium der kompensierten Retention* mit einer GFR-Verminderung bis auf etwa 20 ml/min. Zusätzlich zu den obengenannten Symptomen steigen die harnpflichtigen Substanzen über den Normbereich an.
3. *Stadium der fortgeschrittenen kompensierten Retention* mit einer GFR unter 20 ml/min. Anämie, Hyperphosphatämie, Hypocalcämie und Azidose kommen hinzu.
4. *Stadium der Urämie.* Bei diesem klinischen Syndrom findet man zusätzlich klinische *Intoxikationssymptome* in Form zentralnervöser Störungen (Konzentrationsschwäche, Benommenheit, Verwirrtheitszustände, Koma), gastrointestinaler Beschwerden (Magersucht, Übelkeit, Erbrechen, Diarrhoe) und kardiovaskulärer Symptome (Perikarditis, Störungen der peripheren Zirkulation).

Kann der Zustand, z. B. durch Hämodialyse, nicht beseitigt werden, sterben die Patienten in tiefem urämischem Koma.

13 Wasser-, Elektrolyt- und Säure-Basen-Haushalt

13.1 Wasserhaushalt

13.1.1 Physiologie des Wasserhaushalts

Wassergehalt des Körpers Unter den Bestandteilen des Körpers nimmt das Wasser den größten Anteil ein. Beim Neugeborenen entfallen darauf etwa 75%, beim Erwachsenen 50–66% des Körpergewichts. Bei Frauen ist der Wassergehalt des Organismus deutlicher geringer als bei Männern, weil Fettgewebe, das nur 10–30% Wasser enthält, bei Frauen relativ stärker ausgebildet ist. Bezieht man den Wassergehalt des Organismus auf die fettfreie Körpermasse, so ergibt sich für beide Geschlechter ein relativ konstanter Wasseranteil von 73%. Der relative Wassergehalt der verschiedenen Organe und deren Anteile am Körpergewicht des Erwachsenen sind in Tab. 13–1 angegeben.

Tab. 13–1. Relativer Wassergehalt einzelner Organe und deren Anteil am Körpergewicht für den Erwachsenen

Organgewebe	Wassergehalt (%)	Anteil am Körpergewicht (%)
Blut	83	7,5
Nieren	83	0,4
Lunge	79	0,7
Herz	79	0,5
Muskel	76	41
Milz	76	0,2
Gehirn	75	2
Darm	75	2
Haut	72	18
Leber	68	2
Skelet	22	16
Fettgewebe	10–30	10

Wasserbilanz. Beim Erwachsenen besteht in der Regel ein *dynamisches Gleichgewicht* zwischen der *Wasseraufnahme* und den *Wasserverlusten* des Organismus. Wie Tab. 13–2 zeigt, beträgt unter den klimatischen Bedingungen und Ernährungsgewohnheiten in Mitteleuropa der *tägliche Wasserumsatz 2,4 l.* Die Wasserzufuhr erfolgt zur Hälfte durch Trinken, zur anderen Hälfte durch Wasseraufnahme mit der festen Nahrung und Bildung von Oxidationswasser. Die Wasserabgabe findet überwiegend durch Harnproduktion in der Niere, zum geringen Teil durch unmerkliche Wasserverdunstung (Perspiratio insensibilis, s. S. 369) über die Haut und die Lungen statt. Ein kleiner Teil wird mit den Fäzes ausgeschieden.

Tab. 13–2. Tägliche Wasserbilanz für den Erwachsenen

Wasseraufnahme	l	Wasserabgabe	l
Trinken	1,2	Urin	1,4
mit fester Nahrung	0,9	Lungen und Haut	0,9
Oxidationswasser*)	0,3	Fäzes	0,1
Bilanzsumme	2,4		2,4

*) Beim oxidativen Abbau entstehen pro g Kohlenhydrat 0,6 ml Wasser, pro g Fett 1,09 ml Wasser, pro g Eiweiß 0,44 ml Wasser

Unter Berücksichtigung einer Bilanzsumme von 2,4 l ergibt sich ein täglicher Wasserumsatz des Erwachsenen von etwa 3–4% des Körpergewichts. Beim Säugling ist der relative Wasserumsatz erheblich größer (ca. 10% des Körpergewichts), so daß es leicht zu Störungen der Wasserbilanz kommen kann. Die Bilanzsumme steigt bei Gewöhnung an exzessive Trinkmengen oder bei Wärmebelastung stark an. Bei Arbeiten in großer Hitze (z. B. in einer Gießerei) kann der Wasserverlust 1,6 l/h erreichen, wobei infolge der Schweißabgabe gleichzeitig ein erheblicher Kochsalzverlust eintritt, der durch zusätzliche Salzzufuhr ausgeglichen werden muß.

Der **minimale Wasserbedarf** des Erwachsenen beträgt *1,5 l/Tag,* weil der Verlust von 0,9 l/Tag bei Verdunstung unvermeidlich ist und die Niere für die Ausscheidung harnpflichtiger Substanzen ein Harnvolumen von mindestens 0,5 l/Tag bilden muß. Für den Säugling ist der minimale Wasserbedarf mit 0,3 l/Tag anzusetzen.

Flüssigkeitsräume des Organismus. Unter funktionellen Aspekten unterteilt man das Gesamtkörperwasser in zwei große Flüssigkeitsräume, in den intrazellulären und den extrazellulären Flüssigkeitsraum. Auf den *intrazellulären Flüssigkeitsraum* entfallen etwa 45% des Körpergewichts (30 l), während der *extrazelluläre Flüssigkeitsraum* ca. 21% des Körpergewichts (14,5 l) ausmacht (Abb. 6–1, S. 82). Der extrazelluläre Flüssigkeitsraum wiederum gliedert sich in den interstitiellen Flüssigkeitsraum, das Blutplasmavolumen und die transzellulären Flüssigkeiten.

Die *interstitielle Flüssigkeit,* deren Anteil am Körpergewicht etwa 15% (10,5 l) beträgt, umfaßt die extrazelluläre Flüssigkeit in den Spalträumen der Gewebe und die Lymphe. Auf das *Plasmavolumen* entfallen 4,5% des Körpergewichts (3 l). Zu den *transzellulären Flüssigkeiten* rechnet man den Liquor cerebrospinalis, die Drüsensekrete, die Flüssigkeiten in den Körperhöhlen, das Kammerwasser des Auges und die Synovialflüssigkeit in den Gelenken. Ihr Anteil macht beim Menschen etwa 1,5% des Körpergewichts (1 l) aus.

13.1.2 Störungen des Wasserhaushalts

Störungen des Wasserhaushalts können verschiedene Körperfunktionen erheblich beeinträchtigen und u. U. sogar den Tod zur Folge haben. Eine *negative Wasserbilanz* führt zu einer *Dehydratation (Wasserdefizit),* eine *positive Wasserbilanz* zu einer *Hyperhydratation (Wasserüberschuß)* des Organismus. Dabei entscheiden die jeweils vorliegenden *osmotischen Konzentrationen* darüber, ob die Störungen des Wassergleichgewichts auf den Extrazellularraum beschränkt bleiben oder sich auch auf den Intrazellularraum auswirken. Aus diesem Grund unterscheidet man *isotone, hypertone* und *hypotone Hydratationsstörungen.*

Dehydratation. Eine **isotone Dehydratation** liegt vor, wenn gleichzeitig eine *Verarmung an Wasser und an osmotisch wirksamen Substanzen,* insbesondere an Kochsalz, eingetreten ist. Das extrazelluläre Flüssigkeitsvolumen nimmt ab, während das intrazelluläre Volumen infolge des unveränderten osmotischen Gradienten konstant bleibt (s. Tab. 13–3). Ein solcher Zustand entsteht durch einen Verlust an isotonen Körperflüssigkeiten, z. B. bei chronischem Erbrechen oder Durchfall, bei Blutverlusten und Brandverletzungen. In schweren Fällen führt die Verminderung des Plasmavolumens zu Kreislaufsymptomen (Tachykardie, Blutdruckabfall) und bei schnellem Eintritt zum Volumenmangelschock (s. S. 209).

Eine **hypertone Dehydratation** kann durch eine *verminderte Wasseraufnahme* oder durch einen *gesteigerten Wasserverlust* entstehen (*Durstexsikkose*). Dabei steigt die osmotische Konzentration im Extrazellularraum an, wodurch dem Intrazellularraum Flüssigkeit entzogen wird. Diese osmotisch bedingte intra-extrazelluläre Flüssigkeitsverschiebung ist der Grund dafür, daß das intrazelluläre Volumen stärker als das extrazelluläre reduziert ist. Häufigste Ursache einer hypertonen Dehydratation ist mangelhafte Wasserzufuhr, insbesondere bei schwerkranken Patienten. Auch Säuglinge sind stark gefährdet, weil sie

Tab. 13–3. Störungen des Wasser- und Natriumhaushalts; Ursachen und Auswirkungen auf das Volumen der Flüssigkeitsräume und die extrazelluläre Osmolarität

Störung	Volumen des Extrazellularraumes	Volumen des Intrazellularraumes	Osmolarität der Extrazellularflüssigkeit	Ursachen (Auswahl)
Isotone Dehydratation	↓	∅	∅	Isotone Flüssigkeits-, Blut- oder Plasmaverluste (Na^+- und H_2O-Mangel)
Hypertone Dehydratation	↓	↓	↑	Extremes Dursten oder Schwitzen, Diabetes insipidus (H_2O-Mangel)
Hypotone Dehydratation	↓	↑	↓	Aldosteronmangel, Saluretika-Abusus (Na^+-Mangel)
Isotone Hyperhydratation	↑	∅	∅	Generalisierte Ödeme, Infusion großer Mengen einer isotonen NaCl-Lösung (Na^+- und H_2O-Überschuß)
Hypertone Hyperhydratation	↑	↓	↑	Überfunktion der Nebennierenrinde, Infusion großer Mengen einer hypertonen NaCl-Lösung (Na^+-Überschuß)
Hypotone Hyperhydratation	↑	↑	↓	Übermäßige Wasserzufuhr, Infusion salzfreier oder hypotoner Lösungen (H_2O-Überschuß)

einen besonders hohen Wasserbedarf haben. Wird dieser nicht gedeckt, so tritt sehr schnell ein intrazellulärer Wassermangel ein *(Durstfieber)*. Bei Schiffbrüchigen, die ihren Durst mit Meerwasser zu stillen versuchen, kommt es ebenfalls zu einem Wasserdefizit, weil der Salzüberschuß unter Zusatz des eigenen Körperwassers ausgeschieden wird. Ferner können chronische Nierenerkrankungen, Diabetes mellitus, Diabetes insipidus, enteraler Wasserverlust und therapeutisch veranlaßte osmotische Diurese zu einer hypertonen Dehydratation führen. Symptome eines starken Wasserdefizits (Verlust von mehr als 20% des Körperwassers) sind Temperatursteigerung, Unruhe, Delirium, Koma und Schock im Spätstadium. Bei einem Verlust von mehr als 40% des Körperwassers tritt der Tod ein.

Die **hypotone Dehydratation** ist vor allem durch einen *extrazellulären Natriummangel* gekennzeichnet *(Kochsalzexsikkose)*. Die Folgen sind ein Absinken des extrazellulären osmotischen Druckes und eine Flüssigkeitsverlagerung in den Intrazellularraum. Als Ursachen hierfür sind ungenügende Natriumzufuhr oder alleinige Wasserzufuhr nach Erbrechen, Durchfällen und Schwitzen zu nennen. Aber auch erhöhte Natriumverluste bei Nebenniereninsuffizienz (s. S. 348) und chronischer Gebrauch von Saluretika können zu einer hypotonen Dehydratation führen. Wegen der starken Reduktion des Plasmavolumens stehen klinisch Kreislaufsymptome im Vordergrund, in schweren Fällen sind die Patienten apathisch, bewußtseinsgetrübt oder komatös.

Hyperhydratation. Bei der **isotonen Hyperhydratation** besteht ein *extrazellulärer Flüssigkeitsüberschuß*, während das intrazelluläre Volumen unverändert ist (s. Tab. 13–3). Ein solcher Zustand kann bei Infusion großer Mengen isotoner Lösungen und vor allem bei Krankheiten mit generalisierter Ödembildung (Herzinsuffizienz, nephrotischem Syndrom, dekompensierter Leberzirrhose und akuter Glomerulonephritis) auftreten. Die Symptomatik wird dabei von der jeweiligen Grundkrankheit geprägt (vgl. auch S. 187f.).

Bei der **hypertonen Hyperhydratation** besteht in erster Linie ein *extrazellulärer Natriumüberschuß*. Dadurch kommt es – osmotisch bedingt – zu einer Flüssigkeitsverschiebung aus den Zellen in den Extrazellularraum *(zelluläre Exsikkose)*. Als Ursachen hierfür sind u. a. die Infusion großer Mengen hypertoner Kochsalz- oder Mannit-Lösungen, Überfunktion der Nebennierenrinde (Conn-Syndrom, s. S. 559, Cushing-Syndrom, s. S. 559) sowie exogene Zufuhr von Nebennierenrindenhormonen zu nennen. Wegen der starken Zunahme des extrazellulären Flüssigkeitsvolumens ist das klinische Bild durch generalisierte Ödeme geprägt, und es besteht die Gefahr einer akuten Herzinsuffizienz.

Eine **hypotone Hyperhydratation** ist die Folge einer *übermäßigen Wasserzufuhr*, die bei gestörter Diurese besonders schnell zu einer *Wasserintoxikation* führt. Mit zunehmendem Volumen fällt die osmotische Konzentration im Extrazellularraum ab, wodurch ein Flüssigkeitseinstrom in die Zellen hervorgerufen wird. Die hypotone Hyperhydratation ist also durch eine Vergrößerung beider Flüssigkeitsräume gekennzeichnet. Eine solche Störung kann durch übermäßige perorale Wasserzufuhr, durch intensive Magenspülung mit Wasser oder durch Infusion salzfreier Lösungen verursacht werden. Die Zufuhr isotoner Glucoselösungen in großen Mengen hat den gleichen Effekt, weil Glucose im Intermediärstoffwechsel verbraucht wird und damit die osmotische Wirksamkeit verliert. Wahrscheinlich ist an der hypotonen Hyperhydratation eine gesteigerte Adiuretinausschüttung beteiligt, da diese Störung fast nur bei verminderter Wasserausscheidung auftritt. Dies gilt auch speziell für das *Schwartz-Bartter-Syndrom*, bei dem eine inadäquat hohe Adiuretinsekretion mit Wasserretention und starker renaler NaCl-Ausscheidung besteht. Die klinischen Folgen ergeben sich in allen Fällen aus der Zunahme des extrazellulären Volumens (Lungenödem, Dyspnoe, akute Herzinsuffizienz) und aus der Vergrößerung der Zellvolumina, insbesondere der akuten Hirnschwellung (Übelkeit, Erbrechen, Kopfschmerz, Bradykardie, Apathie, Verwirrtheit, u. U. Bewußtlosigkeit).

13.2 Elektrolythaushalt

13.2.1 Elektrolytkonzentrationen in den Körperflüssigkeiten

Elektrolytverteilung. Die großen Flüssigkeitsräume des Organismus (s. S. 81f.), der *Extrazellularraum* mit seinen beiden Anteilen (Plasmaraum und interstitiellem Raum) sowie der *Intrazellularraum*, weisen jeweils eine charakteristische Verteilung der Kationen und Anionen auf. In Abb. 13–1 sind die Elektrolytkonzentrationen des Blutplasmas, der interstitiellen und der intrazellulären Flüssigkeit in Form von Säulendiagrammen (Ionogrammen) angegeben.

Im *Blutplasma* dominiert in der Gruppe der Kationen das Natrium mit einer Konzentration von 142 mmol/l (s. Tab. 6–1, S. 82), die Konzentrationen von K^+, Ca^{2+} und Mg^{2+} sind demgegenüber gering. In der Gruppe der Anionen steht die Cl^--Konzentra-

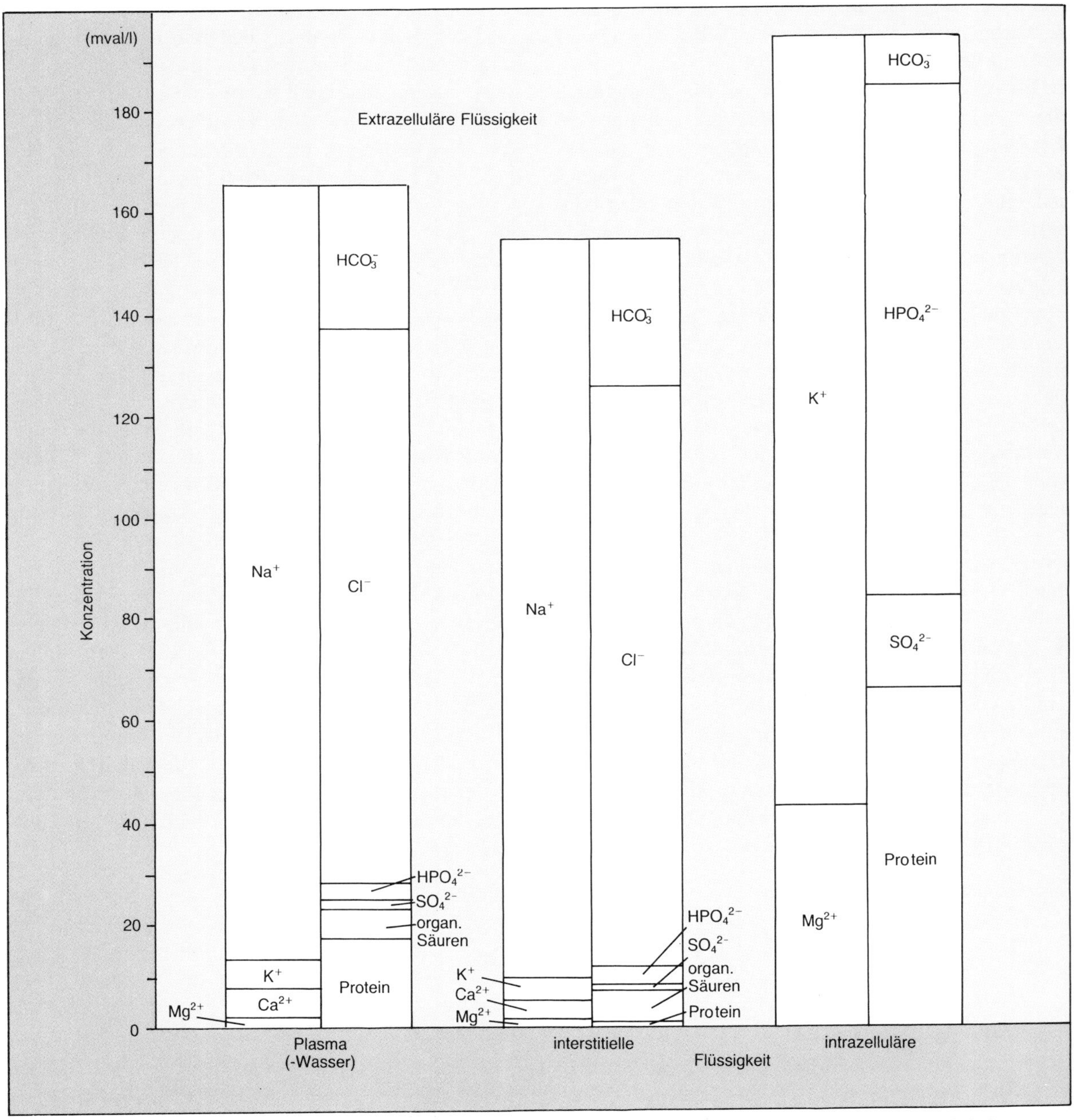

Abb. 13–1. Elektrolytkonzentrationen im Blutplasma, in der interstitiellen und in der intrazellulären Flüssigkeit

tion mit 102 mmol/l an erster Stelle. Außerdem liefern Bicarbonat (Hydrogencarbonat) und die Proteine einen nicht unerheblichen Beitrag zur Gesamtkonzentration, während Phosphat, Sulfat und organische Säuren nur in geringer Konzentration vorkommen. Zu den letztgenannten gehören Milchsäure, Aminosäuren, Citronensäure und Brenztraubensäure.

Eine ganz ähnliche Zusammensetzung wie das Blutplasma hat die *interstitielle Flüssigkeit* mit dem einzigen Unterschied, daß – infolge der Undurchlässigkeit der Kapillarwände für Eiweißkörper – hier nur eine niedrige Proteinkonzentration vorliegt.

Grundsätzlich verschieden davon sind die Ionenkonzentrationen in der *intrazellulären Flüssigkeit.* Auf der Kationenseite wird der größte Teil des Natriums durch Kalium ersetzt, auf der Anionenseite nimmt Phosphat die Stelle von Chlorid ein. Man hat daher auch Natriumchlorid als das „Säftesalz", Kaliumphosphat als das „Gewebesalz" bezeichnet. Ein beträchtlicher Anteil der intrazellulären Anionen entfällt außerdem auf die Proteine.

Diese grundlegenden Unterschiede zwischen Zelle und Außenmedium, die vor allem hinsichtlich der K^+- und Na^+-Konzentrationen bestehen, finden sich von den Einzellern bis zu den komplizierten Organismen der Warmblüter. Man darf daraus schließen, daß die Aufrechterhaltung dieser Konzentrationsdifferenzen eine wesentliche Voraussetzung für den Lebensprozeß ist. Beispielsweise sind die Vorgänge der Erregungsleitung und -übertragung von der Aufrechterhaltung der Konzentrationsdifferenzen zwischen den Nerven- bzw. Muskelzellen und ihrer Umgebung abhängig.

Regulation der osmotischen Gesamtkonzentration. Wie aus Tab. 6–1 (s. S. 82) hervorgeht, beträgt die Summe der molaren Konzentrationen aller Anionen und Kationen im Blutplasma 288 mmol/l. Dies entspricht einer Lösung mit einer Gefrierpunktserniedrigung von 0,54 °C und einem osmotischen Druck bei 37 °C von 7,4 atm. Da die osmotische Wirksamkeit der nichtionisierten Substanzen im Plasma gering ist, beträgt dessen *gesamte Osmolarität knapp 0,3 osmol/l;* d. h., das Blutplasma übt den gleichen osmotischen Druck aus wie eine knapp 0,3-molare Lösung eines Nichtelektrolyten.

Die Konzentration aller osmotisch wirksamen Teilchen wird im Blutplasma und damit auch im interstitiellen Raum in engen Grenzen konstant gehalten *(Isotonie).* Dies geschieht über einen hormonalen Regelkreis unter Mitwirkung des Hypophysenhormons *Adiuretin* (s. S. 335f.). Die intrazellulären Ionenkonzentrationen, insbesondere die Na^+- und K^+-Konzentrationen, werden darüber hinaus durch die *Ionenpumpen* der Zellmembranen laufend kontrolliert (s. S. 64).

13.2.2 Kontrolle der Isoionie

Für die Funktionsfähigkeit der Organe und Gewebe ist es von entscheidender Bedeutung, daß innerhalb und außerhalb der Zellen die Konzentrationen der einzelnen Ionen in einem ausgewogenen Verhältnis zueinander konstant gehalten werden *(Isoionie).*

Natrium und Chlorid. Im Durchschnitt werden vom Erwachsenen täglich 3–4 g (130–180 mmol) Natrium und 4–5 g (110–140 mmol) Chlorid aufgenommen und ausgeschieden. Trotz variierender Zufuhr bleiben die extrazellulären Na^+- und Cl^--Konzentrationen weitgehend unverändert, was für den Organismus von besonderer Bedeutung ist, weil diese Konzentrationen das *Volumen der extrazellulären Flüssigkeit* bestimmen. Die Regulation der Na^+-Konzentration erfolgt dabei über den *Renin-Angiotensin-Aldosteron-Mechanismus,* der die Na^+-Ausscheidung durch die Niere beeinflußt (s. S. 336f.). Eng damit verbunden ist die Regulation der Cl^-–Konzentration, wobei jedoch auch der jeweilige Säure-Basen-Status sich dadurch modifizierend auswirkt, daß bei der renalen Ausscheidung Cl^- durch HCO_3^- ersetzt werden kann.

Kalium. Die tägliche Aufnahme von Kalium, das vor allem für den Intrazellularraum von Bedeutung ist, beträgt beim Erwachsenen 2–4 g (50–100 mmol). K^+-Ionen bestimmen wesentlich die Elektroneutralität und die Osmolarität im Inneren der Zellen, beeinflussen Enzymaktivitäten und schaffen die Voraussetzung für die Erregungsleitung der Nerven- und Muskelzellen (s. S. 59ff.). Die Kontrolle der extrazellulären K^+-Konzentration erfolgt über die *renale Ausscheidung unter Mitwirkung von Aldosteron,* wobei die Ausscheidungsrate dem Angebot zweckmäßig angepaßt wird (s. S. 329ff.). Für die Aufrechterhaltung der K^+-Konzentration im Zellinneren, die etwa 30mal größer ist als die im extrazellulären Raum, sorgen die aktiven Transportprozesse (Ionenpumpen) in den Zellmembranen.

Calcium und Phosphat. Für den Erwachsenen beträgt der tägliche Bedarf an Calcium 0,8 g (20 mmol) und an anorganischem Phosphat ca. 0,9 g (30 mmol). Gemeinsam sind Calcium und Phosphat am Aufbau des Knochens und der Zähne beteiligt. Ca^{2+} hat ferner die Aufgabe, die Membranpermeabilität zu vermindern und damit die Erregbarkeit von Nerven-

und Muskelzellen zu dämpfen. Es dient darüber hinaus der elektromechanischen Kopplung in der Muskelzelle (s. S. 405) und gemeinsam mit cAMP der Übertragung von Hormonwirkungen auf den Enzymapparat von Effektorzellen (s. S. 534f.). An der Regelung der extrazellulären Ca^{2+}- und Phosphat-Konzentrationen sind das *Parathormon* (s. S. 550f.), *Calcitonin* (s. S. 551) und *1,25-Dihydroxy-colecalciferol (Wirkform von Vitamin D_3*, s. S. 257) beteiligt. Die Ca^{2+}-Verteilung zwischen dem intra- und dem extrazellulären Raum wird durch eine Calcium-ATPase und ein System, das an den Na^+-Gegentransport in der Zellmembran gekoppelt ist, gesteuert.

Magnesium. Die Magnesiumbilanz des Erwachsenen ist bei einer täglichen Zufuhr von etwa 0,25 g (10 mmol) ausgeglichen. Mg^{2+}-Ionen beeinflussen in den Zellen eine Vielzahl enzymatisch gesteuerter Reaktionen. Außerdem dämpfen sie die Erregbarkeit des neuromuskulären Apparates und hemmen in hoher Konzentration die Freisetzung des Transmitters Acetylcholin in der motorischen Endplatte (s. S. 404). Die Mg^{2+}-Ausscheidung durch die Niere wird dem jeweiligen Bedarf angepaßt. Über den Regulationsmechanismus bestehen jedoch noch keine gesicherten Vorstellungen. Experimentelle Ergebnisse deuten darauf hin, daß dabei Parathormon, Calcitonin, Schilddrüsenhormone und Aldosteron eine Rolle spielen könnten.

13.2.3 Störungen des Elektrolythaushalts

Elektrolytstörungen werden normalerweise durch Ermittlung der Ionenkonzentration im Plasma bzw. Serum nachgewiesen. Dabei ist jedoch zu berücksichtigen, daß die Serumkonzentrationen noch normal sein können, wenn die Gewebespiegel bereits verändert sind. Bei eingehenderen Untersuchungen sind daher Bestimmungen der im Körper vorhandenen Gesamtmenge (z. B. Bestimmung des Gesamtkörperkaliums mittels Isotopentechnik) erforderlich.

Hyponatriämie. Eine Hyponatriämie liegt vor, wenn die *Natriumkonzentration des Serums kleiner als 135 mmol/l ist.* Den Ursachen entsprechend unterscheidet man eine

- ☐ *Verlusthyponatriämie* und
- ☐ *Verteilungshyponatriämie.*

Bei einer Verlusthyponatriämie ist die *Natriumbilanz* infolge hoher Natriumverluste oder nicht ausreichender Natriumzufuhr *negativ:* Es kommt zu einer *isotonen* oder *hypotonen Dehydratation* (s. S. 352). Von einer Verteilungs- oder Verdünnungshyponatriämie spricht man dann, wenn bei *normalem* oder sogar *erhöhtem Natriumbestand des Organismus* die *Natriumkonzentration im Extrazellularraum erniedrigt* ist. Dies ist bei verminderter Wasserausscheidung (z. B. wegen Oligo- bzw. Anurie oder erhöhter Adiuretinausschüttung) sowie bei Störungen des intra-extrazellulären Natriumtransports (z. B. infolge schwerer Stoffwechselstörungen oder Kaliummangels) der Fall. Eine Verteilungshyponatriämie findet man ferner bei generalisierten Ödemen, insbesondere bei Ödemen aufgrund von Herzinsuffizienz, nephrotischem Syndrom oder Leberzirrhose (vgl. isotone Hyperhydratation).

Hypernatriämie. Bei einer Hypernatriämie ist die *Natriumkonzentration des Serums größer als 145 mmol/l.* Das im Verhältnis zu hyponatriämischen Zuständen seltenere Krankheitsbild wird durch erhöhte Natriumzufuhr oder Natriumretention sowie negative Wasserbilanz verursacht. Erhöhte Natriumzufuhr und Natriumretention führen zu hypertoner Hyperhydratation (s. S. 353). Eine negative Wasserbilanz durch verminderte Wasseraufnahme oder Wasserverluste ohne wesentliche Natriumverluste löst eine hypertone Dehydratation aus (s. S. 352).

Hypokaliämie. Bei einer Hypokaliämie beträgt die *Kaliumkonzentration des Serums weniger als 3,5 mmol/l.* Als Ursachen kommen neben unzureichender Kaliumzufuhr renale oder gastrointestinale Kaliumverluste sowie Störungen des extra-intrazellulären Kaliumtransports in Betracht.

Eine *unzureichende Kaliumzufuhr* findet man z. T. bei chronischen Alkoholikern sowie bei Patienten mit Anorexia nervosa (psychisch bedingter Ablehnung der Nahrungsaufnahme).

Renale Kaliumverluste treten bei Erhöhung des Aldosteron- oder Cortisol-Blutspiegels (primärem und sekundärem Hyperaldosteronismus, s. S. 559, Cushing-Syndrom, s. S. 559), bei Therapie mit Thiazid- und Schleifendiuretika sowie bei einigen chronischen Nierenerkrankungen auf. Kaliumverluste aus dem Gastrointestinaltrakt beruhen auf Diarrhöen sowie chronischem Laxantienabusus.

Kalium-Verteilungsstörungen sind u. a. die Folge von akuten Alkalosen sowie von Insulin-Überdosierungen (Eintritt von K^+ in die Zellen im Austausch gegen H^+).

Als Symptome einer Hypokaliämie werden Muskelschwäche, gastrointestinale Beschwerden (Magenatonie, Obstipation), Apathie, Nierenfunktionsstörungen (z. B. Konzentrationsstörungen) sowie

Störungen der Herzfunktion mit EKG-Veränderungen beobachtet.

Hyperkaliämie. Bei einer Hyperkaliämie liegt die *Kaliumkonzentration des Serums über 5,5 mmol/l.* Hyperkaliämien durch vermehrte exogene Zufuhr entstehen in der Regel durch fehlerhafte therapeutische Maßnahmen, z. B. durch zu schnelle Infusion kaliumhaltiger Lösungen. Zu einer verminderten Kaliumexkretion kommt es bei einigen Formen der chronischen Niereninsuffizienz, bei akutem Nierenversagen, Mineralocorticoidmangel (s. S. 558) und bei Therapie mit sog. kaliumsparenden Diuretika (z. B. Spironolacton). Ein verstärkter Übertritt von K^+ aus dem Intrazellularraum in den Extrazellularraum wird u. a. durch Azidosen oder Vergiftungen mit Herzglykosiden hervorgerufen.

Die durch eine Hyperkaliämie ausgelösten Symptome entsprechen annähernd denen einer Hypokaliämie.

Hypocalcämie. Man spricht von einer Hypocalcämie, wenn der *Serum-Calciumspiegel unter 2 mmol/l* sinkt. Als Ursachen kommen

- ☐ unzureichende Zufuhr mit der Nahrung, insbesondere in der Schwangerschaft und der Stillzeit,
- ☐ Vitamin-D-Mangel (s. S. 257),
- ☐ Nebenschilddrüsenunterfunktion (primärer und sekundärer Hypoparathyreoidismus, s. S. 551 f.),
- ☐ verminderte Resorption bei Malabsorptionssyndrom (s. S. 308 f.) sowie bei Niereninsuffizienz (infolge der Verringerung der glomerulären Filtration steigt die Phosphatkonzentration des Plasmas; auch im Darmlumen nimmt die Phosphatkonzentration zu, wodurch die Calciumresorption sinkt),
- ☐ Bildung von Kalkseifen bei der akuten Pankreatitis (s. S. 320)

in Betracht.

Das wichtigste Symptom einer Hypocalcämie ist die *gesteigerte Erregbarkeit des gesamten Nervensystems,* die sich klinisch als *Tetanie,* d. h. in tonischen Muskelkrämpfen, Parästhesien und Spasmen der glatten Muskulatur äußert.

Hypercalcämie. Eine Hypercalcämie *(Serum-Calciumspiegel über 2,7 mmol/l)* kann u. a. auf einer Überfunktion der Nebenschilddrüsen (primärem, sekundärem Hyperparathyreoidismus, s. S. 552), einer Immobilisation, einer Vitamin-D-Intoxikation, einer Sarkoidose und (selten) auf einem Morbus Addison (s. S. 557) oder einer Hyperthyreose beruhen. Eine weitere, häufige Ursache sind bösartige Tumoren, insbesondere Bronchus-, Mamma- und weibliche Genitalkarzinome, bei denen entweder osteoklastische Metastasen zu einer vermehrten Calciumfreisetzung aus dem Knochen führen oder parathormonhaltige Substanzen gebildet werden.

Symptome einer Hypercalcämie sind Gewichtsabnahme, Appetitlosigkeit, Obstipation, Meteorismus, Polyurie und Herzrhythmusstörungen. Außerdem kann eine Hypercalcämie Psychosen auslösen und in schweren Fällen komatöse Zustände verursachen. Ferner tritt stets eine Hypercalcurie mit der Gefahr der Nierensteinbildung auf.

Hypomagnesiämie. Eine Hypomagnesiämie *(Serum-Magnesiumspiegel unter 0,7 mmol/l)* tritt häufig auf bei Alkoholismus, ferner bei chronischen Darmerkrankungen (z. B. Kolitis), Hyperthyreose, Hyperparathyreoidismus und Hyperaldosteronismus (s. Kap. 18). Auch Azidosen führen durch eine verstärkte renale Ausscheidung zu einer Hypomagnesiämie.

Die klinische Symptomatik ähnelt der einer Hypocalcämie *(tetaniforme Zeichen),* daneben werden Tachykardie und Herzrhythmusstörungen angegeben. Da ein Magnesiummangel aber stets mit anderen Stoffwechselstörungen einhergeht, ist die exakte Zuordnung der Symptome nur schwer möglich.

Hypermagnesiämie. Bei einer Hypermagnesiämie liegt der *Serum-Magnesiumspiegel über 1,25 mmol/l.* Ursächlich sind neben iatrogenen Maßnahmen (Zufuhr großer Mengen Magnesium-haltiger Infusionslösungen, Gabe hoher Magnesiumsulfat-Dosen zum Abführen) Niereninsuffizienz, Hypothyreose sowie Morbus Addison (s. S. 557) zu nennen.

Klinisch beobachtet man eine *Herabsetzung der Erregbarkeit* der quergestreiften Muskulatur (Curare-ähnliche Wirkung), Obstipation und eine Hemmung zentralnervöser Funktionen. Bei Serumkonzentrationen über 5 mmol/l kommt es zu Atemlähmung und diastolischem Herzstillstand.

Hyper- und Hypochlorämie. Die häufigste Störung des Chlorid-Stoffwechsels ist die *hypochlorämische Alkalose,* die durch Verlust von Magensaft (z. B. durch Erbrechen oder Gastroenteritis) bedingt ist. *Hyperchlorämien* findet man *bei metabolischen Azidosen.*

13.3 Säure-Basen-Haushalt

13.3.1 pH-Wert des Blutes

Der pH-Wert des arteriellen menschlichen Blutes (37 °C) liegt im Bereich zwischen 7,37 und 7,43 mit einem *Mittelwert bei 7,40.* Diese Angaben beziehen sich genaugenommen auf das Blutplasma. Mit einer pH-Messung im Blut besteht lediglich ein Kontakt zwischen der Glaselektrode und dem Plasma, während der intraerythrozytäre pH-Wert nicht miterfaßt wird. Der schwer meßbare pH-Wert des Erythrozyten weicht von dem des Plasmas ab und beträgt 7,2−7,3. In der Regel ist mit dem Terminus Blut-pH stets der pH-Wert des Plasmas gemeint.

Das menschliche Blut weist also eine schwach alkalische Reaktion auf. Trotz der ständig schwankenden Abgabe saurer Stoffwechselprodukte an das Blut wird dessen pH-Wert sehr genau konstant gehalten. Diese Konstanz ist eine wichtige Voraussetzung für die Aufrechterhaltung eines geregelten Stoffwechselablaufes in den Körperzellen, weil alle am Stoffwechsel beteiligten Enzyme in ihrer Aktivität vom pH-Wert abhängen. Durch pH-Veränderungen unter pathologischen Bedingungen werden die einzelnen Enzyme in wechselndem Maße betroffen, so daß Störungen im Ablauf der Stoffwechselvorgänge die Folge sein können.

An der Regelung des Säure-Basen-Status, d. h. an der Konstanthaltung des Blut-pH, sind mehrere Faktoren beteiligt. Es sind dies die *Puffereigenschaften des Blutes,* der *Gasaustausch in der Lunge* und die *Ausscheidungsmechanismen der Niere.*

13.3.2 Puffersysteme des Blutes

Charakteristika von Puffersystemen. Physiologische Puffersysteme bestehen aus einer schwachen Säure HA und ihrer korrespondierenden Base A^-. Das Massenwirkungsgesetz für ein solches System

$$(1) \qquad \frac{[H^+]\,[A^-]}{[HA]} = K'$$

läßt sich durch Logarithmieren umformen:

$$(2) \qquad pH = pK' + \log \frac{[A^-]}{[HA]}$$

und wird in dieser Form als *Henderson-Hasselbalch-Gleichung* bezeichnet. Darin ist $pK' = -\log K'$ eine für das System charakteristische Konstante. Die *Pufferkapazität* hängt einerseits von der Konzentration des Puffers und andererseits von der Nähe des jeweiligen pH-Wertes zum pK'-Wert des Systems ab. Die größte Pufferungsfähigkeit ist dann gegeben, wenn $pH = pK'$ ist, d. h. Säure und korrespondierende Base in äquivalenten Konzentrationen vorliegen. Jedes Puffersystem wirkt nur in einem bestimmten pH-Bereich, der sich maximal von $pK'-2$ bis $pK'+2$ erstreckt. Unter diesen Aspekten sind die drei Puffersysteme des Blutes zu beurteilen.

Bicarbonat-Puffersystem. Unter den Puffersystemen des Blutes ist das Bicarbonat-(Hydrogencarbonat-) System an erster Stelle zu nennen. Für dieses System mit CO_2 als Säureanhydrid und HCO_3^- als korrespondierender Base lautet die Henderson-Hasselbalch-Gleichung:

$$(3) \qquad pH = pK' + \log \frac{[HCO_3^-]}{[CO_2]}$$

An Stelle von $[CO_2]$ kann man hierin auch den CO_2-Partialdruck P_{CO_2} einführen:

$$(4) \qquad pH = pK' + \log \frac{[HCO_3^-]}{0{,}03 \cdot P_{CO_2}}$$

Dem Faktor 0,03 ist die Einheit $mmol \cdot l^{-1} \cdot mm\ Hg^{-1}$ zugeordnet, so daß dieser Wert nur gilt, wenn $[HCO_3^-]$ in mmol/l und P_{CO_2} in mm Hg angegeben werden.

Bei der Ionenstärke des Plasmas beträgt der pK'-Wert in diesem Fall 6,1. Es hat also zunächst den Anschein, als ob die Pufferwirkung des Systems nicht sehr groß sein könnte, da pK' verhältnismäßig stark vom pH-Wert des Blutes (7,4) abweicht. Trotzdem kommt dem HCO_3^--System eine große Bedeutung zu, da die Wechselwirkung mit der Atmung seine Effektivität erheblich erhöht: Allein dadurch, daß im arteriellen Blut ein CO_2-Partialdruck von 40 mm Hg (5,3 kPa) aufrechterhalten wird, liegt im Plasma eine hohe HCO_3^--Konzentration von 24 mmol/l vor. Der durch die Atmung geregelte CO_2-Partialdruck sorgt also für hohe Konzentrationen der puffernden Reaktionspartner. Außerdem kann durch eine zweckmäßige Anpassung der Atmungsfunktion (P_{CO_2}-Veränderung) und der Nierenfunktion (HCO_3^--Veränderung) der pH-Wert zusätzlich stabilisiert werden.

Proteinat-Puffersystem. Die Proteine leisten zur Pufferkapazität des Blutes einen erheblichen Beitrag. Einige ihrer Bausteine, bestimmte Aminosäuren, sind im physiologischen Bereich insbesondere durch *ionisierbare Gruppen in den Seitenketten* zur Pufferung befähigt. Eine besondere Bedeutung kommt dabei dem *Imidazolring des Histidins* zu:

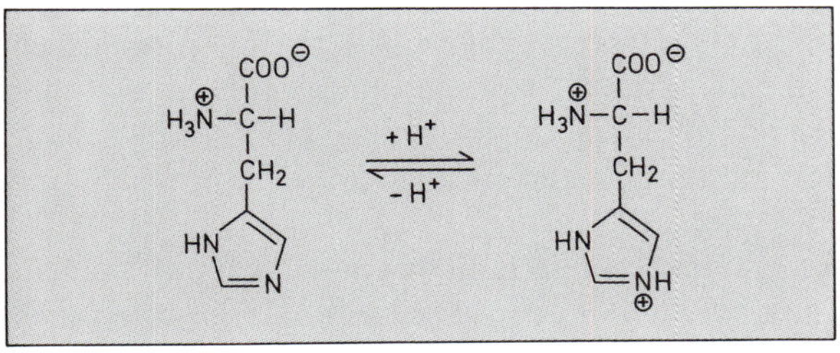

Dagegen spielen die endständigen Carboxyl- und Aminogruppen wegen ihrer ungünstigen pK′-Werte für die Pufferung keine Rolle. Für die Protein-Pufferkapazität des Blutes sind die *Plasmaproteine* und vor allem das *Hämoglobin* – infolge seiner hohen Konzentration und seines großen Histidin-Anteils – maßgebend.

Eine besondere Bedeutung kommt dem Hämoglobin bei der Pufferung im Blut auch deshalb zu, weil es seine Azidität bei der Oxygenation und Desoxygenation ändert. Dies zeigt Abb. 13–2, in der die Pufferkurven (Titrationskurven) für die nichtdiffusiblen Puffersysteme im Erythrozyten angegeben sind. Im physiologischen pH-Bereich weist *Oxyhämoglobin*

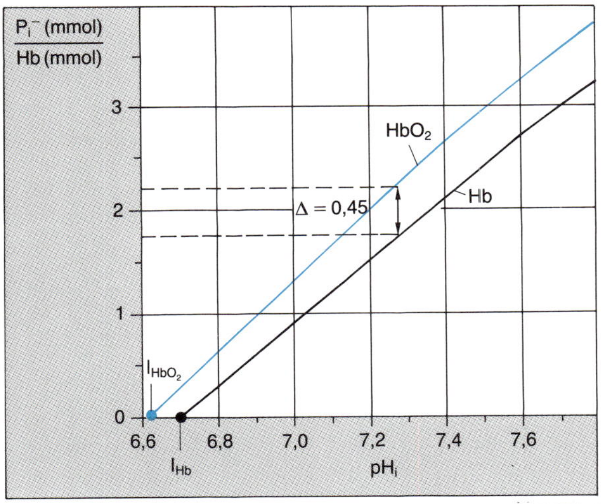

Abb. 13–2. Pufferkurven des Hämoglobin-Systems für den oxygenierten (HbO_2) und desoxygenierten (Hb) Zustand. Ordinate: Mengenverhältnis der intraerythrozytären Pufferanionen P_i^- zum Hämoglobin; Abszisse: Intraerythrozytärer pH-Wert (pH_i); I_{HbO_2} und I_{Hb}: Isoelektrische Punkte. Bei vollständiger Desoxygenation können aufgrund der Pufferkurvenverlagerung 0,45 mmol H^+ pro mmol Hb ohne Veränderung des pH_i-Wertes abgepuffert werden

danach eine stärkere Azidität als *desoxygeniertes Hämoglobin* auf. Dies beruht im wesentlichen darauf, daß die O_2-Bindung am Eisen die H^+-Bindung an den benachbart gelegenen Imidazolgruppen des Histidins beeinflußt. Bei der O_2-Abgabe in den Geweben können aufgrund dieses Effektes H^+-Ionen, die bei der gleichzeitig stattfindenden CO_2-Aufnahme entstehen, zusätzlich abgepuffert werden. Bei der O_2-Aufnahme in der Lunge kommt es dagegen zu einer H^+-Abdissoziation, die den H^+-Verlust infolge der CO_2-Abgabe z. T. ausgleicht.

Phosphat-Puffersystem. Ein weiteres Puffersystem des Blutes bilden die anorganischen Phosphate, wobei das primäre Phosphat ($H_2PO_4^-$) als Säure und das sekundäre Phosphat (HPO_4^{2-}) als korrespondierende Base wirksam wird. Obwohl der pK′-Wert dieses Systems mit pK′ = 6,8 relativ günstig liegt, bleibt der Puffereffekt ziemlich gering (ca. 2% der Gesamtpufferkapazität des Blutes), da die Phosphatkonzentration im Blut verhältnismäßig klein ist.

Gesamtpufferbasen. Die Puffereigenschaften des Blutes werden durch die Gesamtheit der pufferwirksamen anionischen Gruppen, d. h. im wesentlichen durch Bicarbonat und Proteinat bestimmt. Die Summe dieser Anionen bezeichnet man als Gesamtpufferbasen oder auch kurz als Pufferbasen.

In Abb. 13–3 sind die arteriellen Ionenkonzentrationen für das Blutplasma, die Erythrozyten und das Gesamtblut zusammengestellt. Die Höhen der einzelnen Säulen entsprechen der jeweiligen Konzentration. Die Anionen sind dabei so angeordnet, daß oben (blau) die pufferwirksamen Basen stehen. (Das Phosphatpuffersystem ist in dieser Darstellung vernachlässigt.) Unten finden sich die Anionen der starken Säuren, die keine Puffereigenschaften besitzen. Hierzu gehören Cl^- und X^-, wobei unter X^- alle restlichen, in geringer Konzentration vorkommenden Anionen, wie SO_4^{2-} und organische Anionen, zusammengefaßt sind. Die Zusammenstellung zeigt, daß innerhalb der Pufferbasen im Plasma die HCO_3^--Ionen, im Erythrozyten dagegen die Proteinat-Ionen überwiegen. Im Gesamtblut stehen etwas mehr als 1/3 aller Anionen für die Pufferung zur Verfügung.

Die **Konzentration der Pufferbasen** im arteriellen Blut beträgt etwa *48 mmol/l*. Es ist nun von besonderer Bedeutung, daß sich die Gesamtkonzentration der Pufferbasen bei Variaton des CO_2-Partialdruckes nicht verändert. Dies zeigt die folgende Überlegung: Wenn beispielsweise der CO_2-Partialdruck ansteigt, bilden sich äquivalente Mengen von H^+ und HCO_3^-. Die entstandenen Protonen werden jedoch fast voll-

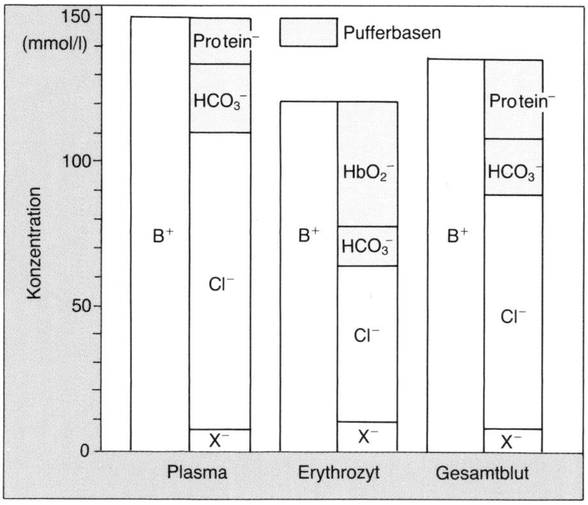

Abb. 13–3. Ionenkonzentrationen im Plasma, im Erythrozyten und im Gesamtblut. Pufferbasen = Anionen der Puffersysteme (blau) (Phosphat wegen der geringen Konzentration nicht eingezeichnet). X^- = Anionen aller nichtpuffernden starken Säuren außer Cl^-; B^+ = Kationen

ständig von Proteinat abgefangen, das dabei in die nichtdissoziierte Form übergeht. Im gleichen Maße, in dem die Bicarbonatkonzentration ansteigt, wird also die Proteinatkonzentration reduziert. Die *P_{CO_2}-Unabhängigkeit der Konzentration der Gesamtpufferbasen* macht diese Größe zu einem geeigneten Maß für diejenigen Veränderungen des Säure-Basen-Status, die durch Zu- oder Abnahme von nicht-flüchtigen Säuren im Blut hervorgerufen werden.

Abweichungen vom Wert der Normalpufferbasen (48 mmol/l) bezeichnet man als **Basenüberschuß** (BE = Base Excess). Nach dieser Definition ist also dem arteriellen Blut des Gesunden ein BE-Wert von Null zuzuordnen. Ein pathologischer Anstieg der Pufferbasenkonzentration wird durch einen positiven BE-Wert, eine Abnahme durch einen negativen BE-Wert charakterisiert. Im letztgenannten Falle ist an Stelle der widersprüchlichen Aussage „negativer Basenüberschuß" die Bezeichnung **Basendefizit** vorzuziehen.

13.3.3 pH-Regulation durch Atmung und Nierenfunktion

CO_2-Elimination durch die Atmung. Das als Endprodukt des oxidativen Stoffwechsels anfallende Kohlendioxid (10 mmol/min oder 14 mol/Tag in körperlicher Ruhe) wird, wie bereits in Kap. 9 dargestellt, durch den Atmungsvorgang laufend aus dem Blut eliminiert. Die Atmung sorgt also dafür, daß durch die Abgabe des flüchtigen Anhydrids der Kohlensäure eine Säurebelastung des Organismus vermieden wird. Wenn es im Blut zu einer Anhäufung von Säuren kommt, reagiert die Atmung sofort durch Verstärkung der Ventilation *(Hyperventilation).* CO_2-Moleküle, die aus der Reaktion

$$HCO_3^- + H^+ \rightleftarrows H_2CO_3 \rightleftarrows H_2O + CO_2$$

stammen, werden in erhöhtem Maße abgeatmet, und der pH-Wert kehrt wieder zur Norm zurück. Bei einer Basenzunahme wird die Ventilation eingeschränkt *(Hypoventilation),* der CO_2-Partialdruck und damit auch die Konzentration der H^+-Ionen steigen an, so daß der ursprüngliche pH-Anstieg zumindest teilweise wieder rückgängig gemacht ist.

H^+-Elimination durch die Niere. Neben der Kohlensäure werden in den Stoffwechselprozessen auch „nicht-flüchtige" oder „fixe" Säuren gebildet, unter denen die Schwefelsäure mengenmäßig an erster Stelle steht. Da die Säurebildung die Basenaufnahme übersteigt, muß eine *Ausscheidung der überzähligen H^+-Ionen* (50–60 mmol/Tag) *durch die Niere* erfolgen. Der überwiegende Teil der in den Tubulusapparat sezernierten H^+-Ionen gelangt dabei nach Bindung an NH_3 und HPO_4^{2-} in Form von NH_4^+ und $H_2PO_4^-$, ein kleiner Teil in freier Form in den Endharn, während gleichzeitig HCO_3^- rückresorbiert wird (s. S. 337ff.). Sowohl die H^+-Ausscheidung als auch die HCO_3^--Rückresorption können – der jeweiligen Stoffwechsellage entsprechend – in weiten Grenzen (max. H^+-Sekretionsrate 1 mol/Tag) variiert werden, so daß die Nieren in der Lage sind, Störungen des Säure-Basen-Gleichgewichts nach einer gewissen Anpassungszeit zu kompensieren.

13.3.4 Störungen des Säure-Basen-Gleichgewichts

Azidosen und Alkalosen. Wenn es unter pathologischen Bedingungen zu einer starken Anhäufung von Säuren oder Basen im Blut kommt, sind die geschilderten Regelsysteme (Pufferung im Blut, Atmung und Nierenfunktion) nicht mehr in der Lage, den pH-Wert des Blutes konstant zu halten. Je nach Richtung der pH-Verlagerung unterscheidet man in diesem Fall zwei Störungen des Säure-Basen-Gleichgewichts: Bei einer Senkung des pH-Wertes im arteriellen Blut (pH $<$ 7,37) spricht man von einer *Azidose,* eine Erhöhung des pH-Wertes (pH $>$ 7,43) wird als *Alkalose* bezeichnet.

Bei jeder dieser Störungen hat man außerdem nach der Genese der pH-Änderung zwei Formen zu unterscheiden: Eine Lungenfunktionsstörung kann zu einem Anstieg des CO_2-Partialdruckes im Blut, eine Hyperventilation zu einer Senkung des CO_2-

Partialdruckes führen. In diesen Fällen ist die gestörte Atmung die Ursache für die pH-Änderung im Blut. Man spricht daher von einer *respiratorischen Azidose* bzw. *Alkalose.* Andererseits können sich die „nicht-flüchtigen" Säuren bei Stoffwechselstörungen (z. B. bei Diabetes mellitus) im Blut anhäufen bzw. bei Basenzufuhr oder HCl-Verlusten (z. B. durch Erbrechen) verringern. Diese Zustände kennzeichnet man als *metabolische Azidose* bzw. *Alkalose.* Da auch Nierenfunktionsstörungen zu pH-Veränderungen führen können – beispielsweise hat Anurie eine Azidose zur Folge –, faßt man die renal und metabolisch bedingten Störungen unter der Bezeichnung *nichtrespiratorische Azidose* bzw. *Alkalose* zusammen.

Diagnostische Kriterien. Eine Differenzierung zwischen respiratorischen und nichtrespiratorischen Störungen des Säure-Basen-Gleichgewichts ist über den *CO_2-Partialdruck* (P_{CO_2}) und den *Basenüberschuß* (BE) möglich. Kennzeichen einer respiratorischen Störung ist ein erhöhter oder erniedrigter P_{CO_2} bei einer primär unveränderten Pufferbasenkonzentration (BE = 0). Die nichtrespiratorische Störung ist dadurch ausgezeichnet, daß zunächst ein normaler P_{CO_2} vorliegt, während der BE-Wert von der Norm abweicht. Bei einer Zunahme der „nicht-flüchtigen" Säuren im Blut (metabolische Azidose) werden nämlich in verstärktem Maße die Pufferbasen beansprucht (BE = negativ). Umgekehrt führt eine Verminderung der „nicht-flüchtigen" Säuren (metabolische Alkalose) zu einem Anstieg der Pufferbasenkonzentration (BE = positiv).

Schematisch sind die Unterscheidungsmerkmale in Abb. 13–4 dargestellt. In dieses Diagramm mit dem Basenüberschuß auf der Ordinate und dem pH-Wert auf der Abszisse sind die Kurven gleichen CO_2-Partialdrucks eingetragen. Ferner sind die Normbereiche für den pH-Wert, den Basenüberschuß BE und den CO_2-Partialdruck P_{CO_2} eingegrenzt (blaue Bereiche). In dieser Darstellung kennzeichnen also alle Punkte, die links von dem senkrechten Band liegen, eine Azidose und die Punkte rechts davon eine Alkalose. Innerhalb der BE- und P_{CO_2}-Bänder sind die Bezeichnungen für die oben definierten Säure-Basen-Störungen angegeben. Meßwertpaare, die zu einem Punkt in diesen vier Bereichen gehören, führen somit zu einer Diagnose, aus der die Richtung und die Entstehung der Störung hervorgeht. Hat man beispielsweise im arteriellen Blut BE = 0 mmol/l und P_{CO_2} = 60 mm Hg gemessen, so handelt es sich um eine respiratorische Azidose, während BE = −15 mmol/l und P_{CO_2} = 40 mm Hg auf eine metabolische oder besser nichtrespiratorische Azidose schließen läßt.

Kompensation primärer Säure-Basen-Störungen. Die bisher betrachteten Störungen des Säure-Basen-Gleichgewichts stellen in der Regel lediglich primäre Veränderungen dar, die entweder sofort oder mit einer gewissen Verzögerung kompensiert werden können. Der primär zur sauren oder alkalischen Seite verlagerte pH-Wert wird durch das Eingreifen von Kompensationsmechanismen wieder in den Normbereich zurückgeführt oder zumindest diesem angenähert. Die in diesem Sinne wirkenden Mechanismen wurden bereits beschrieben. Eine *primär nichtrespiratorische Störung* kann durch eine entsprechende Veränderung der *Lungenventilation* kompensiert werden. Liegt dagegen eine *primär respiratorische Störung* vor, dann kann die *Niere* durch eine Veränderung der HCO_3^--Retention bzw. H^+-Ausscheidung kompensierend eingreifen.

Diese Möglichkeiten lassen sich am besten wieder in dem Diagramm der Abb. 13–4 deutlich machen: Bei einer *primär nichtrespiratorischen Azidose* (Pfeil 1a) ist durch die Anhäufung nicht-flüchtiger Säuren im Blut die Pufferbasenkonzentration herabgesetzt und der pH-Wert zunächst gesenkt. Die pH-Senkung wirkt ihrerseits als Atmungsantrieb, so daß infolge der Hyperventilation der CO_2-Partialdruck abfällt (Pfeil 1b). Sofern diese Verlagerung bis in den pH-Normbereich hineinführt, kann man von einer *vollständig kompensierten,* primär nichtrespiratorischen Azidose sprechen. Reicht die P_{CO_2}-Abnahme nicht aus, um den normalen pH-Wert einzustellen, dann wird der Säure-Basen-Status als *teilweise* oder *unvollständig kompensierte,*

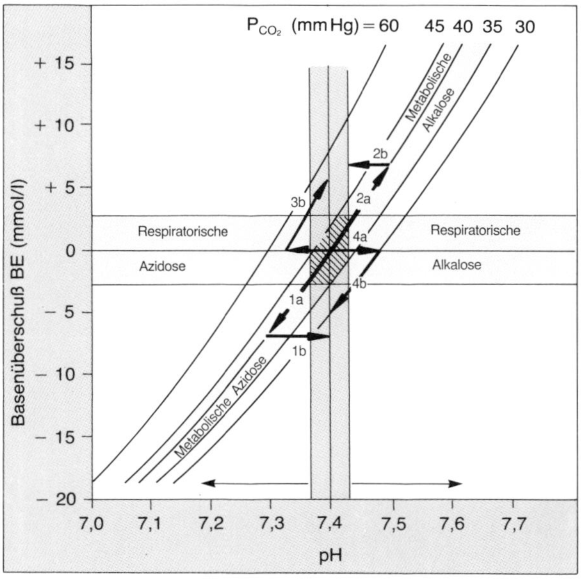

Abb. 13–4. Definitionen der primären Säure-Basen-Störungen und Möglichkeiten ihrer Kompensation, nach Thews. Die Normbereiche für den pH-Wert, den Basenüberschuß BE und den CO_2-Partialdruck P_{CO_2} sind blau gekennzeichnet. Schraffiertes Feld: Bereich des physiologischen Säure-Basen-Status. Pfeilbezeichnungen: a = primäre Säuren-Basen-Störungen, b = sekundäre Kompensationen

nichtrespiratorische Azidose gekennzeichnet. Bei einer *primär nichtrespiratorischen Alkalose* (Pfeil 2a) wird die Pufferbasen-Zunahme durch einen P_{CO_2}-Anstieg infolge Hypoventilation kompensiert. Da jedoch die Atmungsgröße wegen der notwendigen Sauerstoffaufnahme nur begrenzt herabgesetzt werden kann, ist diese Kompensation meist unvollständig. Bei einer *primär respiratorischen Azidose* (Pfeil 3a), beispielsweise als Folge einer Lungenfunktionsstörung, ist der CO_2-Partialdruck erhöht. Hier greifen nun mit einer gewissen Latenz die Basensparmechanismen der Niere kompensierend ein. Die Pufferbasenkonzentration des Blutes steigt an, und der pH-Wert wird in den Normbereich zurückgeführt (Pfeil 3b). Ganz entsprechend nimmt bei einer *primär respiratorischen Alkalose* (Pfeil 4a), die durch einen niedrigen CO_2-Partialdruck gekennzeichnet ist, die Pufferbasenkonzentration ab (Pfeil 4b). Der pH-Wert wird dabei wieder in Richtung auf den Normalbereich verlagert.

In Tab. 13–4 sind die primären Veränderungen und sekundären Kompensationen der Säure-Basen-Parameter bei Azidosen und Alkalosen noch einmal schematisch zusammengefaßt.

Diese Betrachtung zeigt, daß die Messung des *pH-Wertes* allein nicht ausreicht, um den Säure-Basen-Status des Blutes zu bestimmen. Daher werden heute bei klinischen Untersuchungen routinemäßig auch die Werte für den *CO_2-Partialdruck* und den *Basenüberschuß* gemessen. Erst durch die gemeinsame Beurteilung der drei entscheidenden Parameter ist es möglich, eine Säure-Basen-Störung präzis zu erfassen und damit auch die Therapie entsprechend zu lenken.

Tab. 13–4. Veränderungen der diagnostischen Parameter bei Säure-Basen-Störungen. Dicke Pfeile: Richtung der primären Veränderungen; dünne Pfeile: Richtung der sekundären Kompensationen (↑ Zunahme, ↓ Abnahme)

	pH	BE	P_{CO_2}
Nichtrespiratorische Azidose	**⬇**	**⬇**	↓
Nichtrespiratorische Alkalose	**⬆**	**⬆**	↑
Respiratorische Azidose	**⬇**	↑	**⬆**
Respiratorische Alkalose	**⬆**	↓	**⬇**

14 Energie- und Wärmehaushalt, Arbeitsphysiologie

14.1 Energiehaushalt

14.1.1 Energieumsatz der Zellen

Energieumwandlung im Organismus. Zur Aufrechterhaltung der Körperfunktionen und der Körperstruktur ist eine ständige Energiezufuhr in Form von Nährstoffen erforderlich. Die beim Abbau der Nährstoffe anfallende Energie kann nur teilweise in Arbeit umgesetzt werden, ein anderer Teil wird zwangsläufig – dem 2. Hauptsatz der Thermodynamik entsprechend – als Wärme frei. Darüber hinaus dient die Stoffwechselenergie zur Biosynthese von Enzymen, Hormonen und zellulären Strukturelementen sowie zur Anlage von Nährstoffdepots.

Das Verhältnis der für Arbeitsleistungen verfügbaren Energie zur insgesamt umgesetzten Energie bezeichnet man als **Wirkungsgrad** oder Nutzeffekt:

(1) $$\eta = \frac{\text{geleistete Arbeit}}{\text{umgesetzte Energie}}$$

Der maximale Wirkungsgrad der Skeletmuskulatur liegt bei 30–35% und erreicht damit den für moderne Verbrennungsmaschinen geltenden Wert. Allerdings vermindert sich der Nutzeffekt beim Einsatz der Muskulatur in vivo, so daß unter günstigen Bedingungen (Radfahren, Steigen, Laufen) allenfalls Wirkungsgrade von 20–25% erzielt werden.

Energieumsatz und Sauerstoffverbrauch. Die Energieausbeute der Stoffwechselprozesse ist von der Art der umgesetzten Nährstoffe (Kohlenhydrate, Eiweiße, Fette, Kap. 10) abhängig. Für die vollständige Oxidation der Glucose gilt beispielsweise die Bruttobeziehung:

(2) $$C_6H_{12}O_6 + 6\,O_2 \rightarrow 6\,CO_2 + 6\,H_2O + \Delta G$$

ΔG, die freie Energie (freie Enthalpie), hat unter physiologischen Bedingungen einen Wert von −683 kcal/mol (−2,86 MJ/mol). Beim oxidativen Abbau von 1 mol Glucose werden also 683 kcal (2,86 MJ) freigesetzt und dabei 6 mol = 6 · 22,4 l = 134 l Sauerstoff verbraucht. Den Energiegewinn, bezogen auf 1 l O_2-Verbrauch, bezeichnet man als **energetisches (kalorisches) Äquivalent des Sauerstoffes.** Dieses beträgt für die Glucoseoxidation nach obiger Rechnung 5,1 kcal/l (21,4 kJ/l) und hat für den Kohlenhydratabbau insgesamt einen ähnlichen Wert. Beim Umsatz von Eiweißen und Fetten ist das energetische Äquivalent des Sauerstoffes aus stöchiometrischen Gründen kleiner (s. Tab. 14–1). Auf der Basis dieser Werte kann man aus dem Sauerstoffverbrauch des Organismus auf seinen Energieumsatz schließen (s. S. 365), sofern die Relation zwischen den am Umsatz beteiligten Nährstoffen bekannt ist.

Einen Hinweis auf die Beteiligung der einzelnen Nährstoffgruppen an den Stoffwechselprodukten liefert der **Respiratorische Quotient:**

(3) $$RQ = \frac{CO_2\text{-Abgabe}}{O_2\text{-Aufnahme}}\ .$$

Bei Oxidation der Glucose und anderer Kohlenhydrate ist die Zahl der gebildeten CO_2-Mole gleich der der verbrauchten O_2-Mole (s. Gl. 2) und damit der RQ = 1,0. Bei Eiweißabbau hat der RQ einen Wert von 0,8, bei Fettabbau beträgt er 0,7 (Tab. 14–1). Wenn man nun berücksichtigt, daß die mitteleuropäische Kost einen recht konstanten Eiweißanteil mit einem Beitrag von 15% zum Energieumsatz enthält, so liefert der meßbare RQ-Wert eine Aussage über die Kohlenhydrat-Fett-Relation beim Nährstoffumsatz. Unter dieser Bedingung (15% Eiweißumsatz) kann also jedem RQ eine eindeutige Nährstoff-Relation und auch ein definierter Wert für das energetische Äquivalent des Sauerstoffes zugeordnet werden.

Der RQ-Wert kann in Ausnahmefällen auch außerhalb des Bereiches 0,7–1,0 liegen: Größer als 1 wird er bei Kohlenhydratmast (Synthese von Speicherfett), kleiner als 0,7 bei langdauernden Hungerzuständen (Umbau von Speicherfett

Tab. 14–1. Respiratorischer Quotient RQ und energetisches (kalorisches) Äquivalent des Sauerstoffs beim Umsatz verschiedener Nährstoffe

	RQ	Energetisches Äquivalent	
		kcal/l_{O_2}	kJ/l_{O_2}
Kohlenhydrate	1,0	5,05	21,1
Eiweiße	0,8	4,48	18,8
Fette	0,7	4,69	19,6
Mitteleuropäische Kost	0,82	4,83	20,2

in Glucose) und bei Diabetes mellitus (s. S. 565f.). Außerdem können extrem hohe oder niedrige RQ-Werte aus den Atemgasen bestimmt werden, wenn vorübergehend der Atmungs-RQ (respiratorischer RQ) nicht mit dem Stoffwechsel-RQ (metabolischen RQ) übereinstimmt. So erfolgt beispielsweise am Beginn einer willkürlichen Hyperventilation (s. S. 237) oder bei Ausbildung einer metabolischen Azidose (s. S. 361) eine stärkere respiratorische CO_2-Abgabe, als es der CO_2-Bildung im Stoffwechsel entspricht, wodurch der Atmungs-RQ kurzzeitig über 1,0 (u. U. bis auf 1,5) ansteigt.

Umsatzgrößen der Zellen. Der Energieumsatz der Zellen hängt nicht nur von ihrem Aktivitätsgrad, sondern auch von dem jeweiligen Substrat- und O_2-Angebot ab. Unter dem Aspekt einer limitierten Energiegewinnung unterscheidet man drei Umsatzgrößen auf zellulärer Ebene.

Als *Tätigkeitsumsatz* bezeichnet man den Energieumsatz der ausreichend versorgten aktiven Zelle, der nach Maßgabe der jeweiligen Zellaktivität in weiten Grenzen variieren kann. Beispielsweise steigt der Energieumsatz arbeitender Muskelzellen bei Dauerleistungen bis um das 30fache des Ruhewertes an. Bei einer Mangelversorgung bezeichnet der *Bereitschaftsumsatz* den minimalen Energieumsatz, der noch die volle Funktionsbereitschaft der Zellen gewährleistet. Erregbare Zellen sind z. B. nur funktionsbereit, wenn genügend Energie für die Aufrechterhaltung des Ruhepotentials zur Verfügung steht. Die Größe des Bereitschaftsumsatzes ist organspezifisch, für das Gehirn liegt er bei etwa 50% des Tätigkeitsumsatzes. Der *Strukturerhaltungsumsatz* stellt schließlich den minimalen Energieumsatz dar, der für die Vermeidung von Strukturschäden auf Dauer erforderlich ist. Für das Gehirn beträgt er 10–15% des Tätigkeitsumsatzes.

14.1.2 Umsatzgrößen des gesamten Organismus

Grundumsatz. Messungen haben gezeigt, daß nicht nur bei Muskelarbeit, sondern auch im Anschluß an die Nahrungsaufnahme und bei Änderungen der Umgebungstemperatur, insbesondere zu erniedrigten Temperaturen hin, der Energieumsatz ansteigt. Aus diesem Grund hat man folgende Standardisierung für die Bestimmung des Energieumsatzes eingeführt: Die Messung muß *morgens* nach *12stündiger Nahrungskarenz* („nüchtern") in *geistiger und körperlicher Ruhe* und bei einer *Zimmertemperatur von 20–22° C* (in leichter Bekleidung) durchgeführt werden. Der so ermittelte Umsatz wird *Grundumsatz* genannt.

Der Grundumsatz eines Menschen hängt von seinen Körpermaßen *(Größe* und *Gewicht)* sowie von *Alter* und *Geschlecht* ab. Die Werte für den *Sollumsatz* des Gesunden als Funktion dieser vier Parameter können aus Tabellen entnommen werden. Zur Orientierung genügt die Angabe, daß der Grundumsatz des erwachsenen Mannes pro kg Körpergewicht und Stunde *1 kcal (4,2 kJ)* beträgt; bei einem Gewicht von 70 kg entspräche das einem Wert von etwa 1700 kcal/Tag (7100 kJ/Tag). Gleichschwere Frauen haben – vermutlich wegen der stärkeren Ausbildung des Fettgewebes – einen um etwa 10% niedrigeren Grundumsatz. Vielfach werden auch die Grundumsatzwerte auf die *Körperoberfläche* bezogen, die man aus Größe und Gewicht mit Hilfe von Tabellen oder Nomogrammen ermitteln kann. Unter Verwendung dieser Bezugsgröße zeigt Abb. 14–1, wie der Grundumsatz (pro Stunde) vom Lebensalter und vom Geschlecht abhängt. Bemerkenswert ist die starke Abnahme der oberflächenbezogenen Umsatzwerte vom 10. bis zum 20. Lebensjahr.

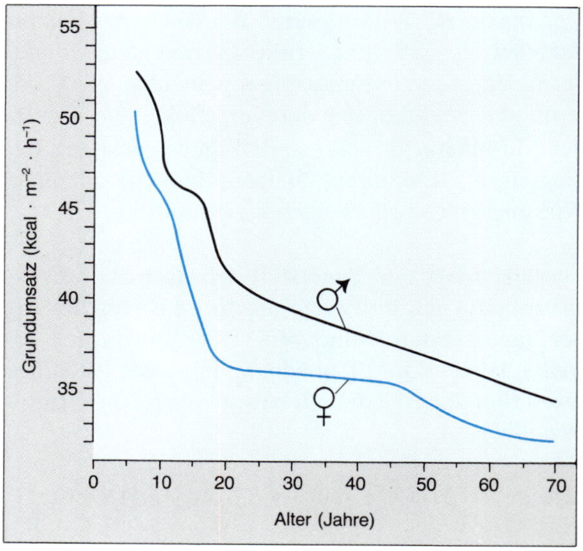

Abb. 14–1. Abhängigkeit des Grundumsatzes (pro m^2 Körperoberfläche und Stunde) von Lebensalter und Geschlecht, nach Boothby

Tab. 14–2. Physiologische und pathophysiologische Veränderungen des Energieumsatzes (in körperlicher Ruhe)

	führt infolge	**zur Umsatz-**
Geistige Tätigkeit	Zunahme des Muskeltonus	Steigerung
Schlaf, Narkose	Abnahme des Muskeltonus	Minderung
Emotionale Reaktion (z.B. Angst)	Sympathikusaktivierung, Adrenalinfreisetzung	Steigerung
Abnahme der Umgebungstemperatur T	der Kälteabwehrmechanismen (S. 370)	Steigerung (um 40% bei T = 20 °C → 0 °C)
Fieber	Stoffwechselsteigerung	Steigerung (um 14% pro °C Temperaturanstieg)
Hyperthyreose	Anstieg des T_3- und T_4-Spiegels	Steigerung (bis um 100%)
Hypothyreose	Abnahme des T_3- und T_4-Spiegels	Minderung (bis um 40%)
Schock (S. 209ff.)	peripherer O_2-Mangelversorgung	Minderung

Umsatzbeeinflussende Faktoren. Die Regulation des Gesamtstoffwechsels und damit des Grundumsatzes erfolgt unter Mitwirkung der *Schilddrüsenhormone* Triiodthyronin (T_3) und Thyroxin (T_4) (s. S. 547f.). Daher findet man bei Störungen der Schilddrüsenfunktion veränderte Grundumsatzwerte, die früher häufig für die diagnostische Bewertung herangezogen wurden. Bei einer *Hyperthyreose* kann der Grundumsatz bis auf das Doppelte des Sollwertes ansteigen, bei einer *Hypothyreose* bis um 40% des Sollwertes abnehmen (s. Tab. 14–2). Eine umsatzsteigernde Wirkung haben ferner *Adrenalin, Somatotropin* und die *Sexualhormone.* Die allgemeine Aktivierung des *Sympathikus* führt zu einer Zunahme, die Aktivierung des *Parasympathikus* zu einer Abnahme der Umsatzgröße. Schließlich kommt es bei verschiedenen Erkrankungen zu einer Grundumsatzsteigerung, z. B. bei *Herzinsuffizienz* sowie bei *Anämien, Leukämien* und *Tumorerkrankungen,* während eine Senkung des Grundumsatzes bei *Nephrosen* beobachtet wird. Im *Fieber* nimmt die Umsatzgröße pro Grad Temperaturanstieg um 14% zu.

Arbeitsumsatz. Der Energiebedarf unter *Freizeitbedingungen,* d. h. ohne spezielle körperliche Arbeitsleistung, beträgt im Mittel für den Mann 2300 kcal/Tag (9600 kJ/Tag) und für die Frau 2000 kcal/Tag (8400 kJ/Tag). Bei Berufstätigkeit erhöht sich der Energiebedarf, wobei die Zunahme von der Schwere der jeweiligen Arbeitsleistung abhängt. In Tab. 14–3 sind zur Orientierung die Werte für den täglichen Energieumsatz in Belastungsstufen angegeben, die sich jeweils durch einen zusätzlichen Energiebedarf von 600 kcal/Tag (2500 kJ/Tag) für Männer bzw. 500 kcal/Tag (2100 kJ/Tag) für Frauen unterscheiden. Der über den Freizeitumsatz hinausgehende, für die körperliche Arbeitsleistung benötigte Energieumsatz wird als *Arbeitsumsatz* (Leistungszuschlag) bezeichnet.

Bei langfristig zu leistender Schwerstarbeit sollte bei Männern eine *Umsatzgrenze von 4800 kcal/Tag* (20100 kJ/Tag) nicht überschritten werden, weil die limitierte Resorptionsleistung des Gastrointestinaltrakts die Nährstoffaufnahme für einen höheren Energieumsatz in der Regel nicht zuläßt. Bei Frauen liegt diese Grenze für den Energieumsatz auf Dauer bei etwa *3600 kg/Tag* (15100 kJ/Tag). Für Saisonarbeiter und trainierende Leistungssportler sind allerdings noch höhere Umsatzwerte von bis zu 8000 kcal/Tag (33000 kJ/Tag) über mehrere Monate gemessen worden.

Energieumsatz-Bestimmung. Die Messung des Energieumsatzes ist durch die Erfassung der *Wärmeabgabe* möglich, da in körperlicher Ruhe die insgesamt umgesetzte Energie nahezu vollständig in Wärme übergeht. Dieses Verfahren der **direkten „Kalorimetrie“** erfordert einen größeren meßtechnischen Aufwand und wird in der Regel nur bei Umsatzbestimmungen an Tieren angewandt.

Den Energieumsatz des Menschen ermittelt man fast ausschließlich nach dem Verfahren der **indirekten „Kalorimetrie“.** Hierbei dient die *Sauerstoffaufnahme* als Maß für die Umsatzgröße. Diese Zuordnung ist möglich, weil im Stoffwechselgleichgewicht der Organismus seine Energie praktisch vollständig durch biologische Oxidationsprozesse gewinnt. Die Sauerstoffaufnahme läßt sich mit Hilfe spezieller Meßverfahren sowohl unter Ruhebedingungen als auch bei körperlicher Arbeit sehr genau erfassen.

Tab. 14–3. Mittlere Werte des Energieumsatzes unter typischen Bedingungen bei Männern und Frauen

	Männer (70 kg)		Frauen (60 kg)	
	kcal/Tag	kJ/Tag	kcal/Tag	kJ/Tag
Grundumsatz	1700	7100	1500	6300
Ruheumsatz	2000	8400	1750	7300
Freizeitumsatz	2300	9600	2000	8400
leichte Arbeit	2400–3000	10100–13600	2100–2600	8800–10900
mittelschwere Arbeit	3000–3600	13600–15100	2600–3100	10900–13000
schwere Arbeit	3600–4200	15100–17600	3100–3600	13000–15100
sehr schwere Arbeit	4200–4800	17600–20100		

Zur Bestimmung des Energieumsatzes hat man dann lediglich die gemessene Sauerstoffaufnahme (in l/min) mit dem *energetischen (kalorischen) Äquivalent* zu multiplizieren, wobei der jeweilige Respiratorische Quotient zu berücksichtigen ist (s. Tab. 14–1).

14.2 Wärmehaushalt

Infolge einer ständigen Wärmeproduktion weist das Körperinnere eine höhere Temperatur als seine Umgebung auf. Da die Körpertemperatur auch bei wechselnder Umgebungstemperatur relativ konstant bei 37 °C gehalten wird, rechnet man den Menschen zu den *homoiothermen* oder *gleichwarmen* Lebewesen. (Bei den *poikilothermen* oder *wechselwarmen* Organismen ist die Wärmebildung deutlich geringer, und die Körpertemperatur folgt weitgehend den Schwankungen der Umgebungstemperatur.)

Eine Konstanthaltung der Körpertemperatur beim homoiothermen Organismus ist nur möglich, wenn die Wärmeproduktion und eine eventuelle Wärmeaufnahme mit der Wärmeabgabe im Gleichgewicht stehen. Die Konstanz der Körpertemperatur ist eine Grundvoraussetzung für die normale Körperfunktion des Warmblüters, da die Enzymfunktionen des Organismus nur in einem engen Temperaturbereich optimal gewährleistet sind.

14.2.1 Körpertemperatur

Kern- und Schalentemperatur. Durch die Wärmeproduktion im Inneren des Organismus, vor allem in den Körperhöhlen, besteht ein Temperaturgefälle zwischen den inneren und äußeren Abschnitten des Körpers. An den Extremitäten nimmt die Temperatur nicht nur von innen nach außen *(radiales Temperaturgefälle),* sondern auch in der Längsrichtung *(axiales Temperaturgefälle)* ab. Wegen der unregelmäßigen geometrischen Formen des Körpers entsteht ein kompliziertes räumliches Temperaturfeld, in dem *Isothermen,* d. h. Flächen gleicher Temperatur, angegeben werden können (s. Abb. 14–2). Nach Maßgabe der Isothermen läßt sich von einer

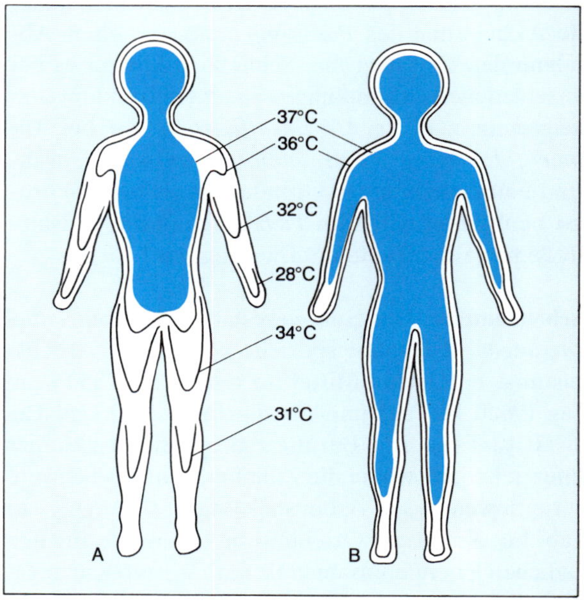

Abb. 14–2. Temperaturfeld des menschlichen Körpers in kalter *(A)* und warmer *(B)* Umgebung, nach Aschoff und Wever

mehr oder weniger poikilothermen **Körperschale** ein homoiothermer **Körperkern** abgrenzen. Zur Körperschale gehören die Haut und die Extremitäten, zum Körperkern das Innere des Rumpfes und des Kopfes.

Je nach Außentemperatur unterliegt die Steilheit des inneren Temperaturgefälles erheblichen Schwankungen. Bei hohen Außentemperaturen weisen Kern und Schale nur geringe Temperaturunterschiede auf; bei niedrigen Umgebungstemperaturen sinkt die Temperatur an den Extremitäten dagegen stark ab. Die Grenze zwischen Kern und Schale ist demnach variabel.

Temperaturmessung. Auch innerhalb des Körperkerns bestehen kleine Temperaturdifferenzen, so daß das Ergebnis einer Temperaturmessung bis zu einem gewissen Grade vom Meßort abhängig ist. Als Maß für die Kerntemperatur wird meist die **Rektaltemperatur** (Temperatur im Mastdarm) benutzt, deren Beurteilung für klinische Zwecke völlig ausreichend ist. Wird das Meßinstrument unter der Zunge plaziert, spricht man von der Mundhöhlen- oder **Oraltemperatur.** Sie liegt im allgemeinen 0,3 bis 0,5 °C unter der Rektaltemperatur und ist oft stärkeren Schwankungen unterworfen. Durch festes Andrücken des Oberarmes an die seitliche Brustwand soll das Temperaturfeld so verändert werden, daß sich der Körperkern gewissermaßen bis zur Achselhöhle vorschiebt. Die Messung der **Axillartemperatur** ist jedoch relativ ungenau und wenig brauchbar, vor allem auch deshalb, weil die Einstellung eines konstanten Endwertes eine verhältnismäßig lange Zeit benötigt. Der Normwert oder Sollwert der **Kerntemperatur** liegt im Mittel bei 37 °C. Dagegen hat die **mittlere Hauttemperatur,** die sich durch Mittelbildung aus den an mehreren Hautstellen gemessenen Temperaturen ergibt, einen von den klimatischen Bedingungen abhängigen Wert. Für den unbekleideten Menschen bei behaglicher Umgebungstemperatur beträgt sie ca. 33 °C.

Schwankungen der Kerntemperatur. Die Kerntemperatur zeigt deutliche Schwankungen im Tagesgang mit einem Minimum am frühen Morgen und einem Maximum am späten Abend (s. Abb. 14–3). Die Amplitude dieser **tagesrhythmischen Schwankungen** beträgt im Mittel knapp 1 °C. Hierbei handelt es sich – ähnlich wie beim Blutdruck (s. S. 184) und bei der Leistungsfähigkeit (s. S. 377) – um eine *endogene zirkadiane Periodik,* die durch äußere Zeitgeber auf genau 24 Stunden synchronisiert wird. Bei Langstreckenflügen mit Zeitzonensprüngen tritt eine Anpassung an die neue Ortszeit erst im Laufe mehrerer Tage ein.

Temperaturschwankungen mit längerer Periodendauer sind mit dem **Menstruationszyklus** verknüpft. Im Zeitabschnitt zwischen der Menstruation und der Ovulation befindet sich die Kerntemperatur auf einem niedrigen Niveau. Mit der Ovulation steigt die Temperatur plötzlich um etwa 0,4 °C an und bleibt auf diesem erhöhten Niveau bis zur nächsten Menstruation.

Diese Temperatursteigerung, die auch bei Eintritt einer Schwangerschaft erhalten bleibt, ist Ausdruck einer *Progesteronwirkung* auf den Sollwert der Temperaturregulation. Regelmäßige Messungen der *Basaltemperatur* (morgendliche Aufwachtemperatur unter Grundumsatzbedingungen) erlauben daher eine Aussage über den Verlauf des Progesteronspiegels und damit über den Zeitpunkt der Ovulation (Methode nach Knaus-Ogino zur Bestimmung des Konzeptionsoptimums bzw. der fruchtbaren und unfruchtbaren Tage). Die Zuverlässigkeit der Methode ist allerdings begrenzt.

Die Kerntemperatur wird außerdem durch **körperliche** und **emotionale Belastungen** beeinflußt. Bei leichter Arbeit und bei Emotionen steigt die Kerntemperatur um ca. 1 °C, bei schwerer Arbeit um 2–3 °C an.

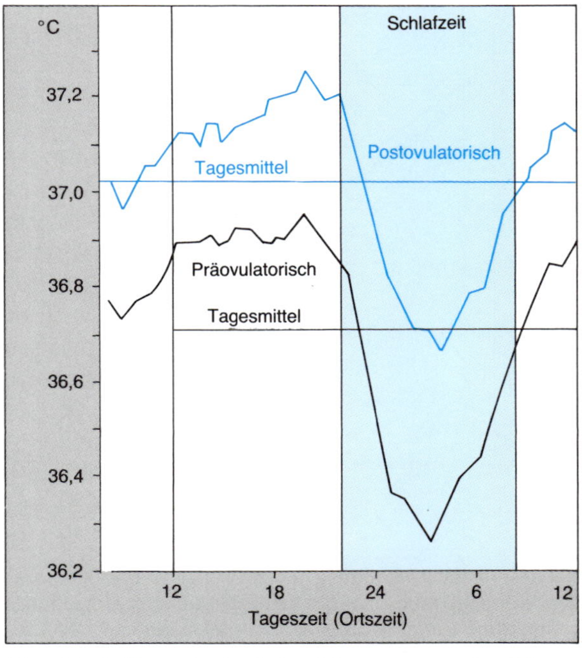

Abb. 14–3. Tagesrhythmische Schwankungen der Körpertemperatur (Rektaltemperatur) für die erste Hälfte *(schwarz)* und die zweite Hälfte *(blau)* des menstruellen Zyklus, nach Schmidt

Energie- und Wärmehaushalt, Arbeitsphysiologie

14

14.2.2 Wärmebildung und innerer Wärmestrom

Wärmebildung und Umgebungstemperatur. *Die Wärmebildung des Organismus wird in hohem Maße von den äußeren Temperaturbedingungen beeinflußt.* Wie Abb. 14–4 zeigt, ist ein bestimmter Bereich der Umgebungstemperatur (T_2–T_3) dadurch gekennzeichnet, daß die Wärmebildung ein Minimum aufweist und gleichzeitig noch keine Schweißsekretion (evaporative Wärmeabgabe) stattfindet. Dieser Bereich der **Indifferenztemperatur,** der auch als *thermische Neutralzone* bezeichnet wird, liegt für den unbekleideten, ruhenden Erwachsenen (relative Luftfeuchte 50%, Windstille) zwischen 28 und 30 °C.

Unterhalb von 28 °C steigt die Wärmebildung mit abnehmender Umgebungstemperatur stetig an. Diese Zunahme der Wärmeproduktion dient dazu, die erhöhten Wärmeverluste genau in dem Maße zu kompensieren, wie es die Konstanthaltung der Kerntemperatur erfordert. Die Mechanismen hierfür sind *Zunahme des Muskeltonus* und schließlich bei sehr tiefen Temperaturen *Kältezittern,* wodurch im Extremfall die Wärmeproduktion des Körpers um mehr als das Dreifache gesteigert wird. Sind diese *Kälteabwehrmechanismen* nicht mehr in der Lage, die Wärmeverluste auszugleichen (Unterschreitung der unteren Grenze des Regelbereiches T_1 = 1–5 °C), fällt die Kerntemperatur ab. Oberhalb von T_3 nimmt die Wärmebildung infolge der Aktivierung von *Wärmeabwehrmechanismen* (s. S. 370) geringgradig zu. Steigt bei sehr hoher Umgebungstemperatur die Kerntemperatur stärker an (Überschreitung der oberen Grenze des Regelbereiches T_4 = 60 °C in trockener Luft), so erhöht sich auch die Wärmeproduktion in stärkerem Maße, weil hierbei die Stoffwechselrate gemäß der RGT-Regel (Reaktionsgeschwindigkeit-Temperatur-Regel) zunimmt. (Zur Wärmebildung des Neugeborenen s. S. 371.)

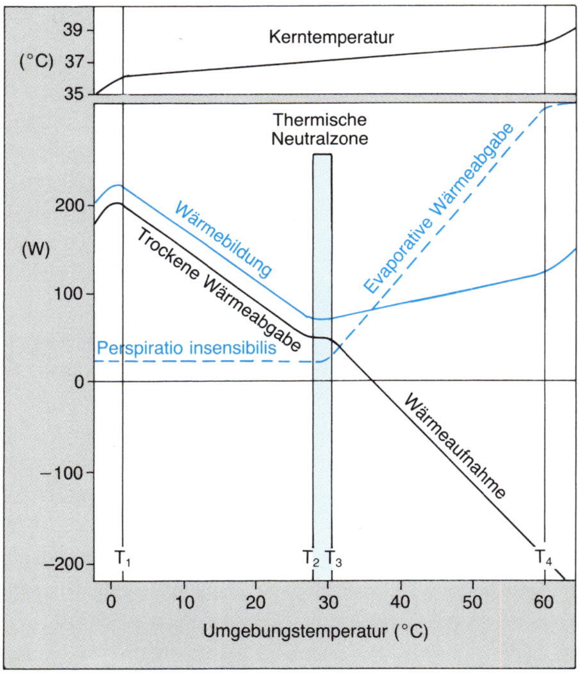

Abb. 14–4. Wärmebildung sowie trockene und evaporative Wärmeabgabe in Abhängigkeit von der Umgebungstemperatur für den ruhenden, unbekleideten Erwachsenen. Im Regelbereich zwischen T_1 und T_4 ist die Wärmebilanz ausgeglichen, so daß die Körpertemperatur *(oben)* weitgehend konstant gehalten werden kann. Umgebungstemperaturen unterhalb von T_1 führen zur Hypothermie, oberhalb von T_4 zur Hyperthermie. Im Bereich der thermischen Neutralzone zwischen T_2 und T_3 liegt das Minimum der Wärmebildung

Beiträge der Organe zur Wärmeproduktion. Die Wärmeproduktion der Organe ist naturgemäß von ihrem Energieumsatz abhängig. In körperlicher Ruhe und bei Indifferenztemperatur liefern die einzelnen Organe und Gewebe folgende Beiträge zur gesamten Wärmeproduktion: Organe der Brust- und Bauchhöhle 56%, Gehirn 16%, Muskulatur und Haut 18%, restliche Gewebe 10%. Bei körperlicher Arbeit steigt die Wärmebildung infolge des erhöhten Energieumsatzes in der Muskulatur stark an und kann hier im Extremfall das 10fache des Wertes unter Ruhebedingungen erreichen. In diesem Fall beträgt der Anteil der Muskulatur an der gesamten Wärmeproduktion etwa 90%.

Konvektiver Wärmetransport. Wegen der geringen Wärmeleitung in den Geweben wird die im Körper gebildete Wärme vorwiegend durch Konvektion mit dem Blutstrom zur Körperoberfläche transportiert. Dieser innere Wärmestrom $\dot{q}_i$ pro Flächeneinheit ist von der Kerntemperatur T_K und der Hauttemperatur T_H abhängig:

$$(4) \qquad \dot{q}_i = \alpha\,(T_K - T_H)$$

Der Proportionalitätsfaktor α, der sich mit der Durchblutung der Körperschale verändert, wird als *Wärmedurchgangszahl* (Wärmetransportzahl), der reziproke Wert $w = 1/\alpha$ als *Wärmedurchgangswiderstand* bezeichnet.

Innerer Wärmestrom und Hautdurchblutung. Durch Änderung der Hautdurchblutung kann der innere Wärmestrom in der Körperschale wesentlich beeinflußt werden. Bei *Kälte* wird die Hautdurchblutung durch die *Aktivierung sympathischer Nerven* eingeschränkt (Hautblässe), woraus eine Zunahme des Wärmedurchgangswiderstandes resultiert. In *warmer Umgebung* kommt es dagegen infolge Abnahme der Sympathikusaktivität zu einer *Vasodilatation* und damit zu einer Steigerung der Hautdurchblutung, die den Wärmetransport begünstigt (Rötung der Haut). Der mittlere Wärmedurchgangswiderstand der gesamten Körperschale kann durch Veränderungen der Hautdurchblutung im Verhältnis 1:4 bis 1:7 variiert werden. Besonders stark sind daran die *Durchblutungsänderungen der Extremitäten* beteiligt, in denen – insbesondere bei eingeschränkter Hautdurchblutung – ein größerer Wärmeanteil aus dem Arterienblut direkt auf das zurückfließende Blut der begleitenden Venen übergeleitet wird.

14.2.3 Wärmeabgabe an die Umgebung

Die Wärmeabgabe an die Umgebung erfolgt im wesentlichen über die Haut und die Lunge. Der Wärmeabstrom, der bei konstanter Kerntemperatur quantitativ der Wärmebildung entspricht, wird dabei durch drei Teilprozesse, *Wärmeleitung* und *-konvektion, Wärmestrahlung* sowie *Wasserverdunstung,* vermittelt.

Wärmeleitung und -konvektion. Die Körperoberfläche ist in der Regel von einer kühleren Luftgrenzschicht umgeben, so daß Wärme – dem Temperaturabfall folgend – an die Umgebung abgeleitet werden kann.

Die Wärmeabgabe durch Leitung *(Konduktion)* ist der jeweiligen Temperaturdifferenz proportional. Bezeichnen $\dot{q}_L$ den Wärmestrom je Flächeneinheit, T_H die Hauttemperatur und T_L die Temperatur der Luftgrenzschicht, so gilt:

(5) $$\dot{q}_L = \alpha_L\,(T_H - T_L).$$

α_L, die sog. *Wärmeübergangszahl,* hat bei Luftkontakt einen verhältnismäßig kleinen Wert. Ist die Hautoberfläche jedoch von Wasser umgeben, wobei der Wert von α_L um den Faktor 22 ansteigt, oder besteht ein direkter Kontakt zu einem kühleren festen Material mit großer Wärmeübergangszahl, so kann es schnell zu einer Auskühlung des Körpers kommen.

Die in der Luftgrenzschicht abgeleitete Wärme wird durch *Konvektion* (Luftbewegung) weitertransportiert. Die Konvektion sorgt also für die Aufrechterhaltung eines großen Temperaturgradienten für die Wärmeleitung. Je stärker die Luft bewegt wird (Windeinfluß), um so dünner ist die Grenzschicht an der Haut und um so schneller erfolgt die Wärmeabgabe. Tiere haben die Möglichkeit, durch Aufrichten von Haaren und Federn die Luftgrenzschicht zu erweitern und sich damit in kalter Umgebung vor starken Wärmeverlusten zu schützen. Der Mensch kann den gleichen Effekt durch die Wahl zweckmäßiger Kleidung (Wollfasern halten Luftbläschen fest) erzielen.

Wärmestrahlung. Ein weiterer Teilprozeß des Wärmeaustausches mit der Umgebung ist der Wärmetransport durch langwellige Strahlung, der nach dem Stefan-Boltzmannschen Gesetz der 4. Potenz der absoluten Temperatur proportional ist. Bezeichnen T_H die Hauttemperatur und T_W die Temperatur der strahlenden Flächen, z.B. der Wände in der Umgebung, so gilt für den Wärmestrom je Flächeneinheit $\dot{q}_S$, sofern T_H und T_W in Kelvin angegeben werden:

(6) $$\dot{q}_S = \alpha_S\,(T_H^4 - T_W^4).$$

Der Proportionalitätsfaktor α_S ist von den *Emissions-* bzw. *Absorptionseigenschaften* der Haut und der umgebenden Flächen abhängig; hinsichtlich der Strahlungsemission verhält sich die Haut ähnlich wie ein schwarzer Körper.

Es muß betont werden, daß Wärmeabgabe durch Strahlung zwar von der Hauttemperatur, jedoch nicht von der Lufttemperatur abhängig ist. Im Gegensatz zur Wärmeleitung, die in der Regel Wärme in die Umgebung abtransportiert, kann der strahlungsbedingte Wärmestrom auch körperwärts gerichtet sein. Dies ist beispielsweise bei intensiver Sonneneinstrahlung und kühler Haut der Fall, wobei die Absorption zusätzlich von der Hautpigmentierung beeinflußt wird. Weiße Kleidung kann unter diesen Bedingungen die strahlungsbedingte Wärmeaufnahme etwa auf die Hälfte reduzieren.

Wasserverdunstung. Durch Wasserverdunstung an der Hautoberfläche und in den Atemwegen werden dem Körper erhebliche Wärmemengen entzogen *(evaporative Wärmeabgabe).* Dabei gelangt Wasserdampf per diffusionem an die Haut- bzw. Schleimhautoberfläche und wird unmerklich an die Umgebung abgegeben **(Perspiratio insensibilis).** Auf diese Weise (ohne Schweißsekretion) verliert der Körper täglich etwa *1 l Wasser,* was einer Wärmeabgabe von *580 kcal (2400 kJ)* oder einem Drittel des Grundumsatzes entspricht.

Für die Wärmeabgabe durch Verdunstung je Flächeneinheit $\dot{q}_V$ sind die Wasserdampfdrücke der

Haut (P_H) und der Luft (P_L) maßgebend:

$$(7) \qquad \dot{q}_V = \alpha_V (P_H - P_L).$$

Den Proportionalitätsfaktor α_V bezeichnet man als *Verdunstungszahl.* Die Wasserdampfdrücke werden vom Wassergehalt und der Temperatur der Haut bzw. der Luft bestimmt. Solange die Hauttemperatur höher als die Umgebungstemperatur ist, findet eine Verdunstung auch noch bei einer relativen Luftfeuchte von 100% statt, da unter diesen Bedingungen der Dampfdruck der Haut den der Luft übersteigt.

Bei höheren Außentemperaturen kommt ein weiterer Mechanismus der Wärmeabgabe durch Verdunstung, die **Schweißsekretion** *(Perspiratio sensibilis),* zum Tragen. Sie setzt beim ruhenden, unbekleideten Menschen oberhalb einer Umgebungstemperatur von 30 °C ein (Abb. 14–4). Die Schweißabsonderung wird durch *cholinerge sympathische Nervenfasern* ausgelöst und stellt einen aktiven Sekretionsvorgang dar.

Anpassung der Wärmeabgabe. Bei *Indifferenztemperatur,* einer Luftfeuchte von 50% und Windstille tragen die einzelnen Wärmetransportmechanismen mit den in Tab. 14–4 angegebenen Anteilen zur Wärmeabgabe des ruhenden Menschen bei. Unter diesen Bedingungen dominieren also Wärmestrahlung sowie Wärmeleitung und -konvektion, die man unter dem Begriff „trockene Wärmeabgabe" zusammenfaßt. Im Bereich der thermischen Neutralzone kann die trockene Wärmeabgabe durch *Variaton der Hautdurchblutung* sehr genau der Wärmebildung angepaßt werden (Vasodilatation erhöht, Vasokonstriktion vermindert die Wärmeabgabe). Dabei kommt der Durchblutungsregulation an den Akren, vor allem an den Fingern, die wegen der günstigen Oberflächen-Volumen-Relation für den Wärmetransport besonders prädestiniert sind, eine große Bedeutung zu. An den Fingern kann die Hautdurchblutung von $2 \cdot 10^{-3}$ in kälterer Umgebung auf 1,2 ml $\cdot$ $g^{-1} \cdot min^{-1}$ in wärmerer Umgebung ansteigen, d. h. im Verhältnis 1:600 variieren. Bei Zunahme der Durchblutung werden teils die versorgenden Kapillaren, vor allem jedoch die als Wärmeaustauscher dienenden *arteriovenösen Anastomosen* stärker perfundiert.

Sinkt die Raumtemperatur stärker ab, so nimmt – trotz maximaler Vasokonstriktion – die trockene Wärmeabgabe erheblich zu (s. Abb. 14–4 u. Gl. (5)). In sehr kalter Umgebung beobachtet man dabei vielfach eine eigentümliche Reaktion, die sog. *Kältevasodilatation* (Lewissche Reaktion). Hierbei handelt es sich um eine temporäre Erweiterung der Hautgefäße, die durch direkte Einwirkung der tiefen Temperatur auf die Gefäßmuskulatur und durch Ansammlung gefäßaktiver Substanzen in der vorausgegangenen Phase der Minderdurchblutung hervorgerufen wird. Diese Reaktion, die sich periodisch wiederholen kann, schützt bis zu einem gewissen Grade die Haut vor einer Mangelversorgung, ist jedoch bei längerer Kälteeinwirkung nicht in der Lage, *Frostschäden* (Frostbeulen, Gewebsnekrosen) zu verhindern.

Steigt die Raumtemperatur über den Bereich der thermischen Neutralzone hinaus an, so nimmt – trotz Dilatation der Hautgefäße – die trockene Wärmeabgabe ab (Abb. 14–4). Je wärmer die Umgebung, um so kleiner wird die Differenz zwischen Haut- und Lufttemperatur, die nach Gl. (5) für die Wärmeleitung maßgebend ist. Dafür übernimmt mit einsetzender Schweißsekretion die Wasserverdunstung die führende Rolle bei der Wärmeabgabe. Oberhalb von 35 °C stellt die Verdunstung im Bereich der Haut und des Atmungstraktes praktisch die einzige Möglichkeit dar, Wärme an die Umgebung abzuführen. In sehr warmer Umgebung kann die Schweißsekretion Werte von $2\,l \cdot h^{-1}$, bei Akklimatisierten (s. S. 372) von $4\,l \cdot h^{-1}$ erreichen.

Bei *körperlicher Arbeit* wird die in verstärktem Maße anfallende Wärme ebenfalls überwiegend (zu etwa 75%) durch Wasserverdunstung abgegeben. Die durchschnittliche Schweißsekretion beträgt bei schwerer Arbeit unter normalen Bedingungen etwa $1\,l \cdot h^{-1}$. Dabei sinkt die Hauttemperatur ab, während gleichzeitig die Kerntemperatur bis um 3 °C zunimmt.

Wärmeabgabe im Wasser. Die Bedingungen für die Wärmeabgabe im Wasser unterscheiden sich in mehrfacher

Tab. 14–4. Anteile der einzelnen Wärmetransportmechanismen an der Gesamtwärmeabgabe (Indifferenztemperatur, Luftfeuchte 50%, Windstille)

Haut		Atemwege	
Strahlung	45%		
Leitung und Konvektion	25%	Leitung und Ventilation	2%
Wasserverdunstung	20%	Wasserverdunstung	8%
	90%		10%

Hinsicht von denen in einer Luftumgebung. Die Wärmeverluste durch Strahlung sind im Wasser sehr gering. Der Wärmeübergang von der Körperoberfläche zum Wasser erfolgt praktisch ausschließlich durch Leitung und Konvektion. Infolge der wesentlich größeren Wärmeübergangszahl (s. S. 369) verliert der Körper trotz ausgeprägter Verengung der Hautgefäße in kaltem Wasser sehr viel mehr Wärme als in gleichtemperierter Luft. Daher können bereits bei Wassertemperaturen von 20°C kritische Wärmeverluste auftreten. Da diese von der Dicke des Unterhautfettgewebes abhängen, kühlen magere Menschen im kalten Wasser schneller aus als Personen mit stark ausgeprägtem Fettpolster.

Umweltfaktoren und Wärmeaustausch. Der Wärmeaustausch an der Körperoberfläche wird von einer Reihe von Faktoren beeinflußt, deren Gesamtheit man unter dem Begriff **Klima** zusammenfaßt. Zu diesen Faktoren zählen die *Lufttemperatur,* die *Luftfeuchte,* die *Windgeschwindigkeit* und die *Temperatur anderer strahlender Körper* (z. B. die Temperatur der umgebenden Wände). Alle Faktoren zusammen bestimmen den *Grad der thermischen Belastung* des menschlichen Organismus. Die *Bedeutung der Luftfeuchte* wird dadurch belegt, daß hohe Außentemperaturen bei feuchter Luft schlechter als bei trockener Luft vertragen werden. Dies ist verständlich, wenn man berücksichtigt, daß hohe Luftfeuchte die Wasserverdunstung an der Körperoberfläche einschränkt. Die *Bedeutung der Windgeschwindigkeit* liegt darin, daß sie die Ausdehnung der ruhenden Grenzschicht auf der Körperoberfläche beeinflußt.

14.2.4 Thermoregulation

Die *Thermoregulation* hat die Aufgabe, die Körpertemperatur trotz Schwankungen der Wärmebildung, -aufnahme und -abgabe auf einem vorgegebenen Sollwert konstant zu halten. Die hieran beteiligten Einrichtungen bilden einen Regelkreis mit negativer Rückkopplung (s. Abb. 14–5).

Thermorezeption. Als Fühler des Regelkreises dienen die *Kalt- und Warmrezeptoren* in der Haut. Die Impulsfolgen, welche in diesen kutanen Thermorezeptoren auf Kalt- und Warmreize hin ausgelöst werden, gelangen auf dem Nervenwege zu den „Zentren" der Thermoregulation im Hypothalamus. Daneben konnten in Tierversuchen *thermosensitive Strukturen im Zentralnervensystem* nachgewiesen werden: Eine umschriebene Erwärmung des *vorderen Hypothalamus* (Regio praeoptica) führt zu Wärmeabwehrreaktionen (kutaner Vasodilatation, Schweißsekretion), eine Kühlung dieses Gebietes zu Kälteabwehrreaktionen (Vasokonstriktion, Stoffwechselsteigerung). Ähnliche Wirkungen lassen sich auch vom Rückenmark, insbesondere vom Zervikalmark, her auslösen. Aus der Lokalisation der inneren Temperaturfühler im Hypothalamus und Rükkenmark geht hervor, daß sie zur direkten Registrierung der Kerntemperatur dienen.

Zentrale Informationsverarbeitung. Die für die thermische Informationsverarbeitung zuständigen Strukturen sind im *vorderen Hypothalamus* lokalisiert. Die einlaufenden Impulse von den Thermorezeptoren der Haut und den inneren Temperaturfühlern werden hier integriert und – sofern eine Abweichung vom Sollwert dies erfordert – in Steuersignale für die Stellglieder des Regelkreises umgesetzt. Da die kutanen Thermorezeptoren auf äußere Temperaturänderungen schnell ansprechen, können zweckmäßig Kälte- oder Wärmeabwehrreaktionen bereits ausgelöst werden, bevor noch eine Änderung der Kerntemperatur eintritt. Für den Vergleich der Ist- und Sollwerte ist also nicht nur die Kerntemperatur, sondern darüber hinaus auch die Hauttemperatur maßgebend, wobei beide Informationen teils additiv, teils multiplikativ miteinander verrechnet werden.

Stellglieder. Wenn infolge einer Störgrößeneinwirkung (Kälte- oder Wärmebelastung) der Istwert der integrierten Temperaturinformation vom vorgegebenen Sollwert abweicht, so werden diejenigen Stellglieder aktiviert, die dieser Abweichung entgegenwirken. Stellglieder der Thermoregulation sind die *Vasomotorik* der Hautgefäße, die *Schweißsekretion* und die *Wärmebildung.* Bei äußerer Wärmebelastung oder bei gesteigerter Wärmebildung während körperlicher Arbeit besteht die Gegenregulation in einer Dilatation der Hautgefäße und in einer Aktivierung der Schweißsekretion. Bei Kältebelastung wird einerseits die Wärmeabgabe durch Konstriktion der Hautgefäße gedrosselt und andererseits die Wärmebildung durch Zunahme des Muskeltonus bzw. durch Muskelzittern gesteigert.

Thermoregulation des Neugeborenen. Das menschliche Neugeborene ist bereits unmittelbar nach der Geburt in der Lage, seine Körpertemperatur zu regulieren. Die Stellglieder der Thermoregulation (Wärmebildung, Vasomotorik und Schweißsekretion) sind schon zu diesem Zeitpunkt voll funktionsfähig. Allerdings besitzt das Neugeborene noch nicht die Fähigkeit, seine Wärmebildung durch unwillkürliches Muskelzittern ausreichend zu steigern. Dafür setzt es zur Kälteabwehr einen anderen Mechanismus, die **zitterfreie Wärmebildung,** ein. Die Quelle dieser Wärmeproduktion ist das *braune Fettgewebe,* das im Bereich zwischen den Schulterblättern, in der Axilla und an einigen anderen Orten vorkommt. Die zitterfreie Wärmebildung wird durch **Aktivierung des Sympathikus** ausgelöst, wobei das an den Nervenendigungen abgegebene Noradrenalin die Freiset-

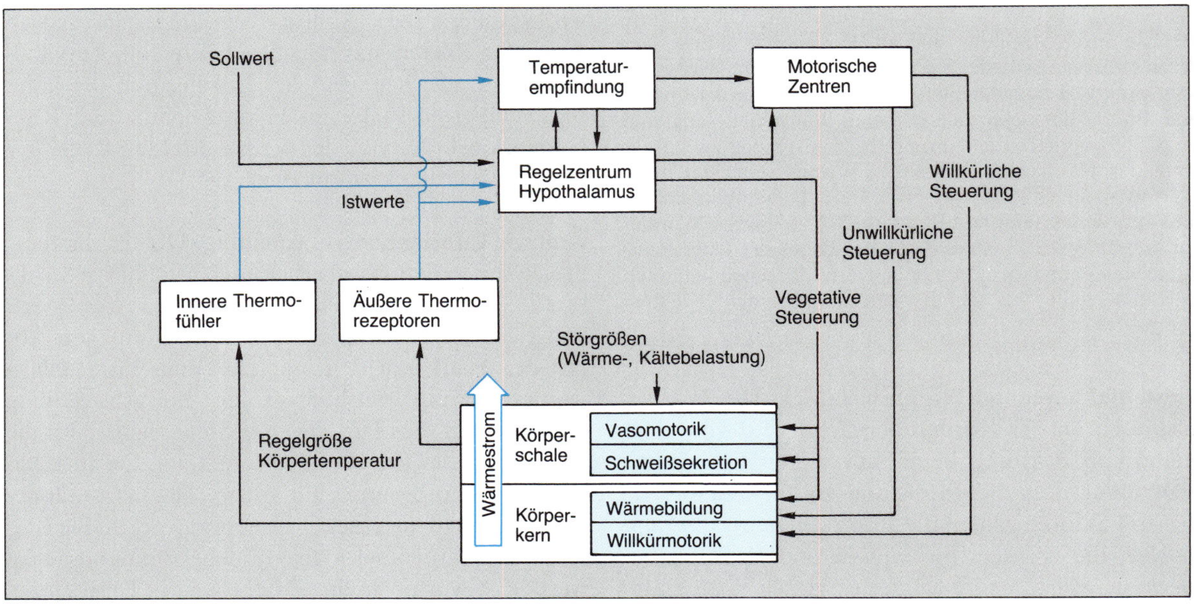

Abb. 14–5. Regelkreis der thermoregulatorischen Mechanismen zur Konstanthaltung der Körpertemperatur

zung von freien Fettsäuren stimuliert, deren Oxidation zu einer gesteigerten Wärmeproduktion führt.

14.2.5 Akklimatisation

Neben kurzzeitigen Anpassungen an Schwankungen der Umgebungstemperatur, die eine Konstanz der Körpertemperatur gewährleisten, kann sich der Organismus auch *langfristig an Kälte und Hitze adaptieren.* Diese chronische Umstellung, die sich in einem Zeitraum von Tagen bis zu mehreren Monaten vollzieht, beruht im wesentlichen auf einer *Ökonomisierung der Temperaturregulation.* Man bezeichnet einen langfristigen Anpassungsvorgang dieser Art als *Akklimatisation* oder *Temperaturadaptation.*

Bei der **Hitzeakklimatisation** nimmt im Verlauf der Anpassung die Schweißabgabe wesentlich zu, der Elektrolytgehalt des Schweißes dagegen erheblich ab, wodurch die Gefahr eines übermäßigen Elektrolytverlustes gemindert wird. Außerdem vermehrt sich die Zahl der aktiven Schweißdrüsen. Der Durst und folglich die Flüssigkeitszufuhr sind bei der Hitzeakklimatisation (z. B. in den Tropen, im Wüstenklima oder während schwerer körperlicher Arbeit) deutlich gesteigert. Die Möglichkeiten einer physiologischen **Kälteakklimatisation** sind wesentlich geringer. Diese beruht vor allem auf einer Erhöhung des Energieumsatzes und damit einer gesteigerten Wärmeproduktion („metabolische Adaptation"). Daneben besteht selbstverständlich die Möglichkeit zur „Verhaltensanpassung" durch Änderung der Kleidung usw.

14.2.6 Pathophysiologie der Thermoregulation

Fieber. Eine regelmäßig auftretende Begleiterscheinung fast aller Infektionen ist das Fieber. Bestandteile pathogener Mikroorganismen, z. B. die Endotoxine gramnegativer Bakterien, aber auch Viren können den Fieberprozeß auslösen. Diese Substanzen werden unter der Bezeichnung *exogene Pyrogene* zusammengefaßt (s. Abb. 14–6). Exogene Pyrogene stimulieren die Phagozyten zur Bildung des endogenen Pyrogens *Interleukin-1.* Dieses ist in der Lage, die Blut-Hirn-Schranke zu durchdringen und das thermoregulatorische Zentrum im Hypothalamus zu beeinflussen. Als Mediatoren wirken dabei *Prostaglandine,* die über das *cAMP* als second messenger den Stoffwechsel der Zellen im Thermoregulationszentrum verändern.

Als Ergebnis dieser Einwirkung wird der *Sollwert* für die Regulation der Körpertemperatur nach oben verstellt, d. h., *die Thermoregulation findet bei intaktem Regelkreis auf einem höheren Temperaturniveau statt.* Unmittelbar nach Umstellung des Sollwertes auf ein höheres Niveau wirkt die normale Kerntemperatur von 37 °C wie eine Unterkühlungstemperatur. Der *Fieberanstieg* ist daher durch Drosselung der Wärmeabgabe (Konstriktion der Hautgefäße) und Steigerung der Wärmebildung (Kältezittern, „Schüttelfrost") sowie durch subjektives Kältegefühl charakterisiert. Bei *Fieberabfall* und damit Rückkehr auf den normalen Sollwert ist der Körper dagegen zu warm. Schweißausbrüche, Dilatation der Hautge-

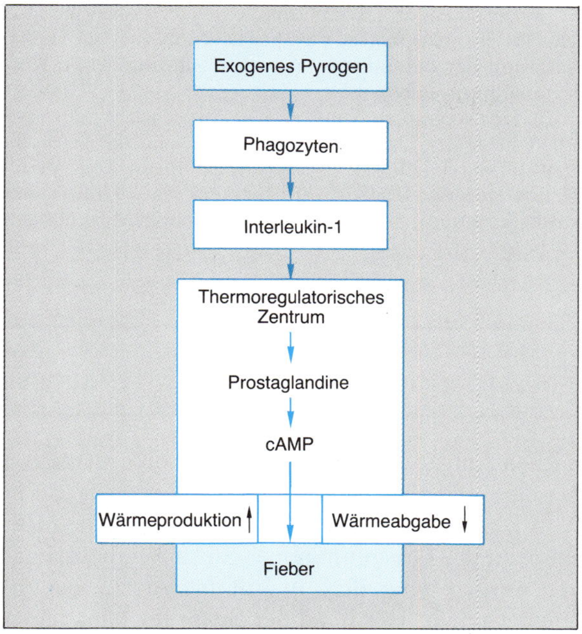

Abb. 14–6. Reaktionskette, die zur Sollwertverstellung im Thermoregulationszentrum und damit zum Fieber führt

fäße und subjektives Wärmegefühl kennzeichnen diese Entfieberungsphase.

Die Frage nach dem *Wert des Fiebers* läßt sich nur differenziert beantworten. Einerseits stellt das Fieber eine Reaktion des Organismus dar, die gegen die Krankheitsursache gerichtet ist. So stimuliert die erhöhte Körpertemperatur die *Abwehrmechanismen,* insbesondere die Bildung von *Interferonen* (s. S. 113) und verschiedene *Leukozytenfunktionen* (s. S. 140ff.). Andererseits bedeutet Fieber auch eine Belastung und u. U. eine Gefahr für den Organismus. Bereits bei mäßig erhöhten Körpertemperaturen kann es bei jüngeren Kindern zu *Fieberkrämpfen* kommen, die durch die alleinige Gabe von fiebersenkenden Mitteln nicht sicher zu verhindern sind. Bei Temperaturen über 41 °C besteht zusätzlich die Gefahr, daß sich bei Säuglingen und Kindern wegen der Labilität ihres Wasser- und Elektrolythaushaltes ein *Hirnödem* oder ein *Kreislaufschock* (s. S. 209ff.) entwickelt.

Hyperthermie. Eine Überwärmung des Organismus infolge unzureichender Wärmeabgabe oder infolge Wärmezufuhr von außen bezeichnet man als Hyperthermie. *Der Sollwert der Körpertemperatur bleibt hierbei unverändert.* Da die Wärmeabgabemechanismen voll aktiviert sind, wird eine Hyperthermie als weitaus unangenehmer empfunden als gleich hohes Fieber. In heißer und trockener Umgebung tritt eine Überlastung der Stellglieder für die Wärmeabgabe und damit ein Anstieg der Kerntemperatur erst auf, wenn die Umgebungstemperatur einen Wert von etwa 60 °C überschreitet (obere Grenze des Regelbereiches, T_4 in Abb. 14–4). Kurzfristig werden jedoch auch Umgebungstemperaturen von mehr als 100 °C ohne Schaden vertragen.

Die obere, mit dem Leben noch zu vereinbarende Kerntemperatur liegt sowohl für Hyperthermie als auch für Fieber bei *42–43 °C.* Bereits unterhalb dieser Grenze kann bei Kerntemperaturen über 40 °C die Hyperthermie zu einem Kreislaufversagen führen. Ein solcher **Hitzekollaps** tritt bei längerem Stehen unter Hitzeeinwirkung und eingeschränkter Wärmeabgabe auf (typisches Beispiel: Kollabieren des bärenfellbemützten britischen Paradesoldaten). Ursache für den Ohnmachtsanfall ist eine Mangeldurchblutung des Gehirns, da die thermoregulatorisch bedingte Dilatation der Hautgefäße einen Blutdruckabfall auslöst. In der Konkurrenzsituation der beiden Regelsysteme dominiert also die Thermoregulation über die Kreislaufregulation.

Hypothermie. Bei langdauernder Kälteexposition kann die Kerntemperatur durch zu starke bzw. durch nicht eingeschränkte Wärmeabgabe (z. B. bei alkoholisierten Personen) unter den Sollwert absinken (Hypothermie). Bis zu einer Körpertemperatur von 35 °C reagiert der Körper mit Kältezittern und allgemeiner Erregung *(Exzitationsstadium).* Muskelstarre mit Teilnahmslosigkeit und Schläfrigkeit entwickeln sich zwischen 34 und 30 °C *(Adynamiestadium).* Bei Rektaltemperaturen unter 30 °C ist die Sprache beeinträchtigt und das Bewußtsein getrübt *(Paralysestadium), unter 27–25 °C* tritt der *Tod* meist durch Kammerflimmern ein. Allerdings sind auch Fälle bekanntgeworden, in denen Hypothermien von 24–21 °C ohne Dauerschäden überlebt wurden.

In der Herz- und Gefäßchirurgie wurde vor Einführung der Herz-Lungen-Maschine von der Möglichkeit der **„induzierten Hypothermie“** häufig Gebrauch gemacht, um den Sauerstoff- und Energiebedarf der Gewebe, besonders des Herzens und des Gehirns, zu senken. Die Wiederbelebungszeiten von Herz und Gehirn (s. S. 492f.) werden dadurch deutlich verlängert. Natürlich müssen bei der Anwendung dieser Verfahren die Kälteabwehrmechanismen durch *Narkose* ausgeschaltet sein.

Hitzeschäden. Bei einem **Hitzschlag** handelt es sich um eine schwere Störung der Thermoregulation nach längerer Hitzeeinwirkung in Verbindung mit intensiver Sonneneinstrahlung. Infolge einer unzureichenden Wärmeabgabe kommt es zu einem Wärmestau mit extremem Anstieg der Kerntemperatur. Kennzeichnend für das Krankheitsbild sind eine trockene und heiße Haut sowie Schocksymptome (s. S. 209ff.) und Bewußtseinstrübung. Bei weiterem Anstieg der Kerntemperatur tritt Bewußtlosigkeit und schließlich bei ca. 43 °C der Tod ein.

Ein **Sonnenstich** entsteht durch direkte Einwirkung langwelliger Sonnenstrahlung auf den ungeschützten Kopf, die zu einem Wärmestau im Kopfbereich und infolge dessen zu einer Reizung der Hirnhäute (Meningismus) führt. Gefährdet sind vor allem Säuglinge und Kleinkinder. Symptome dieser Erkrankung sind heißer Kopf bei meist kühler Körperhaut, Übelkeit und Nackensteifigkeit.

Eine sog. **Hitzeerschöpfung** kann nach längerer Hitzebelastung auftreten, wenn infolge starker Schweißsekretion und ungenügender Flüssigkeitsaufnahme ein extrazellulärer Flüssigkeitsmangel entsteht. Daraus erklären sich die zu beobachtenden Symptome eines Volumenmangelschocks mit peripherer Vasokonstriktion (blasse Haut). Aufgrund der behinderten Wärmeabgabe steigt die Körpertemperatur mäßig an.

Zu **Hitzekrämpfen** kann es bei körperlicher Schwerstarbeit in heißer Umgebung kommen, wenn die Schweißverluste durch Zufuhr kochsalzfreier Flüssigkeit ausgeglichen werden. Dadurch entsteht ein NaCl-Defizit, das Muskelkrämpfe – meist in der beanspruchten Muskulatur – zur Folge hat.

14.3 Arbeitsphysiologie

14.3.1 Grundlagen der Arbeitsphysiologie

Aufgabenbereiche. Die Arbeitsphysiologie – einschließlich des Teilgebietes Sportphysiologie – behandelt die Funktionen des menschlichen Organismus unter physischen und psychischen Belastungsbedingungen. Hieraus ergeben sich Hinweise auf die zweckmäßige, d. h. humane Arbeitsgestaltung (Arbeitsdauer, Pausenlänge, Anpassung des Arbeitsplatzes). Zum Gegenstand der Arbeitsphysiologie gehören ferner die Erfassung der maßgebenden Faktoren für die verschiedenen Arbeitsleistungen des Menschen und die Untersuchung der Leistungsgrenzen sowie der leistungsbestimmenden Einflüsse (Motivation, Trainingszustand u. a.). Schließlich bilden arbeitsphysiologische Aspekte die Grundlage für präventivmedizinische Maßnahmen, z. B. für die Forderung, durch körperliche Betätigung in der Freizeit dem zunehmenden Bewegungsmangel im Berufsleben entgegenzuwirken.

Begriffsdefinitionen (s. Abb. 14–7). Unter *Belastung* versteht man eine von außen vorgegebene Forderung, eine bestimmte Arbeit unter bestimmten Bedingungen durchzuführen. Bei der Erfüllung einer solchen Aufgabe erbringt der Mensch eine (Arbeits-) *Leistung,* die z. B. bei dynamischer Arbeit (s. u.) in Watt gemessen werden kann. Die individuellen Reaktionen der Organfunktionen auf die Arbeitssituation werden unter dem Begriff *Beanspruchung* zusammengefaßt. Der Grad der Beanspruchung hängt dabei einmal von dem *Wirkungsgrad* (s. S. 363) der jeweiligen Arbeitsform und zum anderen von der individuellen *Leistungsfähigkeit,* d. h. vom Gesundheits- und Trainingszustand sowie von der Eignung für eine bestimmte Tätigkeit (Begabung), ab.

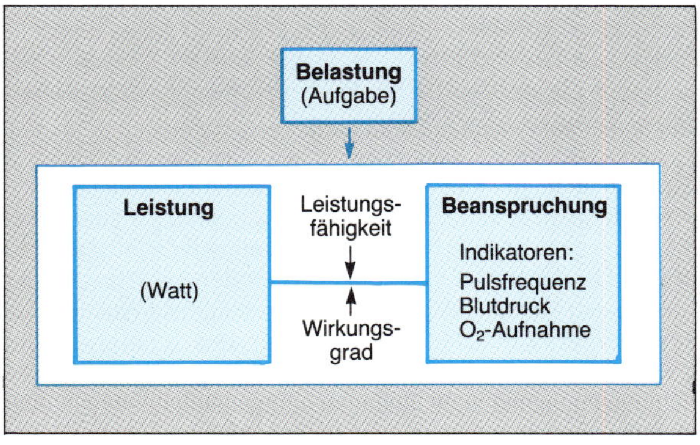

Abb. 14–7. Schema zur Begriffsbestimmung arbeitsphysiologischer Größen, nach Ulmer

Leistungsarten. Bei der Arbeit des Menschen unterscheidet man verschiedene Leistungsarten. **Physische (körperliche) Leistungen** beanspruchen in erster Linie die Skeletmuskulatur, darüber hinaus jedoch auch viele andere Organsysteme, wie z. B. die Herz-Kreislauffunktion und die Atmung. Handelt es sich dabei um eine *dynamische Arbeit,* so wird die Muskelkraft für die Überwindung von Bewegungswiderständen längs eines Weges eingesetzt (Arbeit im physikalischen Sinne). In diesem Fall läßt sich die erbrachte Leistung in physikalischen Einheiten (W) quantifizieren ($1 W = 1 J/s \approx 0{,}1 mkp/s$). Bei der *statischen Arbeit* halten isometrische Muskelkontraktionen nach dem Gesetz von actio und reactio einer von außen einwirkenden Kraft das Gleichgewicht *(Haltearbeit).* Obwohl hierbei keine physikalische Arbeit geleistet wird, zeigen sich – bei gesteigertem Energieumsatz – oft erhebliche Beanspruchungsreaktionen. Als Maß für die statische „Leistung" verwendet man in diesem Fall das Produkt aus Kraft und Zeit.

Bei **psychischen Leistungen** werden in erster Linie die Funktionen des Zentralnervensystems in Anspruch genommen. Viele berufliche Tätigkeiten erfordern in zunehmendem Maße vor allem intellektuelle (mentale) Fähigkeiten (Denkvermögen, Konzentrations- und Reaktionsfähigkeit). Die mentalen Leistungen, die ebenfalls mit organischen Beanspruchungsreaktionen einhergehen, unterliegen in be-

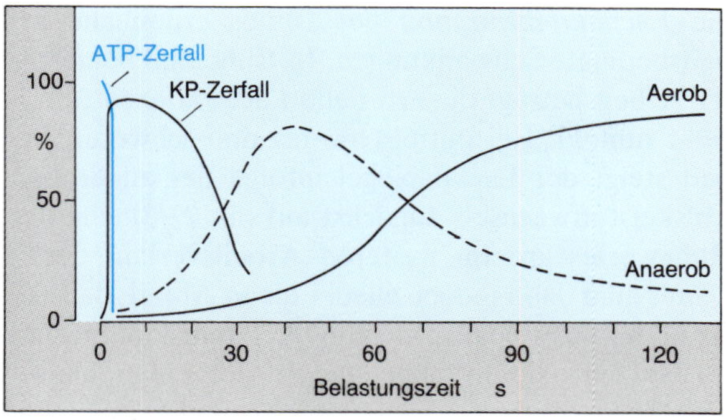

Abb. 14–8. Prozentualer Anteil der energieliefernden Prozesse (Spaltung von Adenosintriphosphat ATP und Kreatinphosphat KP, anaerober und aerober Glucosabbau) an der Energiebereitstellung zu Beginn einer leichten Arbeit, nach Keul, Doll und Keppler

sonders starkem Maße emotionalen und Umwelt-Einflüssen.

Eine Reihe von beruflichen Aufgaben ist nur durch eine Kombination von physischen und psychischen Leistungen zu erfüllen. Einen Sonderfall stellen hierbei die **sensomotorischen Leistungen** dar, die bei geringem Krafteinsatz ein hohes Maß an Koordination der Bewegungsabläufe (Geschicklichkeit) und Konzentration erfordern (chirurgische Tätigkeit, Montage elektronischer Geräte u. a.).

14.3.2 Organfunktionen bei dynamischer Arbeit

Muskulatur. Zu Beginn einer Muskelarbeit wird der erhöhte O_2-Bedarf der Muskelzellen durch das regionale O_2-Angebot nicht gedeckt. Auch der rote Muskelfarbstoff *Myoglobin* kann nur geringe O_2-Mengen zusätzlich zur Verfügung stellen. Daher ist die arbeitende Muskulatur zunächst überwiegend auf eine **anaerobe Energiegewinnung** angewiesen (Abb. 14–8). Die unmittelbare Energiequelle für die Muskelkontraktion stellt die hydrolytische Spaltung von *Adenosintriphosphat* (ATP) in Adenosindiphosphat (ADP) und Phosphat dar. Die geringen ATP-Vorräte sind jedoch rasch erschöpft, so daß eine Nachlieferung erforderlich ist. Als Quelle für die ATP-Synthese dient *Kreatinphosphat* (KP), durch dessen Spaltung in Kreatin und Phosphat erhebliche Energiemengen übertragen werden. Bevor noch die Vorräte an Kreatinphosphat erschöpft sind, übernimmt der *anaerobe Glucoseabbau* (Glykolyse) die führende Rolle bei der Energiegewinnung.

Erst langsam werden die Regulationsmechanismen wirksam, welche die Durchblutung der arbeitenden Muskulatur an den erhöhten O_2-Bedarf anpassen. Im selben Maße steigt die aerobe Energienachlieferung durch **oxidativen Abbau** von Glucose, z. T. auch von freien Fettsäuren an. Bei leichter Arbeit erreicht die aerobe Energiegewinnung erst nach etwa 2 min ihre volle Wirksamkeit.

Bei schwerer Arbeit muß infolge eines inadäquaten O_2-Angebots ein Teil der Energie ständig auf anaerobem Weg gewonnen werden, so daß die Konzentration der *Milchsäure* (Endprodukt des anaeroben Glucoseabbaus) ansteigt und zur muskulären Ermüdung beiträgt. Bei dieser Abbauform ist die *Energieausbeute* gering (2 mol ATP pro mol Glucose), während durch oxidativen Abbau ein Nettogewinn von 38 mol ATP pro mol Glucose erzielt wird.

Herz-Kreislauf-System. Der bei dynamischer Arbeit erhöhte O_2-Bedarf der Muskulatur erfordert eine Steigerung des Herzzeitvolumens. Neben einer Zunahme des Schlagvolumens um 20–30% steigt insbesondere die *Herzfrequenz* an, wobei das Ausmaß der Frequenzsteigerung vom Grad der Beanspruchung abhängig ist (s. Abb. 14–9). Bei leichter Arbeit mit konstanter Leistung erreicht die Pulsfrequenz nach 5–10 min einen Plateau-Wert *(steady state),* der auch bei stundenlanger Arbeit beibehalten wird. Je größer die Beanspruchung, um so höher liegt der Plateau-Wert. Bei schwerer Arbeit mit konstanter Leistung zeigt die Pulsfrequenz nach der initialen Zunahme einen weiteren *Ermüdungsanstieg,* ohne daß sich ein Plateau-Wert einstellt.

Der zeitliche Verlauf des Pulsfrequenzabfalls auf den Ausgangswert nach Beendigung der Arbeit hängt ebenfalls vom Beanspruchungsgrad ab. Die *Erholungszeit* (Zeit bis zum Erreichen des Pulsfrequenz-Ausgangswertes) beträgt bei leichter Arbeit

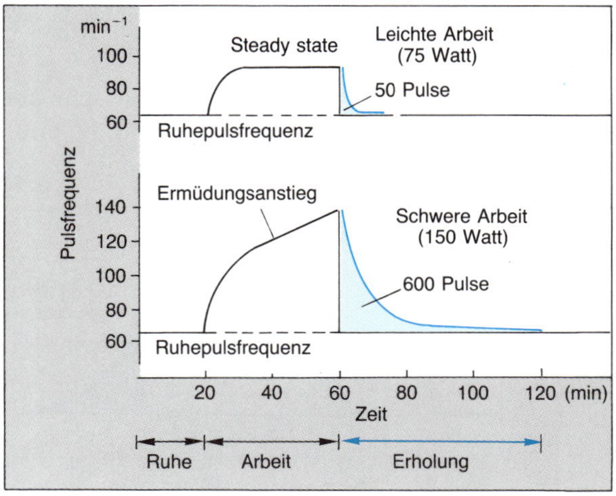

Abb. 14–9. Pulsfrequenzänderungen während und nach leichter bzw. schwerer dynamischer Arbeit (konstanter Intensität) bei Probanden mit durchschnittlicher Leistungsfähigkeit. *Blaue Fläche:* Erholungspulssumme

3–5 min und dauert bei schwerer Arbeit erheblich länger (1 Stunde und mehr). Die Anzahl der Pulse, die in der Erholungszeit über dem Ausgangswert liegen (blauer Bereich in Abb. 14–9) wird als *Erholungspulssumme* bezeichnet. Diese Größe stellt – ebenso wie die Pulsfrequenzzunahme während der Arbeit – ein Maß für den Grad der Beanspruchung dar.

Die Veränderungen des *Blutdrucks* bei Arbeit sind auf S. 184 dargestellt.

Sauerstoffaufnahme. Die O_2-Aufnahme zeigt während und nach dynamischer Arbeit ein ähnliches Verhalten wie die Herzfrequenz. Bei leichter Arbeit steigt die O_2-Aufnahme – entsprechend der Zunahme der Muskeldurchblutung – langsam an (s. Abb. 14–10) und erreicht nach 3–5 min einen konstanten Wert (steady state). Dagegen nimmt bei schwerer Arbeit die O_2-Aufnahme fortlaufend zu, ohne daß sich ein steady-state-Wert einstellt.

Zu Beginn der Arbeit entspricht die O_2-Aufnahme nicht dem Energiebedarf der arbeitenden Muskulatur, die diese Zeit durch anaerobe Energiegewinnung überbrückt. Das O_2-Volumen, welches gegenüber dem anfänglichen O_2-Bedarf zu wenig aufgenommen wird (blaue Fläche in Abb. 14–10), bezeichnet man als **Sauerstoffschuld.** Sie kann maximal 5 l O_2 betragen.

Nach Beendigung der Arbeit geht die O_2-Aufnahme nur langsam auf den Ausgangswert zurück (**Tilgung der Sauerstoffschuld**). Der in der Erholungsphase vermehrt aufgenommene Sauerstoff dient in erster Linie zur Restitution der Energiespeicher in der Muskulatur, darüber hinaus jedoch auch zur Deckung des Bedarfs anderer Organsysteme, deren Funktionen in dieser Phase noch nicht auf den Ruhewert abgeklungen sind (Herz, Atmung u. a.). Daher ist das O_2-Volumen für die Tilgung (4 l nach leichter Arbeit, bis zu 20 l nach schwerer Arbeit) größer als die anfangs eingegangene Sauerstoffschuld.

Stoffwechselparameter im Blut. Während sich bei Arbeit die arterielle O_2-Konzentraton und die Glucosekonzentration im Blut nur wenig ändern, zeigt

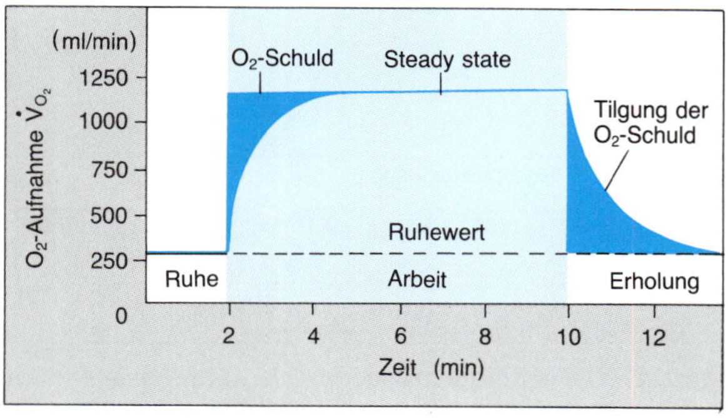

Abb. 14–10. Änderung der O_2-Aufnahme während und nach leichter dynamischer Arbeit konstanter Intensität

die *Lactatkonzentration* des Blutes erhebliche arbeitsbedingte Schwankungen. In Ruhe und bei leichter Arbeit beträgt die arterielle Lactatkonzentration ca. 1 mmol/l. Bei mittelschwerer und schwerer Arbeit steigt der Lactatspiegel infolge des anaeroben Muskelstoffwechsels zunächst auf das 2–3fache des Ruhewertes an. Im weiteren Arbeitsverlauf beobachtet man dann jedoch wieder einen Abfall, da Lactat in der nicht beanspruchten Skeletmuskulatur und im Herzen oxidativ abgebaut, in der Leber hauptsächlich zu Glykogen resynthetisiert und in geringem Maße mit dem Schweiß ausgeschieden wird. Bei Schwerstarbeit mit einem großen Anteil anaerober Energiegewinnung nimmt dagegen die Lactatkonzentration im Blut laufend zu und kann im Extremfall Werte von mehr als 15 mmol/l erreichen. Der Anstieg des Lactatspiegels führt zu einer Azidose (s. S. 360f.), die ihrerseits eine Ventilationssteigerung mit verstärkter CO_2-Abgabe (arterielle P_{CO_2}-Senkung) verursacht.

14.3.3 Organfunktionen bei statischer Arbeit

Muskeldurchblutung. Übersteigt bei einer Haltearbeit die Kontraktionskraft der eingesetzten Muskulatur 15% ihrer Maximalkraft, so kommt es zu einer ungenügenden Muskeldurchblutung. Ursache hierfür ist die intramuskuläre Druckentwicklung, die den Kapillardruck übersteigt und damit die Kapillarperfusion behindert. Die Reduktion der Muskeldurchblutung hat eine mangelhafte O_2-Versorgung der Muskelzellen und – dadurch bedingt – eine verstärkte Lactatbildung zur Folge, die zur schnellen Ermüdung führt.

Herzfrequenz. Bei statischer Arbeit steigt die Herzfrequenz an, und zwar um so höher, je schwerer die Last ist und je länger die Haltezeit dauert. Beispielsweise tritt eine Steigerung der Herzfrequenz auf über 100 min^{-1} ein, wenn eine Last von 120 kg für die Dauer von 3 min getragen wird. Für die Frequenzsteigerung werden hypothetische Muskelrezeptoren verantwortlich gemacht, die bei anaerober Stoffwechsellage stimulierend auf das Kreislaufzentrum wirken sollen.

14.3.4 Reaktionen auf psychische Belastungen

Mentale Belastungen längerer Dauer führen zu einer Steigerung des Gesamtenergieumsatzes, da unter diesen Bedingungen der Muskeltonus reflektorisch erhöht wird. Außerdem findet man häufig einen Anstieg der Herzfrequenz sowie eine Zunahme der Hautdurchblutung und der Schweißsekretion. Bei *emotionalen Belastungen* beobachtet man ähnliche Reaktionen, deren vegetative Steuerung im Zusammenhang mit den Kreislauffunktionen dargestellt sind (s. S. 197ff.).

14.3.5 Leistungsfähigkeit und leistungsbeeinflussende Faktoren

Bereiche und Tagesperiodik der Leistungsfähigkeit. Die körperliche Leistungsfähigkeit hängt von verschiedenen individuellen Faktoren (Alter, Körperbau, Gesundheitszustand, Trainingszustand, Talent) ab und variiert dementsprechend innerhalb der Bevölkerung in weiten Grenzen. Die maximale Leistungsfähigkeit eines Menschen wird kaum jemals – selbst nicht bei sportlichen Höchstleistungen – voll ausgenutzt. In der Regel beansprucht die berufliche Arbeit nur einen bestimmten Prozentsatz der maximalen Leistungsfähigkeit, so daß eine entsprechende *Leistungsreserve* erhalten bleibt. In Abb. 14–11 sind verschiedene Leistungsbereiche in Beziehung zur individuellen (maximalen) Leistungsfähigkeit schematisch dargestellt.

Leistungen, die weniger als 40% der maximalen Leistungsfähigkeit erfordern, können im allgemeinen ohne Willensanstrengung durchgeführt werden *(automatisierte Leistungen)*. Darüber liegt der Bereich der *physiologischen Leistungsbereitschaft,* der nur mit Willenseinsatz zu erschließen ist, ohne daß die Arbeit jedoch zur Ermüdung führt. Leistungen in dem anschließenden Bereich der *gewöhnlichen Einsatzreserven* erfordern – wie etwa sportliche Höchstleistungen – einen starken Willenseinsatz und gehen mit Ermüdungen einher. Der vierte Bereich der *autonom geschützten Reserven* kann durch den Willen nicht erschlossen werden und ist nur in Notfallsituationen, z. B. in Lebensgefahr (Adrenalinsausschüttung), zugänglich. Versucht man durch Dopingmittel die autonom geschützten Leistungsreserven zu mobilisieren, so besteht ein erhebliches Gesundheitsrisiko.

Wie Abb. 14–11 zeigt, unterliegen die Grenzen der Leistungsbereiche tagesrhythmischen Schwankungen. Die *Leistungsbereitschaft,* die von der (physischen) Leistungsfähigkeit und dem (psychischen) Leistungswillen abhängt, folgt dem gleichen Tagesrhythmus. Danach besteht gegen 9 und 19 Uhr (Ortszeit) die höchste, gegen 3 Uhr die geringste Leistungsbereitschaft. Diese Schwankungen der Leistungsbereitschaft gehören zu den *zirkadianen Rhythmen,* denen viele vegetative Funktionen, z. B. auch das Wach-Schlaf-Verhalten, unterliegen (s. S. 485f.).

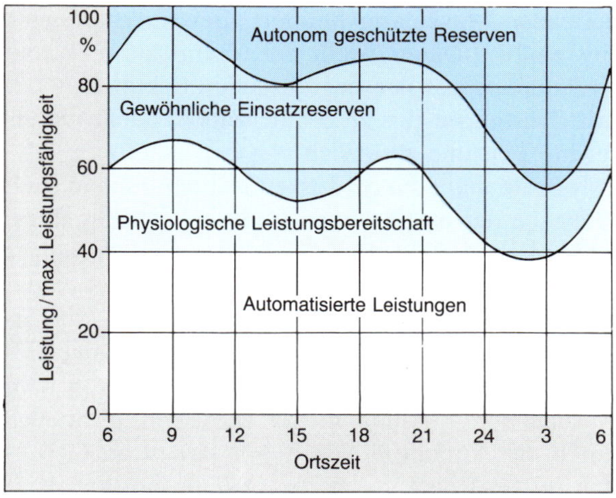

Abb. 14–11. Tagesperiodik der Leistungsbereitschaft und Kennzeichnung der Leistungsbereiche, nach Graf

Untersuchungen an Schichtarbeitern haben gezeigt, daß auch bei längerer *Nachtarbeit* die Phasenlage der zirkadianen Periodik nur wenig verändert wird, so daß z. B. die Leistungsbereitschaft in den Nachtstunden vermindert bleibt. Wahrscheinlich verhindern die sozialen Kontakte mit der Umwelt eine vollständige Umstellung. Dagegen paßt sich die zirkadiane Rhythmik bei *Zeitzonensprüngen* (z. B. Interkontinentalflügen) mit einer gewissen Verzögerung der neuen Ortszeit vollständig an. Dabei gilt die Regel, daß eine Zeitverschiebung von 2 Stunden eine Umstellungszeit von einem Tag benötigt. Bei Zeitzonensprüngen in östlicher Richtung sind allerdings die Anpassungsschwierigkeiten oft größer als bei solchen in westlicher Richtung.

Leistungsgrenzen. Bei beruflicher Arbeit, die für die Dauer von 8 Stunden ohne physische Ermüdung durchgeführt werden soll, muß die Belastung unterhalb der **Dauerleistungsgrenze** liegen. Für untrainierte Jugendliche ist diese Grenze durch folgende Beanspruchungskriterien charakterisiert: Pulsfrequenz <130 min^{-1}, Erholungspulssumme <100 Pulse, konstante O_2-Aufnahme, Lactatspiegel <2,2 mmol/l. Die Dauerleistungsgrenze liegt für 20–30jährige untrainierte Männer unter den Arbeitsbedingungen des Fahrradergometers bei 100 W, entsprechend einer O_2-Aufnahme von etwa 1,5 l/min.

Leistungen, die über die Dauerleistungsgrenze hinausgehen, führen zur Ermüdung und sind daher zeitlich limitiert. Die **Höchstleistungsgrenze** in diesem Bereich liegt um so höher, je kürzer die Belastungszeit ist.

Körperliche Höchstleistungen werden durch die Geschwindigkeit der Energiebereitstellung in der arbeitenden Muskulatur limitiert. Bei **Kurzleistungen** (bis zu 10 s Dauer) stellt der Vorrat an ATP und Kreatinphosphat den begrenzenden Faktor dar. Bei **Mittelleistungen** (bis zu 3 min Dauer) hängt die erreichte Leistung zusätzlich von der anaeroben Glykolyserate und vom oxidativen Nährstoffabbau nach Maßgabe der ansteigenden O_2-Nachlieferung ab (s. Abb. 14–8, S. 375). Bei **Ausdauerleistungen** (länger als 3 min) verliert die anaerobe gegenüber der oxidativen Energiegewinnung an Bedeutung. Die Höchstleistungsfähigkeit hängt also vor allem von der Geschwindigkeit der O_2-Nachlieferung, d. h. von dem Ausmaß der O_2-Aufnahme ab. Diese wird nicht etwa durch die Atmungsfunktion, sondern beim Gesunden in der Regel durch die O_2-Transportkapazität des Blutkreislaufs, d. h. letztlich durch die Leistungsfähigkeit des Herzens, begrenzt. Bei kurzen Ausdauerleistungen (3–10 min) kann die *maximale O_2-Aufnahme* erreicht werden, die im Mittel für untrainierte Männer 3,2 und Frauen 2,3 l/min, für trainierte Männer 4,8 und Frauen 3,3 l/min beträgt. Bei längeren Ausdauerleistungen lassen sich diese Maximalwerte nicht mehr über die gesamte Belastungszeit aufrechterhalten, wodurch eine Reduktion des Energieumsatzes eintritt. Dauert die Höchstleistung länger als 30 min, so kommt als weiterer leistungsbegrenzender Faktor die Erschöpfung der Substratreserven, insbesondere der Glykogenspeicher, hinzu.

Bei **statischen Höchstleistungen** besteht ein reziproker Zusammenhang zwischen der aktivierbaren Muskelkraft und der maximalen Belastungsdauer. Während die Maximalkraft nur für einige Sekunden aufrechterhalten werden kann, beträgt die Haltezeit 1 min, wenn 50% der Maximalkraft eingesetzt werden, und etwa 4 min, wenn die Kraft auf 25% des Maximalwertes reduziert ist. Bei Haltearbeiten, die mit einem Einsatz von weniger als 15% der Maximalkraft erfolgen, wird dann die Haltezeit unabhängig von der Höhe der Belastung (vgl. hierzu S. 376).

Ermüdung und Erholung. Unter *Ermüdung* versteht man einen komplexen Vorgang, der bei schwerer Arbeit infolge von Veränderungen somatischer und/oder psychischer Funktionen zu einer Abnahme der Leistungsfähigkeit führt. Bei schwerer körperlicher Arbeit steht die physische (muskuläre) Ermüdung im Vordergrund, bei anstrengender geistiger oder monotoner Tätigkeit überwiegt der Einfluß der psychischen (zentralen) Ermüdung.

Die **physische Ermüdung** wird durch unzureichende Energiegewinnung und durch Anhäufung der Milchsäure in der arbeitenden Muskulatur hervorgerufen. Bei *dynamischer Arbeit* unterhalb der Dauerleistungsgrenze kommt es zwar während der Muskelkontraktion zur Abnahme der Energiereserven und zur Zunahme der Lactatkonzentration, in der nachfolgenden Erschlaffungsphase können jedoch die Energiespeicher wieder aufgefüllt und die Milchsäure abtransportiert werden. Oberhalb der Dauerleistungsgrenze reicht dagegen die Erschlaffungszeit für eine vollständige Restitution nicht aus, so daß ein „Ermüdungsrückstand" bestehen bleibt, der mit jedem Kontraktionszyklus weiter zunimmt. Bei häufigen Muskelkontraktionen kann nach längerer Dauer auch eine „Ermüdung" der Erregungsübertragung in den motorischen Endplatten eintreten. *Statische Arbeit* mit mehr als 15% der Maximalkraft führt infolge mangelhafter Muskeldurchblutung zu schneller Erschöpfung der Energiereserven und starker Zunahme der Lactatkonzentration.

Die **Erholung** nach Beendigung einer körperlichen Arbeit besteht in der Wiederauffüllung der Energiespeicher und der Elimination der Milchsäure, wobei gleichzeitig die kardiovaskulären und respiratorischen Funktionen zuerst schnell, dann langsamer abnehmen. Im selben Maße steigt die Leistungsfähigkeit wieder an. Die Tatsache, daß die Restitution zu Beginn der Erholungsphase besonders schnell erfolgt (vgl. Abb. 14–9, S. 375), gibt einen Hinweis auf die richtige *Festlegung von Arbeitspausen:* Bei vorgegebener Arbeitszeit ist es zweckmäßiger, viele kurze, als wenige lange Pausen einzulegen.

Die **psychische Ermüdung** ist auf die Störung zentralnervöser Funktionen zurückzuführen. Sie tritt nicht nur bei anstrengender psychischer Arbeit (Denk-, Konzentrations-, Reaktions- und Geschicklichkeitsleistungen), sondern unter bestimmten Bedingungen auch bei physischer Belastung (Schwerarbeit, monotoner Fließbandarbeit) auf und kann durch verschiedene Faktoren (Lärm, schlechte Beleuchtung, klimatische Belastung, Interesselosigkeit, Sorgen, Schmerzen u. a.) verstärkt werden. Zeichen der psychischen Ermüdung sind neben einem allgemeinen Unlustgefühl insbesondere Störungen der Sinneswahrnehmung sowie der Konzentrations-, Reaktions- und Entscheidungsfähigkeit. Vermutlich handelt es sich bei dieser Ermüdungsform um eine Beeinträchtigung des von der Formatio reticularis aufsteigenden und die Großhirnrinde aktivierenden Systems (*ARAS*, s. S. 458), das die Bewußtseinshelligkeit und die Aufmerksamkeit steuert.

Im Gegensatz zur muskulären Ermüdung kann die zentrale Ermüdung schlagartig aufgehoben werden. Dies ist ein Hinweis darauf, daß nicht etwa die Beseitigung eines „Ermüdungsstoffes" im Zentralnervensystem, sondern die Reaktivierung des aufsteigenden retikulären Systems hierfür erforderlich ist. Eine *Aufhebung der psychischen Ermüdung* läßt sich durch Wechsel der Tätigkeit oder der Umgebung sowie durch Motivation erreichen und tritt in der Regel stets bei Alarmreaktionen (Angst, Wut u. a.) ein.

15 Skelet, Muskulatur und Bindegewebe

15.1 Skelet und Gelenke

15.1.1 Skeletaufbau und allgemeine Gelenkanatomie

Allgemeiner Skeletaufbau. *Das Skelet,* bestehend aus mehr als 200 Knochen, *bestimmt die Form des Körpers, schützt die inneren Organe in den Körperhöhlen und dient der Fortbewegung.* Der Aufbau des menschlichen Skelets ist in Abb. 15−1 dargestellt.

Die *Wirbelsäule* (s. S. 422) verbindet die Knochengerüste, die den drei großen Körperhöhlen, Schädel-, Brust- und Bauchhöhle, ihre Form verleihen. Der *Schädel* besteht aus der Gehirnkapsel *(Neurocranium)* und dem Gesichtsskelet *(Splanchnocranium).* Der Brustkorb *(Thorax)* mit seinen 12 Rippenpaaren (s. S. 217f.) umschließt die Organe der Brusthöhle. Das *Becken* hat die Form einer vorne offenen Schale und bildet den unteren Abschluß der Bauchhöhle, die im übrigen von einem Muskelmantel umgeben ist.

Die Gliedmaßen sind mit dem Rumpf über die *Extremitätengürtel* verbunden. Der *Schultergürtel,* der beiderseits aus dem Schulterblatt *(Scapula)* und dem Schlüsselbein *(Clavicula)* besteht, ist gegen den Thorax verschieblich. Am *Beckengürtel* sind dagegen die Beine über ortsfeste Gelenke mit dem Rumpf verbunden.

Die *obere* und die *untere Extremität* bilden jeweils eine Kette aus zusammenhängenden Skeletelementen, deren Zahl nach distal zunimmt. Die Endglieder der beiden Extremitäten, die einen ähnlichen Aufbau haben, unterscheiden sich in ihrer funktionellen Spezialisierung. Während die Hand *(Manus)* vorrangig als Greiforgan ausgebildet ist, dient der Fuß *(Pes)* hauptsächlich der Abstützung und Fortbewegung.

Allgemeiner Aufbau der Gelenke. Die Knochenelemente sind untereinander durch Gelenke *(Articulationes)* verbunden. Verbindungen, die lediglich aus Knorpel, Bindegewebe oder Knochengewebe bestehen und keine oder nur geringe Bewegungen zulassen, nennt man *Synarthrosen* (unechte Gelenke). Die echten Gelenke, in denen größere Bewegungen möglich sind, werden als *Diarthrosen* bezeichnet.

Die *echten Gelenke* haben, ungeachtet ihrer speziellen Ausbildung, einen charakteristischen Aufbau (s. Abb. 15−2). In der Regel ist der *Gelenkkopf* eines Knochens in die *Gelenkpfanne* des mit ihm artikulierenden Knochens eingelagert. Die Gelenkflächen der beteiligten Knochen sind mit einem *Knorpelüberzug* versehen, der dazu dient, die Druck- und Scherbelastungen elastisch aufzunehmen. Der *gefäßfreie Gelenkknorpel* ist ein schlecht ernährtes Gewebe und neigt daher im Laufe der Zeit zur Degeneration.

Das Gelenk wird durch eine *Gelenkkapsel* allseitig eingeschlossen, die aus einer äußeren Faserschicht *(Membrana fibrosa)* und einer spezialisierten Innenschicht *(Membrana synovialis)* besteht. Die Membrana fibrosa wird an beanspruchten Stellen durch *Gelenkbänder* verstärkt, die die richtige Bewegungsführung sichern und die Gelenkbewegungen begrenzen. Die gefäßreiche Membrana synovialis sondert die *Synovialflüssigkeit* ab. Diese füllt den kapillären Spalt der *Gelenkhöhle* aus und dient als Gleitmittel, vergleichbar dem Ölfilm in technischen Gelenken.

Zusatzeinrichtungen, die nur an bestimmten Gelenken vorkommen, sind die

- *Disci articulares,* Knorpelscheiben, welche die Gelenkhöhle in zwei Abschnitte unterteilen,
- *Menisci,* keilförmige Scheiben aus Faserknorpel, die meist von der Kapsel ausgehen und in das Gelenk hineinragen,
- *Gelenklippen,* die aus Bindegewebe bestehen und die Gelenkpfanne vergrößern, sowie
- *Schleimbeutel (Bursae synoviales),* die der Polsterung dienen und insbesondere an Stellen vorkommen, wo Sehnen oder Muskeln über Knochenvorsprünge hinweggleiten.

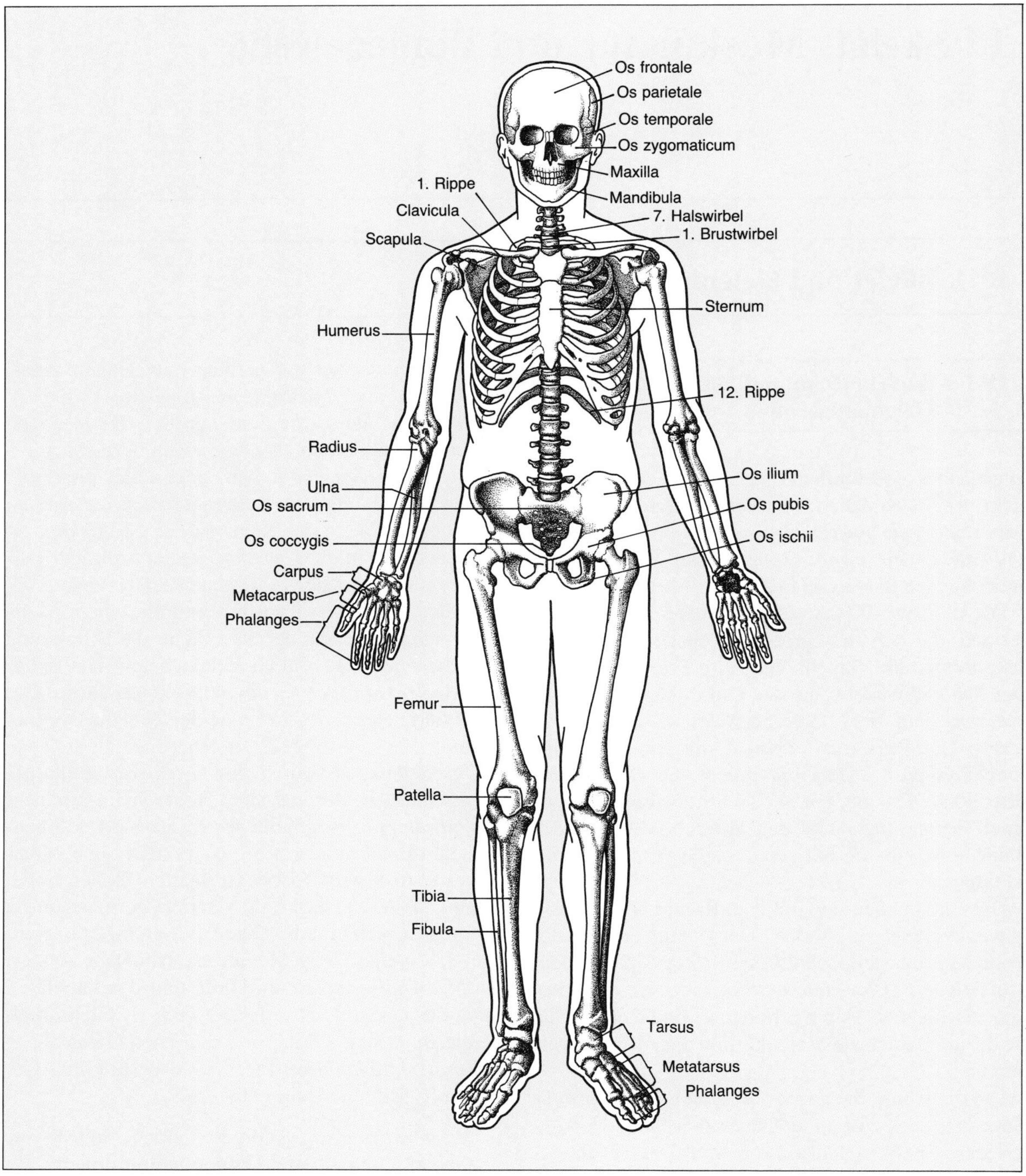

Abb. 15–1. Skelet des Menschen, nach King und Showers

Gelenkformen. Die echten Gelenke werden nach den *Freiheitsgraden* der möglichen Gelenkbewegungen eingeteilt (s. Abb. 15–3):

Zu den **einachsigen Gelenken** gehören das *Scharniergelenk,* bei dem nur eine Drehung um die Querachse möglich ist (Beispiel: Ellenbogengelenk zwischen Humerus und Ulna), und das *Dreh-* oder *Radgelenk,* das lediglich eine Drehung um die Längsachse erlaubt (Beispiel: Ellenbogengelenk zwischen Radius und Ulna, s. a. Abb. 15–4, S. 382).

Zweiachsige Gelenke sind das *Sattelgelenk* mit der in Abb. 15–3 dargestellten typischen Form der Gelenkflächen (Beispiel: Daumengrundgelenk) und das *Eigelenk,* das wegen des querliegenden eiförmigen Gelenkkopfes mit einer entsprechenden Gelenk-

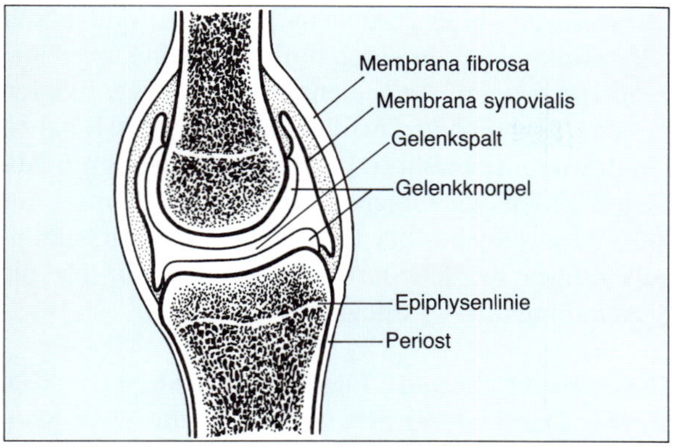

Abb. 15–2. Aufbau eines echten Gelenks (Diarthrose), nach Schiebler

pfanne nur Bewegungen mit zwei Freiheitsgraden zuläßt (Beispiel: proximales Handgelenk).

Das wichtigste **dreiachsige Gelenk** ist das *Kugelgelenk*. Der kugelförmige Gelenkkopf kann in der entsprechend ausgehöhlten Gelenkpfanne Drehungen um drei Hauptachsen durchführen: Rotation um die Längsachse sowie Drehungen um die transversale und sagittale Achse (Beispiele: Schultergelenk und Hüftgelenk). Die Bewegungsbezeichnungen werden im Zusammenhang mit der Beschreibung der einzelnen Gelenke angegeben.

Meist haben die genannten Gelenke eine *Knochenführung*, d. h. die Form der aufeinander angepaßten Gelenkkörper bestimmt die Art und den Umfang der Bewegungen. Bei den Gelenken mit *Bandführung* besteht eine weniger gute Anpassung der artikulierenden Knochenelemente, so daß dem Bandapparat eine wesentliche Führungsfunktion zukommt. Gelenke mit *Muskelführung,* die durch geringe Anpassung der Gelenkkörper und weitgehendes Fehlen hemmender Bänder gekennzeichnet sind, werden durch die Muskulatur zusammengehalten und in ihrer Bewegungsführung bestimmt.

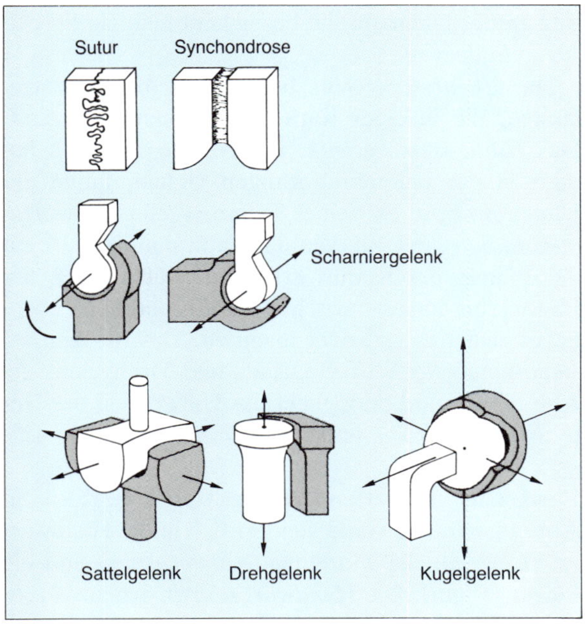

Abb. 15–3. Übersicht über die wichtigsten Gelenkformen mit ihren Bewegungsachsen, nach Kahn. Sutur und Synchondrose gehören zu den unechten Gelenken (Synarthrosen)

Pathologische Aspekte. Gelenke können trotz der kräftigen Gelenkkapseln, der Verstärkung durch den Bandapparat und der Fixierung durch die Muskulatur bei ungewöhnlichen Beanspruchungen, z. B. beim Springen oder Skilaufen, ihren Zusammenhalt verlieren. Kommt es dabei nur zu einer Überdehnung der Gelenkkapsel, so spricht man von einer **Distorsion** (Verstauchung). Sie geht vielfach mit einer *Bänderzerrung* und *Blutung in die Gelenkkapsel* einher. Bei stärkeren Einwirkungen kann jedoch eine Dauerverschiebung der knöchernen Gelenkelemente auftreten, die als **Luxation** (Verrenkung) bezeichnet wird. Nicht selten sind damit *Kapsel- und Bänderrisse* sowie ein *Bluterguß* verbunden. Die Luxation erfordert eine möglichst baldige *Reposition* (Wiedereinrenkung).

Die Falten der *Membrana synovialis* neigen zur *Verkalkung*. Reißen solche verkalkten Anteile bei starken Gelenkbewegungen ab, so können sie in der Gelenkhöhle eingeklemmt werden, wodurch eine äußerst schmerzhafte Sperre des Gelenks eintritt.

15.1.2 Schultergürtel- und Armskelet

Schultergürtelskelet. Die Arme sind mit dem Rumpf über das Knochengerüst des Schultergürtels verbunden, der beiderseits von dem *Schlüsselbein* und dem *Schulterblatt* gebildet wird (s. Abb. 15–4). Da der hinten offene Schultergürtel lediglich mittels des *inneren Schlüsselbeingelenks* am Brustkorb befestigt ist, werden Verschiebungen ermöglicht, die den Bewegungsspielraum der Arme erweitern.

Die **Clavicula** (Schlüsselbein), ein leicht S-förmig gebogener Knochen, verbindet das Schulterblatt mit dem Brustbein *(Sternum)*. Das Gelenk zwischen Sternum und Clavicula, das *innere Schlüsselbeingelenk,* erlaubt Bewegungen der Clavicula in allen Richtungen.

Die **Scapula** (Schulterblatt) ist ein platter, dreieckiger Knochen, an dessen Hinterseite sich als Verstärkung die Schulterblattgräte *(Spina scapulae)* erhebt (s. Abb. 15–5). Dieser Knochenteil endet oben

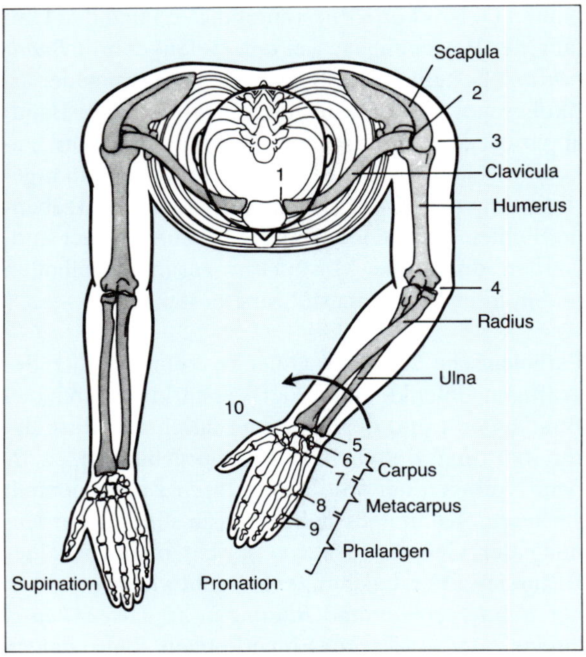

Abb. 15–4. Skeletelemente und Lage der Gelenke der oberen Extremität, nach Rohen. 1 = Inneres Schlüsselbeingelenk, 2 = Äußeres Schlüsselbeingelenk, 3 = Schultergelenk, 4 = Ellenbogengelenk, 5 = Proximales Handgelenk, 6 = Distales Handgelenk, 7 = Handwurzel-Mittelhand-Gelenke, 8 = Fingergrundgelenke, 9 = Mittel- und Endgelenke der Finger, 10 = Sattelgelenk des Daumens

seitlich in der Schulterecke *(Acromion)*, die mit dem Schlüsselbein gelenkig verbunden ist *(äußeres Schlüsselbeingelenk*, s. Abb. 15–4). Die Scapula weist an der seitlichen Ecke eine Verdickung auf, in welche die flache *Pfanne des Schultergelenks* eingelassen ist. Dicht dabei entspringt der hakenförmige Rabenschnabelfortsatz *(Processus coracoideus)*. Zwischen Acromion und Processus coracoideus ist ein kräftiges Band aufgespannt, das die Bewegung im Schultergelenk begrenzt.

Oberarmskelet und Schultergelenk (s. Abb. 15–5). Der **Humerus** (Oberarmknochen) besitzt an seinem proximalen Ende eine halbkugelförmige Auftreibung, das *Caput humeri*, das mit der kleinen Pfanne der Scapula das Schultergelenk bildet. Dieses Kugelgelenk hat den größten Bewegungsumfang aller Gelenke (bez. der Bezeichnung der Bewegungsarten s. S. 393).

Unterhalb des Caput humeri verläuft eine flache Rinne, der *anatomische Hals*. Dicht daneben treten zwei Höckerchen *(Tuberculum majus* und *minus)* hervor, an denen Muskeln ansetzen, die insbesondere Rotationen um die Längsachse bewirken. Die Verjüngung des Humerus unterhalb der Tuberculi wird wegen der Bruchgefährdung dieser Stelle als *chirurgischer Hals* bezeichnet. Distal endet der Oberarmknochen in einer starken Verdickung, dem *Condylus humeri*. An seinen seitlich hervortretenden Teilen *(Epicondylus medialis* und *lateralis)* haben Unterarmmuskeln ihren Ursprung. Den unteren Abschluß bilden eine Gelenkrolle *(Trochlea humeri)* für die Verbindung mit der Elle sowie außen ein halbkugelförmiges Köpfchen *(Capitulum humeri)* für die Verbindung mit der Speiche.

Unterarmskelet und Ellenbogengelenk (s. Abb. 15–5). Das Unterarmskelet besteht aus zwei Knochen, der Elle *(Ulna)* und der Speiche *(Radius)*. In *Supinationsstellung* (Daumen außen) liegen die beiden Knochen parallel, in *Pronationsstellung* (Daumen innen) überkreuzen sie sich (s. Abb. 15–4).

Die **Ulna** besitzt proximal eine halbmondförmige Gelenkpfanne, deren vorderer Vorsprung als *Processus coronoideus* (Kronenfortsatz) und deren hinterer Fortsatz als *Olecranon* bezeichnet werden. Das distale Ende *(Caput ulnae)* weist auf der Kleinfingerseite einen kegelförmigen Fortsatz *(Processus styloideus ulnae)* auf.

Der **Radius** hat im Gegensatz zur Ulna einen von proximal nach distal zunehmenden Durchmesser. Der Speichenkopf *(Caput radii)* besitzt zwei Gelenkflächen, eine Aussparung für das Humerusköpfchen und eine radförmige Fläche für die Verbindung mit der Ulna. Distal endet der Radius mit einer eiförmigen Gelenkfläche. Den kegelförmigen Knochenfortsatz an der Daumenseite bezeichnet man als *Processus styloideus radii*.

Das *Ellenbogengelenk* besteht aus drei Einzelgelenken, die in einer Kapsel zusammengefaßt sind: Das *Humeroulnargelenk*, in dem die Trochlea humeri in der halbmondförmigen Gelenkpfanne der Ulna abrollt, ist ein reines Scharniergelenk. Das *Humeroradialgelenk*, in dem das Capitulum humeri mit der Pfanne des Radius artikuliert, läßt wegen der Bandverbindungen zwischen Radius und Ulna ebenfalls nur Scharnierbewegungen zu. Das (proximale) *Radioulnargelenk* ist ein Rad- und Drehgelenk (s. Abb. 15–3) und ermöglicht das Umwenden des Unterarms *(Pronation* und *Supination*, s. Abb. 15–4).

Handskelet und Handgelenke (s. Abb. 15–4 u. Abb. 15–5). Die Hand gliedert sich in die Handwurzel *(Carpus)*, die Mittelhand *(Metacarpus)* und die Finger *(Digiti)*. Die *Handwurzel* setzt sich aus *7 echten Knochen* zusammen, die in zwei Reihen angeordnet sind. Hinzu kommen noch einige *Sesambeine*, d. h. kleine in Sehnen oder Bänder eingelassene Knochen. Die *Mittelhand* besteht aus 5 *Metakarpal-*

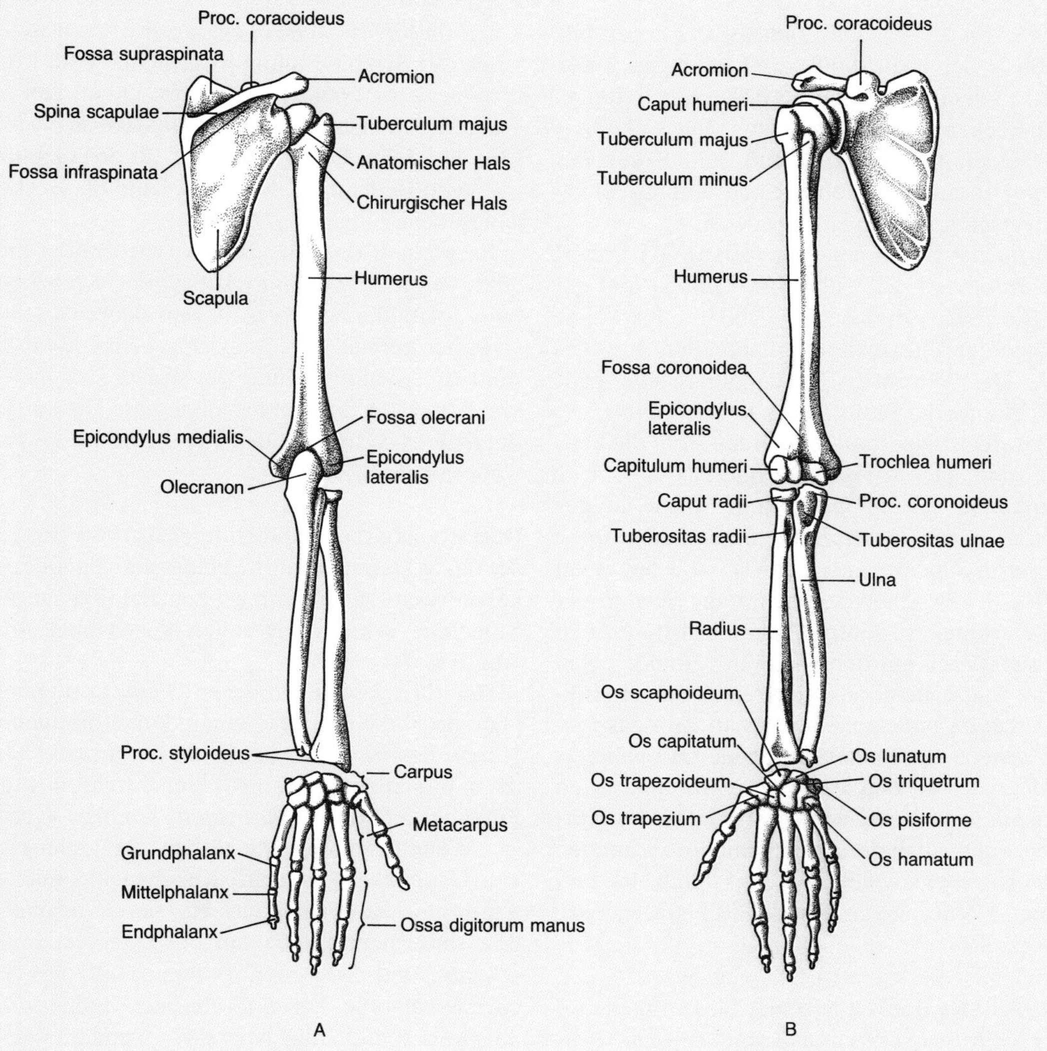

Abb. 15–5. Skeletelemente der rechten oberen Extremität, nach Schütz und Rothschuh. *A* = Dorsalansicht, *B* = Ventralansicht

knochen, welche die Handwurzel mit den Fingern verbinden. Die *Finger* besitzen – mit Ausnahme des Daumens – je drei Glieder, die *Grund-*, *Mittel-* und *Endphalangen.*

Das *proximale Handgelenk* bildet die Verbindung zwischen der eiförmigen Pfanne des Radius und der ersten Reihe der Handwurzelknochen. Als zweiachsiges Gelenk ermöglicht es die *Palmarflexion* (Beugung handflächenwärts) und die *Dorsalextension* (Streckung handrückenwärts) sowie die *Radial-* und die *Ulnarabduktion* (Abspreizung radius- und ulnawärts). Das *distale Handgelenk,* das die beiden Reihen der Handwurzelknochen miteinander verbindet, besitzt nur eine geringe Beweglichkeit.

Das *Handwurzelmittelhandgelenk* hat beim *Daumen* die Form eines Sattelgelenks (s. Abb. 15–3). Es erlaubt Bewegungen in zwei Hauptrichtungen: *Abduktion* und *Adduktion* (Abspreizen und Anziehen) sowie *Opposition* und *Reposition* (Gegenstellen und Rückstellen, bezogen auf den Kleinfingerballen). Die entsprechenden Gelenke der übrigen Mittelhandknochen sind nur wenig beweglich.

Die *Fingergrundgelenke* (an den Handknöcheln) lassen sich als Kugelgelenke mit eingeschränktem Bewegungsspielraum kennzeichnen. Bei den *Mittel-* und *Endgelenken der Finger* handelt es sich um reine Scharniergelenke.

15.1.3 Becken und Beinskelet

Becken (s. Abb. 15–6). Das knöcherne Becken bildet die Basis der Bauchhöhle und ist zugleich der Skeletteil, an dem die unteren Extremitäten befestigt sind. Der Beckenring *(Pelvis)* setzt sich aus den beiden Hüftbeinen *(Ossa coxae)* und dem Kreuzbein *(Os sacrum)* zusammen. Letzteres besteht aus 5 miteinander verschmolzenen Sakralwirbeln.

Die *Hüftbeine* gliedern sich jeweils in ein Darmbein *(Os ilium),* ein Schambein *(Os pubis)* und ein Sitzbein *(Os ischii),* drei isoliert gebildete Knochen, die im Zuge der Entwicklung miteinander verwachsen sind. Die Y-förmige Vereinigungsstelle geht durch die Pfanne des Hüftgelenks *(Acetabulum).*

Das schaufelartig gestaltete **Os ilium** stellt die knöcherne Grundlage des *großen Beckens* dar. Der Darmbeinkamm *(Crista iliaca)* läuft vorne in der *Spina iliaca anterior superior* und hinten in der *Spina iliaca posterior superior* aus. Das **Os pubis** hat einen oberen Ast, der zwischen der Schamfuge *(Symphyse)* und dem Darmbein verläuft, und einen absteigenden Ast, der sich unten mit dem Sitzbein verbindet. Am oberen Ast ragt nahe der Symphyse ein kleiner Hökker *(Tuberculum pubicum)* hervor, an dem das Leistenband ansetzt. Das hinten gelegene **Os ischii** verstärkt sich an der tiefsten Stelle zum Sitzbeinknorren *(Tuber ischiadicum),* auf dem beim Sitzen das Körpergewicht ruht. Sitzbein und Schambein zusammen begrenzen vorne ein ovales Loch, das durch eine bindegewebige Membran verschlossen ist *(Foramen obturatum).*

Beckenmaße. Das Becken in seiner Gesamtheit wird in das obere *große Becken* und das untere *kleine Bekken* unterteilt. Die Grenzlinie *(Linea terminalis)* verläuft vom Innenrand des oberen Schambeinastes und des Darmbeins zum *Promontorium,* d. h. zu der in den Beckenraum vorspringenden Unterkante des 5. Lendenwirbels. Der gerade Durchmesser *(Conjugata vera)* dieser *Beckeneingangsebene,* gemessen zwischen der Symphysenhinterfläche und dem Promontorium, beträgt bei der Frau etwa 11 cm. Der größte Querdurchmesser *(Diameter transversa)* mißt im Mittel 13,5 cm. Diese Maße sind für den Geburtsvorgang von Bedeutung, wenn das Kind die Beckeneingangsebene passiert.

Im kleinen Becken, das sich nach unten hin verengt, knickt der Geburtskanal, der Kreuzbeinwölbung folgend, nach vorn ab. Am *Beckenausgang* beträgt der *gerade Durchmesser* zwischen dem Unterrand der Symphyse und der Spitze des Steißbeins etwa 9 cm; bei der Geburt kann diese Distanz jedoch durch Zurückdrängen des Steißbeins um 2–3 cm erweitert werden.

Oberschenkelskelet und Hüftgelenk. Das Becken bildet das Widerlager für die beiderseitigen Oberschenkelknochen, die in ihrer Längsrichtung gegen die Tragelinie etwas nach außen abgewinkelt sind (s. Abb. 15–7).

Der Oberschenkelknochen, **Femur,** trägt an seinem proximalen Ende einen kugelförmigen Kopf *(Caput femoris),* der tief in die Pfanne des Hüftgelenks hineinragt und mit dieser durch ein kräftiges Innenband *(Ligamentum capitis femoris)* verbunden ist. Weitere Bänder verstärken die Gelenkkapsel. Das *Hüftgelenk* ist ein Kugelgelenk mit eingeschränkter Beweglichkeit, ein sog. *Nußgelenk.* In ihm sind Bewegungen um die transversale Achse *(Flexion* und *Extension,* Beugung und Streckung), um die sagittale Achse *(Abduktion* und *Adduktion,* Abspreizen und Anziehen) sowie um die Längsachse *(Außenrotation* und *Innenrotation)* möglich.

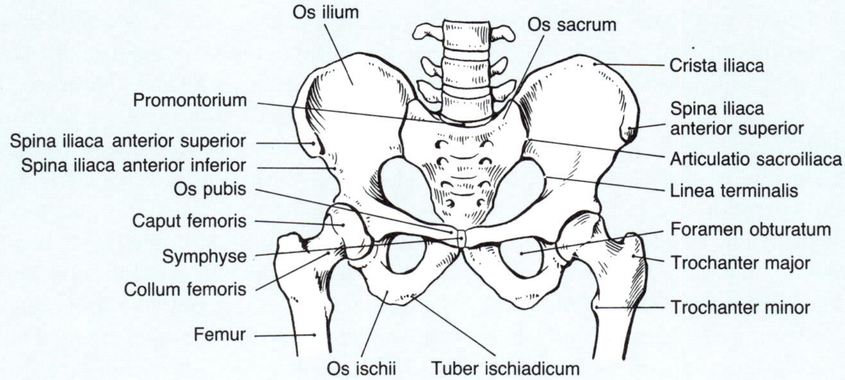

Abb. 15–6. Becken und Hüftgelenk in Ventralansicht

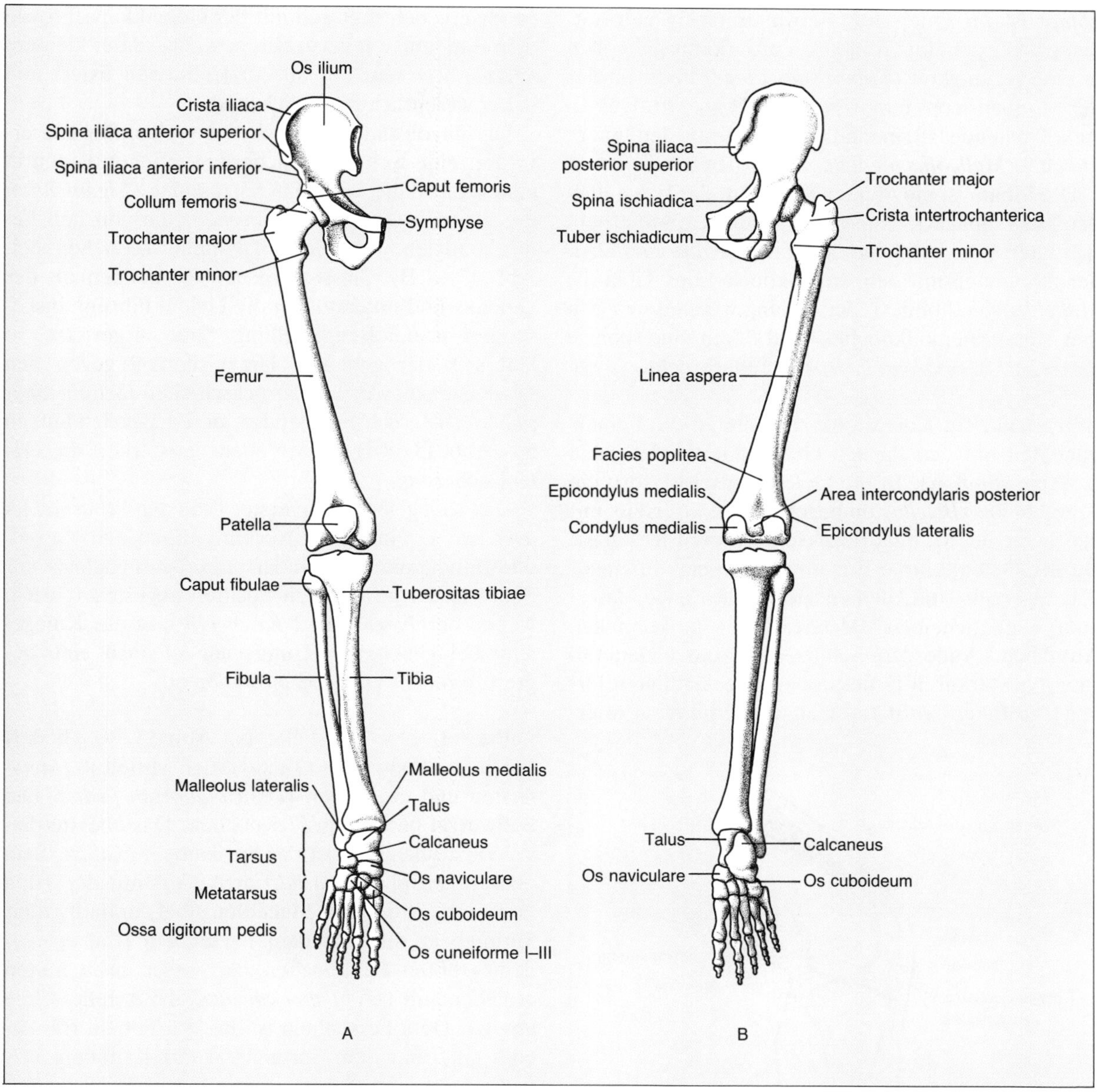

Abb. 15–7. Skeletelemente der rechten unteren Extremität, nach Schütz und Rothschuh. *A* = Ventralansicht, *B* = Dorsalansicht

An den Oberschenkelkopf schließt sich der Oberschenkelhals *(Collum femoris)* an, der bei älteren Menschen infolge von Spongiosaveränderungen in besonderem Maße bruchgefährdet ist. Die dem Hals benachbarten Knochenvorsprünge *(Trochanter major* und *Trochanter minor)* sind Ansatzstellen für starke Muskelzüge. Der kräftige Oberschenkelschaft *(Diaphyse* oder *Corpus femoris)* wird zusätzlich durch eine hintere Knochenleiste *(Linea aspera)* verstärkt. Das distale Femurende erweitert sich durch zwei knorrenartige Auftreibungen, *Condylus medialis* und *Condylus lateralis,* die teilweise mit Gelenkknorpel überzogen und hinten durch eine Grube, die *Fossa intercondylaris,* getrennt sind. Die beiderseits seitlich vorspringenden Kuppen werden als *Epicondylus medialis* bzw. *lateralis* bezeichnet.

Unterschenkelskelet. Das Unterschenkelskelet (s. Abb. 15–7) besteht aus dem medial gelegenen Schienbein *(Tibia)* und dem lateral gelegenen Wadenbein *(Fibula).*

Die **Tibia** ist der kräftigere der beiden Knochen und artikuliert allein mit dem Femur, so daß sie praktisch die gesamte Körperlast trägt. Der aus zwei Kondylen gebildete Schienbeinkopf *(Caput tibiae)* besitzt zwei *tellerförmige Gelenkflächen,* die durch eine Erhebung *(Eminentia intercondylaris)* mit zwei Höckerchen getrennt sind. Der Tibiaschaft *(Corpus* *tibiae)* ist im Querschnitt etwa dreieckig geformt. Seine unter der Haut fühlbare Vorderkante geht oben in eine Rauhigkeit *(Tuberositas tibiae)* über, an der der M. quadriceps femoris (s. S. 397) ansetzt. Das distale Tibiaende läßt medial einen Fortsatz, den Innenknöchel *(Malleolus medialis)*, hervortreten.

Die **Fibula** ist ein dünner Knochen, der sich außen der Tibia anlagert. An seinem distalen Ende erhebt sich lateral der Außenknöchel *(Malleolus laterialis)*, der zusammen mit dem Innenknöchel der Tibia die *Malleolengabel* bildet. Der Raum zwischen den beiden Unterschenkelknochen wird durch eine sehnige Platte, die *Membrana interossea*, überbrückt.

Kniegelenk. Im Kniegelenk artikulieren die Femurkondylen mit den flachen Gelenkflächen der Tibia (s. Abb. 15–8 A). In die Gelenkkapsel ist vorn die Kniescheibe *(Patella)* einbezogen, die ihrerseits mit der Sehne des M. quadriceps femoris verwachsen ist. Da die Gelenkkörper nur unvollkommen aufeinander angepaßt sind, dienen zwei keilförmige, faserknorpelige Scheiben *(Menisci)* zum funktionellen Ausgleich. Außerdem schützen sie die Gelenkflächen bei stärkeren Druckstößen. Der halbmondförmige *mediale Meniscus* ist an der Eminentia intercondylaris befestigt und mit der Gelenkkapsel sowie dem Bandapparat verwachsen, während der kleinere *laterale Meniscus* nur an der Eminentia fixiert und daher wesentlich beweglicher ist.

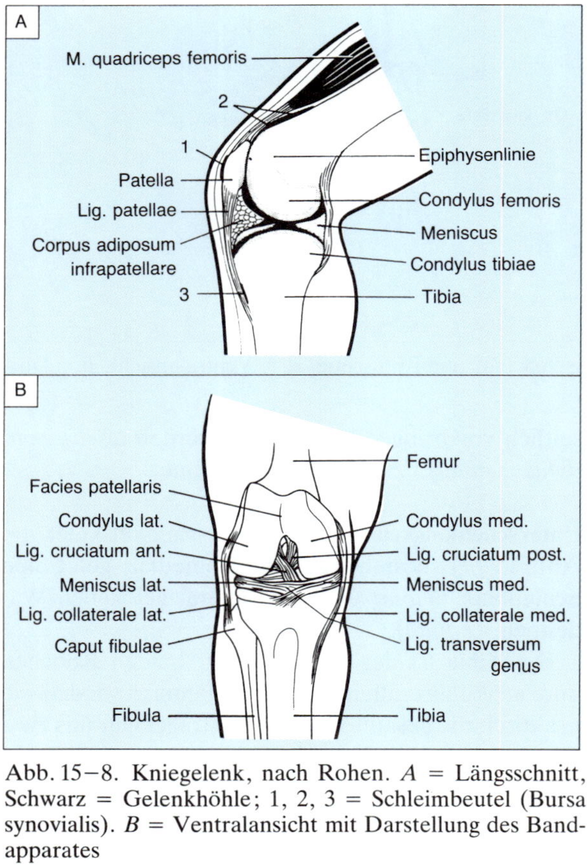

Abb. 15–8. Kniegelenk, nach Rohen. *A* = Längsschnitt, Schwarz = Gelenkhöhle; 1, 2, 3 = Schleimbeutel (Bursa synovialis). *B* = Ventralansicht mit Darstellung des Bandapparates

Die unvollständige knöcherne Gelenkführung erfordert eine weitere Absicherung. Hierzu dienen in erster Linie die beiden *Kreuzbänder (Ligamentum cruciatum anterius* und *posterius)*, die von den Femurkondylen zu den Tibiatellern ziehen (s. Abb. 15–8 B). Sie sichern den Zusammenhalt des Gelenks und unterstützen die Gelenkführung insbesondere in der Beugestellung. Sind sie gerissen, so läßt sich der gebeugte Unterschenkel gegen den Oberschenkel vor- und zurückschieben *(Schubladenphänomen)*. Weitere Bänder, deren Bezeichnungen aus Abb. 15–8 B hervorgehen, verstärken die Gelenksicherung.

Das Kniegelenk ist in erster Linie ein *Scharniergelenk*, wobei eine Überstreckung durch den Kapsel- und Bandapparat verhindert und damit zugleich der Stand in der gestreckten Position abgesichert wird. Neben der *Flexion* und *Extension* läßt das Kniegelenk bei gebeugtem Unterschenkel auch eine begrenzte *Innen-* und *Außenrotation* zu.

Fußskelet. Das Fußskelet (s. Abb. 15–9) gliedert sich in die Fußwurzel *(Tarsus)*, den Mittelfuß *(Metatarsus)* und die Zehen *(Ossa digitorum pedis)*. Die Fußwurzel besteht aus 7 Knochen. Das oberste dieser Tarsuselemente ist das Sprungbein *(Talus)*. Sein oberer Teil *(Trochlea tali)* artikuliert mit der Tibia und wird von der Malleolengabel umfaßt. Das Sprungbein ruht auf dem Fersenbein *(Calcaneus)*, dem größten Fußknochen, an dessen nach hinten ausladendem Teil *(Tuber calcanei)* die Achillessehne ansetzt. Dem Fersenbein ist das Würfelbein *(Os cuboideum)* und dem Sprungbein das Kahnbein *(Os naviculare)* vorgelagert. Letzterem schließen sich vorn die drei Keilbeine *(Ossa cuneiformia)* an.

Die Mittelfußknochen *(Ossa metatarsalia)* stellen die Verbindungen zu den Zehen her, die jeweils aus *Grund-*, *Mittel-* und *Endphalanx* bestehen. Eine Ausnahme hiervon bildet die Großzehe *(Hallux)*, die nur eine Grund- und eine Endphalanx besitzt.

Fußwurzel und Mittelfuß bilden eine *Gewölbekonstruktion*, die durch einen kräftigen Bandapparat abgesichert ist. An der Innenseite steigt die Wölbung im Fersenbein an, um von da über Kahnbein, Keilbein und Mittelfuß wieder abzufallen. Neben dieser *Längswölbung* besteht im Mittelfußbereich auch eine *Querwölbung*. Daher ruht das Körpergewicht im wesentlichen auf drei Skeletteilen: dem Tuber calcanei sowie den distalen Köpfen des I. und des V. Mittelfußknochens.

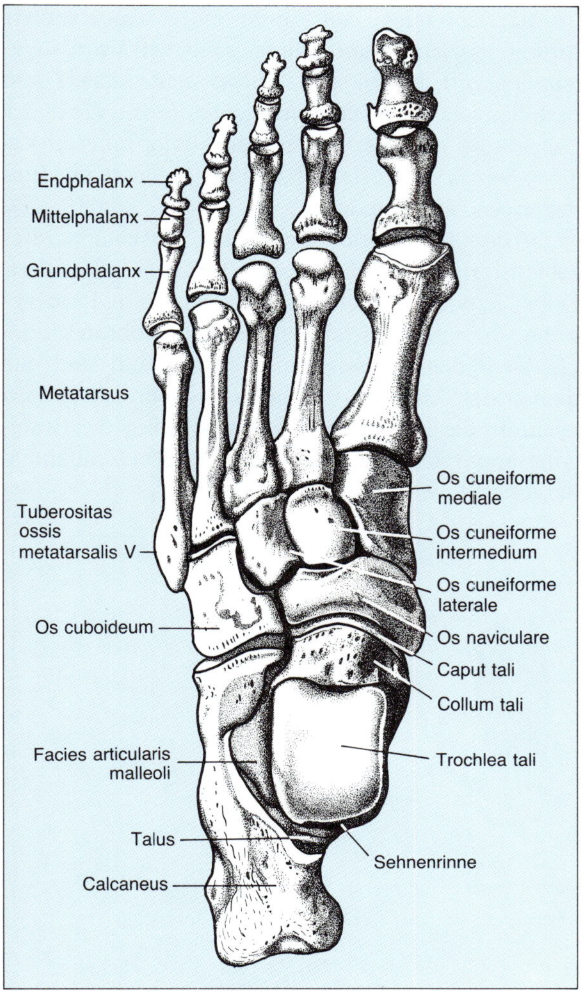

Abb. 15–9. Fußskelet in der Aufsicht, nach Benninghoff

Infolge von hohen Belastungen und aus anderen Gründen kann es zu Veränderungen des Fußgewölbes kommen: Eine Abflachung des vorderen Quergewölbes ist charakteristisch für den *Spreizfuß*, eine Absenkung des Längsgewölbes für den *Plattfuß* (Pes planum). Vielfach tritt der Plattfuß kombiniert mit einem *Knickfuß* (Pes valgus) auf, bei dem der Talus gegen den Calcaneus nach medial verschoben ist. Eine solche Kombination wird als *Senkfuß* bezeichnet.

Fußgelenke. Das **obere Sprunggelenk,** das die Gelenkkörper von Tibia und Fibula mit der Trochlea tali verbindet, ist ein Scharniergelenk. Seine Achse läuft quer durch die Malleolengabel und die Sprungbeinrolle. Die durch kräftige Bänder abgesicherte Gelenkführung erlaubt nur Bewegungen in Form der *Dorsalextension* und *Plantarflexion* (Hebung und Senkung des Fußrückens).

Das **untere Sprunggelenk** schließt zwei selbständige Gelenkabschnitte ein: hinten das *Gelenk zwischen Sprungbein und Fersenbein,* vorne das *Gelenk zwischen Sprungbein und Kahnbein.* Die Achse des unteren Sprunggelenks verläuft schräg durch die Fußwurzel von medial – vorn – oben nach lateral – hinten – unten. Daher läßt sich der Fuß bei der Drehung um die Achse ein- und auswärtskanten. Diese Bewegungen werden als *Supination* (Hebung des medialen Fußrandes) und *Pronation* (Hebung des lateralen Fußrandes) bezeichnet.

Die übrigen Fußgelenke sind wegen des straffen Bandapparates wenig beweglich. Eine funktionelle Bedeutung haben lediglich die *Grundgelenke der Zehen (Kugelgelenke)* und die *Gelenke zwischen den Phalangen* (Scharniergelenke), die das Abrollen und Abstoßen des Fußes beim Gehen ermöglichen.

15.2 Muskelapparat

Die Skeletmuskulatur bildet den aktiven Teil des Bewegungsapparates und dient zugleich der Fixierung der Körperhaltung und Gelenkstellung.

Die Muskulatur des Menschen ist morphologisch und funktionell so vielfältig gegliedert, daß ihre detaillierte Beschreibung den Rahmen dieses Buches sprengen würde. Daher können hier nur die Hauptfunktionen und Positionen der einzelnen Muskeln anhand von bildlichen Darstellungen und Tabellen erläutert werden.

15.2.1 Allgemeine makroskopische Anatomie des Skeletmuskels

Bau des Muskels. Der Muskel ist, damit er seine Kontraktionskraft auf das Skelet übertragen kann, an zwei oder mehreren Knochenelementen angeheftet. Übereinkunftsgemäß bezeichnet man die Befestigungsstelle am weniger beweglichen (bei den Extremitäten rumpfnahen) Skeletteil als **Ursprung** des Muskels und die Befestigungsstelle am stärker beweglichen (bei den Extremitäten distalen) Skeletteil als seinen **Ansatz.** Die bei einer Gelenkbewegung gleichsinnig wirkenden Muskeln werden als *Synergisten,* die gegensinnig wirkenden Muskeln als *Antagonisten* charakterisiert.

Am Muskel unterscheidet man den aus kontraktilen Fasern bestehenden Mittelteil, den *Bauch (Venter),* und die *Sehnen,* mit denen die Kontraktionskraft auf die Skeletelemente übertragen wird. Sowohl in der Anordnung der kontraktilen Fasern als auch in der Gestaltung der Sehnen weisen die Muskeln erhebliche Unterschiede auf. Die wichtigsten der sich daraus ergebenden *Muskelformen* sind in Abb. 15–10 dargestellt.

Im **kontraktilen Teil** des Muskels werden die Fasergruppen durch bindegewebige Hüllschichten gegeneinander abgegrenzt und zu größeren Einheiten zusammengefaßt (s. Abb. 15–11). Diese *bindegewebigen Scheiden* ermöglichen es, daß sich die Fasereinheiten gegeneinander verschieben können. Der einzelne Muskel oder auch eine Gruppe von Muskeln ist von einer Lamelle aus straffem Bindegewebe umschlossen, die als *Faszie* bezeichnet wird.

Die **Sehnen** bestehen im wesentlichen aus parallel gebündelten, in Zugrichtung angeordneten kollagenen Fasern. An Stellen, an denen ein Sehnenabschnitt auf einer Unterlage reibt, insbesondere dort, wo der Sehnenverlauf durch einen Knochenvorsprung oder eine Bandschlinge umgelenkt wird *(Hypomochlion),* bilden sich *Sehnenscheiden* aus. Diese bestehen aus einer äußeren *Vagina fibrosa,* die in der Umgebung verankert ist, und aus einer inneren *Vagina synovialis,* die das Gleiten der Sehne in der Bindegewebsröhre ermöglicht.

Zu den Hilfseinrichtungen des Muskelapparates zählen ferner die *Schleimbeutel (Bursae synoviales).* Dabei handelt es sich um Spalträume im Bindegewebe, die innen mit einer Synovialmembran ausgekleidet und mit *Synovialflüssigkeit* gefüllt sind. Sie dienen der Abpolsterung im Sehnenbereich und erleichtern die Verschieblichkeit von Teilen des Bewegungsapparates, die unter starkem Druck aufeinandergepreßt werden.

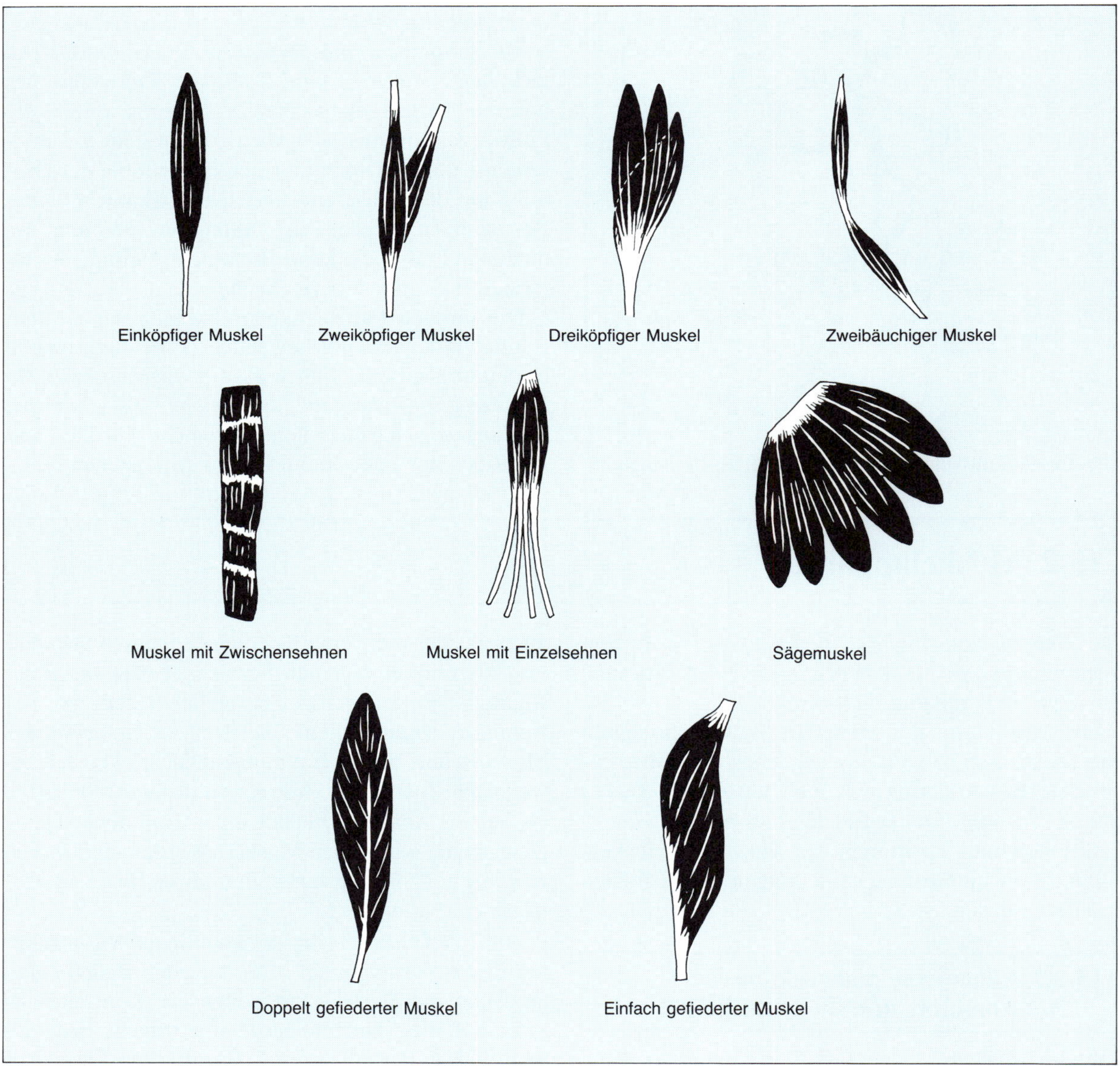

Abb. 15–10. Schematische Darstellung der wichtigsten Muskelformen, nach Rohen

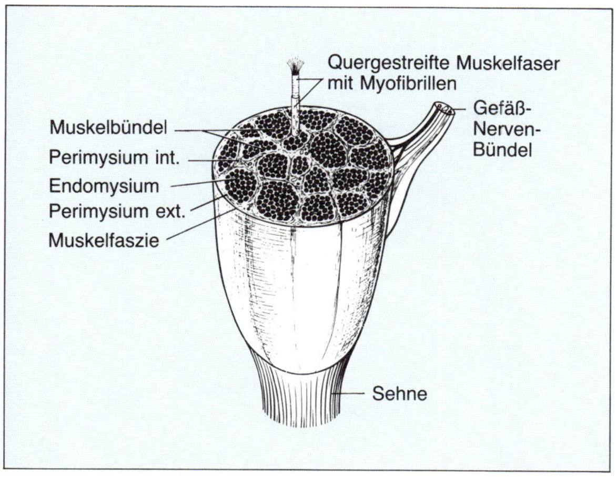

Abb. 15–11. Aufbau des Skeletmuskels, nach Rohen

Muskelmechanik. Muskeln haben entweder die Aufgabe, den Zusammenhalt von Gelenken zu sichern *(Haltemuskeln)* oder Gelenkbewegungen durchzuführen *(Bewegungsmuskeln).* Im ersteren Fall ist die *Spannungsentwicklung,* im letzteren die *Verkürzung* die entscheidende Komponente der Muskelfunktion (s. a. S. 406f.).

Die von der Muskulatur erzeugten Bewegungen sind in der Regel *Drehungen um Gelenkachsen.* Bei diesen Drehbewegungen ist die Muskelwirkung von dem jeweiligen **Drehmoment,** d. h. dem Produkt aus Kraft K und Hebelarmlänge, abhängig. Die Länge des Hebelarms (s. Abb. 15–12) wird dabei nicht allein vom Abstand H zwischen Muskelansatz A und Drehachse D bestimmt, sondern auch von der Zugrichtung des Muskels. Die *wirksame Hebelarmlänge* ist diejenige Komponente von H, an der der Muskelzug *senkrecht* angreift, in Abb. 15–12 mit h bezeichnet. Die Betrachtung des Drehmoments $M = K \cdot h$ führt zu folgenden Feststellungen:

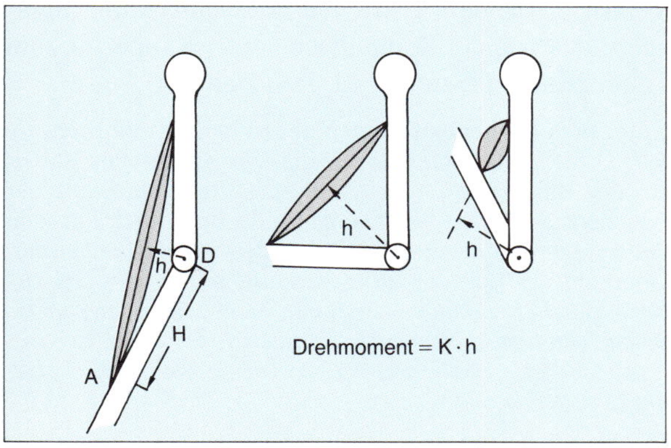

Abb. 15–12. Schema zur Erläuterung des Drehmoments bei der Gelenkbewegung durch einen Beugemuskel. *A* = Muskelansatz, *D* = Drehachse, *H* = anatomische Hebelarmlänge, *h* = wirksame Hebelarmlänge. Das Drehmoment ändert sich mit der Gelenkstellung

- ☐ Bei vorgegebener Kontraktionskraft des Muskels ist seine Wirkung (z. B. beim Heben einer Last) um so größer, je weiter der Muskelansatz von der Gelenkachse entfernt liegt (Beispiel in Abb. 15–13: M. brachioradialis).
- ☐ Um eine bestimmt Hubhöhe zu erzielen, muß sich ein Muskel um so weniger verkürzen und um so kräftiger kontrahieren, je näher der Muskelansatz bei der Gelenkachse liegt (Beispiel in Abb. 15–13: M. brachialis).
- ☐ Die wirksame Hebelarmlänge h und damit das Drehmoment M ändern sich mit der Gelenkstellung (s. Abb. 15–12). Das Drehmoment ist in Streckstellung am kleinsten, nimmt bei der Beugung zunächst zu, um nach Durchlaufen eines Maximums bei starker Beugung wieder abzunehmen.

Aus Abb. 15–13 geht weiter hervor, daß Muskeln, die *vor und hinter der Drehachse* ansetzen, entgegengesetzte (antagonistische) Wirkungen haben. So wirken die Mm. biceps brachii, brachialis und brachioradialis als Beuger *(Flexoren),* der M. triceps brachii dagegen als Strecker *(Extensor)* im Ellenbogengelenk.

Ein Muskel kann über ein Gelenk oder über mehrere Gelenke hinwegziehen. Dementsprechend unterscheidet man *ein-, zwei-* und *mehrgelenkige Muskeln.* Zwei- und mehrgelenkige Muskeln wirken potentiell auf alle übersprungenen Gelenke ein, beeinflussen diese jedoch je nach den Gelenkstellungen in unterschiedlichem Maße.

Bei zwei- und mehrgelenkigen Muskeln reicht ihre Dehnungsfähigkeit meist nicht aus, um maximale antagonistische Gelenkstellungen zuzulassen *(passive Insuffizienz).* Beispielsweise werden die Beuger im Kniegelenk (ischiokrurale Muskulatur), die gleichzeitig als Strecker im Hüftgelenk wirken, bei starkem Rumpfvorwärtsbeugen mit durchgedrückten Knien schmerzhaft angespannt. Umgekehrt ist eine weitere Verkürzung des Muskels nicht mehr möglich, wenn seine beiden Fixpunkte bereits sehr dicht zusammenliegen *(aktive Insuffizienz).* Ein Beispiel bietet wieder die ischiokrurale Muskulatur: Bei extremer Streckung im Hüftgelenk ist eine Beugung im Kniegelenk nicht so weit möglich, daß die Ferse das Gesäß berührt.

15.2.2 Muskulatur des Rumpfes

Die Muskeln des Rumpfes erfüllen zwei ganz verschiedene Aufgaben: Bei einem Teil von ihnen liegen Ursprünge und Ansätze im Rumpfbereich; sie dienen der Verfestigung des Rumpfskelets, dem Abschluß der Körperhöhlen und der Bewegung des Rumpfes. Dieser Teil wird als *Eigenmuskulatur* oder

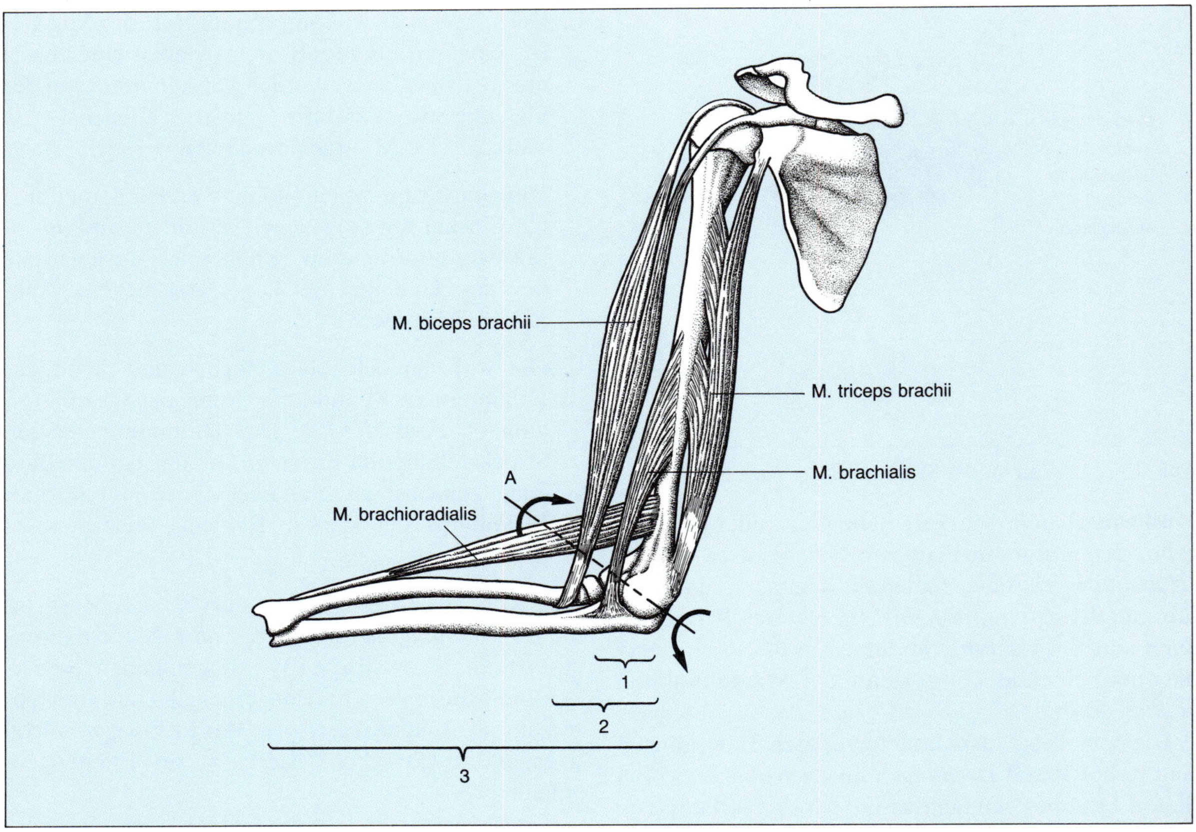

Abb. 15–13. Beuger und Strecker im Ellenbogengelenk in halbschematischer Darstellung, nach Rohen. *A* = Drehachse. Die jeweilige Hebelarmlänge des M. brachialis (1), des M. biceps brachii (2) und des M. brachioradialis (3) wirkt sich auf deren Beugefunktion aus

als *autochthone Muskulatur* bezeichnet. Die anderen, meist oberflächlich gelegenen Muskeln, die am Rumpf ihren Ursprung haben, jedoch auf die Gliedmaßen einwirken, gehören zur *Extremitätenmuskulatur.*

Bauchmuskulatur. Die Bauchwand besteht aus *platten Muskeln* und *Aponeurosen,* d. h. flächenhaft ausgebreiteten Sehnen. Zusammen bilden sie einen Mantel, der an den Rippen, der Lendenwirbelsäule und dem Becken befestigt ist. Die Bauchwand schützt die Baucheingeweide, kann durch Muskelkontraktion den Innendruck in der Bauchhöhle erhöhen (Exspiration, s. S. 219, Defäkation, s. S. 286f., Miktion, s. S. 342) und ist an den Rumpfbewegungen beteiligt (Vorwärtsneigung, Seitwärtsneigung und Drehung).

Den vorderen Teil der Bauchwand bildet der *M. rectus abdominis,* der von der 5.–7. Rippe zum Schambein zieht (s. Abb. 15–14). Der gerade Bauchmuskel ist durch 3–4 sehnige Querstreifen *(Intersectiones tendineae)* unterteilt und liegt in einer derben bindegewebigen Hülle, der *Rektusscheide.*

Die seitlichen Bauchmuskeln sind in drei Schichten angeordnet. Außen zieht der *M. obliquus externus abdominis* von den unteren Rippen schräg abwärts zum vorderen Blatt der Rektusscheide und zur Crista iliaca (s. S. 384). Die breite Aponeurose dieses Muskels verstärkt sich unten zu einem kräftigen Randstreifen, dem *Leistenband (Ligamentum inguinale),* das von der Spina iliaca anterior superior zum Tuberculum pubicum (s. S. 384) zieht.

Unter dem Leistenband treten neben dem M. iliopsoas (s. S. 397) die großen Gefäße für die Versorgung des Beines aus der Bauchhöhle aus. An dieser schwachen Stelle der Bauchwand können Baucheingeweide zusammen mit dem Peritoneum herausgedrängt werden *(Schenkelhernie).* Oberhalb des Leistenbandes verläuft, schräg abwärts ziehend, der *Leistenkanal,* durch den beim Mann der Samenstrang *(Funiculus spermaticus)* austritt (s. Abb. 15–14). Auch an dieser Stelle können Baucheingeweide hervortreten *(Leistenhernie).*

Die Mittelschicht der seitlichen Bauchmuskulatur bildet der *M. obliquus internus abdominis,* der fächerförmig von der Spina iliaca anterior superior zur Rektusscheide und den unteren Rippen zieht (s. Abb. 15–14). Ganz innen liegt der quer verlaufende

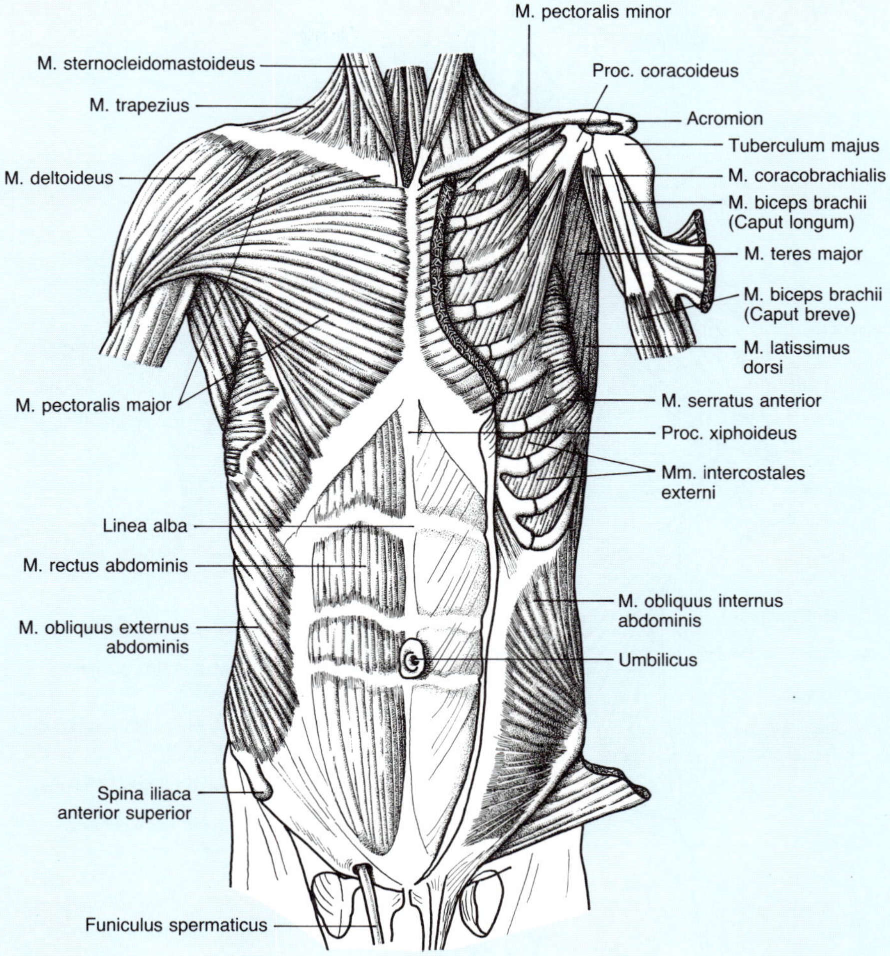

Abb. 15–14. Brust- und Bauchmuskulatur, nach Schütz und Rothschuh. *Links:* oberflächliche Schicht; *rechts:* tiefere Schicht

M. transversus abdominis. Von den beiden letztgenannten Muskeln spalten sich Fasern ab, die beim Mann als *M. cremaster* den Samenstrang umschließen.

Hinten wird die Bauchwand hauptsächlich durch den *M. quadratus lumborum* geschlossen, der sich zwischen der Crista iliaca und der 12. Rippe ausspannt (s. Abb. 15–18) und von der *Fascia thoracolumbalis* (s. Abb. 15–15) überdeckt ist.

Rückenmuskulatur. Die *autochthone Rückenmuskulatur* gliedert sich in einen medialen und einen lateralen Muskeltrakt. Zu dem etwas tiefer gelegenen *medialen Trakt* gehören segmental gegliederte Muskeln, die kleine Abschnitte zwischen den Dornfortsätzen bzw. den Querfortsätzen der Wirbelkörper (s. S. 422) überbrücken. Die Muskeln des *lateralen Trakts,* die wesentlich längere Strecken überspannen, haben am Os sacrum sowie an der Crista iliaca ihren Ursprung und setzen an den hinteren Rippenpartien an. Es sind dies der *M. longissimus thoracis* (s. Abb. 15–15), der sich in entsprechenden Strängen des Hals- und Kopfbereiches fortsetzt, sowie der ähnlich gegliederte *M. iliocostalis.*

Die wichtigste Funktion der autochthonen Rückenmuskulatur ist die Fixierung der *aufrechten Körperhaltung.* Sie dient ferner der *Bewegung des Rumpfes* durch Rückwärtsneigung, Seitwärtsneigung und Drehung der Wirbelsäule. Dabei nimmt die Beweglichkeit in Richtung vom Becken zum Hals zu. Die

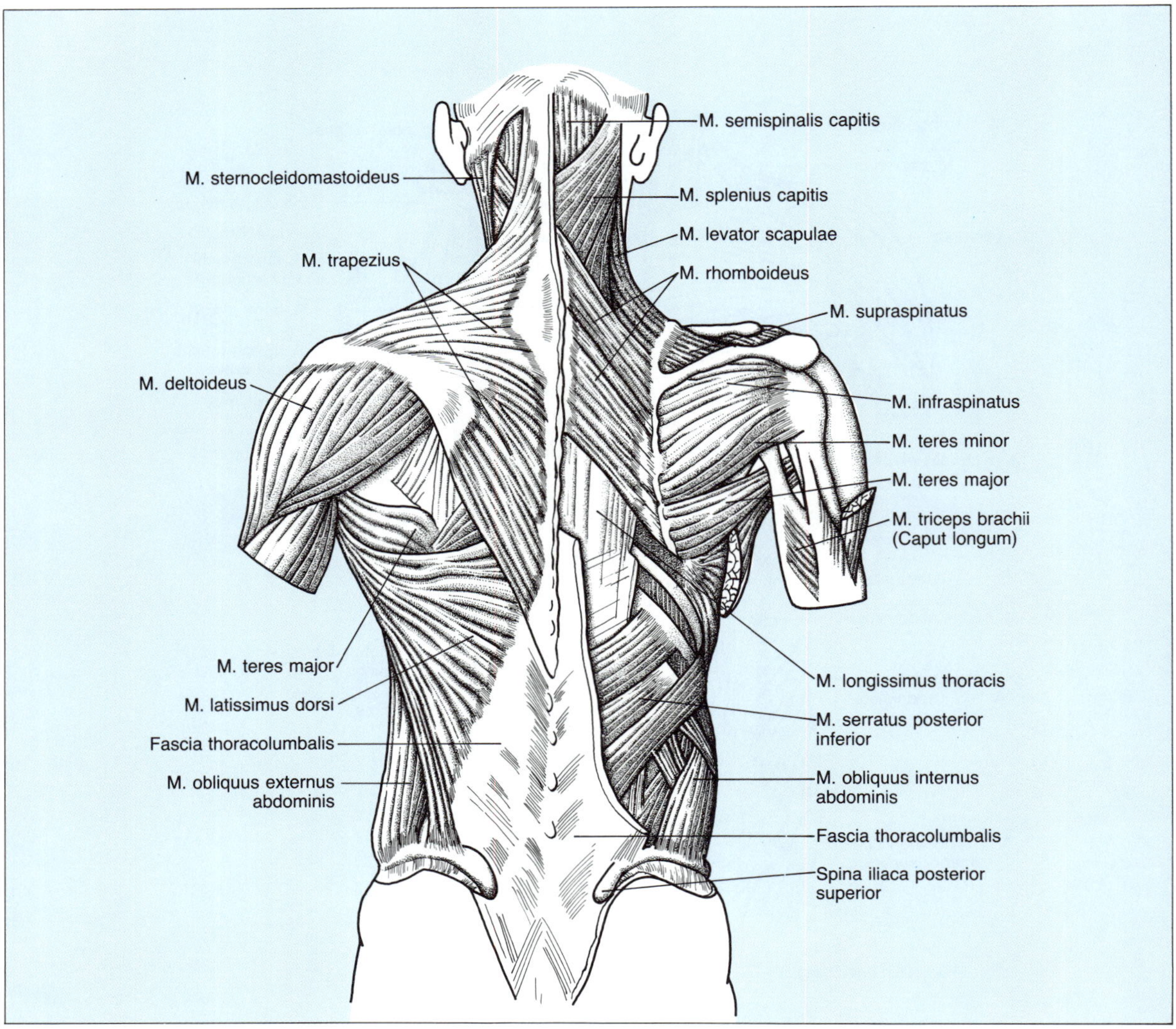

Abb. 15–15. Rücken- und Schultermuskulatur, nach Schütz und Rothschuh. *Links:* oberflächliche Schicht; *rechts:* tiefere Schicht. Die meisten der dargestellten Muskeln wirken auf den Schultergürtel und den Oberarm ein

Rückenmuskeln sind schließlich an der Korrektur der Körperhaltung bei Veränderung des Schwerkrafteinflusses, d. h. an *Gleichgewichtsbewegungen,* beteiligt.

Nicht zur Eigenmuskulatur zählen diejenigen Rückenmuskeln, die von den Dornfortsätzen zu den Rippen ziehen *(Mm. serratus posterior superior* und *inferior),* sowie diejenigen, die auf den Schultergürtel oder das Schultergelenk einwirken *(M. latissimus dorsi, M. rhomboideus, M. levator scapulae, M. trapezius).* Die Lage dieser weiter unten beschriebenen Muskeln geht aus Abb. 15–15 hervor.

15.2.3 Muskulatur des Schultergürtels und des Armes

Schultermuskulatur. Die kräftig ausgebildete Muskulatur der Schulter wirkt teils auf den Schultergürtel, teils auf den Oberarm ein. Sie läßt sich in eine ventrale und eine dorsale Muskelgruppe unterteilen.

Die **ventrale Schultermuskulatur** (s. Abb. 15–14) gliedert sich in eine *mediale* und eine *laterale Gruppe.* Zur ersteren gehört der *M. pectoralis major,* der breitflächig von der medialen Thoraxwand und der Clavicula zum oberen Humerusschaft zieht. Darunter liegen der *M. pectoralis minor,* der sich zwischen der 2.–5. Rippe und dem Processus coracoideus (s. S. 382) aufspannt, sowie der *M. subclavius,* der von der 1. Rippe zur Clavicula verläuft. Unter dem M. pectoralis minor entspringt der *M. serratus anterior* sägezahnförmig von den Rippen und setzt an der Scapula an.

Innerhalb der *lateralen Gruppe* bildet der *M. deltoideus* die obere Schicht. Dieser Muskel, der das Schultergelenk kappenartig überdeckt, entspringt vorne von der Clavicula, in der Mitte vom Acromion, hinten von der Spina scapulae (s. S. 381) und setzt unter Konvergenz seiner Faserbündel etwa in der Mitte des Humerus an. Der M. deltoideus besitzt also drei in ihrer Funktion verschiedene Teile: die *Pars clavicularis,* die *Pars acromialis* und die *Pars spinata.* Zur lateralen Gruppe der ventralen Schultermuskulatur gehören neben dem M. deltoideus (Pars clavicularis) noch der *M. subscapularis* und der *M. coracobrachialis.*

Der Schultergürtel wird außerdem vom *M. sternocleidomastoideus* beeinflußt, der vom Hinterhaupt zur medialen Clavicula und zum Brustbein (Sternum) zieht.

Die **dorsale Schultermuskulatur** (s. Abb. 15–15) gliedert sich in Muskeln, die von der Wirbelsäule zum Schultergürtel verlaufen *(mediale Gruppe),* und solche, die zwischen Schultergürtel und Humerus auf das Schultergelenk einwirken *(laterale Gruppe).*

Die obere Schicht der *medialen Gruppe* bildet der *M. trapezius,* der vom Hinterhaupt und sämtlichen Dornfortsätzen der Hals- und Brustwirbelsäule entspringt und an der Spina scapulae, am Acromion und an der Clavicula ansetzt. Darunter liegen der zweigeteilte *M. rhomboideus* und der *M. levator scapulae,* die an der Brust- und Halswirbelsäule ihren Ursprung und am medialen Rand der Scapula ihren Ansatz haben.

Zur *lateralen Gruppe* gehören der *M. deltoideus (Pars spinata)* und – von diesem teilweise verdeckt, in der Tiefe liegend – die *Mm. teres major* und *minor,* der *M. infraspinatus* sowie oberhalb der Spina scapulae der *M. supraspinatus.*

Die Funktionen derjenigen Muskeln, die auf den *Schultergürtel* einwirken, sind in Tab. 15–1 angegeben.

Bewegungen im Schultergelenk. Im Schultergelenk kann der Humerus Drehbewegungen um *drei Hauptachsen* durchführen. Die Bezeichnungen der Bewegungseinrichtungen sind bei Drehung um die

sagittale Hauptachse:
Abduktion – Adduktion
(Seithebung) – (Senkung des Arms),

transversale Hauptachse:
Anteversion – Retroversion
(Vorhebung) – (Rückhebung),

longitudinale Hauptachse:
Innenrotation – Außenrotation
(Einwärtskreiseln) – (Auswärtskreiseln).

An diesen Bewegungen sind die Schultergelenkmuskeln nach Maßgabe ihres Faserverlaufs und ihrer Ansatzstelle am Humerus differenziert beteiligt. Dabei kann ein Muskel durchaus zwei oder mehr Bewegungskomponenten beeinflussen. Besonders vielseitig ist der *M. deltoideus,* der mit seinen verschiedenen Anteilen in der Lage ist, alle 6 Bewegungen zu bewirken.

Tab. 15–1. Funktionen der Schultergürtelmuskeln

Muskeln	Funktionen
Ventrale Gruppe	
M. pectoralis minor	Abwärtsbewegung des Schultergürtels, (Inspiration, s. S. 219)
M. subclavius	Fixation des Schultergürtels
M. serratus anterior	Vor- und Abwärtsbewegung des Schultergürtels, Drehung der Scapula, (Inspiration)
Dorsale Gruppe	
M. trapezius (mittlerer und unterer Anteil)	Medial- und Abwärtsbewegung des Schultergürtels, Drehung der Scapula
M. rhomboideus	Medial- und Aufwärtsbewegung der Scapula, Fixation des Schultergürtels
M. levator scapulae	Hebung und Drehung der Scapula
Kopfgruppe	
M. trapezius (oberer Anteil)	Aufwärtsbewegung des Schultergürtels
M. sternocleidomastoideus	1. Bei fixiertem Kopf: Hebung der medialen Clavicula und des Sternums (Inspiration) 2. Bei fixiertem Schultergürtel: Hebung des Gesichts und Vorschieben des Kopfes; Drehung und Seitwärtsneigung des Kopfes (bei einseitiger Kontraktion)

Neben den bereits genannten Muskeln beeinflußt auch der *M. latissimus dorsi* das Schultergelenk (s. Abb. 15–15). Dieser große, flächenhafte Muskel entspringt von den Dornfortsätzen der Lumbal- und unteren Thorakalwirbel sowie von der breiten Lendenfaszie *(Fascia thoracolumbalis)* und zieht, den Oberarmknochen innen passierend, zu seiner Ansatzstelle an der Vorderseite des Humerus in der Nähe des Tuberculum minus (s. S. 382f.).

Die Wirkungen der *Schultergelenkmuskeln* sind in Tab. 15–2 zusammengefaßt.

Tab. 15–2. Funktionen der Schultergelenkmuskeln

Bewegungsart	Schulter- und Rückenmuskeln	Oberarmmuskeln
Abduktion (Seithebung)	M. deltoideus (Pars acromialis) M. supraspinatus	M. biceps brachii (Caput longum)
Adduktion (Anziehung)	M. deltoideus (Pars clavicularis, Pars spinata) M. pectoralis major M. latissimus dorsi M. teres major M. coracobrachialis	M. biceps brachii (Caput breve) M. triceps brachii (Caput longum)
Anteversion (Vorhebung)	M. deltoideus (Pars clavicularis) M. pectoralis major (Pars clavicularis) M. coracobrachialis	M. biceps brachii (Caput breve)
Retroversion (Rückhebung)	M. deltoideus (Pars spinata) M. latissimus dorsi M. teres major	M. triceps brachii (Caput longum)
Innenrotation (Einwärtskreiseln)	M. deltoideus (Pars clavicularis) M. subscapularis M. teres major M. pectoralis major M. latissimus dorsi	M. biceps brachii (Caput longum)
Außenrotation (Auswärtskreiseln)	M. deltoideus (Pars spinata) M. infraspinatus M. supraspinatus M. teres minor	

Oberarmmuskulatur. Am Oberarm ist die Muskulatur in zwei großen Muskellogen angeordnet, die durch Septen getrennt sind. Die ventrale Loge enthält die Beuger im Ellenbogengelenk *(Flexorenloge)*, die dorsale Loge die Strecker *(Extensorenloge)*.

In der **ventralen Beugerloge** (s. Abb. 15–16) liegen der *M. biceps brachii* und der *M. brachialis*. Dieser Gruppe schließt sich oben-medial der *M. coracobrachialis* an. Der *M. biceps brachii* entspringt mit einem langen Kopf *(Caput longum)* vom oberen Rand der Schultergelenkpfanne, mit einem kurzen Kopf *(Caput breve)* vom Processus coracoideus und setzt am oberen Radiusschaft an (s. a. Abb. 15–12). Der in der Tiefe gelegene *M. brachialis* zieht von der Vorderseite des Humerus zum proximalen Schaft der Ulna.

In der **dorsalen Streckerloge** (s. Abb. 15–17) befindet sich der *M. triceps brachii.* Dieser Muskel entspringt mit einem langen Kopf unterhalb der Schultergelenkpfanne, mit zwei kurzen Köpfen vom Humerusschaft und setzt, in einer gemeinsamen Sehne endend, am Olecranon (s. S. 382f.) an (s. a. Abb. 15–12).

Der *M. biceps brachii* und der *M. triceps brachii* sind *zweigelenkige Muskeln;* sie beeinflussen sowohl das Schultergelenk (s. Tab. 15–2) als auch das Ellenbogengelenk (s. Tab. 15–3).

Tab. 15–3. Funktionen der Muskeln für das Ellenbogengelenk

Bewegungsart	Oberarmmuskeln	Unterarmmuskeln
Flexion (Beugung)	M. biceps brachii M. brachialis	M. brachioradialis
Extension (Streckung)	M. triceps brachii	
Pronation (Einwärtswendung)		M. pronator teres M. pronator quadratus M. flexor carpi radialis M. brachioradialis
Supination (Auswärtswendung)	M. biceps brachii	M. supinator M. brachioradialis

Unterarmmuskulatur. Am Unterarm sind die Muskeln – wie am Oberarm – in einer ventralen *Flexorenloge* und in einer dorsalen *Extensorenloge,* getrennt durch Septen, angeordnet.

In der **Beugerloge** des Unterarms (s. Abb. 15–16) gruppieren sich die Muskeln in drei Schichten. In der *oberen Schicht* liegen vier Muskeln nebeneinander, die hauptsächlich am medialen Epicondylus des Humerus ihren Ursprung haben: der *M. pronator teres,* der in der Mitte des Radius ansetzt, der *M. flexor carpi radialis* und der *M. flexor carpi ulnaris,* die beide zur Basis von Metakarpalknochen ziehen, sowie der *M. palmaris longus,* der in die Bindegewebsplatte der Innenhand *(Palmaraponeurose)* einstrahlt.

Die *mittlere Schicht* der Beugerloge bildet der breite *M. flexor digitorum superficialis,* der vom me-

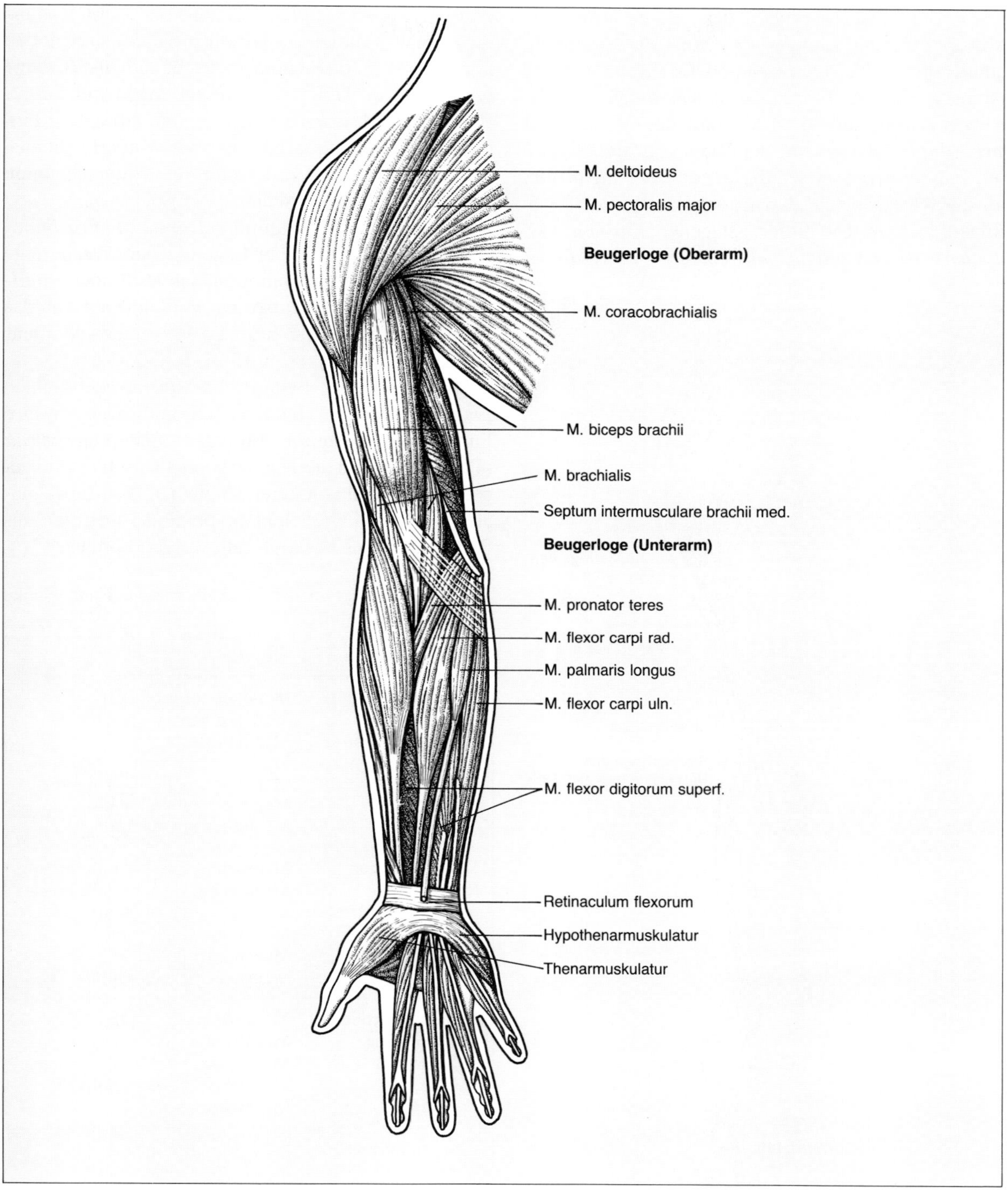

Abb. 15–16. Armmuskulatur in Ventralansicht, nach Rohen

dialen Epicondylus humeri sowie vom Radius entspringt und nach Aufspaltung in vier Sehnen an den Mittelphalangen der Finger ansetzt.

In der *tiefen Schicht* befinden sich der *M. flexor pollicis longus,* der vom Radius zur Endphalanx des Daumens zieht, und der *M. flexor digitorum profundus,* der von der Ulna ausgeht und dessen Sehnen die Endphalangen der übrigen Finger erreichen. Ganz in der Tiefe liegen der *M. supinator* und der *M. pronator quadratus.*

Die langen Sehnen der Fingerbeuger werden im Handwurzelbereich durch einen Kanal geführt, den ein quer ausgespanntes Band *(Retinaculum flexorum)* überdeckt.

In der **Streckerloge** des Unterarms (s. Abb. 15–17) sind zunächst vier Muskeln zusammengefaßt, die am lateralen Epicondylus ihren Ursprung haben: der *M. extensor carpi radialis longus,* der *M. extensor carpi radialis brevis* und der *M. extensor carpi ulnaris,* die alle an der Basis von Metakarpalknochen ansetzen, sowie der *M. extensor digitorum,* dessen Sehnen bis zu den Endphalangen des 2.–5. Fingers ziehen. Die tiefer gelegenen Muskeln, *M. abductor pollicis longus, M. extensor pollicis brevis* und *M. extensor pollicis longus,* die vom Radiusschaft bzw. vom Ulnaschaft entspringen, sind an den komplizierten Bewegungen des Daumens *(Pollex)* beteiligt. Der *M. extensor indicis* wirkt auf den 2. Finger, der *M. extensor digiti minimi* auf den 5. Finger ein. Der Sehnenführung aller Muskeln dient – ähnlich wie auf der Vorderseite – eine quergespannte Faszienverstärkung *(Retinaculum extensorum).*

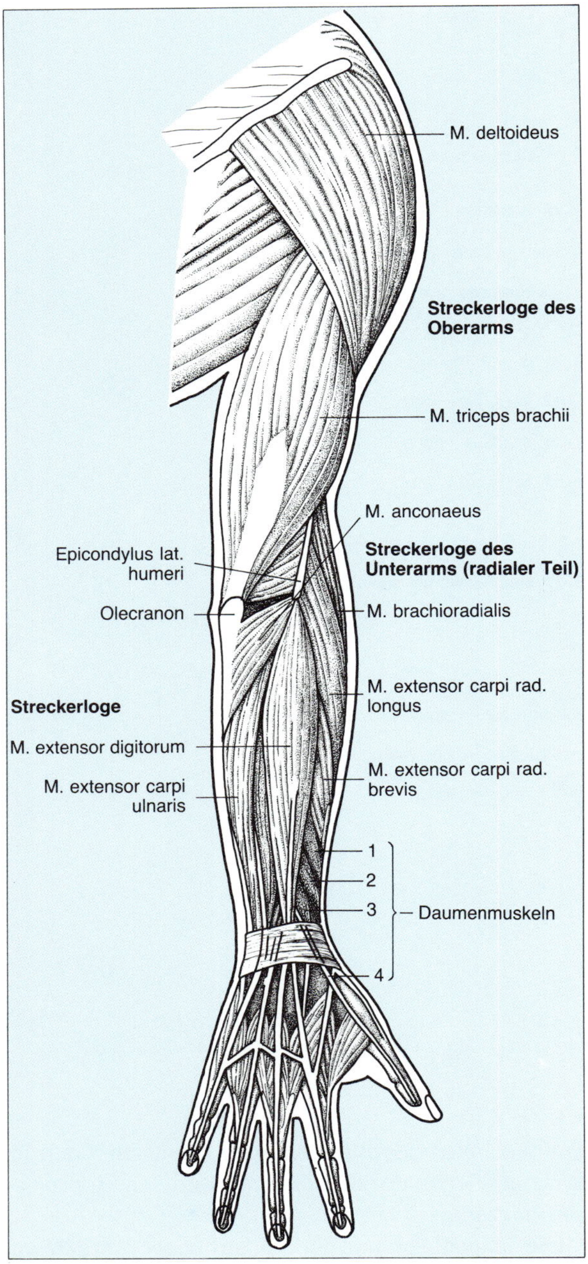

Abb. 15–17. Armmuskulatur in Dorsalansicht, nach Rohen. 1 = M. abductor pollicis longus, 2 = M. extensor pollicis brevis, 3 u. 4 = M. extensor pollicis longus

Der am weitesten lateral gelegene *M. brachioradialis,* der nur von seiner Lage her der Streckerloge zugeordnet ist, wirkt hauptsächlich als Beuger im Ellenbogengelenk. Er entspringt vom unteren Teil des Humerusschaftes und setzt am Processus styloideus des Radius an (s. a. Abb. 15–12).

Die meisten Muskeln des Unterarms beeinflussen zwei oder mehr Gelenke. Deshalb werden ihre Funktionen getrennt für das *Ellenbogengelenk* (Tab. 15–3) und die *Handgelenke* (Tab. 15–4) angegeben. Ein Teil von ihnen ist auch an den Bewegungen in den Fingergelenken beteiligt, die hier aus Platzgründen nicht dargestellt werden können.

Tab. 15–4. Funktion der Muskeln für die Handgelenke (proximal und distal)

Bewegungsart	Muskeln
Palmarflexion (Beugung handflächenwärts)	M. flexor carpi radialis M. flexor carpi ulnaris M. palmaris longus M. flexor digitorum superficialis M. flexor digitorum profundus M. flexor pollicis longus M. abductor pollicis longus
Dorsalextension (Streckung handrückenwärts)	M. extensor carpi radialis longus M. extensor carpi radialis brevis M. extensor carpi ulnaris M. extensor digitorum M. extensor indicis M. extensor digiti minimi
Radialabduktion (Abspreizung radiuswärts)	M. flexor carpi radialis M. extensor pollicis longus M. extensor carpi radialis longus M. extensor carpi radialis brevis M. extensor indicis
Ulnarabduktion (Abspreizung ulnawärts)	M. flexor carpi ulnaris M. extensor carpi ulnaris

15.2.4 Muskulatur des Beckengürtels und des Beines

Beckengürtelmuskulatur. Für die *Bewegungen im Hüftgelenk,* insbesondere auch für die muskuläre Absicherung des aufrechten Ganges, sind sowohl Hüft- als auch Oberschenkelmuskeln zuständig.

Als innerer Hüftmuskel beeinflußt der dreiteilige *M. iliopsoas* die Gelenkstellung von der Innenseite des Beckens her (s. Abb. 15–18). Er besteht aus dem *M. psoas major* und dem *M. psoas minor,* die von den Lendenwirbelkörpern und vom 12. Brustwirbelkörper entspringen, sowie aus dem *M. iliacus,* der an der Innenseite des Darmbeins seinen Ursprung hat. Gemeinsam setzen sie am Trochanter minor des Femur an. Aufgrund seiner Muskelmasse und seines Faserverlaufs ist der M. iliopsoas der wichtigste Beuger im Hüftgelenk.

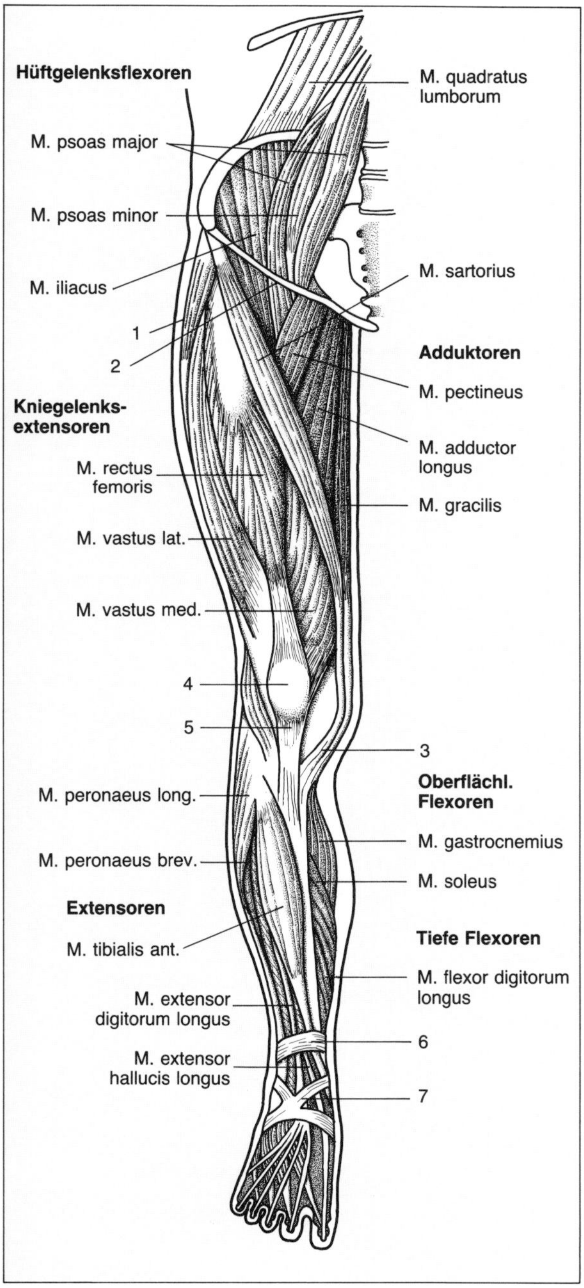

Abb. 15–18. Bein- und Hüftmuskulatur in Ventralansicht, nach Rohen. 1 = M. tensor fasciae latae, 2 = Ligamentum inguinale, 3 = Pes anserinus, 4 = Patella, 5 = Patellarsehne, 6 u. 7 = Bänder für die Führung der Extensorsehnen

Die äußeren Hüftmuskeln (s. Abb. 15–19) entspringen teils von der Innenseite des kleinen Bekkens *(M. piriformis, M. obturatorius internus),* teils von seiner Außenseite *(Mm. gemelli, M. quadratus femoris)* und setzen am Trochanter major bzw. an der benachbarten Fossa trochanterica an. Der kranial von dieser Gruppe lokalisierte *M. glutaeus medius* und der darunter gelegene *M. glutaeus minimus* ziehen von der äußeren Darmbeinschaufel ebenfalls zum Trochanter major. Alle diese Muskeln, die hauptsächlich als Rotatoren wirken, werden vom *M. glutaeus maximus,* dem kräftigsten Muskel des Körpers, überdeckt. Er hat seinen Ursprung am Darmbein, am Kreuzbein sowie am Bandapparat zwischen Kreuzbein und Tuber ischiadicum *(Ligamentum sacrotuberale).* Seine breite Sehne setzt am oberen Femurschaft lateral an und ist außerdem mit einer bandförmigen Verstärkung der äußeren Oberschenkelfaszie *(Fascia lata)* verbunden. Die Spannung dieser Faszie kann durch den *M. tensor fasciae latae,* den Erfordernissen entsprechend, aktiv reguliert werden.

Die Wirkungen der Hüftgelenkmuskeln sind in Tab. 15–5 zusammengefaßt.

Oberschenkelmuskulatur. Am Oberschenkel sind die Muskeln in drei großen, durch Septen voneinander getrennten Logen angeordnet. In einer *ventralen Loge* liegen die Strecker des Kniegelenks und in der *dorsalen Loge* die Kniegelenkbeuger, die zugleich Hüftgelenkstrecker sind *(ischiokrurale Muskulatur).* Dazwischen ist auf der medialen Seite die *Loge der Adduktorengruppe* eingefügt.

Zu den **Kniegelenkextensoren** (s. Abb. 15–18) gehört in erster Linie der kräftige *M. quadriceps femoris.* Seine vier Köpfe haben folgende Ursprungsorte: Der lange *M. rectus femoris* entspringt oberhalb des Hüftgelenks von der Spina iliaca anterior inferior (s. Abb. 15–7), der *M. vastus lateralis* und der *M. vastus medialis* kommen von der Linea aspera an der Femurhinterseite, der *M. vastus intermedius* ist an der Vorderfläche des Femur befestigt. Zusammen bilden sie eine gemeinsame Endsehne, die die Patella einschließt und an der Tuberositas tibiae ansetzt.

In der ventralen Loge liegt außerdem der *M. sartorius,* der von der Spina iliaca anterior superior schräg über den Oberschenkel zur medialen Seite der Tibia zieht. Dieser Muskel gehört allerdings nicht zur Extensorengruppe, sondern ist im wesentlichen ein Beuger im Hüft- und Kniegelenk.

Tab. 15–5. Funktionen der Hüftgelenkmuskeln

Bewegungsart	Beckengürtelmuskeln	Oberschenkelmuskeln
Flexion (Beugung)	M. iliopsoas	M. rectus femoris M. sartorius M. tensor fasciae latae
Extension (Streckung)	M. glutaeus maximus M. glutaeus medius und minimus (dorsale Anteile)	M. adductor magnus M. semitendinosus M. semimembranosus M. biceps femoris (Caput longum)
Abduktion (Abspreizen)	M. glutaeus medius und minimus M. piriformis	M. rectus femoris M. tensor fasciae latae
Adduktion (Anziehen)	M. quadratus femoris	M. adductor longus, brevis und magnus M. gracilis M. pectineus
Innenrotation (Einwärtskreiseln)	M. glutaeus medius und minimus (ventrale Anteile)	M. adductor magnus M. gracilis
Außenrotation (Auswärtskreiseln)	M. glutaeus maximus, medius und minimus M. piriformis Mm. gemelli M. obturatorius internus M. obturatorius externus M. quadratus femoris M. iliopsoas	

Die **Adduktorengruppe** nimmt den relativ großen Raum ein, der durch die Abknickung des Femurhalses an der medialen Seite des Oberschenkels entsteht (s. Abb. 15–7). Alle Muskeln dieser Gruppe entspringen von kleinen Flächen am Sitzbein und am Schambein. Die meisten von ihnen *(M. pectineus, M. adductor longus, M. adductor brevis, M. adductor minimus)* setzen an der Hinterfläche des oberen und mittleren Femurschaftes an. Lediglich der *M. adductor magnus* erreicht nicht nur in großer Ausdehnung den Schaft, sondern auch über eine Sehne den medialen Epicondylus des Femur. Der *M. gracilis* zieht sogar über das Kniegelenk hinweg zur Tibia.

Die Adduktoren dienen insgesamt nicht nur zum Heranziehen des seitlich abgespreizten Beines, sondern fangen auch das Körpergewicht beim Stehen in Spreizstellung ab und haben andere statische Funktionen. Von den genannten Muskeln sind in Abb. 15–18 nur diejenigen sichtbar, die in der ventralen Schicht liegen.

Die **ischiokrurale Muskulatur** (s. Abb. 15–19) an der Dorsalseite des Oberschenkels besteht aus langen Muskelbändern, die alle – zumindest partiell – vom Tuber ischiadicum entspringen und über das Kniegelenk hinwegziehen. Lateral liegt der *M. bi-*

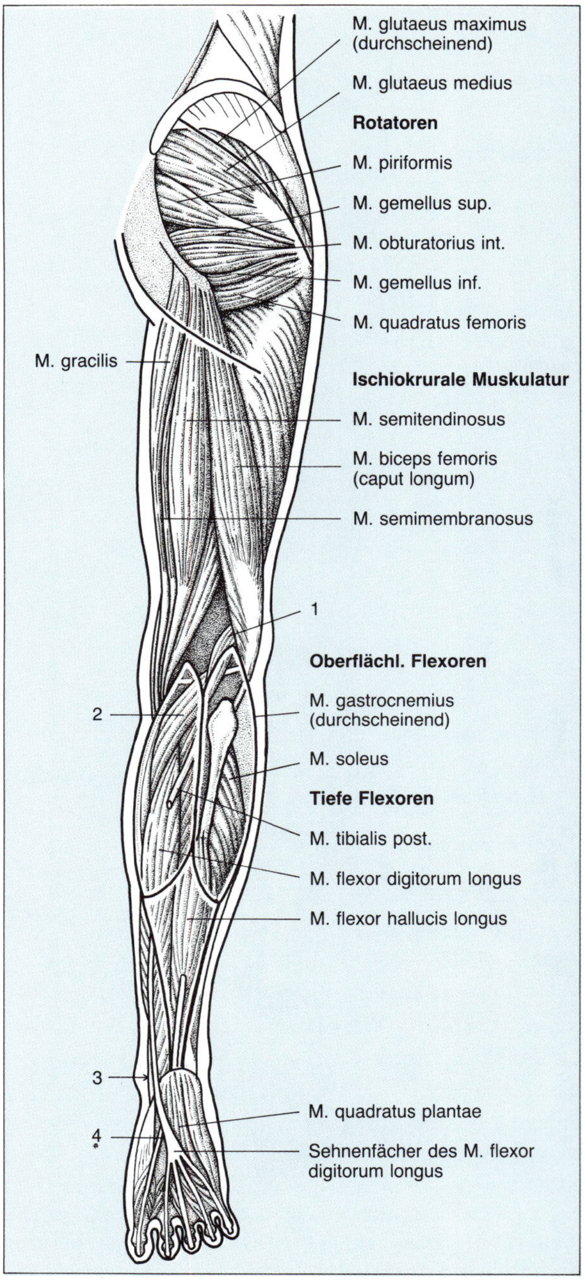

Abb. 15–19. Bein- und Hüftmuskulatur in Dorsalansicht, nach Rohen. 1 = M. plantaris, 2 = M. popliteus, 3 u. 4 = Sehnenkreuzungen

ceps femoris, dessen *Caput longum* vom Tuber ischiadicum und dessen *Caput breve* von der Hinterfläche des Femur her gemeinsam den Fibulakopf erreichen. Medial zieht der *M. semitendinosus* zum medialen Condylus der Tibia. Der darunter angeordnete *M. semimembranosus,* so bezeichnet wegen seiner langen und breiten Ursprungssehne, setzt ebenfalls am medialen Condylus an. Hier treffen sich die Sehnen von drei Muskeln (M. sartorius, M. gracilis, M. semimembranosus) und bilden eine Ansatzformation ähnlich einem Gänsefuß *(Pes anserinus).* Alle genannten Anteile der ischiokruralen Muskulatur wirken – wie bereits erwähnt – überwiegend als Strecker im Hüftgelenk und als Beuger im Kniegelenk.

Die Funktionen der Muskeln, die an den Bewegungen im Kniegelenk beteiligt sind, werden in Tab. 15–6 angegeben.

Tab. 15–6. Funktion der Kniegelenkmuskeln

Bewegungsart	Muskeln
Flexion (Beugung)	M. biceps femoris M. semitendinosus M. semimembranosus M. sartorius M. gracilis M. popliteus M. gastrocnemius
Extension (Streckung)	M. quadriceps femoris M. tensor fasciae latae
Innenrotation (bei gebeugtem Knie)	M. semitendinosus M. semimembranosus M. sartorius M. gracilis
Außenrotation (bei gebeugtem Knie)	M. biceps femoris

Unterschenkelmuskultaur. Am Unterschenkel lassen sich drei Muskellogen abgrenzen: ventral die *Extensorenloge,* lateral die *Peronaeusloge* und dorsal die *Flexorenloge.*

Die Bezeichnung **Extensorengruppe** bezieht sich sowohl auf die Wirkung dieser Muskeln in den Sprunggelenken, wo sie eine Dorsalextension, also eine Hebung des Fußrückens, herbeiführen, als auch auf ihre partielle Funktion als Zehenstrecker. Hier sind vor allem drei Muskeln zu nennen (s. Abb. 15–18): Der *M. tibialis anterior* entspringt am oberen Tibiaschaft bzw. an der Membrana interossea (s. S. 386) und setzt am medialen Keilbein sowie an der Basis des I. Metatarsalknochens an. Der *M. extensor hallucis longus* zieht von der Fibula und der Membrana interossea zur Endphalanx der Großzehe. Der *M. extensor digitorum longus* schließlich erreicht, ausgehend von Tibia, Fibula und Membrana interossea, die Endphalangen der übrigen Zehen.

Zur **Peronaeusgruppe** (s. Abb. 15–18) gehört der *M. peronaeus longus,* der seitlich am Caput fibulae entspringt. Seine lange Sehne zieht hinter dem lateralen Knöchel – geführt durch Bänder – zum seitlichen Fußrand, wird dann zur Fußsohle umgelenkt und setzt schließlich am I. Metatarsalknochen an. Der *M. peronaeus brevis* ist am unteren Fibulaschaft befestigt und erreicht mit seiner ebenfalls bandgeführten Sehne den V. Metatarsalknochen.

Die **Flexorengruppe** (s. Abb. 15–19) ist für die Plantarflexion, d. h. die Senkung des Fußrückens, und z. T. auch für die Zehenbeugung zuständig. Ihre *obere Schicht* wird von dem dreiköpfigen *M. triceps surae* gebildet. Dieser besteht aus dem *M. gastrocnemius,* der mit zwei Köpfen oberhalb des Kniegelenks von den beiden Femurkondylen entspringt, und dem darunterliegenden *M. soleus,* der als breite Platte an der Tibia und der Fibula befestigt ist. Die starke gemeinsame Endsehne der beiden Muskeln, die *Achillessehne,* setzt am Tuber calcanei an. Meist schließt sich auch die Endsehne des *M. plantaris,* der am lateralen Epicondylus des Femur seinen Ursprung hat, der Achillessehne an.

Die in der *tiefen Schicht* liegenden Muskeln der Flexorengruppe entspringen an der Tibia, der Membrana interossea bzw. der Fibula. Ihre Sehnen verlaufen hinter dem medialen Knöchel und treten von hier in die Fußsohle ein, wobei sie sich überkreuzen. Der *M. flexor hallucis longus* setzt an der Endphalanx der Großzehe, der *M. flexor digitorum longus* an den Endphalangen der übrigen Zehen an. Die Ansatzstellen des *M. tibialis posterior* liegen am Kahnbein, an den Keilbeinen und an der Basis des I. Metatarsalknochens.

Der kurze *M. popliteus,* der vom lateralen Epicondylus des Femur schräg zum oberen Tibiaschaft zieht, beeinflußt nur das Kniegelenk (s. Tab. 15–6).

Die Wirkungen der Unterschenkelmuskeln auf die *Sprunggelenke* sind in Tab. 15–7 zusammengestellt. (Auf die Beschreibungen der zahlreichen kurzen Fußmuskeln, die an den Bewegungen der Zehen beteiligt sind, muß hier verzichtet werden.)

Tab. 15–7. Funktionen der Muskeln für die Sprunggelenke

Oberes Sprunggelenk		**Unteres Sprunggelenk**	
Bewegungsart	**Muskeln**	**Bewegungsart**	**Muskeln**
Dorsalextension (Hebung des Fußrückens)	M. tibialis anterior M. extensor hallucis longus M. extensor digitorum longus	**Pronation** (Hebung des medialen Fußrandes)	M. peronaeus longus M. peronaeus brevis M. extensor digitorum longus M. extensor hallucis longus
Palmarflexion (Senkung des Fußrückens)	M. triceps surae M. flexor digitorum longus M. flexor hallucis longus M. tibialis posterior M. peronaeus longus M. peronaeus brevis	**Supination** (Hebung des lateralen Fußrandes	M. triceps surae M. flexor digitorum longus M. flexor hallucis longus M. tibialis posterior M. tibialis anterior

15.3 Mikroskopische Anatomie und Physiologie der Skeletmuskulatur

Skeletmuskulatur ist dadurch charakterisiert, daß ihre Fasern lichtmikroskopisch eine Folge von hellen und dunklen Streifen quer zur Faserrichtung erkennen lassen *(quergestreifte Muskulatur)*. Sie ist zur schnellen Verkürzung *(Kontraktion)* und Erschlaffung befähigt und dient vor allem der Statik des Knochenskelets und den Gelenkbewegungen *(Skeletmuskulatur)*. Eine Sonderform der quergestreiften Muskulatur stellt die *Herzmuskulatur* dar.

15.3.1 Feinbau der Skeletmuskulatur

Der *Skeletmuskel* besteht aus Muskelfasern mit einer Dicke von 10–100 µm. Die einzelnen Fasern sind 5–12 cm lang und enthalten mehrere, durch amitotische Teilung entstandene Zellkerne, die direkt unter der Zellmembran (Sarkolemm) liegen. Im Muskel sind die Muskelfasern durch Bindegewebe miteinander zu Funktionseinheiten zusammengeschlossen (s. Abb. 15–11).

Strukturen der Muskelfaser. Ein Großteil des Zellvolumens der Muskelfaser wird von den kontraktilen Elementen, den *Myofibrillen,* eingenommen, die in parallelen Längsbündeln in die Intrazellularsubstanz der Faser, das *Sarkoplasma,* eingebettet sind. Das Sarkoplasma ist reich an Glykogen, glykolytischen Enzymen, ATP, Kreatinphosphat und anorganischen Elektrolyten. Besonders aktive Muskeln enthalten viele *Mitochondrien,* die entlang den Myofibrillen angeordnet sind. Weiterhin findet sich in den Muskelzellen (Muskelfasern) ein hochdifferenziertes *endoplasmatisches (sarkoplasmatisches) Retikulum.*

Myofibrillen. Die Myofibrillen sind langgestreckte, etwa 1 µm dünne Strukturen, die Zonen unterschiedlicher Lichtdurchlässigkeit aufweisen, welche sich im Abstand von 2,3 µm wiederholen (s. Abb. 15–20). Durch diese Anordnung von abwechselnd hellen und dunklen Banden entsteht bei lichtmikroskopischer Betrachtung das Bild einer Querstreifung. Die heller erscheinende Bande *(I-Bande)* ist im polarisierten Licht isotrop (schwach doppelbrechend), die dunklere Bande *(A-Bande)* ist anisotrop (stark doppelbrechend). Die Doppelbrechung beruht auf einer regelmäßigen Anordnung kleinster Strukturelemente in den Muskelfasern. Die I-Bande wird durch eine

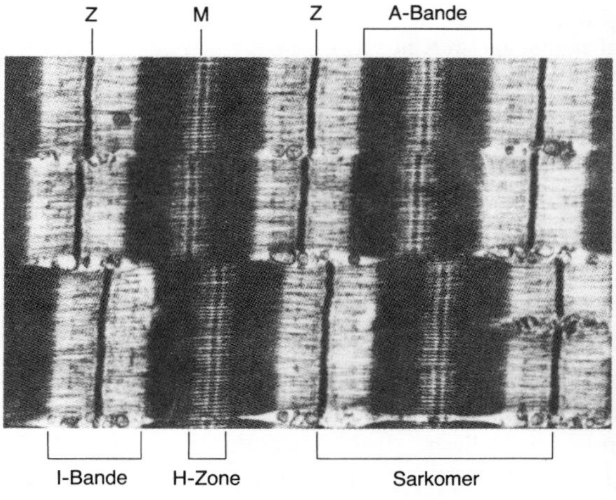

Abb. 15–20. Langsschnitt durch Myofibrillen eines quergestreiften Muskels, nach Huxley (Elektronenmikroskopische Aufnahme, Vergrößerung etwa 12000fach)

dichte Querlinie, die *Z-Linie,* in zwei Abschnitte unterteilt. Der zentrale Teil der A-Bande, die *H-Zone,* ist weniger dicht als der übrige Teil und wird durch die *M-Linie* in der Mitte unterteilt. Letztere stellt ein Maschenwerk aus Gerüsteiweißen dar, welches vermutlich das Bündel der dicken Filamente im Zentrum zusammenhält. An den Z-Linien sind die Aktinfilamente (s. u.) wie Borsten an einer Bürste befestigt.

Als **Sarkomer** bezeichnet man den von zwei Z-Linien begrenzten Bezirk einer Muskelfaser, d. h. die sich wiederholende longitudinale kleinste funktionelle und morphologische Einheit.

Ultrastruktur der Myofibrillen. Elektronenmikroskopische Untersuchungen haben gezeigt, daß jede Myofibrille aus vielen parallel gelagerten dicken und dünnen *Filamenten* besteht. Die I-Bande enthält ausschließlich dünne Filamente (Durchmesser ca. 6 nm); dickere Filamente (Durchmesser ca. 15 nm) finden sich nur in der A-Bande und sind hier etwa 45 nm voneinander entfernt. Im Querschnitt der Myofibrille ergibt sich aus der Anordnung der unterschiedlich dicken Filamente ein regelmäßiges *hexagonales Muster,* wobei im Überlappungsbereich jedes einzelne dicke Filament von sechs dünnen Filamenten umgeben ist (s. Abb. 15–21).

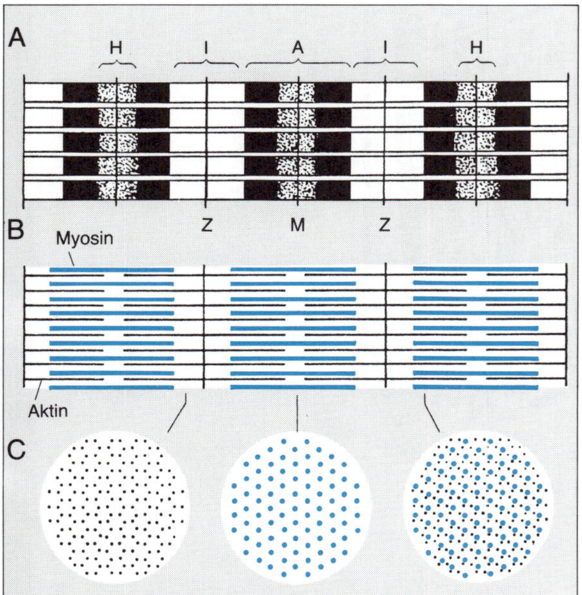

Abb. 15–21. Zuordnung der Querstreifung zur Ultrastruktur einer Myofibrille in schematischer Darstellung; *A* = Querstreifung; *B* = Myosinfilamente (dick) und Aktinfilamente (dünn); *C* = Querschnittbilder der Filamente in verschiedenen Sarkomerabschnitten

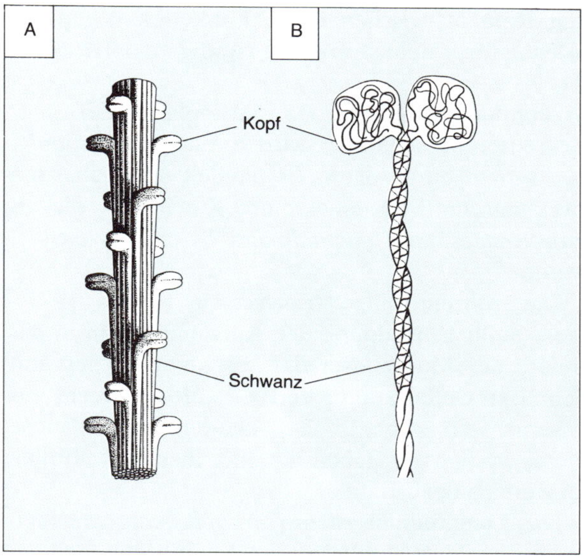

Abb. 15–22. Ausschnitt aus einem Myosinfilament *(A),* modifiziert nach Krstić; schematische Darstellung eines Myosinmoleküls *(B)* mit zwei globulären Kopfteilen und einem (150 nm langen) Schwanzteil

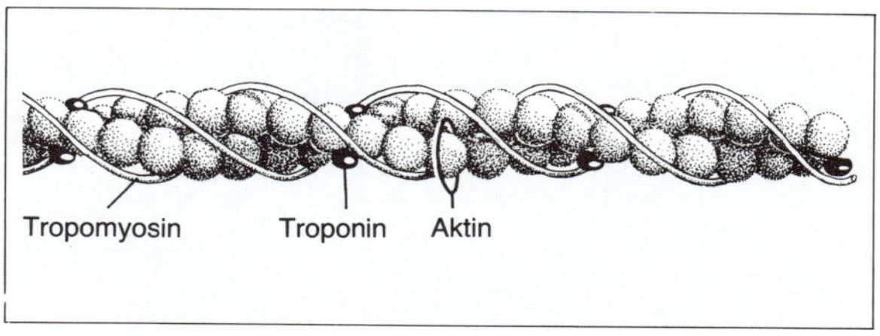

Abb. 15–23. Ausschnitt aus einem dünnen Filament mit kugelförmigen Aktinmolekülen und den „Regulatorproteinen" Troponin und Tropomyosin, modifiziert nach Krstić

Filamentproteine. Neben 30% wasserlöslichen intrazellulären Proteinen (Albumin, Myoglobin u. a.) enthalten die Muskelfasern wasserunlösliche Proteine (Filamentproteine oder Strukturproteine).

Die *dicken Filamente* sind aus aggregierten *Myosin-Molekülen* (Molekulargewicht ca. 540000) aufgebaut. **Myosin** stellt ein langes, asymmetrisches Molekül mit einem dünnen Schwanzteil und zwei Kopfteilen dar (s. Abb. 15–22). Die *Schwanzteile,* die im Zentrum der Filamente liegen, bestehen aus helikal umeinander gewundenen Polypeptidketten. Die *Kopfteile,* bei denen die Ketten auseinanderweichen und verknäulte Strukturen bilden, ragen als seitliche Fortsätze aus den Filamenten heraus.

Die Proteine der *dünnen Filamente* sind **Aktin, Troponin** und **Tropomyosin.** Die kugelförmigen Aktinmoleküle lagern sich infolge hydrophober Wechselwirkungen zu einer Kette zusammen. Je zwei dieser Ketten sind in der Längsrichtung der dünnen Filamente umeinander gewunden (s. Abb. 15–23). In den Rinnen zwischen den Aktinketten liegen die „Regulatorproteine" *Troponin* und *Tropomyosin.*

Sarkotubuläres System. Das Sarkoplasma der quergestreiften Muskelfasern wird von dem *sarkotubulären System* durchzogen. Es handelt sich dabei um zwei getrennte Systeme feiner Kanälchen, die als *transversales* und *longitudinales System* bezeichnet werden.

Das röhrenförmige **transversale System** *(T-System)* stellt Einstülpung der Außenmembran in das Innere der Muskelfaser dar. Es kommuniziert mit dem Extrazellularraum und verläuft senkrecht zur Faserachse (s. Abb. 15–24). Die dünnen Schläuche dieses Systems umgeben die einzelnen Myofibrillen im Bereich der I-Bande.

Das **Longitudinalsystem** *(sarkoplasmatisches Retikulum)* verläuft parallel zu den Myofibrillen und damit senkrecht zum T-System. Es bildet zwischen den Fibrillen ein dreidimensionales Röhrensystem und kommuniziert nicht mit dem Extrazellularraum (s. Abb. 15–24). Dieses Hohlraumsystem besitzt in unmittelbarer Nachbarschaft der T-Einstülpungen zisternenartige Erweiterungen *(terminale Zisternen).*

15.3.2 Neuromuskuläre Erregungsübertragung

Die fortgeleitete Erregung einer Nervenfaser wird über die **motorische Endplatte** auf die Muskelfaser übertragen. In der Regel besitzt jede Muskelfaser nur eine motorische Endplatte, die im mittleren Drittel der Faser liegt.

Bau der motorischen Endplatte. An der motorischen Endplatte (neuromuskulären Synapse) unterscheidet man eine *präsynaptische Nervenendigung* und einen

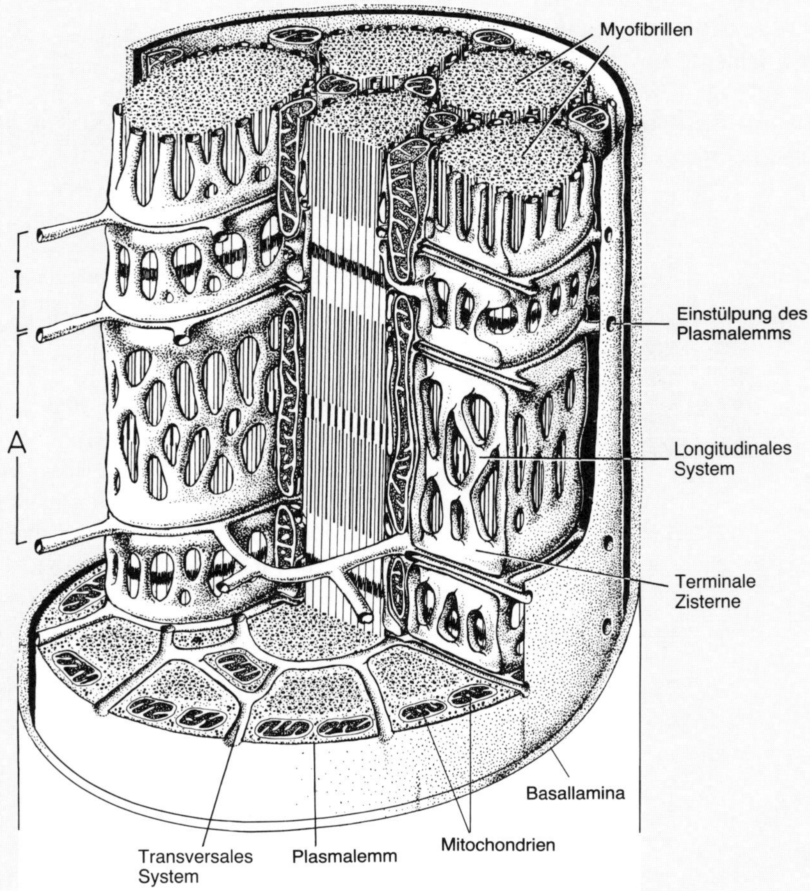

Abb. 15–24. Dreidimensionale Darstellung der Feinstruktur einer Skeletmuskelfaser, modifiziert nach Krstić. Jede Myofibrille wird von einem vorwiegend längsverlaufenden Röhrensystem (longitudinalen System des sarkoplasmatischen Retikulums) umhüllt. Jeweils an der Grenze zwischen A- und I-Bande senken sich querverlaufende röhrenförmige Einstülpungen des Plasmalemms in das Innere der Muskelfaser (transversales System)

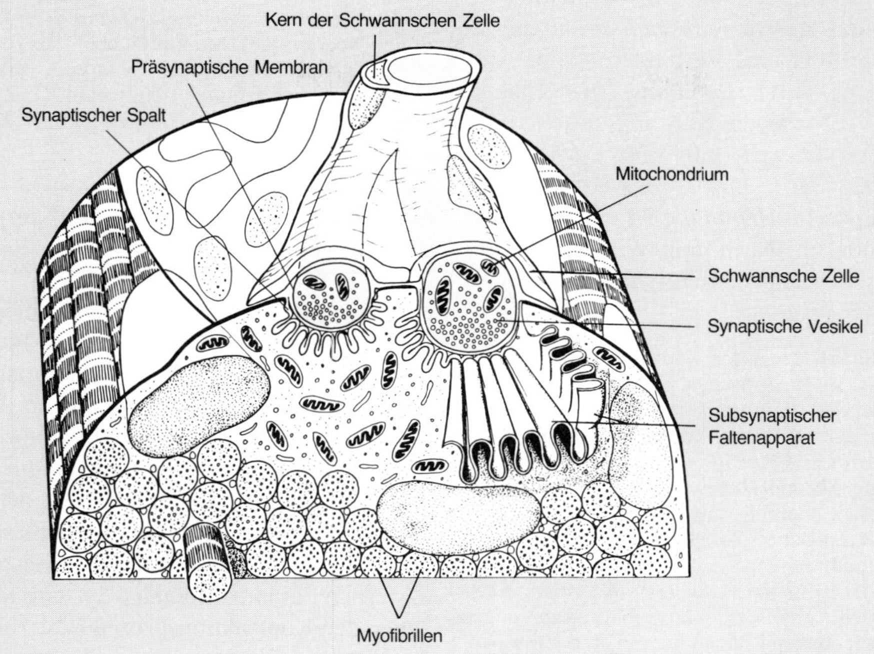

Abb. 15–25. Feinbau der motorischen Endplatte, nach Rohen (schematische Darstellung aufgrund elektronenmikroskopischer Beobachtungen)

postsynaptischen, muskulären Anteil, die durch einen 10–20 nm breiten *synaptischen Spalt* voneinander getrennt sind (s. Abb. 15–25).

Nach Verlust der Myelinscheide ziehen die motorischen Axone zu den einzelnen Muskelfasern, wobei sich die Nervenfasern in eine größere Zahl von kolbigen Endabschnitten aufteilen, die in Rinnen der Muskelfaseroberfläche liegen. Diese Endabschnitte sind reich an Mitochondrien und kleinen Bläschen *(Vesikel),* die **Acetylcholin** enthalten.

Die Nervenfasern enden mit der *präsynaptischen Membran,* die sich in Einfaltungen der Muskelfasermembran *(subsynaptischen Membran)* einsenkt. Durch diese Auffaltung wird die Kontaktfläche von Nerven- und Muskelfaser stark vergrößert.

Transmitterfreisetzung. Erreicht eine Erregung die Endabschnitte des Axons, wird aus den Vesikeln in Anwesenheit von Ca^{2+} explosionsartig *Acetylcholin* (ACh) in den synaptischen Spalt freigesetzt, das an der subsynaptischen Membran mit (molekularen) *Rezeptoren* reagiert. Durch die Bildung eines Acetylcholin-Rezeptor-Komplexes wird die Permeabilität der subsynaptischen Membran vor allem für kleine Kationen (Na^+ und K^+) erhöht und dadurch eine *Depolarisation* ausgelöst (s. S. 61). Diese lokale Depolarisation wird als **Endplattenpotential** bezeichnet.

Endplattenpotential und Aktionspotential. Die Endplattenpotentiale breiten sich elektrotonisch in die Umgebung der subsynaptischen Membran aus. Im gesunden Muskel in situ sind die Endplattenpotentiale immer *überschwellig,* d. h. jedes präsynaptische Aktionspotential löst am Muskel eine Erregung aus, die sich über die Muskelfasermembran in den Abschnitt außerhalb des Endplattenbereiches ausbreitet.

Acetylcholin wirkt normalerweise nur für sehr kurze Zeit (1–2 ms), da es entweder durch das Enzym *Acetylcholinesterase* zu den unwirksamen Substanzen Cholin und Essigsäure hydrolysiert wird oder ungespalten in das Blut gelangt, wo es durch eine unspezifische Cholinesterase gespalten wird.

Auch ohne Erregung der motorischen Nervenfasern wird mit einer durchschnittlichen Häufigkeit von 1 s^{-1} spontan Acetylcholin in kleinsten Mengen in den synaptischen Spalt abgegeben. Diese kleinsten Acetylcholinmengen, sog. *Quanten,* verursachen jeweils Endplattenpotentiale kleinster Amplitude *(Miniatur-Endplattenpotentiale).*

Die Rate der freigesetzten Acetylcholin-Quanten wird durch ein einlaufendes präsynaptisches Aktionspotential für kurze Zeit erheblich gesteigert, so daß innerhalb von 1 ms einige Hundert Quanten freigesetzt werden, die ein Endplattenpotential auslösen. (Acetylcholin-Quanten sind nicht mit der physikalischen Größe der Energie-Quanten zu verwechseln!)

Hemmung der neuromuskulären Erregungsübertragung. Die Erregungsübertragung von der Nerven-

auf die Skeletmuskelfaser kann **präsynaptisch** über eine *Hemmung der Acetylcholinsynthese* durch *Hemicholinium* oder über eine Verhinderung der Acetylcholinfreisetzung durch *Botulinus-Toxin* (bakterielles Gift in verdorbenen Nahrungsmitteln oder Konserven), *Ca^{2+}-Mangel* oder *Mg^{2+}-Überschuß* blockiert werden.

Eine **postsynaptische** *Hemmung* ist mit sog. *Muskelrelaxantien* möglich. Nach dem Wirkungsmechanismus unterscheidet man *stabilisiernde* und *depolarisierende Muskelrelaxantien.*

Stabilisierende Muskelrelaxantien sind Stoffe, die Acetylcholin von seinem subsynaptischen Rezeptor kompetitiv verdrängen, ohne die Membranpermeabilität zu verändern. Prototypen der stabilisierenden Muskelrelaxantien stellen *d-Tubocurarin* und *Pancuroniumbromid* dar.

Depolarisierende Muskelrelaxantien (z. B. *Suxamethonium)* verbinden sich ebenfalls mit dem Acetylcholin-Rezeptor, depolarisieren dabei jedoch wie Acetylcholin die subsynaptische Membran. Da sie aber nur langsam abgebaut werden, bewirken sie eine *Dauerdepolarisation.* Nach einer kurzdauernden Zunahme der Erregbarkeit mit ungeordneten Muskelzuckungen können hierbei an der nur partiell repolarisierten Membran keine weiteren Aktionspotentiale mehr entstehen.

Cholinesterasehemmstoffe vom Physostigmintyp (z. B. *Physostigmin, Neostigmin, Pyridostigmin*) verhindern durch Blockade der Cholinesterase eine Spaltung des Acetylcholins. Damit kommt es zu einer *Erhöhung der Acetylcholinkonzentration,* die zu einer Dauerdepolarisation der subsynaptischen Membran und damit zu einer Blockade der Erregungsübertragung führt. Bei Vorliegen eines Blocks durch stabilisierende Muskelrelaxantien kann die neuromuskuläre Erregungsübertragung durch Gabe dieser reversiblen Cholinesterasehemmstoffe wiederhergestellt werden.

Verschiedene *Phosphorsäureester* (Organophosphate) sind *irreversible Cholinesterasehemmstoffe* (z. B. E 605 und einige Nervengase). Sie führen ebenfalls zur Dauerdepolarisation vieler cholinerger Synapsen, wodurch typische Vergiftungserscheinungen auftreten (Lähmung der Atmungsmuskulatur, Bradykardie und u. U. Herzstillstand).

15.3.3 Elektromechanische Kopplung und Kontraktion

Auslösung der Kontraktion. Die einlaufende Erregung wird über das T-System in das Innere der Muskelfaser geleitet. Das Aktionspotential springt dann im Bereich des engen Kontaktes mit dem longitudinalen System auf dieses über und bewirkt eine *Freisetzung von gespeicherten Calciumionen aus den terminalen Zisternen.* Dadurch erhöht sich die Konzentration des freien *Ca^{2+}* im Sarkoplasma von etwa 10^{-8} auf ca. 10^{-5} mol/l. Nach der Freisetzung aus den Zisternen des longitudinalen Systems lösen die Ca^{2+}-Ionen den Kontraktionsprozeß (s. u.) an der Muskelfaser aus.

Faserverkürzung (Filament-Gleit-Mechanismus). Der Kontraktionsprozeß besteht darin, daß die *Myosin- und Aktinfilamente teleskopartig ineinandergezogen werden,* ohne daß sich dabei die Länge der einzelnen Filamente ändert *(Filament-Gleit-Mechanismus).* Wie Abb. 15–26, C zeigt, werden hierbei die Z-Streifen einander genähert, während die Breite der A-Bande konstant bleibt. Bei einer *passiven Dehnung* der Muskelfaser treten die dünnen Fila-

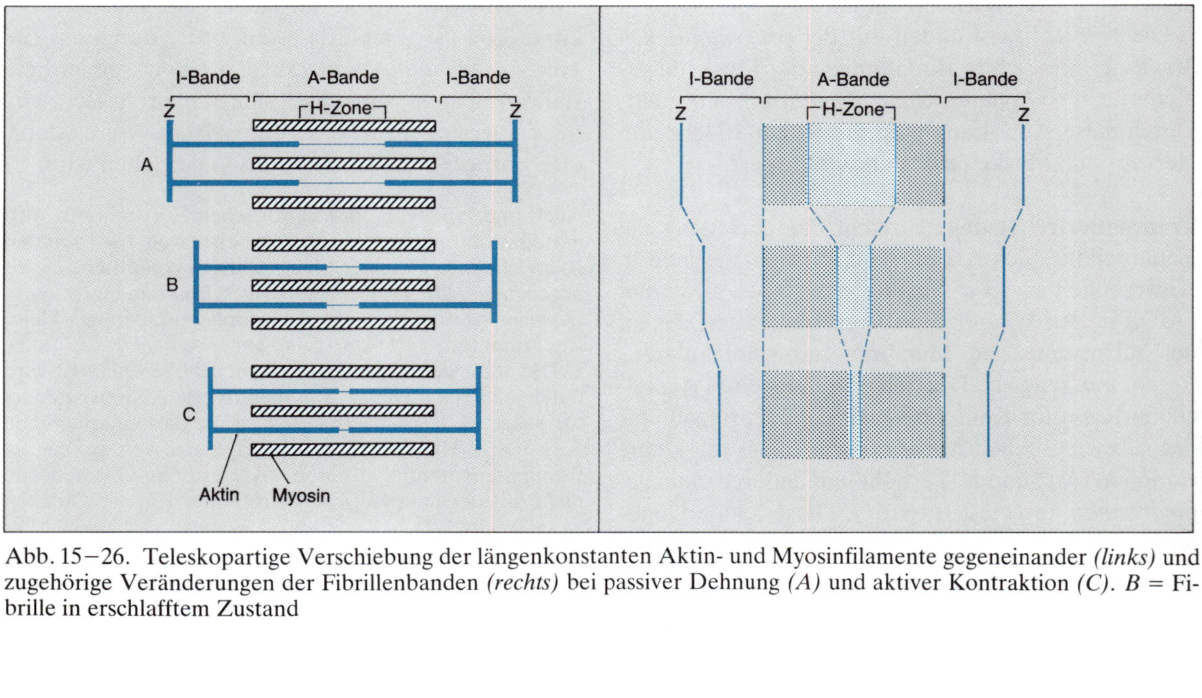

Abb. 15–26. Teleskopartige Verschiebung der längenkonstanten Aktin- und Myosinfilamente gegeneinander *(links)* und zugehörige Veränderungen der Fibrillenbanden *(rechts)* bei passiver Dehnung *(A)* und aktiver Kontraktion *(C)*. *B* = Fibrille in erschlafftem Zustand

mente aus der A-Bande heraus. wodurch sich die I-Bande und die H-Zone verbreitern (s. Abb. 15–26, A).

Molekulare Grundlage der Kontraktion. Das beschriebene Ineinandergleiten wird durch eine *Interaktion zwischen Myosin, Aktin und Adenosintriphosphat (ATP)* bewirkt. Hierbei kommt den intrazellulären *Ca^{2+}-Ionen* eine besondere Bedeutung zu, denn sie stellen den auslösenden bzw. steuernden Faktor der Kontraktion dar *(Trigger-Funktion der Ca^{2+}-Ionen)*. Diese Funktion wird aus der Feinstruktur der Aktinfilamente verständlich. Wie bereits auf S. 401 beschrieben wurde, besteht das etwa 1 µm lange und 6 nm dicke Aktinfilament aus zwei umeinander gewundenen Ketten von perlförmigen Aktinmonomeren. In regelmäßigen Abständen von etwa 40 nm sind diese Aktinketten mit kugeligen *Troponinmolekülen* besetzt, während in den Längsrinnen zwischen den Ketten Fäden aus *Tropomyosin* verlaufen. Letztere sind bei Abwesenheit von Ca^{2+}-Ionen, d. h. im erschlafften Zustand der Myofibrillen, so gelagert, daß sie ein Anheften der Myosinköpfe, der sog. *Querbrücken,* an die Aktinfilamente unmöglich machen. Bei Einwirkung der aktivierenden Ca^{2+}-Ionen gleiten dann die Tropomyosinfäden so tief in die Rinnen zwischen den Aktinsträngen, daß die Haftstellen für die Myosinquerbrücken freiwerden. Hierdurch können sich die Myosinbrücken an die Aktinfilamente anheften (s. Abb. 15–27).

Der *Triggereffekt* der Ca^{2+}-Ionen wird durch deren Bindung an Troponin ausgelöst, wobei das Troponinmolekül so weit deformiert wird, daß dieses seinerseits das Tropomyosin in die Längsrinne des Aktindoppelstrangs „drückt".

Die unmittelbare Energiequelle für die Muskelkontraktion ist ATP, das an die Myosinköpfe gebunden und durch deren ATPase-Aktivität anschließend zu ADP und Phosphat hydrolysiert wird. Die beiden Spaltprodukte bleiben zunächst gebunden. Wenn

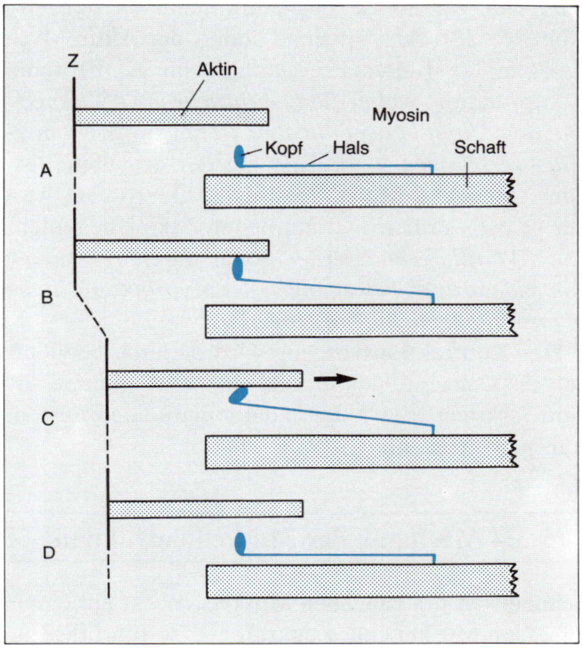

Abb. 15–28. Phasen der Querbrückenbildung und Filamentverschiebung in schematischer Darstellung. *A* = Ausgangsstellung der Filamente nach Bindung und Hydrolyse von ATP; *B* = Freisetzung von Phosphat und Querbrükkenbildung zwischen Myosinkopf und Aktinfilament; *C* = Freisetzung von ADP und Kippen der Querbrücke um 45° mit Verschieben des Aktinfilaments zur Sarkomermitte; *D* = Lösen des Myosinkopfes bei erneuter ATP-Bindung

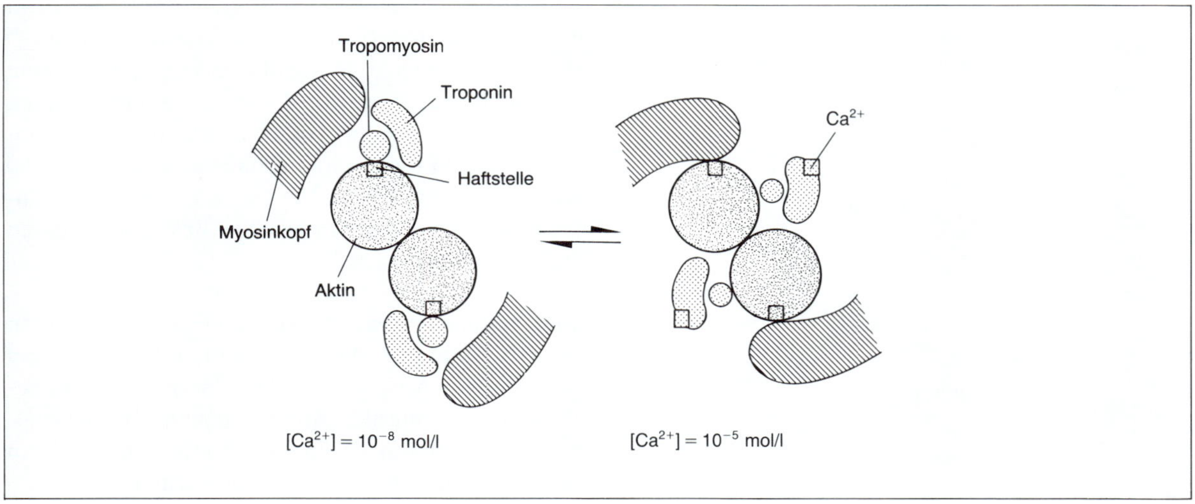

Abb. 15–27. Triggerfunktion der Ca^{2+}-Ionen bei der Muskelkontraktion in einer schematischen Darstellung der quergeschnittenen Filamente. Ca^{2+}-Ionen werden an Troponin gebunden, worauf Tropomyosin in die Rinne des Aktindoppelstranges gleitet und die Haftstelle für die Querbrücken freigibt

nach einer Erregung und der damit gekoppelten Ca^{2+}-Bindung an das Troponin die Haftstellen am Aktin freiwerden, erfolgt die *Querbrückenbildung*. Hierbei heften sich die Myosinköpfe (unter Freisetzung von Phosphat) über nicht-kovalente Bindung an das Aktin so an, daß ihre Längsachse zunächst senkrecht zur Achse des Aktinfilaments steht (s. Abb. 15–28). Anschließend ändert der Aktin-Myosin-Komplex (unter Freisetzung von ADP) seine Konformation, wobei die *Querbrücke um 45° geneigt und das Aktinfilament um etwa 10 nm zur Sarkomermitte verschoben wird.* Erst bei der erneuten Bindung eines ATP-Moleküls kann die Querbrücke wieder gelöst werden, und ein neuer Zyklus beginnen. *Die Aktinfilamente werden somit durch eine Folge von ruderartigen Bewegungen der Myosinköpfe in die Myosinfilamente hineingezogen.*

Der Kontraktionsvorgang wird dadurch beendet, daß die Calciumionen mittels einer Ca^{2+}-Pumpe aus dem Sarkoplasma wieder in das longitudinale System transportiert werden.

15.3.4 Mechanik der Muskelkontraktion

Dehnbarkeit des ruhenden Muskels. Wirkt auf einen ruhenden Muskel eine Zugkraft ein, so führt dies zu einer Längenänderung, deren Ausmaß im wesentlichen vom *elastischen Widerstand* des Gewebes abhängt. In Abb. 15–29 ist die Beziehung zwischen der *einwirkenden Kraft* K und der *Muskellänge* l quantitativ dargestellt. Diese sog. **Ruhedehnungskurve**

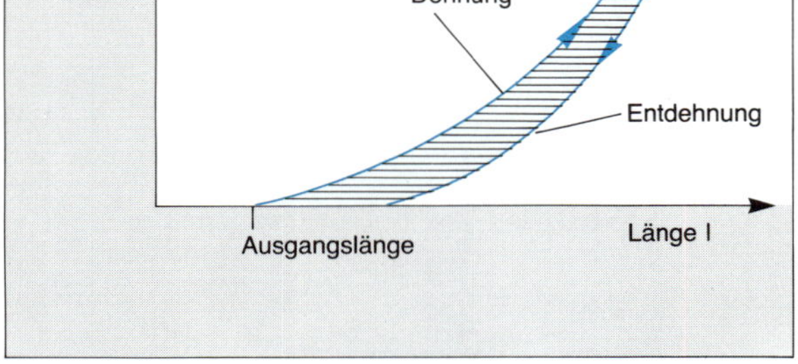

Abb. 15–29. Ruhedehnungskurve des Muskels im Kraft-Längen-Diagramm bei Dehnung und Entdehnung. Die schraffierte Fläche ist ein Maß für den Energieverlust, der bei Belastung und nachfolgender Entlastung eintritt

zeigt, daß keine Proportionalität zwischen den beiden Größen besteht, wie das beispielsweise bei einer mäßig gespannten Stahlfeder nach dem Hookeschen Gesetz der Fall ist. Vielmehr nimmt die Längenänderung um so mehr ab, je weiter der Muskel gedehnt wird, d. h., *der elastische Widerstand des Muskelgewebes erhöht sich mit dem Ausmaß des Dehnungszustandes.*

Bei der *Entdehnung* ist die Ruhedehnungskurve zu größeren Längenwerten hin verschoben, so daß die Ausgangslänge bei vollständiger Entlastung nicht mehr erreicht wird. Dies ist darauf zurückzuführen, daß ein Teil der geleisteten Dehnungsarbeit durch *„innere Reibung"* verlorengeht. Die Fläche zwischen der Dehnungs- und Entdehnungskurve stellt ein Maß für diesen Energieverlust dar. Der Skeletmuskel verhält sich demnach wie ein Körper, der nicht ideal elastisch ist, sondern auch geringe *plastische Eigenschaften* aufweist.

Die *elastischen Eigenschaften* des Muskels (serienelastische und parallel-elastische Eigenschaften) schreibt man u. a. dem Sarkolemm, dem longitudinalen System und dem elastischen Bindegewebe sowie den Sehnenverbindungen zu, während die *plastischen Eigenschaften* auf die Strukturproteine (Myofibrillen) zurückgeführt werden.

Muskelzuckung. Auf eine überschwellige Reizung antwortet der Muskel – nach einem kurzen Zeitintervall *(Latenzzeit)* – mit einer einzelnen *Zuckung.* Man versteht darunter eine *schnelle Verkürzung (Kontraktion)* mit nachfolgender *Erschlaffung.*

Der Verlauf und die Dauer einer Muskelzuckung variieren bei den verschiedenen quergestreiften Muskeln in einem weiten Bereich. Die *Zuckungsdauer* der schnellen Augenmuskeln beträgt nur etwa 10 ms; die raschen *(phasischen)* Fasern der „weißen" Muskeln (geringer Myoglobingehalt) haben eine Zuckungsdauer von 30–40 ms; die langsameren *(tonischen)* Fasern der „roten" Muskeln (hoher Myoglobin- und Mitochondriengehalt) eine von etwa 100 ms. Auf die Phase der Verkürzung bzw. des Spannungsanstiegs entfallen etwa 20–30% der gesamten Zuckungsdauer.

Kontraktionsformen. Muskelkontraktionen laufen unter Verkürzung der kontraktilen Elemente bei gleichzeitiger Anspannung der Fasern ab, die in Serie zu den kontraktilen Abschnitten angeordnet sind. Nach den äußeren Bedingungen unterscheidet man die folgenden Muskelkontraktionsformen:

- ☐ *isometrische Kontraktion,*
- ☐ *isotonische Kontraktion,*

☐ *auxotonische Kontraktion,*

☐ *Anschlagszuckung,*

☐ *Unterstützungszuckung.*

Eine **isometrische Kontraktion** (Spannungsentwicklung ohne merkliche Veränderung der Muskellänge) liegt dann vor, wenn ein Muskel an seinen beiden Enden fixiert ist und zur Kontraktion veranlaßt wird (s. Abb. 15–30, A). Hierbei überträgt sich die Kraft der kontraktilen Abschnitte über die serienelastischen Elemente auf die Muskelenden.

Verkürzt sich ein Muskel dagegen bei gleichbleibender Spannung, spricht man von einer **isotonischen Kontraktion.** Eine isotonische Kontraktion liegt z. B. dann vor, wenn an einem Muskel ein Gewicht hängt, das er bei seiner Verkürzung anhebt (s. Abb. 15–30, B).

Die beiden erwähnten Kontraktionsformen stellen Grenzfälle dar, die beim quergestreiften Muskel äußerst selten auftreten. Normalerweise findet man Kontraktionsformen, bei denen *gleichzeitig* eine Verkürzung und eine Spannungsänderung auftreten (s. Abb. 15–30, C). Eine solche **auxotonische Kontraktion** liegt z.B. vor, wenn ein Muskel während der Verkürzung eine Feder spannt.

Unter besonderen Bedingungen ist es möglich, daß Längen- und Spannungsänderungen eines Muskels *nacheinander* ablaufen. Wenn im Experiment ein isolierter, mit einem Gewicht belasteter Muskel zur Kontraktion veranlaßt wird, so erfolgt zunächst eine isotonische Verkürzung. Sobald nun das Gewicht an ein Hindernis anschlägt, ist der Muskel in der zweiten Phase zu einer isometrischen Spannungsentwicklung gezwungen. Eine solche Kontraktionsform, *bei der auf eine isotonische eine isometrische Phase* folgt, wird als **Anschlagszuckung** bezeichnet (s. Abb. 15–30, D). Ein Beispiel hierfür bietet in vivo die Kaumuskulatur, die sich zunächst verkürzt und nach der Bewegungshemmung isometrisch kontrahiert.

Die beiden Kontraktionsphasen können auch in umgekehrter Reihenfolge ablaufen, wenn die in Abs. 15–30, E dargestellte Versuchsanordnung gewählt wird. Hierbei ruht das Gewicht zunächst auf einer Unterlage. Der Muskel muß sich in diesem Fall zunächst isometrisch kontrahieren, bis er das Gewicht anheben kann. In der zweiten Kontraktionsphase erfolgt dann eine isotonische Verkürzung. Eine solche Kontraktionsform, *bei der sich an eine isometrische eine isotonische Phase anschließt,* bezeichnet man als **Unterstützungszuckung.** Näherungsweise führen diese Kontraktionsform in vivo viele Streckmuskeln aus, die sich zunächst anspannen müssen, bevor eine Verkürzung bei wenig veränderter Belastung möglich ist (vgl. Streckung aus der Kniebeuge, Gewichtheben).

Superposition und tetanische Kontraktion. Bei einer Einzelzuckung einer Muskelfaser oder eines ganzen Muskels (Einzelzuckungen treten nur bei Eigenreflexen auf; s. S. 435ff.) resultiert nie eine maximale

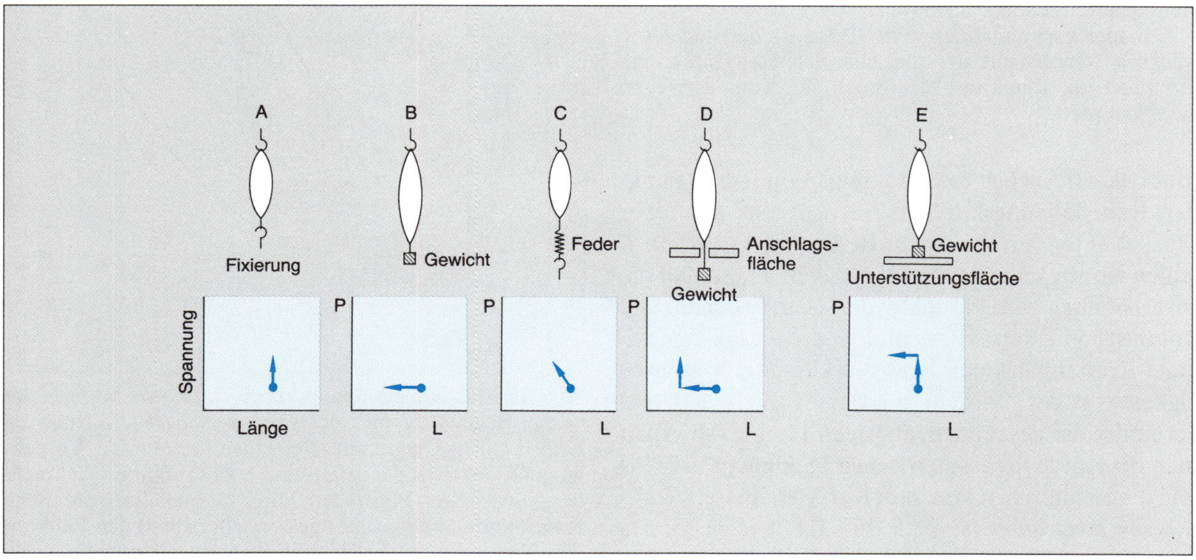

Abb. 15–30. Kontraktionsformen des Muskels unter verschiedenen äußeren Bedingungen, modifiziert nach Brecht. *Oben:* mechanische Bedingungen; *unten:* Kontraktionskurven im Spannungs-Längen-Diagramm. *A* = isometrische Kontraktion; *B* = isotonische Kontraktion; *C* = auxotonische Kontraktion; *D* = Anschlagszuckung; *E* = Unterstützungszuckung

Verkürzung. Diese wird erst durch eine Summation rasch aufeinanderfolgender Zuckungen erreicht.

Da der relativ langsame Kontraktionsmechanismus schon während der Verkürzung der kontraktilen Elemente erneut aktiviert werden kann, sind kurz aufeinanderfolgende Reize in der Lage, die Kontraktion zu verstärken. Eine solche Verstärkung der Kontraktion bezeichnet man als *Superposition.* Die günstigsten Bedingungen für eine Superposition liegen vor, wenn der zweite Reiz auf dem Gipfel der ersten Zuckung wirksam wird. Die Zuckungshöhe bei isotoner Kontraktion bzw. die Spannungsentwicklung bei isometrischer Kontraktion können unter diesen Bedingungen fast doppelt so groß werden wie bei der Einzelzuckung.

Verringert man den Reizabstand, so daß die einzelnen Reizantworten ineinander übergehen, entwickelt sich eine *Dauerverkürzung* oder *tetanische Kontraktion (Tetanus).* Die isotonische Verkürzung bzw. isometrische Spannungsentwicklung können während einer tetanischen Kontraktion etwa *3–4mal größer* sein als bei Einzelzuckungen. Alle normalerweise durchgeführten *willkürlichen Kontraktionen* des Skeletmuskels sind tetanischer Natur.

Beim sog. *unvollkommenen Tetanus* treten zwischen den einzelnen Kontraktionsgipfeln noch geringe, unvollkommene Erschlaffungen auf, während beim *vollkommenen* oder *glatten Tetanus* keine Zeichen einer Erschlaffung mehr erkennbar sind. Die niedrigste Erregungsfrequenz, bei der ein glatter Tetanus auftreten kann, wird *Verschmelzungs- oder Fusionsfrequenz* genannt. Sie liegt beim Menschen je nach Art der Muskeln zwischen 50 und 250 Hz, wobei phasische Muskeln erst bei höheren Reizfrequenzen, tonische Muskeln schon bei relativ niedrigen Frequenzen einen glatten Tetanus aufweisen.

Der hier verwendete Begriff „Tetanus" darf nicht verwechselt werden mit der gleichbezeichneten Infektionskrankheit, die durch das Neurotoxin des Tetanuserregers ausgelöst wird.

Muskelkraft, -arbeit und -leistung. Von jedem Punkt der Ruhedehnungskurve (s. S. 406) aus kann der Muskel unter verschiedenen Bedingungen zur maximalen Kontraktion veranlaßt werden. Trägt man die so erhaltenen Gipfelpunkte der isometrischen und isotonischen Kontraktionen, d. h. die jeweilige maximale Kraftentwicklung bzw. Verkürzung in Abhängigkeit von der Vordehnung des Muskels, auf und verbindet die zusammengehörigen Punkte, so erhält man die Kurve der **isometrischen Maxima** (Kurve A) und der **isotonischen Maxima** (Kurve B) im sog. *Kraft-Längen-Diagramm* (s. Abb. 15–31). Die maximale isometrische Spannungsentwicklung nimmt hierbei mit steigender Belastung (Vordehnung) zunächst zu, erreicht bei einer mittleren Vordehnung ein Maximum, nimmt dann wieder ab und erreicht im Punkt AM den Wert Null. Auch bei isotonischen Kontraktionen beobachtet man ein ähnliches Verhalten. Die Kurve der **Unterstützungsmaxima** (Kurve C) liegt zwischen den beiden anderen Kurven, da sie beide Kontraktionsformen vereinigt.

Die **maximale Muskelkraft** entspricht dem größten Gewicht, das der Muskel gerade noch heben kann. Sie beträgt für die Wadenmuskulatur eines kräftigen jungen Mannes etwa 700 kg, für die Kaumuskulatur etwa 400 kg. Die auf den Querschnitt der Muskelfaser bezogene **absolute Muskelkraft** kann bis zu 10 kg/cm^2 betragen.

Die Rechtecke in Abb. 15–31 stellen als Produkt von Kraft- und Längenänderung ein Maß für die **Muskelarbeit** dar. Die drei gezeichneten Rechtecke entsprechen der geleisteten Arbeit bei drei verschiedenen Unterstützungsverkürzungen, je eine mit geringer, mittlerer und großer Hublast. Man erkennt beim Flächenvergleich dieser Rechtecke, daß die geleistete Arbeit *bei einer mittleren Hublast ein Optimum erreicht.*

Die **Muskelleistung** ist das Produkt aus Muskelkraft und Verkürzungsgeschwindigkeit. Sie ist am größten bei einer mittleren Belastung und einer mittleren Verkürzungsgeschwindigkeit.

Die *Geschwindigkeit einer Muskelverkürzung* hängt von der Belastung ab. Ein unbelasteter Muskel

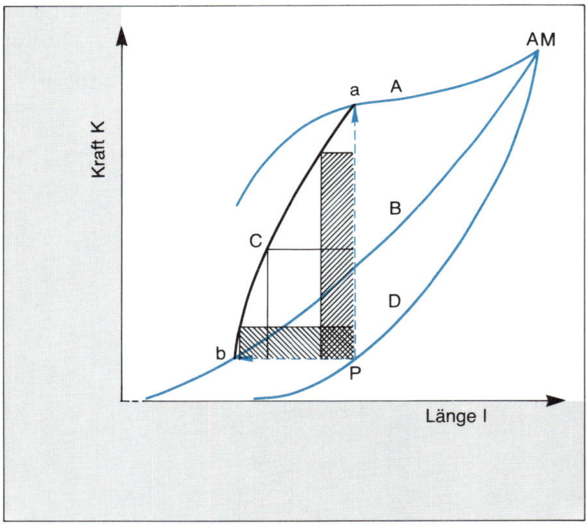

Abb. 15–31. Ruhedehnungskurve *(D)* sowie Kurven der isometrischen *(A)* und der isotonischen *(B)* Maxima im Kraft-Längen-Diagramm. Bei einer bestimmten Vordehnung (P) erreicht die isometrische Kontraktion (senkrechter gestrichelter Pfeil) den Punkt a und die isotonische Kontraktion (waagrechter gestrichelter Pfeil) den Punkt b. Zwischen a und b verläuft die Kurve der Unterstützungsmaxima, die der Vordehnung P zugeordnet ist. Die eingezeichneten Rechtecke entsprechen der Muskelarbeit bei drei Unterstützungskontraktionen mit unterschiedlicher Hublast

verkürzt sich mit maximal möglicher Geschwindigkeit. Mit zunehmender Belastung nimmt die Kontraktionsgeschwindigkeit ab und wird Null, wenn das Gewicht der maximalen Muskelkraft entspricht. Dieser Zusammenhang wird als *Hillsche Kraft-Geschwindigkeits-Relation* bezeichnet.

Tonus, Kontraktur und Starre. Unter dem *Muskeltonus* versteht man die Grundspannung eines ruhenden, nicht willkürlich innervierten Muskels in situ. Sie wird beim Skeletmuskel vor allem durch einen schwachen, aber stetigen Erregungsstrom aufrechterhalten *(Reflextonus)*. In geringem Ausmaß trägt auch die Formstabilität der Zellen zum Muskeltonus bei *(zellulärer Tonus)*.

Eine *Muskelkontraktur* ist eine längerdauernde, reversible Verkürzung eines Muskels, die nicht durch fortgeleitete Aktionspotentiale zustande kommt. Beispiele hierfür sind die *Depolarisationskontrakturen* (bei anhaltender Depolarisation der Muskelfasermembran durch Erhöhung der extrazellulären K^+-Konzentration, durch Säure-, Wärme- oder Kälteeinwirkung), die *Kopplungskontrakturen* (durch Erhöhung der intrazellulären Ca^{2+}-Konzentration oder durch Coffein) und die *Ermüdungskontraktur.* Letztere tritt immer dann auf, wenn eine Erschöpfung der energiereichen Phosphate bei Sauerstoff- oder Glucosemangel vorliegt *(ATP-Mangelkontraktur)*.

Alle Kontrakturen werden bei übermäßig starker oder langer Einwirkung des auslösenden Agens früher oder später *irreversibel.* Man spricht dann von einer *Muskelstarre (Rigor),* wofür letztlich fast immer die Abnahme bzw. der Verlust an ATP verantwortlich ist. Hierauf beruht auch in der Hauptsache die *Totenstarre (Rigor mortis),* die besonders rasch eintritt, wenn die Energiespeicher vor dem Tode erschöpft sind (z. B. bei gehetztem Wild). Bei der Starre können am Aktinfilament angeheftete Querbrücken nicht mehr gelöst werden, wodurch eine Verschieblichkeit der Filamente gegeneinander ausgeschlossen ist. Die Totenstarre löst sich erst nach einer Auflösung der kontraktilen Eiweißstrukturen.

Nach anstrengender und ungewohnter körperlicher Arbeit kann Muskelschmerz *(Muskelkater)* auftreten, den man früher auf Ermüdungskontrakturen zurückführte. Da diese Hypothese nicht bestätigt werden konnte, diskutiert man heute als Ursachen des Muskelkaters kolloidchemische Veränderungen im Zellgefüge als Spätfolge einer Lactatazidose und/oder Mikroläsionen der Muskelfasern (Therapie: Wärmebehandlung und Massage).

15.3.5 Energetik der Muskelkontraktion

Energiespeicher und Energiegewinung im Skeletmuskel. Die unmittelbare Energiequelle für die Muskelkontraktion ist, wie erwähnt, die hydrolytische Spaltung des energiereichen Adenosintriphosphat **(ATP)** in Adenosindiphosphat (ADP) und Phosphat. Wegen des niedrigen ATP-Gehaltes im Muskel muß ATP bei Bedarf rasch resynthetisiert werden. Als direkter Energielieferant für den schnellen ATP-Aufbau dient das **Kreatinphosphat,** durch dessen Spaltung zu Kreatin und Phosphat große Energiemengen freigesetzt werden. In Muskelruhe wird Phosphat von ATP auf Kreatin übertragen, wodurch ein Kreatinphosphat-Vorrat angelegt wird. ATP und Kreatinphosphat zusammen stellen die Energiespeicher des Skeletmuskels dar. Die Hauptenergie für die Synthese von ATP und Kreatinphosphat stammt aus dem *oxidativen* und dem *anaeroben Abbau der Glucose* zu CO_2 und Wasser bzw. zu Milchsäure (s. S. 375). Ein Teil der Energie wird durch die *Oxidation von freien Fettsäuren* gewonnen.

Durchblutung und O_2-Verbrauch der Skeletmuskulatur. Die *Ruhedurchblutung* des Skeletmuskels beträgt 0,02–0,04 ml · g^{-1} · min^{-1}. Bei *starker Arbeit* kann die Durchblutung bis auf einen Wert von 1,0 ml · g^{-1} · min^{-1} ansteigen. Der mittlere *O_2-Verbrauch in Ruhe* liegt bei etwa 0,003 ml · g^{-1} · min^{-1}; er kann bei *starker Belastung* bis ca. 0,1 ml · g^{-1} · min^{-1} ansteigen.

Wärmebildung bei der Muskelkontraktion. Der ruhende Muskel gibt als Zeichen eines basalen Stoffwechsels Wärme *(Ruhewärme)* ab, die beim Warmblüter einen wesentlichen Anteil zu der Gesamtwärmeproduktion für die Erhaltung der Körpertemperatur (s. S. 368) beisteuert. Bei der Muskelzuckung erfolgt eine zusätzliche Wärmebildung in zwei Schüben als

- *Initialwärme* und
- *Erholungswärme.*

Die **Initialwärme** setzt schon in der Latenzzeit ein und endet mit der Muskelerschlaffung. Man unterteilt diese Phase der zusätzlichen Wärmebildung in drei Teilphasen. Die *Aktivierungswärme* beginnt in der Latenzzeit als Zeichen einer frühzeitigen Energiebereitstellung (Erwärmung des Muskels um einige 10^{-3} °C), während die zweite Phase, die *Verkürzungswärme,* auf den Verkürzungsvorgang der kontraktilen Elemente zurückgeführt wird. Letztere nimmt mit ansteigender Verkürzung des Muskels zu, ist aber unabhängig von der Spannungsentwicklung. Bei der Erschlaffung eines belasteten Muskels tritt drittens eine *Erschlaffungswärme* auf. Sie entsteht nicht durch energieliefernde Prozesse, sondern ist Ausdruck von freiwerdender potentieller Energie. Bei der Erschlaffung unbelasteter Muskeln fehlt diese Phase der Wärmebildung.

Auch nach *Beendigung einer Kontraktion* besteht eine gesteigerte Wärmeproduktion, die als **Erholungswärme** bezeichnet wird. Sie entspricht quantitativ etwa der Initialwärme und ist Ausdruck der „Wiederaufladung" des Speichers der energiereichen Phosphate. Etwa 10% dieser Wärme entsteht durch anaerobe Stoffwechselprozesse, 90% stammen aus dem oxidativen Stoffwechsel.

Bei *tetanischen Kontraktionen* findet sich während der gesamten Kontraktionsdauer eine zusätzliche Wärmebildung *(Erhaltungswärme)*, die Zeichen der Stoffwechselprozesse für die Aufrechterhaltung einer Dauerkontraktion ist.

15.3.6 Tätigkeit der Muskeln im Körper

Motorische Einheit. Die Skeletmuskulatur wird von α-Motoneuronen (s. S. 436) versorgt. Von ihren Verzweigungen (Kollateralen) erfolgt die Innervation der einzelnen Muskelfasern. *Alle von einem bestimmten Motoneuron innervierten Muskelfasern und das zugehörige Neuron bilden eine motorische Einheit.* Die Zahl der Muskelfasern, die von einem einzigen Neuron innerviert werden, ist sehr unterschiedlich. Je *kleiner* die motorischen Einheiten eines Muskels sind, desto *feiner* können Bewegungen abgestuft werden. Bei den Augenmuskeln, die fein abgestufte und präzise Bewegungen ausführen müssen, werden nur wenige (3–10) Muskelfasern von einem α-Motoneuron innerviert, während bei der Beinmuskulatur mehr als 1000 Muskelfasern von einem α-Motoneuron erregt werden.

Abstufung der Muskelkontraktion. Während die einzelne Muskelfaser bezüglich der Erregungsvorgänge dem Alles-oder-Nichts-Gesetz (s. S. 61) gehorcht, ist die Abstufung der Kontraktion des gesamten Muskels durch verschiedene Faktoren beeinflußbar. Sowohl durch die *Zahl der aktivierten motorischen Einheiten* als auch durch *Variation der Impulsfrequenz* können die Kontraktionskraft, die Kontraktionsgeschwindigkeit oder die Hubhöhe eines Muskels abgestuft werden. Die zahlenmäßige Zunahme der motorischen Einheiten *(Rekrutierung motorischer Einheiten)* führt zu einer Verstärkung der Muskelkontraktion, wobei die Abstufungsmöglichkeiten mit der Zahl der motorischen Einheiten eines Muskels zunimmt. Eine Steigerung der Impulsfrequenz ermöglicht den Übergang in eine tetanische Kontraktion, wodurch die Kontraktionskraft wesentlich erhöht wird.

Elektromyographie. Die unterschiedliche Aktivierung motorischer Einheiten kann mit Hilfe der *Elektromyographie* untersucht werden. Bei diesem Verfahren lassen sich mit Nadelelektroden, die in den Muskel eingestochen sind, Aktionspotentiale einzelner motorischer Einheiten registrieren. Die Amplitude dieser Potentiale beträgt in der Regel 200–300 μV. Leitet man die Potentiale, die bei der Muskeltätigkeit auftreten, von der Hautoberfläche ab, erfaßt man Summenaktionspotentiale von vielen motorischen Einheiten *(Massenmyographie)*. Mit dieser Technik kann belegt werden, daß die Kraft der willkürlich bewegten Muskeln mit der Frequenz der Aktionspotentiale zunimmt. Das *Elektromyogramm* **(EMG)** ist in der Klinik für die Diagnose und Beurteilung von Muskelerkrankungen von Bedeutung.

Degeneration, Atropie und Hyertrophie. Neben einer ausreichenden Durchblutung für eine adäquate Sauerstoff- und Substratversorgung bzw. für den Abtransport von Stoffwechselendprodukten ist für die Erhaltung der Funktionsfähigkeit des Muskels auch eine intakte Verbindung mit dem Zentralnervensystem notwendig. Wird der versorgende Nerv durchtrennt, so verfallen die zugehörigen Muskeln der *Degeneration*, in deren Verlauf die Muskelfasern schwinden und lediglich das Bindegewebe erhalten bleibt.

Eine Degeneration führt in den ersten Tagen und Wochen zu einer abnormen Erregbarkeit des Muskels *(Fibrillationen* durch irreguläre Kontraktionen einzelner Fasern). Nach einigen Wochen erlischt die Erregbarkeit vollständig.

Eine *Atrophie* tritt bei einem längerdauernden Nichtgebrauch von Muskeln (z.B. während eines langen Krankenlagers oder bei der Ruhigstellung im Gipsverband) auf. Sie äußert sich vor allem in einer *Substanzabnahme der einzelnen Muskelfasern.*

Bei der *Hypertrophie* handelt es sich um eine *Dikkenzunahme der einzelnen Muskelfasern* infolge häufiger und starker Betätigung der betreffenden Muskelgruppen.

15.4 Glatte Muskulatur

Die glatte Muskulatur, so bezeichnet wegen ihrer lichtmikroskopisch homogen erscheinenden Fasern, findet sich in inneren Organen und ist hauptsächlich auf die Aufrechterhaltung von Dauerspannungen und langsame Spannungsänderungen spezialisiert.

15.4.1 Feinbau und Innervation des glatten Muskels

Feinbau der glatten Muskelzelle. Die glatte Muskelzelle ist spindelförmig, 50–400 μm lang und 2–15 μm dick. Der *Zellkern* liegt – anders als bei der Skeletmuskelfaser – im Zentrum. Eine Querstreifung ist nicht erkennbar. Die *Aktin-* und *Myosinfilamente* sind in Längsrichtung der Zelle, jedoch nicht regelmäßig angeordnet. Spindelförmige Verdichtungen im Zellinneren, sog. *Befestigungsplatten,* an denen die Aktinfilamente verankert sind, gelten als Äquivalente der Z-Linien in der quergestreiften Muskelfaser (s. S. 400f.). Die Strukturproteine haben insgesamt einen quantitativ kleineren Anteil an der Zellmasse als bei der quergestreiften Faser. Das *sarkoplasmatische Retikulum* ist nur schwach ausgebildet. Die glatten Muskelzellen liegen häufig so dicht beieinander, daß die Erregung von einer auf die benachbarte Zelle übergreifen kann und auf diese Weise den gesamten Zellverband erfaßt.

Vegetative Innervation. Die glatte Muskulatur wird ausschließlich vom *vegetativen Nervensystem* (s. S. 469ff.) versorgt. Seine beiden Anteile, *Sympathikus* und *Parasympathikus,* modifizieren entweder die spontane Aktivität der Muskulatur oder bewirken direkt die Auslösung und Aufrechterhaltung der Kontraktion.

Die Fasern des vegetativen Nervensystems enden als feines Netz an der Oberfläche oder an Eindellungen der Muskelzellen. Die Nervenenden setzen ihren *Transmitter* (Sympathikus: Noradrenalin, Parasympathikus: Acetylcholin) aus Speichern, sog. *Varikositäten,* frei. Entlang der Muskelzelle von etwa 100 μm Länge finden sich 10–30 solcher Varikositäten. Typische Endplattenstrukturen wie an Skeletmuskelfasern fehlen.

15.4.2 Erregung und Kontraktion des glatten Muskels

Spontanaktive Muskeln. Ein Teil der glatten Muskulatur ist zur *spontanen Kontraktion* befähigt; d. h. ihr Kontraktionszustand kann auch ohne Einwirkung von Nervenimpulsen aufrechterhalten werden. Hierzu zählt insbesondere die Muskulatur in den *Wänden von Hohlorganen,* z. B. von Magen, Darm, Harnblase, Ureter und Uterus.

Grundlage der *myogenen,* d. h. in der Muskulatur selbst erzeugten *Aktivität* sind *spontane Depolarisationen* der Membran von spezialisierten Muskelzellen, sog. *Schrittmacherzellen.* Diese **Schrittmacherpotentiale** entstehen durch den Einstrom von positiven Ionen, vor allem von Ca^{2+}, in die Zellen. Erreicht die Depolarisation den Schwellenwert, so wird ein *Aktionspotential* oder auch eine *Salve von Aktionspotentialen* (Spikes) ausgelöst (s. Abb. 11–8, S. 277). *Acetylcholin* verstärkt die Depolarisation der Schrittmacherzellen und damit auch die Frequenz der Aktionspotentiale, *Noradrenalin* vermindert oder erhöht (z. B. an der Gefäßmuskulatur) die Depolarisation und die Aktionspotentialfrequenz. Über diese beiden Transmitter kann also das vegetative Nervensystem *modifizierend* einwirken (s. u.).

Von den Schrittmacherzellen aus breiten sich die Aktionspotentiale über niederohmige Kontaktstellen (Nexus oder Gap junctions) auf den gesamten Zellverband aus, der damit fast synchron zur Kontraktion veranlaßt wird. Die Schrittmacherzellen und die von ihnen beeinflußten übrigen Muskelzellen bilden also eine funktionelle Einheit, weshalb man in diesem Fall auch von dem *Single-unit-Typ* der glatten Muskulatur spricht.

Vielfach unterliegt die beschriebene Spontandepolarisation *rhythmischen Schwankungen,* die zu **rhythmischen Kontraktionen** führen. Die Periodendauer dieser Rhythmen, deren Entstehungsmechanismus noch nicht geklärt ist, kann *einige Sekunden* oder auch *Minuten* betragen; Kontraktionsänderungen im *Stunden-* oder *Tagesrhythmus* sind auf nervale oder hormonale Einflüsse zurückzuführen.

Nicht-spontanaktive Muskeln. Eine zweite Gruppe bilden die Muskeln vom *Multi-unit-Typ,* die hauptsächlich in Blutgefäßen, in der Iris und im Samenleiter vorkommen. Bei diesen Muskeln entstehen die Erregungen nicht durch die Spontanaktivität von Schrittmacherzellen, sondern durch die *Einwirkung des vegetativen Nervensystems.* Der an den Enden der vegetativen Nervenfasern freigesetzte *Transmitter* erreicht die Muskelzellen *durch Diffusion* und löst die Erregung und damit auch die Kontraktion aus. Im Gegensatz zur Skeletmuskelfaser, die nur von der motorischen Endplatte aus erregt werden kann, ist die glatte Muskelzelle *von ihrer gesamten Membranoberfläche her* erregbar.

Elektromechanische Kopplung und Kontraktion. Beim glatten Muskel beruht die *elektromechanische Kopplung* auf einem prinzipiell ähnlichen Mechanismus wie beim Herz- und Skeletmuskel (s. S. 404). Da hier jedoch das sarkoplasmatische Retikulum nur schwach ausgebildet ist, reicht dessen *Ca^{2+}-Bereitstellung* vielfach nicht aus, um die intrazelluläre Ca^{2+}-Konzentration so weit zu erhöhen, daß eine

Kopplung eintreten kann. Als weitere *Ca^{2+}-Quellen* kommen bei der glatten Muskelzelle das *membrangebundene* und *extrazelluläre Ca^{2+}* hinzu, das während des Aktionspotentials in das Zellinnere diffundiert. Wie beim Herzmuskel läßt sich der Ca^{2+}-Einstrom durch bestimmte Pharmaka (z. B. durch Oxytocin) steigern oder (z. B. durch Calciumantagonisten) vermindern, wodurch die elektromechanische Kopplung entsprechend beeinflußt wird.

Die in das Sarkoplasma gelangten *Ca^{2+}-Ionen* aktivieren unter Mitwirkung von *Calmodulin* eine Myosinkinase, die eine Phosphatgruppe von ATP auf das Myosin überträgt und damit die *Aktin-Myosin-Wechselwirkung* auslöst. Die Verschiebung der beiden Filamente gegeneinander, die sich weniger geordnet als in der Skeletmuskelfaser vollzieht, bestimmt schließlich den Kontraktionszustand der glatten Muskelzelle.

15.4.3 Mechanische Eigenschaften des glatten Muskels

Passive Dehnbarkeit des Muskels. Die Ruhedehnungskurve des glatten Muskels verläuft wesentlich flacher als die des Skeletmuskels. Dehnungsversuche zeigen, daß nach einem vorübergehenden Spannungsanstieg innerhalb einiger Sekunden bis Minuten die Spannung auf ein neues Gleichgewicht abfällt (s. Abb. 15–32). Dieses Verhalten ist auf die ausgeprägte *Plastizität* der glatten Muskulatur zurückzuführen, die ein „Nachgeben" nach einer Spannungsentwicklung bewirkt. Auf diese Weise kann z. B. in der Harnblase bei der Füllung eine zu starke Druckentwicklung verhindert werden.

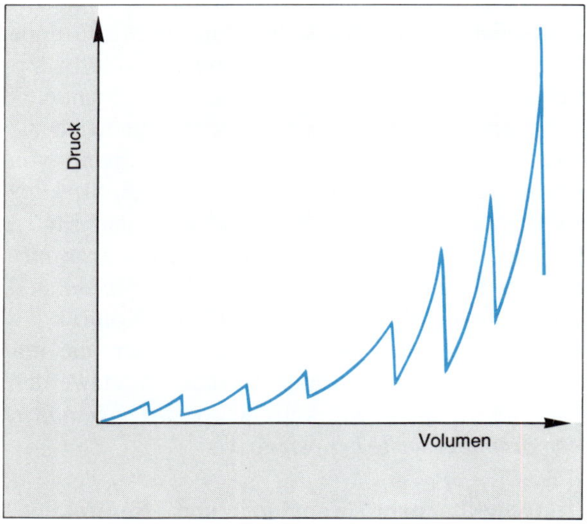

Abb. 15–32. Füllungskurve der isolierten Harnblase im Druck-Volumen-Diagramm. Bei jeder Füllungszunahme kommt es zunächst zu einem Druckanstieg und jeweils danach (wegen der Plastizität der glatten Muskulatur) zu einem Druckabfall auf ein neues Niveau

Mechanische Eigenschaften des aktiven Muskels. Im allgemeinen erfolgen Kontraktion und Erschlaffung beim glatten Muskel langsam (innerhalb von Sekunden). Um eine tetanische Kontraktion zu erreichen, sind demnach nur Erregungen in relativ großen Zeitabständen erforderlich ($f < 1\ s^{-1}$). Entsprechend findet sich überall dort glatte Muskulatur, wo keine schnellen Bewegungen und keine große Spannungsentwicklung benötigt werden, sondern ein bestimmter Tonus über längere Zeit erforderlich ist (Muskulatur der Gefäße, des Magen-Darm-Traktes, der Pupille u. a.). Glatte Muskeln sind demnach besonders geeignet für ökonomische *Haltefunktionen,* zumal sie ausgesprochen niedrige ATP-Verbrauchsraten aufweisen.

Tonus der glatten Muskulatur. Der Tonus der glatten Muskulatur kann

- ☐ *neurogen,*
- ☐ *myogen* und
- ☐ durch die *plastischen Eigenschaften* der Muskelzellen

aufrechterhalten werden.

Der **neurogene Tonus** wird durch ständig einlaufende Aktionspotentiale von vegetativen Nervenfasern ausgelöst, wobei eine Verschmelzung von Einzelzuckungen auftritt. Der neurogene Tonus ist für die tonische Dauerspannung der glatten Muskulatur vom *Multi-unit-Typ* verantwortlich.

Der **myogene Tonus** entsteht durch die spontane Erregung der Muskelfasern vom *Single-unit-Typ.* Hierbei wird über rhythmische Entladungen der Schrittmacherzellen ein bestimmter Muskeltonus eingestellt.

Der **plastische Tonus** beruht auf den plastischen Eigenschaften des glatten Muskels, die auf Umordnungen im Bereich der Strukturproteine zurückzuführen sind. Die plastischen Eigenschaften können so ausgeprägt sein, daß ein gedehnter Muskel nach seiner Entdehnung nicht mehr spontan in seine Ausgangslänge zurückkehrt. Ein kontrahierter Muskel kann entsprechend ohne weitere aktive Tätigkeit in diesem Zustand verharren.

15.5 Myopathien

Als *Myopathien* werden *Erkrankungen und Funktionsstörungen der Muskulatur* bezeichnet, die auf Störungen in den Muskelfasern und nicht auf Läsionen des Nervensystems beruhen. Dabei können *strukturelle Myopathien* (z. B. Muskeldystrophien) von *funktionellen Myopathien,* die z. B. durch hormonelle Störungen oder Elektrolytverschiebungen bedingt sind, unterschieden werden.

15.5.1 Muskeldystrophien

Die *Muskeldystrophien* bilden eine Gruppe *genetisch bedingter, degenerativer Erkrankungen* der Skeletmuskulatur mit progredientem Verlauf. Bei den am häufigsten vorkommenden und zugleich bedeutsamsten Formen findet man stets einen *symmetrischen Befall,* insbesondere sind die Muskeln des Rumpfes sowie des Schulter- oder Beckenbereichs betroffen.

Die häufigste Form ist die X-chromosomal, rezessiv vererbte **Muskeldystrophie Typ Duchenne,** die – dem geschlechtsgebundenen rezessiven Erbgang entsprechend – nur beim männlichen Geschlecht auftritt. Die Krankheit beginnt meist im ersten bis zweiten Lebensjahr und schreitet rasch fort, der Tod tritt meist schon vor dem 20. Lebensjahr ein. Die Ätiologie dieser Erkrankung ist noch nicht geklärt, doch ist ein genetisch bedingter *Membrandefekt* mit Erhöhung der Membranpermeabilität wahrscheinlich. Durch die Membranstörung verarmen die Zellen an Proteinen, vor allem an muskelspezifischen Enzymen. Besonders stark ist die *Kreatinphosphokinase* in den Muskelzellen vermindert und im Plasma erhöht, so daß die Energiebereitstellung für die Kontraktion gestört ist. Daneben sind vermutlich Störungen der Mikrozirkulation an der Pathogenese beteiligt. Da es sich um eine Erbkrankheit mit ungünstigem Verlauf handelt, die durch klinisch gesunde, heterozygote Frauen übertragen wird, kommt der Erfassung der Konduktorinnen durch Bestimmung der Kreatinphosphokinase besondere Bedeutung zu.

15.5.2 Myotonien

Myotonien sind durch eine *verzögerte Muskelerschlaffung* gekennzeichnet, d. h., eine Kontraktion hält nach der auslösenden Erregung an. Myotone Reaktionen treten dabei sowohl bei willkürlichen Bewegungen als auch nach mechanischer oder elektrischer Muskelreizung auf. Ursache hierfür ist eine gesteigerte Erregbarkeit der Muskelfasermembran. Wahrscheinlich besteht eine erhöhte Na^+- und eine reduzierte Cl^--Permeabilität der Membran. Nach mehrfachem Bewegen der betroffenen Muskeln nimmt die myotone Reaktion ab.

Wichtige Formen der Myotonie sind

- □ die *Myotonia congenita* (Thomsen),
- □ die *dystrophische Myotonie* (Curschmann-Steinert).

Die **Myotonia congenita** (Thomsen) kommt bei beiden Geschlechtern vor und beginnt schon in der frühen Kindheit. Die myotone Reaktion ist das einzige zu beobachtende Symptom. Die Enzymwerte sind normal. Aus dem Elektromyogramm (s. S. 410) wird deutlich, daß die Verzögerung der Muskelentspannung reflektorischer Natur und auf *übererregbare Muskelspindeln* zurückzuführen ist.

Die **dystrophische Myotonie** (Curschmann-Steinert), die zweithäufigste erbliche Myopathie, tritt meist in der Pubertät auf, Männer sind häufiger betroffen als Frauen. Die myotone Funktionsstörung ist – zumindest anfänglich – oft nur schwach ausgeprägt. Im Gegensatz zu den übrigen Myotonien treten jedoch dystrophische Prozesse auf. Das Myokard ist regelmäßig beteiligt. Mit hoher Wahrscheinlichkeit liegt eine *Störung des Calcium-Rücktransports* in die Zisternen des sarkoplasmatischen Retikulums vor. Neben der Muskelsymptomatik findet man zusätzlich endokrine Störungen. Weitere Symptome sind Linsentrübung (Katarakt), Innenohrschwerhörigkeit sowie Intelligenzstörung. Das Leiden ist meist langsam progredient, die Lebenserwartung herabgesetzt.

15.5.3 Myositiden

Muskelentzündungen (Myositiden) machen etwa 1/3 aller Myopathien aus. Die in ihrer Ätiologie sehr unterschiedlichen Erkrankungen gehen mit Schmerzen in den befallenen Muskeln, Muskelschwäche, Verkrampfungen, Atrophie, Serumenzymerhöhungen und Veränderungen des Elektromyogramms einher. Man unterscheidet die *Polymyositisgruppe,* zu der auch die *Dermatomyositis* gerechnet wird, von *interstitiellen Herdmyositiden* und *granulomatösen Myositiden.*

Die **Polymyositis,** die meist zwischen dem 3. und 16. Lebensjahr auftritt und Frauen doppelt so häufig befällt wie Männer, ist klinisch durch eine Schwäche der proximalen Muskulatur mit Beginn im Bereich des Beckengürtels charakterisiert. Histologisch findet man eine interstitielle Entzündung und Muskelfasernekrosen mit Bindegewebsvermehrung. Im akuten Stadium sind u. a. die Kreatinphosphokinase, die Aldolase und die Lactatdehydrogenase im Serum erhöht. Die Ätiologie ist unbekannt, man rechnet die Polymyositis zu den Autoimmunkrankheiten. In neuerer Zeit wird vermehrt als Ursache eine Virusinfektion diskutiert.

Bei der **Dermatomyositis** kommen zu den Symptomen der Polymyositis noch Hautveränderungen in Form von weinroten, flächenhaften, ödematösen Hautrötungen (Erythemen) sowie Hyper- und Depigmentierungen hinzu. Besonders auffallend ist es, daß bei einem relativ hohen Prozentsatz der Patienten mit Polymyositis oder Dermatomyositis *maligne Tumoren* gefunden werden. (Bei Männern über 50 Jahren wurde in ca. 60 bis 70% der Fälle eine bösartige Geschwulst als Ursache einer Dermatomyositis nachgewiesen.)

Herdmyositiden treten meist als Begleiterkrankung bei generalisierten Infektionen auf, *granulomatöse Myositiden* findet man bei der Toxoplasmose sowie bei der Sarkoidose (Morbus Boeck, s. S. 41).

15.5.4 Myasthenien

Bei einer *Myasthenie* handelt es sich um eine Erkrankung, bei der die *Erregungsübertragung an der motorischen Endplatte gestört* ist. Die Folge ist eine abnorme Ermüdbarkeit einzelner oder aller Skeletmuskeln, wobei eine vollständige oder teilweise Erholung erst nach einer Ruhepause eintritt sowie eine besonders große Empfindlichkeit gegenüber stabilisierenden Muskelrelaxantien (s. S. 404) vorliegt. Die wichtigste Form ist die **Myasthenia gravis pseudoparalytica** (Erb). Die Krankheit beginnt oft subakut, selten akut, sie kann schubweise verlaufen oder über längere Zeit stationär bleiben. Typisch sind spontane Verschlechterungen und Remissionen.

Bei der Myasthenia gravis handelt es sich um eine *Autoimmunerkrankung,* bei der *Autoantikörper* gegen die *Acetylcholinrezeptoren* (Nicotinrezeptoren) *in der motorischen Endplatte* gebildet werden und dadurch die Wirkung des in den synaptischen Spalt ausgeschütteten Acetylcholins herabgesetzt ist. Außerdem gibt es auffällige Beziehungen zwischen Thymuserkrankungen (Thymustumoren, Thymushyperplasie) und der Myasthenia gravis.

Besonders auffallend ist die Schwäche der Augenmuskulatur. Daneben ist vielfach auch die Larynx- und Pharynxmuskulatur befallen, erst dann folgt die Muskulatur der Extremitäten, des Halses und des Rumpfes. Seit der Einführung der Therapie mit Cholinesterasehemmstoffen sowie der Thymusentfernung hat sich die Prognose entscheidend gebessert.

Symptomatische Myasthenien findet man bei Karzinomen, bei pharmakainduzierten Muskelschwächen z. B. nach Gabe von Neomycin oder Streptomycin, sowie bei Autoimmunkrankheiten.

15.5.5 Myopathien bei endokrinen Störungen

Muskelsymptome bei Endokrinopathien treten bei Erkrankungen der Hypophyse, der Schilddrüse, der Nebenschilddrüse, der Nebennierenrinde sowie des endokrinen Pankreas auf.

Eine *Hyperthyreose* (bzw. Thyreotoxikose, s. S. 550) löst häufig eine Muskelschwäche und einen Muskelschwund aus. Die schmerzlose Erkrankung befällt am häufigsten die proximalen Streckmuskeln. Muskelbioptisch findet man eine Abnahme des intrazellulären Kalium- und eine Erhöhung des intrazellulären Natrium-Gehalts, eine Verminderung von Kreatin und Kreatinphosphat, von ATP und Kreatinphosphokinase sowie von anderen Enzymen. Offensichtlich besteht eine erhöhte Durchlässigkeit der Muskelfasermembran.

Bei einer *Hypothyreose* ist – parallel mit der Schwere der Unterfunktion – die Muskelkontraktion und -erschlaffung verlangsamt. Man beobachtet eine Muskelschwäche sowie u. U. auch Muskelkrämpfe. Die Achillessehnenreflexzeit (s. S. 436) ist verlängert.

Im Rahmen eines *Hyperparathyreoidismus* (s. S. 552) treten leichte Muskelsymptome wie Myasthenie, Muskelschmerzen, Muskelschwund und verstärkte Eigenreflexe relativ frühzeitig auf. Beseitigt man die Nebenschilddrüsenüberfunktion durch Entfernung des Epithelkörperchenadenoms, das dieser in der Regel zugrunde liegt, bildet sich die Muskelschwäche rasch zurück. Die Pathogenese ist ungeklärt.

Beim *Morbus Cushing* (s. S. 559) sind Myopathien, vor allem im Bereich des Beckengürtels, häufig nachweisbar. Aufgrund von histochemischen Untersuchungen kann geschlossen werden, daß in einem Teil der Muskelfasern die Phosphorylasen abnehmen und daher Glykogen vermindert abgebaut wird.

Der *Morbus Addison* (s. S. 557) geht mit einer generalisierten Muskelschwäche, nicht selten auch mit Muskelkrämpfen und z. T. ausgedehnten Verkürzungen von Sehnen und Fasziengewebe, besonders im Bereich des Abdomens und der Oberschenkel, einher. Auch beim *primären Hyperaldosteronismus* (Conn-Syndrom, s. S. 559) kommt es zu Muskelschwäche oder -lähmungen.

Diabetiker klagen häufig über Muskelkrämpfe, Muskeldruckschmerzhaftigkeit und subjektives Schwächegefühl. Doch ist die Existenz einer echten diabetischen Myopathie nicht gesichert.

15.6 Pathophysiologie des Bindegewebes

(Bau und Funktion des Bindegewebes wurden in Kap. 2 [S. 22ff.] beschrieben.)

15.6.1 Erkrankungen des rheumatischen Formenkreises

Unter diesem Oberbegriff werden Erkrankungen zusammengefaßt, die sich vor allem *im Bereich der Gelenke* und der sie umgebenden Weichteile manifestieren, bei denen es sich häufig aber auch um *Systemerkrankungen des Bindegewebes* handelt. Man unterscheidet

- □ entzündliche,
- □ degenerative,
- □ extraartikuläre

Formen (Tab. 15–8).

Tab. 15–8. Erkrankungen des rheumatischen Formenkreises

I. Entzündlich rheumatische Erkrankungen
(Akutes) Rheumatisches Fieber (Streptokokkenrheumatismus)
Rheumatoide Arthritis (chronische Polyarthritis) mit ihren Sonderformen
Psoriasis-Arthritis (Polyarthritis psoriatica)
Spondylitis ankylosans (Spondylarthritis ankylopoetica, Morbus Bechterew)
Kollagenosen im engeren Sinne (pararheumatische Erkrankungen)
Lupus erythematodes disseminatus
Progressive Sklerodermie
Dermatomyositis
Panarteriitis nodosa
Infektarthritiden
II. Degenerativ rheumatische Erkrankungen
Arthrosis deformans
Mono-, Oligo-, Polyarthrosen
Fingergelenk-Polyarthrosen
Degenerative Veränderungen der Wirbelsäule
Chondrosen
Osteochondrosen
Spondylosen
Spondylarthrosen
III. Extraartikuläre Rheumaformen
Muskelrheumatismus
Bursitis
Tendinitis und Tendovaginitis
Panniculitis

Rheumatisches Fieber. Das heute sehr seltene (akute) rheumatische Fieber *(akuter Gelenkrheumatismus)* ist eine 2–3 (bis zu 5) Wochen nach einer Infektion mit β-hämolysierenden Streptokokken auftretende *Zweiterkrankung,* die zu entzündlichen Veränderungen vor allem an den großen Gelenken, am Herzen, der Haut und im Zentralnervensystem führt. Betroffen sind insbesondere Kinder und jüngere Erwachsene. Mit hoher Wahrscheinlichkeit liegt der Erkrankung eine *Autoimmunreaktion nach Sensibilisierung gegen bestimmte Streptokokkenantigene* zugrunde. So wurden immunologische Kreuzreaktionen zwischen einem Streptokokkenprotein und einem Gewebsantigen des Herzmuskels nachgewiesen. Da aber nur ein sehr kleiner Teil der Patienten, die einen Streptokokkeninfekt durchmachen, an rheumatischem Fieber erkranken, müssen für die Manifestation weitere Faktoren hinzukommen. Hierzu werden eine genetisch bedingte besondere Reaktionsbereitschaft des Immunsystems, Unterernährung, Übermüdung, klimatische Belastungen usw. gerechnet. Als typische Gewebeveränderungen findet man beim rheumatischen Fieber *Aschoff-Knötchen* (s. S. 41), Bindegewebsnekrosen sowie eine Exsudation von Plasma und Einwanderung von Leukozyten in das Bindegewebe.

Als wichtige Krankheitsbilder, die nebeneinander, aber auch einzeln auftreten können, sind

- □ *akute Polyarthritis,*
- □ *Karditis,*
- □ *Hauterscheinungen* (in Form verschiedener Erytheme, s. S. 608),
- □ *Chorea minor* (s. S. 451)

zu nennen. Am häufigsten ist die *akute Polyarthritis,* die bevorzugt die *großen Gelenke* befällt, vielfach von Gelenk zu Gelenk springt und meist ohne Folgen ausheilt. Weitaus gefährlicher ist die mit Rhythmusstörungen, Dyspnoe, wechselnden Herzgeräuschen u. a. einhergehende *Karditis,* da es hier meist zu bleibenden Schäden, vor allem an den Mitralklappen, kommt. Die *Chorea* (Veitstanz) mit ungewollten, zwecklosen Bewegungen (besonders der Arme und des Gesichts), Hypotonie und Affektlabilität findet man – nicht selten als einziges Symptom – fast nur bei Kindern.

Der Verlauf des rheumatischen Fiebers ist wechselnd, 95% der Fälle klingen in 3–6 Monaten ab. Die Rezidivgefahr ist um so größer, je jünger die Patienten sind. Mit jedem Rückfall steigt die Gefahr für das Herz. Aus diesem Grund ist die Rezidivprophylaxe während mehrerer Jahre mit einem Penicillinpräparat unerläßlich.

Rheumatoide Arthritis. Das im deutschen Sprachraum meist als (primär oder progredient) *chronische Polyarthritis* bezeichnete Krankheitsbild stellt die *häufigste chronisch entzündliche Systemerkrankung des Bindegewebes* dar. Etwa 2–3% der Bevölkerung sind davon betroffen. Die eigentliche *Krankheitsursache* ist *unbekannt,* das Zusammentreffen einer genetischen Disposition und eines infektiösen Agens wird diskutiert. Eine *Autoimmunpathogenese* gilt als weitgehend gesichert, doch sind die einzelnen Reaktionsabläufe z. T. noch hypothetisch.

Die derzeitigen Vorstellungen zur **Pathogenese der chronischen Polyarthritis** sind vereinfacht in Abb. 15–33 dargestellt. Eine unbekannte Noxe

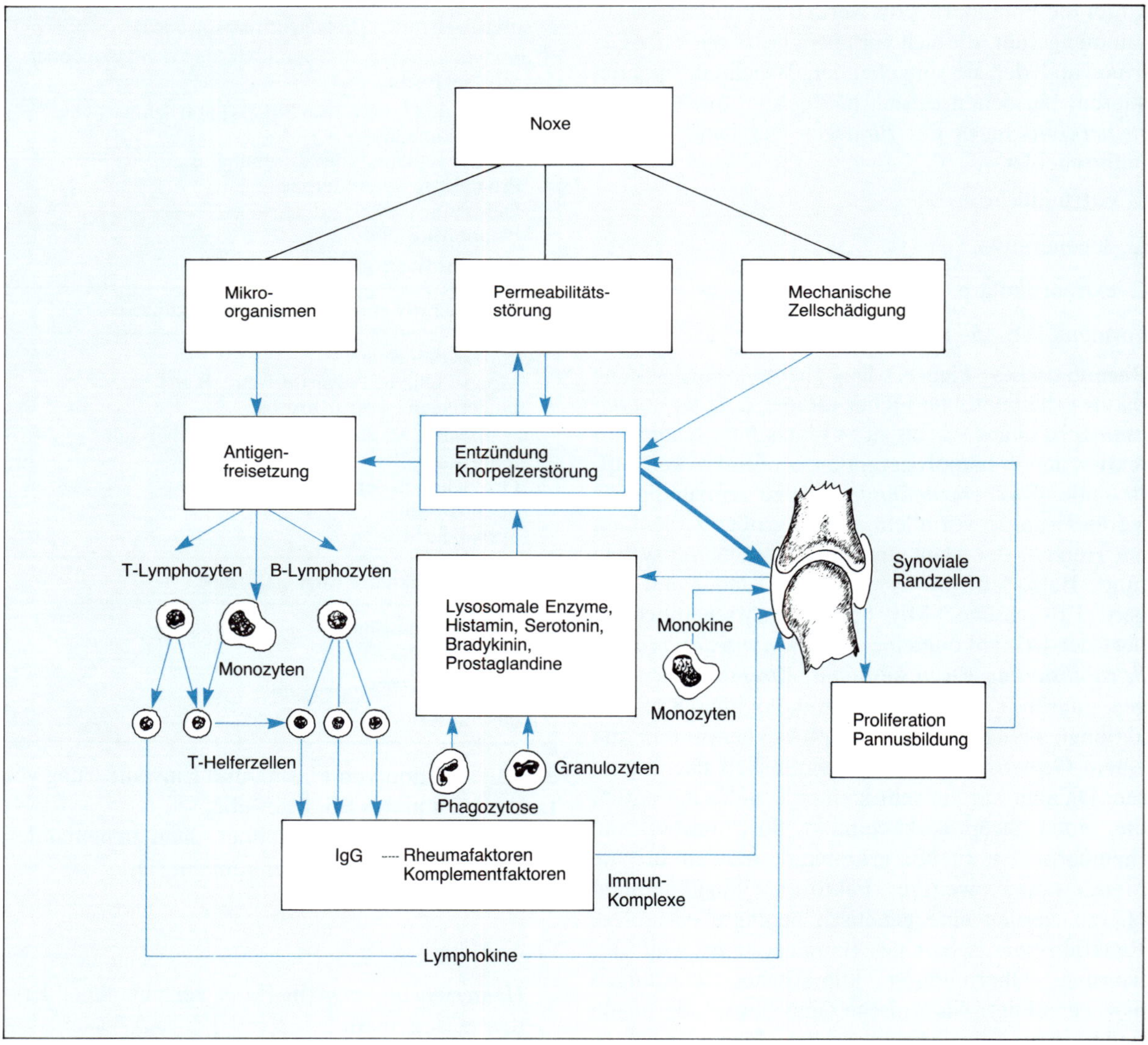

Abb. 15–33. (Hypothetische) Pathogenese der chronischen Polyarthritis

(evtl. Bakterien, Viren, möglicherweise eine Permeabilitätsstörung oder mechanische Zellschädigung) löst eine *entzündliche Reaktion* in der Gelenkkapsel aus. Bei dieser Startreaktion kommt es zur *Antigenfreisetzung,* die das humorale und zelluläre Abwehrsystem (s. S. 113ff.) aktiviert. Die proliferierenden B-Lymphozyten bilden nach Umwandlung in Plasmazellen vor allem *Immunglobulin G* (IgG), das seinerseits die Bildung von Anti-Antikörpern, sog. *Rheumafaktoren,* induziert. Diese lassen sich allerdings nur bei einem Teil der Patienten nachweisen. IgG und Rheumafaktoren bilden unter Beteiligung von Komplementfaktoren (s. S. 112) *Immunkomplexe,* die von Granulozyten und Zellen der Synovialmembran (Innenschicht der Gelenkkapsel, s. S. 381) phagozytiert werden. Dabei kommt es zur Freisetzung von *lysosomalen Enzymen* und anderen Entzündungsstoffen (Histamin, Serotonin, Bradykinin, Prostaglandinen), die insgesamt die entzündliche Reaktion weiter unterhalten. Dieser Circulus vitiosus erklärt den chronischen Verlauf der Gelenkentzündung. Der positive Rückkopplungsprozeß wird durch die Freisetzung von Lymphokinen aus proliferierenden T-Lymphozyten und von Monokinen aus Monozyten noch verstärkt.

Unter dem Einfluß des Entzündungsprozesses beginnt das *Synovialgewebe* zu wuchern und wird ebenso wie die Knorpeloberfläche mit *Fibrin* überzogen. Es bildet sich ein zottenförmiges Granulationsgewebe, das man als *Pannus* bezeichnet. *Die lysosomalen Enzyme zerstören die Knorpelschicht,* so daß in späteren Stadien die knorpelfreien Gelenkelemente miteinander verschmelzen. Weitere Folgen sind herdförmige Knochenzerstörung und Schrumpfung der Gelenkkapsel durch Narbenbildung.

Die in *Schüben* verlaufende Erkrankung beginnt in der Regel schleichend mit einem *Prodromalstadium,* das durch Appetitlosigkeit, Gewichtsabnahme, Ermüdbarkeit, allgemeine Schwäche und manchmal Fieber gekennzeichnet ist. Entsprechend dem weiteren **klinischen Verlauf** kann nach Steinbrocker eine Einteilung in 4 Stadien vorgenommen werden: Im *Stadium I* treten meist symmetrische Schwellungen der kleinen und mittleren Gelenke mit schmerzhafter Bewegungshinderung und Morgensteifigkeit auf. Besonders häufig betroffen sind die Fingergrund- und -mittelgelenke. Im *Stadium II* sind in der Regel auch die großen Gelenke befallen, die Patienten klagen neben Bewegungs- auch über Ruheschmerzen. Die Dauer der Morgensteifigkeit nimmt zu (3–4 Stunden). Die Funktion der Gelenke ist geringgradig eingeschränkt. Im *Stadium III* findet man ausgeprägte Gelenkschwellungen, Gelenkdeformationen mit Achsenabweichung und Subluxation (unvollständige Verrenkung). Die Morgensteifigkeit kann bis zu 5 Stunden anhalten, die Funktionsbehinderung ist verstärkt. Beim *Stadium IV* kommen als weiteres Symptom fibröse oder knöcherne Ankylosen (Gelenkversteifungen) hinzu, es besteht Invalidität und Pflegebedürftigkeit.

Da es sich bei der rheumatoiden Arthritis um eine Systemerkrankung des Bindegewebes handelt, können neben den Gelenken auch andere Organe betroffen sein. So lassen sich z. B. nicht selten pathologische Muskelveränderungen (Atrophie, Knötchenbildung), Augenerkrankungen und periphere Neuropathien nachweisen. Bei der malignen Verlaufsform kann es im Rahmen einer generalisierten Organmanifestation zu einer Immunvaskulitis (durch Immunvorgänge ausgelösten Gefäßentzündung) kommen.

Zu den Sonderformen der rheumatoiden Arthritis gehören

- ☐ die *juvenile rheumatoide Arthritis,*
- ☐ das *Felty-Syndrom* mit Milzvergrößerung und Leukopenie sowie
- ☐ das *Sjögren-Syndrom* mit Mundtrockenheit, Schwellung der Tränen- und Speicheldrüsen sowie Keratokonjunktivitis (Entzündung der Horn- und Bindehaut des Auges).

Psoriasis-Arthritis. Die *progredient destruierende Polyarthritis bei der Psoriasis* (s. S. 609) tritt teilweise parallel zur Hauterkrankung, teilweise vor oder nach dieser auf. Die Ätiologie ist bisher nicht geklärt, wahrscheinlich spielen genetische Faktoren eine wesentliche Rolle.

Grundsätzlich können alle Gelenke betroffen sein, doch findet man bevorzugt Manifestationen an sämtlichen Gelenken eines Strahls (eines Fingers oder einer Zehe). Bei längerem Verlauf besteht wie bei der chronischen Polyarthritis die Gefahr ausgeprägter Gelenkdeformationen. Subkutane Rheumaknoten und Rheumafaktoren fehlen.

Spondylitis ankylosans. Die oft auch als *Spondylarthritis ankylopoetica* oder *Morbus Bechterew* bezeichnete chronisch entzündliche Bindegewebsaffektion befällt vornehmlich die Sakroiliakalgelenke (Gelenke zwischen Kreuz- und Darmbein, s. Abb. 15–6, S. 384), die kleinen Wirbelgelenke und den Bandapparat der Wirbelsäule. In etwa einem Drittel der Fälle sind auch die peripheren Gelenke und Organe mitbeteiligt. Bevorzugt betroffen sind junge Männer. Die Ätiologie ist unbekannt, erbliche Faktoren sind beteiligt. Pathogenetisch scheint es zwei Wege zu geben, nämlich einmal eine primäre

Bindegewebsproliferation mit Knorpel- und Knochendestruktion, an die sich eine Knorpel- und Knochenneubildung anschließt, zum anderen einen *unmittelbaren Knorpel- und Knochenumbau.* Die schleichend beginnende Erkrankung äußert sich im Frühstadium mit Schmerzen im Bereich der Lendenwirbelsäule, Druck- und Klopfschmerzhaftigkeit der Ileosakralgelenke infolge einer Gelenkentzündung sowie Einschränkung der Wirbelsäulenbeweglichkeit. Der Prozeß schreitet meist von unten nach oben fort, doch kann er auch in jedem Stadium stationär werden. In schweren Fällen kommt es zur *vollständigen knöchernen Versteifung der Wirbelsäule* und der stammnahen Gelenke.

Kollagenosen im engeren Sinn. Unter dem (umstrittenen) Begriff *Kollagenosen* werden *Erkrankungen* zusammengefaßt, die zu *entzündlichen Reaktionen des Organismus mit morphologisch ähnlichen Läsionen* führen, ohne in Ätiologie und Pathogenese übereinzustimmen. Hierzu gehören

□ der *Lupus erythematodes disseminatus (visceralis),*

□ die *progressive Sklerodermie,*

□ die *Dermatomyositis,*

□ die *Panarteriitis nodosa.*

Beim **Lupus erythematodes** (LE) handelt es sich um ein Syndrom mit wechselnder klinischer Symptomatik. Neben der Haut und den Gelenken sind auch innere Organe befallen. Die Krankheit tritt am häufigsten bei Frauen im gebärfähigen Alter auf. Sie gilt als gesicherte *Autoimmunerkrankung.*

Für die Erkennung eines Lupus erythematodes geeignet ist der Nachweis von sog. *LE-Zellen,* d. h. von neutrophilen Leukozyten, die einen Antigen-Antikörper-Komplex aus Kernmaterial (Desoxyribonucleoprotein), antinukleären Antikörpern und Komplement phagozytierten. Diese Form der Nukleophagozytose ist für den LE weitgehend typisch und tritt sonst nur selten auf. Im Plasma von LE-Patienten lassen sich ferner zahlreiche andere antinukleäre Antikörper, z. B. gegen native DNA, nachweisen. Pathologisch-anatomisch besonders bedeutsam ist eine *Immunkomplexvaskulitis* (durch Immunkomplexe ausgelöste Gefäßentzündung), die kleine Arterien und Arteriolen, seltener Venen betrifft. Die Vaskulitis und die damit einhergehende Perivaskulitis (Entzündung in der Umgebung der Gefäße) führt – je nach Lokalisation – zu einer Arthritis, Periarthritis, Peri- und Myokarditis, Glomerulonephritis oder Enzephalitis usw.

Das Leiden beginnt meist akut mit hohem Fieber, Polyarthritis und *schmetterlingsförmigem Gesichtserythem,* doch sind die Haut- und Gelenkveränderungen nicht obligatorisch. Der weitere Verlauf ist dann im allgemeinen durch *spontane Remissionen und Azerbationen* (Verschlimmerungen) gekennzeichnet, doch gibt es auch rasch tödlich verlaufende Formen.

Der **progressiven Sklerodermie** liegt eine *subkutane, vaskuläre und submuköse Fibrosklerose,* d. h. eine starke Vermehrung und dichte Zusammenlagerung von kollagenen Fasern, zugrunde. Frauen sind etwa doppelt so häufig betroffen wie Männer. Die Krankheitsursache ist unbekannt. Im Plasma treten vermehrt α_2-Makroglobulin und Immunglobulin A auf, ferner lassen sich antinukleäre Faktoren und vereinzelt Antikörper gegen Erythrozyten nachweisen.

Zu Beginn der Erkrankung entsprechen die Symptome oft denen eines Morbus Raynaud (s. S. 221). Später steht eine *Verhärtung und Starre der Haut und des Unterhautbindegewebes* im Vordergrund, die sich zunächst an den Händen und im Gesicht entwickelt. Bei weiterer Ausdehnung des Prozesses kommt es zu *Kontrakturen* mit oft bizarren Stellungsanomalien der Finger und der Hände, zu einer mimischen Starre (Maskengesicht) und Mikrostomie (Mundverengung). Die Beteiligung innerer Organe ist nicht mit den Hautveränderungen korreliert. Besonders häufig ist der Gastrointestinaltrakt betroffen. Die sklerosierenden Veränderungen führen dabei zu einer Wandstarre vor allem im Bereich des unteren Ösophagus, des Magens und der oberen Dünndarmabschnitte mit Schluckbeschwerden, Passageverlangsamung, Malabsorption u. a. Seltener ist auch das Bindegewebe der Lunge, des Herzens, der Milz und der Nieren beteiligt. Die mittlere Verlaufsdauer beträgt 7 Jahre. Haupttodesursachen sind Herzinsuffizienz, Lungenveränderungen und Nierenversagen.

Die **Dermatomyositis** wurde bereits auf S. 414 behandelt.

Die **Panarteriitis nodosa** (Periarteriitis nodosa) ist durch eine *generalisierte entzündliche Reaktion der mittleren und kleineren Arterien* mit ischämischen Nekrosen, Aneurysmabildung, Thrombosierung und Infiltrationen, die von der Media auf die Intima und die Adventitia (s. S. 174) übergreifen, charakterisiert. Männer erkranken etwa dreimal häufiger als Frauen. Bei etwa der Hälfte der Patienten findet man eine *chronische Infektion mit Hepatitis-B-Viren.* Die *Arteriitis* ist dabei die *Folge der Ablagerung von Immunkomplexen* aus Virusmaterial und körpereigenen Antikörpern in der Gefäßwand. Ein anderer Teil der Fälle wird durch eine *Immunreaktion gegen Medikamente* hervorgerufen.

Die Krankheit beginnt vielfach schleichend, doch kann sie sich auch akut entwickeln. Die Symptomatik wechselt, je nachdem, welches Organ bevorzugt betroffen ist. Besonders häufig treten neben subfebrilen Temperaturen, Gewichtsabnahme sowie Müdigkeit, Gelenk- und Muskelschmerzen, Nervenentzündungen und vor allem Oberbauchschmerzen auf. Im fortgeschrittenen Stadium kann es zu Perikarditis, Myokardinsuffizienz, Herzinfarkt, Niereninsuffizienz, intestinalen Blutungen, Pankreatitis, Milz- und Niereninfarkt kommen. Die Prognose ist, von seltenen Ausnahmen abgesehen, schlecht. Der Tod tritt meist infolge Herz- oder Nierenversagens ein.

Infektarthritiden. Diese Arthritisformen entstehen im *Verlauf von infektiösen Krankheitsprozessen,* wobei die Erreger häufig im Gelenkpunktat nachgewiesen werden können. Typische Beispiele sind die *gonorrhoische, tuberkulöse und syphilitische Arthritis.*

Arthrosis deformans. Unter dieser Bezeichnung faßt man die *degenerativen Erkrankungen der peripheren Gelenke* zusammen. Es liegen ihnen *Abnutzungserscheinungen der Gelenkknorpel,* wie z. B. Auffaserung, lochartige Defekte, Verschmälerung, zugrunde. Der Gehalt des Knorpels an Chondroitin-4-sulfat nimmt ab, der an Keratinsulfat zu. Neben der Knorpeldegeneration findet man gleichzeitig *reaktive hypertrophische Veränderungen* in Form von knöchernen Randwülsten und eine Sklerosierung der Synovialzotten. Der Gelenkkopf kann dabei pilzähnlich deformiert werden. Als manifestationsfördernd wirken Überbelastung der Gelenkflächen, akute oder chronische Traumen, entzündliche Gelenkprozesse, Stoffwechselerkrankungen sowie Ruhigstellung. Je nach Lokalisation spricht man von *Coxarthrose* (Hüftgelenkarthrose), *Gonarthrose* (Kniegelenkarthrose) und *Omarthrose* (Schultergelenkarthrose).

Die *Coxarthrose* ist die am häufigsten vorkommende Arthrose der großen Gelenke. Man unterscheidet eine *primäre Coxarthrose,* wie sie regelmäßig bei adipösen Patienten vorkommt, von einer *sekundären,* deren häufigste Ursache eine angeborene Hüftdysplasie und Hüftsubluxation ist. Die *Gonarthrose tritt meist beidseitig auf und befällt bevorzugt übergewichtige Frauen.*

Neben den bisher genannten großen Gelenken können auch die *kleineren* und *mittleren* degenerativ verändert sein. Bei den *Polyarthrosen der kleinen Fingergelenke* ist besonders die Arthrose der *Fingerendgelenke (Heberden-Arthrose)* zu nennen, für die ein autosomal dominanter Vererbungsmodus nachgewiesen werden konnte.

Das *klinische Krankheitsbild* der Arthrosen ist anfänglich durch Steifigkeit und Schmerzen nach längerer Belastung sowie bei Bewegungsbeginn, später durch stärkere, oft witterungsabhängige Schmerzen auch in Ruhe und nachts sowie durch Bewegungsbehinderungen gekennzeichnet.

Degenerative Veränderungen der Wirbelsäule. Die degenerativen Veränderungen der Wirbelsäule sind an den *Halbgelenken* (Wirbelkörper–Bandscheibe–Wirbelkörper) oder an den *Wirbelbogengelenken* lokalisiert. Sie werden durch Abnutzungserscheinungen infolge Überbelastung verursacht, hinzu kommt ein konstitutioneller Faktor.

Bandscheibenveränderungen bezeichnet man als **Chondrosen.** Sie beginnen mit einer Flüssigkeitsverarmung des inneren Gallertkernes *(Nucleus pulposus),* wodurch die Elastizität und der Innendruck herabgesetzt werden. Der Faserknorpelring *(Anulus fibrosus)* lockert sich auf, es kann zu Einrissen und einer Ablösung von Teilen des Faserringes kommen. Dadurch besteht die Gefahr, daß sich der Gallertkern verlagert, vorwölbt oder einklemmt sowie in die Zwischenwirbellöcher oder in den Rückenmarkskanal einbricht *(Bandscheibenvorfall).*

Degeneriert die knorpelige Abschlußplatte der Wirbelkörper, wodurch diese reaktiv sklerosiert, und wird durch diesen Prozeß sekundär die Bandscheibe zerstört, spricht von von einer **Osteochondrose.** Die den Arthrosen entsprechenden degenerativen Veränderungen an den Wirbelkörpern mit Osteophytenbildung in Form von Randzacken und Randwülsten dicht oberhalb der Wirbelkörperkante werden **Spondylosen,** Umbauvorgänge an den Zwischenwirbelgelenken **Spondylarthrosen** genannt.

Die *klinischen Syptome* sind Druck-, Klopf- und Stauchungsschmerz der geschädigten Wirbelsegmente. Verspannung der Muskulatur löst Schon- und Fehlstellungen aus. Bei heftigen unkoordinierten Bewegungen, meist in ermüdetem Zustand, kann es zu einer Fixierung von Wirbelgelenken in einer solchen Fehlstellung und, bedingt durch eine Nervenkompression, zu plötzlichen heftigen Schmerzen kommen (Schiefhals, Hexenschuß, s. u.). *Druck von prolabierten Gallertkernen auf Spinalnerven ruft Neuralgien, Parästhesien und Reflexausfälle hervor.* Besonders häufig betroffen sind aufgrund der anatomischen Verhältnisse und der besonderen Belastung die untere Halswirbelsäule und die Lendenwirbelsäule *(Zervikal-* und *Lumbalsyndrom).* Das häufigste Lumbalsyndrom ist die *Lumbalgie (Hexenschuß),* oft begleitet von einer *Ischiasneuralgie.*

Nichtartikuläre Rheumaformen. Hierunter versteht man schmerzhafte, chronisch-entzündliche oder degenerative Veränderungen, die am extraartikulären Bindegewebe von Subkutis, Sehnen, Sehnenscheiden, Schleimbeuteln, Knochenhaut oder Muskeln auftreten. Dazu zählen u. a.

□ *schmerzhafte Muskelverhärtung (Myogelose),*

- *Schleimbeutelentzündung (Bursitis),*
- *Sehnen- und Sehnenscheidenentzündung (Tendinitis, Tendovaginitis),*
- *Entzündung des Unterhautfettgewebes (Pannikulitis).*

15.6.2 Angeborene Störungen des Bindegewebes

Zu dieser Gruppe von Krankheiten mit genetisch bedingten Störungen des Bindegewebes gehören

- das *Marfan-Syndrom,*
- die *Ehlers-Danlos-Syndrome,*
- das *Pseudoxanthoma elasticum,*
- die *Osteogenesis imperfecta und*
- die *Mucopolysaccharidosen.*

Beim autosomal dominant vererbten **Marfan-Syndrom** sind die *elastischen Fasern vermindert,* außerdem liegt eine *Störung der extrazellulären Kollagenvernetzung* vor. Im Harn werden Hydroxyprolin-haltige Peptide sowie vermehrt Glykosaminoglykane ausgeschieden. Charakteristisch sind lange Extremitäten, Arachnodaktylie (Spinnenfingrigkeit), Trichterbrust, Überstreckbarkeit der Gelenke sowie Linsenschlottern durch Lockerung der die Linse haltenden Zonulafasern (s. S. 516ff.). In 30–60% der Fälle findet man kardiovaskuläre Anomalien (z. B. Aortenaneurysma).

Den **Ehlers-Danlos-Syndromen** liegen verschiedene *Störungen der Kollagensynthese und der Kollagenreifung* zugrunde. Klinisch findet man eine Hyperelastizität der Haut, Überdehnbarkeit der Gelenke sowie Blutungsneigung durch Gefäßfragilität.

Das **Pseudoxanthoma elasticum** kommt – rezessiv vererbt – vor allem bei Frauen vor. Das Leiden, dem eine *Störung* im Bereich *des elastischen Bindegewebes* zugrundeliegt, äußert sich in einer weichen, schlaffen, faltigen Haut, Augenhintergrundsveränderungen mit Sehstörungen, gastrointestinalen Blutungen und kardiovaskulären Symptomen.

Bei der **Osteogenesis imperfecta** handelt es sich um eine *Störung der intrazellulären Kollagensynthese,* vorwiegend im Knochen. Das führende Symptom sind Knochenbrüche, die bei minimalen Traumen oder spontan auftreten. Daneben findet man Schlottergelenke, dünne Haut und durchscheinende Skleren (s. S. 516).

Unter **Mucopolysaccharidosen** versteht man Erkrankungen, bei denen *Mucopolysaccharide in verschiedenen Geweben gespeichert* werden, da abbauende Enzyme fehlen. Häufig lassen sich Speicherzellen („Schaumzellen") nachweisen, in denen die Mucopolysaccharide angehäuft sind. Als klinische Symptome kommen Störungen des Längenwachstums der Knochen, Skeletdeformierungen, Behinderung der Gelenkbeweglichkeit, Hornhauttrübungen u. a. vor.

16 Nervensystem

Je höher ein Lebewesen entwickelt ist, desto dringender bedarf es – neben Versorgungs- und Ausscheidungsorganen – leistungsfähiger Informations-, Koordinations- und Steuersysteme. Diese stehen dem tierischen bzw. menschlichen Organismus im *Nervensystem* und im *hormonalen System* zur Verfügung. Beim Menschen hat das Nervensystem, insbesondere das Gehirn, eine Leistungsfähigkeit erreicht, welche die anderer Lebewesen weit übertrifft.

Nach anatomischen und funktionellen Gesichtspunkten unterscheidet man zwischen

- ☐ dem **Zentralnervensystem** (ZNS), zu dem *Gehirn* und *Rückenmark* gehören und das vor allem der Informationsverarbeitung und der Steuerung der Körperfunktionen dient, und
- ☐ dem **peripheren Nervensystem,** das Nervenimpulse von der Peripherie zum ZNS (afferente Bahnen) oder vom ZNS zur Peripherie (efferente Bahnen) leitet. (Bzgl. der Einteilung der Bahnsysteme s. Abb. 5–9, S. 65.)

16.1 Anatomie des Rückenmarks und des peripheren Nervensystems

16.1.1 Allgemeiner Aufbau des Rückenmarks

Segmentale Gliederung. Das Rückenmark *(Medulla spinalis)* stellt einen 40–45 cm langen, fingerdicken Strang dar, der aus Nervengewebe besteht. Es durchzieht den Wirbelkanal vom *Foramen magnum* (Hinterhauptsloch) bis zur Höhe des 1.–2. Lendenwirbels (s. Abb. 16–1). In je einer Verdickung des Rückenmarks im oberen und unteren Bereich *(Intumescentia cervicalis* und *lumbalis)* liegen die Nervenzellen, die der Haut und der Muskulatur der oberen und unteren Extremitäten zugeordnet sind.

Aus dem Rückenmark treten seitlich die *Spinalnerven* aus, die durch Zwischenwirbelöffnungen den Wirbelkanal verlassen (s. Abb. 16–2). Die Zahl der Spinalnervenpaare entspricht mit einer Ausnahme im Halsbereich der Zahl der Wirbel. Es verlassen also jeweils 8 Halsnerven *(Nn. cervicales),* 12 Brustnerven *(Nn. thoracici),* 5 Lendennerven *(Nn. lumbales),* 5 Kreuzbeinnerven *(Nn. sacrales)* und 1–2 Steißbeinnerven den Wirbelkanal. *Jeder Rückenmarksabschnitt, aus dem ein Nervenpaar stammt, wird als Segment bezeichnet.* Die Numerierung dieser Segmente erfolgt jeweils nach der Nervenaustrittsstelle in der Wirbelsäule. Wie Abb. 16–1 zeigt, liegen im unteren Teil die Austrittsstellen aus dem Wirbelkanal tiefer als die zugehörigen Rückenmarkssegmente. Da das Rückenmark bereits in Höhe des 1.–2. Lendenwirbels endet, ziehen unterhalb dieser Stelle nur noch Nerven durch den Wirbelkanal, so daß man im Bereich der Lendenwirbel ohne Gefährdung des Rückenmarks eine *Lumbalpunktion* vornehmen kann.

Wurzeln der Spinalnerven. Die Nervenbahnen, die das Rückenmark verlassen, gruppieren sich zu Wurzelfäden *(Fila radicularia)* und schließen sich dann zu der vorderen und hinteren Wurzel *(Radix ventralis* und *dorsalis)* zusammen (s. Abb. 16–3). In der hinteren Wurzel befindet sich eine Anschwellung, die Nervenzellen enthält und dementsprechend als Spinalganglion *(Ganglion spinale)* bezeichnet wird. Beide Wurzeln vereinigen sich kurz hinter dem Ganglion und bilden damit einen Spinalnerv *(N. spinalis).* Aus funktioneller Sicht ist hervorzuheben, daß die *hintere Wurzel* nur Nervenfasern enthält, die Impulse von der Peripherie zum Rückenmark leiten und daher als *afferente Bahnen* bezeichnet werden. Demgegenüber leiten die Fasern der *vorderen Wurzel* ausschließlich Nervenimpulse vom Rückenmark zur Peripherie; die vordere Wurzel führt also nur *efferente Bahnen.*

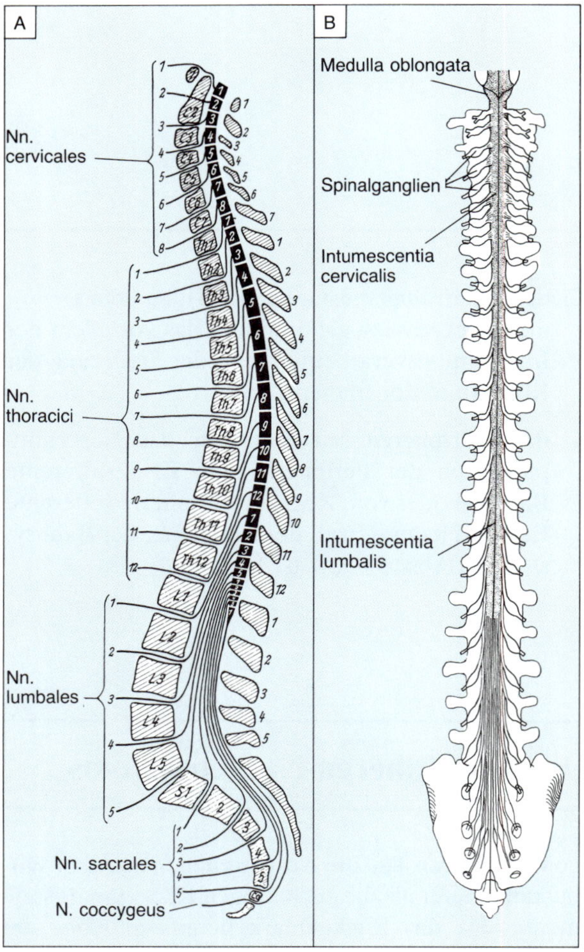

Abb. 16–1. Rückenmark und Wirbelsäule im Mediansschnitt (A) und in Dorsalansicht (B). Die Bezeichnungen für die einzelnen Wirbel und Rückenmarkssegmente sind eingetragen

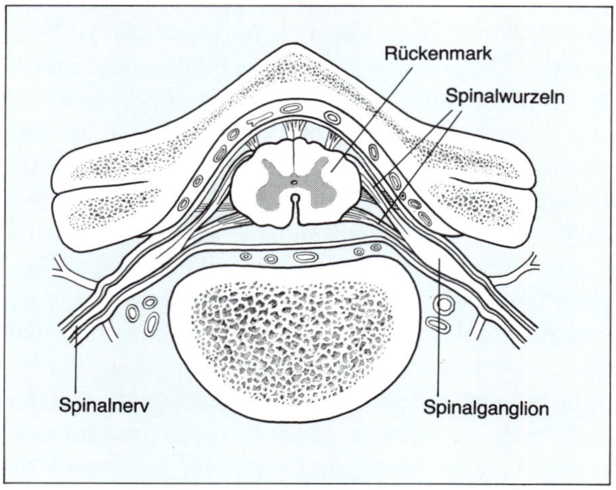

Abb. 16–2. Lage des Rückenmarks im Wirbelkanal (Querschnitt in Höhe der Zwischenwirbellöcher), modifiziert nach Rauber-Kopsch

16.1.2 Rückenmarksquerschnitt und Leitungsbahnen

Graue Substanz. Das Rückenmark wird durch das bindegewebige *Septum dorsale* und durch einen tiefen vorderen Einschnitt *(Fissura mediana anterior)* in zwei symmetrische Hälften gegliedert (s. Abb. 16–3). Im frischen Querschnitt erkennt man eine graue, *schmetterlingsförmige Innenzone,* die von einer weißen Außenzone umgeben ist. Die graue Substanz *(Substantia grisea)* besteht hauptsächlich aus den *Nervenzellkörpern* mit ihren Zellkernen, während die weiße Substanz *(Substantia alba)* vor allem aufsteigende oder absteigende *Leitungsbahnen (Axone)* enthält.

An der grauen Substanz sind im Querschnittsbild beiderseits ein *Vorderhorn,* ein *Hinterhorn* und ein beide verbindendes *Seitenhorn* zu unterscheiden. Räumlich gesehen handelt es sich dabei um Zellsäulen, die durch ein Mittelstück verbunden sind (s. Abb. 16–3). Die graue Substanz gliedert sich also in

- ☐ eine schmale *Hintersäule (Columna posterior),*
- ☐ eine breite, stumpfe *Vordersäule (Columna anterior),*
- ☐ eine spitze, kleine *Seitensäule (Columna lateralis),* die nur im Brustmark und in den angrenzenden Markabschnitten vorkommt, und
- ☐ ein zentrales *Verbindungsstück,* das den feinen Zentralkanal *(Canalis centralis)* enthält.

Die Neurone (Nervenzellen) des *Hinterhorns* stehen in Kontakt mit Axonen, die durch die hintere Wurzel in das Rückenmark eintreten und *sensorische Impulse* von der Peripherie her leiten. Das *Vorderhorn* enthält dagegen Neurone, deren Axone das Rückenmark durch die vordere Wurzel verlassen und die Körpermuskulatur innervieren *(Motoaxone).* Die Neurone des *Seitenhorns* stehen hauptsächlich im Dienst des *vegetativen* (autonomen) *Nervensystems.*

Weiße Substanz. Die weiße Substanz des Rückenmarks wird durch Axone, die durch die hintere Wurzel eintreten, und solche, die aus der vorderen Wurzel austreten, beiderseits in *drei Bündel* gegliedert (s. Abb. 16–3). Auf diese Weise lassen sich in jeder Rückenmarkshälfte ein

- ☐ *Vorderstrang (Funiculus anterior),*
- ☐ *Seitenstrang (Funiculus lateralis)* und
- ☐ *Hinterstrang (Funiculus posterior)*

abgrenzen. Innerhalb dieser Stränge sind die auf- und absteigenden Axone nach Maßgabe ihrer Funk-

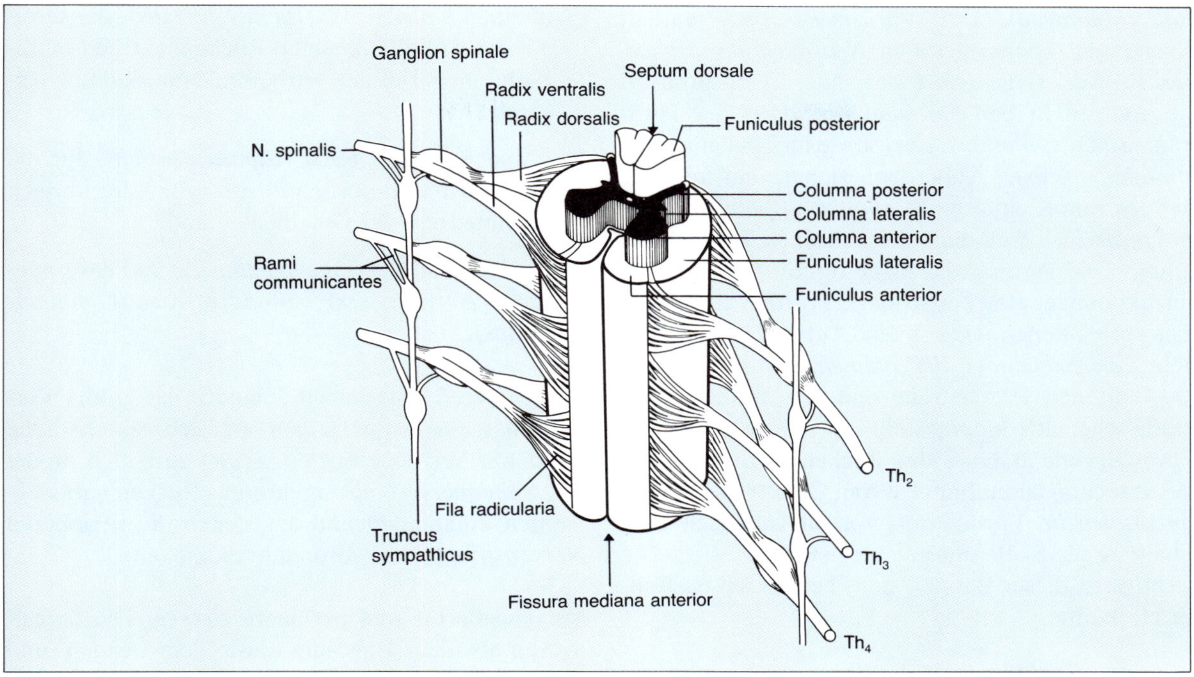

Abb. 16–3. Rückenmark und zugehörige Spinalnervenpaare im Thorakalbereich, nach Rohen

tion in Bündeln zusammengefaßt. Diese *Faserbündel,* die nicht scharf gegeneinander abgegrenzt sind, werden als *Tractus* bezeichnet und in der Regel nach Herkunft und Ziel ihres Verlaufs benannt. Sie sollen hier nur insoweit behandelt werden, als sie für das Verständnis der funktionellen Zusammenhänge von Bedeutung sind.

Aufsteigende Bahnen des Rückenmarks (s. Abb.16–4, links), die *sensorische Impulse* zum Gehirn leiten, verlaufen überwiegend im *Hinterstrang* und im *Vorderseitenstrang.* Die Axone des *Hinterstranges* entstammen der *hinteren Wurzel der gleichen Seite* (ipsilateral) und endigen in den *Hinterstrangkernen des verlängerten Rückenmarks (Me-*

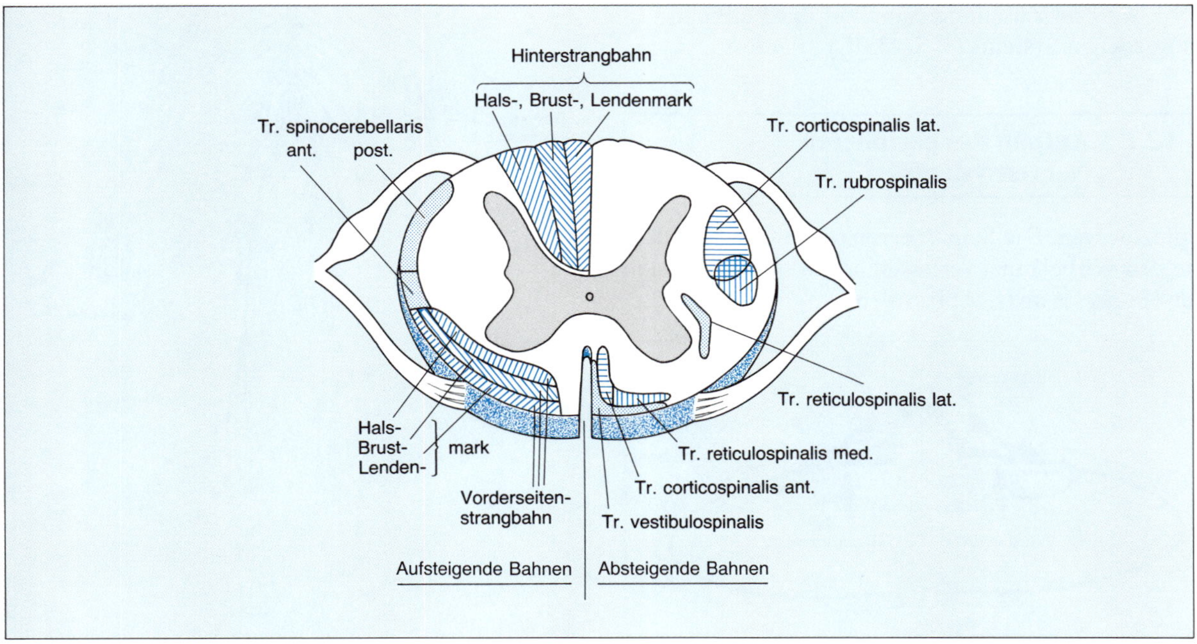

Abb. 16–4. Lage der aufsteigenden Bahnen (links) und der absteigenden Bahnen (rechts) im Rückenmarksquerschnitt. Die Schichtung der Bahnen aus dem Hals-, Brust- und Lendenmark ist für die Hinterstrangbahn und die Vorderseitenstrangbahn schematisch angegeben

dulla oblongata). Der *Vorderseitenstrang* enthält Axone, die überwiegend in *Neuronen des Hinterhorns auf der Gegenseite* (contralateral) entspringen. Sie endigen in der *Formatio reticularis* des Hirnstamms *(Tr. spinoreticularis)* sowie im Thalamus *(Tr. spinothalamicus).* Außerdem ziehen aufsteigende Bahnen zum Kleinhirn *(Tr. spinocerebellaris anterior* und *posterior).* Innerhalb der einzelnen Faserbündel nehmen die Axone, die in bestimmten Segmenten hinzukommen, eine benachbarte Position zu den bereits vorhandenen Axonen ein. Auf diese Weise entsteht eine *Schichtung der Bahnen,* wie sie in Abb. 16–4 für den Hinterstrang und den Vorderseitenstrang schematisch dargestellt ist.

Absteigende Bahnen des Rückenmarks (s. Abb. 16–4, rechts) leiten Impulse vom Gehirn zu den *Motoneuronen im Vorderhorn,* von wo aus nach Umschaltung die Skeletmuskulatur innerviert wird. Die wichtigsten dieser Bahnen sind, bezeichnet nach ihrer Herkunft,

- ☐ aus der Großhirnrinde der *Tr. corticospinalis lateralis* und der *Tr. corticospinalis anterior,*
- ☐ aus der Formatio reticularis der *Tr. reticulospinalis lateralis* und der *Tr. reticulospinalis medialis,*
- ☐ aus dem Nucleus ruber der *Tr. rubrospinalis* und
- ☐ aus den Vestibulariskernen der *Tr. vestibulospinalis.*

Die Bedeutung der absteigenden Bahnen für die Motorik wird im Zusammenhang mit der Funktion des motorischen Systems (s. S. 435ff.) erläutert.

16.1.3 Aufbau des peripheren Nervensystems

Spinalnerven. Die Spinalnerven teilen sich, nachdem sie den Wirbelkanal verlassen haben, in der Regel in jeweils *drei Äste* (s. Abb. 16–5):

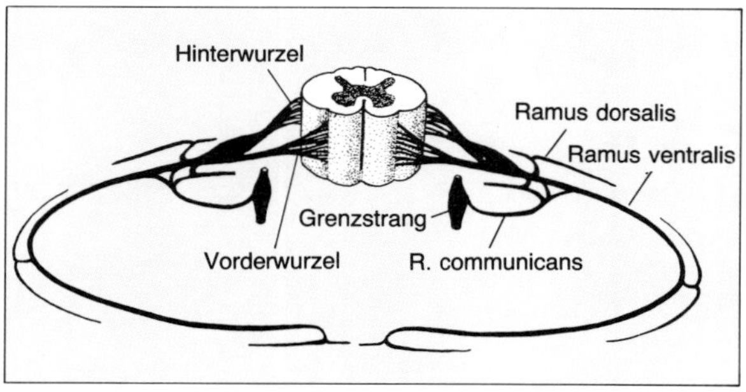

Abb. 16–5. Wurzeln und Äste eines Spinalnervenpaares, nach Clara. Hinterer Ast: Ramus dorsalis; vorderer Ast: Ramus ventralis; Verbindungsast: Ramus communicans

- ☐ in einen *hinteren Ast (Ramus dorsalis),* der sensibel die wirbelsäulennahe Rückenhaut und motorisch einen Teil der Wirbelsäulenmuskulatur versorgt,
- ☐ in einen *vorderen Ast (Ramus ventralis)* für die sensible und motorische Versorgung des übrigen Rumpfes und der Gliedmaßen und
- ☐ in einen *Ast,* der das *sympathische* und das *somatische Nervensystem verbindet (Ramus communicans).*

Die vorderen Äste haben demnach das größte Verbreitungsgebiet. Sie zeigen eine charakteristische Tendenz, *Nervengeflechte (Plexus)* zu bilden, in die die Spinalnerven aus mehreren Rückenmarkssegmenten einmünden und aus denen die peripheren Nervenstränge neugeordnet hervorgehen.

Nervengeflechte und periphere Nerven. Die Spinalnerven aus dem Halsmark sowie dem Lenden- und Kreuzmark bilden drei große Nervengeflechte oder *Plexus* (s. Abb. 16–6):

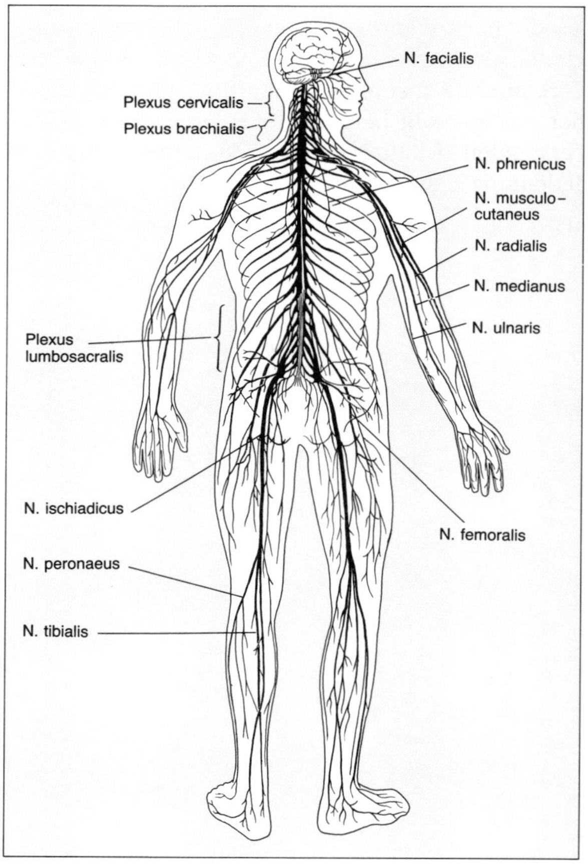

Abb. 16–6. Übersicht über das periphere somatische Nervensystem, Umzeichnung nach Schütz und Rothschuh

- den *Plexus cervicalis* (Halsgeflecht aus den Segmenten C_1-C_4), dessen Nerven für die sensible Versorgung der Hals- und Schulterregion sowie für die motorische Innervation der tiefen Halsmuskeln und des Zwerchfells zuständig sind,
- den *Plexus brachialis* (Armgeflecht aus den Segmenten C_5-Th_1), aus dem neben einigen kleineren Ästen für die sensible und motorische Versorgung von Brust und Rücken die großen Armnerven hervorgehen,
- den *Plexus lumbosacralis* (Lenden-Kreuzgeflecht aus den Segmenten $Th_{12}-S_4$), aus dem die Nerven stammen, die Hüfte und Beine zu versorgen haben, unter ihnen der N. ischiadicus, der größte Nerv des Körpers.

Der Aufbau des peripheren somatischen Nervensystems mit den Plexus und den daraus hervorgehenden Nerven ist in Abb. 16–6 dargestellt. Daraus können auch die Bezeichnungen der wichtigsten Nerven entnommen werden. Die spezielle Anordnung des peripheren vegetativen Nervensystems wird im Zusammenhang mit dessen Funktionen in Abschnitt 16.6 erläutert.

16.2 Anatomie des Gehirns

16.2.1 Hirnstamm und Kleinhirn

Abschnitte des Gehirns. Das Gehirn des erwachsenen Menschen hat ein mittleres Gewicht von 1330 g. Es füllt, umgeben von den Hirnhäuten, die knöcherne Schädelkapsel aus (s. Abb. 16–7). Seine Unterfläche, die *Hirnbasis,* ruht auf den Knochen der Schädelbasis, während die konvexe Oberfläche der *Hemisphären* dem Schädeldach anliegt.

Die komplizierten Formverhältnisse des menschlichen Gehirns resultieren aus den Umbauvorgängen, die sich im Laufe der Evolution vollzogen haben. Nach entwicklungsgeschichtlichen Gesichtspunkten unterscheidet man folgende Hirnabschnitte, die in Abb. 16–8 an einem Medianschnitt dargestellt sind:

- das **Rhombencephalon** (Rautenhirn) mit *Medulla oblongata* (verlängertem Mark), *Pons* (Brücke) und dem manchmal hier eingeordneten *Cerebellum* (Kleinhirn),
- das **Mesencephalon** (Mittelhirn),
- das **Prosencephalon** (Vorderhirn) mit *Diencephalon* (Zwischenhirn) und *Telencephalon* (Endhirn).

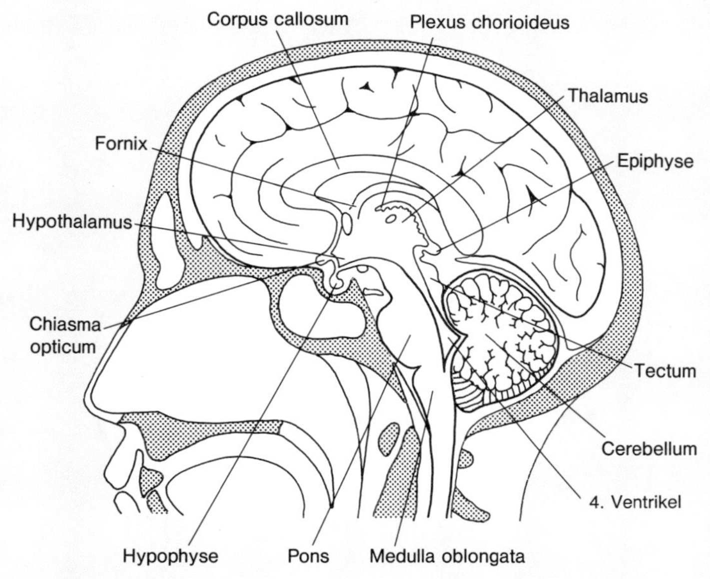

Abb. 16–7. Medianschnitt durch die Schädelhöhle, Lokalisation wichtiger Hirnteile

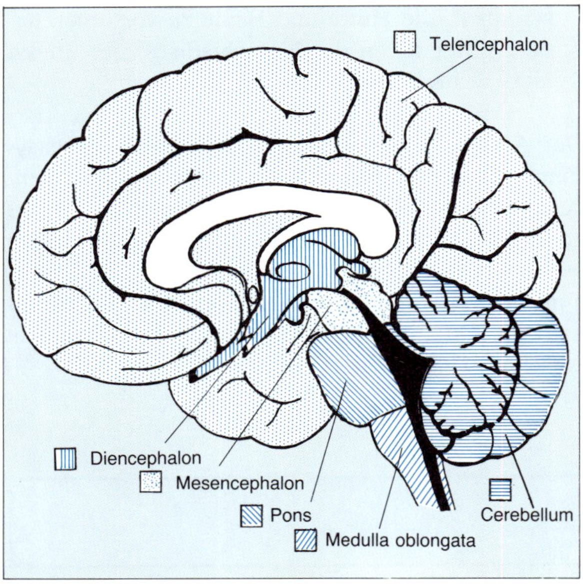

Abb. 16–8. Medianschnitt durch das Gehirn, Abgrenzung der Hirnabschnitte, nach Waldeyer

Von diesen Hirnabschnitten werden Medulla oblongata, Pons und Mesencephalon unter der Bezeichnung *Stammhirn* (Hirnstamm) zusammengefaßt. Sie stehen in enger funktioneller Beziehung und sind die Ursprungsorte der Hirnnerven.

Aufbau des Stammhirns. Die **Medulla oblongata** verbindet das Rückenmark mit der **Brücke** (s. Abb. 16–9 und 16–10). In der Vorderansicht erkennt man einen mittleren Einschnitt *(Fissura mediana anterior),* der durch die Fasern der *Pyramidenkreuzung* unterbrochen wird. Beiderseits hiervon verlaufen in zwei Strängen die absteigenden Bahnen, die den Vordersträngen des Rückenmarks entsprechen und sich unterhalb der Brücke zu den *Pyramiden* verdikken. Seitlich von ihnen wölbt sich die *Olive* vor.

Die hintere Fläche des Stammhirns ist vom *Kleinhirn* überdeckt. Bei seiner Entfernung werden die *Kleinhirnschenkel* beiderseits durchschnitten (s. Abb. 16–9, B). Wenn auf diese Weise der *4. Ventrikel* (s. S. 434f.) eröffnet ist, erkennt man auf dessen Boden die *Rautengrube.* Nach ihr werden Medulla oblongata und Pons, manchmal auch unter Einschluß des Cerebellum, gemeinsam als *Rautenhirn* bezeichnet. Vorwölbungen in der Rautengrube stellen die Orte dar, unter denen bestimmte *Hirnnervenkerne* liegen.

Den rostralen (zum Vorderhirn weisenden) Teil bildet das **Mesencephalon.** Die Vorderseite des Mesencephalon nehmen die Hirnschenkel *(Crura cerebri,* s. Abb. 16–11) ein, in denen die absteigenden Großhirnbahnen verlaufen. An der Hinterseite des Mesencephalon liegt das Mittelhirndach *(Tectum)* mit der Vierhügelplatte *(Lamina tecti),* die je zwei obere und zwei untere Hügel enthält (s. Abb. 16–7 und 16–11).

Der gesamte Hirnstamm besitzt eine gleichartige innere Gliederung. Die *absteigenden Bahnen* verlaufen jeweils im vorderen Sektor von den Hirnschenkeln des Mittelhirns über die Wülste der Brücke und die Pyramiden der Medulla oblongata bis in die Vorderstränge des Rückenmarks. Die *Kerngebiete,* d.h. Ansammlungen von Nervenzellen, finden sich dagegen im mittleren Gebiet des Mesencephalon, das als *Tegmentum* (Haube) bezeichnet wird (s. Abb. 16–11), und im hinteren Sektor der übrigen Stammhirngebiete. Im Tegmentum sind zwei wichtige Kerne des motorischen Systems (s. S. 444ff.), der *Nucleus ruber* und die *Substantia nigra,* lokalisiert.

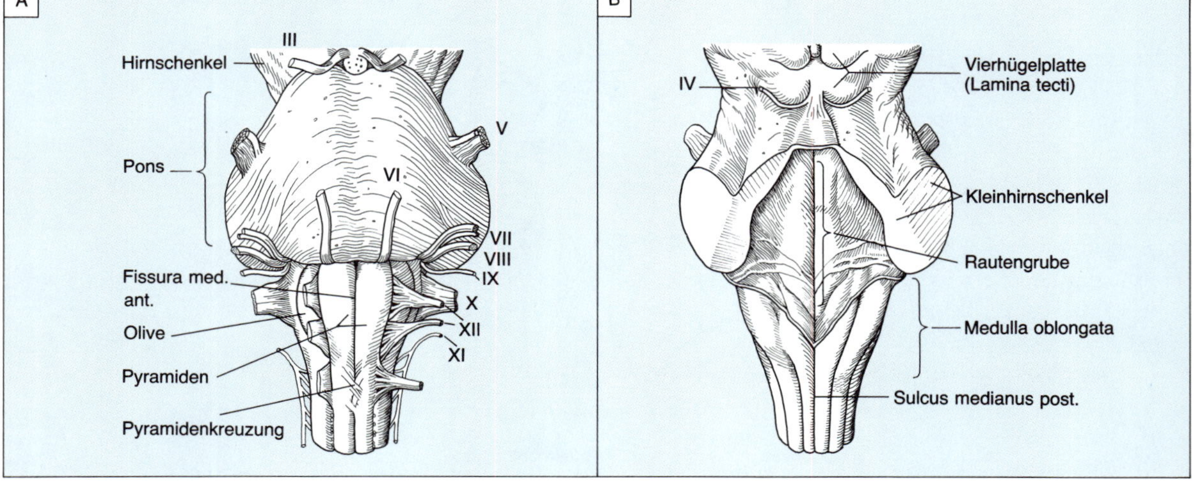

Abb. 16–9. Hirnstamm in Ventralansicht *(A)* und in Dorsalansicht *(B)*, nach Kahle. Durch Entfernung des Kleinhirns ist der 4. Ventrikel eröffnet. Die römischen Zahlen bezeichnen die entsprechenden Hirnnerven

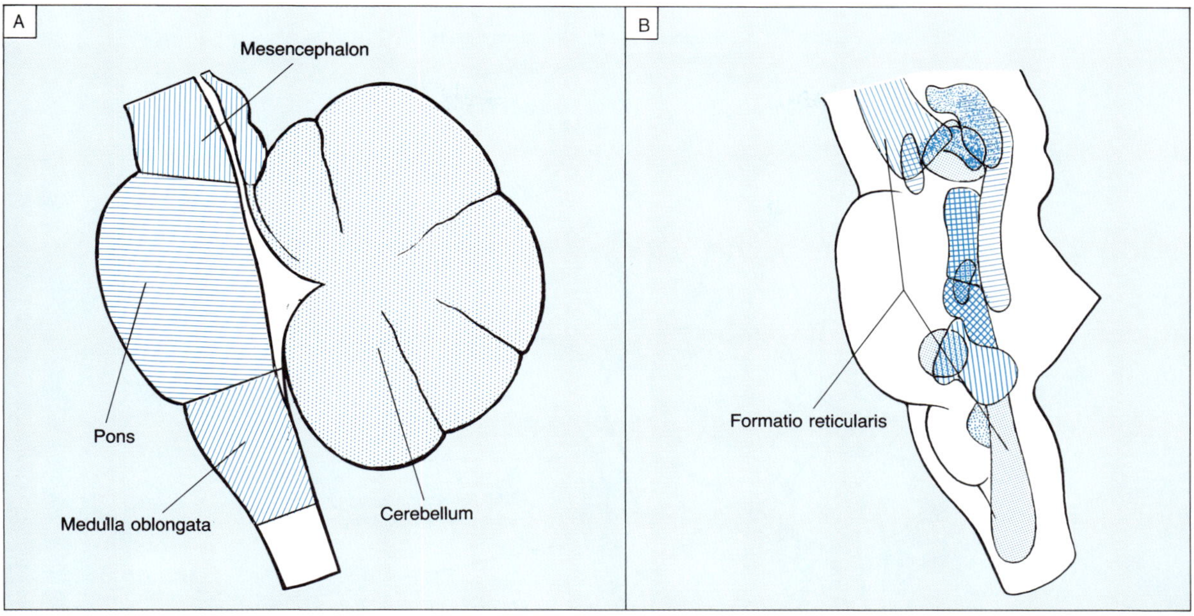

Abb. 16–10. Gliederung des Hirnstamms im Medianschnitt *(A)* und Ausdehnung der Formatio reticularis *(B)*, nach Olszewski. Die Gebiete der Formatio reticularis sind schraffiert und punktiert gekennzeichnet

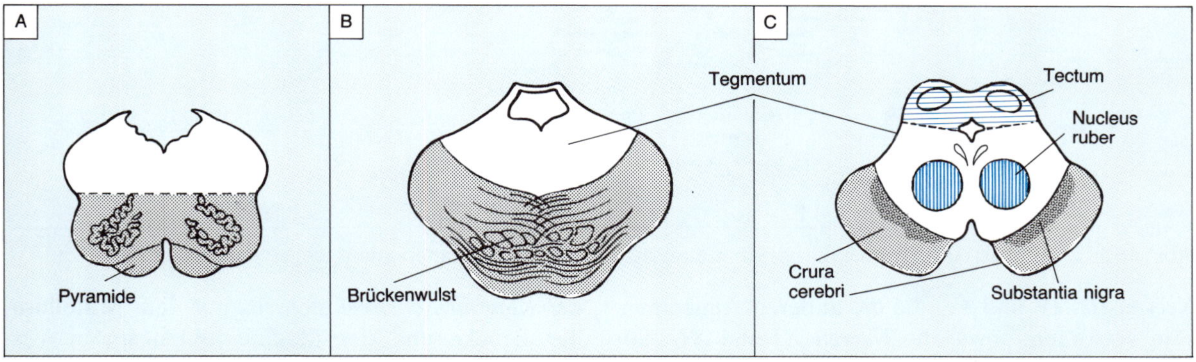

Abb. 16–11. Querschnitte durch Medulla oblongata *(A)*, Pons *(B)* und Mesencephalon *(C)*, leicht modifiziert nach Kahle. In den vorderen Abschnitten (grau markiert) verlaufen die absteigenden Bahnen. Kerngebiete und aufsteigende Bahnen sind in den weißen Abschnitten lokalisiert

Außerdem liegen im Tegmentum und den entsprechenden dorsalen Gebieten von Pons und Medulla oblongata die *Kerne der Hirnnerven,* wobei die motorischen Zellen überwiegend medial und die sensorischen Zellen lateral angeordnet sind. Dazwischen verlaufen die *aufsteigenden sensiblen Bahnen.* Im gesamten Stammhirn bis hinauf zum Diencephalon findet sich darüber hinaus ein Netzwerk von verstreuten und miteinander verbundenen Neuronen, das als **Formatio reticularis** bezeichnet wird (s. Abb. 16–10, B). Diese Struktur erfüllt wichtige Funktionen im Dienste des *motorischen, sensorischen* und *vegetativen Systems.* Zu den motorischen Kernen der Formatio reticularis gehören der *Nucleus ruber* und der *laterale Vestibulariskern (Deiterssche Kern)* sowie eine Reihe kleinerer Kerngebiete.

Hirnnerven. An der Hirnbasis und im Bereich des Stammhirns treten *12 Hirnnervenpaare* aus (s. Abb. 16–12). Der I. und II. Hirnnerv sind dem Vorderhirn, die übrigen dem Stammhirn zugeordnet. Die Hirnnerven haben sehr verschiedenartige Funktionen zu erfüllen: Teils leiten sie *sensorische Impulse* von den *niederen Sinnesorganen* aus dem Kopfbereich zum Zentralnervensystem, teils versorgen sie die *Kopf- und Halsmuskulatur* mit *motorischen Impulsen,* teils übertragen sie die Informationen aus den *höheren Sinnesorganen* in Form von *sensorischen Impulsen.*

Zu den rein sensorischen Nerven gehören die *Riechnerven (I, Fila olfactoria),* der *Sehnerv (II, N. opticus)* und der *Gleichgewichts-Hörnerv (VIII, N. statoacusticus).* Im Dienste der Motorik stehen die

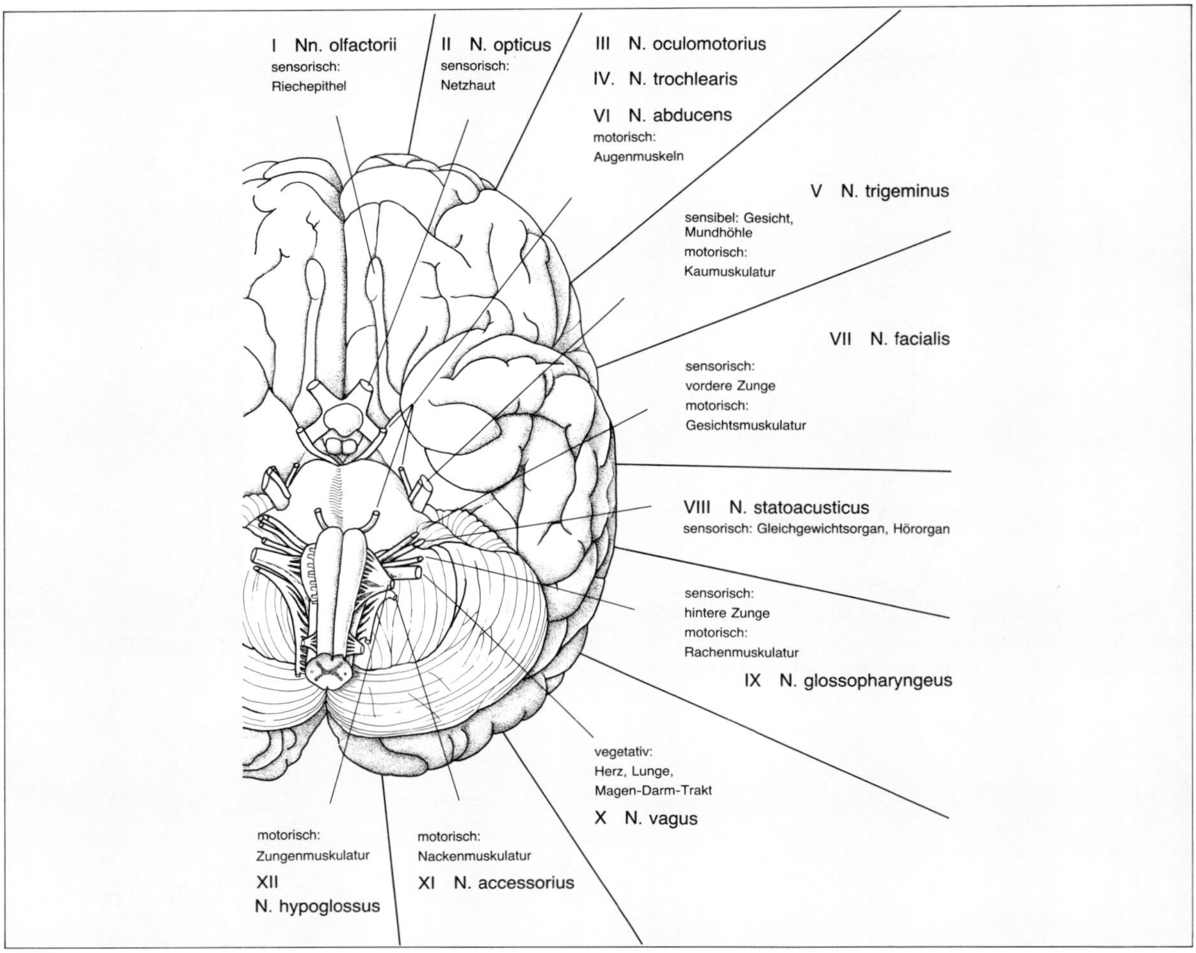

Abb. 16–12. Hirnbasis mit Hirnnerven, deren wichtigste Funktionen und Innervationsgebiete angegeben sind

Nerven III, IV und *VI,* die die äußeren Augenmuskeln versorgen, sowie die *Nerven XI* und *XII.* Sowohl sensorische als auch motorische Impulse leiten der *Drillingsnerv (V, N. trigeminus),* der *Gesichtsnerv (VII, N. facialis)* und der *Geschmacksnerv (IX, N. glossopharyngeus),* der außerdem noch vegetative Aufgaben zu erfüllen hat. Der *X. Hirnnerv (N. vagus)* schließlich innerviert als Hauptnerv des parasympathischen Systems die Brust- und einen großen Teil der Baucheingeweide. Er leitet dabei sowohl sensorische Impulse von inneren Rezeptoren zum Zentrum als auch efferente Impulse, die Motorik und Sekretion beeinflussen, zu den inneren Organen. Eine Übersicht über die Lage, die Funktion und die wichtigsten Innervationsgebiete der Hirnnerven gibt Abb. 16–12.

Kleinhirn. Das Kleinhirn *(Cerebellum)* liegt in der hinteren Schädelgrube und wird durch eine häutige Lamelle *(Tentorium cerebelli)* von den Hinterhauptlappen des Großhirns getrennt (s. Abb. 16–7). Seine Vorderfläche bildet das *Dach des 4. Ventrikels.* Über die *Kleinhirnschenkel* steht es mit dem Mittelhirn, der Brücke und der Medulla oblongata in Verbindung.

Das Kleinhirn gliedert sich in einen unpaaren Mittelteil, der als **Wurm** *(Vermis cerebelli)* bezeichnet wird, und in die beiden **Kleinhirnhemisphären** (s. Abb. 16–13). Ihre Oberfläche weist eine große Zahl schmaler, annähernd parallel verlaufender Windungen *(Folia cerebelli)* auf.

Den entwicklungsgeschichtlich ältesten Anteil des Kleinhirns bildet das **Archicerebellum,** das aus der *Lingula* und dem *Nodulus* mit dem *Flocculus* besteht (s. Abb. 16–13). Wegen seiner Faserverbindungen mit den Vestibulariskernen wird dieser Anteil auch als *Vestibulocerebellum* bezeichnet. Ein weiterer alter Bestandteil ist das **Palaeocerebellum,** zu dem größere Abschnitte des Wurms *(Lobus centralis, Culmen, Uvula* und *Pyramis)* gehören (s. Abb. 16–13). Da dieser Anteil mit aufsteigenden Bahnen aus dem Rückenmark verbunden ist, charakterisiert man ihn auch funktionell als *Spinocerebellum.* Das entwicklungsgeschichtlich junge **Neocerebellum** wird durch

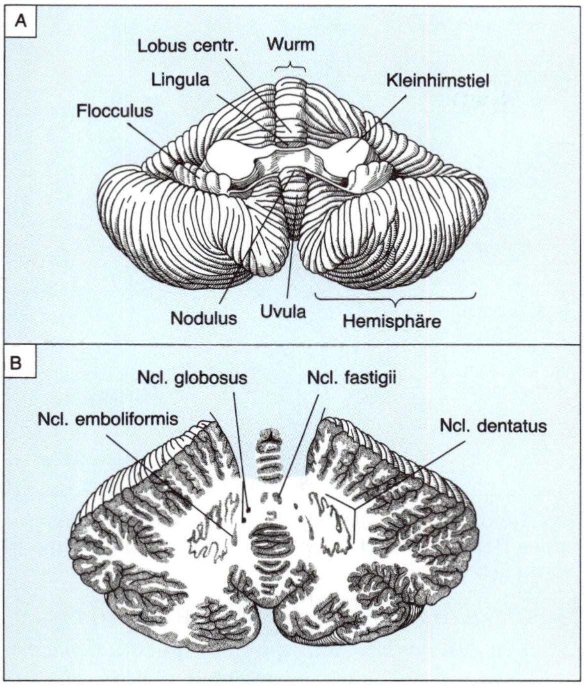

Abb. 16–13. Kleinhirn in Vorderansicht nach Abtrennung vom Hirnstamm *(A)* und im Querschnitt *(B)*, nach Kahle

die *Kleinhirnhemisphären* und durch den *Lobus medius des Wurms* repräsentiert. Dieser Anteil, der bei den Primaten besonders stark ausgeprägt ist, hat Verbindungen zur Großhirnrinde, die über die Brückenkerne verlaufen, und wird daher auch als *Pontocerebellum* bezeichnet.

Auf dem Querschnitt durch das Kleinhirn (s. Abb. 16–13, B) erkennt man eine oberflächliche *graue Rindenzone,* in der Nervenzellen lokalisiert sind, und eine darunter liegende *weiße Markzone,* die aus Leitungsbahnen gebildet wird. In der Tiefe des Marklagers befinden sich die Kleinhirnkerne: der *Nucleus fastigii* (Dachkern), der mit der Rinde des Wurms verbunden ist, der *Nucleus globosus* (Kugelkern) und der *Nucleus emboliformis* (Pfropfkern), an denen Fasern aus der Rinde des Grenzgebietes zwischen Wurm und Hemisphären enden, sowie der *Nucleus dentatus* (Zahnkern), der Impulse aus der Rinde der lateralen Kleinhirnhemisphären empfängt.

16.2.2 Zwischenhirn

Das Zwischenhirn *(Diencephalon)* liegt unterhalb der beiden *Seitenventrikel* beiderseits des unpaaren *3. Ventrikels* (s. Abb. 16–14). Es gliedert sich in vier übereinander gelagerte Etagen: den *Epithalamus,* den *Thalamus (dorsalis),* den *Subthalamus* und den *Hypothalamus.*

Epithalamus. Der Epithalamus besteht aus der *Habenula,* einer Schaltstätte für Impulse der Riechbahn, und der *Epiphyse* (Zirbeldrüse). Die Epiphyse (s. Abb. 16–7) stellt einen kleinen zapfenförmigen Körper dar, der an der Hinterwand des 3. Ventrikels über der Vierhügelplatte lokalisiert ist. Das von der

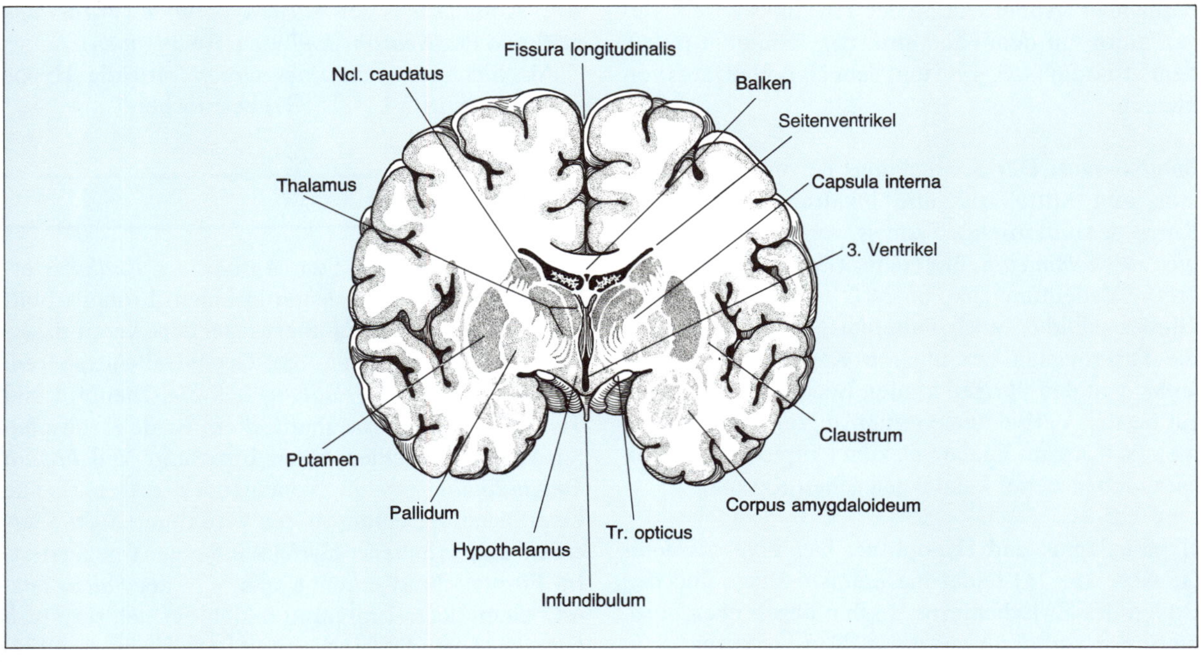

Abb. 16–14. Frontalschnitt durch das Gehirn (in Höhe des Corpus amygdaloideum), nach Kahle

Epiphyse gebildete neurosekretorische Hormon *Melatonin* ist ein Antagonist des Melanozyten-stimulierenden Hormons (MSH, s. S. 542f.). In Tierversuchen konnte ferner eine *lichtabhängige,* durch Melatonin vermittelte *antigonadotrope, d.h. die Geschlechtsfunktion unterdrückende Wirkung* beobachtet werden. Beim Menschen ist dagegen die Bedeutung von Melatonin für die Steuerung des Pubertätseintritts oder des Eisprungs noch nicht geklärt.

Thalamus. Der bilateral angelegte *Thalamus* (s. Abb. 16–14) stellt einen gegliederten Komplex verschiedener *Kerngruppen* dar, in denen die meisten Sinnesbahnen umgeschaltet werden. Die Kerne sind durch weiße Markblätter *(Laminae medullares)* voneinander getrennt. In grober Einteilung unterscheidet man eine *vordere, mediale, laterale* und *ventrale* Kerngruppe.

Die *aufsteigenden sensorischen Bahnen* werden hauptsächlich in den *ventralen* (bauchwärts gelegenen) und in den *medialen Kerngruppen* umgeschaltet. Im sog. *ventrobasalen Kern* enden die *spezifischen Sinnesbahnen,* während die *medialen Kerne* dem *unspezifischen sensiblen System* (s. S. 458f.) zugerechnet werden. Ventral, etwas abgesondert, liegen die Kerngebiete des *Corpus geniculatum laterale,* einer Umschaltstelle der Sehbahn, und des *Corpus geniculatum mediale,* in dem die Hörbahn umgeschaltet wird. Von allen diesen Kerngebieten aus bestehen Faserverbindungen zur Großhirnrinde. Diese schräg zur Hirnrinde aufsteigenden Faserbündel werden zusammen als *Stabkranz (Radiatio thalami)* bezeichnet. Außerdem ist der Thalamus durch Nervenfasern mit dem Kleinhirn, dem Pallidum (s. u.), dem Striatum (s. S. 431) und dem Hypothalamus verbunden.

Subthalamus. Der Subthalamus ist zwischen Thalamus und Mittelhirnhaube lokalisiert. Er enthält Kerne des *motorischen Systems,* von denen dem *Corpus subthalamicum* und dem *Globus pallidus* die größte Bedeutung zukommen (s. Abb. 16–14). Der Globus pallidus, auch **Pallidum** genannt, ist durch die Fasermassen der inneren Kapsel *(Capsula interna)* von den übrigen grauen Bezirken abgetrennt. Er besitzt Verbindungen zum angrenzenden Putamen (s. u.), zum Thalamus, zum Corpus subthalamicum und zu weiter kaudal gelegenen Kernen.

Hypothalamus und Hypophyse. Der *Hypothalamus* (s. Abb. 16–15) bildet die unterste Etage und den Boden des Zwischenhirns. In ihm liegen übergeordnete *Zentren des vegetativen Nervensystems.* Sein vorderer, markarmer Abschnitt erstreckt sich von

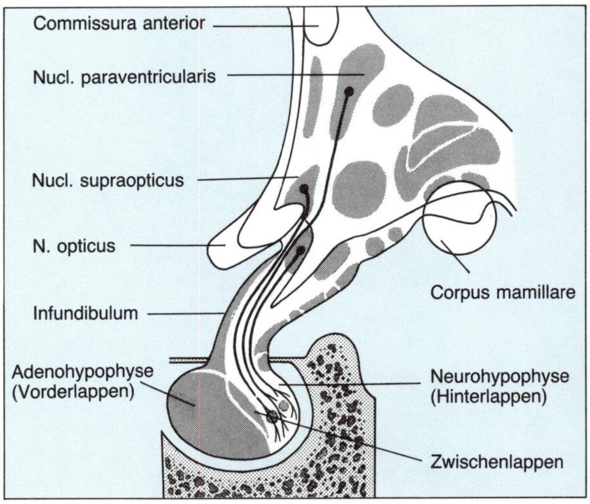

Abb. 16–15. Hypothalamus mit Kernen und neurosekretorischen Bahnen sowie Hypophyse (im Längsschnitt), modifiziert nach Clara

der *Commissura anterior,* einer Faserverbindung zwischen den beiden Hemisphären, bis zum *Chiasma opticum,* der Kreuzung der Sehbahnen. In diesem Abschnitt liegen zwei großzellige Kerngebiete, der *Nucleus supraopticus* und der *Nucleus paraventricularis,* deren Axone nach Durchtritt durch den Hypophysenstiel im Hypophysenhinterlappen enden (s. u., vgl. Abb. 16–15). Im hinteren, markreichen Abschnitt finden sich kaudal zwei rundliche Wülste, die *Corpora mamillaria.*

Die *Hypophyse* (Hirnanhangsdrüse) ist über das *Infundibulum* (Hypophysenstiel) mit dem Hypothalamus verbunden (s. Abb. 16–15). Sie besteht aus zwei Abschnitten, der *Adenohypophyse (Vorderlappen)* und der *Neurohypophyse (Hinterlappen).*

Als wichtiges *endokrines Organ* wird die Hypophyse unter 18.2.1 (s. S. 539) besprochen.

16.2.3 Endhirn

Allgemeiner Aufbau. Den *Aufbau des Endhirns* erkennt man am deutlichsten in einem Frontalschnitt (s. Abb. 16–16). Den überwiegenden Anteil dieses Hirnabschnittes bilden die **Großhirnhemisphären,** die wie ein Mantel *(Pallium)* das Zwischenhirn und Teile des Stammhirns überdecken. Beide Hemisphären sind durch einen tiefen Einschnitt, die *Fissura longitudinalis cerebri,* voneinander getrennt. Die Oberfläche der Hemisphären wird durch *Sulci* (Furchen) und erhabene *Gyri* (Windungen) gegliedert. Im Frontalschnitt erkennt man, daß der *Sulcus lateralis* einen tiefen Einschnitt bildet, der sich zur *Fossa lateralis (Fossa Sylvii)* erweitert. An der inneren Fläche dieser Grube liegt die sog. *Insel.*

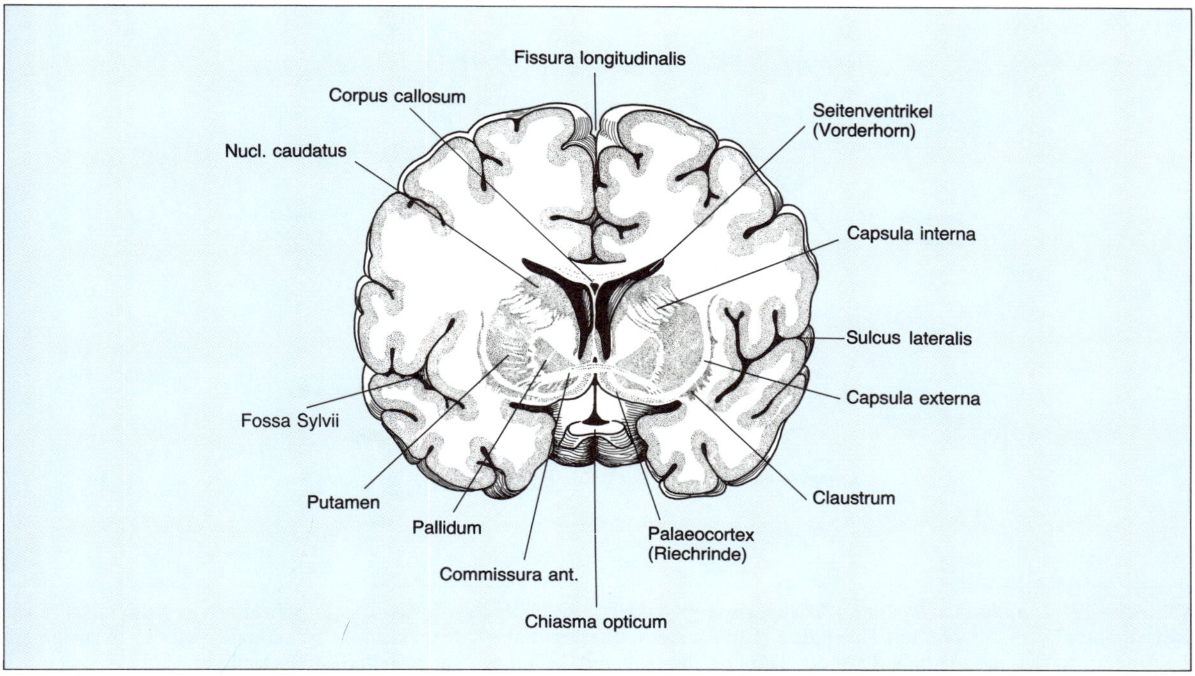

Abb. 16–16. Frontalschnitt durch das Gehirn (in Höhe der Commissura anterior), nach Kahle

Auf der Schnittfläche läßt sich die *graue Substanz* der **Hirnrinde** *(Cortex)* und der **inneren Kerne** von der *weißen Substanz,* dem *Marklager,* unterscheiden. In der grauen Substanz sind – wie überall im Zentralnervensystem – die Nervenzellen lokalisiert, während die weiße Substanz von den Nervenfasern *(Axonen)* gebildet wird. Durch die weiße Substanz des Balkens *(Corpus callosum)* sind die beiden Hemisphären miteinander verbunden. Seinen Mittelteil bildet eine Platte dicht zusammenliegender Nervenfasern, welche zu gleichartigen Hirnteilen beider Seiten ziehen *(Kommissurenfasern)*. Eine ähnliche Verbindung stellt die *Commissura anterior* dar (s. Abb. 16–16).

Subkortikale Kerne. In der Tiefe der Hemisphäre liegt beiderseits ein großes graues Kerngebiet, das **Corpus striatum,**das durch die *Capsula interna* in zwei Abschnitte, den *Nucleus caudatus* und das *Putamen,* zerlegt wird (s. Abb. 16–16). Die Fasern, die durch die Capsula interna ziehen und die Großhirnrinde mit tieferen Hirnabschnitten verbinden, haben im Laufe der Entwicklung die beiden ursprünglich vereinigten Kernabschnitte des Corpus striatum voneinander getrennt. *Das Corpus striatum stellt eine wichtige Schaltstelle im motorischen System* (s. S. 444f.) *dar.* Oft wird es mit dem funktionell zugeordneten Pallidum unter dem Begriff **Basalganglien** zusammengefaßt.

An der lateralen Fläche des Putamens liegt ein schalenartiger Streifen grauer Substanz, das *Claustrum.* Entwicklungsgeschichtlich wird es dem *Palaeocortex* zugeordnet, der bei primitiven Säugern noch den überwiegenden Teil des Endhirns bildet. Beim Menschen ist der Palaeocortex auf einen kleinen Teil der Hirnbasis beschränkt (s. Abb. 16–16), der zusammen mit dem *Bulbus olfactorius* der Riechfunktion dient.

Ein weiterer Kern, das *Corpus amygdaloideum* (Mandelkern), findet sich an der medialen Fläche des Temporallappens. Er besteht aus einem Rindenanteil und einem in der Tiefe liegenden Kernanteil. Funktionell ist der Mandelkern dem *limbischen System* zugeordnet.

Limbisches System. Die Bezeichnung *„limbisches System"* stammt von der topographischen Lage zum Balken, den es wie ein Saum *(Limbus)* umgibt. Das limbische System ist deshalb im Medianschnitt nur unvollständig zu erkennen. Erst wenn man mit einem schrägen Schnitt den Hirnstamm etwa in der Mitte des Zwischenhirns abtrennt, wird die mediale Seite des Temporallappens mit den darüber liegenden Bezirken des limbischen Systems sichtbar (s. Abb. 16–17).

Während der Evolution entstand das limbische System aus einem alten Teil des Endhirns, dem *Archipallium,* das aus dem *Archicortex* und dessen Randbezirken, dem *Periarchicortex,* besteht. Zum Archicortex gehören der *Hippocampus* und der *Gyrus dentatus.* Vom Hippocampus verläuft eine Faserbahn, der *Fornix* (Gewölbe), bogenförmig zu Gebie-

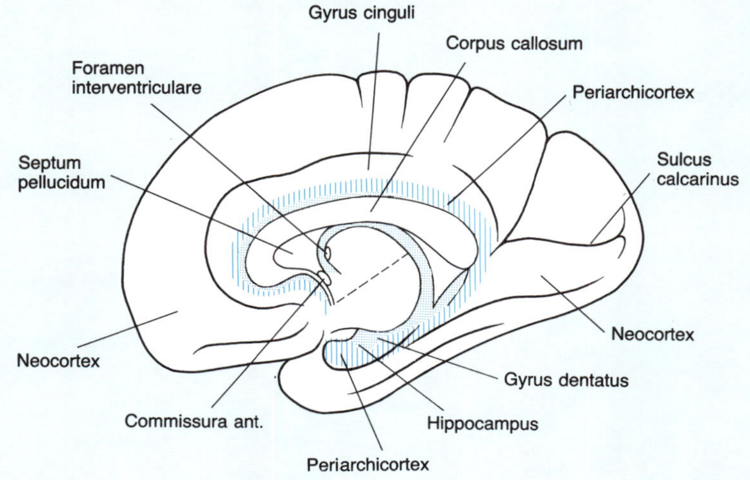

Abb. 16–17. Limbisches System (Archicortex: punktiert, Periarchicortex: senkrecht schraffiert), modifiziert nach Kretschmann. Von der rechten Hirnhälfte ist mit einem schrägen Schnitt (Strichlinie) der kaudale Teil des Hirnstamms abgetragen, so daß die mediale Seite des Temporallappens mit Teilen des limbischen Systems sichtbar wird

ten des Hypothalamus, vor allem zum Corpus mamillare (s. Abb. 16–15). Umgekehrt ziehen Fasern vom Hypothalamus zum Hippocampus und zu benachbarten Teilen des Periarchicortex. Die Rindenstrukturen des limbischen Systems bestehen nur aus *3 bis 4 Lagen von Neuronen,* während der Neocortex (s. u.) einen Aufbau aus 6 Schichten aufweist.

Im limbischen System werden *Erlebnisinhalte affektiv bewertet* und *emotionale Reaktionen* ausgelöst. Bei Reizung dieser Gebiete können Wut-, aber auch Lustreaktionen erzeugt werden. Außerdem lassen sich von hier aus u. a. die Funktionen von Herz, Darm und Gallenblase beeinflussen. Daher ist das limbische System auch als *„viszerales Gehirn"* bezeichnet worden.

Neocortex. Das *Neopallium* ist die entwicklungsgeschichtlich jüngste und beim Menschen die am stärksten entwickelte Hirnregion. Die Gliederung seiner an der Außenfläche gelegenen *Rinde (Neocortex)* wird im Frontalschnitt (s. Abb. 16–16) und in der Seitenansicht (s. Abb. 16–18) deutlich. Durch die

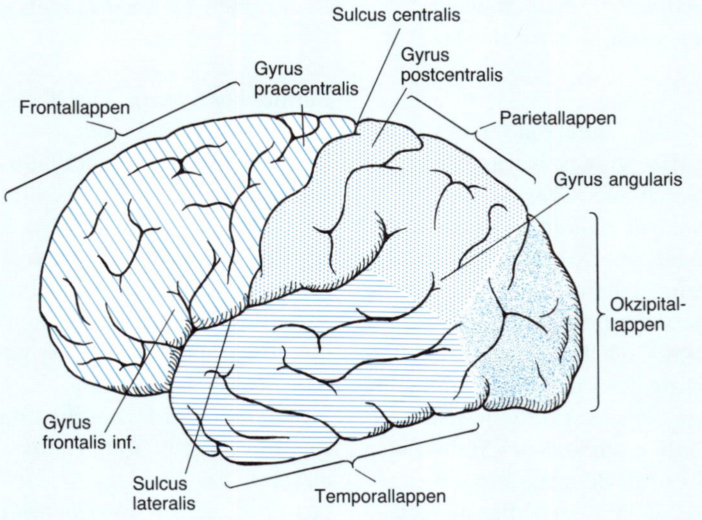

Abb. 16–18. Linke Hemisphäre in Seitenansicht, nach Kahle. Die Hirnlappen sind durch unterschiedliche Schraffierung gekennzeichnet

Ausbildung von *Sulci* (Furchen) und *Gyri* (Windungen) ergibt sich eine erhebliche Vergrößerung der Hirnrinde. Nur ein Drittel der Rindenfläche liegt an der Oberfläche der Hemisphären, zwei Drittel befinden sich in der Tiefe der Furchen.

Die Hemisphären gliedern sich jeweils in vier Hirnlappen (s. Abb. 16–18): in den

- □ *Lobus frontalis* (Stirnlappen),
- □ *Lobus parietalis* (Scheitellappen),
- □ *Lobus temporalis* (Schläfenlappen) und
- □ *Lobus occipitalis* (Hinterhauptslappen).

Der **Frontallappen** reicht vom Stirnpol bis zum *Sulcus centralis.* In ihm liegen überwiegend die Rindenfelder für die primär motorischen Funktionen. Im *Gyrus praecentralis* und in den angrenzenden Regionen sowie in der benachbarten medialen Fläche, die durch die Fissura longitudinalis gebildet wird, sind die primär motorischen Rindenfelder lokalisiert. In der *Pars triangularis* der unteren Frontalwindung (Gyrus frontalis inferior) findet sich eine wichtige Schaltstätte für die Sprechfunktion (sog. *„Brocasches Sprachzentrum").* Hinter dem Sulcus centralis liegt der **Parietallappen.** In seiner vordersten Windung, dem *Gyrus postcentralis,* und in den angrenzenden Regionen enden die somatosensorischen Bahnen. Diese Rindenfelder sind also primär für die somatische Sensibilität zuständig und werden daher auch als die *Körperfühlsphäre* bezeichnet. Im Bereich des *Gyrus angularis* findet sich eine Rindenregion, die für das optische Wortverständnis von Bedeutung ist (sog. „Lesezentrum"). Der **Temporallappen** unterhalb des *Sulcus lateralis* enthält an seiner Dorsalfläche zwei querverlaufende Windungen, die *Heschlschen Querwindungen,* in denen die *Hörbahnen* enden (s. auch Abb. 16–44, S. 458). In unmittelbarer Umgebung dieser akustischen Primärregion liegt die für das Sprachverständnis zuständige Rindenregion (Wernickesches Zentrum, „sensorisches Sprachzentrum"). Im **Okzipitallappen** verläuft an der medialen Fläche der *Sulcus calcarinus* (s. Abb. 16–17). In der Rindenregion, die den Sulcus calcarinus umgibt und am Pol ein wenig auf die Konvexität übergeht, enden die *Sehbahnen.* Hier ist also das primäre „Sehzentrum" lokalisiert. In seiner Umgebung liegen die optischen Integrationsfelder.

Die zur Hirnrinde aufsteigenden oder von hier absteigenden Nervenbahnen werden als **Projektionsfasern** bezeichnet. Daneben gibt es zahlreiche Bahnen, die auf längeren oder kürzeren Wegen verschiedene Rindenbezirke miteinander verbinden. Da sie der Informationsverarbeitung dienen, werden sie als **Assoziationsfasern** charakterisiert. Als interhemisphärische Assoziationsfasern sind auch die *Kommissurenfasern* (s. S. 431) anzusehen.

Die *Rinde der Hemisphären* gliedert sich in *6 Zellschichten,* die durch Silberimprägnation (s. Abb. 16–19, links), durch Zellfärbung (s. Abb. 16–19, Mitte) und in ihren Faserverbindungen durch Markscheidenfärbung (s. Abb. 16–19, rechts) dargestellt werden können. Von außen nach innen unterscheidet man die

- □ *molekulare Schicht I* (Lamina molecularis),
- □ *äußere Körnerschicht II* (Lamina granularis externa),
- □ *äußere Pyramidenschicht III* (Lamina pyramidalis),
- □ *innere Körnerschicht IV* (Lamina granularis interna),
- □ *innere Pyramidenschicht V* (Lamina ganglionaris) mit besonders großen Pyramidenzellen *(Betzschen Riesenzellen),* und
- □ *Lamina multiformis VIa* und *VIb.*

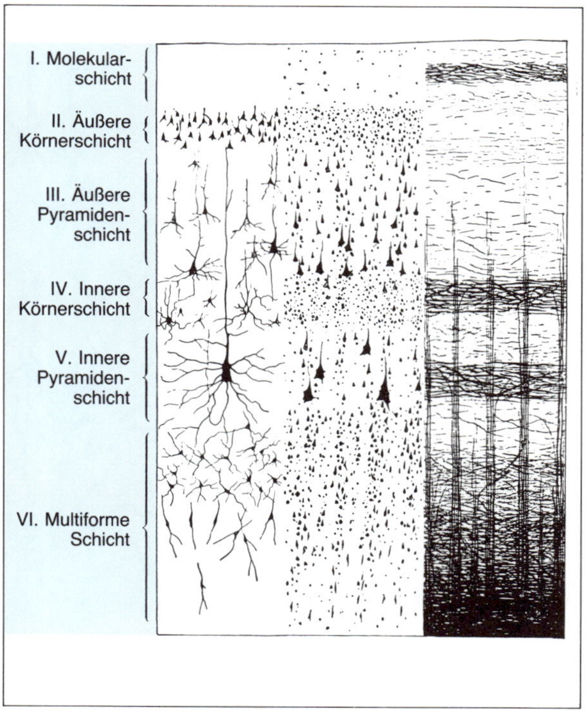

Abb. 16–19. Feinbau der Großhirnrinde, nach Brodmann. *Links:* Nervenzellen mit ihren Fortsätzen nach Silberimprägnation. *Mitte:* Zellenbild nach Anfärbung der Nissl-Schollen. *Rechts:* Faserbild nach Markscheidenfärbung.

16.2.4 Gefäß- und Liquorsystem

Arterielles Gefäßsystem. Das Gehirn wird beiderseits von zwei großen Arterien versorgt, der A. carotis interna und der A. vertebralis (s. Abb. 16–20). Die **A. carotis interna** gibt einen Verbindungsast *(A. communicans posterior)* und einen zum Plexus chorioideus (s. u.) ziehenden Ast *(A. chorioidea anterior)* ab und teilt sich dann in die beiden Endäste, die *A. cerebri anterior* und die *A. cerebri media.* Die beiden **Aa. vertebrales,** die von den *Aa. subclaviae* abgehen, vereinigen sich am Oberrand der Medulla oblongata zur unpaaren *A. basilaris.* Diese steigt an der Ventralseite der Brücke aufwärts und gabelt sich an deren Oberrand in die beiden *Aa. cerebri posteriores.* Durch die Aa. communicantes posteriores, die zu beiden Seiten die A. cerebri posterior mit der A. carotis interna verbinden, kommunizieren die Blutströme aus den Vertebralarterien und den Karotiden.

Liquorsystem. Das Zentralnervensystem ist allseitig von einer Flüssigkeit, dem *Liquor cerebrospinalis,* umgeben. Dieser füllt neben den äußeren Liquorräumen auch die inneren Hohlräume des Gehirns, die **Hirnventrikel** (s. Abb. 16–21), aus. Das Ventrikelsystem besteht aus *vier Ventrikeln,* den beiden *Seitenventrikeln* (1 und 2) der Endhirnhemisphären, dem *3. Ventrikel* des Zwischenhirns und dem *4. Ventrikel* des Rautenhirns. Die vier inneren Liquorräume sind untereinander verbunden und kommunizieren unterhalb des Kleinhirns mit den äußeren Liquorräumen.

Der Liquor cerebrospinalis wird in den **Plexus chorioidei** gebildet (s. Abb. 16–21). Dabei handelt es sich um Konvolute von Gefäßzotten, die an bestimmten Stellen in die Ventrikel hineinragen. Derartige Plexus finden sich in den beiden Seitenventrikeln, am Dach des 3. Ventrikels und im 4. Ventrikel vor der Kleinhirnunterfläche.

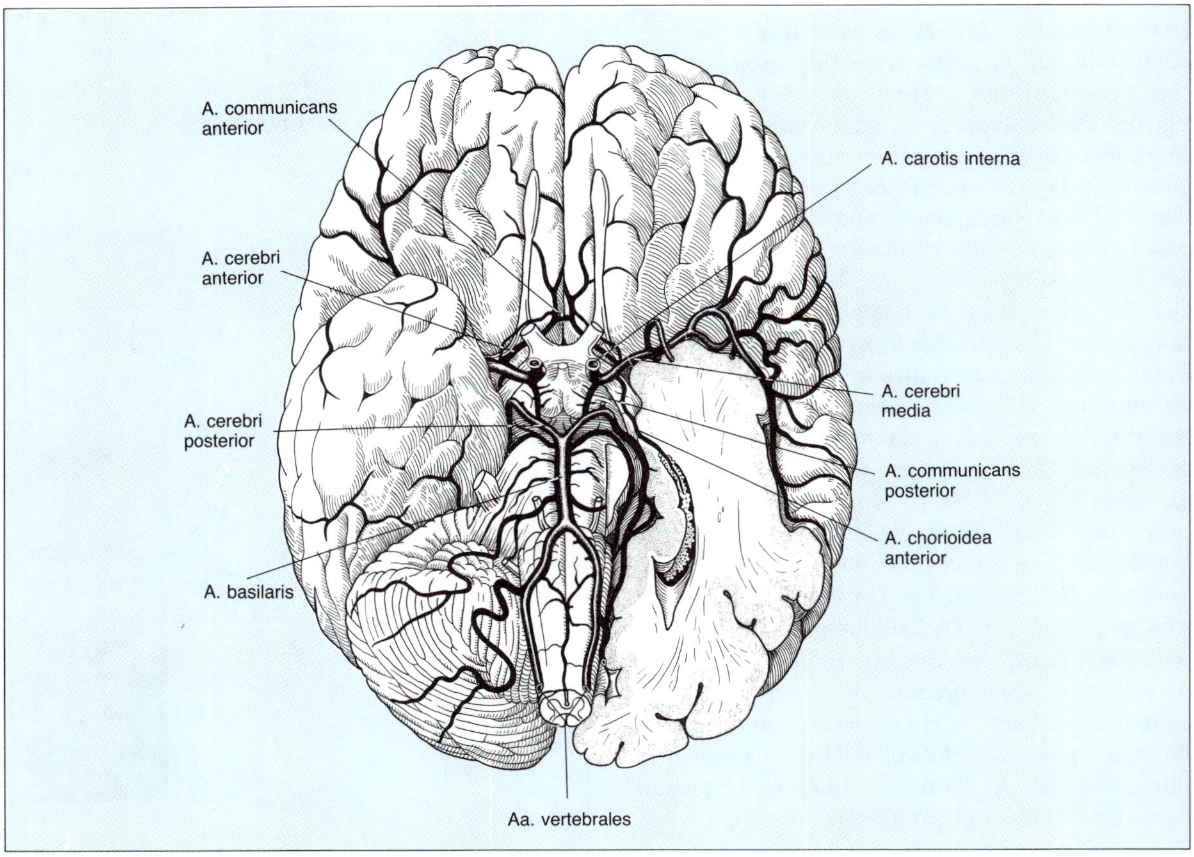

Abb. 16–20. Arterien der Hirnbasis, Umzeichnung nach Kahle

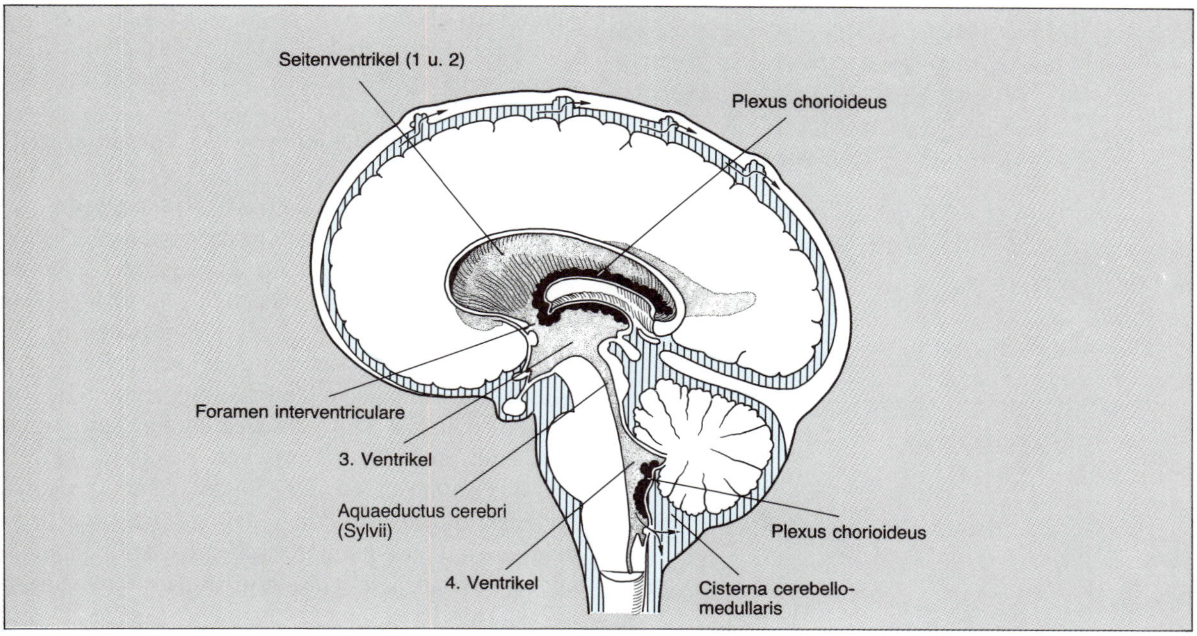

Abb. 16–21. Innere Liquorräume (grau) und äußere Liquorräume (hellblau), Umzeichnung nach Kahle

16.3 Funktionen des motorischen Systems

Die vielfachen Aufgaben und Leistungen des Nervensystems lassen sich am besten erfassen, wenn man seine Funktionen in drei große Systeme gliedert:

1. Das *motorische System* steuert die willkürlichen Muskelbewegungen und paßt die Aktivität der Muskulatur den verschiedenen Umweltbedingungen an.
2. Das *sensorische System* hat die Aufgabe, Erregungen von den Sinnesorganen höheren Zentren zuzuleiten und zu bewußten Empfindungen und Wahrnehmungen zu verarbeiten.
3. Das *vegetative System* schließlich sorgt für eine Koordination in der Tätigkeit der inneren Organe, so daß ihre Funktionen der Aktivität und den Bedürfnissen des Gesamtorganismus zweckmäßig angepaßt werden.

Wenn eine solche Gliederung auch in mancher Hinsicht, insbesondere im Bereich der Informationsverarbeitung, Abgrenzungsschwierigkeiten bietet, so erleichtert sie doch die Übersicht über die komplizierten Zusammenhänge.

16.3.1 Spinale Motorik, Reflexe

Die gesamte Skeletmuskulatur steht unter der Kontrolle des Zentralnervensystems. Diese Kontrolle erfolgt teilweise bereits auf der Ebene des Rückenmarks durch *reflektorische Vorgänge.* Das Rückenmark besitzt also neben seiner Leitungsfunktion eine Eigenfunktion, die der Anpassung der Muskelaktivität an äußere Bedingungen dient.

Aufbau des monosynaptischen Reflexbogens. *Unter einem Reflex versteht man eine stets gleichbleibende (stereotype) Reaktion des Organismus auf einen bestimmten Reiz.* Ein Beispiel hierfür stellt der sog. *Patellarsehnenreflex* (s. Abb. 16–22) dar, bei dem es nach einem Schlag auf die Sehne unterhalb der Patella (Kniescheibe) zu einer *kurzdauernden Kontraktion (Zuckung)* des M. quadriceps femoris (Strecker für das Kniegelenk) kommt. Die Muskelzuckung läßt sich bei übergeschlagenem Bein an einem Vorschnellen des Unterschenkels beobachten. Diese motorische Reaktion erfolgt unwillkürlich und zeigt bei wiederholter Auslösung stets den gleichen Verlauf. Ein weiteres Beispiel stellt der sog. *Achillessehnenreflex* dar, der durch einen Schlag auf die

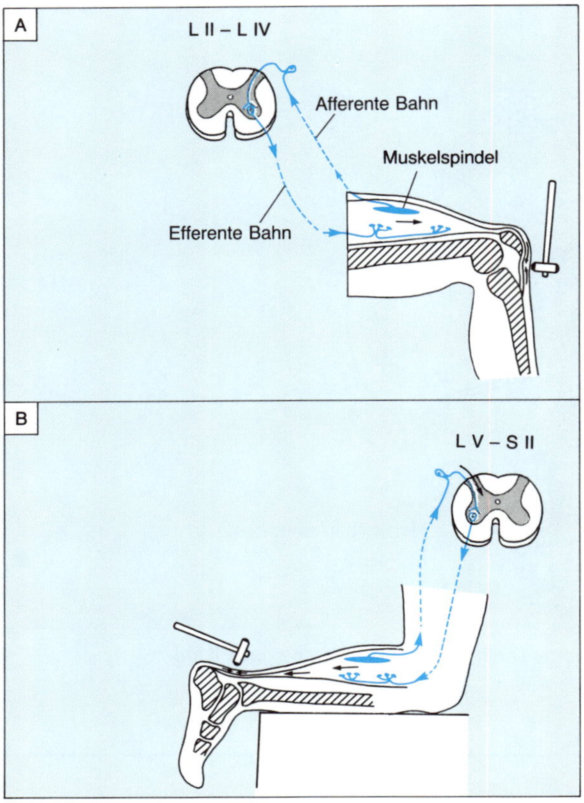

Abb. 16–22. Auslösung des Patellarsehnenreflexes *(A)* und des Achillessehnenreflexes *(B)*. Die zugehörigen Reflexbögen sind schematisch dargestellt

Achillessehne ausgelöst wird und zu einer Streckung im Fußgelenk führt (s. Abb. 16–22).

Die Grundlage für die geschilderte Reaktion bildet der *monosynaptische Reflexbogen* (s. Abb. 16–23). Er besteht aus einem *dehnungsempfindlichen* **Rezeptor** im Muskel, einer **afferenten Bahn,** einer **Synapse** (s. S. 67ff.) im Vorderhorn des Rückenmarks, einer **efferenten Bahn** und einem **Effektor,** dem Muskel. Erfolgt eine plötzliche Dehnung des Muskels, wie sie bei einem Schlag mit dem Reflexhammer auf die Sehne eintritt, so werden die *Dehnungsrezeptoren* im Muskel, die *Muskelspindeln,* gereizt. Als Folge davon wird in diesen eine größere Zahl von Erregungen gebildet, die über die afferente Bahn *(Ia-Faser)* durch die hintere Wurzel in das Rückenmark geleitet werden. An der motorischen Vorderhornzelle *(α-Motoneuron)* erfolgt die synaptische Umschaltung auf die efferente Bahn (α-Motoaxon). Die Nervenimpulse erreichen schließlich nach Überleitung in den motorischen Endplatten die Muskelfasern und veranlassen diese zu einer Einzelzuckung.

Charakteristika des Eigenreflexes. Der geschilderte reflektorische Ablauf wird häufig als *propriozeptiver Reflex* oder als *Eigenreflex* bezeichnet, weil Rezeptor (Muskelspindeln) und Effektor (Muskelfasern) in demselben Organ lokalisiert sind. Charakteristisch für den Eigenreflex ist die *einmalige Umschaltung* der Reflexbahn an der motorischen Vorderhornzelle *(monosynaptischer Reflex)*. Die Reflexantwort besteht in der Regel in einer *Einzelzuckung* des gedehnten Muskels. Da dieses reflektorische Verhalten bei *Streckmuskeln* besonders ausgeprägt ist, lassen sich Eigenreflexe überwiegend als *Extensorreflexe* charakterisieren. Ein weiteres Kennzeichen ist die *kurze Reflexzeit,* die sich aus dem kurzen Reflexweg und der nur einmaligen Umschaltung ergibt. Die Reflexzeit, d. h. die Zeit vom Beginn der Reizung bis zum Auftreten der motorischen Reaktion, beträgt bei Eigenreflexen nur 20–50 ms. Charakteristisch für Eigenreflexe ist ferner, daß sie praktisch *unermüdbar* sind und die motorischen Reaktionen *unabhängig von der Stärke des auslösenden Reizes* ablaufen (s. Tab. 16–1).

Unter natürlichen Bedingungen erfolgt die Auslösung eines Eigenreflexes durch eine *plötzliche pas-*

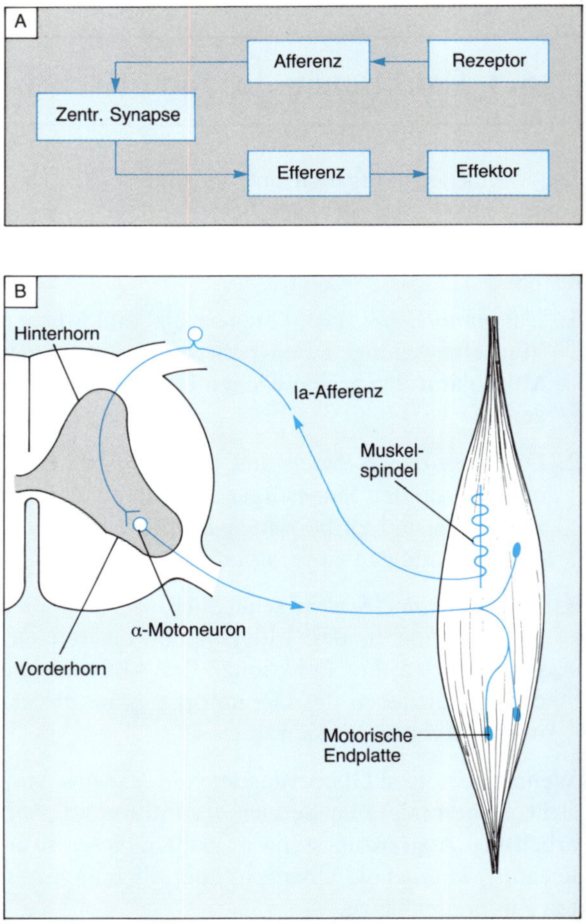

Abb. 16–23. Aufbau des monosynaptischen Reflexbogens. *A* Reflexschema, *B* Reflexbahnen

Tab. 16–1. Kennzeichen von Eigen- und Fremdreflexen der Skeletmuskulatur

	Eigenreflex (propriozeptiver Reflex)	**Fremdreflex** (exterozeptiver Reflex)
Morphologischer Aufbau	2 Neurone	3 oder mehr Neurone
Zahl der Synapsen	monosynaptisch	polysynaptisch
Rezeptor	Muskelspindel	meist in der Haut
Effektor	einzelner Muskel	Gruppe mehrerer Muskeln
Reflexantwort	meist Extensorkontraktion	meist Flexorkontraktion
Aktionspotential der α-Motoneurone	einmalig	mehrfach
Mechanogramm	Einzelzuckung	tetanische Kontraktion, koordinierte Bewegung
Reflexzeit	kurz, keine Abhängigkeit von der Reizstärke	lang, Verkürzung mit zunehmender Reizstärke
Ausbreitung des Reizerfolgs	keine	Ausbreitung mit zunehmender Reizstärke
Ermüdung	sehr gering	stark
Adaptation	nicht vorhanden	ausgeprägt

sive Dehnung einer Muskelgruppe, z. B. beim Umknicken des Fußes. Mit der auf diese Weise ausgelösten reflektorischen Kontraktion versucht der Organismus, der Störung entgegenzuwirken, ohne daß hierbei das Bewußtsein eingeschaltet ist.

Aufbau und Funktion der Muskelspindeln. Der Dehnungszustand der Skeletmuskeln wird – wie bereits erwähnt – von den *Muskelspindeln* (s. Abb. 16–24) registriert. Diese bestehen jeweils aus einer bindegewebigen Hülle, in der mehrere spezialisierte Muskelfasern eingeschlossen sind, die wegen ihrer Lage innerhalb der Spindel als *intrafusale Fasern* bezeichnet werden. Im mittleren Bereich der intrafusalen Muskelfasern befinden sich die *dehnungsempfindlichen Teilstrukturen.* Hier sind die Endigungen der afferenten Ia-Fasern mehrfach um die Muskelfasern geschlungen, weshalb man diese rezeptiven Formationen auch als *annulospirale Endigungen* charakterisiert.

Die Muskelspindeln haben nicht nur eine Bedeutung für die geschilderte Auslösung von Eigenreflexen, sondern stellen ganz allgemein die *Meßfühler* eines ständig aktiven *Längenkontrollsystems* dar. Kommt es beim Ablauf willkürlicher Bewegungen zu Abweichungen von der geplanten Muskellänge, so werden diese von den Muskelspindeln registriert. Die Spindelsignale gelangen dann über die Ia-Fasern zum Rückenmark und führen hier oder auch in höheren motorischen Zentren zur Einleitung der notwendigen Längenkorrektur.

Um die Meßfunktion der Muskelspindeln auch während einer Muskelkontraktion zu gewährleisten, müssen sich die intrafusalen gemeinsam mit den extrafusalen (außerhalb der Spindeln gelegenen) Muskelfasern verkürzen. Für die *Steuerung der Spindel-*

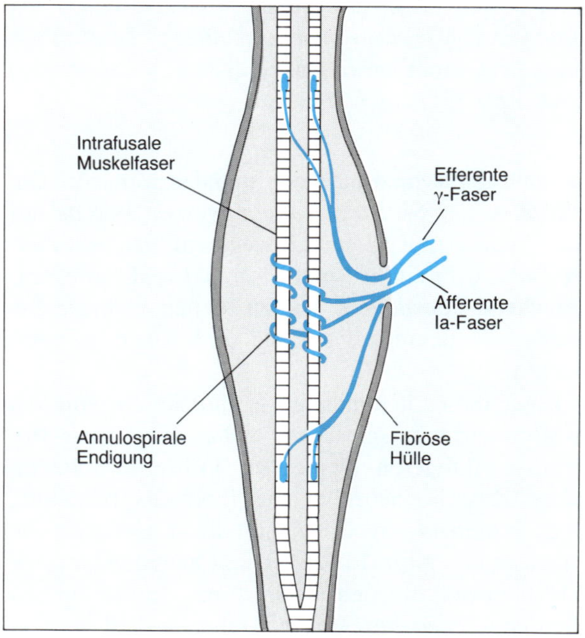

Abb. 16–24. Muskelspindel in schematischer Darstellung

längen sind die sog. *γ-Motoneurone* zuständig, welche die intrafusalen Muskelfasern efferent versorgen (s. Abb. 16–24). Die Zellkörper der γ-Motoneurone liegen – wie die der α-Motoneurone – im Vorderhorn des Rückenmarks; ihre Axone sind mit den intrafusalen Muskelfasern über endplattenähnliche Synapsen verbunden.

Funktion des γ-Fasersystems. Bei allen Muskelkontraktionen, die willkürlich oder über einen Fremdreflex (s. S. 440) ausgelöst werden, erfolgt die Aktivierung der γ-Fasern gleichzeitig mit der der α-Fasern (*α-γ-Koaktivierung)*. Auf diese Weise wird ein Erschlaffen der Muskelspindeln vermieden, so daß deren Meßempfindlichkeit auch während der Muskelverkürzung erhalten bleibt.

Das γ-Fasersystem ist darüber hinaus an der *Auslösung von Muskelkontraktionen* beteiligt: Werden die *γ-Motoneurone* von höheren Zentren her aktiviert, führt dies zu einer Kontraktion der intrafusalen Muskelfasern. Dabei kommt es zur Dehnung der annulospiralen Endigungen im Rezeptorteil der Muskelspindeln, so daß in verstärktem Maße afferente Impulse über die *Ia-Fasern* zum Rückenmark geleitet und auf die *α-Motoneurone* umgeschaltet werden. Diese verstärkte Aktivierung der α-Motoneurone bewirkt schließlich eine Kontraktion der für die Kraftentwicklung entscheidenden extrafusalen Muskelfasern. Der geschilderte Aktivierungsweg von den γ-Motoneuronen über die Muskelspindeln, die Ia-Fasern und die α-Motoneurone wird als **γ-Spindelschleife** bezeichnet (s. Abb. 16–25). Eine Muskelkontraktion kann also auf zwei Wegen ausgelöst werden: durch *direkte Aktivierung von α-Motoneuronen* von höheren Zentren her oder (mit einer gewissen zeitlichen Verzögerung) über die *γ-Spindelschleife.*

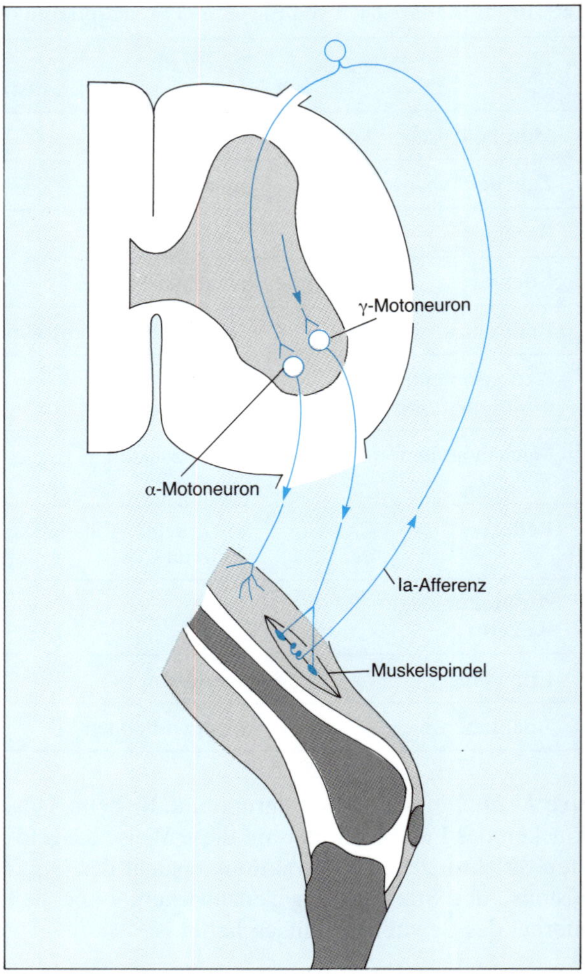

Abb. 16–25. Funktion der γ-Motoneurone im Längenkontrollsystem. Über die γ-Spindelschleife (Pfeilrichtung) kann der Kontraktionszustand des Muskels verändert werden

Hemmungsmechanismen der spinalen Motorik. Die *Aktionen der Skeletmuskulatur* werden bereits auf der Ebene der Rückenmarkssegmente laufend *kontrolliert,* in ihrem Ausmaß *begrenzt* und zweckentsprechend *koordiniert.* Hierzu dienen mehrere Systeme, die hemmend auf die α-Motoneurone einwirken.

Einer dieser hemmenden Einflüsse geht von den α-Motoneuronen selbst aus. *Kollateralen der α-Motoaxone* aktivieren kleine, im Vorderhorn lokalisierte Zwischenneurone, die ihrerseits rückläufig über *hemmende Synapsen* auf die α-Motoneurone einwirken (s. Abb. 16–26). Diese hemmenden Zwischenneurone werden nach ihrem Entdecker als *Renshaw-Zellen* bezeichnet. Daher spricht man in diesem Fall auch von einer *Renshaw-Hemmung* oder in Analogie zu ähnlichen Prozessen in der Regeltechnik von einer **Rückkopplungshemmung.**

Ein weiterer Hemmungsmechanismus wird über *spannungsempfindliche Rezeptoren in den Sehnen* der Skeletmuskeln in Gang gesetzt (s. Abb. 16–26). Diese sog. *Golgi-Rezeptoren* oder auch *Sehnenorgane* bilden sowohl bei aktiver Kontraktion als auch bei passiver Dehnung Impulsserien, die über sog. *Ib-Fasern* zum Rückenmark geleitet werden. Hier erfolgt eine Umschaltung auf Zwischenneurone, die hemmend auf die α-Motoneurone einwirken. Es handelt sich also um eine **autogene Hemmung** (Selbsthemmung) des Kontraktionsvorgangs. Die von den Golgi-Rezeptoren ausgehenden Signale dienen der *Spannungskontrolle,* ähnlich wie die Muskelspindeln die erforderlichen Informationen für die Längenkontrolle liefern. Vielfach wird auch angenommen, daß der hemmende Einfluß von den Golgi-Rezeptoren bei sehr starker Muskelanspannung die

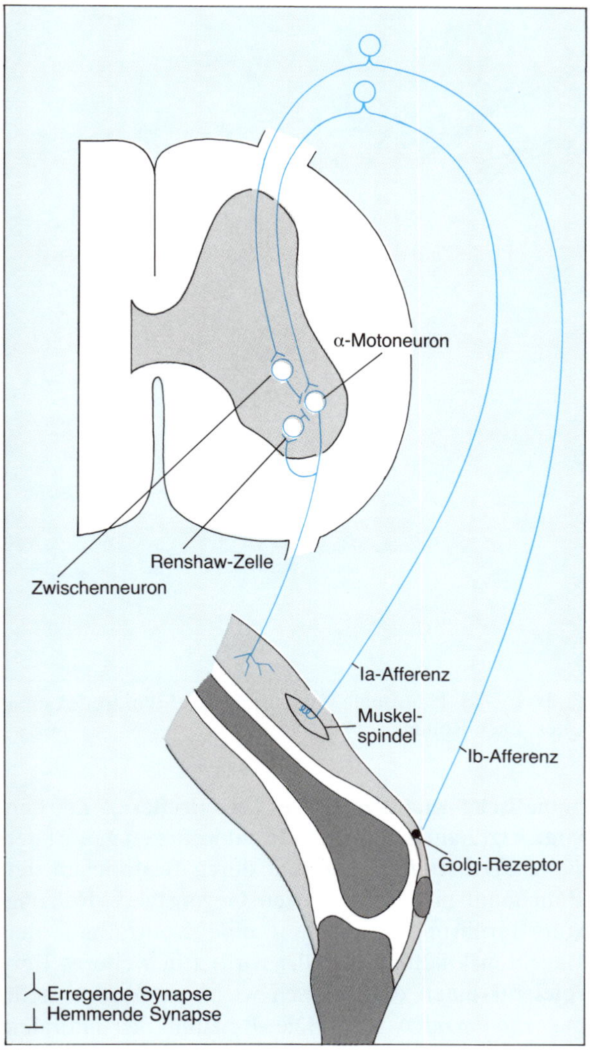

Abb. 16–26. Hemmung der α-Motoneurone durch Aktivierung von Renshaw-Zellen (Rückkopplungshemmung) und Reizung von spannungsempfindlichen Golgi-Rezeptoren (autogene Hemmung)

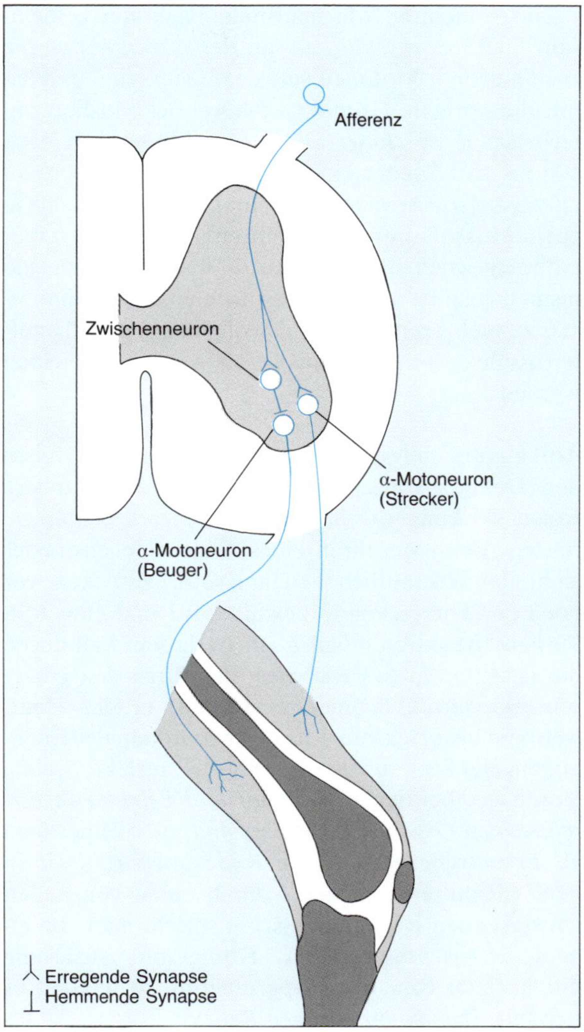

Abb. 16–27. Verschaltung der Neurone im Rückenmark, die bei Aktivierung eines Streckmuskels zur gleichzeitigen Erschlaffung des Beugemuskels führt (antagonistische Hemmung)

Kontraktion unterbricht und damit Verletzungen des Muskels oder der Sehne verhindert. Nach heutiger Kenntnis hat diese der autogenen Hemmung zugeschriebene Schutzfunktion jedoch keine oder nur eine untergeordnete Bedeutung.

Voraussetzung dafür, daß die willkürliche oder reflektorische Kontraktion eines Streckmuskels zu einer Gelenkbewegung führen kann, ist die *gleichzeitige Erschlaffung der antagonistisch wirkenden Beugemuskulatur.* Mit der Aktivierung der α-Motoneurone für die Strecker müssen also gleichzeitig die α-Motoneurone für die Beuger gehemmt werden. Diese Hemmung erfolgt über *Zwischenneurone,* die in inhibitorischen Synapsen an den antagonistischen α-Motoneuronen enden (s. Abb. 16–27). Eine solche für die Gelenkbewegung notwendige Hemmung antagonistischer Muskelgruppen wird als **reziproke Hemmung** bezeichnet.

Hemmungsmechanismen des Eigenreflexes. Es ist ein Charakteristikum des *Eigenreflexes,* daß (im Gegensatz zur willkürlichen Muskelkontraktion) *bei Aktivierung der α-Motoneurone die zugehörigen γ-Motoneurone gehemmt werden.* Daher kommt es während der Kontraktion zu einer *Erschlaffung der intrafusalen Muskelfasern,* so daß kein weiterer Zustrom von afferenten Impulsen aus den Muskelspindeln zum Zentrum stattfinden kann. Gleichzeitig werden die α-Motoneurone unter dem Einfluß der *Renshaw-Zellen* und durch Aktivierung der *Golgi-Rezeptoren* gehemmt. Auf diese Weise führt die Kontraktion des Muskels selbst zur Einleitung der Erschlaffung.

Die genannten Mechanismen bewirken gemeinsam, daß *im Anschluß an die Reflexkontraktion* die zuständigen α-Motoneurone deaktiviert sind und damit die normale Grundinnervation des Muskels unterbrochen ist *(Innervationsstille)*. Erst nach etwa 100 ms tritt wieder eine verstärkte Innervation auf *(Erregungsrückschlag)*, die zu einer zweiten schwachen Muskelkontraktion führen kann. Sind unter pathologischen Bedingungen die Hemmungsmechanismen gestört, so kommt es nach einem Dehnungsreiz zu mehreren aufeinanderfolgenden, ungedämpften Reflexkontraktionen, die als *Klonus* bezeichnet werden.

Aufbau des polysynaptischen Reflexbogens. Neben den Dehnungsreizen können verschiedene andere Reizeinwirkungen zu reflektorischen Vorgängen führen. Beim Berühren eines heißen Gegenstandes zieht man bekanntlich die Hand sofort zurück, bevor noch der Hitzeschmerz bewußt wird und eine willkürliche Reaktion möglich ist. In diesem Fall liegen die Rezeptoren des Reflexes, die durch den Hitzereiz aktivierten Schmerzrezeptoren, in der Haut, während als Effektoren die Beugemuskeln des Ellenbogengelenkes fungieren. Solche reflektorischen Vorgänge, bei denen *Rezeptor und Effektor in verschiedenen Organen lokalisiert sind,* bezeichnet man als **Fremdreflexe.** Wird die Reflexantwort – wie in dem genannten Beispiel – durch einen von außen einwirkenden Reiz ausgelöst, so spricht man von einem *exterozeptiven Reflex.* Erfolgt die Auslösung durch einen Reiz im Körperinneren, so handelt es sich um einen *enterozeptiven Reflex.*

Bei allen Fremdreflexen sind stets mehrere Synapsen in den Reflexbogen eingeschaltet *(polysynaptischer Reflex)*. Abb. 16–28 zeigt die neuronale Gliederung des Fremdreflexapparates. Die in den *Hautrezeptoren* (für Schmerz-, Berührungs- und Temperaturreize) ausgelösten Nervenimpulse gelangen über die hintere Wurzel in das Rückenmark. Hier erfolgt zunächst die Umschaltung auf ein *Zwischenneuron* (Schaltneuron), von dem aus nach erneuter synaptischer Umschaltung die *α-Motoneurone* der *Effektormuskulatur* innerviert werden. Die Schaltneurone verbinden nicht nur die afferente und efferente Bahn eines Segmentes, sondern nehmen auch Verbindung zu den α-Motoneuronen *benachbarter Segmente* auf. Daher können bei Steigerung der Reizintensität auch *weitere Muskelgruppen* aktiviert werden. Schließlich besteht die Möglichkeit, daß über Kommissurenfasern das Reflexgeschehen auf die *Gegenseite* übergreift. Insgesamt resultiert eine biologisch zweckmäßige Einzelbewegung, an der in der Regel mehrere Muskelgruppen beteiligt sind.

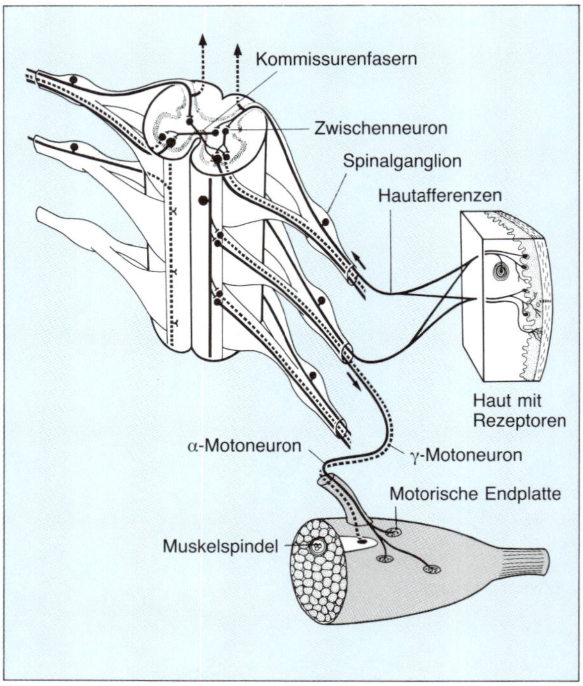

Abb. 16–28. Neuronale Gliederung des Fremdreflexapparates, nach Rohen

Somatische und vegetative Fremdreflexe. Zu den vom Arzt häufig geprüften Fremdreflexen gehört der *Bauchdeckenreflex,* bei dem durch Bestreichen der Bauchhaut mit einem harten Gegenstand (Reizung von Berührungsrezeptoren) eine Kontraktion der Bauchmuskulatur ausgelöst wird. Ein weiteres Beispiel für einen diagnostisch wichtigen Reflex stellt der *Plantarreflex* dar: Die Reizung des lateralen Randes der Fußsohle führt zum Anziehen des Beines und zur Abwärtsbeugung *(Plantarflexion)* der Zehen. Diese Reaktion tritt jedoch nur bei normaler Funktion der Pyramidenbahn (s. S. 443f.) ein. Bei *gestörter Pyramidenbahnfunktion* und ebenso noch beim *Säugling* findet man statt dessen eine Aufwärtskrümmung *(Dorsalflexion)* der großen Zehe *(Babinskisches Zeichen)*. Der eingangs geschilderte Anziehreflex ist ein typisches Beispiel für eine Gruppe von Fremdreflexen, die als *Schutzreflexe* bezeichnet werden. Zu den Schutzreflexen gehört u. a. auch der *Lidschlußreflex,* der durch Berührung der Hornhaut des Auges ausgelöst wird.

Bei einer großen Zahl von Fremdreflexen wird die efferente Bahn von *vegetativen Nervenfasern* gebildet; die Effektoren sind in diesem Fall vielfach glatte Muskelfasern. Ein Beispiel für einen solchen *vegetativen Reflex* stellt die *Pupillenreaktion* dar, bei der ein verstärkter Lichteinfall in das Auge durch eine Verengung, ein verminderter Lichteinfall durch eine Erweiterung der Pupille beantwortet werden (s.

S. 523f.). Zu dieser Gruppe gehören u. a. auch die *Sekretionsreflexe* des Magen-Darm-Trakts (s. Kap. 11), der *Blasenentleerungsreflex* (s. S. 342) und die *Kreislaufreflexe* (z. B. *Depressorreflex,* s. S. 197ff.).

Charakteristika der Fremdreflexe. Im Gegensatz zum Eigenreflex besteht beim Fremdreflex die Reflexantwort in *längerdauernden Muskelkontraktionen (tetanischen Kontraktionen).* Für die Kontrolle dieser längerdauernden Kontraktionen ist es notwendig, daß bei Fremdreflexen die *γ-Motoneurone gleichzeitig mit den α-Motoneuronen aktiviert* werden, so daß die Länge der Muskelspindeln der Muskellänge angepaßt bleibt. Wie bereits das geschilderte Beispiel des Plantarreflexes zeigt, ist an den somatischen Fremdreflexen überwiegend die *Beugemuskulatur* beteiligt *(Flexorreflexe).* Infolge der längeren Leitungswege und der mehrfachen Umschaltung ist die *Reflexzeit länger* als beim Eigenreflex (40–80 ms beim Plantarreflex, 70–180 ms beim Lidschlußreflex). Außerdem zeigt sich, daß die Reflexzeit bis zu einem gewissen Grad von der Reizintensität abhängt: *Mit Zunahme der Intensität nimmt die Reflexzeit* ab. Ebenso hat die Reizintensität einen Einfluß auf das Ausbreitungsgebiet der Reflexantwort: *Mit steigender Intensität* werden immer *mehr Muskelgruppen* in das Reflexgeschehen einbezogen. Charakteristisch ist auch die *schnelle Ermüdbarkeit* und die *Adaptation* der Fremdreflexe: Wiederholte gleichartige Reize werden von Mal zu Mal durch geringere Effektorreaktionen beantwortet. Schließlich zeigen die Fremdreflexe das Phänomen der *Summation unterschwelliger Reize.* Hierunter versteht man die Auslösung einer reflektorischen Reaktion durch ständige Wiederholung kleiner Reize, von denen jeder für sich allein nicht in der Lage ist, eine reflektorische Antwort hervorzurufen. Beispiele für eine derartige Reizsummation sind eine längerdauernde unterschwellige Reizung der Bronchialschleimhaut, die schließlich zu einem Hustenstoß führt, oder längeres Jucken in der Nasenschleimhaut, das sich zu einem überschwelligen Niesreiz summiert.

Bedeutung der motorischen Reflexe und Reflextonus. Eigen- und Fremdreflexe stellen *Grundmuster der motorischen Aktivität* dar, die in die Willkürbewegungen einbezogen sind, *ohne* daß das *Bewußtsein* eingeschaltet ist. Plötzlich auftretende *Störkräfte* werden durch reflektorische Reaktionen in ihrer Wirkung *gemindert.* Beispielsweise werden beim Abfangen eines Sprunges die Wadenmuskeln plötzlich gedehnt und dadurch reflektorisch zur Kontraktion veranlaßt. Reflexe dienen aber auch zur *Kontrolle und genauen Dosierung komplizierterer Bewegungsabläufe.* Der ständige Zufluß von *sensorischen Nervenimpulsen* aus den Muskelspindeln, der Haut und den Gelenken bildet dabei die Grundlage für die reflektorische Verarbeitung. Daher wird die Kontrolle der Bewegung auf der Ebene des Rückenmarks auch als **spinale Sensomotorik** bezeichnet.

Die zweite wichtige Aufgabe der spinalen Sensomotorik besteht in der Aufrechterhaltung der **reflektorischen Muskelspannung** *(Reflextonus).* Diese Spannung ist notwendig für die Fixierung der Gelenkstellungen, für die Gewährleistung des aufrechten Standes und für die Arbeitsbereitschaft der Muskulatur. Für die Erfüllung dieser Aufgabe werden dieselben Systeme in Anspruch genommen, die auch der Längen- und Spannungskontrolle bei Muskelaktivität dienen. Denn nicht nur bei passiver Dehnung und bei aktiver Kontraktion, sondern auch beim *ruhenden Muskel* werden *ständig Erregungen* in den Muskelspindeln und den Golgi-Rezeptoren gebildet, die, über die Reflexbögen geleitet, die Muskelfasern in einem bestimmten Spannungszustand halten.

Bei der Einstellung des Reflextonus kommt den *γ-Motoneuronen* eine besondere Bedeutung zu (s. Abb. 16–25). Eine stärkere Aktivierung des γ-Fasersystems führt zu einer Verkürzung der Muskelspindeln und als Folge davon zu einer verstärkten Bildung afferenter Impulse, die auf dem Weg über den Reflexbogen den Muskeltonus erhöhen. Über das γ-Fasersystem kann also der reflektorische Muskeltonus von höheren Zentren, insbesondere von der Formatio reticularis her, modifiziert werden (s. S. 427).

16.3.2 Supraspinal-motorisches System

Funktionelle Gliederung und Aufgaben. Für die *übergeordnete Kontrolle der Motorik* ist ein komplexes System, bestehend aus supraspinalen Zentren und Nervenbahnen, zuständig. Die funktionelle Gliederung dieses Systems und die Teilaufgaben der einzelnen Komponenten bei der Vorbereitung und Ausführung von Bewegungen sind in Abb. 16–29 schematisch dargestellt.

Der *Handlungsantrieb* geht von subkortikal gelegenen Motivationsarealen (s. S. 442f.) aus. Dieser Antrieb wird im assoziativen Cortex (s. S. 443) in einen *Bewegungsplan* umgesetzt. Danach erfolgt die Ausarbeitung des detaillierten *Bewegungsprogramms* im Zusammenwirken von weiteren Hirnrindenarealen, die als supplementär-motorischer bzw. prämotorischer Cortex bezeichnet werden (s. S. 443), mit den Basalganglien (s. S. 444f.) und dem Kleinhirn (s. S. 445).

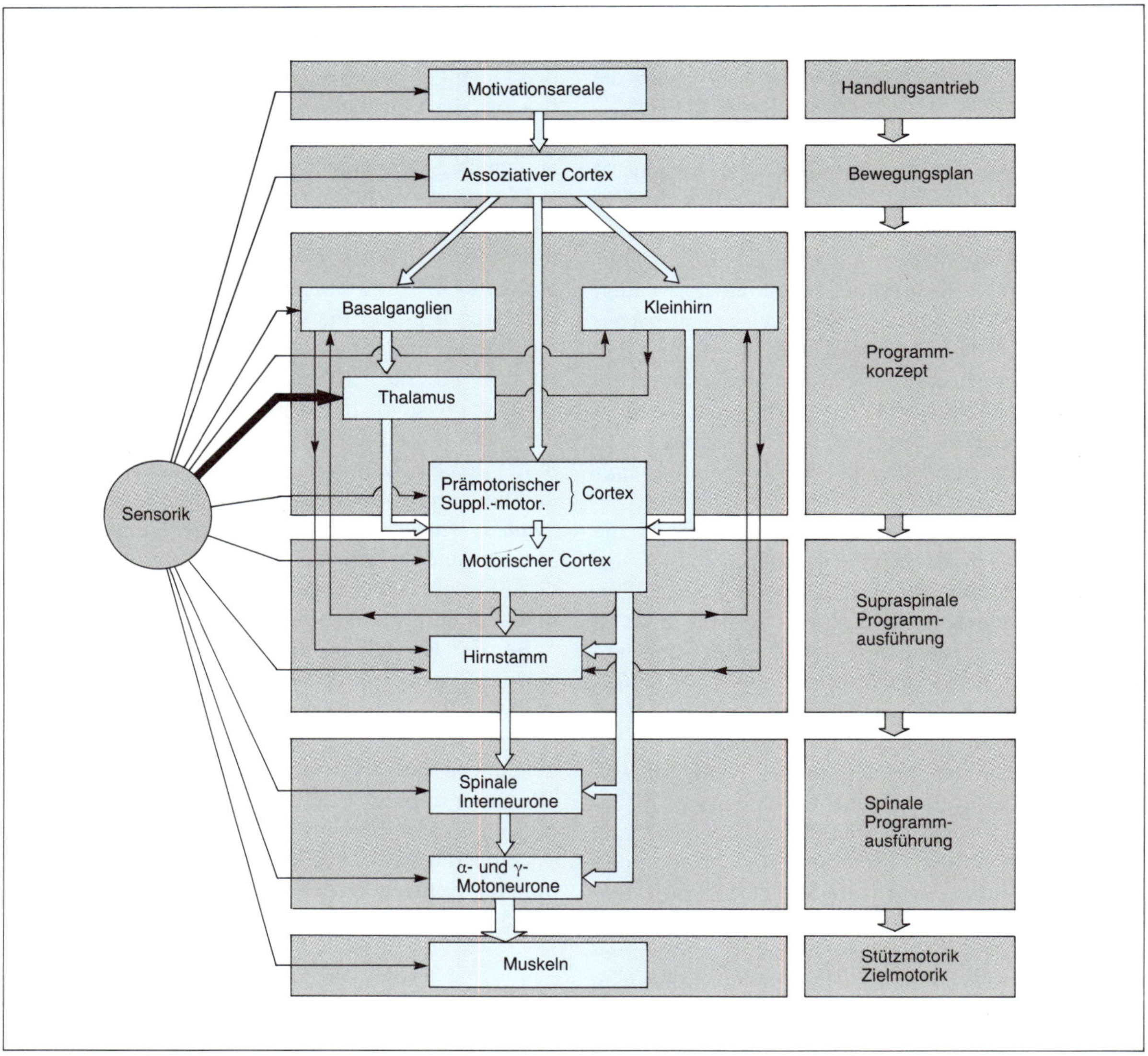

Abb. 16–29. Blockdiagramm der supraspinalen und spinalen motorischen Zentren und ihrer wichtigsten Verbindungen. *Links:* Sensorische Zuflüsse; *rechts:* Funktion der Zentren bei der Planung und Ausführung willkürlicher Bewegungen

Vom motorischen Cortex (s. S. 443) gehen dann die *Befehle für die Aktivierung der einzelnen Muskelgruppen* aus, die an der intendierten Bewegung beteiligt sind. Diese Befehle werden in Form von Steuersignalen entweder direkt oder nach Modifikation im Hirnstamm den spinalen Zwischenneuronen bzw. Motoneuronen zugeleitet. Wie Abb. 16–29 zeigt, besteht auch eine *Rückkopplung* von den absteigenden Bahnen zu den Basalganglien und zum Kleinhirn, so daß auch während des Bewegungsablaufs eine *Feinabstimmung* möglich ist. Auf allen Stufen des Systems können die motorischen Nervenimpulse aufgrund der einlaufenden *sensorischen Informationen* (s. Abb. 16–29, links) modifiziert und damit Haltung und Bewegungen den wechselnden äußeren Bedingungen angepaßt werden.

Das supraspinal-motorische System steuert

- die *Haltungs- und Stützmotorik,* d. h. die unwillkürlichen Muskelaktivitäten, welche die Körperhaltung stabilisieren und das Gleichgewicht im Schwerefeld aufrechterhalten,
- die *automatisierten Bewegungsabläufe* aufgrund von Programmen, die entweder *angeboren* (Atembewegungen, Mimik) oder *erlernt* sind (Gehen, Laufen, Radfahren),
- die *Zielmotorik,* d. h. die willkürlichen, zielgerichteten Bewegungen, die einem inneren Handlungsantrieb entspringen.

Handlungsantrieb und Bewegungsplan. Willkürliche Bewegungen setzen einen Handlungsantrieb voraus, der aufgrund äußerer Sinneseindrücke oder innerer Motivation entsteht. Die hierfür zuständigen Hirnbezirke werden als *Motivationsareale* bezeichnet. Man nimmt an, daß *Teile des Frontalhirns* und das *limbische System* (s. S. 431f.) solche Motivationsareale darstellen. Der Handlungsantrieb liefert zunächst nur eine Vorstellung über das Ziel der intendierten Bewegung, jedoch noch keinen detaillierten Plan für deren Realisierung.

Für die *Ausarbeitung des Bewegungsplanes* ist der *assoziative Cortex* zuständig. Hierbei handelt es sich um diejenigen Hirnrindenbezirke, die keine primär motorischen oder sensorischen Funktionen besitzen. Diese in Abb. 16–44, S. 458, weiß dargestellten Bezirke, die den überwiegenden Anteil der Großhirnrinde einnehmen, dienen ausschließlich der Informationsverarbeitung. Vom assoziativen Cortex werden dann die Informationen über den konzipierten Bewegungsplan an die Basalganglien, an das Kleinhirn und die Area 6 der Großhirnrinde weitergeleitet (s. Abb. 16–32, S. 444).

Primär-motorischer Cortex. Die Nervenimpulse, welche die willkürlichen Muskelaktivitäten steuern, werden zu einem Teil in den *Pyramidenzellen* (Betzschen Riesenzellen, s. S. 433) der vorderen Zentralwindung *(Gyrus praecentralis)* und den benachbarten Regionen gebildet. Wie Reizexperimente zeigen, ist dieses Rindengebiet in *Projektionsfelder* gegliedert, d. h. bestimmte Rindenfelder sind bestimmten Muskelgruppen der Körperperipherie zugeordnet. Eine solche Zuordnung von zentralen Strukturen zu den Gebieten der Körperperipherie wird ganz allgemein als *somatotopische Gliederung* oder als **Somatotopie** bezeichnet. Wie aus Abb. 16–30 hervorgeht, entspricht die Anordnung der motorischen Ursprungsfelder einem *auf dem Kopf stehenden Körperschema.* Die *größte kortikale Repräsentation* haben diejenigen Muskelgruppen, die zu besonders *fein differenzierten Bewegungen* befähigt sind. So zeigt Abb. 16–30, daß die Felder für die Sprach-, Gesichts- und Handmuskeln die größte Ausdehnung haben, während beispielsweise die Felder für die Rumpfmuskulatur nur klein und wenig gegliedert sind. Neben diesem motorischen Ursprungsgebiet an der Konvexität der Hemisphären findet sich ein *weiteres motorisches Projektionsfeld in der Medianregion,* die durch die Fissura longitudinalis cerebri (s. Abb. 16–16) gebildet wird.

Übergeordnete motorische Cortexareale. Dem primär-motorischen Cortex (Area 4) sind zwei weitere motorische Rindenbezirke (Area 6) funktionell vorgeschaltet (s. Abb. 16–32, S. 444): der *prämotorische Cortex,* der vor dem Gyrus praecentralis auf der Konvexität der Hemisphären lokalisiert ist, und der *supplementär-motorische Cortex,* der in der entsprechenden Medianregion liegt. Der supplementär-motorische Cortex liefert das Konzept für ein detailliertes Bewegungsprogramm, wie es für die Ausführung differenzierter Willkürbewegungen erforderlich ist. Diese Information gelangt zu den Neuronen des primär-motorischen Cortex, die daraufhin programmgesteuert aktiviert werden. Dabei kontrolliert der supplementär-motorische Cortex gemeinsam mit dem prämotorischen Cortex insbesondere die *räumliche Ausdehnung* und die *zeitliche Folge* der Bewegungen.

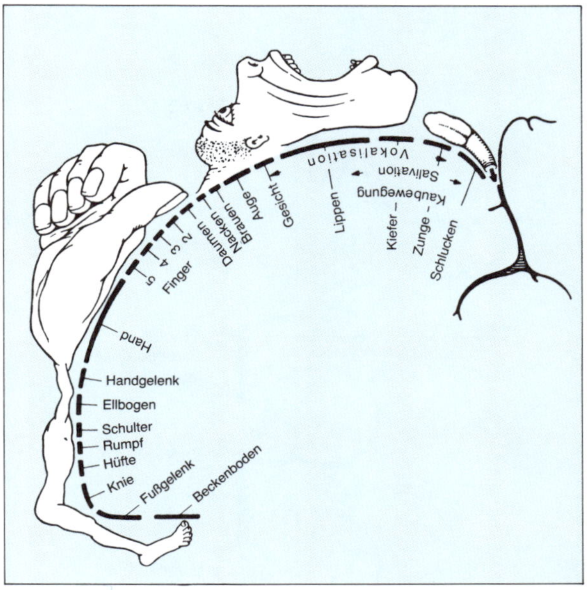

Abb. 16–30. Projektionsfelder auf der motorischen Großhirnrinde (im Frontalschnitt), nach Penfield und Rasmussen. Die Größe der eingezeichneten Körperregionen entspricht der Ausdehnung der jeweiligen zentralen motorischen Repräsentation

Andere Regionen der Hirnrinde sind überwiegend für die *Koordination von Bewegungen* und für die *Steuerung komplizierter Bewegungsabläufe,* wie Sprechen und Schreiben, zuständig. Diese Rindengebiete wurden früher als „Zentren" für die jeweiligen Handlungen bezeichnet, wie z. B. das Brocasche Sprachzentrum (s. S. 433). Heute weiß man, daß für die Bildung der entsprechenden Impulsmuster eine Informationsverarbeitung notwendig ist, an der auch andere Hirngebiete beteiligt sind.

Pyramidenbahn. Die Pyramidenbahn *(Tractus corticospinalis)* verbindet die motorische Hirnrinde mit den Segmenten des Rückenmarks (s. Abb. 16–31). Ihre etwa 1 Million Axone, die zu etwa 30% vom Gyrus praecentralis und im übrigen von anderen Arealen der Großhirnrinde ausgehen, verlaufen ohne Unterbrechung bis ins Rückenmark und sind

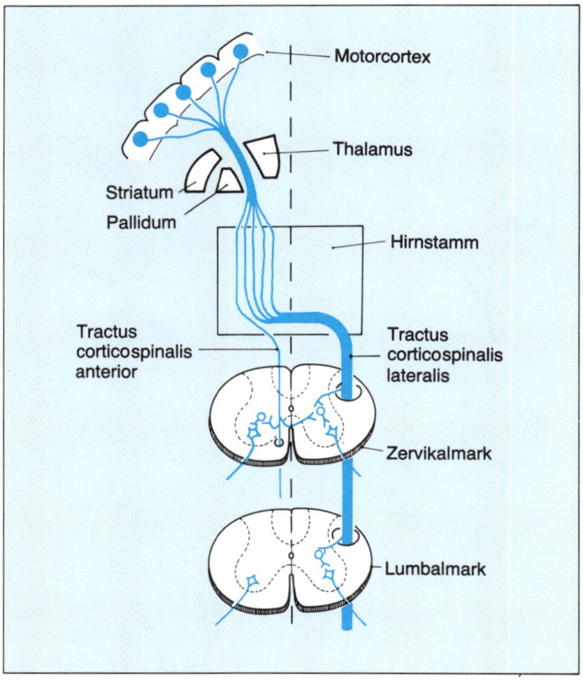

Abb. 16–31. Pyramidenbahn in schematischer Darstellung, nach Schmidt

daher z. T. über 1 m lang. Sie ziehen zunächst durch die *Capsula interna* (s. S. 430f.), dann durch die *Großhirnstiele* und die *Brücke* bis zur *Medulla oblongata,* wo sie als pyramidenförmige Stränge an der Vorderseite des Hirnstammes sichtbar werden (s. Abb. 16–9). Diese „Pyramiden" haben der ganzen Bahn ihren Namen gegeben. Beim Übergang zum Rückenmark kreuzen 75–90% der Fasern auf die andere Seite *(Decussatio pyramidum,* s. S. 426) und laufen dann im Seitenstrang abwärts *(Tr. corticospinalis lateralis,* s. Abb. 16–4). Der Rest der Fasern bleibt auf der gleichen Seite und bildet im Vorderstrang den *Tr. corticospinalis anterior.* Auf segmentaler Ebene kreuzen auch diese Axone z. T. auf die andere Seite. Die Pyramidenbahnaxone enden teils direkt an den α-Motoneuronen, zum überwiegenden Teil jedoch an Zwischenneuronen des entsprechenden Segments.

Die Pyramidenbahn dient vorwiegend der Übertragung der Befehle für den willkürlichen Muskeleinsatz. Früher war man der Meinung, daß die Willkürmotorik allein vom primär-motorischen Cortex und der von hier ausgehenden Pyramidenbahn gesteuert würde, während die übrigen motorischen Kerne mit ihren Bahnen für die unbewußte Muskelaktivität zuständig wären. Daher untergliederte man das motorische System in das *pyramidale* und das *extrapyramidale System.* Da nach heutiger Kenntnis die Funktionen aller beteiligten Strukturen aufs engste miteinander verflochten sind, ist eine solche Unterteilung in zwei Systeme weder notwendig noch zweckmäßig.

Funktionen der Basalganglien. An der Konzipierung des Bewegungsprogramms und an der Regelung des Bewegungsablaufs sind weiterhin *subkortikale Kerne* beteiligt. Hierzu gehören in erster Linie die *Basalganglien* (Basalkerne). Unter diesem Begriff werden im engeren Sinn das *(Neo-) Striatum,* bestehend aus *Nucleus caudatus* und *Putamen* (s. S. 431), sowie das *Pallidum* (s. S. 430) zusammengefaßt; unter funktionellen Aspekten zählt man hierzu jedoch auch die *Substantia nigra* (s. S. 427) und den *Nucleus subthalamicus* (Corpus subthalamicum, s. S. 430).

Der den *Basalganglien* zugeleitete (afferente) Erregungsstrom gelangt *primär zum* **Striatum,** das Zuflüsse aus dem assoziativen Cortex, dem motorischen Cortex, dem Thalamus und der Substantia nigra erhält (s. Abb. 16–32). Die *Efferenzen des Striatums* wirken durch Freisetzung von GABA (s. S. 73) überwiegend hemmend auf das **Pallidum** und die *Substantia nigra* ein. Von hier aus bestehen Verbindungen

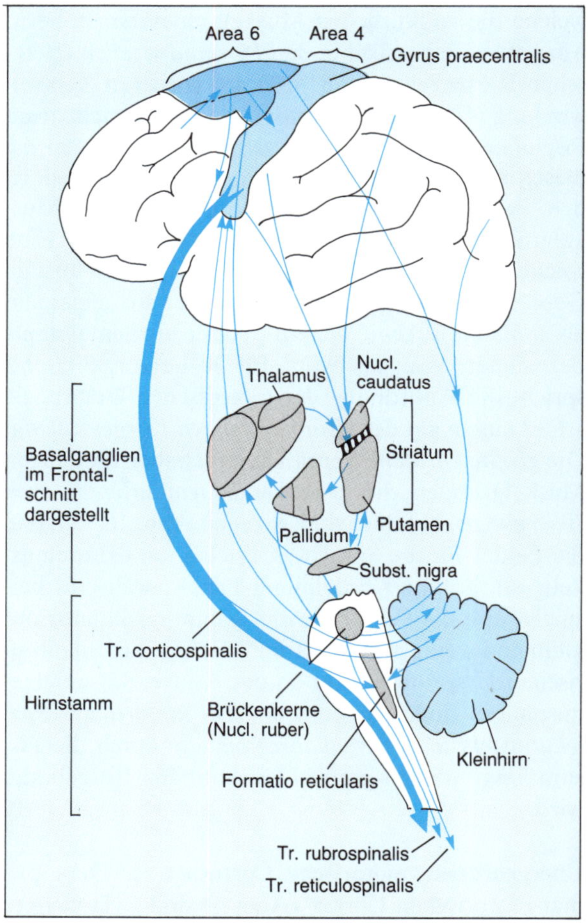

Abb. 16–32. Verschaltung der motorischen Zentren in vereinfachter schematischer Darstellung

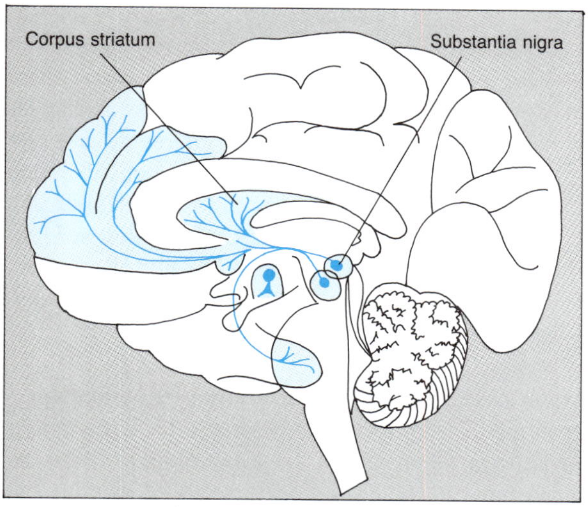

Abb. 16–33. Dopaminerges System. In den blau gekennzeichneten Regionen erfolgt die Erregungsübertragung durch dopaminerge Synapsen

zum motorischen Kerngebiet des **Thalamus,** die sich in einer zur Hirnrinde aufsteigenden Bahn fortsetzen. Die Basalganglien sind also in eine *„motorische Schleife“* einbezogen, die von der Hirnrinde über das Striatum, von dort über Pallidum und Substantia nigra zum Thalamus und dann schließlich zum prämotorischen und supplementär-motorischen Cortex sowie zum primär-motorischen Cortex zieht.

Die **Substantia nigra** wirkt über *dopaminerge Neurone* hemmend auf das Striatum ein (s. Abb. 16–33). Dieser Einfluß ist jedoch nicht bewegungsabhängig, sondern dient der ständigen Modulation der Neuronenaktivität im Striatum. Einen ähnlichen modulierenden Einfluß auf das Pallidum haben die Neurone des (in Abb. 16–32 nicht eingezeichneten) **Nucleus subthalamicus.** Von der Substantia nigra und vom Pallidum ziehen außerdem *hemmende Efferenzen zum Hirnstamm.*

Die Basalganglien wirken über die motorische Schleife korrigierend auf das Bewegungsprogramm ein. Ihre wesentliche Aufgabe besteht nach heutiger Kenntnis darin, *Ausmaß und Richtung der willkürlichen Bewegungen zu kontrollieren.* Darüber hinaus sind die Basalganglien über ihre Verbindungen zum Stammhirn an der Einstellung des Muskeltonus sowie an der Halte- und Stützmotorik beteiligt.

Funktionen des Kleinhirns. Das Kleinhirn wirkt an der Konzipierung und an der Überwachung des Bewegungsprogramms mit und ist in dieser Funktion den Basalganglien parallelgeschaltet (s. Abb. 16–29, S. 442). An der Informationsverarbeitung im Kleinhirn sind die *Zellen der Kleinhirnrinde,* insbesondere die Körnerzellen, die Korbzellen und die Purkinje-Zellen, sowie die *Zellen der Kleinhirnkerne* (s. S. 429) beteiligt.

Zuflüsse erhält die Kleinhirnrinde auf *zwei Wegen* (s. Abb. 16–34):

- □ über die *Moosfasern,* die hauptsächlich von den Brückenkernen, den Vestibulariskernen und der Formatio reticularis ausgehen, und
- □ über die *Kletterfasern,* die aus dem unteren Olivenkern stammen.

Die *Moosfasern* aktivieren in der Kleinhirnrinde die *Körnerzellen,* deren Axone in die oberflächlich gelegenen Parallelfasern übergehen, die ihrerseits auf die Dendriten der Korbzellen und der Purkinje-Zellen erregend einwirken. Die Axone der *Korbzellen* enden in hemmenden (GABAergen) Synapsen an den Axonhügeln der Purkinje-Zellen. Die *Kletterfasern,* die sich um die Dendriten der Purkinje-Zellen winden, sind über erregende Synapsen mit diesen verschaltet. Die *Purkinje-Zellen* werden also in zweifacher Weise beeinflußt: Durch erregende Synapsen an ihren Dendriten und durch hemmende Synapsen im Bereich ihrer Axonhügel.

Die Kleinhirnrinde hat nur einen **Ausgang,** der von den Axonen der *Purkinje-Zellen* gebildet wird. Diese enden in hemmenden (GABAergen) Synapsen an Zellen der Kleinhirnkerne. Da der hemmende Einfluß ständig besteht, spricht man von einer *tonischen Inhibition.* Die Hemmung kann jedoch je nach dem Aktivierungsgrad der Purkinje-Zellen vermindert

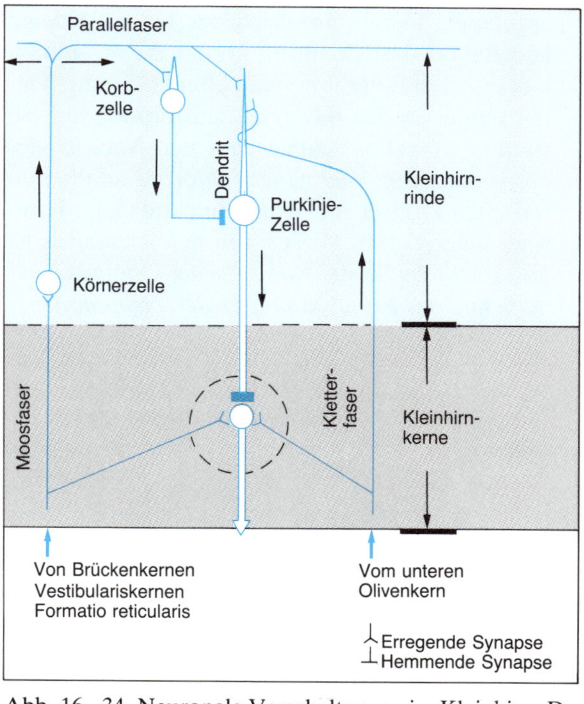

Abb. 16–34. Neuronale Verschaltungen im Kleinhirn. Der afferente Zufluß erfolgt über Moosfasern und Kletterfasern. Die Efferenzen gehen von den Kleinhirnkernen aus, die von den Purkinje-Zellen hemmend beeinflußt werden

oder verstärkt werden. Von den Kleinhirnkernen ziehen *efferente Bahnen* einerseits aufsteigend über den Thalamus zur motorischen Großhirnrinde und andererseits zu den motorischen Zentren des Hirnstamms (s. Abb. 16–32).

Obwohl die neuronalen Verschaltungen im Kleinhirn recht gut bekannt sind, besteht noch keine Klarheit über die einzelnen Schritte der Informationsverarbeitung. Es ist allerdings möglich, die Kleinhirnfunktion global zu charakterisieren (s. Abb. 16–35):

1. Das *Archicerebellum (Vestibulocerebellum)* und *Teile des Wurms (Vermis)* erhalten vor allem afferente Zuflüsse aus dem Vestibularapparat. *Efferenzen* aus diesen Kleinhirngebieten werden im *Nucleus fastigii* umgeschaltet und gelangen über die Formatio reticularis zur Skeletmuskulatur. Andere Efferenzen ziehen nach Umschaltung im *Deitersschen Kern* in den Hirnnerven III, IV und V (s. S. 428) zu den äußeren Augenmuskeln. Diese Verbindungen dienen speziell der *Aufrechterhaltung des Gleichgewichts durch entsprechenden Muskeleinsatz und der Kontrolle der Augenbewegungen.*
2. Dem *Palaeocerebellum (Spinocerebellum,* s. S. 428) und den *neben dem Wurm gelegenen Teilen der Kleinhirnrinde* werden *Kopien der sensorischen Informationen aus der Muskulatur und der motorischen Programme aus der Großhirnrinde* zugeleitet. Durch Vergleich der beiden Kopien kontrolliert das Kleinhirn, ob der Bewegungsablauf mit dem Bewegungsplan übereinstimmt. Treten Fehler in der Bewegungsausführung auf, so werden Korrekturbefehle über den *Nucleus globosus* oder den *Nucleus emboliformis* an die motorischen Zentren im Hirnstamm und in der Hirnrinde übermittelt. Dieser Teil des Kleinhirns ist also zuständig für die *Kontrolle der Bewegungsabläufe* und der *Feinabstimmung der Zielmotorik.*

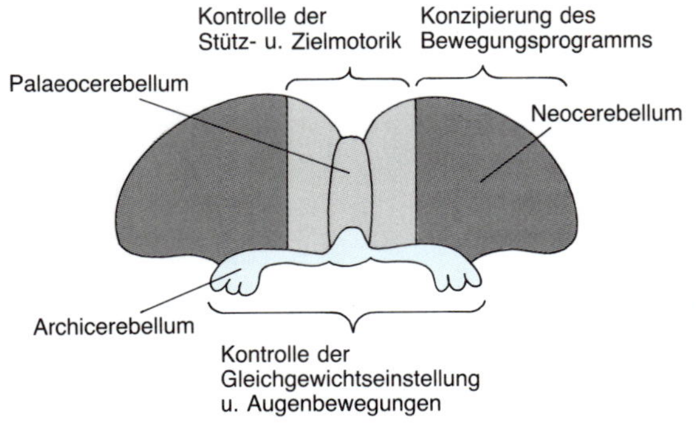

Abb. 16–35. Regionale Zuordnung der Kleinhirnfunktionen

3. Die *lateralen Teile des Neocerebellums (Pontocerebellums,* s. S. 429) erhalten bereits *vor Bewegungsbeginn* Informationen aus dem assoziativen Cortex, wobei insbesondere die Brückenkerne als Umschaltstellen dienen. Die *efferenten Impulse* aus diesem Kleinhirnabschnitt werden über den *Nucleus dentatus* (s. S. 429) und weiter über den *Thalamus* zum motorischen Cortex geleitet. Über diesen Weg sind die lateralen Kleinhirnhemisphären an der *Bewegungsplanung* und an der *Konzipierung des Bewegungsprogramms* beteiligt.

Motorische Systeme des Hirnstamms, Automatieprogramme. Die motorischen Neurone des Hirnstamms wirken vor allem mit an der *Einstellung des Muskeltonus,* an der *Halte- und Stützmotorik* sowie im Zusammenhang damit an den *Gleichgewichtsreaktionen.* Über diese Systeme wird der Muskeleinsatz gesteuert, der die Aufrechterhaltung der Körperposition im Gravitationsfeld sichert. Dies gilt auch für willkürliche Bewegungen, die den Körperschwerpunkt verlagern. Hierbei ist die Aktivierung vieler Muskelgruppen erforderlich, die zwar an der Bewegung nicht unmittelbar beteiligt sind, jedoch der Haltungs- und Gleichgewichtsregulation dienen. Diese Muskelgruppen werden sogar schon *vor* Beginn der Willkürbewegung angespannt, so daß sie der nachfolgenden Schwerpunktsverlagerung frühzeitig entgegenwirken.

Für solche Reaktionen steht dem Zentralnervensystem ein umfangreiches Repertoire an *halte- und stützmotorischen Programmen* zur Verfügung, die automatisch, d. h. ohne Einschaltung des Bewußtseins, abgerufen werden. Die für die Programmauswahl benötigten Informationen liefern das *visuelle System,* der *Vestibularapparat,* die *Muskelspindelafferenzen* und die *an der Bewegungsplanung beteiligten Hirnregionen.* Wo und in welcher Form die automatisierten Programme gespeichert sind, läßt sich z. Zt. nur vermuten. Neben der Großhirnrinde, den Basalganglien und dem Kleinhirn dürften auch die Kerne im Hirnstamm daran mitwirken.

Die Ausführungsbefehle für die automatisierte Motorik werden von den *Zentren des Hirnstamms* (Nucleus ruber, Tectum, Vestibulariskernen, Raphé-Kernen, Formatio reticularis) an die jeweiligen Motoneurone und von diesen an die Muskulatur weitergeleitet (s. Abb. 16–36). Dabei sind die Aufgaben innerhalb des Hirnstammsystems schwerpunktmäßig verteilt:

- ☐ Der **Nucleus ruber,** eine wichtige Schaltstation für motorische Bahnen der Großhirnrinde und des Kleinhirns (s. Abb. 16–32, S. 444) ist an der Ein-

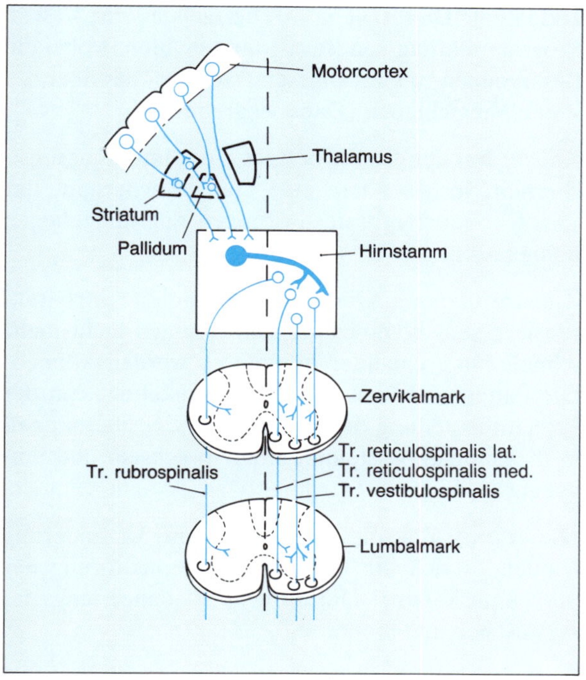

Abb. 16–36. Extrapyramidale Bahnen, die den Hirnstamm mit den Rückenmarkssegmenten verbinden. Die supraspinalen Verbindungen sind grob vereinfacht dargestellt

leitung und Durchführung von Bewegungsprogrammen beteiligt (efferente Bahn: *Tr. rubrospinalis*).

- Die **Vestibulariskerne** koordinieren die Gleichgewichtsreaktionen, haben einen aktivierenden Einfluß auf die Streckmuskulatur der Beine (efferente Bahn: *Tr. vestibulospinalis*) und steuern die Augen- und Kopfbewegungen bei Körperdrehungen (s. S. 513).
- Die **Formatio reticularis,** Schaltstation zahlreicher motorischer Bahnen, ist an der Einstellung des allgemeinen Muskeltonus beteiligt und aktiviert insbesondere die Beugemuskulatur der Beine (efferente Bahn: *Tr. reticulospinalis*).
- Die **Raphékerne,** die im medianen Hirnstamm oberflächlich angeordnet sind, haben über serotoninerge Efferenzen einen hemmenden Einfluß auf die spinalen Beugereflexe (s. S. 440).

Insgesamt gesehen, stellen die Kerne des Hirnstamms wichtige Steuereinheiten für die Koordination der unbewußten motorischen Aktivität dar.

16.3.3 Störungen des motorischen Systems

Muskeltonus- und Bewegungsstörungen. Neurologische Erkrankungen führen häufig zu Störungen des Muskeltonus und veränderten Bewegungsabläufen. Zur klinischen Beschreibung solcher Störungen dienen die folgenden Begriffe.

Muskelhypotonus: Hierunter versteht man eine herabgesetzte Muskelspannung, die auf eine verminderte nervale Grundaktivierung zurückzuführen ist. Ein solcher Zustand macht sich dadurch bemerkbar, daß die Muskulatur einer passiven Bewegung, insbesondere im extremen Dehnungsbereich, nur einen geringen Widerstand entgegensetzt. Die Gelenke lassen sich über die normalen Bewegungsgrenzen hinaus beugen und überstrecken.

Muskelhypertonus: Unter diesem Begriff werden verschiedene Zustände erhöhter Muskelspannung zusammengefaßt (z. B. Rigor und Spastik), die sich pathogenetisch und in ihren Auswirkungen unterscheiden.

- *Rigor:* Die Tonuserhöhung der Muskulatur kommt in diesem Fall in einem erhöhten Dehnungswiderstand zum Ausdruck, der *unabhängig von der Gelenkstellung und der Bewegungsgeschwindigkeit* ist (sog. *wächserne Starre*). Häufig treten bei passiver Bewegung plötzliche Unterbrechungen des Widerstandes auf, so daß der Bewegungsablauf ruckartig erfolgt (sog. *Zahnradphänomen*). Nach der Bewegung bleibt die erreichte Gelenkstellung für eine gewisse Zeit fixiert *(Haltetonus)*.
- *Spastik:* Bei dieser Form des erhöhten Muskeltonus besteht ein federnder Widerstand gegen Bewegungen, der *mit zunehmender Dehnungsgeschwindigkeit ansteigt.* Erreicht die Muskelspannung einen bestimmten Wert, so kommt es plötzlich zu einem Abfall des Widerstandes (sog. *Taschenmesserphänomen*).

Areflexie: Dieser Begriff kennzeichnet einen Ausfall von Eigenreflexen, selbst wenn diese durch eine Bahnung gefördert werden. Die Bahnung kann z. B. durch Ablenkung der Aufmerksamkeit des Patienten (Verminderung der von höheren Zentren ausgehenden Hemmung) bzw. durch Anspannung anderer Muskelgruppen (allgemeine Aktivierung des γ-Fasersystems) erfolgen. Zu diesem Zweck wird der Patient aufgefordert, an den vor der Brust verschränkten Händen kräftig zu ziehen *(Jendrassik-Handgriff)*.

Nervensystem 16

Hyperreflexie: Eine erhöhte Reflexerregbarkeit liegt vor, wenn ein Reflex abnorm leicht ausgelöst werden kann oder wenn die Reflexantwort auf weitere synergistische Muskelgruppen übergreift. Häufig ist die Reflexantwort von einem *Klonus,* d. h. von wiederholten Muskelkontraktionen (s. S. 440), gefolgt.

Akinese bzw. Hypokinese: Hierunter versteht man eine Bewegungsarmut, die u. a. durch mimische Starre und fehlende Ausdrucksbewegungen in Erscheinung tritt. Zielgerichtete Extremitätenbewegungen lassen sich nur verlangsamt durchführen und müssen häufig während des Bewegungsablauf korrigiert werden.

Hyperkinese: Unter diesem Begriff faßt man diejenigen Bewegungsformen zusammen, die unwillkürlich auftreten, von den normalen motorischen Aktionen abweichen und die Willkürmotorik störend beeinflussen. Hierzu zählen u. a. motorische Störungen, die für Erkrankungen der Basalganglien symptomatisch sind, wie Chorea, Hemiballismus und Athetose.

- □ *Choreatische Bewegungen:* Hierbei handelt es sich um unmotivierte, rasche und asymmetrisch auftretende motorische Aktionen, die sich zu einem Bewegungssturm steigern können *(Veitstanz).*
- □ *Hemiballismus:* Diese Form der Hyperkinese ist durch unwillkürliche Schleuderbewegungen gekennzeichnet, die meist auf die Extremitäten einer Seite beschränkt sind.
- □ *Athetose:* Bei Patienten mit dieser Störung kommt es unwillkürlich zu langsamen, wurmartigen Bewegungen der Extremitäten. Charakteristisch sind dabei bizarre Gelenkstellungen mit Überstreckungen insbesondere in den Fingergrundgelenken.

Tremor: Hierunter versteht man rhythmisch alternierende Kontraktionen antagonistischer Muskeln (Zitterbewegungen), die meist bereits in Ruhe auftreten. In der Regel hat der *Ruhetremor* eine Frequenz von 3–6 Schlägen/s. Eine Sonderform ist der *Intentionstremor,* der sich bei Zielbewegungen verstärkt und kurz vor Erreichen des Ziels sein größtes Ausmaß erreicht, so daß die Patienten in ihren manuellen Tätigkeiten stark behindert sind.

Asynergie: Hierbei können komplexe Bewegungen, bei denen verschiedene Muskelgruppen in einer bestimmten zeitlichen Reihenfolge zu aktivieren sind, nicht mehr korrekt ausgeführt werden.

Dysmetrie: Dieser Terminus bezeichnet eine falsche Programmierung von Bewegungsabläufen, wobei die Bewegungen zu kurz angesetzt werden oder über das Ziel hinausschießen (Danebengreifen).

Ataxie: Bei der Ataxie besteht eine Bewegungsunsicherheit, insbesondere eine Gangunsicherheit, der spinale oder zerebrale Störungen zugrunde liegen können.

Adiadochokinese: Diese Störung ist dadurch charakterisiert, daß komplizierte Bewegungen nicht mehr schnell hintereinander ausgeführt werden können. Die Patienten haben z. B. Schwierigkeiten, von der Pronationsstellung des Unterarms (s. S. 382) schnell in die Supinationsstellung überzuwechseln und umgekehrt.

Dysarthrie: Bei dieser motorischen Veränderung handelt es sich um eine Koordinationsstörung der Sprechmuskulatur. Die Sprache ist daher langsam, verwaschen und monoton.

Tabes dorsalis. Die Bedeutung des Eigenreflexbogens für die Kontrolle der Bewegungen und für die Aufrechterhaltung des Muskeltonus läßt das Krankheitsbild der *Tabes dorsalis,* einer Spätfolge der *syphilitischen Infektion,* erkennen. Bei der Tabes dorsalis gehen die *hinteren Wurzeln* und die *Hinterstränge* im Rückenmark zugrunde. Dadurch wird der Zustrom sensorischer Impulse von den Muskelspindeln, der Haut und den Gelenken her unterbrochen. Obwohl die Innervation der Muskulatur über die Motoneurone intakt ist, kommt es infolge des Fehlens der sensorischen Kontrolle zu schweren *motorischen Störunge.* Die Bewegungen der Patienten sind *unkoordiniert* und *schießen häufig über das Ziel hinaus.* Auffällig ist vor allem die Gangunsicherheit *(spinale Ataxie).* Außerdem sind die Patienten nicht in der Lage, mit geschlossenen Füßen ohne optische Kontrolle aufrecht zu stehen. Beim Schließen der Augen beginnen sie zu schwanken und geraten in die Gefahr umzufallen *(Romberg-Phänomen).* Der *Patellarsehnenreflex* läßt sich in der Regel *nicht* mehr *auslösen.* Außerdem führt die Unterbrechung des sensorischen Zuflusses zum Rückenmark zur Abnahme des Muskeltonus *(Hypotonus),* was sich u. a. durch eine Überstreckbarkeit der Gelenke nachweisen läßt.

Querschnittslähmung. Nach einer *kompletten Durchtrennung des Rückenmarks,* die im Zusammenhang mit Unfällen meist den Bereich der Thorakalsegmente betrifft, kommt es sofort zu

- ☐ einer *Lähmung aller Willkürbewegungen* derjenigen Muskeln, die von Rückenmarkssegmenten unterhalb der Läsion versorgt werden,
- ☐ einer *Aufhebung aller Empfindungen* aus dem Versorgungsgebiet der abgetrennten kaudalen Rückenmarkssegmente und
- ☐ einem *Erlöschen der kaudalen motorischen und vegetativen Reflexe (Areflexie).*

Die anfängliche Areflexie, die als **spinaler Schock** bezeichnet wird, ist auf die Unterbrechung der bahnenden Einflüsse von supraspinalen Strukturen auf die Reflexbögen zurückzuführen. Daneben könnte auch die verstärkte Aktivität hemmender Zwischenneurone für den spinalen Schock verantwortlich sein.

Nach 4–6 Wochen nimmt die Reflexerregbarkeit wieder langsam zu. Zunächst lassen sich kleine reflektorische Bewegungen der Zehen auslösen; dann kehren die *Beugereflexe* im Knie- und Hüftgelenk mit verstärkter Intensität zurück. Diese bis zur *Beugespastizität* gesteigerten Reaktionen führt man einerseits auf die Enthemmung fördernder Zwischenneurone in den polysynaptischen Reflexbögen und andererseits auf vermehrte periphere Reize, ausgehend von Druckstellen der Haut, Ulzerationen (Geschwüren) und Blaseninfektionen, zurück. Bei guter Pflege lassen sich solche Komplikationen und damit die dadurch hervorgerufenen Dauerkontraktionen der Beugemuskulatur vermeiden.

Im *chronischen Stadium* nach mehr als einem halben Jahr kommt es dann in einem Teil der Fälle zu gesteigerten *Streckreflexen.* Treten verstärkte Streckreflexe und erhöhter Muskeltonus bald nach der Läsion auf, so sprechen diese Zeichen für eine *unvollständige Durchtrennung des Rückenmarks.*

Bei der kompletten Querschnittsläsion bleiben die Lähmung der Willkürbewegungen und die Empfindungslosigkeit auf Dauer bestehen. Dagegen kehren nach Monaten die *vegetativen Reflexe* bis zu einem gewissen Grad wieder zurück, da das vom Gehirn isolierte Rückenmark zu eigenständigen regulatorischen Leistungen befähigt ist. Beim Aufrichten des Körpers mit Verlagerung des Blutes in die Beine kommt es z. B. reflektorisch zu einer allgemeinen Vasokonstriktion von Arterien und Venen, so daß ein Blutdruckabfall verhindert wird. Ebenso treten nach längerer Erholungszeit der *Blasen-* und *Darmentleerungsreflex* sowie die *Genitalreflexe* wieder in Aktion.

Parkinson-Syndrom. Das *Parkinson-Syndrom,* an dem in der Bundesrepublik ca. 3‰ der Bevölkerung leiden, ist die häufigste Erkrankung der Basalganglien. Es beruht in der Regel auf einer *Degeneration der dopaminergen Neurone in der Substantia nigra.*

Die Ursachen der Erkrankung sind sehr unterschiedlich. Beim weitaus häufigsten *endogenen* oder *idiopathischen Parkinson-Syndrom* (vgl. Tab. 16–2) ist die Ätiologie unbekannt. Ein weiterer Teil der Parkinson-Fälle entsteht als Folge von *Atherosklerose* der Hirngefäße, *Enzephalitiden* (Hirnentzündungen), *Traumen, Vergiftungen* oder *Tumoren.* Ein *funktionelles Parkinson-Syndrom* kann – ohne Degeneration von Nervenzellen – als Nebenwirkung bei der Einnahme von Neuroleptika auftreten. Im Gegensatz zu den anderen Formen ist dieses *medikamentös* bedingte Parkinson-Syndrom nach Absetzen des Pharmakons reversibel. Die bei Drogen-Konsumenten gelegentlich auftretenden (irreversiblen) Parkinson-Symptome werden auf Verunreinigung der Drogen mit einem Piperidin-Derivat *(MPTP)* zurückgeführt.

Tab. 16–2. Häufigkeit der verschiedenen Ursachen des Parkinson-Syndroms (nach Völler)

Form des Parkinson-Syndroms	Ungefähre Häufigkeit (%)
endogenes	50 bis 65
atherosklerotisches	15 bis 20
postenzephalitisches	15 (abnehmend)
posttraumatisches	0,6 (zunehmend)
toxisches	0,4
tumorbedingtes	0,2 bis 0,3
medikamentöses	5,0

Die zahlreichen *Symptome des Parkinson-Syndroms* lassen sich grob in drei Gruppen unterteilen:

1. *motorische Störungen*
   mit *Plus-Symptomen*
   - ☐ Rigor (s. S. 447),
   - ☐ Ruhetremor (s. S. 448),

   mit *Minus-Symptomen*
   - ☐ Hypo- bzw. Akinese (s. S. 448),
2. *vegetative Störungen*
   - ☐ vermehrter Speichel- und Tränenfluß,
   - ☐ gestörte Wärmeregulation,
   - ☐ erniedrigter Blutdruck,
   - ☐ Funktionsstörungen von Blase und Darm,

3. *psychische Störungen*

□ Entschlußlosigkeit,
□ depressive Verstimmungen.

Typisch für den Parkinson-Kranken ist der Gang in kleinen Schritten, die vornübergebeugte Haltung, die fehlende Mitbewegung der Arme und die mimische Starre. Alle Bewegungen werden verzögert gestartet und können nur schwer abgebremst werden. Der Tremor verstärkt sich bei willkürlicher Muskelanspannung.

Die *motorischen Störungen beim Parkinson-Syndrom* werden z. T. verständlich, wenn man die *Funktion der dopaminergen Fasern* der Substantia nigra berücksichtigt. Diese Fasern wirken normalerweise schwach erregend auf diejenigen Neurone im Striatum, die über GABAerge Synapsen einen hemmenden Einfluß auf das Pallidum ausüben. Die dopaminergen Fasern hemmen aber auch über *cholinerge Zwischenneurone* andere Neurone im Striatum, die mittels des Transmitters Substanz P erregend auf das Pallidum einwirken. In beiden Fällen resultiert also ein hemmender Effekt auf das Pallidum. Der *Ausfall der dopaminergen Kontrolle* beim Parkinson-Syndrom hat daher eine verminderte Hemmung *(Disinhibition)* des Pallidums zur Folge. Dadurch verstärkt sich der hemmende Einfluß des (disinhibierten) Pallidums auf die motorischen Thalamuskerne und die motorischen Kerne im Mittelhirn. Insgesamt gesehen, kommt es zu einer *Störung des Bewegungsprogramms* (s. S. 444f.).

Der für die Pathogenese des Parkinson-Syndroms bedeutsamste Faktor ist der *Mangel an Dopamin*. Aufgrund pharmakologischer Studien kann man – stark vereinfachend – die motorischen Veränderungen beim Parkinson-Syndrom als Ausdruck eines *gestörten Gleichgewichts zwischen den beiden Transmittern Dopamin und Acetylcholin*, der Überträgersubstanz von Zwischenneuronen im Striatum (s. o.), auffassen (s. Abb. 16–37). Therapeutische Effekte lassen sich nämlich sowohl durch Hemmung der cholinergen Neurotransmission mit *zentral wirksamen Anticholinergika* als auch durch die *Erhöhung der Dopaminkonzentration* im Gehirn erzielen. Dopamin selbst kann allerdings nicht direkt therapeutisch eingesetzt werden, weil es die Blut-Hirn-Schranke nicht durchdringt. Daher verabreicht man die Dopamin-Vorstufe *L-Dopa (Levodopa)*, die die Blut-Hirn-Schranke passiert und in den Neuronen zu Dopamin decarboxyliert wird. Allerdings findet eine solche Umwandlung von L-Dopa in Dopamin bereits

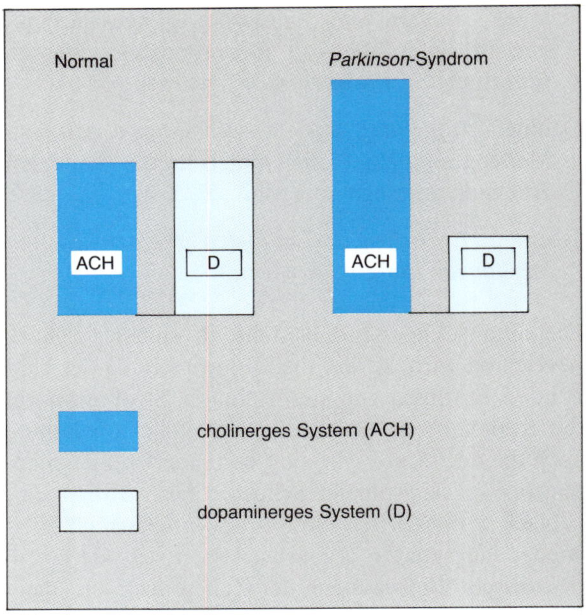

Abb. 16–37. Aktivität des cholinergen und dopaminergen Systems beim Gesunden und beim Parkinson-Kranken

zu 90% in der Körperperipherie statt, so daß nur 10% für den Übertritt ins Gehirn zur Verfügung stehen. Um die Decarboxylierung außerhalb des Zentralnervensystems zu verhindern und dadurch die Dosis von L-Dopa und dessen Nebenwirkungen zu vermindern, kombiniert man es meist mit *Decarboxylase-Blockern*, die nicht in das Gehirn eindringen können. Außer L-Dopa werden auch *dopaminerge Agonisten* eingesetzt, die entweder *indirekt* die zentrale Dopamin-Konzentration erhöhen (z. B. durch vermehrte Freisetzung) oder *direkt* die Dopamin-Rezeptoren stimulieren.

Die beiden genannten Substanzgruppen, Anticholinergika und L-Dopa bzw. Dopamin-Agonisten, vermindern die Parkinson-Symptome in differenzierter Weise. Mit *Anticholinergika* lassen sich vorwiegend die *Plus-Symptome* (Rigor, Tremor) günstig beeinflussen, während mit Substanzen, die das *dopaminerge System* aktivieren, hauptsächlich die *Minus-Symptome* (Hypokinese, Akinese) und in geringerem Maße die *Plus-Symptome* gebessert werden können. Daraus folgt, daß die Plus-Symptome vorrangig auf Überwiegen des cholinergen Transmitters und die Minus-Symptome vor allem auf den Mangel an Dopamin zurückzuführen sind. Die daraus abgeleitete Vorstellung, welche die komplexen Prozesse bei der Informationsverarbeitung in den Basalganglien stark vereinfacht wiedergibt, ist in Abb. 16–38 schematisch dargestellt.

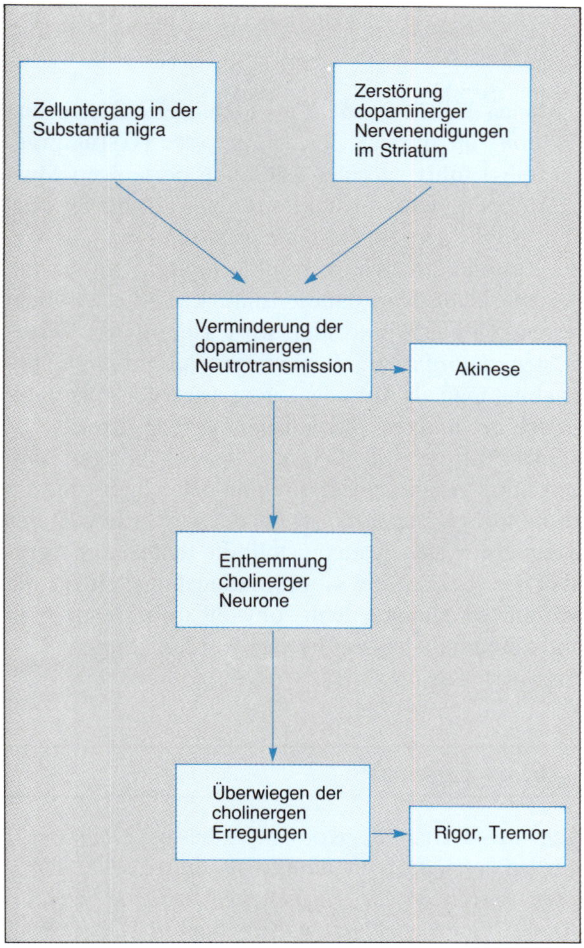

Abb. 16–38. Pathogenese des *Parkinson-Syndroms* in schematischer Darstellung.

Weitere Erkrankungen der Basalganglien. Die **Chorea Huntington**, die in der Regel zwischen dem 30. und 50. Lebensjahr auftritt, ist eine autosomal dominant vererbte Krankheit. Kennzeichnend für dieses Leiden sind unwillkürliche Zuckungen der gesamten quergestreiften Muskulatur *(Hyperkinese)*, einschließlich der Zungen-, Schluck- und Sprechmuskeln, sowie athetotische Bewegungsabläufe.

Pathogenetisch handelt es sich dabei um eine *Degeneration von Zellen im Striatum*, die über hemmende *GABAerge Synapsen* auf das Pallidum und auf den Nucleus niger einwirken. Außerdem gehen die *cholinergen Zwischenneurone* im Striatum (s. S. 444f.) zugrunde. Wegen des fehlenden hemmenden Einflusses auf den Nucleus niger kommt es hier zu einer verstärkten Aktivität der *dopaminergen Zellen*. In diesem Fall besteht also wahrscheinlich ein *funktionelles Übergewicht des dopaminergen Systems über das cholinerge und das GABAerge System.* Gestützt wird diese Hypothese dadurch, daß die Gabe von Dopamin-Antagonisten die Störungen vermindert.

Die **Chorea minor**, die im Kindes- und Jugendalter auftritt, ist meist eine besondere Manifestationsform des auf einer Autoimmunreaktion beruhenden *rheumatischen Fiebers* (s. S. 415ff.). Von den entzündlichen Veränderungen im Bereich des Gehirns sind vor allem die *Basalganglien* betroffen. Die Symptome *(Hyperkinese* mit unwillkürlichen Muskelzukkungen und *Muskelhypotonus)* können sich nach einiger Zeit weitestgehend oder vollständig zurückbilden.

Der **Hemiballismus** (s. S. 448) wird meist durch eine *Durchblutungsstörung im Bereich des Nucleus subthalamicus* der Gegenseite verursacht. Da dieser Kern über *GABAerge Neurone* auf das Pallidum einwirkt, nimmt man an, daß diese Form der Hyperkinese auf einer *Enthemmung des Pallidums* beruht.

Folgen von Kleinhirnläsionen. Der funktionellen Gliederung des Kleinhirns entsprechend (s. S. 446), lassen sich auch die Läsionsfolgen in drei Gruppen von Kleinhirnsymptomen unterteilen:

1. **Läsionen des Vestibulocerebellum** und des Wurms führen zu *Gleichgewichtsstörungen*, die längeres Stehen und Sitzen selbst bei visueller Kontrolle, d. h. bei offenen Augen, unmöglich machen. Die Patienten leiden häufig an Schwindel, Übelkeit und Erbrechen. Außerdem sind die Augenfolgebewegungen gestört; bei Fixaktion der Umgebung treten Pendelbewegungen der Augen *(Spontannystagmus*, s. S. 513) auf.

2. **Läsionen des Spinocerebellum** sind durch eine *unzureichende Kontrolle der Halte- und Stützmotorik* gekennzeichnet. Beim Gehen kommt es zu Gleichgewichtsstörungen, die vor allem in der Dunkelheit, aber auch bei visueller Kontrolle auftreten. Die typischen Symptome, torkelnder Gang (*Ataxie*, s. S. 448) und verwaschene Sprache, können ebenso durch eine akute *Intoxikation mit Äthylalkohol* hervorgerufen werden.

3. **Läsionen der lateralen Kleinhirnhemisphären** führen zu *Koordinationsstörungen* beim Bewegungsablauf. Die Patienten haben außerdem Schwierigkeiten, Willkürbewegungen zu starten und rasch abzubremsen, und sind insbesondere durch einen *Intentionstremor* (s. S. 448) sowie durch eine *Dysmetrie* (s. S. 448) stark behindert. Die Koordinationsstörungen kommen auch in einer *Adiadochokinese* (s. S. 448) und in einer *Dysarthrie* (s. S. 448) zum Ausdruck.

Kapsuläre Hemiplegie. Eine relativ häufige Ursache für motorische Störungen ist eine *massive Blutung* oder ein *Verschluß atherosklerotisch veränderter Gefäße* im Bereich der *Capsula interna.* Eine solche plötzlich auftretende Unterbrechung der zerebralen Sauerstoffversorgung, die vielfach zu lebensbedrohlichen Ausfallserscheinungen führt, wird als **Apoplexie** (apoplektischer Insult, Schlaganfall, Hirnschlag) bezeichnet. Bei einem apoplektischen Insult im Versorgungsgebiet der *A. cerebri media* (s. S. 434) sind die absteigenden motorischen Bahnen, die in der inneren Kapsel dicht zusammengedrängt verlaufen, besonders stark betroffen. Die Folge ist zunächst eine *schlaffe Lähmung* der Muskulatur auf der *kontralateralen Körperseite.* Diese schlaffe Halbseitenlähmung (Hemiplegie) kann auf den Ausfall der (kreuzenden) Pyramidenbahn zurückgeführt werden. Nach diesem ersten Stadium kann später – ebenfalls auf der *kontralateralen Seite* – eine *spastische Lähmung* auftreten (s. S. 447). Die Ursache hierfür ist die *Unterbrechung von hemmenden extrapyramidalen Bahnen,* die in der Capsula interna in enger Nachbarschaft zur Pyramidenbahn verlaufen, oder ein Überschießen spinaler Reflexe. Insgesamt resultiert dann das Krankheitsbild der *spastischen Hemiplegie.* Nach einiger Zeit kann eine *Restitution der Zielmotorik* eintreten, wobei allerdings häufig an die Stelle der Feinmotorik grobe Massenbewegungen treten.

Angeborene und frühkindlich erworbene Hirnschäden. Solche Schäden, die das motorische System betreffen, haben Lähmungen und/oder Bewegungsstörungen zur Folge. Als Ursachen hierfür kommen in Betracht:

- *Embryopathien* (s. S. 48f.), *genetische Störungen* (z. B. Phenylketonurie),
- *Versorgungsstörungen des Gehirns* während einer erschwerten Geburt (Asphyxie, s. S. 237),
- *Infektionen* oder *Ernährungsstörungen* im Säuglingsalter.

Nach Maßgabe der Lokalisation und des Umfangs der Hirnschädigung resultieren unterschiedliche motorische Störungen. Am häufigsten sind *spastische Lähmungen* der Beine und/oder Arme, die einseitig oder beidseitig auftreten können. Hierzu zählt insbesondere das *Little-Syndrom,* bei dem eine spastische Lähmung beider Beine *(Paraplegie)* besteht. Der Muskelhypertonus bewirkt wegen starker Anspannung der Adduktoren eine überkreuzte Streckstellung der Beine sowie eine Klumpfußstellung. Außerdem können *Störungen der Bewegungsabläufe* (z. B. athetotische, choreatiforme Bewegungen und Sprachstörungen) vorkommen. In anderen Fällen der zerebralen Kinderlähmung dominiert ein *Muskelhypotonus* in Verbindung mit Gangataxie und Tremor.

Läsionen der Hirnrinde. Eine lokalisierte Zerstörung *(Läsion)* im Bereich des *Motorcortex* (Gyrus praecentralis) führt zu einer **Lähmung** derjenigen Muskelgruppen, deren Projektionsfelder geschädigt wurden. Sind dagegen *kortikale Assoziationsfelder* von der Läsion betroffen, so resultiert daraus ein Ausfall der speziellen Koordinationsfähigkeit, die von dem jeweiligen Feld kontrolliert wird. Ein solches *Unvermögen, koordinierte Bewegungen auszuführen,* bezeichnet man als **Apraxie.** Eine Läsion der *Pars triangularis der unteren Frontalwindung* (sog. Brocasches Sprachzentrum, s. S. 433) oder der zugehörigen Bahnen führt beispielsweise zu einer Sprechapraxie, die als **motorische Aphasie** bezeichnet wird. Ein weiteres Beispiel für eine Apraxie stellt die **motorische Agraphie** dar, bei der die Koordinationsfähigkeit für die Schreibbewegungen fehlt, obwohl im übrigen Arm und Hand unbehindert bewegt werden können.

16.3.4 Epilepsien

Allgemeine Grundlagen. Unter diesem *Oberbegriff* werden *verschiedene anfallartig auftretende, chronisch rezidivierende Krankheiten zusammengefaßt,* die auf einer *gesteigerten Erregbarkeit* (Übererregbarkeit) *zentraler Neurone* und damit einer *Erniedrigung der Krampfschwelle* im kortikalen und subkortikalen motorischen System beruhen und mit *abnormen motorischen Reaktionen* (tonischen, tonisch-klonischen Krämpfen, Zuckungen, Stereotypien) und/oder Bewußtseinsstörungen bzw. Bewußtseinsverlust sowie teilweise auch verstärkten vegetativen Reaktionen einhergehen.

Die Übererregbarkeit eines Neurons, die durch eine abnorme Instabilität des Membranpotentials mit Neigung zu Spontanentladungen charakterisiert ist, kann zahlreiche Ursachen haben: Beeinträchtigung der Na^+/K^+-Pumpe infolge Energiemangels (z. B. durch Hypoglykämie, Hypoxie, Enzyminhibition), Erniedrigung des Membranpotentials durch Elektrolytstörungen, Permeabilitätsänderungen der Ionenkanäle, Depolarisation der Zellmembran durch Erhöhung der Konzentration an exzitatorischen oder Erniedrigung der Konzentration an inhibitorischen Neurotransmittern.

Eine *Gruppe von übererregbaren* („epileptischen") *Neuronen* bildet einen *Fokus* („Schrittmacher", funktionelle epileptische Einheit). Das Besondere eines solchen Fokus ist, daß die beteiligten Neurone unter bestimmten Bedingungen (z. B. bei Erhöhung des pH-Wertes) sich *gleichzeitig* (synchron) *entladen. Eine solche Synchronisation ist die Voraussetzung für einen epileptischen Anfall.* Dieser wird klinisch manifest, wenn die (hypersynchrone) Aktivität sich auf andere Teile des Nervensystems ausbreitet, d. h., wenn die Erregung andere Hirnregionen erfaßt. Die Art des Krampfes und damit das Krankheitsbild (s. u.) hängen dabei naturgemäß auch von der Lokalisation des Fokus ab. Liegt dieser beispielsweise in der Formatio reticularis, so ist infolge einer *beidseitigen Aktivierung* auf- und absteigender Bahnen der *Anfall primär generalisiert.* Bei einem Herd in der Hirnrinde sind dagegen – zumindest zunächst – nur Neurone *einer Hemisphäre* betroffen, damit bleiben die Anfälle auf eine Körperhälfte begrenzt. Allerdings kann über eine starke Erregung der Formatio reticularis eine *sekundäre Generalisierung* eintreten.

Eine Einteilung der Epilepsieformen kann unter verschiedenen Gesichtspunkten, z. B. nach der Anfallsform oder dem Elektroenzephalogramm-Befund, erfolgen. Abb. 16–39 enthält eine Zusammenstellung nach klinischen Gesichtspunkten.

Als *Ursachen für Epilepsien* kommen frühkindliche Hirnschäden (insbesondere Geburtstraumen), Hirnverletzungen, Hirntumoren, Enzephalitiden, Intoxikationen u. a. in Frage. Die Epilepsia maior ist zu einem kleineren Prozentsatz auch erblich bedingt.

Große Anfälle (Grand mal, Epilepsia maior). Beim großen Anfall werden *mehrere Phasen* unterschieden. Er beginnt häufig mit *Prodromalerscheinungen* verschiedener Dauer, zu denen Kopfschmerzen, Unwohlsein, Schwäche, Unruhe, Verstimmungen oder (selten) eine Steigerung der körperlichen Leistungsfähigkeit gehören. Unmittelbar vor dem Beginn des eigentlichen Anfalls tritt *fakultativ* die sog. *Aura* auf (optische und akustische Halluzinationen sowie fokal-motorische oder sensible Erscheinungen wie Zucken, Kribbeln usw.) Auf die Aura, die den Beginn einer epileptischen Entladung anzeigt, folgt die *tonische Krampfphase* mit dem allerdings nicht obligaten *Initialschrei.* Der Patient ist nunmehr bereits bewußtlos, er stürzt und kann sich dabei u. U. schwer verletzen. Zu diesem Zeitpunkt besteht auch die Gefahr schmerzhafter Zungenbißverletzungen. Sekunden bis Minuten danach geht der Anfall in die *klonische Phase* mit generalisierten Zuckungen über. Durch Mitbeteiligung der Zungenmuskulatur entsteht Schaum vor dem Mund, es kommt zu Urin- und seltener auch zu Stuhlabgang. Danach folgt ein tie-

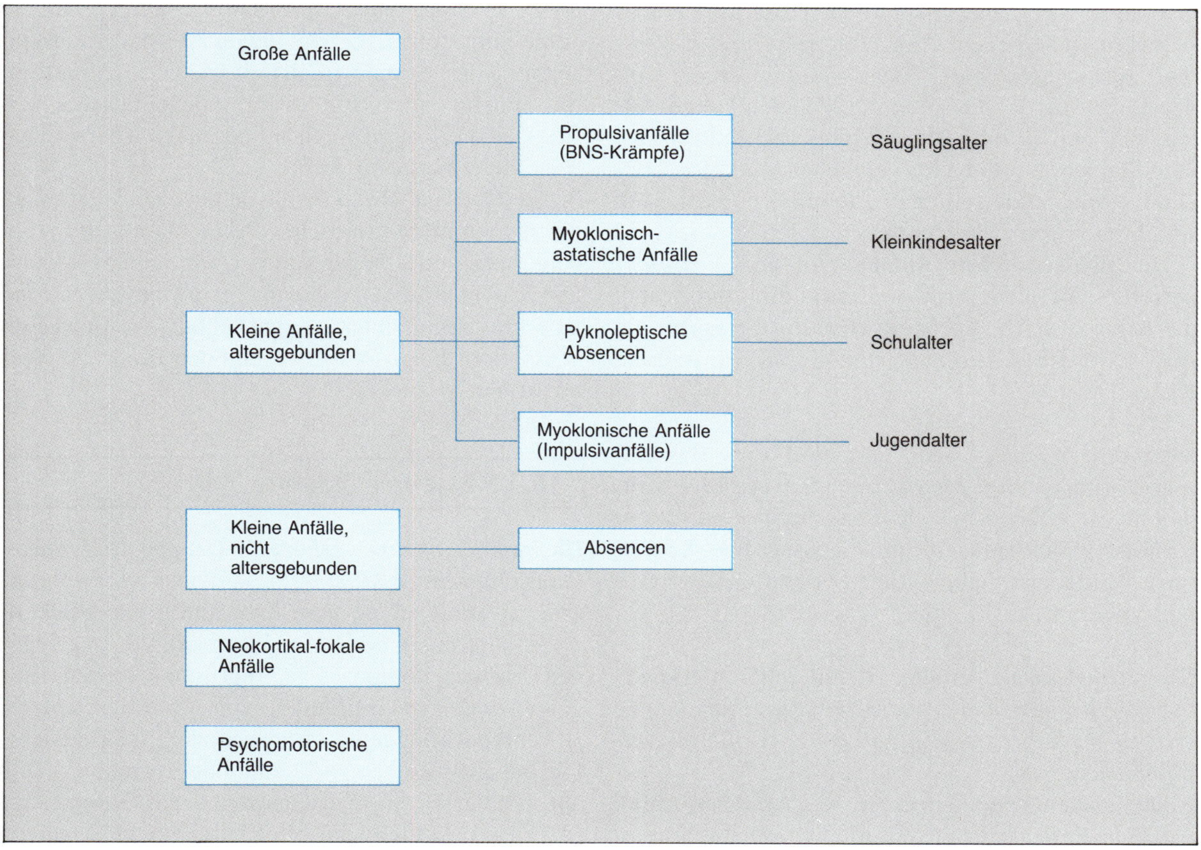

Abb. 16–39. Klassifikation der Epilepsieformen, modifiziert nach Matthes

fer, kurzer oder längerer *Terminalschlaf* mit tiefer Atmung, Blässe und Miosis (s. S. 523), aus dem der Patient nur langsam und stark benommen erwacht und über Kopfschmerzen und Muskelkater-artige Beschwerden klagt.

Altersgebundene kleine Anfälle. Das Besondere an dieser Gruppe von Anfällen (altersgebundenen Petits maux) ist *neben den typischen Erscheinungsbildern* die *Abhängigkeit ihres Auftretens von bestimmten Stadien der Hirnentwicklung* (s. Abb. 16–39).

Die **Propulsivanfälle** *(Propulsiv-Petit-mal, Blitz-Nick-Salaam- = BNS-Krämpfe)* äußern sich in abrupten („blitzartigen") Zuckungen mit raschen, seltener langsamen Bewegungen des Rumpfes nach vorn und Überkreuzen der Arme (Salaam-Bewegung).

Die **myoklonisch-astatischen Anfälle** sind durch einen anfallsartigen Tonusverlust der Haltemuskulatur des Körpers, der zu einer Störung der Haltungskontrolle führt, gekennzeichnet.

Bei den **pyknoleptischen Absencen** *(Absence-Petit-mal)* findet man eine plötzlich beginnende und ebenso unvermittelt endende Bewußtseinsunterbrechung von durchschnittlich 5–10 Sekunden, wobei zusätzlich motorische oder vegetative Begleiterscheinungen, z. B. Rückwärtsbewegung des Kopfes und Aufwärtsdrehen der Augäpfel *(Retropulsiv-Petit-mal)*, auftreten können. Nicht selten lassen die Kinder Gegenstände, die sie in den Händen halten, fallen, und setzen nach Beendigung des Anfalls ihre Handlungen, als ob nichts geschehen wäre, fort. Bei einer Aneinanderreihung zahlreicher Absencen spricht man von *Pyknolepsie.*

Die **myoklonischen Anfälle** *(Impulsiv-Petit-mal)* betreffen vor allem Arme und Schultergürtel, wobei die Arme ruckartig hochgeworfen und die Finger gespreizt werden. Übergänge zum Grand mal sind die Regel.

Absencen. Absencen sind – in reiner Form – Bewußtseinsstörungen *ohne motorische oder vegetative Symptome.* Sie können in jedem Lebensalter auftreten. Es handelt sich entweder um eigenständige Anfallsformen oder um rudimentäre Formen anderer Anfallstypen.

Neokortikal-fokale Anfälle. Hierzu gehören *Anfallsformen, bei denen die pathologischen Entladungen von einem begrenzten Areal einer Großhirnhemisphäre ausgehen.*

Die bekannteste Form ist der **Jackson-Anfall** *(Jackson-Epilepsie)* mit motorischen oder sensomotorischen, sich ausbreitenden Halbseitenanfällen, die manchmal auf andere Gebiete übergreifen und in einem generalisierten Anfall enden können.

Bei den **Adversivkrämpfen** findet man Dreh-, Hebe- und Kreisbewegungen, die meist vom Entstehungsort weggerichtet sind. Der Anfall kann auf Augen und Kopf oder auch auf Rumpf und Extremitäten beschränkt sein.

Psychomotorische Anfälle (Dämmerattacken). Die psychomotorischen Anfälle gehören zu den *häufigsten Epilepsieformen* (ca. 25% aller Epilepsien). Bei etwa zwei Drittel der Patienten werden sie durch eine Aura eingeleitet. Die *Anfallssymptome* sind außerordentlich *vielfältig.* Häufig beobachtet man *Automatismen,* z. B. Leck-, Schluck-, Kau- und Schmatzbewegungen oder stereotype Bewegungen der Arme bzw. Beine. Auch sprachliche Automatismen kommen vor. An *vegetativen Symptomen* sind vermehrter Speichelfluß, Schweißausbrüche, Pulsbeschleunigung und Blutdruckanstieg zu nennen. Das besondere Kennzeichen ist die *Konstanz in der Folge der Einzelsymptome.*

Status epilepticus. Ein Status epilepticus liegt vor, wenn sich die *Anfälle in so schneller Folge* häufen, daß eine *Restitution zwischenzeitlich nicht möglich ist.* Beim *Grand-mal-Status* (Status epilepticus im engeren Sinn) folgen die Anfälle im Abstand von weniger als einer Stunde (meist alle 5 bis 15 Minuten). Mit zunehmender Anfallszahl und Statusdauer vertieft sich das Koma. Auch bei optimaler Therapie beträgt die Letalität ca. 10%.

Ein *Petit-mal-Status* tritt vor allem bei Patienten mit myoklonisch-astatischen Anfällen auf, der stunden-, tage- oder sogar wochenlang anhalten kann. Die Kinder scheinen dabei in einem Dämmerzustand zu sein, die Gesichtszüge sind schlaff, die Bewegungen unkoordiniert, sie erwecken den Eindruck einer abnormen Müdigkeit.

16.3.5 Multiple Sklerose

Die multiple Sklerose gehört zur Gruppe der Entmarkungskrankheiten (demyelinisierenden Erkrankungen). In zahlreichen, über das Gehirn und Rückenmark verstreuten perivenösen (um die Venen gelegenen) Herden kommt es zu einer manschettenförmigen *Lymphozyteninfiltration,* zum *Markscheidenzerfall* und nachfolgender *Gliawucherung* („Sklerose"). Die bei allen Rassen vorkommende Erkrankung tritt am häufigsten in Nordamerika und Europa auf (0,1–1‰), Frauen sind öfter betroffen als Männer. Das Manifestationsalter liegt meist zwischen dem 20.

und 40. Lebensjahr. Die Krankheit verläuft *chronisch* und *schubweise*. Ihre Ätiologie ist unklar. Man diskutiert

- *Virusinfekte,* die im Kindesalter gutartig verliefen, später aber, nach langer Latenz, die Krankheit auslösen („slow-virus"-Infektionen),
- *Autoimmunreaktionen* (s. S. 121), evtl. als Folge der genannten Virusinfektionen,
- *Störungen in der Zellmembranstruktur* durch eine Diät, die zu wenig ungesättigte Fettsäuren enthält.

Die *Symptomatik* ist – der Zahl und der Lokalisation der Herde entsprechend – vielgestaltig. Man findet

- (schon im Frühstadium) *Hirnnervensymptome* (Sehschwäche, Gesichtsfeldausfall, evtl. Erblindung durch Herde im N. opticus, Doppeltsehen durch Augenmuskelparesen),
- *Kleinhirnsymptome* (Intentionstremor, skandierende Sprache und zerebellare Ataxie),
- *Pyramidenbahnsymptome* (spastische Paresen der Beine, pathologische Reflexe),
- *Hinterstrangsymptome* (Parästhesien, Sensibilitätsausfälle, Störungen der Tiefensensibilität),
- *vegetative Symptome* (Blasenentleerungsstörungen, Obstipation) sowie
- *psychische Störungen* (Gedächtnisstörungen, Urteilsschwäche, subjektives Wohlbefinden trotz objektiv schlechten Zustandes u. a.).

Typisch ist die Flüchtigkeit (Rückbildungsfähigkeit) vieler Symptome und der *Wechsel von Verschlechterung und Besserung*.

Nervensystem 16

16.4 Funktionen des sensorischen Systems

16.4.1 Afferente Nerven und aufsteigende Bahnen im Rückenmark

Innervationsgebiete. *Das sensorische System dient der Aufnahme, Weiterleitung und Verarbeitung von Informationen,* die den Organismus in Form physikalischer oder chemischer Reize erreichen. Reizempfänger sind die (physiologischen) **Rezeptoren** (s. S. 73 ff.) in der Haut, den Muskeln und Gelenken, den inneren Organen sowie den höheren Sinnesorganen. Die Reizinformationen werden in eine *Folge von Nervenimpulsen* umgesetzt (kodiert) und auf dem Nervenweg zum Zentralnervensystem geleitet.

Die afferenten Nervenfasern von den Hautrezeptoren bilden, zu Bündeln zusammengefaßt, die *Hautnerven.* Wird bei einer Verletzung ein Hautnerv durchtrennt, dann können Hautreize (Druck, Schmerz, Temperatur) in einem scharf umgrenzten Hautareal nicht mehr wahrgenommen werden (s. Abb. 16–40). Die *scharfe Begrenzung* ist durch die geringe Überlappung der Innervationsgebiete (Versorgungsgebiete) benachbarter Nerven bedingt.

Weniger deutlich ist die Abgrenzung der Versorgungsgebiete für die **Spinalnerven** (s. S. 421). Dies liegt daran, daß die Nervenfasern auf der Strecke zwischen der Peripherie und dem Rückenmark *umgebündelt* werden (s. Abb. 16–40). Jeder Spinalnerv enthält also Fasern, die mehrere benachbarte Hautareale versorgen, und umgekehrt laufen Fasern aus mehreren Spinalnerven in einem Hautnerven zusam-

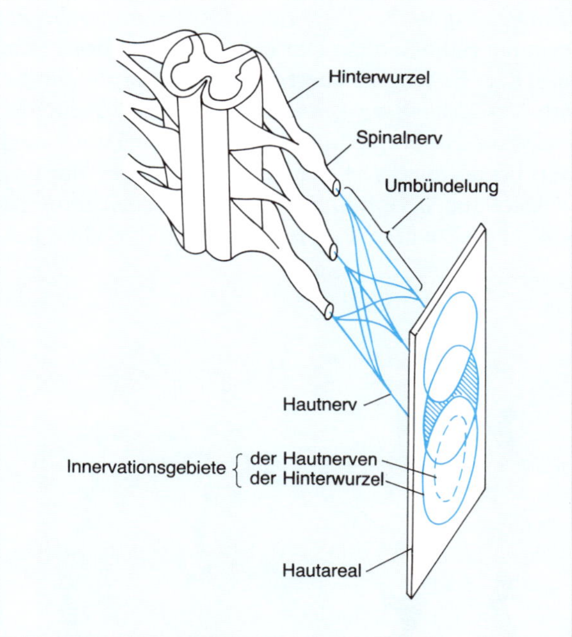

Abb. 16–40. Innervationsgebiete von Hautnerven (gestrichelter kleiner Kreis) und Spinalnerven (große Kreise) in schematischer Darstellung. Infolge Umbündelung überlappen sich die Versorgungsgebiete der Spinalnerven, so daß es z. B. bei Läsion der mittleren Hinterwurzel nur zu geringfügigen sensiblen Ausfällen (im schraffierten Gebiet) kommt

men. Bei Läsion einer Hinterwurzel oder eines Spinalnerven kommt es daher nicht zu scharf begrenzten sensiblen Ausfällen, sondern eher zu einer *Verdünnung des Informationsflusses* aus dem zugehörigen Hautareal.

Das Innervationsgebiet eines Spinalnerven in der Haut wird als **Dermatom** bezeichnet. Die Dermatome sind auf der Körperoberfläche in der gleichen Reihenfolge angeordnet wie die entsprechenden Rückenmarkssegmente. Wie Abb. 16–41 zeigt, läßt sich der spezielle *Verlauf der Dermatomgrenzen* beim Menschen entwicklungsgeschichtlich aus der Anordnung der Dermatome beim Vierfüßler verstehen. Die eingezeichneten Geraden grenzen die Hautareale ab, die vom N. trigeminus (V), von den Wurzeln des Halsmarks (H), des Brustmarks (B), des Lendenmarks (L) und des Kreuzmarks (K) sensorisch versorgt werden.

Aufsteigende Bahnen im Rückenmark. Die über afferente Bahnen geleiteten Impulse treten durch die *hinteren Wurzeln* in das Rückenmark ein. Sie werden hier einerseits auf die motorischen Efferenzen umgeschaltet (s. Reflexe, S. 435ff.), andererseits über lange aufsteigende Bahnen zum Gehirn geleitet. Im *Hinterstrang* (s. S. 423f.) ziehen Kollateralen der afferenten Bahnen ohne Umschaltung zum Hirnstamm (s. Abb. 16–42). Sie übertragen vorwiegend Impulse von den *Mechanorezeptoren* der Haut, Muskeln und Gelenken, wobei sie Informationen über Druck- und Berührungsreize von der Haut sowie über die Gelenkstellungen vermitteln. Im *Vorderseitenstrang* (s. S. 423f.) verlaufen Fasern, die nach der Umschaltung im Rückenmark auf die andere Seite kreuzen und zum Thalamus ziehen *(Tractus spinothalamicus)*. Diese übertragen vorwiegend Impulse von den *Schmerz-* und *Temperaturrezeptoren*. Die *Kleinhirnbahnen (Tractus spinocerebellares anterior* und *posterior)*, deren Fasern nur z. T. im Rückenmark kreuzen, leiten Informationen von Mechanorezeptoren der Haut, Muskeln und Gelenke zum Cerebellum.

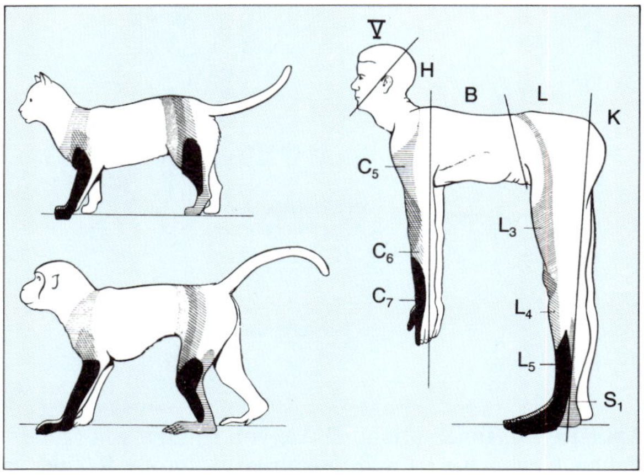

Abb. 16–41. Vierfüßlerschema zur übersichtlichen Darstellung der Dermatomgrenzen beim Menschen. Die Abbildung zeigt die Anordnung einiger Dermatome bei Hauskatze, Rhesusaffe und Mensch. Die eingezeichneten Geraden grenzen die Hautareale ab, die vom N. trigeminus (V), von den Wurzeln des Halsmarks (H), Brustmarks (B), Lendenmarks (L), Kreuzmarks (K) und Sakralmarks (S) sensorisch versorgt werden

16.4.2 Zentrales sensorisches System

Projektionsbahnen. Die Bahnen des Hinterstranges werden in der *Medulla oblongata* umgeschaltet (s. Abb. 16–31), kreuzen auf die andere Seite und ziehen zusammen mit dem Tractus spinothalamicus durch die mediale Schleife *(Lemniscus medialis)*. In den (lateral gelegenen) *spezifischen Kernen* des **Thalamus** erfolgt die letzte Umschaltung des aufsteigenden Bahnsystems. Die Bezeichnung „spezifisch" soll darauf hindeuten, daß diese Kerngebiete bestimmten Sinnesorganen, in diesem Fall den Rezeptoren der *Somatosensorik (Körpersensibilität)*, zugeordnet sind. In anderen spezifischen Thalamuskernen werden die *Sehbahn* bzw. die *Hörbahn* umgeschaltet. In allen diesen Kerngebieten besteht eine örtliche Zuordnung zu bestimmten Rezeptorfeldern in der Peripherie, also eine *somatotopische Gliederung*. Daher bezeichnet man sie auch als die *Projektionskerne des Thalamus*. Nach der Umschaltung werden die Informationen von den Haut-, Muskel- und Gelenkrezeptoren zum *Gyrus postcentralis* (s. u.) geleitet. Insgesamt besteht somit das Bahnsystem für die somatosensorischen Impulse von den Rezeptoren bis zur Hirnrinde aus *3 bis 4 hintereinandergeschalteten Neuronen*.

Sensorische Rindenfelder. Die spezifischen Bahnen für die *Somatosensorik* enden im **Gyrus postcentralis** und in den benachbarten Rindengebieten. Diese Region, die manchmal auch als *Körperfühlsphäre* bezeichnet wird, ist ähnlich wie die motorische Hirnrinde in *Projektionsfelder* gegliedert. Auch hier entspricht die somatotopische Gliederung einem *auf dem Kopf stehenden Körperschema* (s. Abb. 16–43). Die *Größe der Projektionsfelder* richtet sich dabei nach der *Feinheit des sensiblen Auflösungsvermögens* in der Peripherie. Zunge, Lippen, Finger und Zehen besitzen die größten Felder in der zentralen Repräsentation.

Die Bahnen von den sog. *höheren Sinnesorganen* enden in Projektionsfeldern, die von der Körperfühlsphäre getrennt sind. So werden die Impulse der

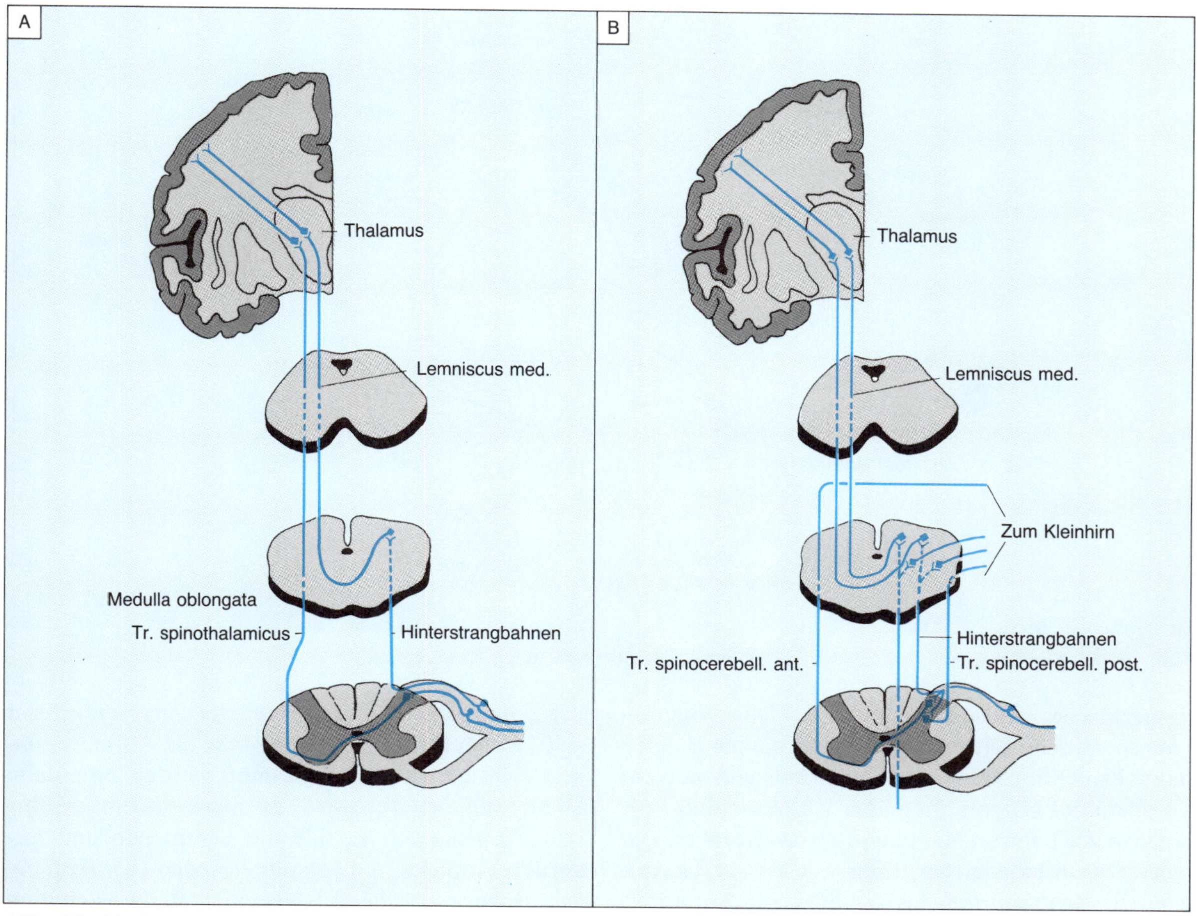

Abb. 16–42. Sensorische Projektionsbahnen in schematischer Darstellung, nach Caspers. Erregungen von der Haut werden vorwiegend von den Bahnen in *A*, solche von Muskeln und Gelenken überwiegend von den Bahnen in *B* geleitet.

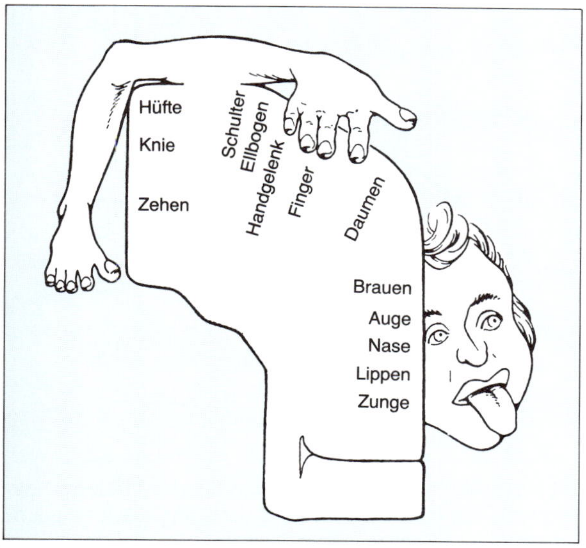

Abb.16–43. Sensorische Projektionsfelder auf dem Gyrus postcentralis, nach Langlay und Charaskin. Die Größe der eingezeichneten Körperregionen entspricht der jeweiligen Ausdehnung der zentralen sensorischen Repräsentation

Sehbahn in die Region um die *Fissura calcarina (Area striata)* des Okzipitallappens und diejenigen der **Höhrbahn** in die *Heschlsche Querwindung des Temporallappens* geleitet (s. Abb. 16–44). Weitere Projektionsfelder existieren für die Impulse von den *Geschmacks-* und *Geruchsrezeptoren.*

Der *Informationsverarbeitung* dienen die **sensorischen Assoziationsfelder.** Sie sind sowohl mit den zugehörigen Projektionsfeldern als auch mit bestimmten Kernen des Thalamus verbunden. Beispiele für solche Felder, denen eine wichtige Funktion bei der *bewußten Wahrnehmung* von Sinneseindrücken zukommt, sind:

☐ das *akustische Assoziationsfeld,* das für das Sprachverständnis von Bedeutung ist *(Wernickesches Zentrum),*

☐ das *optische Assoziationsfeld* in der Umgebung der primären Sehrinde, das dem optischen Erkennungsvermögen dient, und

☐ das *„Lesezentrum“,* d. h. das für das Schriftverständnis zuständige Feld *(Gyrus angularis).*

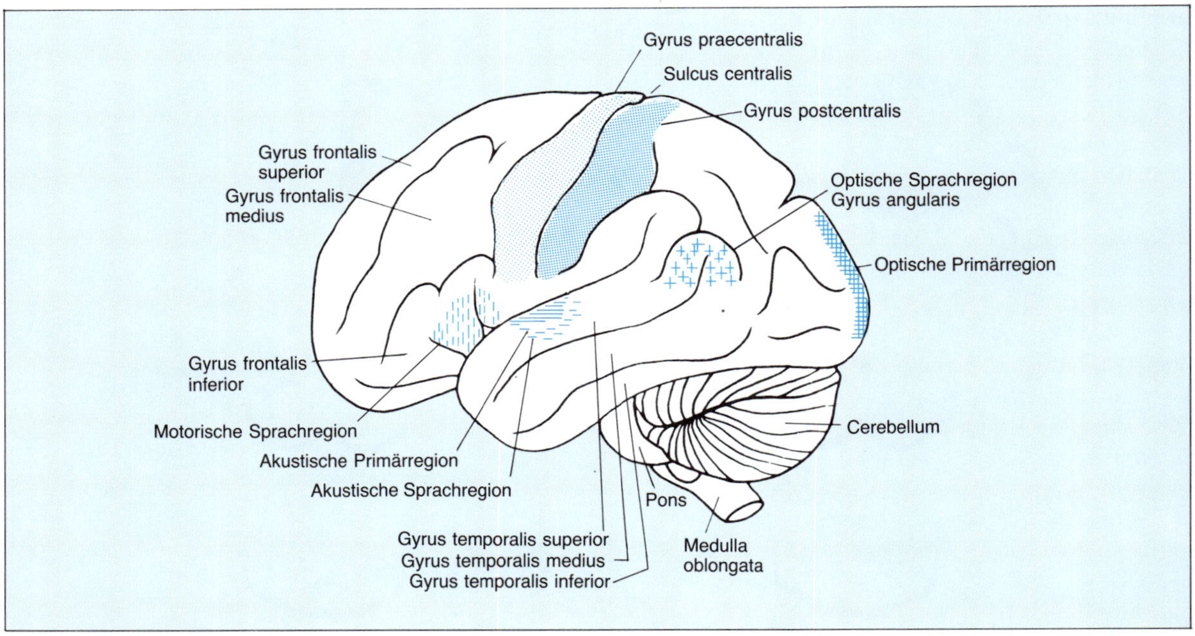

Abb. 16–44. Sensorische Rindenfelder in der linken Hemisphäre, nach Kretschmann

Unspezifisches sensorisches System. Das beschriebene spezifische sensorische System, dessen Bahnen in den Projektionsfeldern der Hirnrinde enden, dient vor allem der Orientierung über Zustände und Vorgänge in der Umwelt und innerhalb des Körpers. *Daneben hat ein zweites, unspezifisches System die Aufgabe, die Großhirnrinde insgesamt zu aktivieren.*

Impulse aus allen aufsteigenden spezifischen Sinnesbahnen werden zu diesem Zweck über Kollateralen der *Formatio reticularis* zugeleitet (s. Abb. 16–45). Die integrierten Erregungen gelangen dann in einem *aufsteigenden unspezifischen Sinneskanal* zu *medialen Thalamuskernen* und werden schließlich diffus auf die gesamte Hirnrinde verteilt. Dieser unspezifische Erregungsfluß ist für die *Aufrechterhaltung des Bewußtseins* und die *Bewußtseinshelligkeit* von entscheidender Bedeutung. Seine Unterbrechung, die beispielsweise durch eine *Narkose* bewirkt werden kann, führt zur Bewußtlosigkeit. Beim schlafenden Tier kann man durch Reizung bestimmter Strukturen im unspezifischen System eine *Weckreaktion* hervorrufen. Ebenso muß man sich die Wirkung von Licht-, Schall-, Kälte- und Berührungsreizen vorstellen, die den schlafenden Menschen zum Aufwachen veranlassen. Aus diesem Grund wird das unspezifische sensorische System auch als **aufsteigendes retikuläres Aktivierungssystem (ARAS)** bezeichnet.

Darüber hinaus hat das unspezifische System noch eine wichtige Aufgabe im Wachzustand zu erfüllen. Es befähigt den Menschen, seine *Aufmerksamkeit* auf bestimmte äußere Erscheinungen zu richten, d. h., es findet eine *Selektion des Erregungsflusses* statt, wobei Informationen, auf die die Aufmerksamkeit nicht gerichtet ist, gedämpft werden. Wie diese Dämpfung bewirkt wird, ist noch unklar. Wahrscheinlich handelt es sich um hemmende und fördernde Einflüsse, die von *absteigenden (kortikofugalen) Bahnen* auf die aufsteigenden Bahnsysteme im Bereich des Thalamus und der Formatio reticularis ausgeübt werden.

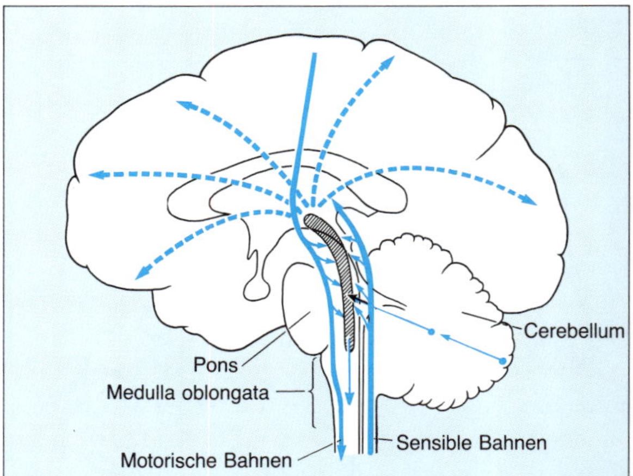

Abb. 16–45. Aufsteigendes retikuläres Aktivierungssystem (ARAS) in schematischer Darstellung, nach Magoun. Sensorische Impulse werden zur Formatio reticularis (schraffiert) geleitet und führen zu einem diffusen Impulsstrom zur Großhirnrinde (gestrichelte Pfeile). Erregungen aus dem motorischen System beeinflussen das ARAS fördernd oder hemmend

Empfindungen und Wahrnehmungen, Affekte und Emotionen. Die psychischen Korrelate der Informationen, die laufend der Hirnrinde zugeleitet werden, sind die *Sinnesempfindungen.* Für das *bewußte Erkennen (Wahrnehmung)* von Sinneseindrücken ist zusätzlich eine Informationsverarbeitung in den *Assoziationssystemen* unter Mitwirkung des *aufsteigenden retikulären Aktivierungssystems* notwendig.

Die Sinnesempfindungen sind einerseits *objektbezogen* und werden andererseits *subjektiv bewertet.* Die erstgenannte Komponente der Sinnesempfindung dient dem Erkennen der *Reizeigenarten* und der *Reizlokalisation,* während die zweite Komponente die *affektive Einstellung* hierzu bestimmt und *Emotionen* auslöst. Man schreibt heute der Informationsverarbeitung im *limbischen System* (s. S. 431f.) eine führende Rolle beim Zustandekommen der affektiven Reaktionen und Erlebnisse zu. Mitbestimmend sind dabei allerdings individuelle, erzieherische und soziologische Faktoren. *Offenbar prägen Erfahrung und Gedächtnis auch das Ausmaß der Affekte und Emotionen.*

Im Gegensatz zu den schnelleitenden, aufsteigenden sensorischen Bahnen leiten die Bahnen, die für die affektive Bewertung zuständig sind, Erregungen nur *langsam* und *über eine Vielzahl von Umschaltstellen.* Dies könnte die Ursache dafür sein, daß *Psychopharmaka* gerade diese Erlebniskomponente beeinflussen, während die objektbezogenen Wahrnehmungen nur wenig berührt werden.

Zentrale Störungen der Sensorik. Die *Zerstörung der primären Projektionsgebiete* in der Hirnrinde hat in der Regel einen *Verlust der zugeordneten sensorischen Funktionen* zur Folge. Beispielsweise führt eine Verletzung der Area striata im Okzipitallappen zur Erblindung *(Rindenblindheit)* oder eine Verletzung der Heschlschen Querwindungen im Temporallappen zur Ertaubung *(Rindentaubheit).*

Wenn dagegen ein *Assoziationsfeld* von der Läsion betroffen ist, so bleiben die entsprechenden Empfindungen erhalten. Es tritt jedoch ein *Verlust des Erkennungsvermögens* ein, der als **Agnosie** bezeichnet wird. Die Bedeutung der Sinneseindrücke kann in diesem Fall von den Patienten nicht mehr erfaßt werden. Beispiele für derartige Agnosien sind:

- *Verlust des visuellen Erkennungsvermögens (Seelenblindheit)* bei Läsion des optischen Assoziationsfeldes in der Umgebung der Area striata, wobei visuelle Eindrücke zwar wahrgenommen, aber nicht erkannt werden,
- *Verlust des Sprachverständnisses (Seelentaubheit)* bei Läsion des akustischen Assoziationsfeldes (Wernickeschen Zentrums), der auch einen Verlust des Sprechvermögens *(sensorische Aphasie)* zur Folge hat, obwohl die Innervation der Sprechmuskulatur intakt ist,
- *Verlust des taktilen* (durch den Tastsinn vermittelten) *Erkennungsvermögens (Stereoagnosie).*

Da die Assoziationsfelder vielfach miteinander verbunden sind, kommen bei größeren Verletzungen der Hirnrinde auch *kombinierte Agnosien* vor. In solchen Fällen treten in der Regel zusätzlich allgemeine *Denkstörungen* auf.

Nervensystem 16

16.5 Schmerz

Schmerz ist ein unangenehmes Sinnes- und Gefühlserlebnis, das in der Regel durch eine Gewebeschädigung ausgelöst wird. Die biologische Bedeutung des Schmerzes liegt darin, den Organismus über schädigende Einflüsse *(Noxen)* zu informieren und ihn vor Dauerschäden zu bewahren. Die Auslösung, Weiterleitung und zentrale Verarbeitung von Schmerzimpulsen wird daher auch als **Nozizeption** bezeichnet. Schmerz kann allerdings auch auftreten, wenn Körpergewebe lediglich stark gereizt werden, ohne daß dabei Gewebeschäden entstehen.

Von alters her hat der Schmerz als elementares Erlebnis des Menschen die besondere Aufmerksamkeit von Ärzten und Naturwissenschaftlern erregt. Wegen der Mannigfaltigkeit seiner Erscheinungen sowie der engen Verflechtung zwischen Empfindung und affektiven, vegetativen und motorischen Reaktionen ist es bisher allerdings noch nicht gelungen, das Schmerzgeschehen in allen seinen Aspekten vollständig aufzuklären.

16.5.1 Charakteristika des Schmerzes

Schmerzqualitäten. Der Schmerz läßt sich nach seinem jeweiligen Entstehungsort in den *somatischen* und den *viszeralen Schmerz* einteilen (s. Abb. 16–46).

Von **somatischem Schmerz** spricht man dann, wenn die Schmerzempfindung von der Haut, den

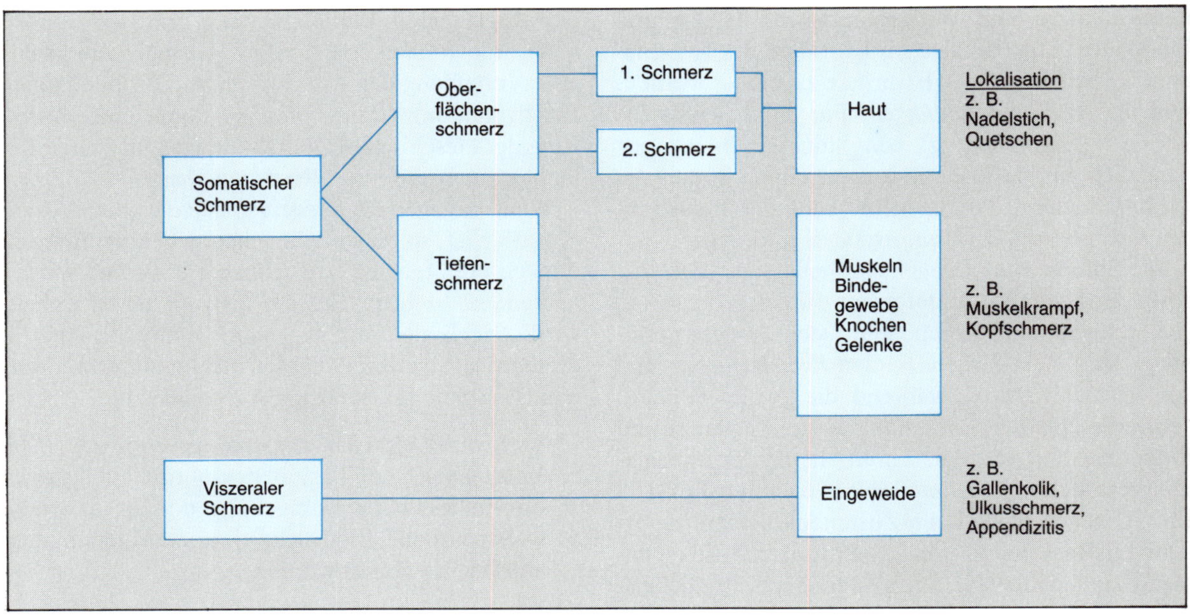

Abb. 16–46. Einteilung der Schmerzqualitäten

Muskeln, den Gelenken, den Knochen oder dem Bindegewebe ausgeht. Ist der Reiz in der Haut lokalisiert, so bezeichnet man die dadurch ausgelöste Empfindung als *Oberflächenschmerz*. Der von Muskeln, Gelenken, Knochen und Bindegeweben kommende Schmerz wird dagegen als *Tiefenschmerz* charakterisiert.

Der **Oberflächenschmerz,** der z. B. nach einem Einstich mit einer Nadel in die Haut entsteht, hat einen hellen Charakter, ist gut lokalisierbar und klingt nach Aufhören des Reizes schnell ab. Die Bedeutung des *ersten Schmerzes* liegt vor allem darin, daß er gewöhnlich eine reflektorische Fluchtreaktion einleitet, wie etwa das Wegziehen des Beines beim Tritt auf einen spitzen Gegenstand, und damit den Organismus vor weiterem Schaden bewahrt. Diesem ersten Schmerz folgt oft, insbesondere bei hohen Reizintensitäten, nach kurzer Pause ein *zweiter Schmerz* von dumpfem oder brennendem Charakter, der schwer zu lokalisieren ist und langsam abklingt.

Das bekannteste Beispiel des **Tiefenschmerzes** ist der Kopfschmerz, der in seinen vielfältigen Manifestationen wohl die häufigste menschliche Schmerzform darstellt. Der Tiefenschmerz wird ebenfalls als dumpf empfunden, ist schwer lokalisierbar und neigt dazu, in die Umgebung auszustrahlen. Zweiter Schmerz und Tiefenschmerz sind vielfach von affektiven und vegetativen Reaktionen begleitet (s. u.).

Der **viszerale Schmerz** oder *Eingeweideschmerz* ähnelt in seinem dumpfen Charakter und in den begleitenden vegetativen Reaktionen dem Tiefenschmerz. Er tritt u. a. bei Dehnung der Bauchorgane, bei Spasmen ihrer glatten Muskulatur, bei Mangeldurchblutung und entzündlichen Erkrankungen auf.

Neben dem Entstehungsort ist auch die *Dauer des Schmerzes* ein wichtiges Kriterium für die Beurteilung des Schmerzes. Der **akute Schmerz** hat eine begrenzte Dauer und klingt nach Beseitigung der auslösenden Schädigung schnell ab. Er ist in der Regel gut lokalisierbar und in seinem Ausmaß von der Reizintensität abhängig. Diese Schmerzform hat eine eindeutige Warnfunktion.

Der **chronische Schmerz** tritt entweder in der Form des *Dauerschmerzes* (z. B. Rückenschmerzen, Tumorschmerzen) oder des *ständig wiederkehrenden Schmerzes* (z. B. Migränekopfschmerzen, Herzschmerzen bei Angina pectoris) auf. Im allgemeinen wird ein Schmerz erst dann als chronisch angesehen, wenn die Beschwerden länger als ein halbes Jahr bestehen. Chronische Schmerzen können im Laufe der Zeit gegenüber der zugrundeliegenden Störung ganz in den Vordergrund treten und damit ein *eigenständiges Krankheitssyndrom* bilden.

In manchen Fällen läßt sich für den chronischen Schmerz keine somatische Ursache nachweisen. Unter Umständen finden sich dann jedoch Hinweise darauf, daß es sich um einen **psychogenen Schmerz** handelt. Beispielsweise klagen Patienten, die ihre psychischen Konflikte nicht auf andere Weise verarbeiten können, gelegentlich über heftigste Schmerzen. Die psychische Störung findet also in einer somatischen Erscheinung, dem Schmerz, ihren Ausdruck. Deshalb spricht man in solchen Fällen von einer *Konversionsneurose.*

Schmerzstärke. Im Gegensatz zu anderen Sinnesempfindungen läßt sich der Schmerz schwer quantifizieren, weil die subjektive Komponente das Ergebnis erheblich beeinflußt.

Bei der *subjektiven Algesimetrie* (Schmerzmessung) werden dem Probanden thermische, elektrische, mechanische oder chemische Reize unterschiedlicher Intensität appliziert. Die Fixpunkte der Schmerzskala bilden dabei die *Schmerzschwelle,* d. h. diejenige Reizintensität, die eben zu einer Schmerzempfindung führt, und die *Schmerztoleranzschwelle,* d.h. die höchste Reizintensität, die einen gerade noch erträglichen Schmerz erzeugt. Die zwischen diesen Fixpunkten liegenden Schmerzstärken muß der Proband dann subjektiv einstufen, wobei die Schmerzstufen gewöhnlich in der Einheit *dol* angegeben werden.

Bei der *objektiven Algesimetrie* dienen u. a. motorische und vegetative Reaktionen als Maß für die Schmerzstärke. Beispielsweise kann die *Messung des Pupillendurchmessers* einen Hinweis auf den Grad der Sympathikusaktivierung geben, der seinerseits von der Schmerzintensität abhängt. Eine andere Möglichkeit zur objektiven Schmerzmessung bietet die Registrierung der durch den Schmerzreiz ausgelösten Hirnrindenpotentiale, die als *evozierte Potentiale* bezeichnet werden.

In der *klinischen Schmerzmessung* werden Schätzmethoden angewandt, wobei die Patienten z. B. anhand von Fragebögen das Ausmaß ihres Schmerzes subjektiv charakterisieren müssen *(McGill-Pain-Questionnaire)*. Bei einem anderen Verfahren werden die Patienten aufgefordert, die Stärke ihres Schmerzes mit der eines zweiten experimentell gesetzten Reizes zu vergleichen *(Tourniquet-Schmerzquotient)*.

Schmerzadaptation. Von erheblicher biologischer und klinischer Bedeutung ist die Frage, ob die Schmerzempfindung bei längerer Reizeinwirkung nachläßt (adaptiert, s. S. 496f.). Die tägliche Erfahrung (langdauernde, unverminderte Intensität von Kopf- und Zahnschmerzen) weist bereits auf das *Fehlen einer Schmerzadaptation* hin. Dies läßt sich auch im Experiment nachweisen. Abb. 16–47 zeigt eine Anordnung, mit der die Schmerzschwelle über eine längere Zeit bestimmt werden kann. Der Proband wird aufgefordert, die Strahlungsintensität ei-

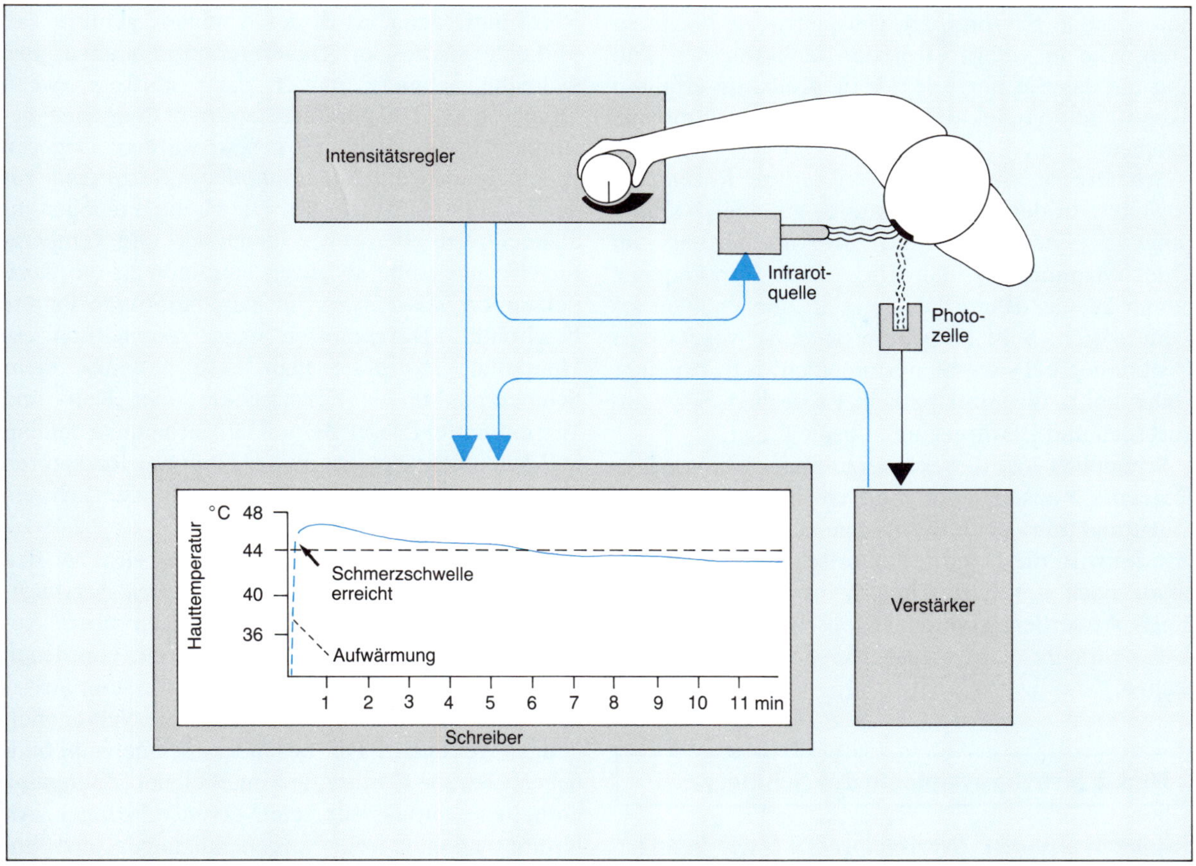

Abb. 16–47. Meßanordnung zur fortlaufenden Registrierung der Schmerzschwelle. Der Proband stellt die Intensität einer Infrarot-Strahlungsquelle so ein, daß der Hitzereiz im bestrahlten (geschwärzten) Hautfeld gerade die Schmerzschwelle erreicht. Im Laufe der Zeit kommt es zu einer leichten Sensibilisierung des nozizeptiven Systems

ner die Stirn erwärmenden Infrarotquelle selbst so zu regeln, daß die Schmerzschwelle gerade erreicht ist. Der Verlauf der Hauttemperatur ist dann ein Maß für die zeitliche Veränderung der Schmerzschwelle. Wie das Ergebnis zeigt, ändert sich die Schwelle für die Schmerzempfindung kaum. Der leichte Abfall der Schwellenkurve zu niedrigeren Temperaturen weist eher auf das Gegenteil einer Adaptation, d. h. auf eine geringfügige Sensibilisierung des gereizten Hautareals, hin. Das Experiment bestätigt also die allgemeine Erfahrung, daß die *Schmerzempfindung nicht adaptiert.*

Schmerzreaktionen. Die Schmerzempfindung informiert den Betroffenen in erster Linie über den Ort, die Dauer und die Intensität des Reizes. Daneben hat der Schmerz jedoch auch eine *affektive (emotionale) Komponente,* deren Ausprägung individuell und situationsbedingt stark variiert. Ein bestimmter Schmerz, der bei einem Menschen sehr unangenehme Gefühle hervorruft („es tut sehr weh"), berührt einen anderen kaum. Die affektiven Reaktionen auf den Schmerz hängen aber auch von der jeweiligen Lebenssituation sowie von erzieherischen und sozialen Faktoren ab. Beispielsweise reagieren Tiere, die in völliger Isolation aufgewachsen sind und nie das Schmerzerlebnis im Kollektiv erfahren haben, rein reflektorisch und ohne emotionale Zeichen.

Schmerz ist vielfach von *vegetativen Reaktionen* begleitet. In der Regel kommt es zu einer Aktivierung des Sympathikus und zur Ausschüttung von Catecholaminen (s. S. 474). Die Herzfrequenz nimmt zu, der Blutdruck steigt an, die Pupillen erweitern sich. Sehr ausgeprägt sind die vegetativen Reaktionen bei viszeralen Schmerzen, z. B. bei einer Gallenkolik, die von Übelkeit, Erbrechen, Schweißausbruch und Blutdruckabfall begleitet ist.

Schließlich löst der Schmerzreiz auch *motorische Reaktionen* aus. Hierzu zählt die bereits erwähnte Fluchtreaktion: Beim Berühren eines heißen Gegenstandes wird die Hand reflektorisch zurückgezogen, bevor noch der Hitzeschmerz ins Bewußtsein gelangt. Außerdem können Tiefenschmerz und viszeraler Schmerz u. U. Muskelverspannungen verursachen.

16.5.2 Neurophysiologie des Schmerzes

Schmerzrezeptoren (Nozizeptoren). Nach heutiger Kenntnis wird der Schmerzreiz von streng spezifischen (physiologischen) Rezeptoren, sog. *Nozizeptoren,* registriert. Die Vielfalt der schmerzhaften

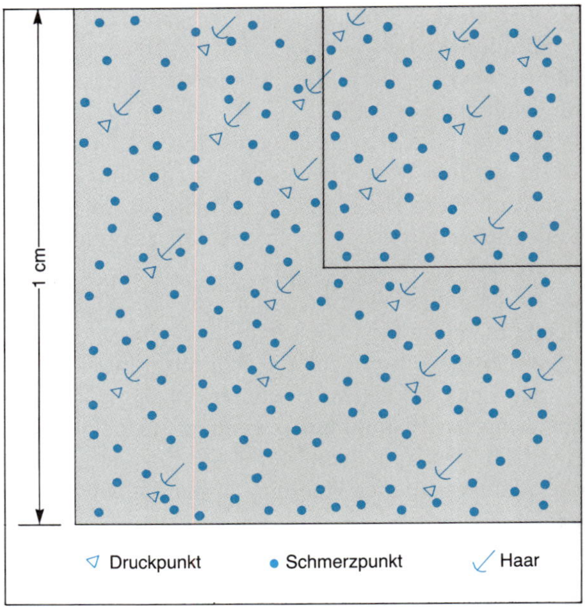

Abb. 16–48. Verteilung der Schmerz- und Druckpunkte auf einem Hautareal (Beugeseite des Unterarms), nach Strughold

Reize hatte zunächst zu der Annahme geführt, daß es keine speziellen Schmerzrezeptoren gäbe, daß vielmehr Schmerz immer dann auftrete, wenn Druck- oder Temperaturrezeptoren über eine bestimmte Intensität hinaus gereizt würden. Dagegen spricht jedoch die *Lokalisation der Reizpunkte* auf der Haut (s. Abb. 16–48). Die Haut ist nämlich für Schmerzreize ebenso wie für Druck- und Temperaturreize nicht überall gleich empfindlich; die Reizperzeption ist vielmehr auf ganz bestimmte Punkte beschränkt. Durchmustert man systematisch ein Hautareal, so findet man etwa neunmal mehr Schmerzpunkte als Druckpunkte oder Kalt- und Warmpunkte. Dieser Befund läßt sich nur so deuten, daß Schmerzrezeptoren in der Haut mit Rezeptoren für die anderen Sinnesqualitäten nicht identisch sein können.

Histologisch-anatomisch handelt es sich bei den Nozizeptoren wohl ausschließlich um *freie Nervenendigungen.* Zahlreiche Befunde stützen diese Annahme. So wurden in Hautgeschwüren, von denen nur Schmerz und keine andere Empfindung ausgelöst werden konnte, ausschließlich freie Nervenendigungen gefunden. Die besonders schmerzempfindlichen Gewebe Cornea, Trommelfell und Zahnpulpa enthalten ebenfalls nur freie Nervenendigungen. Allerdings können freie Nervenendigungen auch andere Sinnesreize, z. B. mechanische und thermische Reize, perzipieren. Die funktionelle Spezifität ist wahrscheinlich an Differenzierungen im molekularen Bereich gebunden, die der licht- und elektronenoptischen Beobachtung nicht zugänglich sind.

Die Nozizeptoren in der Haut des Menschen sind überwiegend *polymodal,* d. h. sie können sowohl durch mechanische Reize (z. B. Nadelstich, Quetschen) als auch durch thermische (Hitze, Kälte) und chemische Reize (z. B. Säureapplikation) erregt werden. Dies gilt wahrscheinlich auch für die Nozizeptoren in der Skeletmuskulatur, einschließlich der Sehnen, und im Gelenkgewebe. Über die Nozizeptoren, die den Eingeweideschmerz vermitteln, ist bisher sehr wenig bekannt.

Erregungsauslösung in Nozizeptoren. Der adäquate Reiz für eine Schmerzauslösung ist eine Gewebeschädigung oder eine Störung des Gewebestoffwechsels (s. Abb. 16–49). Dabei werden bestimmte körpereigene Substanzen aus den geschädigten Zellen freigesetzt, die zu einer Erregung der Schmerzrezeptoren führen. Hierfür kommen infrage: ein *Anstieg der H^+-Ionenkonzentration* (pH < 6), eine *Erhöhung der extrazellulären K^+-Konzentration (> 20 mmol/l), Acetylcholin, Serotonin, Histamin* und einige Peptide, wie z. B. *Bradykinin.*

Eine besondere Bedeutung bei der Schmerzauslösung kommt dem *Prostaglandin E_2* zu. Diese Mediatorsubstanz ist selbst nicht in der Lage, die Nozizeptoren zu erregen; sie sensibilisiert jedoch die Rezeptoren gegenüber algetischen Einwirkungen. Ist die Bildung von Prostaglandin E_2 gehemmt, wie dies bei Applikation von Glucocorticoiden oder sog. peripheren Analgetika, z. B. Acetylsalicylsäure, geschieht, so vermindert sich die Rezeptorenempfindlichkeit gegenüber Serotonin, Histamin und Bradykinin und damit auch die Schmerzempfindung.

In den gereizten Nozizeptoren entsteht – wie in anderen Rezeptoren – zunächst ein *Rezeptorpotential*

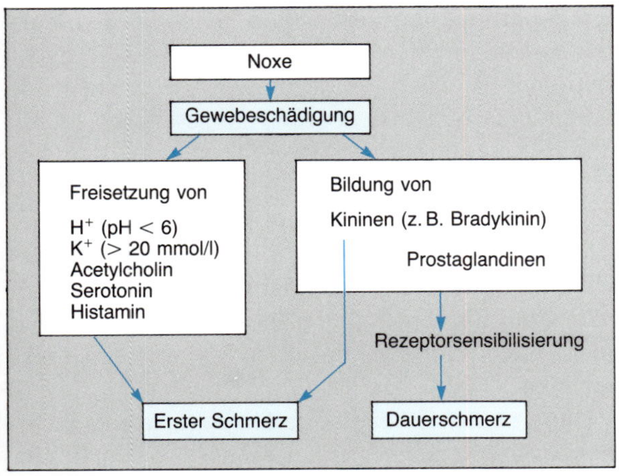

Abb. 16–49. Mediatoren, die nach Gewebeschädigung einen Schmerzreiz auslösen können.

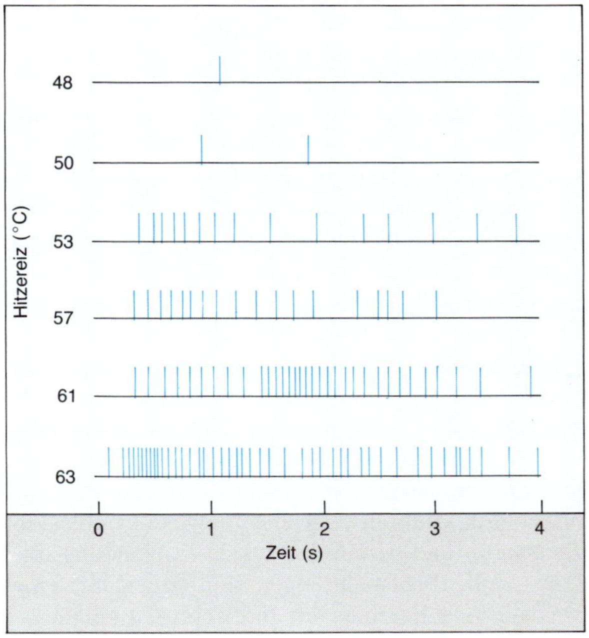

Abb. 16–50. Antwortverhalten eines Schmerzrezeptors. Mit ansteigender Intensität des einwirkenden Hitzereizes nimmt die Frequenz der ausgelösten Aktionspotentiale zu

(s. S. 73f.). Dieses wird dann in eine *Folge von Aktionspotentialen* transformiert, deren Frequenz von der Reizstärke abhängt. Abb. 16–50 zeigt als Beispiel hierfür die Ableitung der Aktionspotentiale, die von einem Nozizeptor durch gewebsirritierende Hitzereize ausgelöst wurden. Man erkennt, daß bei einer Temperatur von 48 °C die Erregungsauslösung beginnt und die Frequenz der Impulsfolge mit ansteigender Temperatur zunimmt.

Schmerzafferenzen. Die von den Nozizeptoren der Haut ausgehenden Nervenimpulse werden über *Aδ* – und *C-Fasern* (s. S. 66) zum Rückenmark geleitet. Dabei scheinen die schnellerleitenden *Aδ*-Fasern den *1. Schmerz* und die langsamleitenden *C-Fasern* den *2. Schmerz* zu vermitteln. Hierfür spricht auch, daß bei Einwirkung eines Lokalanästhetikums (z. B. Procain), das primär die C-Fasern blockiert (s. S. 66), zuerst der dumpfe 2. Schmerz und danach erst der helle 1. Schmerz unterdrückt wird. Die Nozizeptoren in der Skeletmuskulatur und in den Gelenken werden ebenfalls von Aδ- und C-Fasern versorgt. Die Leitung von Schmerzimpulsen, die von den Eingeweiden ausgehen, erfolgt vorwiegend über marklose C-Fasern.

Diese afferenten Fasern, die durch die hintere Wurzel in das Rückenmark eintreten, enden im Hinterhorn (s. Abb. 16–54, S. 467). In den zugehörigen Zellkörpern , die im Spinalganglion liegen, wird ein Neuropeptid, die *Substanz P*, synthetisiert und in beide Richtungen bis zu den zentralen und peripheren Faserendigungen transportiert. An der *zentralen Endigung* dient die Substanz P als *Neurotransmitter* für die Erregungsübertragung auf das nachgeschaltete Neuron. An der *peripheren Endigung* wird die Substanz P bei Reizung ebenfalls freigesetzt und wirkt hier *durchblutungssteigernd, entzündungsfördernd* und *sensibilisierend* auf die Nozizeptoren. Dies ist mit ein Grund dafür, daß bei chronischen Schmerzen der Prozeß unabhängig vom auslösenden Reiz über längere Zeit fortbestehen kann.

Eine weitere Ursache für die Selbstunterhaltung von chronischen Schmerzen ist eine *Fehlsteuerung im sympathischen Nervensystem.* Der anfängliche Schmerz kann zu einer sympathisch bedingten *Vasokonstriktion* und damit zu einer lokalen Mangeldurchblutung führen oder auch umgekehrt eine *Vasodilatation* und damit eine lokale Entzündung fördern. Beide Fehlsteuerungen sind geeeignet, eine langdauernde Reizung der Nozizeptoren zu unterhalten. Dieser Vorgang wird als *sympathische Algodystrophie* bezeichnet.

Zentrale Leitung und Verarbeitung der Schmerzsignale. Die afferenten Schmerzimpulse werden im Rückenmark über ein Zwischenneuron auf ein weiteres Neuron übertragen, dessen Axon auf die Gegenseite des Rückenmarks kreuzt und als *Vorderseitenstrang (Tractus spinothalamicus lat.)* aufwärts zieht (s. Abb. 16–51, links). Dieser Bahn schließen sich in Höhe der Brücke die Axone an, welche die Schmerzsignale aus dem Kopfbereich *(N. trigeminus)* weiterleiten.

Die letzte Umschaltung erfolgt im lateralen Kerngebiet des *Thalamus,* von wo aus die Impulsfolgen mit den Schmerzinformationen zu den *sensorischen Projektionsfeldern der Großhirnrinde (Gyrus postcentralis,* s. S. 432f.) geleitet werden. Zusammen mit dem Thalamus ist dieser Teil der Großhirnrinde für die *bewußte Schmerzempfindung,* insbesondere für die Lokalisation und die Registrierung der Stärke von Schmerzreizen, zuständig. Das *aufsteigende retikuläre Aktivierungssystem (ARAS),* das die Aufmerksamkeit steuert (s. S. 458), beeinflußt zusätzlich die Bewertung des Schmerzerlebnisses. An den durch den Schmerz ausgelösten emotionalen Reaktionen ist das *limbische System* (s. S. 431f.) beteiligt, während die vegetativen Schmerzreaktionen über den *Hypothalamus* (s. S. 430) gesteuert werden.

Kontrolle der Nozizeption. Befunde der letzten Jahre haben deutlich gemacht, daß das nozizeptive System einer effektiven Kontrolle durch hemmende Einwirkungen unterliegt. Neben dem *aufsteigenden schmerzvermittelnden System* existiert ein *absteigendes schmerzhemmendes System,* das den Zustrom nozizeptiver Erregungen reguliert (Abb. 16–51, rechts). Da der aufsteigende Impulsstrom von dem schmerzhemmenden System – wie beim Durchgang durch ein Tor (engl. gate) – kontrolliert wird, spricht man auch von der *Gate-control-Theorie.*

Neuere tierexperimentelle Untersuchungen haben zu folgenden Ergebnissen geführt: Elektrische Reizung im Bereich des *zentralen Höhlengraus* führt zu einer Analgesie (Schmerzlosigkeit), die einer Morphindosis von 10–50 mg/kg äquivalent ist. Ähnliche Effekte erhält man durch die Reizung des *großen Raphé-Kerns (Nucleus raphé magnus).* Diese Reizorte sind identisch mit den Strukturen, in denen man auch *Opiatrezeptoren* nachgewiesen hat. Offenbar ist die durch Reizung hervorgerufene Analgesie auf die Aktivierung von Opiatrezeptoren durch körpereigene Wirkstoffe zurückzuführen.

Als physiologische Aktivatoren des schmerzhemmenden Systems konnten *Endorphine* und *Enkephaline* identifiziert werden. Bei diesen endogenen Wirkstoffen handelt es sich um Poly- bzw. Oligopeptide, die sich zumindest teilweise als Bruchstücke des Hypophysenhormons β-Lipotropin charakterisieren lassen. Die pharmakodynamische Wirkung der Endorphine und Enkephaline entspricht der der Opiate, da sie an den gleichen Rezeptoren angreifen. Aufgrund ihrer Peptideigenschaft unterscheiden sie sich jedoch von den Opiaten in der Pharmakokinetik. So sind beispielsweise die Enkephaline nur bei Injektion in die Hirnventrikel analgetisch wirksam, da sie sehr rasch durch Proteasen abgebaut werden. Als gesichert kann gelten, daß Enkephaline als *Neurotransmitter an hemmenden Synapsen* wirken.

Enkephaline konnten nicht nur in supraspinalen Strukturen, sondern auch im *Rückenmark* nachgewiesen werden. Dieser Befund spricht dafür, daß eine Kontrolle der Nozizeption bereits in den Rükkenmarkssegmenten stattfindet. Nach einer hypothetischen Vorstellung wird hier die absteigende Hemmbahn auf Interneurone umgeschaltet, deren Axone an afferenten Synapsen oder an den Ursprungszellen des Tractus spinothalamicus enden. Bei Aktivierung der Interneurone kommt es an deren synaptischen Endigungen zur *Freisetzung von Enkephalinen,* die mit Opiatrezeptoren reagieren und damit die Abgabe der Substanz P unterbinden oder die spinothalamischen Neurone direkt hemmen.

Diese neuen Erkenntnisse über das schmerzhemmende System machen es verständlich, daß in besonderen Situationen die Schmerzempfindung inhibiert werden kann. Bekannt ist die *streßbedingte Aus-*

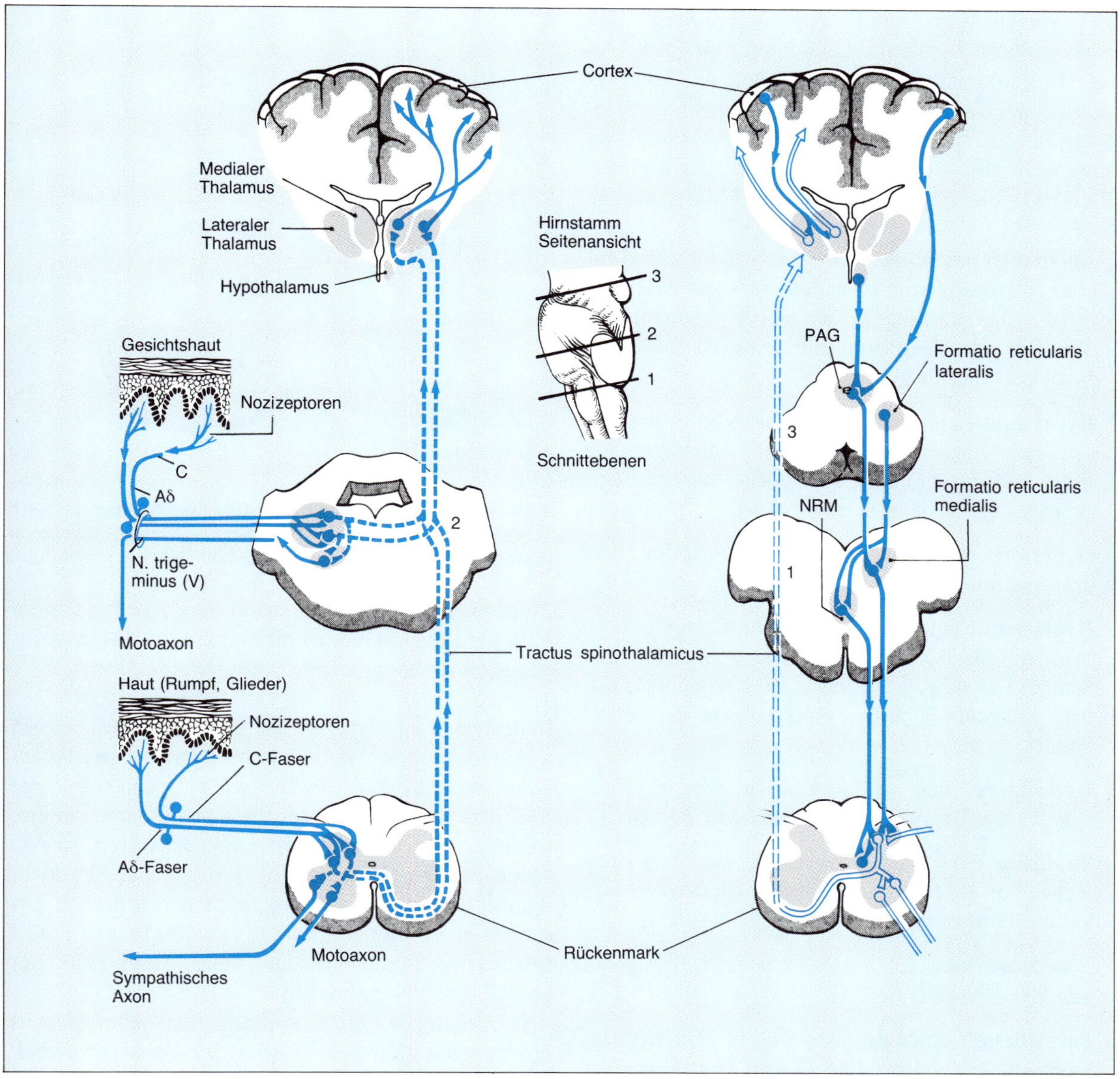

Abb. 16–51. Verlauf der aufsteigenden nozizeptiven Bahnen *(links)* und der absteigenden schmerzregulierenden Bahnen *(rechts)*, nach Schmidt. Die Lage der dargestellten Schnitte durch den Hirnstamm ist in der mittleren Einsatzfigur angegeben. PAG zentrales Höhlengrau, NRM Nucleus raphé magnus

schaltung der Schmerzempfindung, die gelegentlich nach schweren Verletzungen bei einem Unfall auftritt. Das endogene schmerzhemmende System hat offenbar die Aufgabe, in Situationen, in denen die Handlungsfähigkeit des Organismus erforderlich ist, lähmende Schmerzreaktionen zu unterdrücken. Bekannt ist weiterhin, daß der Schmerz wie keine andere Sinnesempfindung *psychischen Einwirkungen* zugänglich ist. Die Linderung von Schmerzzuständen durch *Suggestion, Hypnose* oder *Gabe von Placebos* liefert hierfür eindrucksvolle Beispiele. Möglicherweise bildet das schmerzhemmende System die neurophysiologische Basis für die Deutung solcher Einflüsse.

16.5.3 Pathophysiologie des Schmerzes

Schmerzen, die als Folge der Erregung von Nozizeptoren auftreten, sind physiologische Sinnesempfindungen, die insbesondere eine Warnfunktion erfüllen. Unter pathologischen Bedingungen können aber auch Schmerzen durch Reizung von peripheren Nerven oder zentralen Strukturen verursacht werden. Darüber hinaus treten abnorme Schmerzempfindungen bei veränderter Sensibilität der Nozizeptoren auf.

Veränderte Schmerzempfindlichkeit. Bei bestimmten Störungen und Defekten des Schmerzsystems werden Steigerungen und Abschwächungen der Schmerzempfindlichkeit beobachtet. Vielfach sind diese Empfindlichkeitsänderungen auf die *Sensibilisierung* bzw. *Desensibilisierung von Nozizeptoren* zurückzuführen. Einige in der Neurologie häufig verwendete Begriffe, die solche Zustände beschreiben, sollen nachfolgend erläutert werden. Man bezeichnet als

- ☐ **Allodynie** eine Schmerzempfindlichkeit der Haut bei Einwirkung von *normalen mechanischen oder thermischen Reizen,* die auf eine inadäquate Reaktion der Nozizeptoren auf nichtnoxische Reize zurückzuführen ist,
- ☐ **Hyperalgesie** eine *gesteigerte Schmerzempfindlichkeit* bei Einwirkung *noxischer* (schädigender) *Reize,* verursacht durch Sensibilisierung der Nozizeptoren (z. B. beim Sonnenbrand),
- ☐ **Hyperästhesie** eine *Überempfindlichkeit* der Haut in bezug auf *alle Sinnesmodalitäten,*
- ☐ **Hyperpathie** eine *veränderte Schmerzempfindlichkeit,* die dadurch charakterisiert ist, daß der Schmerz verzögert einsetzt, dann verstärkt auftritt und schließlich den Reiz längere Zeit überdauert,
- ☐ **Hypoalgesie** eine *verminderte Schmerzempfindlichkeit* bei Einwirkung von *noxischen Reizen,*
- ☐ **Analgesie** eine *Schmerzlosigkeit,* wie sie in der Regel bei Durchtrennung oder Blockade eines Hautnerven zu beobachten ist,
- ☐ **Anästhesie** eine *Unempfindlichkeit* in bezug auf *alle Sinnesmodalitäten,*
- ☐ **Parästhesie** eine *Mißempfindung* (z. B. Kribbeln, Stechen, Taubheitsgefühl in der Haut), die bei partieller Schädigung oder bei gestörter Blutversorgung sensibler Nervenbahnen auftritt („Einschlafen" der Glieder bei druckbedingter Unterbrechung der arteriellen Blutversorgung).

Projizierter Schmerz. Bei heftiger mechanischer Reizung des am Ellenbogen oberflächlich verlaufenden N. ulnaris kommt es bekanntlich zu schwer beschreibbaren Mißempfindungen (Kribbeln, Stechen u. ä.) im Versorgungsgebiet dieses Nerven. Offenbar wird die am Ellenbogen ausgelöste nervale Aktivität vom Bewußtsein in das Versorgungsgebiet projiziert, von dem die Nervenimpulse normalerweise ausgehen (s. Abb. 16–52). Dies ist ein vergleichsweise harmloses Beispiel für eine *Schmerzprojektion,* die in anderen Fällen auch klinisch von Bedeutung sein kann. Hier ist die Kompression eines Spinalnerven an der Eintrittsstelle in den Wirbelkanal beim sog.

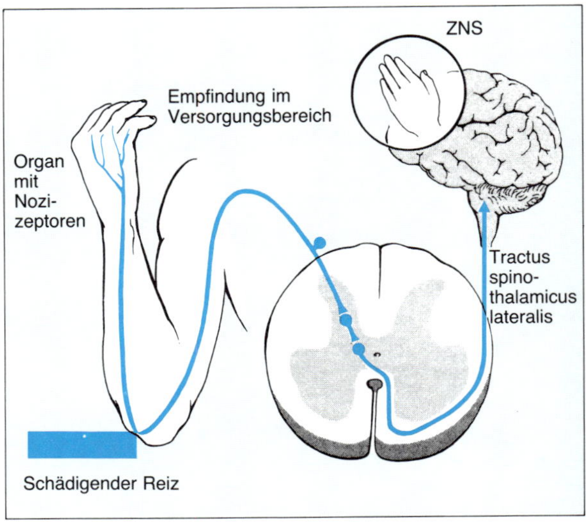

Abb. 16–52. Entstehung des projizierten Schmerzes, nach Schmidt. Bei Reizung des N. ulnaris wird die Schmerzempfindung in das Versorgungsgebiet des Nerven verlagert

Bandscheibensyndrom zu erwähnen. Auch in diesem Fall wird die Schmerzempfindung in das Versorgungsgebiet des gereizten Spinalnerven projiziert.

Neuralgie. Bei fortgesetzter Reizung eines Nerven oder einer Hinterwurzel kommt es häufig zu *phasen- oder attackenweise auftretenden Schmerzen,* die ebenfalls so empfunden werden, als ob sie in dem jeweiligen Versorgungsgebiet ausgelöst wären. In Abgrenzung zum (akuten) projizierten Schmerz spricht man in diesem Fall vom *neuralgischen Schmerz.* Ursache der Schmerzempfindung sind in beiden Fällen salvenartige Impulsbildungen in den Membranen der geschädigten Nervenfasern.

Die häufigste Quelle neuralgischer Schmerzen ist die degenerative Erkrankung der Zwischenwirbelscheiben und der Wirbelkörper *(Spondylose),* oft auch unter Einbeziehung der kleinen Wirbelgelenke *(Spondylarthrose).* Hierbei kommt es insbesondere im Alter zum Elastizitätsverlust der Bandscheiben, ihre Gallertkerne treten hervor, und es bilden sich Randwülste an den Wirbelkörpern aus. Dadurch werden die Stämme der betroffenen Spinalnerven fortgesetzt gereizt, so daß *neuralgische Schmerzen* auftreten, die von *Parästhesien,* von *muskulären Störungen* und von *Durchblutungsstörungen* begleitet sein können. Die degenerativen Veränderungen entstehen vorzugsweise an solchen Teilen der Wirbelsäule, die besonderen Belastungen ausgesetzt sind: an den unteren Halswirbeln und an den Lendenwirbeln. Dementsprechend breiten sich die neuralgischen Schmerzen beim *Zervikobrachialsyndrom* im Hals- und Armbereich, beim *Lumbalsyndrom* im Lenden- und Beinbereich *(Ischiasneuralgie)* aus.

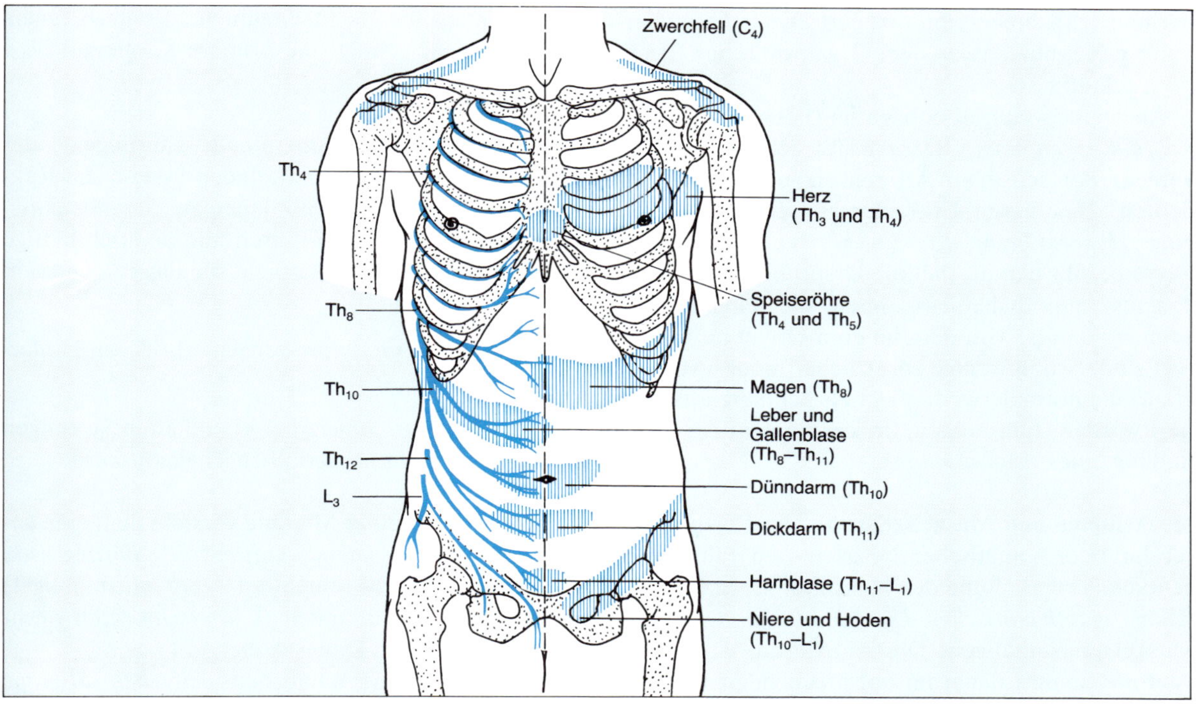

Abb. 16–53. Headsche Zonen und ihre Beziehungen zu Organen und Spinalsegmenten, nach Ewald

Kausalgie und Phantomschmerz. Bei schweren Nervenverletzungen, insbesondere bei Schußverletzungen, treten häufig quälende Schmerzen im zugehörigen Versorgungsgebiet auf. Außerdem kommt es in diesem Gebiet zu *Durchblutungs-* und *Ernährungsstörungen,* die auf eine Beteiligung des sympathischen Nervensystems hinweisen. Ein solcher Symptomenkomplex wird als *Kausalgie* bezeichnet.

Nach *Amputationen* kann gelegentlich das Narbengewebe, das die Nervenstümpfe umschließt, einen mechanischen Reiz auf die Schmerzfasern ausüben. Die dadurch ausgelöste Schmerzempfindung wird dann in das nicht mehr vorhandene Glied projiziert. Deshalb spricht man in einem solchen Fall vom *Phantomschmerz.*

Übertragener Schmerz. Reizung von Nozizeptoren der *Eingeweide* wird oft nicht oder nicht allein als Eingeweideschmerz, sondern auch als Schmerz an der Körperoberfläche empfunden. Eine solche Fehllokalisation kennzeichnet den *übertragenen Schmerz.* Die Übertragung erfolgt immer in den Abschnitt der Peripherie, der von demselben Rückenmarksegment wie das betroffene Organ versorgt wird. Abb. 16–53 zeigt einige *Dermatome,* d. h. Innervationsgebiete der Spinalnerven in der Haut, mit Hinweisen auf die zugeordneten Organe. Diese als *Headsche Zonen* schon lange bekannten Beziehungen können in bestimmten Fällen eine wertvolle diagnostische Hilfe sein. Ein typisches Beispiel für die Schmerzübertragung sind Herzschmerzen, die von der Brust und einem schmalen Streifen der Arminnenseite zu kommen scheinen.

Das Zustandekommen des übertragenen Schmerzes erläutert Abb. 16–54. Man erkennt hieraus, daß die Nervenimpulse von den Hautnerven und den Eingeweidenerven eines Rückenmarksegments nach Umschaltung zu *denselben Ursprungsneuronen des aufsteigenden Tractus spinothalamicus* gelangen (sog. Konvergenz). Erregung dieser Neurone werden als

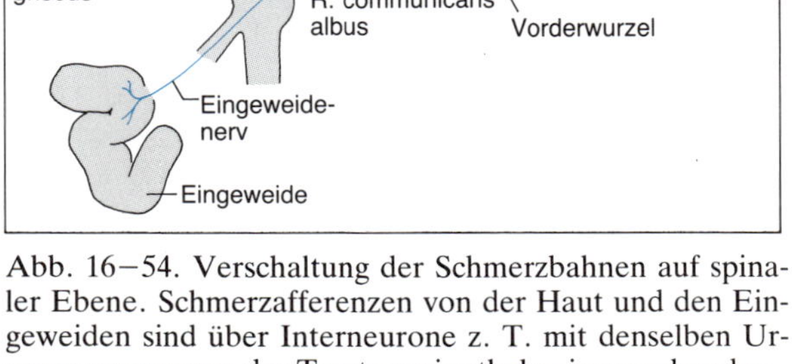

Abb. 16–54. Verschaltung der Schmerzbahnen auf spinaler Ebene. Schmerzafferenzen von der Haut und den Eingeweiden sind über Interneurone z. T. mit denselben Ursprungsneuronen des Tractus spinothalamicus verbunden

peripherer Schmerz interpretiert, weil diese Herkunft der Schmerzreize dem Organismus aus Erfahrung geläufig ist.

Auch eine weitere Beobachtung bei *schmerzhaften Erkrankungen innerer Organe* läßt sich aus der Konvergenz der sensiblen Afferenzen im Rückenmark deuten. Bei diesen Erkrankungen findet man oft eine *Hyperästhesie der zugehörigen Dermatome.* Diese beruht darauf, daß die Ursprungsneurone des Tractus spinothalamicus durch die einlaufenden Schmerzimpulse von dem inneren Organ bereits erregt sind. Schon wenige zusätzliche Impulse von der Haut, die normalerweise nicht als Schmerz interpretiert werden, führen dann im Zentrum zu der Empfindung eines Hautschmerzes.

Muskeltonus und Muskelschmerz. Die Reizung viszeraler oder somatischer Nozizeptoren führt gelegentlich zur Erhöhung des Muskeltonus, in Extremfällen zu *reflektorischen Dauerkontraktionen,* d. h. Muskelverspannungen. Die Aktivierung der Motoneurone kommt dabei im entsprechenden Rückenmarksegment und in funktionell zugehörigen Segmenten auf dem Reflexweg zustande (s. Abb. 16–55). Beispiele sind die Anspannung der Bauchmuskulatur bei Schmerzzuständen in der Bauchhöhle und die Verspannung der Hals- und Nackenmuskulatur bei Kopfschmerzen.

Der erhöhte Muskeltonus führt nun seinerseits zu *Muskelschmerzen* und zur *Überempfindlichkeit des Muskels.* Als Ursache dürfte die verminderte Muskeldurchblutung mit der daraus resultierenden Anhäufung von Metaboliten eine Rolle spielen. Diesen Circulus vitiosus *Eingeweideschmerz – Muskelspannung – Muskelschmerz* gilt es therapeutisch durch muskelentspannende Maßnahmen zu unterbrechen, wenn es nicht gelingt, die primäre Schmerzursache auszuschalten.

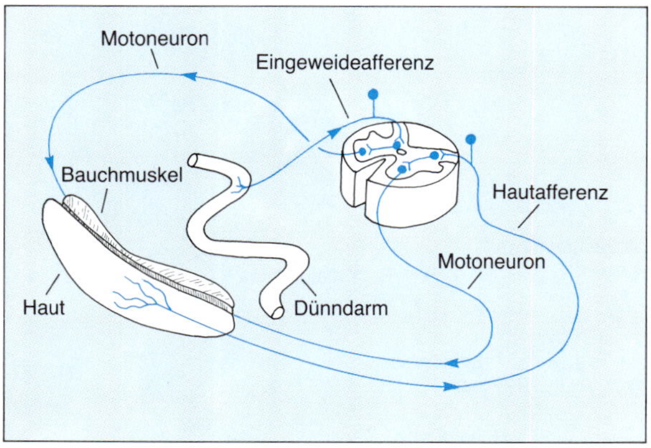

Abb. 16–55. Schema zur Erläuterung der schmerzinduzierten Muskelkontraktion. Reizung von Nozizeptoren in der Haut oder den Eingeweiden führt auf dem Reflexweg zu einer tonischen Kontraktion zugeordneter Muskelgruppen

Zentraler Schmerz. Funktionelle Störungen oder Defekte des schmerzvermittelnden Systems im Rückenmark bzw. im Gehirn können zur *Spontanaktivität* in diesen Strukturen führen und dadurch heftige Schmerzen auslösen. Beispiele für diesen sog. *zentralen Schmerz* sind

- ☐ die *Anaesthesia dolorosa* nach Abriß von Hinterwurzeln und
- ☐ der *Thalamusschmerz* bei krankhaften Störungen im Bereich der sensorischen Thalamuskerne.

Migräne. Unter einer Migräne versteht man eine *anfallsweise, rezidivierend auftretende Störung von Hirnfunktionen,* die mit meist (aber nicht obligat) halbseitigen (hemikraniellen) *Kopfschmerzen* wechselnder Stärke und Dauer einhergeht.

Bei der weitaus häufigsten *einfachen Migräne* nimmt der Kopfschmerz langsam zu, hält mehrere Stunden (und länger) an und geht meist mit Übelkeit und Erbrechen einher. Der Schmerzcharakter wird als pochend oder dumpf beschrieben.

Die seltenere *klassische Migräne* ist durch einen *phasenhaften Verlauf* des Anfalls mit Hinzutreten von Augensymptomen oder fokalen zerebralen Symptomen charakterisiert. In der *schmerzfreien Prodromalphase* mit einer Dauer von 20 bis 30 Minuten können neben *Schwindel* und *Parästhesien* Sehstörungen, z.B. in Form eines *Flimmerskotoms* (Lichterscheinungen wie Flimmern, Funkensehen bei gleichzeitiger Gesichtsfeldeinschränkung) auftreten. Nach dem Abklingen dieser Symptome entwickelt sich der überwiegend einseitige Kopfschmerz; z. T. überlappen sich die neurologischen Beschwerden und die Kopfschmerzphase.

Die *Ursache* der Migräne ist *nicht bekannt.* In etwa 60–70% der Fälle läßt sich eine familiäre Belastung nachweisen. Frauen sind wesentlich häufiger betroffen als Männer. Auch in bezug auf die Pathogenese ist noch vieles unklar. Als wichtige pathogenetische Faktoren werden die Freisetzung von *Serotonin* und die dadurch ausgelösten *Gefäßreaktionen* bzw. *neuronalen Reaktionen* sowie die Abgabe von *Mediatoren* durch weiße Blutzellen diskutiert.

Nach diesen Vorstellungen (s. Abb. 16–56) soll der Anfall durch eine *Serotoninfreisetzung* aus Thombozyten eingeleitet werden, die eine *Vasokonstriktion* auslöst. Nach *Abbau* des freigesetzten Serotonins soll dessen Blutspiegel sinken und als Folge davon eine *Gefäßdilatation,* u. a. auch im Bereich

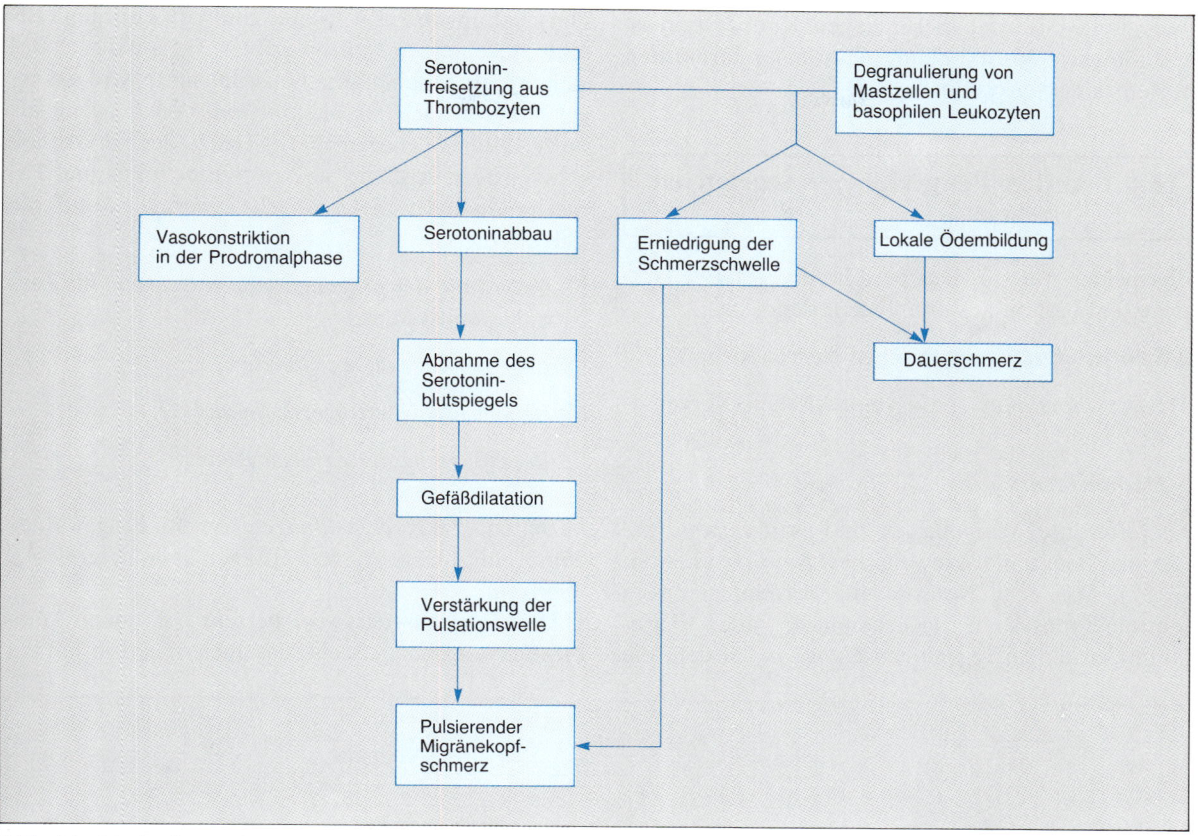

Abb. 16–56. (Teilweise hypothetische) Pathogenese des Migräneanfalls

der Hirnhäute (Meningen), resultieren. Man nimmt ferner an, daß parallel hierzu *Mastzellen* und *basophile Leukozyten* degranuliert und dadurch Histamin und andere vasoaktive Stoffe, u. a. Kinine, freigesetzt werden. Das in den Extravasalraum gelangte Serotonin soll eine ödematöse Schwellung hervorrufen und die Nozizeptoren sensibilisieren.

Neuere Hypothesen gehen davon aus, daß die Gefäßreaktionen für die Pathogenese der Migräne nur von untergeordneter Bedeutung sind. Als wesentlicher werden *nervale Reaktionen* angesehen, die wiederum durch *Serotonin* hervorgerufen werden. Und zwar soll freigesetztes Serotonin auf dem Nervenweg die *Ausschüttung der Substanz P* und evtl. anderer Mediatoren veranlassen. Außerdem soll Serotonin die neuronale *Schmerzschwelle herabsetzen* und die *schmerzleitenden Fasern im Augenast des N. trigeminus direkt erregen*. Durch das Zusammenspiel dieser drei Wirkungskomponenten wird der typische Symptomkomplex bei der Migräne plausibel.

16.6 Funktionen des vegetativen Systems

Das vegetative Nervensystem reguliert und koordiniert die Funktionen der inneren Organe, so daß ihre Aktivität den jeweiligen Bedürfnissen des Gesamtorganismus zweckmäßig angepaßt wird. So unterliegen Herz-, Kreislauf- und Atmungsfunktionen, Verdauung, Stoffwechsel und Ausscheidung, Wärme- und Energiehaushalt sowie Fortpflanzung der ständigen Kontrolle durch das vegetative Nervensystem. Die Angriffsorte dieses System sind im wesentlichen die *glatte Muskulatur* der Eingeweide, der Gefäße und des Auges, das *Herz* und die *Drüsen*.

Da die genannten Funktionen nicht oder nur in geringem Maße willkürlich beeinflußt werden können, bezeichnet man diesen Teil des Nervensystems auch als *autonomes* oder *unwillkürliches* Nervensystem. Aufgrund dieser Eigenschaft läßt es sich vom *somatischen* Nervensystem abgrenzen. Ebenso wie dieses kann man das vegetative Nervensystem in einen *peripheren* und *zentralen* Teil untergliedern.

Vegetatives und somatisches Nervensystem kooperieren häufig in der Form, daß eine *Mitaktivierung* des einen durch das andere erfolgt. Das morphologische Substrat dieser engen Kooperation ist eine intensive Vermaschung neuronaler Strukturen im Zentralnervensystem.

16.6.1 Aufbau des peripheren vegetativen Systems

Allgemeiner Aufbau. Das periphere vegetative Nervensystem besteht aus *drei Teilen:* dem

- □ *Sympathikus* (sympathischen Nervensystem),
- □ *Parasympathikus* (parasympathischen Nervensystem) und
- □ *Darmnervensystem.*

Das (efferente) *sympathische* und *parasympathische* Nervensystem umfaßt jeweils *zwei Neurone* (s. Abb. 16–57). Das erste Neuron leitet Erregungen vom Zentralnervensystem (Rückenmark oder Hirnstamm) zu einem *vegetativen Ganglion,* in dem die Umschaltung auf das zweite, zum Erfolgsorgan (Effektor) ziehenden Neuron erfolgt. Wegen dieser Beziehung zur ganglionären Umschaltstätte wird das erste Neuron auch als *präganglionär,* das zweite als *postganglionär* bezeichnet. Trotz des prinzipiell gleichartigen Aufbaus weisen Sympathikus und Parasympathikus *charakteristische Unterschiede* auf, die sich auf die

- □ *Ursprünge der präganglionären Neurone* im Zentralnervensystem,
- □ *Lage der vegetativen Ganglien,*
- □ *chemischen Überträgerstoffe und*
- □ *Beeinflussung der Erfolgsorgane*

beziehen. Die *Rückmeldungen* von den Eingeweiden zum Zentralnervensystem erfolgen über *viszerale Afferenzen.*

Das *Darmnervensystem* besteht aus einem komplexen Neuronengeflecht, das auch ohne Einfluß aus

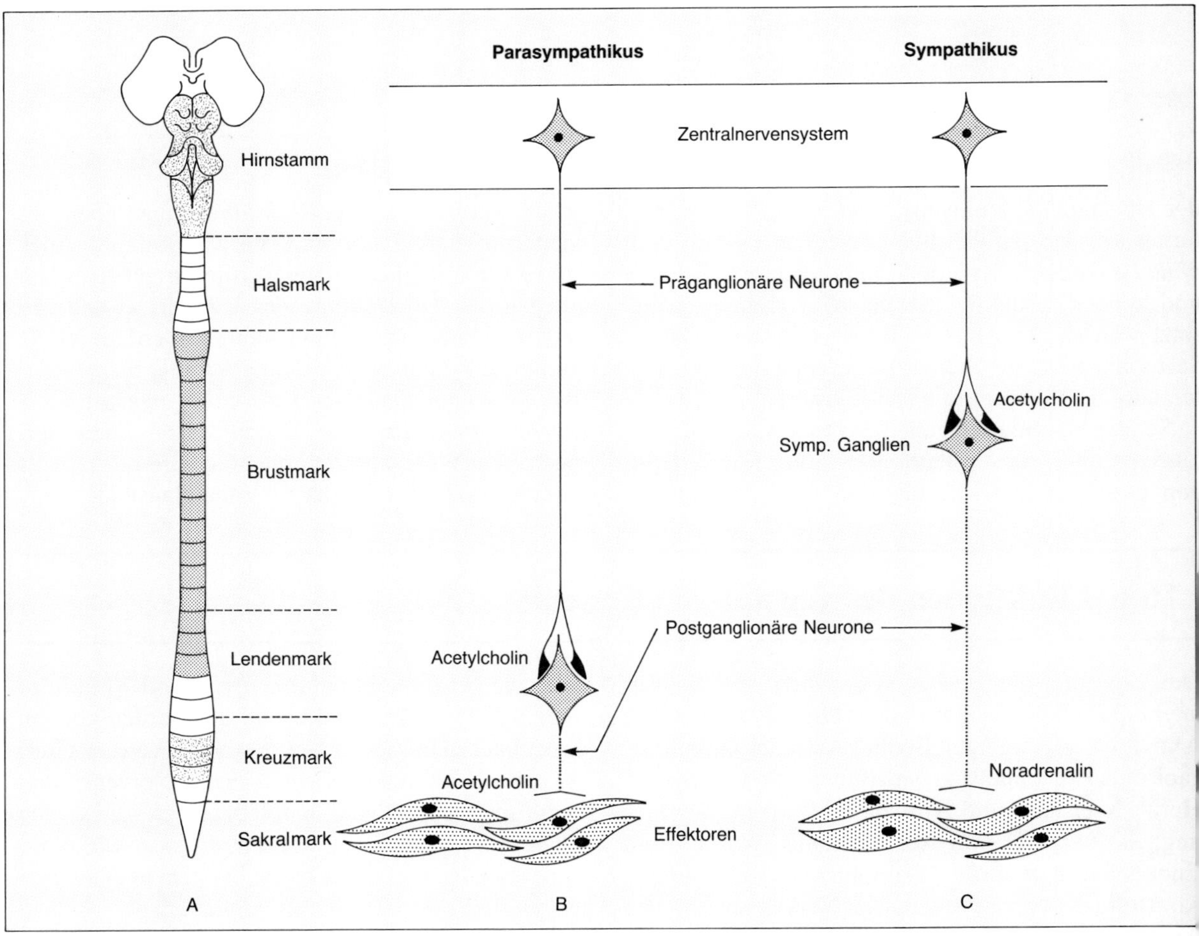

Abb. 16–57. Aufbau und Überträgersubstanzen des vegetativen Nervensystems in schematischer Darstellung, nach Schmidt. *A* Ursprünge der präganglionären Neurone von Parasympathikus (grau) und Sympathikus (punktiert). *B* und *C* unterschiedliche Lage der Ganglien von Parasympathikus und Sympathikus

dem Zentralnervensystem seine Funktionen erfüllen kann.

Peripherer Sympathikus. Die *Zellkörper der präganglionären sympathischen Fasern* liegen in den *Seitenhörnern des Hals-, Brust- und oberen Lendenmarks* (s. Abb. 16–58). Die zumeist markhaltigen Fasern verlassen das Rückenmark jeweils durch die *vordere Wurzel* und ziehen über den *Ramus communicans albus* zu den vegetativen Ganglien, in denen sie auf die Zellkörper der dünneren, marklosen postganglionären Neurone umgeschaltet werden. Die vegetativen Ganglien liegen entweder paarig angeordnet neben der Wirbelsäule *(paravertebrale Ganglien)* oder unpaarig vor der Wirbelsäule bzw. vor der Aorta *(prävertebrale* bzw. *präaortale Ganglien)*.

Die *paravertebralen Ganglien* sind segmental angeordnet und erstrecken sich von der Schädelbasis bis zum Steißbein. Sie sind untereinander verbunden und bilden zu beiden Seiten der Wirbelsäule eine Ganglienkette, die man als *Grenzstrang des Sympathikus* bezeichnet (s. Abb. 16–59). Die Fasersysteme, welche die Kopf- und Brustorgane versorgen, werden in (2-) 3 Halsganglien und in den oberen thorakalen Ganglien umgeschaltet. Im Gegensatz hierzu ziehen die für die Versorgung der Bauch- und Beckenorgane zuständigen Fasern durch die Grenzstrangganglien hindurch, um dann erst in den unpaaren Ganglien vor der Aorta umgeschaltet zu werden.

Von den sympathischen Ganglien gehen außerdem postganglionäre Fasern aus, die sich an Gefäße anlagern und mit diesen zur Muskulatur des Rumpfes und der Extremitäten ziehen.

Ein weiteres Fasersystem, das insbesondere die Gefäße, die glatten Muskeln und Drüsen der Haut versorgt, gelangt nach Umschaltung in den paravertebralen Ganglien über den *Ramus communicans griseus* zum Spinalnerven zurück und erreicht mit diesem gemischten peripheren Nerven die erwähnten Strukturen in der Haut.

Das *Nebennierenmark* wird – im Gegensatz zu den anderen Organen – *direkt* von präganglionären Fasern des Sympathikus *innerviert*. Diese Besonderheit liegt darin begründet, daß die Zellen dieser Hormondrüse „modifizierten“ postganglionären sympathischen Neuronen entsprechen.

Peripherer Parasympathikus. Die *Zellkörper der präganglionären parasympathischen Fasern* sind im *Hirnstamm* und im *Sakralmark* (Kreuzmark) lokalisiert. Die Neurone aus diesen relativ weit voneinander entfernt liegenden Ursprungsgebieten werden als *kranialer* (bulbärer) und *sakraler Anteil* des parasympathischen Nervensystems bezeichnet (s. Abb. 16–58). Die Fasern aus dem Hirnstamm verlaufen entweder in den *Hirnnerven* (s. S. 427f.) *N. oculomotorius* (III), *N. facialis* (VII) und *N. glossopharyngeus* (IX) zu den *Kopforganen* oder im **N. vagus** (X) zu den *Brust-* und *Baucheingeweiden*. Die *Fasern aus dem Sakralmark* versorgen den *Darm* vom absteigenden Dickdarm bis zum Anus, die *Harnblase* sowie die *Genitalorgane*. Die sakralen parasympathi-

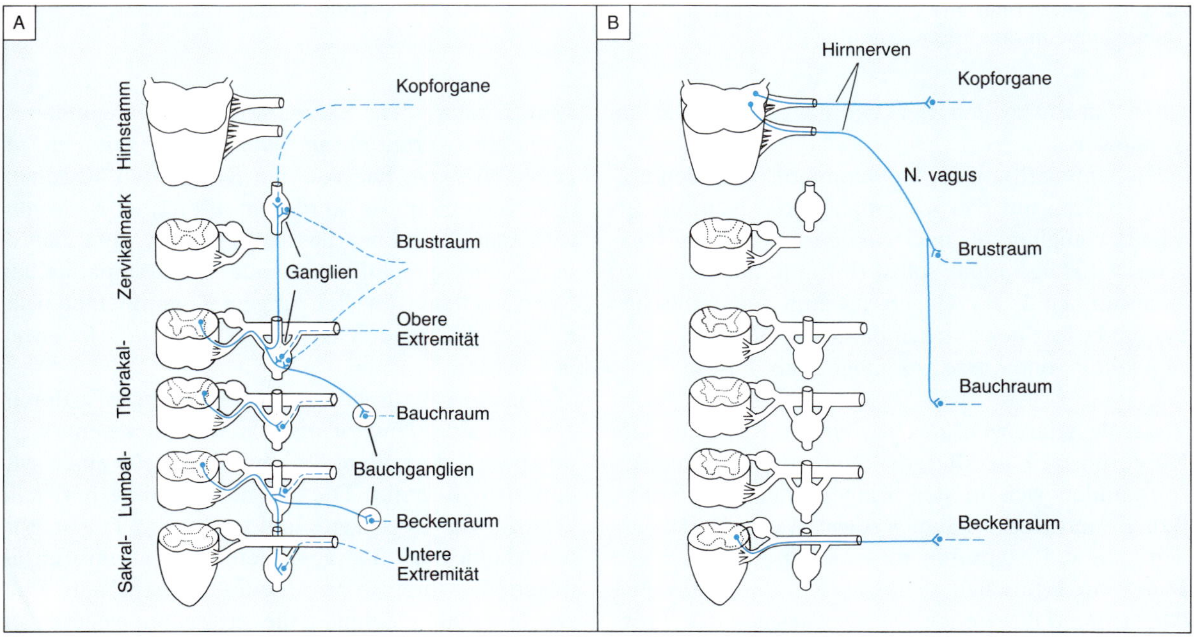

Abb. 16–58. Aufbau und Innervationsgebiete des Sympathikus *(A)* und des Parasympathikus *(B)*, modifiziert nach Schmidt. Die präganglionären Axone sind ausgezogen, die postganglionären Axone gestrichelt markiert

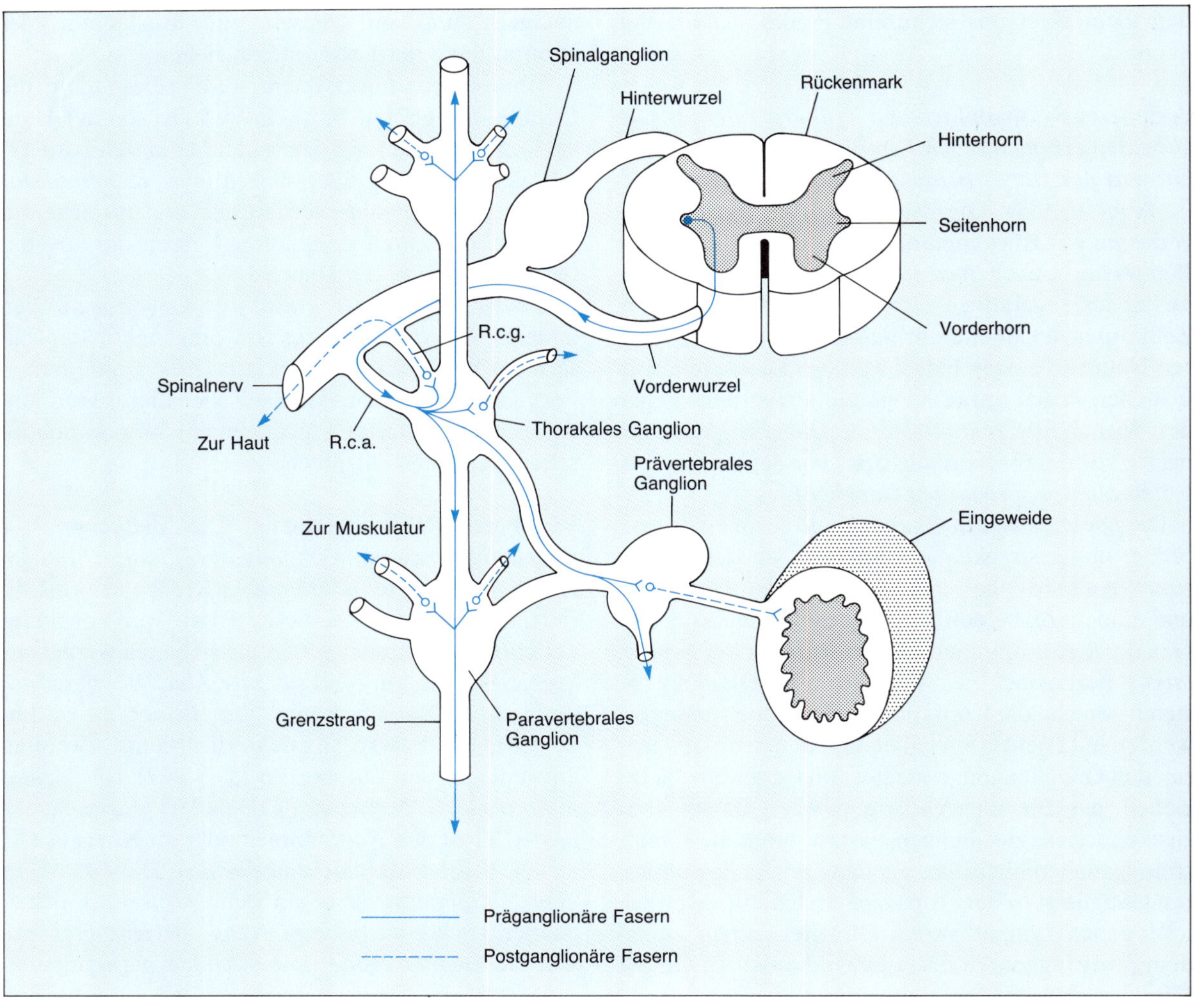

Abb. 16–59. Verlauf und ganglionäre Verschaltung des Sympathikus. R. c. a. = Ramus communicans albus; R. c. g. = Ramus communicans griseus

schen Fasern zu den Beckenorganen verlaufen im *N. pelvicus*.

Die Umschaltung der Nervenimpulse von den präganglionären auf die postganglionären Neurone erfolgt in Ganglien, die in *Organnähe* oder in den *Wänden der Erfolgsorgane* selbst (intramurale Ganglien) lokalisiert sind. Im Gegensatz zum sympathischen System besitzt der Parasympathicus daher *lange präganglionäre* und *kurze postganglionäre* Fasern.

Viszerale Afferenzen. *Rezeptoren,* die Reize aus dem Körperinneren in afferente Nervenimpulse umsetzen, finden sich in den Eingeweiden des Brust-, Bauch- und Beckenraumes sowie in den Gefäßwänden. Diese Rezeptoren messen beispielsweise den *Druck* im arteriellen Gefäßsystem sowie den *Füllungszustand* der Venen, des Darmes und der Blase. Sie registrieren aber auch *chemische Reize,* wie die Partialdrücke der Atemgase und den pH-Wert des Blutes oder den Säuregrad des Mageninhaltes. Schließlich vermitteln sie *Schmerzreize aus dem Eingeweidebereich.* Die von den Rezeptoren ausgehenden Nervenimpulse werden in afferenten Nervenfasern zum Zentralnervensystem geleitet. Ihre Zuordnung zum sympathischen oder parasympathischen Nervensystem ist nach heutigem Kenntnisstand nicht möglich. Sie werden deshalb als *viszerale Afferenzen* bezeichnet.

Wie die somatischen treten die viszeralen Afferenzen durch die *Hinterwurzeln* in das Rückenmark ein und bilden dort mit einer Hinterhornzelle einen synaptischen Kontakt. Die Axone der Hinterhornzelle kreuzen zur Gegenseite und steigen im Tractus spinothalamicus zu übergeordneten Hirnstrukturen, in denen die Impulse verarbeitet werden, auf. Eine Sonderstellung nehmen die afferenten vegetativen Fasern des *N. vagus* ein, die einen großen Teil der Nervenimpulse direkt dem Hirnstamm zuleiten.

16.6.2 Erregungsübertragung in sympathischen und parasympathischen Ganglien

Die *Erregungsübertragung von den präganglionären auf die postganglionären Neurone* erfolgt sowohl im Sympathikus als auch im Parasympathikus unter Vermittlung von **Acetylcholin.** Dieses wird aus *Cholin,* das seinerseits aus der Aminosäure Serin entsteht, und *Acetyl-Coenzym A* mittels Cholinacetyltransferase im Axoplasma synthetisiert und danach in Vesikel aufgenommen. Hieraus wird es bei einem einlaufenden Nervenimpuls freigesetzt. Die Reaktion des Transmitters mit den (pharmakologischen) Rezeptoren der subsynaptischen Membran löst im nachgeschalteten Neuron eine Depolarisation (EPSP, s. S. 68f.) aus. Sofern diese die Erregungsschwelle überschreitet, entsteht ein *Aktionspotential,* das über die postganglionäre Faser mit einer Geschwindigkeit von 0,5 bis 2 m/s weitergeleitet wird. (Die präganglionäre Leitungsgeschwindigkeit beträgt dagegen 3–15 m/s.) Eine zeitliche Begrenzung bzw. Beendigung der Acetylcholinwirkung an den subsynaptischen Rezeptoren findet dadurch statt, daß der Transmitter durch die (spezifische) *Acetylcholinesterase,* die in der prä- und postsynaptischen Membran lokalisiert ist, in die unwirksamen Komponenten Cholin und Essigsäure hydrolytisch gespalten wird. Cholin gelangt durch aktiven Transport wieder in die Nervenendigung, Essigsäure diffundiert in die Kapillaren und wird mit dem Blut abtransportiert.

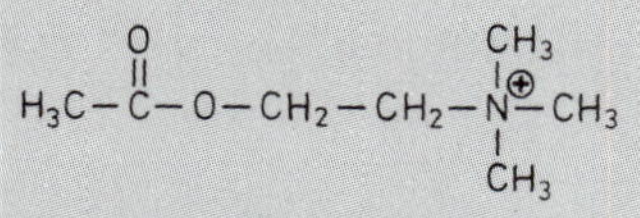

Acetylcholin

Die *Rezeptoren,* an denen Acetylcholin bei der Erregungsübertragung das rasch auftretende, kurzdauernde EPSP hervorruft (sog. fast-EPSP), werden als *Nicotinrezeptoren* (n-Cholinozeptoren) bezeichnet, da das Alkaloid Nicotin (in niedriger Dosierung) wie Acetylcholin eine Depolarisation der subsynaptischen Membran auslöst. Eine Blockade der Nicotinrezeptoren ist durch Nicotin in hoher Dosierung und durch sog. *Ganglienblocker,* bei denen es sich vor allem um quartäre Ammoniumbasen handelt, möglich.

Im Anschluß an das Aktionspotential entwickelt sich an der Membran des postganglionären Neurons meist eine längerdauernde *Hyperpolarisation.* Diese kommt durch Reaktion von Acetylcholin mit einem Subtyp einer zweiten Gruppe von Acetylcholinrezeptoren, den *Muscarinrezeptoren* (s. S. 476), zustande. Auch die acetylcholininduzierte, langanhaltende Depolarisation (slow-EPSP) im Anschluß an die Hyperpolarisation wird durch Muscarinrezeptoren, allerdings wieder durch einen anderen Subtyp, vermittelt.

16.6.3 Sympathische Erregungsübertragung auf die Erfolgsorgane

Die postganglionären sympathischen Neurone teilen sich in den Erfolgsorganen, d. h. an ihren Endigungen, stark auf und bilden in diesem *Terminalretikulum* vielfach Auftreibungen *(Varikositäten).* Die Erregungsübertragung von den Varikositäten auf die Erfolgsorgane wird durch *Noradrenalin* vermittelt (s. Abb. 16–60).

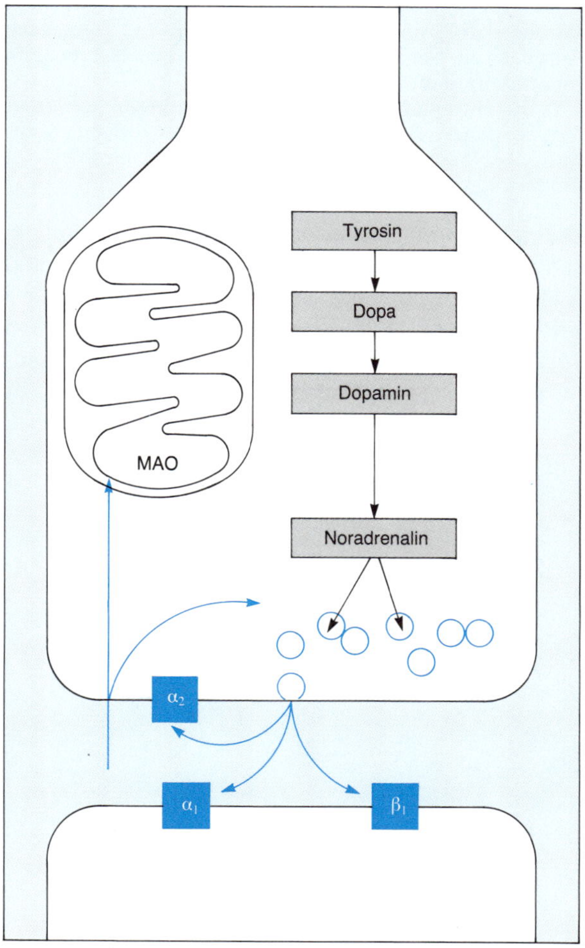

Abb. 16–60. Noradrenerge Synapse in schematischer Darstellung

Synthese, Speicherung, Freisetzung und Inaktivierung von Noradrenalin. Noradrenalin entsteht im Organismus auf folgende Weise (s. Abb. 16–61): Aus der Blutbahn wird die in der Leber aus Phenylalanin gebildete Aminosäure *Tyrosin* in das Axoplasma aufgenommen, dort mittels Tyrosin-Hydroxylase am aromatischen Kern zu *Dihydroxyphenylalanin* (Dopa) hydroxyliert und dieses anschließend durch die Dopa-Decarboxylase zu *Dopamin* decarboxyliert. Dopamin gelangt nun durch aktiven Transport in die Vesikel und wird hier durch die Dopamin-β-Hydroxylase in der Seitenkette zu *Noradrenalin* hydroxyliert. Der geschwindigkeitsbestimmende Schritt in der Synthesekette ist die Aktivität der Tyrosin-Hydroxylase. Wird vermehrt Noradrenalin freigesetzt, so nimmt die Aktivität dieses Enzyms zu, sinkt dagegen die Noradrenalinfreisetzung, so wird auch die Enzymaktivität erniedrigt.

Eine Umwandlung von Noradrenalin in Adrenalin ist in den sympathischen Nervenendigungen nicht möglich, da diesen die N-Methyl-Transferase, die Noradrenalin in Adrenalin überführt, fehlt. Das ist die biochemische Erklärung dafür, warum nur Noradrenalin und nicht auch Adrenalin in den peripheren sympathischen Nervenendigungen vorkommt.

In den chromaffinen Zellen des *Nebennierenmarks* dagegen, in denen die N-Methyl-Transferase vorhanden ist, wird aus Noradrenalin durch Methylierung am Stickstoff *Adrenalin* gebildet.

Die *neuronale Speicherung* erfolgt, wie erwähnt, in den Vesikeln. Durch einen Magnesiumionen- und ATP-abhängigen aktiven Transportmechanismus wird die hohe Noradrenalinkonzentration in den Speichern aufrechterhalten. Zur Abgabe von Noradrenalin in den synaptischen Spalt kommt es bei einer Depolarisation der Axoplasmamembran und zwar in üblicher Weise durch Exozytose.

Die *Wiederaufnahme* (Re-uptake) des freigesetzten Noradrenalins (ca. 90%) wird *nach,* teilweise aber auch schon *vor* der Interaktion mit sympathischen Rezeptoren (s. u.) durch aktiven Transport in das Axoplasma und in einem zweiten Transportschritt in die Vesikel erreicht. Außerdem wird Noradrenalin von anderen Zellen im Bereich des synaptischen Spalts aufgenommen *(extraneuronale Aufnahme).* Die neuronale Wiederaufnahme des Transmitters ist nicht nur für die schnelle Beendigung seiner Wirkung von Bedeutung, sondern verhindert auch eine zu starke Entleerung der Speicher.

Der *enzymatische Abbau* spielt im Gegensatz zur cholinergen Erregungsübertragung bei der Noradrenalininaktivierung nur eine untergeordnete Rolle. Neuronal aufgenommenes Noradrenalin wird teilweise durch Monoaminoxidase (MAO), extraneuronal aufgenommenes Noradrenalin vorwiegend durch Catechol-O-Methyltransferase (COMT) abgebaut. Dabei entstehen die in Abb. 16–62 angegebenen Biotransformationsprodukte. Die gebildeten Metaboliten werden in die Blutbahn abgegeben und vorwiegend renal ausgeschieden.

Postsynaptische adrenerge Rezeptoren (Adrenozeptoren). Für das Verständnis der Wirkung von Noradrenalin sowie der Effekte von Wirkstoffen, die an adrenergen Rezeptoren angreifen, ist es von besonderer Bedeutung, daß an den sympathisch innervierten Erfolgsorganen zwei Haupttypen von adrenergen Rezeptoren existieren, die als **α- und β-Rezeptoren** bezeichnet werden. Die beiden Rezeptortypen können nochmals in je zwei Subtypen, in α_1- und α_2- sowie β_1- und β_2-Rezeptoren, unterteilt werden.

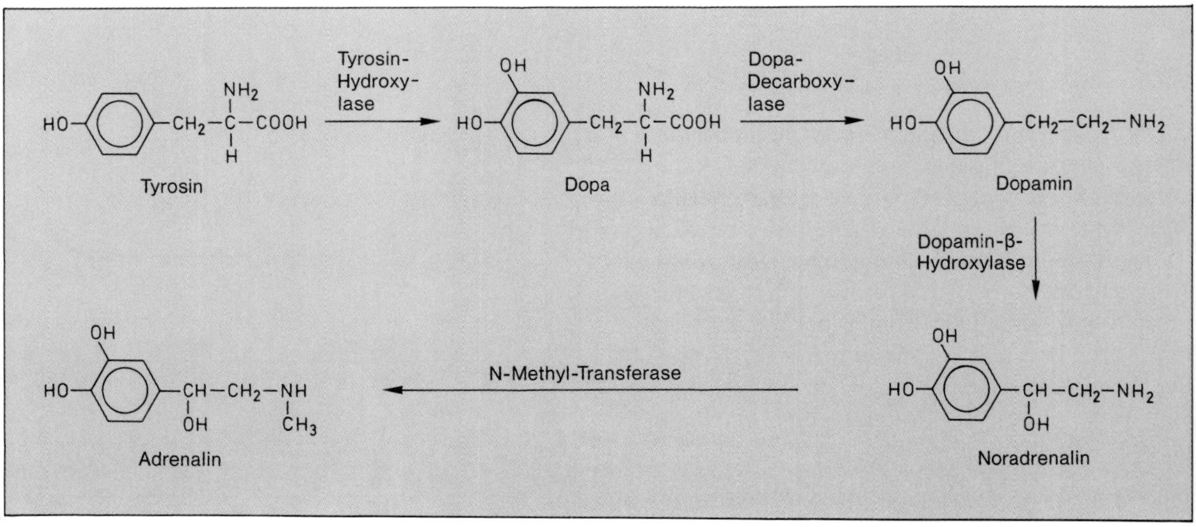

Abb. 16–61. Biosynthese von Dopamin, Noradrenalin und Adrenalin

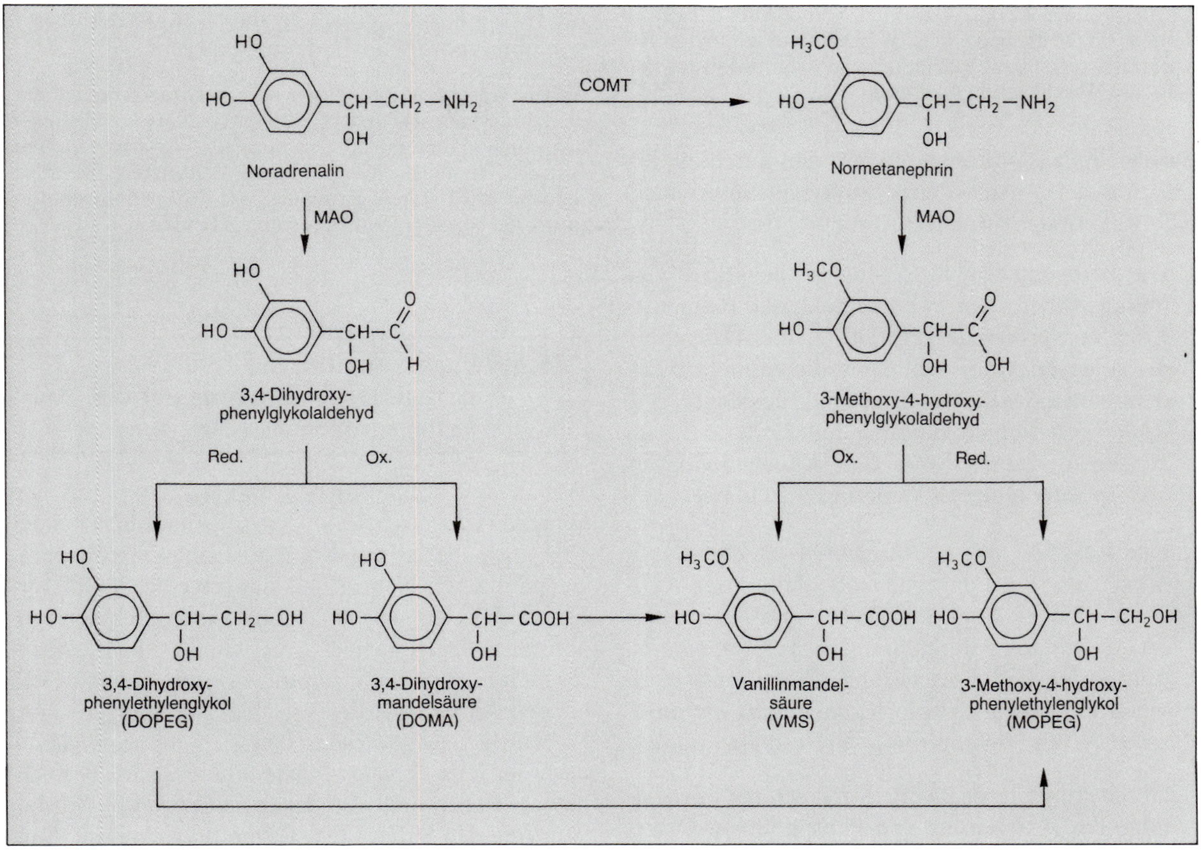

Abb. 16–62. Abbau von Noradrenalin

Die unterschiedlichen Wirkungen von *Noradrenalin,* das hauptsächlich an den Endigungen der postganglionären sympathischen Fasern abgegeben wird, und von *Adrenalin,* das zusammen mit Noradrenalin aus dem Nebennierenmark freigesetzt wird, lassen sich auf die unterschiedliche Reaktion mit sympathischen Rezeptoren zurückführen (s. Abb. 16–63). Während die Wirkstärke von Noradrenalin an den beiden α-Rezeptoren und den β_1-Rezeptoren höher ist als an den β_2-Rezeptoren, wirkt Adrenalin an allen adrenergen Rezeptoren annähernd gleich stark.

Die Untergliederung der adrenergen Rezeptoren in verschiedene Typen und Subtypen ist nicht nur theoretisch interessant, sondern auch für die *praktische Pharmakothera-*

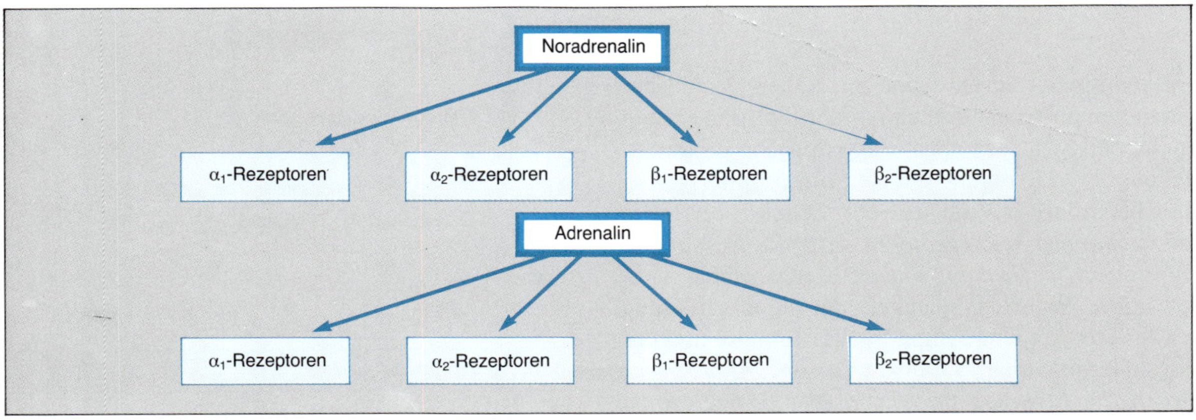

Abb. 16–63. Reaktionen von Noradrenalin und Adrenalin mit adrenergen Rezeptoren. Die Stärke der Wechselwirkung ist durch die Dicke der Pfeile angedeutet

pie von großem Wert. So konnten Arzneistoffe entwickelt werden, die weitgehend selektiv bestimmte adrenerge Rezeptoren erregen bzw. blockieren und daher weniger unerwünschte Wirkungen hervorrufen.

Darüber hinaus wurde gefunden, daß durch die Stimulation der verschiedenen Subtypen unterschiedliche Reaktionen ausgelöst werden:

- Die Erregung von β_1-*Rezeptoren* bewirkt – vermittelt über ein Guanylnukleotid-bindendes Kopplungsprotein (G-Protein) – eine *Aktivierung der Adenylatcyclase* und damit die vermehrte Bildung von cAMP, das als second messenger eine Reihe von Folgereaktionen induziert, z. B. am Herzen die *intrazelluläre* Ca^{2+}-*Konzentration erhöht* (positiv inotrope Wirkung, s. S. 143f.).
- Die Reaktion mit β_2-*Rezeptoren* an der *glatten Muskulatur* führt dagegen – ebenfalls durch Aktivierung der Adenylatcyclase und vermehrte cAMP-Bildung – durch Steigerung des Auswärtstransportes und Speicherung im sarkoplasmatischen Retikulum zu einer *Erniedrigung der intrazellulären* Ca^{2+}-*Konzentration* (Vasodilatation).
- Durch Stimulierung von α_1-*Rezeptoren* wird infolge der Aktivierung von Phospholipase C vermehrt Inositoltriphosphat und Diacylglycerol gebildet, wodurch Calciumionen aus dem sarkoplasmatischen Retikulum freigesetzt werden bzw. ihre Speicherung unterdrückt wird.
- Aktivierung von α_2-*Rezeptoren* bewirkt eine Öffnung von Calciumkanälen und damit einen gesteigerten Influx von Calciumionen aus dem Extrazellulärraum in den Intrazellulärraum. *Durch Erregung von* α_1- *und* α_2-*Rezeptoren wird somit die intrazelluläre* Ca^{2+}-*Konzentration erhöht.* Die glatte Muskulatur der Gefäße wird dadurch kontrahiert (Vasokonstriktion).

Präsynaptische Adrenozeptoren. Neben den bisher genannten postsynaptischen Adrenozeptoren existieren an den Synapsen auch präsynaptische Bindungsstellen, deren Erregung die Neurotransmitterfreisetzung beeinflußt (s. Abb. 16–60). *Durch Aktivierung präsynaptischer* α_2-*Rezeptoren wird die Noradrenalinfreisetzung gehemmt.* Dieser Mechanismus dient mit hoher Wahrscheinlichkeit der Feinregulierung bei der Übertragung sympathischer Impulse und der Verhinderung einer Überstimulation. *Andererseits fördert die Erregung präsynaptischer* β_2-*Rezeptoren die Noradrenalinabgabe.* Wegen der verhältnismäßig geringen Wirkung von Noradrenalin auf β_2-Rezeptoren (s. o.) scheint jedoch dieser Effekt physiologisch von untergeordneter Bedeutung zu sein.

Neben Adrenozeptoren, den sog. *Autorezeptoren,* kommen präsynaptisch an sympathischen Nervenendigungen u. a. auch cholinerge Rezeptoren, sog. *Heterorezeptoren,* vor, die ebenfalls die Noradrenalinfreisetzung beeinflussen. So wird durch Erregung von Muscarinrezeptoren (s. u.) die Noradrenalinfreisetzung gehemmt.

16.6.4 Parasympathische Erregungsübertragung auf die Erfolgsorgane

Wie in den sympathischen und parasympathischen Ganglien ist *Acetylcholin* Überträgersubstanz bei der Erregungsüberleitung vom postganglionären parasympathischen Neuron auf das jeweilige Erfolgsorgan (s. Abb. 16–64). Nach Diffusion durch den synaptischen Spalt reagiert Acetylcholin mit *Muscarinrezeptoren* (m-Cholinozeptoren), von denen es wie bei den Adrenozeptoren verschiedene Subtypen gibt. So wurde nachgewiesen, daß sich die *kardialen* – nach der jetzt üblichen Nomenklatur als M_2 bezeichneten – Rezeptoren von denen an der glatten Muskulatur und den Drüsen (M_3-Rezeptoren) in ihrer Aminosäurensequenz eindeutig unterscheiden. Im Zen-

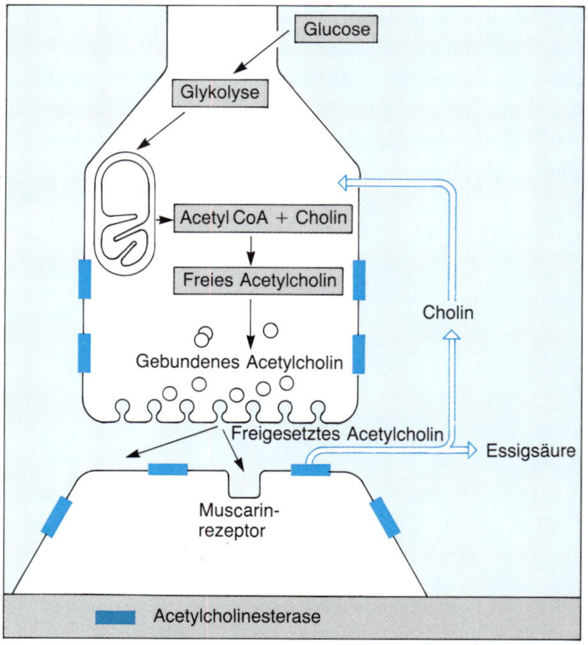

Abb. 16–64. Erregungsübertragung vom parasympathischen Nervenende auf das Erfolgsorgan in schematischer Darstellung

tralnervensystem sowie in den Ganglien kommen außerdem als *neuronale* Muscarinrezeptoren sog. M_1-Rezeptoren vor.

An der *glatten Muskulatur* erhöht Acetylcholin durch Reaktion mit seinen Rezeptoren vor allem die Na^+-Permeabilität der Zellen mit der Folge einer Depolarisation. Am Erregungsbildungs- und -leitungssystem des *Herzens* steigert Acetylcholin dagegen vorwiegend die K^+-Permeabilität und führt damit zu einer Erhöhung des Ruhe-Membranpotentials bei gleichzeitiger Abflachung der diastolischen Spontandepolarisation. Dadurch nimmt die Herzfrequenz ab (s. S. 144). Bei verschiedenen *Drüsenzellen* fördert der Neurotransmitter insbesondere den Einstrom von Ca^{2+}-Ionen, die ihrerseits die Sekretion aktivieren.

16.6.5 Wirkungen von Sympathikus und Parasympathikus

In Tab. 16–3 sind wesentliche Wirkungen nach Erregung sympathischer und parasympathischer Rezeptoren an verschiedenen Organen zusammengestellt.

Noradrenalin- und Adrenalinwirkungen. *Noradrenalin und Adrenalin haben ähnliche, aber nicht identische Wirkungen.* Die Wirkungsunterschiede ergeben sich, wie bereits erwähnt, daraus, daß die Wirkungsstärke von Noradrenalin an β_2-Rezeptoren geringer ist als an den anderen Adrenozeptoren, während Adrenalin an allen adrenergen Rezeptortypen annähernd gleich stark wirkt.

Hinsichtlich der *Effekte am Gefäßsystem* bestehen folgende Unterschiede (s. a. S. 194f.): *Noradrenalin* löst an allen Gefäßen – mit Ausnahme der Koronararterien – eine Konstriktion aus. *Adrenalin* bewirkt in niedrigen, im physiologischen Bereich liegenden Dosen ebenfalls eine Vasokonstriktion in der Haut, den Schleimhäuten und den Baucheingeweiden; dagegen dilatiert es die Gefäße der Skeletmuskulatur und des Herzens. Unter seinem Einfluß nimmt die Nierendurchblutung leicht ab, während die Hirndurchblutung kaum verändert wird. Die physiologische Bedeutung von *Adrenalin* besteht also darin, die Verteilung der Organdurchblutung der jeweiligen Belastungssituation zweckmäßig anzupassen. Noradrenalin ist dagegen für die Aufrechterhaltung des allgemeinen Gefäßtonus und gegebenenfalls für dessen Erhöhung zuständig.

Die *Herz- und Kreislaufwirkungen* der beiden adrenergen Wirkstoffe lassen sich kurz folgendermaßen charakterisieren: Am Herzen steigern sowohl *Noradrenalin* als auch *Adrenalin* die Kontraktilität (positive Inotropie) und die Schlagfrequenz (positive Chronotropie). *Noradrenalin* erhöht den diastolischen und den systolischen Blutdruck, weil es die Herztätigkeit aktiviert und gleichzeitig eine periphere Vasokonstriktion auslöst. *Adrenalin* senkt infolge der Erniedrigung des peripheren Widerstandes den diastolischen Blutdruck und erhöht aufgrund der Steigerung des Herzzeitvolumens den systolischen Druck.

Noradrenalin und *Adrenalin* bewirken weiterhin eine Erschlaffung der glatten Darm- und Bronchialmuskulatur. *Adrenalin* steigert außerdem durch β_2-Stimulation die Glykogenolyse in der Leber und die Lipolyse im Fettgewebe.

Substanzen, die ähnlich wie Noradrenalin und Adrenalin wirken, werden als **Sympathomimetika** bezeichnet. Dabei unterscheidet man zwischen *direkten Sympathomimetika,* die selbst mit den Rezeptoren in Wechselwirkung treten, und *indirekten Sympathomimetika,* die präsynaptisch die Freisetzung des Transmitters fördern bzw. die Wiederaufnahme in die präsynaptischen Nervenendigungen verhindern. *Sympatholytika* sind Substanzen, die adrenerge Rezeptoren blockieren und daher heute besser als **Adrenozeptorenblocker** bezeichnet werden.

Wirkungen von Acetylcholin. Bei der *Stimulation von Muscarinrezeptoren durch Acetylcholin* kommt es zu einer Abnahme der Herzfrequenz, einer Steigerung der Speichel-, Magensaft-, Bronchial- und Schweißsekretion sowie zu einer Tonuszunahme der glatten Muskulatur des Magen-Darm-Kanals, der ableitenden Harnwege und der Bronchialmuskulatur. Die Pupille wird verengt und der dioptrische Apparat des Auges (s. S. 516f.) auf die Nähe akkommodiert.

Substanzen, die die Wirkung von Acetylcholin fördern oder imitieren, werden **Parasympathomimetika** genannt. *Direkte Parasympathomimetika* erregen wie die physiologische Überträgersubstanz Acetylcholin die parasympathischen Rezeptoren. *Indirekte Parasympathomimetika* hemmen die Acetylcholinesterase (Acetylcholin-Hydrolase), die Acetylcholin durch Verseifung zu Cholin und Essigsäure inaktiviert. **Parasympatholytika** sind Stoffe, die parasympathische Rezeptoren blockieren.

Antagonismus und funktioneller Synergismus. Viele innere Organe werden sowohl parasympathisch als auch sympathisch innerviert. Bei Erregung beider Systeme kommt es häufig – aber nicht immer – zu einem *antagonistischen Effekt.* Ein solcher (physiologischer) Antagonismus wird am Sinusknoten des Her-

Tab. 16–3. Effekte der Aktivierung von Sympathikus und Parasympathikus an verschiedenen Organen (modifiziert nach Goodman u. Gilman)

Organ oder Organsystem	Parasympathikus-Wirkungen	Sympathikus-Wirkungen	Vorrangig beteiligter adrenerger Rezeptor
Auge			
M. dilatator pupillae	∅	Mydriasis	α_1
M.sphincter pupillae	Miosis	∅	
Ziliarmuskel	Nahakkommodation	∅	
Tränendrüse	Sekretion ↑	∅	
Herz			
Sinusknoten	Herzfrequenz ↓	Herzfrequenz ↑	β_1
Vorhofmuskulatur	Kontraktilität ↓	Kontraktilität ↑	β_1
AV-Knoten	Überleitungs-geschwindigkeit ↓	Überleitungs-geschwindigkeit ↑	β_1
Kammermyokard	∅	Kontraktilität ↑	β_1
Gefäße			
Haut, Schleimhaut	∅	Vasokonstriktion	α_1
Skeletmuskel	∅	Vasokonstriktion	α_1
		Vasodilatation	β_2
Abdominalbereich	∅	Vasokonstriktion	α_1
Herzkranzgefäße	∅	Vasokonstriktion	α_1
		Vasodilatation	β_2
Gehirn	∅	Vasokonstriktion	α_1
Genitale	Vasodilatation	∅	
Niere	∅	Vasokonstriktion	α_1
Venen	∅	Vasokonstriktion	α_1
Magen-Darm-Trakt			
Speicheldrüsen	starke seröse Sekretion	schwache muköse Sekretion	α_1
Verdauungsdrüsen	Sekretionssteigerung	Amylaseaktivierung ↑	β_1
Gallenwege	Kontraktion	Erschlaffung	β_2
Motilität/Tonus	Zunahme	Abnahme	α_2, β_2
Sphinkteren	Erschlaffung	Kontraktion	α_1
Pankreas			
endokrin	∅	Insulinsekretion ↓	α_2
		Insulinsekretion ↑	β_2
Bronchialsystem			
Muskulatur	Kontraktion	Erschlaffung	β_2
Drüsen	Sekretionssteigerung	?	
Haut			
Schweißdrüsen	∅	Sekretion	cholinerg!
Niere und Harnwege			
Reninsekretion	∅	Steigerung	β_1
Blasenwandmuskulatur	Kontraktion	Erschlaffung	β_2
innerer Schließmuskel	Erschlaffung	Kontraktion	α_1
Genitalorgane			
Uterus	∅	Kontraktion	α_1
		Erschlaffung	β_2
Stoffwechsel			
Leber	(Glykogensynthese)	Glykogenolyse ↑	β_2
		Gluconeogenese ↑	β_2
Fettzellen	∅	Lipolyse ↑	β_1
Skeletmuskel	∅	Glykogenolyse ↑	β_2

∅ kein Effekt

zen (s. S. 137) sowie an der glatten Muskulatur des Magen-Darm-Kanals (s. S. 277) und der Bronchien (s. S. 221) beobachtet. Der jeweilige Funktionszustand dieser Organe entspricht der Resultante aus den – entgegengesetzten Wirkungen – von Sympathikus und Parasympathikus.

Andere Organe besitzen zwar ebenfalls eine doppelte vegetative Innervation, jedoch spielt hier *ein* Teilsystem eine übergeordnete Rolle. Zu den Organen, in denen die *parasympathische Regulation im Vordergrund steht,* zählen beispielsweise einige Drüsen (Verdauungsdrüsen, Tränendrüsen, Bronchialdrüsen) und die Harnblase. Zu den Organen, die fast ausschließlich *sympathisch innerviert* werden, gehören die Blutgefäße (mit Ausnahme von Gefäßen im Bereich der äußeren Geschlechtsorgane), die Muskulatur der Herzventrikel, die Milz und die glatte Muskulatur im Bereich der inneren Geschlechtsorgane. Auch verschiedene Stoffwechselreaktionen, z. B. die Glykogenolyse in der Leber und die Lipolyse in den Fettzellen, die zum Anstieg der Glucose bzw. der freien Fettsäuren im Blut führen, werden ausschließlich durch den Sympathikus vermittelt.

Ferner besteht die Möglichkeit, daß die beiden vegetativen Systeme *synergistisch* wirken. Ein solcher funktioneller Synergismus besteht z. B. bei *sexuellen Reaktionsabläufen*.

Überempfindlichkeit vegetativer Effektororgane nach Denervierung. Werden postganglionäre Fasern des Sympathikus oder Parasympathikus durchtrennt, so degenerieren die von den Ganglienzellen abgetrennten Nervenfasern, nicht dagegen die von ihnen versorgten glatten Muskeln der Organe. Diese entwickelt vielmehr 2–30 Tage nach ihrer Denervierung eine *Überempfindlichkeit* (Supersensitivität) gegenüber den jeweiligen Überträgerstoffen. Die Supersensitivität beruht mit hoher Wahrscheinlichkeit auf einer Zunahme der Rezeptordichte in den denervierten Effektorzellen.

16.6.6 Darmnervensystem

Die Regulation der motorischen Vorgänge des Magen-Darm-Traktes ist auch ohne parasympathische und sympathische Innervation, d. h. auch bei Durchtrennung der entsprechenden Nervenfasern gewährleistet. Das bedeutet, daß die vegetative Innervation hierbei nur einen modifizierenden Einfluß ausübt. Vorrangig unterliegt die Kontrolle und Koordination der Effektorsysteme des Magen-Darm-Trakts dem sog. *Darmnervensystem,* dessen Nervenzellen insbesondere im **Plexus submucosus** (Meissner) in der Submukosa und im **Plexus myentericus** (Auerbach) zwischen der Längs- und Ringmuskelschicht (s. S. 283 f.) liegen. Das Darmnervensystem besteht aus *afferenten Neuronen,* deren Axone Rezeptoreigenschaften besitzen, *Interneuronen* und *Motoneuronen.* Insgesamt kommen im Darmnervensystem ca. 10^8 Neurone, d. h. etwa ebensoviele wie im Rückenmark, vor.

Der adäquate Reiz für die Auslösung einer Darmbewegung ist die Dehnung der Magen- bzw. Darmwand, die mit hoher Wahrscheinlichkeit durch Ganglienzellen des Plexus submucosus perzipiert und über Zwischenneurone an den Plexus myentericus vermittelt wird. Durch eine *Kontraktion vor* und gleichzeitige *Erschlaffung der glatten Muskulatur hinter* dem Speisebrei wird der Darminhalt in aboraler Richtung transportiert. Die aborale Erschlaffung wird durch hemmende Neurone vermittelt, deren Überträgersubstanz wahrscheinlich ATP ist (*purinerge Erregungsübertragung,* auch als nicht-adrenerge, nicht-cholinerge Erregungsübertragung bezeichnet).

In Abbildung 16–65 ist die Organisation des Darmnervensystems schematisch dargestellt. Der Abbildung ist zu entnehmen, daß es ein in sich geschlossenes System darstellt, in welches der Para-

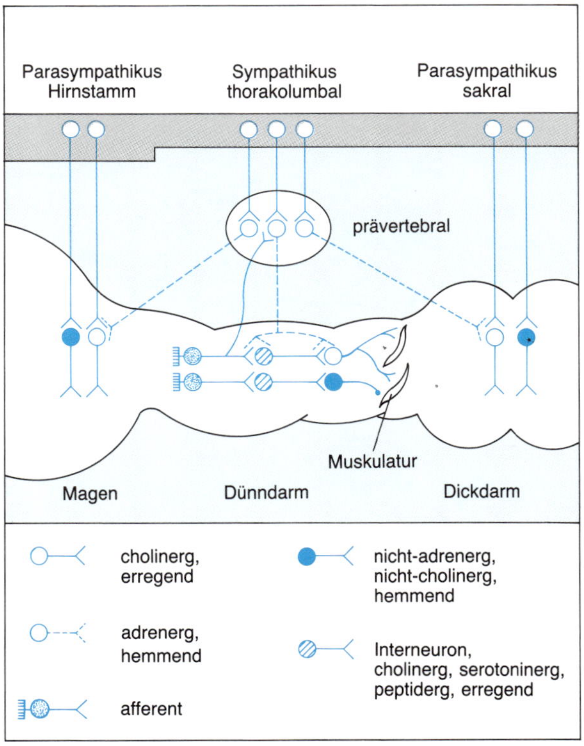

Abb. 16–65. Darmnervensystem in schematischer Darstellung, modifiziert nach Burnstock

sympathikus und der Sympathikus modulierend eingreifen. Einige Motoneurone des Darmnervensystems, besonders im Magen und in Enddarm, sind gleichzeitig *postganglionäre parasympathische Neurone*.

Die postganglionären *sympathischen Neurone* hemmen im allgemeinen die Erregungsübertragung an den exzitatorischen Neuronen. Die glatte Sphinktermuskulatur wird dagegen durch sie zur Dauerkontraktion gebracht und damit eine funktionelle Trennung verschiedener Abschnitte des Magen-Darm-Kanals erreicht.

16.6.7 Funktionen des zentralen vegetativen Nervensystems

Die Funktionen des peripheren vegetativen Nervensystems werden durch übergeordnete Strukturen des Zentralnervensystems gesteuert. Die entsprechenden Zentren befinden sich im Hirnstamm, im Zwischenhirn und im Großhirn, ein Teil der Steuerung erfolgt auch bereits auf der Ebene des Rückenmarks.

Spinale Reflexbögen. Ähnlich wie im somatischen System zwischen afferenten und efferenten Neuronen in den Rückenmarksegmenten synaptische Verbindungen bestehen, sind auch die vegetativen Fasern Bestandteile von *segmentalen Reflexbögen* (s. Abb. 16–66). Im Gegensatz zum einfachsten somatischen Reflexbogen, dem des monosynaptischen Dehnungsreflexes, besitzt jedoch der *vegetative Reflexbogen mindestens drei Synapsen*. Die afferenten Neurone der vegetativen Reflexbögen leiten sowohl *somatische Impulse* (von den Hautrezeptoren) als auch *viszerale Impulse* (von den Eingeweiderezeptoren). Die Umschaltung auf die efferenten vegetativen Fasern erfolgt im *Seitenhorn des Rückenmarks*.

Aufgrund der in Abb. 16–66 dargestellten Verbindungen ergeben sich folgende Möglichkeiten für reflektorische Wirkungen:

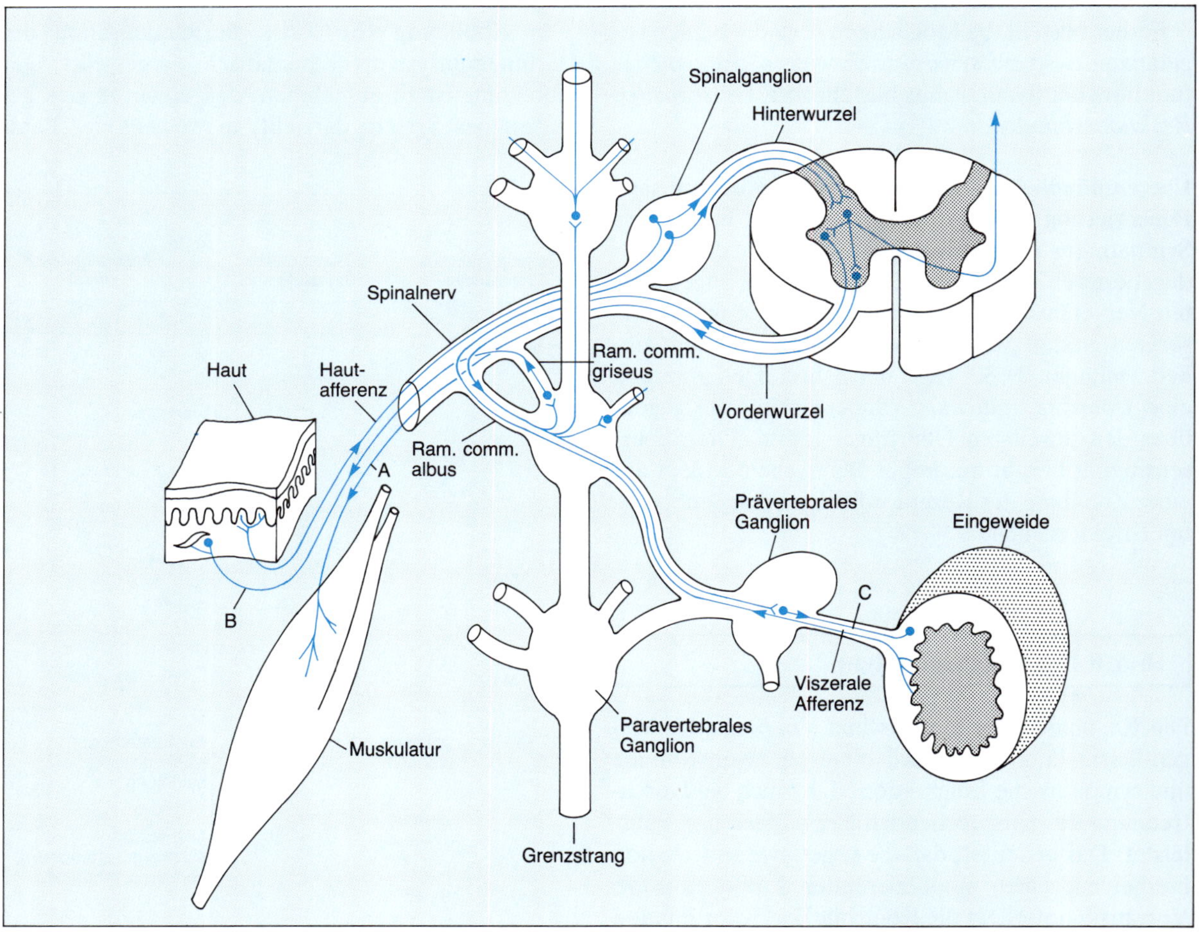

Abb. 16–66. Reflexverbindungen zwischen sympathischen und somatischen Neuronen. *A Somatisches α-Motoneuron, B sympathisches Neuron*, das die Drüsen und glatten Muskeln der Haut versorgt, *C sympathisches viszerales Neuron*

- ☐ *viszero-viszerale Reflexe* (Erregungen aus inneren Organen beeinflussen die motorischen und sekretorischen Funktionen des gereizten Organs),
- ☐ *viszero-motorische Reflexe* (Erregungen aus inneren Organen beeinflussen den Tonus der segmental zugeordneten Muskelgruppen; beispielsweise führt die Reizung abdominaler Organe zur Abwehrspannung der Bauchmuskulatur),
- ☐ *viszero-kutane Reflexe* (Erregungen aus inneren Organen beeinflussen die Weite der Hautgefäße und damit die Hautdurchblutung in zugeordneten Dermatomen; beispielsweise beobachtet man bei Gallenblasen- und Blinddarmreizungen eine Rötung der entsprechenden Hautareale),
- ☐ *kuti-viszerale Reflexe* (Erregungen von Hautrezeptoren beeinflussen die Funktionen von inneren Organen; beispielsweise können Wärmereize von der Bauchhaut her die Durchblutung im Bereich des Intestinaltraktes steigern: Wirkung von Wärmepackungen),
- ☐ *kuti-kutane Reflexe* (Erregungen von Hautrezeptoren her beeinflussen vegetative Funktionen der Haut; beispielsweise können die nach Hautreizung zu beobachtenden lokalen Gefäßreaktionen auf diesem Wege mit ausgelöst werden).

Vegetative Zentren des Rückenmarks. Im Rückenmark befinden sich relativ selbständige vegetative Zentren, welche die Darmentleerung (Defäkation), die Genitalreflexe und beim Säugling die Harnblasenentleerung steuern. Im Halsmark liegt ein weiteres Zentrum, das über den Sympathikus die Pupillenerweiterung reguliert.

Die *sexuellen Reaktionsabläufe* (s. S. 587) werden durch zwei Zentren gesteuert. Man unterscheidet ein *parasympathisches Erektionszentrum im Sakralmark,* das während der sog. Erregungsphase für die Erektion bzw. Blutfülle der äußeren Genitalorgane zuständig ist. Dagegen werden der Spermatransport bzw. die Kontraktionen der glatten Muskulatur im Bereich der inneren Geschlechtsorgane während der Orgasmusphase durch sympathische Fasern ausgelöst, die dem sog. *Ejakulationszentrum* im *oberen Lumbalmark* entstammen.

Im Säuglingsalter findet die nervale Steuerung der *Harnblasenentleerung* im *Zentrum vesicospinale,* das im Sakralmark liegt, statt. Der Füllungszustand in der Harnblase wird von Dehnungsrezeptoren in der Blasenwand registriert. Die sensiblen Nervenimpulse werden in den viszeralen Afferenzen des N. pelvicus zum Sakralmark geleitet. Übersteigt der Füllungsdruck eine gewisse Höhe, führt die Aktivierung parasympathischer Fasern zu einer Kontraktion der Blasenmuskulatur und einer Erschlaffung des inneren Schließmuskels.

Der für die Erweiterung der Pupille zuständige Muskel, der M. dilatator pupillae (s. S. 523), wird durch sympathische Neurone innerviert, die ihre Erregung aus dem *Zentrum ciliospinale* im Rückenmark erhalten. Eine Ausschaltung dieses Zentrums hat eine Verengung der Pupille zur Folge.

Medulläre Regulationszentren. Wichtige vegetative Zentren zur Kontrolle vegetativer Funktionen sind in zwei voneinander getrennten Hirnteilen, in der *Medulla oblongata* und im *Hypothalamus,* lokalisiert. In der Medulla oblongata findet man am Boden des 4. Ventrikels die *kreislaufregulierenden Zentren,* die *Atmungszentren* für die Inspiration und Exspiration sowie die *Schluck-, Saug-, Husten-* und *Nieszentren.* Diese Zentren erhalten ihre Informationen von Chemorezeptoren sowie von Druck- und Dehnungsrezeptoren aus verschiedenen Körperregionen, wobei die Zuleitung über *viszerale Afferenzen* erfolgt. Weiterhin werden die Gaspartialdrücke und der pH-Wert des Blutes in den Atmungs- und z. T. in den Kreislaufzentren selbst registriert. Aufgrund aller dieser Informationen entstehen dann die *Erregungsmuster,* die über die geschilderten efferenten sympathischen und parasympathischen Fasern an die inneren Organe gelangen und deren Funktionen der jeweiligen Gesamtsituation anpassen. Diese Regulationen sind im Zusammenhang mit den einzelnen Organfunktionen genauer dargestellt.

Hypothalamische Regulationszentren. Unter den übergeordneten Strukturen des vegetativen Nervensystems spielt der *Hypothalamus* eine herausragende Rolle. *Er ist mit praktisch allen Abschnitten des Zentralnervensystems sowohl afferent als auch efferent verbunden* und stellt die *wichtigste Hirnregion für die Erhaltung der Homöostase* dar. In Abb. 16–67 sind die afferenten und efferenten Verbindungen schematisch dargestellt.

Der Hypothalamus empfängt Erregungen aus übergeordneten Bereichen (z. B. aus dem limbischen System, dem Thalamus und dem Großhirn) sowie von sensorischen Bahnsystemen. Die dem Hypothalamus untergeordneten Bereiche sind die Hypophyse sowie Teile des Hirnstamms und des Rückenmarks. Aufgrund der vielseitigen Verschaltungen ist dieses Hirngebiet ein wichtiges Integrationszentrum für vegetative, hormonale und somatische Funktionen. Die Anweisungen an die Effektoren gelangen entweder in Form von Nervenimpulsen über *efferente Bahnsysteme* oder in Form von *chemischen Informationsträgern* über das *Endokrinium* (s. S. 533 ff.) zu den Organen.

Folgende Funktionen werden durch den Hypothalamus gesteuert:

- ☐ *hormonale Systeme* über die Hypothalamus-Hypophysen-Achse (s. S. 538 ff.), wobei gleichzeitig

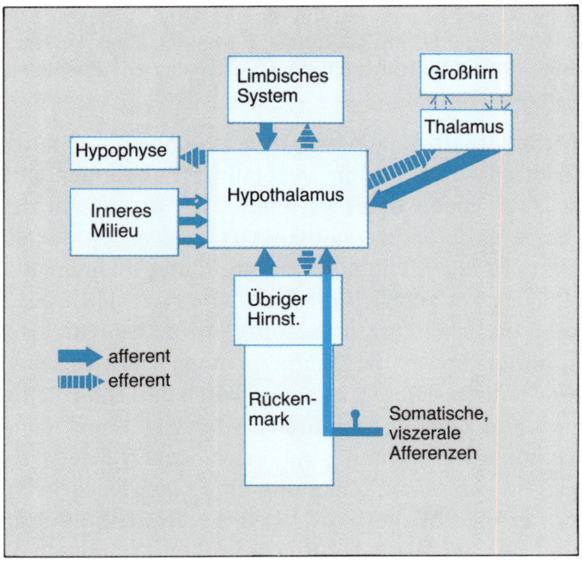

Abb. 16–67. Afferente und efferente Verbindungen des Hypothalamus in schematischer Darstellung, nach Schmidt

eine Koordination mit dem vegetativen Nervensystem erfolgt,

- der *Wasserhaushalt* (s. S. 351 ff.) durch Beeinflussung der renalen Flüssigkeitsausscheidung und der Flüssigkeitsaufnahme über eine Modulation der Durstempfindung,
- die *Körpertemperatur* (s. S. 366 f.) durch spezielle Neurone im vorderen Hypothalamus, deren Aktivität bei einer Temperatursteigerung zunimmt, sowie durch Neurone im hinteren Hypothalamus, die die Wärmeproduktion und -abgabe beeinflussen,
- die *Nahrungsaufnahme* (Der Hypothalamus ist wahrscheinlich das wichtigste Integrationszentrum für das Hunger- und Sättigungsgefühl. Man geht heute davon aus, daß im ventromedialen Hypothalamus ein „Sättigungszentrum" liegt, dessen Zerstörung eine überhöhte Nahrungszufuhr bewirkt. In seitlichen Abschnitten soll dagegen ein Hungerzentrum liegen, bei dessen Schädigung ein andauerndes Gefühl der Sattheit auftritt.),
- *kardiovaskuläre Funktionen* durch eine übergeordnete Kontrolle des Kreislaufzentrums.

Hypothalamische Verhaltenssteuerung. Durch elektrische Reizung des Hypothalamus lassen sich bei Tieren charakteristische Verhaltensweisen auslösen. Diese Versuche zeigen, daß vom Hypothalamus *drei Grundmuster des elementaren Verhaltens* kontrolliert werden:

- *Abwehr-* und *Fluchtverhalten* (Reaktionen auf bedrohliche Situationen, die mit einer allgemeinen *Aktivierung des Sympathikus* gekoppelt sind),
- *nutritives Verhalten* (Steuerung der Nahrungs- und Flüssigkeitsaufnahme, verbunden mit einer allgemeinen *Aktivierung des Parasympathikus),*
- *reproduktives Verhalten* (Steuerung der Sexualfunktionen).

An jeder dieser Verhaltensweisen sind *somatische, vegetative* und *hormonale Reaktionen* beteiligt. Sie dienen insges. der Erhaltung des Individuums und der Art.

Aufgrund der genannten Reizversuche hat man angenommen, daß die Aktivierung des kaudalen Hypothalamus eine *ergotrope Reaktion* auslöst, d. h. das Leistungsvermögen und die Leistungsbereitschaft infolge einer *Erregung des Sympathikus* steigert. Demgegenüber sollte die Aktivierung des vorderen Hypothalamus eine *trophotrope Reaktion* hervorrufen, bei der die Verdauungs- und Restitutionsprozesse infolge einer *Erregung des Parasympathikus* gefördert werden. Heute weiß man, daß eine solche schematisierte lokale Zuordnung den komplexen neuronalen Verschaltungen im Hypothalamus nicht gerecht wird. Die Begriffe „ergotrop" und „trophotrop" eignen sich jedoch für die Beschreibung der beiden vegetativen Reaktionslagen, die der (körperlichen bzw. psychischen) Belastung und der (körperlichen bzw. psychischen) Ruhe zugeordnet sind.

Funktion des limbischen Systems. Im *limbischen System* (s. S. 431 f.), das dem Hypothalamus übergeordnet ist, werden Erlebnisinhalte affektiv bewertet und gespeichert *(affektives Gedächtnis).* Aufgrund dieser Informationen ist der Organismus in der Lage, die elementaren hypothalamischen Verhaltensmuster zu modifizieren und der jeweiligen Umweltsituation anzupassen. Beispielsweise kann die Erfahrung der unangenehmen Folgen eines Alkoholabusus das zukünftige „Trinkverhalten" modifizieren.

Das limbische System stellt darüber hinaus beim Tier diejenige Hirnstruktur dar, von der aus *Trieb-* und *Instinkthandlungen* gesteuert werden. Für den Menschen kommt diesem Gebiet eine besondere Bedeutung bei der Auslösung von *emotionalen Reaktionen* zu. Die enge Verbindung des limbischen Systems mit dem Hypothalamus macht es verständlich, daß Emotionen von einer Reihe *vegetativer Funktionen* begleitet sind. So kommt es bei emotionalen Reaktionen u. a. zu einer Steigerung der Herzfrequenz, des Blutdruckes und der Schweißsekretion sowie zu einem Anstieg der Catecholamin- und Glucocorticoid-Konzentrationen im Blut.

Neokortikale Einflüsse auf vegetative Funktionen. Verschiedene Areale der Hirnrinde beeinflussen vegetative Funktionen, insbesondere die Herz-Kreislauf-Regulation. So lassen sich z. B. von motorischen Feldern Blutdruck- und Herzfrequenzänderungen sowie lokale Durchblutungssteigerungen in der Skeletmuskulatur zu Beginn einer körperlichen Belastung auslösen. Diese Reaktionen sind Folge einer *zentralen Mitinnervation* vegetativer Neurone durch motorische Bahnsysteme, sie werden in ihrer Gesamtheit als *Erwartungs-* oder *Startreaktionen* bezeichnet.

16.7 Allgemeine Funktionen und O_2-Versorgung des Gehirns

16.7.1 Elektroenzephalogramm (EEG)

Entstehung und Ableitung des EEG. Von der Kopfhaut der Schädeldecke lassen sich *Potentialschwankungen* ableiten, deren Aufzeichnung man als *Elektroenzephalogramm (EEG)* bezeichnet. Diese Potentialschwankungen entstehen durch die *Summation erregender und hemmender postsynaptischer Potentiale* in der Hirnrinde. Im EEG wird also die *extrazellulär abgeleitete, postsynaptische Aktivität kortikaler Neurone* aufgezeichnet, nicht jedoch die Aktivität von fortgeleiteten Nervenimpulsen.

Zur EEG-Registrierung werden Metallelektroden auf bestimmte Punkte der Schädeloberfläche aufgesetzt oder leitend aufgeklebt. Die Ableitung kann dabei auf zwei verschiedenen Wegen erfolgen (s. Abb. 16–68, A): in Form der

- ☐ *bipolaren Ableitung,* bei der die Potentialdifferenzen zwischen *zwei sog. differenten Elektroden* auf dem Schädel registriert werden, und der
- ☐ *unipolaren Ableitung,* bei der man die Potentialdifferenzen zwischen *einer differenten Elektrode* auf dem Schädel und *einer indifferenten* (potentialkonstanten) *Elektrode* (z. B. am Ohrläppchen) aufzeichnet.

Da die abgeleiteten EEG-Spannungen größenordnungsmäßig nur 10–100 μV betragen, ist in jedem Fall eine *elektronische Verstärkung* erforderlich, bevor die Aufzeichnung mit einem *direktschreibenden Registriergerät* erfolgen kann.

EEG-Wellen. Die im EEG vorkommenden Wellen zeigen erhebliche Variationen in bezug auf ihre *Amplitude* und *Frequenz* (s. Abb. 16–68, B). EEG-Wellen werden nach Maßgabe der jeweiligen Frequenzbereiche empirisch unterteilt in

- ☐ α-Wellen mit 8–13 Hz (Berger-Rhythmus),
- ☐ β-Wellen mit 14–30 Hz,
- ☐ δ-Wellen mit 0,5–3 Hz,
- ☐ ϑ-Wellen mit 4–7 Hz (Zwischenwellen).

Das Vorkommen dieser Wellen hängt von verschiedenen Faktoren, dem *Reifungsgrad des Gehirns* (s. u.), der *Aktivierung der Hirnrinde* sowie *pathologischen* und *pharmakologischen Einflüssen,* ab.

Bei *Säuglingen* und *Kleinkindern* findet man unregelmäßige Potentialschwankungen mit vorrangig niederfrequenten Wellen (δ- und *ϑ-Wellen*). Mit zunehmender Reifung des Gehirns treten an deren Stelle höherfrequente Potentialschwankungen (α- und β-

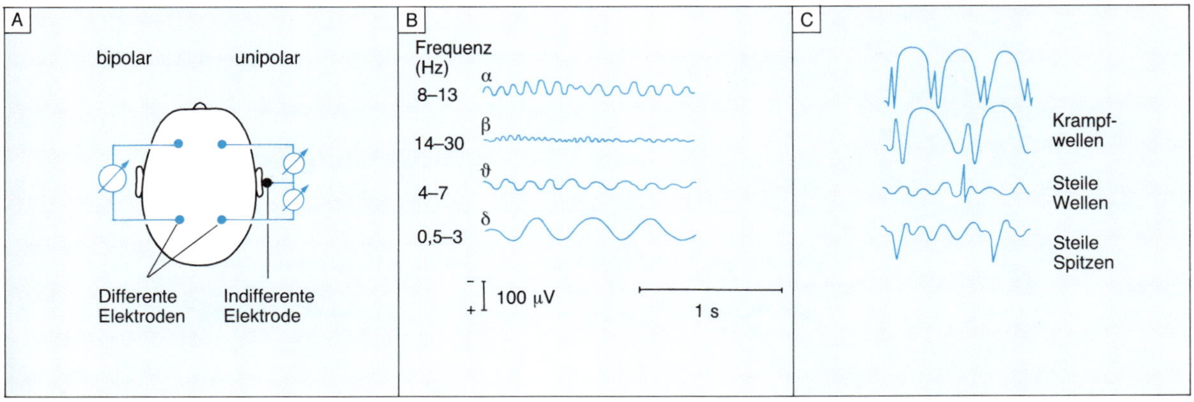

Abb. 16–68. *A:* EEG-Ableitungsschema, *B:* Einteilung der EEG-Wellen nach Frequenzen, *C:* Krampfpotentiale, die insbesondere bei verschiedenen Epilepsieformen abgeleitet werden können

Wellen). Beim Erwachsenen hängt die Frequenz der EEG-Wellen hauptsächlich von dem *Aktivierungszustand der Hirnrinde* ab. Dies wird durch die folgende Beobachtung belegt: Leitet man das EEG eines Erwachsenen ab, der physisch und psychisch *entspannt* ist und die *Augen geschlossen* hält, so beobachtet man hauptsächlich über dem Okzipitalgebiet *α-Wellen* mit größeren Amplituden (s. Abb. 16–69). Nach dem *Öffnen der Augen* wird dieser Rhythmus durch *β-Wellen* mit kleiner Amplitude ersetzt. Diese Veränderung wird offenbar durch den Zufluß sensorischer Impulse von der Retina zur Hirnrinde bewirkt. Ganz allgemein zeigt sich, daß bei einer Aktivierung der Hirnrinde durch Impulse des *aufsteigenden retikulären aktivierenden Systems* (ARAS, s. S. 458) die *β-Wellen* dominieren. Dieser Effekt läßt sich noch verstärken, wenn man den Probanden zu einer geistigen Anspannung (etwa zum Lösen einer Rechenaufgabe) veranlaßt. Umgekehrt beobachtet man bei vollständiger Entspannung im *Tiefschlaf* (s. S. 485f.) vor allem langsame δ- und *ϑ-Wellen*.

Die *niederfrequenten Wellen* besitzen in der Regel eine *große Amplitude*, während die *höherfrequenten Wellen* durch eine *kleine Amplitude* charakterisiert sind. Diese Abhängigkeit wird auf das unterschiedliche zeitliche Zusammenwirken der einzelnen postsynaptischen Potentiale in den verschiedenen Aktivitätszuständen zurückgeführt. Im entspannten Zustand (z. B. im Schlaf) treten *viele postsynaptische Potentiale zu gleicher Zeit* auf **(Synchronisation)**, so daß sich ihre Amplituden summieren. Bei Aktivierung der Hirnrinde (z. B. bei geistiger Tätigkeit) wird dagegen diese zeitliche Übereinstimmung aufgehoben **(Desynchronisation)**, wodurch die Häufigkeit der Wellen zu-, gleichzeitig jedoch auch die Amplitude der einzelnen Wellen abnimmt *(Weckreaktion = arousal reaction)*.

Pathologische Veränderungen und pharmakologische Beeinflussung des EEG. Da das Elektroenzephalogramm unter bestimmten, die kortikale Aktivität beeinflussenden Bedingungen charakteristische Veränderungen zeigt, kommt ihm eine erhebliche Bedeutung in der *klinischen Diagnostik* zu. Insbesondere dient das EEG als Hilfsmittel bei der Diagnostik metabolisch und pharmakologisch bedingter Aktivitätsänderungen sowie bei der Tumor- und Krampfdiagnostik (s. Abb. 16–70).

Metabolische und pharmakologische Einwirkungen führen in vielen Fällen zu einer *Synchronisation* der EEG-Wellen. So beachtet man ein gehäuftes Auftreten langsamer *ϑ-Wellen* bei *Hypokapnie* (Abnahme des CO_2-Partialdruckes), *Hypoxie* (Abnahme des O_2-Partialdruckes) und bei *Hypoglykämie* (Senkung des Blutzuckerspiegels). *Barbiturate* bewirken in kleiner Konzentration eine Frequenzzunahme, in hoher Konzentration und insbesondere bei Barbituratvergiftungen jedoch eine Abnahme der EEG-Frequenz. Sehr langsame *δ-Wellen* treten regelmäßig in tiefer *Narkose* und im *Koma* (Bewußtlosigkeit) auf.

Raumfordernde Prozesse in der Schädelhöhle, die zu intrakraniellen Drucksteigerungen führen, bewirken ebenfalls eine Dominanz von δ- und *ϑ-Wellen* im EEG. Eine solche Veränderung beobachtet man u. a. beim *Hirnödem* (extra- und intrazellulären Flüssigkeitsansammlungen) beispielsweise nach einer Gehirnerschütterung. Aber auch der *Druck eines wachsenden Tumors auf das gesunde Gewebe* kann das Auftreten von langsamen Wellen in der Tumorumgebung verursachen. Das *Tumorgewebe* selbst ist

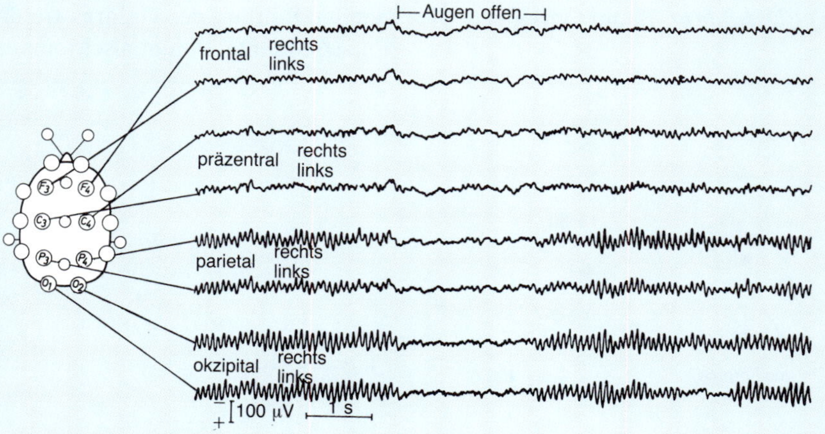

Abb. 16–69. EEG des ruhenden, wachen Menschen bei unipolarer Ableitung von acht Punkten der Schädeldecke, nach Jung. Öffnen der Augen blockiert den α-Rhythmus

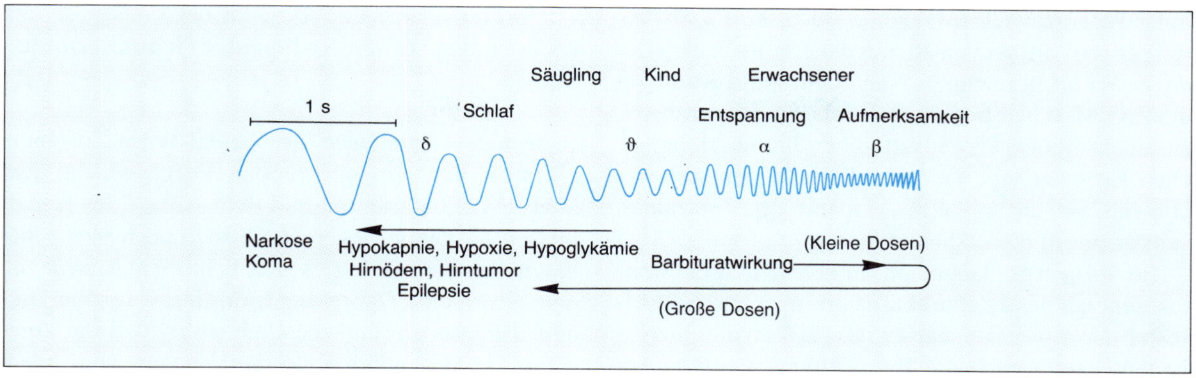

Abb. 16–70. Abhängigkeit der EEG-Frequenzen von Lebensalter und zentraler Aktivität *(oben)* sowie Frequenzänderungen bei pathologischen Zuständen *(unten)*

jedoch *elektrisch inaktiv*. Aufgrund dieser Kriterien gelingt es in manchen Fällen, einen Tumor mit Hilfe des EEG genauer zu lokalisieren.

Zerebrale Krampfleiden gehen häufig mit charakteristischen EEG-Veränderungen einher. *Epileptische Krampfentladungen* sind durch besondere Steilheit der EEG-Wellen gekennzeichnet (s. Abb. 16–68, C), die man auf eine *Hypersynchronisation* zurückführt. Für eine bestimmte Form der jugendlichen Epilepsie ist das regelmäßige Auftreten großer Spitzen mit je einer nachfolgenden Welle *(Spike-and-wave-Komplexe)* charakteristisch. Dabei werden im Gegensatz zum großen epileptischen Anfall keine motorischen Krämpfe, sondern vorübergehende Bewußtseinstrübungen, sog. *Absencen,* beobachtet (s. S. 454).

16.7.2 Schlafen und Wachen

Zirkadiane Rhythmen. Wie bei fast allen Lebewesen treten beim Menschen *tagesrhythmische Schwankungen* der Organfunktionen auf. Auch bei Ausschaltung aller Umwelteinflüsse bleibt eine Periodik der Kreislauf- und Stoffwechselfunktionen, der Körpertemperatur sowie der Gehirnaktivität erhalten, wobei jedoch die Periodendauer häufig länger als 24 Stunden ist. Offenbar werden diese Funktionsänderungen *endogen gesteuert (biologische Uhr)*. Solche periodischen Schwankungen biologischer Größen bezeichnet man als *zirkadiane Rhythmen,* weil sie ungefähr (circa) der Dauer des Tages (dies) entsprechen. Die endogenen Rhythmen werden unter natürlichen Lebensumständen durch äußere Zeitgeber dem 24-Stunden-Rhythmus des Tages angeglichen. Diese *Synchronisation* erfolgt beim Menschen vor allem durch soziale Faktoren, insbesondere durch die Aktivitätsperiodik (Arbeits-, Freizeit- und Schlafphasen), während der terrestrische Zeitgeber, d. h. die Hell-Dunkel-Periodik, dabei nur eine untergeordnete Rolle spielt. Auch der Schlaf-Wach-Rhythmus unterliegt einem solchen endogenen Steuerungsprozeß, der durch äußere Zeitgeber synchronisiert wird.

Schlafstadien. Der Nachtschlaf des Menschen weist in der Regel typische Schwankungen der *Schlaftiefe* auf. Dies läßt sich dadurch nachweisen, daß in Abhängigkeit von der Schlafdauer unterschiedlich starke Reize eine *Weckreaktion* hervorgerufen. Je tiefer der Schlaf, um so höher liegt die Weckschwelle.

Eine genauere Analyse des Schlafverlaufes ist mit Hilfe der *Elektroenzephalographie* (s. o.) möglich. Aufgrund der im Schlaf registrierten EEG-Kurven lassen sich *4 bis 5 Schlafstadien* unterscheiden. Dabei wird die Beobachtung ausgenutzt, daß mit zunehmender Schlaftiefe die Frequenz der EEG-Wellen abnimmt. Außerdem sind besondere Gruppierungen der Wellen *(Schlafspindeln)* für bestimmte Schlafstadien charakteristisch. Im *Tiefschlaf* beobachtet man regelmäßig langsame *δ-Wellen mit großer Amplitude* (Synchronisation). Wie Abb. 16–71 zeigt, werden im Verlauf einer Nacht *die einzelnen Schlafstadien mehrfach* (drei- bis fünfmal) *durchlaufen,* wobei die jeweils erreichte Schlaftiefe gegen Morgen abnimmt. Im gleichen Rhythmus weisen auch die *vegetativen Funktionen* (z. B. Herz- und Atmungsfrequenz) *periodische Veränderungen* auf.

Eine besondere Bedeutung innerhalb der Schlafrhythmen kommt den *Phasen der B-Stadien* (s. Abb. 16–71) zu. Während dieser Phasen treten *Salven schneller Augenbewegungen* auf, die abgekürzt als *REM (Rapid Eye Movements)* bezeichnet werden. Der **REM-Schlaf** ist durch *starke hirnelektrische Aktivität* (hohe Frequenz und kleine Amplitude im EEG) charakterisiert, während andere Parameter dem *Tiefschlaf* entsprechen (minimaler Muskeltonus, hohe Weckschwelle): Daher werden die REM-Phasen, die im Mittel etwa 20 min dauern, auch als *paradoxer Schlaf* bezeichnet. Nach dem Aufwecken aus dem REM-Schlaf berichten Kinder und Erwachsene zu einem hohen Prozentsatz über Traumerlebnisse. Das *Auftreten von Träumen* liefert einen weiteren Hinweis auf die lebhafte Aktivität des Zentralnervensystems in diesen Schlafphasen.

Die übrigen Schlafstadien, in denen Träume weitaus seltener sind, charakterisiert man als **NREM-Schlaf** *(Non-REM-Schlaf)*. Als Synonyme hierfür werden häufig auch die Bezeichnungen *orthodoxer Schlaf* oder (wegen des Überwiegens langsamer EEG-Wellen) *Slow-wave-Schlaf verwendet.*

Die **Schlafdauer** *nimmt mit zunehmendem Lebensalter ab.* Während der Säugling etwa 16 Stunden am Tag schläft, benötigt der Jugendliche eine tägliche Schlafdauer von im Mittel 8 Stunden; der ältere Mensch jenseits des 50. Lebensjahrs kommt häufig mit weniger als 6 Stunden Schlaf aus. Während der ersten Lebensjahre reduziert sich außerdem der *relative Anteil des REM-Schlafes an der Gesamtschlafdauer.* Dieser Anteil geht von 50% beim Säugling auf 20% im 5. Lebensjahr zurück, um von da an bis ins hohe Alter ungefähr gleich zu bleiben. Man vermutet, daß der hohe Anteil des REM-Schlafes mit verstärkter neuronaler Aktivität bei Säuglingen und Kleinkindern für die Reifung des Gehirns erforderlich ist.

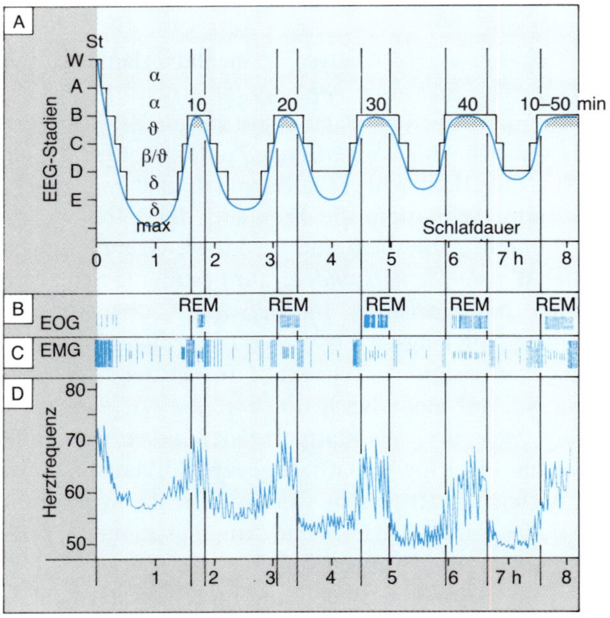

Abb. 16–71. Verlauf der Schlafstadien (klassifiziert nach EEG-Kriterien) und Veränderung einiger charakteristischer Funktionsgrößen während eines Nachtschlafes, nach Jovanović. *A:* EEG-Stadien; *B:* Augenbewegungen (durch Striche markiert), die mit dem Elektrookulogramm (EOG) registriert werden; REM Salven schneller Augenbewegungen; *C:* Aktivität der Nackenmuskulatur, registriert mit dem Elektromyogramm (EMG); *D:* Herzfrequenz (Herzaktionen pro Minute)

Neuronale Grundlagen der Schlaf-Wach-Zustände. Über die neurophysiologischen Vorgänge, die dem Schlaf-Wach-Verhalten und dem Ablauf der Schlafphasen zugrunde liegen, ist bisher noch wenig bekannt. Sicher handelt es sich beim Schlaf *nicht* um eine allgemeine Dämpfung zentralnervöser Funktionen. Ebenso unwahrscheinlich ist es, daß die komplexen physiologischen Veränderungen von einem einzigen Schlafzentrum aus gesteuert werden. Im letzten Jahrzehnt konnten jedoch im Tierexperiment Teilinformationen gewonnen werden, die zeigen, welche Hirnstrukturen und welche chemischen Transmitter an der Steuerung des Schlaf-Wach-Verhaltens beteiligt sind.

Seit längerer Zeit ist bekannt, daß eine Reizung der *Formatio reticularis* bei schlafenden Katzen eine sofortige Weckreaktion *(arousal reaction)* hervorruft. Vermittelt wird diese Reaktion durch das *aufsteigende retikuläre aktivierende System* (*ARAS,* s. S. 458). Man nahm daher zunächst an, daß der Wachzustand durch die Aktivierung und der Schlaf durch Deaktivierung des ARAS bewirkt würde. Dieser Auffassung von der Steuerung des Schlaf-Wach-Rhythmus durch die Formatio reticularis widersprechen aber neuere experimentelle Befunde.

Weitere Tierversuche ergaben Hinweise darauf, daß zwei Kerngebiete im Hirnstamm durch Freisetzung der Transmitter *Serotonin* und *Noradrenalin* an der Schlaf-Wach-Steuerung beteiligt sein könnten: Serotonin kommt in großen Mengen in den *Raphékernen* (Nuclei raphé) vor, Noradrenalin findet man bevorzugt im bilateral angeordneten *Locus coeruleus*. Nach den tierexperimentellen Ergebnissen könnte die Freisetzung von Serotonin für den NREM-Schlaf und die Abgabe von Noradrenalin für den REM-Schlaf von Bedeutung sein. Beim Menschen ließen sich allerdings diese Befunde nicht bestätigen.

Heute geht man davon aus, daß **Serotonin** in einer komplexen Weise an der Steuerung des Schlaf-Wach-Rhythmus beteiligt ist. Einerseits könnte es als *Neurotransmitter* an der *Weckreaktion* mitwirken und andererseits als *Schlafhormon* die Freisetzung von sog. *Schlaffaktoren* fördern. Diese neuerdings postulierten endogenen Schlaffaktoren sollen sich entweder während des Wachseins anreichern und damit den Schlaf einleiten *(Faktor S)* oder erst während des Schlafes freigesetzt werden (*DSIP:* delta sleep inducing peptide). Zusammenfassend ist festzustellen, daß trotz der Kenntnis einiger Teilaspekte die

Vorgänge bei der Schlafkontrolle noch weitgehend unklar sind.

16.7.3 Bewußtsein und Sprache

Die höchsten Fähigkeiten des Menschen, seine Umwelt bewußt wahrzunehmen, geistige Aktivität zu entfalten und in freier Entscheidung zu handeln, sind Merkmale dessen, was man gemeinhin unter dem Begriff *Bewußtsein* zusammenfaßt. Aus naturwissenschaftlicher Sicht beruht das Bewußtsein auf der *Aktivität komplexer neuronaler Strukturen im Zentralnervensystem.* Allerdings ist anzumerken, daß wegen des hohen Komplexitätsgrades die daran beteiligten Vorgänge noch weitgehend unbekannt sind. Die für das Selbstverständnis des Menschen wichtige Frage nach der physiologischen Basis des Bewußtseins läßt sich also z. Zt. nur sehr unvollständig beantworten.

Neuronale Grundlagen des Bewußtseins. Zu den wenigen gesicherten Fakten gehört die Feststellung, daß für das Bewußtsein das *Zusammenwirken kortikaler und subkortikaler Strukturen* erforderlich ist. Weiterhin setzt das Bewußtsein offenbar eine *mittlere Aktivität der Neuronen* voraus. Eine gedämpfte neuronale Aktivität, z. B. im Tiefschlaf oder in Narkose, führt ebenso wie eine übersteigerte Aktivität, z. B. im epileptischen Anfall, zu einem Verlust des Bewußtseins.

Einen weiteren Beitrag zur Neurophysiologie des Bewußtseins haben gezielte Untersuchungen an sog. **Split-Brain-Patienten** geliefert, bei denen aus therapeutischen Gründen praktisch alle Verbindungen zwischen der linken und der rechten Großhirnhälfte unterbrochen worden waren. Bei diesen Operationen durchtrennte man insbesondere den Balken *(Corpus callosum,* s. S. 431), der aus etwa 200 Millionen Nervenfasern besteht, die dem Informationsaustausch zwischen den beiden Hemisphären dienen. Diese Split-Brain-Operationen wurden durchgeführt, um Epilepsien einzudämmen, die durch andere Maßnahmen nicht zu beherrschen waren.

Für das Verständnis der Operationsauswirkungen ist es wichtig, sich die anatomischen Gegebenheiten vor Augen zu führen (s. Abb. 16–73). Wie bereits erwähnt, wird wegen der *Kreuzung der Nervenbahnen* die rechte Körperhälfte von der linken Hemisphäre versorgt und umgekehrt. Dies gilt sowohl für die *Motorik* als auch für die *niedere Sensorik.* Auch die *Sehbahn* kreuzt in der Weise, daß das rechte Gesichtsfeld auf die linke Hemisphäre abgebildet wird und umgekehrt. Eine Ausnahme bildet allein die *Hörbahn,* welche die Informationen von einem Ohr jeweils beiden Großhirnhälften zuleitet.

Da sich bei den Split-Brain-Patienten im Alltagsleben keine wesentlichen Verhaltens- und Bewußtseinsänderungen feststellen ließen, hat man in einer speziellen Versuchsanordnung die *Leistungsunterschiede der beiden getrennten Hemisphären* untersucht (s. Abb. 16–72). Diese Anordnung ermöglichte es, der rechten und der linken Gesichtsfeldhälfte gesondert visuelle Signale, z. B. Bilder oder geschriebene Wörter, darzubieten. Für die Aufnahme dieser Signale war dann jeweils die Hemisphäre der Gegenseite zuständig. Ferner konnte die rechte oder die linke Hand ohne Sichtkontrolle zum tastenden Erkennen oder zum Schreiben benutzt werden, wobei wieder die Befehle hierzu von der Hemisphäre der Gegenseite ausgehen mußten.

Die an Split-Brain-Patienten durchgeführten Tests lieferten folgende Ergebnisse: Werden Bilder von Gegenständen, z. B. von einem Schlüssel oder einem Bleistift, in die *rechte Gesichtsfeldhälfte* projiziert, so kann der Patient diese benennen und sie mit der rechten Hand aus anderen Gegenständen heraussuchen. Er ist auch in der Lage, Wörter, die in diese Gesichtsfeldhälfte projiziert werden, zu lesen und aufzuschreiben. Werden ihm Gegenstände in die rechte Hand gelegt, so kann er sie richtig benennen und ihren Namen aufschreiben. *Der Patient verhält sich wie eine nicht operierte Versuchsperson, sofern seine linke Hemisphäre in Aktion tritt.*

Ganz anders sind die Ergebnisse jedoch bei Untersuchung der Gegenseite. Werden Gegenstände oder Wörter in die *linke Gesichtsfeldhälfte* des Split-Brain-Patienten projiziert, so kann er sie nicht benennen oder aufschreiben. Ja er verneint sogar, ein bestimmtes Wort gesehen zu haben. Trotzdem gelingt es ihm, mit der linken Hand den richtigen Gegenstand herauszusuchen, von dem er nach

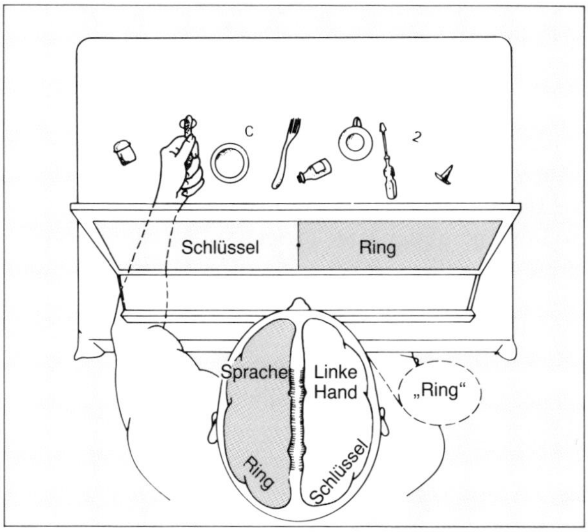

Abb. 16–72. Unterschiedliche Leistungen der Hemisphären bei Split-Brain-Patienten, nach Sperry. Das in die linke Hemisphäre projizierte Wort „Ring“ wird gelesen. Das auf die rechte Hemisphäre abgebildete Wort „Schlüssel“ nimmt der Patient nach eigener Aussage nicht wahr, sucht aber trotzdem mit der linken Hand den zugehörigen Gegenstand korrekt heraus

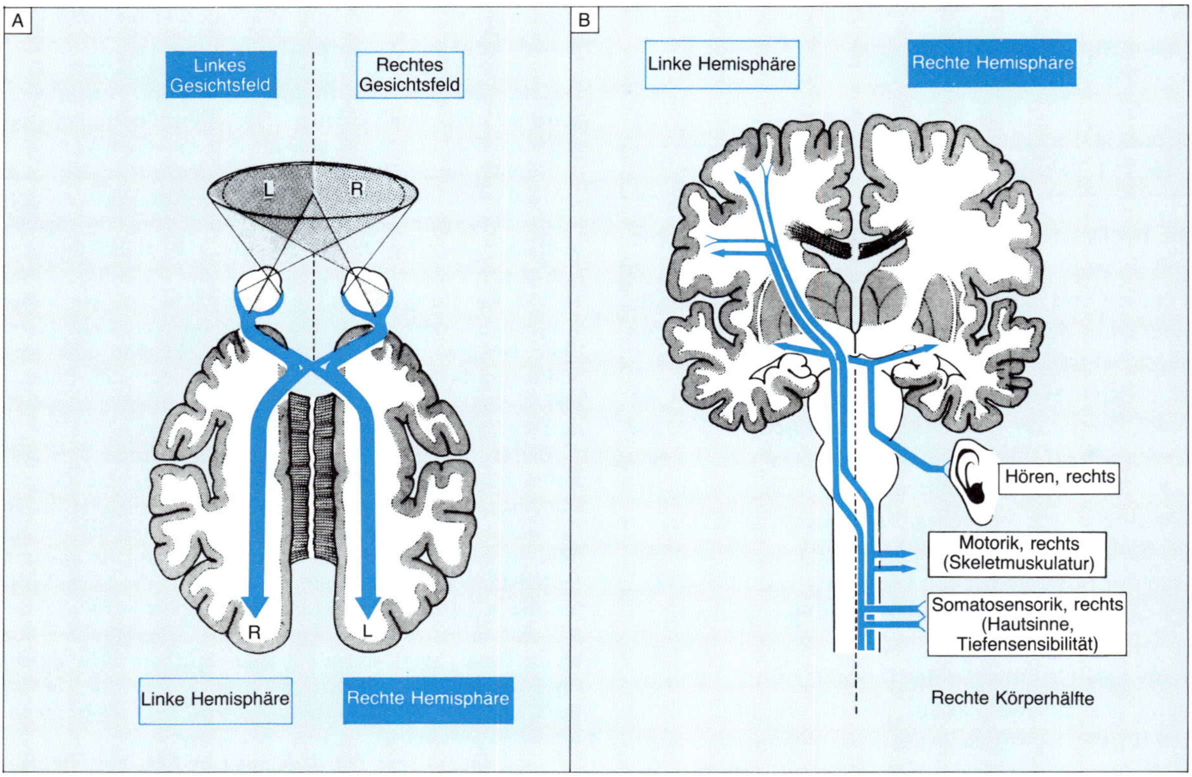

Abb. 16–73. Sensorische und motorische Verbindungen bei Split-Brain-Patienten (Durchtrennung der Kommissurenfasern in der Mitte des Balkens), nach Schmidt. *A:* Die Gesichtsfeldhälften werden jeweils auf die gegenüberliegende Hemisphäre abgebildet. *B:* Die sensorische und motorische Versorgung der Körperhälften erfolgt jeweils von der Hemisphäre der anderen Seite her

seiner eigenen Aussage keine Kenntnis hat. Über diesen Vorgang kann er auch nachträglich weder mündlich noch schriftlich Auskunft geben. *Die mit Hilfe seiner rechten Hemisphäre durchgeführte Handlung hat im Bewußtsein des Patienten scheinbar nicht stattgefunden.*

Leistungen sind von denen eines intakten Gehirns nicht zu unterscheiden. Dies gilt vor allem auch für das Bewußtsein des Patienten. Die linke Hemisphäre zusammen mit den zugehörigen subkortikalen Strukturen ist daher als das *primäre Substrat für das menschliche Bewußtsein* anzusehen. Sie befähigt darüber hinaus, mit anderen Menschen über *Sprache* und *Schrift* Informationen auszutauschen.

Die isolierte **rechte Hemisphäre** kann sich dagegen weder sprachlich noch schriftlich äußern. Sie ist jedoch zu anderen bemerkenswerten Leistungen befähigt. Aus den geschilderten und anderen Versuchen kann man schließen, daß die rechte Hemisphäre ein *Gedächtnis,* die *Fähigkeit zur Formenerkennung* und ein hochentwickeltes *Abstraktionsvermögen* besitzt. Im Hinblick auf das *räumliche Vorstellungsvermögen* und das *Musikverständnis* ist sie der linken Hemisphäre sogar überlegen. Da alle diese Merkmale als Teilaspekte einer bewußten Informationsverarbeitung anzusehen sind, muß man auch der rechten Hemisphäre ein eigenes Bewußtsein zuordnen.

Beim Split-Brain-Patienten sind die beiden unterschiedlichen spezialisierten Bewußtseinssphären völlig getrennt. Im Normalfall dagegen verschmelzen die Bewußtseinsinhalte der beiden Seiten durch Informationsaustausch über die Fasern des Balkens zu einer Einheit des Denkens, Fühlens und Wollens.

Die Split-Brain-Patienten berichteten übereinstimmend, daß sie seit ihrer Operation nicht mehr träumten. Im EEG (s. S. 483ff.), das während des Schlafens abgeleitet wurde, waren allerdings über der rechten Hemisphäre – nicht jedoch über der linken – Zeichen für *Traumphasen* zu erkennen. Man darf daher annehmen, daß die isolierte rechte Hemisphäre während des Schlafs träumt, wenn sie davon auch keine Mitteilung machen kann. Normalerweise – so ist zu vermuten – geht also das Traumgeschehen von der rechten Hemisphäre aus und erfaßt dann über die Fasern des Balkens die linke Großhirnhälfte.

Neurophysiologische Grundlagen der Sprache. Die für die Sprache und das Wortverständnis zuständigen Hirnregionen sind in der Regel in der *linken Hemisphäre* lokalisiert (s. o.), die daher auch als die *sprachdominante Hemisphäre* charakterisiert wird. Wie man heute weiß, liegen die Sprachregionen nicht nur bei Rechtshändern, sondern auch bei den meisten Linkshändern auf der linken Seite. Nur in wenigen Ausnahmefällen findet man bei Linkshändern die Sprachgebiete in der rechten Hemisphäre.

Experimentelle Untersuchungen und Ausfallserscheinungen bei umschriebenen Hirnläsionen haben gezeigt, daß zwei Regionen der Großhirnrinde für die Sprache eine besondere Bedeutung besitzen (s. Abb. 16–44, S. 458): Ein frontal gelegenes Areal, die **Brocasche Sprachregion**, ist für den koordinierten Einsatz der Sprechmuskulatur zuständig, erfüllt also eine *motorische* Funktion. Ein zweites Feld im Temporallappen, die **Wernickesche Sprachregion**, vermittelt das Sprachverständnis und dient somit der *sensorischen* Informationsverarbeitung. Diese Lokalisation bestimmter Teilfunktionen der Sprache stellt im Hinblick auf die Komplexität der daran beteiligten neuronalen Vorgänge eine gewisse Vereinfachung dar; sie ist aber geeignet, Ausfallerscheinungen verständlich zu machen.

Störungen der Sprachleistungen. Die Unfähigkeit, sich mit Hilfe der Sprache auszudrücken, wird als *Aphasie* bezeichnet. Meist handelt es sich dabei nicht um eine Lähmung der für die Phonation und Artikulation benötigten Muskeln (s. S. 514f.), sondern um Störungen in der sprachdominanten Hirnrinde. Bei einer Schädigung der *Brocaschen Sprachregion* können die intakten Muskeln nicht koordiniert eingesetzt werden. Diese Störung, bei der das Sprachverständnis voll erhalten ist, bezeichnet man als **motorische Aphasie.** Ist dagegen die *Wernickesche Sprachregion* betroffen, so fehlt die Fähigkeit, den Sinn der gehörten Wörter und Sätze zu verstehen. Als Folge davon ist dann auch das Sprachvermögen gestört, so daß eine **sensorische Aphasie** resultiert.

Eine Schädigung der Sprachregionen in der linken Hemisphäre führt bei *Kindern* – wie bei Erwachsenen – zunächst zu einer Aphasie. In diesem Fall kehrt jedoch spätestens nach einem Jahr das Sprachvermögen wieder zurück, weil die Sprachfunktionen auf die entsprechenden Regionen in der rechten Hemisphäre übertragen werden. Dies ist ein Beispiel für die *Plastizität der Hirnstrukturen,* d.h. für ihre Fähigkeit, andere als ihre ursprünglichen Aufgaben übernehmen zu können. Nach dem 10. Lebensjahr ist allerdings eine Übertragung der Sprachdominanz auf die rechte Hemisphäre nicht mehr möglich, weil sich die hier lokalisierten neuronalen Grundmuster für die räumliche Orientierung so stark verfestigt haben, daß sie nicht mehr verdrängt werden können.

16.7.4 Lernen und Gedächtnis

Informationstheoretische Grundlagen. *Lernen, Gedächtnis* und *Erinnerung* bilden die Voraussetzung für eine zweckmäßige Anpassung an die Umwelt und für planvolles Handeln des Menschen. Aus kybernetischer Sicht lassen sich diese geistigen Prozesse als *Aufnahme, Speicherung* und *Abgabe von Informationen* beschreiben, d.h. als Prozesse, die sich auf der Basis der Informationstheorie interpretieren lassen.

Für die Übermittlung von Informationen benötigt man einen Vorrat an *Zeichen,* aus dem bei der Informationsaufnahme eine Auswahl getroffen wird. Im einfachsten Fall besteht der Zeichenvorrat aus zwei Zeichen, die z.B. *ja-nein, hell-dunkel* oder auch *0-1* sein können. Diese sog. **Binärzeichen** lassen also nur zwei Entscheidungsmöglichkeiten zu. Trotzdem können damit sehr komplexe Nachrichten übermittelt werden, wie folgende Überlegung zeigt: Um die Buchstaben des Alphabets durch Binärzeichen auszudrücken, kann man sich ein einfaches Telephonnetz vorstellen, in dem die Teilnehmer a bis z mit jeweils zwei Zeichen angewählt werden sollen. Wie Abb. 16–74 zeigt, sind dafür 5 Wählschritte notwendig. Wählt man beispielsweise die Ziffernfolge 01010, so gelangt man zum Buchstaben k. Durch 5 Binärzeichen ist also jeder Buchstabe des Alphabets eindeutig festgelegt.

Als *Maß für den Informationsgehalt* einer Nachricht benutzt man nun die *Anzahl der Binärentscheidungen,* die für die Auswahl notwendig ist, und bezeichnet die zugehörige Einheit als *bit.* Der einzelne Buchstabe des deutschen Alphabets hat demnach einen Informationsgehalt von 5 bit. Genau genommen, sind es nur *4,7 bit,* da die 26 Buchstaben die Auswahlmöglichkeiten von 5 bit nicht ganz ausfüllen (s. Abb. 16–74, unten).

Innerhalb eines gedruckten Textes ist der Informationsgehalt des einzelnen Buchstabens jedoch erheblich kleiner: Wenn etwa durch Fehler auf dem Übertragungsweg einige Buchstaben verlorengegangen sind, so läßt sich der Inhalt einer Nachricht immer noch rekonstruieren. Die Schrift enthält also mehr Zeichen, als für die eindeutige Inhaltsübermittlung notwendig sind. Diesen Zeichenüberschuß bezeichnet man als *Redundanz.* Systematische Untersuchungen mit verstümmelten Texten haben ergeben, daß die deutsche Schriftsprache nur *1,5 bit pro Buchstabe* ausnutzt.

Informationsfluß und Speicherkapazität. Dem Zentralnervensystem fließen ständig Informationen zu, von denen jedoch nur ein Bruchteil in das Gedächt-

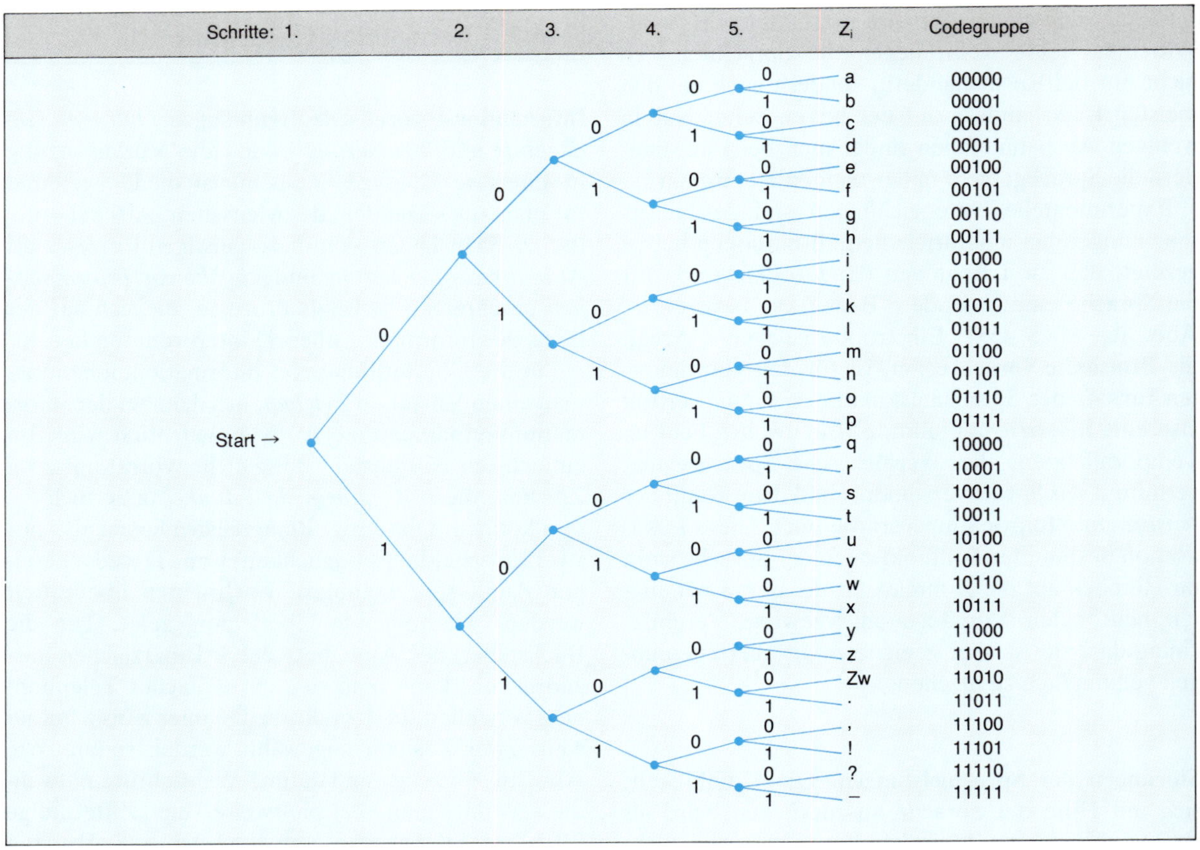

Abb. 16–74. Auswahl der Buchstaben des Alphabets (Z_i) im binären System. Der einzelne Buchstabe läßt sich durch 5 Binärentscheidungen identifizieren; sein Informationsgehalt beträgt deshalb (etwa) 5 bit

nis aufgenommen wird. Dies zeigt die folgende quantitative Betrachtung: Der Informationsfluß, der das Bewußtsein des wachen Menschen erreicht, beträgt durchschnittlich *20 bit/s.* Das sind im Laufe eines 70jährigen Lebens, sofern man den Wachzustand mit 16 Stunden pro Tag ansetzt, rund $3 \cdot 10^{10}$ *bit.* Von dieser ungeheuer großen Informationsmenge wird jedoch nur ein kleiner Teil in das Langzeitgedächtnis übertragen. Für das Erlernen einer Sprache benötigt man z. B. eine Speicherkapazität von $4-5 \cdot 10^7$ bit, wobei etwa 10 Neurone notwendig sind, um 1 bit zu speichern. Extrapoliert man nun von den Arealen des Wortgedächtnisses im linken Schläfenlappen auf die gesamte Großhirnrinde, so ergibt sich eine Speicherkapazität des menschlichen Gehirns von etwa $3 \cdot 10^8$ *bit.* Diese Kapazität reicht also gerade aus, *um 1% der durch das Bewußtsein fließenden Informationen permanent zu speichern,* 99% fallen dem Vergessen anheim.

Kurzzeit- und Langzeitgedächtnis. Aufgrund zahlreicher Beobachtungen kann man davon ausgehen, daß die Speicherung von Gedächtnisinhalten in mindestens zwei Schritten erfolgt. Die Informationen werden zunächst in ein *Kurzzeitgedächtnis* aufgenommen und von dort z. T. in das *Langzeitgedächtnis* übergeführt. Zumindest für das *Wortgedächtnis* läßt sich dieser Prozeß heute bereits etwas genauer beschreiben (s. Abb. 16–75): Die Information durchläuft zunächst in Sekundenbruchteilen das *sensorische Gedächtnis,* aus dem sie dann nach Verbalisierung in das *primäre Gedächtnis* übertragen wird. Aus diesem Kurzzeitgedächtnis für Wortbegriffe verschwindet die Information bereits nach einigen Sekunden, wenn sie nicht durch Üben, d. h. ständiges aufmerksames Wiederholen, festgehalten wird.

Das *Üben* erleichtert dann auch die Übertragung der Information in das *sekundäre Langzeitgedächtnis,* wobei wahrscheinlich dem *limbischen System* und hier speziell dem *Hippocampus* (s. S. 431 f.) eine besondere Bedeutung zukommt. Obwohl das sekundäre Gedächtnis eine große Speicherkapazität besitzt, ist seine Aufnahmefähigkeit doch begrenzt. Daher ist es erforderlich, daß durch *Vergessen* wieder Raum für neue Inhalte geschaffen wird. Vergessen in diesem Bereich beruht auf Verdrängung der Gedächtnisinhalte entweder durch vorher Erlerntes *(proaktive Interferenz)* oder durch später hinzuge-

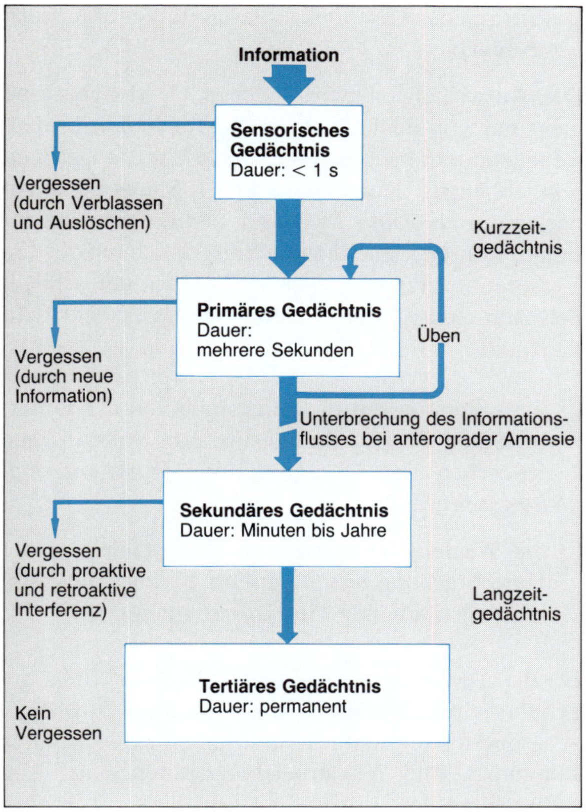

Abb. 16–75. Diagramm des Informationsflusses bei der Aufnahme und Speicherung von Gedächtnisinhalten, modifiziert nach Waugh u. Norman. Konzept des Kurzzeit- und Langzeitgedächtnisses

kommene Informationen *(retroaktive Interferenz)*. Bekanntlich werden einige Gedächtnisinhalte, wie z. B. der eigene Name oder die Lese- und Schreibfähigkeiten, lebenslang gespeichert. Man nimmt an, daß diese Fähigkeit durch jahrelanges Üben in eine besondere Gedächtnisform, das *tertiäre Langzeitgedächtnis*, übertragen werden.

Mechanismen der Informationsspeicherung. Während das Konzept des Kurzzeit- und Langzeitgedächtnisses gut begründet ist, sind die daran beteiligten Mechanismen noch weitgehend ungeklärt. Man kann davon ausgehen, daß durch Üben eine Gedächtnisspur, das **Engramm,** gebildet wird, das sich durch ständige Benutzung verfestigt. Die neuronale Basis solcher Engramme könnten *kreisende Erregungen* in geschlossenen Neuronenketten bilden (s. Abb. 16–76). Es ist nämlich bekannt, daß in Synapsen die wiederholt durchlaufen werden, langdauernde Potentialänderungen entstehen. Die Information wäre auf diese Weise in Form eines *dynamischen Engramms* gespeichert. Schließlich könnten die kreisenden Erregungen zu Veränderungen der Synapsenstrukturen führen und damit ein *strukturelles Engramm* entstehen lassen.

In neueren Untersuchungen konnte wahrscheinlich gemacht werden, daß *molekulare Veränderungen* an der Ausbildung von strukturellen Engrammen beteiligt sind. Insbesondere scheint die *Proteinbiosynthese in den Neuronen* bei der Überführung von Informationen aus dem Kurzzeitgedächtnis in das Langzeitgedächtnis eine wichtige Rolle zu spielen. Wird die Proteinbiosynthese gehemmt, so läßt sich kein dauerhafter Lerneffekt erzielen.

Die Vermutung, daß die neuronale Speicherung von Gedächtnisinhalten durch *Veränderungen der Ribonucleinsäuren* bewirkt würde, ließ sich nicht bestätigen. Zwar konnten an Tieren in der Dressur nachgewiesen werden, daß während des Lernprozesses Veränderungen in den Sequenzen der Ribonucleinsäuren eintreten; es stellte sich jedoch heraus, daß es sich dabei um einen *unspezifischen,* wahrscheinlich durch den Versuchsstreß ausgelösten Effekt handelt.

Zur *Verbesserung der Lern- und Gedächtnisleistungen* wird eine Vielzahl von pharmazeutischen Präparaten angeboten. Zu den Substanzen, die insbesondere bei Schulkindern und alten Leuten das Gedächtnis stärken sollen, gehören u. a. Glutaminsäure, Strychnin, Pentetrazol, Coffein und Ribonucleinsäure. Ein Wirksamkeitsnachweis konnte jedoch in keinem Fall erbracht werden.

Gedächtnisstörungen. Störungen des Gedächtnisses werden als *Amnesie* bezeichnet. Hierbei unterscheidet man zwei Formen, je nachdem, ob die *Aufnahme* oder der *Abruf* von Gedächtnisinhalten behindert ist: Besteht eine Unfähigkeit, neue Informationen dauerhaft zu speichern, so spricht man von einer **anterograden Amnesie** (s. Abb. 16–75). Von dieser Störung sind vor allem Alkoholiker betroffen. Man nimmt an, daß in solchen Fällen die Überführung der Informationen aus dem Kurzzeit- in das Langzeitgedächtnis gestört ist und daher eine Schädigung des limbischen Systems vorliegen könnte.

Kommt es nach einer schädigenden Einwirkung auf das Gehirn zu einem Verlust von Erinnerungen an die Zeit vor diesem Ereignis, so spricht man von

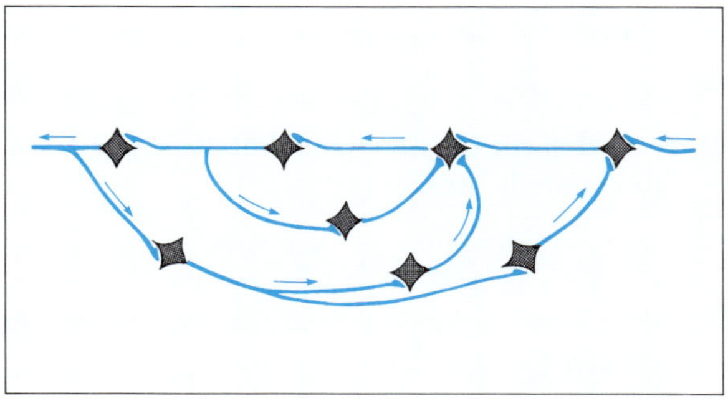

Abb. 16–76. Schaltschema geschlossener Neuronenketten, in denen kreisende Erregungen auftreten können

einer **retrograden Amnesie.** Ein solcher Erinnerungsverlust kann durch eine Gehirnerschütterung *(Commotio cerebri),* einen Hirnschlag *(Apoplexie,* s. S. 452), einen Elektroschock oder eine Narkose ausgelöst werden. Vielfach kehrt die Erinnerung später wieder teilweise zurück, wobei die Zeitspanne der Erinnerungslosigkeit immer kleiner wird. Dies deutet darauf hin, daß es sich bei der retrograden Amnesie nicht um einen Verlust von Gedächtnisinhalten, sondern um eine *Störung des Abrufs aus dem sekundären Gedächtnis* handelt. Das tertiäre Gedächtnis ist in der Regel nicht betroffen.

16.7.5 Durchblutung und O_2-Versorgung des Gehirns

Durchblutung und O_2-Verbrauch. Die *Hirndurchblutung* ist – wie in anderen Organen – den Stoffwechselbedürfnissen des Gewebes angepaßt. Sie beträgt im Mittel 0,5–0,6 ml · g^{-1} · min^{-1}. Bei einem mittleren Organgewicht von 1,33 kg strömen also etwa 0,75 l Blut pro Minute (d. h. 15% des Herzzeitvolumens, s. S. 151) durch das Gehirn. Da jedoch die Nervenzellen in der Hirnrinde einen intensiveren Stoffwechsel besitzen als die Leitungsbahnen der Markzonen, ist die Durchblutung auf die Hirnregionen ungleichmäßig verteilt. Während die *Rindendurchblutung* etwa 1,0 ml · g^{-1} · min^{-1} beträgt, hat die Durchblutung der weißen Substanz einen kleineren Wert von etwa 0,2 ml · g^{-1} · min^{-1}. (Zur *Regulation der Hirndurchblutung* s. S. 195 f.)

Der *O_2-Verbrauch* des Gehirngewebes beträgt im Mittel 35 ml · kg^{-1} · min^{-1}. Aus den genannten Gründen ist der *regionale O_2-Verbrauch* der *Hirnrinde* (mit etwa 90 ml · kg^{-1} · min^{-1}) sehr viel größer als der der *Markzonen* (mit etwa 10 ml · kg^{-1} · min^{-1}).

Ursachen und Folgen des O_2-Mangels. Unter pathologischen Bedingungen kann ein O_2-Mangel des Hirngewebes *(Gewebehypoxie)* folgende Ursachen haben:

- □ *Abfall des arteriellen O_2-Partialdruckes P_{O_2}* (**arterielle Hypoxie** bei Lungenfunktionsstörungen und Aufenthalt in großen Höhen),
- □ *Mangeldurchblutung* (**ischämische Hypoxie,** wobei eine starke O_2-Entsättigung des Blutes und damit eine Reduktion des O_2-Partialdruckes im venösen Kapillarbereich eintritt),
- □ *Abnahme der Hämoglobinkonzentration* (**anämische Hypoxie,** wobei ebenfalls der O_2-Partialdruck in den Gewebekapillaren stärker als normal absinkt).

Die Auswirkungen eines solchen O_2-Mangels sind nicht nur von dem *Grad der P_{O_2}-Reduktion* im Gewebe, sondern auch von der *Dauer der Mangelsituation* abhängig. Kurzdauernder O_2-Mangel hat zunächst nur *reversible Störungen der Zellfunktion* zur Folge, während eine längere Unterbrechung der O_2-Versorgung zu *irreversiblen Zellschäden* und schließlich zum *Zelltod* führt. Unter diesem Aspekt definiert man

- □ die **Lähmungszeit** als Zeitspanne von der Unterbrechung der O_2-Zufuhr bis zum vollständigen Erlöschen der Organfunktion *(Funktionserhaltungszeit),*
- □ die **Wiederbelebungszeit** als Zeitspanne von der Unterbrechung der O_2-Zufuhr bis zur irreversiblen Zellschädigung *(Strukturerhaltungszeit).*

Da die *Nervenzellen* besonders *vulnerabel,* d. h. gegenüber einwirkenden Noxen – wie etwa O_2-Mangel – besonders empfindlich sind, haben sie sehr kurze Lähmungs- und Wiederbelebungszeiten. Nach Unterbrechung der Blutzufuhr *(Ischämie)* tritt in etwa 10 s Bewußtseinsverlust ein; *die Lähmungszeit für die Hirnrinde beträgt also 10 s.* Die ersten *irreparablen Schäden* treten in der Hirnrinde nach etwa 3 min, in den Basalganglien nach 3–4 min und im Hirnstamm nach etwa 7 min ein. Nach etwa 10 min sind alle Gehirnzellen abgestorben. Die *Wiederbelebungszeit des Gehirns wird daher mit 7–10 min angegeben,* wobei jedoch zu berücksichtigen ist, daß auch vor Ablauf dieser Zeit bereits Teilfunktionen auf Dauer gestört sein können.

Obwohl das Gehirn die kürzeste Wiederbelebungszeit aller Organe besitzt, ist nach einem plötzlichen Herzstillstand eine erfolgreiche *Wiederbelebung des gesamten Organismus* in der Regel nur innerhalb einer Zeitspanne von 4 min möglich. Der Grund hierfür ist darin zu suchen, daß nach dieser Zeit das *Herz* – auch wenn es seine Pumpfunktion wieder aufnimmt – infolge der durch den O_2-Mangel bewirkten Insuffizienz nicht mehr in der Lage ist, einen für die Hirndurchblutung ausreichenden arteriellen Mitteldruck zu erzeugen. *Unter der Voraussetzung einer normalen Körpertemperatur beträgt also die Wiederbelebungszeit für den gesamten Organismus etwa 4 min.* Da bei *Hypothermie* (gesenkter Körpertemperatur) der *O_2-Verbrauch der Gewebe erheblich reduziert* ist, sollen – insbesondere nach Unfällen im Wasser – Wiederbelebungsversuche über die genannte Zeit hinaus fortgesetzt werden.

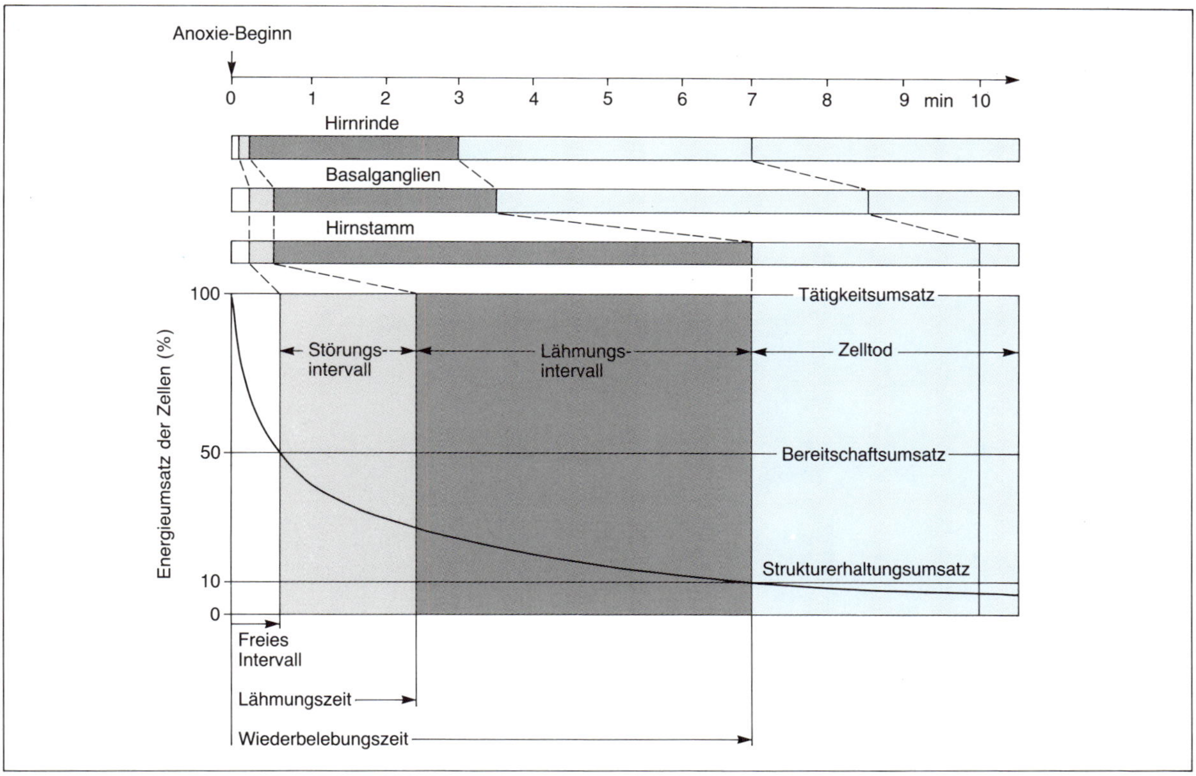

Abb. 16–77. Abnahme des Energieumsatzes in Gehirnzellen während einer akuten Gewebe-Anoxie (Kurve) und deren Folgen. *Oben:* Charakteristische Zeitintervalle, in denen zunächst reversible Funktionsstörungen und später irreversible Zellschäden auftreten, für verschiedene Hirnregionen. *Unten:* Definition der Lähmungs- und der Wiederbelebungszeit

O_2-Therapie und O_2-Vergiftung. Bei primär arterieller Hypoxie, d. h. insbesondere bei schweren Lungenfunktionsstörungen (alveolärer Hypoventilation, Diffusionsstörung, Verteilungsstörung, Rechts-Links-Kurzschluß) kann die O_2-Versorgung der Gewebe durch Erhöhung des O_2-Angebots in der Inspirationsluft verbessert werden. Dabei läßt man den Patienten entweder ein Gasgemisch mit hoher O_2-Konzentration einatmen *(isobare O_2-Therapie)* oder setzt ihn einem langsam ansteigenden Überdruck in einer Druckkammer aus *(hyperbare O_2-Therapie)*. Durch diese Maßnahmen wird der inspiratorische und damit auch der arterielle O_2-Partialdruck erhöht.

Eine solche O_2-Therapie darf nur über eine *begrenzte Zeit* (bei inspiratorischem Angebot von reinem Sauerstoff nur für etwa 4 Stunden) durchgeführt wrden, da die langdauernde Erhöhung des O_2-Partialdruckes (Hyperoxie) in den Zellen zu einer *O_2-Vergiftung* führt. In einem solchen Fall kommt es zu einer Reihe von funktionellen Störungen: Die Oxidationsprozesse werden insbesondere in den Gehirnzellen gehemmt (Auftreten von Schwindel und Krämpfen), der Vagustonus nimmt zu, die Mikrozirkulation in lebenswichtigen Organen ist gestört. Bei *Neugeborenen,* die über Tage mit reinem Sauerstoff beatmet worden waren, traten Veränderungen der alveolokapillären Membran und Lungenödeme sowie Schädigungen der Retina auf, die zu Sehstörungen bzw. Erblindung führten. Aus diesem Grunde werden heute bei langdauernder O_2-Therapie Gasgemische verwendet, deren O_2-Partialdrücke unter 300 mm Hg (40 kPa) liegen.

17 Sinnesorgane

17.1 Grundbegriffe der Sinnesphysiologie

17.1.1 Objektive Sinnesphysiologie

Informationsaufnahme und -verarbeitung. Die *Sinnesorgane* dienen der Aufnahme von Informationen aus der Umwelt und dem Körperinneren. Die Informationen werden in Form von *Sinnesreizen* durch *Sinneszellen* bzw. *physiologischen Rezeptoren* (s. S. 73f.) erfaßt, in eine Folge von *Nervenerregungen* umgesetzt und als solche über das periphere sensorische System weitergeleitet. Im *Zentralnervensystem* erfolgt dann eine Verarbeitung und Integration der einlaufenden Informationen. Da sich die genannten Teilprozesse mit physikochemischen Methoden erfassen lassen, kennzeichnet man dieses Gebiet als *objektive Sinnesphysiologie* (s. Abb. 17–1).

Klassifikation der Rezeptoren. Unter *primären Sinneszellen* versteht man *Nervenzellen,* die nach Perzeption des Reizes die Nervenimpulse über das *eigene Axon* an das nächste Neuron weiterleiten. Hierzu gehören die Riechzellen der Nasenschleimhaut und die Photorezeptoren der Netzhaut (s. S. 525).

Sekundäre Sinneszellen sind *Epithelzellen,* bei denen ein Reiz eine *Membranpotentialänderung* (Rezeptorpotential) hervorruft, das in einer mit der Epithelzelle synaptisch verbundenen afferenten Nervenfaser eine Folge von Aktionspotentialen auslöst. Je stärker der Reiz und je höher das Rezeptorpotential, um so größer ist die Frequenz der ausgelösten Nervenimpulse. Zu den sekundären Sinneszellen zählen u. a. die Geschmackszellen und die Haarzellen des Gehörorgans (s. S. 507).

Spezifität der Rezeptoren. In den Sinnesorganen sind die Rezeptoren darauf spezialisiert, auf bestimmte Reize zu reagieren. Die Reizform, die mit geringstem Energieaufwand die spezifischen Rezeptoren erregt, wird *adäquater Reiz* genannt. Die Sinnesrezeptoren können aber auch auf unspezifische Reize, sog. *inadäquate Reize,* reagieren. Alle Sinnesorgane

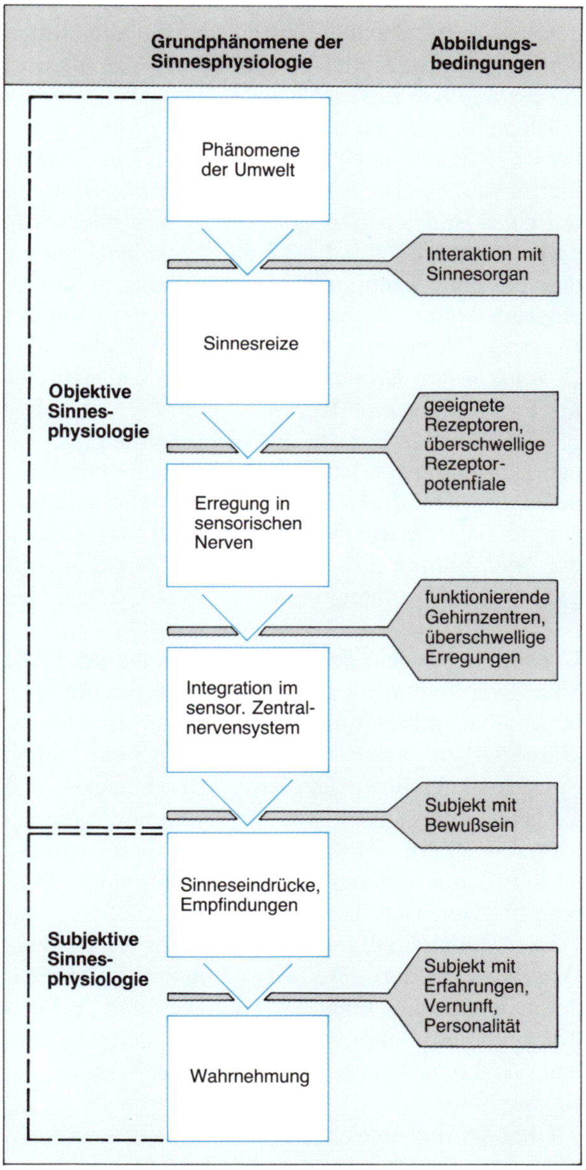

Abb. 17–1. Informationsfluß im sensorischen System von der Erfassung der Umweltphänomene durch ein Sinnesorgan bis zur bewußten Wahrnehmung

lassen sich z. B. durch elektrischen Strom erregen; ein Schlag auf ein Auge löst durch eine starke Druckentwicklung eine Lichtempfindung aus („Sterne sehen").

17.1.2 Subjektive Sinnesphysiologie

Empfindungen und Wahrnehmungen. Sinnesreize lösen nach der zentralnervösen Informationsverarbeitung *bewußte Empfindungen und Wahrnehmungen* aus, die sich mit psychologischen Methoden erfassen lassen. Werden diese Erlebniskomponenten dazu herangezogen, um die Leistungen von Sinnesorganen zu charakterisieren, so spricht man von *subjektiver Sinnesphysiologie* (s. Abb. 17-1).

Die subjektive Registrierung eines *einfachen Sinnesreizes* liefert einen *Sinneseindruck.* Ein Beispiel hierfür ist die Farbe Rot. Wenn diese Farbe Bestandteil eines Bildes ist, so stellt die *Summe* aller darin enthaltenen Sinneseindrücke eine *Sinnesempfindung* dar. Bei einer Empfindung werden lediglich Sinneseindrücke ohne Wertung oder Verknüpfung mit der Erfahrung vermittelt. Erfährt die Empfindung eine *Deutung* durch Erfahrung oder Erlerntes, wird aus der Empfindung eine *Wahrnehmung.*

Illusionen sind Formen der Wahrnehmung, bei denen Empfindungen bzw. Sinneseindrücke falsch gedeutet werden. *Halluzinationen* sind Wahrnehmungen oder Erlebnisse (Wahrnehmungen in der Zeit), die *ohne* Sinnesreize oder Erregung der Sinnesorgane zustande kommen.

Grunddimensionen der Sinnesempfindungen. Alle Sinnesempfindungen, die durch ein bestimmtes Sinnesorgan vermittelt werden, ordnet man einer **Modalität (Sinn)** zu. Neben den fünf „klassischen" Sinnen (Gesichts-, Gehör-, Geruchs-, Geschmacks- und Tastsinn) gibt es noch weitere Modalitäten, die Informationen über Zustände an der Körperoberfläche und im Körperinneren liefern (z. B. Schmerz, Temperatur, Tiefensensibilität).

Die Modalitäten lassen sich jeweils in mehrere **Qualitäten** gliedern. Beim Gesichtssinn unterscheidet man z. B. die Qualitäten Helligkeit und Farbeindruck, beim Gehörsinn Tonhöhenqualitäten und beim Geschmackssinn die Qualitäten süß, sauer, salzig und bitter.

Die *Intensität* eines Sinneseindrucks ist kennzeichnend für seine **Quantität**, z. B. die Helligkeitsstufen beim Gesichtssinn und die Lautstärken beim Gehörsinn.

Außer durch Modalität, Qualität und Quantität lassen sich die Sinneseindrücke noch durch zwei weitere Grunddimensionen charakterisieren: durch *Zeitlichkeit* und *Räumlichkeit.* Diese geben die zeitliche Festlegung und die räumliche Zuordnung eines Reizes aus der Umwelt oder dem Organismus wieder.

Reizschwelle und Unterschiedsschwelle. Die *kleinste Reizstärke,* die an einem Rezeptor Aktionspotentiale auslöst bzw. zu einem Sinneseindruck führt, wird als *absolute Reizschwelle* (Minimalschwelle) bezeichnet. Die kleinste Änderung eines Reizes, die gerade eine Änderung des Sinneseindrucks hervorruft, nennt man *Unterschiedsschwelle.*

Die *Intensitätsunterschiedsschwelle* ist die kleinste Reizstärkenänderung, die zu einer Änderung der Empfindung führt. Nach der *Weberschen Regel* nimmt dabei für einen begrenzten Gültigkeitsbereich die Unterschiedsschwelle ΔR mit zunehmender absoluter Reizstärke R zu ($\Delta R/R = \text{const.}$). Der kleinste Abstand zweier Reize, die gerade noch als getrennt wahrzunehmen sind, bezeichnet man als *Ortsunterschiedsschwelle.* Weiterhin werden zwei aufeinanderfolgende Reize nur dann als getrennte Einzelreize empfunden, wenn eine gewisse *Zeitunterschiedsschwelle* überschritten wird.

Reiz-Empfindungs-Relationen. Für bestimmte Modalitäten und für bestimmte Intensitätsbereiche besteht eine Proportionalität zwischen der Empfindungsstärke E und dem Logarithmus der Reizstärke R ($E = k \cdot \log R$; *Weber-Fechnersches Gesetz oder psychophysisches Grundgesetz*).

Einen weit größeren Anwendungsbereich als das Weber-Fechnersche Gesetz hat die *Stevenssche Potenzfunktion.* Sie beschreibt für weite Intensitätsbereiche die Relation von Reiz und Empfindungsstärke. Hiernach ist die Empfindungsstärke E von der Potenz n der überschwelligen Reizstärke ($R - R_o$) abhängig: $E = k \cdot (R - R_o)^n$, wobei R_o die Schwellenreizstärke bedeutet.

Kontrast. Abrupte räumliche oder zeitliche Änderungen der Reizintensität werden gegenüber allmählichen Änderungen verstärkt empfunden. Dieses Phänomen bezeichnet man als *Kontrast.* So empfindet man an einer Grenzlinie zwischen einem hellen und dunklen Feld die dunkle Fläche als dunkler, während die helle Fläche zusätzlich aufgehellt erscheint (s. Abb. 17–37, S. 526). Diese Überhöhung der Intensitätsdifferenz wird durch neuronale Schaltvorgänge erzeugt.

Adaptation. Im Verlauf eines Dauerreizes kann nicht nur das Rezeptorpotential und damit die Impulsfrequenz des sensorischen Nerven kleiner werden, sondern auch die Intensität einer Empfindung abnehmen. Diesen *objektiven* und *subjektiven Anpassungsprozeß* nennt man *Adaptation*.

17.2 Somatoviszerale Sensibilität

Die Sinnesmodalitäten der Haut, der Schleimhäute, des Bewegungsapparates und der Eingeweide umfassen die *Mechanorezeption*, die *Thermorezeption*, die *Tiefen-* und *Schmerzsensibilität*. Sie werden unter dem Begriff **somatoviszerale Sensibilität** zusammengefaßt.

17.2.1 Mechanorezeption in der Haut (Tastsinn)

In der Haut befinden sich verschiedene *mechanosensible Rezeptoren*, die an der Vermittlung der einzelnen Qualitäten der Mechanorezeption beteiligt sind.

Berührungsempfindung. Bei schwacher mechanischer Reizung der Haut tritt eine Berührungsempfindung auf. Als *Berührungsrezeptoren* der *unbehaarten Haut* dienen die **Meißnerschen Tastkörperchen** (s. Abb. 17–2) in den Papillen der Lederhaut. In größter Dichte findet man sie am Handteller und an der Fußsohle. Es handelt sich um eiförmige Gebilde, die aus lamellenartig geschichteten Zellen aufgebaut sowie von einer dünnen Kapsel umgeben sind und in die ein oder mehrere Axone unter Verlust ihrer Myelinscheide eintreten. Jedes Axon endet mit einer kolbenförmigen Auftreibung, die den rezeptorischen Abschnitt darstellt. In die Kapsel der Tastkörperchen strahlen kollagene Fasern ein, die von den basalen Epithelzellen ausgehen und jede mechanische Verformung der Hautoberfläche auf die Rezeptoren übertragen.

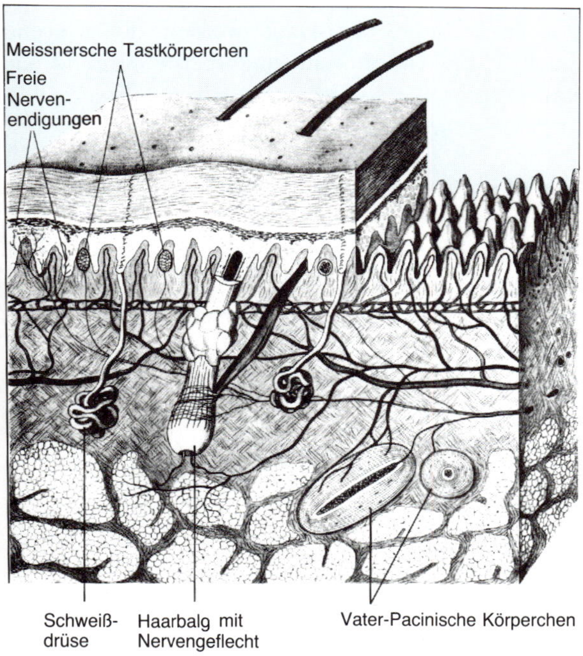

Abb. 17–2. Strukturschema der Haut mit Hautrezeptoren, nach Rohen

Die *Berührungsrezeptoren* in der *behaarten Haut* sind die **Nervengeflechte der Haarscheiden** *(Haarfollikel-Rezeptoren)*, deren dünne afferente Nervenfasern ringförmig die Haarwurzeln umspinnen (s. Abb. 17–2).

Die Berührungsrezeptoren *adaptieren mittelschnell* und übermitteln in erster Linie Informationen über zeitliche Änderungen eines Reizes. Sie werden deshalb auch als *Geschwindigkeitsdetektoren* (Differentialrezeptoren, s. S. 75) bezeichnet.

Druckempfindung. Eine *stärkere* mechanische Reizung der Haut führt zu einer Druckempfindung. Die Rezeptoren in der behaarten und unbehaarten Haut sind die **Merkel-Zellen,** große, helle Epithelzellen, die mehrere fingerförmige Ausläufer aufweisen. Zu diesen Tastzellen zieht je eine Axonendigung. Der terminale Axonabschnitt verbreitert sich in unmittelbarer Nähe der Tastzelle zu einem sog. Tastmeniskus, der den Merkel-Zellen dicht anliegt und mit diesen synaptisch verbunden ist. In der unbehaarten Haut liegen die Merkel-Zellen gruppenweise in den basalen Schichten der Epidermis, in der behaarten Haut ragen sie in Form von sog. *Tastscheiben* punktförmig über die Hautoberfläche hervor.

Die Merkel-Zellen adaptieren bei Druckreizen nur langsam. Die Entladungsfrequenz der Rezeptoren ist proportional der Reizintensität. Diese Rezeptoren werden deshalb auch als *Intensitätsdetektoren* (Proportionalrezeptoren, s. S. 75) bezeichnet.

Ruffini-Körperchen dienen in der behaarten Haut ebenfalls als langsam adaptierende Druckrezeptoren. In diesen von einer Kapsel umgebenen Endorganen bilden die terminalen Axonverzweigungen knäuelartige Gebilde mit kolbigen Anschwellungen der Axonendigungen.

Vibrationsempfindung. Eine Vibrationsempfindung entsteht bei einer *periodischen* Erschütterung der Haut. Die schnell adaptierenden Fühler sind in diesem Fall *Beschleunigungsdetektoren,* deren histologisches Korrelat die **Vater-Pacinischen Lamellenkörperchen** der Subkutis darstellen (s. Abb. 17–2).

Sie sind die größten aller „eingekapselten" Nervenendigungen und können eine Länge von 3–4 mm und eine Dicke von 2 mm erreichen. Man findet sie in der Subkutis, im Periost, in Sehnen und Faszien sowie in Gelenkkapseln. Sie bestehen aus einer großen Zahl konzentrisch geschichteter *Lamellen,* die zwiebelschalenartig übereinander liegen und von einer *Kapsel* umgeben sind. Im Zentrum befindet sich der sog. *Innenkolben* mit dem *Axon.* Die markscheidenfreie Axonstrecke im Innenkolben stellt den rezeptorischen Abschnitt dar.

Jede Deformation des Vater-Pacinischen Körperchens wird durch die mit Flüssigkeit gefüllten Räume der Lamellenschicht übertragen und erregt bei einer überschwelligen Reizung die marklose Axonstrecke im Innenkolben.

Kitzelempfindung. Durch schwache Bewegungsreize (z. B. Insektenkrabbeln) wird eine Kitzelempfindung ausgelöst. Diese Qualität wird vermutlich durch mechanosensible *freie Nervenendigungen* in der Haut vermittelt.

Nervale Versorgung und Tastpunkte. Die Mechanorezeptoren für die Berührungs-, Druck- und Vibrationsempfindung werden von markhaltigen afferenten Nervenfasern der Gruppe Aβ (s. S. 66) versorgt. Die mechanosensiblen freien Nervenendigungen gehören zur Gruppe der C-Fasern (s. S. 66).

Druck- und Berührungsempfindungen lassen sich nur an bestimmten Punkten der Haut, an den sog. *Tastpunkten,* auslösen (s. Abb. 16–48, S. 462). Diese kommen an den Fingerspitzen und an den Lippen sehr zahlreich, am Stamm relativ selten vor. Entsprechend sind die *räumlichen Unterschiedsschwellen,* d. h. die kleinsten Abstände, in denen zwei Reize gerade noch als getrennt empfunden werden, unterschiedlich groß. Bei gleichzeitig applizierten Reizen *(simultane Raumschwelle)* ist die räumliche Unterschiedsschwelle größer als bei hintereinander applizierten Reizen *(sukzessive Raumschwelle).*

17.2.2 Thermorezeption

Der Temperaturempfindung liegen zwei polare Qualitäten, die **Warm-** und **Kaltempfindung,** zugrunde. Zu einer anhaltenden Warmempfindung kommt es bei Hauttemperaturen über 40 °C, zu einer andauernden Kaltempfindung bei Hauttemperaturen unter 20 °C. In dem dazwischenliegenden Temperaturbereich werden lediglich Temperaturänderungen wahrgenommen. Die beiden Rezeptoren für Warm- und Kaltreize vermitteln nicht nur Empfindungen, sondern dienen außerdem – zusammen mit Temperaturfühlern im Hypothalamus und im Rückenmark – als Fühler im Dienste der Thermoregulation des Organismus (s. S. 371 f.).

Für das Auftreten einer Warm- und Kaltempfindung sind neben dem *Ausmaß der Temperaturänderung* auch die *Größe der Reizfläche,* die *Geschwindigkeit der Temperaturänderung* und die *Ausgangstemperatur* von Bedeutung. Langsame Abkühlung oder Erwärmung der Haut führen erst nach längerer Zeit zu einer Temperaturempfindung. Die Kaltempfindung tritt um so rascher ein, je tiefer die Ausgangstemperatur ist. Ebenso wird der Wärmereiz um so schneller wahrgenommen, je höher die Ausgangstemperatur ist.

Kalt- und Warmrezeptoren. Appliziert man punktförmig Wärme- oder Kältereize auf die Haut, beobachtet man nur an bestimmten Punkten eine Temperaturempfindung. Diese Punkte sind von der Lage der Rezeptoren abhängig. *Kaltpunkte* sind dabei wesentlich zahlreicher als Warmpunkte. Insgesamt gesehen weisen die temperaturempfindlichen Punkte eine deutlich geringere Dichte als die Mechanorezeptoren auf, so daß ihre *Raumschwellen* relativ groß sind.

Die *histologischen Korrelate* der Kalt- und Warmrezeptoren sind wahrscheinlich *freie Nervenendigungen,* wobei die Kaltrezeptoren vor allem in der Epidermis, die Warmrezeptoren im Korium liegen. Die Warmrezeptoren der Haut werden überwiegend durch C-Fasern afferent innerviert, während die Kaltrezeptoren teilweise auch von Aδ-Fasern versorgt werden.

Statische Temperaturempfindung. Die Kalt- und Warmrezeptoren reagieren auf *Temperaturreize* mit der Bildung einer Folge von Nervenimpulsen. Dabei weisen die beiden Rezeptorarten eine unterschiedliche Empfindlichkeit in den verschiedenen Temperaturbereichen auf (s. Abb. 17–3). Während die Kaltrezeptoren vor allem im Bereich von 17 bis 36 °C (am stärksten bei etwa 28 °C) entladen, sind die Warmrezeptoren bei Temperaturen zwischen 40 und 47 °C (am stärksten bei 43 °C) aktiv. Da die Kalt- und Warmrezeptoren in Abhängigkeit von der Temperatur Erregungen bilden *(Proportionalfühler),* liefern sie ständig Informationen über die jeweilige Hauttemperatur (statische Temperaturempfindung).

Bei sehr starken Wärmereizen (z. B. in sehr heißem Badewasser) kommt es häufig zu einer *paradoxen Kaltempfindung,* da die Kaltrezeptoren, die normalerweise oberhalb

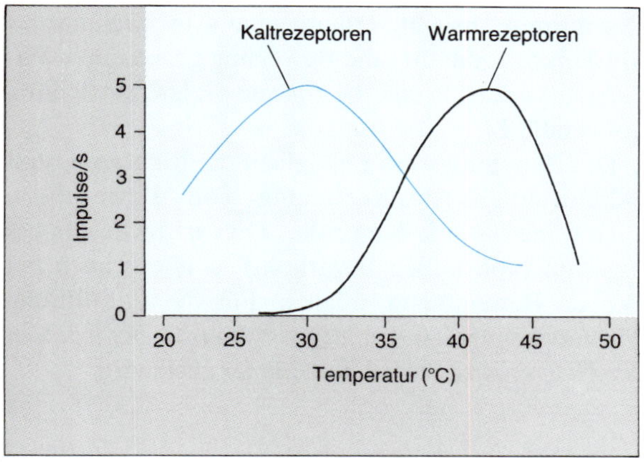

Abb. 17–3. Impulsfrequenz von Kalt- bzw. Warmrezeptoren in Abhängigkeit von der Hauttemperatur, nach Kenshalo

40°C stumm sind, bei rascher Erwärmung auf über 45°C temporär wieder entladen.

Eine *inadäquate Reizung* der Thermorezeptoren ist durch chemische Substanzen möglich. Menthol besitzt eine stark erregende Wirkung auf die Kaltrezeptoren, während intravenös injiziertes Calcium eine Warmempfindung hervorruft.

Dynamische Temperaturempfindung. Bei *Änderung der Hauttemperatur* zeigt sich, daß die Temperaturrezeptoren nicht nur als *Proportional-*, sondern auch als *Differentialfühler* fungieren. Wärmerezeptoren entladen bei einer plötzlichen Temperaturerhöhung überschießend und zeigen während der anschließenden Abkühlung auf die Ausgangstemperatur eine unterproportionale Abnahme der Entladungsfrequenz. Entsprechendes gilt in umgekehrter Richtung für die Kaltrezeptoren (s. Abb. 17–4). Die Bedeutung dieses Verhaltens ist darin zu sehen, daß Abkühlung und Erwärmung deutlicher empfunden werden als konstante Temperaturen (dynamische Temperaturempfindung).

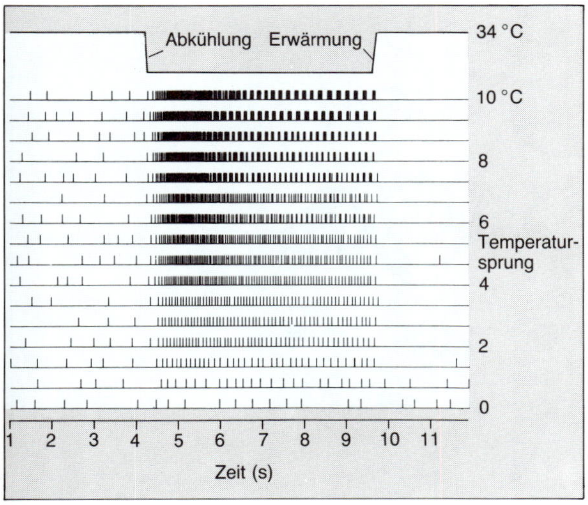

Abb. 17–4. Veränderungen der Impulsfrequenz eines Kaltrezeptors bei Abkühlung und Wiedererwärmung für verschieden große Temperatursprünge, nach Darian-Smith

17.2.3 Tiefensensibilität

Die Orientierung über die *Stellung der Gliedmaßen* zueinander, die Wahrnehmung *passiver* und *aktiver Bewegungen der Gelenke* und die Feststellung des *Widerstandes,* gegen den eine Bewegung durchgeführt wird, faßt man unter dem Begriff *Tiefensensibilität* zusammen. Die dafür verantwortlichen Rezeptoren, die **Propriorezeptoren,** liegen in Muskeln, Muskelhüllen, Sehnen, Bändern und Gelenken.

Rezeptoren der Tiefensensibilität. Die Propriorezeptoren lassen sich in folgende Typen unterteilen: in

- □ *Muskelspindeln,*
- □ *Sehnenorgane* (Golgi-Rezeptoren),
- □ *Rezeptoren vom Ruffini-Typ* in *Gelenkkapseln* und *Bändern.*

Der mikroskopische Aufbau der Muskelspindeln und der Rezeptoren vom Ruffini-Typ wurde bereits auf S. 437f. bzw. S. 497 dargestellt.

Die *Sehnenorgane* sind – wie die Muskelspindeln – von einer Kapsel umgeben. Durch den Innenraum des Sehnenorgans verlaufen in Längsrichtung aufgelockerte Kollagenfasern, die von reichlichen Axonverzweigungen umwickelt werden. Letztere enden in knotenartigen Verdickungen. Wenn im Rahmen einer Muskelverkürzung die lockeren Kollagenfasern gestreckt werden, drücken diese auf die axonalen Knoten, wodurch ein Reiz auf die Nervenendigungen ausgeübt wird.

Die Propriorezeptoren liefern Informationen aus dem Bewegungsapparat. Der *adäquate Reiz* ist in allen Fällen eine *mechanische Deformation.* Die Rezeptoren der Tiefensensibilität informieren nicht nur über das Ausmaß der Deformation, sondern auch über deren Geschwindigkeit *(Proportional-Differential-Fühler,* s. S. 66), wobei der Proportionalanteil sehr ausgeprägt ist. Sie *adaptieren* bei gleichbleibender Deformation *praktisch nicht.*

Qualitäten der Tiefensensibilität. Man unterteilt die Modalität Tiefensensibilität in drei Qualitäten: in den

- □ *Stellungssinn,*
- □ *Kraftsinn* und
- □ *Bewegungssinn.*

Der **Stellungssinn** orientiert über die Stellung der Gelenke zueinander. Information über die Winkelstellung der Gelenke gehen vor allem von den *Rezeptoren der Gelenkkapseln* und der *Bänder* aus. Durch Integration der über den Stellungssinn, den Gesichtssinn und das Labyrinth (s. S. 512ff.) erhaltenen Informationen entsteht ein subjektiver Gesamteindruck von der Stellung des Körpers im Raum.

Für die Rezeption der **Kraftempfindung** sind in erster Linie die *Muskelspindeln* und die *Sehnenrezeptoren* verantwortlich. Die Information, die von diesen Rezeptoren ausgeht, erlaubt eine Abschätzung der Muskelkraft, die für eine Bewegung gegen einen Widerstand oder für eine bestimmte Gelenkeinstellung notwendig ist.

Der **Bewegungssinn** ermöglicht die Richtungs- und Geschwindigkeitswahrnehmung von Bewegungen auch ohne visuelle Kontrolle. Dies ist nicht nur bei passiven (von außen bewirkten), sondern auch bei aktiven Bewegungen möglich. Für die Vermittlung des Bewegungssinns sind vor allem die *Rezeptoren der Gelenkkapseln* und der *Bänder* zuständig.

17.3 Geschmackssinn

Die Sinneszellen für den Geschmackssinn befinden sich beim Erwachsenen vorwiegend auf dem *Zungenrücken,* der daneben auch noch die *Fadenpapillen* (Papillae filiformes) für die Tastempfindung trägt.

17.3.1 Mikroskopischer Aufbau der Sinneszellen

Die Geschmackszellen bilden gemeinsam mit den *Stütz-* und *Basalzellen* die Geschmacksknospen. Diese sind insbesondere in das Epithel der wallförmigen Papillen *(Papillae vallatae),* aber auch in das der pilzförmigen Papillen *(Papillae fungiformes)* und das der Blätterpapillen *(Papillae foliatae)* eingesenkt (s. Abb. 17–5). Gelegentlich findet man vereinzelte Geschmacksknospen auch am weichen Gaumen, an der hinteren Rachenwand und am Kehldeckel.

Eine *Geschmacksknospe* besteht aus mehreren spindelförmigen Zellen, die schalenartig zusammenliegen und an ihrer Oberfläche ein kleines Grübchen, den *Geschmacksporus,* freilassen. In dieses ragen *Mikrovilli* der Sinneszellen hinein. Der Saum der Mikrovilli stellt den eigentlichen rezeptorischen Abschnitt der Sinneszellen dar. Durch die Mikrovilli wird die Oberfläche der Sinneszellen, die mit den Geschmacksstoffen in Verbindung kommt, stark vergrößert. Zwischen den Papillen liegende *Drüsen* scheiden ein Sekret aus, welches die Geschmacksknospen umspült und aufgenommene Stoffe wieder auswäscht.

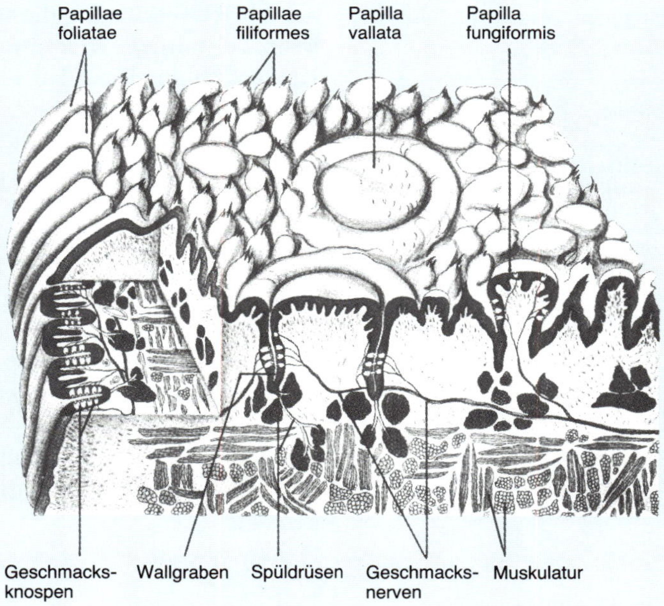

Abb. 17–5. Lage der Geschmackspapillen auf der Zunge, nach Rohen

Geschmackszellen unterliegen einer ständigen Erneuerung. Jede Zelle wird nach einer kurzen Lebensdauer durch Abkömmlinge von sog. *Basalzellen* ersetzt. Zellen, die den Geschmacksporus mit ihrer Oberfläche nicht erreichen und somit auch keine Mikrovilli aufweisen, werden als *Stützzellen* bezeichnet.

17.3.2 Qualitäten des Geschmackssinns

Die Geschmacksmodalität weist verschiedene Qualitäten auf: *süß, sauer, salzig* und *bitter*. Bei natürlichen Geschmacksreizen liegen in der Regel Mischempfindungen vor. Den vier Qualitäten entsprechen vermutlich vier spezifische *molekulare Rezeptoren* in der Membran der Sinneszellen. Die Rezeptorproteine adsorbieren die Moleküle des jeweiligen Geschmacksstoffes und erfahren dabei wahrscheinlich eine *Konformationsänderung*. Diese Strukturänderung führt zu *Permeabilitätsänderungen* und zum Entstehen eines Rezeptorpotentials.

Für die einzelnen Geschmacksqualitäten bestehen typische regionale Unterschiede (s. Abb. 17–6): Maximale Empfindlichkeit für *süß* findet sich *an der Zungenspitze*, für *bitter am Zungengrund* und für die *beiden anderen Qualitäten an den seitlichen Zungenrändern*.

Die *biologische Bedeutung* des Geschmackssinns,

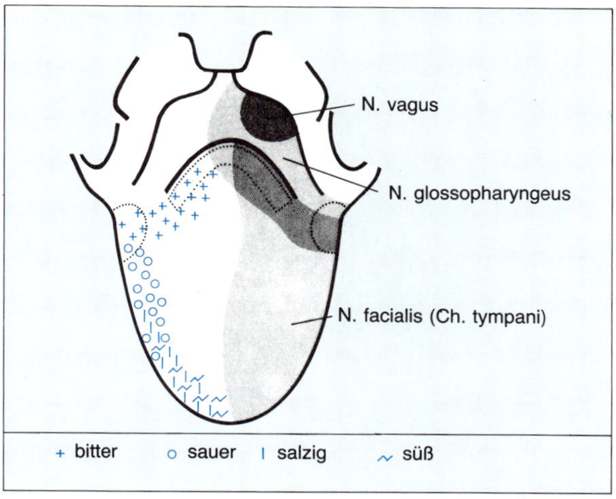

Abb. 17–6. Regionale Verteilung der Empfindlichkeit für verschiedene Geschmacksqualitäten (links) und afferente Innervation (rechts) der Zunge, nach Altner und Boeckh

der eine *ausgeprägte Adaptation* zeigt, liegt darin, daß über die Geschmackswahrnehmungen die aufgenommene Nahrung *kontrolliert* werden kann. Daneben dienen die Geschmacksrezeptoren der *Auslösung reflektorischer Vorgänge* im Bereich des oberen Gastrointestinaltraktes (Speichelsekretion, kephalische Phase der Magensaftsekretion, Erbrechen und Würgereflex).

17.4 Geruchssinn

Die *Nasenschleimhaut* dient als Auskleidung eines Abschnittes der oberen Luftwege nicht nur der Reinigung, Befeuchtung und Erwärmung der Atemluft, sondern ist auch *Sitz des Geruchsorgans*.

17.4.1 Anatomie des Nasenraumes

Makroskopische Anatomie. Der Nasenraum setzt sich aus der *äußeren Nase* und der *Nasenhöhle* zusammen. An der **äußeren Nase** lassen sich *Nasenwurzel, Nasenrücken, Nasenspitze* und *Nasenflügel* unterscheiden. Die Nase besteht aus knöchernen, knorpeligen und häutigen Anteilen. Das *knöcherne Gerüst der äußeren Nase* wird durch das *Nasenbein* gebildet, an das sich nach vorn die *Nasenknorpel* lückenlos aneinanderreihen. Die Nasenknorpel begrenzen die äußeren horizontal orientierten Zugänge *(Nares)* zur Nasenhöhle. Die äußere Form der Nase ist nicht nur kosmetisch bedeutsam, sondern beeinflußt auch den Luftstrom (s. Abb. 17–7).

Der *Naseneingang* wird durch lange, starre Haare *(Vibrissae)* versperrt, welche die Aufgabe haben,

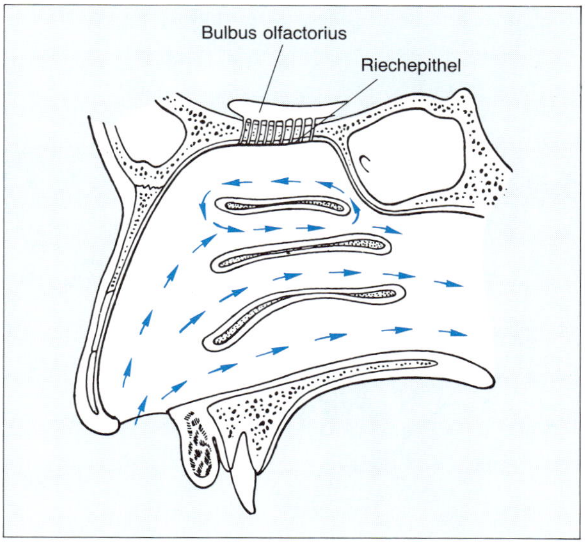

Abb. 17–7. Nase im Sagittalschnitt mit eingezeichneter Luftströmung

Fremdkörper in der Inspirationsluft abzufangen. Im Bereich des *Nasenvorraums (Vestibulum nasi)*, kom-

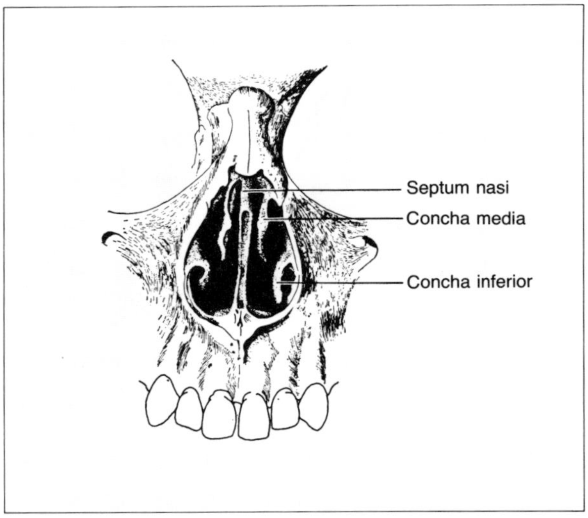

Abb. 17–8. Knöcherne Nasenhöhle (Ansicht von vorn)

men Schweiß- und Talgdrüsen vor, die bei Sekretstauung zu Komedonen („Mitessern") werden und Anlaß zur Furunkelbildung geben können.

Die **Nasenhöhle** *(Cavum nasi)* beginnt hinter dem Schleimhautwulst und ist mit einer Schleimhaut ausgekleidet. Die *knöcherne Nasenhöhle* öffnet sich nach vorn zu einer birnenförmigen Öffnung im Gesichtsschädel *(Apertura piriformis,* s. Abb. 17–8) und geht dorsal mit paarig angelegten, ovalen, frontalgestellten Öffnungen, den **Choanen,** in den oberen Rachenraum *(Nasopharynx)* über.

Die **Nasenhöhle** wird durch eine senkrecht gestellte knöcherne Platte, die *Nasenscheidewand (Septum nasi)* in zwei Hohlräume unterteilt. Eine leichte Abweichung des Nasenseptums aus der Medianebene, die *Septumdeviation,* ist Ausdruck der physiologischen Asymmetrie des Schädels.

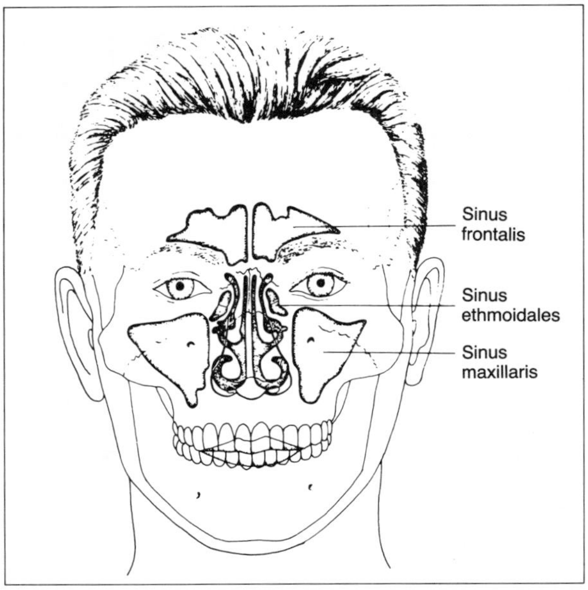

Abb. 17–9. Nasennebenhöhlen in schematischer Darstellung, nach Stofft

Von der seitlichen Wand der Nasenhöhle entspringen drei hakenförmig verlaufende Knochenspangen in das Innere der Nasenhöhle, die *Nasenmuscheln (Conchae nasales).* Sie gliedern die Nasenhöhle in je drei *Nasengänge (Meatus nasi).* Da die Muscheln unter strömungstechnischen Aspekten günstig angeordnet sind, wird eine Wirbelbildung der Atemluft im Bereich der Nasenhöhle weitgehend vermieden. Die Hauptmasse der Atemluft strömt durch den unteren, breiten Teil der Nasenhöhle in den Schlund und von dort bei Ausatmung wieder zurück.

Über Öffnungen im mittleren und oberen Nasengang steht die Nasenhöhle in Verbindung mit den **Nasennebenhöhlen** *(Sinus paranasales),* die paarig angelegt und ebenfalls mit Nasenschleimhaut ausgekleidet sind (s. Abb. 17–9). Die Formgebung der Sinus unterliegt starken individuellen Schwankungen; häufig finden sich Seitendifferenzen.

Die *Kieferhöhle (Sinus maxillaris)* ist die geräumigste Nasennebenhöhle. Sie grenzt oben mit einer dünnen Lamelle an die Augenhöhle, medial an die Nasenhöhle und unten an den harten Gaumen. Dadurch steht sie in enger topographischer Beziehung zu den Wurzeln der Mahlzähne.

Die *Stirnhöhle (Sinus frontalis)* ist dadurch, daß die Scheidewand zwischen rechter und linker Stirnhöhle häufig nicht median angeordnet ist, in ihren Ausmaßen sehr variabel. Sie ist der Augenhöhle *(Orbita)* und den Siebbeinzellen benachbart.

Das *Siebbeinlabyrinth (Sinus ethmoidales)* besteht aus etwa 10 kleineren Hohlräumen, den vorderen und hinteren *Siebbeinzellen.* Die vorderen Siebbeinzellen münden in den mittleren, die hinteren in den oberen Nasengang.

Die *Keilbeinhöhle (Sinus sphenoidalis)* wird durch ein Septum in zwei ungleich große Hälften geteilt und befindet sich im Körper des Keilbeins. Sie ist von außen am schwersten zugänglich. Das Dach der Keilbeinhöhle bildet gleichzeitig eine knöcherne Grube, in der sich die Hypophyse befindet.

Die enge topographische Beziehung der Nasennebenhöhlen zueinander und die Verbindung mit dem Schädelinneren stellt eine Gefahr für eine Infektionsausbreitung mit der Möglichkeit endokranialer Komplikationen dar.

Aufbau der Nasenschleimhaut. An der Nasenschleimhaut unterscheidet man zwei Abschnitte, die *Regio respiratoria* und die *Regio olfactoria* (Riechschleimhaut).

Das mehrreihige *Flimmerepithel* der **Regio respiratoria** bedeckt die beiden unteren Muscheln, den Boden der Nasenhöhle und den Teil der Nasenscheidewand, der den beiden unteren Muscheln gegenüberliegt. Es dient der Erwärmung, Befeuchtung und Reinigung der Atemluft. Das Flimmerepithel ist mit Kinozilien (s. S. 7) besetzt, die einen Flimmerstrom zum Rachen bewirken. Der Reinigungsprozeß wird durch das Sekret kleiner *Schleimdrüsen* und der *Becherzellen* unterstützt.

Die Erwärmung der Atemluft auf Körpertemperatur wird durch geflechtartige venöse Gefäße unter der Nasenschleimhaut begünstigt. Im vorderen Bereich des Nasenseptums verdickt sich die Schleimhaut zu einem speziellen Schwellkörper *(Locus Kiesselbachii)*, aus dem es zum spontanen Nasenbluten kommen kann.

Ist der Luftweg durch die Nase durch Anschwellung der Nasenschleimhaut oder durch maximale Abknickung des Nasenseptums verschlossen, so wird die Nasenatmung durch Mundatmung ersetzt. Da aber die durch den Mund eingeatmete Luft weder befeuchtet und gefiltert, noch auf die Körpertemperatur angewärmt werden kann, kommt es bei behinderter Nasenatmung nicht selten zu chronisch entzündlichen Erkrankungen der Schleimhäute des Rachens, des Kehlkopfes und der tieferen Luftwege. Außerdem ist die Klangfarbe, die Klangfülle der Sprache verändert (nasale Sprache). Jede Schwellung der Nasenschleimhaut führt zu einer Beeinträchtigung des Geruchsvermögens.

Die Perzeption der Geruchsreize erfolgt in der **Regio olfactoria** (Riechschleimhaut), einem etwa 5 cm^2 großen Feld an der oberen Nasenmuschel und im oberen Teil des Nasenseptums. Das *Riechepithel* (s. Abb. 17–10) besteht aus drei Zelltypen:

- ☐ *Sinneszellen,*
- ☐ *Stützzellen* und
- ☐ *Basalzellen.*

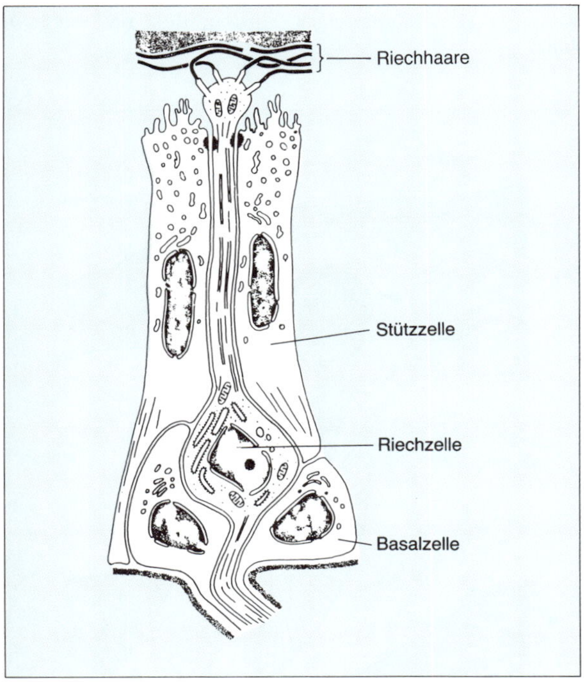

Abb. 17–10. Riechepithel in schematischer Darstellung, nach Stofft

Flimmerzellen und Becherzellen, wie sie in der Schleimhaut des Nasen-Rachen-Raumes vorkommen, fehlen. Die *Riechzellen* überragen die Oberfläche der Riechschleimhaut mit kleinen kölbchenartigen Verdickungen, von denen die sog. *Riechhaare* ausgehen. Diese Riechhaare sind im Inneren normalen Kinozilien ähnlich, zu aktiver Bewegung aber nicht fähig.

17.4.2 Physiologie des Geruchssinns

Da der Luftstrom bei normaler Nasenatmung vorwiegend durch die beiden unteren Nasengänge zieht, gelangen Duftstoffe nur durch Diffusion zum Riechepithel. Lediglich beim „Schnüffeln" („Schnuppern") wird die Luft zum Riechepithel geleitet und damit die Geruchsleistung verbessert.

Eine Einteilung in **Qualitäten** ist beim Geruchssinn nicht ohne weiteres möglich. Aus diesem Grund werden die Empfindungen zu *Qualitätsklassen (Duftklassen)* zusammengefaßt (z. B. blumig, ätherisch, moschusartig, kampferartig, schweißig, faulig, stechend). Von bestimmten Substanzen sind nur sehr niedrige Konzentrationen erforderlich, um eine *spezifische Geruchswahrnehmung* auszulösen *(Erkennungsschwelle)*. Die *Empfindungsschwelle,* d. h. die Feststellung eines unspezifischen Geruchs, liegt jedoch bei noch niedrigeren Konzentrationen. In manchen Fällen, z. B. bei Buttersäure (im Schweiß) oder bei Skatol (im Kot), ist bereits eine Konzentration von nur $10^{10}-10^{12}$ Molekülen/l ausreichend, um eine Geruchsempfindung auszulösen. Bei längerer Einwirkung eines Riechstoffes in gleichbleibender Konzentration tritt eine *starke Adaptation* der Geruchsempfindung auf.

Die *biologischen Aufgaben* des Geruchssinns bestehen u. a. in der reflektorischen Auslösung der Speichel- und Magensaftsekretion sowie in der Warnung vor verdorbenen Nahrungsmitteln. Auch die Hygieneüberwachung, das Sexualverhalten und eine Reihe emotionaler Verhaltensweisen werden durch den Geruchssinn beeinflußt.

17.5 Gehörsinn

17.5.1 Anatomie des Hörorgans

Am Ohr werden drei Abschnitte unterschieden (s. Abb. 17–11):

- ☐ das *äußere Ohr* mit Ohrmuschel und Gehörgang,
- ☐ das *Mittelohr* mit Trommelfell, Gehörknöchelchenkette und Ohrtrompete,
- ☐ das *Innenohr.*

Äußeres Ohr. Zum äußeren Ohr, durch das der Schall aufgefangen wird, zählen die Ohrmuschel und der äußere Gehörgang. Die *Ohrmuschel (Auricula)* besteht mit Ausnahme des Ohrläppchens aus einem elastischen Knorpel, der von Haut überzogen ist.

Der *äußere Gehörgang* (Meatus acusticus externus) ist etwa 3 cm lang und besteht aus zwei Teilen, dem äußeren knorpeligen und dem inneren knöchernen Teil. Er verläuft nicht gerade, sondern S-förmig gekrümmt. Vor der Trommelfellebene erweitert er sich grabenförmig nach unten. Im knorpeligen Anteil befinden sich die *Zeruminaldrüsen,* die das Zeruminalsekret („Ohrenschmalz") absondern.

Mittelohr. Der äußere Gehörgang endet am Trommelfell. Zwischen diesem und dem Innenohr liegt ein schmaler, luftgefüllter Hohlraum, die Paukenhöhle, der zusammen mit der Ohrtrompete (s. u.) die wesentlichen Hohlraumsysteme des Mittelohrs bildet (s. Abb. 17–12). In die seitliche Wand der *Paukenhöhle (Cavum tympani)* ist das *Trommelfell (Membrana tympani)* eingelassen. Zum überwiegenden Teil besteht es aus drei Schichten: Nach außen ist es von Haut, nach innen zum Mittelohr hin von Schleimhaut überzogen. Dazwischen liegt eine Schicht aus fibrösem Bindegewebe. In einem kleinen, vorne oben gelegenen Bezirk fehlt diese fibröse Zwischenschicht. Infolge seiner Beweglichkeit reagiert das Trommelfell auf kleinste Druckschwankungen mit Ein- und Auswärtsbewegungen.

Die dem Trommelfell gegenüberliegende mediale Wand der Paukenhöhle stellt im wesentlichen die knöcherne Wand des Innenohrs dar. In deren mittleren Abschnitt wölbt sich die basale Windung der Schnecke als *Promontorium* vor. Die knöcherne Grenze zwischen Mittel- und Innenohr ist an zwei Stellen unterbrochen. Am hinteren unteren Rand des Promontoriums liegt das *runde Fenster,* am hin-

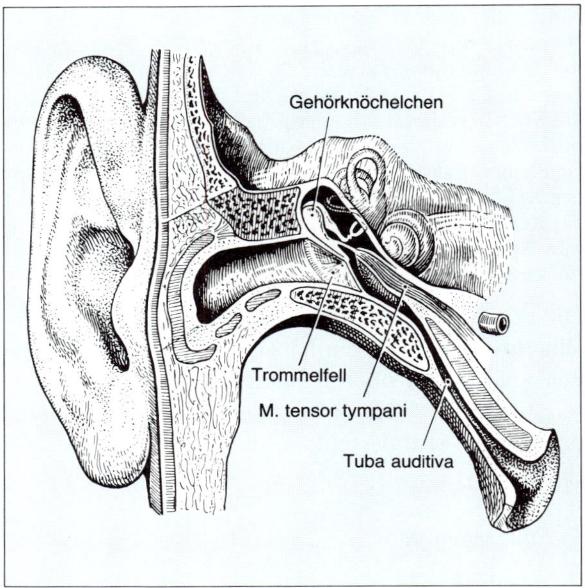

Abb. 17–11. Äußeres Ohr, Mittel- und Innenohr in schematischer Darstellung, nach Mörike, Betz und Mergenthaler

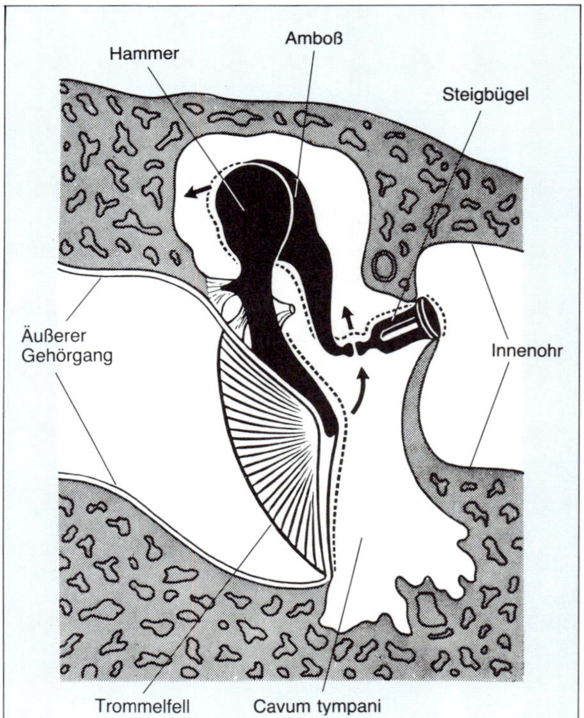

Abb. 17–12. Mittelohr mit Gehörknöchelchenkette und Trommelfell in verschiedenen Funktionsstellungen, nach Rohen. Die Pfeile deuten die Bewegungsrichtung der Gehörknöchelchen bei Beschallung an

teren oberen Rand das *ovale Fenster* (s. u.). In den oberen Teil der Paukenhöhle mündet die *Ohrtrompete (Tuba auditiva, Eustachische Röhre)*. Diese verbindet das Mittelohr mit dem Rachenraum.

Durch eine Kopplung mit der Gaumensegelmuskulatur öffnet sich die Ohrtrompete bei jedem Schluckakt und sorgt auf diese Weise für den Druckausgleich in der Paukenhöhle und für eine Erneuerung der Luft im Mittelohr. Bei Störungen des Druckausgleichs kann das Trommelfell nicht normal schwingen, weil es infolge des in der Paukenhöhle herrschenden Unterdrucks nach innen gezogen und in seiner Beweglichkeit eingeschränkt wird.

Der hintere Teil der Paukenhöhle ist mit einem Hohlraumsystem des Warzenfortsatzes verbunden, den *Warzenfortsatzzellen*. Diese kleinen Hohlräume im Warzenfortsatz, einem Knochen, der sich hinter der Ohrmuschel tasten läßt, stehen in offener Verbindung mit dem Mittelohr.

Die Verbindung zwischen Trommelfell und dem Innenohr wird durch die *Gehörknöchelchenkette* hergestellt (s. Abb. 17–12). Sie besteht aus

- *Hammer (Malleus)*,
- *Amboß (Incus)* und
- *Steigbügel (Stapes)*.

Der lange Griff des Hammers reicht bis zum Zentrum des Trommelfells und ist mit diesem fest verwachsen. Der Hammerkopf bildet eine gelenkige Verbindung mit dem Amboß, an dessen langem Schenkel der Steigbügel ebenfalls gelenkig fixiert ist. Die Steigbügelschenkel ruhen auf der Fußplatte, die das ovale Fenster zum Innenohr abdeckt. Die Spannung der Gehörknöchelchenkette wird zusätzlich durch zwei *Muskeln* aufrechterhalten. Diese setzen am Hammer bzw. am Steigbügel an und ziehen bei Kontraktion den Hammergriff und mit ihm das Trommelfell nach innen *(M. tensor tympani)* bzw. kippen die Steigbügelfußplatte im ovalen Fenster *(M. stapedius)*.

Innenohr. Das Innenohr liegt im Felsenbein. Umgeben von einer harten Knochenkapsel, findet sich hier ein vielgestaltiges System aus Gängen und Hohlräumen, das als *Labyrinth* bezeichnet wird. In dieses *knöcherne Labyrinth* ist wie ein Ausguß das *häutige Labyrinth* eingelagert, das in einer Na^+-reichen Flüssigkeit, der *Perilymphe,* schwimmt. Im Innenraum des häutigen Labyrinths befindet sich eine anders zusammengesetzte (K^+-reiche) Flüssigkeit, die *Endolymphe.* Das häutige Labyrinth des Innenohrs enthält

- das *Hörorgan* in der *Schnecke (Cochlea)* und
- das *Gleichgewichtsorgan* in zwei Makulaorganen *(Utriculus* und *Sacculus)* sowie drei *Bogengängen* (s. Abb. 17–13).

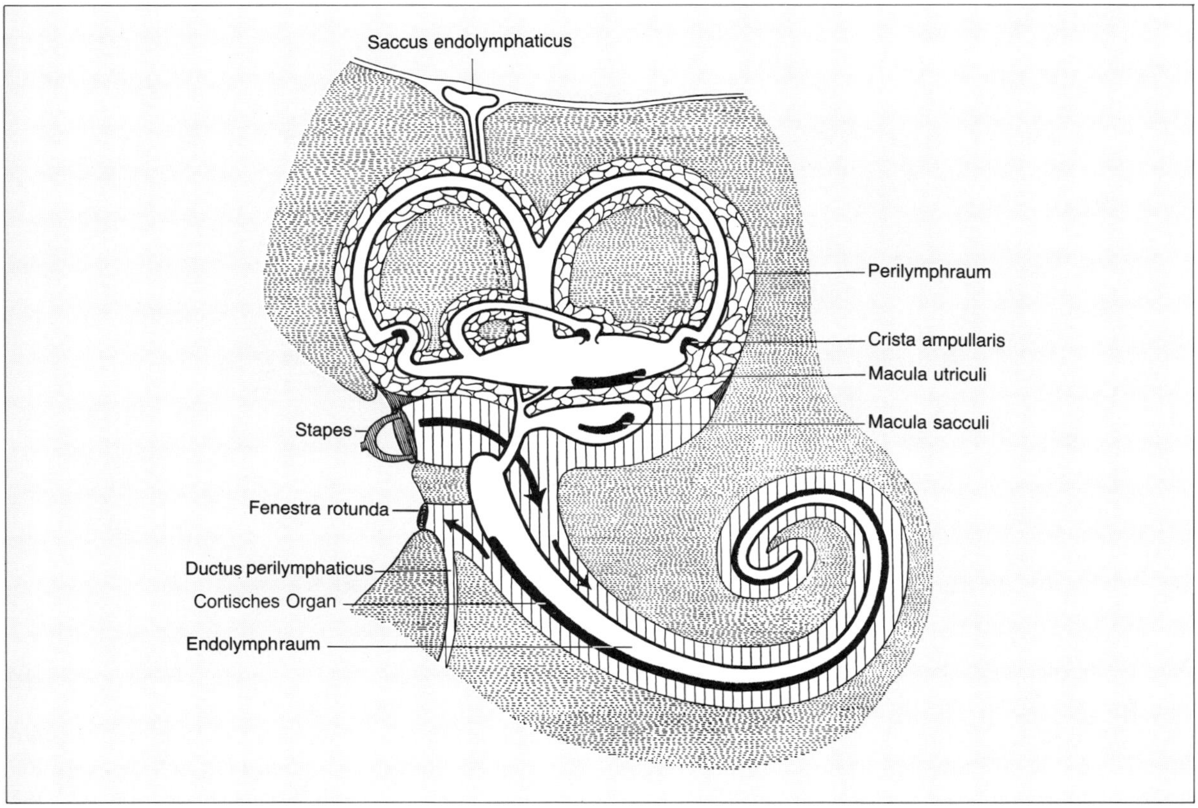

Abb. 17–13. Schnitt durch das Innenohr in schematischer Darstellung, nach Bargmann

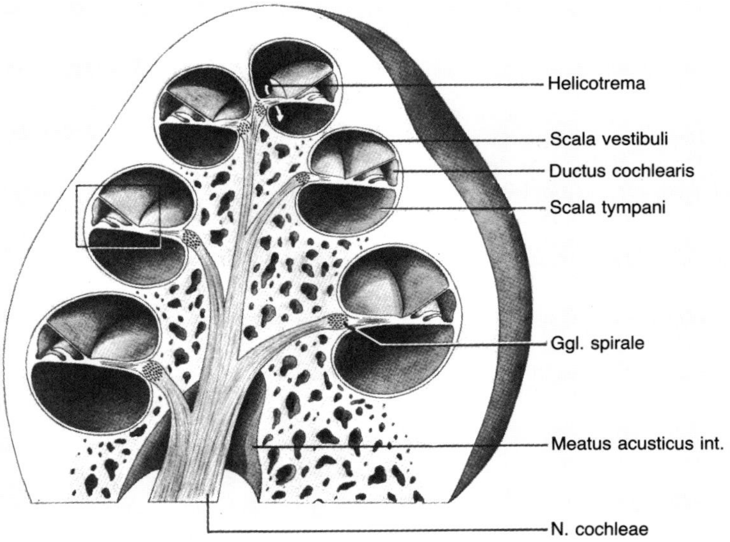

Abb. 17–14. Schnitt durch die Schnecke in Richtung ihrer Längsachse, nach Rohen. Der Ausschnitt auf der linken Seite ist in Abb. 17–15 vergrößert dargestellt

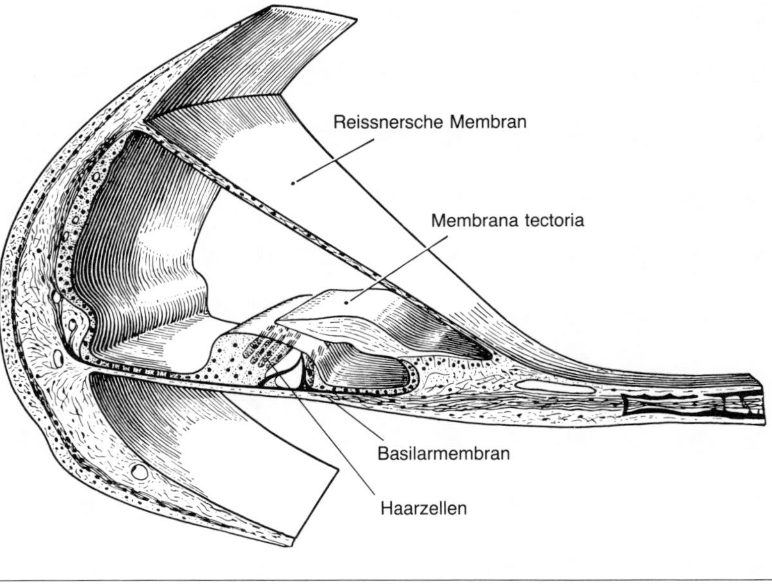

Abb. 17–15. Teil des häutigen Schneckengangs in dreidimensionaler Darstellung, nach Neubert

Die knöcherne Schnecke stellt einen Kanal dar, der sich zweieinhalbmal um eine kegelförmige, ebenfalls knöcherne Achse, die *Schneckenspindel,* windet (s. Abb. 17–14). Die Basis der Schnecke ist dabei dem inneren Gehörgang – einem knöchernen Kanal u. a. für den *N. statoacusticus* – zugewandt, während die Schneckenspitze (Schneckenkuppel, Helicotrema) in Richtung der Mittelohrräume weist.

Der *Innenraum* der Schnecke ist in *drei übereinanderliegende Kanäle,* die *Scala vestibuli, Scala media* und *Scala tympani,* gegliedert. Der *obere Kanal,* die *Scala vestibuli,* grenzt an das ovale Fenster, der *un-*

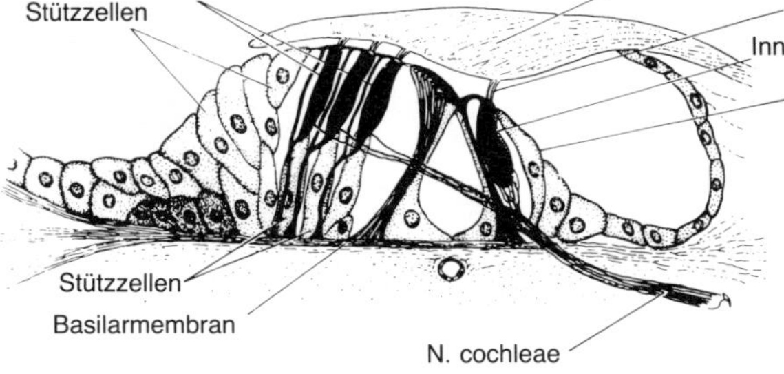

Abb. 17–16. Cortisches Organ in schematischer Darstellung, nach Tortora und Anagnostakos

tere Kanal, die *Scala tympani*, an das runde Fenster. Beide Kanäle sind mit *Perilymphe* gefüllt und stehen im Helicotrema miteinander in Verbindung. Dazwischen liegt als *mittlerer Kanal* die *Scala media* (Ductus cochlearis), die mit *Endolymphe* gefüllt ist (s. Abb. 17–14).

Die Scala vestibuli und die Scala media werden durch die *Reissnersche Membran* voneinander getrennt (s. Abb. 17–15). Den Boden der Scala media bildet die bindegewebige *Basilarmembran,* welche die Rezeptoren für den Gehörsinn, das *Cortische Organ* (s. u.), trägt.

Die Basilarmembran ist Teil einer Trennmembran, die von der Schneckenachse zur Seitenwand der knöchernen Schnecke zieht. Sie entspringt von einer Knochenleiste der Schneckenspindel und ist in den oberen Windungen wesentlich breiter als in den Basalwindungen. An der seitlichen Wand über der Basilarmembran findet sich ein kapillarreiches Gewebe *(Stria vascularis),* das als stoffwechselaktives Gebiet für die Energieversorgung der Cochlea und die Zusammensetzung der Endolymphe eine wichtige Rolle spielt.

Mikroskopische Anatomie des Cortischen Organs. Das Cortische Organ besteht aus verschiedenen *Stützzellen* und den Rezeptorzellen, die als *innere* und *äußere Haarzellen* bezeichnet werden (s. Abb. 17–16). Die Haarzellen erstrecken sich von der Basalwindung bis zur Kuppelwindung. Die inneren Haarzellen bilden lediglich eine Reihe, während die äußeren Haarzellen in mehreren Reihen angeordnet sind. Die beiden Haarzelltypen sind durch einen Tunnel voneinander getrennt, der eine der Perilymphe ähnliche Flüssigkeit enthält. Die Haarzellen tragen an ihrer Oberfläche Sinneshärchen *(Stereozilien).* Über ihnen liegt eine gallertartige Schicht, die *Tektorialmembran* (Membrana tectoria). Die Zilien der äußeren Haarzellen sind mit dieser gallertartigen Membran verbunden.

17.5.2 Schallreize und Hörempfindung

Charakteristika von Schallreizen. Adäquate Reize für den Gehörsinn sind *longitudinale Schwingungen der Luftmoleküle* bestimmter Frequenz und Intensität, die man kurz als Schall bezeichnet. Periodische Schwingungsvorgänge dieser Art werden als *Töne oder Klänge,* unperiodische Schallereignisse als *Geräusche* charakterisiert. Der menschliche Gehörsinn ist nur in der Lage, Töne in einem bestimmten Frequenzbereich wahrzunehmen, der beim Jugendlichen *von 20 Hz bis etwa 16000 Hz* (16 kHz) reicht. Während die *untere Tonfrequenzgrenze* sich im Laufe des Lebens nur wenig ändert, nimmt die *obere Tonfrequenzgrenze* mit zunehmendem Alter, insbesondere nach dem 40. Lebensalter, regelmäßig ab. Dieses eingeschränkte Wahrnehmungsvermögen für hohe Töne in höherem Alter wird als *Presbyakusis* bezeichnet.

Schallstärke und Lautstärke. Die Hörbarkeit eines Schallereignisses hängt nicht nur von der Frequenz der Schwingungen, sondern auch von ihrer Intensität ab. Ein Maß für die *objektive Schallintensität* ist der *Schalldruckpegel,* der in Dezibel (dB) gemessen wird. Der Nullpunkt dieser dem Schalldruck logarithmisch zugeordneten Maßeinheit entspricht etwa dem Wahrnehmungsdruck für einen 1000-Hz-Ton.

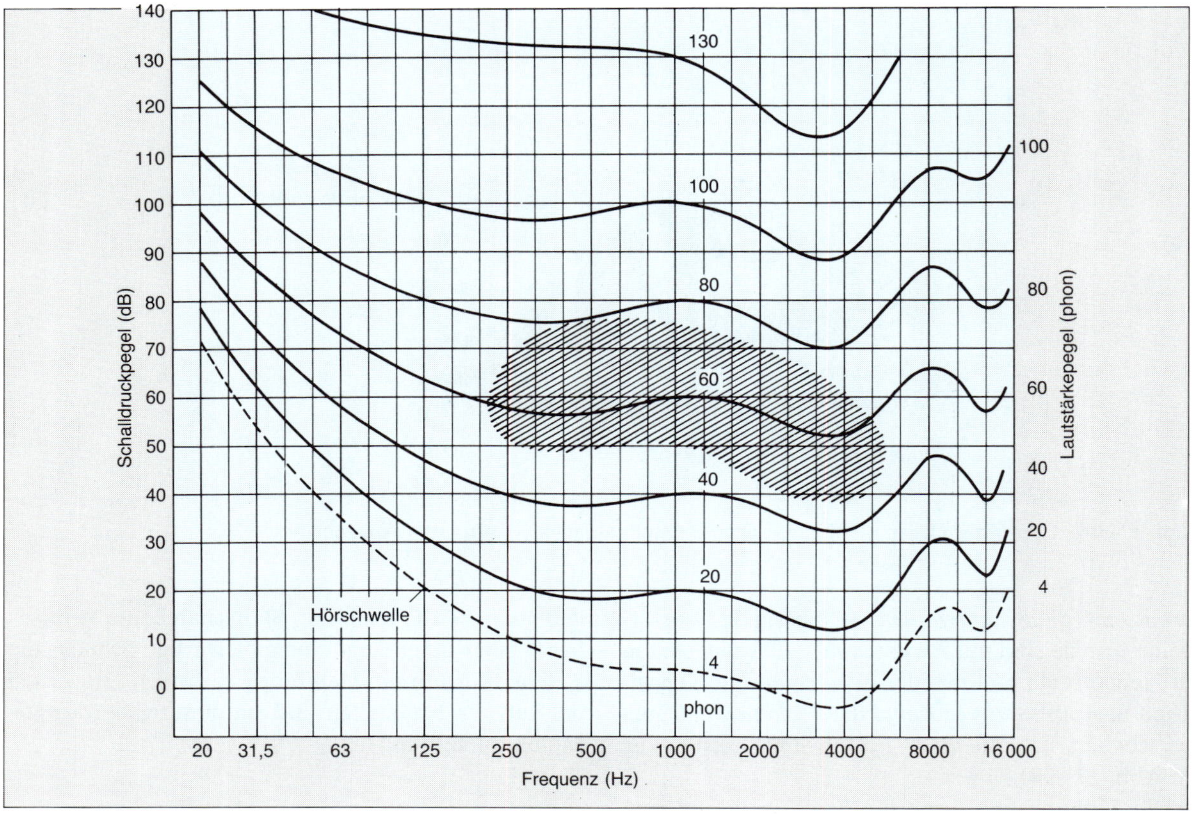

Abb. 17–17. Kurven gleicher Lautstärke (Isophone) im Schalldruckpegel-Frequenz-Diagramm. Das schraffierte Feld kennzeichnet den Hauptsprachbereich

Zur Beschreibung der *subjektiven Empfindungsstärke* eines Schallereignisses benutzt man den sog. *Lautstärkepegel,* der in *Phon* angegeben wird. Der Nullwert der Phon-Skala ist etwa der *Hörschwelle* zugeordnet, d. h. dem jeweils kleinsten Schalldruck, bei dem ein Ton beliebiger Frequenz wahrnehmbar ist. Wie Abb. 17–17 zeigt, ist die Hörschwelle frequenzabhängig; ihr *Minimum* liegt im Bereich *von 2000 bis 4000 Hz.* Dies bedeutet, daß das menschliche Hörorgan in diesem Frequenzbereich am empfindlichsten ist.

Quantitativ ist die Phonskala so festgelegt, daß bei 1000 Hz ihre Werte mit denen der Dezibelskala übereinstimmen. Ermittelt man nun diejenigen Schalldrücke, bei denen Töne verschiedener Frequenzen als gleichlaut wie ein vorgegebener 1000-Hz-Vergleichston empfunden werden, so erhält man eine Kurvenschar, wie sie in Abb. 17–17 dargestellt ist. Solche *Kurven gleicher Lautstärke* werden *Isophone* genannt. Für die Lautstärkemessung verwendet man heute Geräte, in denen durch den Einbau von Frequenzfiltern der Frequenzgang des menschlichen Gehörs imitiert wird. Die auf diese Weise ermittelte Lautstärke gibt man meist in sog. *dB(A)-Werten* an, die näherungsweise mit den Phon-Werten übereinstimmen.

Einen Überblick über die Lautstärke bekannter Geräusche vermittelt Tab. 17–1. Steigt der Lautstärkepegel eines Schallereignisses bis auf etwa 130 Phon an (Düsenflugzeug, Gewehrschuß am Ohr des Schützen, Diskothekenmusik in Lautsprechernähe), stellt sich ein unangenehmes, z. T. schmerzhaftes Gefühl ein *(„Schmerzschwelle“* oder *Fühlgrenze).* Eine Weitere Steigerung des Schalldrucks kann u. U. eine Schädigung des Hörorgans *(Schalltrauma)* auslösen. Die Dauerbeschallung mit mehr als 90 Phon führt im Laufe von Jahren zu Hörschäden.

Unterschiedsschwellen. Zwei Töne gleicher Frequenz werden als unterschiedlich laut empfunden, wenn

Tab. 17–1. Lautstärkepegel verschiedener Geräusche

Geräusche	**Lautstärke in Phon bzw. dB(A)**
mittlere Hörschwelle	4
Flüstersprache	10
Umgangssprache	50–70
Straßenlärm	70
Maschinenraum	90
Preßluftbohrer (2 m Entfernung)	100–120
Diskothekenlärm	100–125
Düsenflugzeug	130

der Schalldruckpegel um mehr als 1 dB differiert (*Intensitäts-* bzw. *Schalldruckpegel-Unterschiedsschwelle*). Auch unterschiedliche Tonhöhen bei gleicher Lautstärke lassen sich gut beurteilen. Das minimale Unterscheidungsvermögen für Schallfrequenzen beträgt bei 1000 Hz etwa 0,3%, d. h. 3 Hz.

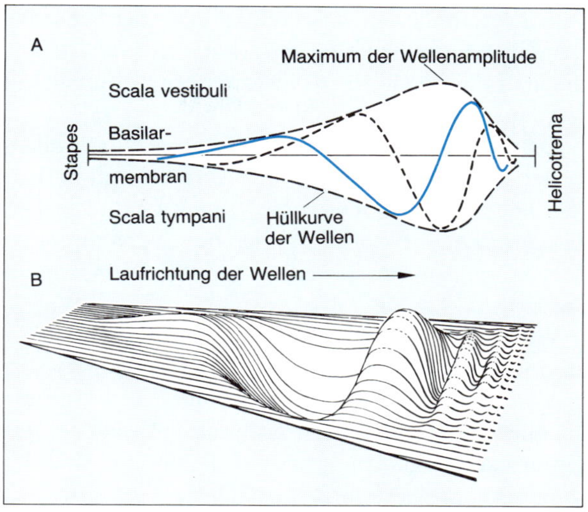

Abb. 17–18. Wanderwelle in schematischer Darstellung, nach Klinke. *A* zwei Wellenbilder mit Hüllkurve; *B* räumliches Wellenbild

17.5.3 Funktionsweise des Hörorgans

Schallübertragung im Mittelohr. Schallwellen gelangen über den äußeren Gehörgang zum Trommelfell. Dieses wird durch Schalldruckschwankungen in Schwingungen versetzt und gibt die Schallenergie über die Gehörknöchelchenkette an das Innenohr (Perilymphe der Scala vestibuli) weiter. Trommelfell und Gehörknöchelchenkette bilden zusammen den sog. *Schalleitungsapparat.* Sie passen den Schallwellenwiderstand (Impedanz) der Luft dem der Perilymphe des Innenohres an und verringern damit Reflexionsverluste. Die *Impedanzanpassung* wird dadurch erreicht, daß der *Schalldruck bei der Übertragung im Mittelohr verstärkt* wird, da die Fläche des Trommelfells etwa 16mal größer ist als die der Steigbügel-Fußplatte. Zum anderen weist der Hammergriff einen um den Faktor 1,3 längeren Hebelarm als der Amboßfortsatz auf, wodurch die Kraft verstärkt wird. Insgesamt resultiert hieraus eine *Druckverstärkung um den Faktor 20.*

Neben diesem Weg der Schallübertragung, der sog. *Luftleitung* (tympanalen Leitung), kann auch ein schwingender Körper (z. B. eine Stimmgabel), der auf den Schädelknochen aufgesetzt ist, eine Schallempfindung hervorrufen. Diese Empfindung entsteht durch Schwingungen des Schädelknochens (Zonen von Kompression und Dekompression), die auf das Innenohr übertragen werden *(Knochenleitung).* Außer für das Hören der eigenen Stimme und für bestimmte Untersuchungsverfahren kommt der Knochenleitung vermutlich keine größere Bedeutung zu.

Reizaufnahme im Innenohr. Bei Beschallung des Ohres überträgt die Stapes-Fußplatte über das ovale Fenster Schallenergie auf die Perilymphe in der Scala vestibuli. Wegen der Inkompressibilität der Innenohrflüssigkeit muß ein Druckausgleich über das runde Fenster erfolgen. Die Membran des runden Fensters bewegt sich dabei in umgekehrter Richtung wie die Stapes-Fußplatte. Da die Wände des Endolymphschlauches (Scala media) nicht starr sind, werden bei diesen mechanischen Vorgängen *die Scala media mit der Reissnerschen Membran und der Basilarmembran ausgelenkt.*

Schwingungen des ovalen Fensters erzeugen in der Perilymphe sog. *Wanderwellen,* die sich zum Helicotrema hin bewegen (s. Abb. 17–18). Während dieser Bewegung nimmt die Fortpflanzungsgeschwindigkeit jeder Welle laufend ab, weil die Basilarmembran zum Helicotrema hin breiter wird und dadurch eine größere Beweglichkeit erhält. Aus diesem Grund nimmt auch die Amplitude der Wanderwelle, d. h. die Auslenkung der Basilarmembran, zunächst zu. Da jedoch während der Fortbewegung gleichzeitig ein Energieverlust eintritt, kommt es bald wieder zu einer Abnahme der Amplitude. Zwischen dem Ursprungsort der Welle am Stapes und dem Ort, an dem sie infolge Dämpfung verschwindet, bildet sich somit ein *Amplitudenmaximum* aus. An der Stelle dieses Amplitudenmaximums werden die Sinneszellen am stärksten erregt (s. u.). Da dieses Maximum für Wellen verschiedener Frequenzen an unterschiedlichen Orten der Basilarmembran entsteht (für hohe Frequenzen in Stapesnähe, für niedrige Frequenzen in der Nähe des Helicotremas), *sind unterschiedlichen Orten des Endolymphschlauches* (bzw. bestimmten Haarzellen) *definierte Frequenzen zugeordnet.* Diesen Vorgang, bei dem sich die Wanderwellen – nach Frequenzen geordnet – entmischen, bezeichnet man als **Frequenzdispersion.**

An der Stelle des Amplitudenmaximums kommt es zu einer Relativbewegung zwischen Basilarmembran und Tektorialmembran, wodurch die *Zilien der Haarzellen* ausgelenkt werden *(Scherbewegung).* Durch die Scherung der Zilien wird die *Reiztransduktion* ausgelöst. Voraussetzung hierfür ist, daß Potentialdifferenzen im Innenohr (sog. *Bestandspotentiale*) aufrechterhalten werden, die von einer gegenüber der Perilymphe ungleichen K^+- und Na^+-Verteilung in der Endolymphe und im Cortischen Organ hervorgerufen werden. Eine Änderung der Bestandspotentiale bei Beschallung bzw. bei Scherung der Zilien löst eine Folge von *Aktionspotentialen* aus, die über die zugehörigen Nervenfasern weitergeleitet werden.

Die Information über die *Lautstärke* ist vor allem in der *Zahl* der Nervenimpulse verschlüsselt enthalten. Die Information über die *Tonhöhe* geht aus dem *rezeptorischen Ursprungsgebiet* der Nervenimpulse hervor, in dem das jeweilige Amplitudenmaximum auftritt.

Wie andere Sinnesorgane besitzt auch das Gehör eine gewisse *Adaptationsfähigkeit.* Dies äußert sich in einem Anstieg der Hörschwelle nach längerer Schalleinwirkung. Gleichzeitig nimmt jedoch das Unterscheidungsvermögen von Tonintensitätsänderungen zu.

Erregungsleitung zur Hörrinde. Die Haarzellen geben ihre Information an die *bipolaren Ganglienzellen* des *Ganglion spirale* weiter, dessen afferente Fasern im *N. cochleae* (Teil des N. statoacusticus, VIII) zum vorderen und hinteren Anteil des *Nucleus cochlearis* ziehen (s. Abb. 17–14 und 17–19). Vom vorderen Anteil gehen Fasern zum *Olivenkomplex* der gleichen und der gegenüberliegenden Seite (erstmalige Vergleichsmöglichkeit für akustische Signale, die auf beide Ohren einwirken). Die nächste Station ist der *laterale Schleifenkern,* der sowohl Informationen vom Olivenkomplex als auch vom hinteren Teil des Nucleus cochlearis erhält. Nach erneuter Umschaltung im *Colliculus inferior* und im *Corpus geniculatum mediale* erreicht die Hörbahn die *primäre Hörrinde* im Temporallappen *(Heschlsche Querwindung).* Die Hörbahn besteht somit aus mindestens 5–6 Neuronen.

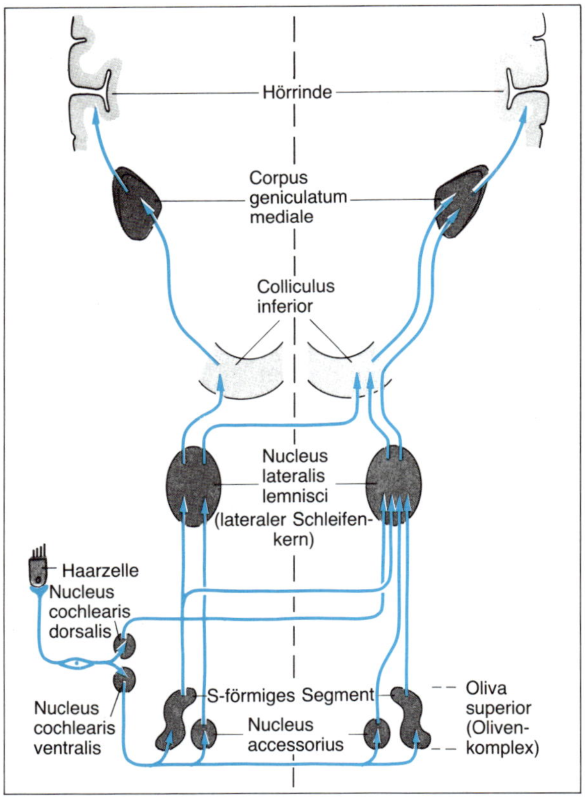

Abb. 17–19. Hörbahn in schematischer Darstellung, nach Klinke

Akustische Richtungswahrnehmung. Für die akustische Richtungswahrnehmung bei fixierter Kopfstellung ist *beidohriges* (binaurales) *Hören* Voraussetzung. Schallwellen, die von einer seitlichen Schallquelle ausgehen, erreichen das etwas entferntere Ohr später *(Laufzeitunterschied)* und weisen eine geringere Intensität *(Pegeldifferenz)* auf. Abweichungen der Schallquelle um etwa 3° von der Mittellinie – entsprechend einer Laufzeitdifferenz von $3 \cdot 10^{-5}$ s – können sicher registriert werden. Eine Entscheidung darüber, ob eine Schallquelle hinter oder vor dem Kopf liegt, ist mit Hilfe der Ohrmuscheln möglich, da diese eine Schalldämmung für Schallereignisse hinter dem Ohr bewirken.

Genügen die Laufzeit- und die Schalldruckdifferenz nicht für eine exakte Richtungsbestimmung, wird unbewußt der Kopf gedreht, um den Einfallswinkel des Schalls zu verändern. Dabei läßt sich feststellen, in welcher Drehrichtung der Schall lauter bzw. leiser wird.

Akustische Entfernungswahrnehmung. Für die akustische Entfernungswahrnehmung wird die Erfahrung ausgenutzt. Die Lautstärke eines Schallereignisses nimmt annähernd *mit dem Quadrat der Entfernung* ab. Außerdem ändert sich mit zunehmender Entfernung der Schallquelle das *Frequenzspektrum* des Schalls, da die hohen Frequenzen stärker als die tiefen gedämpft werden. Je weniger hohe Frequenzanteile im Schallspektrum enthalten sind, um so weiter entfernt wird die Schallquelle lokalisiert (vgl. Donnergrollen).

17.6 Gleichgewichtssinn

17.6.1 Anatomie des Gleichgewichtsorgans

Makroskopische Anatomie. Hinter dem von der Stapes-Fußplatte verschlossenen ovalen Fenster liegt im Felsenbein der Vorhof *(Vestibulum)* des knöchernen Labyrinths. Dieser enthält die beiden häutigen Bestandteile des Labyrinths, den **Utriculus** und den **Sacculus** (s. Abb. 17–13), die über einen häutigen Gang (Canalis utriculo-saccularis) miteinander verbunden sind. Eine Verbindung zwischen Sacculus und der Scala media der Schnecke, die – vom Vestibulum ausgehend – vor dem Sacculus im Felsenbein liegt, ist beim Erwachsenen gewöhnlich verschlossen.

In den drei knöchernen, halbkreisförmigen **Bogengängen,** die mit dem Vestibulum kommunizieren, befinden sich die *häutigen,* mit Endolymphe gefüllten Bogengänge, die annähernd senkrecht zueinander stehen. Man unterscheidet deshalb einen *vorderen frontalen,* einen *hinteren sagittalen* und einen *seitlichen horizontalen Bogengang.* Alle Bogengänge bilden in der Nähe des Übergangs zum Utriculus eine Erweiterung *(Ampulla).*

Mikroskopische Anatomie. Das Sinnesepithel in *Utriculus* und *Sacculus,* die **Macula utriculi** und die **Macula sacculi,** ist aus *Stütz-* und *Sinneszellen* aufgebaut (s. u., vgl. Abb. 17–20). Auf ihm liegt eine glykoproteinreiche *Gallertschicht (Otolithen- oder Statholitenmembran),* der kleine *Calcitkristalle* (Calciumcarbonatkristalle) mit höherem spezifischem Gewicht ein- bzw. aufgelagert sind.
Das **Sinnesepithel der Bogengänge,** das ebenfalls aus Stütz- und Sinneszellen besteht, befindet sich im Bereich der Bogengangsampullen auf einer Knochenleiste (Crista ampullaris). Die relativ langen *Zilien* der Sinneszellen ragen in eine auslenkbare Gallertmasse, die **Cupula** (s. Abb. 17–21), hinein.

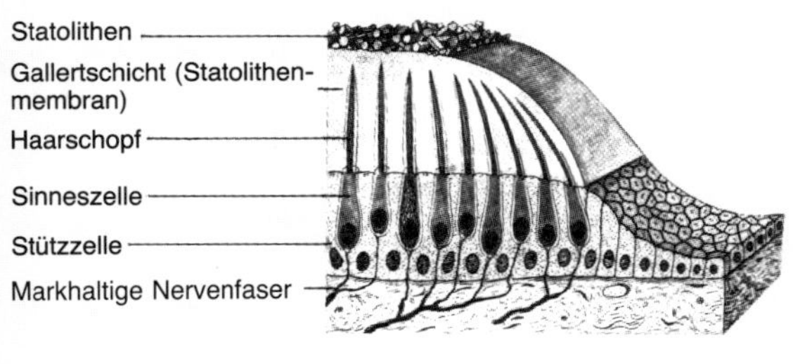

Abb. 17–20. Feinstruktur einer Macula mit Statolithen, nach Clara

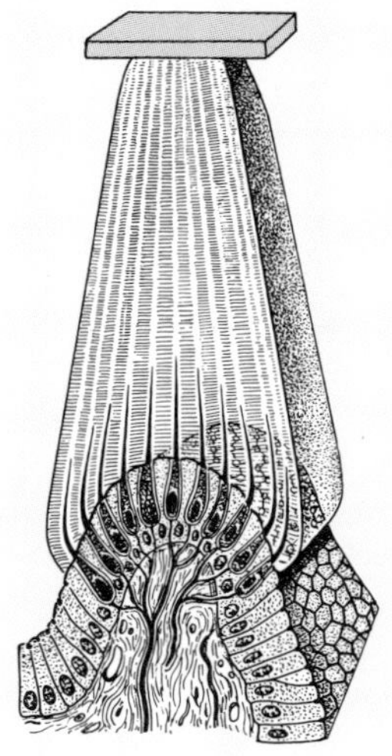

Abb. 17–21. Feinbau einer Crista ampullaris mit Cupula

17.6.2 Funktion des Vestibularapparates

Sinneszellen (Haarzellen). Im Sinnesepithel der Macula- und Bogengangsorgane kommen zwei morphologisch verschiedene Sinneszellen vor (Abb. 17–22), die sich physiologisch jedoch nur wenig unterscheiden. Wie schon erwähnt (vgl. S. 495), handelt es sich hierbei um *sekundäre* Sinneszellen, die keine Neuriten besitzen, sondern synaptisch mit afferenten Nervenfasern des *N. vestibularis* (Teil des N. statoacusticus, VIII) verbunden sind. Über die *afferenten Nervenfasern* werden Informationen über den Erregungszustand der Sinneszellen zum Zentralnervensystem übertragen. Wie aus Abb. 17–22 ersichtlich, enden zusätzlich an ihnen *efferente Nervenfasern,* die vermutlich die Empfindlichkeit der (physiologischen) Rezeptoren verändern.

An der Oberfläche besitzen die Sinneszellen **Zilien,** und zwar etwa 60–80 unterschiedlich lange *Stereozilien* sowie 1 *Kinozilium,* das die größte Länge aufweist. Kommt es zu einer *Abbiegung* (Scherung) der Stereozilien *in Richtung auf das Kinozilium,* so *nimmt die Impulsfrequenz* in den afferenten Nervenfasern, die auch ohne äußere Reize eine hohe regel-

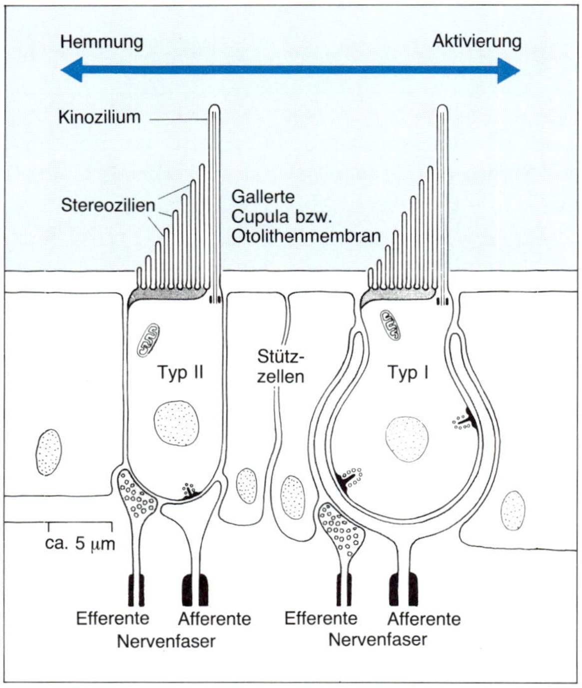

Abb. 17–22. Sinneszellen des Vestibularorgans in schematischer Darstellung, nach Klinke

mäßige Ruheaktivität (10–40 Impulse/s) aufweisen, *zu.* Werden die Stereozilien dagegen vom Kinozilium weg geschert, so sinkt die Zahl der Nervenimpulse.

Funktionsweise der Maculaorgane. Bei einer **Linearbeschleunigung** *(Translationsbeschleunigung)* wirken auf Endolymphe und Otolithenmembran wegen ihrer unterschiedlichen Dichte verschiedene Kräfte ein. Als Folge davon verschiebt sich die Otolithenmembran etwas über dem Sinnesepithel. Die daraus resultierende *Auslenkung der Zilien* stellt den *adäquaten Reiz* für die Haarzellen dar. *Der wichtigste äußere Reiz für die Maculaorgane ist die Gravitationsbeschleunigung (Schwerkraft).* Da die *Macula utriculi* an der Unterfläche des Utriculus fast horizontal liegt, werden ihre Sinneszellen vor allem durch *Horizontalbeschleunigung* erregt. Die *Macula sacculi* ist senkrecht an der Vorderwand des Sacculus befestigt, so daß die zugehörigen Sinneszellen im wesentlichen auf *Vertikalbeschleunigung* reagieren.

Durch die über die Scherung der Zilien ausgelöste Veränderung der Ruheaktivität des N. vestibularis wird der Organismus ständig über die *Kopfstellung im Raum* sowie über *Beschleunigungen* bzw. *Verzögerungen* in der *horizontalen* (z. B. Geschwindigkeitsänderungen im Auto) oder in der *senkrechten Bewegungsrichtung* (z. B. Geschwindigkeitsänderungen im Fahrstuhl) informiert.

Funktionsweise der Bogengangsorgane. Der Bogengangsapparat arbeitet nach dem Prinzip des Trägheitskompasses. Eine **Drehbeschleunigung** *(Rotationsbeschleunigung)* in der Ebene eines Bogenganges führt zu einem Zurückbleiben der trägen Endolymphe gegenüber der Bogengangsdrehung. Daraus resultiert eine Relativbewegung der Endolymphe in Gegenrichtung zur Kopfdrehung, wodurch es zu einer Durchbiegung (Auslenkung) der Cupula in dieser Richtung und damit zu einer Scherung der Zilien kommt (s. Abb. 17–23). Auf diese Weise werden in den Sinneszellen Erregungen ausgelöst, die das Zentralnervensystem über jede Änderung einer Drehbewegung des Kopfes informieren.

Bei einer längerdauernden Bewegung mit konstanter Drehgeschwindigkeit kehrt die Cupula nach der initialen Auslenkung langsam wieder in ihre Ruhelage zurück, weil die anfänglich zurückbleibende Endolymphe nun der Drehbewegung folgt. Erst ein schnelles Abstoppen der Drehbewegung führt wieder zu einer Cupulaauslenkung in der vorherigen Drehrichtung des Kopfes.

Endolymphströmungen können auch *kalorisch* durch lokale Erwärmung oder Abkühlung einzelner Bogengangsabschnitte ausgelöst werden (s. Abb. 17–23), da mit der Erwärmung oder Abkühlung eine Änderung des spezifischen Gewichts der Endolymphe verbunden ist. Die erwärmte Endolymphe strömt in einem vertikal stehenden Bogengang (z. B. im lateralen Bogengang bei Rückneigung

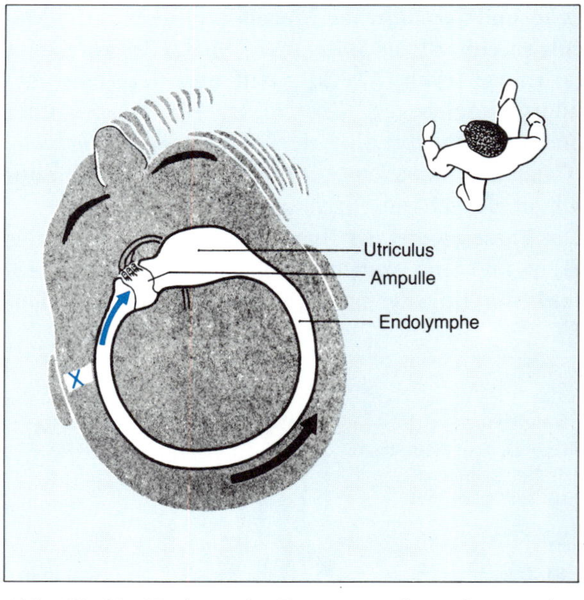

Abb. 17–23. Horizontaler Bogengang (von oben gesehen in schematischer Darstellung, nach Klinke. Bei Winkelbeschleunigung in Richtung des schwarzen Pfeils oder Erwärmung bei X erfolgt eine Durchbiegung der Cupula in Richtung des blauen Pfeils

des Kopfes um 60° nach hinten) nach oben, wodurch eine Cupulaauslenkung ausgelöst wird. Die *kalorische Reizung des lateralen Bogenganges* findet bei einer klinischen Prüfung des Bogengangsapparates, bei welcher man den äußeren Gehörgang mit kaltem oder warmem Wasser spült, Anwendung. Beobachtet werden dabei die vom Bogengangsapparat gesteuerten Augenbewegungen (Nystagmus, s. u.).

Diese bisher allgemein akzeptierte Erklärung des kalorischen Nystagmus ist neuerdings durch Beobachtungen an Astronauten im Weltraum infrage gestellt. Es gelingt nämlich, auch in der Schwerelosigkeit durch Warm- oder Kaltspülung des Gehörganges reflektorische Augenbewegungen auszulösen. Unter diesen Bedingungen dürfte jedoch das spezifische Gewicht keine Rolle spielen und daher die Endolymphe nicht in Bewegung gesetzt werden. Möglicherweise beruht also die kalorische Reizung des Bogengangapparates auf einem anderen, bisher noch unbekannten Mechanismus.

Erregungsleitung in vestibulären Bahnen. Die Rezeptoren des Gleichgewichtssinnes geben ihre Information an die bipolaren Ganglienzellen des *Ganglion vestibulare,* das am Grunde des inneren Gehörgangs liegt, weiter. Die zentralen Fortsätze der bipolaren Ganglienzellen bilden den *Nervus vestibularis,* der zusammen mit dem Hörnerv als *N. statoacusticus* in die mittlere Schädelgrube zieht. Die Fasern des N. vestibularis enden vorwiegend im Gebiet der *Vestibulariskerne in der Medulla oblongata.* Zu diesen ziehen auch Fasern von Rezeptoren der Muskeln und Gelenke des Halses, die Informationen über die Stellung des Kopfes zum Rumpf vermitteln. Weiterhin gehen von ihnen efferente Nervenfasern *(sekundäre Vestibularisbahnen)* aus, welche die zur Erhaltung des Gleichgewichts erforderlichen Reflexe ermöglichen. Die Vestibulariskerne beider Seiten sind durch Nervenfasern miteinander verbunden.

Die *sekundären Vestibularisbahnen* stellen Verbindungen zum Rückenmark (Tractus vestibulospinalis), zur Formatio reticularis, zum Kleinhirn, zu den Kerngebieten der Augenmuskeln und über den Thalamus zur hinteren Zentralwindung her. Einige Fasern, die zum Hypothalamus ziehen, spielen für das Auftreten von Bewegungskrankheiten (s. u.) eine Rolle.

Informationen vom Vestibularapparat dienen zusammen mit den Erregungen, die dem Zentralnervensystem von Muskel-, Gelenk- und Hautrezeptoren zufließen, zur

- ☐ *Tonuseinstellung* bei einer bestimmten Körperhaltung *(Haltereflexe),*
- ☐ *Aufrechterhaltung des Gleichgewichtes* bei Bewegungen *(Stellreflexe),*
- ☐ *Fixierung des Gesichtsfeldes* bei Kopfbewegungen (s. u.).

Nystagmus. Unter *Nystagmus* versteht man eine *reflektorische Einstellbewegung der Augen,* die durch das präzise Zusammenspiel von Vestibularapparat und Augenmuskelkernen bewirkt wird. Rotiert z. B. eine Versuchsperson langsam auf einem Drehstuhl, bleibt die Blickrichtung der Augen zunächst gegenüber der Drehbewegung zurück *(langsame Phase des Nystagmus).* Danach springt die Blickrichtung ruckartig in die Normalstellung *(schnelle Phase des Nystagmus).* Während die langsame Phase des Nystagmus vestibulär bedingt ist, stellt die schnelle Phase eine reflektorische Korrekturbewegung durch die Formatio reticularis dar. Vereinbarungsgemäß wird die Richtung des Nystagmus stets nach der Augenbewegung in der schnellen Phase gekennzeichnet.

Der Sinn dieser reflektorischen Einstellung der Augen liegt in der *Sicherung der optischen Orientierung im Raum,* die trotz ständiger Stellungsveränderung von Körper und Kopf gewährleistet bleiben soll. Das unbewußte Nachstellen der Blickrichtung in der schnellen Phase und die nachfolgende Augenbewegung entgegen der Bewegungsrichtung lassen die Umgebung stets in Ruhe erscheinen. Durch die funktionelle Auswertung der Information, die von dem Bogengangsapparat, dem Otolithenapparat und den Muskel-, Gelenk- und Hautrezeptoren dem Zentralnervensystem zugeleitet werden, wird die Fähigkeit zur Orientierung im Raum erweitert.

Vestibuläre Störungen. Bei unphysiologischen und ungewohnten Erregungen des Vestibularapparates (z. B. im Auto, Flugzeug oder Schiff) kommt es zu Unwohlsein, Schwindel, Schweißausbrüchen und Erbrechen. Die Ursache für das Auftreten dieser *Bewegungskrankheiten (Kinetosen)* liegt vor allem darin, daß von verschiedenen Rezeptoren (z. B. Auge und Vestibularapparat) diskordante Informationen zum Zentralnervensystem gelangen. Die genannten vegetativen Reaktionen werden über den Hypothalamus ausgelöst.

Bei *Störungen* im peripheren Vestibularapparat, in den Vestibulariskernen oder im Kleinhirn treten *pathologische Nystagmen* auf. Eine wichtige Form ist der sog. bewegungsunabhängige *Spontannystagmus.* Pathologische Nystagmen kommen ferner – allerdings seltener – auch bei krankhaften Prozessen des Großhirns im Bereich des visuellen Systems vor.

Der *akute, einseitige Labyrinthausfall* führt zu langanhaltendem Drehschwindel mit Fallneigung zur erkrankten Seite sowie zu Spontannystagmus zur gesunden Seite. Es treten außerdem Richtungsabweichungen bei Bewegungen sowie Übelkeit, Schweißausbrüche und Erbrechen auf. Der *chronische Ausfall eines Labyrinths* kann symptomlos bleiben, wenn eine Kompensation durch optische Orientierung eintritt. Bei fehlender visueller Orientierung (z. B. im Dunkeln) zeigen sich jedoch Gleichgewichts- und Bewegungsstörungen.

Beim sog. *Menièreschen Symptomenkomplex* treten anfallsweise Drehschwindel, Übelkeit, Erbrechen, Ohrensausen, Innenohrschwerhörigkeit und Nystagmus auf. Als Ursachen kommen Drucksteigerungen im Endolymphsystem und Durchblutungsstörungen des Innenohrs infrage.

17.7 Stimme und Sprache

17.7.1 Anatomie des Kehlkopfes

Dem *Kehlkopf (Larynx)*, der für die Stimmbildung zuständig ist, liegt ein *knorpeliges Skelet* mit *Bändern* zugrunde. Seine Funktion wird durch differenziert arbeitende *Muskeln* gewährleistet; die innere Oberfläche ist zum größten Teil mit *Schleimhaut* ausgekleidet.

Kehlkopfskelet. Das Kehlkopfskelet setzt sich aus fünf Knorpeln zusammen, die z. T. gelenkig miteinander verbunden sind (s. Abb. 11–24). Der Ringknorpel *(Cartilago cricoidea)*, der das Kehlkopfskelet trägt, ähnelt einem Siegelring. Auf ihm ruht der *Schildknorpel (Cartilago thyreoidea)*. Dieser besteht aus zwei Knorpelplatten, deren Zusammenschluß vorn den „Adamsapfel“ bildet. Auf der Platte des Ringknorpels sitzen die beiden *Stell-* oder *Gießbeckenknorpel (Cartilagines arytaenoideae)* gelenkig auf. Der Zugang zum Kehlkopf *(Aditus laryngis)* kann durch den Kehldeckel *(Epiglottis)* verschlossen werden.

Das Wachstum der Kehlkopfknorpel ist geschlechtsspezifisch und hormonell gesteuert. Vom 5. Lebensjahr bis zur Pubertät sistiert das Wachstum des Kehlkopfes. In der Pubertät folgt ein ausgeprägter Wachstumsschub, der sich in einer Größenzunahme der Stimmbänder (s. u.) und Veränderungen der Stimmritze im Stimmbruch (Mutieren der Stimme) äußert.

Kehlkopfbänder. Zwischen den einzelnen Kehlkopfknorpeln befindet sich *elastisches Bindegewebe*, das besonders zwischen Ring- und Schildknorpel ausgeprägt ist *(Conus elasticus)* und sich nach oben in das *Ligamentum vocale (Stimmband)*, den oberen freien Rand des Conus elasticus, fortsetzt. Das Ligamentum vocale erstreckt sich von einem Fortsatz des Stellknorpels nach vorne bis zum Schildknorpel und begrenzt die Stimmritze (s. u.). Im Stimmband verläuft ferner der *M. vocalis*. Der stimmbildende Teil des Kehlkopfs wird auch als *Glottis* bezeichnet.

Muskulatur und Schleimhaut des Kehlkopfes. Die Ein- und Ausatmungsluft muß den Spaltraum zwischen den beiden Stimmbändern, den man als *Stimmritze* (s. Abb. 17–25) bezeichnet, passieren. Verkürzung des paarigen Muskels, der sich vom Ringknorpel bis zum Stellknorpel erstreckt *(„Lateralis“)*, und von denen, die die Stellknorpel miteinander verbinden, führt zu einer *Verengung der Stimmritze*. Der einzige Muskel, der die *Stimmritze erweitert*, ist der sog. *„Posticus“*, der bei normaler Atmung die Stimmritze weit offen hält (s. Abb. 17–24).

Die *Schleimhaut* des Kehlkopfes weist in verschiedenen Abschnitten einen unterschiedlichen Bau auf. Die orale Seite der Epiglottis und die Stimmbänder sind von einem unverhornten Plattenepithel überzogen. In den übrigen Bereichen findet sich ein mehrreihiges Flimmerepithel mit Becherzellen (Respirationsepithel). Da das Respirationsepithel im Bereich des Larynx einem lockeren, gefäßreichen mit zahlreichen Drüsen durchsetzten Bindegewebe

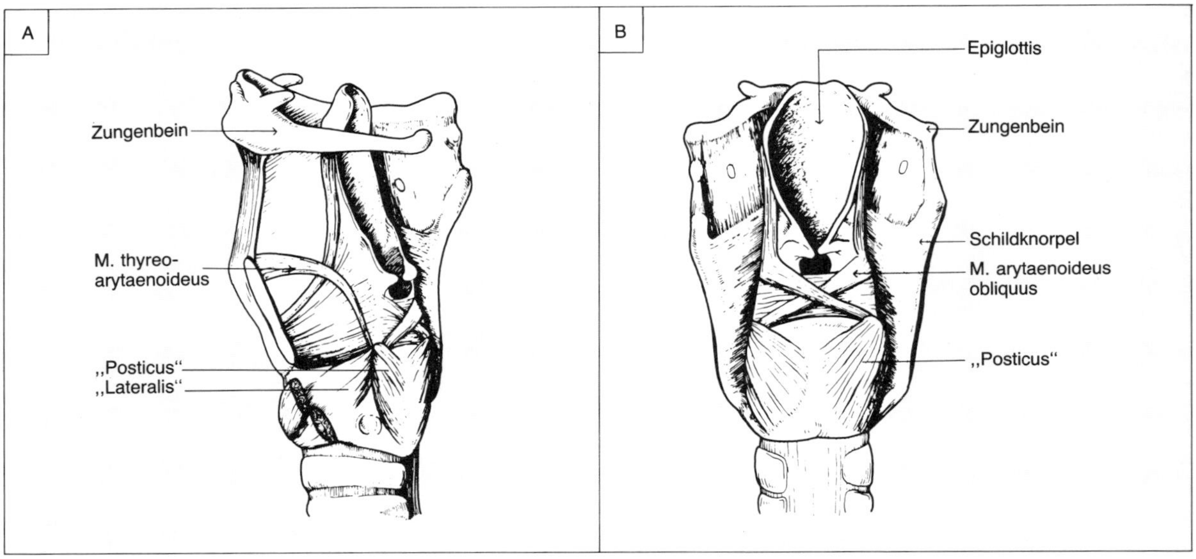

Abb. 17–24. Kehlkopf in Seitenansicht *(A)* und von hinten gesehen *(B)*, nach Stofft

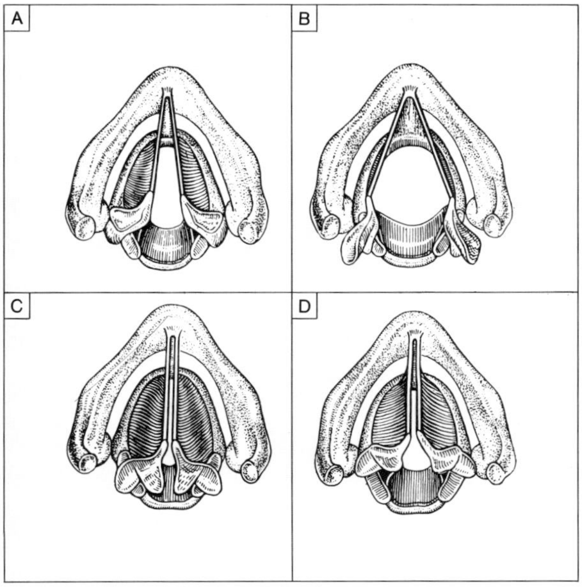

Abb. 17–25. Kehlkopfbilder von oben gesehen in schematischer Darstellung, nach Pernkopf. Stellung der Stimmbänder bei ruhiger Atmung *(A)*, forcierter Atmung *(B)*, Phonation *(C)* und Flüstersprache *(D)*

aufliegt, besteht bei entzündlich-allergischen Reaktionen durch die Entwicklung eines Larynxödems Erstickungsgefahr. Ein Luftröhrenschnitt *(Tracheotomie)* ist in diesem Fall lebensrettend.

17.7.2 Stimm- und Lautbildung

Phonation. Bei der Phonation *(Stimmbildung)* werden die Stimmbänder durch den Luftstrom aus der Lunge in Schwingungen versetzt. Die *Frequenz der Schwingungen* (Höhe des Grundtons) kann dabei durch Änderung der Form und der Spannung der Stimmlippen, die *Lautstärke* über eine Variation der Stärke des Luftstromes verändert werden. Die *Tonhöhe der Vokale* ist auf diese Weise festgelegt, während die *Klangfarbe* von der Form des sog. *Ansatzrohres* (s. u.) abhängt.

Artikulation. Voraussetzung für die Artikulation *(Lautbildung)* ist eine große Variabilität in der Form des *Ansatzrohres* (Mund- und Nasenhöhle, Rachen) und die Fähigkeit zum Abschluß der verschiedenen Abschnitte gegeneinander. Der Mundraum kann durch bestimmte Wangen- und Zungenstellungen unterschiedliche Konfigurationen annehmen. Die Luftsäule im Ansatzrohr besitzt bei diesen unterschiedlichen Formen jeweils verschiedene Eigenfrequenzen, so daß durch *Resonanzbildung* charakteristische Obertöne *(Formanten)* entstehen.

Für alle **Vokale** sind die durch Phonation im Kehlkopf erzeugten *Grundfrequenzen* der Schwingungen gleich (100–130 Hz beim Mann, 200–300 Hz bei der Frau). Eine Differenzierung der Vokale wird erst durch die unterschiedlichen Formanten möglich, d. h. der *Klangcharakter jedes Vokals wird durch die Formanten bestimmt.* Ihre Frequenzen liegen zwischen 200 und 4000 Hz (s. Tab. 17–2).

Tab. 17–2. Frequenzbereiche der Formanten von Vokalen in der deutschen Sprache (angegeben in Hz)

/a/		800–1100	
/e/	400–600	1700–1900	2200–2600
/i/	200–400	1900–2100	300–2100
/o/	400–700		
/u/	300–500		

Bei der Bildung der **Konsonanten** ist das Ansatzrohr stärker verengt als bei den Vokalen, wobei vor allem den Zahnreihen und den Lippen eine große Bedeutung zukommt. Die Konsonanten entstehen bei *Unterbrechungen des Luftstromes* durch Lippen, Zähne, Zunge und weichen Gaumen sowie durch *Turbulenzen.* Bei den stimmhaften Konsonanten (z. B. b, d, g, m und n) treten gleichzeitig Schwingungen der Stimmbänder auf, während an der Bildung der stimmlosen Konsonanten (z. B. f, p, t, k) die Stimmbänder nicht beteiligt sind. Auch beim *Flüstern* kommt es nicht zu Schwingungen der Stimmbänder, sondern die durch den Kehlkopf strömende Luft wird für die Artikulation im Ansatzrohr ausgenutzt.

17.8 Gesichtssinn

Im Auge (s. Abb. 17–26) werden mit Hilfe des optischen Systems *(dioptrischen Apparates)* Objekte der Umwelt auf der Netzhaut abgebildet. Zu den *bildentwerfenden Abschnitten* des Auges gehören die *Hornhaut* und die *Linse* als brechende Medien. Der *bildaufnehmende Teil* ist die *Netzhaut.* In ihr werden die physikalischen Reize (elektromagnetische Wellen des Wellenlängenbereichs von etwa 400–700 nm) mit Hilfe photochemischer Prozesse in Erregungen umgewandelt, die ihrerseits über den *Sehnerven* bzw. die *Sehbahn* in das Sehzentrum im Hinterhauptslappen des Großhirns weitergeleitet werden.

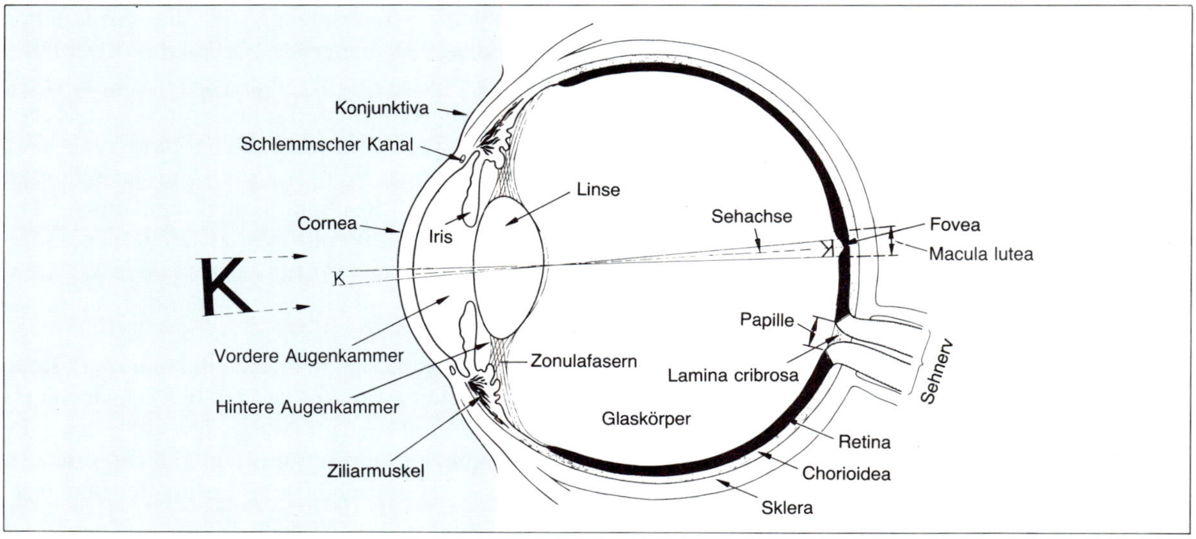

Abb. 17–26. Horizontalschnitt durch das rechte Auge in schematischer Darstellung, nach Grüsser

17.8.1 Anatomie des Augapfels

Der **Augapfel** *(Bulbus oculi)* hat – sieht man von der stärkeren Krümmung der Hornhaut ab – eine nahezu kugelförmige Gestalt. Seine Wand besteht aus drei Hauptschichten (s. Abb. 17–26):

- ☐ der *äußeren Augenhaut* (Tunica externa),
- ☐ der *mittleren Augenhaut* (Tunica media) und
- ☐ der *inneren Augenhaut* (Tunica interna).

Die beiden äußeren Hüllen sind mesenchymaler Herkunft; die innere Schicht entwickelt sich aus einem vorgeschobenen Teil des Zwischenhirns, der sog. Augenblase.

Der *Augapfelinhalt* (Kern des Bulbus) setzt sich aus drei hintereinandergeschalteten *lichtdurchlässigen Medien,* dem *Kammerwasser*, der *Linse* und dem *Glaskörper*, zusammen.

Äußere Augenhaut. Die äußere Augenhaut besteht aus der derben, undurchsichtigen *Sklera* (Lederhaut) und der durchsichtigen *Cornea* (Hornhaut). Die weiße **Sklera** ist eine dicke, vorwiegend aus kollagenen Fasern aufgebaute, dehnungsfeste *Bindegewebskapsel*, die – unterstützt durch den Augeninnendruck (s. S. 524) – die Form des Bulbus aufrechterhält. In ihrem vorderen Abschnitt ist sie von der *Bindehaut* (s. S. 520f.) überzogen.

Der von der Bindehaut nicht bedeckte vordere Abschnitt des Augapfels enthält die durchsichtige **Cornea**. Sie ist wie ein Uhrglas in die Sklera eingelassen und hat wie diese eine derbe Konsistenz. Das *Stroma* der Hornhaut besteht aus *kollagenen Fasern*, die in Form sich überkreuzender Lamellen angeordnet sind. Die regelmäßige Anordnung der kollagenen Fasern, die in eine Mucoprotein-reiche Kittsubstanz eingelagert sind, und das Fehlen von Blutgefäßen bedingen die Durchsichtigkeit des Gewebes. Das Stroma ist beiderseits von Epithel überzogen. Das *vordere Hornhautepithel* besteht aus einem *unverhornten, geschichteten Plattenepithel*. Das *hintere Hornhautepithel* (Hornhautendothel) überzieht als *einschichtiges Plattenepithel* die der vorderen Augenkammer zugewandte Seite der Cornea. An der Grenze der Sklera zur Cornea verläuft ein ringförmig erweitertes Blutgefäß, der sog. *Schlemmsche Kanal*, das mit dem Venensystem des Augapfels in Verbindung steht und den *Abfluß des Kammerwassers* ermöglicht (s. S. 524).

Die Hornhaut wird durch Diffusion aus dem Kammerwasser, der Tränenflüssigkeit (s. S. 521) und den arteriellen Gefäßen am Hornhautrand ernährt.

Mittlere Augenhaut *(Uvea)*. Die mittlere Augenhaut besteht aus drei Abschnitten:

- ☐ der *Chorioidea* (Aderhaut),
- ☐ dem *Ziliarkörper* (Corpus ciliare) und
- ☐ der *Iris* (Regenbogenhaut).

Als **Chorioidea** bezeichnet man den Teil der mittleren Augenhaut, der der Sklera angelagert ist. Die aus mehreren Schichten bestehende Chorioidea enthält neben lamellär angeordnetem Bindegewebe mit zahlreichen Spalträumen die *Verzweigungen der Aderhautgefäße*, die vor allem der *Ernährung der angrenzenden Schichten* dienen.

Im vorderen Abschnitt des Auges bildet die mittlere Augenhaut den **Ziliarkörper**, der im Gegensatz zur glatten Chorioidea durch Leisten, Falten und Fortsätze charakterisiert ist. Er enthält die glatten Muskelfaserzüge des *Ziliarmuskels* (M. ciliaris), der den Krümmungsradius der Linse reguliert.

An der Basis des Ziliarkörpers schließt sich nach vorn die **Iris** an, die die *vordere Augenkammer* – einen mit Kammerwasser (s. u.) gefüllten Raum zwischen der Hinterfläche der Hornhaut und der Vorderfläche von Iris und Linse – von der kleineren, ringförmig um die Linse liegenden *hinteren Augenkammer* trennt. Im Zentrum der Iris liegt das kreisrunde Sehloch, die **Pupille**, deren Weite durch glatte Muskeln in der Iris verändert werden kann. Der Pupillenrand ruht auf der Vorderfläche der Linse. Die Iris besteht größtenteils aus lockerem, zartem Bindegewebe *(Irisstroma)*, dessen Hinterfläche mit Pigmentepithel und dem pigmentierten Abschnitt der Retina (s. u.) überzogen ist. Die Regenbogenhaut enthält zwei glatte Muskeln, den *M. sphincter pupillae* und den *M. dilatator pupillae*, für die reflektorische Weitenänderung der Pupille bei unterschiedlichem Lichteinfall (s. S. 523).

Die Farbe der Iris, die „Augenfarbe“, hängt vom Melaningehalt des Irisstromas ab. Bei einer blauen Iris sind praktisch keine, bei grünlicher bis brauner Färbung der Regenbogenhaut reichlich Pigmentzellen vorhanden.

Als **Kammerwinkel** wird die Stelle bezeichnet, an der die Vorderfläche der Irisbasis mit der Sklera unmittelbar vor deren Übergang in die Hornhaut zusammentrifft. Hier finden sich *Spalträume* (Fontanasche Räume), durch die das Kammerwasser aus der vorderen Augenkammer in den Schlemmschen Kanal abfließen kann.

Innere Augenhaut. Die innere Augenhaut, die **Retina** (Netzhaut), gliedert sich in zwei Abschnitte: In

- □ den *vorderen, lichtunempfindlichen* Abschnitt, die *Pars caeca*, und
- □ den *hinteren, lichtempfindlichen* Abschnitt, die *Pars optica*.

Die Grenze zwischen beiden Retinaabschnitten verläuft am hinteren Rand des Ziliarkörpers in einer gezackten Linie, der *Ora serrata*.

Die **Pars caeca** bedeckt den Ziliarkörper und die Hinterfläche der Iris.

Die **Pars optica** kleidet nicht nur die hintere Hälfte des Augapfels aus, sondern reicht auch noch in die vordere Bulbushälfte hinein. Sie besteht aus zwei Blättern, dem

- □ *Pigmentepithel (Stratum pigmentosum)* und
- □ *Stratum nervosum.*

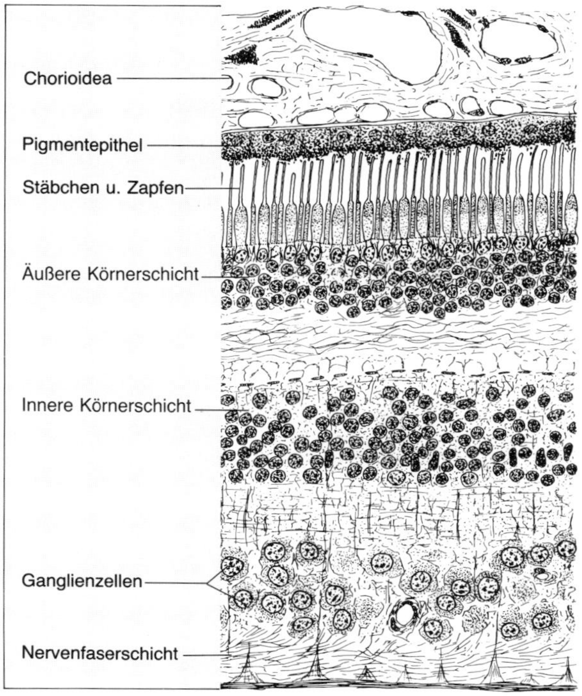

Abb. 17–27. Schichten der Netzhaut, nach Bucher (senkrechter Schnitt durch die Retina und einen Teil der Chorioidea)

Das **Pigmentepithel** ist ein *einschichtiges, isoprismatisches Epithel* mit *zwei Arten von Fortsätzen,* schlanken Mikrovilli und breiteren Ausstülpungen, die zwischen die Rezeptorzellen des Stratum nervosum eindringen. Die *Hauptfunktion* dieses Epithels ist die *Ernährung der Rezeptorenzellen.*

Das **Stratum nervosum**, der eigentliche lichtempfindliche Teil der Retina, ist aus drei Zellschichten aufgebaut (s. Abb. 17–27):

- □ dem *Stratum neuroepitheliale* (Schicht der Photorezeptoren),
- □ dem *Stratum ganglionare retinae* (Schicht bipolarer Nervenzellen) und
- □ dem *Stratum ganglionare nervi optici* (Schicht großer Neurone, deren Axone den N. opticus bilden).

Die Zellen des **Stratum neuroepitheliale** sind *primäre Sinneszellen*. Die lichtempfindlichen Sinneszellen, die *Stäbchen* und *Zapfen* (s. S. 518f.), befinden sich in der äußersten, an das Pigmentepithel grenzenden Zone der Retina, d. h., sie sind von der Seite des Lichteinfalls abgekehrt und von Nervenzellen und Nervenfasern überlagert *(Inversion der Retina)*. Die Zellkerne der Rezeptoren bilden die sog. *äußere Körnerschicht*. Das Licht muß demnach erst alle übrigen Schichten der Netzhaut durchdringen, bevor es die Rezeptoren erreicht.

Sinnesorgane 17

Das Sinnesepithel enthält etwa 6 Mio. *Zapfen* und annähernd 120 Mio. *Stäbchen*. In der *Macula lutea* (s. u.), insbesondere in der *Fovea centralis*, ist die Retina stark verdünnt und enthält ausschließlich Zapfen, die nur noch von einer dünnen Gewebsschicht überdeckt werden, so daß das einfallende Licht einen unmittelbaren Zutritt zu den Sinneszellen hat. In der Umgebung der Fovea centralis kommt auf zwei Stäbchen ein Zapfen. Peripherwärts nimmt die Zahl der Zapfen ab, im äußeren Bereich der Retina überwiegen die Stäbchen. An der Austrittsstelle des Sehnerven aus dem Augapfel, der *Papilla nervi optici*, fehlen die Sinneszellen („blinder Fleck", s. S. 530).

Im **Stratum ganglionare retinae** liegen *bipolare Schaltzellen*, die synaptischen Kontakt mit den Rezeptorzellen aufnehmen. Weiterhin ziehen Axone dieser Zellen zu den großen Neuronen des Stratum ganglionare nervi optici (s. u.). Die Zellen der bipolaren Ganglienzellen liegen in der sog. *inneren Körnerschicht*.

In der Fovea centralis ist jede Rezeptorzelle mit einer bipolaren Ganglienzelle verbunden, die wiederum an eine einzige, ihr allein zugehörige Ganglienzelle des Stratum ganglionare nervi optici angeschlossen ist. Dagegen sind in der übrigen Netzhaut stets mehrere Sinneszellen mit einer bipolaren Nervenzelle und wiederum mehrere dieser Zellen mit einer Zelle des Stratum ganglionare nervi optici verbunden (s. Abb. 17–28).

In der obersten Zellschicht, dem **Stratum ganglionare nervi optici**, findet man *zahlreiche große Nervenzellen*, die *Ganglienzellen des Sehnerven* (N. opticus). Sie liegen von allen Zellen am weitesten glaskörperwärts. Die Neuriten dieser Zellen (3. Neuron) ziehen als marklose Nervenfasern zu einer Sammelstelle etwa 3–4 mm nasal vom hinteren Augenpol, der *Papilla nervi optici*. Nach dem Durchtritt durch die siebartig unterbrochene Sklera (Area cribrosa sclerae) werden die Nervenfasern von einer Markscheide umhüllt.

Ultrastruktur der Photorezeptoren. Die in der äußersten Schicht der Netzhaut sklerawärts gelegenen Photorezeptoren, die **Stäbchen** und **Zapfen**, weisen weitgehend den gleichen Bau auf. Sie bestehen aus einem *Außenglied*, das sich zwischen die langen Zellausstülpungen des Pigmentepithels schiebt, und einem *Innenglied* (s. Abb. 17–28). Beide Abschnitte sind durch ein dünnes, exzentrisch gelegenes *Verbindungsstück* miteinander verbunden. Das Verbindungsstück weist eine dem Kinozilium (s. S. 7) vergleichbare Substruktur auf.

Das **Innenglied** der Stäbchen ist schlanker als das bauchig erweiterte Innenglied der Zapfen. Es stellt das „Stoffwechselzentrum" der Rezeptorzelle dar und enthält zahlreiche Mitochondrien und Ribosomen. Glaskörperwärts verjüngt sich das Innenglied zu einem Axon. Der Zellkern der Photorezeptoren liegt entweder am Übergang vom Innenglied zum

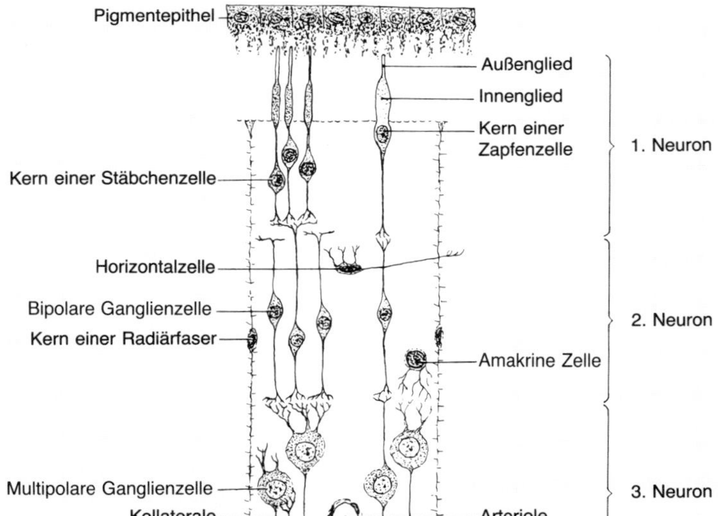

Abb. 17–28. Neurone der Netzhaut in schematischer Darstellung, nach Bucher

Axon oder im Axon selbst. Als Besonderheit weisen viele Axone eine eingestülpte präsynaptische Membran (invaginierte Synapse) auf.

Das **Außenglied** ist der *rezeptive Abschnitt* der primären Sinneszellen. Es ist etwa 30 μm lang und 2 μm dick und besteht aus Protein-Lipid-Doppellamellen in Form von Querscheiben (Stäbchen) oder von Membraneinfaltungen (Zapfen). In diese Strukturen sind die Sehfarbstoffe (s. S. 525) eingelagert.

Netzhautablösung *(Ablatio retinae).* Unter einer Netzhautablösung versteht man eine *Trennung des Stratum nervosum der Retina vom Pigmentepithel.* Die beiden Teile der Retina sind normalerweise – beim Menschen allerdings nicht sehr fest – durch die oben beschriebenen Fortsätze des Pigmentepithels miteinander verzahnt. Durch Entzündungen, Traumen, degenerative Veränderungen sowie bei hochgradiger Myopie können sich die beiden Schichten teilweise voneinander lösen, wodurch es u. U. zu Verschwommen- und Verzerrtsehen kommt. In schweren Fällen besteht die Gefahr der Erblindung.

Linse und Glaskörper (s. Abb. 17–26). Die bikonvexe *Linse,* deren Vorderfläche etwas schwächer gekrümmt ist als ihre Hinterfläche, ist durch einen Kranz von Aufhängebändern, den *Zonulafasern*, am Ziliarkörper aufgespannt. Sie ist von einer elastischen *Linsenkapsel* umgeben, in die die Zonulafasern einstrahlen. Unter der Linsenkapsel liegt an der Vorderseite der Linse das einschichtige kubische *Linsenepithel.* Aus dem Epithel der Hinterwand entstehen während der Entwicklung die Linsenfasern, die sich lamellenartig aufeinanderlagern und die Hauptmasse der Linse bilden. Die Linse ist gefäß- und nervenfrei.

Der gallertartige *Glaskörper* (Corpus vitreum), der weitgehend zellfrei ist, füllt den größten Teil des Augeninnenraumes aus. Er besteht zu 98–99% aus Wasser, das an Proteoglykane gebunden ist. Der Glaskörper besitzt ein feines fibrilläres Gerüstwerk, das ihn in seiner natürlichen Lage hält. Geringgradige Glaskörpertrübungen („mouches volantes") finden sich in fast jedem Auge.

Augenhintergrund (s. Abb. 17–29). Der Augenhintergrund, der durch die brechenden Medien des Auges hindurch mit einem Augenspiegel direkt beobachtet werden kann, ist rötlich-orange gefärbt. In der nasalen Hälfte liegt die *Papilla nervi optici*, in der sich alle Nervenfasern der Netzhaut sammeln und den Bulbus verlassen. In der Papille zweigt sich die *A. centralis retinae* in mehrere Äste auf, und die Venen vereinigen sich zur *V. centralis retinae.* Zahlreiche Gefäßäste ziehen zur *Macula lutea*, dem zentralen Bezirk des schärfsten Sehens. In ihrem Zentrum liegt die *Fovea centralis*, eine kleine Grube, in der die optische Achse den Augenhintergrund trifft.

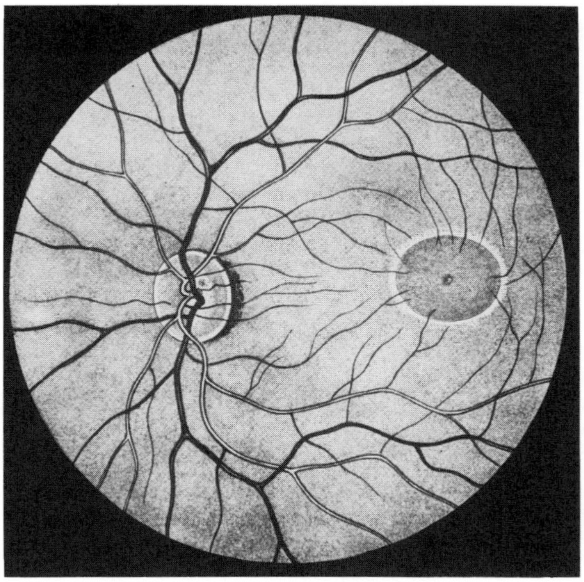

Abb. 17–29. Augenhintergrund eines rechten Auges im umgekehrten Spiegelbild, nach Siegrist. *Links:* Papilla nervi optici mit Arteria (hell) und Vena centralis retinae (dunkel); *rechts:* Macula lutea mit Fovea centralis

Zentrale Sehbahn. Die gebündelten Axone der großen Ganglienzellen der Netzhaut bilden den *Nervus opticus*, der einer Leitungsbahn des Gehirns entspricht, da entwicklungsgeschichtlich die Retina einen nach außen verlagerten Hirnteil darstellt. Fasern aus der Netzhautperipherie liegen gewöhnlich an der Oberfläche, die der zentralen Retina im Inneren des Sehnerven. Am Boden des Zwischenhirns bilden die beiden Nn. optici die Sehnervenkreuzung *(Chiasma opticum)*. An dieser Stelle kreuzen die Fasern der inneren (nasalen) Netzhauthälfte zur Gegenseite und bilden mit den ungekreuzten Fasern der äußeren (temporalen) Netzhauthälfte den *Tractus opticus* (s. Abb. 17–30).

Etwa 2/3 der Fasern des Tractus opticus enden im *Corpus geniculatum laterale*, der ersten zentralen Schaltstelle der Sehbahn. Hier werden die Erregungen auf weitere Neurone übertragen, deren Axone als Sehstrahlung *(Radiatio optica, Gratioletsche Sehstrahlung)* zur primären Sehrinde *(Area striata)* beiderseits der *Fissura calcarina* im Okzipitalhirn (s. S. 432) ziehen. Von dort aus bestehen weitere Verbindungen zur sekundären Sehrinde in der *Area occipitalis* und der *Area praeoccipitalis*. Die restlichen Fasern des Tractus opticus verlaufen zu den oberen Vierhügeln *(Colliculi superiores)* und zur *prätektalen*

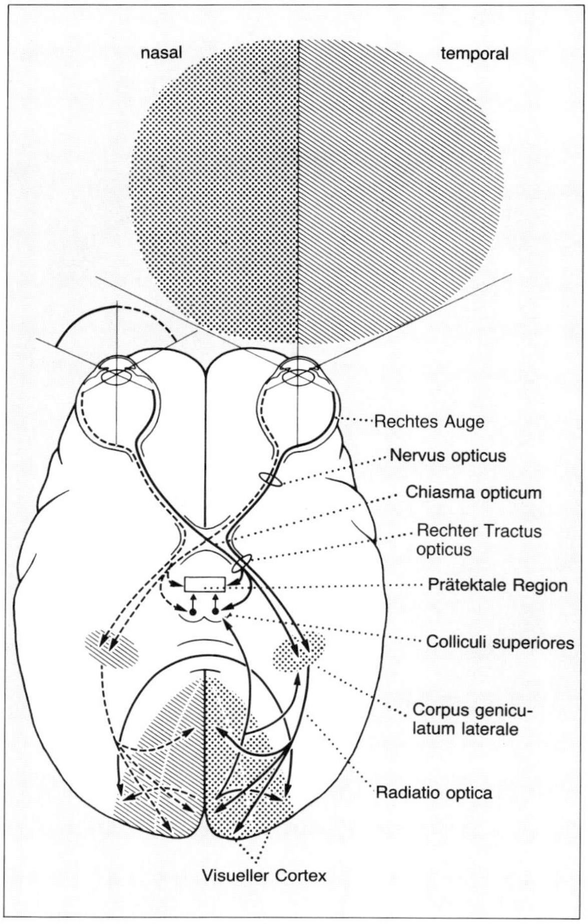

Abb. 17–30. Sehbahn in schematischer Darstellung, nach Grüsser. Für das rechte Auge ist das Gesichtsfeld, unterteilt in eine nasale (punktierte) und eine temporale (schraffierte) Hälfte, eingezeichnet, deren zentrale Projektionen in gleicher Weise markiert sind. Außerdem erkennt man auf der rechten Seite die efferenten Verbindungen zwischen Sehrinde und subkortikalen Gebieten

Region des Hirnstammes. Diese Bahnverbindungen dienen als afferente Bahnen für den Pupillen- und den Akkommodationsreflex (s. S. 523f. bzw. 521f.).

Augenmuskeln (s. Abb. 17–31). Der im Fettgewebe der *Orbita* (Augenhöhle) eingebettete Augapfel ist nach allen Richtungen beweglich. Diese Bewegungen werden durch *sechs äußere quergestreifte Augenmuskeln* ermöglicht, die größtenteils in der Tiefe der Orbita von einem Sehnenring entspringen und sich dann zu einem pyramidenförmigen Muskelkegel formieren.

Nach funktionellen Gesichtspunkten lassen sich *drei Gruppen* unterscheiden:

- ☐ Der *M. rectus medialis* und *M. rectus lateralis* ermöglichen Bewegungen des Bulbus um eine vertikale Achse (Drehung nach innen = *Adduktion* bzw. nach außen = *Abduktion*).
- ☐ Der *M. rectus superior* und *M. rectus inferior* sind vor allem für die Bewegungen des Bulbus um eine horizontale Achse verantwortlich (*Hebung* bzw. *Senkung* des Bulbus). Wegen des leicht schrägen Verlaufes der beiden Muskeln sind sie keine reinen Bulbusheber bzw. -senker, sondern bewirken gleichzeitig eine Adduktion und Drehung des Bulbus um eine sagittale Achse nach innen (M. rectus superior) bzw. eine Adduktion und Drehung nach außen (M. rectus inferior).
- ☐ Der *M. obliquus superior* und *M. obliquus inferior* bewirken eine Drehung um eine sagittale Achse nach innen *(Innenrotation)* mit gleichzeitiger Abduktion und Senkung bzw. eine Drehung um eine sagittale Achse nach außen *(Außenrotation)* mit gleichzeitiger Abduktion und Hebung.

Während der M. rectus lateralis vom 6. Hirnnerven (N. abducens) und der M. obliquus superior vom 4. Hirnnerven (N. trochlearis) versorgt werden, erfolgt die Innervation der übrigen vier äußeren Augenmuskeln durch den 3. Hirnnerven (N. oculomotorius).

Hilfs- und Schutzeinrichtungen des Auges. Diese dienen im wesentlichen der Erhaltung der Funktionsfähigkeit des Auges, insbesondere der Hornhaut. Zu den Hilfs- und Schutzeinrichtungen gehören

- ☐ die *Augenlider*,
- ☐ die *Bindehaut* und
- ☐ der *Tränenapparat*.

Der in das Fettgewebe der Orbita eingebettete Augapfel ist von den **Augenlidern** bedeckt. Das Ober- und Unterlid, welche die Lidspalte begrenzen, sind durch eine schalenförmige *Bindegewebsplatte (Tarsus)* versteift. In die Lidspalte eingelagert sind *Talgdrüsen* (Glandulae tarsales oder Meibomsche Drüsen), die den Lidrand einfetten. Außen sind die Augenlider durch das mehrschichtige, verhornte Plattenepithel der Haut bedeckt. Von der vorderen Lidkante gehen in mehreren Reihen die *Augenwimpern (Cilia)*

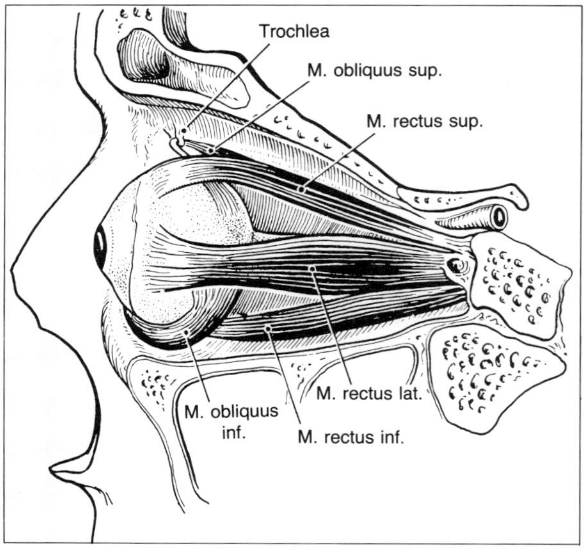

Abb. 17–31. Augenmuskeln in Seitenansicht

ab. In die Haarbälge der Zilien münden holokrine und apokrine Drüsen; letztere zeigen relativ häufig Entzündungen, die als „Gerstenkorn“ *(Hordeolum)* bezeichnet werden. Die *Subkutis* der Augenlider ist fettfrei und sehr locker, wodurch Ödeme hier leicht zu erkennen sind.

Die *Augenbraue (Supercilium)* markiert den Oberrand der Orbita und verhindert ein Abfließen von Stirnschweiß in den Lidspalt.

Die Innenwand der Augenlider wird von der **Augenbindehaut**, der *Konjunktiva*, ausgekleidet, deren unverhorntes mehrschichtiges Plattenepithel an der oberen bzw. unteren Umschlagfalte auf die Vorderfläche des Bulbus übergeht und auf diesem bis zum Rand der Hornhaut reicht.

Entzündungen der Bindehaut *(Konjunktivitis)* oder Fremdkörperreizungen gehen häufig mit einer Rötung und Schwellung sowie mit einer gesteigerten Sekretion einher, wobei zahlreiche Blutgefäßschlingen sichtbar werden („konjunktivale Injektion“).

Zum **Tränenapparat** gehören

- □ die *Tränendrüse* und
- □ die *ableitenden Tränenwege*.

Die *Tränendrüse* ist eine zusammengesetzte tubuläre Drüse, die mit mehreren Ausführungsgängen im äußeren Augenwinkel in die obere Umschlagfalte einmündet. Ihr Sekret, die *Tränenflüssigkeit*, eine eiweißarme, farblose Flüssigkeit mit salzigem Geschmack, dient der *Reinigung, Befeuchtung* und *Ernährung* der Hornhaut. Sie wird durch den Lidschlag über die gesamte Hornhaut verteilt und gelangt in den sog. Tränensee am medialen Lidwinkel.

Der Tränenabfluß erfolgt am medialen Lidwinkel über die beiden *Tränenkanälchen (Canaliculi lacrimales)*, die sich vereinigen und in den *Tränensack* (Saccus lacrimalis) einmünden. Von hier erfolgt der Tränenabfluß über den *Tränennasengang (Ductus nasolacrimalis)* zu einer unter der unteren Nasenmuschel gelegenen Öffnung in der *Nasenhöhle*. Ein Großteil der Tränenflüssigkeit, die wegen ihres Enzymgehalts einen wirksamen Infektionsschutz bietet, geht durch Verdunstung in die Luft über.

17.8.2 Abbildendes System, Pupillenreaktion und intraokulärer Druck

Dioptrik. Das abbildende System des Auges (dioptrischer Apparat) entwirft auf der Netzhaut ein *reelles, umgekehrtes* und *verkleinertes Bild* der betrachteten Gegenstände (s. Abb. 17–26). Dieser Effekt kommt durch *Brechung der Lichtstrahlen* an den gekrümmten Flächen zustande, die Medien unterschiedlicher Dichte voneinander trennen (s. Tab. 17–3). Da sich im vorderen Augenabschnitt mehrere Flächen mit dieser Eigenschaft befinden, erfolgt die Abbildung durch ein zusammengesetztes optisches System, dem man eine (vordere) *Brennweite von 17 mm* zuordnen kann. Die *Brechkraft* eines optischen Systems wird in *Dioptrien* (dpt), d. h. durch den reziproken Wert der in Metern gemessenen Brennweite angegeben:

$$\text{Brechkraft (dpt)} = \frac{1}{\text{Brennweite (m)}}$$

Tab. 17–3: Durchschnittliche Brechungsindizes der Medien im dioptrischen Apparat des Auges

Medium	Brechungsindex
Luft	1,00
Hornhaut	1,38
Kammerwasser	1,34
Linsenkern	1,41
Glaskörper	1,34

Die *Gesamtbrechkraft* des dioptrischen Apparates im menschlichen Auge beträgt 1/0,017 = *59 dpt*.

Den größten Beitrag zu dieser Gesamtbrechkraft leistet die Übergangsfläche Luft–Hornhaut, die wie eine starke Sammellinse von 49 dpt wirkt. Diese Eigenschaft ist auf die relativ starke Krümmung der Hornhaut und die unterschiedlichen Brechungsindices von Luft und Hornhaut zurückzuführen (s. Tab. 17–3). Die Hornhauthinterfläche wirkt wie eine Zerstreuungslinse von – 6 dpt. Auf die vordere und hintere Linsenfläche entfallen in Akkommodationsruhe (s. u.) zusammen 16 dpt. Die operative Entfernung der Linse (*Aphakie* = Linsenlosigkeit) beim Vorliegen von Linsentrübungen (*„Grauer Star“*, Katarakt, s. S. 523) bewirkt demnach eine Minderung der Brechkraft um 16 dpt, die durch eine starke Sammellinse korrigiert werden muß.

Akkommodation. Der optische Apparat des Auges ist in der Lage, unterschiedlich weit entfernte Gegenstände scharf auf der Netzhaut abzubilden (s. Abb. 17–32). Dies wird durch *Veränderung der Brechkraft* infolge einer *Formänderung der Linse* erreicht, wobei sich vor allem der Krümmungsradius der vorderen Linsenfläche ändert.

Bei **Fernakkommodation** (Akkommodationsruhe) ist der Ziliarmuskel *nicht kontrahiert*, d. h., die Zonulafasern sind gespannt. Die Spannung der Zonula-

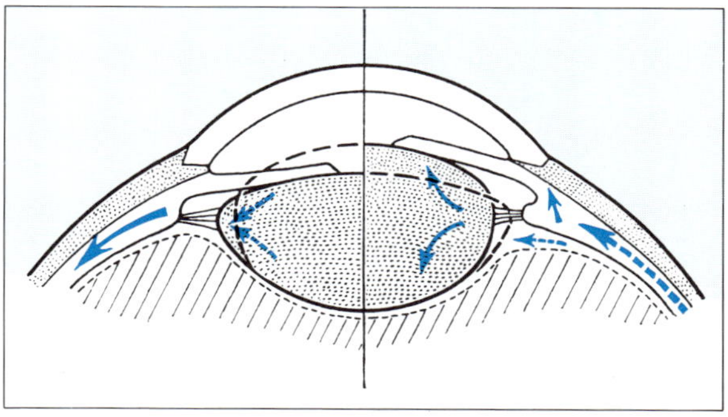

Abb. 17–32. Schema zur Erläuterung der Akkommodation, nach Mörike, Betz und Mergenthaler. *Links:* Fernakkommodation (Akkommodationsruhe); *rechts:* Nahakkommodation. Die ausgezogenen Pfeile geben die Zugrichtung der aktiven elastischen bzw. kontraktilen Elemente, die gestrichelten Pfeile die der passiven Bewegungsvorgänge an

Sinnesorgane 17

fasern wird auf die Linsenkapsel übertragen, wodurch die *elastische Linse abgeflacht wird*. Bei Überschreiten einer Gegenstandsweite von mindestens 5 m ist das Auge praktisch in Akkommodationsruhe. Bei **Nahakkommodation**, d. h. beim Betrachten von Gegenständen in einer Entfernung kleiner als 5 m, *kontrahiert* sich der ringförmige Ziliarmuskel und entspannt dadurch die Zonulafasern, so daß die Linse infolge ihrer Eigenelastizität mehr die Form einer Kugel annimmt und dadurch ihre Brechkraft erhöht. Die maximale Nahakkommodation erlaubt bei Jugendlichen eine scharfe Abbildung von Gegenständen, die sich etwa 10 cm vor dem Auge befinden (sog. *Nahpunktsabstand*). Dies entspricht einer Gesamtbrechkraft des Auges von etwa 69 *dpt*.

Der Kontraktionszustand des Ziliarmuskels und damit die Brechkraft der Linse wird vor allem durch *parasympathische Nervenfasern* aus dem *N. oculomotorius* kontrolliert. Der adäquate Reiz zur Änderung der Brechkraft der Linse ist eine unscharfe Abbildung auf der Netzhaut.

Die *Differenz der Brechkräfte des Auges bei Einstellung auf den Nah- und auf den Fernpunkt* bezeichnet man als **Akkommodationsbreite**. (Der Fernpunkt, d.h. der entfernteste Punkt, der scharf auf der Netzhaut abgebildet wird, liegt für den Normalsichtigen im Unendlichen.) Beim Jugendlichen beträgt die Akkommodationsbreite etwa 10 dpt. Die Elastizität der Linse nimmt mit zunehmendem Alter ab, wodurch eine progrediente Verringerung der Akkommodationsfähigkeit der Linse bzw. der Akkommodationsbreite eintritt (*Alterssichtigkeit* oder *Presbyopie*). Aus Abb. 17–33 ist ersichtlich, daß bei Personen, die älter als 60 Jahre sind, nur noch eine geringfügige Akkommodation möglich ist. Ältere, im übrigen normalsichtige (emmetrope) Personen benötigen deshalb zum scharfen Sehen naher Gegenstände und zum Lesen eine Brille mit Sammellinsen.

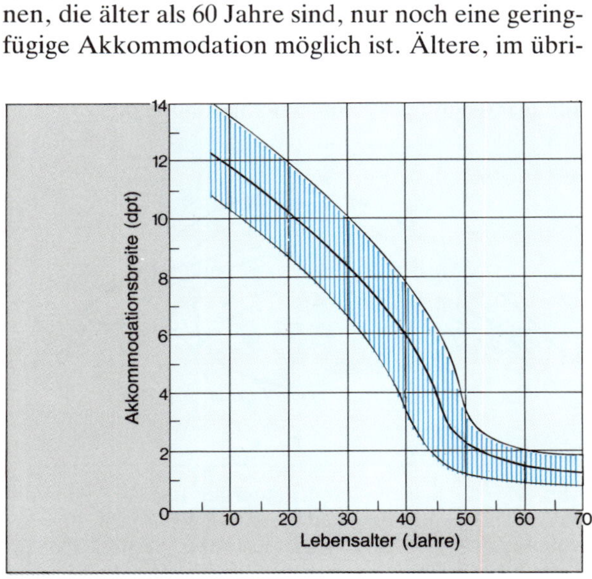

Abb. 17–33. Akkommodationsbreite (Mittelwerte mit Standardabweichungen) in Abhängigkeit vom Lebensalter, nach Graff

Refraktionsanomalien. Unter *Refraktionsanomalien* versteht man pathologische Veränderugen des brechenden Systems im Auge, die zu einer unscharfen Abbildung auf der Retina führen. Im wesentlichen unterscheidet man dabei drei Formen.

- ☐ den *Astigmatismus*,
- ☐ die *Myopie* und
- ☐ die *Hyperopie*.

Beim **Astigmatismus** handelt es sich um eine Fehlsichtigkeit, bei der eine der brechenden Flächen, insbesondere die Hornhautvorderfläche, *ungleichmäßig gekrümmt* ist. Bereits beim Normalsichtigen weist die Hornhaut in vertikaler Richtung eine etwas stärkere Krümmung als in horizontaler Richtung auf, die jedoch durch entgegengesetzte Unterschiede in der Linsenkrümmung weitgehend kompensiert wird. Bestehen stärkere Differenzen der Hornhautkrümmung in verschiedenen Ebenen, so wird ein kreisrunder Gegenstand auf der Retina elliptisch verzerrt abgebildet. Ein solcher *Astigmatismus* erfordert eine Korrektur durch ein *zylindrisch geschliffenes Brillenglas*. Bei einer völlig ungleichmäßigen Verkrümmung der Hornhaut *(irregulärer Astigmatismus)*, wie sie häufig durch Narbenbildung nach Verletzungen entsteht, ist eine Korrektur durch *Kontaktlinsen (Haftschalen)* möglich.

Bei der **Myopie** (Kurzsichtigkeit) liegt meist eine *Verlängerung des Augenbulbus* oder seltener eine *verstärkte Brechkraft des dioptrischen Apparates* vor. Als Folge davon vereinigen sich die Strahlen bei fernakkommodiertem Auge bereits im Glaskörper, so daß auf der Retina ein unscharfes Bild entsteht (s. Abb. 17–34, A). Nahe Gegenstände können jedoch bei entsprechender Akkommodation auf der Netzhaut scharf abgebildet werden. Der Kurzsichtige benötigt für die Betrachtung *entfernter Gegenstände* eine Brille mit einer (konkav geschliffenen) *Zerstreuungslinse*, die die Brechkraft des dioptrischen Apparates reduziert und dadurch die Bildebene auf die Netzhaut verlagert.

Die **Hyperopie** (Weitsichtigkeit, Übersichtigkeit) wird durch einen *relativ zu kurzen Augenbulbus* oder weniger häufig durch eine zu *geringe Brechkraft des dioptrischen Systems* verursacht. Da bei Fernakkommodation die Bildebene in diesem Fall hinter der Retina liegt, ist wiederum das Netzhautbild unscharf (s. Abb. 17–34, B). Um entfernte Gegenstände trotzdem scharf erkennen zu können, muß der Weitsich-

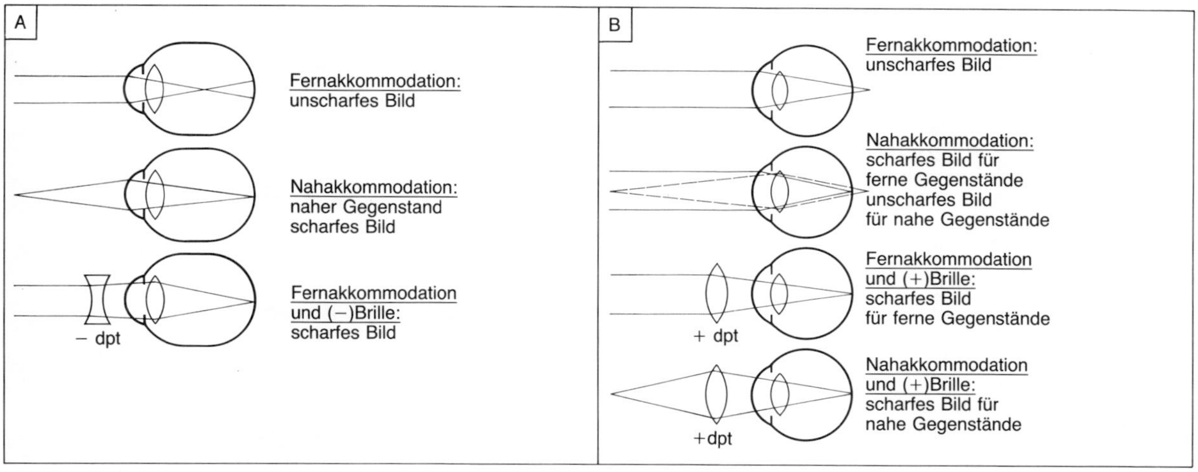

Abb. 17–34. Refraktionsanomalien, nach Grüsser. Myopie *(A)* und Hyperopie *(B)* sowie deren Korrektur durch Zerstreuungs- bzw. Sammellinsen

tige ständig akkommodieren. Für die Fixierung naher Gegenstände reicht die Brechkraft seines dioptrischen Apparates nicht aus, so daß der *Nahpunkt weiter vom Auge entfernt* ist als beim Normalsichtigen. Zur Korrektur dieser Fehlsichtigkeit ist eine Brille mit einer (konvex geschliffenen) *Sammellinse* erforderlich. Damit wird eine scharfe Abbildung entfernter Gegenstände ohne Akkommodation und gleichzeitig eine Verlagerung des Nahpunktes auf das Auge zu, d. h. die scharfe Abbildung naher Gegenstände, erreicht.

Katarakt. Unter einer *Katarakt,* dem *grauen Star*, versteht man *jede Form der Linsentrübung*. Am häufigsten ist die *Cataracta senilis* (Altersstar), die auf einer *Degeneration der Linsenfasern* beruht. Dabei kommt es zu einer teilweisen oder vollständigen Verflüssigung von Linsenfasern mit einer Änderung der optischen Eigenschaften. Eine weitere wichtige Kataraktform ist die *Cataracta congenita totalis,* die durch eine *intrauterine Schädigung* zwischen der 5. und 8. Schwangerschaftswoche infolge einer Virusinfektion der Mutter (z. B. Röteln) bedingt ist.

Pupillenreaktionen. Normalerweise sind beide Pupillen rund und gleich weit. Die Pupillenweite hängt von der Intensität des einfallenden Lichtes ab und wird – wie die Brechkraft der Linse – reflektorisch gesteuert. Die Weite der Pupillenöffnung kann beim Jugendlichen zwischen 1,5 mm und 8,0 mm, der relative Lichteinfall in das Auge demnach um den Faktor 30 variieren. Im Alter sinkt die maximal mögliche Pupillenweite deutlich ab.

Die Pupillen sind um so weiter, je geringer die Leuchtdichte der Umgebung ist. Jede Zunahme des in das Auge einfallenden Lichtstromes ruft eine Verengung der Pupille hervor, wodurch gleichzeitig die *Tiefenschärfe* der Abbildung zunimmt (vgl. Abnahme der Blendenweite beim Fotoapparat). Die Latenzzeit für diese Lichtreaktion ist relativ groß (mittlerer Wert 0,20–0,25 s). Für die maximale Pupillenverengung beim Übergang von Dunkelheit zu heller Beleuchtung werden Zeiten von etwa 4–5 min benötigt. Die Pupillenerweiterung beim Übergang in die Dunkelheit verläuft noch langsamer.

Bei Belichtung des Auges reagiert sowohl die Pupille desselben Auges *(direkte Lichtreaktion)* als auch indirekt die Pupille des anderen, nicht belichteten Auges mit einer Verengung *(konsensuelle Lichtreaktion)*. Außerdem verengen sich die Pupillen aufgrund der Mitinnervation durch den N. oculomotorius bei der Nahakkommodation, da dieser Nerv gleichzeitig für die Pupillenverengung, für die Nahakkommodation und für die Konvergenz der Augäpfel *(Konvergenzreaktion)* verantwortlich ist.

Die Pupillenreaktionen werden durch zwei glatte Muskeln in der Iris bewirkt, den *M. sphincter* und den *M. dilatator pupillae*. Durch Kontraktion des M. sphincter pupillae wird die Pupille enger **(Miosis)**. Dieser Muskel wird durch *parasympathische Nervenfasern*, die aus dem Kerngebiet des *N. oculomotorius* im Hirnstamm kommen und im *Ganglion ciliare* hinter dem Bulbus umgeschaltet werden, innerviert. Eine Kontraktion des *M. dilatator pupillae* führt zu einer Erweiterung der Pupille **(Mydriasis)**. Der M. dilatator pupillae wird durch *sympathische Nervenfasern* innerviert, die den *unteren Halssegmenten* des Rückenmarks entstammen und im *Ganglion cervicale superius* umgeschaltet werden. Eine allgemeine Aktivierung des Sympathikus, z. B. bei Schreckreaktionen, führt häufig zu einer starken Pupillenerweiterung.

Parasympatholytika (z. B. Atropin) rufen eine Pupillenerweiterung (Verwendung als Mydriatikum), Parasympathomimetika (z. B. Pilocarpin) eine Pupillenverengung (Verwendung als Miotikum) hervor.

Ein *Ausfall der direkten oder konsensuellen Lichtreaktion* der Pupille bei erhaltener Konvergenzreaktion wird *reflektorische Pupillenstarre* genannt. *Fallen sowohl die direkte und die konsensuelle Lichtreaktion als auch die Konvergenzreaktion* aus, so spricht man von einer *absoluten Pupillenstarre*. Ursache ist gewöhnlich eine Störung im Kerngebiet des N. oculomotorius.

Augeninnendruck. Neben der festen Sklera ist die Konstanz des Augeninnendruckes für die Aufrechterhaltung der äußeren Form des Auges verantwortlich. Der Augeninnendruck hängt vor allem von der Menge des kontinuierlich gebildeten und abfließenden **Kammerwassers** ab, das vom *Epithel des Ziliarkörpers* durch aktive und passive Transportprozesse abgesondert wird. Von der hinteren Augenkammer fließt das Kammerwasser durch die Pupillenöffnung in die vordere Augenkammer. Von hier aus gelangt es über den Kammerwinkel in den *Schlemmschen Kanal* (s. Abb. 17–26) und fließt dann in kleine Venen ab. Ein Abfluß durch den Schlemmschen Kanal ist besonders dann gewährleistet, wenn die Pupille verengt ist und damit den Kammerwinkel nicht einengt. Die treibende Kraft für den Kammerwasserstrom ist ein hydrostatisches Druckgefälle.

Der *intraokulare Druck*, der beim gesunden Auge 10–22 mm Hg beträgt, ist konstant, wenn die Menge des durch den Schlemmschen Kanal abgeleiteten Kammerwassers der pro Zeiteinheit gebildeten Kammerwassermenge (etwa 2 µl/min) entspricht. Dieser Fluß führt zu einer mehrmaligen Erneuerung des Kammerwassers während eines Tages.

Glaukom. Eine pathologische Steigerung des Augeninnendruckes (über 26 mm Hg) wird *Glaukom* oder „Grüner Star" genannt. Fast immer liegt ihr eine *Abflußbehinderung* des Kammerwassers zugrunde. Tritt die Drucksteigerung als erstes (und zunächst einziges) Zeichen einer Augenerkrankung auf, spricht man von einem *primären Glaukom*. Beim *sekundären Glaukom* ist die Erhöhung des Augeninnendrukkes dagegen die *Folge* einer bestehenden oder vorausgegangenen Augenerkrankung, z. B. einer intraokularen Entzündung. Das primäre Glaukom wird nach der Weite des Kammerwinkels (s. Abb. 17–35) nochmals in das

- □ *Weitwinkel-* und
- □ *Engwinkelglaukom*

unterteilt.

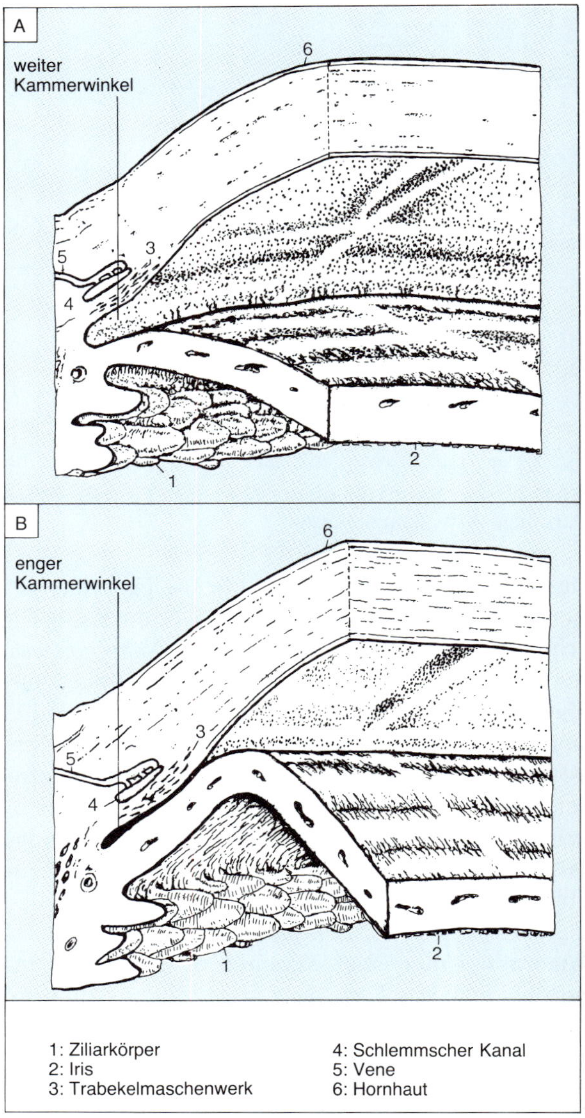

Abb. 17–35. Weiter *(A)* und enger *(B)* Kammerwinkel, nach Leydhecker und Krieglstein. Das Trabekelmaschenwerk ist ein schwammartiges Gebilde, das den Kammerwinkel auskleidet. Durch seine Poren gelangt das Kammerwasser in den Schlemmschen Kanal und von dort aus weiter in venöse Gefäße

Beim **Weitwinkelglaukom** *(Glaucoma simplex)*, der häufigsten Glaukomform beim Erwachsenen, kann das Kammerwasser das Trabekelmaschenwerk durch den weiten Kammerwinkel zwar ungehindert erreichen, infolge einer strukturellen Veränderung der Trabekel jedoch nur schwer hindurchtreten. Als weitere Abflußhindernisse kommen ein erhöhter Widerstand im Schlemmschen Kanal sowie eine Drucksteigerung in den Venen, die das Kammerwasser ableiten, in Betracht. Die Drucksteigerung ist im allgemeinen nicht sehr ausgeprägt, die tageszeitlichen Druckschwankungen sind gering.

Beim **Engwinkelglaukom** beruht die Steigerung des intraokularen Drucks, wie aus dem Namen bereits hervorgeht, auf einem engen Kammerwinkel und einem aus diesem Grund erschwerten Kammerwasserabfluß. Kommt es zu einer vollständigen Verlegung der Abflußwege, entwickelt sich rasch ein *akutes Winkelblockglaukom* mit Druckwerten von 60–80 mm Hg, starken Kopfschmerzen, Übelkeit und häufig auch Erbrechen *(akuter Glaukomanfall)*. Wegen eines Ödems des Hornhautepithels sowie der Mangeldurchblutung der Netzhaut infolge des stark erhöhten Augeninnendruckes ist das Sehvermögen erheblich herabgesetzt.

Beim *chronischen Engwinkelglaukom* sind die Abflußwege *nur teilweise* verlegt, die Drücke schwanken im Tagesverlauf deutlich, anfallsartige Drucksteigerungen sind jederzeit möglich.

Die Bedeutung des Glaukoms geht daraus hervor, daß es die zweithäufigste Ursache der Erblindung in den industrialisierten Ländern darstellt. Etwa 2% der Bevölkerung über 40 Jahre sind davon betroffen. Da vor allem beim Glaucoma simplex zu Beginn der Erkrankung subjektive Symptome selten vorkommen, wird der Patient auf seine Krankheit erst aufmerksam, wenn bereits erhebliche Gesichtsfeldausfälle aufgetreten sind. Die Prognose hängt somit entscheidend von der Früherkennung und einer rechtzeitig eingeleiteten Therapie ab.

17.8.3 Funktion der Retina, Sehschärfe und Kontrast

Sehfarbstoffe (s. Abb. 17–36). Der signalaufnehmende Abschnitt der Netzhaut ist – wie schon beschrieben – die Schicht der *Photorezeptoren*. Der rezeptive Abschnitt dieser Rezeptoren ist das jeweilige Außenglied. In die Lipiddoppelschicht dieser Außenglieder sind die sog. *Sehfarbstoffe (Photopigmente)* eingelagert, die die Umwandlung von Lichtreizen in neuronale Impulse vermitteln. Die Sehfarbstoffe sind photosensitive Verbindungen, die bei Lichtabsorption ihre chemische Struktur ändern.

Das photosensitive Pigment der *Stäbchen* ist **Rhodopsin** *(Sehpurpur)*. Es besteht aus einem Glykoprotein, dem *Opsin*, und einem Farbstoff, dem *11-cis-Retinal*. Retinal ist der entsprechende Aldehyd des Alkohols *Retinol (Vitamin A*, s. S. 256). Absorption von Photonen verursacht eine Umlagerung des Retinals, wobei die 11-cis-Form in die all-trans-Form umgewandelt wird. Der hierdurch eingeleitete mehrstufige *Zerfall des Sehpurpurs* löst – unter Mitwirkung von Ca^{2+} – ein Rezeptorpotential aus (s. u.).

Die *Resynthese des Sehpurpurs* aus 11-cis-Retinal

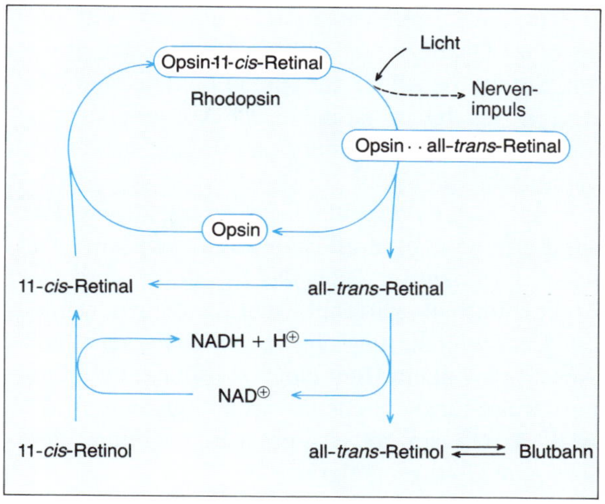

Abb. 17–36. Zerfall von Rhodopsin durch Lichteinwirkung und Resynthesevorgänge, nach Karlson

und Opsin erfolgt unter Mitwirkung des Pigmentepithels, in welchem durch eine Isomerase all-trans-Retinal wieder zu 11-cis-Retinal isomerisiert wird.

Die Photopigmente der *Zapfen* des menschlichen Auges sind weniger gut bekannt. Den verschiedenen Zapfentypen werden unterschiedliche Sehfarbstoffe zugeordnet.

Reiztransduktion und Signalverarbeitung. Die *Photorezeptoren der Retina*, die im Dunkeln ein niedriges Ruhemembranpotential (von – 20 bis – 40 mV) aufweisen, antworten auf eine Belichtung mit einer *Hyperpolarisation*. Diese Hyperpolarisation (Rezeptorpotential) entsteht durch die *Abnahme der Na^+-Leitfähigkeit* der Membran. Wie diese Membranvorgänge mit dem Abbau der Sehfarbstoffe gekoppelt sind, ist bis heute weitgehend unbekannt.

Hat das Rezeptorpotential eine bestimmte Höhe erreicht, entsteht eine *Folge von Aktionspotentialen*. Diese leiten zunächst eine *komplexe neuronale Signalverarbeitung* in der Netzhaut ein, bevor schließlich die daraus resultierende Impulsserie auf die *Ganglienzellen*, d. h. die *Fasern des N. opticus*, übertragen wird. Wegen der geringen Zahl der Ganglienzellen konvergieren dabei die Erregungen vieler Rezeptoren auf wenige Nervenfasern. Die *Fovea centralis* nimmt in dieser Beziehung eine Sonderstellung ein, denn in diesem Gebiet sind – wie schon erwähnt – die einzelnen Rezeptoren mit jeweils nur einer Ganglienzelle verbunden.

Sehschärfe. Das *räumliche Auflösungsvermögen* des Gesichtssinns wird als *Sehschärfe* bezeichnet. Darunter versteht man die Fähigkeit, zwei nebeneinanderliegende helle Punkte aus einer gewissen Distanz als getrennt wahrzunehmen. Normalerweise können

Punkte, die 1,5 mm voneinander entfernt sind, noch aus einer Distanz von 5 m als getrennt erkannt werden. Sofern die Bilder der beiden Punkte auf die Fovea centralis fallen, ist dabei der Abstand der abgebildeten Punkte größenordnungsmäßig gleich dem Zapfenabstand.

Anstelle der doppelten Entfernungsangabe (Abstand der Punkte und Beobachtungsdistanz) wird meist der *kleinste Sehwinkel* α, unter dem zwei Punkte noch als getrennt wahrgenommen werden, zur Charakterisierung der Sehschärfe verwendet. Dieser Sehwinkel *(Minimum separabile)* beträgt normalerweise für die Stelle des schärfsten Sehens, d. h. für die Fovea centralis, bei guter Beleuchtung *1 Winkelminute* (1/60 Winkelgrad).

Die Sehschärfe für das foveale Sehen wird als **Visus** (V) bezeichnet und ist durch die Beziehung

$$V = 1/\alpha \text{ [Winkelminuten}^{-1}]$$

definiert. Der Arzt bestimmt den Visus für das Entfernungssehen mit *normierten Schriftprobentafeln,* die in der Regel aus 5 m Entfernung abzulesen sind. Werden dabei infolge unscharfer Abbildung auf der Retina lediglich Buchstaben erkannt, die doppelt so groß sind wie die normalerweise lesbaren, so beträgt der Visuswert nach der genannten Definition $V = 1/2$ Winkelminuten^{-1}.

Die Sehschärfe nimmt von der Fovea centralis zur Netzhautperipherie infolge des zunehmenden Abstandes der Rezeptoren ab.

Zeitliches Auflösungsvermögen. Folgen zwei oder mehrere Lichtreize schnell aufeinander, so können sie zu einem kontinuierlichen Empfindungsablauf verschmelzen. Die niedrigste Reizfrequenz, bei der eine solche Verschmelzung stattfindet, wird *Verschmelzungs-* oder *Fusionsfrequenz* genannt. Wegen der Trägheit der Netzhautrezeptoren bei schwacher Beleuchtung ist es möglich, während einer Filmvorführung mit einer Bildfolge von 20 Bildern pro Sekunde einen flimmerfreien Bewegungseindruck zu gewinnen, während bei Tageslicht hierfür eine Folge von 60 Bildern pro Sekunde erforderlich ist. Die Verschmelzungsfrequenz variiert nicht nur mit der Leuchtdichte, sondern auch mit der Größe der beleuchteten Fläche und der Wellenlänge des Lichtes.

Kontraste. Betrachtet man ein graues Feld auf weißem Untergrund, so erscheint es dunkler als ein Feld des gleichen Grautones auf schwarzem Untergrund (s. Abb. 17–37). Die Eigenschaften der Umgebung beeinflussen also die subjektive Helligkeitswahrnehmung bei gleicher Intensität des physikalischen Reizes. Diese *Beeinflussung der Empfindungsstärke durch die Umgebung* wird als **Simultankontrast** bezeichnet.

Die Hell-Dunkel-Empfindung ist nicht nur von den Umgebungsbedingungen, sondern auch von der Belichtung der Netzhaut *in der vorausgegangenen Zeitspanne* abhängig.

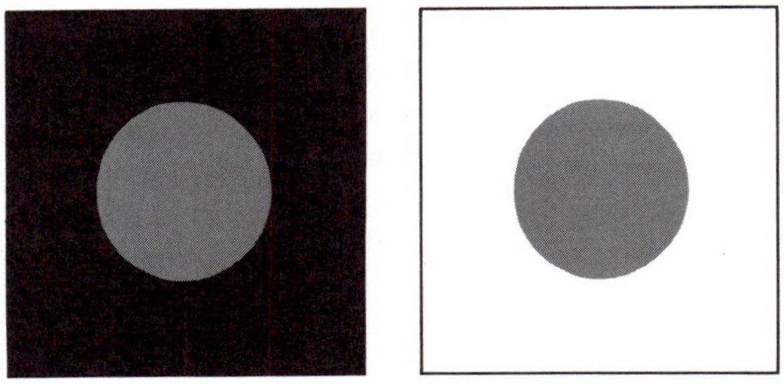

Abb. 17–37. Schema zur Demonstration des Simultankontrastes

Dies läßt sich an Hand der Abb. 17–38 demonstrieren. Betrachtet man das schwarze Muster etwa 30 Sekunden lang mit einem Auge und fixiert danach den Mittelpunkt des benachbarten Kreises, so nimmt man ein kurzdauerndes Nachbild wahr, in dem die zuvor dunklen Partien hell und die vorher hellen Partien dunkel erscheinen. Die Ursache für diesen sog. **Sukzessivkontrast** ist darin zu suchen, daß Netzhautareale, die längerdauernd hell belichtet sind, ihre Empfindlichkeit steigern *(Lokaladaptation)*. Dieser Adaptationszustand bleibt auch nach dem Verschwinden der Reizmuster noch für eine kurze Zeitspanne erhalten.

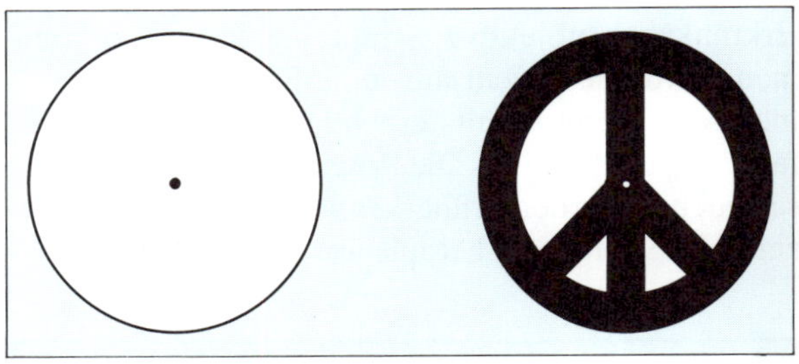

Abb. 17–38. Schema zur Demonstration des Sukzessivkontrastes (Beobachtung des Nachbildes)

17.8.4 Hell-Dunkel-Adaptation und Farbensehen

Skotopisches und photopisches Sehen. Den beiden Formen der Retinarezeptoren sind unterschiedliche Funktionen des Gesichtssinnes zugeordnet. Die *Stäbchen vermitteln das Dämmerungssehen (skotopisches Sehen)*, das zwar die Wahrnehmung von *Helligkeitsunterschieden*, jedoch *nicht* das Unterscheiden von Farben ermöglicht („Nachts sind alle Katzen grau"). Da in der Fovea centralis keine Stäbchen vorkommen, sind Lichtpunkte, die auf dieses Netzhautareal fallen, in der Dämmerung nicht wahrnehmbar. Beispielsweise „verschwindet" ein Stern, sobald man ihn am Nachthimmel genau fixiert.

Die *Zapfen dienen dem Sehen bei Tageslicht (photopisches Sehen)*. Das photopische Sehen zeichnet sich durch die Möglichkeit zur *Farbunterscheidung*, durch *große Sehschärfe* im Bereich der Fovea centralis und *hohe Kontrastempfindlichkeit* aus.

Das skotopische und photopische Sehen weisen eine unterschiedliche Empfindlichkeit gegenüber *Licht verschiedener Wellenlängen* auf. Wird unter den Bedingungen des skotopischen Sehens dem Auge verschiedenfarbiges Licht von schwacher, jedoch konstanter Intensität dargeboten, so erscheint es farblos; die einzelnen Farben erzeugen aber einen unterschiedlichen Helligkeitseindruck. Wie Abb. 17–39 zeigt, liegt das *Empfindlichkeitsmaximum für das skotopische Sehen im blaugrünen Spektralbereich (507 nm)*. Bei *photopischem Tageslichtsehen* ist dagegen das *Empfindlichkeitsmaximum in den grüngelben Spektralbereich (555 nm)* verlagert. Diese Unterschiede in der spektralen Empfindlichkeit der beiden Systeme sind die Ursache dafür, daß farbige Gegenstände, die im Tageslicht gleiche Helligkeit besitzen, in der Dämmerung verschieden hell erscheinen: Die blaue Farbe wirkt in der Dämmerung heller, während die rote Farbe beinahe als schwarz empfunden wird.

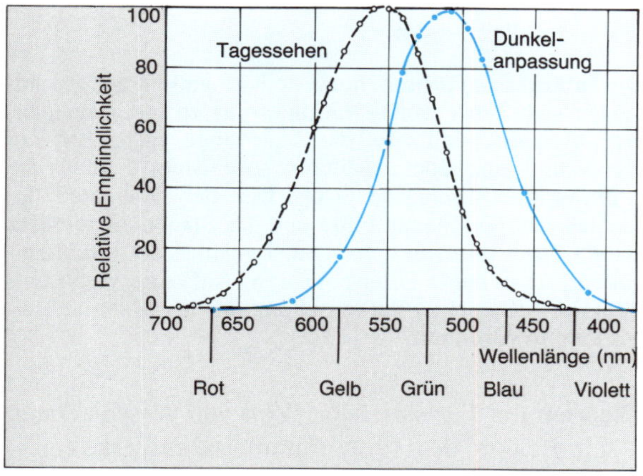

Abb. 17–39. Skotopische und photopische Helligkeitskurve

Hell-Dunkel-Adaptation. Wie die anderen Sinnesorgane besitzt auch das visuelle System die Fähigkeit zur *Adaptation*, d. h. zur Anpassung an unterschiedliche Reizintensitäten. Das Adaptationvermögen des Auges ist besonders stark ausgeprägt, benötigt jedoch für die Anpassung an geringe Leuchtdichten eine verhältnismäßig lange Zeit. Tritt man aus einem hellen Raum nachts ins Freie, so werden die Gegenstände der Umgebung nur allmählich in ihren Konturen sichtbar **(Dunkeladaptation)**. Quantitativ wird dieser Vorgang durch die *Dunkeladaptationskurve* beschrieben, in der die Schwellenreizstärke (geringste noch erkennbare Leuchtdichte) in Abhängigkeit von der Adaptationszeit angegeben ist. Wie Abb. 17–40 zeigt, setzt sich die Adaptationskurve aus zwei Anteilen zusammen, die durch einen Knick *(Kohlrauschschen Knick)* voneinander getrennt sind.

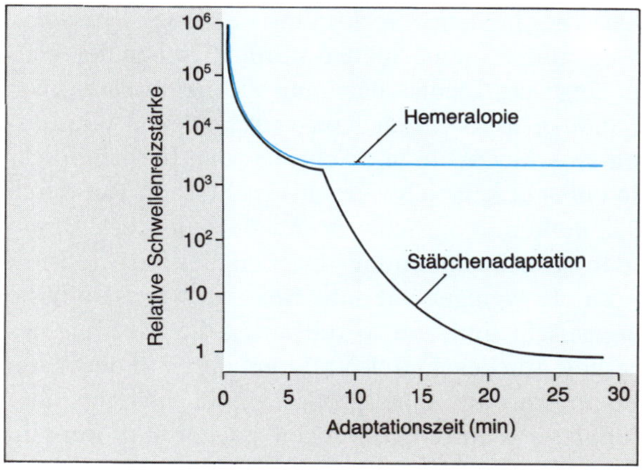

Abb. 17–40. Dunkeladaptationskurve für das gesunde Auge und bei Hemeralopie

Der erste Teil gibt vorrangig die *Adaptation des Zapfenapparates* (Steigerung der Lichtempfindlichkeit um den Faktor 500) wieder, die nach etwa 8 min abgeschlossen ist. Der zweite Teil wird ausschließlich durch die *Adaptation der Stäbchen* bestimmt, die sehr viel langsamer erfolgt (Abschluß erst nach etwa 30 min) und zu einer weiteren Steigerung der Lichtempfindlichkeit um den Faktor 2000 führt. Insgesamt nimmt die Empfindlichkeit des visuellen Systems bei der Dunkeladaptation um etwa 6 Zehnerpotenzen zu.

Ist die Adaptationsfähigkeit der Stäbchen ausgefallen (gestrichelte Kurve in Abb. 17–40), so spricht man von einer **Hemeralopie** (sog. *Nachtblindheit*). Eine solche Störung, bei der die Orientierung in der Dämmerung stark behindert ist, kann als Folge von angeborenen oder erworbenen Erkrankungen auftreten. Als Ursachen für eine erworbene Hemeralopie kommen in erster Linie ein *Vitamin-A-Mangel* (s. S. 256), seltener eine Degeneration des Pigmentepithels oder eine Atrophie des Sehnerven infrage.

Im Gegensatz zur Dunkeladaptation laufen die Anpassungsprozesse beim Übergang von dunkler zu heller Umgebung **(Helladaptation)** verhältnismäßig schnell ab. Bei plötzlichem starkem Lichteinfall in das dunkeladaptierte Auge tritt zunächst eine vorübergehende *Blendung* ein, bei der das visuelle Wahrnehmungsvermögen für Formen aufgehoben oder stark eingeschränkt ist. Danach paßt sich die Empfindlichkeit des reizaufnehmenden Apparates innerhalb von 15–60 Sekunden der neuen Umgebungshelligkeit an.

Phänomenologie des Farbensehens. Die Möglichkeit zur Farbenwahrnehmung beruht auf dem Differenzierungsvermögen des visuellen Systems gegenüber elektromagnetischen Wellen unterschiedlicher Wellenlänge. Im sichtbaren Spektralgebiet können etwa

300 verschiedene Spektralfarben, sog. *Farbtöne*, voneinander unterschieden werden. Neben der Wellenlänge des Lichtes bestimmt die *Beimischung von unbunten Reizen*, d. h. von verschiedenen Graustufen zwischen Weiß und Schwarz, den Farbeindruck. So entsteht beispielsweise aus spektralem Rot durch Beimischung von Schwarz der Farbeindruck Braun oder durch Beimischung von Weiß der Farbeindruck Rosa. Je weniger unbunte Reize der Spektralfarbe zugemischt sind, um so stärker ist die *Sättigung* des Farbeindruckes. Durch Variation der Sättigung kann jedem Farbton eine größere Zahl hellerer oder dunklerer Farbschattierungen zugeordnet werden, die man als *Farbarten* bezeichnet. Berücksichtigt man außerdem das Differenzierungsvermögen hinsichtlich der Lichtintensität, so ergibt sich, daß das visuelle System *6 · 10⁵ Farbvalenzen* unterscheiden kann.

Farben, die durch das visuelle System wahrgenommen werden, sind in der Regel keine reinen Spektralfarben, sondern entstehen durch **additive Farbmischung**. Dabei handelt es sich um einen neurophysiologischen Prozeß, bei dem Licht verschiedener Wellenlängen, das auf dieselbe Netzhautstelle fällt, zu einem einheitlichen Farbeindruck verarbeitet wird. Das Ergebnis von solchen additiven Farbmischungen läßt sich am besten mit Hilfe eines sog. *Farbdreiecks* verdeutlichen (s. Abb. 17–41). Auf

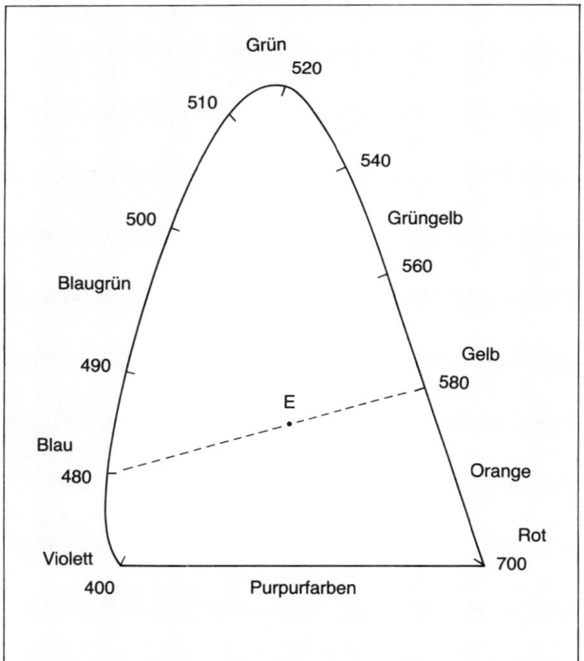

Abb. 17–41. Farbdreieck (Normfarbtafel nach DIN 5033). E = Weißpunkt. Die gestrichelte Gerade verbindet zwei Komplementärfarben, deren additive Mischung Weiß ergibt. Weitere Erläuterungen s. Text

zwei Seiten des Dreiecks sind die (gesättigten) Spektralfarben – geordnet nach ihrer Wellenlänge – aufgetragen. Die Eckpunkte bilden die Farben *Violett, Grün* und *Rot*. Das Dreieck ist so gestaltet, daß bei der additiven Mischung von zwei beliebigen Farbtönen eine Mischfarbe entsteht, die auf der Verbindungsgeraden im Farbdreieck liegt. Beispielsweise ergibt die Mischung von Rot und Grün den Farbeindruck Gelb oder die Mischung von Rot und Blau eine der Purpurfarben, die im Spektrum nicht vorkommen und auf der Basis des Farbdreiecks angeordnet sind. Eine additive Mischung von Farben, deren Verbindungsgerade durch den Punkt E geht, liefert den Farbeindruck Weiß. Dies ist etwa der Fall, wenn man ein Gelb der Wellenlänge 580 nm mit einem Blau der Wellenlänge 480 nm mischt. Solche Spektralfarben, deren Mischung Weiß ergibt, werden als *Komplementärfarben* bezeichnet. Aus den am Farbdreieck demonstrierten Gesetzmäßigkeiten geht hervor, daß sich alle Farbtöne durch additive Mischung aus den *„Primärfarben" Blau, Grün* und *Rot* herstellen lassen.

Die **subtraktive Farbmischung** stellt einen von der geschilderten visuellen Farbintegration streng zu unterscheidenden physikalischen Prozeß dar. Fällt weißes Licht durch ein blaues und ein gelbes Farbfilter, so entsteht dahinter die (subtraktive) Mischfarbe Grün, weil der Gelbanteil des Lichtes von dem blauen Filter und der Blauanteil von dem gelben Filter absorbiert werden. Lediglich die Grünkomponente kann beide Filter passieren. Auf diese Weise entsteht der Effekt einer Farbmischung, die der Maler auf seiner Palette vornimmt.

Theorien des Farbensehens. Von den verschiedenen – seit Beginn des 19. Jahrhunderts entwickelten – Theorien des Farbensehens haben sich zwei einander ergänzende theoretische Deutungen behaupten können:

- ☐ die *trichromatische Theorie des Farbensehens* und
- ☐ die *Gegenfarbentheorie*.

Nach der **trichromatischen Theorie des Farbensehens** *(Dreifarbentheorie)* von Young und Helmholtz werden im Zapfenapparat der Retina *drei farbempfindliche Systeme* angenommen. Jeder der drei Zapfentypen hat ein Empfindlichkeitsmaximum für Licht einer bestimmten Wellenlänge. Das differenzierte Unterscheidungsvermögen für eine große Zahl von Farbtönen kommt nun dadurch zustande, daß die Rezeptortypen bei farbiger Belichtung in unterschiedlichem Maß aktiviert werden. Bei der Verarbeitung der drei Signalanteile ergibt sich daraus schließlich der jeweilige Farbeindruck. Für die Gültigkeit dieser Theorie spricht, daß

- *drei Primärfarben* für die Erzeugung aller Farbtöne ausreichen,
- bisher *drei photolabile Pigmente* (mit den Absorptionsmaxima bei 455, 535 und 570 nm) in der Retina nachgewiesen werden konnten und
- die abgeleiteten *Rezeptorpotentiale* auf *drei verschiedene Zapfentypen* schließen lassen.

Die **Gegenfarbentheorie** von Hering geht von *zwei Farbpaaren, Rot-Grün* und *Blau-Gelb* aus, die durch ein *Schwarz-Weiß-Paar* ergänzt werden. Für jedes dieser Paare von sog. Gegenfarben fordert die Theorie *antagonistische Prozesse* bei der neuronalen Verarbeitung in der Netzhaut und in den Umschaltstellen der Sehbahn. Dabei löst eine der Farben eines Gegenfarbenpaares eine *Erregung* aus, während die andere eine *Hemmung* hervorruft. Gestützt wird diese Theorie vor allem durch die Phänomene der *farbigen Nachbilder*. Wird ein farbiger Gegenstand hoher Leuchtdichte für 20–30 s betrachtet, so erscheint einige Sekunden danach – gegen einen weißen Hintergrund gesehen – ein Nachbild in der jeweiligen Gegenfarbe *(farbiger Sukzessivkontrast)*.

Eine Kombination der beiden Theorien wurde bereits 1911 durch von Kries in Form der **Zonentheorie** vorgeschlagen, nach der die beiden Theorien *auf verschiedenen Stufen des visuellen Systems* Gültigkeit besitzen. Während sich die Vorgänge auf der *Rezeptorebene nach der trichromatischen Theorie* deuten lassen, ist auf die *neuronalen Prozesse* in der Retina und den nachfolgenden Umschaltstellen die *Theorie der Gegenfarben* anwendbar, d. h. die Gültigkeit der beiden Theorien wird jeweils auf eine bestimmte „Zone“ des visuellen Systems eingeschränkt.

Störungen des Farbsinns. Farbsinnstörungen sind in der Regel angeboren, wobei gewöhnlich beide Augen betroffen sind. Sie finden sich bei etwa 8% aller Männer, jedoch nur bei etwa 0,4% der Frauen. Die Farbanomalien werden *rezessiv geschlechtsgebunden* vererbt, wobei die Frauen als Konduktorinnen fungieren.

Man unterscheidet drei verschiedene Störungen des Farbsehens:

- die *Dichromasien*,
- die *anomalen Trichromasien* und
- die *Achromasie*.

Bei der **Dichromasie** handelt es sich um eine partielle Farbenblindheit, bei der – entsprechend der Young-Helmholtzschen Theorie – eine der drei Rezeptorenarten ausgefallen ist. Die sog. *Dichromaten* („Zweifarbenseher“), können in zwei Gruppen unterteilt werden: Den Patienten der *ersten Gruppe* fehlt das *Rot-Grün-Unterscheidungsvermögen*. Hierzu gehören die

- *Protanopie* („Rotblindheit“) und
- *Deuteranopie* („Grünblindheit“).

Bei der *Protanopie* fehlt die Farbempfindung für *Rot*, so daß das Spektrum im langwelligen Bereich verkürzt ist. Protanope verwechseln Rot, Gelb, Orange und Grün miteinander; Violett deuten sie als Blau, Dunkelrot als Schwarz.

Bei der *Deuteranopie* ist die „Fehlfarbe“ *Grün*. Die Verwechslungsfarben sind praktisch die gleichen wie bei Protanopen mit der Ausnahme, daß eine Differenzierung zwischen Dunkelrot und Schwarz möglich ist.

Die *zweite Gruppe der Dichromaten* besitzt kein *Gelb-Blau-Unterscheidungsvermögen*. Bei dieser sehr seltenen Störung, der *Tritanopie*, wird das Spektrum zwischen 565 und 575 nm als unbunt empfunden.

Die häufigsten Farbsinnstörungen sind die **anomalen Trichromasien**. Es handelt sich dabei im Prinzip um ähnliche Störungen wie bei der Dichromasie, nur daß die Beeinträchtigung der jeweiligen Rezeptorfunktion geringer ist. Man spricht deshalb auch von einer *Farbschwäche*. Der *Protanomale* weist eine *herabgesetzte Rotempfindlichkeit*, der *Deuteranomale* eine *verminderte Grünempfindlichkeit,* der *Tritanomale* (sehr selten!) eine *Empfindungsschwäche für Blau und Gelb* auf. (Farbenverwechslungen können bei anomalen Trichromaten insbesondere unter ungünstigen Beleuchtungsbedingungen vorkommen.)

Bei der **Achromasie** *(totalen Farbblindheit, Monochromasie)* werden anstelle von Farbtönen nur unterschiedlich helle Graustufen wahrgenommen. Häufig ist dieses Leiden mit einer Lichtscheu *(Photophobie)* und verringerter Sehschärfe verbunden.

17.8.5 Gesichtsfeld und räumliches Sehen

Gesichtsfeld. Als *Gesichtsfeld* bezeichnet man den gesamten Umweltbereich, der von einem unbewegten Auge, d. h. bei Fixierung eines zentralen Punktes, erfaßt wird. Dieses monokulare Gesichtsfeld wird durch die *Ausdehnung der Retina,* die *Eigenschaften des dioptrischen Apparates* und die *äußeren*

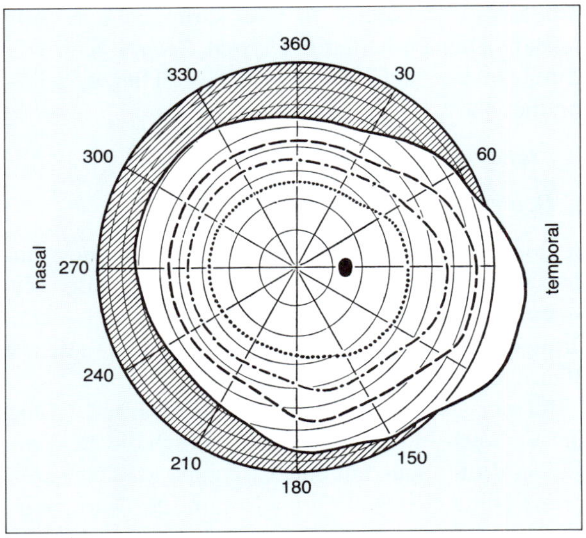

Abb. 17−42. Gesichtsfeld des rechten Auges. Grenzen des Gesichtsfeldes (ausgezogene Linie), der Blauwahrnehmung (gestrichelt), der Rotwahrnehmung (strich-punktiert) und der Grünwahrnehmung (punktiert). Schwarzes Feld = blinder Fleck

anatomischen Begrenzungen (Nase und Augenbrauen) limitiert. Wie Abb. 17−42 zeigt, ist das Gesichtsfeld (ausgezogene Linie) nach oben hin und in nasaler Richtung leicht eingeschränkt. Beim *Farbensehen* wird nur ein kleinerer Umweltbereich erfaßt, weil zur Netzhautperipherie hin die Zahl der Zapfen abnimmt. (In Abb. 17−42 sind die Wahrnehmungsgrenzen für Blau gestrichelt, für Rot strichpunktiert und für Grün punktiert eingezeichnet.) Beim binokularen Fixieren desselben Punktes überschneiden sich die Gesichtsfelder der beiden Augen mit Ausnahme der temporalen Bereiche.

Gesichtsfeldausfälle. Ausfälle im Gesichtsfeld werden als **Skotome** bezeichnet. Sie sind entweder durch eine *Schädigung der Netzhaut oder der Sehbahn* (s. Abb. 17−43) bedingt. Im monokularen Gesichtsfeld findet sich als „physiologisches Skotom“ der sog. *blinde Fleck* (s. Abb. 17−42), der durch das Fehlen von Photorezeptoren an der Austrittsstelle des Sehnerven aus dem Augenbulbus *(Papilla n. optici)* entsteht. Infolge der Überschneidung der beiden monokularen Gesichtsfelder beim beidäugigen Sehen wird dieser Gesichtsfeldausfall nicht wahrgenommen.

Gesichtsfeldausfälle, die unter pathologischen Bedingungen auftreten, betreffen in der Regel charakteristische Bereiche, aus denen sich der jeweilige Ort der ursächlichen Läsion bestimmen läßt. Dies erläutert Abb. 17−43. Die vollständige Unterbrechung des Nervus opticus führt zu einer *totalen Erblindung des betreffenden Auges* (A). Ist das Chiasma opticum von einer Läsion betroffen, wie dies durch die Druckwirkung eines wachsenden Hypophysentumors verursacht werden kann, so ist meist die Erregungsleitung in den medialen, kreuzenden Sehnervenfasern unterbrochen, so daß die lateralen Gesichtsfeldhälften ausfallen (B). Eine solche Störung bezeichnet man als *bitemporale Hemianopsie*. Eine Läsion der lateralen Fasern im Chiasma opticum führt zu einer *nasalen Hemianopsie* (C). Bei der Zerstörung eines Tractus opticus resultiert ein halbseitiger Ausfall in beiden Gesichtsfeldern auf derselben Seite, der als *homonyme Hemianopsie* bezeichnet wird (D). Ist die Sehbahn oberhalb des Corpus geniculatum laterale teilweise unterbrochen, so treten häufig quadrantenförmige Ausfälle in beiden Gesichtsfeldern auf, die man entsprechend als *Quadranten-Hemianopsie* charakterisiert (E und F). Eine weitergehende Zerstörung der Sehstrahlung oder die einseitige Läsion der Sehrinde hat eine *homonyme*

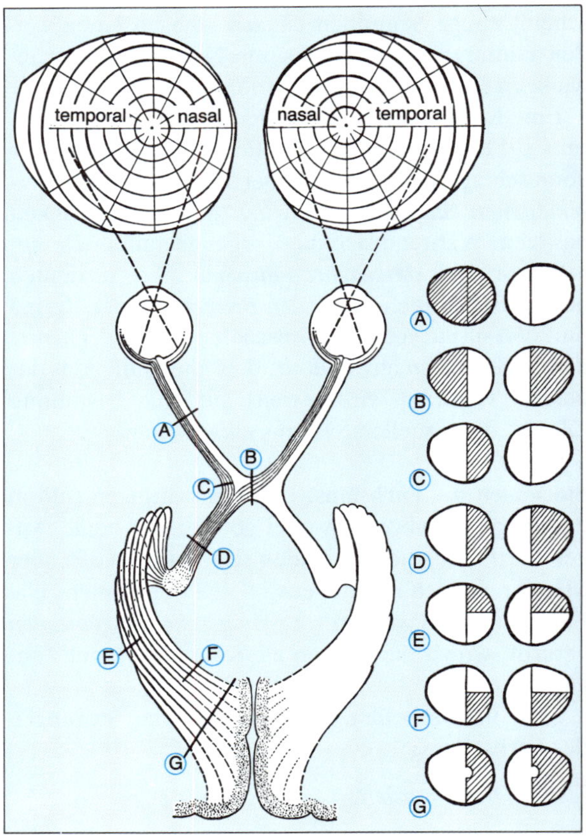

Abb. 17−43. Gesichtsfeldausfälle bei Läsionen an verschiedenen Stellen der Sehbahn, nach Homans. Die ausgefallenen Gebiete sind in den rechten Gesichtsfeldschemata durch Schraffierung gekennzeichnet. *A* linksseitige Erblindung; *B* bitemporale Hemianopsie; *C* linksseitige nasale Hemianopsie; *D* homonyme Hemianopsie rechts; *E* und *F* Quadranten-Hemianopsie; *G* homonyme Hemianopsie rechts mit fovealer Aussparung

Hemianopsie zur Folge, wobei das *foveale Sehen* in der Regel erhalten bleibt (G).

Räumliches Sehen. Das beidäugige Sehen *(Binokularsehen)* ermöglicht es, einen *räumlichen Tiefeneindruck* zu gewinnen und *Entfernungen* abzuschätzen. Zwar ist auch der Einäugige in der Lage, die Tiefe des Raumes wahrzunehmen; er muß jedoch hierzu seine Erfahrungen über Konturüberschneidungen, Größenunterschiede, Dunst vor fernen Gegenständen und andere Orientierungshilfen heranziehen. Beim Binokularsehen entsteht der räumliche Tiefeneindruck dadurch, daß jedes der beiden Augen die Umwelt aus einem *etwas anderen Blickwinkel* wahrnimmt, wodurch die Bilder auf der Netzhaut *geringfügig gegeneinander verschoben* sind. Die beiden Netzhautbilder werden anschließend bei der zentralen Signalverarbeitung zu einem räumlichen Eindruck vereinigt *(binokulare Fusion)*. Die Tiefenwahrnehmung ist bei aufrechter Körperposition auf die Horizontalebene beschränkt, weil eine Bildverschiebung auf der Retina – infolge der anatomischen Anordnung der Augen – nur senkrecht zur Körperachse auftreten kann *(Querdisparation)*.

Ein einfach gesehenes Bild von der Umgebung entsteht nur dann, wenn die Bildpunkte auf ganz bestimmte, einander entsprechende Orte der beiden Netzhäute *(korrespondierende Netzhautstellen)* fallen. Eine geringe Querdisparation der korrespondierenden Netzhautstellen ist – wie erwähnt – die Voraussetzung für das räumliche Sehen. Werden jedoch die Bildpunkte eines Gegenstandes auf Orte der beiden Netzhäute abgebildet, die *stark voneinander abweichen*, so entsteht ein *Doppelbild*.

Strabismus. Eine Sehstörung, die durch stärkere Abweichungen der beiden Augenachsen voneinander verursacht wird und dadurch bedingt zu Doppelbildern führt, bezeichnet man als *Schielen* oder *Strabismus*. Hierbei werden folgende Formen unterschieden:

- ☐ *Lähmungsschielen (Strabismus paralyticus)*,
- ☐ *Begleitschielen (Strabismus concomitans)* und
- ☐ *latentes Schielen (Heterophorie)*.

Das **Lähmungsschielen** entsteht durch *Augenmuskellähmungen*, die zu einer Änderung des Winkels zwischen beiden Augen in Abhängigkeit von der Blickrichtung führen. Gewöhnlich entstehen Doppelbilder bei allen Blickbewegungn, an denen die gelähmten Muskeln beteiligt sind.

Begleitschielen tritt infolge der Kopplung von Akkommodation und Konvergenz bei *starker Hyperopie* als *Einwärtsschielen* (Strabismus convergens), bei *starker Myopie* als *Auswärtsschielen* (Strabismus divergens) auf.

Beim Begleitschielen können die beiden Augen abwechselnd die Führung bei der Fixation übernehmen, wobei zur Vermeidung von Doppelbildern jeweils das Bild des nicht führenden Auges unterdrückt wird. Es besteht jedoch auch die Möglichkeit, daß ein Auge bei der Fixation allein dominiert. In diesem Fall können die bildunterdrückenden Hemmungsprozesse des anderen Auges allmählich irreversibel werden und u. U. einen totalen Verlust der Sehkraft *(Schiel-Amblyopie)* herbeiführen. Eine solche Amblyopie kann durch frühzeitige Behandlung des Schielens im Vorschulalter vermieden werden.

Das **latente Schielen**, d. h. die Neigung zum Schielen, wird gewöhnlich beim binokularen Sehen verborgen gehalten und tritt erst bei starker Konvergenz, bei Ermüdung oder unter Alkoholeinfluß auf.

18 Hormonales System

18.1 Aufgaben und Wirkungsweise der Hormone

18.1.1 Hormone als Informationsträger

Für die *Koordination der Zellfunktionen* stehen dem Organismus *zwei Kommunikationssysteme* zur Verfügung:

- ☐ das *Nervensystem* und
- ☐ das *hormonale System.*

Im **Nervensystem** werden, wie in Kapitel 16 dargestellt, Informationen auf dem *Leitungsweg* sowie *chemisch (in den Synapsen)* übertragen und verarbeitet. Die Nachrichten werden hierbei, verschlüsselt als eine Folge von Nervenimpulsen, über die Nervenbahnen geleitet bzw. in Synapsen in ein chemiches Signal umgewandelt. Als Folge davon kommt es in den Erfolgsorganen zur Auslösung bestimmter Reaktionen.

Das **hormonale System** kann demgegenüber mit einem *„drahtlosen" Kommunikationssystem* verglichen werden. Der Inhalt der Nachricht ist in diesem Fall in der Struktur spezieller Substanzen verschlüsselt. Diese rufen – von spezialisierten *(inkretorischen)* Drüsenzellen gebildet und sezerniert – in den Zellen der Zielorgane spezifische Wirkungen hervor. Derartige *chemische Informationsträger* bezeichnet man als **Hormone.** Werden die Hormone von den Drüsenzellen in die *Blutbahn* abgegeben und wirken sie *entfernt* vom Bildungsort, spricht man von *endokriner* Sekretion bzw. *hormonaler* (endokriner) *Wirkung im engeren Sinn.* Beeinflussen sie dagegen *benachbarte* Zellen, so wird von *parakriner* Sekretion bzw. Wirkung gesprochen.

Manche Hormone weisen sowohl endokrine als auch parakrine Effekte auf. So wurde z. B. bei den Hypophysenvorderlappenhormonen (s. S. 541 f.) neben einer endokrinen auch eine parakrine Wirkung. d. h. eine Beeinflussung der Hormonsekretion benachbarter Hypophysenzellen, nachgewiesen. Ebenso können bestimmte Hormone, z. B. einige die gastrointestinale Motilität beeinflussende Peptidhormone, auch als Neurotransmitter fungieren.

Während das Nervensystem vorrangig der schnellen und gezielten Informationsübertragung dient, ist das *hormonale System hauptsächlich für die längerdauernde und globale Steuerung der Zellfunktionen* zuständig.

Bildungsorte der Hormone. Die Aufgabe, die die Hormone zu erfüllen haben, erfordert deren *ständige, dem wechselnden Bedarf angepaßte Bildung und Abgabe sowie die gesteuerte Inaktivierung.* Die Synthese der Hormone erfolgt entweder in besonderen (innersekretorischen) Organen oder in speziellen Zellgruppen bzw. Einzelzellen von Organen, die vorrangig andere Funktionen erfüllen. Zu den schon länger bekannten *hormonbildenden Organen* (s. Abb.18–1) gehören

- ☐ das *Zwischenhirn,*
- ☐ die *Hypophyse,*
- ☐ die *Schilddrüse,*

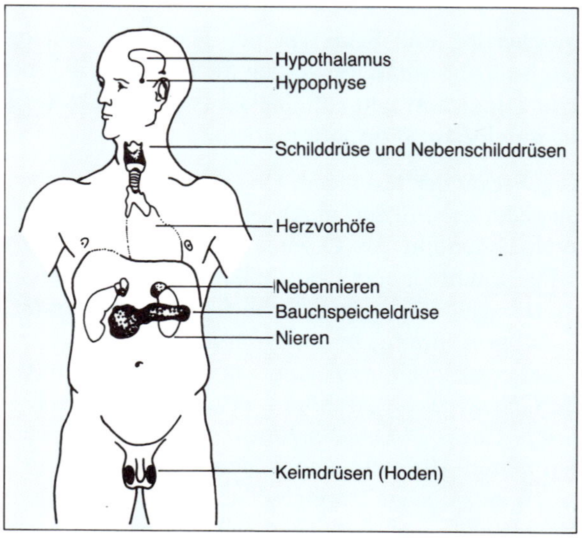

Abb.18–1. Lage hormonproduzierender Organe, nach Benninghoff-Goerttler

- die *Nebenschilddrüsen,*
- der *Thymus,*
- die *Langerhansschen Inseln des Pankreas,*
- die *Nebennieren,*
- die *Leydigschen Zwischenzellen der Hoden* (Testes),
- die *Follikel und Corpora lutea der Eierstöcke* (Ovarien) und
- die *Plazenta* bei schwangeren Frauen.

Seit einiger Zeit ist bekannt, daß auch von den *Nieren* (s. S. 336f.) und den *Vorhöfen des Herzens* (s. S. 159) Hormone produziert und abgegeben werden.

In einigen Fällen sind *Bildungs- und Abgabeort nicht identisch.* So erfolgt beispielsweise die Synthese einiger Hormone, die von der Hypophyse gespeichert und abgegeben werden, im benachbarten Hypothalamus (s. u.).

Hormonsynthese. Die Biosynthese der Steroid- und Schilddrüsenhormone wird bei den einzelnen Unterkapiteln (s. S. 553f. u. S. 547f.) beschrieben. Die Bildung der *Peptid-* und *Proteohormone,* die hier dargestellt werden soll, erfolgt in üblicher Weise wie die der anderen Eiweißkörper durch Transkription und Translation, jedoch wird zunächst ein (höhermolekulares) *Vorläufermolekül,* das sog. **Präprohormon,** synthetisiert. Das eigentlich wirksame Hormon ist in diesem als *Teilsequenz* enthalten und wird erst später durch Biohydrolyse abgespalten. In einigen Fällen entstehen bei diesem als *posttranslational processing* bezeichneten Vorgang mehrere hormonell aktive Teilstücke (vgl. z. B. Proopiomelanocortin S. 542f.).

Speicherung und Sekretion der Hormone. Analog den Neurotransmittern werden die Hormone in *Granula* gespeichert und auf einen entsprechenden Reiz hin durch *Exozytose* sezerniert.

Abgaberate der Hormone. Einige Hormone werden entweder *nach Bedarf* in Abhängigkeit von der Stoffwechselsituation des Organismus oder *als Antwort* auf bestimmte innere bzw. äußere Reize abgegeben. Hierzu zählen beispielsweise *Adiuretin, Insulin, Aldosteron, Adrenalin* und *Noradrenalin.*

Bei einer zweiten Gruppe von Hormonen, zu der die *Glucocorticoide* gehören, erfolgt die *Basissekretion in einem 24-Stunden-Rhythmus;* zusätzlich werden weitere Hormonmengen, den jeweiligen Bedürfnissen entsprechend, freigesetzt. In anderen Fällen, wie z. B. bei den *weiblichen Sexualhormonen,* variiert die Abgaberate in *Rhythmen von längerer Dauer.*

Bei einer weiteren Gruppe wird schließlich die Sekretion und damit die Konzentration im Blut weitgehend *konstant* gehalten. Typische Vertreter dieser Gruppe sind die *Schilddrüsenhormone.*

Hormontransport. Für zahlreiche Hormone existieren für den Transport im Blut besondere *Transportproteine,* an die die Hormone gebunden werden. Die Schilddrüsenhormone z. B. werden mit *Thyroxinbindendem Globulin* (TBG) und *Thyroxin-bindendem Präalbumin* (TBPA) transportiert. Die Transportproteine für die einzelnen Hormone sind in den entsprechenden Unterkapiteln angegeben.

Inaktivierung von Hormonen. Die Funktion der Hormone als Informationsträger setzt voraus, daß sie nur eine begrenzte Zeit wirken und ihre Anreicherung im Zielorgan verhindert wird. Dies geschieht durch *Biotransformation* im Erfolgsorgan selbst oder in verschiedenen anderen Organen, insbesondere in der Leber, aber auch u. a. in der Lunge oder den Nieren. In manchen Fällen wird die Hormonwirkung durch die Abgabe *antagonistischer Hormone* aufgehoben.

Wirkungsmechanismus der Hormone. Die physiologischen Wirkungen der Hormone werden durch Primär- und sich daran anschließende Folgereaktionen in den Zellen der Erfolgsorgane ausgelöst. Man kennt heute vor allem drei Arten derartiger Primärreaktionen, durch die biochemische Prozesse in den Zellen fördernd oder hemmend beeinflußt werden können, die

- *Internalisierung des Hormon-Rezeptorkomplexes* (nach Bindung des Hormons an einen *membranständigen* Rezeptor und Phosphorylierung einer intrazellulären Phosphorylierungsdomäne) und anschließende Fusion mit intrazellulären Strukturen,
- *Bildung eines 2. Botenstoffes (second messengers)* durch Interaktion des Hormons mit einem *membranständigen* Hormonrezeptor-Kopplungsprotein-Enzym-Komplex sowie
- *Induktion von Enzymen und/oder anderen Proteinen* durch Wechselwirkung des Hormons mit einem *intrazellulären* Rezeptor und nachfolgende Aktivierung von DNA-Abschnitten.

Ein typisches Beispiel für ein Hormon, daß nach Bindung an den Rezeptor mit diesem zusammen internalisiert wird, ist *Insulin* (s. S. 561ff.)

Zu den Hormonen, die ihre Wirkung über die *Bildung eines second messenger* entfalten, gehören die meisten *Peptid-* und *Proteohormone* sowie die *Catecholamine* (vgl. S. 560), zu den *Induktoren der Proteinsynthese* die *Steroid-* und *Schilddrüsenhormone.*

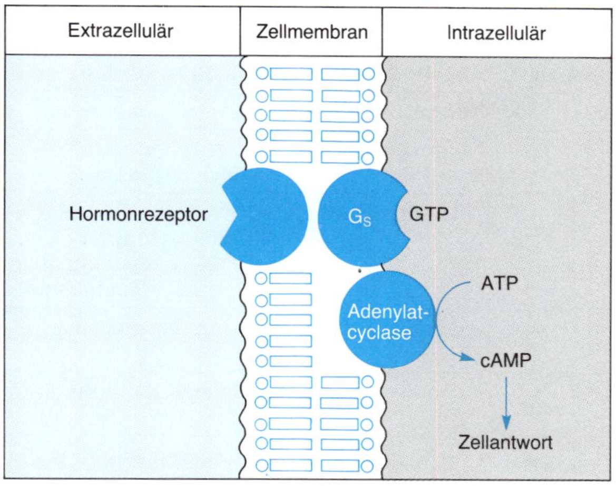

Abb.18–2. Wirkung eines Hormons über die Bildung eines second messenger.
G_s = stimulierendes Kopplungsprotein

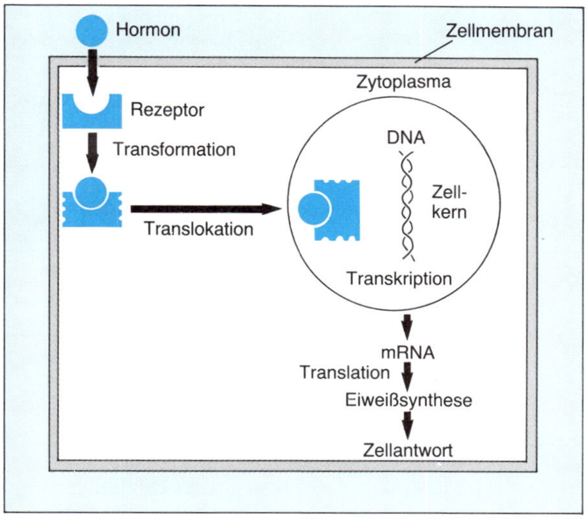

Abb.18–3. Wirkung eines Hormons über einen intrazellulären Rezeptor und Genaktivierung, nach Wuttke

Der wichtigste, bei hormonellen Reaktionen gebildete *second messenger* ist das *cyclische Adenosinmonophosphat (cyclo-AMP, cAMP)*. Durch Reaktion des betreffenden Hormons mit einem *membranständigen Rezeptor* wird dessen Konformation verändert und infolgedessen, vermittelt durch ein *GTP-abhängiges Kopplungsprotein (G-Protein)*, das Enzym *Adenylatcyclase* aktiviert und damit die Umwandlung von Adenosintriphosphat in *cAMP* gefördert. Dieses löst die eigentlichen Effekte in der Zelle aus. So kann es beispielsweise Transport- oder auch Enzymsysteme und damit bestimmte Stoffwechselwege in der Zelle beeinflussen. Man bezeichnet ein auf diese Weise wirksames Hormon als *1. Boten (first messenger)* und die von ihm induzierte Substanz entsprechend als *2. Boten (second messenger)*. Außer cAMP wurden als second messenger *cyclisches Guanosinmonophosphat (cGMP), Calmodulin, Phosphoinositol* und *Diacylglycerol* nachgewiesen.

Der *Angriffsort der dritten Gruppe von Hormonen liegt intrazellulär.* Nach Penetration der Zellmembran verbinden sie sich mit einem *zytoplasmatischen* bzw. nach neueren Untersuchungen wahrscheinlicher mit einem *kernmembranständigen Rezeptor* zu einem *Hormon-Rezeptor-Komplex*. Dieser dringt in den Zellkern ein und bewirkt dort eine *lokale Entspiralisierung von DNA-Strängen*. Auf üblichem Wege kann nun *messenger-RNA* synthetisiert werden, die nach Ausschleusung aus dem Zellkern die Proteinsynthese an den Ribo- bwz. Polysomen steuert. Bei dem geschilderten Mechanismus handelt es sich somit um eine *Genaktivierung*.

Releasing-Hormone, glandotrope und effektorische Hormone. Häufig wird die hormonale Information zunächst auf (nachgeordnete) endokrine Drüsen übertragen und erst in einem zweiten oder dritten Schritt durch weitere Hormone der eigentliche Effekt im Erfolgsorgan ausgelöst. Greift der hormonale Informationsträger dabei an der Hypophyse an und setzt dort ein hypophysäres Hormon frei, bezeichnet man ihn als *Releasing-Hormon* (s. S. 544), interagiert er mit einer peripheren endokrinen Drüse, so nennt man ihn *glandotropes* oder kurz *tropes Hormon*. Direkt am Erfolgsorgan wirkende Hormone heißen *effektorische Hormone* (s. Tab.18–1).

18.1.2 Grundprinzipien der hormonalen Regulation

Die meisten Hormone sind *Glieder von Regelkreisen* (s. S. 55ff.). In einem solchen Regelkreis kann

- ☐ ein *Hormon als Stellgröße* wirken oder
- ☐ die *Hormonkonzentration eine Regelgröße* darstellen, d.h. die Hormonkonzentration selbst kontrolliert werden.

Hormone als Stellgrößen im Regelsystem. Als Beispiel für die Funktion eines Hormons als Stellgröße ist in Abb.18–4 der Regelkreis für die *Konstanthaltung der osmotischen Konzentration* im Extrazellularraum dargestellt. Das Regelzentrum für dieses System befindet sich im Hypothalamus, wo *Adiuretin* (s. S. 539f.) gebildet wird, welches auf dem Nervenweg zur Neurohypophyse gelangt. Das von hier abgegebene Hormon erreicht über das Blut die Niere *(Stellglied)*, wo es die Wasserrückresorption erhöht

Tab. 18−1. Effektorische Hormone

Bezeichnung	Abk.	Synonyma	Chem. Aufbau	Abgabe durch	Hauptwirkungen
Adiuretin	ADH	Vasopressin	Nonapeptid	Neurohypophyse	Wasserretention
Oxytocin		Ocytocin	Nonapeptid	Neurohypophyse	Uteruskontraktion, Milchauspressung
Somatotropin	STH (GH)	Somatotropes Hormon, Wachstumshormon	Protein	Adenohypophyse	Knochenwachstum, Proteinsynthese, Lipolyse, Hemmung der Glucoseaufnahme
Melanozytenstimulierendes Hormon	MSH	Melanotropin	Polypeptid	Adenohypophyse	Hautpigmentierung
Prolactin	PRL (LTH)	Lactotropes Hormon	Protein	Adenohypophyse	Milchproduktion
Thyroxin	T_4	Tetraiodthyronin	Aminosäurenderivate	Schilddrüse	Stoffwechselsteigerung Wachstumsförderung
Triiodthyronin	T_3				
Calcitonin		Thyreocalcitonin	Polypeptid	Schilddrüse	Senkung des Ca^{2+}-Spiegels, Erhöhung des Phosphatspiegels
Parathormon	PTH	Parathyrin	Polypeptid	Nebenschilddrüsen	Erhöhung des Ca^{2+}-Spiegels
Glucocorticoide (Cortisol)			Steroide	Nebennierenrinde (Zona fasciculata)	Gluconeogenese, Proteolyse, Lipolyse, Entzündungshemmung
Mineralocorticoide (Aldosteron)			Steroide	Nebennierenrinde (Zona glomerulosa)	Na^+-Retention, K^+-Ausscheidung, Wasserretention
Androgene (Testosteron)			Steroide	Testes (Zwischenzellen)	Wachstum der männlichen Sexualorgane, Proteinsynthese
Oestrogene (Oestradiol)			Steroide	Ovar (Follikelepithel), Plazenta	Wachstum der weiblichen Sexualorgane, Proliferation der Uterusschleimhaut
Gestagene (Progesteron)			Steroide	Ovar (Gelbkörper), Plazenta	Umwandlung der Uterusschleimhaut zur Sekretionsphase, Temperatursteigerung (0,4 °C)
Adrenalin	(A)	Epinephrin	Aminosäurederivat	Nebennierenmark	Förderung der Herzaktion, Glykogenolyse, Stimulation des ZNS
Noradrenalin	(NA)	Arterenol	Aminosäurederivat	Nebennierenmark	Blutdrucksteigerung
Insulin			Polypeptid	Inselorgan, B-Zellen (Pankreas)	Glucoseaufnahme und -oxidation, Glykogenaufbau (Senkung des Blut-Glucosespiegels)
Glucagon	HGF	Hyperglykämischer Faktor	Polypeptid	Inselorgan, A-Zellen (Pankreas)	Glykogenolyse, Gluconeogenese (Anhebung des Blut-Glucosespiegels)
Erythropoietin			Polypeptid	Niere	Erythrozytenbildung
Atrialer Natriuretischer Faktor	ANF	Atriopeptin	Polypeptid	Vorhöfe des Herzens	verstärkte Diurese, Natriurese

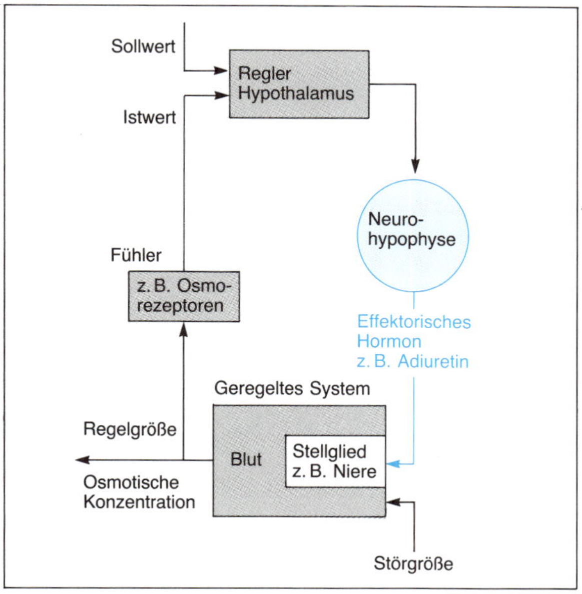

Abb.18–4. Stellgrößenfunktion von Hormonen, dargestellt am Beispiel von Adiuretin

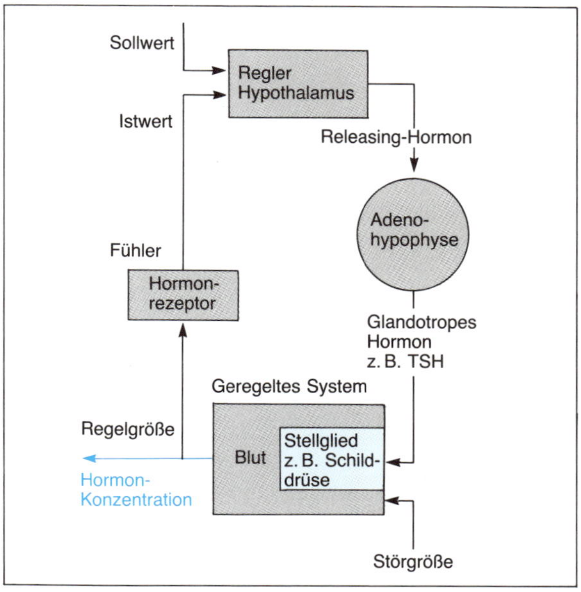

Abb.18–5. Hormonkonzentrationen als Regelgrößen, dargestellt am Beispiel von Schilddrüsenhormonen

und damit zugleich die osmotische Konzentration des Blutes steuert. Adiuretin ist somit ein effektorisches Hormon, das als *Stellgröße* im Regelkreis wirkt. Die von *Osmorezeptoren* übermittelte Information über die Höhe der Osmolarität veranlaßt den Regler, die Adiuretinfreisetzung zu verstärken oder einzuschränken *(negative Rückkopplung)*.

Hormonkonzentration als geregelte Größe. In Abb.18–5 ist der Regelkreis für die Kontrolle der *Schilddrüsenhormone* Thyroxin und Triiodthyronin (s. S. 547f.) als Beispiel für den Fall dargestellt, daß die Konzentration eines Hormons im Blut die *Regelgröße* darstellt, die durch den Regelprozeß konstant gehalten werden soll. Der Hormonspiegel im Blut *(Regelgröße)* wird von *Hormonrezeptoren* laufend überwacht. Eine Abweichung des Istwertes vom vorgegebenen Sollwert veranlaßt das zuständige Zentrum im Hypothalamus *(Regler)* zur Abgabe eines *Releasing-Hormons,* das auf dem Blutweg zur Hypophyse gelangt. Dadurch wird das *glandotrope Hormon Thyreotropin* (TSH) freigesetzt, das mit dem Blutstrom die Schilddrüse *(Stellglied)* erreicht und deren Hormonsynthese und -abgabe stimuliert. Auf diese Weise erfolgt eine Korrektur der Regelgröße, bis der Hormonwert dem Sollwert entspricht. An diesem Regelprozeß sind somit vier Hormone beteiligt, von denen zwei, ein Releasing-Hormon und ein glandotropes Hormon, als *Stellgrößen* fungieren und die Blutspiegel der beiden anderen (Thyroxin und Triiodthyronin) *Regelgrößen* darstellen.

Hierarchischer Aufbau der hormonalen Regulation. Das in Abb.18–6 dargestellte Schema verdeutlicht den für eine Reihe von hormonalen Regelkreisen bekannten (auch in Abb.18–5 wiedergegebenen) *dreistufigen, hierarchischen Aufbau mit dem Hypothala-*

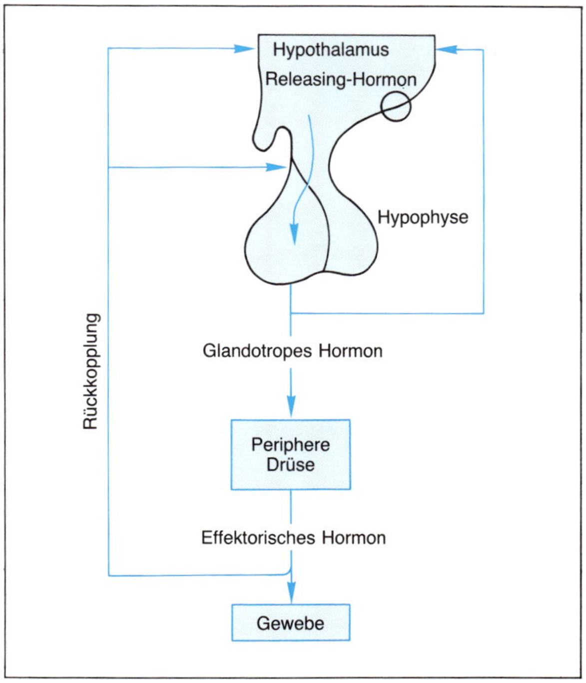

Abb.18–6. Hormonaler Regelkreis mit dreistufigem hierarchischem Aufbau

Hormonales System 18

mus als Regulationszentrum, der Hypophyse als zweiter und der peripheren innersekretorischen Drüse als dritter Ebene. Die (meist *negative*) *Rückkopplung* in einem solchen System erfolgt einerseits durch das effektorische Hormon in einem sog. *Long-Feedback* zur Hypophyse und zum Hypothalamus, andererseits durch das glandotrope Hormon in einem sog. *Short-Feedback* zum Hypothalamus.

Es ist jedoch darauf hinzuweisen, daß diese Form der hormonalen Regulation nicht durchgängig zutrifft. Weder das dreistufige System noch die negative Rückkopplung sind in allen Fällen realisiert. So findet man z. B. bei effektorischen Hormonen des Hypophysenvorderlappens (s. S. 541 ff.) nur einen zweistufigen Aufbau, und bei einer Reihe anderer effektorischer Hormone (z. B. Insulin, Parathormon) wird die Hormonabgabe *ohne* Einschaltung des hypothalamisch-hypophysären Systems geregelt.

18.2 Das hypothalamisch-hypophysäre System

Die vegetativen Funktionen im Dienste der *Erhaltung, Fortpflanzung* und *Arbeitsbereitschaft* des Organismus werden z. T. über das *hormonale (endokrine) System,* z. T. über das *vegetative Nervensystem* reguliert. Dieses Zusammenwirken der beiden Systeme erfordert eine enge Kooperation *(neuroendokrine Kopplung),* für die der **Hypothalamus** zuständig ist. Hier liegen die übergeordneten *vegetativen Zentren,* die einerseits die Aktivität von *Sympathikus* und *Parasympathikus* und andererseits die *Hormonabgabe* der **Hypophyse** beeinflussen. *Hypothalamus und Hypophyse bilden somit eine übergeordnete Funktionseinheit für hormonale Regulationen.*

Unter solchen funktionellen Aspekten kann das hypothalamisch-hypophysäre System (Abb. 18–7) unterteilt werden in

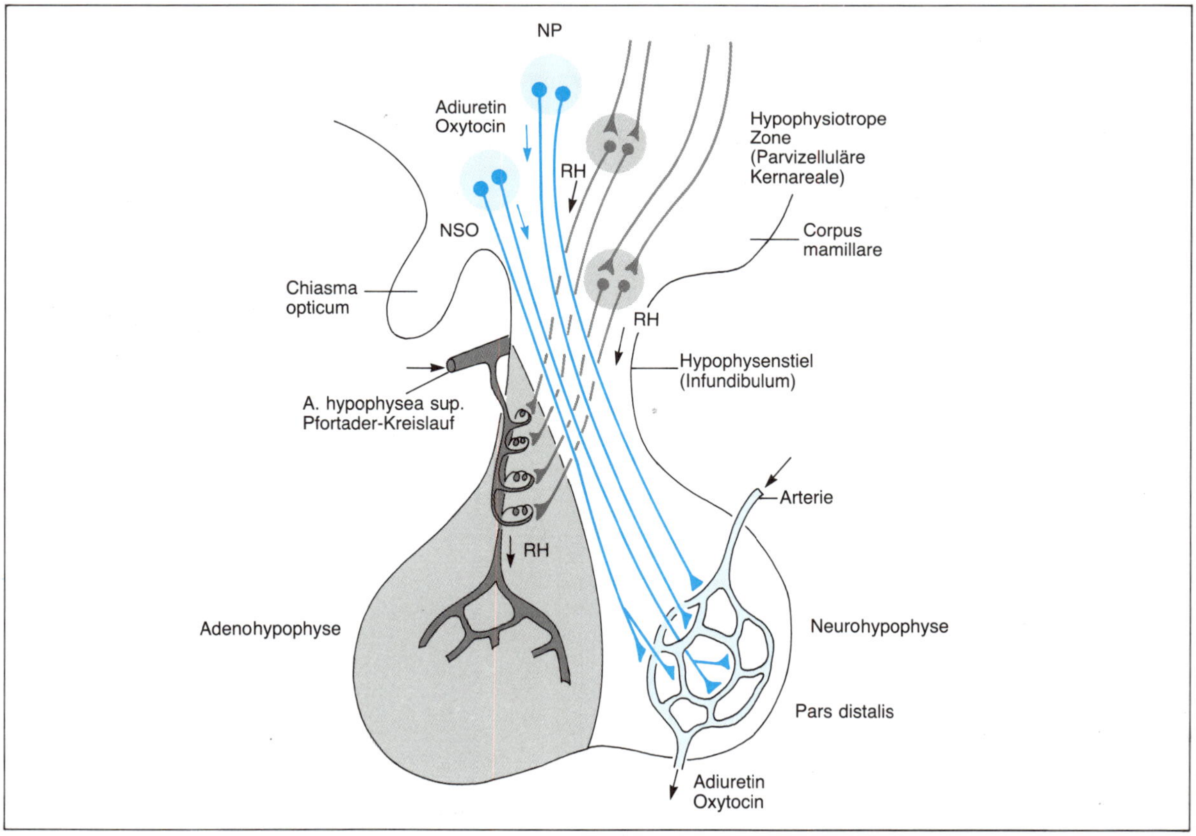

Abb. 18–7. Hypothalamisch-hypophysäres System in schematischer Darstellung, nach Brück. Adiuretin und Oxytocin werden im Nucleus paraventricularis (NP) und im Nucleus supraopticus (NSO) gebildet und über Nervenbahnen zur Neurophypophyse transportiert. Releasing-Hormone (RH) gelangen über das hypophysäre Pfortadersystem zu den hormonbildenden Zellen der Adenohypophyse

- ☐ *hypothalamische Kerngebiete* (Nucleus supraopticus, Nucleus paraventricularis), die über Nervenbahnen mit der *Neurohypophyse* (Hypophysenhinterlappen) verbunden sind, sowie
- ☐ die *hypophysiotrope Zone des Hypothalamus*, durch welche die Hormonfreisetzung aus der *Adenohypophyse* (Hypophysenvorderlappen) gesteuert wird.

18.2.1 Anatomische Grundlagen

Hypothalamus. Der Hypothalamus bildet die unterste Etage und den Boden des Zwischenhirns. Er gliedert sich in einen *vorderen und mittleren Teil* mit *markarmen Fasern* und in einen *hinteren Teil* mit *markreichen Nervenfasern,* zu dem die Corpora mamillaria gehören. Im vorderen Teil, der *Regio hypothalamica anterior,* findet man mehrere **Kerne,** d. h. Ansammlungen von Neuronen (neuerdings ist hierfür auch die Bezeichnung *Nervenzellnester* gebräuchlich), von denen zwei schon erwähnte Kerngebiete mit sehr großen Zellen (magnozelluläre Kerngebiete) besondere Bedeutung besitzen: der *Nucleus supraopticus,* oberhalb des Chiasma opticum (s. S. 430) gelegen, und der *Nucleus paraventrivularis,* der dem 3. Hirnventrikel benachbart ist. In ihren Neuronen wird ein **Neurosekret** gebildet, das durch *axonalen Transport* in den Hypophysenvorderlappen gelangt (s. u.).

Die Kerne der *Regio hypothalamica intermedia* (Nucleus arcuatus, Nucleus infundibularis u. a.) steuern die Hormonsekretion in der Adenohypophyse. Die von ihnen freigesetzten *Releasing-Hormone* und *Release-Inhibiting-Hormone* (s. u.) gelangen über den Tractus tubuloinfundibularis zur Eminentia mediana und von dort über die sog. Portalgefäße (s. S. 544) zur Hypophyse.

Die *Regio hypothalamica posterior,* die die Kerne der Corpora mamillaria umfaßt, steht mit vegetativen Zentren im Mesenzephalon und der Medulla oblongata in Verbindung.

Hypophyse. Die *Hypophyse (Hirnanhangdrüse)* ist ein nur 0,5 g schweres Organ, das in einer Nische der knöchernen Schädelbasis, der *Sella turcica* (Türkensattel) eingebettet liegt. Sie ist über den *Hypophysenstiel (Infundibulum)* mit dem Hypothalamus verbinden (s. Abb. 16–15, S. 430, u. 18–7).

Wie schon beschrieben, gliedert sich die Hypophyse in zwei Hauptanteile, den **Hinterlappen,** der auch als **Neurohypophyse** bezeichnet wird, und den **Vorderlappen,** den man wegen seines drüsigen Anteils **Adenohypophyse** nennt. Die Neurohypophyse ist entwicklungsgeschichtlich aus dem *neuralen Ektoderm* (Anlage des Nervensystems) hervorgegangen. Hieraus erklärt sich die Tatsache, daß die Neurohypophyse Nervenbahnen enthält, die aus den oben genannten Kerngebieten des Hypothalamus stammen. Die Adenohypophyse dagegen hat sich im Laufe der Entwicklung aus dem *oralen Ektoderm* (der embryonalen Mundbucht) entwickelt und weist dementsprechend keine direkten morphologischen Beziehungen zum Hypothalamus auf.

Zwischen dem Vorder- und Hinterlappen der Hypophyse läßt sich noch ein schmaler **Zwischenlappen** (Pars intermedia) mit zahlreichen kleinen Zysten abgrenzen.

Das *histologische Bild* der Hypophysenanteile ist durch ihre entwicklungsgeschichtliche Herkunft geprägt. Die *Neurohypophyse* besteht aus einem *Gliagewebe,* das von marklosen Nervenfasern (s. o.) und Gefäßen durchzogen wird. Die *Adenohypophyse* dagegen ist aus *Epithelzellen* aufgebaut, die, zu größeren Verbänden zusammengefaßt, von weiten Kapillaren umgeben sind. Nach Zellaufbau und Anfärbbarkeit unterscheidet man mehrere Zelltypen, die für die Produktion und Speicherung bestimmter Vorderlappenhormone (s. u.) zuständig sind: Die *acidophilen Zellen* bilden Somatotropin und Prolactin, die *basophilen Zellen* Thyreotropin sowie die Gonadotropine, die *chromophoben Zellen* Corticotropin.

18.2.2 Hormone der Neurohypophyse

Von der Neurohypophyse werden zwei effektorische Hormone, die Cyclononapeptide

- ☐ *Adiuretin* (Vasopressin) und
- ☐ *Oxytocin* (Ocytocin)

gespeichert und freigesetzt, die sich trotz ihres unterschiedlichen physiologischen Verhaltens chemisch nur durch zwei Aminosäuren unterscheiden: Menschliches Adiuretin enthält Arginin und Phenylalanin anstelle der in Oxytocin enthaltenen Aminosäuren Leucin und Isoleucin.

Beide Hormone werden in Form von *Vorläuferhormonen* – Adiuretin als *Progressophysin,* Oxytocin als *Prooxyphysin* – im Hypothalamus synthetisiert und, wie bereits erwähnt, als Neurosekret an den Hypophysenhinterlappen abgegeben. In den Transportgranula erfolgt die Spaltung in je ein *Neurophysin* und *Adiuretin* bzw. *Oxytocin.*

Adiuretin. Wegen seiner Wirkung auf die Nierenfunktion wird das eine der beiden Hinterlappenhormone als *Adiuretin* (ADH = **Anti**-**di**uretisches **H**ormon) bezeichnet (s. Abb.18–8). Es ist mit *Vasopressin* identisch. Diese Bezeichnung ist darauf zurückzuführen, daß das Hormon in höheren, nicht mehr physiologischen Dosen die Kontraktion aller glatten Muskeln erhöht und blutdrucksteigernd wirkt.

Die Aufgabe des *Adiuretins* besteht darin, die **Harnkonzentrierung** in der Niere zu fördern. Die Konzentrierung erfolgt im Tubulusapparat des Nephrons (s. S. 331), das von dem abfiltrierten Primärharn durchflossen wird. Adiuretin, das ausschließlich am *distalen Tubulus* und am *Sammelrohr* angreift, erweitert die Poren der Zellmembran, so daß der osmotische Wassertransport aus den Harnkanälchen in das Blut erleichtert wird. Unter dem Einfluß des Adiuretins werden auf diese Weise täglich 15 bis 30 l Wasser rückresorbiert.

Die *Kontrolle* über den Erfolg der Hormonwirkung erfolgt über

- □ *Volumenrezeptoren,* die in den Vorhöfen des Herzens und in den Lungenvenen *das Blutvolumen registrieren,*

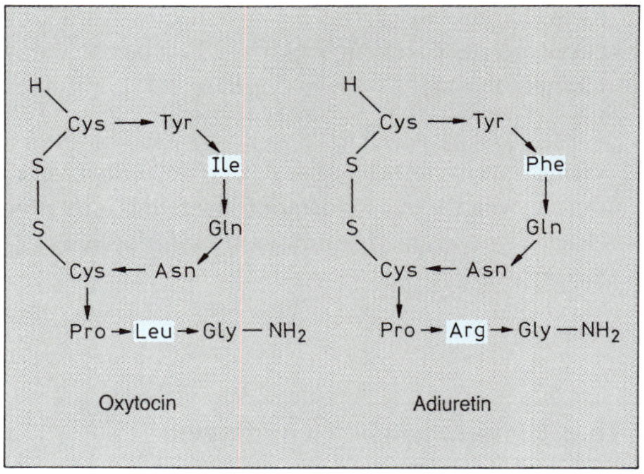

- □ *Osmorezeptoren,* die hauptsächlich im Hypothalamus und vermutlich auch in gastrointestinalen Venen sowie in der Leber *die osmotische Konzentration überwachen.*

Die im Hypothalamus (im Bereich des Nucleus supraopticus) nachgewiesenen *Osmorezeptoren* sprechen bereits auf eine Zunahme des osmotischen Drucks um 1% an und lösen daraufhin eine verstärkte Adiuretinausschüttung aus.

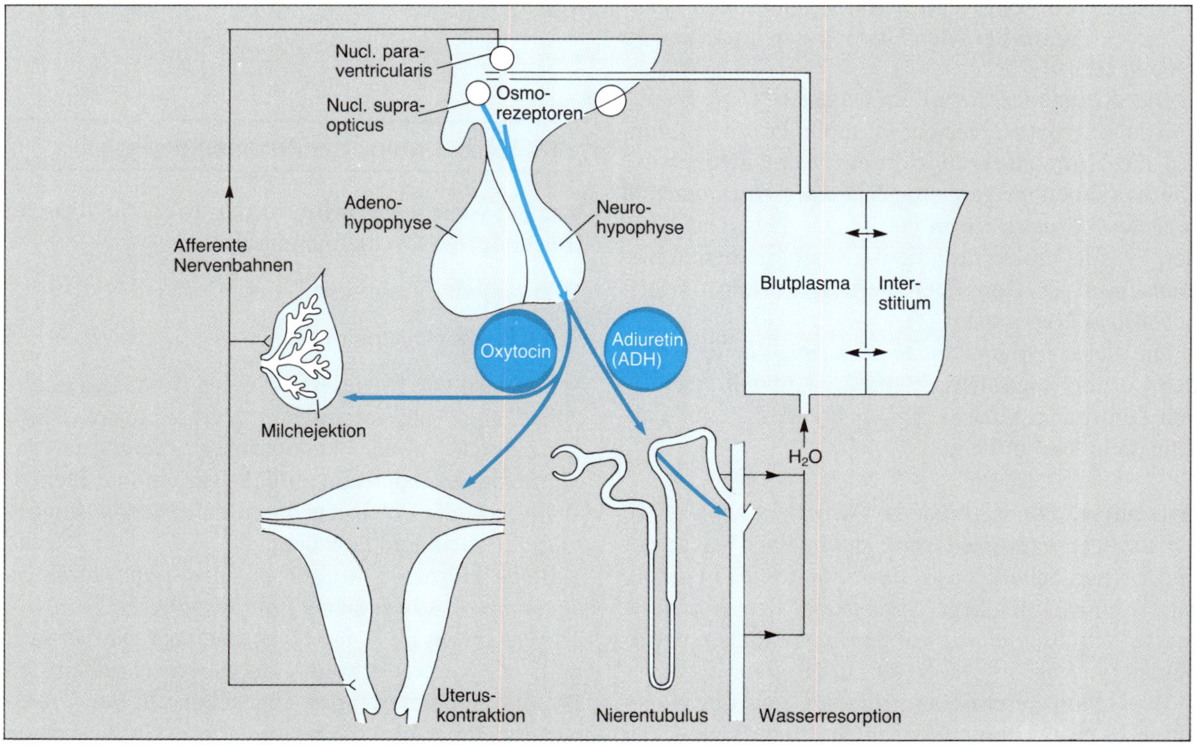

Abb.18–8. Wirkungen von Adiuretin und Oxytocin sowie Kontrolle der Hormonabgabe

Oxytocin (Ocytocin). Die wesentliche physiologische Funktion von Oxytocin besteht darin, die *glatte Uterusmuskulatur* (Myometrium) *am Ende der Schwangerschaft zu rhythmischen Kontraktionen* zu veranlassen (s. Abb. 18–8). Dabei wird der Zeitpunkt des Kontraktionsbeginns, d.h. der **Wehenauslösung,** wahrscheinlich durch die Konzentration der *weiblichen Sexualhormone* bestimmt. Die Empfindlichkeit der Uterusmuskulatur gegenüber Oxytocin nimmt nämlich gegen Ende der Schwangerschaft mit steigendem Oestrogen-Gestagen-Quotienten (s. S. 568f.) zu. Die *Rückmeldung* über die Oxytocinwirkung erfolgt *auf dem Nervenwege.*

Eine weitere Funktion kommt dem Oxytocin bei der **Milchabgabe** *aus der Brustdrüse* zu (s. Abb. 18–8). Das Saugen an der laktierenden Brust löst auf dem Nervenweg eine Mehrproduktion und Ausschüttung von Oxytocin aus, das dann die Auspressung der Milch durch Kontraktion des Myoepithels der Brustdrüse fördert.

18.2.3 Hormone der Adenohypophyse

Vom Hypophysenvorderlappen werden sowohl *effektorische* als auch *glandotrope (Peptid-)Hormone* abgegeben. Zu den ersteren gehören

- ☐ *Somatotropin,*
- ☐ *Melanozyten-stimulierendes Hormon* und
- ☐ *Prolactin,*

zu den letzteren (Tab. 18–2)

- ☐ *Corticotropin* (Adrenocorticotropes Hormon),
- ☐ *Thyreotropin* (Thyreoidea-stimulierendes Hormon),
- ☐ *Follikel-stimulierendes Hormon* und
- ☐ *Luteinisierungshormon* (identisch mit Zwischenzellen-stimulierendem Hormon).

Follikel-stimulierendes Hormon und Luteinisierungshormon bzw. Zwischenzellen-stimulierendes Hormon werden unter der Bezeichnung *Gonadotropine* zusammengefaßt.

Somatotropin (Wachstumshormon, *STH* = **S**omatotropes **H**ormon, GH = Growth Hormone). Das Wachstumshormon ist ein einkettiges Peptidhormon mit einem Molekulargewicht von 21500, das aus 191 Aminosäuren besteht. Seine *Wirksamkeit ist streng artspezifisch,* so daß etwa aus Rinderhypophysen gewonnenes Somatotropin beim Menschen wirkungslos bleibt.

Tab. 18–2. Glandotrope Hormone der Adenohypophyse und Plazentahormone

Bezeichnung	Abk.	Synonyma	Chem. Aufbau	stimuliert
A Glandotrope Hormone des Hypophysenvorderlappens				
Thyreoidea-stimulierendes Hormon	TSH	Thyreotropes Hormon, Thyreotropin	Glykoprotein	Thyroxin- und Triiodthyronin-Produktion
Adrenocorticotropes Hormon	ACTH	Corticotropin	Polypeptid	Glucocorticoid-Produktion
Follikel-stimulierendes Hormon	FSH	Follitropin	Glykoprotein	♀ Follikelreifung, Oestrogen-Produktion ♂ Spermienentwicklung
Luteinisierungs-hormon = Zwischenzellen-stimulierendes Hormon	LH = ICSH	Lutropin Interstitial Cell Stimulating Hormone	Glykoprotein	♀ Ovulation, Oestrogen-, Progesteron-Produktion ♂ Testosteron-Produktion
B Plazentahormone				
Choriongonadotropin	HCG	Human-Chorion-Gonadotropin	Glykoprotein	Oestrogen- und Progesteron-Produktion
Chorionmammotropin	HCS = HPL	Human-Chorion-Somatomammotropin Human-Placental-Lactogen	Protein	Proliferation der Brustdrüse sowie Funktionen wie STH

Wie Abb. 18–9 zeigt, besitzt Somatotropin ein sehr breites Wirkungsspektrum. Allerdings löst es die Wirkungen z. T. nicht selbst, sondern über die Bildung *wachstumsfördernder Faktoren in der Leber,* der **Somatomedine,** aus. (Somatotropin verhält sich somit einerseits als effektorisches, andererseits als glandotropes Hormon.)

Somatotropin als *effektorisches Hormon*

- □ mobilisiert Fettsäuren aus Fettgewebe und führt dadurch zu einem Abbau von Fettdepots (Steigerung der *Lipolyse*),
- □ erhöht den *Blutzuckerspiegel* durch Zunahme der Gluconeogenese und Verringerung der Glucoseaufnahme in die Zellen und
- □ ist neben den Somatomedinen *direkt am Muskelaufbau* und wahrscheinlich auch am *Knorpel- und Knochenwachstum* beteiligt.

Als *glandotropes Hormon* fördert Somatotropin ebenfalls – *indirekt* über die Bildung von Somatomedinen – das Knorpel-, Knochen- und Muskelwachstum: In Chondrozyten wird die Aufnahme von anorganischem Sulfat erhöht, bei Jugendlichen die Aktivität des Epiphysenknorpels und damit das *Längenwachstum des Knochens* gefördert, bei Erwachsenen das *appositionelle Knochenwachstum* gesteigert. Das wichtigste Somatomedin ist *Somatomedin C,* das durch Vermehrung der Proteinsynthese in allen Körperzellen die Zellteilung stimuliert. Außerdem hat es eine kurzdauernde *insulinartige Wirkung* (frühere Bezeichnung: Insuline like growth factor).

Die volle Wirkung des Wachstumshormons bzw. der Somatomedine wird nur erreicht, wenn gleichzeitig Schilddrüsen-, Nebennierenrinden- und Sexualhormone in physiologischen Konzentrationen vorhanden sind. Umgekehrt ist der wachstumsfördernde Effekt dieser Hormone bei Fehlen von Somatotropin herabgesetzt.

Melanozyten-stimulierendes Hormon. Ein weiteres effektorisches Hormon der Adenohypophyse ist das *M*elanozyten-*s*timulierende *H*ormon *(MSH, Melanotropin).* Es fördert die *Melaninproduktion* sowie die *Ausbreitung der Pigmentgranula* in der Haut und damit deren Pigmentierung, doch scheint es beim Menschen unter physiologischen Bedingungen nur von untergeordneter Bedeutung zu sein. Es wird in Form von *Proopiomelanocortin* (POMC), der gemeinsamen Vorstufe von Corticotropin (s. S. 555), β-Endorphin (s. S. 464) und Melanozyten-stimulierendem Hormon, in *Proopiomelanocortinzellen* (POMC-Zellen) gebildet. Das bedeutet, daß die drei Substanzen Melanotropin, Corticotropin und β-En-

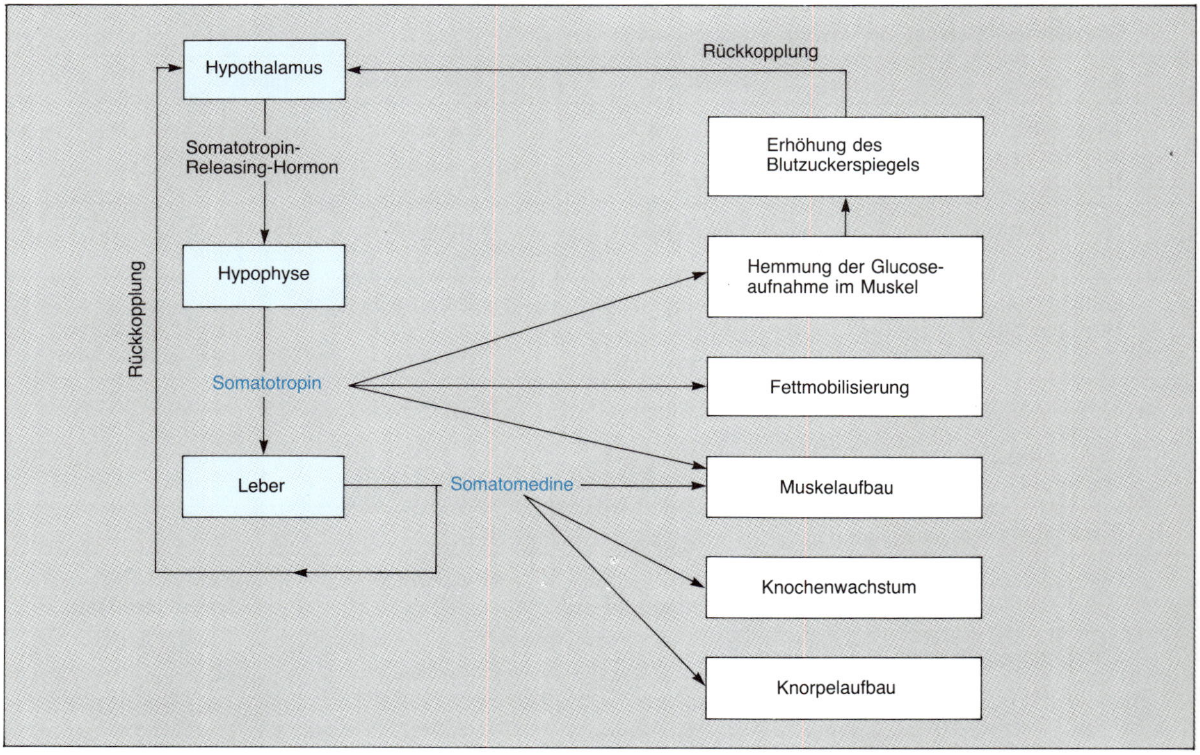

Abb. 18–9. Stoffwechselwirkungen von Somatotropin und Rückmeldekreis für den Blutzuckerspiegel

dorphin stets gleichzeitig freigesetzt werden. Da für diese Freisetzung Corticotropin-Releasing-Hormon (CRH, s. u.) verantwortlich ist, tritt bei einer *CRH-Überproduktion,* z.B. bei *Morbus Addison* (s. S. 557f.), eine besonders starke Pigmentierung der Haut auf.

Prolactin. Das aus 198 Aminosäuren aufgebaute Hormon ist chemisch mit Somatotropin nahe verwandt. *Prolactin* (LTH = **L**acto**t**ropes **H**ormon) *stimuliert* insbesondere die *Ingangsetzung* und *Aufrechterhaltung der Milchproduktion* (Lactopoese) in der Brustdrüse. Die dem Prolactin früher zugeschriebenen Wirkungen auf die weiblichen Keimdrüsen bestehen zumindest beim Menschen nicht. Bei Frauen sind die Plasma-Prolactinspiegel etwa 1,5mal höher als bei Männern. Bei beiden Geschlechtern findet man eine zirkadiane Rhythmik mit maximalen Prolactinspiegeln am Morgen. In der Schwangerschaft ist physiologischerweise die Prolactinausschüttung gesteigert. Reizung von Mechanorezeptoren in den Brustwarzen durch den Säugling bewirkt über nervale Afferenzen die Freisetzung von *Prolactin-Releasing-Hormon* im Hypothalamus und dadurch eine Zunahme der Prolactinliberation.

Die Rückkopplung zum Hypothalamus erfolgt durch Prolactin selbst, und zwar wird bei erhöhtem Prolactinspiegel vermehrt *Dopamin* ausgeschüttet, das die Prolactinsekretion hemmt. *Dopamin ist somit mit dem Prolactin-Inhibiting-Hormon identisch.*

Eine *pathologische Hyperprolactinämie* findet man bei einer Reihe von Krankheitsbildern, z. B. bei Hypophysenadenomen. Als wichtige Symptome treten *Galactorrhoe* (Milchabsonderung) und *Amenorrhoe* (s. S. 596) auf.

Glandotrope Hormone der Adenohypophyse. Alle weiteren Hormone des Hypophysenvorderlappens haben die Aufgabe, die Hormonausschüttung peripherer Drüsen zu steuern. Eine Übersicht über die glandotropen Hormone gibt Abb. 18–10. Es bewirken: das **Thyreotropin (TSH)** die Abgabe von Schilddrüsenhormonen, das **Corticotropin (ACTH)** die Abgabe von Nebennierenrindenhormonen, das **Follikel-stimulierende Hormon (FSH)** und das **Luteinisierungshormon (LH)** die Abgabe der Sexualhormone (s. Tab. 18–2).

Da die glandotropen Hormone und die von ihnen beeinflußten effektorischen Hormone Glieder von zusammenhängenden Regelkreisen sind, ist es zweckmäßig, sie bei der weiteren Darstellung auch gemeinsam mit diesen zu behandeln und dabei jeweils die Leistungen des Gesamtsystems in den Vordergrund zu stellen.

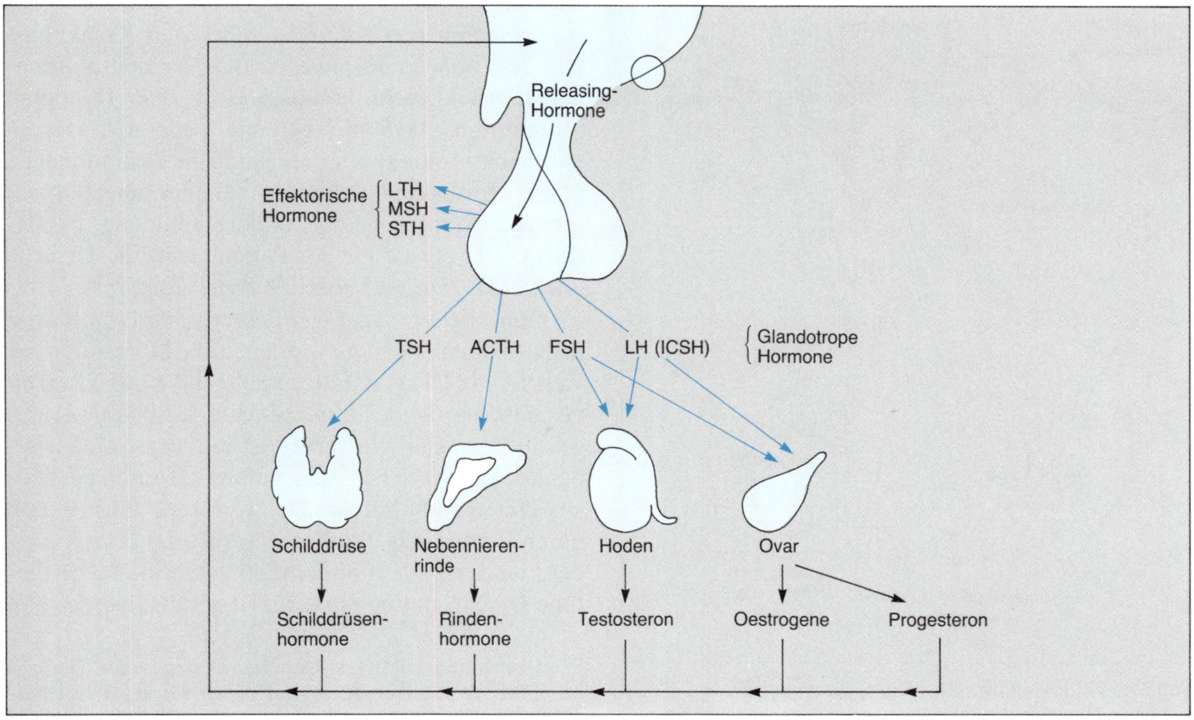

Abb. 18–10. Übersicht über die effektorischen und glandotropen Hormone der Adenohypophyse. STH Somatotropin, MSH Melanotropin, LTH Prolactin, TSH Thyreotropin, ACTH Corticotropin, FSH Follikel-stimulierendes Hormon, LH Luteinisierungshormon

18.2.4 Steuerung der Hormonabgabe in der Adenohypophyse

Pfortadersystem. Obwohl die funktionelle Beziehung zwischen Hypothalamus und Adenohypophyse schon lange Zeit bekannt war, erschien es zunächst völlig rätselhaft, auf welchem Wege die Ausschüttung eines Hormons aus dem Hypophysenvorderlappen von den Hypothalamuszentren her beeinflußt werden könnte. Wie bereits beschrieben, ist dies nicht über Nervenbahnen möglich, weil solche Verbindungen nicht bestehen. Erst 1937 gelang es Harris, auf diese Frage eine Antwort zu finden.

Die Grundlage hierfür gibt Abb.18–11, in der die *kapillären und venösen Strombahnen im Hypothalamus-Hypophysen-Bereich* schematisch dargestellt sind. Man erkennt, daß die *Kapillaren des unteren Hypothalamus und des Hypophysenstiels* in ein sog. *Pfortadersystem* münden, das sich *im Hypophysenvorderlappen zu einem zweiten Kapillarnetz verzweigt.* Der Blutstrom folgt der Pfeilrichtung. Hormone, die im Hypothalamus gebildet werden, gelangen auf diesem Weg in den Hypophysenvorderlappen und bewirken dort die Abgabe der Vorderlappenhormone.

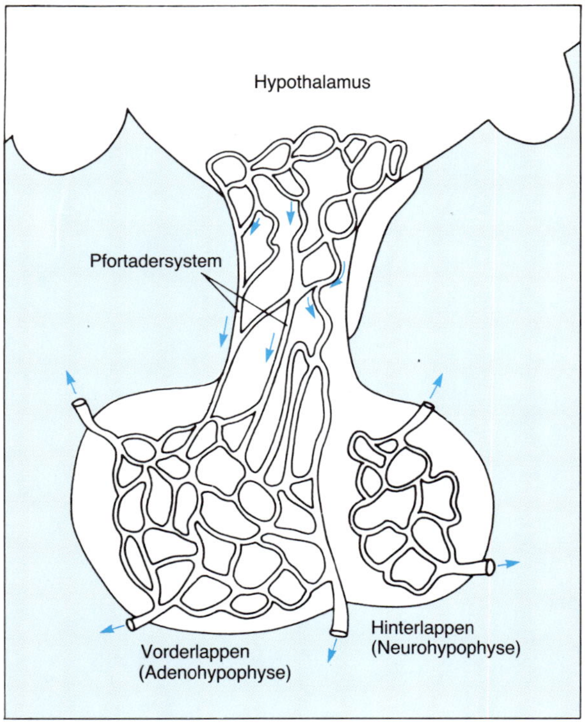

Abb.18–11. Kapilläre und venöse Strombahnen im Hypothalamus-Hypophysen-Gebiet. Über das Pfortadersystem können Releasing-Hormone und Release-Inhibiting-Hormone aus dem Hypothalamus in die Adenohypophyse gelangen

Releasing-Hormone und Release-Inhibiting-Hormone. Die Produktion und Freisetzung der Hypophysenvorderlappenhormone wird, wie bereits mehrfach erwähnt, von einer Reihe von Hormonen, die aus der hypophysiotropen Zone des Hypothalamus stammen, gefördert oder gehemmt. *Fördernd* wirken die sog. *Releasing-Hormone* (auch *Liberine* genannt), *hemmend* die *Release-Inhibiting-Hormone* (auch *Statine* genannt). Diese früher als „Faktoren" bezeichneten Hormone, die jeweils eine bestimmte Funktion der Adenohypophyse steuern, sind in Tabelle 18–3 zusammengestellt. In den meisten Fällen handelt es sich um Oligopeptide mit verhältnismäßig wenigen (3–41) Aminosäuren (vgl. aber Dopamin S. 474).

Außer durch negativen oder positiven hormonalen Feedback wird die Ausschüttung der Releasing- bzw. Release-Inhibiting-Hormone *nerval* durch noradrenerge, adrenerge und serotoninerge Neurone beeinflußt. Auf diese Weise können Außen- und Innenwelteinflüsse sowie emotionale Regungen in die neuroendokrine Steuerung integriert werden.

18.2.5 Störungen des hypothalamisch-neurohypophysären Systems

Diabetes insipidus. Eine *mangelnde Produktion* oder *Ausschüttung von Adiuretin* führt zum Krankheitsbild des *Diabetes insipidus centralis* (= neurohormonalis). Als Ursache kommen Hirn- oder Hypophysentumoren, Hypophysektomie (operative Hypophysenentfernung) oder entzündliche Erkrankungen (z. B. Hirnhautentzündung), seltener angeborene, erbliche Störungen der Adiuretinbildung in Betracht. Bei etwa 50% der Patienten ist die Ursache unbekannt *(idiopathischer Diabetes insipidus).*

Infolge der *verringerten Rückresorption von Wasser* in den Tubuli der Niere werden große Mengen (in der Regel 4–12 l/Tag, in Extremfällen bis zu 40 l/Tag) eines *stark verdünnten Urins* (Dichte < 1,008 g/ml) ausgeschieden. Der Wasserverlust und der dadurch bedingte Anstieg der Plasmaosmolarität rufen ein starkes Durstgefühl hervor: Das verlorene Wasser muß durch vermehrtes Trinken *(Polydipsie)* ersetzt werden, da der Patient andernfalls rasch in eine hypertone Dehydratation (s. S. 352f.) geraten würde.

Vom zentralen Diabetes insipidus ist der *renale Diabetes insipidus* zu unterscheiden. Bei dieser Form ist nicht die Adiuretin-Bildung bzw. -Ausschüttung gestört, sondern die Ansprechbarkeit der Nierentubuli entweder wegen eines rezessiv X-chromosomal vererbten Defekts oder wegen einer tubulären Schädigung.

Tab. 18–3. Hormone für die Steuerung der Adenohypophysen-Funktion

	Bezeichnung	Abk.	Synonyma	setzt frei
A	**Releasing-Hormone (Liberine)**			
	Somatotropin-Releasing-Hormon	GRH (GH-RH)	Somatoliberin, Growth Hormone-Releasing-Hormon	Somatotropin (STH)
	Prolactin-Releasing-Hormon	PRH (LTH-RH)	Prolactoliberin	Prolactin (PRL)
	Thyreotropin-Releasing-Hormon	TRH	Thyroliberin	Thyreotropin (TSH)
	Corticotropin-Releasing-Hormon	CRH	Corticoliberin	Corticotropin (ACTH)
	Gonadotropin-Releasing-Hormon	GnRH	Gonadoliberin, Gonadorelin	FSH + LH (ICSH)
B	**Release-Inhibiting-Hormone (Statine)**			
	Bezeichnung	**Abk.**	**Synonyma**	**hemmt Freisetzung von**
	Somatotropin-Release-Inhibiting-Hormon	GIH (GH-IH)	Somatostatin	Somatotropin (STH)
	Melanotropin-Release-Inhibiting-Hormon	MIH (MSH-IH)	Melanostatin	Melanotropin (MSH)
	Prolactin-Release-Inhibiting-Hormon	PIH (PRL-IH)	Prolactostatin	Prolactin (LTH)

18.2.6 Funktionsstörungen der Adenohypophyse

Hypophysenvorderlappeninsuffizienz. Bei diesem auch *Hypopituitarismus* genannten Krankheitsbild handelt es sich um eine *verminderte Ausschüttung von Hypophysenvorderlappenhormonen.* Als Ursache sind Tumoren, Entzündungen, regressive Veränderungen (z. B. bei Durchblutungsstörungen), Entwicklungsstörungen und Traumen zu nennen.

Tritt die Insuffizienz *akut,* z. B. im Zusammenhang mit einem Trauma oder einer Operation auf, ist klinisch vor allem die durch den *Corticotropinmangel* bedingte Nebennierenrindeninsuffizienz, die bei gleichzeitigem Adiuretinmangel mit einem Diabetes insipidus einhergehen kann, von Bedeutung. Bei *langsamer Entwicklung* des Krankheitsbildes, z. B. infolge eines Hypophysenadenoms oder einer ischämischen Nekrose der Hypophyse bei einer mit schwerem Blutverlust verlaufenden Geburt (sog. *Sheehan-Syndrom*), fallen in der Regel zuerst das *Somatotropin* und die *Gonadotropine* aus. Bei Kindern sistiert das Wachstum und die intellektuelle Entwicklung. Bei Frauen tritt eine Amenorrhoe (s. S 596) auf; beim Mann werden die Hoden kleiner, Libido und Potenz gehen verloren. Die sekundäre Geschlechtsbehaarung verschwindet, die Haut wird dünn, weiß, faltig und trocken. Später kommen durch den Thyrotropin- und Corticotropinmangel Symptome einer (sekundären) Hypothyreose (s. S. 549) und Nebennierenrindeninsuffizienz (s. S. 557f.) hinzu.

Hypophysärer Minderwuchs. Der hypophysäre Minderwuchs beruht auf einem *Mangel an Somatotropin.* In ausgeprägter Form entsteht ein *Zwergwuchs,* bei dem die Körperproportionen erhalten bleiben. (Von Zwergen spricht man, wenn nach Beendigung der Wachstumsperiode die Körpergröße unter 140 cm liegt.) Die Ursache ist vielfach nicht zu ermitteln; auffallend ist aber, daß man nicht selten Hinweise auf ein *Geburtstrauma* findet. Das erklärt auch, warum vielfach kein isolierter Somatotropinmangel, sondern eine allgemeine Hypophysenvorderlappeninsuffizienz mit geringer Ausprägung sonstiger Hormonmangelsymptome besteht. Bei *Pygmäen* wurde gefunden, daß sie zwar Wachstumshormon in ausreichender Menge, nicht aber *Somatomedin C* produzieren können. Die Ursache ihres Minderwuchses beruht somit auf einem Somatomedin-C-Mangel.

Hypophysärer Riesenwuchs (Gigantismus). Dieses übersteigerte, ebenfalls zu einem *proportionierten*

Körperbau führende Wachstum tritt auf, wenn vor der Pubertät *zu viel Somatotropin* gebildet wird. Zu diesem Zeitpunkt sind die Epiphysenfugen noch nicht geschlossen, die Knochen können also noch in die Länge wachsen. Die Ursache ist eine gutartige tumuröse Entartung der Wachstumshormon produzierenden eosinophilen Zellen der Adenohypophyse. Neben dem gesteigerten Wachstum beobachtet man häufig eine verminderte Leistungsfähigkeit, Infektanfälligkeit und Hypogenitalismus als Ausdruck der Störung anderer Hypophysenfunktionen durch den Tumor.

Akromegalie. Der *Akromegalie* (des Erwachsenen) liegen die gleichen pathophysiologischen Veränderungen wie dem hypophysären Riesenwuchs zugrunde. Im Gegensatz zum Gigantismus kommt es jedoch wegen des bereits erfolgten Epiphysenschlusses zu einem *periostalen, appositionellen Knochenwachstum mit Bildung von Exostosen* (Knochenauswüchsen), zu einer Vergrößerung der Akren, die dem Patienten ein typisches Aussehen verleiht, zu einer Verdickung der Zunge, der Lippen und der Haut sowie zu einer Vergrößerung der inneren Organe, z. B. des Herzens (Kardiomegalie) und der Leber (Hepatomegalie). Bei etwa 40% der Fälle findet man eine gestörte Glucosetoleranz oder einen manifesten (hypophysären) Diabetes mellitus (s. S. 565), bei etwa 50% eine Struma (s. S. 548). Die ebenfalls zu beobachtende Abnahme von Libido und Potenz sowie das Auftreten einer Amenorrhoe sind die Folgen der gestörten Gonadotropinsekretion.

18.3 Schilddrüse und Schilddrüsenhormone

18.3.1 Anatomie der Schilddrüse

Lage, Form und Größe der Schilddrüse. Die *Schilddrüse (Glandula thyreoidea)* umschließt mit *zwei Seitenlappen* und *einem schmalen Mittellappen* (Isthmus) hufeisenförmig die Luftröhre (Trachea) dicht unterhalt des Schildknorpels (s. Abb. 18–12 A). In der Regel ist der rechte Seitenlappen etwas stärker ausgebildet als der linke. In wenigstens 15% der Fälle findet man außerdem, vorn vor dem Schildknorpel liegend, einen *Pyramidenlappen.* Die Schilddrüse ist von einer Kapsel umgeben und auf der Trachea verschieblich. Ihr Gewicht beträgt beim Erwachsenen 25–30 g.

Mikroskopische Anatomie der Schilddrüse. Die Schilddrüse wird durch gefäßhaltige Bindegewebs-

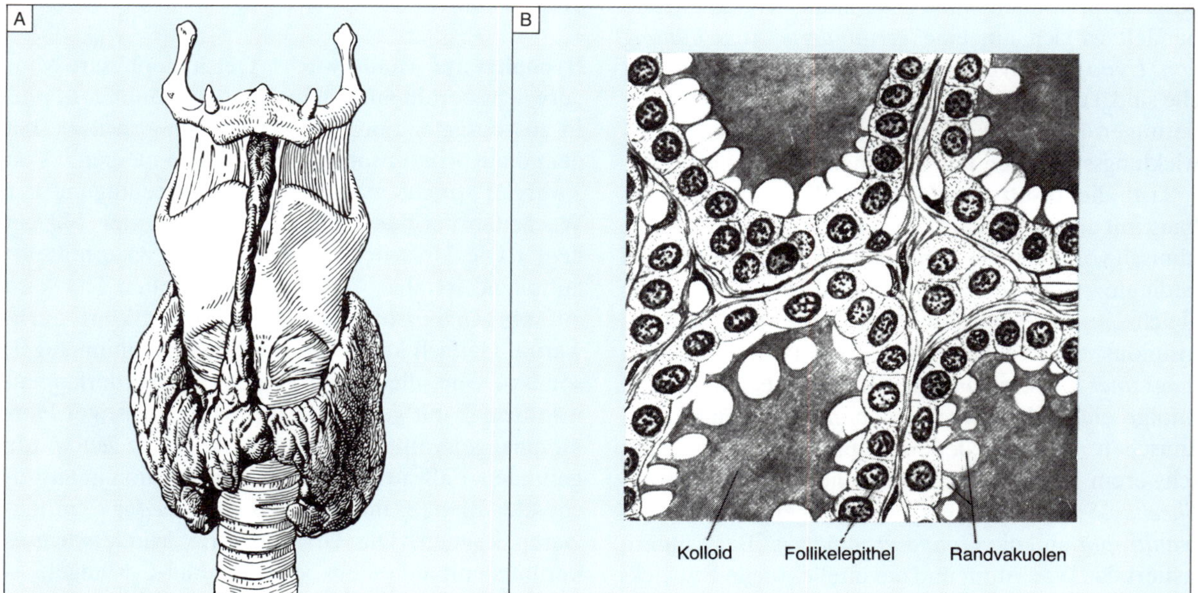

Abb. 18–12. *A* Schilddrüse (mit Pyramidenlappen) in Vorderansicht, nach Benninghoff-Goerttler. *B* Schilddrüsenfollikel, nach Bargmann

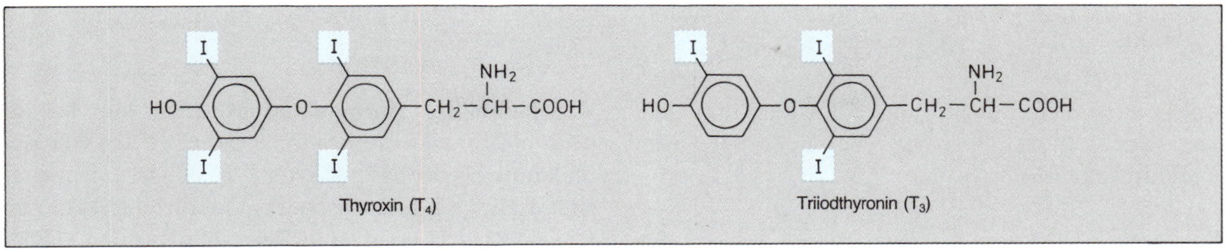

septen in verschieden großen *Läppchenbezirke* gegliedert. Das Drüsengewebe besteht aus unregelmäßig gestalteten Bläschen, den **Follikeln,** deren Wandung von einem geschlossenen einschichtigen Epithel gebildet wird. Im Inneren befindet sich eine homogene Masse, das **Kolloid,** in dem die Schilddrüsenhormone enthalten sind (s. Abb. 18–12 B).

An der *Hormonbildung und -speicherung* sind die Epithelzellen und das Kolloid der Follikel beteiligt. Die in den Epithelzellen in Form von *Thyreoglobulin* (s. u.) gebildeten und im Kolloid gespeicherten Hormone stehen bei Bedarf zur Ausschüttung zur Verfügung. Dabei wird Thyreoglobulin durch Pinozytose wieder in die Epithelzellen aufgenommen und anschließend abgebaut. Die auf diese Weise freigesetzten Schilddrüsenhormone werden dann an das Blut der benachbarten Kapillaren abgegeben.

18.3.2 Schilddrüsenhormone

Von der Schilddrüse werden zwei stoffwechselsteuernde Hormone, *Thyroxin* und *Triiodthyronin,* sowie ein die Ca^{2+}-Konzentration beeinflussendes Hormon, das *Calcitonin* (Thyreocalcitonin), abgegeben. Das letztere wird im Zusammenhang mit der Ca^{2+}-Regulation behandelt (s. S. 550f.).

Chemischer Aufbau und Biosynthese. Die beiden Hormone leiten sich von der Aminosäure *Tyrosin* ab. **Thyroxin (T_4)** ist das *Tetraiodthyronin,* wobei sich die Iodatome in 3,3',5,5'-Stellung befinden. **Triiodthyronin (T_3)** enthält drei Iodatome in der 3,3',5-Stellung.

Die *Biosynthese* erfolgt in den Epithelzellen der Schilddrüse (s. Abb. 18–13). *Iodid-Ionen* werden von diesen aus dem Blut durch aktiven Transport *gegen ein Konzentrationsgefälle* aufgenommen *(Iodination)* und mittels Peroxidase zu *elementarem Iod* oxidiert. Das Iod wird dann in die Tyrosinreste eines Proteins eingeführt (Iodisation). Es entstehen *Monoiodtyrosin* und *Diiodtyrosin,* aus denen sich die proteingebundenen *Thyronine* bilden. Das die Hormone enthaltene Protein wird *Thyreoglobulin* genannt, und stellt, wie beschrieben, die *Speicherform der Schilddrüsenhormone* dar.

Die Biosynthese der beiden Schilddrüsenhormone ist von einer *ausreichenden Iodzufuhr* abhängig (ca.

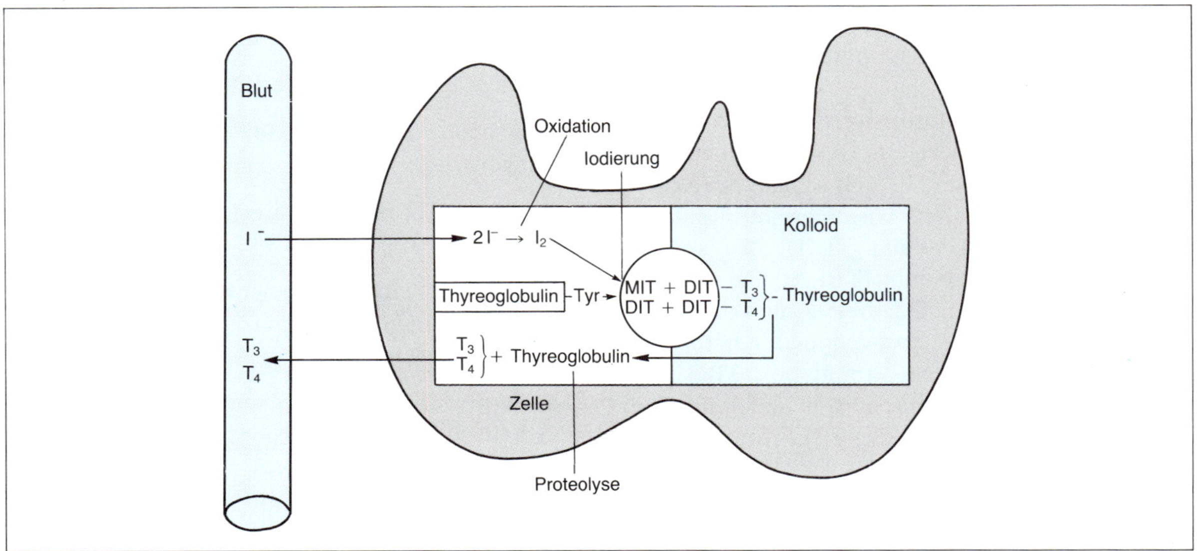

Abb. 18–13. Synthese, Speicherung und Freisetzung der Schilddrüsenhormone Triiodthyronin (T_3) und Thyroxin (T_4) in schematischer Darstellung. Tyr Tyrosinreste; MIT Monoiodtyrosin; DIT Diiodtyrosin

150 µg/Tag). *Daher zählt Iod zu den lebensnotwendigen Spurenelementen.* Ist zu wenig Iod in der Nahrung, speziell im Trinkwasser und Speisesalz, enthalten, können nicht nur Störungen der Funktion, sondern auch morphologische Veränderungen der Schilddrüse eintreten (s. u.).

Biologische Wirkungen. Zwar werden von der Schilddrüse Thyroxin (T_4) und Triiodthyronin (T_3) gemeinsam freigesetzt, doch kommt die *eigentliche Wirkung* mit hoher Wahrscheinschlichkeit weitgehend dem *Triiodthyronin* zu. Im Gewebe wird nämlich Thyroxin unter Iodabspaltung zu Triiodthyronin umgewandelt: T_4 wird zu T_3.

Die *Funktion von Triiodthyronin* besteht vor allem in der *Beschleunigung oxidativer Stoffwechselprozesse* in den meisten Zellen. Es führt somit zu einer *Steigerung des Energieumsatzes* im Gesamtorganismus. Diese betrifft insbesondere den *Kohlenhydrat-,* aber auch den *Fettstoffwechsel.* Der Sauerstoffverbrauch wird dadurch erhöht. Triiodthyronin stimuliert darüber hinaus die Ribonucleinsäuresynthese und damit die *Proteinbildung.*

Erst unter dem Einfluß unphysiologisch hoher Konzentrationen kommt es auch zu einer Entkopplung der oxidativen Phosphorylierung, so daß trotz steigendem Sauerstoffverbrauch weniger energiereiches Phosphat gebildet wird.

Bei Kindern fördern die Schilddrüsenhormone auch das körperliche Wachstum und die Gehirnentwicklung.

Wirkungsmechanismus. Die Wirkung der Schilddrüsenhormone kommt dadurch zustande, daß sie, wie auf S. 534f. beschrieben, mit einem intrazellulären Rezeptor reagieren und der Hormon-Rezeptor-Komplex im Zellkern Transkriptionsprozesse auslöst.

Kinetik. Von der Schilddrüse werden täglich etwa 90 µg T_4 und 8 µg T_3 sezerniert. Das im Blut zirkulierende Thyroxin (ca. 50–110 µg/l) ist *nahezu vollständig an Eiweiß gebunden.* Ungefährt 60% sind an Thyroxin-bindendes Globulin (TBG), 30% an Thyroxin-bindendes Präalbumin (TBPA) und ca. 10% an Albumin gebunden. Der freie Anteil an Triiodthyronin liegt mit 0,5% etwa zehnmal höher als der von Thyroxin. (Oestrogene erhöhen die TBG-Konzentration im Plasma, während Nebennierenrindenhormone und Androgene die TBG-Konzentration erniedrigen.)

In der Peripherie wird T_4 größtenteils zu T_3 bzw. zu dem *inaktiven* 3,3',5'-Triiodthyronin (rT_3 = reverse T_3) umgewandelt.

Die *Plasmahalbwertszeit* von Thyroxin beträgt ca. 7 Tage, die von Triiodthyronin dagegen nur 1–2 Tage.

Regulation der Hormonkonzentration. Die Schilddrüsenhormonkonzentration wird durch das Hypothalamus-Hypophysen-System gesteuert: Entsprechend der Schilddrüsenhormonkonzentration im Plasma wird **Thyreotropin-Releasing-Hormon** (TRH, Thyroliberin) und anschließend durch dieses **Thyreotropin** sezerniert. Letzteres stimuliert dann die Schilddrüse zur Abgabe von T_4 und T_3 ins Blut, die im Sinne eines negativen Feedback zur Hypophyse und zum Hypothalamus rückkoppeln (s. Abb. 18–14).

18.3.3 Störungen der Schilddrüsenfunktion

Struma (Kropf). Unter einer *Struma* versteht man eine *Vergrößerung der Schilddrüse durch Vermehrung der Follikelzahl.* Sekundär kann es zu Funktionsänderungen von Follikelgruppen, Verkalkungen und Nekrosen kommen. Nach der Art des Wachstums unterscheidet man *Knotenstrumen* und *diffuse Strumen.* Vor allem bei Knotenkröpfen kann *nicht* auf die Schilddrüsenfunktion geschlossen werden. So gibt es Strumen bei normaler Funktion sowie Unter- und Überfunktion der Schilddrüse (s. u.).

Hypothyreose. Unter einer *Hypothyreose* (Schilddrüsenunterfunktion) versteht man ein *ungenügendes Angebot* bzw. eine *ungenügende Wirkung* von Schilddrüsenhormonen. Als *Ursachen* einer Hypothyreose sind zu nennen

- Schilddrüsenaplasie oder -hypoplasie,
- ausgeprägter, anhaltender Iodmangel,
- konnatale Enzymdefekte (Iodverwertungsstörungen),
- fehlende TSH-Freisetzung (z. B. bei Hypophysentumoren),
- Verlust an Schilddrüsengewebe (z. B. infolge Schilddrüsenentzündungen, -operationen oder -bestrahlungen) sowie
- (selten) TSH-Rezeptormangel oder periphere Schilddrüsenhormonresistenz.

Das *Vollbild* der Hypothyreose wird wegen der dabei zu beobachtenden eigentümlichen Verdickung und Schwellung der Haut als **Myxödem** bezeichnet.

Bei der besonders bedeutsamen **angeborenen Hypothyreose** liegt meist eine *Aplasie* bzw. *Hypoplasie*

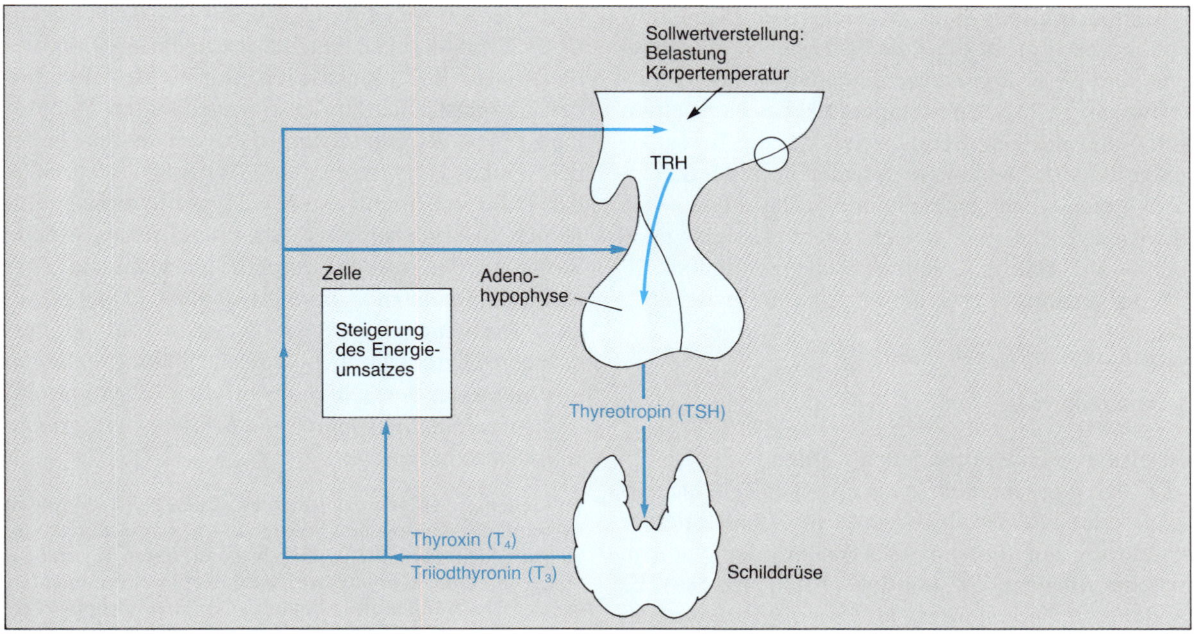

Abb. 18–14. Wirkungen der Schilddrüsenhormone und Regulation der Hormonkonzentrationen. TRH Thyreotropin-Releasing-Hormon

der Schilddrüse, ein Iodmangel oder eine Schilddrüsenhormonverwertungsstörung vor. Sofern die Mutter ausreichend Schilddrüsenhormone produziert, kann der Schilddrüsenhormonbedarf des Feten in der Schwangerschaft durch die Mutter gedeckt werden, d. h., daß unter diesen Voraussetzungen bei den Neugeborenen noch keine deutlichen Symptome einer Hypothyreose auftreten. Nach der Geburt kommt es jedoch, sofern keine Substitution mit Schilddrüsenhormonen erfolgt, zu einer immer deutlicher in Erscheinung tretenden *Verzögerung der körperlichen und geistigen Entwicklung,* zu Adynamie, trockener Haut und Obstipation. Der Körperbau bleibt gedrungen und plump *(disproportionierter Zwergwuchs)*, Hände und Füße wirken tatzenhaft, die Lippen sind wulstig, die Zunge ist übergroß, das Gesicht faltig, der Blutdruck erniedrigt, die Muskulatur hypoton. Doch werden möglichst bald nach der Geburt ausreichende Mengen an Schilddrüsenhormonen gegeben, so entwickeln sich die Kinder *normal.*

Dies trifft allerdings nicht zu, wenn auch *bei der Mutter in der Schwangerschaft* ein Schilddrüsenhormonmangel vorlag. Eine normale geistige Entwicklung post partum ist dann selbst bei vollständiger Schilddrüsenhormonsubstitution nicht mehr möglich. Die Kinder bleiben debil (geistesschwach), weil eine ausreichende intrauterine Versorgung mit Schilddrüsenhormonen für eine reguläre Entwicklung der Gehirnfunktionen unerläßlich ist.

Besonders häufig traten solche Fälle früher in Gebieten (z. B. in Alpentälern) auf, in denen das *Trinkwasser zu wenig Iod* enthielt und die insgesamt mit der Nahrung aufgenommene Iodmenge zu gering war. Seit Einführung der *Iodprophylaxe* mit iodiertem Speisesalz (25–50 mg KIO_3 auf 1 kg NaCl, davon 5 g täglich) in diesen Gebieten sind kaum noch Neuerkrankungen aufgetreten.

Man bezeichnete bis vor einiger Zeit Kinder mit schweren Schilddrüsenhormonmangelsymptomen, insbesondere solche mit geistigen Ausfallserscheinungen, als *Kretins* und das entsprechende Krankheitsbild als *Kretinismus.* Da „Kretinismus" aber kein einheitliches Krankheitsbild darstellt, sondern unterteilt werden kann in (lange) unbehandelte Hypothyreosen und verschiedene Formen genetisch bedingter Iodfehlverwertung, sollte man den Begriff besser nicht mehr verwenden.

Die **erworbenen Hypothyreosen** werden in der Mehrzahl der Fälle durch Entzündungen mit Verlust von funktionstüchtigem Schilddrüsengewebe, darüber hinaus durch Röntgenbestrahlungen, Radioiodbehandlung oder Kropfoperationen hervorgerufen. Wichtige Symptome sind die schon genannten Hautveränderungen im Sinne eines *Myxödems,* Herabsetzung des Grundumsatzes (Basisstoffwechsels, s. S. 364f.), erniedrigte Körpertemperatur und verminderte geistige Beweglichkeit mit langsamer, rauher Sprache. Die Patienten sind häufig kälteempfindlich, leicht ermüdbar, obstipiert und übergewichtig. Haare und Nägel brechen leicht, es besteht Libido- und Potenzverlust. Die Iodspeicherungsfähigkeit der Schilddrüse ist verringert.

Hyperthyreose. Bei einer *Hyperthyreose* (Schilddrüsenüberfunktion) ist die *Ausschüttung von Triiodthyronin und Thyroxin gesteigert* und dadurch der Basisstoffwechsel, die Körpertemperatur, das Herzzeitvolumen und die Herzfrequenz erhöht, die Erregbarkeit gesteigert. Die Patienten leiden unter Herzklopfen, Unrast, Gedankenjagen und Schlaflosigkeit. Sie schwitzen leicht und weisen einen feinschlägigen Tremor auf. Häufig kommt es auch zu Durchfall.

Trotz gemeinsamer Symptomatik muß zwischen

□ *nicht-immunogenen* und

□ *immunogenen*

Hyperthyreosen unterschieden werden.

Bei den *nicht-immunogenen Formen* liegt eine *unifokale* oder *multifokale funktionelle Autonomie* der Schilddrüse vor (**autonomes Adenom** oder synonym **toxisches Adenom** bzw. **multiple „heiße" Knoten**). Es handelt sich hierbei um ein *lokalisiertes, tumorartiges Wachstum* von Teilen der Schilddrüse, die nicht mehr der hypothalamisch-hypophysären Regelung unterliegen, sondern *autonom* vermehrt Schilddrüsenhormone produzieren und in die Blutbahn abgeben. Augensymptome (s. u.) fehlen.

Die *immunogenen Hyperthyreosen* sind durch eine *diffuse Vergrößerung* der Schilddrüse charakterisiert (sog. *diffuse toxische Struma*). Bei den auch als Hyperthyreosen vom Typ des **Morbus Basedow** bezeichneten Erkrankungen handelt es sich um *Autoimmunreaktionen.* Beim klassischen Morbus Basedow findet man zusätzlich zu den obengenannten Symptomen einen *Exophthalmus,* d. h. ein in der Regel beidseitiges Hervortreten der Augäpfel. In ca. 30% der Fälle von immunogenen Hyperthyreosen fehlt jedoch dieses Symptom. Als krankheitsauslösende Stoffe wurden von B-Lymphozyten gebildete *Thyreoidea-stimulierende Immunglobuline* (TSI) gefunden. Diese *agonistisch wirkenden Antikörper* verdrängen Thyreotropin von dessen Bindungsstellen in der Membran der Schilddrüsenzellen (Thyreozyten) und rufen eine *langanhaltende Schilddrüsenhormonstimulation* hervor.

Im Gegensatz zu den nicht-immunogenen Hyperthyreosen ist bei den immunogenen Formen der negative Rückkopplungsmechanismus intakt: Durch die erhöhten T_3- und T_4-Spiegel wird die hypophysäre Thyreotropinsekretion unterdrückt. Doch führt die Abnahme der Thyreotropinsekretion nicht zu einer Minderung der Schilddrüsenhormonausschüttung, da die Schilddrüse in diesem Fall durch TSI stimuliert wird.

Eine direkte Korrelation der Augensymptome mit dem TSI-Titer im Blut konnte bisher nicht nachgewiesen werden. Auch erscheint die vielfach postulierte Bildung eines *Exophthalmus-produzierenden Faktors* in der Hypophyse sehr fraglich.

18.4 Nebenschilddrüsen und Regulation des Calcium- und Phosphat-Haushalts

18.4.1 Anatomie der Nebenschilddrüsen

Die *Nebenschilddrüsen* (syn. *Epithelkörperchen, Glandulae parathyreoideae)* sind etwa weizenkorngroße Organe, die an der Rückseite der Schilddrüse liegen. Meist findet man vier – zwei obere und zwei untere – Epithelkörperchen. Ihr Gewicht beträgt zusammen nur ca. 150 mg.

Die Nebenschilddrüsen sind von einer zarten Bindegewebskapsel umschlossen und bestehen aus Epithelzellen, die durch zwischengelagertes Fett- und Bindegewebe zu Epithelsträngen geordnet sind. Das Gewebe ist von einem dichten Kapillarnetz durchsetzt. Im Epithel unterscheidet man

□ *kleine dunkle Hauptzellen,*

□ *große wasserhelle Hauptzellen,*

□ *eosinophile Zellen.*

Die Hormonproduktion erfolgt in den Hauptzellen.

18.4.2 Parathormon und Calcitonin

Aufbau und Wirkungen des Parathormons. Das in den Nebenschilddrüsen produzierte *lebenswichtige Parathormon* (PTH = *Para*t*h*yreotropes *H*ormon, Parathyrin) ist ein aus 84 Aminosäuren bestehendes Polypeptid mit einem Molekulargewicht von 9500. Neben Parathormon selbst sind auch noch einige seiner Bruchstücke biologisch wirksam.

Die Aufgabe des Parathormons besteht in der Regulation des Calcium- und Phosphat-Haushalts. Unter physiologischen Bedingungen sorgt das Parathormon dafür, daß die Plasmakonzentration von Calcium bei 2,5 mmol/l und die von Phosphat bei 1 mmol/l konstant gehalten werden.

Das Hormon hat folgende Angriffspunkte (s. Abb. 18–15):

An der *Niere hemmt* es am proximalen und distalen Tubulus die *Rückresorption von Phosphat* und *steigert* am distalen Tubulus die *Wiederaufnahme von Calcium-* und *Magnesiumionen*. Sekundär wird dadurch der Blut-Calciumspiegel erhöht. Außerdem fördert Parathormon in der Niere die Hydroxylierung von 25-Hydroxy-colecalciferol zu 1,25-Dihydroxy-colecalciferol, der eigentlichen Wirkform von Vitamin D_3 (s. S. 256f.). Ein Teil der Parathormonwirkungen kommt somit *indirekt* über die vermehrte Bildung von 1,25-Dihydroxy-Vitamin-D_3 zustande.

Am *Knochen* stimuliert Parathormon die Osteoklastentätigkeit und die Osteoklasten- sowie Osteoblastenneubildung. Infolge des dadurch gesteigerten Knochenum- und -abbaus werden Calcium- und Phosphationen vermehrt mobilisiert.

Am *Intestinaltrakt* erhöht das Hormon – vorwiegend indirekt über die vermehrte Bildung von 1,25-Dihydroxy-Vitamin-D_3 – die Resorption von Calcium- und Phosphationen.

Die *Gesamtwirkung* von Parathormon besteht somit in einer *Konzentrationsanhebung des ionisierten Calciums* im Blut und in einer *Senkung des Phosphatspiegels* um den gleichen Faktor.

Die *Regelgröße für die Ausschüttung von Parathormon* ist der *Blut-Calciumspiegel*. Übergeordnete hormonale Steuerungen sind nicht bekannt.

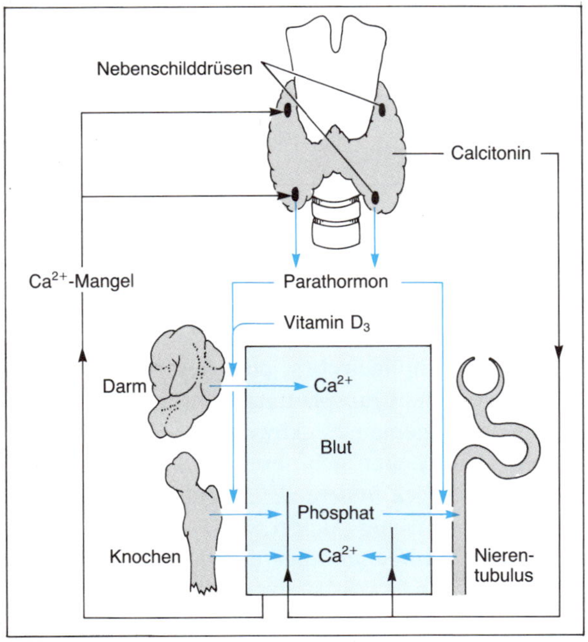

Abb. 18–15. Regulation des Calcium- und Phosphathaushalts durch Parathormon, Calcitonin und Vitamin D_3

Aufbau und Wirkung von Calcitonin. An der Regulation des Calcium-Phosphat-Haushaltes ist ferner *Calcitonin (Thyreocalcitonin)* beteiligt. Es besteht aus 32 Aminosäuren und weist ein Molekulargewicht von 3700 auf. Die *gesamte Peptidkette* ist *für die biologische Wirkung erforderlich*. Die Bildung von Calcitonin erfolgt in den sog. *C-Zellen der Schilddrüse* (sog. parafollikulären Zellen), die auch in den Nebenschilddrüsen und im Pankreas vorkommen.

Calcitonin antagonisiert unter physiologischen Bedingungen teilweise die Wirkungen des *Parathormons* (s. o.). Da es die Freisetzung von Calciumionen und Phosphat aus dem Knochen hemmt und gleichzeitig deren Einbau in den Knochen fördert, *senkt* es schnell die *Calciumionenkonzentration* des Blutes. Diese Wirkung ist teilweise auch dadurch bedingt, daß Calcitonin die Osteoklastentätigkeit hemmt und die Umwandlung von Osteoklasten in Osteoblasten fördert. An der Niere steigert Calcitonin die Ausscheidung von Phosphat-, Calcium- sowie von Natrium-, Kalium- und Magnesiumionen. In Bezug auf die Erniedrigung der renalen Phosphat-Rückresorptionsrate wirken somit Parathormon und Calcitonin synergistisch.

Die *Regulation der Calcitoninabgabe* erfolgt durch die Calciumionen-Konzentration im Blut: Zunahme des Blut-Calciumspiegels steigert, seine Abnahme hemmt die Hormonsekretion.

Die Calcitoninsekretion wird ferner nach Nahrungsaufnahme (postprandial) durch *gastrointestinale Hormone*, z. B. Gastrin und Cholecystokinin, stimuliert. Auf diese Weise werden die mit der Nahrung aufgenommenen Calciumionen rasch in die Knochendepots eingebaut, so daß es nicht zu einem Anstieg der Blut-Calciumkonzentration kommt. Das wiederum bedeutet, daß der Parathormonspiegel nicht abfällt, was eine rasche Ausscheidung der resorbierten Calciumionen durch die Niere zur Folge hätte (sog. *Calcium-konservierende Wirkung* von Calcitonin).

18.4.3 Störungen der Nebenschilddrüsenfunktion

Hypoparathyreoidismus. Dieses Krankheitsbild beruht auf einem *Parathormonmangel*. Die Ursache der seltenen *idiopathischen Form (primärer Hypoparathyreoidismus) ist ungeklärt, die wesentlich häufigere sekundäre Form* ist die Folge von ausgedehnten Schilddrüsenoperationen, bei denen die Nebenschilddrüsen teilweise oder ganz mitentfernt wurden oder deren Blutversorgung beeinträchtigt wurde. Der Parathormonmangel bedingt eine *Hypocalcämie* und eine *Hyperphosphatämie* infolge der verringerten Ca^{2+}-Resorption und -Mobilisation und der reduzierten renalen Phosphatausscheidung. Die Folge der Hypocalcämie wiederum ist eine als **Tetanie** bezeichnete *Übererregbarkeit des gesamten Nervensystems,* die sich in (anfallsweise auftretenden) Krämpfen der quergestreiften Muskulatur und Parästhesien (sensiblen Mißempfindungen) äußert.

Die neuromuskuläre Erregbarkeit ist der Kalium-, Hydrogencarbonat- und Phosphationen-Konzentration direkt und der Calcium-, Magnesium- und Wasserstoffionen-Konzentration im Blutplasma umgekehrt proportional:

$$k = \frac{[K^+] \cdot [HCO_3^-] \cdot [HPO_4^{2-}]}{[Ca^{2+}] \cdot [Mg^{2+}] \cdot [H^+]}$$

k = Maß für die Erregbarkeit

Eine Erniedrigung der Ca^{2+}-Konzentrationen (und auch der H^+-Konzentration) führt somit zu einer Übererregbarkeit.

In typischer Weise sind die Extremitäten betroffen. Es kommt zu *tonischen Kontraktionen* der Hand- und Fußmuskulatur (z. B. „Pfötchenstellung" der Hände); man spricht von *Karpopedalspasmen*. Der Gesichtsausdruck ist gespannt. Bei Kindern bedeutet ein *Laryngospasmus* (Stimmritzenkrampf) akute Lebensgefahr. Vor allem bei der idiopathischen Form können als weitere Symptome eine Ernährungsstörung des Ektoderms (trockene und spröde Haut, büschelweiser Haarausfall, leicht splitternde Nägel) und psychische Veränderungen (Störungen der Affektivität) hinzukommen.

Hyperparathyreoidismus. Als *Hyperparathyreoidismus* werden sämtliche Formen einer *Nebenschilddrüsenüberfunktion* bezeichnet. Der *autonomen* (primären) *Form,* die mit einer Hypercalcämie und einer Hyperphosphatämie einhergeht, liegt meist ein *Nebenschilddrüsenadenom* mit erhöhter Parathormonausschüttung zugrunde. Die Symptome dieses Krankheitsbildes ergeben sich vorrangig aus der Hypercalcämie *(Hypercalcämie-Syndrom)*. Man beobachtet neben *Adynamie* (Kraftlosigkeit), *Nykturie* und *Polyurie* häufig *Nierensteinkoliken* infolge der Bildung von Calciumphosphatsteinen, seltener eine *Nephrocalcinose* (Calciumniederschläge in den Nierenpapillen) oder *Knochenerkrankungen*. Als Begleitsymptome können ferner Zwölffingerdarmgeschwüre, Pankreatitis (s. S. 320) und Hyperurikämie (s. S. 269) auftreten.

Beim *regulativen* (sekundären) *Hyperparathyreoidismus* versucht der Organismus, durch vermehrte Ausschüttung von Parathormon den infolge einer anderen Erkrankung erhöhten Phosphat- und erniedrigten Calciumspiegel im Blut wieder auszugleichen. Zu diesen Erkrankungen gehört die *Rachitis,* bei der nicht ausreichend Vitamin D zur Bildung von 1,25-Dihydroxy-Vitamin-D_3 vorhanden ist, und die *chronische Niereninsuffizienz* mit verringerter Phosphatausscheidung und reduzierter Hydroxylierung von 25-Hydroxy-Vitamin-D_3 zu 1,25-Dihydroxy-Vitamin-D_3.

18.5 Thymus und Thymusfaktoren

Vom Thymus (s. S. 106) wird eine Reihe von *Peptiden* gebildet, deren Molekulargewicht zwischen 1200 und 14000 liegt. Ihre Struktur und Funktion sind z. T. noch nicht vollständig geklärt. Besonders gut untersucht ist aus der Gruppe der *Thymosine,* einem Gemisch verschiedener Thymusfaktoren, die sog. Fraktion 5, aus der u. a. Thymosin α_1 in reiner Form synthetisch hergestellt wurde. Weitere Thymusfaktoren sind *Thymopoietin, Thymulin* (facteur thymic seric) und *Thymostimulin*.

Thymusfaktoren bewirken eine Reifung lymphoretikulärer Stammzellen (T-Zellen, s. S. 117) im Thymus, die sich dann in lymphatischem Gewebe als Immunzellen ansiedeln. In Tierversuchen konnte ferner eine proliferierende Wirkung auf Lymphgewebe, eine Förderung der Regeneration strahlengeschädigten Lymphgewebes, eine beschleunigte Abstoßung von Hauttransplantaten sowie eine Verbesserung der allgemeinen Abwehrlage nachgewiesen werden. Auch ließen sich tierexperimentell *Autoimmunerkrankungen unterdrücken,* bei denen wahrscheinlich *zu wenig Suppressor-T-Zellen* und dadurch *zuviel Autoantikörper* durch B-Lymphozyten gebildet werden.

18.6 Nebennierenrinde und Corticoide

18.6.1 Anatomie der Nebennierenrinde

Makroskopische Anatomie der Nebennieren. Die *Nebennieren* sind zwei kleine, pyramidenförmige Drüsen, die jeweils den oberen Polen der beiden Nieren locker aufsitzen (s. Abb. 18–16). Ihr Gewicht beträgt zusammen durchschnittlich 10 g. Ihre Oberfläche ist gefurcht und erscheint goldgelb gefärbt. Die Nebennieren besitzen eine *besonders reiche Gefäßversorgung.* Drei zuführende Arterien verzweigen sich in bis zu 50 Arteriolen, während das venöse Blut über eine einzige Vene abgeführt wird. Die nervale Versorgung der Nebennieren erfolgt über Fasern des vegetativen Nervensystems. *Sympathische Fasern* ziehen nach ihrem Austritt aus dem Rückenmark über die *Nn. splanchnici* und die Nervengeflechte der Bauchhöhle zum größten Teil *ohne Umschaltung zum Nebennierenmark.* Nur diejenigen sympathischen Fasern, die für die Versorgung der Gefäßmuskulatur zuständig sind, werden im *Ganglion coeliacum* umgeschaltet.

Mikroskopische Anatomie der Nebennierenrinde. Die Nebennieren bestehen wie die Hypophyse aus zwei entwicklungsgeschichtlich, baulich und funktionell verschiedenen Teilen, der Rinde und der Marksubstanz. Die *Nebennierenrinde* hat sich aus einer Epithelwucherung des Mesoderms entwickelt. Sie enthält 80% der Nebennierensubstanz und gliedert sich histologisch in drei Zonen, die fließend ineinander übergehen (s. Abb. 18–17): die

- □ *Zona glomerulosa,*
- □ *Zona fasciculata* und
- □ *Zona reticularis.*

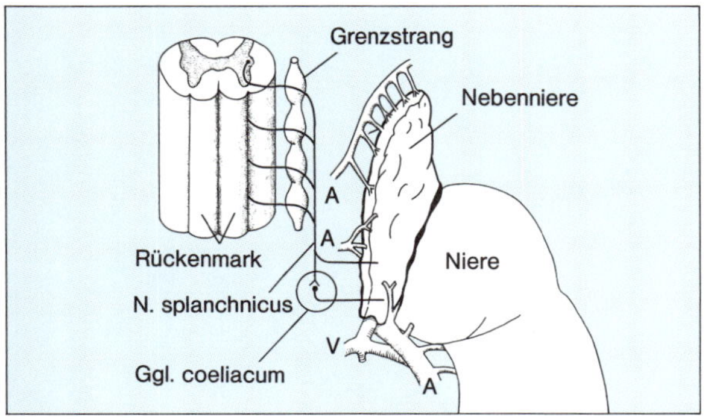

Abb. 18–16. Nebenniere mit ihrer Gefäß- und Nervenversorgung (A = Arterie, V = Vene)

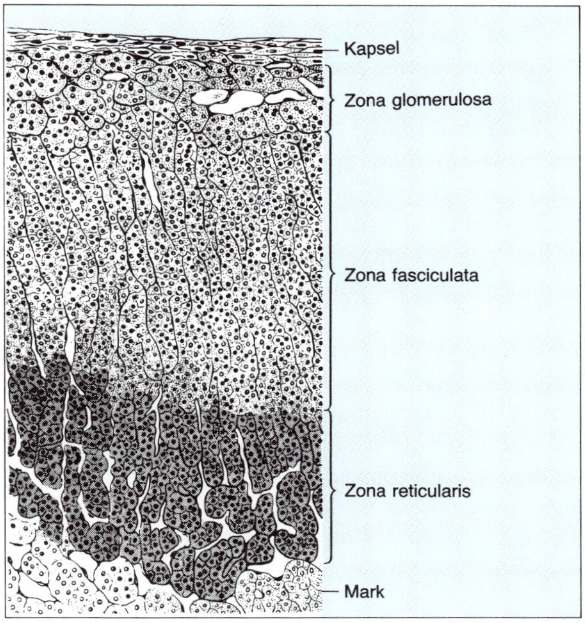

Abb. 18–17. Schnitt durch die Nebennierenrinde mit Abgrenzung der Rindenzonen

Die **Zona glomerulosa,** die äußerste schmale Rindenzone, besteht aus Ballen und Strängen von kleinen Zellen mit dunklen Kernen. Die mittlere **Zona fasciculata** ist der breiteste Rindenabschnitt. In ihr sind die Zellen in radiären Strängen angeordnet. Auffallend ist ihr hoher Gehalt an *Lipiden* (insbesondere an Cholesterin) und an *Vitamin C,* der bei Synthese der Rindenhormone abnimmt. In der marknahen **Zona reticularis** bilden die Zellen, die reichlich Pigmentgranula enthalten, einen lockeren netzartigen Verband. Die jeweilige Breite der drei Zonen variiert mit dem Lebensalter und kann sich auch unter dem Einfluß funktioneller Belastungen (Stress) verändern.

18.6.2 Glucocorticoide

Chemischer Aufbau und Biosynthese. Die *Zona fasciculata* produziert die *Glucocorticoide,* die an der Regulation des Glucosehaushaltes und an der Hemmung entzündlicher Reaktionen beteiligt sind. Der wirksamste Vertreter dieser Gruppe ist **Cortisol** *(Hydrocortison),* daneben werden in kleineren Mengen *Cortison* und *Corticosteron* gebildet. Chemisch handelt es sich um *Steroide* mit einer β-ständigen Ketolseitenkette an C-17 und einem α, β-ungesättigten Keton im Ring A. Cortisol besitzt zusätzlich eine 17α-Hydroxylgruppe.

Die *Biosynthese* der Glucocorticoide beginnt mit der Oxidation von *Cholesterin* über *Pregnenolon* zu *Progesteron*. Unter der Einwirkung von Oxygenasen entstehen hieraus die Hydroxyverbindungen. Wird die Hydroxylgruppe zuerst an C-21 eingeführt, so kommt es zur Bildung von *Corticosteron*. Eine weitere Hydroxylierung an C-17 ist in diesem Fall nicht mehr möglich. Beginnt jedoch die Hydroxylierung an C-17, dann kann eine zweite Hydroxylgruppe an C-21 angelagert werden, wodurch *Cortisol* entsteht.

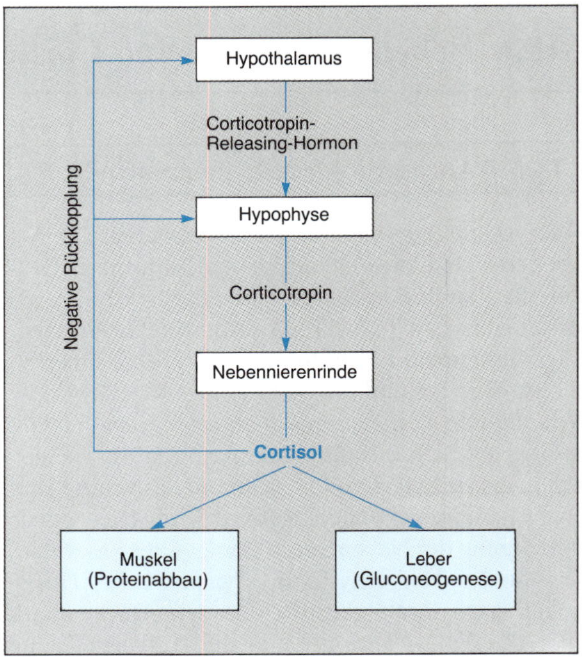

Abb.18–18. Stoffwechselwirkungen von Cortisol und Regulation der Cortisolausschüttung

Biologische Wirkungen der Glucocorticoide. Die wichtigsten **Stoffwechselwirkungen** von *Cortisol* sind in Abb. 18–18 schematisch dargestellt. Cortisol fördert vor allem die *Gluconeogenese*, d. h. den Glucoseaufbau aus glucoplastischen Aminosäuren, und die Glykogensynthese in der Leber. In anderen Organen, wie z. B. in der Muskulatur, im Fettgewebe, in lymphatischen Organen und in der Haut, werden

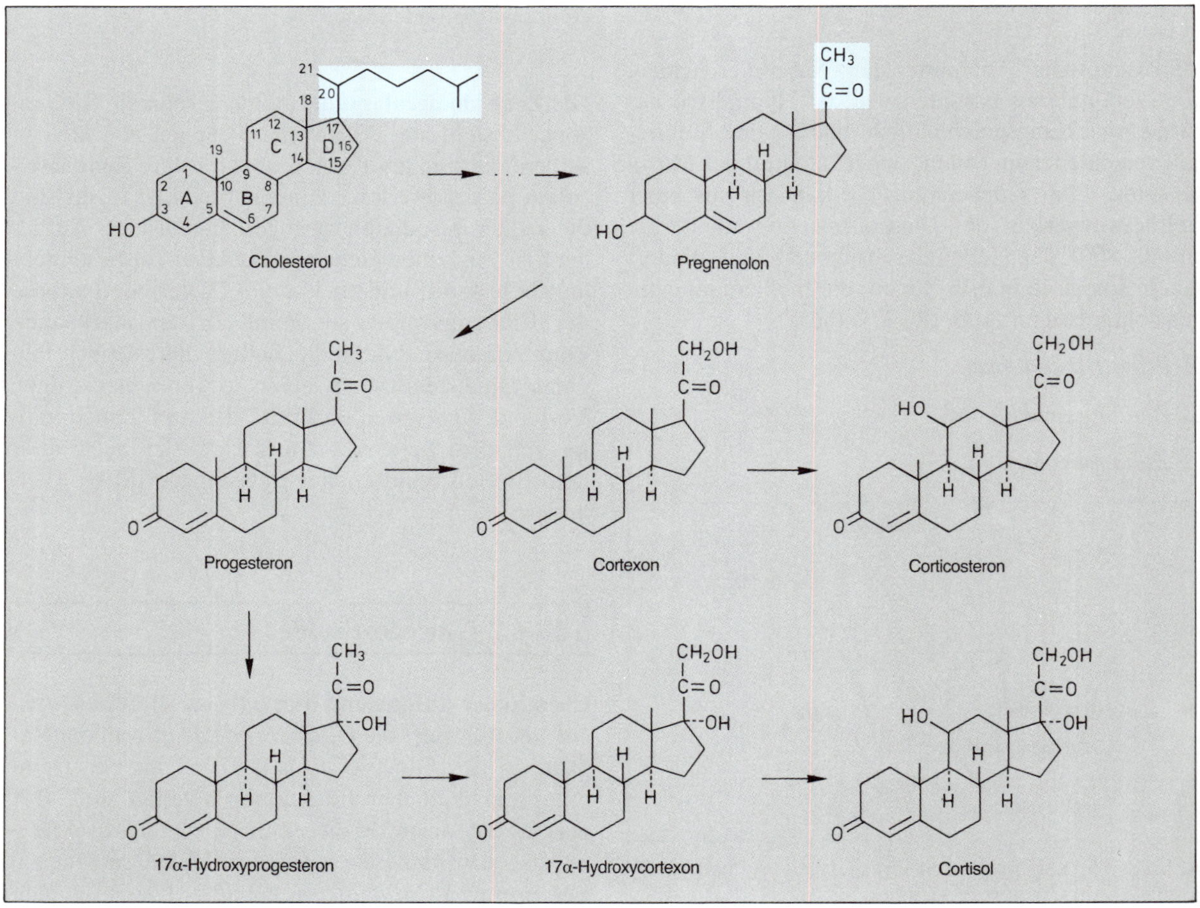

durch Cortisol bei reduzierter Glucoseaufnahme – insbesondere unter der Einwirkung erhöhter Hormonkonzentrationen – Proteine abgebaut *(Proteolyse)*. Die dabei freigesetzten Aminosäuren stehen z. T. für die Gluconeogenese zur Verfügung. Im Fettgewebe ist die Anwesenheit von Cortisol Voraussetzung für die Steigerung des Fettabbaus *(Lipolyse)* durch Adrenalin.

Eine weitere, medizinisch besonders wichtige Funktion der Glucocorticoide besteht darin, die *mesenchymalen Gewebereaktionen,* also auch *Entzündungen,* zu *hemmen.* Dies geschieht durch **Hemmung der Abwehrmechanismen,** des *Leukozytenaustritts* aus dem Gefäßsystem, der *Leukozytenphagozytose,* der *Bakteriolyse* und teilweise auch der *Antikörperbildung* (Immunsuppression). Außerdem unterdrükken die Glucocorticoide die *Gewebereize,* die als Folge der Antigen-Antikörper-Reaktion oder als Folge von Toxineinwirkungen auftreten. Aus diesem Grund werden Cortisol und seine Derivate bei akuten rheumatischen Erkrankungen, allergischen Reaktionen und anderen Krankheiten therapeutisch eingesetzt. Diese sinnvolle entzündungshemmende Wirkung kann jedoch in das Gegenteil umschlagen, wenn bei Regulationsstörungen oder zu hohen Therapiedosen die natürliche Infektabwehr zu stark gehemmt wird.

Regulation der Hormonkonzentrationen. Die Glucocorticoide gehören zu den Hormonen, deren Konzentration in einem *hypothalamisch-hypophysären Regelkreis* kontrolliert wird und gleichzeitig einem *zirkadianen Rhythmus* unterliegt (s. Abb. 18–18 und 18–19). Dabei ist zu berücksichtigen, daß etwa 90% des Plasma-Cortisols an Transcortin gebunden sind (s. u.) und somit nur 10% in freier, biologisch aktiver Form vorliegen.

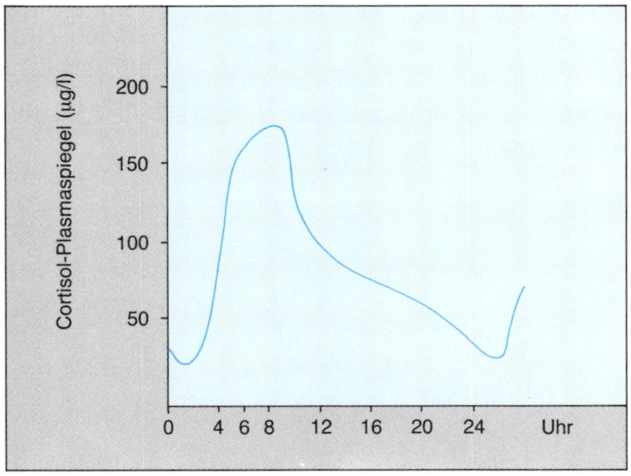

Abb. 18–19. Abhängigkeit der Plasma-Cortisolspiegel von der Tageszeit (zirkadianer Rhythmus)

Bei einer *Abnahme der freien Cortisolkonzentration* wird im Hypothalamus **Corticotropin-Releasing-Hormon** (CRH, Corticoliberin), ein aus 41 Aminosäuren bestehendes Peptid, sezerniert, das über das Pfortadersystem in die Adenohypophyse gelangt und dort die Freisetzung von **Adrenocorticotropem Hormon** (ACTH, Corticotropin) bewirkt. ACTH seinerseits stimuliert in den Nebennieren die *Ausschüttung der Glucocorticoide.* Dabei ist von Bedeutung, daß die Freisetzung von Corticotropin-Releasing-Hormon und damit auch die von ACTH nicht kontinuierlich, sondern in unregelmäßigen Abständen *(episodenhaft)* erfolgt.

Glucocorticoide werden ferner nach einem *zirkadianen Rhythmus* mit einem *maximalen Glucocorticoid-Plasmaspiegel morgens* zwischen 6 und 9 Uhr und einem *Plasmaspiegel-Minimum gegen Mitternacht* (s. Abb. 18–19) freigesetzt. Darüber hinaus lösen *Stress-Situationen* (s. u.) ebenfalls einen Anstieg der Glucocorticoidkonzentrationen aus.

Kinetik. Die Nebennierenrinde eines gesunden Erwachsenen sezerniert unter dem Einfluß von Corticotropin täglich etwa 15–30 mg Cortisol und 1–3 mg Corticosteron. Im Stress können bis zu 240 mg Cortisol pro Tag ausgeschüttet werden. Im Blut sind ca. 90% des Cortisols an *Transcortin,* ein Glykoprotein mit einem Molekulargewicht von 52000, das der α_2-Globulinfraktion angehört, gebunden. Bei Plasma-Cortisolkonzentrationen von mehr als 0,2 mg/l wird Cortisol wegen der dann erschöpften Transcortin-Bindungskapazität unspezifisch an Albumin gebunden. Freies Cortisol wird schnell, und zwar bevorzugt in der Leber, inaktiviert, u. a. durch Reduktion zu Dihydrocortisol und Tetrahydrocortisol sowie anschließende Konjugation mit aktivierter Glucoronsäure. Die Konjugate werden zu über 90% mit dem Urin ausgeschieden.

Die *Plasmahalbwertszeit* von Cortisol beträgt beim Menschen etwa 90 Minuten.

Stress und Adaptation. Es ist das Verdienst von Selye, erkannt zu haben, daß der Organismus auf ganz verschiedenartige Reize in einer stets *gleichartigen Reaktionsweise* antwortet. Als auslösende Ursachen für diese Reaktion kommen in Frage: Infektionen, Verletzungen, Kälte- oder Hitzebelastungen, Hypoxie, Narkose, Hypoglykämie, starke Schallreize sowie alle Reize mit emotionaler Beteiligung. Man bezeichnet den als Folge solcher Belastungen auftretenden Reizzustand als **Stress** und den jeweils auslösenden Reiz als **Stressor.**

Eine wesentliche *unspezifische Reaktion* des Organismus auf die Einwirkung von Stressoren besteht in einem Anstieg der Glucoccorticoidkonzentrationen („Alarmreaktionen"). Dieser Effekt kann als eine *Sollwertverstellung* des Glucocorticoid-Regelkreises gedeutet werden. Daneben kommt es im Stress zu einer gesteigerten Sympathikusaktivität und als Folge davon zu einer verstärkten Ausschüttung der Hormone des Nebennierenmarks (Catecholamine, s. S. 560).

Bei langdauernden oder wiederholten Einwirkungen des gleichen Stressors nimmt die Stärke der Stress-Reaktion mehr und mehr ab, es tritt eine physiologische *Adaptation* ein. Ein solcher Anpassungsprozeß, der sich im Zeitraum von einigen Tagen bis zu mehreren Monaten vollzieht, ist streng *stressorspezifisch* (z. B. Anstieg der Hämoglobinkonzentration und Erythrozytenzahl bei O_2-Mangel oder Zunahme der Schweißsekretion bei Hitzebelastung).

Die *unspezifischen Stress-Reaktionen,* die unabhängig von der Art des einwirkenden Reizes auftreten (gesteigerte Glucocorticoidabgabe, Catecholaminausschüttung), nehmen mit wiederholten Belastungen ebenfalls ab. Dieser Anpassungsprozeß, der sich in kürzeren Zeiten (Stunden bis Wochen) vollzieht, wird als *Habituation* (Gewöhnung) bezeichnet.

18.6.3 Mineralocorticoide

Chemischer Aufbau. Die zweite Gruppe der Nebennierenrindenhormone bilden die *Mineralocorticoide,* die vorrangig in der *Zona glomerulosa* produziert werden. Der wichtigste Vertreter dieser Gruppe ist das **Aldosteron.** In chemischer Hinsicht handelt es sich um ein *Steroid,* das sich vom Corticosteron dadurch unterscheidet, daß die Methylgruppe an C-18 zur Aldehydgruppe oxidiert ist. Die Aldehydgruppe bildet mit der Hydroxylgruppe an C-18 leicht ein *Cyclo-Halbacetal.*

Neben Aldosteron sezerniert die Nebennierenrinde auch dessen Vorstufe, das *Cortexon* (11-Desoxycorticosteron, DOC). Dieses ist qualitativ gleich, quantitativ aber deutlich schwächer wirksam als Aldosteron (ca. 1/30).

Biologische Wirkungen und Freisetzung. Die Mineralocorticoide, speziell Aldosteron, sind an der *Regulation des Elektrolyt- und Wasserhaushaltes* beteiligt (s. Abb. 18–20). *Aldosteron erhöht* durch Angriff am distalen Tubulus der Niere über die Bildung eines Proteins, das in den spätdistalen Anteilen der Nierentubuli und in den Sammelrohren Natriumkanäle in der luminalen Membran öffnet, die *Rückresorption von Natriumionen* und die *Ausscheidung von Kalium- und Wasserstoffionen* (s. S. 336). Gleichzeitig wird Wasser retiniert. Ähnliche Wirkungen besitzt Aldosteron auf den Wasser- und Ionentransport im Darm sowie in den Speichel- und Schweißdrüsen. Aldosteron und Cortexon haben dagegen im Unterschied zu den Glucocorticoiden keinen Einfluß auf mesenchymale Reaktionen, doch ist bei Aldosteron noch eine geringe Wirkung auf den Kohlenhydratstoffwechsel vorhanden.

Die *Mineralocorticoidausschüttung* aus der Nebennierenrinde wird unter physiologischen Bedingungen vor allem durch Volumenänderungen in den Gefäßen, Änderung der Nierendurchblutung und der Natriumionenkonzentration im distalen Tubulus der Niere geregelt. Bei Natriummangel im Blut, Abnahme der Nierendurchblutung und erhöhter Natriumionenkonzentration an der Macula densa wird in den juxtaglomerulären Zellen der Niere *Renin* freigesetzt, das durch partielle Hydrolyse die Bildung von Angiotensin I aus Angiotensinogen bewirkt. Aus letzterem werden dann durch weitere Enzyme Angiotensin II und III gebildet (vgl. Renin-Angiotensin-System S. 201 u. S. 336). Diese stimulieren die Produktion und die Ausschüttung von Aldosteron. Bei Blutverlusten kann die Aldosteronausschüttung auch durch Volumenrezeptoren ausgelöst werden. Corticotropin beeinflußt die Aldosteronproduktion und -abgabe normalerweise kaum. Unter pathologischen Bedingungen kann aber eine gesteigerte Aldosteronproduktion durch eine verstärkte Corticotropinwirkung hervorgerufen werden.

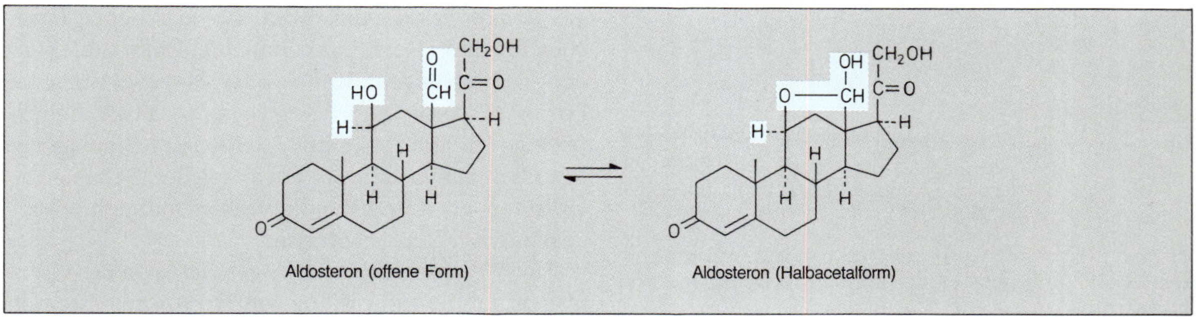

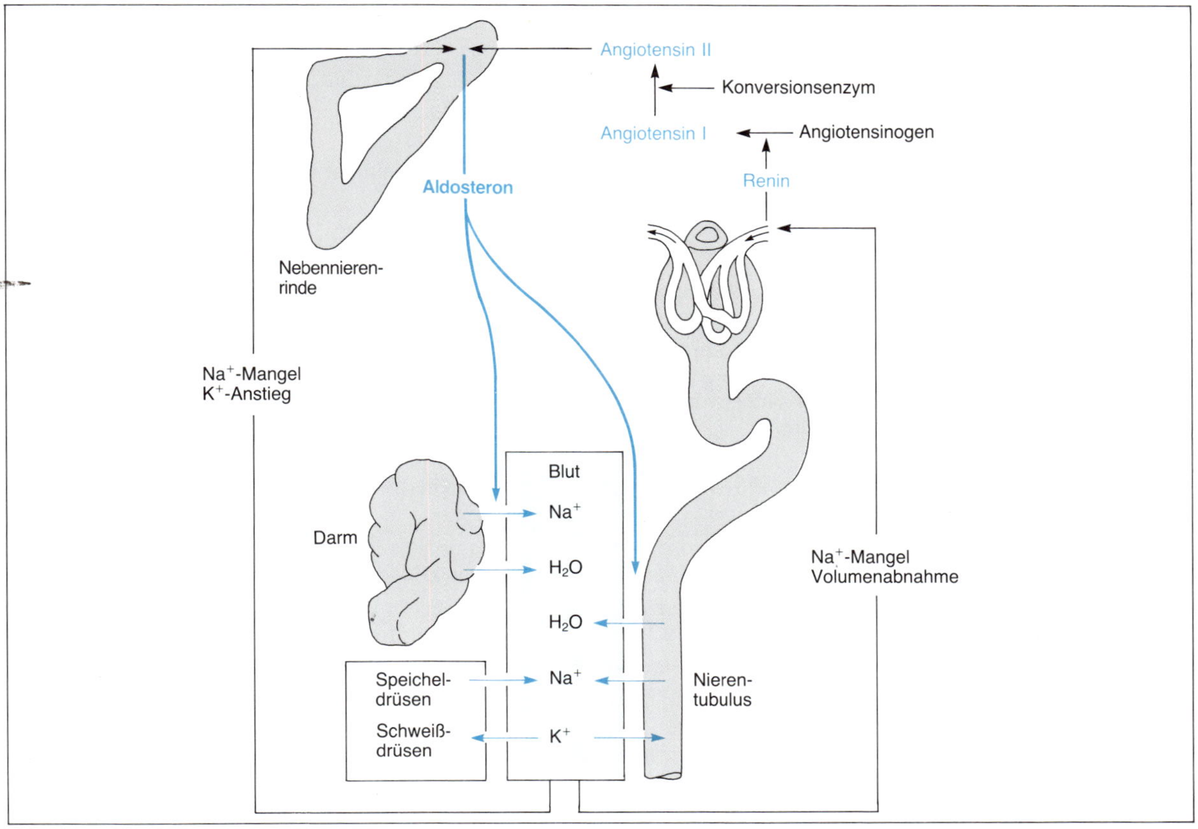

Abb. 18–20. Wirkungen von Aldosteron und Einflüsse auf die Hormonfreisetzung

18.6.4 Androgene der Nebennierenrinde

In der *Zona reticularis* der Nebennierenrinde werden *Androgene* gebildet. Es handelt sich dabei um C_{19}-Corticosteroide, insbesondere um Dehydroepiandrosteron (DEHA) und Androstendion (s. S. 567f.). Diese männlichen Geschlechtshormone der Nebennierenrinde, die bei Männern und Frauen vorkommen, sind unter physiologischen Bedingungen von geringer funktioneller Bedeutung.

Durch hohe ACTH-Spiegel wird die Androgenproduktion in der Nebennierenrinde gesteigert.

18.6.5 Störungen der Nebennierenrindenfunktion

Nebennierenrindeninsuffizienz. *Bei einer Nebennierenrindeninsuffizienz besteht ein Mangel an Nebennierenrindenhormonen.* Die *primäre Form,* bei der die Nebennieren selbst geschädigt sind, wird als **Morbus Addison** bezeichnet. Zu (manifesten) Funktionsausfällen kommt es erst, wenn ca. 90% der Rindensubstanz zerstört sind. Als Ursache sind Autoimmunreaktionen in etwa 50% der Fälle (sog. *idiopathische Nebennierenrindeninsuffizienz*), Nebennierenrindentuberkulose, Blutungen in die Nebennierenrinde, Karzinommetastasen u. a. zu nennen. Infolge des *Mangels* an lebensnotwendigen *Mineralo-* und *Glucocorticoiden* tritt eine Vielzahl von Symptomen auf, die in Tab. 18–4 zusammengestellt sind. Die Störung des Mineralhaushaltes zeigt sich in einer Hyponatriämie, Hypochlorämie, Hyperkaliämie und Hypovolämie, als deren Folge die Patienten müde, apathisch, bewußtseinsgetrübt, hypoton und tachykard sein können.

Die anhaltende Erniedrigung des Blut-Glucosespiegels löst u. a. Angst, zerebrale Störungen und Übelkeit aus. Ferner klagen die Patienten über Schweißausbrüche, Herzklopfen, Gewichtsabnahme und Muskelschwäche. Erst in einem fortgeschrittenen Stadium findet man die *typische bronzeartige, grau-braune Verfärbung der Haut,* die auf einer gesteigerten Ausschüttung von Proopiomelanocortin (POMC, s. S. 542) und damit von MSH und ACTH infolge des negativen Rückkopplungsmechanismus bei erniedrigtem Cortisolspiegel beruht. Durch Infektionskrankheiten, insbesondere Magen-Darm-Infektionen, sind die Patienten hochgradig gefährdet,

Tab. 18–4. Auswirkungen einer (primären) Nebennierenrindeninsuffizienz, modifiziert nach Siegenthaler

Mangel an	führt infolge	zu
Mineralocorticoiden	Hyponatriämie und Hypochlorämie	Müdigkeit, Schwäche, Übelkeit, Erbrechen
	Hyperkaliämie	Muskelkrämpfen, Lähmungen, Arrhythmien
	Azidose	Hyperventilation, Bewußtseinsstörung, Koma
	hypotoner, extrazellulärer Dehydratation	Tachykardie, Hypotonie, Neigung zu orthostatischen Kollapszuständen
	intrazellulärer Hydratation	Kopfschmerzen, Apathie, Verwirrtheit
Glucocorticoiden	Störung des Kohlenhydratstoffwechsels Hypoglykämie	Hunger, zerebraler Dysfunktion, Angst, Schweißausbruch, Übelkeit, Tachykardie, Bewußtseinsstörung, Koma
	Störung des Eiweiß- und Fettstoffwechsels	Gewichtsverlust
	Störung des hämatopoetischen Systems	normozytärer Anämie, Leukopenie, Eosinophilie, Lymphozytose
	verminderter Stimulation der Magenschleimhaut	verringerter oder fehlender Salzsäureproduktion
	vermehrter Ausschüttung von MSH	verstärkter Pigmentierung von Haut und Schleimhäuten
	zentralnervöser Störungen	psychischen Störungen
Androgenen		Schwächezustand, Muskelschwund, Impotenz

da sich bei einem zusätzlichen Wasser- und Elektrolytverlust (z. B. durch Brechdurchfälle) rasch eine schwere und, sofern keine Substitution in Form von Elektrolytinfusionen erfolgt, lebensbedrohliche Exsikkose (s. S. 352f.) entwickelt.

Die *sekundäre Form* der Nebennierenrindeninsuffizienz ist die Folge einer *verringerten ACTH-Ausschüttung* wegen einer Hypothalamus- und/oder Hypophysenvorderlappeninsuffizienz (s. S. 545). Da die Mineralocorticoidproduktion von der ACTH-Sekretion weitgehend unabhängig ist, fehlen bei der sekundären NNR-Insuffizienz die Mineralstoffwechselstörungen. Auch kommt es nicht zu einer gesteigerten, sondern zu einer verringerten Melaninablagerung, weil weniger POMC und damit weniger MSH und ACTH gebildet werden. Das Krankheitsbild ist somit vor allem durch *Glucocorticoidmangel* (Hypocortisolismus) geprägt.

Adrenogenitales Syndrom (AGS). *Beim adrenogenitalen Syndrom handelt es sich um ein durch Überproduktion von Androgenen* in der Nebennierenrinde gekennzeichnetes Krankheitsbild, das in zwei Formen – angeboren und erworben – vorkommt.

Das *angeborene,* autosomal rezessiv vererbte adrenogenitale Syndrom beruht auf *Enzymdefekten der Nebennierenrinde,* unter denen eine Störung der 21-Hydroxylase am häufigsten ist. Daneben sind noch Defekte der 11β-Hydroxylase und der 3β-Dehydrogenase von Bedeutung. Wegen dieser Enzymstörung (s. Abb. 18–21) ist die Nebennierenrinde nicht oder nur unzulänglich in der Lage, *Cortisol* sowie *Corticosteron* und *Aldosteron* zu bilden. Infolge des Cortisol-Rückkopplungsmechanismus zum Hypothalamus bzw. zur Hypophyse steigt die Produktion von ACTH und – unter Ausbildung einer Nebennierenrindenhyperplasie – von *Androgenen* an.

Bei *Mädchen* beobachtet man *Virilisierungserscheinungen* (Vermännlichung des äußeren Genitale, virile Behaarung, männlichen Körperbau u. a.). Bei *Knaben* kommt es zu einer vorzeitigen Ausbildung der sekundären Geschlechtsmerkmale *(Pseudopubertas praecox)* ohne adäquate Entwicklung der Keimdrüsen, da der erhöhte Androgen-Blutspiegel die Gonadotropinausschüttung hemmt. Auch die Spermatogenese fehlt. Bei beiden Geschlechtern tritt nach auffallend schnellem Wachstum in den ersten Lebensjahren infolge des vorzeitigen Epiphysenschlusses ein frühzeitiger Wachstumsstillstand ein. Eine wirksame Therapie besteht in der Dauersubstitution mit Cortisol.

Das *erworbene adrenogenitale Syndrom* ist durch Tumoren der Nebennierenrinde, die vermehrt Androgene bilden (Adenome, Karzinome), bedingt.

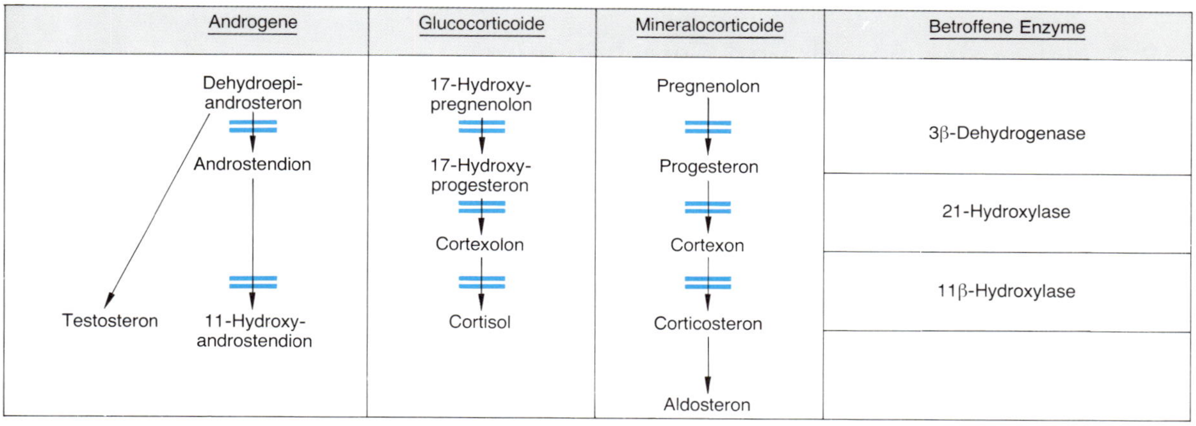

Abb. 18–21. Lokalisation der Enzymdefekte im Steroidstoffwechsel bei adrenogenitalem Syndrom, nach Schettler. Doppelstriche kennzeichnen die gehemmten Syntheseschritte

Differentialdiagnostisch kann die erworbene von der angeborenen Form durch den fehlenden Abfall der 17-Ketosteroide nach Gabe von Cortisol unterschieden werden.

Hypercortisolismus (Cushing-Syndrom). Das *Cushing-Syndrom ist die Folge einer überhöhten Bildung von Glucocorticoiden, insbesondere von Cortisol.*

Beim adrenal bedingten, primären Cushing-Syndrom liegen *gutartige* oder *bösartige Nebennierenrindentumoren,* bei den *sekundären Formen* meist *Störungen des hypothalamisch-hypophysären Systems* mit vermehrter Freisetzung von Corticotropin-Releasing-Hormon (Verstellung des Sollwertes) oder seltener ACTH-produzierende Tumoren vor.

Charakteristisch für das Cushing-Syndrom sind das ausdruckslose, runde, dunkelrot verfärbte „Vollmond"-Gesicht sowie die Stammfettsucht. Weitere wichtige Symptome sind in Tab. 18–5 zusammengestellt.

Hyperaldosteronismus. *Der Hyperaldosteronismus ist,* wie schon aus dem Namen hervorgeht, *durch eine vermehrte Bildung von Aldosteron gekennzeichnet.* Wie beim Hypercortisolismus unterscheidet man beim Hyperaldosteronismus eine primäre (= adrenale) und eine sekundäre (= extraadrenale) Form.

Die Ursache des *primären Hyperaldosteronismus* **(Conn-Syndroms)** ist in ca. 2/3 der Fälle ein *aldosteronproduzierendes Nebennierenrindenadenom,* in ca. 1/4 der Fälle eine Nebennierenrindenhyperplasie unklarer Genese *(idiopathischer Hyperaldosteronismus).* Die wichtigsten Symptome sind – bedingt durch den Kaliumverlust – Muskelschwäche, Adynamie, Müdigkeit, Polyurie, Nykturie und Parästhesien sowie – bedingt durch die Hypernatriämie – Hypertonie, Kopfschmerzen, Sehstörungen und tetanische Erscheinungen.

Beim *sekundären Hyperaldosteronismus* handelt es sich nicht um eine endokrine Erkrankung im engeren Sinn. Die vermehrte Aldosteronproduktion beruht vielmehr in diesem Fall auf einer *Aktivierung des Renin-Angiotensin-Aldosteron-Systems* infolge eines erniedrigten Plasmavolumens bzw. renalen Plasmaflusses (z. B. bei nephrotischem Syndrom, Leberzirrhose, Therapie mit Diuretika u. a.).

Tab. 18–5. Auswirkungen einer vermehrten Cortisolproduktion beim Cushing-Syndrom, modifiziert nach Siegenthaler

Störung des	führt zu
Kohlenhydratstoffwechsels	diabetogener Stoffwechsellage, Hyperglykämie und Ketoazidose, Steroiddiabetes, Polyurie, Polydipsie
Mineralstoffwechsels	Hypertonie
Eiweißstoffwechsels	Adynamie, Muskelschwund
Fettstoffwechsels	Vollmondgesicht, Stammfettsucht, Hypercholesterinämie, Atherosklerose
hämatopoetischen Systems	Polyglobulie, Leukozytose, Lympho- und Eosinopenie, Thrombozytose
mesenchymalen Systems	Striae rubrae (rotblauen Streifen in der Bauchhaut), Abschwächung der Immunreaktionen
Zentralnervensystems	psychischen Störungen mit Aggressionen und/oder depressiver Verstimmung

18.7 Nebennierenmark und Catecholamine

18.7.1 Mikroskopische Anatomie des Nebennierenmarks

Das *Nebennierenmark* ist entwicklungsgeschichtlich aus dem Ektodern hervorgegangen. Die in ihm vorkommenden *Markzellen,* die einen locker strukturierten, bläschenförmigen Zellkern besitzen, bilden Gruppierungen, die in ein Netz weitlumiger Kapillaren und Venen eingelagert sind. Es ist ein Charakteristikum dieser Zellen, daß sie sich mit oxidierenden Chromsalzen (Chromaten) braun anfärben lassen. Sie werden daher als *chromaffine Zellen* bezeichnet.

Durch verschiedene Reaktionen (z. B. durch Prüfung auf saure Phosphatase) lassen sich *zwei Typen von Catecholamin-produzierenden Markzellen* unterscheiden: solche, die *Noradrenalin,* und solche, die *Adrenalin* synthetisieren. Diese Zellen sind als *modifizierte sympathische Nervenzellen* aufzufassen, die während der Embryogenese aus der Neuralleiste ausgewandert sind. Sie werden daher auch vom ersten Neuron des Sympathikus, d. h. von präganglionären Fasern, innerviert (s. S. 470f.).

Die Markzellen rechnet man zum sog. *APUD-System* (APUD-Zellen = *A*mine and/or *A*mine *P*recursor *U*ptake and *D*ecarboxylation-Zellen). Dabei handelt es sich um endokrine Zellen, die einerseits *biogene Amine* produzieren, indem sie deren Vorstufen, die entsprechenden Aminosäuren, aufnehmen und decarboxylieren, und die andererseits *hormonell aktive Peptide* bilden. Von den adrenomedullären Zellen ist bekannt, daß sie neben Noradrenalin und Adrenalin u. a. Cholecystokinin (s. S. 279) und Met-Enkephalin produzieren.

18.7.2 Noradrenalin und Adrenalin

Wie schon auf S. 474 erwähnt, wird bei der Biosynthese der **Catecholamine** (*Noradrenalin* = Arterenol und *Adrenalin* = Epinephrin) *Tyrosin* zunächst zu *Dopa* (Dihydroxyphenylalanin) oxidiert und danach zu *Dopamin* (Dihydroxyphenylethylamin) decarboxyliert. Die anschließende Hydroxylierung führt zu Noradrenalin, das unter dem Einfluß der N-Methyltransferase in *Adrenalin* übergeführt werden kann (s. Abb. 16–61, S. 474).

Das Verhältnis von Adrenalin zu Noradrenalin im ausgeschütteten Hormongemisch variiert in Abhängigkeit vom Lebensalter und von anderen Faktoren. Beim Erwachsenen beträgt der *Adrenalinanteil* in der Regel *70–90%.*

Biologische Wirkungen. Die Catecholamine sind einerseits wegen ihres Wirkungsmodus als *Hormone* zu betrachten, andererseits stellt Noradrenalin gleichzeitig die *Überträgersubstanz des Sympathikus* auf die Erfolgsorgane dar. Für das Verständnis der Catecholaminwirkungen ist daher die Kenntnis der Sympathikusfunktionen unerläßlich. Diese wurden bereits im Zusammenhang mit dem vegetativen Nervensystem behandelt (s. S. 469ff.).

Steuerung der Hormonabgabe. Die Abgabe der Catecholamine aus dem Nebennierenmark steht unter der Kontrolle der *vegetativen Zentren im Hypothalamus und im Stammhirn.* Die Sekretion ist unter Ruhebedingungen gering und steigt erst bei körperlichen und psychischen Belastungen an. Bei einer *„ergotropen" Reaktionslage* (s. S. 203) werden durch *Aktivierung des Sympathikus* diejenigen Anpassungsprozesse ausgelöst, die zu einer erhöhten Leistungsbereitschaft und Leistungsfähigkeit des Organismus führen. Hierbei fungieren Adrenalin und Noradrenalin als Informationsvermittler insbesondere für die Kreislaufregulationen. Die Abgabe der beiden Hormone erfolgt differenziert in Anpassung an die jeweilige Belastungssituation: *Blutdrucksenkung steigert in erster Linie die Noradrenalinausschüttung, Blutzuckerabfall erhöht vorrangig die Adrenalinabgabe.*

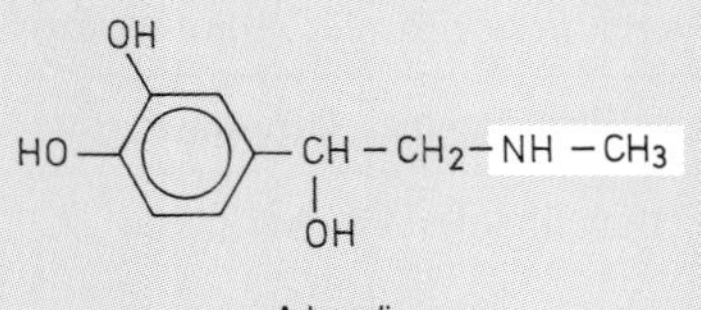

Adrenalin

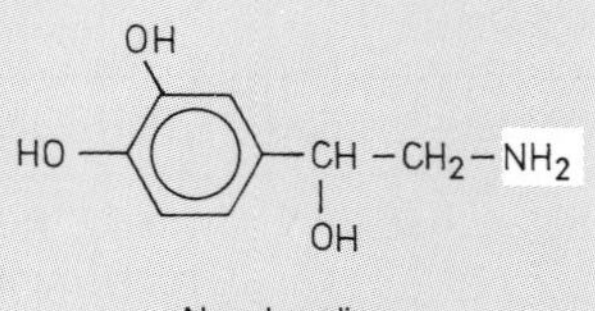

Noradrenalin

18.7.3 Störungen der Nebennierenmarkfunktion

Eine Unterfunktion des Nebennierenmarks ist wegen der Bildung von Noradrenalin an den Nervenendigungen des gesamten sympathischen Nervensystems nicht bekannt. Klinisch bedeutsam, aber verhältnismäßig selten sind dagegen Überfunktionszustände des Nebennierenmarks infolge von **Phäochromozytomen,** bei denen es sich (meist) um *histologisch* zwar *gutartige,* in ihren *Auswirkungen* aber *gefährliche Tumoren des chromaffinen Gewebes* handelt, die zu etwa 90% im Nebennierenmark und zu etwa 10% in den Ganglien des sympathischen Nervensystems entstehen und zu einer *vermehrten Ausschüttung von Noradrenalin* und *Adrenalin* führen.

In etwa 50% der Fälle findet man infolge einer *anfallsweisen Catecholaminausschüttung Hochdruckkrisen* mit symptomenfreien Intervallen. Die für den Patienten sehr unangenehme paroxysmale Hypertonie geht mit pulsierenden Kopfschmerzen, Schweißausbrüchen, Angstzuständen, Herzklopfen und Übelkeit einher. Bei schweren Anfällen kann es durch die massive Steigerung der Herzfrequenz und den dadurch erhöhten Sauerstoffbedarf zu einer Angina pectoris oder sogar zum Herzinfarkt kommen.

Bei der anderen Hälfte der Patienten führt eine *erhöhte Dauerausschüttung* von Catecholaminen zu *persistierender Blutdruckerhöhung* (Hypertonie) mit einer sich allmählich entwickelnden Linksherzinsuffizienz und Nierenfunktionsstörung. U. U. kommt es zu zerebralen Komplikationen (Schlaganfall). Bei einem Teil der Patienten ist ferner ein latenter oder manifester Diabetes mellitus nachweisbar (s. S. 565).

Die differentialdiagnostische Unterscheidung von anderen Hochdruckformen gelingt u. a. durch den Nachweis der *erhöhten Catecholaminkonzentrationen* (bzw. von deren Biotransformationsprodukten) im Plasma und Urin.

18.8 Inselorgan und Blutzuckerregulation

18.8.1 Anatomie des Inselorgans

Die **Bauchspeicheldrüse** *(Pankreas,* s. S. 287 ff.) vereinigt in sich zwei gesonderte funktionelle Systeme: 1. bildet sie in drüsigen Epithelien den Pankreassaft und sondert ihn über einen Ausführungsgang in den Dünndarm ab *(exkretorische Funktion),* 2. produzieren andere Zellgruppen, die sog. Langerhansschen Inseln, Hormone, die direkt an die Blutbahn abgegeben werden *(inkretorische Funktion).*

Die **Langerhansschen Inseln** des Pankreas sind Zellverbände mit einem Durchmesser von 75–300 µm, die verstreut (inselartig) in das Pankreasgewebe eingelagert und reichlich mit weitlumigen Gefäßen versorgt sind. Ihre Gesamtheit wird oft als *Inselorgan* bezeichnet, um ihre morphologische und funktionelle Eigenständigkeit hervorzuheben. Die Hauptmasse der Inselzellen (ca. 60%) stellen die schwach anfärbbaren *B-Zellen* (früher β-Zellen) dar, die *Insulin* produzieren. Den zweitgrößten Anteil von ca. 25% bilden die stark granulierten *A-Zellen* (früher α-Zellen), die für die Produktion von *Glucagon* zuständig sind. Die restlichen 15% sind die *D-Zellen,* die *Somatostatin* (s. S. 544 f.) bilden.

Im Tierversuch können die B-Zellen durch Alloxan-Behandlung selektiv zerstört werden, wodurch ein Blutzuckeranstieg *(Alloxan-Diabetes)* hervorgerufen wird.

18.8.2 Insulin

Insulin besteht aus *zwei Peptidketten,* der *A-Kette* mit 21 und der *B-Kette* mit 30 Aminosäuren. Human-Insulin und die Insuline vom Rind und Schwein unterscheiden sich nur geringfügig in ihrer Aminosäurensequenz (vgl. Abb. 18–22), ihre biologische Wirkung ist weitgehend identisch.

Alle Insulinpräparate müssen biologisch eingestellt und staatlich kontrolliert werden. Die Einstellung erfolgt nach Internationalen Einheiten (I. E.). Eine Internationale Einheit ist diejenige Menge Insulin, die den Blutzuckerspiegel eines 24 Stunden hungernden Kaninchens ebenso stark herabsetzt wie 1/24 mg des kristallisierten Standardinsulin.

Synthese, Speicherung, Freisetzung, Abbau. In den B-Zellen der *Langerhans*schen Inseln wird als erstes Translationsprodukt *Prae-Proinsulin* an den Ribosomen des rauhen endoplasmatischen Retikulums synthetisiert. Dieses Produkt besteht nur aus *einer* Kette. Nach Sekretion in die Zisternen des endoplasmatischen Retikulums wird eine N-terminale Sequenz von 23 Aminosäuren abgespalten. Das auf diese Weise gebildete *Proinsulin,* in dem die A- und B-Kette des Insulins durch das sog. C-Peptid verbunden sind, wird in den *Golgi*-Apparat aufgenommen und dort in Vesikeln gespeichert. Gleichzeitig erfolgt hier die Abspaltung des C-Peptids durch eine mem-

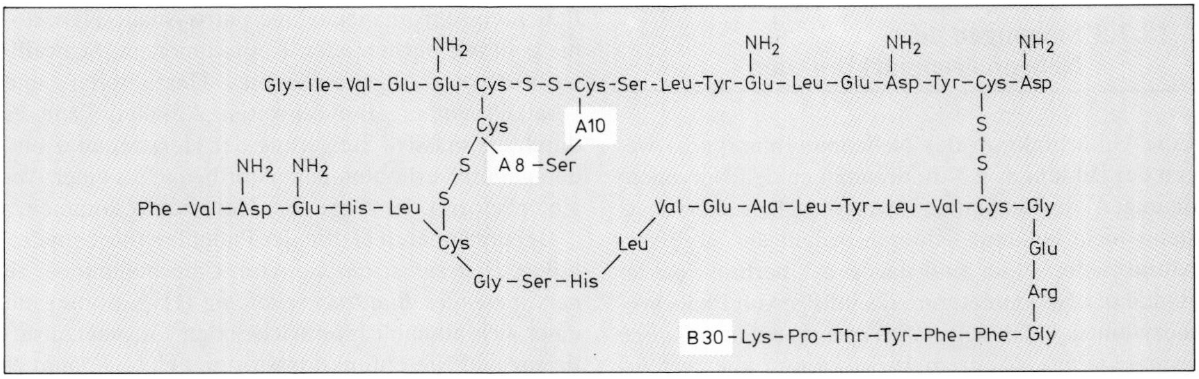

Abb.18–22.- Aminosäurensequenz von Human-, Schweine- und Rinderinsulin. Mensch: A8 = Thr; A10 = Ile; B30 = Thr. Schwein: A8 = Thr; A10 = Ile; B30 = Ala. Rind: A8 = Ala; A10 = Val; B30 = Ala.

brangebundene Protease. Aus den Vesikeln kann Insulin durch Exozytose freigesetzt werden. Der adäquate Reiz hierfür ist ein Anstieg des Blutglucosespiegels; daneben ruft eine Erhöhung der Aminosäurenkonzentration eine Insulinausschüttung hervor. *Das Ausmaß der Insulinfreisetzung wird dabei durch das vegetative Nervensystem moduliert:* Parasympathische Impulse sowie eine Erregung sympathischer β-Rezeptoren steigern, Erregung sympathischer α-Rezeptoren hemmt die Insulinsekretion. Die Ausschüttung von Insulin wird ferner durch Somatostatin und Glucagon unterdrückt (s. Tab. 18–6).

Im Plasma liegt Insulin weitgehend ungebunden vor. Die *Plasmahalbwertszeit* beträgt weniger als 10 Minuten, die *Wirkhalbwertszeit* ca. 40 Minuten.

Der *Insulinabbau* findet vor allem in der *Leber* und in den *Nieren* statt.

Insulinwirkungen. *Insulin ist ein lebenswichtiges Hormon. Es beeinflußt sowohl den Kohlenhydrat- als auch den Eiweiß- und Fettstoffwechsel.*

Insulin

□ *verbessert die Aufnahme von Glucose* in die Zellen der meisten Gewebe (mit Ausnahme der Nervenzellen),

□ *steigert* den *oxidativen Glucoseabbau,*

□ *erhöht die Glykogenbildung* in der Leber sowie im Muskel und *verhindert den Glykogenabbau,*

□ *stimuliert die Bildung von Eiweißen und Fetten* aus Glucose.

Alle diese Vorgänge führen dazu, daß der Blutglucosespiegel unter dem Einfluß von Insulin gesenkt wird.

Im Fettgewebe und in der Leber fördert Insulin die Aufnahme freier Fettsäuren, die dann in Form von Triglyceriden (Depotfett) gespeichert werden. Außerdem wirkt es der Fettmobilisierung und dem Fettabbau (Lipolyse) entgegen.

Weitere Wirkungen sind die gesteigerte Aufnahme von Kaliumionen in die Zellen und die Verminderung der katabolen Wirkung von Glucocorticoiden und Schilddrüsenhormonen.

Tab. 18–6. Regulation der Freisetzung von Inselzellhormonen

Freisetzung von	wird stimuliert durch	wird gehemmt durch
Insulin	Hyperglykämie, hohe Aminosäurenspiegel, Stimulation von β-Rezeptoren, Parasympathikusaktivierung	Somatostatin, Glucagon Stimulation von α-Rezeptoren
Glucagon	Hypoglykämie, hohe Aminosäurenspiegel, hohe Cortisolspiegel, körperliche Belastung	Hyperglykämie, Somatostatin
Somatostatin	hohe Fettsäurenspiegel, hohe Aminosäurenspiegel, gastrointestinale Hormone	

Wirkungsmechanismus. Der Wirkungsmechanismus von Insulin weicht, wie auf S. 534f. beschrieben, von dem anderer Peptidhormone deutlich ab. Zwar reagiert es wie diese mit einem membranständigen Rezeptor, doch sind die Folgereaktionen unterschiedlich. Der Insulinrezeptor, ein aus mehreren Untereinheiten zusammengesetztes Glykoprotein, besitzt nämlich die Eigenschaft einer *Tyrosin-Kinase*. Durch die Interaktion mit Insulin und die dadurch ausgelöste Konformationsänderung des Rezeptors kommt es zu einer Enzymaktivierung und dadurch einerseits zu einer Autophosphorylierung von Tyrosinresten in der zytoplasmatischen Region des Rezeptors sowie andererseits zu einer Phosphorylierung von intrazellulären Substraten. Durch die Phosphorylierung werden dann sekundär die beschriebenen intrazellulären Insulineffekte ausgelöst.

Darüber hinaus bewirkt die Interaktion von Insulin mit seinem Rezeptor in Muskel- und Fettzellen die *Verlagerung* (Translokation) *von Glucosetransportproteinen* aus einem zytoplasmatischen Pool in die Zellmembran. Dadurch wird die *Geschwindigkeit des Glucosetransports* aus dem Extrazellularraum in das Zellinnere *gesteigert.*

18.8.3 Glucagon

Glucagon ist wie Insulin ein *Polypeptid* (Molekulargewicht ca. 3500). Es besteht allerdings nur aus einer Kette mit 29 Aminosäuren, deren Sequenz bekannt ist. Auch die Synthese ist gelungen.

Biologische Wirkungen und Sekretion. Das in den A-Zellen des Inselorgans gebildete *Glucagon* stellt im Hinblick auf die Blutglucosekonzentration einen *Gegenspieler zum Insulin* dar. Wie Adrenalin steigert Glucagon durch Aktivierung der Adenylatzyklase den *Glykogenabbau* (Glykogenolyse) in der Leber. Außerdem fördert es die *Gluconeogenese* aus Laktat, so daß insgesamt der Blutzuckerspiegel erhöht wird. Den Abbau von Muskelglykogen fördert Glucagon im Gegensatz zu Adrenalin nicht.

Auf den *Fettstoffwechsel* hat Glucagon eine zweifache Wirkung: Einerseits steigert es die Fettsäureoxidation in der Leber, andererseits fördert es die Speicherung von Fettsäuren in Form von Triglyceriden. Zusammenfassend lassen sich seine Funktionen folgendermaßen beschreiben: *Glucagon liefert Glucose, wenn sie benötigt wird, und erlaubt einen Verbrauch von Fettsäuren, sofern dies möglich ist.*

Im *Aminosäurenstoffwechsel* bewirkt Glucagon eine verstärkte Desaminierung von Aminosäuren und deren Verwertung zur Gluconeogenese.

Die *Sekretion* von Glucagon wird durch Hypoglykämie, Erhöhung der Aminosäuren- und Cortisolkonzentration im Plasma sowie stärkere körperliche Belastung stimuliert und durch Somatostatin gehemmt (s. Tab. 18–6).

18.8.4 Blutzuckerregulation

Blutzuckerspiegel. *Die Blutglucosekonzentration wird normalerweise auf einem Wert zwischen 0,6 und 1,0 g/l konstant gehalten.* Obwohl durch wechselnde Kohlenhydrataufnahme mit der Nahrung und Veränderungen der Glucoseoxidationsrate, die bei Arbeit um ein Vielfaches ansteigen kann, ständig Abweichungen von dem Sollwert auftreten, ist das Regelsystem meist in der Lage, diese sofort wieder auszugleichen. Nur bei massiver Kohlenhydratzufuhr kann u. U. ein vorübergehender Anstieg des Blutzuckerspiegels auftreten *(alimentäre Hyperglykämie).*

Die Blutglucosekonzentration kann als eine Resultante aus Glucose-liefernden und Glucose-verbrauchenden Vorgängen im Organismus aufgefaßt werden:

Glucosezufuhr
Glykogenabbau
Galaktose } *-Umbau*
Fructose }
Glukoneogenese
} → *Blut-Glucose* → { *Oxidation*, *Glykogenaufbau*, *Fettbildung* }

Durch Aktivierung oder Hemmung der einzelnen, vorwiegend hormonal gesteuerten Vorgänge wird das System auf dem vorgegebenen Sollwert des Blutzuckerspiegels konstant gehalten.

Hormonale Regulation des Blutzuckerspiegels. Die *Senkung des Blutzuckerspiegels* wird vor allem durch Insulin bewirkt. Eine *Erhöhung des Blutglucosespiegels* erfolgt dagegen in erster Linie unter dem Einfluß von *Adrenalin* und *Glucagon* durch die Freisetzung von Glucose aus Depots. Die Insulin-antagonistische Wirkung von Adrenalin und Glucagen bezieht sich jedoch allein auf die Richtung, in der sie den Blutzuckerspiegel beeinflussen. Im Hinblick auf den Gewebestoffwechsel sind diese beiden Hormone eher als Insulin-Synergisten anzusehen, insofern als sie durch Freisetzung der Glucose erst die Voraussetzung für ihre gesteigerte Verwertung schaffen. *Somatotropin* und *Cortisol* erhöhen ebenfalls die Glucosekonzentration des Blutes. Das Schema der Abb. 18–20 läßt erkennen, daß die genannten Hormone nicht nur der Regulation des Blutzuckerspiegels dienen, sondern den Stoffwechsel auch in verschiedene Bahnen lenken können.

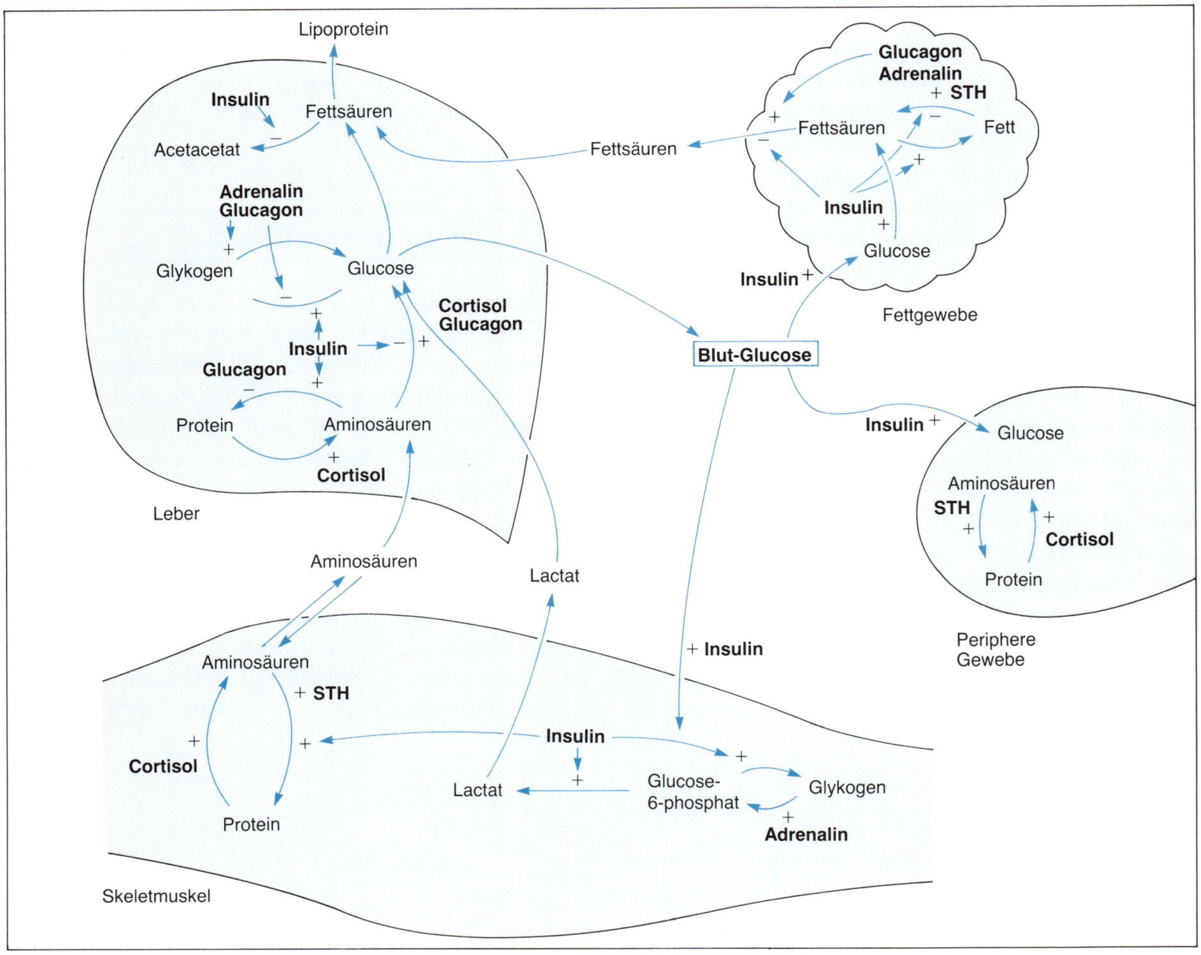

Abb.18–23. Hormonale Beeinflussung von Stoffwechselwegen, modifiziert nach Karlson
+ Stimulierung, – Hemmung, STH Somatotropin

18.8.5 Hypoglykämien

Eine Hypoglykämie liegt vor, wenn der *Blutzuckerspiegel* – enzymatisch bestimmt – *unter 0,5 g/l* absinkt.

Der Ätiologie entsprechend, unterscheidet man zwischen *exogenen* und *endogenen Hypoglykämien.* **Exogene Hypoglykämien** können nach unsachgemäßer Medikation von Insulin oder oralen Antidiabetika sowie nach Alkoholabusus (Hemmung der Gluconeogenese) auftreten. Den **endogenen Hypoglykämien** können insulinbildende *Inselzelltumoren* oder extrapankreatische Tumoren mit Bildung von Tryptophanabbauprodukten, die die periphere Glucoseverwertung fördern, zugrunde liegen. Als weitere Ursachen kommen in Frage: schwere Lebererkrankungen mit Glucosebildungsstörungen, angeborene Stoffwechselerkrankungen mit Defekten glykogenolytischer Enzyme, Hypophysen- und Nebennierenrindenunterfunktion sowie erhöhter Glucoseverbrauch durch schwere Muskelarbeit und renale Glucosurie.

Rascher Blutzuckerabfall führt infolge einer *Sympathikusaktivierung* (Adrenalinausschüttung aus dem Nebennierenmark!) zu Unruhe, Angstgefühl, Herzklopfen, Übelkeit, Zittern und Schwitzen. Bei *langsamem Abfall des Blutzuckers* fehlen dagegen diese Warnsymptome in der Regel; ganz im Vordergrund stehen hier *zentralnervöse* Symptome (Verwirrtheit, Sprach- und Sehstörungen). Bei sehr niedrigen Blutzuckerwerten (meist infolge Insulinüberdosierung) kommt es zum *hypoglykämischen Koma (hypoglykämischen Schock)* mit Pupillenerweiterung, Inkontinenz, Muskelstörungen usw.

18.8.6 Diabetes mellitus

Der Diabetes mellitus ist die häufigste und zugleich bedeutsamste Stoffwechselstörung. In der Bundesrepublik Deutschland sind davon 2–3% der Bevölkerung betroffen. Dieses Leiden beruht auf einem *absoluten* oder *relativen Insulinmangel*. Ein **absoluter Insulinmangel** liegt vor, wenn die Bauchspeicheldrüse nicht mehr in der Lage ist, Insulin zu sezernieren; ein **relativer Insulinmangel** ist gegeben, wenn die Insulinproduktion den Erfordernissen nicht mehr angepaßt werden kann, die Insulinwirkung durch Insulinantikörper an den Zielzellen abgeschwächt wird, die Zahl der Insulinrezeptoren an den Erfolgsorganen vermindert ist oder ein Insulinrezeptordefekt vorliegt.

Diabetes-Typen. Unter ätiopathogenetischen und klinischen Gesichtspunkten ist es üblich, zwischen einem **Typ-I-** und einem **Typ-II-Diabetes** (früher juvenilem und Erwachsenen-Diabetes) zu unterscheiden. Beim Typ-I-Diabetiker nimmt der *Insulinmangel rasch zu,* bis schließlich überhaupt kein Insulin mehr sezerniert wird. Daher ist eine Insulinsubstitution unumgänglich (sog. insulinabhängiger Diabetes).

Beim Typ-II-Diabetes, der etwa neunmal häufiger vorkommt als die Typ-I-Form, ist die *Progredienz* wesentlich *langsamer;* auch besteht meist nur ein *relatives Insulindefizit* (sog. nicht-insulinabhängiger Diabetes).

An der *Entstehung* beider Diabetes-Formen sind *genetische Faktoren* und *Umwelteinflüsse* beteiligt.

Beim Typ I findet man bei über 90% der Patienten die HLA-Antigene DR_3, und/oder DR_4. Pathogenetisch bedeutsam ist ferner, daß es – meist nach einer Virusinfektion (z. B. mit Coxsackie- oder Mumps-Viren) – zu einer *Autoimmunreaktion* mit Zerstörung von Inselzellen und als Folge davon zum Fehlen von Insulin kommt.

Beim Typ II ist die Wahrscheinlichkeit einer Vererbung entgegen früherer Auffassungen *höher* als beim Typ I, doch ist der Erbgang im einzelnen nicht geklärt. Der (relative) Insulinmangel beruht – vor allem bei *Normal-* und *Untergewichtigen* – auf einer *verringerten Insulinsekretion,* bei *Adipösen,* die 80% der Typ-II-Diabetiker ausmachen, vorwiegend auf einem *Mangel an Insulinrezeptoren.* Dieser ist darauf zurückzuführen, daß bei Fettsucht die Insulinsekretion zunächst erhöht ist. Dies führt zu einer Down-Regulation der Insulinrezeptoren, damit zu einer verminderten Insulinempfindlichkeit der peripheren Gewebe und konsekutiv zur erneuten vermehrten Insulinausschüttung (vgl. Abb. 18–24). Erst bei fort-

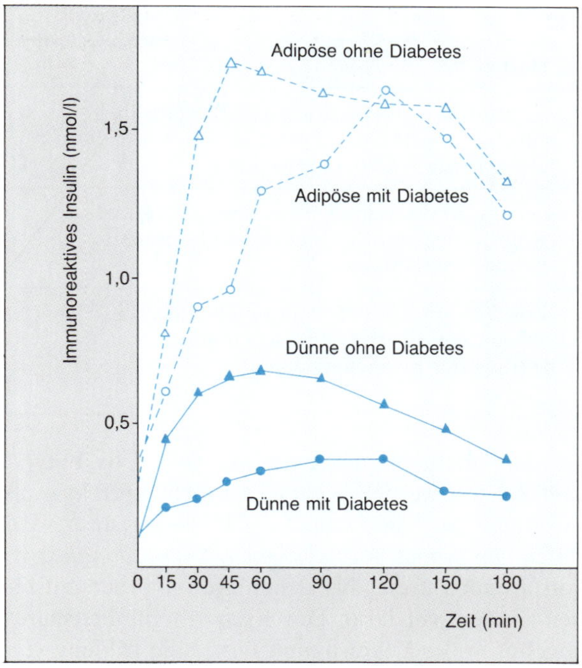

Abb. 18–24. Plasma-Insulinkonzentration im zeitlichen Ablauf nach oraler Gabe von 100 g Glucose, nach Bagdade et al. Nur bei den untergewichtigen Diabetikern liegt eine verringerte Insulinausschüttung im Vergleich zu Gesunden vor. Bei adipösen Diabetikern ist die Insulinausschüttung im Vergleich zu Gesunden gesteigert

schreitender Erkrankung gehen die Plasma-Insulinspiegel auf Normwerte zurück, gleichzeitig steigt der Blutglucosespiegel deutlich an.

Neben diesen sog. *primären* Diabetes-mellitus-Arten gibt es auch *sekundäre* Formen, z. B. nach Pankreatektomie, bei Phäochromozytom (s. S. 561), *Cushing*-Syndrom (s. S. 559), Hypophysentumor usw.

Stoffwechselstörungen durch Insulinmangel. Die charakteristischen *Störungen* des Kohlenhydrat-, Fett- und Eiweißstoffwechsels bei Insulinmangel sind in Tab. 18–7 zusammengestellt. Die *mangelhafte Glucoseverwertung* in den Zellen infolge verringerter Glucoseaufnahme sowie die Steigerung der Gluconeogenese in der Leber führen zu *Hyperglykämie* und bei Überschreiten der Nierenschwelle für Glucose zur *Glucosurie.* Die *gesteigerte Lipolyse* in der Leber sowie im Muskel- und Fettgewebe bewirkt einen *Anstieg der freien Fettsäuren* im Plasma. In schweren Fällen treten *Ketonkörper* im Blut infolge verstärkten Abbaus von Fettsäuren und begrenzter Endoxidation von Acetyl-CoA im Citratzyklus auf. Es wird vermehrt Acetoacetyl-CoA gebildet. Über die Zwischenstufe β-Hydroxy-β-methyl-glutaryl-CoA entsteht *Acetacetat,* das durch Reduktion in β-*Hydroxybutyrat* und durch Decarboxylierung in

Tab. 18–7. Auswirkungen eines Diabetes mellitus

Störung des	führt zu	mit den Symptomen
Kohlenhydratstoffwechsels infolge mangelhafter Glucoseverwertung, erhöhter Glucoseneubildung und gesteigerten Glykogenabbaus	Hyperglykämie, Glucosurie	Polyurie, Polydipsie, Pruritus genitalis, Exsikkose
Fettstoffwechsels infolge Hemmung der Lipidsynthese, gesteigerter Lipolyse und vermehrter Ketonkörperbildung	Hyperlipidämie, Hyperketonämie, Ketonurie, Ketoazidose	Übelkeit, Brechreiz, Gewichtsabnahme, Acetongeruch der Ausatmungsluft
Eiweißstoffwechsels infolge erhöhten Eiweißabbaus, gesteigerter Glucoseneubildung, verringerter Eiweißneubildung	Hyperglykämie, Glucosurie, Aminoazidurie, Reststickstoffanstieg im Blut	Kraftlosigkeit, Gewichtsabnahme, Muskelschwund

Aceton übergeht. (Acetacetat, β-Hydroxybutyrat und Aceton werden – chemisch nicht korrekt – als „Ketonkörper" bezeichnet.) Die Ketogenese wird durch den Abbau sog. *ketogener Aminosäuren,* d. h. von Aminosäuren, aus denen Ketonkörper entstehen können, verstärkt. Durch das erhöhte Fettsäureangebot in der Leber nimmt ferner die Bildung von *Cholesterin* und *triglyceridreichen Lipoproteinen* und damit der Lipoproteingehalt des Blutes zu. Außerdem ist der *Eiweißabbau,* vor allem in der Muskulatur, *gesteigert.*

Bei der schwersten Form der akuten diabetischen Stoffwechselentgleisung, dem **Coma diabeticum,** besteht eine *extreme Glucoseverwertungsstörung.* Durch die Bildung größerer Mengen von Ketonkörpern entwickelt sich eine *Ketoazidose.* Da die Säuren in Form ihrer Natrium- oder Kaliumsalze ausgeschieden werden, tritt ein *Verlust an* Na^+ *und* K^+ ein. Die Glucoseausscheidung im Urin löst darüber hinaus eine *osmotische Diurese* mit Wasserverlust aus. *Das Coma diabeticum ist somit durch Azidose, Elektrolytverschiebungen, Dehydratation und Minderdurchblutung des Gehirns mit Hypoxie bedingt.*

Es entwickelt sich meist allmählich über ein *Prodromalstadium* mit Appetitlosigkeit, Übelkeit, Erbrechen, Muskelschwäche und Schläfrigkeit sowie Durst, Polydipsie und Polyurie. Im Koma selbst erscheinen Haut, Schleimhäute und Zunge trocken, die Augenbulbi sind weich, die Atmung ist vertieft und verlangsamt, die Ausatmungsluft riecht nach Aceton.

Diabetes-Folgen. Als *Folgen* eines Diabetes mellitus sind vor allem *Gefäßerkrankungen* zu nennen, die trotz ausreichender Therapie entstehen und häufig zu einem ungünstigen Krankheitsverlauf führen.

Die **diabetische Mikroangiopathie** tritt vor allem an der *Niere* und der *Netzhaut* auf. Die Kapillarveränderungen an der Niere bewirken eine Sklerose der Glomeruluskapillaren *(Glomerulussklerose)* mit zunehmend eingeschränkter Nierenfunktion. Die Netzhautschädigung *(Retinopathie)* äußert sich in Mikroaneurysmen der Netzhautgefäße, aus denen es zu Blutungen in den Glaskörper kommen kann. Einige Patienten erblinden.

Die **diabetische Makroangiopathie** entspricht der *Atherosklerose* des Nichtdiabetikers. Sie tritt allerdings stärker, früher und häufiger als diese auf. Als fördernde Faktoren sind hier, insbesondere bei Typ-II-Diabetikern, das häufig zu beobachtende Übergewicht, ferner die vielfach mit einem Diabetes mellitus vergesellschaftete Hyperlipoproteinämie zu erwähnen. Als Folge dieser Gefäßerkrankung treten beim Diabetiker gehäuft Herzinfarkte, arterielle Verschlußkrankheiten oder Apoplexien infolge einer Zerebralsklerose auf.

Als weitere Diabetes-Folgen kommen *Hauterkrankungen* (z. B. Ekzeme, Furunkulose) sowie Leber- und Gallenwegserkrankungen vor.

Diabetes-Therapie. Für die *Therapie des Diabetes mellitus* stehen drei Möglichkeiten zur Verfügung:

- ☐ Diät,
- ☐ orale Antidiabetika (Sulfonylharnstoffe) und
- ☐ Insulinsubstitution.

Diätetische Maßnahmen sind grundsätzlich bei jedem Diabetiker angezeigt. Viele Typ-II-Diabetiker, bei denen orale Antidiabetika eingesetzt werden, könnten ausschließlich mit Diät behandelt werden. Nur wenn damit kein voller Erfolg zu erzielen ist, muß eine Medikation vorgenommen werden. Beim Typ-I-Diabetiker kommt, wie erwähnt, wegen des absoluten Insulinmangels nur eine Substitutionstherapie mit Insulin in Betracht.

18.9 Sexualhormone

Die Sexualhormone dienen der Arterhaltung, sind jedoch für das einzelne Individuum nicht lebensnotwendig. Von beiden Geschlechtern werden sowohl männliche als auch weibliche Sexualhormone, allerdings in unterschiedlichen Mengen, gebildet.

18.9.1 Männliche Sexualhormone

Chemischer Aufbau und Wirkungen der Androgene. Die natürlichen Androgene sind C_{19}-Steroide. Die Bildung des wichtigsten männlichen Sexualhormons, des *Testosterons,* erfolgt in den Leydigschen Zwischenzellen der Hoden (s. S. 582) u.a. über die Zwischenstufen Progesteron und Androstendion. In den Erfolgsorganen, z. B. der Prostata und den Samenbläschen, wird Testosteron in die eigentliche Wirkform, das 5α-*Dihydrotestosteron,* umgewandelt. Der Abbau in der Leber erfolgt über Androstendion und Androstandion zu Androsteron, Aetiocholandion und Aetiocholanolon.

Testosteron (bzw. sein 5α-Dihydro-Derivat) prägt die *sekundären männlichen Geschlechtsmerkmale (androgene Wirkung)* und stimuliert in Nebenhoden,

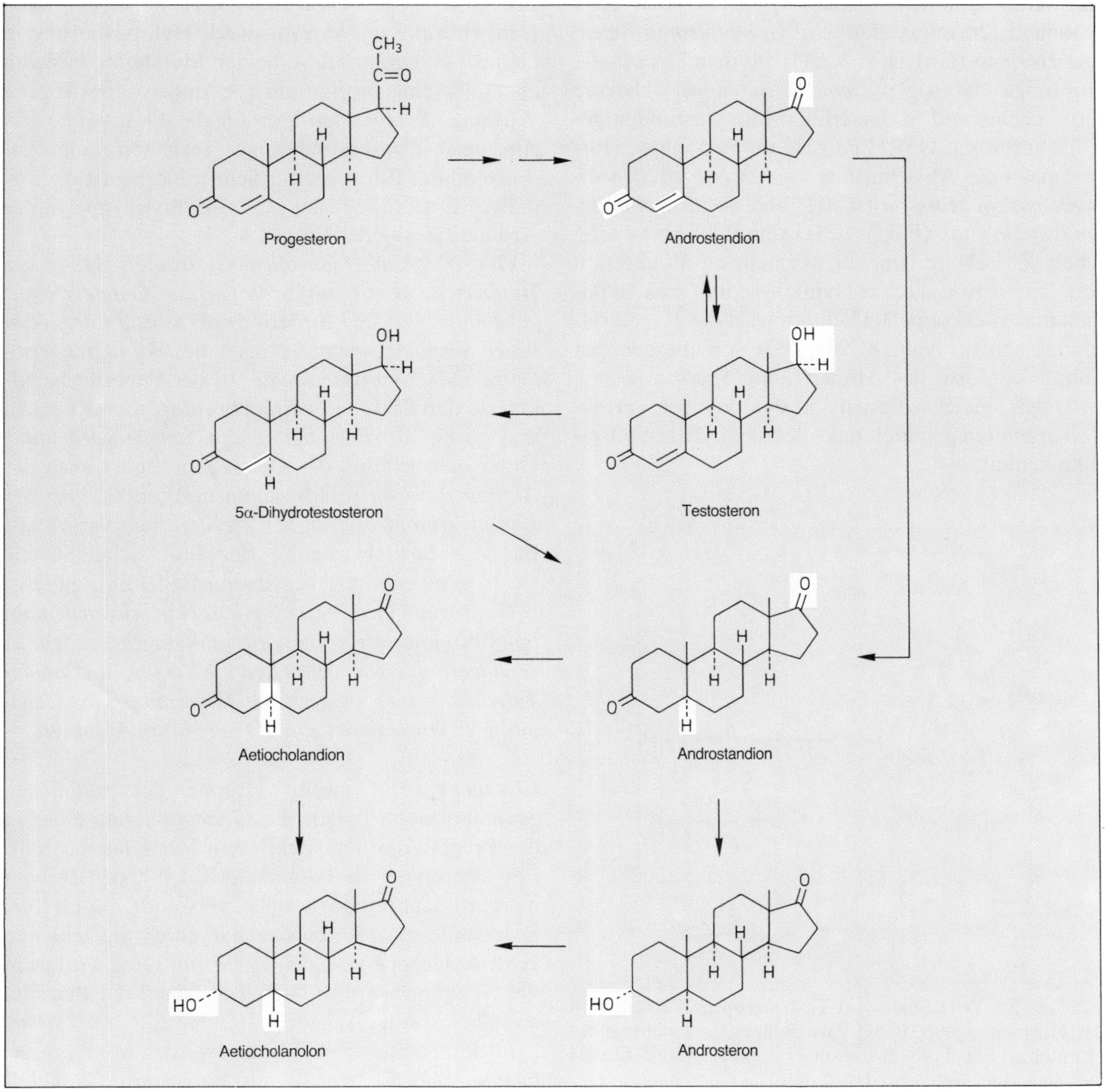

Samenblasen und Prostata die Bildung derjenigen Substanzen (Fructose, Citronensäure und Phosphatase), die für die *Vitalität der Spermien* notwendig sind (s. Abb. 18–25). Es erhöht die *Libido* und die *Potentia coeundi* des Mannes. Außerdem fördert Testosteron den *Eiweißaufbau* (anabole Wirkung) sowie den *Abschluß des Knochenwachstums* in der Pubertät. **Androsteron,** das beim Abbau des Testosteron in der Leber entsteht, hat eine schwächere androgene Wirkung.

Die *Nebennierenrinden-Androgene,* die in der *Zona reticularis* gebildet werden (s. S. 553), sind biologisch von geringer Bedeutung.

Regulation der Testosteronabgabe. Die Produktion und Freisetzung von Testosteron wird über einen Regelkreis vom Hypothalamus gesteuert. In etwa 2–4stündigen Intervallen wird *Gonadotropin-Releasing-Hormon* (GnRH, s. S. 545) aus dem Hypothalamus freigesetzt (sog. *pulsatile Freisetzung*), wobei die Pulse nachts und in den frühen Morgenstunden gehäuft auftreten. GnRH bewirkt im Hypophysenvorderlappen die Ausschüttung von *Zwischenzellen-stimulierendem-Hormon* (ICSH) und *Follikel-stimulierendem-Hormon* (FSH). ICSH veranlaßt die Leydigschen Zwischenzellen zur vermehrten Produktion von *Testosteron,* das zur Hypophyse und zum Hypothalamus rückkoppelt. Dadurch wird der Regelkreis geschlossen (s. Abb.18–25). FSH stimuliert in den Tubuli contorti des Hodens die *Spermatogenese* (s. S. 583), gleichzeitig wird in den dortigen Sertoli-Zellen *Inhibin* gebildet, das selektiv die FSH-Freisetzung hemmt.

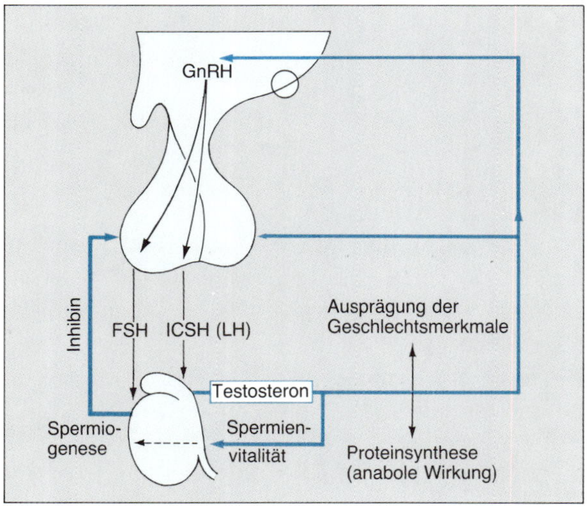

Abb.18–25. Wirkungen von Testosteron und Regulation der Hormonabgabe. ICSH Zwischenzellen-stimulierendes Hormon, FSH Follikel-stimulierendes Hormon, GnRH Gonadotropin-Releasing-Hormon

18.9.2 Weibliche Sexualhormone

Die Bildungsstätten der weiblichen Sexualhormone sind die Ovarien (s. S. 588 f.). *Unter dem Einfluß der Gonadotropine werden in den Follikelepithelzellen Oestrogene und im Corpus luteum Gestagene gebildet.*

Oestrogene. Die *Oestrogene* unterscheiden sich von den anderen Steroidhormonen grundsätzlich durch ihren *aromatischen Ring A.* An der phenolischen Hydroxylgruppe in 3-Stellung ist eine Salzbildung und damit die chemische Abrennung der Oestrogene von den übrigen Sexualhormonen möglich.

Das in den *Follikelepithelien* gebildete physiologische Oestrogen ist **Oestradiol,** das in der Leber durch Dehydrierung in *Oestron,* durch Hydroxylierung in *Oestriol* übergeht. Diese beiden Metabolite besitzen ebenfalls eine, wenn auch geringere, oestrogene Wirkung. *Synthetisiert* werden die Oestrogene *aus Androgenen,* insbesondere aus Testosteron und Androstendion. Ein wichtiger Schritt hierbei ist die oxidative Entfernung der C-19-Methylgruppe unter Aromatisierung des Ringes A.

Oestrogene, also vor allem Oestrodiol, sind in der Hauptsache Wuchsstoffe, die auf die Geschlechtsorgane einwirken. Sie fördern das *Wachstum der weiblichen Sexualorgane* und prägen die *sekundären weiblichen Geschlechtsmerkmale.* In der Pubertät bewirken sie den Schluß der Epiphysenfugen im Knochen und damit die *Beendigung des Längenwachstums.* Unter dem Einfluß der Oestrogene findet auch der *Aufbau der Uterusschleimhaut* und die *Bildung der Endometriumdrüsen in der Proliferationsphase* statt. Für das Sexualverhalten der Frau scheinen die Oestrogene von untergeordneter Bedeutung zu sein.

Oestrogene besitzen außerdem eine schwache anabole Wirkung, vergrößern die subkutanen Fettdepots, verringern das Wachstum und die Talgproduktion der Talgdrüsen und steigern die Resorption von Calciumionen sowie deren Einlagerung in die Knochen.

Gestagene. Die zweite Gruppe der weiblichen Sexualhormone bilden die *Gestagene,* unter denen das **Progesteron** den wichtigsten Vertreter darstellt. Progesteron ist als Pregnanderivat mit den Nebennierenrindenhormonen nahe verwandt. Vom Cortexon unterscheidet es sich nur durch die fehlende Hydroxylgruppe an C-21. Außer im Ovar wird es in der Nebennierenrinde, den Testes und der Plazenta aus Cholesterin produziert.

In der zweiten Zyklushälfte werden vom *Corpus luteum* täglich etwa 20 mg Progesteron gebildet.

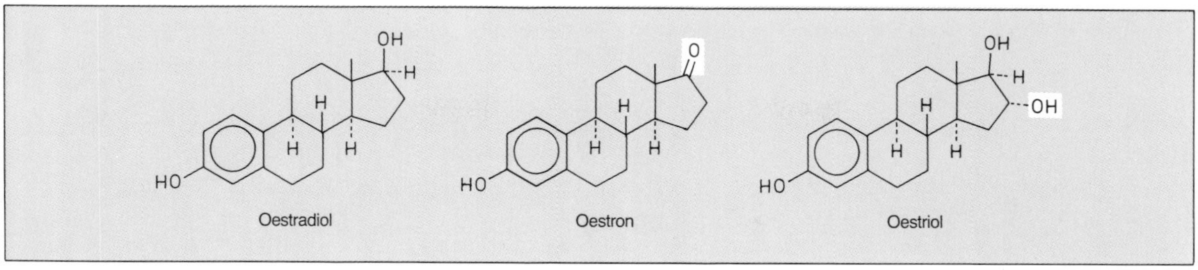

Während der Schwangerschaft (s. S. 597 ff.) kann die Progesteronproduktion, die in diesem Fall vorwiegend in der *Plazenta* erfolgt, bis auf 250 mg täglich ansteigen. Progesteron wird in der Leber schnell inaktiviert und als *Pregnandiol-Glucuronid* im Harn ausgeschieden. Die biologische Halbwertszeit beträgt nur etwa 30 min.

Funktionell ist Progesteron vor allem für die zyklischen Veränderungen des Utrus von Bedeutung. Zusammen mit den Oestrogenen wandelt es in der zweiten Zyklushälfte das Endometrium der Proliferationsphase zu dem der *Sekretionsphase* um, wobei gleichzeitig Glykogen in die Zellen eingelagert wird. Außerdem nimmt die Motilität der Uterusmuskulatur und ihre Ansprechbarkeit auf Oxytocin ebenso wie die *Schleimbildung in der Cervix uteri* ab. In der Brustdrüse fördert Progesteron die Aussprossung von Alveolen. Schließlich steigen unter seinem Einfluß die *Atmung,* die *Herzfrequenz* und die *Körpertemperatur* an. Die morgendliche Kerntemperatur ist *in der zweiten Zyklushälfte um 0,3–0,5°C höher* als in der ersten Hälfte (s. S. 367). Regelmäßige Temperaturmessungen erlauben daher eine Aussage über den Verlauf des Progesteronspiegels und damit über den *Zeitpunkt des Ovulationstermins (Methode nach Knaus-Ogino* zur Bestimmung der fruchtbaren und unfruchtbaren Tage).

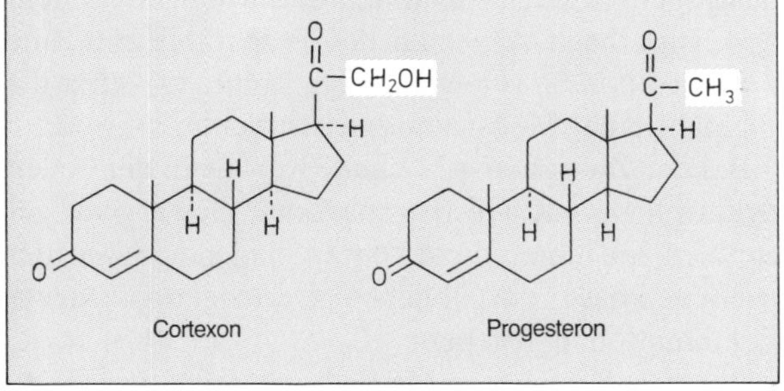

Hormonale Steuerung des menstruellen (mensuellen) Zyklus. An dem monatlichen Zyklus der geschlechtsreifen Frau (s. S. 570) sind der *Hypothalamus,* die *Hypophyse,* die *Ovarien* und der *Uterus* beteiligt. Das aus dem Hypothalamus freigesetzte *Gonadotropin-Releasing-Hormon* (GnRH, Gonadoliberin, Gonadorelin) bewirkt die Ausschüttung der beiden *Gonadotropine, des Follikel-stimulierenden Hormons* (FSH, Follitropin) und des *luteinisierenden Hormons* (LH, Lutropin, s. S. 541), aus der Adenohypophyse (s. Abb. 18–26). Unter dem Einfluß von *FSH* reift eine Kohorte von Follikeln heran (s. S. 589 ff.), die mit zunehmender Reifung vermehrt *Oestrogene,* insbesondere *Oestradiol* bilden (s. Abb. 18–27). Interessanterweise wird bei den anfänglich niedrigen Oestrogenspiegeln wenig GnRH und damit auch wenig FSH und LH sezerniert. Mit steigenden Oestrogenkonzentrationen nimmt jedoch die GnRH-, die LH- und später auch die FSH-Ausschüttung zu; d. h. in dieser Phase wird nunmehr die negative Rückkopplung gehemmt. Dadurch bedingt, tritt in der Zyklusmitte ein *LH-Gipfel* auf, durch den der *Eisprung (Ovulation),* d. h. das Platzen des reifen Follikels unter Ausstoßung der Eizelle, ausgelöst wird.

Nach der Ovulation wird der geplatzte Follikel zum *Corpus luteum* (Gelbkörper) umgebildet, das die *Progesteronproduktion* und *-abgabe* aufnimmt, während der Oestradiolspiegel fällt. Unter dem Einfluß einer verstärkten negativen Rückkopplung sinken die LH- und FSH-Werte wieder auf basale Werte ab. Durch diesen hormonalen Rückkopplungsmechanismus ist gewährleistet, daß in der *zweiten Zyklushälfte* ebenso wie in der *Schwangerschaft* eine weitere Ovulation und damit eine nochmalige Konzeption ausgeschlossen sind.

Ein wesentlicher Sachverhalt ist jedoch noch nachzutragen: Von entscheidender Bedeutung für den beschriebenen normalen Ablauf des menstruellen Zyklus und damit für die Fertilität der Frau ist – ähnlich wie beim Mann – die *pulsatile Freisetzung von Gonadotropin-Releasing-Hormon.* In der *ersten Zyklushälfte* (bis zur Ovulation), d. h. unter Oestrogeneinfluß, beträgt der Abstand zwischen den einzelnen Pulsen ca. 90 Minuten, in der *zweiten Zyklushälfte,* nunmehr unter vorwiegendem Gestageneinfluß, 3–4 Stunden. Aufgrund von Tierversuchen, aber auch durch den (therapeutischen) Einsatz von GnRH bei Frauen, z. B. bei Sterilität, konnte gezeigt werden, daß sowohl die kontinuierliche Zufuhr des Freisetzungshormons als auch die Veränderung der Abstände zwischen den Pulsen eine verminderte Aus-

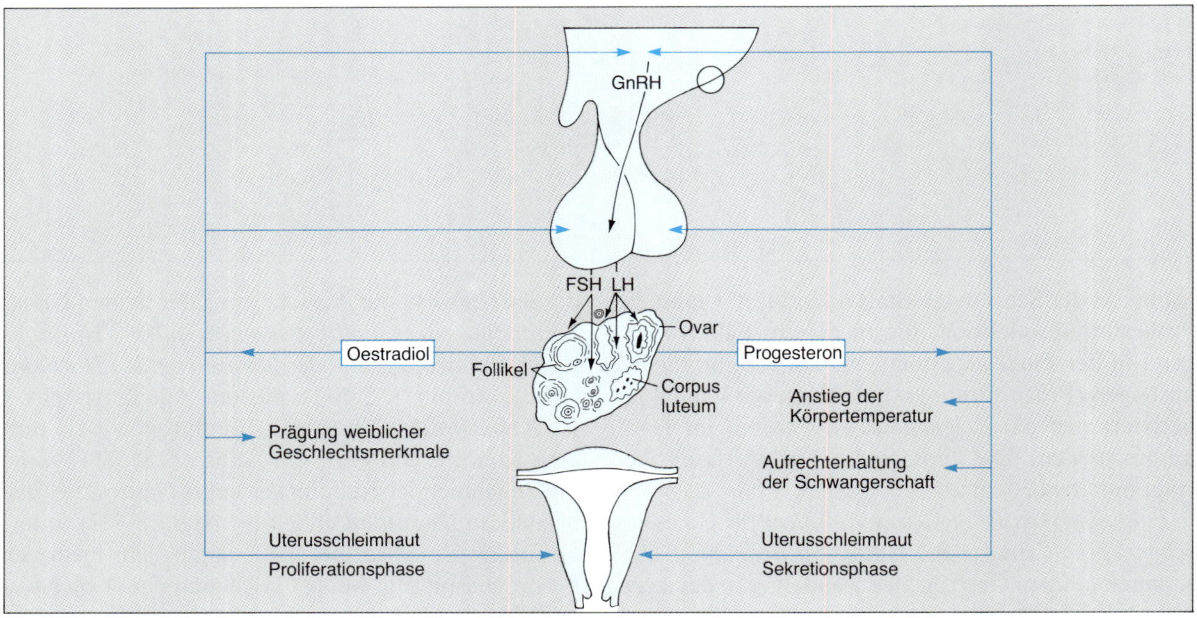

Abb.18–26. Wirkungen der weiblichen Sexualhormone und Regulation der Hormonabgabe. FSH Follikelstimulierendes Hormon, LH Luteinisierungshormon, GnRH Gonadotropin-Releasing-Hormon

schüttung von FSH und LH aus der Hypophyse zur Folge hat. Darüber hinaus ist festzuhalten, daß der menstruelle Zyklus nicht ausschließlich hormonell gesteuert wird, sondern an komplexe zentralnervöse Funktionen gekoppelt ist. Dies kommt darin zum Ausdruck, daß er durch psychische Faktoren beeinflußt werden kann.

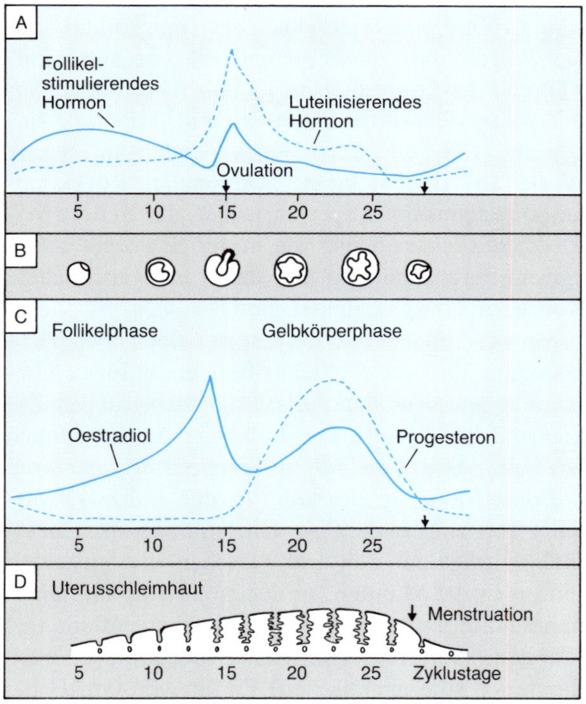

Abb.18–27. Zyklische Veränderungen der Gonadotropinkonzentrationen *(A)* und davon abhängige Wirkungen auf den Funktionszustand der Follikel *(B)*, auf die Konzentration der Keimdrüsenhormone *(C)* sowie auf das Wachstum der Uterusschleimhaut (D)

Hormonale Kontrazeptiva. Möglichkeiten zur Konzeptionsverhütung hat es auch vor Anwendung der hormonalen Kontrazeptiva gegeben. Bei diesen ist neu, daß an die Stelle der lokalen mechanischen oder spermiziden Maßnahmen die Konzeptionsverhütung bei der Frau durch die meist orale, z. T. aber auch intrauterine oder intramuskuläre Applikation weiblicher Sexualhormone getreten ist. Wegen ihrer hohen Zuverlässigkeit ist diese zur *wichtigsten Methode der Geburtenkontrolle* geworden.

Bei der **Einphasen-Methode** wird 21 Tage lang eine Oestrogen-Gestagen-Kombination eingenommen. 3–4 Tage nach Absetzen des Präparates tritt eine *Abbruchblutung* (Hormonentzugsblutung) ein, die ungefähr einer Menstruation entspricht.

Bei der **Zweiphasen-Methode** werden in der ersten Zyklusphase nur Oestrogene oder Oestrogene zusammen mit einer niedrigen Gestagendosis, in der zweiten Phase die üblichen Oestrogen-Gestagen-Kombinationen gegeben.

Bei der **Dreiphasen-Methode** sind die Präparate noch stärker als bei der Zweiphasen-Methode dem weiblichen Zyklus angepaßt. Entsprechend dem Hormonspiegelverlauf während eines Zyklus enthalten die Präparate für die ersten sechs Tage nach Beginn der Regelblutung eine niedrige Oestrogen- und Gestagendosis, für die anschließenden 5 Tage eine erhöhte Oestrogen- und Gestagenmenge und für die restlichen 10 Tage eine wieder auf den ursprünglichen Wert erniedrigte Oestrogen- sowie eine nochmals gesteigerte Gestagendosis.

Unter der sog. **Minipille** versteht man niedrig dosierte reine Gestagenpräparate.

Neben den genannten Präparaten werden *gestagenhaltige Intrauterinspiralen,* die über längere Zeit kleine Gestagenmengen abgeben, als Kontrazeptiva eingesetzt. Bei der sog. *Dreimonatsspritze* wird ein Depot-Gestagen im Abstand von 3 Monaten intramuskulär appliziert. Bei der *postkoitalen Kontrazeption* („Pille danach") werden post cohabitationem 5 Tage lang hohe Oestrogendosen angewandt. Dieses Verfahren eignet sich wegen der schweren Nebenwirkungen jedoch nicht als Routinemethode, sondern ist auf besondere Fälle beschränkt.

Die *Einphasenpräparate*

- □ verhindern den Eisprung durch Unterdrückung des die Ovulation normalerweise auslösenden LH-Gipfels,
- □ hemmen, selbst wenn es doch zur Ovulation gekommen sein sollte, die Einnistung der Eizelle (es unterbleibt die volle sekretorische Umwandlung des Endometriums) und
- □ hemmen das Penetrationsvermögen der Spermien durch Erhöhung der Viskosität des Zervixschleims.

Zweiphasenpräparate ohne Gestagene in der ersten Phase wirken vorwiegend als Ovulationshemmer. Da die Einwirkung auf den Zervixschleim entfällt, sind sie nicht so zuverlässig wie die Einphasenpräparate. Die neueren *Zweiphasenpräparate mit Gestagen in der ersten Phase sowie die Dreiphasenpräparate* entsprechen in ihrer Zuverlässigkeit annähernd den Einphasenpräparaten.

Die kontrazeptive Wirkung der *„Minipille"* beruht vorwiegend auf der Viskositätserhöhung des Zervixschleims, die Ovulation ist nicht gehemmt. Die Versagerrate *(Pearl Index)* liegt daher erheblich höher als bei den Ein- bzw. Zweiphasenpräparaten. (Der Pearl Index ist definiert als die Zahl der Schwangerschaften („Versagerrate") bezogen auf 100 empfängnisfähige Frauenjahre.)

Die *postkoital wirksamen Präparate* hemmen die Implantation der Eizelle in der Uterusschleimhaut.

Hormonale Steuerung von Schwangerschaft, Geburt und Laktation. Wenn eine Befruchtung des Eies stattgefunden hat, gräbt es sich mit Hilfe proteolytischer Enzyme in das Endometrium ein und wächst zum Embryo heran. Die Ernährung des Embryos erfolgt über die Plazenta (s. S. 598f.), die gleichzeitig eine hormonale Steuerfunktion übernimmt. Für diese Aufgabe sind zwei Hormone zuständig: *Choriongonadotropin (HCG* = Human-Chorion-Gonadotropin), das vorwiegend in den ersten Schwangerschaftsmonaten gebildet wird, und *Chorionmammotropin (HCS* = Human-Chorion-Somatomammotropin, *HPL* = Human-Placental-Lactogen), das u. a. die Brustdrüse beeinflußt.

Unter dem Einfluß der Plazentahormone kommt es zu einer Vergrößerung des Corpus luteum, das im ersten Monat einen großen Teil des Ovars einnimmt. Die Oestrogen- und Progesteronspiegel bleiben hoch. Daher wird das Endometrium nicht abgestoßen; die Menstruation bleibt aus. Gegen Ende des ersten Schwangerschaftsmonats bildet sich das Corpus luteum zurück. Zu diesem Zeitpuntk hat die Plazenta selbst die Oestrogen- und Progesteronbildung aufgenommen, die für die Erhaltung der Schwangerschaft erforderlich ist.

Die *Auslösung des Geburtsvorganges* ist bezüglich der zugrundeliegenden Mechanismen noch nicht vollständig geklärt. Diskutiert wird

- □ eine *Erhöhung des Oestrogenspiegels* sowie des *Oestrogen-Gestagen-Quotienten* mit einer dadurch bedingten Sensibilisierung des Uterus gegenüber Oxytocin,
- □ eine *verstärkte reflektorische Oxytocinausschüttung* infolge der zunehmenden Wandspannung des Myometriums am Ende der Schwangerschaft sowie
- □ eine *vermehrte Freisetzung von Prostaglandinen* (PGE, PGF_2, s. S. 576).

Sicher ist, daß sich Wandspannung, Oxytocinfreisetzung und Uterusaktivität gegenseitig beeinflussen und eine Dehnung des Gebärmutterhalses einen besonders starken Reiz für die Oxytocinausschüttung darstellt. Die Wehentätigkeit wird somit letztendlich hormonell ausgelöst.

Die *Laktation* (Milchproduktion und -sekretion der Brustdrüse) wird ebenfalls hormonal gesteuert. Während der Schwangerschaft bilden sich unter dem Einfluß der erhöhten *Oestrogen-* und *Gestagenspiegel* sowie unter Mitwirkung von *Chorionmammotropin* die distalen Alveolen und Lobuli der Brustdrüse aus. Die nach der Geburt einsetzende Milchproduktion wird durch *Prolactin* stimuliert (s. S. 543). Die Milchfreisetzung schließlich erfolgt, ausgelöst durch den Saugreiz, unter Vermittlung von *Oxytocin.*

18.10 Gewebshormone (Extraglanduläre Hormone)

Als *Gewebshormone* bezeichnet man Substanzen, die an bestimmten Geweben *spezifische Wirkungen* hervorrufen, jedoch nicht in endokrinen Organen, sondern *in spezialisierten Zellen* gebildet werden. Der Begriff ist jedoch problematisch geworden, weil Wirkstoffe, die man entsprechend dieser Definition zu den Gewebshormonen zählen kann, wie z. B. die Relasing-Hormone, sich als Glieder hormonaler Regelkreise erwiesen haben, und außerdem die früher zu den Gewebshormonen gerechneten Stoffe, wie z. B. Acetylcholin, als Neurotransmitter erkannt wurden. Somit gehören heute zu den Gewebshormonen nur noch

- □ die *gastrointestinalen Hormone* und
- □ die *Mediatoren.*

Da die gastrointestinalen Hormone bereits an anderer Stelle dargestellt wurden (s. S. 278f.), werden im Folgenden nur noch die Mediatoren behandelt.

Mediatoren oder *Mediatorstoffe* sind Substanzen, die aus Zellen bzw. Zellverbänden freigesetzt werden und *unmittelbar auf benachbarte Zellen einwirken,* d. h. parakrine Effekte hervorrufen. Zu ihnen werden

- □ *Histamin,*
- □ Serotonin,
- □ die *Stoffe der Arachidonsäurekaskade* (Prostaglandine, Thromboxan A_2, Prostacyclin, Leukotriene) und
- □ die *Kinine*

gerechnet.

18.10.1 Histamin

Vorkommen, Freisetzung und Abbau. *Histamin* ist als *Decarboxylierungsprodukt der Aminosäure Histidin* bei Pflanzen und Tieren weit verbreitet. Auch im menschlichen Organismus kommt es in allen Geweben vor. Die höchsten Histaminkonzentrationen findet man in den Lungen, der Haut und im Magen-Darm-Kanal. Histamin wird in den Mastzellen und basophilen Leukozyten in biologisch inaktiver Form, an Heparin und ein basisches Protein gebunden, gespeichert. Die Freisetzung von Histamin aus dieser Speicherform erfolgt

- □ bei *Überempfindlichkeitsreaktionen* (s. S. 118f.),
- □ bei *Zerstörung von Zellen* (z. B. bei Verletzungen) sowie
- □ durch *chemische Substanzen* (Histaminliberatoren).

In der experimentellen Forschung wird als hochwirksamer Histaminliberator ein Kondensationsprodukt von p-Methoxyphenylethyl-methylamin mit Formaldehyd (Substanz 48/80) verwendet. Auch einige Arzneistoffe sind in der Lage, Histamin freizusetzen. Hierzu gehört vor allem das Muskelrelaxans Tubocurarin.

Der *Abbau* von freiem Histamin erfolgt sehr rasch durch oxidative Desaminierung mittels *Histaminase,* einer Diaminoxidase, durch enzymatische Acetylierung der NH_2-Gruppe, Methylierung der NH-Gruppe im Imidazolring und Oxidation des Methylhistamins mittels *Monoaminoxidase.* Wichtige Metaboliten sind *Imidazolylessigsäure* und *Methylimidazolylessigsäure.*

Histaminrezeptoren und -wirkungen. Histamin greift an *drei verschiedenen Rezeptoren* an, die als H_1-, H_2- und H_3-Rezeptoren bezeichnet werden.

Erregung der *H_1-Rezeptoren* bewirkt eine

- □ Vasokonstriktion größerer Gefäße,
- □ Kontraktion der Bronchial-, Darm- und Uterusmuskulatur,
- □ Kontraktion von Endothelzellen – diese gleichen funktionell glatten Muskelzellen – und dadurch eine Erhöhung der Venolenpermeabilität infolge einer Vergrößerung der Lücken zwischen den Endothelzellen, wodurch Plasma ins Gewebe austreten kann, sowie
- □ Steigerung des Lymphflusses.

Erregung der *H_2-Rezeptoren* führt zu

- □ Dilatation der Pulmonalgefäße,

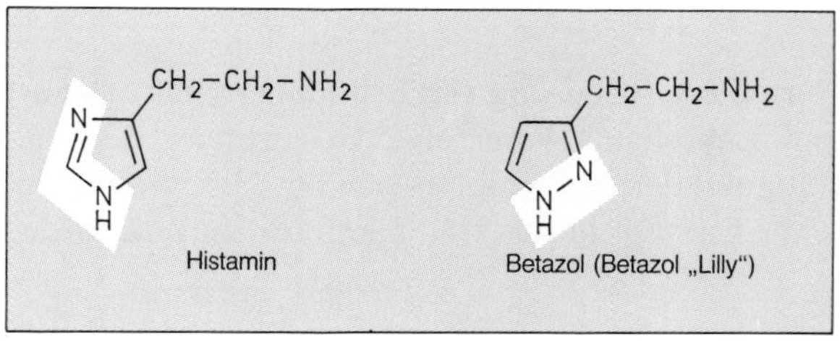

- ☐ Erhöhung der Herzfrequenz und Zunahme der Kontraktilität des Herzens sowie
- ☐ Steigerung der Drüsensekretion, insbesondere in der Magenschleimhaut (s. S. 279ff.).

Sowohl die Stimulation von H_1-Rezeptoren als auch die von H_2-Rezeptoren bewirkt eine Vasodilatation von Arteriolen und Koronargefäßen. Bei den *H_3-Rezeptoren* handelt es sich um die *präsynaptischen* Histaminrezeptoren.

Gelangt Histamin in die Haut, z. B. bei Insektenstichen oder bei Kontakt mit Brennesselhaaren, entsteht infolge der Kapillarerweiterung eine schmerzhafte Rötung oder infolge gesteigerter Kapillarpermeabilität eine juckende Quaddel. Besondere Bedeutung kommt dem Histamin bei *allergischen Reaktionen vom Soforttyp* (s. S. 118f.) zu. Die auslösenden Antigene reagieren mit den an Mastzellen fixierten IgE-Antikörpern und setzen dadurch aus diesen Zellen Histamin frei, wodurch ein *anaphylaktischer Schock,* eine allergische *Urtikaria* (Nesselsucht) oder ein *Ödem* hervorgerufen werden kann. Auch beim Endotoxinschock, bei Entzündungen und Verbrennungen findet man eine Degranulierung der Mastzellen und eine erhöhte Histaminkonzentration im Blut. Ein Tumor der Mastzellen *(Mastozytom)* oder eine Vermehrung der Mastzellen in Blut und Gewebe *(Mastozytose)* können durch verstärkte Histaminfreisetzung eine anfallsweise auftretende Hautrötung *(Flush),* eine starke *Urtikaria* und in schweren Fällen *Ödeme* sowie *Bronchospasmus* hervorrufen.

Eine therapeutische Bedeutung besitzt Histamin nicht. Dagegen wurde es zu *diagnostischen Zwecken* bei fehlender Salzsäureproduktion der Magenschleimhaut verwendet. Sofern die Magendrüsen noch zur Salzsäurebildung in der Lage sind, können sie durch subkutane Histamininjektionen zur Salzsäureausschüttung angeregt werden. Bleibt auch nach der Histamininjektion die Salzsäureausschüttung aus, spricht man von *histaminrefraktärer Anazidität.* Diese ist ein entscheidendes Kriterium für die *perniziöse Anämie* (s. S. 100). Besser als Histamin ist das Histaminanalogon *Betazol* (Betazol „Lilly") als Diagnostikum geeignet, da es eine ähnliche sekretionssteigernde Wirkung, aber einen wesentlich geringeren vasodilatatorischen und bronchokonstriktorischen Effekt als Histamin hat und daher besser vertragen wird.

18.10.2 Serotonin

Biosynthese, Abbau und Vorkommen. Serotonin (5-Hydroxytryptamin, 5-HT) kommt in einer großen Anzahl von pflanzlichen und tierischen Geweben vor. Es entsteht im Organismus aus der essentiellen Aminosäure Tryptophan durch Hydroxylierung zu 5-Hydroxytryptophan und anschließende Decarboxylierung (s. Abb. 18–28). Der letzte Biosynthe-

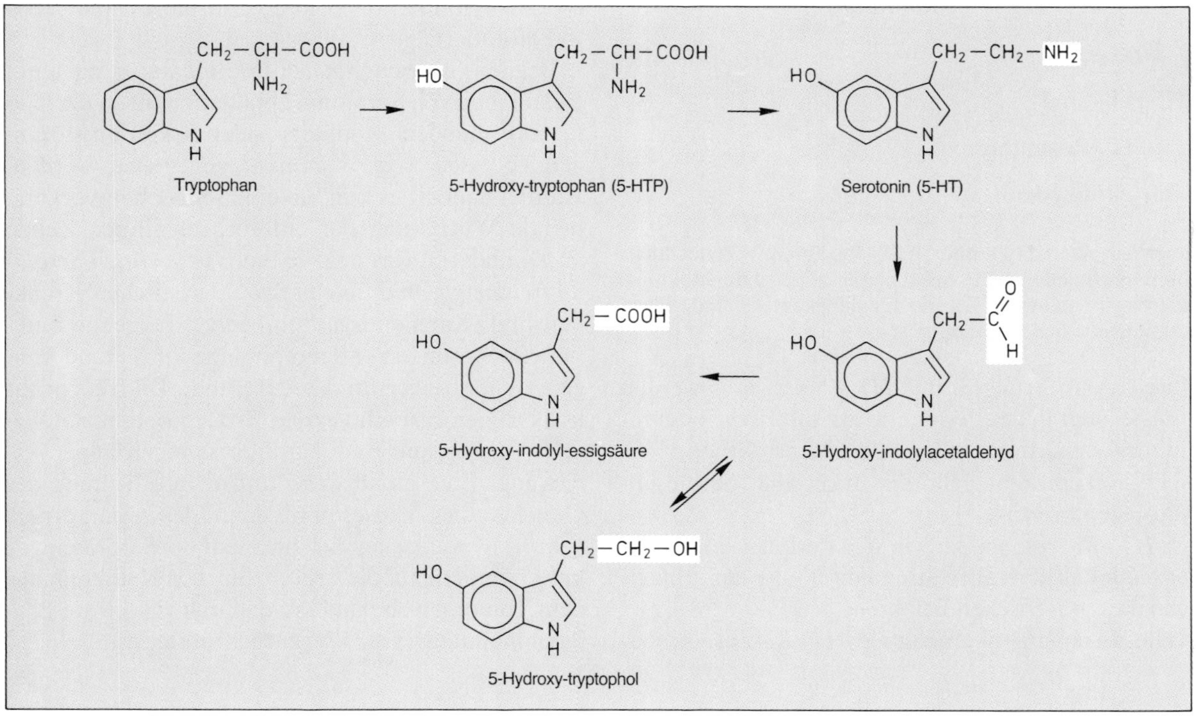

Abb. 18–28. Biosynthese und Biotransformation von Serotonin

seschritt erfolgt unter dem Einfluß des gleichen Enzyms, das auch für die Umsetzung von L-Dopa zu Dopamin (s. S. 474) verantwortlich ist.

Am Beginn des Hauptabbauweges steht – katalysiert durch das Enzym Monoaminoxidase – die Umwandlung von 5-HT zu 5-Hydroxyindolylacetaldehyd. Dieser Aldehyd wird durch Aldehydoxidase vorwiegend zu 5-Hydroxyindolylessigsäure oxidiert und in dieser Form renal eliminiert. 5-Hydroxytryptophol, das auf einem Nebenweg unter Mitwirkung von Alkoholdehydrogenase gebildet wird, spielt im Metabolismus von 5-HT nur eine untergeordnete Rolle.

Im Organismus von Säugetieren liegt 5-HT sowohl neuronal als auch extraneuronal vor. Das *neuronal gespeicherte Serotonin,* das in weiten Teilen des Gehirns, vor allem jedoch im Hypothalamus, im Mittelhirn und in den Raphékernen sowie im gesamten Gastrointestinaltrakt vorkommt, wirkt dort als *Neurotransmitter.* Die Bedeutung von *extraneuronalem* Serotonin, das in großen Mengen in den enterochromaffinen Zellen vorkommt, ist dagegen noch weitgehend *unklar.* Aus *Thrombozyten* freigesetzes Serotonin bewirkt eine lokale Vasokonstriktion bei der primären Hämostase (s. S. 125f.). Unabhängig von seinem Vorkommen in Neuronen oder anderen Zellen wird 5-HT – an ATP sowie an Proteine gebunden – in den Granula gespeichert. Aus diesen Granula wird es bei Erregung der Zelle durch Exozytose freigesetzt und aktiviert spezifische Rezeptoren.

Serotoninrezeptoren. Nach neueren Untersuchungen können die 5-HT-Rezeptoren in

- □ 5-HT_1-,
- □ 5-HT_2- und
- □ 5-HT_3-Rezeptoren

unterteilt werden.

Innerhalb der 5-HT_1- und 5-HT_3-Rezeptoren ist nochmals eine Untergliederung in Subtypen möglich. Die Subklassifizierung ist jedoch z. Zt. nur für die experimentelle Pharmakologie von Bedeutung.

Durch Aktivierung von *5-HT_1-Rezeptoren* werden im ZNS oder in der Peripherie exzitatorische oder inhibitorische Effekte ausgelöst. (Zur Gruppe der 5-HT_1-Rezeptoren gehören auch die Serotonin-Autorezeptoren.)

5-HT_2-Rezeptoren sind in der Peripherie *postsynaptisch* lokalisiert. Ihre Stimulation führt ausschließlich zu exzitatorischen Effekten.

Die Erregung neuronaler *5-HT_3-Rezeptoren* bewirkt eine Exzitation des betreffenden Neurons, wodurch Neurotransmitter (z. B. Noradrenalin, Substanz P) ausgeschüttet werden. 5-HT_3-Rezeptoren sind auf diese Weise an der Auslösung einer Reihe von reflektorischen Vorgängen beteiligt.

Serotoninwirkungen. Aus der Vielzahl der unterschiedlichen Angriffsorte resultiert das außerordentlich komplexe Wirkungsspektrum von 5-HT. Die wichtigsten Serotonineffekte sowie die daran beteiligten Rezeptortypen sind in Tab. 18–8 zusammengefaßt.

Ein gutes Beispiel für das Zusammenwirken verschiedener 5-HT-Rezeptoren ist die Wirkung von 5-HT auf den Blutdruck. Unmittelbar nach der Injektion von Serotonin kommt es zu einem kurzen Blutdruckabfall, der über 5-HT_3-Rezeptoren reflektorisch ausgelöst wird und mit einer Bradykardie einhergeht. Daran schließt sich eine Phase des Blutdruckanstiegs für die Dauer von 1–2 min an. Diese wird durch die Aktivierung von 5-HT_2-Rezeptoren verursacht und leitet über in eine langanhaltende, durch 5-HT_1-Rezeptoren vermittelte Blutdrucksenkung. Bei der Applikation hoher Serotonindosen tritt diese Blutdrucksenkung jedoch nicht auf, weil der hypotensive Effekt durch Freisetzung von Catecholaminen aus dem Nebennierenmark kompensiert wird.

Pathophysiologische Aspekte. Eine *pathophysiologische Bedeutung* von Serotonin bei *Migräne* (s. S. 468f.) und verschiedenen *gastrointestinalen Erkrankungen* kann heute als gesichert gelten. Daneben wird die Beteiligung von Serotonin bei bestimmten Arrhythmieformen und beim plötzlichen Herztod diskutiert.

Bei den *gastrointestinalen Erkrankungen,* die unter Beteiligung von Serotonin ablaufen, müssen die häufig auftretenden Motilitäts- oder Sekretionsstörungen von dem sog. *Karzinoid* abgegrenzt werden. Hierbei handelt es sich um eine sehr selten vorkommende Wucherung der enterochromaffinen Zellen im Dünndarm, was u. a. zu einer *vermehrten Serotoninfreisetzung* und einem charakteristischen Krankheitsbild (Karzinoidsyndrom) führt. Folgende funktionelle Störungen und morphologische Veränderungen stehen dabei im Vordergrund: Diarrhöen mit kolikartigen Leibschmerzen, Bronchospasmus, Oligurie, Ödeme und Endokardfibrose mit Klappenverdickung. Eine anfallsweise auftretende Rötung des Gesichts, des Halses und dann des Oberkörpers (Flush) ist wahrscheinlich nicht auf die Serotoninwirkung, sondern auf die Freisetzung von Kallikrein aus dem Tumorgewebe und die dadurch ausgelöste Bradykininbildung (s. S. 579) zurückzuführen.

Tab. 18–8. Serotoninwirkungen

Organ/System	Wirkung	Rezeptortyp	
Blutgefäße der			
Niere	Konstriktion	5-HT_2	
Skeletmuskulatur	Dilatation	5-HT_1	
Haut	Konstriktion	5-HT_2	
	Dilatation	5-HT_1	
Venen	Konstriktion	5-HT_2	
Herz	negativ chronotrop	5-HT_3	Frühwirkung
	positiv inotrop und chronotrop	5-HT_3	Spätwirkung (Freisetzung von Noradrenalin)
Nebennierenmark	Freisetzung von Catecholaminen	5-HT_2	nur in hohen Dosen
Blutdruck	Senkung	5-HT_3	Sofortwirkung von kurzer Dauer
	Erhöhung	5-HT_2	nach 1–2 min (Vasokonstriktion)
	Senkung	5-HT_1	Spätwirkung (Vasodilatation und Hemmung der Freisetzung exzitatorischer Neurotransmitter)
Magen	Motilitätshemmung	?	
Dünndarm	Motilitätszunahme	?	niedrige 5-HT-Dosen
	spastische Kontraktion	5-HT_2/5-HT_3	hohe 5-HT-Dosen
Dickdarm	Motilitätshemmung	?	
Bronchien	Konstriktion	5-HT_2	nur bei Asthmatikern
Thrombozyten	Aggregation	5-HT_2	

18.10.3 Stoffe der Arachidonsäurekaskade (Prostaglandine, Thromboxan A_2, Prostacyclin, Leukotriene)

Biotransformation der Arachidonsäure. *Arachidonsäure* (all-cis-5,8,11,14-Eikosatetraensäure) ist (neben Dihomolinolensäure) die Ausgangssubstanz für zahlreiche, besonders bedeutsame Mediatorstoffe. Sie kommt nur in geringer Menge frei vor, der größte Teil ist in die Phospholipide der Zellmembranen eingebaut. Auf Reize der verschiedensten Art, insbesondere nach zellschädigenden Noxen, wird sie durch Aktivierung von *Phospholipase A_2* freigesetzt und anschließend auf *zwei* Hauptwegen, dem

- □ *Cyclooxygenase-Weg* und
- □ *Lipoxygenase-Weg*

zu den verschiedenen Mediatorsubstanzen umgewandelt (s. Tab. 18–9).

Katalysiert durch die Cyclooxygenase entsteht aus Arachidonsäure zunächst das *Prostaglandinendoperoxid* PGG_2, das zusätzlich zur ringständigen Peroxydgruppe noch eine Hydroperoxygruppe enthält.

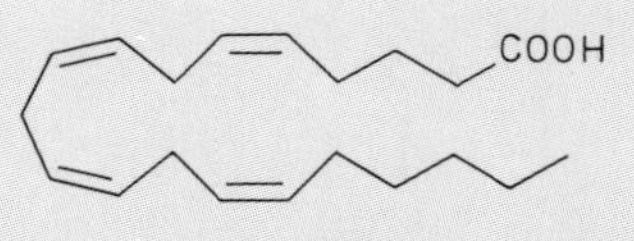

Arachidonsäure

Mittels *Peroxidase* geht PGG_2 in die entsprechende alkoholische Verbindung, das PGH_2, über. Beide Cycloendoperoxide sind wegen der hohen Ringspannung hochreaktive Substanzen mit sehr kurzer Halbwertszeit.

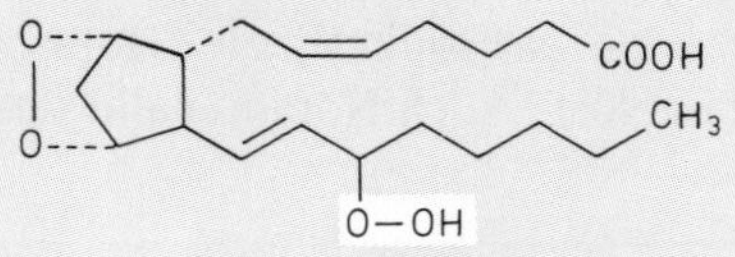

PGG_2

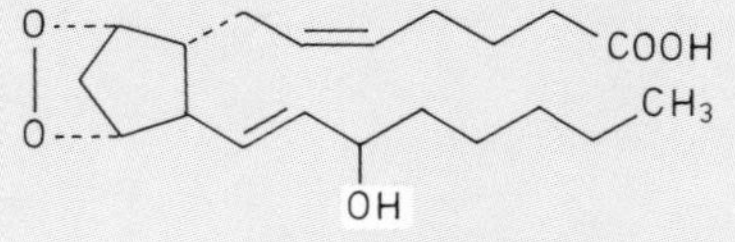

PGH_2

Tab. 18–9. Abkürzungen für Substanzen der Arachidonsäurekaskade

AA	Arachidonsäure (arachidonic acid)
HETE	Hydroxy-eicosa-tetraensäuren
HPETE	Hydroperoxy-eicosa-tetraensäuren
LT	Leukotriene
PG	Prostaglandine
PGG_2, PGH_2	Prostaglandinendoperoxide
PGI_1 (PGX)	Prostacyclin
TX	Thromboxane
SRS-A	Slow reacting substance of anaphylaxis

Aus PGH_2 können nunmehr

□ *Prostaglandine* in den verschiedenen Geweben,

□ *Thromboxan* A_2 in Thrombozyten und

□ *Prostacyclin* im Gefäßendothel

gebildet werden (vgl. Abb. 18–29).

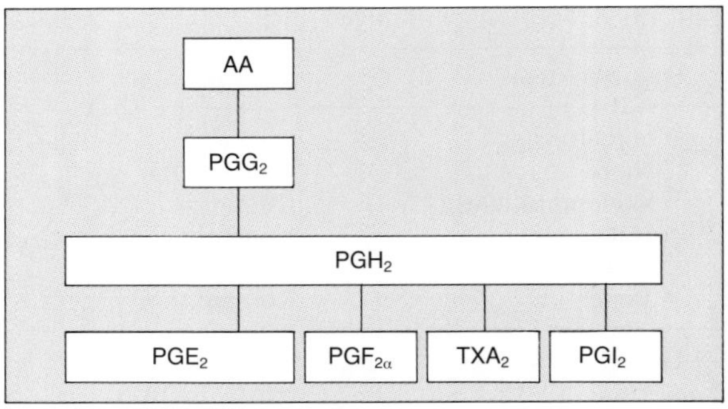

Abb. 18–29. Cyclooxygenase-Weg in vereinfachter Darstellung

Prostaglandine. Der Name *Prostaglandine* beruht darauf, daß diese zunächst im Sekret der Prostata gefunden wurden. Sie kommen aber nicht nur dort, sondern in *allen Organen* vor. Das (nicht im Organismus gebildete) Grundskelet ist die *Prostansäure,* eine C_{20}-Säure mit einem Cyclopentanring.

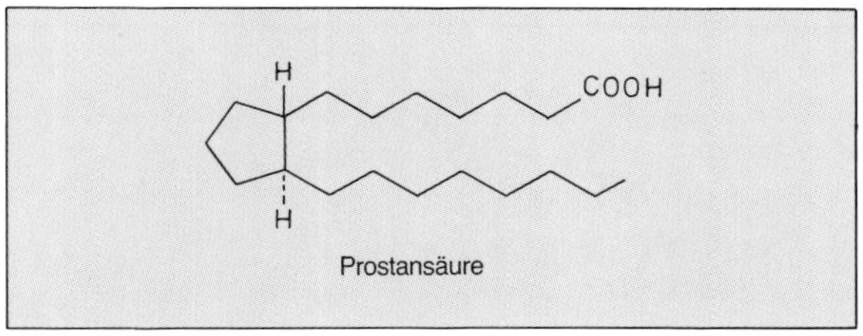

Prostansäure

Die verschiedenen Gruppen der Prostaglandine (E, F, A, B) unterscheiden sich durch die Zahl und die Stellung der Sauerstoffatome bzw. durch die Lage der Doppelbindung am Cyclopentanring. Die Bezeichnung α und β kennzeichnet die Stellung der OH-Gruppe an C-9.

Die *Freisetzung der Prostaglandine* wird durch Nervenreizung, verschiedene Mediatorstoffe (z. B. Histamin) oder gastrointestinale Hormone (z. B. Gastrin) ausgelöst. Auch Noradrenalin setzt Prostaglandine frei, die ihrerseits die Noradrenalinliberation aus adrenergen Neuronen hemmen.

Die *Prostaglandin-Inaktivierung* erfolgt sehr rasch durch verschiedene Enzyme, insbesondere durch die *15-Hydroxyprostaglandindehydrogenase* und die Δ13-Reduktase. Die höchste PG-Dehydrogenaseaktivität besteht in der Lunge, der Milz und den Nieren, die höchste Reduktaseaktivität im Fettgewebe. (Bereits nach einer einzigen Lungenpassage sind Prostaglandine nicht mehr im Blut nachweisbar.)

Die wichtigsten natürlich vorkommenden Prostaglandine sind PGE_1, PGE_2 und PGF_2. *Ihre Wirkungen sind außerordentlich komplex.* Die verschiedenen Substanzen wirken teilweise synergistisch, teilweise antagonistisch. In Tab. 18–10 sind ihre wesentlichen Effekte zusammengestellt.

Prostaglandine E wirken durch direkten Angriff an der glatten Muskulatur der Gefäße blutdrucksenkend, die renale Durchblutung wird gesteigert. An der Längsmuskulatur des Gastrointestinaltrakts führen sowohl PGE als auch $PGF_{2\alpha}$ zu einer Kontraktion, während die Ringmuskulatur durch PGE erschlafft und durch $PGF_{2\alpha}$ kontrahiert wird. PGE dilatieren die Bronchial- und Trachealmuskulatur, $PGF_{2\alpha}$ wirkt bronchokonstriktorisch.

Bereits erwähnt wurde die Sensibilisierung der Schmerzrezeptoren (s. S. 462f.). Durch Hemmung der Adenylatcyclase inhibieren PGE die Lipolyse, die Magensaftsekretion und die Adiuretinwirkung am distalen Tubulus der Niere.

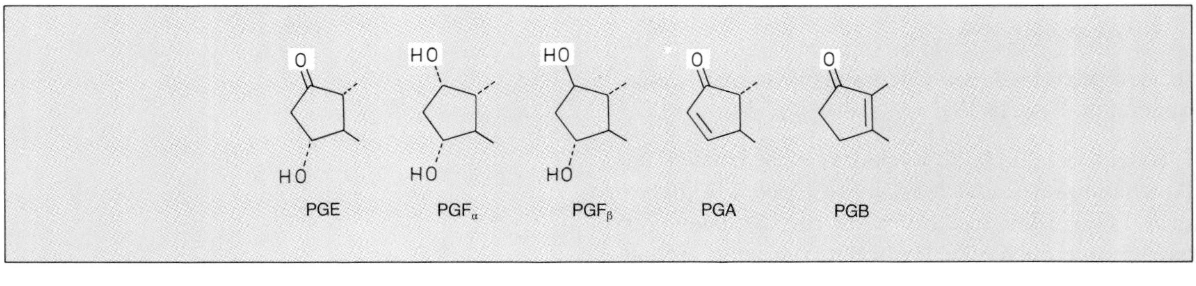

Tab. 18–10. Wirkungen von Prostaglandinen, Thromboxan A_2 und Prostacyclin (nach Karlson, Gerok, Gross)

	PGE	$PGF_{2\alpha}$	Thromboxan A_2	Prostacyclin
Venentonus		Steigerung		
Herzzeitvolumen		Steigerung		
Arterientonus	Verminderung		Steigerung	Verminderung
Renale Durchblutung	Steigerung			
ADH-Wirkung am distalen Tubulus	Hemmung			
Reninfreisetzung	Steigerung	Verminderung		
Pressorische Effekte von Angiotensin und Noradrenalin	Abschwächung	Verstärkung		
Blutdruck	Senkung	Steigerung		
Na^+-Transport	Steigerung			
Gastrointestinale Längsmuskulatur	Kontraktion	Kontraktion		
Gastrointestinale Sphinktermuskulatur	Erschlaffung	Kontraktion		
Uterusmuskulatur	Kontraktion	Kontraktion		
Magenschleimsekretion	Steigerung			
Lipolyse	Hemmung			
Thrombozytenaggregation			Steigerung	Verminderung

Die *physiologische Bedeutung* der Prostaglandine ist im einzelnen noch nicht völlig geklärt. Gesichert ist, daß Prostaglandine E an der Magenschleimhaut zytoprotektiv wirken. Wahrscheinlich sind Prostaglandine auch für den Gefäß- und Bronchialmuskeltonus, die intestinale Motilität und die Spermienbeweglichkeit bedeutsam.

Pathophysiologisch sind sie, wie beschrieben, am Schmerzgeschehen, an *entzündlichen Prozessen* und an der *Fieberentstehung,* ferner an allergisch bedingten Diarrhöen und dysmenorrhoischen Beschwerden beteiligt.

Thromboxan A_2. *Thromboxan A_2* fördert die *Thrombozytenaggregation* und damit die Bildung von Plättchenthromben. Außerdem besitzt es eine *vasokonstriktorische Wirkung* und ist damit der Gegenspieler von Prostacyclin (s. u.). Es wird vor allem bei der Adhäsion von Thrombozyten an geschädigtes Gefäßendothel freigesetzt. Das zyklische Acetal mit hoher Ringspannung wird leicht hydrolysiert, das dabei entstehende Diol, das Thromboxan B_2, ist nicht mehr biologisch aktiv.

Prostacyclin. *Prostacyclin* ist ein zyklischer Enolether mit starker *vasodilatatierender* und *thrombozytenaggregationshemmender Wirkung,* das, wie erwähnt, im Gefäßendothel entsteht. Es wird rasch (Halbwertszeit ca. 3 Minuten) zu 6-Keto-$PGF_{1\alpha}$ biotransformiert.

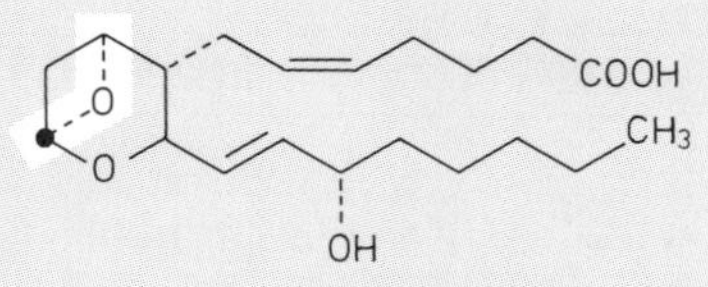

Thromboxan A_2

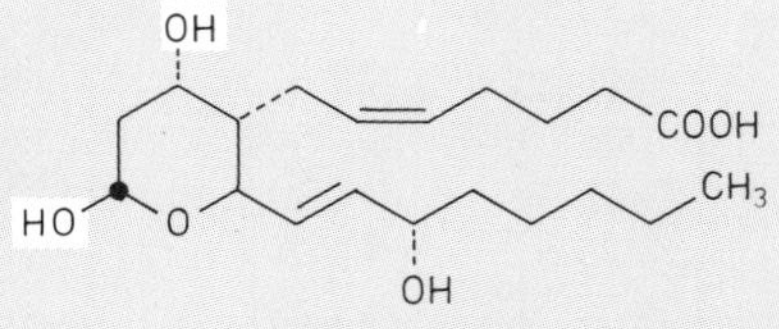

Thromboxan B_2

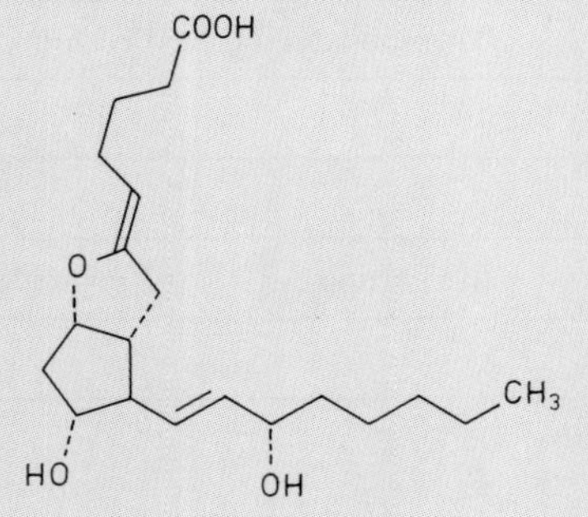

Prostacylin

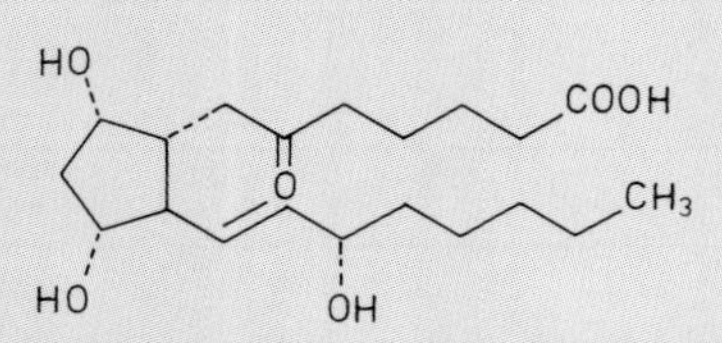

6-Keto-PGF$_{1\alpha}$

Aus diesen werden, katalysiert durch Peroxidase, die korrespondierenden Hydroxy-eicosa-tetraensäuren (HETE) gebildet. 5-HPETE ist die Ausgangssubstanz der *Leukotriene.* (Der Name Leukotriene rührt daher, daß es sich um Stoffe mit drei konjugierten Doppelbindungen handelt, die aus Leukozyten isoliert wurden.)

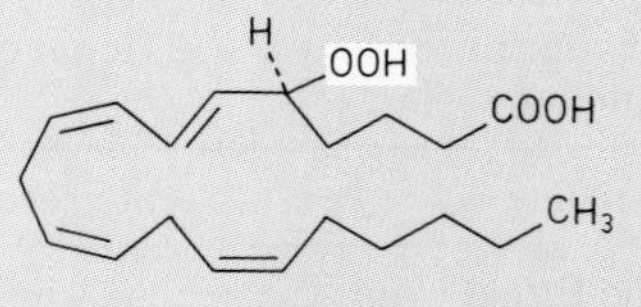

5-HPETE

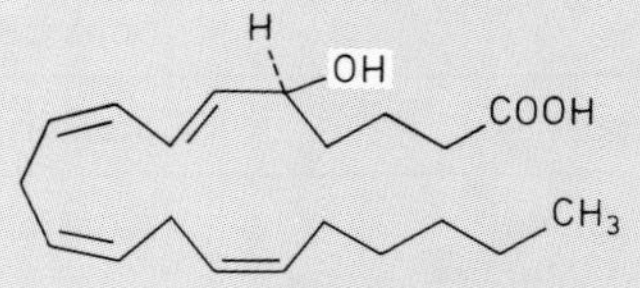

5-HETE

Leukotriene. Außer durch die Cyclooxygenase kann Arachidonsäure, wie erwähnt, durch Lipoxygenasen zu Hydroperoxiden oxidiert werden (s. Abb. 18–30).

Aus der Arachidonsäure (AA) entsteht unter der Einwirkung

- ☐ von 5-Lipoxygenase (aus Leukozyten und der Lunge) 5-HPETE (5-Hydroperoxy-eicosa-tetraensäure),
- ☐ von 12-Lipoxygenase (aus Thrombozyten) 12-HPETE und
- ☐ von 15-Lipoxygenase (aus Granulozyten) 15-HPETE.

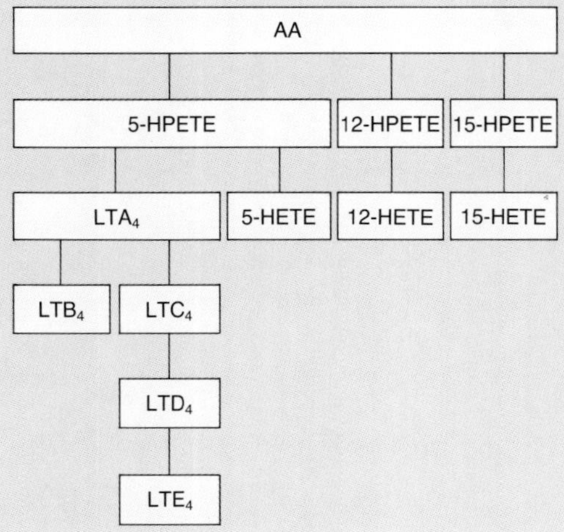

Abb. 18–30. Lipoxygenase-Weg

Während über die Bedeutung der in 12- und 15-Stellung oxidierten Derivate noch wenig bekannt ist, wurden in den vergangenen Jahren wesentliche Erkenntnisse über die Eigenschaften von 5-HPETE, 5-HETE und den Leukotrienen gewonnen. Unter letzteren besitzen vor allem die *Peptidoleukotriene* C_4, D_4 und E_4 besonderes Interesse, zumal es sich herausgestellt hat, daß die *slow reacting substance of anaphylaxis* (SRS-A) ein *Gemisch* dieser Cystein-haltigen Leukotriene ist.

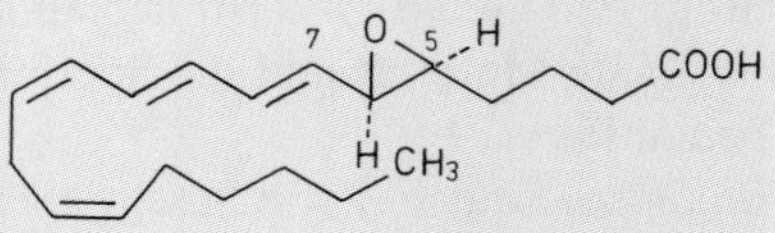

LTA$_4$

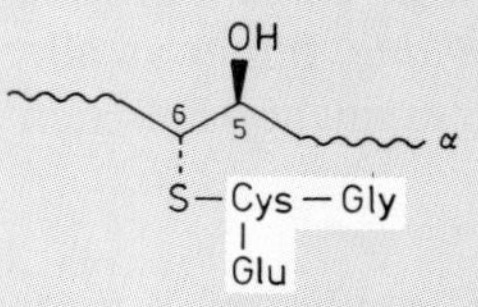

LTC$_4$

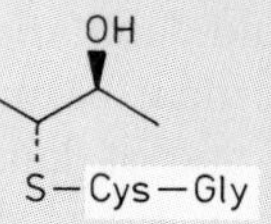

LTD$_4$

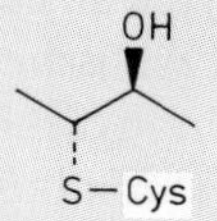

LTE$_4$

5-HPETE, 5-HETE und insbesondere LTB_4 wirken *leukotaktisch,* d. h., sie locken Leukozyten an. LTC_4 und LTD_4 sind an der Auslösung von allergischem Asthma beteiligt. Sie wirken außerordentlich stark *bronchokonstriktorisch* (etwa 1000mal stärker als Histamin!); allerdings tritt die Wirkung langsamer ein als bei anderen Mediatoren. (Darauf beruht die Bezeichnung slow reacting substance of anaphylaxis). Ferner sind *vasokonstriktorische* Effekte von Leukotrienen beschrieben worden. Pathophysiologisch ist darüber hinaus bedeutsam, daß bei der enzymatischen Reduktion der Hydroperoxide *Sauerstoffradikale* entstehen. Diese führen u. a. zu einer Depolymerisation von Bindegewebssubstanzen (z. B. Kollagen, Hyaluronsäure), Denaturierung von Enzymen, Schädigung von Zellmembranen sowie zu einer Erhöhung der Gefäßpermeabilität. Sie tragen dadurch zu *entzündlichen Reaktionen* bei.

18.10.4 Kinine

Kinine sind biologisch aktive Peptide, die im Blutplasma aus einem α_2-Globulin, dem *Kininogen,* gebildet werden. Die Spaltung von Kininogen erfolgt durch Proteasen, die man als *Kallikreine* bezeichnet. Deren inaktive Vorstufen, die *Kallikreinogene* (Präkallikreine), kommen in verschiedenen Organen, z. B. im Pankreas und in der Darmschleimhaut, sowie im Blutplasma vor. Die Aktivierung wird wahrscheinlich beim Pankreas-Kallikreinogen durch *Trypsin* (s. S. 298f.), beim Plasma-Kallikreinogen durch den *Hageman-Faktor des Blutgerinnungssystems* (s. S. 126f.) bewirkt.

Bei der *enzymatischen Spaltung von Kininogenen* entsteht zunächst ein Peptid aus 11 Aminosäuren. Aus diesem wird dann unter der Einwirkung einer Aminopeptidase durch Abspaltung des N-terminalen Methionins zunächst das Dekapeptid *Kallidin* und schließlich durch Abspaltung von Lysin das Nonapeptid *Bradykinin* mit der Aminosäurensequenz

Arg—Pro—Pro—Gly—Phe—Ser—Pro—Phe—Arg

gebildet. Der *Abbau* der biologisch wirksamen Kinine (Kallidin und Bradykinin) erfolgt in den Geweben und im Blut innerhalb von Minuten durch spezifische Peptidasen *(Kininasen).*

Die Kinine sind außerordentlich wirksame Verbindungen, die vermutlich – wenn überhaupt – nur geringe physiologische, wohl aber *pathologische* Bedeutung besitzen. Sie

- ☐ erhöhen das Herzzeitvolumen,
- ☐ bewirken eine periphere Vasodilatation und senken dadurch den Blutdruck,
- ☐ steigern die Kapillarpermeabilität und können dadurch zu Ödemen führen,
- ☐ haben eine starke bronchokonstriktorische Wirkung und
- ☐ können die glatte Muskulatur des Darmes sowohl konstriktorisch als auch relaxierend beeinflussen.

Man nimmt an, daß Kinine an einer Reihe von pathologischen Zuständen beteiligt sind, ohne daß in allen Fällen sichere Beweise dafür vorliegen. Auf die Bedeutung der Kallikreinfreisetzung und der dadurch bedingten Bildung von Bradykinin für die Pathogenese des *Flush* beim Karzinoidsyndrom wurde bereits hingewiesen. Weiterhin können Kinine als Mediatoren für die Erregung von Schmerzrezeptoren und damit als *Schmerzauslöser* wirken (s. S. 463). Ferner nimmt man an, daß der *Schock* bei *schwerer Pankreatitis* durch Kallikreinfreisetzung aus dem zerstörten Pankreasgewebe mit verursacht wird. Ferner wird eine Beteiligung des Kininsystems bei einigen Migräneformen und beim postoperativen Dumping-Syndrom (s. S. 308) diskutiert. Schließlich sollen Kinine beim *lokalen Entzündungsvorgang* an der Auslösung der charakteristischen Symptome (Mehrdurchblutung, Ödembildung und Schmerz) mitwirken.

19 Fortpflanzungsorgane und Schwangerschaft

Die Fortpflanzungsorgane des Menschen, die weiblichen und männlichen Geschlechtsorgane, entwickeln sich aus einer gemeinsamen Urogenitalanlage. *Die Keimdrüsen oder Gonaden produzieren Sexualhormone* (s. S. 567 ff.) *und Keimzellen* (Geschlechtszellen), die in den Geschlechtswegen transportiert werden. *Die Geschlechtsdrüsen bilden Sekrete,* welche die Vereinigung der Keimzellen begünstigen. *Die äußeren Geschlechtsorgane dienen der geschlechtlichen Vereinigung* (Kohabitation oder Koitus, s. S. 587).

19.1 Bau und Funktion der männlichen Geschlechtsorgane

Sowohl beim männlichen als auch beim weiblichen Geschlecht unterscheidet man *innere* und *äußere Geschlechtsorgane* (s. Abb. 19–1). Zu den **inneren männlichen Geschlechtsorganen** rechnet man

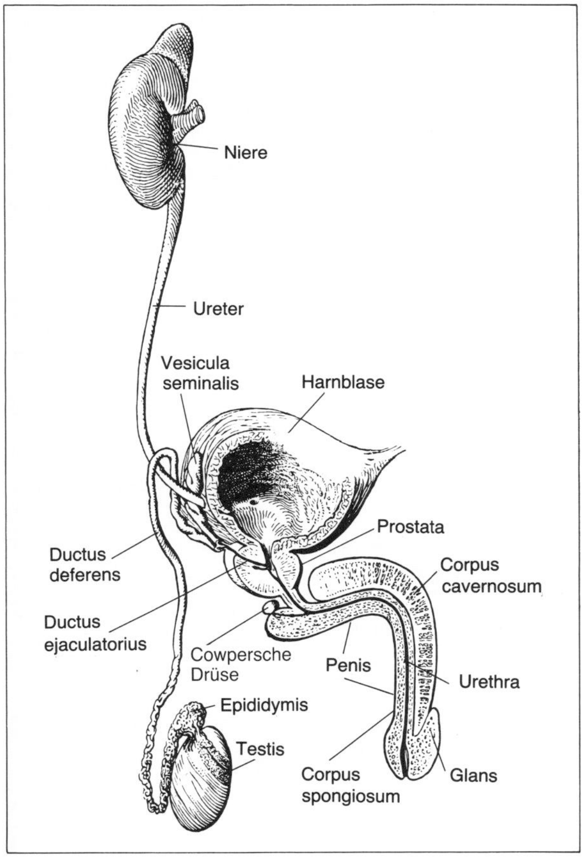

Abb. 19–1. Männliche Harn- und Geschlechtsorgane, nach Benninghoff-Goerttler

- ☐ *Hoden* (Testes),
- ☐ *Nebenhoden* (Epididymis),
- ☐ *Samenleiter* (Ductus deferens) und
- ☐ *Geschlechtsdrüsen,* zu denen die *Vorsteherdrüse* (Prostata), die *Bläschendrüsen* (Vesiculae seminales) und die *Cowperschen Drüsen* (Glandulae bulbourethrales) gehören.

Als **äußere männliche Geschlechtsorgane** werden

- ☐ das *männliche Glied* (Penis), in dem Harn- und Samenweg gemeinsam verlaufen (Harn-Samen-Röhre), und
- ☐ der *Hodensack* (Skrotum)

zusammengefaßt.

19.1.1 Testes

Der geschlechtsreife, paarig angelegte *Hoden* ist ein ellipsoides Organ (durchschnittlicher Längendurchmesser etwa 5 cm) von praller Konsistenz. Beide Hoden liegen im *Hodensack,* wobei der linke Hoden gewöhnlich etwas tiefer steht als der rechte. Am hinteren Rand des Hodens, im Bereich des sog. *Mediastinum testis,* treten mit dem *Samenstrang* (s. S. 584) Gefäße, Nerven sowie der Samenleiter (s. S. 584) ein bzw. aus (s. Abb. 19–2).

Feinbau des Hodens. Der Hoden wird von einer derben Bindegewebskapsel *(Tunica albuginea)* umschlossen. Von dieser ziehen *Bindegewebssepten* ra-

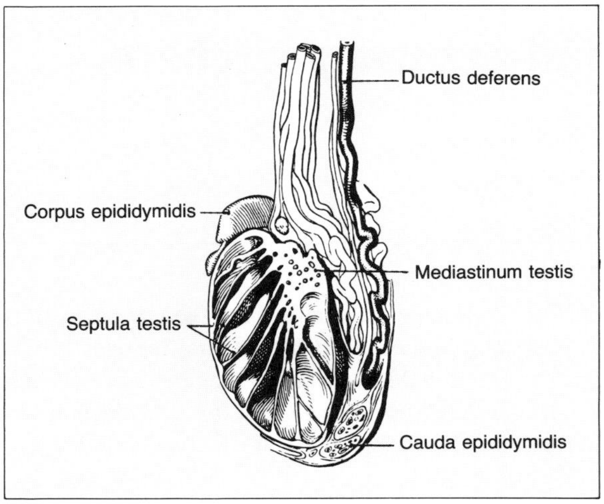

Abb. 19–2. Längsschnitt durch den Hoden, nach Benninghoff-Goerttler (Hodenkanälchen sind entfernt)

diär auf das Mediastinum testis zu (s. Abb. 19–2). Diese Scheidewände unterteilen den Hoden in 200–250 pyramidenförmige Läppchen, die *Lobuli testis,* deren Basis der Organkapsel entspricht. In den meist durchbrochenen Bindegewebssepten verlaufen Nerven sowie Blut- und Lymphgefäße.

Die Hodenläppchen enthalten mehrere, vielfach gewundene **Hodenkanälchen** (Tubuli contorti seminiferi), die wiederum in ein Gerüstwerk aus feinfaserigem Bindegewebe *(Stroma)* eingebettet sind. Im gestreckten Zustand ist jedes dieser Kanälchen etwa 30–70 cm lang. Die Gesamtlänge der rund 500–800 Tubuli eines geschlechtsreifen Hodens wird auf 250–300 m geschätzt. Gegen das Mediastinum testis fließen die häufig anastomosierenden Hodenkanälchen zusammen, werden schmaler und strecken sich. Im Mediastinum münden sie in das Hodennetz *(Rete testis),* ein Hohlraumsystem mit weiten, miteinander verbundenen Kanälchen, von denen die *Ductuli efferentes* (s. S. 584) und damit die ableitenden Samenwege ausgehen.

Die Hodenkanälchen werden vom umgebenden Bindegewebe durch eine *Basalmembran* getrennt. Ihre Wand besteht aus zylindrischen Zellen *(Stützzellen* oder *Sertoli-Zellen),* zwischen denen Samenbildungszellen (s. Abb. 19–3) eingelagert sind. Die **Stützzellen** oder **Sertoli-Zellen** sitzen der Basalmembran auf und erstrecken sich bis zum Lumen. Sie sind leicht an ihrem ovalen, hellen (chromatinarmen) Kern mit großem Nucleolus zu erkennen. Für die Reifung der Keimzellen, der Spermatozyten (s. u.), sind sie von großer Bedeutung, da sie für deren Ernährung und für ein geeignetes hormonales Milieu verantwortlich sind. So produzieren sie ein *Androgen-bindendes Protein* (ABP), das Testosteron bindet, welches dann teilweise zu Oestrogenen umgewandelt wird. Es ist bemerkenswert, daß für die Reifung der Spermatozyten sowohl Androgene als auch Oestrogene erforderlich sind. Von den Sertoli-Zellen wird vermutlich außerdem *Inhibin* gebildet.

Zwischen den Hodenkanälchen und den Blutgefäßen des Zwischengewebes liegen Gruppen epithelartig aneinandergelagerter Zellen, die man als **Zwischenzellen** oder **Leydig-Zellen** bezeichnet. Sie produzieren die *männlichen Geschlechtshormone* (s. S. 567 f.).

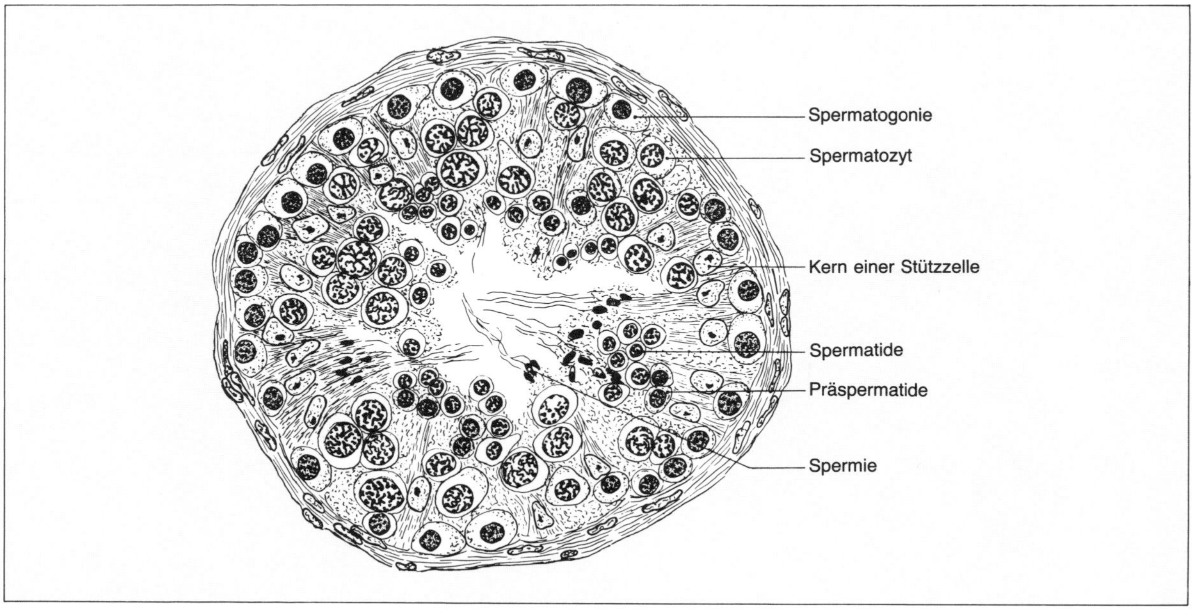

Abb. 19–3. Querschnitt durch ein Hodenkanälchen, nach Bucher

Spermienbildung (Spermatogenese). In den Hodenkanälchen beginnt mit der Pubertät die *Samenbildung*. Sie läuft in vier Schritten ab, wobei die Zellen von der Tubulusperipherie zum Tubuluslumen wanden (s. Abb. 19–3):

- ☐ *Vermehrungsperiode,*
- ☐ *Wachstumsperiode,*
- ☐ *Reifungsperiode,*
- ☐ *Umbildungsperiode* (Spermatohistogenese).

Wandständig an der Basalmembran liegen mittelgroße Zellen mit einem runden Kern. Sie stellen die Stammzellen *(Spermatogonien)* dar. Diese können sich zeitlebens mitotisch teilen, wobei immer wieder Spermatogonien entstehen **(Vermehrungsperiode).** Jeweils eine der hierbei entstehenden Zellen tritt in die Wachstumsperiode ein, die andere teilt sich erneut.

Während der **Wachstumsperiode** wachsen Spermatogonien bis auf etwa die doppelte Größe heran. Die hierdurch entstandenen *Spermatozyten I. Ordnung* sind die auffälligsten Zellen des Hodenparenchyms. Sie sind in den Samenkanälchen gewöhnlich in großer Zahl vorhanden und liegen in mehreren Schichten übereinander.

In der nachfolgenden **Reifungsperiode** entstehen während der 1. Reifeteilung (s. S. 13f.) aus jedem Spermatozyten I. Ordnung *Spermatozyten II. Ordnung (Präspermatiden),* die sich weiter in je zwei *Spermatiden* (2. Reifeteilung) teilen. Neben den reifen Samenzellen sind diese die kleinsten Zellen im Samenkanälchen.

In der **Umbildungsperiode** (Spermatohistogenese, Spermiogenese oder Differenzierungsperiode) differenzieren sich die Spermatiden zu befruchtungsfähigen *Spermien (Spermatozoen),* ohne sich weiter zu teilen. Während dieses Umbaus liegen sie in Gruppen an den Spitzen der Sertoli-Zellen.

Nach den verschiedenen Differenzierungsschritten folgt die Ablösung der Spermien aus dem Verband des Keimepithels, die sog. *Spermiation.* Nach der Spermiation gelangen die Spermien passiv über das Rete testis und die Ductuli efferentes in den Nebenhoden, wo sie weiteren Reifungsvorgängen unterliegen, die u. a. ihre Form, ihren Stoffwechsel und ihre Beweglichkeit betreffen.

Beim Menschen dauert die Entwicklung eines Spermiums aus einer Spermatogonie etwa 70 Tage. Hinzu kommen weitere 7–14 Tage für die Nebenhodenpassage, so daß von der Teilung der Spermatogonie bis zum Auftreten des ausgereiften Spermiums im Ejakulat ca. 80 bis 90 Tage vergehen.

Morphologie des Spermiums. Die ausgereiften Samenzellen sind von ungefähr stecknadelartigem Aussehen und haben eine Länge von etwa 60 µm. Man unterscheidet folgende Abschnitte:

- ☐ *Kopf,*
- ☐ *Hals,*
- ☐ *Mittelstück und*
- ☐ *Schwanz.*

Der **Kopf** des Spermiums ist etwa 4 µm lang. In einer Ebene ist er ovoid, in der dazu senkrechten Ebene, jedoch keilförmig abgeflacht (s. Abb. 19–4). Er enthält den *Zellkern* mit dem haploiden Chromosomensatz.

Die vorderen zwei Drittel des Kerns werden von der *Kopfkappe (Akrosom)* bedeckt, die ein Produkt des Golgi-Apparats darstellt. Sie enthält Enzyme, mit deren Hilfe das Spermium in die weibliche Eizelle eindringen kann. Kern und Akrosom werden – wie alle Anteile der Samenzelle – von einer Zellmembran eng umschlossen.

An den Kopfabschnitt der Samenzelle schließt sich ein kurzer **Hals** von etwa 0,5 µm Länge an, durch den der Kopf und das Mittelstück beweglich miteinander verbunden sind. Im Halsabschnitt finden sich die beiden *Zentriolen* der Samenzelle. Das größere, ringförmige, sog. distale Zentriol bildet den *Achsenfaden (Axonema)* der Samenzelle, der das Mittelstück und den Schwanz durchzieht. Der submikroskopische

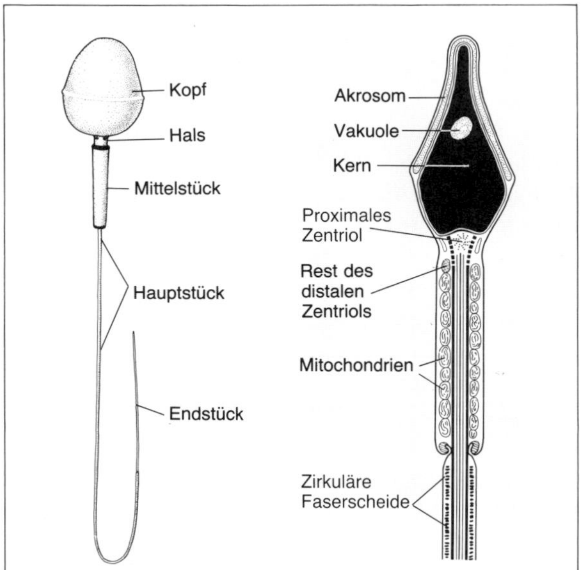

Abb. 19–4. Menschliches Spermium, nach Bucher. A Gesamtansicht; B Längsschnitt durch Kopf, Hals, Mittelstück und Hauptstück des Schwanzes

Bau des Achsenfadens entspricht dem eines Flimmerhaares.

Das anschließende **Mittelstück** mißt ungefähr 7 μm und ist mit einem Durchmesser von 1 μm relativ dick. Es enthält zahlreiche Mitochondrien in spiraliger Anordnung.

Am **Schwanz** unterscheidet man ein etwa 40 μm langes *Hauptstück,* in welchem der Achsenfaden von einer Plasmahülle umgeben ist, und ein 10 μm langes *Endstück* ohne Plasmahülle.

Sperma. Das Sperma setzt sich aus den Spermien, Frühformen der Spermatogenese, Epithelien sowie Samenflüssigkeit zusammen. Letztere besteht hauptsächlich aus den Sekreten der Nebenhoden, der Samenblase und der Prostata (s. u.). Die *alkalische Reaktion* der Samenflüssigkeit begünstigt die Spermienbewegungen, und zwar insbesondere durch schwache Alkalisierung des sauren Scheidensekrets nach Ejakulation bei der Kohabitation. (Im sauren Milieu sind die Spermien nahezu unbeweglich.)

Das frisch gewonnene Sperma ist milchigtrüb, opaleszent, von weiß-gelblicher Farbe und weist einen charakteristischen Geruch auf (pH = 7–8). Die durchschnittliche Ejakulatmenge beträgt 2–6 ml. 1 ml Ejakulat enthält normalerweise >40 Millionen Spermien *(Normospermie),* von denen regelmäßig bis zu 15% nicht voll ausgereift, überaltert oder mißgestaltet sind.

Neben dem Volumen und der chemischen Zusammensetzung des Ejakulats spielt für die Beurteilung der Fertilität (Fruchtbarkeit) die *biologische Wertigkeit* (z. B. Art und Dauer der Beweglichkeit, prozentualer Anteil der beweglichen Spermien) und die *Zahl der Spermien* im Ejakulat eine wichtige Rolle. Eine geringe Verminderung der Spermienzahl auf 30–50 Millionen/ml bezeichnet man als *Hypospermie.* Sinkt die Spermienzahl unter 20 Millionen/ml ab, liegt eine *Oligospermie* vor. Bei weniger als 5 Millionen/ml tritt *Sterilität* (Unfruchtbarkeit) ein. Unter einer *Azoospermie* versteht man das völlige Fehlen von Spermien im Ejakulat.

19.1.2 Samenwege

Zu den Samenwegen rechnet man den *Nebenhoden,* den *Ductus deferens* und den *Ductus ejaculatorius* (s. Abb. 19–1).

Nebenhoden. Der 4–5 cm lange Nebenhoden *(Epididymis)* sitzt dem Hoden schweifartig auf. Makroskopisch unterscheidet man einen *Kopf (Caput), Körper (Corpus)* und *Schwanz (Cauda).* Der Nebenhoden enthält ein Kanälchensystem, das aus den *Ausführungsgängen des Hodens* (Ductuli efferentes) und dem *Nebenhodengang* (Ductus epididymis) besteht.

Aus dem Rete testis gelangen die Spermien über 10–20 **Ductuli efferentes** in den Nebenhodengang (s. u.). Die Wand der stark gewundenen, in gestrecktem Zustand etwa 20 cm langen Ductuli efferentes besteht aus einem teilweise *mehrreihigen Zylinderepithel,* an dessen Oberfläche Kinozilien zu finden sind, und aus niedrigeren, *einschichtigen Zellen.* Die hohen Flimmerzellen erzeugen einen Flüssigkeitsstrom, der die noch bewegungslosen Spermien in den Nebenhodengang befördert. Die niedrigen isoprismatischen Epithelien sind hauptsächlich zur Resorptions- und Sekretionsleistung befähigt. Die Wandung ist von einer spärlichen Schicht glatter Muskelzellen umgeben.

Der **Nebenhodengang** (Ductus epididymidis), der wichtigste *Samenspeicher,* ist ebenfalls außerordentlich stark gewunden. Im gestreckten Zustand mißt er etwa 4–5 m. Er reicht vom Nebenhodenkopf bis zum Nebenhodenschwanz. Seine Lichtung nimmt von etwa 150 μm bis auf 400 μm zu. Er wird von einem *zweireihigen hochprismatischen Epithel* ausgekleidet, das *Stereozilien* trägt und von einer dünnen Lage glatter Muskelzellen umgeben ist, die dem Transport der Spermien dienen.

Ductus deferens und Ductus ejaculatorius. Am Ende des Nebenhodenschwanzes geht der Nebenhodengang ohne scharfe Grenze in den *Ductus deferens* (Samenleiter) über. Er ist 50–60 cm lang und verläuft – gemeinsam mit Gefäßen und Nerven – im *Samenstrang (Funiculus spermaticus)* durch den Leistenkanal in den Bauchraum. Er zieht dann an der Wand des kleinen Beckens entlang, erreicht die seitliche Wand der Harnblase und legt sich danach dem Blasengrund an. Am Ende erweitert er sich *(Ampulla)* und nimmt die Mündung der Samenblase (s. u.) auf. Das etwa 2 cm lange, verengte Endstück von der Einmündung des Ausführungsganges der Samenblase bis zur Mündung in die an dieser Stelle vom Prostatagewebe umgebene Harnröhre wird *Ductus ejaculatorius* (Spritzkanälchen) genannt.

Den Hauptanteil der Wand des Samenleiters stellt eine starke Muskelschicht dar, weshalb sich der Samenleiter relativ hart anfühlt. Die Kontraktion der Muskulatur übt zuerst eine Saugwirkung auf den Inhalt des Nebenhodenganges aus. Durch anschließende kräftige Kontraktionen wird nach Erhöhung des Innendruckes der Inhalt in die Harnröhre ausgepreßt („Saug-Druck-Wirkung"). Die *Schleimhaut* weist ein *zweireihiges prismatisches Epithel* auf, das in seinem Anfangsteil *Stereozilien* trägt.

19.1.3 Geschlechtsdrüsen

Vesicula seminalis. Die *Samenblase (Bläschendrüse)* ist eine etwa 10 cm lange, gefaltete Drüse. Das paarig angelegte Organ liegt an der Hinterwand der Blase seitlich von der Erweiterung *(Ampulla)* des Samenleiters (s. Abb. 19–1). Ihr Ausführungsgang mündet, wie erwähnt, innerhalb der Prostata in den Samenleiter.

Die Wand der Samenblase enthält eine dünne Muskelschicht und ein einschichtiges bis mehrreihiges prismatisches Epithel. Schleimhautleisten unterteilen die Schleimhautoberfläche in zahlreiche Kammern und Nischen, so daß die sezernierende Oberfläche stark vergrößert wird.

Die beiden Samenblasen bilden ein visköses, gelatinöses, schwach alkalisches Sekret (pH = 7,3), das die Hauptmasse der Samenflüssigkeit liefert. Es enthält reichlich Fructose für den Betriebsstoffwechsel der Spermien.

Prostata und benigne noduläre Prostatahyperplasie. Die unpaare Vorsteherdrüse *(Prostata)* ist kastaniengroß und liegt zwischen Harnblasengrund und Bekkenbodenmuskulatur (s. Abb. 19–1). Das als derbes Gebilde vom Mastdarm aus zu tastende Organ wird von der Harnröhre (Pars prostatica urethrae) und den beiden Ductuli ejaculatorii durchbohrt.

Die Prostata besteht aus 30–50 verzweigten tubulo-alveolären Drüsen, die mit 15–30 Ausführungsgängen im Bereich des sog. *Samenhügels (Colliculus seminalis,* s. Abb. 12–19, S. 341) in die Urethra einmünden und ein dünnflüssiges, trübes Sekret produzieren, das den charakteristischen Spermageruch aufweist. Es reagiert schwach alkalisch und enthält reichlich saure Phosphatase. Zwischen den einzelnen Drüsen verlaufen starke Züge glatter Muskulatur, die bei der Ejakulation das Sekret auspressen.

In höherem Alter (ca. vom 55.–60. Lebensjahr an) kommt es in einem hohen Prozentsatz zu einer *gutartigen, knotigen Vergrößerung der Prostata* infolge Hyperplasie des Epithels sowie des fibromuskulären Gewebes im inneren Drüsenbereich, während die äußeren Drüsenbezirke durch die multiplen Knoten verdrängt und zu einer dünnen Gewebsschicht zusammengedrückt werden. Die früher *Prostatahypertrophie* und derzeit noch häufig – ebenfalls fälschlicherweise – *Prostataadenom* genannte Erkrankung wird heute korrekt als *benigne noduläre Hyperplasie der Prostata* bezeichnet. Sie ist bei 75–100% aller Männer über 65 Jahren nachweisbar, führt jedoch nur in 30–40% der Fälle zu manifesten Beschwerden.

Nach den Symptomen unterscheidet man drei Stadien: Im Stadium I ist die Stärke des Harnstrahls deutlich abgeschwächt, der Miktionsbeginn verzögert. Der Patient klagt über häufiges Wasserlassen am Tag und während der Nacht. Im Stadium II besteht bei weiter gesteigerter Miktionsfrequenz schon kurz nach dem Wasserlassen das Gefühl, daß die Blase nicht völlig entleert werden konnte. Es kommt zur Restharnbildung. Im Stadium III liegt Harnverhaltung bei ständigem Harndrang vor.

Glandulae bulbourethrales. Die paarigen, etwa erbsengroßen *Glandulae bulbourethrales* oder *Cowperschen Drüsen* liegen im Bindegewebe oder in der Muskulatur des Beckenbodens und münden mit je einem Ausführungsgang in die Harnröhre (s. Abb. 19–1). Die verzweigten, tubuloalveolären Drüsen liefern ein schleimhaltiges, schwach alkalisches Sekret, das bereits vor der eigentlichen Ejakulation in die Harnröhre abgegeben wird.

19.1.4 Äußere männliche Geschlechtsorgane und Harnröhre

Penis. Am *Penis,* dem männlichen Kopulationsorgan, unterscheidet man zwei Anteile: Die im Bereich der unteren Schambeinäste befestigte *Peniswurzel* (Radix penis) und den *Penisschaft* (Corpus penis), der unter der Schambeinfuge (Symphyse) hervortritt und mit der *Eichel* (Glans penis) endet. Der Penis ist von einer dehnbaren Haut überzogen, die in Form einer Duplikatur *(Praeputium* oder *Vorhaut)* die Eichel bedeckt. Wesentliche Anteile des Penis bestehen aus zwei *Schwellkörpern,* dem oberen **Corpus cavernosum penis,** das der Erektion dient, und dem an der Unterseite befestigten **Corpus spongiosum penis,** das die Harn-Samenröhre führt und mit der Glans penis endigt (s. Abb. 19–1).

Das Corpus cavernosum penis wird von einem Schwammwerk aus kollagenen und elastischen Fasern sowie glatten Muskelzellen gebildet. Neben diesem schwammartigen Gerüstwerk finden sich vielgestaltige, mit Endothel ausgekleidete Hohlräume, sog. Kavernen, die im erschlafften Glied mehr oder weniger leere Spalträume darstellen. Im erigierten Glied sind sie dagegen prall mit Blut gefüllt und weisen einen Durchmesser von 1–3 mm auf. Die Kavernen werden von Arterien mit speziellen Verschlußmechanismen gespeist.

Die Füllung der Bluträume des Corpus spongiosum penis führt nur zu einer mäßigen Schwellung, dadurch ist der Spermatransport durch die Harn-Samenröhre im erigierten Zustand möglich.

Harnröhre. Die männliche Harnröhre *(Urethra)* ist 20–25 cm lang. Ihr erster Abschnitt, die *Pars prostatica,* reicht von der Harnblase bis zum Austritt aus der Prostata. Sie tritt dann durch eine Muskelplatte zwischen den Schambeinästen (Diaphragma urogenitale) und besitzt hier ihre engste Stelle *(Pars membranacea)*. Der letzte und zugleich mit etwa 15 cm längste Teil ist die vom Corpus spongiosum penis umgebene *Pars spongiosa*.

Die Schleimhaut der Urethra weist im Anfangsteil bis zur Pars prostatica ein Übergangsepithel auf, das von einem mehrreihigen und mehrschichtigen Zylinderepithel abgelöst wird. An ihrem Ende im Bereich der Penisspitze findet sich ein unverhorntes mehrschichtiges Plattenepithel, das an der äußeren Harnröhrenmündung in das Epithel der Glans übergeht.

Skrotum. Das *Skrotum* (Hodensack) ist eine *beutelartige Hauttasche,* die Hoden und Nebenhoden enthält. Sie entsteht durch Zusammenwachsen der embryonalen Geschlechtswülste. Ihre Haut ist pigmentiert und besitzt Talg-, Schweiß- sowie Duftdrüsen. Das nahezu fettfreie Unterhautbindegewebe enthält – als Besonderheit – eine Schicht glatter Muskelzellen, bei deren Kontraktion die Skrotalhaut gefaltet wird. Durch diese Oberflächenverkleinerung kann die Wärmeabstrahlung an die Umgebung eingeschränkt werden.

Descensus testis. Vom Beginn des 3. Schwangerschaftsmonats an „wandern" die Hoden aus der Lendengegend, wo sie ursprünglich angelegt wurden, nach unten. Am Ende der Fetalentwicklung sind sie in der Regel im Skrotum zu tasten (Reifezeichen des männlichen Neugeborenen!). Der Descensus wird durch Hormone (z. B. Gonadotropine) gesteuert.

Durch die Lage im Skrotum werden die Hoden der intraabdominalen Körperwärme entzogen, die 2–5°C über der des Hodensackes liegt. Dies ist von großer Bedeutung, da bei normaler Körpertemperatur die Bildung der Samenzellen unterdrückt ist.

Wenn der Descensus unvollständig bleibt oder an eine atypische Stelle erfolgt, liegt ein **Kryptorchismus** vor. Man unterscheidet folgende Formen:

- ☐ Bauchhoden *(Retentio testis abdominalis),*
- ☐ Leistenhoden *(Retentio testis inguinalis),*
- ☐ atypische Lage des Hodens *(Dystopia testis).*

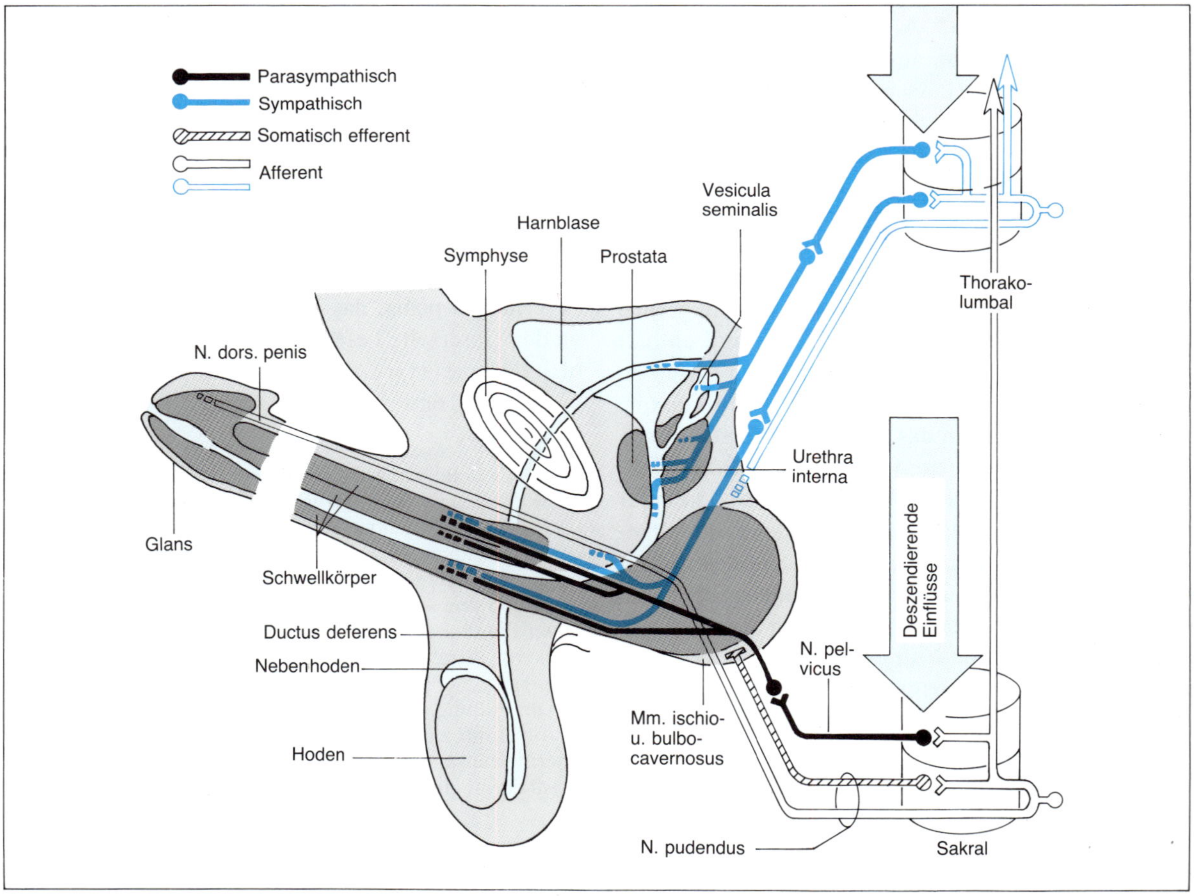

Abb. 19–5. Innervation der männlichen Genitalorgane, nach Jänig

19.1.5 Sexueller Reaktionsablauf beim Mann

Die geschlechtliche Vereinigung, d. h. die Einführung des erigierten Penis in die Vagina, wird als *Kohabitation* oder **Koitus** bezeichnet.

Der sexuelle Reaktionsablauf vor und während der Kohabitation läßt sich beim Mann (und bei der Frau) in vier ineinander übergreifende Phasen unterteilen: die Erregungs-, Plateau-, Orgasmus- und Rückbildungsphase.

Erregungsphase. Taktile Reize im Bereich der Glans penis und in verschiedenen Hautgebieten („erogenen Zonen"), aber auch psychische Einflüsse und erotische Vorstellungen führen zu einer Größenzunahme und Versteifung des Penis **(Erektion).** Die afferenten Impulse von den Mechanorezeptoren in der Glans penis und in den benachbarten Geweben gelangen dabei über den *N. pudendus* zu einem sog. Erektionszentrum im Sakralmark (S_2-S_4). Die efferenten Erregungen werden von hier durch parasympathische Fasern geleitet, die im *N. pelvicus* verlaufen (Abb. 19–5). Sie bewirken eine *Dilatation der kleinen Arterien und Arteriolen* in den Corpora cavernosa und im Corpus spongiosum. Hierdurch füllen sich die kavernösen Bluträume der Schwellkörper, wobei die Tunica albuginea soweit gespannt wird, daß eine *Drosselung des venösen Abstroms* eintritt. Eine pralle Blutfüllung der Schwellkörper ist die Folge. Gleichzeitig kommt es zu einer stärkeren Füllung der Blutgefäße in den Hoden.

Das Erregungsniveau des sakralen Erektionszentrums wird nicht nur durch die Afferenzen im N. pudendus, sondern auch durch eine Vielzahl nervaler Impulse aus übergeordneten zentralnervenösen, wahrscheinlich auch kortikalen Strukturen beeinflußt, die sowohl fördernd als auch hemmend auf den spinal-reflektorischen Ablauf einwirken können. Bei Männern, deren Sakralmark zerstört ist, bleibt die Erektionsfähigkeit in 25% der Fälle erhalten. Dabei werden die psychogen ausgelösten Impulse über sympathische Fasern geleitet, die im unteren Thorakalmark und im oberen Lumbalmark ihren Ursprung haben.

Plateauphase. Die Erregungsphase geht ohne scharfe Grenze in die Plateauphase über. Eine verstärkte Anschwellung der Glansbasis ist von der Abgabe eines klaren Sekrets begleitet, das vor allem aus den *Glandulae bulbourethrales* stammt. Dieses Sekret trägt zur Gleitfähigkeit des Penis in der Vagina bei.

Orgasmusphase. In der Orgasmusphase wird das Sperma in die Urethra interna befördert *(Emission)* und über die Urethra externa ausgeschleudert *(Ejakulation).* Der Spermatransport erfolgt durch 3–10 unwillkürliche Kontraktionen der glatten Muskulatur in den samenableitenden Wegen sowie in der Bläschendrüse und der Prostata. Rhythmische Kontraktionen der quergestreiften Muskulatur im Bereich der Peniswurzel und des Beckenbodens führen schließlich zu einer Druckerhöhung in der Urethra und damit zu der Ausschleuderung des Ejakulats. Dabei wird das Eindringen von Sperma in die Harnblase durch Kontraktion der glatten Muskulatur im Anfangsteil der Urethra verhindert.

Das Zentrum für den **Ejakulationsreflex** liegt im unteren Thorakal- und im Lumbalmark (s. Abb. 19–5). *Afferente Impulse* aus den Genitalorganen gelangen vor allem über den *N. pudendus* und aufsteigende Zwischenneurone zu diesem Zentrum. Dabei ist eine bestimmte zentrale Erregungssummation (Bahnung) erforderlich, um den Reflex auszulösen. Die *efferenten Impulse* für die *glatte Muskulatur* laufen über die *sympathischen Fasern des N. hypogastricus,* während die beteiligte *quergestreifte Muskulatur* über die motorischen Anteile des *N. pudendus* innerviert wird.

Rückbildungsphase. In der Rückbildungsphase klingen infolge der abnehmenden parasympathischen Aktivität die Erektion und die Blutfülle im kleinen Becken allmählich ab. Während dieser Zeit ist der Reflexapparat gehemmt, so daß eine neue Erektion bzw. Ejakulation nicht stattfinden kann.

19.1.6 Störungen der männlichen Sexualfunktion

Testesunterfunktion. *Bei einer Hodenunterfunktion (Hypogonadismus) sind die Spermatogenese und/oder die Androgenbildung gestört.*

Die *primäre Testesinsuffizienz* beruht auf einer *Störung in den Testes selbst.* Da durch den fehlenden Rückkopplungsmechanismus über die mangelhafte Androgenproduktion vermehrt Gonadotropine aus der Hypophyse ausgeschüttet werden, liegt ein *hypergonadotroper Hypogonadismus* (zu kleine Gonaden trotz verstärkter Gonadotropinausschüttung) vor. Bei den *sekundären Formen* ist das Hypothalamus-Hypophysen-System nicht intakt; es werden *zu wenig Gonadotropine* gebildet *(hypogonadotroper Hypogonadismus).*

Eine *primäre Testesinsuffizienz* findet man beim *Klinefelter-Syndrom* (s. S. 48), bei *Anorchie* (angeborenem Fehlen der Hoden), *Kastration* und *Hodenentzündungen.* Eine *sekundäre Testesinsuffizienz* entwickelt sich bei einer *Hypophysenvorderlappenin-*

suffizienz (s. S. 545) oder beim *adrenogenitalen Syndrom* (s. S. 558f.).

Tritt die Testesinsuffizienz *vor der Pubertät* auf, sind die Patienten wegen lange offenbleibender Epiphysenfugen großwüchsig, der Stimmbruch bleibt aus, die Haut ist zart und dünn, die Schambehaarung fehlt, die Testes sind deutlich zu klein, die Prostata ist kaum tastbar. Bei erst *im Erwachsenenalter* auftretendem Androgenmangel sind der Körperbau und die Stimmlage normal, die übrigen Symptome ähneln denen der präpubertären Form.

Testesüberfunktion. Eine *doppelseitige Überfunktion* beruht auf einer durch *hypothalamisch-hypophysäre Prozesse* (z. B. Tumoren) hervorgerufene *erhöhte Gonadotropinausschüttung*.

Eine *einseitige übermäßige Androgenbildung* in den Testes wird meist durch *hormonaktive Hodentumoren* hervorgerufen.

Pubertas praecox. Von einer vorzeitigen Geschlechtsentwicklung (bei Knaben) wird gesprochen, wenn schon vor dem 10. Lebensjahr die Gonaden reifen und sich Spermien entwickeln. Bei der *zentralen Form* setzt die pulsatile Sekretion des Gonadotropin-Releasing-Hormons (s. S. 545) verfrüht ein, bei der *peripheren* (gonadotropinunabhängigen) *Form* findet man eine Hyperplasie der Leydig-Zellen mit *erhöhter Testosteronsekretion* („Testotoxikose").

Gynäkomastie. Unter einer Gynäkomastie versteht man eine *Vergrößerung der männlichen Brustdrüse*, die zu etwa 25% einseitig und zu etwa 75% doppelseitig auftritt. Sie beruht auf einer *hormonellen Dysbalance* mit Überwiegen der Oestrogene. Während sie im Jugendalter vor allem durch Hypogonadismus bedingt ist, liegt ihr im Senium meist ein verminderter Oestrogenabbau in der Leber, seltener eine Behandlung eines Prostatakarzinoms mit Oestrogenen zugrunde.

Klimakterium virile. Während es bei der *Frau* im Klimakterium (s. S. 596f.) sowohl zu einer *Involution der Keimdrüsen* mit Abfall der Oestrogenproduktion in den Ovarien als auch zu einem *Verlust der Fortpflanzungsfähigkeit* kommt, tritt beim *Mann* ausschließlich eine *Altersinvolution der Hoden* mit Rückgang der Testosteronproduktion in den Leydig-Zellen auf. Die *Fortpflanzungsfähigkeit* (Potentia generandi) bleibt dagegen bis ins hohe Alter *erhalten*.

Als *organisch faßbare Veränderungen* an den Keimdrüsen sind eine Abnahme der Zahl der Leydig-Zellen, ein herabgesetzter Fructosegehalt des Spermas, eine verminderte Hodenkonsistenz sowie eine erniedrigte Spermienmotilität zu nennen. Als *psychisch-vegetative Symptome* findet man gelegentlich neben einem Nachlassen der Spannkraft und der Potentia coeundi (Fähigkeit zum Beischlaf) gesteigerte Erregbarkeit, Tachykardie sowie Kreislauf- und Schlafstörungen.

19.2 Bau und Funktion der weiblichen Geschlechtsorgane

Wie beim männlichen unterscheidet man auch beim weiblichen Geschlecht innere und äußere Geschlechtsorgane (s. Abb. 19–6). Zu den **inneren weiblichen Geschlechtsorganen** zählen die

- □ *Eierstöcke* (Ovarien),
- □ *Eileiter* (Tubae uterinae),
- □ *Gebärmutter* (Uterus) und
- □ *Scheide*,

die alle im kleinen Becken liegen.

Zu den **äußeren weiblichen Geschlechtsorganen (Vulva)** werden

- □ der *Schamberg* (Mons pubis),
- □ die *großen Schamlippen* (Labia majora),
- □ die *kleinen Schamlippen* (Labia minora),
- □ der *Kitzler* (Clitoris) sowie
- □ der *Scheidenvorhof* (Vestibulum vaginae) mit seinen Drüsen und den Vorhofschwellkörpern (Bulbi vestibuli)

gerechnet.

19.2.1 Ovarien

Die paarig angelegten, flach-ovalen *Eierstöcke* der geschlechtsreifen Frau sind etwa pflaumengroß und etwa 10 g schwer. Sie liegen am seitlichen Eingang des kleinen Beckens und sind von einer Duplikatur des Bauchfells umgeben. Durch elastische Bänder, die glatte Muskulatur enthalten, werden sie in ihrer Lage fixiert.

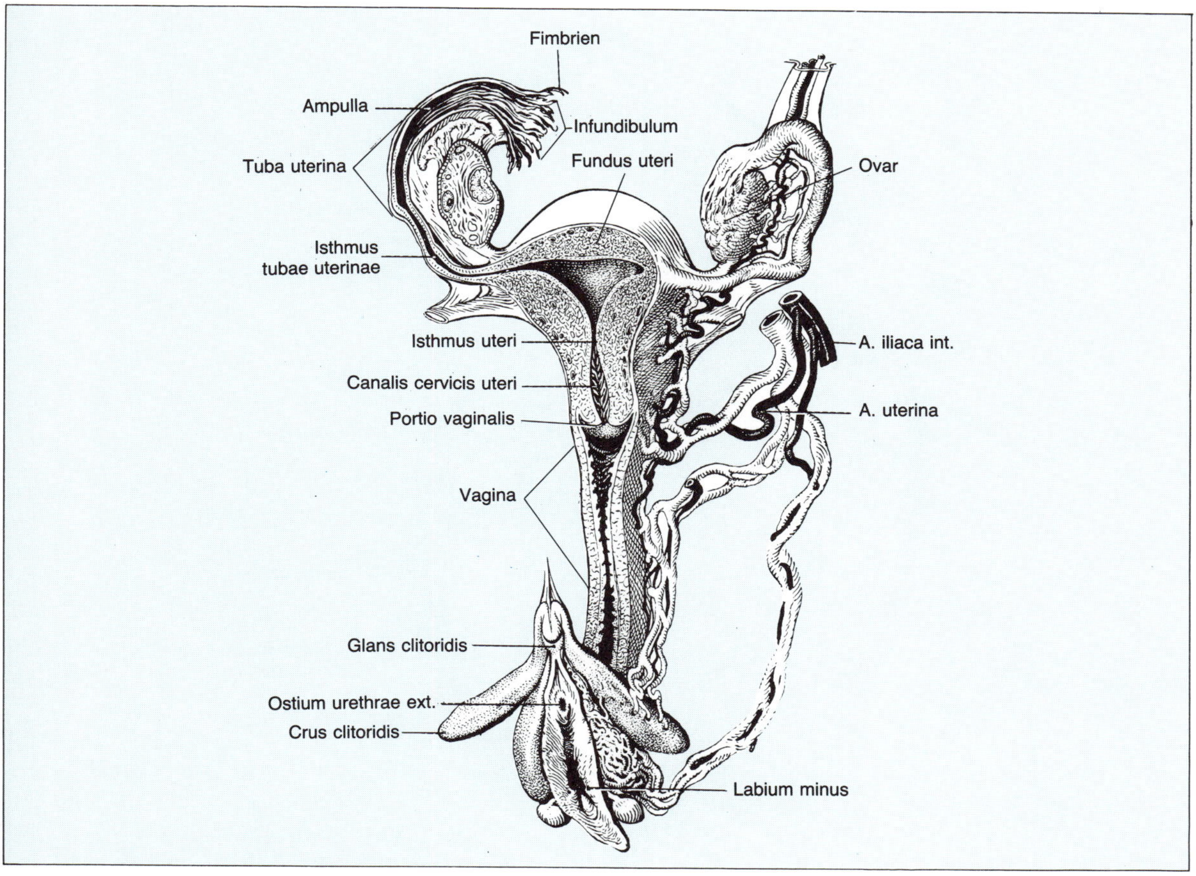

Abb. 19–6. Weibliche Geschlechtsorgane, nach Benninghoff-Goerttler

Feinbau des Ovars (s. Abb. 19–7). Das *Ovar* besteht aus einem *bindegewebigen Grundgerüst* (Stroma), das von einer *Faserschicht* umgeben ist. Diese wiederum wird von einem modifizierten Bauchfellepithel, dem *Keimepithel,* bedeckt.

Man unterscheidet gewöhnlich eine *Rinden-* und eine *Markzone.* Die Rindenzone besitzt ein charakteristisches zellreiches Bindegewebe, in dem sich *Follikel* (s. u.) in verschiedenen Reifestadien sowie – im fortpflanzungsfähigen Alter – *Gelbkörper* befinden. Die Markzone enthält, eingelagert in lockeres, faseriges Bindegewebe, Nerven und Gefäße.

Eizellbildung (Oogenese), Follikelreifung und Eisprung (Ovulation). Aufgabe der Ovarien ist – neben der Bildung von weiblichen Sexualhormonen – die Bereitstellung von befruchtungsfähigen *Eizellen.* Die Eizellbildung verläuft in drei Schritten:

□ *Vermehrungsperiode,*

□ *Wachstumsperiode* und

□ *Reifungsperiode.*

Nach der Besiedlung der Ovaranlage durch Urkeimzellen entstehen aus diesen *Oogonien,* die den Spermatogonien des Mannes entsprechen. In der **Vermehrungsperiode,** die bis zur Geburt abgeschlossen ist, durchlaufen die Oogonien eine Reihe von mitotischen Zellteilungen.

Schon während der pränatalen Entwicklung differenzieren sich einige Oogonien zu den weitaus größeren *primären Oozyten* (Oozyten I. Ordnung). Viele von ihnen gehen bereits vor der Geburt zugrunde. Die überlebenden vergrößern sich stark **(Wachstumsperiode),** treten nach Replikation der DNA in die 1. Reifeteilung (s. S. 13 f.) ein und verharren in einem Ruhestadium zwischen Pro- und Metaphase, das sie frühestens mit der Pubertät verlassen. Einige von ihnen können ca. 40 Jahre in diesem Stadium verbleiben.

Die primäre Oozyte wird zunächst von einer Schicht von *Follikelepithelzellen,* die den Sertoli-Zellen des Hodens entsprechen, in Form eines platten einschichtigen Epithels umgeben. Auf diese Weise entsteht ein **Primärfollikel.** Mit dem Einsetzen der Pubertät beginnen mit jedem *Ovarialzyklus mehrere Tausend* von Primärfollikeln zu reifen, von denen sich jedoch aus bisher noch nicht bekannten Grün-

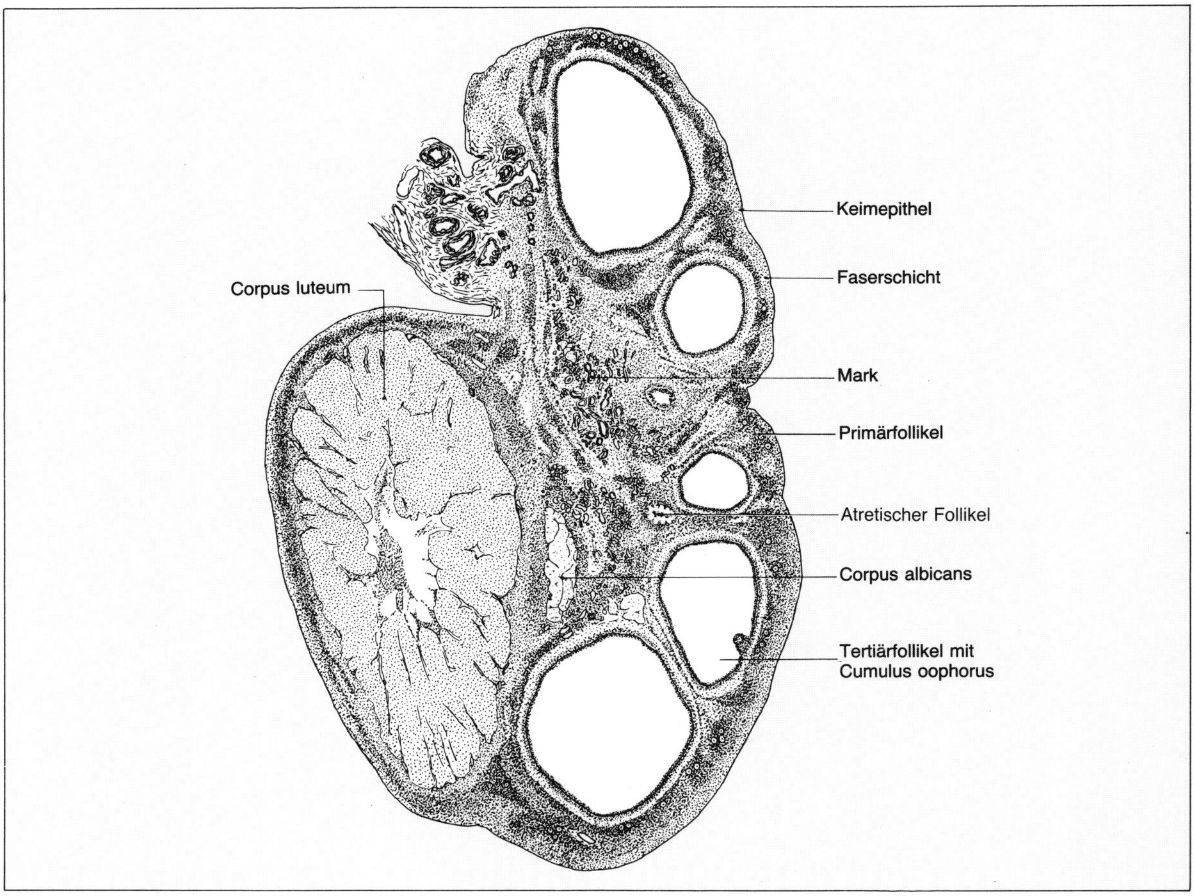

Abb. 19–7. Querschnitt durch das Ovar einer 30jährigen Frau, nach Bucher

den normalerweise nur *einer* zum Graafschen Follikel (s. u.) entwickelt. Das bedeutet, daß von der *Kohorte heranreifender Follikel* pro Menstruationszyklus in der Regel nur *ein* Ei zur Befruchtung zur Verfügung gestellt wird. Nur bei jedem zweihundertsten Zyklus kommt es zur Ovulation von *zwei* Follikeln und damit zur Möglichkeit einer Zwillingsschwangerschaft.

Bei der Reifung der Primärfollikel nehmen die Oozyten an Größe zu, die sie umgebenden Follikelepithelzellen werden kubisch bis hochprismatisch und schließlich mehrschichtig: Es bilden sich **Sekundärfollikel** mit einem Durchmesser von 150–200 μm (s. Abb. 19–8), in dem sich die Oozyte gegen das Follikelepithel durch eine *Cuticula* (*Membrana pellucida,* s. S. 3) abgrenzt.

Im weiteren Verlauf der Entwicklung vermehren sich die Follikelepithelzellen. Schließlich treten im Follikelepithel flüssigkeitsgefüllte Spalträume auf, die zusammenfließen und eine *Follikelhöhle* bilden, mit deren Größenzunahme die Oozyte eine exzentrische Lage bekommt. Follikelepithelzellen, die in die Follikelhöhle hineinragen und die Eizelle umgeben, bilden den sog. *Cumulus oophorus.* Man bezeichnet dieses Entwicklungsstadium als **Tertiär- oder Bläschenfollikel** (Durchmesser 5–8 mm).

Aus dem Tertiärfollikel entsteht schließlich ein **sprungreifer Tertiärfollikel (Graafscher Follikel).** In diesem Stadium setzt die Oozyte ihre 1. Reifeteilung fort: Es entstehen zwei unterschiedlich große Tochterzellen, von denen die eine praktisch das gesamte Zytoplasma enthält und *sekundäre Oozyte* (Oozyte II. Ordnung) genannt wird. Die andere Zelle wird zum *Polkörperchen.*

Während die 2. Reifeteilung beginnt, wird unter dem zunehmenden Flüssigkeitsdruck im Graafschen Follikel (Durchmesser bis zu 2,5 cm) das Gewebe zwischen diesem und der Oberfläche des Ovars zunehmend dünner (Druckatrophie), bis es schließlich an der dünnsten Stelle einreißt *(Follikelsprung).* Die Oozyte wird hierbei aus dem Ovar ausgestoßen und gewöhnlich vom anliegenden Ende des Eileiters (s. S. 591f.) aufgenommen. Dieser Vorgang, den man als **Ovulation** bezeichnet, spielt sich spontan alle 4 Wochen in der Mitte des monatlichen Zyklus ab.

Die 2. Reifeteilung wird nur vollendet, wenn die

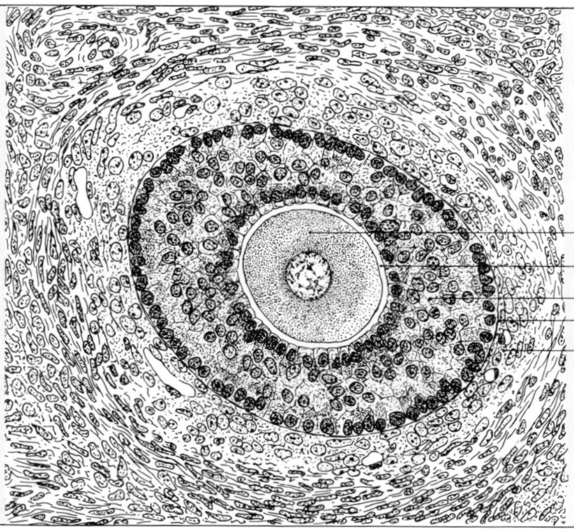

Abb. 19–8. Sekundärfollikel aus einem menschlichen Ovar, nach Bucher

sekundäre Oozyte befruchtet wird. Im anderen Fall degeneriert sie ungefähr 24 Stunden nach der Ovulation. Im Falle einer Befruchtung entsteht aus der sekundären Oozyte ein *reifes Ei (Ovum)* und ein weiteres *Polkörperchen.*

Während der Fetalperiode entstehen etwa 5–6 Millionen Oogonien bzw. Primärfollikel, von denen in den ersten Lebenswochen nur noch etwa 1–2 Millionen in beiden Ovarien überleben. Bis zur Pubertät gehen die meisten Primärfollikel ebenfalls zugrunde *(Follikelatresie).* Die Zahl der Primärfollikel, die im zeugungsfähigen Alter zum reifen Tertiärfollikel werden können, beläuft sich auf etwa 400 bis 500. Im reifen Ovar kann man alle Stadien von Follikeln und auch deren narbige Reste nach Follikelatresie erkennen.

Mit fortschreitender Follikelreifung differenziert sich das anliegende Bindegewebe zur *Theca folliculi* (s. Abb. 19–7). Eine innere, zell- und gefäßreiche Schicht *(Theca interna),* die durch eine Basalmembran (Glashaut) vom Follikelepithel getrennt ist, bildet *Oestrogene.* Die nach außen sich anschließende Schicht, die *Theca externa,* besteht hauptsächlich aus Bindegewebsfasern und erfüllt vor allem mechanische Aufgaben.

Gelbkörperbildung. Nach dem Follikelsprung fällt die zurückbleibende Höhle in sich zusammen. Im Inneren entsteht ein Blutgerinnsel (Thrombus), und in die verbleibenden Follikelepithelien wachsen Blutgefäße ein. Die Follikelepithelien lagern anschließend Lipide, insbesondere Cholesterinester (Vorstufen für die Steroidbiosynthese) ein, wodurch 3–4 Tage nach dem Follikelsprung der *Gelbkörper (Corpus luteum)* entsteht. Die Follikelepithelzellen werden jetzt *Granulosaluteinzellen* genannt. Auch die Thekazellen lagern verstärkt Lipide ein. Durch diese Luteinisierung der Thekazellen entstehen *Thekaluteinzellen.* Die Granulosaluteinzellen und die Thekaluteinzellen produzieren – stimuliert durch luteinisierendes Hormon (LH) des Hypophysenvorderlappens (s. S. 541 f.) – *Progesteron,* den Hauptvertreter der Gestagene.

Wird die Eizelle nicht befruchtet, entsteht ein **Corpus luteum menstruationis,** dessen Rückbildung etwa 10 Tage nach der Ovulation beginnt. Es bildet sich schließlich eine bindegewebige Narbe *(Corpus albicans).* Während nach 2 Monaten der Gelbkörper verschwunden ist, können größere Corpora albicantia noch jahrelang erkennbar bleiben.

Findet eine Befruchtung statt, unterbleibt zunächst die Rückbildung des Gelbkörpers. Unter der Einwirkung von Choriongonadotropin entwickelt sich ein **Corpus luteum graviditatis.** Durch Volumenzunahme der Granulosaluteinzellen entsteht ein Gelbkörper mit einem mittleren Durchmesser von 2–4 cm. Nach dem 2. Schwangerschaftsmonat bildet sich dann das Corpus luteum graviditatis allmählich zurück.

19.2.2 Eileiter (Tuba uterina)

Die paarig angelegten *Eileiter* (s. Abb. 19–6) sind durchschnittlich 10–17 cm lang und dienen der *Eiaufnahme* nach dem Follikelsprung. Außerdem findet in ihnen die *Befruchtung des Eies* und der *Transport des Keims* zur Gebärmutter *(Uterus)* statt. Die Tuben liegen in einer Duplikatur des Bauchfells und öffnen sich an ihrem abdominalen Ende trichterförmig in die Bauchhöhle. Diese Öffnung *(Infundibulum)* endet mit 1–2 cm langen Fransen *(Fimbrien).*

Auf das Infundibulum folgt uteruswärts eine Erweiterung, die sog. *Ampulla.* In Uterusnähe verengt sich der Eileiter *(Isthmus),* er verläuft dann innerhalb der Uteruswandung und mündet jeweils mit einem Ostium in den oberen Ecken der Uterushöhle.

Die Wand der Eileiter besteht, abgesehen von der Bauchfellduplikatur, aus zwei Schichten, einer Schleimhautschicht *(Tunica mucosa)* und einer Schicht aus glatter Muskulatur *(Tunica muscularis).* Die Schleimhaut beträgt ein einschichtiges prismatisches Epithel, das vor allem aus Flimmerzellen und Drüsenzellen besteht. Im Bereich der Ampulla zeigt die Schleimhaut verästelte Falten, die nach einer Entzündung verklebt sein können. Verwachsungen in diesem Bereich sind häufig Ursachen für *Unfruchtbarkeit* oder *Eileiterschwangerschaften.* In der ersten Zyklushälfte überwiegen Flimmerzellen mit Kinozilien, die einen uteruswärts gerichteten Flüssigkeitsstrom bedingen. Während der zweiten Zyklushälfte nach der Ovulation dominieren Drüsenzellen, deren Sekret der Ernährung des Keims während der Tubenpassage dient. Die scherengitterartig angeordnete Muskelschicht dient der Bewegung von Ei (s. u.) und Tubensekret.

Für den Eitransport ist neben dem *Flimmerstrom der Kinozilien* die *Peristaltik der Tubenmuskulatur* verantwortlich. Das Ei wird meist schon in der Ampulla befruchtet und benötigt für den Weg durch die Tube 4–5 Tage.

19.2.3 Uterus

Die *Gebärmutter* (s. Abb. 19–6) dient während der Schwangerschaft als Fruchthalter. Ihre Schleimhaut bereitet sich zyklisch auf die Einnistung *(Nidation)* des Keims vor und beteiligt sich am Aufbau des Mutterkuchens *(Plazenta).* Die Uterusmuskulatur paßt sich der Vergrößerung der Frucht an und dient am Ende der Schwangerschaft als Austreibungsorgan.

Makroskopische Anatomie des Uterus. Der geschlechtsreife, birnenförmige, etwa 7–8 cm lange Uterus liegt – nach vorne geneigt *(Anteversio)* und geknickt *(Anteflexio)* – hinter und zum Teil über der Harnblase. Der verdickte Teil ist nach vorn oben, der verdünnte Teil nach vorn unten gebogen. Die oberen 2/3 des Uterus werden dem *Körper* **(Corpus uteri),** das untere Drittel dem *Gebärmutterhals* **(Cervix uteri)** zugerechnet.

Der Teil des Corpus uteri, der die Einmündung der beiden Eileiter überragt, wird *Kuppe* oder *Fundus uteri* genannt. Den Übergang zwischen Corpus und Cervix uteri bildet die etwa 6 mm lange *Uterusenge,* der *Isthmus uteri* oder *„innere Muttermund“.* Ein Teil der Zervix, die sog. *Portio vaginalis* oder kurz *„Portio“,* ragt in die Scheide. Der nicht in die Scheide reichende Zervixabschnitt wird als *Portio supravaginalis* bezeichnet. Der die Uterushöhle (Cavum uteri) und Vagina verbindende *Zervikalkanal* mündet am *äußeren Muttermund* in die Scheide. Die Gesamtlänge von Zervikalkanal und Cavum uteri beträgt 6–7 cm.

Unter der *Adnexe* versteht man die *Anhangsgebilde des Uterus* (Eierstöcke und Eileiter).

Wandaufbau des Uterus. In der je nach Alter und Funktionszustand bis zu 2 cm dicken Uteruswand werden drei Schichten unterschieden:

- der *Peritonealüberzug (Perimetrium),*
- der *Wandanteil aus glatter Muskulatur (Myometrium)* und
- die *Schleimhaut (Endometrium).*

Den Hauptteil der Uteruswand bildet das **Myometrium,** das aus durchflochtenen Bündeln glatter Muskelzellen aufgebaut ist. Es ist im Bereich des Fundus und des oberen Korpusabschnittes stark ausgeprägt, während Isthmus und Zervix weniger glatte Muskulatur enthalten.

Der gravide Uterus nimmt – dem Wachstum des Feten entsprechend – stark an Größe zu. Das Myometrium wird hierbei „entfaltet“ und dünner. Die einzelnen glatten Muskelzellen vergrößern sich bis zum Zweifachen ihres Durchmessers und bis zum Zehnfachen ihrer ursprünglichen Länge. Das Gewicht der Gebärmutter steigt dabei von ca. 70 g auf 1000–1200 g an.

Das **Endometrium,** die Uterusschleimhaut, sitzt der Muskulatur unmittelbar auf. Sie ist von einem einschichtigen hochprismatischen Epithel mit zeitweisem Kinozilienbesatz bedeckt und enthält schlauchförmige Drüsen, deren Ausbildung zyklusabhängig ist. Man unterscheidet zwei Endometriumschichten, die etwa 1 mm dicke *Lamina basalis* (oder kurz „Basalis“), die bei der Menstruation nicht abgestoßen wird, und die bis 8 mm hohe *Lamina functionalis* (oder kurz „Funktionalis“). Letztere nimmt an den Zyklusveränderungen des Endometriums (s. u.) teil.

Menstruationszyklus. Im fortpflanzungsfähigen Alter laufen im Endometrium *periodische Veränderungen* ab, die auf *zyklische Veränderungen im Ovar* (Ovarialzyklus) zurückzuführen sind (s. Abb. 19–9).

Die durch die Hormone des Ovars (s. S. 569 f.) induzierten Veränderungen beginnen mit der *Menarche* (ersten Regelblutung) mit zunächst unvollständigen, anovulatorischen Zyklen (Zyklen mit Menstruation, aber ohne Ovulation) und enden gewöhnlich zwischen dem 45. und 50. Lebensjahr. Der im

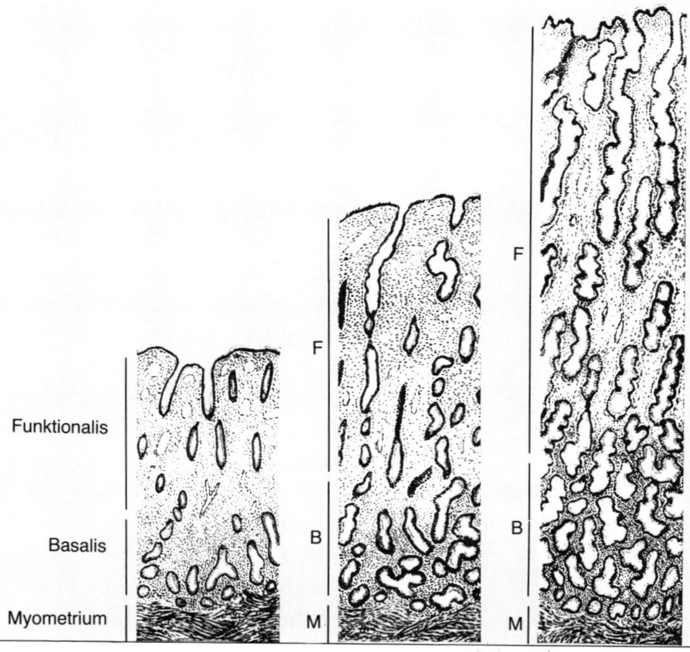

Abb. 19–9. Uterusschleimhaut in verschiedenen Stadien des Menstruationszyklus, nach Bargmann

Mittel 28 Tage dauernde Zyklus wird in drei Phasen eingeteilt:

- □ die *Desquamations-Reparationsphase* (1.–4. Tag),
- □ die *Proliferationsphase* (5.–14. Tag) und
- □ die *Sekretionsphase* (15.–28. Tag).

Die Rückbildung des Gelbkörpers mit *Abnahme des Progesteronspiegels* ruft am 26. und 27. Zyklustag eine Kontraktion der spiralig verlaufenden Arterien in der Funktionalis hervor. Hieraus resultiert zunächst eine Minderdurchblutung dieser Schleimhautschicht und später eine ischämische Schädigung des Gewebes. Strömt bei schwächer werdender Gefäßkontraktion wieder reichlich Blut ein, kommt es im Bereich dieser Arterien zu *Blutaustritten* ins Gewebe bzw. in die Uterushöhle. Schließlich führt die Schädigung der Funktionalis zur Ausstoßung von Schleimhautfetzen, die mit Blut vermischt sind *(Menstruation, Menses)*.

Als 1. Tag des neuen Menstruationszyklus gilt der Tag, an dem die Menstruationsblutung einsetzt. Die Blutgerinnung ist während dieser **Desquamationsphase** herabgesetzt. An deren Ende regenerieren Epithel und Bindegewebe – ausgehend von der Basalis –, die Wunde wird geschlossen **(Reparationsphase)**.

In der nun beginnenden **Proliferationsphase** erfolgt der Wiederaufbau der Funktionalis. Infolge der Zunahme des Oestrogenspiegels im Blut sprossen neue Gefäße ein, und mit zunehmender Dicke des Endometriums entstehen wieder langgestreckte Drüsen, die später leicht geschlängelt verlaufen. Das Gewebe wird aufgelockert.

Nach dem Follikelsprung setzt die **Sekretionsphase** ein. Dabei wird die Uterusschleimhaut unter dem Einfluß des ansteigenden Progesteronspiegels zu einem sekretionsfähigen, für die Einbettung des Keimes geeigneten Epithel umgebaut. Gegen Ende der Sekretionsphase sind die Drüsen stark geschlängelt und enthalten ein schleimiges Sekret; das Bindegewebe ist aufgelockert. In dieser Phase ist die Schleimhaut stark durchblutet und erreicht eine Höhe von 6–8 mm. Die Zellen des bindegewebigen Stromas vergrößern sich und enthalten reichlich Glykogen. Gegen Ende der Sekretionsphase kann das Oberflächenepithel stellenweise einen Flimmerbesatz aufweisen. Unterbleibt eine Befruchtung, löst die Rückbildung des Gelbkörpers die nächste Regelblutung aus.

Die *Schleimhaut der Cervix uteri* nimmt nur wenig an den beschriebenen zyklischen Veränderungen teil. Bedeutsam ist aber, daß sich im Verlaufe des Zyklus die *Konsistenz des Zervixschleimes ändert.* Kurz vor der Ovulation tritt als Zeichen einer *Oestrogenwirkung* eine *Verflüssigung* des Schleimes ein, die zur Zeit der Ovulation ihren Höhepunkt erreicht. Der Schleim wird „spinnbar“, d.h. er läßt sich zu langen Fäden ausziehen und ist für Spermien leicht durchgängig. Unter dem *Einfluß von Progesteron* wird der *Schleim* in der 2. Zyklusphase wieder *zähflüssiger* und behindert die Spermienpassage.

19.2.4 Vagina

Die Scheide (s. Abb. 19–6) ist ein 8–12 cm langer, elastischer, bindegewebiger, muskulärer Schlauch. Sein blindes Ende umgibt als *Scheidengewölbe* ringförmig die Portio vaginalis der Cervix uteri. Die Scheidenwand ist nur etwa 3 mm dick und besteht aus einer *Schleimhaut* und einer *Muskelschicht.*

Die Schleimhaut trägt ein mehrschichtiges unverhorntes, glykogenreiches Plattenepithel ohne Drüsen. Das Sekret der Scheide stammt aus Drüsen der Cervix uteri und aus abgestoßenen Epithelzellen. Aus dem Glykogen dieser abgeschilferten Zellen entsteht durch Milchsäurebakterien Milchsäure, die eine saure Reaktion in der Vagina (pH = 4) hervorruft. Das saure Milieu schützt gegen aufsteigende Krankheitskeime.

Auch die Vaginalschleimhaut unterliegt zyklischen Veränderungen, die jedoch wesentlich schwächer sind als die des Endometriums. Nach einer Methode von Papanicolaou gefärbte *Scheidenabstriche* dienen der *zytologischen Diagnostik, Zervixabstriche* der *Krebsvorsorgeuntersuchung.*

Die Muskelschicht der Scheide ist nur schwach entwickelt und von Bindegewebe durchsetzt. Die glatten Muskelfasern weisen eine spiralige Anordnung mit scherengitterartigen Überkreuzungen auf.

19.2.5 Äußere weibliche Geschlechtsorgane und Harnröhre

Schamberg. Als *Schamberg* (Mons pubis) wird der vor und oberhalb der Schamspalte gelegene Hautbezirk mit der für die Frau charakteristischen Schambehaarung bezeichnet. Er wölbt sich durch starke Einlagerung von subkutanem Bindegewebe deutlich vor.

Schamlippen. Die *großen Schamlippen* (Labia majora) überdecken den Scheidenvorhof *(Vestibulum vaginae).* Sie entsprechen dem Hodensack des Mannes, enthalten reichlich Fettgewebe und sind pigmentiert. Ihre Behaarung geht in den *Schamberg* (Mons pubis) über. Schamberg und große Schamlippen enthalten Talg-, Schweiß- und Duftdrüsen.

Die *kleinen Schamlippen* (Labia minora) werden erst beim Spreizen der großen Labien sichtbar. Sie sind fettgewebsfreie, haarlose *Hautfalten,* die innen von einem mehrschichtigen unverhornten Plattenepithel bedeckt sind und zahlreiche Talgdrüsen enthalten. An der Außenseite weisen die kleinen Schamlippen ein leicht verhorntes mehrschichtiges Plattenepithel auf.

Clitoris. Die *Clitoris* (Kitzler) entspricht bis zu einem gewissen Grad dem Penis. Sie entsteht aus der Verschmelzung der beiden Crura clitoridis und stellt einen bis zu 3–4 cm langen erektilen *Schwellkörper* dar, der in seinem Bau dem Corpus cavernosum penis gleicht und dessen Schleimhaut reichlich mit sensiblen Nervenendigungen versorgt ist.

Urethra. Etwa 2–3 cm hinter dem Kitzler mündet die *weibliche Harnröhre* in den Scheidenvorhof. Sie ist nur 3–5 cm lang und verläuft zwischen Symphyse und vorderer Scheidenwand. Das Lumen der Urethra ist durch Längsfalten, die durch Venennetze hervorgerufen werden, eingeengt. Das Epithel der Urethra ist im blasennahen Anteil ein Übergangsepithel (s. S. 19f.), im mittleren Abschnitt ein mehrreihiges prismatisches Epithel und im Endabschnitt ein mehrschichtiges unverhorntes Plattenepithel. Die Muskelschicht besteht aus glatter Muskulatur, die in Schraubenwindungen die Harnröhre umfaßt. Am Beginn der Harnröhre verdicken sich die Fasern der glatten Muskulatur zu einem inneren Schließmuskel *(Sphincter internus).* Zusätzlich wird die Muskelschicht der Urethra von quergestreiften Muskelfasern des Beckenbodens umfaßt, die den äußeren, willkürlichen Schließmuskel *(Spincter externus)* bilden.

19.2.6 Sexueller Reaktionsablauf bei der Frau

Während beim Mann die sexuellen Reaktionen weitgehend gleichförmig ablaufen, sind bei der Frau sowohl Dauer als auch Intensität der einzelnen Phasen stärker variabel.

Erregungsphase. Bei Reizung von Mechanorezeptoren in den weiblichen Genitalorganen, deren Axone im *N. pudendus* zum Sakralmarkt (S_2–S_4) ziehen, oder auf psychogenem Wege kommt es zu einer Erweiterung und Verlängerung der Vagina, zu einem Auseinanderweichen der Labia majora und zu einer allgemeinen venösen Blutstauung *(Vasokongestion)* in den äußeren Genitalien. Als Efferenzen sind an diesem reflektorischen Vorgang vasodilatatorische parasympathische Fasern beteiligt, die aus dem Sakralmark stammen und im *N. pelvicus* verlaufen (s. Abb. 19–10). Als Folge der Vasokongestion wird über die vaginalen Schleimhäute ein Transsudat abgegeben *(Lubrikation)*, das die Gleitfähigkeit des Penis in der Vagina verbessert. Ebenso ist die Vergrößerung des Uterus in dieser Phase z. T. auf die Vasokongestion zurückzuführen.

Plateauphase. Diese Phase ist durch ein weiteres Anschwellen der Clitoris und des Bulbus vestibuli sowie der Venengeflechte um das äußere Scheidendrittel *(orgastische Manschette)* gekennzeichnet. Dabei wird die Clitoris an den Rand der Symphyse gezogen (sog. Clitorisretraktion).

Orgasmusphase. Der Eintritt des Orgasmus ist durch 3–15 Kontraktionen der orgastischen Manschette gekennzeichnet, die in unterschiedlicher Stärke ablaufen können und mit der Ejakulation des Mannes vergleichbar sind. Diese Kontraktionen werden wahrscheinlich durch den Sympathikus vermittelt. Gleichzeitig kommt es zu einer Kontraktion der quergestreiften Beckenbodenmuskulatur, zu einer Aufrichtung des Uterus und zu einer intrauterinen Drucksteigerung. Die Cervix uteri entfernt sich von der hinteren Vaginalwand, so daß sich ein freier Raum zur Aufnahme des Ejakulats *(Receptaculum seminis)* bildet.

Rückbildungsphase. In der Rückbildungsphase nimmt die Blutfülle im kleinen Becken, in der Vaginalwand und im äußeren Genitale meist schnell wieder ab. Der Muttermund bleibt für etwa 20–30 min geöffnet, wobei die Portio vaginalis in das Receptaculum seminis eintaucht. Ein negativer intrauteriner Druck nach dem Orgasmus begünstigt das Eintreten des Spermas in den Zervikalkanal. Bei der Frau besteht nach dem Orgasmus keine ausgeprägte Hemmungsphase, so daß wiederholte Orgasmen auftreten können.

19.2.7 Störungen der weiblichen Sexualfunktion

Ovarialinsuffizienz. *Funktionsstörungen des Ovars* sind relativ *häufig* und hinsichtlich ihrer Ätiologie noch wesentlich vielschichtiger als die der Testes.

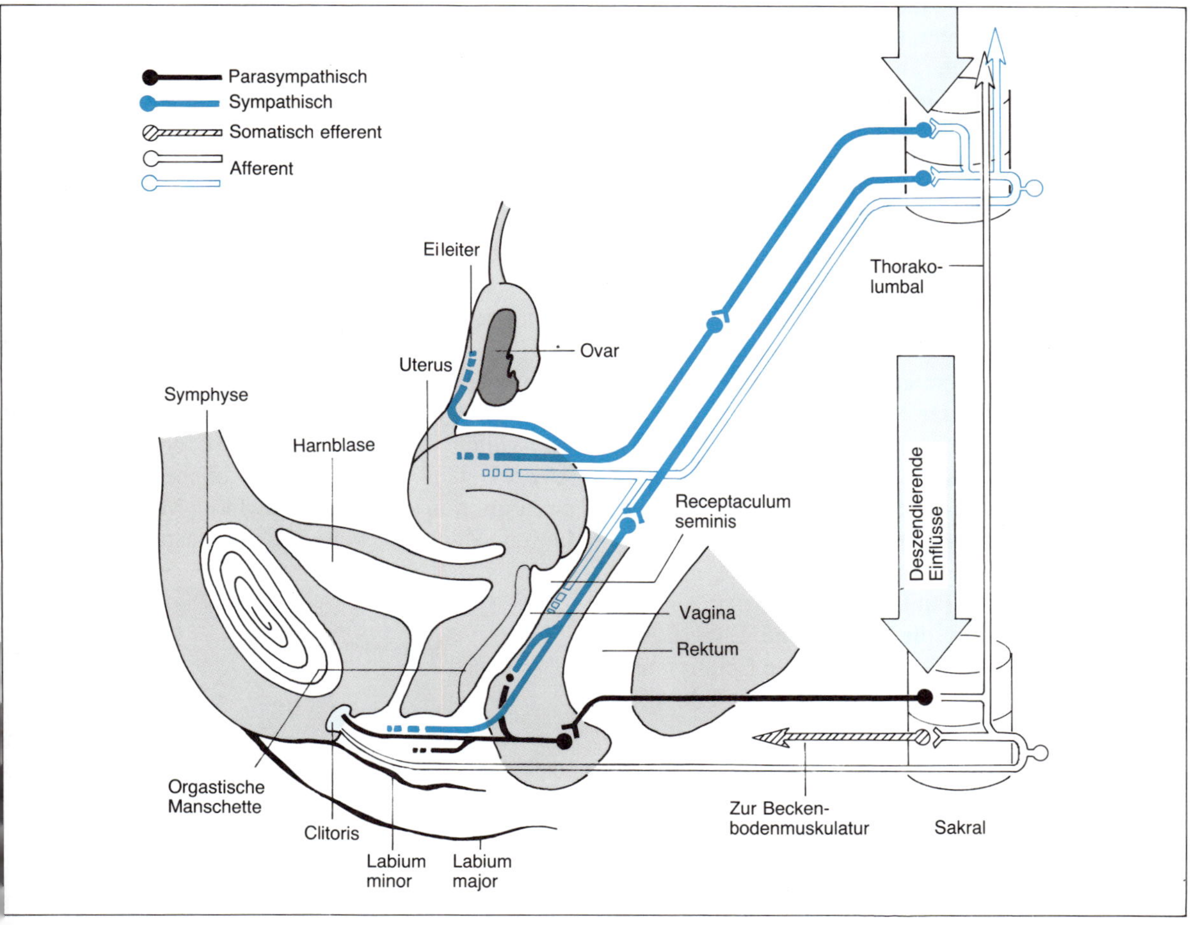

Abb. 19–10. Innervation der weiblichen Genitalorgane, nach Jänig

Tab. 19–1. Formen von Zyklusanomalien

Art der Zyklusstörung	Charakteristika
Rhythmusanomalien	
Polymenorrhoe	Intervall zwischen 2 Regelblutungen <25 Tage
Oligomenorrhoe	Intervall zwischen 2 Regelblutungen >31 Tage
Typusanomalien	
Hypomenorrhoe	zu schwache und zu kurze Regelblutung
Hypermenorrhoe	abnorm starke Regelblutung
Monorrhagie	Regelblutung mit einer Dauer von mehr als 7 und weniger als 14 Tagen
Metrorrhagie	außerhalb des Zyklus auftretende Blutung
Amenorrhoe	fehlende Regelblutung
primäre Amenorrhoe	nach vollendetem 18. Lebensjahr fehlende Menarche (s. S. 592)
sekundäre Amenorrhoe	Ausbleiben der Regelblutung mehr als 90 Tage nach der letzten Menstruation ohne Gravidität

Naturgemäß können die *Ursachen der Störung* sowohl im *Hypothalamus-Hypophysen-System* als auch in den *Ovarien* selbst liegen.

Wichtige Symptome der Ovarialinsuffizienz sind *Störungen der Monatsblutung* und/oder *Sterilität.* Dabei kann es zu einer Änderung des *Blutungsrhythmus (Rhythmusanomalien)* oder der *Blutungsstärke (Typusanomalien)* sowie zum *Ausbleiben der Blutung (Amenorrhoe)* kommen (s. Tab. 19–1). Bei einer *Polymenorrhoe* liegen anovulatorische Zyklen (s. S. 592) vor, oder die Gelbkörperphase ist verkürzt. Die Ursache einer *Oligomenorrhoe* ist eine Follikelpersistenz oder eine verlängerte Follikelreifungsphase. Eine *Hypomenorrhoe* besteht nicht selten bei psychischen Störungen. Der *Hypermenorrhoe* liegt dagegen meist eine verminderte Kontraktionsfähigkeit des Myometriums (s. S. 592) zugrunde.

Außer den Zyklusveränderungen beobachtet man bei der Ovarialinsuffizienz häufig *Virilisierungserscheinungen* mit Hirsutismus (verstärkter Behaarung) und Atrophie der Mammae sowie Durchblutungsstörungen. Liegt eine fehlende oder fehlerhafte Eierstockanlage *(Ovarialagenie, -dysgenie)* vor, so ist bei der Geburt das äußere Genitale normal, die Pubertät mit der Entwicklung der sekundären weiblichen Geschlechtsmerkmale bleibt jedoch aus. Sofern präpubertär die Funktion der Ovarien zum Erliegen kommt, bleibt die körperliche Entwicklung auf der kindlichen Stufe stehen. Da die Epiphysenfugen aber lange offenbleiben, werden die Patientinnen ausgesprochen groß.

Als *Stein-Leventhal-Syndrom* bezeichnet man ein Krankheitsbild, bei dem es zu einer polyzystischen Umwandlung (Entstehung zahlreicher Zysten) der Ovarien mit Amenorrhoe, Hirsutismus und Adipositas kommt.

Sterilität und Infertilität. Von einer *Sterilität* (Unfruchtbarkeit) wird gesprochen, wenn trotz regelmäßigen Kohabitationen – selbstverständlich ohne kontrazeptive Maßnahmen – innerhalb eines Jahres keine Schwangerschaft eintritt. Unter *Infertilität* versteht man das Unvermögen, eine Schwangerschaft bis zur Lebensfähigkeit der Frucht auszutragen. In Europa und den USA liegt die Häufigkeit der ungewollt kinderlosen Ehen bei ungefähr 10–15%. In etwa 40% der Fälle ist die Sterilität durch den männlichen, in ebenfalls etwa 40% durch den weiblichen und in ca. 20% durch beide Ehepartner bedingt. *Ursächlich* kommen beim Mann vor allem *pathologische Spermiogenese* und gestörter *Spermientransport,* bei der Frau *endokrine Störungen* (fehlender Eisprung, Corpus-luteum-Insuffizienz, Hyperprolaktinämie, s. S. 543), *Eileiterverschluß* (durch Eileiterentzündungen), *Mißbildungen oder Tumoren im Gebärmutter- oder Scheidenbereich* sowie *psychische Faktoren* (z. B. Frigidität) in Betracht.

Klimakterium. Während des Klimakteriums, den sog. *Wechseljahren,* d. h. in der Übergangsphase von der vollen Geschlechtsreife in das Senium (s. Abb. 19–11), stellen die weiblichen Keimdrüsen ihre Funktion ein. Diese erlischt im Mittel mit 49 ± 3 Jahren. Zunächst werden die Menstruationsblutun-

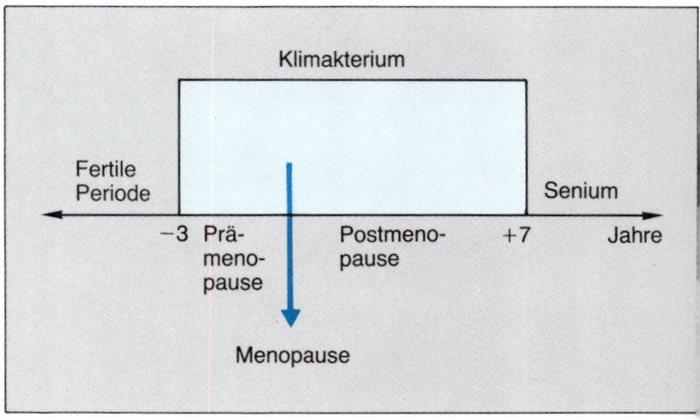

Abb. 19–11. Zeitraum des Klimakteriums

gen unregelmäßiger und schwächer; Ovulationen und Gelbkörperbildungen bleiben aus. Entsprechend dem massiven Abfall der Oestrogen- und Gestagenspiegel steigt für einige Jahre die Gonadotropinausschüttung stark an.

Als **Menopause** wird der Zeitpunkt der letzten Menstruation, als *Prämenopause* der Zeitraum drei Jahre vor und als *Postmenopause* der Zeitraum 7 Jahre nach der Menopause bezeichnet.

Bei etwa zwei Drittel der Frauen ist das Klimakterium mit Beschwerden, den sog. klimakterischen Ausfallserscheinungen, verbunden. Diese beruhen vor allem auf dem *Abfall der Oestrogensekretion.* Sie äußern sich in Form von

- *vegetativen Symptomen* (Hitzewallungen, Schwindel, Tachykardien, Schwitzen u. a.),
- *psychischen Symptomen* (Angstgefühlen, depressiver Verstimmung, erhöhter Reizbarkeit, Konzentrationsschwäche u. a.) und
- *metabolischen Dysfunktionen* (Osteoporose, Hyperlipoproteinämien, Hautatrophie u. a.).

Durch zyklusgerechte Substitution mit Oestrogenen und Gestagenen ist eine wirksame Therapie dieser Beschwerden möglich. Besondere Bedeutung kommt dabei der Prophylaxe der Osteoporose (Knochenschwund) zu.

19.3 Schwangerschaft und Geburt

19.3.1 Befruchtung, Nidation und Plazentation

Befruchtung. Durch die *Ejakulation* (reflektorische Sperma-Abgabe beim Orgasmus des Mannes) gelangen die Spermien in das Scheidengewölbe. Für die nun beginnende *Wanderung der Spermien zur Eizelle* stellt der Zervixschleim eine physiologische Barriere dar, die nur im Zeitintervall um die Ovulation (periovulatorisch) passiert werden kann. Ist diese Barriere überwunden, so bewegen sich die Spermien gegen den Sekretstrom von Uterus und Tuben *(positive Rheotaxis).* Die durchschnittliche Wanderungsgeschwindigkeit der 1–2 Tage befruchtungsfähigen Samenfäden beträgt etwa 3 mm/min, so daß der Weg vom Muttermund bis zur Ampulle des Eileiters in etwa 40–60 min zurückgelegt wird. Erst während dieser Wanderung erlangen die Spermien ihre Befruchtungsfähigkeit *(Kapazitation).*

Von den 200–300 Millionen Spermien des Ejakulats erreichen nur 300–500 die Tubenampulle (s. S. 591f.), wo normalerweise die Befruchtung stattfindet. Bei Kontakt eines Spermiums mit den die Eizelle umgebenden Schichten werden aus der Akrosomenkappe (s. S. 583) drei Enzyme *(Hyaluronidase, Corona-Penetrating Enzyme* und *Akrosin)* abgegeben, die die Eihüllen an der Kontaktstelle zerstören. Ein Spermium dringt auf diese Weise in die umgebenden Schichten ein *(Imprägnation)* und heftet sich

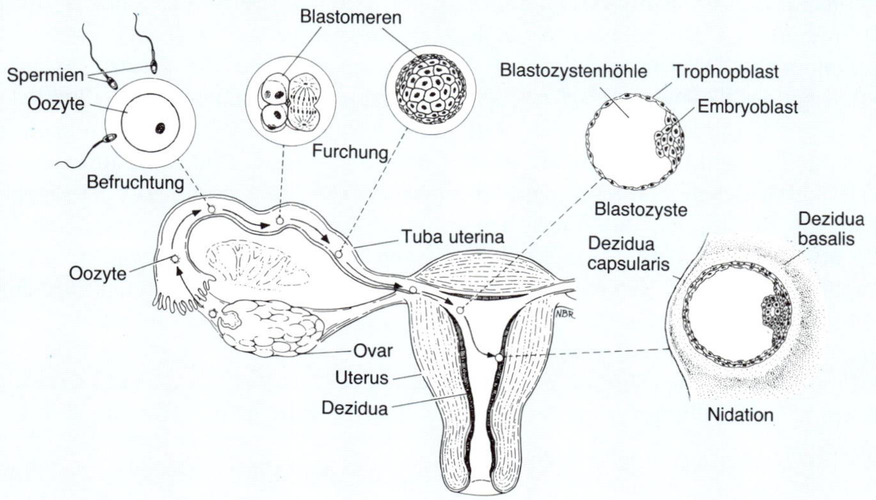

Abb. 19–12. Befruchtung, Keimentwicklung und Nidation des Keimes, nach Tortora und Anagnostakos

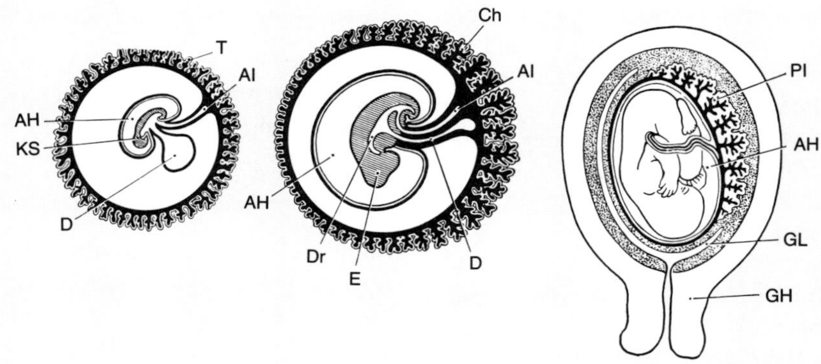

Abb. 19–13. Entwicklung des Embryos, seiner Hüllen und der Plazenta, modifiziert nach Clara. T Trophoblast; AH Amnionhöhle; KS Keimschild; D Dottersack; Al Allantois; Ch Chorion; Dr Darmrohr; E Embryo; Pl Plazenta; GL Gebärmutterlichtung; GH Gebärmutterhals

schließlich an die Oozytenoberfläche an (s. Abb. 19–12). Nach Verschmelzung der Zellmembranen von beiden Gameten wird die 2. Reifeteilung der Eizelle beendet.

In diesem Stadium liegt der haploide Chromosomensatz der Eizelle im sog. *weiblichen Vorkern,* während der Kern im Kopf des Spermiums, der ebenfalls einen haploiden Chromosomensatz trägt, den *männlichen Vorkern* bildet. Nach Reduplikation der Chromosomensätze kommt es zur *Verschmelzung der beiden Vorkerne (Syngamie).* Die 23 mütterlichen und 23 väterlichen Chromosomen ordnen sich auf einer Teilungsspindel an und werden – wie bei einer mitotischen Teilung – am Zentromer aufgespalten (s. S. 12). Aus der befruchteten Eizelle *(Zygote)* entstehen schließlich zwei Tochterzellen mit je 46 Chromosomen. Mit der Syngamie ist auch das *genetische Geschlecht* des neuen Organismus determiniert: Die Befruchtung durch ein Spermium mit einem X-Chromosom führt zur Entwicklung eines weiblichen (XX), mit einem Y-Chromosom zur Entwicklung eines männlichen (XY) Embryos.

Während der Passage des Keimes durch den Eileiter finden bereits weitere Furchungsteilungen statt (s. Abb. 19–12). Vom Zeitpunkt der Befruchtung an ist nach etwa 30 Stunden das geschilderte Zweizellen-Stadium, nach 40–50 Stunden das Vierzellen-Stadium und nach etwa 3 Tagen das Morula-Stadium mit 12–16 Blastomeren erreicht. Etwa am 4. Tag nach der Befruchtung tritt der Keim in das Uteruslumen ein. Hier entsteht nach *Differenzierung in Trophoblast und Embryoblast* die *Blastozyste* (s. S. 17f.), die sich am 6. Entwicklungstag an der Uterusschleimhaut festsetzt.

Nidation. Die *Nidation* (Einnistung) der Blastozyste in das Endometrium erfolgt in der Regel *im oberen Drittel der hinteren Uteruswand.* Unterstützt durch die Wirkung proteolytischer Enzyme dringt der **Trophoblast** in die Uterusschleimhaut ein, deren zerstörte Gewebeteile für die Ernährung des Keimes verwendet werden. Nach der Nidation vergrößern sich die Stromazellen der Uterusschleimhaut unter Einlagerung von Lipiden und Glykogen. Von diesem Zeitpunkt an wird die Funktionalis des Endometriums als *Dezidua* bezeichnet.

Plazentation. Um die Ernährung des wachsenden Keims sicherzustellen, muß der Trophoblast seine Oberfläche vergrößern. Zahlreiche *Fortsätze* (Zotten) dringen in die Dezidua ein und werden danach mit Bindegewebe und embryonalen Gefäßen gefüllt (s. Abb. 19–13). In diesem Stadium sind die Zotten nur noch von einem zweischichtigen Epithel überzogen. Der Trophoblast ist dadurch zum **Chorion** geworden, das zunächst den Keimling vollständig umgibt. Die *Chorionzotten* stehen in direktem Kontakt mit dem *Blut aus eröffneten mütterlichen Gefäßen,* das – angetrieben von der arteriovenösen Druckdifferenz – an den Zotten vorbeifließt. Die *Ernährung des Keimlings* erfolgt von diesem Zeitpunkt an *aus dem mütterlichen Blut.* Im Laufe der Entwicklung reduziert sich das Chorion auf den Bereich um die Nabelschnur und bildet hier zusammen mit der zugehörigen Dezidua die *Plazenta.* In den übrigen Abschnitten entsteht aus dem Chorion eine *dünne glatte Haut,* die das Amnion überzieht.

19.3.2 Bau und Funktion der Plazenta

Bau der Plazenta (s. Abb. 19–14). Die *reife Plazenta* (nach dem 3. Schwangerschaftsmonat) ist ein scheibenförmiges Organ mit einem Durchmesser von ca

20 cm, einer Dicke von 2–3 cm und einem Gewicht von etwa 500 g. An der dem Feten zugewandten Seite setzt die *Nabelschnur* an.

Der **mütterliche Anteil** der Plazenta wird von einer bindegewebigen *Basalplatte* begrenzt, die die Stelle des hier verlorengegangenen Drüsengewebes einnimmt. Von der Basalplatte erheben sich zahlreiche *Septen,* die den Plazentarraum in 15–30 Lappen *(Kotyledonen)* unvollständig unterteilen. Den **fetalen Anteil** schließt die sog. *Chorionplatte* ab, von der aus sich *Zottenstämmchen* mit kleineren *Zotten* in den Raum der Kotyledonen erstrecken. Die Zotten sind vielfach mit der Basalplatte und den Septen verbunden und tragen dadurch zur Verfestigung der Verbindung zwischen mütterlichem und fetalem Anteil bei.

Das **mütterliche Blut** strömt über die *uteroplazentaren Arterien* in die schmalen Spalten zwischen den Zotten, die als *intervillöse Räume* bezeichnet werden (Fassungsvermögen ca. 200 ml). Angetrieben von einem Druckgefälle von 75 mm Hg, bewegt sich das

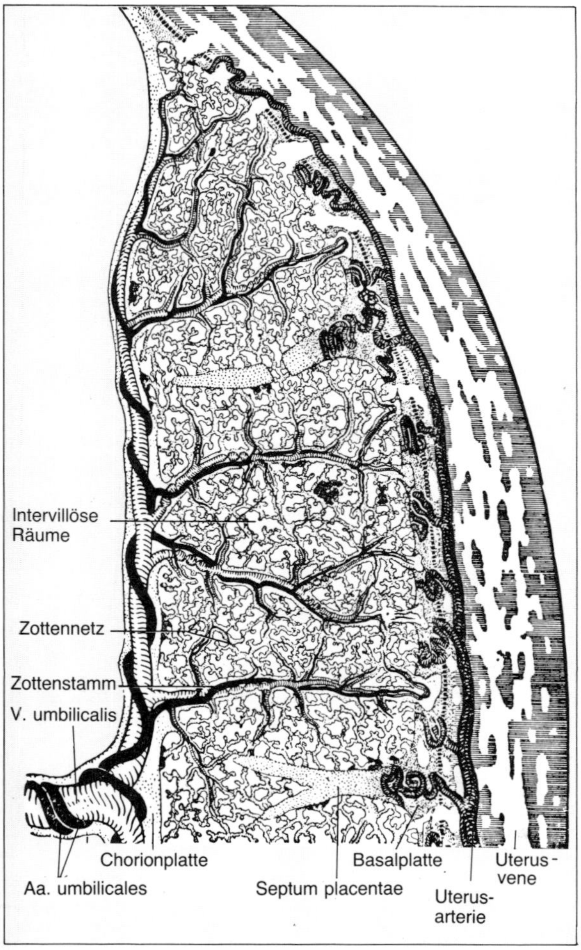

Abb. 19–14. Längsschnitt durch die Plazenta in schematischer Darstellung, nach Mörike, Betz und Mergenthaler

Blut zwischen den Zotten zu den sog. *Randsinus* der Basalplatte und gelangt über *plazentouterine Venen* wieder in den mütterlichen Kreislauf. Durch diesen Transport wird das Blut in den intervillösen Räumen etwa 3 bis 4 mal pro Minute erneuert.

Das (sauerstoffarme) **fetale Blut** fließt über *zwei Nabelschnurarterien* in die Gefäße der Zottenbäume, passiert die *Zottenkapillaren,* wird in kleinere Venen der Chorionplatte gesammelt und strömt durch die *Nabelschnurvene* zurück zum Feten.

Plazentafunktion. Die Plazenta dient vor allem dem *Stoffaustausch zwischen dem mütterlichen und fetalen Blut* und damit der Ernährung des Feten und der Ausscheidung seiner Stoffwechselendprodukte. Die dünne Gewebeschicht, die den intervillösen Raum vom Lumen der Zottenkapillaren trennt und kurz als **Plazentaschranke** bezeichnet wird, begünstigt diesen Austausch. O_2 und *Nährstoffe* werden vom fetalen Kapillarblut aufgenommen, CO_2 und andere *Stoffwechselendprodukte* an das mütterliche Blut abgegeben. Daneben ist die Plazentaschranke durchgängig für *Elektrolyte, Antikörper* (z. B. IgG), *Viren* (z. B. Röteln- und Masernviren) und – wie man heute weiß – auch für zahlreiche Arzneistoffe, z. B. Schlafmittel, Psychopharmaka u. a.), die u. U. die Frucht schädigen können.

Eine zweite Funktion der Plazenta besteht in der *Produktion von Hormonen,* die für den Schwangerschaftsablauf von Bedeutung sind. Hierzu zählen *Oestrogene* und *Progesteron* sowie *Choriongonadotropin* und *plazentares Lactogen* (s. S. 571).

19.3.3 Entwicklung und Entwicklungsbedingungen des Feten

Während der Ausbildung der Plazenta sind die wichtigsten Organsysteme des Embryos bereits angelegt und die späteren Körperformen erkennbar. Im folgenden Zeitraum *vom Beginn der 9. Schwangerschaftswoche bis zur Geburt* wird der heranwachsende Organismus als *Fetus* bezeichnet. (Zur Organisation des fetalen Kreislaufs s. S. 173.)

Entwicklung des Feten. Die Fetalperiode ist durch ein schnelles Längenwachstum und rasche Gewichtszunahme der Frucht ausgezeichnet. Dem Alter des Feten (meist in Lunarmonaten zu 28 Tagen angegeben) läßt sich jeweils eine bestimmte Längenangabe, entweder die *Scheitel-Steiß-Länge* oder die *Scheitel-Fersen-Länge,* zuordnen (s. Tab. 19–2).

Tab. 19-2. Längenwachstum und Gewichtsentwicklung in der Fetalperiode. (Für den Lunarmonat wird jeweils die Zeit von 28 Tagen zugrunde gelegt.)

Schwangerschaftsalter (Wochen)	(Lunarmonate)	Mittlere Scheitel-Fersen-Länge (cm)	Gewicht (g)
8–12	3	9 (3·3)	10– 45
13–16	4	16 (4·4)	60– 200
17–20	5	25 (5·5)	250– 450
21–24	6	30 (6·5)	500– 820
25–28	7	35 (7·5)	900–1300
29–32	8	40 (8·5)	1400–2100
33–36	9	45 (9·5)	2200–2900
37–40	10	50 (10·5)	3000–3400

Im *3. Monat* nimmt der Kopf des Feten noch etwa die Hälfte der Scheitel-Steiß-Länge ein; die anfangs nach außen gerichteten Augen verlagern sich auf die Ventralseite. Im *4. und 5. Monat* beträgt die Kopflänge nur noch 1/3 der Scheitel-Steiß-Länge. Die Bewegungen des Feten sind von der 20. Schwangerschaftswoche an für die Mutter deutlich wahrnehmbar. Etwa ab der *28. Schwangerschaftswoche* ist die Frucht auch außerhalb des Uterus lebensfähig. Am *Ende der Schwangerschaft* nimmt die Kopflänge 25% der Scheitel-Steiß-Länge ein; der Kopfumfang übertrifft jedoch den Umfang aller anderen Körperpartien und ist damit die limitierende Größe beim Durchtritt des Kindes durch den Geburtskanal.

Fruchthüllen und Fruchtwasser. Der Fetus ist in utero von *drei Fruchthüllen* oder *Eihäuten* umgeben, die nach der Geburt des Kindes zusammen mit der Plazenta als *Nachgeburt* ausgestoßen werden. Es sind dies das *Amnion* mit einem gefäßreichen Bindegewebe, das *Chorion* (s. S. 598) und die *Dezidua.* Während die beiden erstgenannten Hüllen aus fetalem Gewebe bestehen, gehört die Dezidua zum mütterlichen Gewebe. Die drei Fruchthüllen hängen zusammen und bilden die Wand der *Fruchtblase,* die Frucht und Fruchtwasser umschließt.

Das *Fruchtwasser (Liquor amnii),* das den Feten in der Fruchtblase umgibt, wird vor allem vom Amnionepithel (s. S. 17f.) produziert. Es stellt eine klare bis milchig trübe Flüssigkeit dar. Gegen Ende der Schwangerschaft wird das Fruchtwasser durch *Talgdrüsensekrete* aus der Haut des Feten (Vermixflocken), durch *abgeschilferte Epithelien* und geringe Mengen an *Mekonium* (Stuhl des Feten) stärker getrübt. Das Fruchtwasser bietet dem Feten ein *adäquates physiologisches Milieu,* schützt ihn *bei Stößen,* gewährt ihm *Bewegungs- und Entwicklungsfreiheit* und trägt als *„hydrostatischer Keil"* zur Erweiterung des Geburtskanals bei.

Größenzunahme des Uterus in der Fetalperiode. Im Laufe des 3. Schwangerschaftsmonats ist der Uterus etwa faustgroß und erreicht mit dem Fundus gerade die Höhe der Symphyse. Die weitere Größenzunahme des Uterus erlaubt eine *Bestimmung der Schwangerschaftsdauer* (s. Abb. 19–15). Am Ende des 6. Monats steht der Fundus uteri in Nabelhöhe. Zu beachten ist jedoch, daß in den letzten 4 Wochen der Schwangerschaft der Fundus uteri, der im 9. Lunarmonat den Rippenbogen erreicht, etwa um 2–3 Querfingerbreiten absinkt und dann etwa an der gleichen Stelle zu finden ist wie am Ende des 8. Lunarmonats. Diese sog. Senkung hängt damit zusammen, daß etwa 1 Monat vor der Geburt der vorangehende Kindesteil etwas tiefertritt.

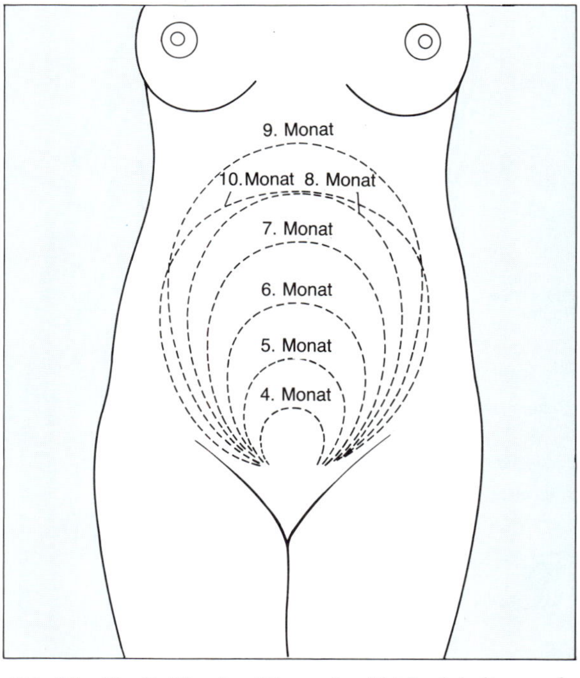

Abb. 19–15. Größe des Uterus in Abhängigkeit von der Schwangerschaftsdauer

19.3.4 Geburt

Die *Dauer der Schwangerschaft* (Gravidität) beträgt – vom Tag der Konzeption an gerechnet – durchschnittlich 266 ± 3 Tage. Meist erfolgt jedoch die *Berechnung vom ersten Tag der letzten Menstruation an.* Man erhält dann einen Durchschnittswert von 282 Tagen (40 Wochen, 10 Lunarmonaten, 9 Kalendermonaten). Die Berechnung des Geburtstermins über den Zeitpunkt des Beginns der letzten Menstruation wird deshalb vorgezogen, weil meist der genaue Konzeptionstermin nicht bekannt ist. In dem Zeitraum zwei Wochen vor bzw. zwei Wochen nach dem 282. Schwangerschaftstag erfolgen ungefähr 75% aller Geburten.

Die Geburt beginnt mit dem Einsetzen einer regelmäßigen *Wehentätigkeit* (Kontraktionen der Uterusmuskulatur) und ist ca. zwei Stunden nach Ausstoßung der Plazenta beendet.

Geburtsverlauf. Der Geburtsverlauf wird in drei Phasen eingeteilt, in die

- *Eröffnungsperiode,*
- *Austreibungsperiode* und
- *Nachgeburtsperiode.*

Die **Eröffnungsperiode,** der weitaus längste Zeitabschnitt der Geburt (10–12 Stunden bei Erstgebärenden, 6–8 Stunden bei Mehrgebärenden im Mittel), fängt mit den *ersten regelmäßigen Wehen* an und ist mit der *völligen Eröffnung des äußeren Muttermundes* abgeschlossen. Die bis dahin dem Verschluß dienenden Weichteile des Gebärmutterhalses, der Scheide und des Beckenbodens werden in dieser Phase zum sog. *Weichteilansatzrohr* umgestaltet. Der Kopf tritt in den Beckeneingang ein. (In 96% aller Schwangerschaften ist der Kopf – der Kindesteil mit dem größten Umfang – der führende Abschnitt; man spricht von einer *Schädellage,* s. Abb. 19–16. Bei *Beckenendlage,* die in ca. 3% der Fälle vorkommt, liegt der Kopf am Uterusfundus, das Beckenende im unteren Uterinsegment. In ca. 1% aller Schwangerschaften liegt eine *Querlage* des Kindes vor.) Hat sich der Muttermund etwas geöffnet, wird der untere Pol der Fruchtblase in den Zervikalkanal gepreßt und wölbt sich schließlich in die Scheide vor. Zerreißt die Fruchtblase *nach* Eröffnung des Muttermundes, spricht man von *rechtzeitigem Blasensprung,* kommt es schon *vor* dem Wehenbeginn zum Fruchtwasserabgang, handelt es sich um einen *vorzeitigen Blasensprung.*

Die **Austreibungsperiode** ist die Geburtsphase zwischen der vollständigen Eröffnung des äußeren Muttermunds und der Geburt des Kindes. Die Wehentätigkeit erreicht in dieser Zeit ihr Maximum, die Abstände zwischen den einzelnen Wehen betragen nur noch etwa 3–5 Minuten. Die Dauer der Austreibungsperiode ist bei Erstgebärenden mit durchschnittlich 30–40 Minuten, bei Mehrgebärenden mit 20–30 Minuten anzusetzen. Die Geburtsarbeit wird in dieser Periode nicht mehr allein durch die Gebärmutter, sondern zusätzlich auch durch die Bauchmuskulatur (Mitpressen der Mutter) geleistet.

Auf die Geburt des Kopfes (bei Schädellage) folgen schnell die „Entwicklung" der Schultern und die Geburt des restlichen Körpers. Die *Nabelschnur,* die das Neugeborene noch mit der ungeborenen Plazenta verbindet, wird anschließend unterbunden und durchtrennt. Im Blut des Neugeborenen kommt es dadurch zu einer Azidose und Hyperkapnie, die das Atemzentrum aktivieren. Es folgt der „erste Schrei", und das Neugeborene beginnt zu atmen. Gleichzeitig wird der fetale auf den postfetalen Kreislauf umgestellt (s. S. 173).

Als **Nachgeburtsperiode** wird die Zeit nach der Geburt des Kindes bis zur Ausstoßung der Plazenta und der Eihäute bezeichnet. Für die Ablösung der Plazenta sind überwiegend die sog. *Nachgeburtswehen* bzw. Kontraktionen des Myometriums verantwortlich. Etwa 30 Minuten nach der Geburt des Kindes sollte die Nachgeburtsperiode abgeschlossen sein.

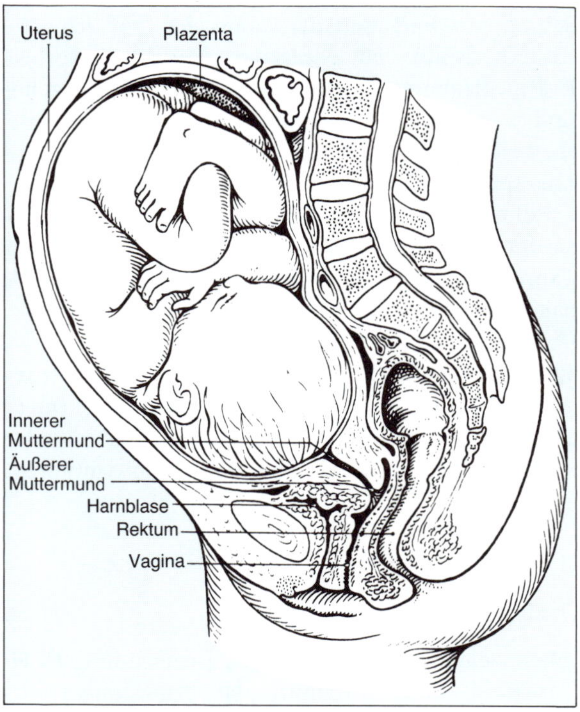

Abb. 19–16. Lage des Kindes (Schädellage) vor Eintritt der Geburt, nach Leonhardt

Die Lösung der Plazenta erfolgt in der lockeren Deziduaschicht, wodurch ein Teil der mütterlichen Dezidua auf der Plazenta verbleibt. Durch das erste Abheben eines Teils der Plazenta entsteht ein retroplazentares Hämatom, das möglicherweise die weitere Ablösung begünstigt. Für die rasche (primäre) Blutstillung im Bereich der durch die Plazentalösung entstehenden Schleimhautwunde ist die *Dauerkontraktion der Uterusmuskulatur* entscheidend (Abklemmung der mütterlichen Gefäße). Die endgültige Blutstillung erfolgt durch lokale Thrombosierungsvorgänge.

19.3.5 Schwangerschaftsspezifische Erkrankungen

Die schwangerschaftsspezifischen Erkrankungen werden häufig unter dem Begriff **Gestosen** zusammengefaßt. Hierzu gehören die

- *Frühgestosen* in der Frühschwangerschaft und
- *Spätgestosen* in der Spätschwangerschaft.

Frühgestosen. Zu den Frühgestosen zählen die *Hyperemesis gravidarum* und der *Ptyalismus gravidarum.*

Beim *übermäßigen Schwangerschaftserbrechen* (Hyperemesis gravidarum), das bei etwa jeder 200. Schwangerschaft auftritt, kann sich ein schweres Krankheitsbild mit starkem Flüssigkeitsverlust, Kräfteverfall und Apathie entwickeln. Die Ursachen sind weitgehend unbekannt. Meist hört das Erbrechen nach der 14. Schwangerschaftswoche auch ohne Therapie auf.

Beim *übermäßigen Speichelfluß* (Ptyalismus gravidarum) werden große Mengen an Speichel vor allem während des Tages produziert, was auf emotionale Faktoren schließen läßt.

Spätgestosen (EPH-Gestosen, Schwangerschaftstoxikosen). Diese in der Spätschwangerschaft (meist nach der 30. Schwangerschaftswoche) auftretenden Krankheitsbilder sind durch die Kardinalsymptome

- Ödeme,
- Proteinurie und
- Hypertonie

gekennzeichnet (daher auch die Bezeichnung EPH-Gestose: Edema, Proteinuria, Hypertension). Daneben kommen u. a. Sehstörungen und gastrointestinale Beschwerden wie Übelkeit und Oberbauchschmerzen vor. Die Ätiologie ist noch weitgehend unklar, neben erblichen Faktoren wird eine verminderte uteroplazentare Durchblutung als Ursache angenommen. Als besonders bedeutsam für die Entwicklung der Gestosesymptome werden **Gefäßspasmen** angesehen, die z. B. den Hochdruck und die Nieren- und Sehstörungen erklären.

Von einer *Propfgestose* wird gesprochen, wenn schon vor der Schwangerschaft eines der Kardinalsymptome, z. B. ein Hochdruck, vorhanden war und dann weitere Symptome während der Schwangerschaft hinzukommen.

Bei einer **Eklampsie** treten zusätzlich zu den obengenannten Symptomen *tonisch-klonische Krämpfe* auf.

Die klinische Bedeutung der Spätgestosen liegt darin, daß sie eine erhebliche Gefährdung für das Kind und in schweren Fällen, insbesondere bei der Eklampsie, auch für die Mutter darstellen. So ist die kindliche Mortalität bei schweren Spätgestosen viermal höher als bei normalen Schwangerschaften; die mütterliche Mortalität bei Eklampsie beträgt bis zu 25%. Häufige Todesursachen sind zerebrale Blutungen, Lungenödem und akutes Nierenversagen.

19.3.6 Störungen der Schwangerschaftsdauer

Unter pathologischen Bedingungen kann eine Schwangerschaft *vorzeitig* oder *verspätet* beendet sein. Im ersteren Fall unterscheidet man zwischen

- *Fehlgeburt* und
- *Frühgeburt.*

Fehlgeburt (Abort). Unter einem *Abort* versteht man den Abbruch einer Schwangerschaft bis zur 28. Schwangerschaftswoche. Der *Spontanabort,* der, wie aus dem Namen hervorgeht, ohne äußere Einwirkung zustandekommt, ist die häufigste Komplikation einer Schwangerschaft. Als Ursachen sind Störungen der befruchteten Eizelle („Abortivei"), Nabelschnurfehlbildungen, Gebärmuttermißbildungen und -tumoren, Infektionskrankheiten der Mutter oder hormonale Dysfunktionen zu nennen. Unter einem *künstlichen Abort* wird die vorsätzliche Unterbrechung einer Schwangerschaft verstanden. Obwohl Schätzungen wegen der nicht bekannten Zahl von Frühaborten schwierig sind, muß davon ausgegangen werden, daß – einschließlich der artefiziellen Aborte – auf 2–4 Geburten mindestens eine Fehlgeburt kommt.

Frühgeburt. Eine *Frühgeburt* liegt vor, wenn die Schwangerschaft zwischen der 29. und 38. Schwangerschaftswoche beendet ist. Ursächlich kommen Mißbildungen, Mehrlingsschwangerschaft, vorzeitiger Blasensprung, Infektionskrankheiten, Nikotinabusus, Spätgestosen, Gebärmutterhalsinsuffizienz und soziale Faktoren in Betracht.

Die Bedeutung der Frühgeburten geht daraus hervor, daß 50–60% der perinatal verstorbenen Neugeborenen Frühgeburten sind und bei Frühgeborenen außerdem verzögerte körperliche Entwicklung und zentralnervöse Störungen wesentlich häufiger als bei ausgetragenen Kindern auftreten.

Übertragung. Von einer Übertragung wird gesprochen, wenn eine Schwangerschaft mehr als 14 Tage länger dauert, als es dem errechneten Geburtstermin entspricht. Die Ursachen einer Übertragung sind weitgehend unbekannt. *Übertragungssymptome* des Neugeborenen sind u. a. grüngelbe Verfärbung von Haut, Eihäuten und Nabelschnur, sog. Waschfrauenhände (aufgequollene, gewellte Epidermis an den Händen), Überlänge der Fingernägel, Fehlen der Fruchtschmiere und Rötung im Bereich des Skrotums bzw. der Labien.

Übertragene Kinder sind wegen einer Überalterung der Plazenta und einer dadurch bedingten verminderten Sauerstoffversorgung gefährdet. Bei sicher nachgewiesener Übertragung muß daher die Geburt durch wehenfördernde Mittel eingeleitet werden.

20 Haut

Die *Haut* ist ein lebenswichtiges Organ, das die äußere Oberfläche des Organismus und damit die Schranke zwischen Umwelt und innerem Milieu bildet. Die Haut

- ☐ schützt die Gewebe gegen mechanische, chemische oder physikalische Schädigungen sowie gegen das Eindringen von Mikroorganismen,
- ☐ verhindert eine zu starke Austrocknung, läßt andererseits aber eine gewisse physiologische Wasserverdunstung zu (Perspiratio insensibilis, s. S. 369),
- ☐ wirkt durch Verengung oder Erweiterung der Hautgefäße sowie durch Verdunstung des Schweißes als Wärmeregulator,
- ☐ unterstützt in geringem Umfang durch die Schweißsekretion die Nierentätigkeit und
- ☐ vermittelt als Sinnesorgan durch ihre zahlreichen Rezeptoren Druck-, Temperatur- und Schmerzreize (s. S. 497 ff.).

20.1 Aufbau der Haut

Die Haut besteht aus

- ☐ einem ektodermalen Anteil, der *Epidermis* (Oberhaut) mit deren Anhangsgebilden (Drüsen, Haaren, Nägeln) und
- ☐ einem bindegewebigen Anteil, dem *Korium* (Lederhaut).

Epidermis und Korium zusammen werden als *Kutis* bezeichnet (s. Abb. 20–1). Unter der Kutis befindet

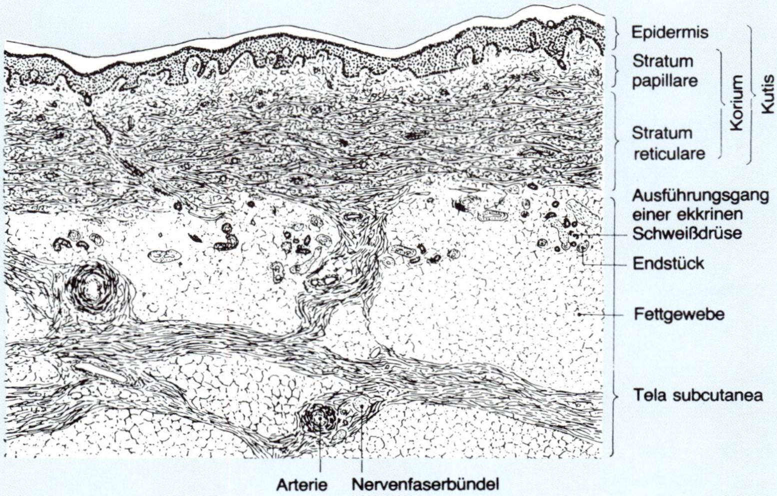

Abb. 20–1. Senkrechter Schnitt durch die Oberfläche der Hohlhand, nach Bucher

sich die *Subkutis* (Unterhautgewebe, Tela subcutanea), in die das Korium ohne scharfe Grenze übergeht und die die Kutis mit ihrer Unterlage verbindet.

20.1.1 Epidermis

Die *Epidermis* besteht aus einem *mehrschichtigen, verhornenden Plattenepithel* mit einer Dicke von 0,5–5 mm, das am stärksten an den mechanisch besonders beanspruchten Stellen (Handflächen, Fußsohlen) ausgebildet ist. Die Verankerung mit dem Korium, durch das die gefäßfreie Epidermis auch ernährt wird, erfolgt durch kegelförmige *Papillen* sowie durch Drüsen und Haarbälge. An behaarten Stellen weist die Epidermisoberfläche eine durch *Furchen,* in denen die Haare stehen, bedingte *Felderung* auf (Felderhaut). An den unbehaarten Flächen der Hand und des Fußes findet man anstelle der rhombischen Felder ca. 0,5 mm breite *Leisten* (Leistenhaut), deren Muster (Bogen, Schleifen, Wirbel) genetisch festgelegt ist und daher zur Identifizierung von Personen herangezogen werden kann (Fingerabdrücke).

Epidermisschichten. Von außen nach innen werden histologisch folgende Epidermisschichten unterschieden (s. Abb. 20–2): das

- □ *Stratum corneum* (Hornschicht),
- □ *Stratum lucidum* (Keratohyalinschicht, nur in der Leistenhaut vorhanden),
- □ *Stratum granulosum* (Körnerschicht) und
- □ *Stratum germinativum* (Keimschicht), das nochmals in ein *Stratum spinosum* (Stachelzellschicht) und ein *Stratum basale* (Basalschicht) unterteilbar ist.

Das **Stratum corneum** besteht aus *abgeplatteten, vollständig verhornten, kernlosen Zellen,* die an der Oberfläche ständig in Form kleiner Schüppchen abschilfern. Auf die Hornschicht folgt in der Leistenhaut das aus stark lichtbrechenden Zellen aufgebaute **Stratum lucidum.** Das **Stratum granulosum** umfaßt nur 2–5 *Lagen flacher Zellen* mit kleinen Zellkernen. In den 4–8 Schichten des **Stratum spinosum** sind die polygonalen Zellen durch Desmosomen (s. S. 3) miteinander verknüpft, eine weitere Verfe-

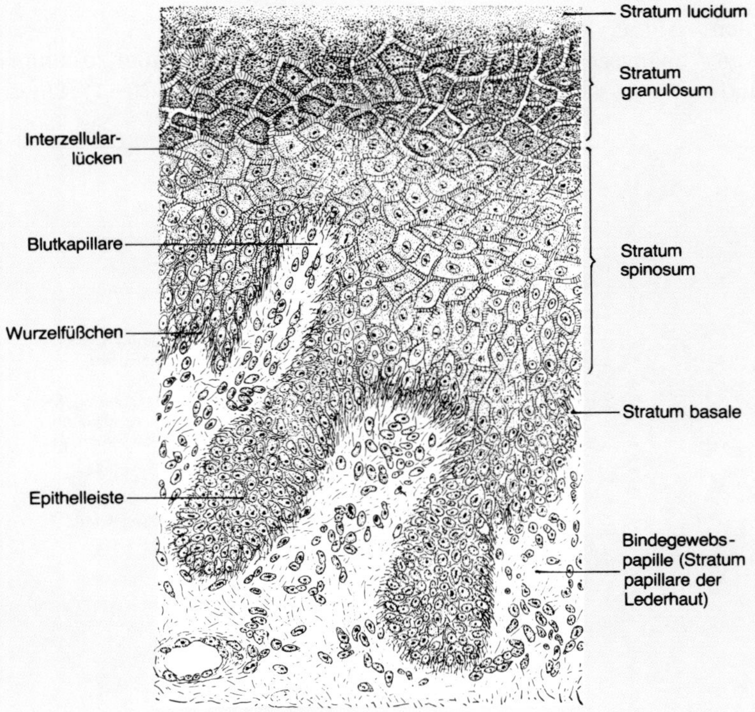

Abb. 20–2. Ausschnitt aus der Epidermis einer menschlichen Fingerbeere, nach Bucher

stigung des Zellverbandes wird durch Tonofibrillen erreicht. Die (hauptsächliche) *Regeneration* der Epidermis erfolgt im **Stratum basale,** einer Schicht zylindrischer Zellen mit ovoiden Kernen, die durch Zytoplasmafortsätze („Wurzelfüßchen") das Epithel mit dem Korium verbinden. Außer bei der Regeneration spielt das Stratum basale eine bedeutsame Rolle bei der Synthese und Speicherung des Hautpigments *Melanin,* das in Melanozyten aus Tyrosin mittels Tyrosinase über L-Dopa und Dopachinon gebildet wird.

20.1.2 Korium und Subkutis

Die Lederhaut, aus der bei Tieren durch Gerbung Leder hergestellt werden kann, wird durch das *Stratum papillare* und das *Stratum reticulare* gebildet.

Das **Stratum papillare** ist *reich an feinen Fibrillen sowie an Zellen* (Histiozyten, Mastzellen) und Kapillaren. In den Papillen findet man ferner Nervenfasern mit ihren rezeptorischen Endapparaten (s. S. 497 ff.).

Das *zellarme* **Stratum reticulare** besteht aus *kräftigen,* miteinander verflochtenen *Kollagenfaserbündeln,* zwischen denen – ebenfalls netzartig verknüpft – *elastische Fasern* liegen, die die Elastizität der Haut gewährleisten.

Die Lederhaut geht ohne scharfe Grenze in die **Subkutis,** ein lockeres, lamellär gebautes Bindegewebe, über, in das mehr oder weniger reichlich Fettgewebe (Panniculus adiposus) in Form von Läppchen eingelagert ist. Das subkutane Fettgewebe dient vor allem dem Kälteschutz und stellt außerdem einen Energiespeicher dar. Spezielle Gebilde der Subkutis sind die *Schleimbeutel,* die insbesondere dort vorkommen, wo die Haut gegen eine harte Unterlage gedrückt wird (Ellbogen, Kniescheibe usw.).

20.1.3 Anhangsorgane der Haut

Zu den Anhangsorganen der Haut gehören die

- *Talgdrüsen,*
- *Schweißdrüsen,*
- *Duftdrüsen,*
- *Haare* und
- *Nägel.*

Die *meisten* **Talgdrüsen** entstammen dem Epithel der Haaranlagen und werden daher als *Haarbalgdrüsen* bezeichnet. Nicht an Haare gebundene, *freie* Talgdrüsen kommen an der Nasenöffnung, am Lippenrot sowie im Genitalbereich vor. Die Talgdrüsen bestehen aus *großen, polygonalen Zellen,* die zunächst zahlreiche Fetttröpfchen enthalten und dann völlig zu Talg zerfallen. Dieser wird in die Haartasche entleert, gelangt von dort auf die Oberfläche der Haut und überzieht sie und die Haare mit einer schützenden Fettschicht. Die Funktion der Talgdrüsen, die durch androgene Hormone gesteigert wird, ist dermatologisch von großer Bedeutung: Patienten mit einer Talgüberproduktion *(Seborrhoiker)* leiden z. T. an ganz anderen Hauterkrankungen und müssen auch anders behandelt werden als Patienten mit einer zu geringen Talgabsonderung *(Sebostatiker).*

Die über die ganze Körperoberfläche verteilten **Schweißdrüsen** – man schätzt ihre Gesamtzahl auf etwa 2 Millionen – setzen sich aus einem sezernierenden, aufgeknäuelten Endstück *(Knäueldrüsen)* und einem Ausführungsgang zusammen, der das Korium und die Epidermis senkrecht zur Oberfläche korkenzieherartig durchsetzt. Das saure Sekret dieser Drüsen, der *Schweiß,* enthält neben verschiedenen Elektrolyten Aminosäuren, Harnstoff, Milchsäure, Brenztraubensäure, Serin, Cholin, Acetylcholin und Histamin.

Die **Duftdrüsen** kommen beim Menschen nur in der Achselhöhle, im äußeren Gehörgang, im Brustwarzenhof, den Augenlidern und im Genitalbereich vor. Sie produzieren ein fetthaltiges, alkalisches Sekret und sind bei Frauen wesentlich stärker entwickelt als bei Männern. Die Drüsensekretion beginnt in der Pubertät und nimmt am Ende der Keimdrüsentätigkeit stark ab.

Die **Haare** sind biegsame und zugfeste *Hornfäden* mit einer Dicke von 5–200 µm. Der aus der Haut herausragende Teil des Haares wird als *Haarschaft,* der in der Haut befindliche Teil als *Haarwurzel* bezeichnet. Diese steckt in einer Einsenkung des Oberflächenepithels, der *Haartasche,* und ist an ihrem unteren Ende, wo sie der für die Ernährung verantwortlichen *Haarpapille* aufsitzt, zur *Haarzwiebel* verdickt, die undifferenzierte Matrixzellen und Melanozyten enthält und von der aus das Haar täglich um etwa 0,4 mm wächst. Eine *Glatzenbildung* beruht auf einer vollständigen *Atrophie der Papillen,* das *Ergrauen* der Haare auf mangelnder Pigmentbildung oder auf Lufteinschlüssen.

Die **Nägel** sind leicht gebogene *Hornplatten,* die den Rücken der Finger- und Zehenendglieder bedecken und als Schutzorgane sowie als Widerlager der Tastballen dienen (s. Abb. 20–3). Die *Nagelplatte* liegt dem *Nagelbett* auf und ist hufeisenförmig vom *Nagelwall* umgeben. Die seitlichen Nagelränder sind in den *Nagelfalz,* die *Nagelwurzel* in die *Nagelta-*

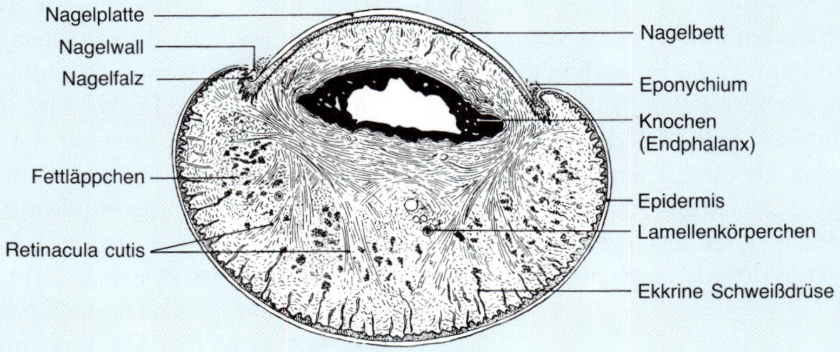

Abb. 20–3. Querschnitt durch ein Fingerendglied, nach Bucher

sche eingelassen. In der Tiefe der Tasche und im Bereich der weißlichen Zone am hinteren Nagelrand (Lunula) befindet sich die *Nagelmatrix,* das die Nagelplatte bildende Epithel. Ist die Matrix zerstört, wächst der Nagel nicht mehr nach. Durch Bindegewebsbündel sind die Nägel unverschieblich mit dem Periost des Knochens verbunden.

20.2 Pathologische Hautveränderungen

Für die Diagnose einer Hauterkrankung und für die sich daraus ergebenden therapeutischen Maßnahmen ist das Erkennen der klinisch wahrnehmbaren Hautveränderungen, der *Effloreszenzen,* unerläßlich. Man unterscheidet dabei *Primär-* und *Sekundäreffloreszenzen.*

Primäreffloreszenzen. Hierzu werden gerechnet

- der Fleck *(macula),*
- die Quaddel *(urtica),*
- das Knötchen *(papula),*
- der Knoten *(tuber, nodus),*
- das Bläschen *(vesicula),*
- die Blase *(bulla)* und
- die Pustel *(pustula).*

Flecke sind umschriebene Farbveränderungen der Haut, die z. B. durch Gefäßerweiterung (Erythem), Blutaustritte ins Gewebe (Petechien, Blutergüsse), Pigmentveränderungen in der Basalschicht (Sommersprossen) oder Depigmentierung (Vitiligo) entstehen können.

Als *Quaddeln* werden durch umschriebene Ödeme hervorgerufene, über das Hautniveau vorspringende Erhebungen von hellroter bis weißlicher Farbe bezeichnet. Beim Krankheitsbild der *Urticaria* (Nesselsucht) treten zahlreiche, stark juckende Quaddeln auf.

Knötchen (Papeln) entstehen durch lokalisierte Verdickung der Epidermis und/oder Zellvermehrung im Korium. Sie sind als stecknadelkopf- bis linsengroße Erhebungen zu tasten. Eine häufige Form der Papel ist das Ekzemknötchen, die Primäreffloreszenz des Ekzems.

Der *Knoten* ist der Papel ähnlich, unterscheidet sich aber von dieser dadurch, daß er wesentlich größer ist und nur narbig abheilt.

Unter *Bläschen* werden stecknadelkopf- bis erbsgroße, mit Flüssigkeit gefüllte ein- oder mehrkammrige Hohlräume verstanden, die intraepithelial oder subepithelial gelegen sein können.

Blasen entsprechen den letztgenannten Effloreszenzen, sind jedoch größer und in der Regel einkammrig.

Als *Pusteln* bezeichnet man *eitergefüllte* Bläschen, die meist auf entzündlich veränderter Haut oder auf einem Haarfollikel sitzen.

Sekundäreffloreszenzen. Dazu gehören

- ☐ die Schuppe *(squama)*,
- ☐ die Kruste *(crusta)*,
- ☐ die Erosion *(erosio)*,
- ☐ das Geschwür *(ulcus)*,
- ☐ die Schrunde *(Rhagade)*,
- ☐ die Atrophie und
- ☐ die Narbe *(cicatrix,* s. S. 38).

Schuppen bestehen aus abschilfernden Massen des Stratum corneum. Sie kommen bei zahlreichen Hautkrankheiten, bei denen die Hornbildung vermehrt oder pathologisch verändert ist, z. B. bei der Psoriasis (s. u.), vor.

Krusten bilden sich durch Eintrocknen von Exsudat, Eiter oder Blut. Meist bedecken sie darunter liegende Hautveränderungen, z. B. Erosionen oder Ulzera.

Erosionen sind oberflächliche, *innerhalb* der Epidermis liegende Hautdefekte. Die Heilung erfolgt *ohne* Narbenbildung.

Beim *Geschwür* liegt dagegen ein tiefgreifender Substanzverlust der Haut vor, wobei neben der Epidermis auch das Korium mit dem Papillarkörper und den Anhangsgebilden zerstört ist. Die Heilung geht daher stets unter Narbenbildung vor sich.

Schrunden sind Hauteinrisse in Form strichartiger Vertiefungen. Sie treten an besonders beanspruchten, spröd gewordenen Hautstellen, z. B. an der Hohlhand, im Mundwinkel oder in den Zehenzwischenräumen, auf.

Bei der *Atrophie* kommt es zu einer Verschmälerung aller Hautschichten, die Zahl der Talg- und Schweißdrüsen ist vermindert, die Haare fehlen, die Haut ist runzelig und läßt sich leicht von der Unterlage abheben.

20.3 Hautkrankheiten

Eine Darstellung auch nur der wichtigsten Hautkrankheiten *(Dermatosen)* würde den Rahmen dieses Buches sprengen. Es können daher nur exemplarisch einige typische Hauterkrankungen kurz erläutert werden.

20.3.1 Psoriasis vulgaris

Die *Psoriasis vulgaris* (Schuppenflechte), eine erythemato-squamöse Dermatose, ist ein vermutlich *multifaktorielles Erbleiden,* das zusätzlich von Umweltfaktoren wesentlich beeinflußt wird. Als Primäreffloreszenzen treten in der Regel schubweise rote, mit weißlichen Schuppen bedeckte Flecke auf, die sich vergrößern und zusammenfließen, während gleichzeitig neue Herde hervortreten. Beim Versuch, die Schuppen vollständig zu entfernen, kommt es zu einer punktförmigen Blutung („blutiger Tau", Auspitzsches Zeichen). Die narbenlose Rückbildung der Herde kann unter De- oder Hyperpigmentierung vor sich gehen. Besonders häufig sind die Ellbogen, die Streckseiten der Kniee, der behaarte Kopf sowie die Nägel befallen. In etwa 1,5% der Fälle ist die Psoriasis mit einer deformierenden Arthritis der kleinen Fingergelenke und anderer Gelenke kombiniert (Psoriasis-Arthritis, s. S. 417).

20.3.2 Ekzeme

Die Gruppe der *Ekzeme* wird – je nach dermatologischer Schule etwas unterschiedlich – in bestimmte Unterformen gegliedert. Besonders gebräuchlich ist die Unterteilung in das

- ☐ *vulgäre,*
- ☐ *(mikrobiell-) seborrhoische* und
- ☐ *endogene*

Ekzem.

Vulgäres Ekzem. Das *Ekzema vulgare* ist durch schubweise auftretende Hauterscheinungen, die Zeichen für eine entzündliche Reaktion der Epidermis und des Koriums sind, gekennzeichnet. Neben- und nacheinander findet man Erytheme, Papeln und Bläschen, denen Krusten- und Schuppenbildung folgen können. Bei längerer Dauer des Ekzems kommt es zur *Lichenifikation,* worunter man eine Vergröberung der Oberhautfelderung mit Kutisverbreiterung versteht.

Als Ursache des *vulgären Ekzems* kommen längeranhaltende Schädigungen durch im einzelnen unterschwellige Reize, z. B. durch verdünnte Alkalien,

Gips, Zement, organische Lösungsmittel u. a. in Frage. Man spricht dann von einer *Abnutzungsdermatose.* Der *Kontaktdermatitis* liegt dagegen eine Sensibilisierung der Epidermis gegen eine bestimmte Noxe zugrunde (z. B. Heftpflaster-Dermatitis).

Seborrhoisches Ekzem. Beim *seborrhoischen Ekzem* findet man meist scharf begrenzte, runde oder ovale, schuppende Erytheme; Knötchen treten kaum, Bläschen niemals auf. Bevorzugte Lokalisationen sind der behaarte Kopf, die Hautpartie über dem Brustbein, die Schweißrinne des Rückens, die Achselhöhlen und die Leistengegend. Ursächlich hierfür sind allergisierende Stoffwechselprodukte von Mikroorganismen, insbesondere von Staphylococcus aureus.

Endogenes Ekzem. Das *endogene Ekzem* ist im Gegensatz zum *konditionellen* Ekzema vulgare eine *konstitutionelle,* d. h. genotypisch fixierte Hauterkrankung, die meist mit dem endogenen Gesichtsekzem der Säuglinge, dem *Milchschorf,* beginnt, in der zweiten Phase beim Heranwachsenden in das *Ekzema flexurarum* (Ellbeugen- und Kniekehlenekzem) mit lichenifizierten Herden in den Beugen der großen Gelenke und in der dritten Phase im Erwachsenenalter in ein *pruriginöses Stadium* (Prurigoekzem = juckender Ausschlag) übergeht. Synchron oder alternierend hierzu kann der Patient an Asthma bronchiale oder an einer vasomotorischen Rhinopathie (Nasenerkrankung) leiden. Vom 5. Lebensjahrzehnt an tritt meist eine entscheidende Besserung ein. Außer den Hauterscheinungen findet man beim endogenen Ekzematiker als charakteristische Zeichen einen pelzmützenartigen Haaransatz, fahles Hautkolorit, Lichtung der seitlichen Augenbrauen und verringerte Schweißproduktion. Im Sommer ist gewöhnlich eine Besserung, im Winter eine Verschlechterung der Hauterscheinungen zu beobachten.

20.3.3 Pyodermien

Als *Pyodermien* werden durch *Staphylokokken* und *Streptokokken,* insbesondere durch Staphylococcus und Streptococcus pyogenes, hervorgerufene Hautkrankheiten bezeichnet. Voraussetzung einer Infektion mit diesen Erregern, die ständig die menschliche Haut besiedeln, ist eine geschwächte Abwehrlage (z. B. durch Mangelernährung, Antikörpermangelsyndrom oder Cortisongaben) oder eine geringgradige Verletzung. Nach der Lokalisation bzw. Ausdehnung unterscheidet man

☐ *follikuläre* und

☐ *flächenhafte, epidermale*

Pyodermien.

Die **follikulären Pyodermien** – fast ausschließlich durch Staphylokokken verursacht – kommen im Bereich der Haarfollikel und Schweißdrüsen vor.

Der *Furunkel* ist eine tiefgreifende, abszedierende Follikulitis und Perifollikulitis. Er beginnt entweder mit einer follikulären Pustel, oder es entsteht sofort in den tieferen Hautschichten ein schmerzhafter Knoten. Charakteristisch ist der nekrotische Pfropf in der Mitte des Furunkels. Treten Furunkel chronisch-rezidivierend auf, spricht man von einer *Furunkulose,* ist eine ganze Gruppe nebeneinander liegender Follikel befallen, von einem *Karbunkel* („Siebfurunkel").

Beim *Schweißdrüsenabszeß* (Hidradenitis axillaris) handelt es sich um Gruppen von haselnußgroßen, kutanen Knoten in den Achselhöhlen, die abszedieren und schließlich eitrigen Inhalt entleeren.

Zu den **flächenförmigen Pyodermien** gehören u. a. die

☐ *Impetigo contagiosa streptogenes* und

☐ *Impetigo contagiosa staphylogenes.*

Die kleinblasige *streptogene Impetigo* beginnt mit stecknadelkopfgroßen, von einem schmalen roten Hof umgebenen Bläschen, die rasch zerstört werden und sich dann mit honiggelben, dicken Krusten bedecken. Die Herde sind stets scharf begrenzt und heilen narbenlos ab. Hauptsächlich betroffen ist das Gesicht. Die Infektiosität ist hoch.

Bei der *staphylogenen Impetigo* sind die Blasen wesentlich größer und die Blasendecken fester. Nach deren Entfernung treten gerötete Erosionen zutage, die wie mit Firnis überzogen erscheinen.

20.3.4 Dermatomykosen

Von den *Dermatomykosen,* den Pilzerkrankungen der Haut, seien die

☐ *Tinea,*

☐ *Candidosis* (Soor) und

☐ *Pityriasis versicolor*

genannt.

Tinea. Unter diesem Begriff werden alle Fadenpilzerkrankungen der Haut, Nägel und Haare, die mit einer stärkeren entzündlichen Reaktion einhergehen, zusammengefaßt. Typisch für eine Tinea sind einzelne oder mehrere erythematöse, flache Herde mit schuppendem und meist scharfbegrenztem Rand. Innerhalb dieser Herde können Pusteln auftreten, die manchmal auf eine sekundäre bakterielle Infektion hindeuten.

Besonders oft kommt die *Tinea pedis,* die Fußpilzerkrankung, vor. Die häufigsten Erreger sind *Trichophyton rubrum, Trichophyton mentagrophytes* und *Epidermophyton floccosum.* Den verschiedenen Formen (z.B. dyshidrotische, squamöse, intertriginöse Form) ist der quälende Juckreiz und das verstärkte Auftreten in den Sommermonaten gemeinsam. Begünstigend wirken wasserdampfundurchlässige Schuhe sowie Strümpfe aus Kunstfasern. Wichtige Ansteckungsorte sind die Badeanstalten.

Candidosis. Die zur Gruppe der Hefe- bzw. Sproßpilze gehörenden *Candida*-Arten rufen sehr unterschiedliche, mit Erythemen, Pusteln oder auch Erosionen einhergehende Krankheitsbilder hervor. Neben der Haut kann auch die Schleimhaut befallen sein.

Die intertriginöse *Soor-Mykose,* die bevorzugt im Genitalbereich sowie perianal, periumbilikal, submammär und axillär auftritt, ist durch ein weinrotes, feingezacktes Erythem mit spritzerartigen Satelliten charakterisiert. Besonders häufig ist die *Soor-Stomatitis* (Mundsoor, „Schwämmchen") im Säuglingsalter. Zunge, Zahnfleisch und Gaumen sind dabei mit weißlichen, kleinfeckigen Belägen auf gerötetem Grund bedeckt. Die starke Zunahme der Soormykosen ist vor allem auf die Anwendung von

- Antibiotika, die das biologische Gleichgewicht zwischen Bakterien und Pilzen stören,
- oralen Kontrazeptiva, die die Soor-Vaginitis begünstigt, und
- Corticosteroiden, die die immunologischen Abwehrmaßnahmen verschlechtern,

zurückzuführen. Besonders häufig erkranken auch Diabetiker an einer Soor-Infektion.

Pityriasis versicolor. Diese durch *Malassezia furfur* hervorgerufene Pilzerkrankung, von der etwa 5% der Bevölkerung Mitteleuropas betroffen sind, befällt vorwiegend die oberen Stammregionen. Es treten linsen- bis münzgroße, gelbliche bis bräunliche Flecken mit kleieförmiger Schuppung auf. Da der Pilz ausschließlich im Stratum corneum lokalisiert ist, ruft er keine entzündlichen Reaktionen hervor. Disponiert zu dieser Erkrankung sind vor allem Patienten mit *starker Schweißproduktion.*

20.3.5 Virusinfektionen

Zu den *Viruserkrankungen* der Haut gehören neben den *Windpocken* (Varizellen) und den *echten Pocken* (Variola vera)

- die *Virusakanthome* sowie
- die *Herpes-simplex-* und
- *Herpes-zoster-Infektionen.*

Virusakanthome. Bei den Virusakanthomen (infektiösen Warzen) handelt es sich um infektiöse Epithelhyperplasien, die durch Papova-Viren hervorgerufen werden. Auch dem Laien gut bekannt sind die *gewöhnlichen Warzen* (Verrucae vulgares), runde stecknadelkopf- bis erbsgroße Gebilde mit einer höckerigen, oft auch gefelderten Oberfläche, die einzeln oder in Gruppen an Händen und Füßen oder auch am Kopf auftreten.

Verrucae planae juveniles finden sich außer an den Akren vor allem im Gesichtsbereich (Stirn, Schläfen, Bartregion) als flache, meist unauffällige Papeln.

Condylomata acuminata (Feigwarzen) treten vorwiegend bei Erwachsenen im Anogenitalbereich auf. Die zunächst stecknadelkopfgroßen Papeln konfluieren rasch zu größeren Beeten und können blumenkohlartige Wucherungen bilden.

Herpes simplex. Bei Infektionen mit *Herpes-simplex-Viren* findet man *Gruppen* von stecknadelkopfgroßen Bläschen auf gerötetem Grund, die später pustulös werden und konfluieren können. Typisch ist in der Eruptionsphase das mit Juckreiz und Kribbeln verbundene Spannungsgefühl. Wegen der geringen Antigenität und der damit verbundenen mangelhaften Antikörperbildung sind Rezidive häufig. Bevorzugt betroffen sind Gebiete, wo die Haut in Schleimhaut übergeht (Herpes labialis, nasalis, genitalis).

Herpes zoster. Die *Gürtelrose* wird durch das *Herpes-Zoster-Virus* ausgelöst. Nach einer Inkubationszeit von 2–3 Wochen treten in den Innervationsgebieten eines oder mehrerer Spinalnerven plötzlich halbseitig und segmentär angeordnet Gruppen von Bläschen auf gerötetem und ödematösem Grund auf, die von *Neuralgien* in den betroffenen Bezirken begleitet sind. Nach einiger Zeit trocknen die Bläschen ein und heilen vielfach unter Narbenbildung ab. Bevorzugter Sitz des Herpes zoster ist der Rumpf, worauf auch die Bezeichnung *Gürtelrose* zurückzuführen ist.

20.3.6 Akne

Mit dem Begriff Akne werden Erkrankungen der *Talgdrüsenfollikel* bezeichnet. Sistiert infolge einer follikulären Verhornungsstörung (follikulären Keratose) bei gleichzeitiger starker Talgproduktion (Seborrhoe) der Talgabfluß, entsteht als Primäreffloreszenz der Akne der *Komedo* (Mitesser). Später treten Papeln, Pusteln und Knoten hinzu.

Die *Disposition* zur Akne ist *erblich,* zusätzliche Faktoren spielen jedoch bei der Manifestation eine erhebliche Rolle. So wird durch Androgene die Proliferation des Talgdrüsenfollikelepithels gesteigert, durch Oestrogene gehemmt. Und obwohl die Akne keine primäre Pyodermie ist, sind Bakterien, insbesondere Propionibacterium acnes, an der Entstehung einer Akne beteiligt, da bakterielle Stoffwechselprodukte die Komedonenbildung und deren entzündliche Umwandlung fördern. Eine Akne kann ferner durch chemische oder physikalische Noxen ausgelöst werden.

Dementsprechend unterscheidet man die

☐ *endogene* und

☐ *exogene*

Akne.

Die endogene Akne wird nochmals unterteilt in die *Acne vulgaris* und verschiedene Sonderformen (z. B. prämenstruelle Akne). Die mit der Pubertät beginnende Acne vulgaris bessert sich in der Regel spontan im 3. Lebensjahrzehnt.

Bei der exogenen Akne sind vor allem die *Chlorakne,* die durch chlorierte aromatische Kohlenwasserstoffe hervorgerufen wird, und die *medikamentös bedingte Akne* zu nennen. Letztere kann z. B. nach Gabe von Iod- oder Bromverbindungen (Iod- bzw. Bromakne), Isonicotinsäurehydrazid, Diphenylhydantoin oder Glucocorticoiden (Steroidakne) auftreten.

20.3.7 Verbrennungen

Verbrennungsgrade. Als *Verbrennung* wird ein durch *Einwirkung höherer Temperaturen ausgelöster Gewebeschaden* bezeichnet. Umfang und Ausmaß des Hitzeschadens hängen von der Temperaturhöhe und der Einwirkungsdauer ab. Die Verbrennungsfolgen werden in 4 Grade eingeteilt:

Bei der Verbrennung *1. Grades* tritt im Einwirkungsbereich eine *Rötung* und *leichte Schwellung* der Haut auf, die mit einem Spannungsgefühl und Schmerzen verbunden ist.

Bei der Verbrennung *2. Grades* steht die *Blasenbildung* im Vordergrund. Unter der Hitzeeinwirkung werden Zellen geschädigt bzw. zerstört und dabei Entzündungsstoffe freigesetzt. Hierzu gehören neben Histamin und Serotonin verschiedene Plasmakinine. Die genannten Substanzen erhöhen die Gefäßdurchlässigkeit und fördern damit den Austritt von Plasma in das Gewebe. Übersteigt der Druck des ausgetretenen Plasmas ein bestimmtes Maß, so werden die Protoplasmabrücken zwischen einzelnen Zellen der Epidermis zerrissen, und es entsteht eine Blase. Da bei der Verbrennung 1. und 2. Grades das Stratum germinativum intakt bleibt, ist die Regenerationsfähigkeit der Haut erhalten und eine narbenlose Abheilung gewährleistet.

Die Verbrennung *3. Grades* dagegen führt zu einer *bleibenden* Schädigung des Epithels und sämtlicher Hautanhangsgebilde. Die durch die hohen Hitzegrade ausgelöste Eiweißdenaturierung und Nekrose reicht bis in das Korium, die Subkutis oder noch tiefer.

Als Verbrennung *4. Grades* schließlich wird die Verkohlung bezeichnet. Hierbei sind die Gewebe nicht nur koaguliert, sondern durch stärkste Hitzeeinwirkung schwarz verkohlt.

Ausdehnung von Verbrennungen. Neben der Beurteilung, welcher Verbrennungsgrad vorliegt, ist für die Prognose einer Verbrennung vor allem entscheidend, wie *ausgedehnt* diese ist. Hierbei hat sich die sog. Neunerregel nach Wallace bewährt: Die Berechnung erfolgt nach Prozenten verbrannter Körperoberfläche, und zwar entspricht ungefähr ein Arm 9%, ein Unter- bzw. ein Oberschenkel ebenfalls 9%, Brust und Bauch 18%, Rücken 18% und Kopf wieder 9%. Eine Handfläche macht etwa 1% der Gesamtkörperoberfläche aus. Bei ausgedehnteren Verbrennungen bleiben die Verbrennungsfolgen nicht auf die betroffenen Gebiete beschränkt, sondern es entwickelt sich infolge der starken Schmerzen, der vermehrten Ausschüttung biogener Amine, der hohen Plasmaverluste und der gestörten Mikrozirkulation die durch den *Verbrennungsschock* geprägte *Verbrennungskrankheit.*

21 Maßeinheiten der Physiologie

Internationales System der Einheiten. Für die physikalischen und chemischen Größen, die im Rahmen der Physiologie verwendet werden, ist von internationalen Fachgesellschaften und Organisationen vor einigen Jahren die Einführung eines neuen Maßsystems empfohlen worden. Viele Staaten, u. a. auch die Bundesrepublik Deutschland, sind der Empfehlung gefolgt und haben dieses System für den geschäftlichen und amtlichen Verkehr gesetzlich vorgeschrieben. Die Basis dieses *Internationalen Systems der Einheiten (SI = Système International d'Unités)* bilden 7 Größen, die in Tabelle 21–1 angegeben sind.

Tab. 21–1. Namen und Symbole der SI-Basiseinheiten

Größe	Name der Einheit	Symbol
Länge	Meter	m
Masse	Kilogramm	kg
Zeit	Sekunde	s
Elektrische Stromstärke	Ampere	A
Thermodynamische Temperatur	Kelvin	K
Lichtstärke	Candela	cd
Substanzmenge	Mol	mol

Diese Basiseinheiten sind folgendermaßen definiert:

1 Meter (m) ist das 1650763,73fache der Wellenlänge der von Atomen des Nuklids ^{86}Kr beim Übergang vom Zustand 5 d_5 zum Zustand 2 p_{10} ausgesandten, sich im Vakuum ausbreitenden Strahlung.

1 Kilogramm (kg) ist die Masse des Internationalen Kilogrammprototyps.

1 Sekunde (s) ist das 9192631770fache der Periodendauer der dem Übergang zwischen den beiden Hyperfeinstrukturniveaus des Grundzustandes von Atomen des Nuklids ^{133}Cs entsprechenden Strahlung

1 Ampere (A) ist die Stärke eines zeitlich unveränderten elektrischen Stromes, der, durch zwei im Vakuum parallel im Abstand 1 m voneinander angeordnete, geradlinige, unendlich lange Leiter von vernachlässigbar kleinem, kreisförmigen Querschnitt fließend, zwischen diesen Leitern je 1 m Leiterlänge elektrodynamisch die Kraft 1/5000000 kg m/s^2 hervorrufen würde.

1 Kelvin (K) ist der 273,16te Teil der thermodynamischen Temperatur des Tripelpunktes des Wassers.

1 Candela (cd) ist die Lichtstärke, mit der 1/600000 m^2 der Oberfläche eines schwarzen Strahlers bei der Temperatur des beim Druck 101325 kg/m s^2 = 760 mm Hg erstarrenden Platins senkrecht zu seiner Oberfläche leuchtet.

1 Mol (mol) ist die Stoffmenge eines Systems bestimmter Zusammensetzung, das aus ebenso vielen Teilchen besteht, wie Atome in 0,012 kg (= 12 g) des Nuklids ^{12}C enthalten sind.

Von den Einheiten dieses Basissystems lassen sich die Einheiten sämtlicher Meßgrößen ableiten. Eine Auswahl hiervon ist in Tabelle 21–2 zusammengestellt.

Die numerischen Werte der in den Tabellen 21–1 und 21–2 genannten Größen enthalten vielfach Zehnerpotenzen als Faktoren. Zur Vereinfachung der Angaben hat man häufig gebrauchten Zehnerpotenzen bestimmte Vorsilben zugeordnet (Tab. 21–3), die mit dem Namen der betreffenden Einheit verbunden werden.

Neben den SI-Einheiten dürfen die in Tabelle 21–4 aufgeführten konventionellen Einheiten auch weiterhin benutzt werden.

Tab. 21−2. Namen und Symbole einiger abgeleiteter SI-Einheiten

Größe	Name der Einheit	Symbol	Definition
Frequenz	Hertz	Hz	s^{-1}
Kraft	Newton	N	$m \cdot kg \cdot s^{-2}$
Druck	Pascal	Pa	$m^{-1} \cdot kg \cdot s^{-2}$ ($N \cdot m^{-2}$)
Energie	Joule	J	$m^2 \cdot kg \cdot s^{-2}$ ($N \cdot m$)
Leistung	Watt	W	$m^2 \cdot kg \cdot s^{-3}$ ($J \cdot s^{-1}$)
elektr. Ladung	Coulomb	C	$s \cdot A$
elektr. Potentialdifferenz (Spannung)	Volt	V	$m^2 \cdot kg \cdot s^{-3} \cdot A^{-1}$ ($W \cdot A^{-1}$)
elektr. Widerstand	Ohm	Ω	$m^2 \cdot kg \cdot s^{-3} \cdot A^{-2}$ ($V \cdot A^{-1}$)
elektr. Leitwert	Siemens	S	$m^{-2} \cdot kg^{-1} \cdot s^3 \cdot A^2$ (Ω^{-1})
elektr. Kapazität	Farad	F	$m^{-2} \cdot kg^{-1} \cdot s^4 \cdot A^2$ ($C \cdot V^{-1}$)
magn. Fluß	Weber	Wb	$m^2 \cdot kg \cdot s^{-2} \cdot A^{-1}$ ($V \cdot s$)
magn. Flußdichte	Tesla	T	$kg \cdot s^{-2} \cdot A^{-1}$ ($Wb \cdot m^{-2}$)
Induktivität (magn. Leitwert)	Henry	H	$m^2 \cdot kg \cdot s^{-2} \cdot A^{-2}$ ($V \cdot s \cdot A^{-1}$)
Lichtstrom	Lumen	lm	$cd \cdot sr^*$)
Beleuchtungsstärke	Lux	lx	$cd \cdot sr \cdot m^{-2}$ ($lm \cdot m^{-2}$)
Aktivität einer radioaktiven Substanz	Becquerel	Bq	s^{-1}

*) sr (Steradiant) = SI-Einheit des räumlichen Winkels

Tab. 21−3. Präfixe und Symbole häufig gebrauchter Zehnerpotenz-Faktoren

Faktor	Präfix	Symbol	Faktor	Präfix	Symbol
10^{-1}	Dezi	d	10	Deka	da
10^{-2}	Centi	c	10^2	Hekto	h
10^{-3}	Milli	m	10^3	Kilo	k
10^{-6}	Mikro	μ	10^6	Mega	M
10^{-9}	Nano	n	10^9	Giga	G
10^{-12}	Pico	p	10^{12}	Tera	T
10^{-15}	Femto	f	10^{15}	Peta	P

Tab. 21−4. Einheiten, die nicht zum SI-System gehören, jedoch weiterhin benutzt werden dürfen

Name der Einheiten	Symbol	Wert in SI-Einheiten
Gramm	g	1 g = 10^{-3} kg
Liter	l	1 l = 1 dm^3
Minute	min	1 min = 60 s
Stunde	h	1 h = 3,6 ks
Tag	d	1 d = 86,4 ks
Grad Celsius	°C	t °C = T −273,15 K

Umrechnungsbeziehungen. Konzentrationen können im Rahmen des SI-Systems als Stoffmenge pro Volumen (mmol/l, μmol/l) oder als Masse pro Volumen (g/l, mg/l) angegeben werden. Es wird empfohlen, die *Stoffmengenkonzentration* immer dann anzuwenden, wenn bei chemisch einheitlichen Substanzen die Molekulargewichte (relative Molekülmassen) bekannt sind. Dagegen stellt die *Massenkonzentration* eine zweckmäßige Form der Konzentrationsangabe für Gemische gelöster Substanzen, wie z. B. für die Gesamt-Plasmaproteine, dar. Angaben in konventionellen Konzentrationseinheiten g-% = g/dl, mg-% = mg/dl und mval/l = mäq/l können mit Hilfe der in Tabelle 21−5 zusammengestellten Beziehungen auf solche in SI-Einheiten umgerechnet werden.

Die konsequente Einführung des neuen Systems wird wahrscheinlich im Bereich der Medizin eine längere Übergangszeit erfordern. Diese Feststellung bezieht sich nicht nur auf die gerätetechnische Umstellung, sondern auch auf die Notwendigkeit, daß die von den Einheiten abhängigen Normwerte in das neue System übertragen werden müssen. Erst wenn die wichtigsten Normwerte in neuen Einheiten zum Allgemeingut medizinischen Wissens geworden sind, darf die Praktikabilität des vorgeschlagenen neuen Systems als gesichert gelten. Einwendungen sind insbesondere gegen die Umstellung der eingeführten Druckeinheiten mm Hg auf die weniger anschauliche Einheit Pascal erhoben worden. Dagegen findet im Zusammenhang mit dem Energieumsatz die Einheit Joule anstelle der konventionellen Einheit Kalorie in zunehmendem Maße Verwendung. Um die Umstellung zu erleichtern, werden in diesem Buch die konventionellen und die neuen Einheiten – wenn notwendig – nebeneinander benutzt.

Einige oft benötigte Umrechnungsbeziehungen zwischen SI-Einheiten und konventionellen Einheiten sind in Tabelle 21–6 zusammengestellt.

Tab. 21–5. Umrechnungsbeziehungen von konventionellen Konzentrationseinheiten (g-%, mg-%, mval/l) auf SI-Einheiten der Massenkonzentration (g/l) und der Stoffmengenkonzentration (mmol/l bzw. µmol/l)

	1 g-% =	**1 g-% =**
Plasmaeiweiß	10 g/l	
Hämoglobin	10 g/l	0,621 mmol/l*)
	1 mg-% =	**1 mval/l =**
Natrium	0,4350 mmol/l	1,0 mmol/l
Kalium	0,2558 mmol/l	1,0 mmol/l
Calcium	0,2495 mmol/l	0,5 mmol/l
Magnesium	0,4114 mmol/l	0,5 mmol/l
Chlorid	0,2821 mmol/l	1,0 mmol/l
Glucose	0,0555 mmol/l	
Cholesterin	0,0259 mmol/l	
Bilirubin	17,10 µmol/l	
Kreatinin	88,40 µmol/l	
Harnsäure	59,48 µmol/l	

*) Bei der Angabe der molaren Hämoglobin-Konzentration wird die relative Molekülmasse des Hämoglobin-Monomeren (s. S. 92) zugrunde gelegt.

Tab. 21–6. Umrechnungsbeziehungen zwischen SI-Einheiten und konventionellen Einheiten

Größe	**Umrechnungsbeziehungen**	
Kraft	1 dyn = 10^{-5} N 1 kp = 9,81 N	1 N = 10^5 dyn 1 N = 0,102 kp
Druck	1 cm H_2O = 98,1 Pa 1 mm Hg = 133 Pa 1 atm = 101 kPa 1 bar = 100 kPa	1 Pa = 0,0102 cm H_2O 1 Pa = 0,0075 mm Hg 1 kPa = 0,0099 atm 1 kPa = 0,01 bar
Energie (Arbeit) (Wärmemenge)	1 erg = 10^{-7} J 1 mkp = 9,81 J 1 cal = 4,19 J	1 J = 10^7 erg 1 J = 0,102 mkp 1 J = 0,239 cal
Leistung (Wärmestrom)	1 mkp/s = 9,81 W 1 PS = 736 W 1 kcal/h = 1,16 W	1 W = 0,102 mkp/s 1 W = 0,00136 PS 1 W = 0,860 kcal/h
Viskosität	1 Poise = 0,1 Pa · s	1 Pa · s = 10 Poise

Erläuterungen einiger allgemeiner medizinischer Begriffe

aboral	vom Mund entfernt
Ätiologie	Krankheitsursache
afferent	zum Zentrum führend
Anastomose	Kurzschlußverbindung zwischen Gefäßen bzw. Hohlorganen
anterior	vorderer
Area	Fläche (begrenzter Bezirk)
arteriell	Arterien betreffend
ascendens	aufsteigend
atonisch	spannungslos
autonom	selbständig
bakteriell	durch Bakterien bedingt
benigne	gutartig
Biopsie	Entnahme von Gewebe beim Lebenden
Bulbus	Anschwellung
cerebellar	das Kleinhirn betreffend
Cortex	Rinde
diastolisch	in der Erschlaffungs- und Füllungsphase des Herzens
distal	von der Rumpfmitte entfernt liegend
dorsal	rückenwärts, hinten
Ductus	Gang
dys . . .	Störung eines Zustandes oder einer Funktion
efferent	vom Zentrum wegführend
endemisch	in einem bestimmten Gebiet über längere Zeit auftretend
endogen	im Körper selbst entstehend
endokrin	Drüsen mit innerer Sekretion betreffend
enteral	den Darm betreffend
epidemisch	seuchenartig auftretend
essentiell	1. unentbehrlich; 2. ohne erkennbare Ursache
exogen	von außen
extra . . .	außerhalb von
extravasal	außerhalb des Gefäßsystems
extrazellulär	außerhalb der Zellen
Follikel	Bläschen, Knötchen
Foramen	Öffnung
frontal	in der Stirnebene
Frontalebene	eine zur Stirn parallel liegende, den Körper in einen vorderen und hinteren Teil trennende Ebene
gastrointestinal	den Magen-Darm-Trakt betreffend
genuin	konstitutionell, angeboren
glandotrop	auf eine Drüse einwirkend
glandulär	Drüsen betreffend
hepatisch	die Leber betreffend
heterotop	außerhalb des normalen Ortes
hormonal	das innersekretorische System betreffend
humoral	auf dem Flüssigkeits- (Blut-)Weg
hyper . . .	das normale Maß übersteigend
hypo . . .	das normale Maß unterschreitend
idiopathisch	unabhängig von anderen Krankheiten entstanden; ohne erkennbare Krankheitsursache
inferior	unterer
Insuffizienz	unzureichende Funktionstüchtigkeit
intestinal	den Darm betreffend
intra . . .	innerhalb von
intravasal	innerhalb des Gefäßsystems
intrazellulär	innerhalb der Zellen
in vitro	im überlebenden Gewebe außerhalb des Organismus
in vivo	im lebenden Organismus
ipsilateral	auf der gleichen Seite
ischämisch	nicht durchblutet
juxta . . .	in der Nähe von
kapillär	die Kapillaren betreffend
kardial	das Herz betreffend
kardiovaskulär	das Herz-Kreislauf-System betreffend
Karzinom	bösartige epitheliale Geschwulst
kaudal	steißwärts
kollateral	parallel laufend
Koma	tiefe Bewußtlosigkeit
kontraktil	zur aktiven Verkürzung oder Spannungszunahme befähigt
kontralateral	auf der Gegenseite
kortikal	die Rinde betreffend
kranial	kopfwärts

Läsion	Verletzung, Störung
lateral	seitwärts, von der Medianebene entfernt
letal	tödlich
Lobulus	Läppchen
Lobus	Lappen
maligne	bösartig
Manifestation	Offenbarwerden, Zutagetreten
medial, median	mittelwärts
Medianebene	die den Körper in eine rechte und linke Hälfte teilende Ebene
Medulla	Mark
metabolisch	durch den Stoffwechsel bedingt
Morbidität	Erkrankungshäufigkeit
Mortalität	Sterblichkeit
motorisch	die Bewegung betreffend
myeloisch	das Knochenmark betreffend
myogen	muskulär bedingt
nerval	durch das Nervensystem vermittelt (bedingt)
nomotop	am normalen Ort
Nucleus	Kern
oral	den Mund betreffend, durch den Mund
parenteral	unter Umgehung des Magen-Darm-Traktes
pathogen	krankheitserregend
Pathogenese	Entstehungsweise krankhafter Veränderungen
perakut	extrem rasch verlaufend
peri . . .	um . . . herum
Plexus	Geflecht
posterior	hinterer
Prodromalstadium	das den eigentlichen Krankheitserscheinungen vorausgehende Stadium
profundus	zur Körpertiefe hin
Prognose	Vorhersage, Beurteilung des zu erwartenden Krankheitsverlaufs
Proliferation	Zellvermehrung
proximal	zur Rumpfmitte hin
pulmonal	die Lunge betreffend
Ramus	Ast
reflektorisch	auf dem Reflexwege
renal	die Niere betreffend
respiratorisch	die Atmung betreffend
retro . . .	zurück-, rückwärtsliegend
Rezidiv	Rückfall
rostral	zum oberen Körperende hin gelegen
sagittal	von vorn nach hinten
Sagittalebene	Parallelebene zur Medianebene (s. d.)
Sarkom	bösartige mesodermale Geschwulst
sensorisch, sensibel	die Sinne betreffend
Septum	Scheidewand
Sinus	Vertiefung, Höhle, geschlossener Kanal
somatisch	den Körper betreffend, dem Willen unterworfen
spastisch	verkrampft
spinal	das Rückenmark betreffend
Stase	Stillstand einer Strömung
subakut	mäßig rasch verlaufend
subkutan	unter der (die) Haut
Sulcus	Furche
superfizial	oberflächlich, zur Körperoberfläche hin
superior	oberer
supra . . .	oberhalb von
Symptom	Krankheitszeichen
Syndrom	Symptomenkomplex, Gruppe von Krankheitszeichen
systolisch	die Anspannungs- und Austreibungsphase des Herzens betreffend
teratogen	Mißbildungen hervorrufend
terminal	dem Ende zugewand, im Endstadium befindlich
Tonus	Spannungszustand
transversus	querverlaufend
Trauma	Verletzung, Wunde
Truncus	Stamm
tubulär	röhrenförmig
vegetativ	das autonome Nervensystem betreffend
ventral	bauchwärts, vorn
viral	durch Viren bedingt
zerebral	das Gehirn betreffend

Gebräuchliche Abkürzungen

A.	Arteria	ant.	anterior
Aa.	Arteriae	inf.	inferior
M.	Musculus	lat.	lateralis
Mm.	Musculi	med.	medialis
N.	Nervus	post.	posterior
Nn.	Nervi	sup.	superior
Nucl.	Nucleus		
Tr.	Tractus		
V.	Vena		
Vv.	Venae		

Weiterführende Lehrbücher

Anatomie

Alberts, B., Bray, D., Lewis, J., Raff, M., Roberts, K., Watson, J. D.: Molekularbiologie der Zelle.
Weinheim: VCH Verlagsgesellschaft 1986

Bargmann, W.: Histologie und mikroskopische Anatomie des Menschen.
Stuttgart: Thieme 1977

Benninghoff, A., Goerttler, K.: Lehrbuch der Anatomie des Menschen. Band 1–3.
Berlin – Wien: Urban u. Schwarzenberg 1985

Bucher, O.: Cytologie, Histologie und mikroskopische Anatomie des Menschen.
Bern – Stuttgart – Wien: Huber 1980

Kahle, W., Leonhardt, H., Platzer, W.: Taschenatlas der Anatomie. Band 1–3.
Stuttgart: Thieme 1986.

Krstić, R. V.: Ultrastruktur der Säugetierzelle.
Berlin – Heidelberg – New York: Springer 1976.

Krstić, R. V.: Die Gewebe des Menschen und der Säugetiere.
Berlin – Heidelberg – New York: Springer 1984

Junqueira, L. C., Carneiro, J.: Histologie.
Berlin – Heidelberg – New York: Springer 1986

Langmann, J.: Medizinische Embryologie.
Stuttgart: Thieme 1985

Leonhardt, H.: Histologie, Zytologie und Mikroanatomie des Menschen.
Stuttgart: Thieme 1985

Rauber/Kopsch: Anatomie des Menschen.
Hrsg.: Leonhardt, H., Tillmann, B., Töndury, G., Zilles, K. Band 1–4.
Stuttgart: Thieme 1987

Rohen, J. W.: Topographische Anatomie.
Stuttgart – New York: Schattauer 1987

Rohen, J. W.: Funktionelle Anatomie des Menschen.
Stuttgart – New York: Schattauer 1990

Schiebler, T. H.: Lehrbuch der gesamten Anatomie des Menschen.
Berlin – Heidelberg – New York: Springer 1987

Sobotta, J., Becher, H.: Atlas der Anatomie des Menschen. Band 1–3.
Berlin – Wien: Urban u. Schwarzenberg 1988

Tittel, K.: Beschreibende und funktionelle Anatomie des Menschen.
Stuttgart – New York: G. Fischer 1990

Waldeyer, A., Mayet, A.: Anatomie des Menschen. Band 1 u. 2.
Berlin – New York: De Gruyter 1987/86

Watzka, M.: Kurzlehrbuch der Histologie und mikroskopischen Anatomie des Menschen.
Stuttgart – New York: Schattauer 1974

Physiologie

Ganong, W. F.: Lehrbuch der Medizinischen Physiologie.
Berlin – Heidelberg – New York: Springer 1979

Gauer, O. H., Kramer, K., Jung, R.: Physiologie des Menschen. Band 1–20.
München – Berlin – Wien: Urban u. Schwarzenberg 1972–1978

Gebert, G.: Physiologie.
Stuttgart – New York: Schattauer 1987

Guyton, A. C.: Textbook of Medical Physiology.
Philadelphia – London – Toronto: Saunders 1986

Keidel, W. D.: Kurzgefaßtes Lehrbuch der Physiologie.
Stuttgart: Thieme 1985

Silbernagl, S., Despopoulos, A.: Taschenatlas der Physiologie.
Stuttgart: Thieme 1989

Schmidt, R. F.: Grundriß der Sinnesphysiologie.
Berlin – Heidelberg – New York: Springer 1985

Schmidt, R. F.: Grundriß der Neurophysiologie. Berlin – Heidelberg – New York: Springer 1987

Schmidt, R. F., Thews, G.: Physiologie des Menschen. Berlin – Heidelberg – New York: Springer 1990

Schütz, E., Caspers, H., Speckmann, E.-J.: Physiologie. München – Wien – Baltimore: Urban u. Schwarzenberg 1982

Thews, G., Vaupel, P.: Vegetative Physiologie. Berlin – Heidelberg – New York: Springer 1990

Biochemie

Buddecke, E.: Grundriß der Biochemie. Berlin: De Gruyter 1989

Harper, H. A., Martin, D. W., Mayes, P. A., Rodwell, V. W.: Medizinische Biochemie. Berlin – Heidelberg – New York: Springer 1987

Karlson, P.: Kurzes Lehrbuch der Biochemie. Stuttgart: Thieme 1988

Lehninger, A. L.: Biochemie. Weinheim: VCH Verlagsgesellschaft 1983

Pathophysiologie und Pathobiochemie

Bock, H.-E.: Pathophysiologie, Band 1 u. 2. Stuttgart: Thieme 1985

Buddecke, E.: Pathobiochemie. Berlin: De Gruyter 1983

Bühlmann, A. A., Frösch, E. R.: Pathophysiologie. Berlin – Heidelberg – New York: Springer 1989

Karlson, P., Gerok, W., Gross, W.: Pathobiochemie. Stuttgart: Thieme 1982

Lang, F.: Pathophysiologie und Pathobiochemie. Stuttgart: Enke 1990

Siegenthaler, W.: Klinische Pathophysiologie. Stuttgart: Thieme 1987

Weitere Lehr- und Wörterbücher

Ariëns, E. J., Mutschler, E., Simonis, A. M.: Allgemeine Toxikologie. Stuttgart: Thieme 1978

Büchner, F., Grundmann, E.: Lehrbuch der Speziellen Pathologie. München – Wien – Baltimore: Urban u. Schwarzenberg 1986

Eder, M., Gedigk, P.: Lehrbuch der allgemeinen Pathologie und der Pathologischen Anatomie. Berlin – Heidelberg – New York: Springer 1984

Feneis, H.: Anatomisches Bildwörterbuch. Stuttgart: Thieme 1988

Gross, R., Schölmerich, P., Gerok, W.: Lehrbuch der Inneren Medizin. Stuttgart – New York: Schattauer 1987

Mörike, K., Betz, E., Mergenthaler, W.: Biologie des Menschen. Heidelberg: Quelle u. Meyer 1981

Mutschler, E.: Arzneimittelwirkungen. Stuttgart: Wissenschaftliche Verlagsgesellschaft 1990

Pschyrembel, W.: Klinisches Wörterbuch. Berlin – New York: De Gruyter 1986

Roche Lexikon: Medizin. München – Wien – Baltimore: Urban u. Schwarzenberg 1987

Rotter, W.: Lehrbuch der Pathologie. Band 1 u. 2. Stuttgart – New York: Schattauer 1978

Schettler, G.: Innere Medizin. Band 1 u. 2. Stuttgart: Thieme 1987

Schütz, E., Rothschuh, K. E.: Bau und Funktion des menschlichen Körpers. München – Berlin – Wien: Urban u. Schwarzenberg 1982

Siegenthalter, W., Kaufmann, W., Hornbostel, H., Waller, H. D.: Lehrbuch der inneren Medizin. Stuttgart: Thieme 1987

Tortora, G. J., Anagnostakos, N. P.: Principles of Anatomy and Physiology. San Francisco: Canfield Press 1986

Stichwortverzeichnis

A

B

C

D

E

F

G

H

I

J

K

L

M

N

O

P

Q

R

S

T

U

V

W

X

Y

Z